Hegglin/Siegenthaler

Differentialdiagnose
innerer Krankheiten

13. Auflage

Robert Hegglin

Differentialdiagnose innerer Krankheiten

Für Ärzte und Studierende

Herausgegeben von W. Siegenthaler
unter redaktioneller Mitarbeit von M. Hegglin

13. neubearbeitete Auflage
718 zum Teil farbige Abbildungen
in 883 Einzeldarstellungen, 124 Tabellen

Bearbeitet von

R. Ammann
G. Baumgartner
U. Binswanger
A. Bollinger
H. Brandenberger
A. Ganzoni
S. Jenny

G. Keiser
H.-P. Krayenbühl
U. Kuhlmann
R. Lüthy
T. C. Medici
M. Rothlin
W. Rutishauser

W. Siegenthaler
G. Siegenthaler-Zuber
H. Scheu
B. Truniger
D. Würsten

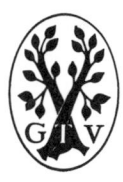

Georg Thieme Verlag Stuttgart 1975

1. Auflage 1952	1. italienische Auflage	1953
2. Auflage 1953	2. italienische Auflage	1954
3. Auflage 1954	3. italienische Auflage	1959
4. Auflage 1956	4. italienische Auflage	Vol. I 1969, Vol. II 1970
5. Auflage 1957	1. spanische Auflage	1955
6. Auflage 1959	2. spanische Auflage	1965
7. Auflage 1960	1. polnische Auflage	1960
8. Auflage 1961	1. rumänische Auflage	1964
9. Auflage 1963	2. rumänische Auflage	1969
10. Auflage 1966	1. japanische Auflage	1971
11. Auflage 1969	1. französische Auflage	1972
12. Auflage 1972	1. persische Auflage	1972
	1. tschechische Auflage	1972
	1. griechische Auflage	(in Vorbereitung)

Geschützte Warennamen (Warenzeichen) werden *nicht* besonders kenntlich gemacht. Aus dem Fehlen eines solchen Hinweises kann also nicht geschlossen werden, daß es sich um einen freien Warennamen handle.

Alle Rechte, insbesondere das Recht der Vervielfältigung und Verbreitung sowie der Übersetzung, vorbehalten. Kein Teil des Werkes darf in irgendeiner Form (durch Photokopie, Mikrofilm oder ein anderes Verfahren) ohne schriftliche Genehmigung des Verlages reproduziert oder unter Verwendung elektronischer Systeme verarbeitet, vervielfältigt oder verbreitet werden.

© 1952, 1975 Georg Thieme Verlag, D-7000 Stuttgart 1, Herdweg 63, Postfach 732 – Printed in Germany
Satz und Druck: Druckerei Appl, Wemding

ISBN 3 13 344813 7

Mitarbeiterverzeichnis

Herausgeber

SIEGENTHALER W., Prof. Dr., Direktor, Departement für Innere Medizin der Universität, Kantonsspital, Rämistr. 100, CH-8091 Zürich

Redaktion

HEGGLIN, MARA, Dr., Neuhausstr. 9, CH-8044 Zürich

Autoren

AMMANN, R., Prof. Dr., Leiter der gastroenterolog. Abteilung, Departement für Innere Medizin der Universität, Kantonsspital, Rämistr. 100, CH-8091 Zürich

BAUMGARTNER, G., Prof. Dr., Direktor, Neurologische Klinik und Poliklinik der Universität, Kantonsspital, Rämistr. 100, CH-8091 Zürich

BINSWANGER, U., Privatdozent, Dr., Leitender Arzt für Nephrologie, Departement für Innere Medizin der Universität, Kantonsspital, Rämistr. 100, CH-8091 Zürich

BOLLINGER, A., Privatdozent, Dr., Leitender Arzt für Angiologie, Departement für Innere Medizin der Universität, Kantonsspital, Rämistr. 100, CH-8091 Zürich

BRANDENBERGER, H., Prof. Dr., Leiter der chem. Abteilung des Gerichtl.-medizinischen Instituts der Universität, Zürichbergstr. 8, CH-8032 Zürich

GANZONI, A., Prof. Dr., Direktor der DRK-Blutspendezentrale, Oberer Eselsberg 10, D-7900 Ulm/Donau

JENNY, S., Dr., Leitender Arzt, Departement für Innere Medizin der Universität, Kantonsspital, Rämistr. 100, CH-8091 Zürich

KEISER, G., Prof. Dr., Chefarzt der medizin. Abteilung, Bürgerspital Zug, CH-6300 Zug

KRAYENBÜHL, H.-P., Prof. Dr., Kardiologische Abteilung, Departement für Innere Medizin der Universität, Kantonsspital, Rämistr. 100, CH-8091 Zürich

KUHLMANN, U., Dr., Oberarzt, Departement für Innere Medizin der Universität, Kantonsspital, Rämistr. 100, CH-8091 Zürich

LÜTHY, R., Dr., Oberarzt, Departement für Innere Medizin der Universität, Kantonsspital, Rämistr. 100, CH-8091 Zürich

MEDICI, T.C., Dr., Oberarzt, Departement für Innere Medizin der Universität, Kantonsspital, Rämistr. 100, CH-8091 Zürich

ROTHLIN, M., Privatdozent, Dr., Leitender Arzt, Departement für Innere Medizin der Universität, Kantonsspital, Rämistr. 100, CH-8091 Zürich

RUTISHAUSER, W., Prof. Dr., Leiter der kardiologischen Abteilung, Departement für Innere Medizin der Universität, Kantonsspital, Rämistr. 100, CH-8091 Zürich

SCHEU, H., Privatdozent, Dr., Dufourstraße 143, CH-8008 Zürich

SIEGENTHALER, W., Prof. Dr., Direktor, Departement für Innere Medizin der Universität, Kantonsspital, Rämistr. 100, CH-8091 Zürich

SIEGENTHALER-ZUBER, GERTRUD, Dr., Leitende Ärztin, Departement für Innere Medizin der Universität, Kantonsspital, Rämistr. 100, CH-8091 Zürich

TRUNIGER, B., Prof. Dr., Chefarzt der medizin. Klinik des Kantonsspitals, CH-6000 Luzern

WÜRSTEN, D., Dr., Oberarzt, Departement für Innere Medizin der Universität, Kantonsspital, Rämistr. 100, CH-8091 Zürich

Vorwort zur 13. Auflage

In der 13. Auflage der Differentialdiagnose innerer Krankheiten ist der in der 12. Auflage von R. HEGGLIN selbst bereits eingeleitete Schritt zum „Vielautorenbuch" endgültig vollzogen worden. Die bisherige Gliederung des Buches ist beibehalten, die einzelnen Kapitel sind jedoch neu bearbeitet und wiederum dem aktuellen Stand der Kenntnisse angepaßt worden. Die 13. Auflage hat zweifellos äußerlich und innerlich eine stärkere Veränderung erfahren als dies bei früheren Auflagen der Fall war. Die Neubearbeitung der einzelnen Kapitel ist fast ausschließlich durch Schüler der 1. und 2. Generation erfolgt. Durch eine enge Koordination und die gleichartige medizinische Auffassung der Autoren ist die Einheit auch in diesem neuen Rahmen erhalten geblieben.

Allen Autoren bin ich für die problemlose Kooperation zu Dank verpflichtet. Die Durchsicht und Neubeschaffung von Röntgenbildern besorgten in dankenswerter Weise Prof. J. WELLAUER, Prof. A. RÜTTIMANN und Dr. J. BIVETTI. Daneben haben zahlreiche Mitglieder der Medizinischen Fakultät der Universität Zürich durch die Überlassung von Befunden zum Gelingen des Buches in dankenswerter Weise beigetragen. Wie schon früher hat Frau Dr. M. HEGGLIN durch ihre kompetente redaktionelle Mitarbeit auch diesmal beim Abschluß der 13. Auflage wesentlich mitgeholfen. Dafür sei ihr auch an dieser Stelle gedankt. Dem Georg Thieme Verlag, insbesondere Herrn Dr. med. h.c. G. HAUFF, bin ich für die stets gewährte Unterstützung dankbar.

Ich hoffe, daß die „Differentialdiagnose innerer Krankheiten" auch in ihrer neuen Form zukünftigen Ärztegenerationen die Innere Medizin in ihrer Gesamtschau praxisnah vermittelt.

Zürich, im Herbst 1974   WALTER SIEGENTHALER

Inhaltsverzeichnis

Mitarbeiterverzeichnis V

Vorwort VII

1 Allgemeine Gesichtspunkte
W. Siegenthaler und S. Jenny

Allgemeine bei der Differentialdiagnose zu beachtende Kriterien 2
    Faktoren, welche zu Fehldiagnosen führen können 2
    Die Wichtigkeit der positiven Zeichen 3
    Die Häufigkeit der Krankheiten 3
    Die Abhängigkeit von den Jahreszeiten 4
    Der Einfluß des Alters 4
    Der Einfluß des Geschlechts 5
    Die geographische Verteilung 5
    Die Rasse 5
    Die Lebensgewohnheiten 5
    Der Beruf 7
    Die Bedeutung der Konstitution 7
    Sich ausschließende oder fördernde Krankheiten 7
    Die richtige Bewertung der erhobenen Befunde 10
    Über das praktische Vorgehen bei der Festlegung einer Diagnose 10

Die Differentialdiagnose nach Krankheitsgruppen . . 10
    Infektionen 11
    Kollagenkrankheiten 11
    Tumoren 11
    Indikationssymptome für malignen Tumor . . 11
    Intoxikationen 13
    Allergisch-anaphylaktische Krankheitsbilder 13
    Avitaminosen 13
    Degenerative Zustände 13
    Stoffwechselkrankheiten 13
    Funktionsstörungen des vegetativen Systems 14
    Funktionsstörungen des endokrinen Systems . 14
    Konstitutionelle Krankheiten 16
    Autoimmunerkrankungen 16
Die unmittelbaren Grundlagen der Differentialdiagnostik 17
Literaturauswahl 18

2 Anamnese und intuitive Einfühlung
W. Siegenthaler und S. Jenny

Anamnese 19
Klinischer Blick 23
Anamnese und differentialdiagnostisch wichtige subjektive Symptome 24
    Durst 24
    Extrarenaler Wasserverlust 24
    Renaler Wasserverlust 24
    Primäre Polydipsie 24
    Diabetes insipidus 25
    Diabetes mellitus 25
    Appetit 28
    Gewichtsverlust 29

    Müdigkeit 29
    Schlaflosigkeit 30
    Schlafsucht 31
    Juckreiz 31
    Herzklopfen 31
    Singultus 32
    Erbrechen 32
    Impotenz 32
    Amenorrhoe 32
    Psychische Störungen 33
Literaturauswahl 33

3 Körperliche Ausdrucksformen und Habitus
W. Siegenthaler und S. Jenny

Haltung 35
Lage und Stellung 35
Gang 35
Sprache und Stimme 36
Gesicht 36
Augen 39

Ohren 42
Nase 42
Geruch 42
Haut 42
    Subjektive Hautsymptome 42
    Objektive Hautsymptome 43

Hautveränderungen bei Fettstoffwechselstörungen 47
Krankheiten bei denen häufig Hauterscheinungen
und Haarveränderungen beobachtet werden ... 47
Krankheiten mit typischen pathogenetischen
Hautveränderungen 49
    Sklerodermie 49
    Andere Kollagenkrankheiten 51
  Sturge-Weber-Syndrom 51
  Turner-Syndrom 52
Haare 53
  Klinefelter-Syndrom 54
  Hirsutismus 55
Nägel 55
Hand 57
Zähne 58
Zunge 59
Krankheiten, bei denen Abweichungen der äußeren
Erscheinungsformen führendes Symptom sind ... 59
    Riesenwuchs 59
    Zwergwuchs 60
    Ostitis deformans (Morbus Paget) 62
    Adipositas 63
    Magersucht 64
    Blickdiagnose bei endokrinen Erkrankungen . 65
    Blickdiagnose bei einigen konstitutionellen Erkrankungen 65
      Marfan-Syndrom 65
      Neurofibromatosis Recklinghausen 66
      Epidermolysis bullosa 67
Literaturauswahl 67

4 Anämien
A. Ganzoni

Begriff 69
Einteilung 70
Allgemeine Symptomatologie der chronischen Anämien 73
Blutungsanämien 73
Hämolytische Anämien 73
  Einteilung der hämolytischen Anämien 74
  Sphärozytose (kongenitale Kugelzellanämie) .. 75
  Enzymopathien und andere metabolische Defekte 76
    Enzymopathien lokalisiert im Embden-Meyerhof-Weg 76
    Enzymopathien lokalisiert im Hexosemonophosphatshunt 77
  Hämoglobinopathien 77
    Thalassämien 78
  Paroxysmale nächtliche Hämoglobinurie (Marchiafava – Micheli) 79
  Autoimmunhämolytische Anämie 80
  Autoimmunhämolytische Anämie vom Wärmetypus 80
  Kälteagglutinationskrankheit 81
  Paroxysmale Kältehämoglobinurie 81
  Hämolytische Anämien durch Isoantikörper .. 81
  Immunhämolytische Anämien durch Medikamente 81
  Hämolytische Anämien durch chemische Erythrozytenschädigung 82
  Differentialdiagnose der Innenkörperanämie .. 82
  Hämolytische Anämien durch mechanische Erythrozytenschädigung 83
  Hämolytische Anämie bei Infekten 83
  Hämolytische Anämien bei metabolischen Störungen 83
    Renale Anämie 83
    Hepatische Anämien 84
    Akanthozytose 84
    Hypersplenismus 84
    Differentialdiagnose des roten Urins 84
Porphyrien und Porphyrinurien 85
  Porphyrien 85
  Porphyrinurien 87
  Myoglobinurie 87
  Alkaptonurie 88
Anämien mit gestörter Zellreifung im Knochenmark (Maturationsstörungen) 88
  Megaloblastäre Anämien 88
    Vitamin B^{12}-Mangelzustände 89
    Folsäurenmangelzustände 90
    Seltene megaloblastäre Anämien 90
  Sideroblastische Anämien (= sideroachrestische Anämien) 91
  Refraktäre Anämien mit hyperplastischem Mark 91
  Dyserythropoietische Anämien 92
  Di-Guglielmo-Syndrom 92
Anämien mit verminderter Zellbildung im Knochenmark (Proliferationsstörung) 92
  Die renale Anämie 92
  Eiweißmangelanämien 93
  Anämien bei „chronischen Krankheiten" (Infekt, Entzündung, Tumor) 93
  Anämien bei Endokrinopathien 93
  Aplastische Anämie 94
  Differentialdiagnose der Panzytopenie 94
  Proliferationsstörung infolge Markinfiltration durch hämopoietisch inaktive Zellen 94
  Der Eisenmangel 95
    Eisenstoffwechsel und Eisenbilanz 95
    Diagnose und klinische Symptomatologie des latenten Eisenmangels und der Eisenmangelanämie 96
    Vermehrte Eisenverluste 97
    Vermehrter Eisenbedarf 97
    Verminderte Eisenresorption 97
    Vermindertes Angebot 97
    Differentialdiagnose der Mikrozytose 97
Literaturauswahl 98

5 Hämorrhagische Diathese
A. Ganzoni

Einteilung der hämorrhagischen Diathesen 99
  Die Bedeutung der Anamnese 99
  Die Bedeutung der klinischen Erscheinungen 100
  Die Bedeutung klinischer Untersuchungsmethoden 100
  Die Bedeutung der Laboratoriumsmethoden . 102

Bestimmung der Retraktion des Blutkuchens	102
Hämorrhagische Diathese infolge Gerinnungsstörungen (Koagulopathien)	102
Allgemeines über die Gerinnung	102
Hämorrhagische Diathese infolge von Prothrombinmangel	103
Hämophilie	103
Verbrauchskoagulopathie: disseminierte intravasale Gerinnung und Defibrinierungssyndrom	104
Hämorrhagische Diathese verursacht durch Hemmkörper (Hemmkörperhämophilie)	105
Durch Antikoagulantien bedingte hämorrhagische Diathese	106
Hämorrhagische Diathese infolge Störung der Thrombozyten	106
Thrombozytopathien	107
Einteilung	107
Hämorrhagische Diathese infolge Veränderung der Gefäßwand (Vaskuläre Purpura)	109
Allgemeine Gefäßschädigungen	109
Literaturauswahl	112

6 Status febrilis
R. LÜTHY und W. SIEGENTHALER

Differentialdiagnose febriler Zustände	115
Bakterielle Erkrankungen	115
Lokalisierte Eiterungen	115
Septikämien	116
Endokarditiden	117
Krankheitsbilder durch bakterielle Infektionserreger	118
Infektionen durch Staphylokokken	118
Infektionen durch Streptokokken	118
Infektionen durch Pneumokokken	119
Infektionen durch Haemophilus influenzae	119
Infektionen durch Meningokokken	119
Infektionen durch Gonokokken	119
Infektionen durch Pseudomonas	119
Infektionen durch Enterobacteriaceae	120
Infektionen durch Salmonellen und Shigellen	120
Cholera asiatica (Vibrio comma)	121
Diphtherie (Corynebacterium diphtheriae)	121
Listeriose (Listeria monocytogenes)	122
Milzbrand (Bacillus anthracis)	122
Gasbrand (verschiedene Clostridien)	122
Infektionen durch Bacteroides	122
Tularämie (Pasteurella tularensis)	122
Pest (Yersinia pestis)	123
Pseudo-Tuberkulose (Yersinia pseudotuberculosis)	123
Keuchhusten (Bordetella pertussis, selten B. parapertussis)	123
Brucellosen (Brucella melitensis, abortus Bang, suis)	123
Lues (Treponema pallidum)	124
Leptospirosen (Leptospira interrogans mit vielen Gruppen und Serotypen)	124
Rickettsiosen	124
Fleckfieber (epidemisches: R. [Rickettsia] prowazeki, endemisches: R. mooseri)	124
Wolhynisches Fieber (R. quintana)	125
Mykobakteriosen	125
Tuberkulose (Mycobacterium tuberculosis)	125
Lepra (Mycobacterium leprae)	126
Aktinomykose und Nocardiose	126
Aktinomykose (Actinomyces israeli)	126
Nocardiose (Nocardia asteroides)	127
Erkrankungen durch Erreger der PLT-Gruppe (Psittakose-Lymphogranuloma-Trachom-Gruppe)	127
Ornithose (Miyagawanella psittaci)	127
Mykoplasmen-Erkrankungen	127
Virale Erkrankungen	127
Akute virale respiratorische Erkrankungen	128
Rhinovirus-Infektionen	129
Coxsackievirus-Infektionen	129
Echovirus-Infektionen	130
Grippevirus-(Influenzavirus-)Infektionen	130
Adenovirus-Infektionen	131
Viruserkrankungen mit speziellen Krankheitsbildern	131
Masern (Parainfluenza-Virus)	131
Röteln (nicht einheitlich klassifiziertes Virus)	132
Mumps (Paramyxoviren)	132
Infektiöse Mononukleose (Pfeiffersches Drüsenfieber)	132
Zytomegalie	133
Tollwut (Synonyma: Lyssa, Rabies, Hydrophobia)	133
Variola	133
Herpes-Gruppe	134
Varizellen	134
Herpes zoster	134
Herpes simplex	134
Arbovirusinfektionen	134
Pilzerkrankungen	134
Hautpilze oder Dermatophyten	135
Hefe- oder Sproßpilze	135
Kandidiasis (verschiedene Kandidaspezies)	135
Kryptokokkose (Cryptococcus neoformans) Synonyma: Torulopsis, europ. Blastomykose	135
Schimmelpilze	135
Aspergillose (verschiedene Aspergillusspezies, vor allem A. fumigatus und A. flavus)	135
Kokzidioidomykose (Coccidioides immitis)	135
Histoplasmose (Histoplasma capsulatum)	136
Protozoen-Erkrankungen	136
Toxoplasmose (Toxoplasma gondii)	136
Malaria (verschiedene Plasmodiengattungen)	137
Kala-Azar (Leishmania donovani)	137
Schlafkrankheit (Trypanosoa gambiense und rhodiense)	138
Wurmerkrankungen	138
Trichinose (Trichinella spiralis)	138
Toxocara canis- oder cati-Erkrankung	138

Differentialdiagnose fieberhafter Zustände mit meningitischen Symptomen 138
    Meningismus 138
    Meningitis 138
    Bakterielle (purulente) Meningitiden 140
        Meningokokken-Meningitis 140
        Pneumokokken-Meningitis 140
        H. influenzae-Meningitis 140
        Andere bakterielle Meningitiden 140
    Seröse Meningitiden 141
        Infektionen durch Entero-Virus-Gruppe (ECHO-, Coxsackie-, Polioviren) 141
        Meningitis bei Parotitis epidemica 142
        Lymphozytäre Choriomeningitis 142
        Andere seröse Meningitiden 142
        Parainfektiöse Virusmeningitis 143
        Meningitis tuberculosa 143
        Meningitis bei Leptospirosen 143
        Meningitis luica 143
    Pilzmeningitiden 144
    Begleitmeningitiden 144
    Enzephalitis 144
Differentialdiagnose febriler Zustände mit Gelenkschmerzen 145
    Kollagenosen 145
        Rheumatismus verus – Rheumatisches Fieber = Polyarthritis rheumatica 145
        Progressiv chronische Polyarthritis 146
    Kollagenosen im engeren Sinn 148
        Lupus erythematodes visceralis (Erythematodes) 148
        Periarteriitis (Panarteriitis) nodosa 149
        Riesenzellarteriitis (Arteriitis temporalis Horton, Polymyalgia rheumatica) 151
        Dermatomyositis (Polymyositis) 152
        Sklerodermie 153
        Differenzierung der Kollagenosen 153
        Sjögren-Syndrom 153
    Bakterielle Arthritiden 154
    Virale Arthritiden 155
    Pilzarthritiden 155
    Arthritis und akuter Morbus Boeck 155
    Arthritis und Psoriasis 155
    Reiter-Syndrom 155
    Arthritis bei Colitis ulcerosa und Enteritis regionalis 156
    Behçet-Syndrom 156
    Erythema exsudativum multiforme (Ectodermose érosive pluriorificielle) 156
    Arthritis urica 157
Rezidivierende febrile Krankheitszustände 157
    Immundefekte 157
    Periodisches Fieber 158
Differentialdiagnose von Zuständen mit subfebrilen Temperaturen 159
    Tuberkulose 159
    Fokalinfektionen 159
    Hyperthyreose 159
    Vegetative Dystonie 159
Fieber bei verschiedenen nicht infektiösen Krankheiten 160
    Tumoren 160
    Gewebsabbau 160
    Hämolyse 160
    Thrombosen und Thrombophlebitiden 160
    Allergische Reaktionen 160
    Innersekretorische Störungen 161
    Vorgetäuschtes Fieber 161
Die Bedeutung einzelner Symptome für die Differenzierung febriler Zustände 161
    Verlauf der Temperaturkurve 161
    Schüttelfrost 162
    Herpes labialis 162
    Bronchitis 162
    Blutkörperchensenkungsgeschwindigkeit 162
    Die Bedeutung des Blutbildes 163
        Verhalten der Leukozyten 163
        Verhalten der Eosinophilen 164
        Verhalten der Monozyten 165
        Verhalten der Lymphozyten 165
Literaturauswahl 166

7 Kopfschmerzen
G. BAUMGARTNER

Allgemeine Differentialdiagnose des Kopfschmerzes 170
Spezielle Differentialdiagnose der Kopfschmerzen . 171
    Primäre Kopfschmerzen 171
        Einfacher vaskulärer Kopfschmerz 171
        Migränen 172
        Cluster-Kopfschmerz 173
        Lower-Half-Kopfschmerz 173
        Spannungskopfschmerzen 173
        Neuralgien 173
    Symptomatische Kopfschmerzen 175
    Intrakraniell bedingte Kopfschmerzen 175
        Kopfschmerzen bei intrakraniellen Prozessen . . 175
        Kopfschmerzen bei intrazerebralen Gefäßanomalien 176
        Kopfschmerzen bei nicht tumorbedingten Liquordruckveränderungen 176
        Kopfschmerzen bei entzündlichen intrakraniellen Prozessen 177
        Kopfschmerzen bei zerebralen Insulten 177
        Chronisch-posttraumatische Kopfschmerzen . . 177
    Extrakraniell bedingte Kopfschmerzen 177
        Kopfschmerzen bei extrakraniellen Prozessen . . 177
        Extrakranielle Gefäßerkrankungen 178
        Kopfschmerzen bei Augen-, Nebenhöhlen-, Ohr-, Zahn- und Kiefererkrankungen 178
        Kopfschmerzen bei Augenleiden 178
        Kopfschmerzen bei Ohren- und Nasenleiden 178
        Kopfschmerzen bei Zahn- und Kiefererkrankungen 178
        Kopfschmerzen bei Erkrankungen der Halswirbelsäule 178
    Kopfschmerzen bei Allgemeinerkrankungen 179
        Kardiovaskuläre Störungen 179
        Renale Störungen 179
        Polyzythämie 179
        Hypoglykämischer Kopfschmerz 179
        Kopfschmerz bei Intoxikationen 180
        Kopfschmerz als Begleitsymptom 180
Literaturauswahl 180

8 In der Halsregion lokalisierte Erkrankungen
S. JENNY

Erkrankungen der Kopf und Thorax verbindenden Strukturen ... 181
    Veränderungen der Halsvenen ... 181
    Erkrankungen der im Hals verlaufenden Arterien ... 182
    Erkrankungen der Halswirbelsäule ... 182
    Knotige Schwellungen ... 182
Vergrößerung der Schilddrüse – Struma ... 186
    Allgemeine differentialdiagnostische Gesichtspunkte ... 186
    Strumen mit euthyreotem und hypothyreotem Funktionszustand (nicht-toxische Strumen) ... 187
    Arbeitshypertrophie der Schilddrüse ... 187
Die Hypothyreose (Myxödem) ... 188
Überfunktion der Thyreoidea – Hyperthyreose (Morbus Basedow, dekompensiertes toxisches Adenom) ... 190
    Morbus Basedow ... 190
    Theoretische Vorstellungen zur Entstehung der Hyperthyreose ... 193
    Das autonome (toxische) Adenom ... 193
Die endokrine Ophthalmopathie (maligner Exophthalmus) ... 195
Entzündliche Schilddrüsenschwellungen (Thyreoiditis) ... 195
Maligne Schilddrüsentumoren ... 196
Literaturauswahl ... 197

9 Dyspnoe
Allgemeine Differentialdiagnose ... 199
T. C. MEDICI

    Formen der Ventilationsstörung ... 199
    Ursachen der Dyspnoe ... 199
    Extrathorakal bedingte Dyspnoe ... 200
    Pulmonale Dyspnoe ... 201
    Kardiale Dyspnoe ... 201
Literaturauswahl ... 203

Dyspnoe infolge Erkrankungen der Atemwege
(Differentialdiagnose der pulmonalen Dyspnoe) ... 204
T. C. MEDICI

Dyspnoe bei Stenose der großen Atemwege ... 204
Differentialdiagnose der respiratorischen Insuffizienz ... 204
    Ateminsuffizienz infolge Verminderung der perfundierten und ventilierten Lungenoberfläche (Restriktion) ... 204
    Ateminsuffizienz infolge erhöhten Strömungswiderstandes (Obstruktion) ... 204
    Lungenfunktionsprüfungen ... 204
Klinische Krankheitsbilder ... 206
    Asthma bronchiale ... 206
    Emphysem ... 206
    Bronchitis ... 209
        Akute Bronchitis ... 209
        Chronische Bronchitis ... 209
        Bronchiolitis („small airway disease") ... 211
        Bronchitiden als Begleitkrankheit ... 211
    Ateminsuffizienz infolge Zwerchfellähmung ... 212
Literaturauswahl ... 213

Dyspnoe infolge Erkrankungen des Herzens
(Differentialdiagnose der kardialen Dyspnoe) ... 214
H. P. KRAYENBÜHL

Myokarderkrankung ... 214
    Vergrößertes Herz ... 214
    Spitzenstoß ... 214
    Präkordialer Impuls ... 214
    Pathologischer Auskultationsbefund ... 215
    Pathologischer Ekg-Befund ... 219
    Allgemeine Symptome der Stauungsinsuffizienz ... 219
    Erhöhter Venendruck ... 219
    Nykturie ... 220
    Puls, Basalstoffwechsel ... 220
    Kreislaufzeiten ... 220
        Arm-Ohr-Zeit ... 221
        Lungen-Ohr-Zeit ... 221
    Mechanographie ... 221
    Hämodynamische Größen bei Stauungsinsuffizienz ... 221
    Herzfunktionsleistungsprüfung ... 221
    Frühzeitige Belastungsdyspnoe ... 224
Differentialdiagnose der einer Herzinsuffizienz zugrunde liegenden Ursachen ... 224
    Primär mechanisch bedingte Herzinsuffizienz ... 224
    Primär biochemisch bedingte Herzinsuffizienz ... 224
    Häufigkeit der zu Herzerkrankungen führenden Ursachen ... 225
    Klinische Ursachen einer primär mechanisch bedingten Herzinsuffizienz ... 225
Veränderungen am Herzen als primäre Ursache einer chronischen Überlastung des Myokards ... 234
    Degenerativ-entzündliche Erkrankungen des Myokards (Myokardsklerose, chronische Myokarditis) ... 234
    Herzklappenfehler ... 235
        Einige Hinweise für die differentialdiagnostische Bewertung der Geräusche bei Herzklappenfehlern ... 235
        Aortenklappeninsuffizienz ... 236
        Aortenklappenstenose ... 237
        Idiopathische hypertrophe Subaortenstenose (Obstruktive Kardiomyopathie) ... 240
        Mitralstenose ... 241
        Auskultatorische Charakteristika der Mitralstenose ... 242
        Radiologische Veränderungen bei Mitralstenose ... 244
        Nichtendokarditische Mitralstenosen ... 247
        Nichtkarditische Mitralstenosen ... 247
        Mitralinsuffizienz ... 247
        Trikuspidalinsuffizienz ... 250
    Chronische Volumenüberlastung des Myokards bei bradykarden Rhythmusstörungen ... 251
    Herzinsuffizienz infolge ungenügender Bewegungsfreiheit des Myokards ... 251

Primär biochemisch bedingte Herzinsuffizienz 252
  Kardiomyopathien 252
Pharmakologisch bedingte Herzinsuffizienz . . 255
Durch Elektrolytstörungen bedingte Herzinsuffizienz 256

Die Differentialdiagnose der Herzinsuffizienz bei plötzlicher Myokardüberbelastung 257
  Myokarditis 257
  Rheumatische Myokarditis 257
  Akute, nichtrheumatische Myokarditis 257
  Isolierte interstitielle Myokarditis 257
Literaturauswahl 258

10 Herzrhythmusstörungen
M. ROTHLIN

Tachykardien 261
  Die Sinustachykardie 261
  Paroxysmale Tachykardie 263
    Supraventrikuläre paroxysmale Tachykardie 263
    Ventrikuläre paroxysmale Tachykardie . . . 263
    Paroxysmale supraventrikuläre Tachykardie mit Block 265
    Vorhofflattern mit regelmäßiger 2:1- oder 3:1-Überleitung 265
Bradykardien 266
  Sinusbradykardie 266
  Bradykardie infolge Blockierung der Reizleitung zwischen Sinus und Vorhof (sinu-aurikulärer Block) 266

Bradykardie infolge Blockierung der Reizleitung zwischen Vorhof und Kammer (atrioventrikulärer Block) 266
Arrhythmien 268
  Die respiratorische Arrhythmie 268
  Die Arrhythmie durch Extrasystolie 268
  Vorhofflimmern 270
  Vorhofflattern mit inkonstanter Überleitung . . 271
  Arrhythmie bei inkonstanten Blockformen . . . 272
    Die Wenckebachsche Periodik 272
    Mobitzsche Interferenzdissoziation 272
    Die Parasystolie 274
Literaturauswahl s. Schluß des Kap. 11 288

11 Elektrokardiogrammveränderungen
H. SCHEU

Wie wird das Ekg analysiert? 275
Das praktische Vorgehen bei der Analyse des Ekg 276
  Rhythmus 276
  Die Überleitungszeit 277
  Die Vorhofwellen 278
  Die Bestimmung der elektrischen Lagetypen . . 278
  Die Bestimmung der Rotation um die Herzachse 279
  Der Ablauf der Kammererregung (die Teilvektoren) 280
  Die Differentialdiagnose des Initialvektors (q-Zacke) 280
  Die Differentialdiagnose des 2. Vektors (R-Zacke) 281
    Die Linkshypertrophie 281
    Die Rechtshypertrophie 281

    Infarkte (verkleinerte Teilvektoren) 282
Die intraventrikulären Reizleitungsstörungen . . . 283
    Der verbreiterte QRS-Komplex 283
    Der Linksschenkelblock 284
    Der Rechtsschenkelblock 284
    Der bifaszikuläre Block 284
Extrasystolen (abnorme Reizbildung) 285
Die Störungen der Erregungsrückbildung (die Nachschwankung) 285
    Der Innen- und Außenschichtschaden 286
    Formale Veränderungen der gesamten Nachschwankung 287
    Die zeitlichen Veränderungen der Nachschwankung 287
Literaturauswahl 288

12 Zyanose
W. RUTISHAUSER

Die Hämiglobinzyanosen 289
  Chronische Formen 290
  Akute Formen 290
Die Hämoglobinzyanosen 291
  Die Differenzierung der zentral und peripher bedingten Zyanose 292
  Die Differenzierung pulmonaler kardialer Zyanoseformen 292
  Die pulmonal bedingte Zyanose 293
  Die kardiale Mischblutzyanose 295
  Die allgemeine Differentialdiagnose bei Rechts-Links-Shunt 296
    Zyanose seit Geburt 296
    Späteres Auftreten der Zyanose 296
  Die 4 Symptomengruppen, welche die klinische Annäherungsdiagnose erlauben 297
  Die allgemeine Differentialdiagnose bei Links-Rechts-Shunt 298

Die spezielle Differentialdiagnose der einzelnen kongenitalen Vitien 299
    Die Fallotsche Tetralogie 299
    Pulmonalstenose mit Vorhofseptumdefekt . . 300
    Eisenmenger-Komplex oder pulmonale Hypertonie mit Rechts-Links-Shunt 301
    Ventrikelseptumdefekt 301
    Vorhofseptumdefekt 302
    Lutembacher-Syndrom 304
    Ebsteinsche Anomalie 304
    Offener Ductus arteriosus Botalli 305
    Das aorto-pulmonale Fenster (aorto-pulmonaler Septumdefekt) 306
  Kardiale Zyanose ohne Mischblut 307
    Die Pulmonalstenose 307
  Periphere Zyanose 311
Literaturauswahl 311

13 Schmerzen im Bereich des Thorax
H. Scheu

Vom Herzen und den Gefäßen ausgehende Schmerzen 313
   Angina pectoris 313
   Myokardinfarkt 317
      Ursachen des Myokardinfarkts 323
   Perikarditis 323
   Hämoperikard 325
   Aortenaneurysma und Erkrankungen der Aorta ascendens 325
   Die Pseudoangina pectoris 327
      Syndrom der funktionellen kardiovaskulären Störungen 327

Nicht vom Herzen ausgehende Schmerzen 328
   Pleuraschmerzen 328
   Der Spontanpneumothorax 332
   Von Gelenken ausgehende Schmerzen 332
   Muskel- und Knochenschmerzen 333
   Die Interkostalneuralgie 334
   Ösophaguserkrankungen 334
   Achalasie des Ösophagus 337
   Retrosternalschmerzen bei Intoxikationen . . . 338
Literaturauswahl 338

14 Hypertonie
W. Siegenthaler und U. Kuhlmann

Definition der Hypertonie 339
Einteilung und Diagnostik 339
Klinik der Hypertonie 340
   Subjektive Beschwerden 340
   Objektive Befunde 340
   Herz 340
   Niere 341
   Zentralnervensystem 342
   Augenhintergrund 342
   Maligne Hypertonie (akzelerierte Hypertonie) 342
   Primäre oder essentielle Hypertonie 343
   Besonderheiten der essentiellen Hypertonie . . . 343
   Sekundäre symptomatische Hypertonien 343
   Renale Hypertonien 343
   Nierenarterienstenose 344
   Endokrine Hypertonien 346
   Hyperaldosteronismus 346
   Primärer Hyperaldosteronismus (Conn-Syndrom) 346

   Hypokaliämische Hypertonien mit sekundärem Hyperaldosteronismus 348
   Cushing-Syndrom (Hypercortisolismus) . . . 349
   Phäochromozytom 356
   Akromegalie 360
   Weitere endokrine Hypertonien 362
   Kardiovaskuläre Hypertonien 362
   Aortensklerose 362
   Aortenisthmusstenose (Coarctatio aortae) . . 362
   Hypertonie infolge eines erhöhten Schlag- oder Herzminutenvolumens 364
   Hypertonie bei Herzinsuffizienz 364
   Neurogene Hypertonien 364
   Schwangerschaftshypertonie 364
   Hypertonie bei Blutkrankheiten 364
   Hypertonie durch Medikamente 365
Literaturauswahl 365

15 Hypotonie
U. Kuhlmann und W. Siegenthaler

Einteilung der Hypotonien 367
   Primäre oder essentielle Hypotonie 367
   Sekundäre symptomatische Hypotonien 368
   Endokrine Hypotonien 368
   Primäre und sekundäre Nebennierenrindeninsuffizienz 368
   Morbus Addison 368
   Panhypopituitarismus (= Hypophysenvorderlappeninsuffizienz, Morbus Simmonds) . . 373
   Seltene endokrine Hypotonien 376
   Kardiovaskuläre Hypotonien 377

   Akute kardiovaskuläre Hypotonien 377
   Chronische kardiovaskuläre Hypotonien . . . 377
   Neurogene Hypotonien (Positionshypotonie, postural hypotension, asympathikotones Syndrom) 377
   Infektiös-toxische Hypotonien 379
   Hypovolämische Hypotonien 379
   Therapeutisch bedingte Hypotonien 379
   Zusammenfassung der differentialdiagnostischen Überlegungen beim Vorliegen einer chronischen Hypotonie 379
Literaturauswahl 380

16 Lungenverschattungen
T. C. Medici und W. Siegenthaler

Die Differentialdiagnose des tuberkulösen Infiltrats 383
   Primärtuberkulose 384
   Postprimäre Tuberkulose 384
   Das Frühinfiltrat (Assmann) 384
   Akute exsudative Herdbildungen bei chronischer Lungentuberkulose 384
   Chronische Form der Lungentuberkulose . . . 385

   Metatuberkulose 385
   Differentialdiagnose von Infiltraten mit Höhlen-Höhlenbildung 385
Das pneumonische Infiltrat 390
   Einteilung der Pneumonien nach ätiologischen Gesichtspunkten 390
   Primäre Pneumonien 390

Bakterielle Pneumonien 390
Nicht bakterielle, sogenannte atypische Pneumonien 390
Sekundäre Pneumonien 391
  Als Folge von Kreislaufstörungen 391
  Als Folge von Bronchusveränderungen 391
  Nach toxischen Einflüssen 391
  Bakterielle Superinfektionen bei verschiedenen Erkrankungen 391
  Lipoidpneumonie 391
Die primären Pneumonien 391
  Die bakteriellen Pneumonien 391
    Pneumokokkenpneumonie 391
    Klebsiellen-Pneumonie (Friedländer) 393
    Streptokokken- und Staphylokokkenpneumonien 393
    Rickettsienpneumonien 391
    Die Brucellosenpneumonien 394
    Durch Spirochäten bedingte Lungenverschattungen 394
    Lungenaktinomykose 395
  Die atypischen Pneumonien 395
    Viruspneumonien 395
    Psittakose-Ornithose 397
    Mykoplasmenpneumonie (Primär atypische Pneumonie) 397
    Pilzpneumonie 398
    Parasitäre Pneumonien 399
    Eosinophile Pneumonien (eosinophile Lungeninfiltrate) 399
    Chronische Pneumonie 402
  Die sekundären Pneumonien 403
    Stauungspneumonie 403
    Lungeninfarkt 404
    Peribronchiektatische Pneumonie 405

Toxische Pneumonie 408
Pneumonie durch bakterielle Superinfektion . . 408
Schluck- bzw. Aspirationspneumonie 408
Lipoidpneumonie 408
Nichttuberkulöse und nichtpneumonische Lungenverschattungen 408
Lungenmanifestationen verschiedener Allgemeinkrankheiten 408
Die allgemeine Differentialdiagnose der Lungenfibrose 410
  Diffuse, idiopathische, interstitielle Lungenfibrose (Hamman-Rich-Syndrom) 411
  Lungenfibrose nach exogener Schädigung . . 411
  Lungenfibrose verschiedener Ätiologie 411
  Lungenfibrosen als Teilerscheinung bei Allgemeinerkrankungen 411
Wabenlunge 412
Atelektasen 412
  Mittellappen-Syndrom 414
  Intralobuläre Sequestration 415
Seltene Lungenverschattungen 415
Histiocytosis X 416
Echinokokkus 416
Tumoren 417
  Gutartige Lungengeschwülste 417
  Primär bösartige Lungentumoren 418
  Metastasierende bösartige Geschwülste . . . 418
  Bronchioalveoläres Karzinom 420
Verschattungen im Bereich des rechten Herzzwerchfellwinkels 420
Pneumokoniosen 421
  Silikatosen 424
Differentialdiagnose multipler Rundherde . . . 425
Differentialdiagnose einzelner Rundherde . . 427
Literaturauswahl 430

17 Hilusvergrößerung
T. C. MEDICI und S. JENNY

Doppelseitige Hilusvergrößerung 433
  Lungenstauung 433
  Durch eine Erweiterung der Pulmonalarterien bedingte Hilusvergrößerung 433
  Tuberkulöse Hiluslymphknotenvergrößerungen 433
  Morbus Boeck (Sarkoidose) 435
    Akuter Boeck (Löfgren-Syndrom) 440
  Neoplasien 440
    Malignes Lymphogranulom (Morbus Hodgkin) 440
Vorwiegend einseitige Hilusvergrößerung 441

Tuberkulose 441
Bronchuskarzinom 441
Goodpasture-Syndrom 444
Bronchusadenom 445
Gutartige Tumoren 445
Verbreiterung des Mediastinums 446
Struma intrathoracica 446
Aortenaneurysma 447
Mediastinaltumoren 449
Senkungsabszeß, Mediastinalphlegmone 450
Literaturauswahl 452

18 Vergrößerte Lymphknoten – Lymphome
G. KEISER

Entzündliche Lymphknotenschwellungen 453
Lokalisierte Lymphknotenschwellungen 453
  Unspezifisch entzündliche Lymphknotenschwellung 453
  Lymphknotentuberkulose 454
  Lymphknotenschwellung bei Primäraffekt (Syphilis) 454
  Lymphogranulom inguinale 454
  Lymphknotenschwellung bei Katzenkratzkrankheit 455
  Lymphadenitis toxoplasmotica 455

Allgemeine (generalisierte) Lymphknotenschwellungen 455
  Lymphknoten bei Morbus Boeck 455
  Lymphknotenschwellungen bei Sekundär- und Tertiär-Lues 455
  Lymphknotenschwellung bei Viruskrankheiten 455
  Lymphknotenschwellungen bei Brucellosen . 456
  Lymphknotenschwellungen 456
  Lymphknotenschwellung bei rheumatischen Erkrankungen 456

Generalisierte medikamentöse Lymphadenopathie 456
Lymphknotenhyperplasie plasmazelluläre (Castleman) 456
Durch Tumor bedingte Lymphknotenschwellungen 456
Regionäre Lymphknotenmetastasen 456
Maligne Lymphome und Erkrankungen mit generalisierter Lymphknotenschwellung 456
Literaturauswahl 457

19 Splenomegalie
G. KEISER

Feststellung und Charakteristika der vergrößerten Milz 459
Einteilung der Milzvergrößerungen 460
    Entzündliche Milzvergrößerung 460
    Nicht-entzündlich bedingte Milzvergrößerung 460
    Durch Neoplasie bedingte Milzvergrößerung 460
    Entzündliche Milzvergrößerung 460
Hepatolienale Affektionen – Pfortaderhochdruck 461
    Die extrahepatisch bedingte portale Hypertension 461
    Die intrahepatisch bedingte portale Hypertension 462
    Der primäre oder idiopathische Pfortaderhochdruck 463
    Milzvergrößerung bei Hämolyse 463
Hypersplenismus – Differentialdiagnose der Panzytopenien 463
Milzvergrößerungen bei Speicherkrankheiten . . 464
Milzvergrößerung bei rheumatischen und anderen Erkrankungen 465
Milzvergrößerungen bei Neoplasien 466
Differentialdiagnose der Neoplasien des hämatopoietischen und retikuloendothelialen Systems . . 466
    Generalisierte Neoplasien des HPS und RES – Hämoblastosen 466
Medulläre Hämoblastosen 467
    Myelosen 467
    Chronische Myelose = chronisch myeloische Leukämie 467
    Akute oder unreifzellige Myelose 468
    Erythrämie und Erythroleukämie 470
    Megakaryozytenleukämie (Megakaryozytensplenomegalie) 470
    Polycythaemia vera 470
Paraproteinämien 471
    Multiples Myelom 471
    Makroglobulinämie Waldenström 474
    Differentialdiagnostische Bedeutung der Paraproteine 474
Osteomyelosklerose 475
    Retikuläre Hämoblastosen = Retikulosen . . 476
Lymphatische Hämoblastosen 478
    Chronische Lymphadenose 478
    Akute Lymphadenose = akute lymphatische Leukämie = Lymphoblastenleukämie . . . 480
Lokalisierte Neoplasien des hämatopoetischen und retikuloendothelialen Systems . . . 480
    Maligne Lymphome 480
    Lymphosarkom und Retikulosarkom 480
    Lymphogranulom Hodgkin 482
    Lokalisierte Milzgeschwülste und -zysten. . . 486
Literaturauswahl 486

20 Schmerzen im Bereich des Abdomens
R. AMMANN

Allgemeine Bemerkungen zum Abdominalschmerz 489
Unterscheidung zwischen viszeralen und somatischen Schmerzen 489
Schmerzen mit akutem Beginn 490
    Akutes Abdomen 490
    Differentialdiagnose des „akuten Abdomens" auf Grund von Schmerzlokalisation und Hauptbefund 491
        Lokalisationen 491
    Vom Darm ausgehende Schmerzen 493
    Obturationsileus 493
    Paralytischer Ileus 494
    Rechtsseitige Unterbauchschmerzen 495
    Akute Appendizitis 495
    Schmerzen im Unterbauch 496
    Peritonitis 497
Abdominalkrämpfe bei Intoxikationen und Stoffwechselstörungen 497
Abdominalschmerzen bei Allgemeinerkrankungen 498
    Kreislaufkrankheiten 498
    Leberkrankheiten 498
    Akute Leberstauung 498
    Kollagenkrankheiten 498
    Blutkrankheiten 499
    Neurologische Krankheiten 499
    Allergische Erkrankungen 499
    Infektionen und Parasiten 499
    Gefäßbedingte Schmerzen 500
    Arterielles System 500
    Venöses System 502
Von der Milz ausgehende Schmerzen 502
Vom Retroperitoneum ausgehende Schmerzen . . 502
Chronische und chronisch-rezidivierende Abdominalschmerzen 503
    Allgemeine Überlegungen zum Schmerzcharakter bei längerdauernden Oberbauchschmerzen 503
    „Reizkolon" (Colon irritabile) 504
    Magen- und Zwölffingerdarmerkrankungen . . . 506
    Funktionelle Beschwerden, Gastritis, Ulkus, Karzinom 506
    Die Bedeutung der Anamnese 506
    Sekundäre „Gastritis"-Formen 506
    Chronische Gastropathie 507
    Die Bedeutung der Befunde 508
    Melaena 510
    Hämatemesis 510
    Die Bedeutung der Röntgenmethode und der Endoskopie 511

Gastritis	512
Ulcus ventriculi	513
Karzinom	514
Zusammenfassung der differentialdiagnostischen Überlegungen für die Unterscheidung Ulkus und Karzinom	516
Ulcus duodeni	516
Die Pylorusstenose	518
Das Ulkus als Begleiterscheinung bei anderen Erkrankungen	518
Das Ulkus als Folgeerscheinung nach Toxinen und Medikamenten	519
Das Ulkus als Indikatorkrankheit	519
Seltenere Magenerkrankungen	519
Das Magensarkom (Retikulumzell- und Rundzellsarkom)	519
Die Polyposis ventriculi	519
Duodenaldivertikel	520
Zwerchfellhernien und Magenvolvulus	521
Beschwerden nach operiertem Magen	521
Von Gallenwegen und Leber ausgehende Schmerzen	521
Die Cholelithiasis	521
Cholelithiasis als Wegbereiter anderer Leberkrankheiten	524
Die Cholezystitis	524
Gallenwegsbeschwerden bei nicht nachgewiesenen Steinen und fehlender Entzündung	525
Postcholezystektomie-Syndrom und Papillenstenose	526
Die Leberschwellung	526
Pankreasaffektionen	527
Die Pankreatitiden: Einteilung	527
Akute Pankreatitis	527
Chronische Pankreatitis	528
Pankreasgeschwülste	530
Pankreaszysten	530
Pankreaskarzinom	531
Literaturauswahl	533

21 Diarrhöen
R. AMMANN

Akute Diarrhöen	535
Enterogene Infektionskrankheiten	535
Andere Salmonelleninfektionen	535
Bazillendysenterie (Shigellosen)	536
Cholera (Vibrio cholerae)	536
Escherichia coli	536
Clostridium perfringens	536
Staphylokokken	536
Diarrhöe bei Darmparasiten	537
Amöbendysenterie	537
Balantidienruhr	537
Schistosomiasis	537
Trichocephalus (Trichiuris trichiura)	537
Diarrhöe ohne nachweisbare Erreger und viral bedingte Durchfälle	537
Toxisch bedingte Durchfälle	538
Anaphylaktische Durchfälle	539
Chronische Diarrhöen	539
Colitis ulcerosa	539
Proktosigmoiditis	541
Gonorrhoische Proktitis	541
Lymphogranuloma venereum	541
Ischämische Kolitis	541
Ileokolitis Crohn (granulomatöse segmentäre Kolitis)	541
Umschriebene Veränderungen der Darmwand, welche zu Durchfällen führen	542
Darmtuberkulose	542
Darmkarzinome	542
Dickdarmpolypen	544
Divertikulitis	544
Enteritis regionalis (Morbus Crohn des Dünndarms)	545
Enzymal bedingte Durchfälle	546
Laktasemangel der Dünndarmmukosa	546
Nervös bedingte Durchfälle	546
Das Spruesyndrom	547
Primäres Spruesyndrom	548
Nicht-tropische Sprue (idiopathische Steatorrhoe)	548
Maldigestion und sekundäres Spruesyndrom	549
Steatorrhoe bei Gallensäureverlustsyndrom	549
Die intestinale Lipodystrophie (Morbus Whipple)	550
Gastro-jejuno-kolische Fistel	550
Endokrin bedingte Durchfälle	550
Literaturauswahl	553

22 Obstipation
R. AMMANN

Mechanisches Hindernis	555
Chronische (habituelle) Obstipation	555
Vorübergehende Obstipation	556
Megakolon	556
Literaturauswahl	556

23 Ikterus
R. AMMANN

Die Einteilung der Ikterusformen	559
Die allgemeine Differentialdiagnose des Ikterus	559
Der hämolytische Ikterus	559
Der hepatozelluläre Ikterus	559
Der cholostatische Ikterus	559
Bewertung der klinischen Symptome	560
Bewertung der Laboratoriumsbefunde	561
Bedeutung der weiteren Leberfunktionsprüfungen	562
Die diagnostische Bedeutung der Laparoskopie und der Leberpunktion	565
Leberfunktionstest Au-Antigen und morphologische Untersuchungsmethoden	566
Die spezielle Differentialdiagnose des Ikterus	566

Hämolytische und nicht-hämolytische isolierte Hyperbilirubinämien (vorwiegend familiär) . . 566
   Sog. idiopathische nicht-hämolytische Hyperbilirubinämien 566
   Ikterus juvenilis intermittens Meulengracht . 567
Hyperbilirubinämien mit nachweisbarem Leberzellschaden 567
   Hepatozellulärer Ikterus 567
   Hepatitis epidemica 568
   Hepatitisähnliche Krankheitsbilder bedingt durch andere Erreger 568
   Mononucleosis infectiosa 568
   Leberbeteiligung bei anderen Viruserkrankungen 569
   Leptospirosis ictero-haemorrhagica (Weilsche Erkrankung) 569
Besondere Verlaufsformen der Hepatitis 570
Differenzierung von intra- und extrahepatischer Cholestase 570
   Intrahepatische Cholestase 571
      Schwangerschaftsikterus 571
      Postoperativer Ikterus 572
      Intrahepatische Cholestase bei schweren Infektionskrankheiten 572
      Medikamentöse cholstatische Hepatopathie 572
      Chronische Hepatitis 572
      Toxische Hepatopathien 574
      Drogenikterus vom „Hepatitis"-Typ 575
      Leberzirrhose 575
      Hämochromatose 579
      Morbus Wilson 580
      Cholangitis 581
      Stauungsleber 581
   Extrahepatischer (cholestatischer) Verschlußikterus 581
      Steinverschluß 582
      Tumorverschluß 583
      Raumfordernde Prozesse der Leber, die Cholestase verursachen 583
Aszites 586
   Peritonitis tuberculosa 587
   Peritonealkarzinose 587
   Pseudoaszites 587
   Budd-Chiari-Syndrom 587
Leberinsuffizienz (= akute Leberdystrophie) . . 588
   Leberkoma 589
   Hepatomegalie 589
Literaturauswahl 590

24 Hämaturie, Pyurie, Proteinurie und Störungen der Diurese
B. TRUNIGER

Physiologische Grundlagen 593
Die doppelseitigen Nierenerkrankungen 594
   Einteilung der Nierenkrankheiten 595
   Die Differentialdiagnose der Erkrankungen der einzelnen Abschnitte auf Grund der Funktionsdiagnostik 595
      Die präglomeruläre Funktionsstörung 596
      Das glomeruläre Syndrom 596
   Nierenkrankheiten mit primärer Störung der Glomerulusfunktion 597
      Nicht-entzündliche glomeruläre Nephropathien 597
   Die Glomerulonephritiden 598
      Akute diffuse Glomerulonephritis 598
      Primär subakute oder chronische Glomerulonephritis 600
      Die Herdnephritiden 601
      Das nephrotische Syndrom 601
   Die tubulären Syndrome 604
      Das akute Nierenversagen 606
   Interstitielle Nephropathien 607
      Akute interstitielle Nephritis 607
      Chronisch-interstitielle Nephritis und Pyelonephritis 607
      Kongenitale hypoplastische Niere 610
      Hydronephrotische Schrumpfniere 610
      Hereditäre Nephritis 611
      Die doppelseitigen Zystennieren 611
Niereninsuffizienz als Folge eines behinderten Harnabflusses 612
   Prostata-Karzinom 614
Das klinische Bild der Urämie 614
   Die Pseudourämie 614
   Das extrarenale Nierensyndrom 614
   Azotämie bei extrazellulärem Volumendefizit 616
   Das hepatorenale Syndrom 617
Die einseitigen Nierenerkrankungen 617
   Nierentuberkulose 617
   Bösartige Nierengeschwülste 618
   Nephrolithiasis 619
   Hydronephrose 622
   Akute einseitige Pyelonephritis 622
   Pyonephrosen 623
Die Nierenfunktion: differentialdiagnostische Bedeutung 623
   Die Urinbefunde 623
      Urinkonzentration 623
      Proteinurie 624
      Hämaturie 624
      Leukozyturie 624
      Hämaturie 624
      Pyurie 625
      Zylindrurie 625
      Doppelbrechende Substanzen 625
      Kristallurie 625
   Nierenfunktionstests 625
Erkrankungen im Bereiche des Skrotums 627
Literaturauswahl 628

25 Ödeme
A. BOLLINGER und W. SIEGENTHALER

Ödeme bei erhöhtem Venendruck (erhöhter hydrostatischer Druck) 631
Ödeme bei erniedrigtem onkotischem Druck . . 632
Störungen der Elektrolyte und Hormone 633
Ödeme als Folge einer Kapillarwandschädigung 634
Lymphödeme 634

Lipödem 636
Medikamentös bedingte Ödeme 636
Ödeme ungeklärter Genese 636
Literaturauswahl 637

26 Störungen des Wasser-, Elektrolyt- und des Säure-Basen-Haushalts
D. Würsten und W. Siegenthaler

Allgemeines 639
Veränderungen im Wasser- und Natriumhaushalt 639
   Dehydrationszustände 640
      Isotone Dehydration 640
      Hypotone Dehydration 641
      Hypertone Dehydration 642
   Hyperhydrationszustände 643
      Isotone Hyperhydration 643
      Hypotone Hyperhydration 644
      Hypertone Hyperhydration 644
   Hyper- und Hyponaträmie 644
   Differentialdiagnostische Bedeutung der Kaliumstoffwechselstörungen 645
      Hypokaliämie 645
      Hyperkaliämie 647
   Störungen des Magnesiumhaushaltes 648
   Störungen des Kalziumstoffwechsels 648
      Hypokalzämie 649
      Hyperkalzämie 649
Diagnostische Probleme bei veränderter Wasserstoffionenkonzentration 650
   Störungen des Säure-Basen-Gleichgewichts ... 650
      Respiratorische Azidose 651
      Respiratorische Alkalose 651
      Metabolische Azidose 652
      Metabolische Alkalose 653
Literaturauswahl 654

27–31 Schmerzen im Bereich der Extremitäten und der Wirbelsäule
A. Bollinger, G. Siegenthaler, U. Binswanger und G. Baumgartner 655

27 Schmerzen bei Erkrankungen der Gefäße
A. Bollinger

Erkrankungen der Arterien 656
   Arterielle Verschlußkrankheiten 656
   Embolische Verschlüsse 661
   Aneurysmen 661
   Erkrankungen der kleinen Arterien, Kapillaren und Venolen 662
   Funktionelle Gefäßerkrankungen 664
Erkrankungen der Venen 666
   Oberflächliche Thrombophlebitis 666
   Tiefe Beinvenenthrombose 666
   Akute Armvenenthrombose (Thrombose par effort) 667
   Chronisch venöse Insuffizienz 668
   Erkrankungen der Lymphgefäße 669
Literaturauswahl 671

28 Schmerzen bei Erkrankungen der Gelenke
G. Siegenthaler

Infektarthritiden 673
Arthralgien bei verschiedenen Infekten ohne Erregernachweis im Gelenk 673
Entzündlich-rheumatische Gelenkaffektionen . 674
   Polyarthritis rheumatica acuta 674
   Progressiv-chronische Polyarthritis (pcP) ... 674
Degenerativ-rheumatische Gelenkaffektionen . 675
   Arthrosis deformans 675
Arthropathien bei Stoffwechselkrankheiten ... 677
   Arthritis urica 677
   Hyperlipidämien (Hyperlipoproteinämien) . 680
   Alkaptonurie (Ochronose) 681
Krankhafte Gelenkerscheinungen verschiedener Ätiologie 682
Literaturauswahl 684

29 Schmerzen bei Erkrankungen der gelenknahen Gewebe und des Unterhaut-Fettgewebes
A. Bollinger 685

30 Schmerzen bei Erkrankungen der Knochen
U. Binswanger

Allgemeines 687
Lokalisierte und herdförmige Knochenveränderungen 687
   Knochenmetastasen 687
   Knochentumoren 687
      Von Knorpelzellen abstammende Geschwülste 687
      Von Knochenzellen ausgehende Geschwülste 689
      Vom Bindegewebe abstammende Geschwülste 690
      Geschwülste der Knochengefäße und des hämatopoetischen Gewebes 690
   Zystische Knochenveränderungen 692
   Knochennekrosen 692

Entzündliche Knochenerkrankungen 693
Ostitis deformans Paget 695
Speicherkrankheiten mit Skelettmanifestation . 696
Wirbelveränderungen infolge primärer Erkrankung der Zwischenwirbelscheiben, der Gelenke und des Bandapparates 697
    Osteochondrose der Halswirbelsäule (Osteochondrosis et Spondylosis cervicalis) 697
    Spondylosis deformans 698
Generalisierte Knochenveränderungen 700
Definitionen 700
    Befunde bei generalisierten Skeletterkrankungen 701
Einteilung der Osteoporosen 702
    Sekundäre Osteoporosen 703
Einteilung der Osteomalazien 703
    Osteomalazie bei Störung des Vitamin-D-Metabolismus 703
    Vitamin-D-Mangel 703
    Malabsorptions-Syndrome 704
    Osteomalazie bei Hypophosphatämie 704
    Osteomalazie bei Azidose 704
    Osteomalazie bei Hypophosphatasie 704
Einteilung der Osteodystrophien 704
    Hyperparathyreoidismus = Osteodystrophia fibrosa generalisata 704
Einteilung der Hyperostosen 706
Differentialdiagnose humoraler Befunde bei generalisierten Knochenerkrankungen 706
    Normokalzämische Tetanien 708
Literaturauswahl 709

31 Schmerzen bei Erkrankungen des Nervensystems
G. BAUMGARTNER

Schmerzen bei Erkrankungen der peripheren Nerven und ihrer Wurzeln 711
Schmerzen bei Erkrankungen des Rückenmarkes . 714
Schmerzen bei Erkrankungen des Hirnstammes . 715
Literaturauswahl 715

32 Sensorische und motorische Störungen
G. BAUMGARTNER

Lähmungstypen und Bewegungsstörungen 717
Topische Diagnostik 719
    Sensomotorische Syndrome bei Hemisphären- und Hirnstammschädigungen 719
    Extrapyramidale Bewegungsstörungen 720
    Zerebelläre Bewegungsstörungen 721
    Supranukleäre, nukleäre und periphere Hirnnervenläsionen 721
        Läsionen des V.–XII. Hirnnerven 722
    Sprech- und Sprachstörungen 723
    Rückenmarksläsionen 724
    Periphere und muskuläre Lähmungen 727
Ätiologische Diagnose 728
    Traumata 728
    Vaskuläre Läsionen 728
    Vaskuläre Syndrome 728
    Entzündliche intrakranielle Erkrankungen ... 730
    Intrakranielle Tumoren 730
    Spinale Tumoren 734
    Phakomatosen und andere anlagebedingte und degenerative Erkrankungen 735
    Extrapyramidale Erkrankungen 736
    Spinozerebelläre Heredoataxien 737
    Systemdegenerationen 737
    Entmarkungserkrankungen 739
    Periphere Lähmungen 740
        Radikuläre Lähmung 740
        Plexuslähmung 740
        Lähmungen peripherer Nerven 740
    Lähmungen bei Polyneuropathien 742
        Infektiöse und infektiös-toxische Polyneuritiden 743
        Infektiös-toxische Polyneuritis 743
        Endotoxisch-metabolische Polyneuropathien 743
        Exotoxische Neuropathien 744
        Vaskulär bedingte Neuropathien 744
        Hereditäre Polyneuropathien 744
    Muskuläre Lähmungen 745
        Differentialdiagnose muskulärer Lähmungen 745
        Myasthenia gravis 745
        Botulismus 745
        Myopathien 745
        Familiäre periodische Lähmung 747
        Kongenitale benigne Myopathien 747
        Myopathie bei Glykogenspeicherkrankheiten 747
        Symptomatische Myopathien: Dermatomyositis und Polymyositis 748
        Endokrine Myopathien 748
        Symptomatische Myopathien verschiedener Ursache 748
    Differentialdiagnostische Überlegungen bei erstmaliger Manifestation einer Myopathie im späteren Lebensalter 748
Literaturauswahl 749

33–36 Bewußtseinsverlust
W. SIEGENTHALER, G. BAUMGARTNER und G. SIEGENTHALER 751

33 Kurzdauernde (synkopale) kardiovaskulär bedingte Bewußtseinsverluste
W. SIEGENTHALER

Primär kardial bedingte Verminderung des Herzminutenvolumens 753
Verminderung des venösen Rückflusses zum Herzen 755
Erkrankungen der zum Gehirn führenden Arterien 756
Literaturauswahl 756

34 Kurzdauernde (synkopale) zerebral bedingte Bewußtseinsverluste
G. BAUMGARTNER

Epilepsien 757	Zusammenfassung der differentialdiagnostischen Überlegungen bei kurzdauerndem Bewußtseinsverlust 760
Narkolepsie 759	
Hysterie 759	
Eklampsie (EPH-Syndrom) 759	Literaturauswahl 760

35 Koma bei Stoffwechselstörungen und exogenen Intoxikationen
G. SIEGENTHALER

Koma bei Stoffwechselstörungen 761	Coma hypercalcaemicum 767
Coma hypoglycaemicum 761	Coma hypocalcaemicum 767
Coma diabeticum 763	Coma paraproteinaemicum (Hyperviskositätssyndrom) 767
Hyperosmolares, nicht-azidotisches Koma .. 764	
Coma uraemicum 765	Koma bei Störungen des Wasser-, Elektrolyt- und Säure-Basen-Haushalts 767
Coma hepaticum 765	
Nebennierenkoma 766	Koma bei schweren Allgemeinerkrankungen 767
Hypophysäres Koma 766	
Coma basedowicum 766	Koma bei exogenen Intoxikationen 767
Myxödemkoma 767	Literaturauswahl 768

36 Koma bei zerebralen Affektionen
G. BAUMGARTNER

Intrakranielle Blutungen 771	entzündlichen intrakraniellen Prozessen sowie bei venösen Abfluß-Störungen 773
Enzephalomalazie 772	
Komatöse Zustände bei raumfordernden und	Abnorme Schlafzustände 775
	Literaturauswahl 775

37 Differentialdiagnose anfallsweise auftretender Erkrankungen
G. BAUMGARTNER und G. SIEGENTHALER

Einteilung nach pathophysiologischen Mechanismen 777	Einteilung nach den führenden klinischen Symptomen 778
	Literaturauswahl 783

38 Differentialdiagnostische Bedeutung biochemischer Serum- und Urinwerte
U. KUHLMANN

Differentialdiagnostische Bedeutung biochemischer Serumwerte 785	Kryoglobuline 797
	Kupfer 797
Aldolasen 785	Lactat-Dehydrogenase (LDH) 798
Aldosteron 785	Leucin-Aminopeptidase (LAP) 798
Ammoniak 786	Lipase 798
α-Amylase (Diastase) 786	Lipide 798
Bilirubin 786	Magnesium 800
Blutkörperchensenkungsgeschwindigkeit ... 787	Natrium 800
Chloride 788	Paraproteine 801
Cholinesterase 788	pH 801
Eisen 789	Phosphat, anorganisches 801
Eisenbindungskapazität 789	Phosphatase, alkalische 802
Eiweiß 790	Phosphatase, saure 802
Gesamteiweiß 790	Renin 803
Fibrinogen 792	Rest-Stickstoff (Rest-N) 803
Glykämie (Serumblutzucker) 792	Standardbicarbonat 803
Harnsäure 793	Steroide 804
Harnstoff 794	Transaminasen 804
Jod (eiweißgebundenes = PBI) 794	Trijodthyronintest 805
Kalium 795	Differentialdiagnostische Bedeutung biochemischer Urinwerte 806
Kalzium 795	
Kreatin 796	α-Amylase (Diastase) 806
Kreatinin 796	Bence-Jones-Proteine 806
Kreatinphosphokinase (CPK) 797	Bilirubin 806

Cortisol, freies	806	17-Ketosteroide (17-KS)	808
Glucose	806	Kreatin	809
5-Hydroxyindolessigsäure	807	Porphyrine	809
Hydroxyprolin	807	Protein	810
17-Hydroxycorticosteroide (17-OH-CS)	807	Urobilin, Urobilinogen	810
Katecholamine	808	Literaturauswahl	810

39 Chemischer Nachweis exogener Gifte im Körper

H. BRANDENBERGER 813

Sachverzeichnis 829

1 Allgemeine Gesichtspunkte

W. SIEGENTHALER und S. JENNY

An der Basis jeden ärztlichen Handelns steht die *Diagnose* (διαγινώσκω: untersuchen, genau überlegen, unterscheiden, deutlich kennenlernen, sich entschließen, beschließen, entscheiden), welche in jedem Krankheitsfall nicht nur als Richtlinie für die *Therapie*, sondern auch für die Beurteilung der *Prognose* unerläßlich ist. Jede Diagnose, die der Arzt stellt, ist letzten Endes eine Differentialdiagnose, d. h. ein Abwägen, Bewerten, Differenzieren der einzelnen Krankheitssymptome.

Um richtig bewerten zu können, ist die Kenntnis der Bedeutung eines *Symptoms* notwendig. Es wird also Aufgabe einer Differentialdiagnose sein, zuerst in allgemeinen Überlegungen aufzuzeigen, bei welchen Krankheiten das Symptom vorkommt. Meist gibt es allerdings so viele Möglichkeiten, daß aus einer wahllosen Aufzählung kein Gewinn zu erzielen ist und andere Erscheinungen mitverwertet werden müssen. Außer diesen *allgemeinen* differentialdiagnostischen Überlegungen soll eine „Differentialdiagnose" auch die Möglichkeit bieten, sich auf Grund der Beschreibung der vermuteten Krankheit über die richtige Einschätzung des Symptoms zu orientieren und weitere Assoziationen zu gewinnen (*spezielle Differentialdiagnose*).

Ein Buch über Differentialdiagnose muß versuchen, sowohl das *Typische* der Krankheiten wie auch die vom klassischen Verlauf bekannten *Abweichungen* darzustellen. Dem Arzt muß es aber stets bewußt bleiben, daß das Erleben einer Krankheit einseitig, unvollständig und lebensarm bleibt, wenn die Krankheitssymptome losgelöst vom *kranken Menschen* beachtet werden. Jeder Mensch prägt durch seine Individualität die Krankheit (CURTIUS 1959). Nicht nur ist die *Krankheitsbereitschaft* durch die Individualität bestimmt, sondern „wie einer seine Krankheit trägt, empfindet und sich mit ihr auseinandersetzt" – was große Auswirkungen auf die Symptomatologie hat –, ist nur zu verstehen, wenn man um die *persönliche Krankheitsgestaltung* weiß. Der Arzt wird sich dabei der Tatsache bewußt bleiben, daß die medizinisch-naturwissenschaftlichen Erkenntnisse, die der Medizin zugrunde liegen, und das Erlebnis der Krankheit durch den Patienten zwei Gegebenheiten darstellen, die nicht immer zur Deckung gebracht werden können. Medizinische Aussagen, also auch die Diagnose, entstammen meistens statistisch verarbeiteter Empirie. Sie bilden ein „offenes System" und tragen das Signum der nur vorläufig „bestmöglichen Richtigkeit", die jederzeit mit geänderten Voraussetzungen der Untersuchungen sich als weniger richtig oder gar als falsch herausstellen kann. Die Krankheit eines einzelnen Menschen hat demgegenüber den Charakter der Einmaligkeit. Mit den logischen Grundlagen der Medizin hat sich in neuerer Zeit GROSS 1973 besonders beschäftigt. Die eigentliche ärztliche Tätigkeit besteht darin, die Verantwortung für eine derartige, „vorläufig richtigste" Maßnahme einem einzelnen Patienten gegenüber zu übernehmen, für den statistische Wahrscheinlichkeit irrelevant ist und für den das Ereignis im Ablauf seines Lebens einmalig, nicht reversibel und oft nicht korrigierbar bleibt. Der Patient hat dabei ein Recht auf die Respektierung seiner ganz anderen Art, die Krankheit zu bewerten und zu seiner gesamten Lebenssituation in Beziehung zu setzen. Die Beachtung der individuellen Bedeutung der Krankheit für den betroffenen Patienten ist auch aus einem zweiten Grund notwendig. Bei der ungeahnten Zunahme diagnostischer Möglichkeiten muß der Arzt sehr genau abwägen, inwieweit der Aufwand und die Belastung des Patienten von therapeutischen Konsequenzen begleitet sind. Dabei müssen in einer Zeit unabsehbarer Steigerungen der Kosten medizinischer Einrichtungen auch diese Belange mitberücksichtigt werden. Eine „Differentialdiagnose" vermittelt also nur die Bausteine, welche der Arzt braucht, um daraus im Einzelfall zur individuell angepaßten Diagnose zu gelangen.

Ziel der Differentialdiagnostik ist es, die Krankheitserscheinungen als Ausdruck der bekannten *Krankheitseinheiten* herauszuarbeiten und darzustellen. Von *Krankheitseinheit* kann gesprochen werden, wenn eine der drei folgenden Voraussetzungen erfüllt ist:

1. Gleichbleibende Krankheitsursache bzw. Ätiologie. Am eindeutigsten liegen die Verhältnisse bei den *Infektionskrankheiten*. Die klinischen Krankheitsbilder der Infektionskrankheiten werden durch bestimmte Erreger hervorgerufen, wobei sowohl besondere Eigenschaften des Mikroorganismus (z. B. Virulenz) wie des Makroorganismus (z. B. Resistenz) für die Mannigfaltigkeit der Bilder verantwortlich sind. Bakteriologisch definierte Erreger können daher verschiedene klinische Erscheinungen verursachen, was bei den differentialdiagnostischen Überlegungen zu berücksichtigen ist.

Andererseits können ähnliche klinische Erscheinungen durch verschiedene Erreger bedingt sein. Eindrücklich läßt sich die Bedeutung der Ätiologie für die Differentialdiagnostik neuerdings am Beispiel der *pneumonischen Lungeninfiltrate* zeigen. Seitdem wir die verschiedenen ätiologischen Faktoren (z.B. Bakterien, Mykoplasmen, Viren) kennen, welche zur Entwicklung eines Lungeninfiltrates führen können, sind für die Diagnose alle morphologischen und pathogenetischen Gesichtspunkte in den Hintergrund getreten und haben einer mehr ätiologischen Betrachtungsweise Platz gemacht. Die frühere nosologische Einheit „Pneumonie" ist jetzt nur noch Symptom und damit Ausgangspunkt für die ätiologische Diagnose.

Die Differentialdiagnostik ist daher besonders eng mit allen Zweigen der Medizin, vor allem auch mit der Ursachenforschung, verbunden.

2. Nicht immer ist aber, beim heutigen Stand der Kenntnisse, die *Ursache* der nosologischen Einheiten bekannt, sie ist auch nicht immer, wie bei den Infektionskrankheiten, so einfach und klar definierbar, da möglicherweise verschiedene Faktoren und Mechanismen zusammenwirken müssen, um eine Krankheit zu erzeugen. In vielen Fällen muß daher eine **einheitliche Krankheitsentstehung** bzw. **Pathogenese** genügen, um eine Krankheitseinheit abzugrenzen.

Als Beispiel sei in dieser Hinsicht an die notwendig gewordene Differenzierung der *verschiedenen Hypertonieformen* erinnert. Zwar sind die Ursachen der Hypertonie noch nicht alle genügend bekannt; aber die verschiedenen erkennbaren pathogenetischen Vorgänge erfordern die Aufstellung verschiedener Krankheitseinheiten, die auch therapeutisch und prognostisch grundsätzlich verschieden zu bewerten sind.

3. Beim heutigen Stand der Ursachenforschung und der Pathophysiologie kann jedoch eine Differentialdiagnostik noch nicht ausschließlich nach ätiologischen und pathogenetischen Gesichtspunkten aufgebaut werden. Noch allzuoft sind wir gezwungen, bei der Aufteilung der Syndrome die große Linie zu verlassen und rein **deskriptiv** vorzugehen.

Eine Krankheitseinheit darf auch ohne Kenntnis von Ätiologie und Pathogenese angenommen werden, wenn vielfach beobachtetes *Vorkommen gleicher klinischer Erscheinungen* mit identischem *pathologisch-anatomischem Befund* durch die ärztliche Erfahrung erwiesen ist.

Das aufschlußreichste entsprechende Beispiel ist die große Gruppe der *Tumorkrankheiten*.

Die Schwierigkeiten bei einer großen Zahl von Krankheitseinheiten, die mit einer gebräuchlichen Diagnose bezeichnet werden, eine gemeinsame Ätiologie oder wenigstens eine sichere pathogenetische Definition zu geben, hat dazu geführt, Diagnosen als begriffliche Einheiten und als Grundlage therapeutischer Maßnahmen in Frage zu stellen und durch ein System von Kriterien zu ersetzen, die automatisch zu einem nächsten diagnostischen Schritt oder zu einer Therapie führen (Clinical decision-support-systems). Dieses Vorgehen ist in extremen Situationen, namentlich in der Wachsaalmedizin, durchaus gebräuchlich. So verlangt ein *Atemstillstand* ganz unabhängig von seiner Ätiologie und seiner Pathogenese die sofortige künstliche Beatmung. Die Feststellung eines Atemstillstandes ist keine Diagnose im herkömmlichen Sinn, sondern lediglich ein Kriterium, das zu einer ganz bestimmten therapeutischen Aktion führt, die oft auch von medizinischem Hilfspersonal oder gar apparativ bewerkstelligt wird. Von diesen Spezialfällen abgesehen ist das Festlegen einer möglichst exakten Diagnose jedoch eine unerläßliche Voraussetzung für die Behandlung eines Patienten, wobei man sich im klaren sein muß, daß die Diagnose als begriffliche Einheit eine Abstraktion darstellt, die sich selten mit den realen Gegebenheiten bei einem bestimmten Patienten völlig zur Deckung bringen läßt. Dies zwingt den Arzt zur unentbehrlichen Wachsamkeit und zur Bereitschaft, die einmal gestellte Diagnose dauernd neu zu überdenken und z.B. am Effekt einer eingeschlagenen therapeutischen Richtung zu überprüfen. In diesem Zusammenhang muß auf die große Bedeutung der Kenntnis der Verlaufsvarianten hingewiesen werden, die nur die Erfahrung affektiv miterlebter Krankheitsfälle mit sich bringt.

Allgemeine bei der Differentialdiagnose zu beachtende Kriterien

Faktoren, welche zu Fehldiagnosen führen können

FIESSINGER, der bedeutende französische Kliniker, führt mehrere Faktoren an, die nach seiner Auffassung am häufigsten zu einer *Fehldiagnose* Veranlassung geben, denen hier einige weitere wichtige Punkte hinzugefügt sind:

Ignoranz
Der rasche Fortschritt der medizinischen Erkenntnisse mit einer Halbwertszeit des Wissens von 5–7 Jahren erfordert eine ständige postuniversitäre Ausbildung. Um die Bedürfnisse einer praxisnahen Ausbildung bemühen sich die verschiedenen Fortbildungstagungen mit Vorträgen, audiovisuellen Sendungen, aber auch die medizinische Literatur mit einem reichhaltigen Angebot an medizinischen Büchern und Zeitschriften.

Ungenügende Untersuchung infolge
– schlechter Gewohnheiten – schlechter Technik
– schlechter Möglichkeiten – Zeitmangel
– Kommunikationsschwierigkeiten mit dem Patienten

Ungenügende Urteilsbildung infolge
– vorgefaßter Meinung, Rechthaberei und Eitelkeit
– Schwarzseherei oder notorischem Optimismus
– zu starker affektiver Bindung an den Patienten (Angehörige)
– Bemühens, besonders interessante Diagnosen zu stellen
– Unfähigkeit zu einfachem konstruktivem Denken
– unlogischer Schlüsse

So spielt der Charakter des Arztes für die Diagnose oft eine mindestens so bedeutungsvolle Rolle wie die Sachkenntnis.

Der Diagnostiker schließt nach den *Gesetzen der Logik* vom *Speziellen* (der speziellen Situation des einzelnen Patienten) auf ein Allgemeines (*Krankheitseinheiten*). Logik meint dabei „Folgerichtigkeit einer Aussage der Form nach", nicht dem Inhalt (GROSS 1973). Bei der Therapie geschieht das Umgekehrte (Anwendung allgemeiner Grundsätze auf einen bestimmten Einzelnen). Derartigen logischen Schlüssen liegen Gesetze zugrunde, die sich aus empirischen, meist statistischen Ergebnissen ableiten, durch sog. *Deduktion*. Der Hauptvorgang des *Diagnostizierens* jedoch ist *Induktion*. Induktive Schlüsse sind ein subjektives geistiges Geschehen und damit an die Person des Diagnostikers gebunden. Die Diagnose bedeutet so betrachtet immer einen Schritt vom Feststellbaren ins Unbekannte.

Manche Ärzte diagnostizieren stets nur „interessante" und seltene Krankheiten, während andere kaum über landläufige Diagnosen hinauskommen und die Fälle immer klar liegen haben. Beide Arzttypen sind für den Patienten gleichermaßen ungünstig.

Bei der zunehmenden Bedeutung, welche die *Technik* auch in der diagnostischen Medizin spielt, sind *Fehlermöglichkeiten technischer Art* sehr häufig. Die Ärzte sind oft mit diesen Möglichkeiten nicht vertraut, daher zu „laboratoriumsbefundgläubig" oder interpretieren die Befunde falsch (unkorrekte chemische Analysen, fälschlicherweise diagnostizierte Tbc-Bakterien, falsche bakteriologische Befunde, verkehrte Polung bei der Ekg-Aufnahme, Filmfehler usw.). Mit dem klinischen Bild nicht übereinstimmende Befunde müssen stets überprüft werden, bevor sie auf die Diagnose entscheidenden Einfluß gewinnen dürfen.

Zwar werden manchmal zu wenig Laboratoriums- und Röntgenbefunde erhoben, häufiger aber auch zu viele, was nicht nur kostspielig ist, sondern auch mit einer jede Diagnostik belastenden Zeitversäumnis einhergeht. Diese meist sehr gewissenhaften, aber ihrem Urteil nicht vertrauenden Ärzte beachten „*Suttons Gesetz*" nicht genügend, welches verlangt, daß derjenige diagnostische Test zuerst ausgeführt werde, welcher die größte Wahrscheinlichkeit habe, zum Ziele zu gelangen und breit gestreute, konventionelle Batterien von Laboratoriums- und Röntgenuntersuchungen zu unterlassen. Suttons Gesetz hat folgende Geschichte: Als Willie Sutton, ein bekannter Einbrecher, von Zeitungsleuten interviewt wurde, warum er gerade immer in Banken einbreche, gab er mit einiger Verwunderung die lakonische Antwort: „Warum? Weil dort das Geld ist".

Nur der Arzt und seine schöpferische Leistung stellen die Diagnose. Alle „Befunde" sind nichts mehr als Unterlagen, welche herbeigezogen werden können, um sie zu sichern. An diesem Grundprinzip wird sich auch nichts ändern, wenn der Diagnose-Computer Allgemeingut geworden ist. Für den guten Arzt ist diese Erkenntnis tröstlich.

Die Wichtigkeit der positiven Zeichen

Wir messen heute, ganz allgemein, für die Diagnose den *positiven Zeichen* die größere Bedeutung bei und diagnostizieren nur noch ausnahmsweise per exclusionem, wie es früher viel häufiger die Regel war.

Die Häufigkeit der Krankheiten

Als Grundregel gelte der Satz: Häufige Krankheiten sind häufig, seltene sind selten. Es ist zweckmäßig, auch hierbei zwischen *Morbidität* und *Mortalität* zu unterscheiden. Abb. 1.1 zeigt aus einer amerikanischen Arbeit die Todesursachen aller Todesfälle eines bestimmten Zeitraumes und die ätiologischen Faktoren bei nicht tödlichen Krankheitsgruppen. Es geht aus dem Vergleich der beiden Abbildungen instruktiv hervor, daß sich die Anteile der verschiedenen Krankheitsgruppen in bezug auf Mortalität und Morbidität weitgehend unterscheiden. Besonders auffallend ist die Diskrepanz bei den Krankheiten des Nervensystems. Die Zahlen spiegeln damit auch den verschiedenen

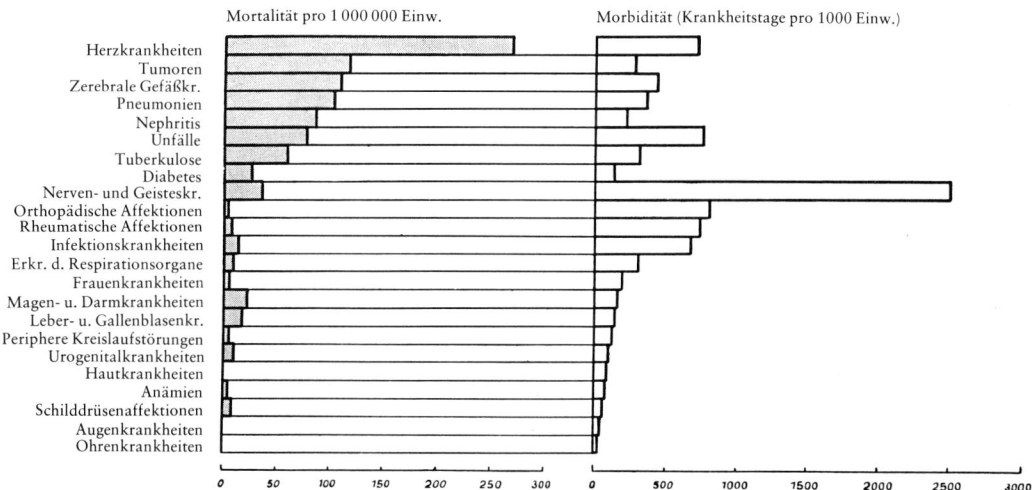

Abb. 1.1. Das Verhalten von Mortalität und Morbidität bei den verschiedenen Krankheitsgruppen (Amerikanische Statistik). Man beachte vor allem, daß die Morbidität der Nerven- und Geisteskrankheiten eine überragende Rolle spielt

Aufbau des Krankengutes in der Klinik und Sprechstundenpraxis eindrücklich wider.

Zwischen Klinik- und Sprechstundenpatient gibt es keine prinzipiellen Unterschiede. Nur der prozentuale Aufbau des Krankengutes ist verschieden.

Die Abhängigkeit von den Jahreszeiten

Es gibt Erkrankungen, welche so starke Beziehungen zu den Jahreszeiten zeigen, daß die Saison für die Diagnose stets beachtet werden muß. Dazu gehören vor allem manche *Infektionskrankheiten:* das Vorkommen der Poliomyelitis z.B. ist weitgehend auf die Zeit von Juni bis Oktober beschränkt. Wenn es auch außerhalb dieser Monate vereinzelte Poliomyelitisfälle gibt, muß man sich bei den differentialdiagnostischen Überlegungen doch stets an diese Regel erinnern. Auch *Spirochätosen*, *Leptospirosen* und *ECHO-Viruserkrankungen* treten häufiger im Herbst auf.

Statistisch schwieriger zu erfassen ist die Abhängigkeit der Krankheiten von *Witterungs*einflüssen. Herzerkrankungen bzw. Exazerbationen und Embolien werden besonders häufig mit Witterungseinflüssen (Föhneinbruch) in Beziehung gebracht. Die veröffentlichten statistischen Untersuchungen sind aber nicht so zwingend, daß sie das diagnostische Denken im Einzelfall stark zu beeinflussen vermöchten.

Der Einfluß des Alters

Der Einfluß des Alters muß immer berücksichtigt werden (Abb. 1.2). In dieser Hinsicht sind nicht nur die sogenannten *Abnützungskrankheiten*, wie die Arteriosklerose mit ihren Folgeerscheinungen, vom Alter abhängig, sondern auch viele andere Erkrankungen kommen vorwiegend in bestimmten Altersstufen vor. Die Kenntnis der *Altersdisposition* gibt uns wertvolle Hinweise für die Diagnose. Manche akute *Infektionskrankheiten* werden bei Erwachsenen aus zwei Gründen seltener beobachtet: Erstens ist bei vielen Infektionskrankheiten die Disposition so allgemein, daß die Durchseuchung fast immer bereits im Kindesalter stattfindet (Masern); zweitens nimmt bei andern die Empfänglichkeit im höhern Alter ab.

Von der *Primärtuberkulose*, welche früher sozusagen nur im Kindesalter angenommen werden durfte, ist bekannt, daß sie jetzt – nachdem die Ansteckungsmöglichkeiten und damit der frühzeitige Kontakt mit Tuberkulösen vermindert wurden – auch bei 20-, 30-jährigen und noch älteren Personen keine Seltenheit mehr ist. Das gleiche gilt für die Poliomyelitis. Je zivilisierter das Land, desto geringer ist die Ansteckungsmöglichkeit in der Kindheit und in um so höherem Alter gelangen die Primärtuberkulose und die Poliomyelitis zur Beobachtung.

Die Diagnose *multiple Sklerose* wird man nach dem 45. Lebensjahr, wenn die ersten Symptome in diesem Alter auftreten, nur noch mit großer Zurückhaltung stellen, und umgekehrt ist die *Anaemia perniciosa* eine Krankheit, die in der Regel erst um das 5. bis 6. Lebensjahrzehnt auftritt.

Die Riesenzellarteriitis (Arteriitis temporalis Horton) wird meist erst im 5. Lebensjahrzehnt beobachtet.

Die sog. *Alterskrankheiten* sind in rascher Zunahme begriffen.

Es hat sich berechtigterweise ein besonderer Zweig der inneren Medizin, die Geriatrie, entwickelt, welche sich mit den Alterskrankheiten befaßt. Die Alterskrankheiten stellen in der Tat nicht nur medizinisch, sondern auch sozial besondere Probleme.

Dazu gehören im Bereich der inneren Medizin in erster Linie die arteriosklerotisch bedingten *Herz-* und *Gefäßkrankheiten* und das *Karzinom*. Auch die *Arthronosen*, vor allem der Wirbelsäule und Hüftgelenke,

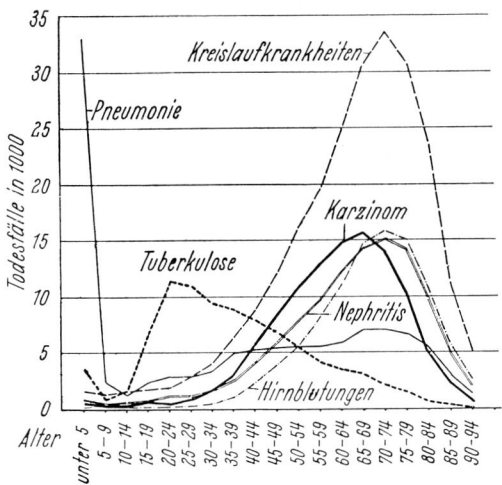

Abb. 1.2. Das Auftreten der Krankheiten in den verschiedenen Altersgruppen (Amerikanische Statistik)

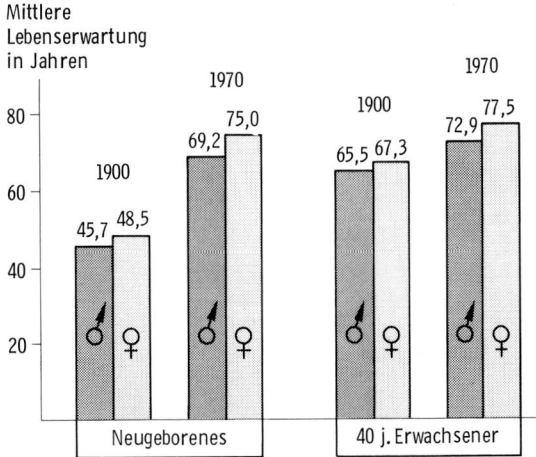

Abb. 1.3. Mittlere Lebenserwartung eines Neugeborenen und eines 40j. Erwachsenen 1900 und 1970 (Zahlen aus dem statistischen Jahrbuch der Schweiz, Ausgabe 1973)

spielen eine große Rolle. Die Ursache dieser Zunahme liegt in dem ständig steigenden Durchschnittsalter der Bevölkerung. Gegenüber 1885 hat ein Neugeborener eine um über 25 Jahre längere Lebenserwartung (Abb. 1.3).

Aus der Zunahme der mittleren Lebenserwartung, wie sie in Abb. 1.3 zur Darstellung kommt, darf nicht generell auf die Wirksamkeit moderner medizinischer Behandlung *in allen Altersstufen* geschlossen werden. Sie ist im wesentlichen auf die Herabsetzung der Sterblichkeit der unter 40jährigen, namentlich der Säuglingssterblichkeit, zurückzuführen. So war um die Jahrhundertwende die Lebenserwartung eines 40jährigen noch um 19 Jahre größer als diejenige eines Neugeborenen, 1970 nur noch gut 3 Jahre. In letzter Zeit wirken sich in höherem Alter möglicherweise auch die Einflüsse von Umweltfaktoren ungünstig aus.

Auch auf die *Ätiologie* mancher Klappenfehler kann das Alter Schlüsse zulassen. Die *Aorteninsuffizienz* z. B. ist bei 20- bis 40jährigen meist rheumatisch, bei 40- und 50jährigen luisch und bei über 50jährigen sklerotisch bedingt.

Bei *Herzkrankheiten* im allgemeinen wird der Arzt bei Säuglingen in erster Linie an ein *kongenitales Vitium* denken, bei Kindern kommen *kongenitale* und *rheumatische Vitien* in Frage, bei jungen Erwachsenen müssen *Hyperthyreose*, frühzeitige *Hypertonie* oder *Koronarsklerose* (vor allem bei rauchenden Männern) oder vorwiegend *funktionelle kardiovaskuläre* Störungen in Betracht gezogen werden. Bei Erwachsenen im mittleren Alter kommen außer diesen Krankheiten noch das *Cor pulmonale* und die *luischen Gefäßleiden* hinzu. Im höheren Alter treten die rheumatischen Erkrankungen zurück, die Herzkrankheiten sind fast ausschließlich Folge *arteriosklerotischer Gefäßveränderungen* und der *Hypertonie*.

Der Einfluß des Geschlechts

Von ganz besonderer Bedeutung für die Diagnose ist das *Geschlecht*. Alle Lebensäußerungen, auch die Reaktion auf krankmachende Faktoren, sind vom Geschlecht geprägt. Für die von den Geschlechtsorganen ausgehenden Erkrankungen sind diese Verhältnisse selbstverständlich. Aber auch manche andere Krankheiten sind beim männlichen, andere beim weiblichen Geschlecht viel häufiger, ohne daß die Ursache in jedem Falle genügend bekannt wäre. In vielen Fällen liegt allerdings die Ursache auf der Hand: z. B. die *Beschäftigung* (Silikose), vermehrte *Gift-Exposition* (Bronchialkarzinom, Emphysem und Claudicatio intermittens bei Rauchern sowie Leberzirrhose und Dupuytrensche Kontraktur bei Alkoholikern).

Besondere *anatomische* Verhältnisse (z. B. Pyelonephritis), besondere *funktionelle* Verhältnisse (z. B. Eisenmangelanämie als Folge der Menstruation), das Sheehan-Syndrom (eine Form des Hypopituitarismus) als Folge schwerer Geburten erklären das häufigere Vorkommen beim weiblichen Geschlecht. Tab. 1.1 gibt für einige wichtigste Erkrankungen, welche ein Geschlecht so ausgesprochen bevorzugen, daß die Geschlechtsabhängigkeit diagnostische Schlüsse zuläßt, die entsprechenden Verhältniszahlen wieder.

Die geographische Verteilung

Die geographische Verteilung der Krankheiten ist oftmals ebenfalls in Erwägung zu ziehen. Für die *Infektionskrankheiten* sind zufolge ihres Übertragungsmechanismus diese Zusammenhänge leicht verständlich, z. B. Malaria, Tropenkrankheiten usw. Bei andern Krankheiten mögen Lebensgewohnheiten oder Einflüsse der Rasse mitspielen, z. B. Trinksitten mit alkoholischen Getränken, Rauchen besonderer Tabaksorten usw. In den letzten Jahren fällt eine Häufung mancher Krankheiten in sogenannten Subkulturen auf, z. B. die B-Hepatitis bei Drogenabhängigen, das Ulcus duodeni bei Fremdarbeitern usw. Die weitgehende Mobilität der heutigen Generation schränkt jedoch die Bedeutung derartiger Kriterien ein.

Bei einer weiteren Gruppe sind die Ursachen für das gehäufte Auftreten oder Fehlen mancher Krankheiten in bestimmten Gegenden noch keineswegs genügend bekannt, z. B. das Fehlen der *Perniziosa* in Japan, das besonders häufige Vorkommen der *Syringomyelie* in Württemberg, des *Morbus Basedow* in Mitteldeutschland und auch des *Kretinismus* in den Alpenländern (Jodmangel wahrscheinlich).

Die Rasse

Die Rasse kann für die Diagnose ausschlaggebend sein. Die Thalassämie darf im Prinzip nur diagnostiziert werden, wenn es sich um einen Angehörigen der Mittelmeerrasse handelt oder doch eine entsprechende Aszendenz ermittelt werden kann. Die *Sichelzellanämie* kommt nur bei Negern vor. Das rassische Kriterium behält in beiden Affektionen seine Bedeutung, obwohl neuerdings vereinzelte Fälle auch bei andern Rassen beobachtet wurden.

Bei andern Krankheiten ist die Bedeutung der Rasse überschätzt worden; z. B. bei der Buergerschen Krankheit. Buerger, der an einem jüdischen Spital tätig war, fand die *Arteriitis obliterans* aus äußeren Gründen nur bei Juden. Sie ist aber keineswegs an die jüdische Rasse gebunden.

Die Lebensgewohnheiten

Die Lebensgewohnheiten sind immer zu berücksichtigen. Der Einfluß des *Alkoholismus* (Gastritis, Leberzirrhose, Neuritis, psychische Veränderungen) ist seit langem bekannt. Die große Bedeutung des *Tabakgenusses* für die Entstehung von Gefäßerkrankungen (Morbus Buerger, Herzinfarkt) und das Lungenkarzinom hat man erst neuerdings richtig einzuschätzen gelernt. Jugendliche Fälle von Herzinfarkt (unter 50 Jahren) finden sich, wenn eine hereditäre Belastung (familiäre Hypercholesterinämie), ein Diabetes melli-

Tabelle 1.1. Übersicht über einige Krankheiten, die ein *Geschlecht* bevorzugen

Infektionskrankheiten	♂	♀	*Erkrankungen des Urogenitaltraktes*	♂	♀
Meningitis epidemica	2	1	Hypernephrom	5	1
Parotitis epidemica	2	1	Blasenkarzinom	5	1
Morbus Weil	3	1	Maligne Nephrosklerose	3	1
			Pyelitis	1	20
Kreislauferkrankungen			Glomerulonephritis	2	1
Koronarsklerose mit Folgeerscheinungen (unter 50 Jahren bei Frauen selten)	5	1	Nierensteine	2	1
			interstitielle Nephritis	—	überwieg.
Claudicatio intermittens	10	1			
Aortenaneurysma	4	1	*Erkrankungen des Bewegungsapparates*		
Periarteriitis nodosa	3	1			
Thrombophlebitis	1	3	Spondylarthritis ankylopoetica	10	1
Morbus Raynaud	1	3	Osteomyelitis	4	1
Vorhofseptumdefekt	1	3	Primär chronische Polyarthritis	1	3
Mitralstenose	1	5	Osteomalazie	1	20
Libman-Sacks-Syndrom	1	20	Osteoporose		überwieg.
Isthmusstenose	10	1			
Fallot-Tetralogie	7	4	Koxarthrose	überwieg.	
Ductus Botalli	1	2	Dupuytrensche Kontraktur	überwieg.	
	2	1			
Herzinfarkt bei unter 50jährigen	7	1	*Endokrine Erkrankungen*		
Aortenbogensyndrom (Takayasu)	1	10	Hypophysärer Riesenwuchs	10	1
			Diabetes insipidus	3	1
			Morbus Addison	2	1
Erkrankungen des Respirationstraktes			Anorexia mentalis	1	10
Bronchuskarzinom	5	1	Basedow	1	5
Lungenemphysem	2	1	Myxödem	1	5
Pneumonien	2	1	Cushing-Syndrom	1	3
Spontanpneumothorax	2	1	Hypopituitarismus		überwieg.
Silikose	fast ausschließlich				
			Blutkrankheiten		
Erkrankungen des Verdauungstraktes			Hämophilie (manifeste)	100	0
Karzinom der Mundschleimhaut und des Ösophagus	9	1	Marschhämoglobinurie	10	1
			Hypochrome Anämie	1	10
Leberzirrhose	2	1	Thrombozytopenie (Werlhof)		überwieg.
Hämochromatose	20	1			
Karzinom des Rektums	2	1	Lymphatische Leukämie	überwieg.	
Cholelithiasis	1	5	Polyzythaemia vera	2	1
		(häufiger Frauen mit als ohne Kinder)	*Stoffwechselkrankheiten*		
			Gicht	20	1
Ulcus duodeni	4	1			
Pankreasschwanzkarzinom	7	1	*Nervenkrankheiten*		
Karzinom der Gallenblase	1	4	Migräne	1	3
Meckelsches Divertikel	fast ausschließlich		Chorea minor		überwieg.
			Myasthenia gravis		überwieg.
			Myatrophische Lateralsklerose	überwieg.	
Chron. Hepatitis mit Ausgang in Zirrhose		stark überwiegend	Syringomyelie	überwieg.	
			Gliom	überwieg.	
Ulcus pepticum nach Gastrektomie	stark überwiegend		Meningeom (hauptsächlich des Keilbeinflügels)		überwieg.
Ulkusperforation	20	1			

tus oder eine Hypertonie nicht vorliegen, fast ausschließlich bei schweren Rauchern. Nur als Folge des autistisch-undisziplinierten Denkens in der Medizin (BLEULER 1921) wird diese Tatsache noch nicht allgemein angenommen. Raucher sind auch viel häufiger unter den *Emphysemkranken*, Trägern von *Magen- und Zwölffingerdarmgeschwüren, Blasenkrebs* (Ausscheidung?) sowie bei *progressiver Lungendystrophie* (vanishing lung) zu beobachten. In der Anamnese der Kranken mit *interstitieller Nephritis* findet man mit großer Regelmäßigkeit die Angabe eines mehr oder weniger ausgesprochenen, Jahre bis Jahrzehnte geübten Abusus von phenazetinhaltigen *Analgetika* (2–20 Tabletten täglich). Diese Angabe ist so häufig, daß ein Zusammenhang sehr wahrscheinlich ist. Analgetika- oder Schlafmittelabusus führt auch zu *Sulfhämoglobinämie* (Zyanose, Anämie). Sulfhämoglobin kann spektroskopisch nachgewiesen werden.

Der Beruf

Der Beruf der Kranken mag ebenfalls diagnostische Anhaltspunkte geben (Tab. 1.2). Bei den eigentlichen *Berufskrankheiten* (vor allem Intoxikationen) sind die Zusammenhänge zwischen beruflicher Tätigkeit und Krankheit selbstverständlich, bei andern Affektionen allerdings weniger offensichtlich. Einige Beispiele: Steinhauer, Mineure, Gießer lassen in erster Linie an Silikose denken. Die Expositionszeit bei Silikosen kann sehr verschieden sein, je nach dem prozentualen Quarzgehalt (3 Monate bis viele Jahre). Maler, Buchdrucker erwecken die Assoziation Bleiintoxikation. Veterinäre sind besonders der Banginfektion ausgesetzt, Wirte neigen manchmal zu Alkoholismus. Bei gefährdeten weiblichen Berufen sind Unterleibsaffektionen häufig.

Die heute so viel besprochene „*Managerkrankheit*" ist keine nosologische Einheit. Es sind vor allem Dysfunktionen des Kreislaufs, manchmal auf mehr funktioneller, in späteren Stadien auf organischer Grundlage (Hypertonie, anginöse Beschwerden, allgemeine nervöse Übererregbarkeit), welche unter diesem Begriff zusammengefaßt werden. Ursächlich dürften neben der beruflichen Überanstrengung vor allem auch exogene Schädigungen (Alkohol und Rauchen) eine große Rolle spielen.

Die Bedeutung der Konstitution

Seit den grundlegenden Arbeiten Kretschmers wird die große Bedeutung *konstitutioneller Faktoren* für die Geisteskrankheiten allgemein anerkannt. Die Leptosomen neigen zum schizoiden, die Pykniker zum manischdepressiven Irresein. Auch für die inneren Krankheiten ist die Konstitution wesentlich. *Die prämorbide, größtenteils durch die Konstitution geformte Persönlichkeit bestimmt die Erkrankung, an der ein Individuum überhaupt erkranken kann, weitgehend.*

In dieses Kapitel gehört auch die merkwürdige Tatsache, daß manche Alkoholiker an Leberzirrhose erkranken, bei andern dagegen mehr die polyneuritischen und psychischen Erscheinungen im Vordergrund stehen. Ein französischer Kliniker betonte die konstitutionelle Grundlage mit dem Bonmot „ne devient cirrhotique qui veut".

Man kann auch für die internmedizinischen Krankheiten die beiden Hauptgruppen, leptosom und pyknisch, einander gegenüberstellen. Es ergeben sich daraus z.T. selbstverständliche, d.h. in der Definition leptosom und pyknisch enthaltene Krankheitsbilder (wie Magersucht und Fettsucht). Zum Teil neigen diese Konstitutionstypen, wie die Erfahrung gezeigt hat, aus noch nicht näher begründbaren Ursachen zu bestimmten Erkrankungen.

Es ist bisher nicht möglich, über die Einordnung in einen großen Rahmen hinauszugehen, und mangels entsprechender statistischer Unterlagen können auch zahlenmäßige Belege noch nicht erbracht werden. Die klinische Empirie beachtet aber diese Zusammenhänge zwischen Konstitution und Krankheitsbereitschaft bei jeder Diagnose.

Sich ausschließende oder fördernde Krankheiten

Es entspricht einer bekannten ärztlichen Erfahrung, daß manche Krankheiten sehr selten gleichzeitig vorkommen, während andere besonders häufig vergesellschaftet sind.

– *Selten gleichzeitig* kommen Krankheiten vor, die auf einem *gegensätzlichen konstitutionellen Boden* entstehen:
So werden verhältnismäßig selten gleichzeitig eine Ulkuskrankheit und eine Cholelithiasis (Astheniker und Pykniker), noch seltener Ulkus und Gicht beobachtet.
Zum pyknischen Habitus gehören andererseits unter vielen Syndromen die Trias von Saint mit Hiatushernie, Cholelithiasis und Divertikulose, wobei jede einzelne Veränderung zu klinischen Erscheinungen führen kann.

– Manche Krankheiten wirken aus verschiedenen Gründen *fördernd* auf die Entstehung einer anderen. Jedes Vitium cordis, abgesehen vom Vorhofseptumdefekt, prädisponiert zu einer bakteriellen Endokarditis. Von allen kongenitalen Vitien starben vor Einführung der Penicillintherapie 25% an dieser Komplikation. Bei Diabetes mellitus muß von Zeit zu Zeit nach Zeichen einer Angiopathie, Neuropathie, Nephropathie oder Katarakt gefahndet werden. Auch Infektionen sind bekannte Komplikationen des Diabetes mellitus. Dermatomyositis und Malignom kommen häufig miteinander vor.

– Ein *erkranktes Gewebe kann mehrere Organe durchziehen,* bzw. ein *Enzymsystem* für die Funktion mehrerer Organe entscheidend sein: Die früher als Pankreasfibrose mit Bronchiektasen bezeichnete Krankheit ist jetzt als Folge einer einheitlichen Fermentstörung erkannt, welche die Verflüssigung des Sekretes behindert (Mukoviszidose). Weitere Beispiele dafür sind die Kollagen- und die Gefäßkrank-

8   1 Allgemeine Gesichtspunkte

Tabelle 1.2.   Einige *Berufe,* die zu sog. Berufskrankheiten prädisponieren

Abdecker	Tbc, Erysipeloid, Anthrax
Anstreicher und Maler	toxische Enzephalose (organische Lösungsmittel) toxische Enzephalopathie (halogenierte, organische Lösungsmittel) Nierenschädigung (Glykole) Augenschädigung (Methylalkohol) Leberschädigung und hepatorenales Syndrom (Tetrachlorkohlenstoff) Asthma (Isocyanate)
Arztgehilfin	Infektionen, Allergie, Strahlenschädigung
Bäcker und Konditor	Asthma (Mehl), Karies (Zucker)
Baumwollindustrie	Byssinose
Bergbau	Pneumokoniose, Silikose, Silikotuberkulose, Wurmkrankheit, Nystagmus
Bodenleger	Asbestose, Photosensibilisierung (Teer) Bursitis praepatellaris
Chauffeure	Kohlenmonoxydvergiftung
Desinfektor	an multiple Sklerose erinnernde Symptome (Methylbromid, Methylchlorid), Gangrän der Extremitäten (Phenol)
Druckerei	Lähmungen und Koliken (Pb) toxische Enzephalose (organische Lösungsmittel) Myelopathie (Benzol und Homologe)
Elektrotechniker	Akne Leberschädigung (chlorierte Naphthaline)
Farbstoffindustrie	Methämoglobinämie (Anilin und Verbindungen) Alkoholunverträglichkeit („Anilin Pips") Blasentumor (aromatische Amine)
Feuerwehr	toxische Enzephalose (wiederholte CO-Einatmung) Hepatose, hepatorenales Syndrom (Tetrachlorkohlenstoff) Lungenödem und Folgen (Phosgen)
Gaswerkarbeiter	toxische Enzephalose oder Enzephalopathie (wiederholte CO-Einatmung) Myelopathie (Benzol und Homologe) Bronchialkrebs (Teerdämpfe)
Gießer	Gießerlunge, Gießerfieber
Glasfabrik	Silikose
Gummiindustrie	toxische Enzephalose (Benzin) toxische Enzephalopathie (Schwefelkohlenstoff) Pneumokoniose (Silikate) Asbestose
Gußputzer	Pneumokoniose, Silikose, Silikotuberkulose
Heizer	Kohlenmonoxydvergiftung
Holzimprägneur	Hepatose (Chlornaphthalin) Polyneuritis (Arsen)
Isolierer	Asbestose, Impetigo (Glas- und Steinwolle)
Kanalarbeiter	Pneumokoniose, Bewußtseinsstörung (Schwefelwasserstoff)
Käser	Leptospirose (L. pomona), Käserlunge
Korkarbeiter	Suberose (Korkstaub)
Kürschner	Asthma (Ursolfarbstoffe)
Landwirt	Infektionen: Aktinomykose, Brucellose, Erysipeloid, Leptospirose, Maul- und Klauenseuche, Ornithose, Tbc, allergische Alveolitis („Farmerlunge", Pilzallergie) antabusähnliche Alkoholintoleranz (Kalkstickstoff) epileptiforme Krämpfe (Schädlingsbekämpfungsmittel) Bulbärparalyse (organische Hg-Saatbeizmittel)

Tabelle 1.2. (Fortsetzung)

Lederherstellung	Anthrax, Furunkulose, Pneumokoniose, Polyneuritis (Arsen)
Leuchtröhrenherstellung	Berylliose, Enzephalopathie und Erethismus (Hg)
Maurer	Zement-Ekzem (Chrom-Allergie)
Metzger	Bang, Erysipeloid, Anthrax, Methämoglobinämie (Nitrite)
Müller	Bronchitis (Mehl), Asthma (Mehl, Persulfate)
Musiker	Sehnenscheidenentzündung
Ofenmaurer	Silikose
Papierherstellung	Pneumokoniose (Gips, Kaolin, Talk)
Photograph	Lähmungen und Koliken (Pb) Enzephalopathie und Erethismus (Hg) Asthma (p-Phenylendiamin)
Porzellanindustrie	Lähmungen und Koliken (Pb)
Preßluftarbeiter	Arthrosis deformans, Bursitis, Periarthritis, Periostitis, Osteochondritis, Fingerarterienverschlüsse
Reinigung (chemische)	toxische Enzephalose (Benzin) toxische Enzephalopathie (Trichloräthylen, Perchloräthylen) Hepatose und hepatorenales Syndrom (Tetrachlorkohlenstoff)
Schornsteinfeger	Hautkrebs (Skrotum, durch Teerprodukte)
Schweißer	Metallfieber (Zink, Kupfer) Bronchitis und Pneumonie (Ozon, Nitrosegase) Parkinsonismus (Mangan)
Sprengmeister und Sprengstoffindustrie	Angina pectoris (Nitroglyzerin, Nitroglykole) aplastische Anämie (Trinitrotoluol und Verwandte)
Stenotypistinnen	Sehnenscheidenentzündung
Straßenbau	Photosensibilität (Sonnenlicht plus Teer), Hautkrebs
Taucher	Caissonkrankheit
Uhrmacher	Strahlenschädigung (Leuchtfarben)
Vogelhändler	Papageienkrankheit
Zuckerindustriearbeiter	Bagassose (Zuckerrohr)

heiten. Welche Organe bei diesen allgemeinen Gewebekrankheiten betroffen werden und das klinische Bild beherrschen, ist oft nicht vorauszusehen. Wichtig für den Arzt ist bei solchen Leiden, daß beim Auftreten eines Organsymptomes sorgfältig nach den anderen möglichen Manifestationsorten gefahndet wird.

Oft lassen sich typische *Störungen von Funktionskreisen* oder Funktionsketten beobachten, auf welche hier nur prinzipiell hingewiesen sei, damit der Blick des Arztes für diese Zusammenhänge geschärft wird: Herzkrankheiten ziehen sowohl Lungen- wie Leber- und Nierenfunktionsstörungen nach sich. Umgekehrt können primäre Lungenerkrankungen ein Cor pulmonale bedingen. Primäre Leberkrankheiten führen sowohl zu Myokard- wie auch zu Nierenfunktionsstörungen im Sinne des hepatorenalen Syndroms. Nierenkrankheiten gehen oft mit Herzbeteiligung (Cor renale) einher. Bekannter sind die Rückwirkungen auf die Knochen (Osteopathia renalis). Am besten erforscht sind derartige Zusammenhänge naturgemäß dort, wo endokrine Organe für die korrekte Funktion anderer Organe verantwortlich sind, z.B. Hypophyse-Schilddrüse oder Hypophyse-Nebenniere, Schilddrüse-Herz oder Nebenschilddrüse-Knochen-Niere.

Im Zeitalter des Organspezialistentums vergesse der Arzt bei der Diagnose nie die engen Beziehungen der Organfunktionen, welche sich durch mannigfache Reglersysteme beeinflussen. Er wird dann nicht ein Symptom, welches am Ende einer Funktionskette steht, als isolierte Erscheinung betrachten (z.B. einen Nierenstein bei Nebenschilddrüsenadenom).

Trotz allen gegenteiligen Behauptungen *wird in der Medizin der Zukunft* neben einem hochgezüchteten Spezialistentum *der die gesamten medizinischen*

Probleme überblickende Allgemeinpraktiker und Internist eine besonders fruchtbare und dankbar angenommene ärztliche Funktion zu erfüllen haben.

Die richtige Bewertung der erhobenen Befunde

Die richtige Bewertung der erhobenen Befunde ist entscheidend. NAEGELI (1948) hat mit Recht immer wieder die ausschlaggebende Bedeutung der *Wertigkeit der einzelnen Symptome* für die Differentialdiagnostik betont.
Es gibt so *hochwertige* Symptome, daß aus ihrem Vorhandensein allein schon mit Sicherheit auf das Vorliegen einer bestimmten Krankheit geschlossen werden darf. So beweisen Megaloblasten – Ausnahmen gehören zu den größten Seltenheiten –, daß das Antiperniziosaprinzip fehlt, und erlauben, die Diagnose auf eine perniziöse Anämie im weiteren Sinne zu stellen. Tuberkelbakterien im Sputum sind, mit äußerst seltenen Ausnahmen, für eine tuberkulöse Erkrankung der Respirationsorgane beweisend. Hämosiderin im Urin findet sich bei der nächtlichen Hämoglobinurie vom Typus Marchiafava und bei anderen Formen *intravasaler Hämolyse* (künstliche Herzklappen, Operationen mit extrakorporellem Kreislauf, Intoxikationen). In manchen Fällen klären *zwei gleichzeitig auftretende Symptome* die Situation: z.B. eine verbreiterte Aorta und positive Luesreaktion erlauben die Diagnose einer Mesaortitis luica.
In wieder anderen Beobachtungen ist erst die *Trias* entscheidend: z.B. Argyll Robertson, fehlende Patellarsehnenreflexe und lanzinierende Schmerzen sichern mit großer Wahrscheinlichkeit die Diagnose der Tabes dorsalis.

Auch beim eindeutigen Nachweis eines hochwertigen Symptoms darf der Arzt nicht an der ausschließlichen Bedeutung dieses Symptoms festhalten, wenn der klinische Verlauf der Krankheit der wahrscheinlichen Diagnose nicht entspricht. Die Befunde müssen dann möglichst objektiv überprüft werden. Jeder Arzt könnte aus seiner Erfahrung Fehldiagnosen mitteilen, weil er zu starr an einem scheinbar gesicherten hochwertigen Symptom festhielt.

Im allgemeinen muß die Wertigkeit der einzelnen Befunde stets gegeneinander abgewogen werden.

Über das praktische Vorgehen bei der Festlegung einer Diagnose

Wir haben für diese Darstellung die semiotische (σημεῖον = Zeichen) Betrachtungsweise gewählt, weil sie am ehesten dem Vorgehen am Krankenbett entspricht. Wir werden also von einzelnen hervorstechenden *Symptomen* oder Symptomengruppen (*Syndromen*) ausgehen und versuchen, entsprechend dem heutigen Stand der Forschung sie soweit wie möglich zu unterteilen, um zur Krankheitseinheit zu gelangen. Praktisch gestaltet sich die Differentialdiagnostik in der großen Mehrzahl der Fälle so, daß ein *führendes Symptom* die Richtung der Überlegungen und weiteren Untersuchungen leitet. Dieses führende Symptom kann sich sowohl aus der Anamnese (z.B. charakteristischer Oberbauchschmerz) als aus dem klinischen Befund (z.B. Milzvergrößerung) wie auch dem Ergebnis einer Laboratoriumsuntersuchung (z.B. Blutbefund) herauskristallisieren. Auch je nach Temperament und Neigung des Untersuchers werden manchmal der Anamnese oder den Untersuchungsbefunden die größere Bedeutung beigemessen. Aufgabe dieses Buches ist es, die wichtigsten führenden Symptome zu analysieren.
Die Anamnese gibt in den meisten Fällen schon die eindeutige *Richtung*, in welcher die klinischen Untersuchungen geführt werden müssen. In manchen Fällen kann aber die Vorgeschichte bereits von *entscheidender* Bedeutung für die Diagnose überhaupt sein. Je größer die Erfahrung des Diagnostikers ist, um so mehr wird er aus der Anamnese herauslesen können.

Die Diagnose einer paroxysmalen Tachykardie z.B. wird nach der Anamnese auch bei ganz negativem klinischem Befund – was ja die Regel ist – mit Sicherheit gestellt werden können.
Die Angabe des „falschen Freundes" (d.h., wenn an Stelle von vermeintlichem Windabgang Stuhl in die Unterwäsche austritt) weist mit fast 100%iger Sicherheit auf ein Rektumkarzinom hin, sofern nicht andere, leicht abgrenzbare Affektionen (schwere akute Durchfälle usw.) vorliegen.

Die Differentialdiagnose nach Krankheitsgruppen

Sehr oft gelingt es bei der Differenzierung eines Krankheitsbildes anfänglich nicht, die eigentliche Diagnose, also die nosologische Krankheitseinheit, festzulegen. Man wird sich daher, bis die entsprechenden Befunde vorliegen und nur allzuoft überhaupt, mit der Einordnung in eine *Krankheitsgruppe* begnügen müssen. Bei allen unklaren Fällen werden Erwägungen dieser Art jedenfalls fast immer am Beginn der differentialdiagnostischen Überlegungen stehen.
Man hat früher die Krankheiten vor allem in zwei große Gruppen eingeteilt: *Lokale* und *allgemeine* Erkrankungen. Die erste Gruppe entspricht weitgehend den eigentlichen Organkrankheiten. In diese Gruppe gehören etwa ein Leberabszeß, eine Aorteninsuffizienz oder Bronchiektasen. Bis vor wenigen Jahrzehnten beherrschte die Organdiagnostik das klinische Denken fast ausschließlich. Jetzt versucht man immer mehr die lokalen Erscheinungen als Ausdruck einer allgemeinen Erkrankung zu erfassen, so z.B. die Endokarditis als *Teilerscheinung* des Rheumatismus verus. Man gibt sich immer weniger mit Organdiagnosen zufrieden und bemüht sich, beeinflußt durch die moderne Molekularbiologie, die zugrundeliegende allgemeine Erkrankung zu ergründen.

Infektionen

Die klassische chirurgische Trias: *Rubor, Calor, Dolor* ist bei den internmedizinischen entzündlichen Krankheiten naturgemäß oft nicht nachweisbar, sei es wegen des *Sitzes* der Erkrankungen (z.B. Lungenabszeß) oder der nur geringfügigen entzündlichen Veränderungen, die aber zufolge ihrer Lokalisation in hochdifferenziertem Gewebe doch zu bedeutenden klinischen Erscheinungen führen können (z.B. Myokard, Nervengewebe). Internmedizinisch sind für die Diagnose Entzündung daher die *humoralen* Rückwirkungen führend: Fieber, erhöhte Blutsenkungsreaktion, Blutbild (über nähere Differenzierung s. dort). Es darf aber nie vergessen werden, daß das Fehlen dieser Symptome eine Entzündung nicht ausschließt (z.B. Viruserkrankung) und daß bei deren Nachweis trotzdem andere Krankheitsgruppen in Erwägung gezogen werden müssen (z.B. Tumoren). Es kann auch eine *Superinfektion* auf eine nicht entzündliche Grundkrankheit aufgepfropft sein.

Kollagenkrankheiten

Eine besondere Form der Entzündung charakterisiert die sog. *Kollagenkrankheiten*, bei denen histologisch *fibrinoide* Veränderungen der Zwischensubstanz beobachtet werden. Zu dieser Krankheitsgruppe gehören unter andern die *Polyarthritis rheumatica, rheumatische Erkrankungen im weiteren Sinne, Periarteriitis nodosa, Lupus erythematodes, Sklerodermie* und *Dermatomyositis*. Klinisch haben diese Krankheiten ebenfalls manches Gemeinsame: Gelenkbeschwerden, Hauterscheinungen; entsprechend der Definition, daß es sich um eine Erkrankung des kollagenen Systems handelt, sind in der Regel mehrere Organe gleichzeitig betroffen (Herz, Gefäße, Nieren, Lunge, Muskeln usw.). Diese Krankheiten reagieren z.T. gut auf Corticosteroide. Ihre diagnostische Abgrenzung ist daher auch in therapeutischer Hinsicht gerechtfertigt.

Tumoren

Vor allem die malignen Geschwülste beanspruchen besonderes Interesse. Klinisch ist jede Erkrankung mit schleichendem Beginn, Müdigkeit, unklaren Allgemeinsymptomen in mittlerem und höherem Alter tumorverdächtig. An welche Organe der Arzt zuerst denken muß, geht aus Abb. 1.4, 1.5 und 1.6 hervor. Lokalsymptome können lange Zeit fehlen. Fieber ist meist nicht ausgesprochen, kann aber beobachtet werden. Die Blutsenkungsreaktion ist oft erhöht, sie mag aber auch ganz normal sein. Eine Anämie und erhöhte Milchsäuredehydrogenase (LDH) kommen vor. Entscheidende Bedeutung kann dem Palpationsbefund (besonders *derbe* Knoten), der Röntgenuntersuchung, der Probeexzision oder der zytologischen Untersuchung von Knochenmark, Punktionsflüssigkeiten und Sputum zukommen. Beweisend ist der Tumorzellnachweis. Die Kriterien der Tumorzellen sind die Polymorphie, das Verhältnis Kern: Plasma zugunsten des Kerns verschoben, besonders großer Nukleolus, Zellgrenzen oft verwaschen. In Sputum und Punktionsflüssigkeiten ist die Differenzierung gegenüber Epithelien meist sehr schwierig, im Sternalpunktat wegen genauer Kenntnis der normalerweise vorkommenden Knochenmarkszellen eher leichter durchzuführen.

Die humorale Krebsprobe ist noch nicht gefunden. Über die Bedeutung des Carcino-Embryonic-Antigen (CEA) als Suchtest für namentlich intestinale Karzinome (Pankreas, Magen, Kolon, Leber, aber auch Bronchuskarzinom) sind noch keine bindenden Aussagen möglich. Wichtig ist zu wissen, daß ein negativer Test ein Karzinom keinesfalls ausschließt. Zur Früherfassung eines Rezidivs nach Operation ist der Test ebenfalls eingesetzt worden.

Primäre Leberzellkarzinome gehen in unterschiedlichem Maß mit einer Erhöhung des α_1-Fetoproteins im Serum einher, was differentialdiagnostisch verwertbar ist. Beim *Melanom* fällt manchmal die *Melaninprobe* im Urin positiv aus.

Indikationssymptome für malignen Tumor

In den letzten Jahren sind viele Zustände bekannt geworden, die man als Fernwirkung eines neoplastischen Prozesses interpretieren muß, wobei der genaue

Abb. 1.4. *Organdisposition* der Karzinome, berechnet auf 100 000 lebende Männer von 50 bis 54 Jahren (nach *Schinz*)

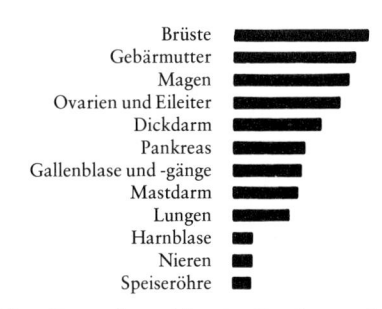

Abb. 1.5. *Organdisposition* der Karzinome, berechnet auf 100 000 lebende Frauen von 50 bis 54 Jahren (nach *Schinz*)

Mechanismus des Zusammenhanges in den meisten Fällen nicht geklärt ist. Man bezeichnet sie als *paraneoplastische Syndrome*. Derartige Syndrome verpflichten den Arzt ganz besonders nach einem Malignom zu suchen. Eine eigene Gruppe stellen die *paraendokrinen Syndrome* dar, bei welchen man eine Produktion von hormonartigen Substanzen durch den Tumor z. T. nachgewiesen hat, z. T. nur vermutet.

In Tab. 1.3 sind die bisher bekannten, häufigsten paraneoplastischen Syndrome zusammengestellt.

Ein spezielles Kapitel mit zunehmender Bedeutung stellen die *Zustände* dar, *die zu malignen Tumoren prädisponieren*. In manchen Fällen ist die auslösende Noxe als kanzerogen bekannt, weniger genau weiß man Bescheid über angeborene Veranlagungen, in vielen Fällen ist genaueres über den Zusammenhang

Tabelle 1.3. Paraneoplastische Syndrome

Allgemeine paraneoplastische Syndrome

Anämie	nicht durch Veränderung oder Blutung bedingt; bei vielen Tumoren, so besonders auch bei Thymuskarzinom
Fieber	bei Hepatom, Morbus Hodgkin, verschiedenen Tumoren
Hämolyse	bei Lymphadenosen, verschiedenen Tumoren
Hauterscheinungen	vor allem bei Lymphadenosen, Acanthosis nigricans bei malignen Tumoren des Magen-Darm-Traktes
Myasthenie	Thymustumoren
Myopathie	Bronchuskarzinom
Neuropathie	Bronchuskarzinom
Paraproteinämien	verschiedene Tumoren
Proteinurie	Morbus Hodgkin, Leukosen
Thrombophlebitis	Pankreaskarzinom und andere Malignome
Thrombozytose	Hepatom
Zerebelläre Degeneration	Ovarialkarzinom

Paraendokrine Syndrome

Akromegalie bzw. hypertrophische Arthropathie Pierre-Marie	bei Bronchuskarzinom und anderen Malignomen, z. B. als Uhrglasnägel und Trommelschlegelfinger
Cushing-Syndrom	ACTH-produzierendes Bronchuskarzinom und zahlreiche andere Karzinome
Feminisierung bzw. Maskulinisierung bzw. Pubertas praecox	Neben orthotopen und dystopen Bestandteilen von Ovar, Testes oder Nebennierenrinde, auch bei verschiedenen, meist gonadotropinproduzierenden Tumoren
Flush	Serotoninproduzierende Tumoren von Lungen und Magen-Darm-Trakt
Hyperaldosteronismus	Ovarialkarzinome
Hyperglykämie	glukagonproduzierende Bronchuskarzinome
Hyperparathyreoidismus	Hyperkalzämie bei Bronchuskarzinom, Hypernephrom, Mammakarzinom, Kolonkarzinom, Pankreaskarzinom, Hepatom, RES-Tumoren, Uteruskarzinom
Hyperthyreose	TSH-produzierendes Bronchuskarzinom, Pankreaskarzinom, Chorionepitheliom
Hypoglykämie	benigne und maligne mesenchymale Tumoren, Hepatom
Polyglobulie	erythropoietinproduzierende Tumoren, vor allem des Kleinhirns, der Nieren, des Uterus, der Leber, des Ovars
Schwartz-Bartter-Syndrom	Adiuretinproduktion durch verschiedene Tumoren
Zollinger-Ellison-Syndrom, Alexander-Verner-Morrison-Syndrom	bei Pankreastumoren, die Gastrin und andere intestinale Hormone produzieren

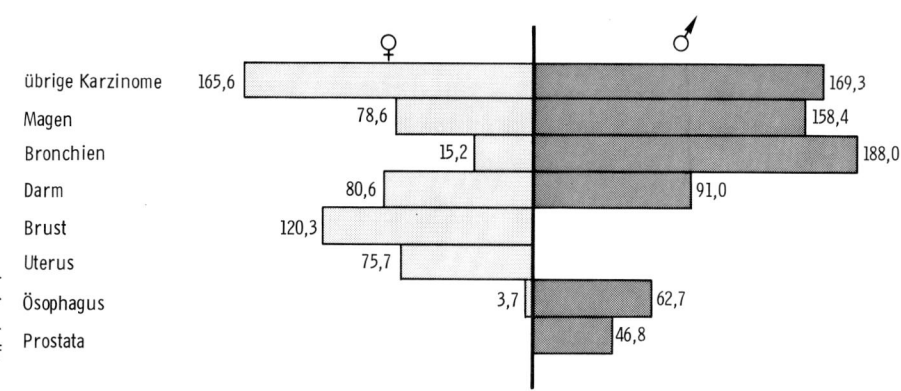

Abb. 1.6. Karzinomsterblichkeit in der Schweiz 1960 (Karzinomtodesfälle auf 100 000 Einwohner)

	♀	♂
übrige Karzinome	165,6	169,3
Magen	78,6	158,4
Bronchien	15,2	188,0
Darm	80,6	91,0
Brust	120,3	
Uterus	75,7	
Ösophagus	3,7	62,7
Prostata		46,8

überhaupt nicht bekannt. Zu diesen Zuständen gehören:
Anilin-, Arsen-, Asbest-, Teerexposition, Zytostatikabehandlung usw.
Strahlen- und Radioisotopenexposition
Cholelithiasis mit Cholezystitis
Dermatomyositis
Morbus Crohn und Colitis ulcerosa
Knotenkropf
Kryptorchismus
Leberzirrhose
Lupus vulgaris und andere Narbenzustände nach Tbc
Magenresektion nach BILLROTH II
Nikotinabusus
Ostitis deformans Paget
Perniziosa
Polypose der Dickdarmes.

Intoxikationen

Bei Intoxikationen exogener und endogener Art ist kein allgemeingültiges klinisches Kriterium bekannt.

Allergisch-anaphylaktische Krankheitsbilder

Sie sind charakterisiert durch *anfallsweises* und meist plötzliches Auftreten mit völliger oder weitgehender Reversibilität. Oftmals, aber nicht immer, läßt sich ein zeitlicher Zusammenhang mit bestimmten äußeren Einwirkungen (z.B. Erdbeergenuß usw.) nachweisen. *Eosinophilie* im Blutbild ist oft führendes Symptom, aber nicht obligat. Blutsenkungsreaktion normal. Verschiedene Tests können die allergische Genese aufdecken.

Gelegentlich gelingt es, eine derartige Allergie mittels epikutaner Läppchenprobe oder mit dem Intrakutantest, bei welchem standardisierte Allergene intrakutan gespritzt oder durch Skarifikation in die Haut eingebracht werden, nachzuweisen.
Die Aussagekraft der Allergieproben ist für allergische Allgemeinkrankheiten jedoch nur von beschränkter Bedeutung, wird aber besonders beim Asthma bronchiale regelmäßig durchgeführt.

Bei Nahrungsmittelallergien kann die *Pulskontrolle nach Coca* Hinweise geben. Bei dieser Probe wird der Puls vor und dreimal in halbstündigen Intervallen nach der Nahrungsaufnahme (evtl. des vermuteten Allergens) geprüft. Frequenzzunahme über 16 Schläge deutet auf allergische Reaktion hin.

Avitaminosen

Außer *Vitamin B_{12}* und *Folsäure* können in der klinischen Routine keine Vitaminspiegel bestimmt werden. Der Vitamin B_{12}-Spiegel liegt beim Normalen zwischen 200 und 640 pg/ml. Die Vitamin B_{12}-Bestimmung im Serum ersetzt jedoch den Schilling-Test nicht, der die Resorption mißt. Der Vitamin-B_{12}-Spiegel kann aus dem Gesamtkörperpool trotz unterbrochener Zufuhr bis zu 5 Jahren aufrechterhalten werden. Sehr selten ist ein Folsäuremangel die Ursache einer makrozytären Anämie. Der Folsäurespiegel im Serum des Gesunden liegt zwischen 7,5 und 24 ng/ml.

Degenerative Zustände

Sie werden charakterisiert durch langsam fortschreitende irreversible Erscheinungen (Alterskrankheiten). Die humoralen Rückwirkungen sind gering. Blutbild nicht verändert. Anämie fehlt. Eine mäßige Senkungserhöhung kann bei ausgesprochener Arteriosklerose beobachtet werden. Serumcholesterin gelegentlich erhöht. Außerordentliche Schwierigkeiten kann die Abgrenzung gegenüber chronisch entzündlichen Prozessen bereiten. Sie ist sogar pathologisch-anatomisch nicht einfach (z.B. Koronarsklerose – Koronariitis).

Stoffwechselkrankheiten

Bei einigen Krankheiten gelingt es, pathologische Stoffwechselprodukte oder abnorme Mengen physiologischer Substanzen in Blut oder Urin chemisch nachzuweisen (Cholesterin und Triglyceride bei Hyperlipidämien, Porphyrine bei Porphyrie, Homogentisinsäure bei Ochronose, 17-Hydroxysteroide bei Nebennierenerkrankungen, Harnsäure bei Gicht usw.). Die Ursache derartiger Stoffwechselstörungen liegt in einer Enzymopathie, die meist angeboren ist. Man spricht auch von einem „inborn error of metabolism". Diese Enzymdefekte bewirken, daß biologisch wichtige Stoffe ungenügend gebildet werden und sich stattdessen Zwischenprodukte anstauen. Die Zwischenprodukte können ausgeschieden, in Organe eingelagert oder über Nebenketten weiter verarbeitet werden.

So lassen sich die Enzymopathien nach *Art ihrer Auswirkungen* in verschiedene Gruppen einteilen:

- Zu *geringe Mengen des biologisch wichtigen Stoffes* werden gebildet bei der Vitamin-D-resistenten Rachitis (Phosphat), beim Albinismus (Melanin), bei der hereditären sideroachrestischen Anämie (Häm), bei den Hämophilien (Gerinnungsfaktoren) usw.
- *Produkte, die sich stauen, werden ausgeschieden und bilden Nierensteine*, z.B. bei der Oxalurie, Cystinurie, Xanthinurie.
- Sich *stauende Produkte werden eingelagert* und führen zu Speicherkrankheiten z.B. bei der von Gierkeschen Krankheit (Glykogen), Niemann-Pickschen Krankheit (Sphingomyeline), Morbus Gaucher (Zerebroside) und anderen.
- Sich *stauende Produkte* können an sich durch die *hohe Konzentration toxisch wirken,* häufig werden aber bei Blockierung der Hauptketten Nebenketten des Stoffwechsels beansprucht.

Da Nebenketten meistens nicht die Kapazität der Hauptketten haben, entsteht wiederum ein Stoffwechselengpaß auf einem anderen Niveau, mit einer Anhäufung von toxischen Substanzen oder toxischen Mengen von Zwischenprodukten, z.B. bei Alkaptonurie (vermehrte Bildung von Homogentisinsäure), beim 17-Hydroxylasemangel bei adrenogenitalem Syndrom (vermehrte Bildung von Androsteron, Aldosteron und Corticosteron).

Eine andere Möglichkeit der *Einteilung* ergibt sich *aus der Lokalisation der Enzyme, bzw. der Enzymdefekte.*

- So liegt eine *zelluläre Enzymopathie* vor beim Favismus (Glukose-6-Phosphat-Dehydrogenasemangel), bei der nächtlichen paroxysmalen Hämoglobinurie Marchiafava (Acetyl-Cholinesterasemangel) und anderen Leiden.
- Auf *subzellulärem Niveau (in den Zellorganellen)* kann die Störung bei der Galactosämie (Galactose-1-Phosphat-Uridyltransferase-Mangel), bei der Glykogenose (Phosphorylasemangel), bei der Phenylketonurie (Phenylalanin-4-Hydroxylase-Mangel), beim Crigler-Najjar-Syndrom (UDP-Glukuronyl-Transferase-Mangel) etc. lokalisiert werden. Hierher gehören auch der Morbus Meulengracht, der Schwangerschaftsikterus und der Morbus Dubin-Johnson.

Eine weitere Möglichkeit stellt der *Enzymverlust* durch die *geschädigte Zellmembran* dar. Auf diesem pathogenetischen Mechanismus beruht die Serumenzym-Diagnostik. Erkrankungen mancher Organe führen zu einem vermehrten Austritt zytoplasmatischer oder in Organellen lokalisierter Enzyme mit einem organspezifischen Verteilungsmuster, was schon lange mit den *Serumenzymbestimmungen* in der *klinischen Routine* Verwendung findet (Erhöhung der Transaminasen bei Hepatitis, der Laktatdehydrogenase bei Hämolyse, der Creatin-Phosphokinase beim Herzinfarkt und Erkrankungen anderer Muskeln).

Funktionsstörungen des endokrinen Systems

Bei den Krankheiten der Organe mit innerer Sekretion ist das klinische Bild oft nicht durch das erkrankte Organ selber, sondern durch die Störung seiner Sekretionsleistung gekennzeichnet. Immer mehr lassen sich Hormone und ihre Stoffwechselprodukte in Harn oder Serum quantitativ nachweisen, was wichtige Anhaltspunkte für die Art einer Erkrankung ermöglicht: ACTH, Adrenalin, Aldosteron, Gastrin, Gonadotropine, 5-Hydroxytryptamin, 17-Hydroxysteroide, Insulin, 17-Ketosteroide, Noradrenalin, Renin, Vanillinmandelsäure (VMS), Wachstumshormon.

Funktionsstörungen des vegetativen Systems

Ohne Zweifel ist man berechtigt, die *vegetativen Funktionsstörungen* als Krankheitseinheit abzugrenzen, wenn auch Ätiologie und Pathogenese weitgehend ungeklärt sind und nach unseren derzeitigen Kenntnissen eine gemeinsame Grundlage schwierig zu beweisen ist.

Die psychovegetativen bzw. funktionellen Störungen stellen zumindest in der Praxis die weitaus größte Krankheitsgruppe dar, sei es als selbständige Krankheit einerseits oder als Begleiterscheinung bzw. Folge anderer Leiden. Einen somatischen Einzelbefund, der diagnostisch beweisend wäre, kennen wir nicht, vielmehr ist die *Labilität der vegetativen Funktionen mit Erscheinungen an verschiedenen Organen* charakteristisch:

Rascher Wechsel von Bradykardie und Tachykardie, respiratorische Arrhythmie, Akrozyanose, Dermographismus, der Wechsel zwischen kalten und warmen Akren, subfebrile Temperaturen, starke Schwankungen des Blutdrucks, Kollapsneigung, Schweißausbrüche, Obstipation oder Durchfall neben Allgemeinsymptomen wie Müdigkeit, Konzentrationsschwäche, Kopfschmerzen, Leeregefühl im Kopf, Kreuzschmerzen, Schlafstörungen usw.

Manche dieser Erscheinungen sind als inadäquate sympathikotone oder vagotone Reaktionen zu verstehen, werden jedoch kaum in reiner Form beobachtet. Derartige inadäquate Reaktionen haben an sich noch keinen Krankheitswert und treten bei jedem Menschen gelegentlich auf. Sie führen erst auf dem Boden einer bestimmten psychischen Konstellation zu einem behandlungsbedürftigen Leiden.

Stehen die Erscheinungen eines Organsystems im Vordergrund, spricht man von funktionellen Beschwer-

1 Die Differentialdiagnose nach Krankheitsgruppen

Tabelle 1.4. Typische Beschwerden bei psychovegetativen Syndromen

Funktionelle Kopfschmerzen	Kopfschmerzen bis zur Migräne, Schwindel, Leeregefühl im Kopf, Konzentrationsschwäche (Cephalea vasomotoria)
Funktionelle Herz- und Kreislaufbeschwerden	Herzrhythmusstörungen, hyper- und hypotone Regulationsstörungen, präkordiale Schmerzen im Sinne des Effort-Syndroms, Akrozyanose (DaCosta-Syndrom, Soldiers heart)
Funktionelle Atembeschwerden	Hyperventilation (Hyperventilationstetanie), Atembeklemmung, Dyspnoe, Korsettatmung, Nichtdurchatmenkönnen, Seufzeratmung, Reizhusten
Funktionelle Magen-Darm-Beschwerden	Uncharakteristische Oberbauchbeschwerden, Nausea, Obstipation, Diarrhö, Tenesmen, Meteorismus, Flatulenz, (Reizmagen, Colon irritabile)
Wechselnde funktionelle Beschwerden	Wetterfühligkeit, Parästhesien, Schlafstörungen, Müdigkeit, Temperaturregulationsstörungen, Pruritus, Schwitzen, Hyperreflexie, Dermographismus, unbestimmte Beschwerden im Bereich des Bewegungsapparates, Störungen der Sexualfunktion

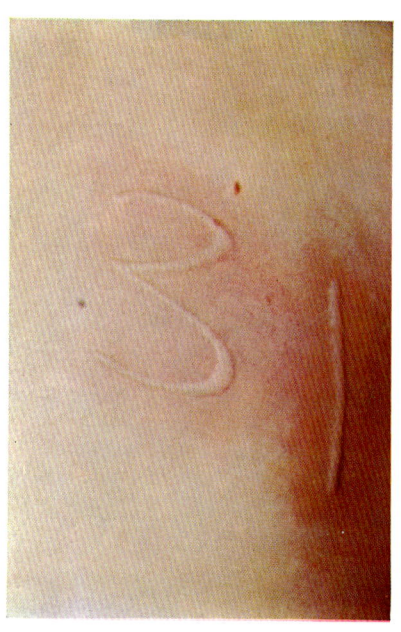

Abb. 1.7. Ausgeprägter *Dermographismus* als Ausdruck vegetativer Übererregbarkeit

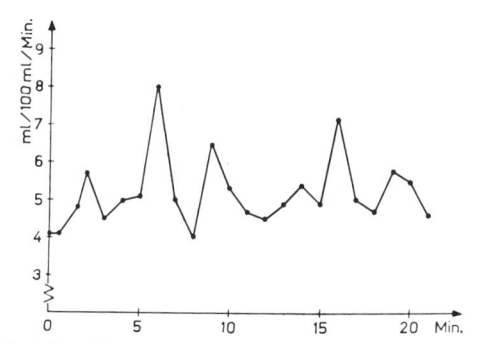

Abb. 1.8. *Vegetative Dystonie.* Zyklische Änderung der *Durchblutung,* die z. B. den Wechsel zwischen warmen und kalten Händen innerhalb kurzer Zeit gut erklärt, aber auch ein anschauliches Bild des Wechsels der vegetativen Funktionen bei vegetativer Dystosie im allgemeinen gibt

den, z. B. *des Magen-Darm-Traktes,* von *funktionellen Atembeschwerden, Kreislaufstörungen, Herzbeschwerden.* Auch bestimmte *rheumatoide Beschwerdebilder des Bewegungsapparates* und namentlich Beschwerden von seiten der *Organe des kleinen Beckens bei der Frau* und der Genitalorgane beim Mann werden heute hier eingeordnet (Tab. 1.4).

Die Ursache derartiger Funktionsstörungen ist bis heute offen. Häufig werden Symptome im Anschluß an Infekte manifest, aber auch Intoxikationen, Alkoholabusus, mangelndes Training und seelische Konflikte (Familie, Beruf) gelten als auslösende Faktoren und sind anamnestisch zu erfragen.

Hinter der Vielfalt der klinischen Erscheinungen steht eine *einheitliche Psychopathologie.* Sie ist in unterschiedlichem Maße durch *Angst, Unsicherheit, Gefühl des Versagens* und *der hereinbrechenden Katastrophe* gekennzeichnet und in neuerer Zeit als *vegetatives Psychosyndrom* von STAEHELIN (1968) als selbständige Einheit neben die bekannten Grundformen der Psychopathologie eingereiht und anerkannt worden (BLEULER 1971). Der Übergang zu den eigentlichen psychosomatischen Krankheiten, den *„spezifisch menschlichen Leiden",* wie JORES (1956) sie nennt (Ulcus duodeni, Colitis ulcerosa, Asthma bronchiale, Fettsucht, Magersucht, evtl. Allergien), ist fließend.

Zur Diagnose des vegetativen Psychosyndroms, bzw. der psychovegetativen Syndrome, ist es in erster Linie nötig, Krankheiten anderer Gruppen soweit möglich auszuschließen. Daneben müssen aber auch die *entsprechenden positiven psychologischen Zeichen* beachtet werden.

Es gibt kaum eine schwierigere Diagnose. Die Erfassung der psychologischen Situation erfolgt intuitiv. Die Eigenschaft, sich in die Kranken einfühlen zu können, ist angeboren und schwer erlernbar. Deshalb gibt es unter hervorragenden Medizinern so schlechte und unter Kurpfuschern so gute Psychologen.

16   1 Allgemeine Gesichtspunkte

Konstitutionelle Krankheiten

Hierher gehören Krankheiten mit immer wiederkehrenden chromosomalen Abweichungen. Der menschliche Chromosomensatz beträgt 46. Das Verlieren eines Chromosoms (Monosomie) ist mit dem Leben kaum vereinbar. Nur beim Geschlechtschromosom ist die Monosomie nicht letal. Kommt hingegen ein Chromosom durch *Non-Disjunction* (zwei homologe Chromosomen bleiben bei der Reifungsteilung regelwidrig zusammen) hinzu, so wird diese *Trisomie* Krankheitsursache. Die bekanntesten *chromosomalen* Krankheiten sind:

Autosomale Abweichungen

Mongolismus (Trisomie 21). Infolge von 3 (statt normalerweise ein Paar) Chromosomen 21 beträgt der Chromosomensatz 47. Häufigkeit 1:600 Geburten.

Geschlechtschromosomale Abweichungen (Abb. 1.9)

Klinefelter-Syndrom (Trisomie XXY) s. dort. Häufigkeit 1:400 männliche Geburten.

Turner-Syndrom (gonadale Dysgenesie), oft Monosomie XO, s. dort. Häufigkeit 1:5000 Geburten.

Triplo-X-Frauen (Trisomie XXX). Häufigkeit 1:1000, unauffällig, menstruieren schwach und können fertil sein. Diagnose daher sehr schwierig.

Außer diesen vier Krankheiten sind bei debilen Kindern noch verschiedene andere Abweichungen und Kombinationen beschrieben worden.

Die Diagnose der chromosomalen Krankheiten erfolgt durch die Auszählung des Chromosomensatzes, was aber sehr aufwendig ist. Bei den geschlechtschromosomalen Krankheiten ist die Bestimmung des Kerngeschlechts in Wangenschleimhautabstrichen oder Leukozyten durch Nachweis der plankonkaven Chromatinmasse sog. Sexchromatin oder Barr-Körperchen (Abb. 1.10) bzw. von besonderen Kernmerkmalen der Leukozyten (Abb. 1.11) möglich.

Das Kerngeschlecht ist positiv, wenn die Sexchromosome XX (weiblich) betragen, also findet man das Kerngeschlecht bei XY (normal) und X (TURNER) negativ, bei XXY (Klinefelter) positiv und bei XXX Triplo-X-Frauen und XXXY (atypisches Klinefeltersyndrom) zweifach positiv, d.h. es finden sich in einer Zelle 2 Sexchromatinmassen (Abb. 1.9).

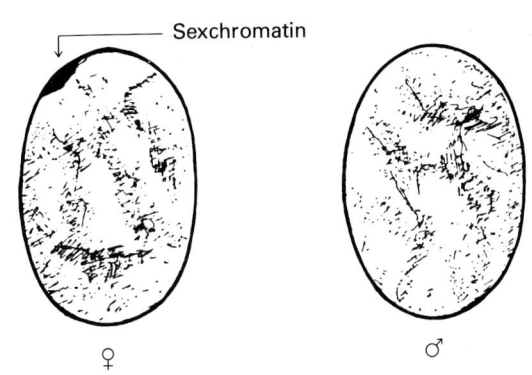

Abb. 1.10. *Geschlechtsdiagnose* mit Hilfe von Epithelkernen der Mundschleimhaut (plankonkave Chromatinmasse [Sexchromatin] ist Kennzeichen für Kerne mit mindestens 2 X-Chromosomen)

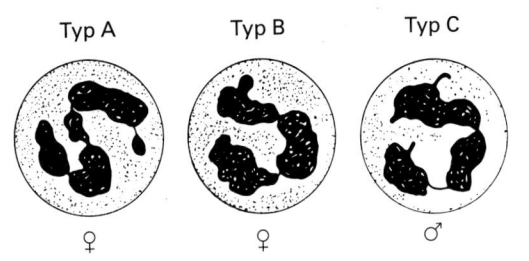

Abb. 1.11. *Geschlechtsdiagnose* mit Hilfe von Kernmerkmalen der Leukozyten. Man beachte den trommelschlegelförmigen Kernanhang in A, den aufsitzenden Knoten (sessile node) in B (beide ♀), dagegen nur fadenförmige Ausstülpung in C (♂)

Autoimmunerkrankungen

Als solche werden neuerdings Krankheitsbilder in eine Gruppe zusammengefaßt, deren gemeinsames Kennzeichen die Bildung von Autoantikörpern, d.h. gegen körpereigene Zellen wirkende Antikörper, ist. Diese Wirkung äußert sich vor allem als *Blutkrankheiten* (erworbene hämolytische Anämien, Leukopenien,

	Sexchromosomen	Kerngeschlecht	Sexchromatin
Normal männlich	XY	neg.	
Normal weiblich	XX	pos.	
Turner-Syndrom männlich Erscheinungsform weiblich	XO	neg.	
Klinefelter-Syndrom weiblich Erscheinungsform männlich	XXY	pos.	
Triplo-X-Frauen weiblich	XXX	pos.	

Abb. 1.9. Die *Sexchromosomen* und das Kerngeschlecht bei geschlechtschromosomal bedingten Erkrankungen

1 Die Differentialdiagnose nach Krankheitsgruppen   17

Tabelle 1.5. Erkrankungen mit Immunpathogenese (nach DEICHER)

Sicher	Immunhämolytische Anämie
	Immunthrombozytopenie
	Thyreoiditis Hashimoto
Wahrscheinlich	Lupus erythematodes visceralis
	Goodpasture-Syndrom
	Aktive chronische Hepatitis
	Chronische Polyarthritis
	Postinfektiöse Enzephalitis
	Glomerulonephritis
	Morbus Addison (mit AK)
	Rheumatisches Fieber
Möglich	Myasthenia gravis
	Colitis ulcerosa
	Panarteriitis
	Chronisch-atrophische Gastritis mit perniziöser Anämie
	Multiple Sklerose

Thrombopenien, Panzytopenien), *Thyreoiditis, Glomerulonephritis, chronisch entzündliche Leberkrankheiten*, und möglicherweise auch als *Kollagenkrankheiten*. Der Autoantikörpernachweis geschieht heute meist mit Immunfluoreszenzmethoden, für die immunhämolytischen Anämien mit dem Coombs-Test.
Tab. 1.5 faßt die heute bekannten Krankheitsbilder mit Immunpathogenese zusammen (nach DEICHER 1974).

Die unmittelbaren Grundlagen der Differentialdiagnostik

Nur durch die sinnvolle Einordnung jedes Kranken in eine oder mehrere der in Tab. 1.6 erwähnten Gruppen wird die innere Medizin wieder die *umfassende* Bedeutung gewinnen, die ihr durch die zwar aus technischen Gründen gerechtfertigte, aber vom biologischen Standpunkt aus unnatürliche Beschränkung auf die *Organspezialisierung* verloren gegangen ist. Sie verlangt von jedem Arzt bei jedem Kranken eine *denkerisch-schöpferische Leistung*, die durch Übung erworben werden kann. Das Schema ist bewußt einfach und unvollständig gehalten, weil es nicht mehr als *Hinweise* geben will.
Allgemein werden die Elemente, welche die Synthese für die Differentialdiagnose erlauben, durch drei eine unmittelbare Beziehung zum Kranken und seiner Krankheit herstellende ärztliche Tätigkeiten gewonnen: (Abb. 1.12).

1. Die **Anamnese** und die **intuitive Einfühlung** in das **Wesen** des Kranken,

2. Die **Befunde am Status** (nach den Regeln der hippokratischen Medizin),

3. die **Laboratoriumsbefunde**.

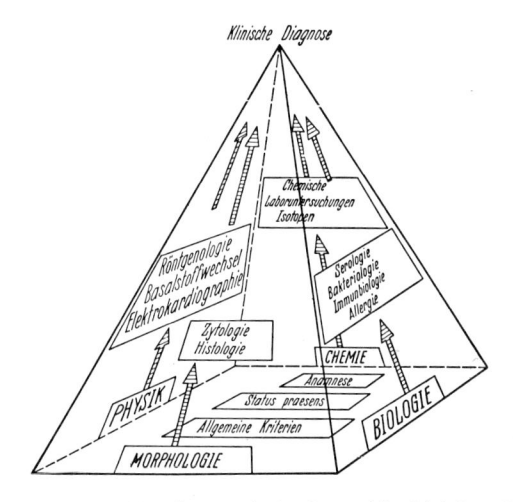

Abb. 1.12. Die *diagnostische Pyramide*. Richtige *Bewertung* der Grundlagen (auf der Grundfläche als Anamnese, Status praesens und allgemeine Kriterien s. S. 2ff. bezeichnet) sowie die auf den 4 Seitenflächen (Biologie, Chemie, Physik, Morphologie) aufgezeichneten Möglichkeiten, die wichtigsten Befunde zu erheben, führen zur Diagnose (nach *Lopes Cardozo*)

1 Allgemeine Gesichtspunkte

Tabelle 1.6. Einteilungsversuch nach Krankheitsgruppen. Bisher bekannte ätiologische Faktoren und Pathogenesen

Krankheitsgruppen	Ätiologie und Pathogenese
Infektionen	Erreger (Ursachen) und Krankheitsentstehung weitgehend bekannt
Tumoren	einige auslösende Noxen bekannt, Wirkungsweise jedoch weitgehend unbekannt
Exogene Noxen (chemisch und physikalisch)	Wirkungsweise der Noxen in vielen Fällen bekannt
Ernährungsstörungen	1. Entstehung einiger Krankheiten als Folge bestimmter Lebensgewohnheiten (Überernährung, Fehlernährung) erwiesen 2. Mangelernährung (qualitativ und quantitativ) als Ursache von Krankheiten weitgehend bekannt
Degenerative Leiden (Gefäße, Bewegungsapparat)	ursächliche Faktoren in manchen Fällen bekannt, genaue Entstehungsmechanismen jedoch weitgehend ungeklärt
Stoffwechselkrankheiten im engeren Sinne	erworbene und angeborene Enzymdefekte z. T. bekannt, Krankheitsentstehung in vielen Fällen geklärt
Hormonale Regulationsstörungen	Ursachen (angeborene und erworbene) z. T. bekannt, Entstehungsmechanismen der Krankheiten weitgehend geklärt
Emotionale Störungen	Ursachen im ärztlichen Gespräch oft eruierbar
Konstitutionelle und Erbleiden	einige chromosomale Anomalien bekannt, ebenso die molekularbiologischen Zusammenhänge der Pathogenese
Immunopathien	auslösende Ursachen meist unbekannt, Krankheitsentstehung in vielen Fällen geklärt

Literaturauswahl

Ask-Upmark, E.: Bedside Medicine. Almqvist & Wiksell, Stockholm 1963
Bleuler, E.: Das autistisch-undisziplinierte Denken in der Medizin und seine Überwindung. Berlin 1921
Bleuler, M.: Das vegetative Psychosyndrom. Schweiz. Rundschau Med. (Praxis) 60 (1971) 572
Curtius, F.: Individuum und Krankheit. Grundzüge einer Individualpathologie. Springer, Berlin 1959
Deicher, H.: Indikation und Kontraindikation zur immunosupressiven Therapie. Therapiewoche 24 (1974) 490
Fiessinger, N.: Diagnostics pratiques Paris 1948
Gross, R.: Grundsätzliches über Fehldiagnosen und differentialdiagnostische Schwierigkeiten. diagnostik 2 (1969) 333
Gross, R.: Einige logische Grundlagen und Grundfragen der Medizin. Dtsch. Ärztebl. 36 (1973) 2319
Hegglin, R.: Probleme der Praemorbidität. Praxis 33 (1944) 473
Hegglin, R., W. Siegenthaler: Maligne Tumoren bei Dermatomyositis. Schweiz. Z. Tuberk. 16 (1959) 205
Jores, A.: Der Mensch und seine Krankheit. Thieme, Stuttgart 1956

Kahler, H.: Diagnostik durch Sehen und Tasten. Springer, Wien 1949
Kretschmer, E.: Körperbau und Charakter. Springer, Berlin 1942
Leiber, B., G. Olbrich: Die klinischen Syndrome. 2 Bde. 5. Aufl. Urban & Schwarzenberg, München 1972
Naegeli, O.: Differentialdiagnose in der inneren Medizin. Thieme, Stuttgart 1948
Prader, A.: Die Klinik der häufigsten chromosomalen Störungen. Helv. med. Acta 29 (1962) 403
Schär, M.: Leitfaden der Sozial- und Praeventivmedizin. Huber, Bern 1968
Siegenthaler, W., K.G. Zimmermann, G. Siegenthaler: Hormonell aktive Tumoren mit spezieller Berücksichtigung paraneoplastischer Syndrome. Mkurse ärztl. Fortb. 5 (1972) 216
Staehelin, B.: Das vegetative Psychosyndrom. Schweiz. Rundschau Med. (Praxis) 57 (1968) 1822
Storck, H.: Allergie. Huber, Bern 1973
Vorländer, O.: Die Klinik der Autoaggressionskrankheiten. Dtsch. med. J. 16 (1965) 457
White, B.V., C.F. Geschickter: Diagnosis in Daily Practice. Philadelphia 1947

2 Anamnese und intuitive Einfühlung

W. Siegenthaler und S. Jenny

Anamnese

Die Erhebung der Vorgeschichte ist integrierender Bestandteil der ärztlichen Kunst, die kaum erlernbar ist, sondern in erster Linie durch die Persönlichkeit des Arztes bestimmt wird. Sie erfordert Takt, psychologisches Einfühlungsvermögen und das besondere Fluidum, welches ein Vertrauensverhältnis zwischen Arzt und Kranken herstellt.

Einige Hinweise technischer Art sind aber vielleicht nützlich: Es ist – anfänglich jedenfalls – wesentlich, daß der Patient seine Beschwerden *frei* schildern kann. Aus der Art, wie die Klagen vorgebracht werden, kann der Untersucher bereits sehr wichtige diagnostische Anhaltspunkte gewinnen. Besonders die Bedeutung der subjektiven Faktoren läßt sich dadurch meist weitgehend festlegen. Die erste Viertelstunde ist daher oft für das Verhältnis zwischen Arzt und Patient entscheidend. Von der Art dieses Verhältnisses aber hängt es wesentlich ab, ob eine richtige Diagnose gestellt wird. Während dieser ersten Viertelstunde beurteilt der Arzt den Kranken als *Persönlichkeit*, aber auch umgekehrt der Patient den Arzt. Dieses Urteil entscheidet unter anderem auch darüber, wie er die vorgebrachten subjektiven Beschwerden bewerten wird. Es kann daher ganz allgemein nie genügend *Zeit* für die Erhebung einer Anamnese eingeräumt werden, und diese urärztliche Tätigkeit kann auch nicht delegiert, d.h. an ärztliches Hilfspersonal übertragen oder durch Ausfüllung von Fragebogen schematisiert werden. Erst in zweiter Linie soll der Kranke durch den Untersucher *geführt* und sollen die Angaben vervollständigt werden.

Der Kontakt zwischen Arzt und Kranken wird am raschesten hergestellt, wenn das den Patienten am meisten bewegende *gegenwärtige Leiden zuerst* besprochen und erst später auf die früheren Krankheiten und die Familienanamnese, welche selbstverständlich ebenfalls nicht vernachlässigt werden dürfen, eingegangen wird.

Die Wichtigkeit der Anamnese kann nicht genügend hervorgehoben werden. In der Sprechstunde des Arztes wird die Diagnose auf Grund der *Anamnese* schätzungsweise in über 50%, auf Grund der klinischen Untersuchung in etwa 30% und auf Grund der Laboratoriumsbefunde in etwa 20% der Fälle gestellt.

Die **Familienanamnese** gibt die wichtigsten Hinweise auf das Vorliegen allfälliger *Erbkrankheiten* (Tab. 2.1). Die moderne Medizin macht gegenwärtig bei der Beurteilung der Erbfaktoren für die Entstehung mancher Krankheiten einen gewissen Wandel durch. Die Bedeutung der beiden gegensätzlichen Faktoren, welche an der Krankheitsentstehung beteiligt sind, d.h. die *genetischen* und die *Umwelts*faktoren, ist noch nicht bei allen Krankheiten abgegrenzt. Vor wenigen Jahrzehnten wurde sozusagen bei allen Krankheiten, welche eine *familiäre* Häufung erkennen ließen, der genetische Faktor in den Vordergrund gestellt, während heute auch bei diesen Krankheiten den Umweltsfaktoren (welche in manchen Familien besonders ungünstig sein können) wieder vermehrtes Gewicht beigemessen wird. Natürlich gibt es manche rein genetisch determinierte Erkrankungen (s. unten). Viele bisher in dieser Gruppe aufgeführte Krankheiten sind dagegen als *polyätiologisch* erkannt worden. Ein in dieser Hinsicht instruktives Beispiel ist die Hypertonie. Obwohl die Diskussion noch nicht geschlossen ist, kann die Hypertonie nicht mehr als ausschließlich genbedingt und determiniert betrachtet werden. Manche Umwelteinflüsse spielen an der Entstehung dieser sicher familiär gehäuften Erkrankung mit. Auch das Tuberkelbakterium ist nicht die ausschließliche Ursache der Tuberkulose. Konstitution, gegenwärtiger körperlicher Status (Unterernährung, psychischer Zustand usw.) bereiten dem Tuberkelbakterium den Weg zu seiner Entfaltung. Die Familienanamnese gibt Hinweise sowohl für die Erkennung der genetischen Faktoren, welche unabhängig vom Hinzutreten von Umweltsfaktoren krankmachend wirken, wie auch von solchen, welche die krankhafte Reaktion auf Umweltfaktoren bedingen und auf diese Weise zur Krankheit führen.

Die **Erhebung der persönlichen Anamnese** verfolgt 4 Ziele:

1. Sie bemüht sich, über die wichtigsten Erscheinungen des *gegenwärtigen Leidens* Klarheit zu verschaffen, um die *führenden Symptome* herauszuarbeiten und nach den in diesem Buch dargelegten Grundsätzen zu analysieren. Die *objektiv* meßbaren Symptome sind einer „Routine-screening Methode" zugänglich, die *subjektiv* empfundenen Beschwerden sind aber durch einen Routinefragebogen nur ungenügend erfaßbar. Die entscheidenden Feinheiten können nur durch dem Kranken individuell angepaßtes Befragen herausgehoben werden.

2 Anamnese und intuitive Einfühlung

Tabelle 2.1. Die wichtigsten *Erbkrankheiten*

	autosomal		gonosomal
	dominant	rezessiv	
	bereits d. heterozygote Träger ist manifest krank	Heterozygote: keine oder leichte Krankheitserscheinungen	Genstörung im X-Chromosom gelegen

Erbkrankheiten mit auffallenden äußeren Erscheinungsformen

Arachnodaktylie (Marfan-Syndrom)	I		
Chondrodystrophie	I		
Dysostosis cranio-facialis	I		
Dysostosis Morquio		I	
Ehlers-Danlos-Syndrom	I		
Epidermolysis bullosa dystrophica	I		
Exostosen, kartilaginäre	I		
Klippel-Feil-Syndrom	I		
Lippen-Kiefer-Gaumenspalte	I		
Marmorknochenkrankheit	I	I (schwere Form)	
Neurofibromatosis Recklinghausen	I		
Osteogenesis imperfecta	I		
Osteopoikilie	I		
Pseudoxanthoma elasticum (Groenblad-Strandberg-Syndrom)	I (?)	I (?)	
Trichterbrust	I		

Blutkrankheiten

Alymphozytose		I	
Agammaglobulinämie			I
Akute intermittierende Porphyrie	I		
Alder-Granulationsanomalie (Pfaundler-Hurler)		I	
Angeborene Afibrinogenämie		I	
Chédiak-Steinbrüchel-Anomalie		I	
Familiäre infantile perniziosaartige Anämie (Fanconi)		I	
Fehlen von Glukose-6-phosphatdehydrogenase (Favismus usw.)		I	
Hämoglobinopathien, andere	I		
Hämophilie			I
Hegglin-May-Anomalie (polyphyle Reifungsstörung)	I		
Hereditäre, hämorrhagische Teleangiektasie (Morbus Osler)	I		
Kongenitale Porphyrie (Günthersche Krankheit)		I	
Konstitutionelle Fibrinogenopenie	I (?)		
Konstitutionelle Thrombopathie v. Willebrand-Jürgens	I		
Kugelzellenanämie	I		
Methämoglobinämie		I	
Nicht sphärozytäre hämolytische Anämie		I	
Pelger-Anomalie	I		
Reduktasemangel		I	
Sichelzellenanämie	I		
Thalassämie	I		
Thrombasthenie Glanzmann-Naegeli	I		

Störungen des Kohlenhydratstoffwechsels

Fruktoseintoleranz		I	
Galaktosurie		I	
Glykogenspeicherkrankheit		I	
Pentosurie	I	I	

Störungen des Fettstoffwechsels

Essentielle idiopathische Hyperlipämie	I		
Familiäre Hypercholesterinämie	I		

Tabelle 2.1. (Fortsetzung)

	autosomal		gonosomal
	dominant	rezessiv	
	bereits d. heterozygote Träger ist manifest krank	Heterozygote: keine oder leichte Krankheitserscheinungen	Genstörung im X-Chromosom gelegen
Lipodystrophia progressiva		I	
Morbus Gaucher		I (geringe Penetranz)	
Morbus Niemann-Pick		I	
Störungen des Eiweißstoffwechsels			
Alkaptonurie		I	
Mukoviszidose		I	
Oxalose	I		
Phenylketonurie		I	
Vitamin-D-resistente Rachitis			I
Zystinose		I	
Störungen der inneren Sekretion			
Adrenogenitales Syndrom		I	
Diabetes mellitus		I?	
Hyperparathyreoidismus		I?	
Multiple endokrine Adenome (incl. Zollinger-Ellison-Syndrom)	I		
Herz- und Gefäßkrankheiten			
Gefäßschaden bei familiärer Hypercholesterinämie	I		
Hypertonie	I?	I?	
Kardiomegalie, familiäre	I		
Jervell-Nielsen-Syndrom	I		
Kongenitale Vitien in manchen Familien gehäuft ohne faßbaren Erbgang			
Nierenkrankheiten			
Amyloidnephrose bei periodischem Fieber		I	
Chronische Nephritis (familiäre)		I	
Chronische Nephritis mit Schwerhörigkeit			I?
Fabrysche Krankheit			I
Hydronephrosen	I		
Hyperaminoazidurie	I		
Nail-Patella-Syndrom	I		
Zystennieren		I (wahrscheinlich)	
Verdauungsorgane			
Diarrhöen durch Laktase-, Invertase- und Maltase-Mangel		I	
Dubin-Johnson-Syndrom	I		
Familiärer nicht-hämolytischer Ikterus (Crigler-Najjar)		I	
Familiärer nicht-hämolytischer Ikterus (Gilbert-Krankheit)	I (wechselnde Penetranz)		
Hämochromatose (primäre)	I		
Hereditäre chronisch rezidivierende Pankreatitis	I		
Leberzysten (bei Zystennieren)	I		
Pankreasfibrose	I		
Pankreas-Inselzellentumoren in Verbindung mit Polyadenomatose (Pankreas, Nebenschilddrüse, Hypophyse)	I?		

Tabelle 2.1. (Fortsetzung)

	autosomal dominant	autosomal rezessiv	gonosomal
	bereits d. heterozygote Träger ist manifest krank	Heterozygote: keine oder leichte Krankheitserscheinungen	Genstörung im X-Chromosom gelegen
Polypose des Darmes mit Schleimhautpigmentation (Peutz-Jeghers-Syndrom)	I		
Polypose des Kolons mit Osteomen der Mandibula und Weichteilfibromen (Gardner-Syndrom)	I		
Polypose des Kolons ohne andere begleitende Erkrankungen	I		
Wilsonsche Krankheit		I	

Erkrankungen des Verdauungsapparates, bei denen ein Erbfaktor angenommen werden muß, ein Erbgang aber nicht nachgewiesen werden kann und exogene Faktoren ebenfalls eine entscheidende Rolle spielen müssen:
Kolonkarzinom, Magenkarzinom (daß ein genetischer Faktor mitbeteiligt ist, geht aus der Feststellung hervor, daß Träger der Blutgruppe A etwa 20% stärker für Magenkarzinom anfällig sind als die übrigen Blutgruppen). Cholelithiasis, Duodenalgeschwür (Blutgruppe 0 ist in 40% mehr anfällig als die übrigen Gruppen). Perniziosa (vor allem Blutgruppe A).

Nerven- und Muskelkrankheiten

	autosomal dominant	autosomal rezessiv	gonosomal
Angiomatosis retinae (Hippel-Lindau)	I		
Chorea Huntington	I		
Dystrophia musculorum progressiva			
– Beckengürtelform Typ Duchenne (Typ III)			I
– facio-scapulo-humerale Form Landouzy (Typ I)			
– myotonica Steiner	I		
Friedreich-Ataxie		I unregelm.	
Hepato-lentikuläre Degeneration Wilson		I	
Mc Ardle-Syndrom		I	
Myatrophe Lateralsklerose		I seltene Form, meist nicht heredo-familiär	
Myositis ossificans progressiva	I		
Myotonia congenita Thomsen	I		
Paroxysmale Lähmung mit Hypokaliämie	I	unregelmäßig, unvollständige geschlechtliche	
Spastische Spinalparalyse	I	Begrenzung	
Spinale progressive Muskelatrophie der Erwachsenen Aran-Duchenne		Erbgang nicht eindeutig	
Spinale progressive Muskelatrophie der Jugendlichen, Kugelberg-Welander		I	
Spinale progressive Muskelatrophie (frühinfantile) Werdnig-Hoffmann		I	

2. Sie versucht, das gegenwärtige Leiden mit früher durchgemachten Krankheiten in Verbindung zu bringen, was bei verschiedenen Erkrankungen der Fall sein kann: das *aktuelle* Leiden kann nur eine *Episode* einer chronischen Krankheit sein (z.B. Schub bei hämolytischem Ikterus, Ulkusleiden), oder aber es ist die *Komplikation* eines Grundleidens (z.B. Endocarditis lenta bei kongenitalem Herzfehler, s. auch „sich fördernde Krankheiten" S. 9).

3. Es muß versucht werden, die *Lebensgeschichte* des Kranken mit seiner Krankheit in Verbindung zu bringen.

a) Die Lebensweise (z.B. Alkohol-, Nikotin- und Medikamentenabusus) sowie der Beruf geben oft sehr reale diagnostische Hinweise. An dieser Stelle muß auch auf die besonderen Lebensumstände des Patienten eingegangen werden, so auf Bedingungen am Arbeitsplatz, Wohnverhältnisse, Stellung im Beruf, finanzielle Situation, familiäre Verhältnisse, Freizeitgestaltung, Herkommen.

b) Die Deutung der *emotionalen Einflüsse* ist dagegen sehr viel schwieriger und bedarf einer besonderen Abwägung. Viele Ärzte klammern daher diesen Punkt, welcher Zeit, Takt und Einfühlungsvermögen verlangt, von vornherein aus, wodurch sie auf den Schlüssel zu den „psychosomatischen Krankheiten" verzichten. Für diese Ärzte leiden ihre Patienten an „psychischen Symptomen", wenn sie alle organischen Möglichkeiten durch die heute zur Verfügung stehenden technischen Abklärungsmethoden ausgeschlossen haben. Es muß allerdings betont werden, daß Kranke, bei denen Gründe für emotionale Krankheiten offensichtlich sind, trotzdem an „organischen" Krankheiten leiden können. Dadurch wird die Entscheidung des Arztes, wieweit er die technischen, die Kranken und ihre Finanzen, sowie die Sozialversicherung belastenden Abklärungsuntersuchungen einsetzen muß bzw. sie umgehen darf, oft äußerst schwierig. Nur die gleichzeitige souveräne Beherrschung der beiden Aspekte in der Medizin (der technischen und menschlichen) vermag ihm die schwere Verantwortung zu erleichtern.

Es gibt *Krankheiten* und es gibt *kranke Menschen*. Krankheiten werden mit technischen *Hilfsmethoden* diagnostiziert, kranke Menschen mit der *Intuition*. Es gehört zu den schwierigsten und bedeutungsvollsten Problemen der modernen Medizin, die beiden Methoden sinngemäß einzusetzen – besonders schwierig deshalb, weil die technische Medizin sich in den letzten Jahrzehnten so ungeheuer entwickelt, dagegen die Fähigkeit zum intuitiven Denken eher abgenommen hat.

4. Es bietet sich während der Anamneseerhebung die beste Gelegenheit, auch die *Persönlichkeit* des Kranken zu erfassen. Durch die Intuition, welche durch keine andere Methode ersetzbar ist, wird sie dem Arzt ein Bild vom *Wesen des Kranken* vermitteln.

Der Untersuchende wird dabei nicht nur das *Formniveau der Persönlichkeit* abschätzen, sondern bereits auch die *charakterlichen Eigenheiten* der Kranken zu erfassen versuchen. Von der Einschätzung des Charakters hängt die Bewertung sowohl der anamnestischen Aussagen als auch der durch die Krankheit hervorgerufenen Reaktionen in hohem Grade ab. Sie ist daher in jedem Falle für die Diagnose bedeutungsvoll. So sind Schmerzäußerungen bei gefestigten Persönlichkeiten ganz anders einzuschätzen als bei zu hysterischen Reaktionen neigenden oder süchtigen Individuen.

Vor allem ist immer abzuwägen, wie *echt* bzw. *unecht* die Ausdrucksformen der Krankheit sind. Es läßt sich dadurch in der Regel der Anteil der psychischen Faktoren abschätzen. Dabei wird sich der Arzt aber immer daran erinnern, daß auch organische Krankheiten sehr häufig durch psychische Abnormitäten überlagert sind. Manche Fehldiagnose wird gestellt, weil der psychische Anteil überschätzt wird; aber wohl häufiger werden hysterische Reaktionen als echt bewertet und damit Psychoneurosen fälschlicherweise als organisch bedingte Affektionen diagnostiziert.

Jede Lebensäußerung eines Kranken ist Ausdruck der Persönlichkeit und erlaubt diagnostische Rückschlüsse in dieser Richtung. Von allen Ausdrucksbewegungen hat die *Schrift*analyse die größte Bedeutung erlangt. Die Graphologie erlaubt nur in besonderen Fällen diagnostische Hinweise auf Krankheiten (Nervenleiden, präkomatöse Zustände), sie hat aber ihren Platz zur Erfassung der Persönlichkeit.

Das *gegenwärtige* Leiden soll vom Kranken aus seinem unmittelbaren Erleben erzählt werden. Der Arzt fragt aber, entweder am Schluß oder als Zwischenfrage, nach den ihn interessierenden Ergänzungen. Wenn er auch möglichst unvoreingenommen die Schilderung des Kranken auf sich einwirken läßt, gewinnt er doch schon frühzeitig Anhaltspunkte für die einzuschlagende Richtung, welche durch die Antworten auf die Ergänzungsfragen weiter bestätigt oder unwahrscheinlich werden.

Jede Anamnese muß durch Fragen *allgemeinen Charakters* ergänzt werden. Sie beziehen sich auf die *Funktion des Magen-Darm-Traktes* wie Appetit, Gewichtsverlauf und Stuhlgewohnheiten, wobei hier namentlich eine Änderung des gewohnten Stuhlrhythmus für die frühzeitige Erfassung eines Karzinoms von ausschlaggebender Bedeutung sein kann. Weiter soll immer nach anamnestischen Kriterien der *Herzkreislauffunktion* wie Anstrengungsdyspnoe, Nykturie, Auftreten von Ödemen usw. gefragt werden. Dann sollte man sich nach *Husten und Auswurf* sowie nach allgemeinen Symptomen wie *Nachtschweiß, Fieber, Schlafstörungen* usw. erkundigen. Bei Frauen vergesse man nicht, die *Menstruationsanamnese* aufzunehmen, bei älteren Männern gezielt nach den *Symptomen einer Prostataerkrankung* (Harnverhaltung, Harnstottern, Abnahme des Urinstrahles, Nachträufeln) zu fragen. Man muß sich dabei vor Augen halten, daß über lange Zeit bestehende Symptome dem Patienten, auch wenn sie schwerere Ausmaße annehmen, derart zur Gewohnheit werden können, daß er gar nicht daran denkt.

Die Fragen nach den *geschlechtlichen Funktionen* werden manchmal, besonders von jüngeren Ärzten, aus falschem Schamgefühl übersprungen, was aber eine schwere Unterlassungssünde ist.

Im allgemeinen ist der Kranke, wenn er sich zu seinem Arzt begibt, ehrlich; bei beamteten Ärzten (z.B. in staatlichen Kliniken) ist bereits eine vermehrte Zurückhaltung zu beachten, der Arzt muß sich zuerst das Vertrauen erwerben. Unrichtige, gefärbte oder ungenaue Angaben werden, bewußt oder unbewußt, aus folgenden Gründen gemacht:

Aus *Vergeßlichkeit* (bei älteren Leuten).

Aus *Angst* (z.B. vor schwerer Krankheit und entsprechendem Urteil des Arztes).

Aus Angst vor Konsequenzen in bezug auf staatliche Interventionen (z.B. Militärdiensttauglichkeit, Motorfahrzeugführertauglichkeit, Haftstehungsfähigkeit usw.).

Bei *Süchtigkeit* (Alkohol, Nikotin, Analgetika).

Bei Angaben über das *Geschlechtsleben*.

Oft bei *versicherungsrechtlichen* Konsequenzen.

Klinischer Blick

Schwierig in Worten zu beschreiben, aber am Krankenbett für die Diagnose von größter Wichtigkeit, ist die Fähigkeit, das ganze klinische Bild **intuitiv** zusammenzufassen und mit früheren ähnlichen Erfahrungen zu verknüpfen. Man hat diese ärztliche Eigenschaft als **klinischen Blick** bezeichnet. Der klinische Blick ist zusammen mit dem konstruktiven Denken und der Fähigkeit, eine gute Anamnese aufzunehmen, Bestandteil der *ärztlichen Kunst,* welche zwar im Prinzip nicht erlernbar ist, aber doch geschult werden kann. (Kunst bedeutet Erkennen ohne Worte.)

Der besonders bei alten Ärzten in hohem Maße vorhandene klinische Blick ist der modernen Ärztegeneration – wohl hauptsächlich als Folge der Überbewertung der Laboratoriumsmethoden – weniger eigen. Er behält aber trotzdem seine überragende Bedeutung für die Diagnose. Auf diese Weise beurteilen wir namentlich die Frage ‚krank oder gesund', den Schweregrad einer Erkrankung, die Wendung eines Leidens zum Tod, aber auch die häufigen larvierten Depressionen. Dem Erfahrenen erlaubt der klinische Blick, manche Krankheiten aus dem besonders charakteristischen äußeren Aspekt zu diagnostizieren – ohne Kenntnis der Anamnese und ohne weitere Untersuchung. Die Basedowsche Krankheit, das Myxödem, der Kretinismus, die Chondrodystrophie, die hereditäre Lues, der Parkinsonismus sind einige besonders ausgeprägte Beispiele.

Mit dem klinischen Blick werden Spitalärzte auch das sog. *Münchhausen-Syndrom* erfassen. Münchhausen, der Lügenbaron, hat diesem „Syndrom" den Namen gegeben. Solche „Patienten" suchen unter mehr oder weniger glaubhaften Beschwerden immer wieder die Spitäler auf und lassen sämtliche diagnostischen Tests wiederholt an sich durchführen. PFLANZ berichtet über einen Mann, welcher während 7 Jahren 74 Spitäler aufgesucht hat und 25 Pyelographien und 12 Operationen über sich ergehen ließ.

Anamnese und differentialdiagnostisch wichtige subjektive Symptome

Durst

Durst findet sich als Ausdruck verminderten Speichelflusses und intrazellulärer Dehydration bei Wasserverlust:

Extrarenaler Wasserverlust

Er kommt bei starkem Schwitzen, anhaltendem Erbrechen oder Durchfall, bei großem Blutverlust, Ödembildung oder Ablassen von Ergüssen der Körperhöhlen vor. Abnahme der Urinmenge ist hier obligat.

Renaler Wasserverlust

Polyurie kann auf *osmotischer Diurese* mit iso- oder leicht hypertonischem Urin oder auf *Wasserdiurese* mit Urin von niedrigem spezifischem Gewicht beruhen.

– *Polyurie mit erhöhtem oder normalem spezifischem Gewicht (osmotische Diurese)*

Übermäßige Salzzufuhr und erhöhtes Angebot löslicher Stoffe an die Nieren wie beim *Diabetes mellitus* (Glukose, bei Azidose auch Elektrolyte) oder bei *hyperkalzämischen Zuständen* (Kalzium) führen zu Polyurie. Polydipsie ist gelegentlich das erste und hervorstechendste Symptom des *primären Hyperparathyreoidismus.* Ausnahmsweise steigt die Diurese bei dieser Krankheit auf sehr große Wassermengen an, bis 12 Liter in 24 Std. Die Konzentrationsfähigkeit ist aber erhalten, solange keine Niereninsuffizienz (hyperkalzämische Nephropathie, Nephrokalzinose) hinzukommt. Auch bei erhöhtem Serumkalziumspiegel anderer Genese, wie bei osteolytischen Prozessen, Morbus Boeck, Milch-Alkali-Syndrom, können Polydipsie und Polyurie beobachtet werden. Bekannt ist die Polyurie bei meist schon urämischen *chronischen Nierenleiden* und in der Spätphase nach *akutem Nierenversagen;* hier besteht allerdings meist Iso- oder Hyposthenurie.

– *Polyurie mit niedrigem spezifischem Gewicht*

Sie ist charakteristisch für erhöhte Flüssigkeitszufuhr und für Störungen der Wasserrückresorption in den distalen Tubulusabschnitten und Sammelrohren. Die Differentialdiagnose hat folgende Krankheiten zu berücksichtigen:

Primäre Polydipsie

Die primäre Polydipsie ist, abgesehen vom Diabetes mellitus, die verbreitetste Form krankhaft gesteigerten Durstes. Der Durst ist primär, die Polyurie die Folge. Fast ausnahmslos handelt es sich um eine *psychogene* Störung (*psychogene Polydipsie* oder *Dipsomanie*) bei neurotischen Menschen. Leichtere Grade von psychogener Polydipsie sind nicht selten anderen Süchten wie Hyperphagie, Medikamenten- und Alkoholabusus beigeordnet. Für psychogene Polydipsie sprechen überwiegendes oder ausschließliches Wassertrinken tagsüber und Inkonstand des Durstes im Krankheitsablauf. Theoretisch sollte die Abgrenzung vom echten Diabetes insipidus mit Leichtigkeit gelingen, weil die Tubulusleistung nicht beeinträchtigt ist. Langdauernde Aufnahme großer Flüssigkeitsmengen führt aber häufig zu einem induzierten, reversiblen Diabetes insipidus mit Erschwerung der Wasserrückresorption und gestörtem Ansprechen auf Vasopressin. Der Carter-Robbins-Test (s. unten) ergibt deshalb nicht immer schlüssige Resultate, ist aber zur Differentialdiagnose unentbehrlich. Andererseits kann Vasopressin bei psychogener Polydipsie zu Abnahme der Diurese und Anstieg des spezifischen Gewichts führen, so daß ex iuvantibus keine zuverlässige Abgrenzung vom echten Diabetes insipidus möglich ist (Kontrolle mit Placeboinjektion). Manchmal nehmen die Kranken auch unter Vasopressintherapie große Flüssigkeitsmengen zu sich, was zu Hyperhydratation Anlaß gibt.

Diabetes insipidus

Der echte Diabetes insipidus beruht in seiner *hypothalamisch-hypophysären Form* auf einem Mangel an Antidiuretin = Vasopressin, in der *nephrogenen Form* auf fehlendem Ansprechen der distalen Nephronabschnitte auf normal gebildetes Hinterlappenhormon. Bei Erwachsenen sind tägliche Urinmengen von 7–11 Liter am häufigsten (4–40 Liter). Das spezifische Gewicht ist auch im Morgenurin niedrig, unter 1008, meist 1001–1005. Bei inkompletten Fällen kann es allerdings auch mehr betragen. Die Polydipsie hält in der Regel auch nachts an. Dursten über mehrere Stunden führt regelmäßig zu Dehydration mit raschem Absinken des Gewichts, Hämokonzentration, Fieber, Delir, Kollaps. Im Test nach Carter-Robbins (oder Hickey-Hare) (Abb. 2.1) bewirkt die Infusion einer hypertonischen Kochsalzlösung nicht wie beim Gesunden und bei manchen Fällen von primärer Polydipsie Oligurie und Anstieg des spezifischen Gewichts. Erst die intravenöse Injektion von 0,1 E Pitressin vermindert die Harnproduktion und erhöht das spezifische Gewicht.

Typisch für den *renalen Diabetes insipidus* ist das Ausbleiben dieser Vasopressineffekte.

Sowohl der Diabetes insipidus durch Adiuretinmangel wie der Verlust der Ansprechbarkeit des Endorgans beim renalen Diabetes insipidus können angeboren oder erworben sein.

Die *angeborene* und hereditäre Form manifestiert sich kurz nach der Geburt („waterbabies") oder im Fall des hypothalamisch-neurohypophysären Diabetes insipidus auch erst in der ersten Lebensdekade. Enuresis ist die Regel. Oft kommt es durch chronische Harnverhaltung zu Blasendilatation, Hydroureter und leichter bis massiver beidseitiger Hydronephrose.

Der *erworbene* Diabetes insipidus wird in seiner vasopressinsensiblen Form in $1/3$ der Fälle durch *Tumoren* im Bereich des *Hypothalamus* oder der *Neurohypophyse* (Hirntumoren, Hypophysentumoren, Metastasen, besonders beim Mammakarzinom), durch *Operationen* in dieser Gegend, gelegentlich durch die Hand-Schüller-Christiansche *Xanthomatose* (ausgestanzte Schädeldefekte), durch *Schädelbasisfrakturen* oder *Enzephalitis* verursacht. Am häufigsten ist aber der *idiopathische Diabetes insipidus*. Das Hinzutreten einer Läsion des Hypophysenvorderlappens durch Tumorwachstum maskiert den Diabetes insipidus, d.h. das Symptom kann trotz Verschlechterung der Grundkrankheit verschwinden.

Der erworbene vasopressinresistente *Diabetes insipidus renalis* ist sehr selten (gewisse Fälle von Zystennieren, Nierenamyloidose).

Eine Form des renalen vasopressinresistenten Diabetes insipidus stellt die *kalipenische Nephropathie* dar. Die Steigerung der Wasserdiurese wird hier auf funktionelle Schädigung der distalen Tubuli und Sammelrohre durch Hypokaliämie zurückgeführt. Polydipsie und Polyurie sind denn auch häufige Symptome des *primären Aldosteronismus* mit hypokaliämischer Hypertonie (Conn-Syndrom).

Durst ist ein wichtiges Symptom beim *chronischen Alkoholismus*. Äthylalkohol hemmt die Sekretion von Vasopressin. Je mehr man trinkt, desto größer wird daher der Durst.

Diabetes mellitus

Beim Diabetes mellitus kann Durst das Hauptsymptom sein. 2–10% der Bevölkerung zeigen je nach Schweregrad einen

- *manifesten Diabetes*, gekennzeichnet durch Nüchternhyperglykämie, Glukosurie und meist klinische Symptome. Belastungstests sind für die Diagnosestellung nicht notwendig;
- *latenten Diabetes* = chemischen oder subklinischen Diabetes. Der Nüchtern-Blutzucker ist normal, der Blutzucker unter Belastung und nach Mahlzeiten erhöht. Nach den Empfehlungen der Weltgesundheitsorganisation (WHO) wird unter ‚latentem' Diabetes ein noch früheres Stadium abgegrenzt, in welchem die Belastungsproben nur unter zusätzlichem Streß (Schwangerschaft, Therapie mit Kortikosteroiden, Saluretika, während Infekten usw.) pathologisch ausfallen (s. auch Prädiabetes). Für klinische Bedürfnisse kann jedoch auf diese Unterteilung verzichtet werden.
- *Prädiabetes*. Dieser kann nicht diagnostiziert werden, weil auch Belastungstests normal ausfallen. Ein Prädiabetes läßt sich nur auf Grund genetischer Anlagen vermuten. Er entspricht der oben gegebenen Definition des latenten Diabetes der WHO.

Abb. 2.1. Pathologischer Carter-Robbins-(Hickey-Hare-)Test bei *Diabetes insipidus*. Eingezeichnet ist die Urinmenge, welche bei Normalen nach Infusion von NaCl rasch abnimmt (gestrichelte Linie), bei Diabetes insipidus dagegen eher zunimmt. Die Abnahme der Flüssigkeitsmenge und gleichzeitige Steigerung des spezifischen Gewichts erfolgt erst nach Pitressin

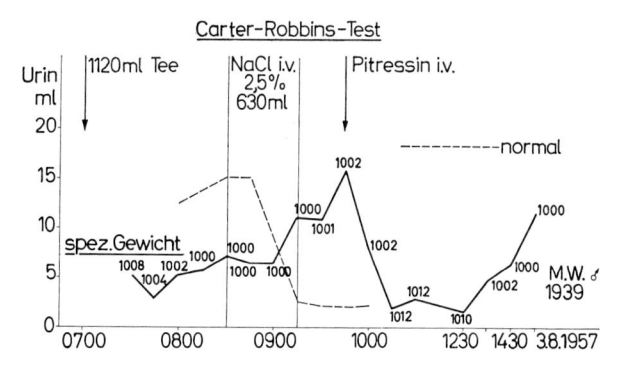

Man kann so auch von einem Verdacht auf Diabetes sprechen, wenn vorübergehend, sei es in der Schwangerschaft, bei Adipositas, bei Infektionen, emotionalen Störungen, unter Behandlung mit Kortikosteroiden oder Saluretika eine Störung des Kohlehydratstoffwechsels auftritt. In diesen Fällen muß nach Abklingen der Grundstörung der Glukosestoffwechsel mit Belastungstests überprüft werden.
Zwischen den hier beschriebenen Schweregraden finden sich immer Grenzfälle. Man bedenke dabei auch, daß der Verlauf der Stoffwechselstörung fluktuierend ist. Daraus ergibt sich die Pflicht für den Arzt, den Patienten weiter zu beobachten und eventuell die Tests zu wiederholen.

Nachweis von Glukose im Urin

Als wichtigste Screening-Untersuchung, die in großem Maßstab an ganzen Kollektiven ohne weiteres durchgeführt werden kann, kommt dem *Glukosenachweis im Urin* eine besondere Bedeutung zu.
Eine positive Urinzuckerprobe mit
a) Glukoseoxydasemethoden (Tes-Tape, Klinistix) oder
b) Reduktionsmethoden (z.B. Klinitest, Benedikt)
heißt fast immer Glukosurie. Die Untersuchung kann falsch-positiv sein durch peroxyd- oder hypochlorithaltige Reinigungsmittel an den Gefäßen, große Vitamin-C-Dosen, massive Penicillinmengen, Salicylate, reichlich Kreatinin oder Harnsäure, Paraaminosalicylsäure, Barbitursäure und CO-Vergiftung sowie bei allen Glykurien, d.h. bei Ausscheidung anderer Zuckerarten als Glukose.
Glykurien (etwa 1% der auf Zucker positiven Harnproben) wie Galaktosurie, Fruktosurie, Pentosurie, Laktosurie, Sacharosurie usw. können papierchromatographisch von der Glukosurie unterschieden werden. Die *Galaktosämie,* ein angeborener Defekt der Galaktose-I-Phosphat-Uridyltransferase, die für die Umwandlung der Galaktose in Glukose nötig ist, führt bei Kindern zu einer schweren Krankheit mit Hepatomegalie, Leberzirrhose, Katarakt, geistiger Unterentwicklung sowie Magen-Darm-Symptomen. Beim Erwachsenen sind die Erscheinungen viel milder. Die *Fruktosurie* (Fehlen von Fruktose-I-Phosphat-Aldolase) ist autosomal rezessiv vererbt. Nach Fruktoseeinnahme treten Hypoglykämie und Durchfall (Leitsymptome) auf; weitere Symptome sind Hepatomegalie, Proteinurie, Aminoazidurie.
Die *Pentosurie* macht keine klinischen Symptome.

Differentialdiagnose der Glukosurie

Nicht jede Glukoseausscheidung im Urin ist das Zeichen einer diabetischen Stoffwechsellage. Differentialdiagnostisch müssen folgende möglichen Ursachen einer Zuckerausscheidung ausgeschlossen werden: *Posthyperglykämische Glukosurie* (beschleunigte Kohlenhydratresorption nach Gastrektomie und Gastroenterostomien) sowie *verlangsamter Glykogenaufbau* bei schwerer Leberfunktionsstörung.

Die Erhärtung der Diagnose geschieht durch Feststellung der entsprechenden Grundkrankheit. Die Zuckerausscheidung ist in diesen Fällen lediglich die Folge der hohen postalimentären Blutzucker-Konzentration mit Überschreiten der normalen Nierenschwelle.
Gelegentlich treten sekundär als Folge der nicht gestörten Insulingegenregulation hypoglykämische Symptome auf.
Unter Spitalverhältnissen ist bei Glukosurie immer an die *intravenöse* Zufuhr von hochkonzentrierter Glukose zu denken.
Bei der *renalen Glukosurie* liegt eine Erniedrigung des Nierenschwellenwertes vor. Daher besteht eine konstante Traubenzuckerausscheidung, also auch nüchtern im Morgenurin. Blutzucker-Belastungsproben sind normal. Subjektive Erscheinungen fehlen. Die renale Glukosurie kann z.B. als Teilsymptom eines Fanconi-Debré-Syndroms (Glukoaminophosphat-Diabetes) auftreten oder im Rahmen anderer tubulärer Schädigungen beobachtet werden. Zu den *extrainsulären Glukosurien* rechnet man die zerebrale Form etwa nach apoplektischen Insulten (entsprechend dem Zuckerstich Claude Bernards), die Glukosurie unter Kortikosteroidmedikation, beim Morbus Cushing bei Überproduktion von Wachstumshormon und bei Hyperthyreose. Weitere Zustände mit vorübergehender Zuckerausscheidung im Urin finden sich bei akuter Pankreatitis, Wiederbeginn der Ernährung nach längerem Hunger, schwerer Störung der Leberfunktion sowie Einwirkung von Medikamenten (Diaxozid, Saluretika usw.).

Diagnose des Diabetes mellitus

Die *Diagnose des Diabetes mellitus,* auch die Frühdiagnose, beruht auf dem *Nachweis einer verzögerten Kohlenhydratassimilation.* Ohne Blutzuckerbestimmung ist eine sichere Diagnose des Diabetes mellitus nicht möglich. Bei der Blutzucker-Bestimmung sollte heute auf die früher allgemein üblichen Reduktionsmethoden zugunsten der spezifischeren Messung, z.B. mit der Orthotoluidinmethode oder noch besser mit enzymatischen Bestimmungen (Somogyi-Nelson- oder Glukose-Oxydasemethode) verzichtet werden. Die Bestimmung des Blutzuckers geschieht meistens aus dem Kapillarblut. Die Werte im Venenblut liegen 5–30 mg% tiefer. An Stelle der Bestimmung des Blutzuckers im nüchternen Zustand wird heute allgemein der Messung des Blutzuckers 1 evtl. 2 Std. nach einem kohlenhydratreichen Probefrühstück der Vorzug gegeben.

Blutzuckerbestimmung nach Probefrühstück
Die einfachste Belastungsprobe stellt das Probefrühstück dar. Es steht in der Praxis an erster Stelle.
Durchführung: Der Patient nimmt am Morgen ein reichliches Frühstück, bestehend aus mindestens 2 Stück Brot, Butter, Konfitüre, Kaffee, Tee oder Kakao mit 2 Stück Zucker zu sich. 1 Stunde später wird der Blutzucker und der Urinzucker bestimmt.
Beurteilung: Blutzucker > 180 mg% Diabetes wahr-

scheinlich. Blutzucker 160–180 mg% Diabetes möglich. Blutzucker < 160 mg% Diabetes unwahrscheinlich.
Ein gleichzeitig auf Zucker positiver Urin bedeutet Diabetes.

Belastungsproben

Bei fraglichem Befund nach *Probefrühstück* und namentlich allen jenen Fällen, bei denen ein latenter Diabetes mellitus nachgewiesen oder ausgeschlossen werden soll, ist eine einzeitige *orale Glukosebelastung* mit 50 evtl. 100 g Glukose angezeigt. Ausgeschlossen von der Untersuchung sind Personen mit akuten Verdauungsstörungen, Dyspnoe, Fieber, Infektionen, Frauen vor und während der Menstruation sowie während der Schwangerschaft.

Die *Vorbereitung* ist für alle Belastungsproben gleich:
- *Ernährung*. Mindestens 3 Tage vor dem Toleranztest ist eine genügende Kohlenhydratzufuhr zu gewährleisten. Der Patient soll die gewohnte Nahrung zu sich nehmen, jedoch mindestens 250 g Kohlenhydrate pro Tag.
- Am Abend vor der Untersuchung wird ein kohlenhydratreiches Nachtessen eingenommen, danach folgt eine *Nüchtern-Periode von 12 Std.* ohne Essen, Trinken oder Rauchen. In diesen 12 Std. sollte keine körperliche Betätigung (großer Anmarschweg, Velofahren, Nachtarbeit) den Patienten belasten.
- Neben den vorher erwähnten Ausschlußgründen ist die Einnahme folgender *Medikamente*, falls möglich, während mindestens 3 Tagen verboten: Diuretika, Antihypertensiva, Barbiturate, Kortikosteroide, Laxantien, Salizylate, Tranquilizer.

Einzeitige orale Glukosebelastungsprobe (Glukosetoleranztest, GTT)

Durchführung. Am Untersuchungstag Abnahme eines Nüchternblutzuckers. Anschließend trinkt der Patient 50 evtl. 100 g Glukose, aufgelöst in 300 ml Wasser oder Tee. Für Kinder werden 30 g pro m^2 Körperoberfläche als 15%ige Lösung gegeben. Nach 60 und 120 Minuten, eventuell zusätzlich nach 30 und 90 Minuten, werden weitere Blutzuckerbestimmungen aus dem Kapillarblut der Fingerkuppe (bei Kindern am Ohrläppchen oder an der Ferse) entnommen.
Der Proband soll während des Tests sitzen und nur

Tabelle 2.2. Beurteilung der einzeitigen oralen Glukosebelastung (GTT) (Zahlen z. T. nach FÖRSTER und MEHNERT)

	Blutzucker in mg%		
	normal	fraglich	Diabetes Mellitus
nüchtern	< 110	111–130	> 130
60 Minuten	< 160	161–180	> 180
120 Minuten	< 120	121–140	> 140

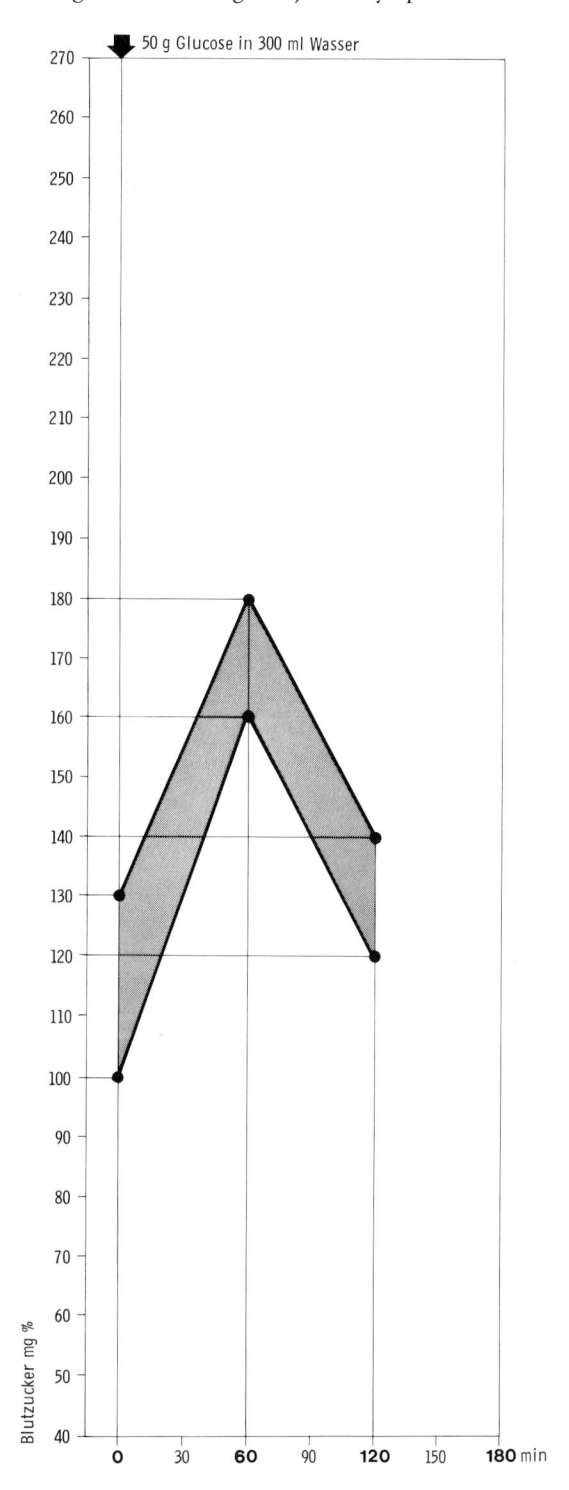

Abb. 2.2. *Glukose-Toleranz-Test (GTT)* oder *einzeitige orale Glukosebelastung.* Werte unter dem schraffierten Bereich schließen einen Diabetes aus, 2 Werte darüber beweisen ihn. Werte im schraffierten Bereich sind kontrollbedürftig. Siehe auch Text (Zahlen in Anlehnung an *Förster* und *Mehnert*)

für die Gewinnung der Urinproben aufstehen. Bettlägrige Patienten können in rechter Seitenlage liegen, Kinder an einem Tisch sitzend spielen.
Beurteilung. Die in Abb. 2.2 angegebenen Grenzwerte beziehen sich auf die gesamte Bevölkerung. Bei Kindern liegen die Werte im allgemeinen im unteren, bei über 30jährigen im oberen Bereich. Die Blutzuckerwerte der Glukosebelastungsprobe werden nach folgenden Kriterien beurteilt (enzymatische Blutzuckerbestimmung aus Kapillarblut) (Tab. 2.2).
Das Wiedererreichen des Nüchternwertes beziehungsweise eines Wertes unter 120 mg% ist dabei wichtiger als der Maximalwert. Ein *während des Tests positiver Urinzucker* ist stark für die Diagnose eines Diabetes mellitus zu verwerten. Es muß jedoch nochmals betont werden, daß die *Interpretation der Ergebnisse* nur in *Kenntnis der klinischen Fakten* wie Anamnese, Behandlung mit Medikamenten, Begleitkrankheiten, Alter, Geschlecht usw. zu geschehen hat.

Intravenöser Tolbutamidtest

Durchführung. Der Tolbutamidtest wird durchgeführt bei Patienten mit erhöhtem Nüchtern-Blutzucker, bei denen eine Glukosebelastung zu einer Verschlechterung der diabetischen Stoffwechsellage oder sogar zu einem hyperglykämischen Koma führen könnte. Vorbereitung, Ausschlußgründe und Zustände, die die Deutung des Resultates erschweren, sind die gleichen wie beim GTT.
– Am Untersuchungstag Abnahme eines Nüchtern-Blutzuckers.
– Dem sitzenden Patienten werden innerhalb von 2–3 Minuten 20 ml einer 5%igen Tolbutamidlösung (1 g Tolbutamid) i.v. injiziert.
– Es folgen zwei weitere Blutzucker-Bestimmungen nach 20 und 30 Minuten.

Beurteilung. Es wird der Blutzuckerabfall in Prozent des Ausgangswertes (= 100%) gemessen (Tab. 2.3). Bei tiefen Ausgangswerten sollte kein intravenöser Tolbutamidtest durchgeführt werden. Schwere Leber- oder Nierenstörungen können eine diabetische Stoffwechsellage vortäuschen. Besondere Vorsicht ist beim geringsten Verdacht auf ein Inselzelladenom gegeben. Patienten mit Inselzelladenomen reagieren mit einer schwersten Hypoglykämie auf den Tolbutamidtest. Deshalb ist stets Glukose zur intravenösen Injektion bereitzuhalten.

Tabelle 2.3. Beurteilung des intravenösen Tolbutamidtests (Zahlen nach FÖRSTER und MEHNERT)

	Blutzucker in % des Ausgangswertes		
	normal	fraglich	Diabetes
20-Minuten-Wert	< 80%	> 80%	> 80%
30-Minuten-Wert	< 77%	< 77%	> 77%

Intravenöse Glukosebelastungsprobe

Durchführung. Die Aussagekraft der intravenösen Glukosebelastungsprobe ist nicht besser als diejenige des oralen Glukosetoleranztestes. Sie wird durchgeführt bei Patienten, bei denen die Resorption der Glukose im Magen-Darm-Trakt wahrscheinlich gestört ist (Patienten mit Verdauungsstörungen, Status nach Magenresektion) oder bei Verdacht auf Hyperinsulinismus. Die Vorbereitung des Patienten ist die gleiche wie für die anderen Tests.
– Bestimmung des Nüchtern-Blutzuckers am Untersuchungstag.
– Injektion von 0,6 g Glukose/kg Körpergewicht in Form einer 20%igen Glukoselösung innerhalb von 5 Min. i.v.
– Blutzucker-Bestimmungen alle 10 Min., während 90 Min. aus dem Venenblut.
– Die erhobenen Werte werden auf semilogarithmisches Papier als Funktion der Zeit aufgetragen. Im Prinzip genügen dafür auch zwei einzelne Blutzucker-Messungen nach 20 und 40 Min., woraus dann der k-Wert berechnet werden kann (Tab. 2.4).

Beurteilung. Für die Errechnung der Regression zwischen log Blutzuckerkonzentration und der Zeit bedient man sich der Formel

$$k = \frac{(\lg BZ_0 - \lg BZ_t) \times (\ln 10)}{t}$$

BZ_0 = Blutzucker zu Beginn des Meßzeitraumes (z.B. 20 Min.)
BZ_t = Blutzucker zur Zeit t (z.B. 40 Min.)
k ist die Assimilationskonstante, der k-Wert (= Steigung der Kurve) = k × 100

Tabelle 2.4. Beurteilung der intravenösen Glukosebelastung

	normal	fraglich	pathologisch
k-Wert	1,2–2,2	1,0–1,2	< 1,0

Weniger genau ist die Beurteilung, die lediglich die Glukosewerte berücksichtigt. Beim Gesunden wird der Ausgangswert nach 40–70 Min., beim Hyperinsulinismus in weniger als 40 Min. und bei Diabetikern erst nach mehr als 80 Min. erreicht oder unterschritten. Für diese Art der Interpretation des intravenösen Glukosetestes sind jedoch, wie bereits gesagt, mindestens während 90 Min. Blutzucker-Bestimmungen im Abstand von 10 Min. notwendig.

Appetit

Appetitmangel kann verschiedene Ursachen haben.
Krankheiten: Appetitmangel wird besonders beobachtet bei Eisenmangelanämie, perniziöser Anämie,

Urämie, Morbus Addison, Hyperkalzämie, Diabetes mellitus (als Frühsymptom eines drohenden Komas), parenchymatösen Lebererkrankungen (Hepatitis, Zirrhose, Stauungsleber), Magenerkrankungen, insbesondere Magenkarzinom. Aus dieser Aufzählung geht hervor, daß das Symptom Appetitlosigkeit mit einer Erkrankung des Magens einhergehen kann, häufig aber eine andere Ursache hat.
Intoxikationen: Beim Appetitmangel infolge Intoxikationen ist die Digitalisüberdosierung zu nennen. Sie ist leicht zu diagnostizieren, wenn die übrigen Erscheinungen beobachtet werden. Dazu gehören Farbensehen, Flimmern vor den Augen, Unlustgefühle, Erbrechen, ST-Senkung bei verkürzter QT-Dauer und verlängerter AV-Zeit im Elektrokardiogramm. Appetitmangel ist bei Digitalisbehandelten in der Regel das früheste Symptom, so daß die anderen Erscheinungen noch nicht ausgeprägt sein müssen. Auch bei Drogen- und Alkoholabhängigkeit sowie bei Einnahme von zahlreichen Medikamenten kann Appetitmangel beobachtet werden.
Psychogene Ursache: Von allen Formen des Appetitmangels ist die psychogene Ursache wahrscheinlich die häufigste. Es gibt hier alle Schweregrade und Übergänge von der einfachen Unlust zum Essen bis zur völligen Nahrungsverweigerung bei der *Anorexia mentalis*.
Guter Appetit gilt als Ausdruck guter Gesundheit. Dieser Satz stimmt aber nur bedingt. Der *Heißhunger* spielt als differentialdiagnostisches Symptom eine bedeutend geringere Rolle. Meist ist die Freßsucht wohl ebenfalls psychogen bedingt. Sie ist eines der wenigen in der heutigen Gesellschaft tolerierten Laster, so daß sie auch bei Verdrängung anderer Triebe beobachtet wird. Bandwurmträger entwickeln kaum je einen besonders gesteigerten Appetit, dagegen essen Kranke mit Hyperthyreose oft reichlich.

Gewichtsverlust

Ein *abnormer Gewichtsverlust* kann eintreten
- infolge Unterernährung
- infolge ungenügender Resorption der Nahrungsstoffe (Malabsorption)
- infolge ungenügender Verwertung (Maldigestion)
- infolge vermehrten Verbrauchs.

Unterernährung kann die Folge von ungenügend zur Verfügung stehenden Nahrungsmitteln (Kriegszeiten, unterentwickelte Länder), hochgradiger Appetitlosigkeit bei schweren Krankheiten (Karzinom, vor allem Magenkarzinom) und mechanischen Hindernissen im Magen-Darm-Trakt (Stenose, Kardiospasmus bzw. Achalasie) sein. Appetitmangel aus psychischen Ursachen und Nahrungsverweigerung bei Anorexia mentalis führen ebenfalls zu Gewichtsverlust.
Verminderte Resorption ist beim Malabsorptionssyndrom verschiedenster Ursache, bei zu raschem Durchgang der Speisen (chronischer Durchfall) und gastrokolischen Fisteln für einen Gewichtsverlust verantwortlich.
Ungenügende Verwertung, sog. Maldigestion, findet man insbesondere bei gestörter gastraler, hepatischer und pankreatischer Funktion.
Gewichtsverlust findet sich auch beim Diabetes mellitus, weil Insulin für die Eiweißsynthese notwendig ist. Beim Hypopituitarismus (früher Simmondssche Kachexie) kann Gewichtsverlust durch Ausfall des anabol wirksamen Wachstumshormons vorkommen. Gewichtsverlust ist aber beim Hypopituitarismus keineswegs charakteristisch. Es gibt ausgesprochen dicke Kranke mit Hypophysenunterfunktion.
Vermehrter Verbrauch der Nahrungsstoffe durch die verstärkte katabole Wirkung von Thyroxin ist die Ursache eines oft beträchtlichen Gewichtsverlustes bei Hyperthyreose. Die Nahrungsaufnahme ist dabei meist sogar gesteigert, was die Abgrenzung gegenüber einer Tumorkachexie schon anamnestisch erlaubt.

Gewichtszunahme und **Adipositas** s. S. 63.

Müdigkeit

Müdigkeit ist ein besonders häufig geklagtes Symptom, aber differentialdiagnostisch selten führend.
Die Müdigkeit und das allgemeine Schwächegefühl kann *physiologische*, *pathologische* und *psychologische* Ursachen haben.

Physiologische Ursachen sind körperliche und geistige Überarbeitung (es bestehen enge Beziehungen zu den psychologischen Ursachen). Besonders ungünstig wirkt sich zu wenig Schlaf aus.
Als *pathologische* Ursachen kommen hauptsächlich Stoffwechselkrankheiten, endokrine Erkrankungen, Infektionen, Tumoren und Intoxikationen in Frage.

Bei den endokrinen Erkrankungen wird man besonders an die Addisonsche *Krankheit* denken. Wie bei allen organischen Krankheiten ist auch beim Addison die Müdigkeit am Abend stärker (tristesse du soir), was gegenüber der häufig geklagten Müdigkeit bei konstitutionellen Hypotonikern verwertet werden kann (wobei allerdings die Hypotonie nicht die Ursache, sondern nur koordinierter Ausdruck eines auch bei andern vegetativen Funktionen verlangsamten oder erniedrigten Reaktionsablaufs ist). Die vegetativ bedingte Müdigkeit ist in der Regel am Morgen ausgeprägter (tristesse du matin). Sozusagen alle endokrinen Stoffwechselkrankheiten müssen erwogen werden. Wenn dieses Symptom bei Menschen auftritt, welche früher nicht unter Müdigkeitserscheinungen gelitten haben, ist an Tumoren und versteckte Infektionen zu denken. Urämie und Anämie sind leicht auszuschließen. Nach durchgemachten Erkrankungen sind die Müdigkeit und abnorme Ermüdbarkeit Zeichen einer noch nicht abgeschlossenen Rekonvaleszenz.
Von den *chronischen Intoxikationen* spielt heute die

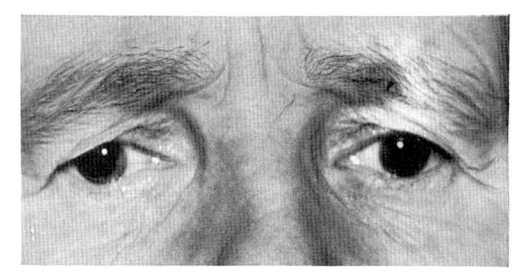

Abb. 2.3. Veraguthsche Falte des Oberlids bei Depression

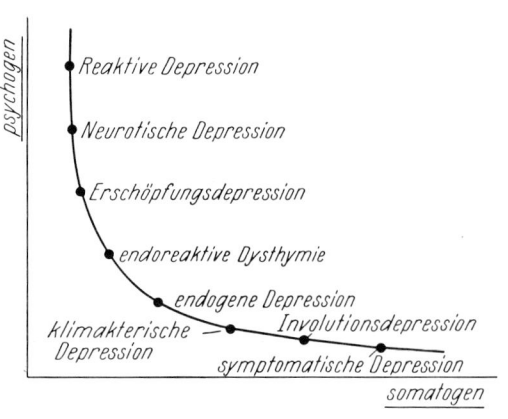

Abb. 2.4. Die *Depression* kann psychogen oder somatogen bedingt sein. Diese Darstellung soll zeigen, daß bei manchen klinisch wichtigen Formen beide Komponenten beteiligt sind (nach *Selbach*)

Müdigkeit bei schweren *Rauchern* als Folge chronischer CO-Intoxikation die Hauptrolle. Aber auch bei allen anderen Intoxikationen kann die Müdigkeit oft das einzige Symptom sein, das die Kranken empfinden. Eine entsprechende, gerichtete Anamnese ist daher unerläßlich.

Bei Müdigkeit muß immer auch daran gedacht werden, daß irgendeine *Sucht* vorliegen könnte (außer den klassischen Suchtmitteln auch moderne Tranquilizer). Die *psychogen* bedingte Müdigkeit steht in enger Beziehung zur **Depression**. Depressive Zustände sind in der allgemeinen und internistischen Praxis sehr häufig und werden, weil der Arzt oft nur das in der Psychiatrie gelernte Bild der schweren Depressionen kennt, häufig verkannt. Die Mehrzahl der Patienten, welche wegen Müdigkeit den Arzt aufsuchen, sind Depressive. Nebst der Müdigkeit stehen bei dieser Patientengruppe andere auf Organe bezogene Beschwerden (Magen-Darm, Herz, Gelenke) oder Klagen über Schlafstörungen, Leistungsschwäche, Impotenz im Vordergrund. In der Regel wirken solche Patienten auch müde, schwerfällig, gehemmt, lustlos, niedergedrückt (Abb. 2.3), andere sind eher ruhelos, fühlen sich gehetzt, sind agitiert. Die Diagnose „Depression" verlangt auch, daß die Frage nach der Ursache gestellt wird. Es gibt prinzipiell 3 Formen:
1. die vorwiegend *reaktive* (also psychogene) Form,
2. die vorwiegend *endogene* Form (Cyklothymie, echte Melancholie),
3. *Symptomatische* (somatogen bedingte Form bei schweren körperlichen Erkrankungen).

Diese Formen sind, was die Beurteilung so sehr erschwert, selten rein, sondern zeigen alle Übergänge (Abb. 2.4). Die Differenzierung ist aber therapeutisch sehr wichtig, weil die reaktiven Formen vorwiegend durch die Einflußnahme auf das auslösende Erlebnis oder Mithilfe bei dessen seelischer Verarbeitung, die endogene Form aber durch die modernen Psychopharmaka behandelt werden müssen.

Der *reaktiven* Depression können wiederum verschiedene Ursachen zugrunde liegen. Von der „physiologischen Traurigkeit" auf ein Erlebnis können über die *neurotische Depression* (abnorme Erlebnisreaktionen) und die *Erschöpfungsdepression* nach psychischen Dauerbelastungen verschieden gefärbte erlebnis-reaktive Depressionen unterschieden werden. Fast immer spielt ein Vereinsamungsgefühl eine besonders wichtige Rolle. Die *Entwurzelungsdepression* der Flüchtlinge und die *Involutionsdepression* unserer Alten (Übergang zur somatischen Depression) sind Beispiele. Aber auch somatische Krankheiten wie Hirntumoren (vor allem Temporallappen) können während einiger Zeit als gewöhnliche Depression imponieren.

Körperliche Symptome sind bei depressiver Reaktion oft im Vordergrund.

Außer der eigentlichen *Melancholie* sind folgende Symptome bei Depressiven anzutreffen: *Ängstlichkeit*, die sich bis zu Angstzuständen steigern kann, ist das zweithäufigste, oft verkannte Symptom. Schlechte Laune, Schlaflosigkeit – sowohl Einschlaf- wie Durchschlafstörung –, Verlangsamung, psychische Beschäftigung mit sich selbst, Müdigkeit, Brustschmerzen und *Dysästhesien*.

Müdigkeit ist ein ausgeprägtes meteorotropes Symptom bei *Wetterfühligkeit*. Das Phänomen der Wetterfühligkeit ist zwar in seinen Mechanismen nicht aufgeklärt, aber in den Alpenländern eine unbestreitbare empirische Tatsache, worunter 5–10% der Bevölkerung leiden. Biotrop wirksame Wetterlagen sind Kalt- oder Warmfrontpassagen und Föhnsituationen, und zwar in der Vorföhnperiode. Betroffen werden fast ausschließlich Vegetativ-Labile.

Schlaflosigkeit

Die Schlaflosigkeit ist ebenfalls sehr komplexer Natur und daher differentialdiagnostisch nicht einfach zu deuten.

Es können drei Formen der Schlaflosigkeit unterschieden werden: Einschlafschwierigkeit, Erwachen mitten in der Nacht, Erwachen frühmorgens.
– Am häufigsten ist die Schlaflosigkeit *psychogen* bedingt. Die psychogenen Ursachen sind wohl ebenfalls sehr mannigfaltig. Vom Sich-nicht-loslösen-Können von Problemen, mit denen sich die Patienten intensiv beschäftigen (Geistesarbeiter,

seelische Schwierigkeiten usw.) bis zur Freudschen Erklärung, daß Schlaflosigkeit Beischlaflosigkeit bedeute, gibt es eine weite Skala von Ursachen. Der *pavor nocturnus* der alten Ärzte, der durch einen unbestimmten Alpdruck mit Erstickungsgefühl, aber ohne Schmerzen, charakterisiert ist, hängt – sofern organisch bedingte Ursachen nicht aufgedeckt werden können – bei Erwachsenen oft mit der von Freud gegebenen Erklärung zusammen. Die zweithäufigste Ursache von Schlaflosigkeit liegt in der Einnahme von *Genußmitteln* oder *Medikamenten*. Koffein (in Kaffee oder Tee), Thyreoideapräparate und Weckamine (Amphetamin) führen bei manchen Personen zu Schlafschwierigkeiten. Bei der sehr verbreiteten *Schlafmittelsucht* wird Schlaflosigkeit auch beim Entwöhnungsversuch von diesen Mitteln häufig beobachtet.

- Von den organisch bedingten sind die *kardialen Ursachen* in erster Linie zu nennen. Bei der Herzinsuffizienz verhindert die *Dyspnoe* den normalen Eintritt des Schlafzustandes, bei manchen Herzkranken wird ein latenter Cheyne-Stokesscher Atemtypus durch das Vagusüberwiegen beim Einschlafen manifest und kann sich sehr unangenehm auswirken. Sensible Kranke werden nächtelang durch die sich manifestierende Cheyne-Stokessche Atmung wachgehalten. *Nykturie* verhindert ebenfalls eine ungestörte Nachtruhe.
Angina pectoris-Patienten werden in fortgeschrittenen Stadien durch Schmerzanfälle geweckt. Diese nächtlichen Attacken werden durch verschiedene Mechanismen (Vagusüberwiegen, flache Körperlage mit folglicher Mehrbelastung des linken Ventrikels) ausgelöst.
- Bei chronischen Erkrankungen der *Respirationsorgane* verursacht der nächtliche *Husten* nicht selten Schlaflosigkeit.
- Schlaflosigkeit wird auch durch Krankheiten des *Magens* oder *Darmes* verursacht. Die Schmerzen bei *Hiatushernie* treten in der Regel kurz nach dem Zubettgehen auf. Die Schmerzen beim *Ulcus duodeni* stellen sich nach mehreren Stunden Schlaf oder gegen Morgen ein.
- Von den Krankheiten des *Urogenitaltraktes* führt hauptsächlich die *Prostatahypertrophie* mit häufigem Urinieren zu Schlafstörungen.
- Bei den *endokrinen* Krankheiten ist die Schlaflosigkeit wichtigstes Symptom beim *Hyperthyreoidismus*. Auch im *Klimakterium* wird häufig Schlaflosigkeit angetroffen.
- Die nächtlichen „restless legs" ohne faßbare Ursache müssen gelegentlich von Schmerzzuständen bei arteriellen *Durchblutungsstörungen* in fortgeschrittenen Stadien und von *polyneuritischen Schmerzen* abgegrenzt werden.

Schlafsucht

Die Schlafsucht ist gegenüber der Schlaflosigkeit eine sehr viel seltenere Klage der Patienten. Die psychische Ursache überwiegt alle andern Gründe bei weitem. Vermehrtes Schlafbedürfnis wird noch beobachtet in der Rekonvaleszenz nach schweren Krankheiten, bei Hypothyreoidismus und bei Enzephalitis. Schlafsüchtige Kranke sind aber praktisch immer auf *Medikamentenabusus* verdächtig.

Juckreiz

Es können der lokalisierte und der generalisierte Juckreiz unterschieden werden. Beim *lokalisierten* Juckreiz liegt fast immer eine lokale Hautveränderung vor, welche dermatologisch abgeklärt werden kann. Es gibt aber auch Allgemeinerkrankungen, welche zu lokalisiertem Juckreiz prädisponieren (z.B. Pruritus analis bzw. genitalis). Dazu gehören vor allem der Diabetes mellitus, Würmer und die Neurodermitis. Der *generalisierte Juckreiz* ist differentialdiagnostisch bedeutungsvoller. Wenn er als Begleiterscheinung von sichtbaren *Dermatosen* ausgeschlossen werden kann, sind abzuklären:
Allergische Reaktionen
   (Arzneimittel verschiedenster Art mit und ohne sichtbare Hautveränderungen inkl. Urtikaria).
Endokrine Erkrankungen
   (vor allem Diabetes mellitus, auch Hyperthyreose).
Hautkrankheiten
   verschiedenster Art mit kaum oder nur zeitweise sichtbaren Effloreszenzen.
Leberkrankheiten
   (Verschlußikterus, Hepatitis – cholostatische Form, primär-biliäre Zirrhose).
Nierenkrankheiten
   (suburämische und urämische Zustände bei verschiedensten zugrundeliegenden Nierenaffektionen).
Erkrankungen des hämatopoetischen Systems
   (Lymphogranulom [sehr häufig], Polyzythämie, Leukämien, Lymphosarkom [selten]).
Maligne Tumoren
   (in seltenen Fällen bei Karzinom verschiedenster Organe).
Pruritus senilis (sehr häufig).
Juckreiz *psychogener* Art (sehr häufig).

Herzklopfen

Die *Stauungsinsuffizienz* und der *Herzinfarkt*, also die beiden häufigsten Herzkrankheiten, gehen im allgemeinen *nicht* mit auffälligem Herzklopfen einher. Herzklopfen ist ein häufig geklagtes Symptom bei *Klappenfehlern*: Mitralstenose, Aorteninsuffizienz; bei *Rhythmusstörungen*: Vorhofflimmern und Vorhofflattern (besonders bei der paroxysmalen Form), *Extrasystolie*; bei Zuständen, die mit erhöhtem Schlagvolumen einhergehen: *Morbus Basedow, Anämie, Sympathikotonie* aus infektiös-toxischer, aber hauptsächlich *nervöser* Ursache. Besonders die emotionelle Entscheidung ist mit Empfindungen am Herzen verknüpft.

Singultus

Die differentialdiagnostische Bedeutung des persistierenden Singultus ist *gering*. Im allgemeinen handelt es sich um Schwerkranke. Der Schluckauf kann peripher oder zentral ausgelöst werden, wobei aber der genaue Mechanismus nicht bekannt ist.
Periphere Auslösung wird beobachtet bei
– Reizung der Magenschleimhaut
– Magendilatation
– Reizung des Peritoneums, der Pleura, des Mediastinums, des Perikards, des Zwerchfells.

Zentrale Auslösung kommt vor bei
– Urämie
– Enzephalitis
– Enzephalomalazie.

Oft lassen sich verschiedene Möglichkeiten für die Auslösung eines persistierenden Singultus finden. Häufiger kann keine bestimmte Ursache verantwortlich gemacht werden. Das Symptom stellt sich bei schweren internmedizinischen Erkrankungen und nach chirurgischen Eingriffen ein.

Erbrechen

Wenn ein Kranker während *längerer Zeit* erbricht, denkt der Arzt in erster Linie an eine *Magenkrankheit*. Magenaffektionen sind aber durchaus nicht die häufigste Ursache des Erbrechens. Nur die *Pylorusstenose* (benigne und maligne) mit dem typischen massigen Erbrechen von mehreren Stunden früher eingenommenen Speisen und manche *Gastritisformen*, vor allem die alkoholische mit dem morgendlichen Erbrechen von Schleim (Vomitus matutinus) zeigen dieses vieldeutige Symptom gesetzmäßig. Der *Ulkuskranke* erbricht in der Regel *nicht*. Häufig wird Erbrechen bei *Gallenblasenaffektionen* und chronischer *Pankreatitis* beobachtet, manchmal als einziges auffälliges Symptom. Selten ist Erbrechen bei *Ösophaguserkrankungen* (vor allem Divertikel und Stenose in den tieferen Abschnitten, Karzinom!). Das Erbrochene ist bei dieser Genese typischerweise nicht sauer.
Die Abgrenzung des Erbrechens des *Neurotikers* ist oft eine besonders heikle Aufgabe. *Intoxikationen* exogener und endogener Art gehören zu den häufigsten Ursachen. Die Erwähnung der *Digitalis*überdosierung gehört an erste Stelle; auch nach erlaubter oder versteckter Einnahme anderer Medikamente ist zu fahnden. Von den endogenen Intoxikationen ist die schleichend sich entwickelnde *Urämie* vor allem auszuschließen; ein hepatisches Koma zeigt sich gelegentlich durch massiv einsetzendes Erbrechen an. Auch der Morbus Addison kann mit Erbrechen auftreten. Das Übersehen einer *Hyperemesis gravidarum* ist peinlich. Erbrechen als Ausdruck von *Hirndrucksteigerung* und beim *Menièreschen Syndrom* (anfallsweise!) muß stets in Betracht gezogen werden.

Beim *akut einsetzenden Erbrechen* ist die ganze Differentialdiagnostik des akuten Abdomens durchzudenken – aber auch nie zu vergessen, daß eigentlich bei jeder akut einsetzenden Erkrankung, vor allem auch bei den Infektionskrankheiten, Erbrechen ein häufiges und ganz unspezifisches Symptom ist.

Impotenz

Die *Impotentia coeundi* (Unfähigkeit den Sexualakt zu vollziehen) ist in höherem Alter (individuell allerdings stark verschieden) physiologisch. Am häufigsten ist die Impotenz *psychogen* auf Grund verschiedenster Ursachen. Als Symptom wird sie bei folgenden Krankheiten beobachtet:
– *Veränderungen der Genitalien* (Phimosen, Balanitis, Prostatitis usw.).
– *endokrinen Erkrankungen* (Hypogonadismus, Hypopituitarismus, Nebenniereninsuffizienz, Hypothyreoidismus).
– *Allgemeinerkrankungen:* Diabetes mellitus, Rückenmarkserkrankungen, Vergiftungen (Alkoholismus, Morphinismus), starke Raucher (mit beginnendem Morbus Buerger der A. testicularis); jede schwere Erkrankung und allgemeine Müdigkeit kann Impotenz während längerer Zeit bedingen (physiologische Ermüdung des Mannes bei intensiver beruflicher Beanspruchung).

Die *Impotentia generandi* (männliche Sterilität) ist bei erhaltener Potentia coeundi Folge von
– *Unfähigkeit, Spermatozoen zu bilden* (gestörte Spermatogenese) bei fehlenden Testes, manchmal *Kryptorchismus*, atrophierten Testes (posttraumatisch, postinfektiös z.B. nach Mumps), Hypogonadismus, Hypothyreoidismus, Überbelastung mit Testosteron (Testosteron hemmt Spermatogenese), Röntgenbestrahlung, Klinefelter Syndrom, Senilität.
– *Verlegung der Samengänge* (nach Infektionen, Traumen, Prostataerkrankungen).

Ist eine Ursache nicht klar ersichtlich, müssen *Azoospermie* (Fehlen von Spermatozoen in Samenflüssigkeit), *Oligospermie* (verminderte Spermatozoen) oder *Nekrospermie* (hoher Prozentsatz unbeweglicher Spermatozoen) durch eine Samenanalyse differenziert werden.

Amenorrhoe

Auch die Amenorrhoe ist ein Symptom und keine Krankheit. Die zugrundeliegenden möglichen Ursachen sind folgende:
– *Kongenitale Mißbildungen*
– *Allgemeinerkrankungen:* Diabetes mellitus, Unterernährung, Tuberkulose, Infektionskrankheiten.
– *emotionell-psychogene Ursachen:* Konflikte, Angst

vor Schwangerschaft, psychischer Schock, Änderung der Umgebung (Reiseamenorrhoe junger Mädchen), Anorexia nervosa.
- *Endokrine Erkrankungen:* vorzeitige Menopause, Östrogene bildende Tumoren (Granulosazelltumor, Thekazelltumor), maskulinisierende Tumoren (Arrhenoblastome), Stein-Leventhal-Syndrom (polyzystische Ovarien); Röntgenbestrahlung, Hypopituitarismus (fehlendes follikelstimulierendes Hormon [FSH] oder luteinisierendes Hormon [LH]). Akromegalie, Sheehan-Syndrom. Hypothyreose, Hyperthyreose, Cushing-Syndrom, Turner-Syndrom (s. S. 52).

Psychische Störungen

Die Beurteilung des *Geisteszustandes* gehört zu jedem ärztlichen diagnostischen Bemühen. Typische *psychopathologische Syndrome* erlauben Rückschlüsse auf körperliche Krankheiten. Oft klagt weniger der Patient selbst; aber seiner Umgebung sind Symptome *intellektueller* (Merkfähigkeitsstörung, Gedankenarmut usw.) oder *affektiver* Art (Angst, Unbeherrschtheit, Veränderung von Stimmung, Antriebslosigkeit, Stimmungslabilität) aufgefallen.

M. BLEULER (1961) unterscheidet 4 Hauptgruppen körperlich bedingter Störungen:
- die *diffuse Hirnatrophie* (bei Senilität, Arteriosklerose) mit organischem Psychosyndrom im eigentlichen Sinn.
- der *umschriebene* Hirnherd bei Enzephalitis, Tumoren usw. mit *hirnlokalem* Psychosyndrom, bei welchem charakteristischerweise *nur* die *affektiven* Störungen (Veränderung von Stimmung, Antriebshaftigkeit und Trieben) hervortreten, dagegen die intellektuellen Fähigkeiten kaum gestört sind.
- *Endokrine Krankheiten* mit *endokrinem Psychosyndrom* mit gleicher Symptomatologie wie beim hirnlokalen Psychosyndrom.
- Akute, schwere (allgemein körperliche oder zerebrale) Zustände (Rausch, Narkose, Fieberdelir, Agonie) mit *akutem exogenem Reaktionstypus* (Bewußtseinsverminderung oder -verschiebung oder Verarmung und Entdifferenzierung). Der exogene Reaktionstypus kann auch als Verlust von Klarheit, Ordnung und Zielgerichtetheit psychischer Vorgänge imponieren. Diese Form ist am schwersten gegenüber psychoneurotischen und schizophrenen Störungen abzugrenzen.

Literaturauswahl

Bleuler, M.: Diagnostik in der Psychiatrie: Rückschlüsse auf körperliche Erkrankungen aus psychopathologischen Syndromen. Kurse ärztl. Fortbild. 11 (1961) 567
Constam, G.R.: Über die Differentialdiagnose des Diabetes mellitus. Schweiz. med. Wschr. 90 (1960) 333
Dies, F., S. Rangel und A. Rivera: Differential Diagnosis between Diabetes insipidus and compulsive Polydipsia. Ann. intern. Med. 54 (1961) 710
Förster, H., F. Schulz, K. Schöffling, M. Haslbeck, H. Mehnert: Frühzeitige Diagnostik der diabetischen Stoffwechselstörung. Dtsch. Ärztebl. 23 (1974) 1679
Förster, H., H. Mehnert: Kohlehydratstoffwechsel. In Siegenthaler: Klinische Pathophysiologie, 2. Aufl., Thieme, Stuttgart 1973 (S. 34)
Frehner, H.U.: Diabetes-Fibel, 2. Aufl., Thieme, Stuttgart 1968
Labhart, A.: Das hypothalamo-neurohypophysäre System. Unterfunktion des Hypothalamus-Neurohypophysensystems: Diabetes insipidus. In: Labhart: Klinik der inneren Sekretion, 2. Aufl. Springer, Berlin 1971 (S. 46)

Krüskemper, H.L.: Krankheiten der Hypophyse. In Hornbostel/Kaufmann/Siegenthaler: Innere Medizin in Praxis und Klinik, Bd. I. Thieme, Stuttgart 1973 (S. 4–3)
McKusick, V.A.: The genetic approach to the study of gastrointestinal disease. Editorial. Gastroenterology 39 (1960) 505
Mörikofer, W.: Unsere heutigen Anschauungen zum Problem der Wetterfühligkeit. Ann. Schweiz. Ges. Baln. und Klimat. 46–48 (1957–1959) 129
Rogers, J.C., J.H. Houseworth: Large fibrogenic tumors and hypoglycemia. J. Amer. med. Ass. 178 (1961) 1132
Selbach, H.: Klinische und theoretische Aspekte der Pharmakotherapie des depressiven Syndroms. Wien. med. Wschr. 110 (1960) 264
Stoeckle, J.D. u. G.E. Davidson: Bodily complaints and other symptoms of depressive reaction. J. Amer. med. Ass. 180 (1962) 134
Winkelmann, R.K.: Pruritus related to systemic disease. Proc. Mayo Clin. 36 (1961) 187

3 Körperliche Ausdrucksformen und Habitus

W. Siegenthaler und S. Jenny

Die Haltung

Wohl am eindrücklichsten zeigt sich die diagnostische Bedeutung der Haltung beim *Parkinsonismus*. Die leicht vornübergebeugte, steife Haltung, gepaart mit verlangsamten, zitternden Bewegungen, ist beim Parkinsonkranken nicht zu verkennen (Abb. 3.1). Wirbelsäulenaffektionen, besonders der Morbus Bechterew, erwecken ebenfalls den Eindruck von Steifigkeit, die Bewegungen der Extremitäten sind aber kaum betroffen.

Lage und Stellung

Die Art und Weise, wie sich die Kranken im Bette spontan lagern, ist für manche Krankheiten sehr charakteristisch (Abb. 3.2).

Die voll entwickelte, schwere *Meningitis* läßt sich aus dem nach hinten ins Kissen gepreßten Kopf unschwer diagnostizieren, wobei, solange die Kranken noch bei Bewußtsein sind, jede Kopfbewegung peinlich vermieden wird. Die Knie sind gebeugt, der Opisthotonus ist aber nur in besonderen Fällen auffallend. Eine ähnliche Stellung wird bei Tetanus gesehen. Hochgradiger Opisthotonus (sog. arc de cercle) ist eher auf Hysterie verdächtig. Diese im letzten Jahrhundert geläufige hysterische Reaktion wird heute allerdings nur noch selten beobachtet.

Bei *Bauchkoliken*, verursacht durch *viszeralen* Eingeweideschmerz, wälzt sich der Kranke im Bett, der Arzt findet ihn in zusammengekauerter Stellung. Diese Haltung kontrastiert sehr eindrücklich mit der Haltung bei Schmerzen, die vom *parietalen* Peritoneum ausgehen. Bei *Peritonitis* vermeidet der Kranke peinlich jede Bewegung und bemüht sich auch möglichst, das gespannte Abdomen nicht zu berühren. Im Gegensatz dazu wird beim Kolikschmerz Pressen als Erleichterung empfunden.

Die *sitzende Stellung* im Bett weist sofort auf eine *orthopnoische* Atmung hin. Sie läßt aber an sich die Unterscheidung zwischen kardialer und pulmonaler Dyspnoe nur bedingt zu. Der kardiale Patient sitzt im Bett, der pulmonal Insuffiziente liegt flach. Von dieser Regel gibt es aber wegen der gegenseitigen Beeinflussung beider Krankheiten manche Ausnahmen.

Patienten mit *Vorhofmyxom* liegen flach, weil sie in aufrechter Stellung leichter kollabieren. Eine *kauernde* Stellung (squatting) wird von zyanotischen Kindern mit Fallot-Tetralogie bevorzugt.

In *sitzender* Stellung empfinden Kranke mit *Pankreas-Karzinom* ihre Schmerzen weniger stark.

Gang

Auch der *Gang* weist mit den kleinen trippelnden Schritten (marche à petits pas) auf *Parkinsonismus* hin. Die Propulsion und Retropulsion kann dem aufmerksamen Beobachter schon beim Gehen bzw. Anhalten der Kranken sichtbar werden. Der breitspurige, ataktische Gang der *Tabiker* ist äußerst charakteristisch und das Gehen bei fortgeschrittener *multipler Sklerose* mit den paretischen Beinbewegungen, die

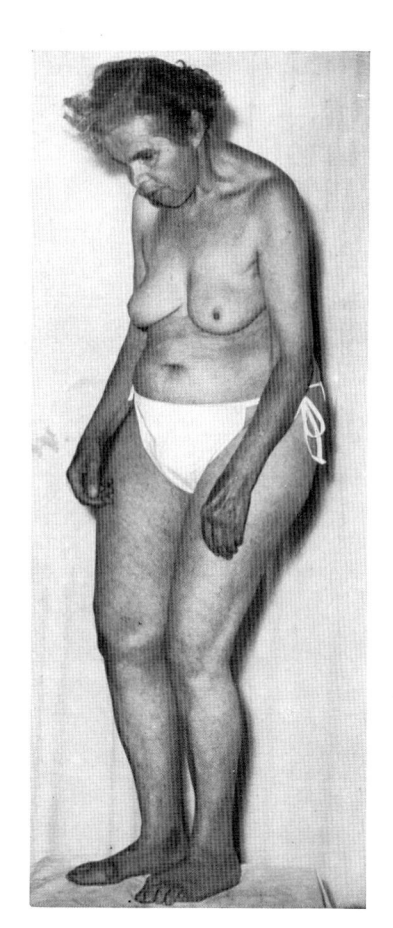

Abb. 3.1. Typische Haltung bei *Parkinsonismus*

3 Körperliche Ausdrucksformen und Habitus

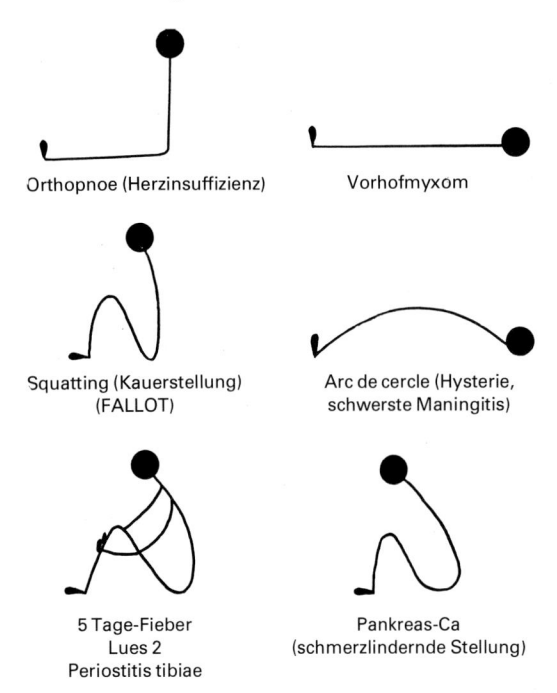

Abb. 3.2. *Stellungen:* Einfluß einiger Krankheiten oder Krankheitszustände auf die *Körperlage*

Orthopnoe (Herzinsuffizienz)

Vorhofmyxom

Squatting (Kauerstellung) (FALLOT)

Arc de cercle (Hysterie, schwerste Maningitis)

5 Tage-Fieber
Lues 2
Periostitis tibiae

Pankreas-Ca (schmerzlindernde Stellung)

beim genauen Hinsehen den Intentionstremor deutlich erkennen lassen, wird man sich leicht einprägen.
Der Gang *Hemiparetischer* mit der typischen *Zirkumduktion* ist nicht zu verkennen, während bei der *hysterischen Gangstörung* das Bein meist auf dem Boden *gerade* schleifend nachgezogen wird.
Bei der *Littleschen Krankheit* (Diplegia spastica) werden die Knie adduziert und beim Gehen gekreuzt (scherenförmiger Gang). Der *Steppergang,* bei welchem die Fußspitze mangels Dorsalflektion am Boden schleift, so daß die Knie abnorm gehoben werden müssen, ist Zeichen einer Peronaeuslähmung und läßt entweder an eine toxische oder diabetische Polyneuropathie denken.

Sprache und Stimme

Eine *neurologische Affektion* ist bei Sprachstörungen immer in erster Linie auszuschließen. Neben der Bulbärparalyse können *enzephalomalazische* Herde in anderen Lokalisationen die Sprache beeinträchtigen (Brocasches Feld). Man denke auch an *Hirntumoren* und andere raumfordernde Prozesse.
Die *Sprache* zeigt bekanntlich besonders ausgeprägte Abweichungen bei der progressiven *Paralyse,* wobei das Stolpern schon im gewöhnlichen Gespräch, aber besonders beim Versuch, schwierige Worte (liebe Lilly Lehmann, dritte reitende Artilleriebrigade) auszusprechen, manifest werden kann, ferner bei der *multiplen Sklerose* mit abgehackter, skandierender Sprechweise.
Bei der Parkinsonschen Krankheit wird die *Stimme* im fortgeschritten Stadium so leise, daß die Verständigung stark erschwert ist.
Störungen der *Artikulation* lassen auch an Zungen- oder Mundhöhlenerkrankungen, näselnde Sprache an krankhafte Prozesse im Nasenrachenraum denken (Tonsillarabszeß, Tumoren, Sinusitis, Polypen, Gaumensegellähmung).
Heiserkeit weist oft auf *Rekurrenslähmung* hin, welche bei *Aortenaneurysmen, Mediastinal-* und *Bronchialtumoren* beobachtet wird. Seltener ist die Rekurrenslähmung bei *Mitralstenose* und *offenem Ductus Botalli.*
Selbstverständlich darf auch die Möglichkeit eines krankhaften Prozesses an den *Stimmbändern* selbst als Ursache der Heiserkeit nicht vergessen werden (Karzinom, Laryngitis, Tuberkulose, Sängerknötchen).
Tritt bei *Struma* Heiserkeit auf, ist der Verdacht auf Malignität gerechtfertigt.
Als Ausdruck *neurologischer Erkrankungen* kommt Heiserkeit bei *Polyneuritis* (postdiphtherisch, Thalliumintoxikation), bei *Tabes dorsalis* und *Bulbärparalyse* vor.
Beim *Myxödem* sind Heiserkeit mit tiefer Stimme als Folge allgemeiner Innervationsschwäche und verlangsamte Sprache eine typische Erscheinung.
Andere endokrine Erkrankungen zeigen eine Beeinträchtigung der Stimme. Beim *Morbus Addison* und bei der *Hypophyseninsuffizienz* ist die Stimme in der Regel schwach. Eine normale Stimme schließt diese Diagnosen sozusagen aus. Infolge abnormen Wachstums des Larynx ist bei der *Akromegalie* die Stimme oft heiser und rauh. Bei schweren *Allgemeinerkrankungen* überhaupt ist Heiserkeit (ohne den für Myxödem charakteristischen tiefen Beiklang) ein häufiges Begleitsymptom (z.B. Herzinfarkt).
Auch auf rein *nervöser Grundlage* („es hat mir die Stimme verschlagen") kann Heiserkeit auftreten. Typisch für nervöse Heiserkeit ist der rasche Wechsel der Stimmqualität.
Die *hysterische Dysphonie* ist oft von *theatralischen Äußerungen begleitet.* Heisere tiefe Stimme bei älteren Frauen erlaubt die Diagnose einer schweren *Raucherin,* allenfalls ist sie die Folge einer Osteoporosebehandlung mit *anabolen Hormonen.*
Bei der *Myasthenia gravis* wird die Stimme gelegentlich als Initialsymptom leise (gutes Ansprechen auf Prostigmin).
Vorübergehend schwache Stimme ist auf *Vergiftungen* verdächtig (Barbiturate, Atropin, Trichloraethylen, Botulismus). Alkoholiker, besonders Biertrinker, sind oft heiser.

Gesicht

Beim *Parkinsonismus* geht die steife Mimik, welche den Eindruck des Maskengesichts erweckt, oft den Haltungs- und Gangveränderungen voraus. Beim *Maskengesicht* ist der Ablauf der Muskelbewegun-

3 Körperliche Ausdrucksformen und Habitus   37

gen zäh und dysharmonisch. Das Bild wird vervollständigt durch das *Salbengesicht* (Seborrhoe) und in schweren Fällen durch den gesteigerten Speichelfluß. Der auffallende Kontrast dieser äußerlichen Starre mit der wachen Intelligenz ist besonders typisch. Auch bei der *Polyarthritis rheumatica* kann manchmal ein ähnlicher Gesichtsausdruck beobachtet werden. Der oft läppisch-euphorische Gesichtsausdruck bei der *multiplen Sklerose* hat ebenfalls eine gewisse diagnostische Bedeutung.

Der *Risus sardonicus* bei *Tetanus* ist nicht zu verkennen. Er wird durch die tonische Starre auch der Lachmuskeln hervorgerufen. Das „Hämische" des tetanischen Lachens (Risus sardonicus) ist durch den „Trismus" (Einschränkung der Mundöffnung) bedingt. Die Diagnose des *schlaffen Paralytikergesichts* ist in der Regel schwer.

Beim *geröteten Gesicht* lassen sich manche Nuancen, welche auf verschiedene Krankheiten schließen lassen, differenzieren. Die *Facies rubra* beim *essentiellen Hochdruck* unterscheidet sich nur graduell von derjenigen der *Polyglobulie*, bei welcher aber meistens auch die stark geröteten Konjunktiven auffallen. Gerötete Wangen bei Vollmondgesicht weisen oft auf einen *Diabetes mellitus* hin (Abb. 3.3). Die *Mitralstenose* zeigt ebenfalls in manchen Fällen eine auffallende, durch erweiterte Gefäße bedingte Rötung der Wangen, welche zur Lippenzyanose kontrastiert, so daß von einem „Mitralstenosegesicht" gesprochen werden kann (Abb. 3.4). In viel ausgesprochenerem Maße finden sich diese Erscheinungen beim *metastasierenden Dünndarmkarzinoid*, wobei das Gesicht zudem durch mehr oder weniger häufig auftretende „flushes" während 1–2 Minuten gerötet wird (s. Abb. 21.64a und b).

Der *chronische Alkoholismus* ist bei gerötetem Gesicht mit Venektasien an Wange und Nase (häufig begleitet von chronischer Konjunktivitis, einem eigentümlich „leeren" Blick und einem feinschlägigen

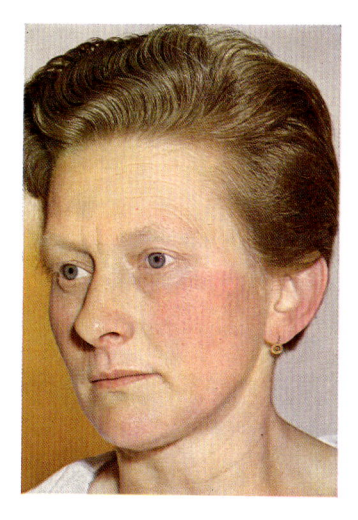

Abb. 3.4. Mitralstenosegesicht. Gerötete Wangen, leichte Lippenzyanose

Tremor der Hände) nicht zu verkennen. Größere Schwierigkeiten bereiten die *beginnenden* Fälle, besonders wenn sie zufällig bei bekannten Persönlichkeiten beobachtet werden. Ein Rhinophym unterstützt den Verdacht auf Alkoholabusus (Abb. 3.5). Ausgesprochene Unterwürfigkeit sichert die Diagnose (captatio benevolentiae bei schlechtem Gewissen der Alkoholiker). Das ausgesprochenste Vollmondgesicht findet sich beim M. Cushing (Abb. 14.8). *Sattelnase* ist typisch für *Lues congenita* (Abb. 3.6).

Bei akut fieberhaften Erkrankungen wird die intensiv gerötete Fazies oft bei *bakterieller Pneumonie* beobachtet und läßt sich sehr eindrücklich gegenüber der blaßfahlen Gesichtsfarbe der *Pleuritis exsudativa tuberculosa* abgrenzen. Das Nasenflügelatmen gibt dem Pneumoniegesicht das besondere Gepräge. Die bakterielle Pneumonie zeigt diese Erscheinungen in ausge-

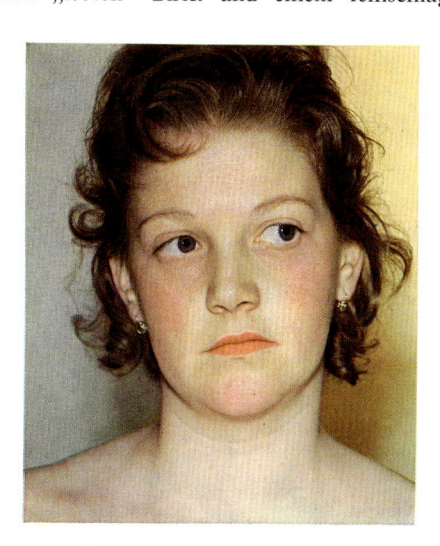

Abb. 3.3. Diabetikergesicht mit ausgeprägter Rubeosis faciei

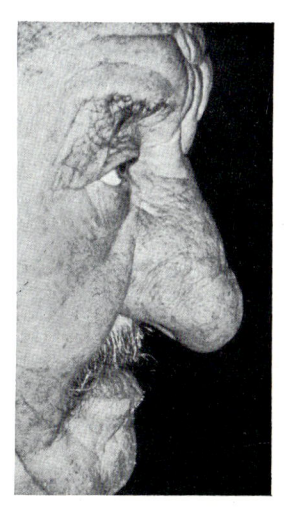

Abb. 3.5. *Rhinophym* bei Alkoholiker

38   3 Körperliche Ausdrucksformen und Habitus

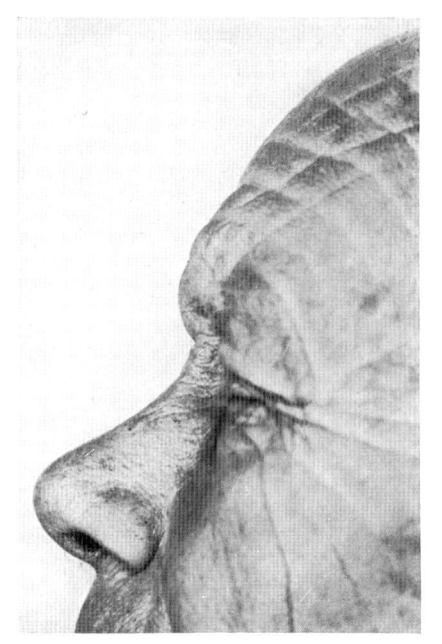

Abb. 3.6. *Sattelnase* bei Lues congenita

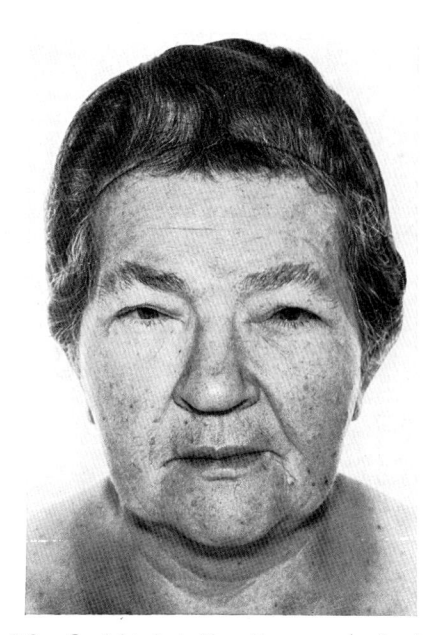

Abb. 3.8. Gesicht bei *Hypothyreose* (aufgedunsene Haut)

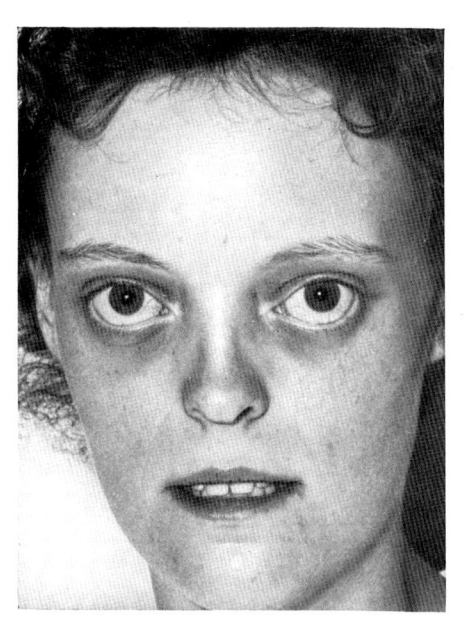

Abb. 3.7. Gesicht bei *Hyperthyreose* (Exophthalmus)

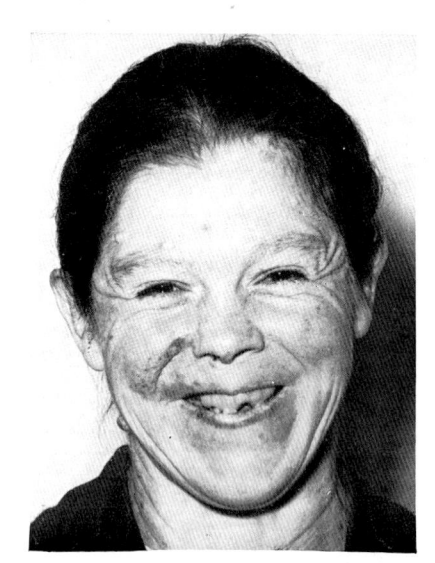

Abb. 3.9. Gesicht bei *Kretinismus*

prägtem Maße. Sie werden bei der Viruspneumonie vermißt.
Das *Fleckfiebergesicht* wird als „Bullengesicht" bezeichnet. Dieser Eindruck wird durch die Gedunsenheit, Rötung und die verquollenen Augen hervorgerufen. Da dem geübten Beobachter dieses Gesicht etwa gleichzeitig mit dem ersten Fieberanstieg erscheint, ist es ein wichtiges Symptom für die Frühdiagnose.
Die *Facies abdominalis* (Facies hippocratica) mit den blassen, eingefallenen Wangen, „spitzer" Nase, hohlen Augen, kalten Ohren und blau-zyanotischen Lippen ist sehr wesentlich für die Diagnose *abdomineller*, besonders *peritonealer* Erkrankungen.
Die vollentwickelte Basedowsche Krankheit hat ein so typisches Gesicht, daß sie auch von Laien erkannt wird. Der Exophthalmus, das Glanzauge, die schweißbedeckte Haut und der schüttere Haarwuchs sind charakteristisch. Die Basedowkranken machen einen ausgesprochen erschreckten Eindruck. Für dieses „Erschrecktsein" besteht aber durchaus nicht im-

mer eine äußere Veranlassung, so daß man vom Basedow als Ausdruck eines „eingefrorenen Schrecks" gesprochen hat (Abb. 3.7).
Die *nephrotischen Ödeme* sind besonders auffallend um die Augenlider und verleihen dem Träger das typische aufgedunsene Vollmondgesicht. Die Hautatrophie im Gesicht mit „hölzernem" Tasteindruck und straffen Partien im Mundbereich (die Patienten können den Mund nur noch wenig öffnen, was man als *Mikrostomie* bezeichnet) mit feiner Fältelung der Oberlippe ist fast immer führendes Symptom für die Diagnose der *Sklerodermie*. Die runzelige, trockene, aufgedunsene Gesichtshaut weist auf *Myxödem* hin (Abb. 3.8). Auf der gleichen Ursache (Schilddrüsenunterfunktion) beruht die runzelige Haut beim Sheehan-Syndrom.
Das läppische Aussehen des *Kretinen* (Abb. 3.9) und die durch Zunahme des Schädelumfanges bedingte Deformation beim Morbus Paget (Abb. 3.10) erlauben eine sofortige Blickdiagnose.

Es gibt viele seltene kongenitale Anomalien des menschlichen Gesichtes. Bekannt ist die *Dysostosis mandibulofacialis* mit folgenden Symptomen: schräg nach unten außen verlaufende Lidspalten (antimongoloide Deviation), Kolobombildung an den Lidern, Hypoplasie des Unterkiefers und Jochbogens, Deformationen des äußeren Ohres, hoher Gaumen und Gebißanomalien, backenbartähnlicher, präaurikulärer Haarwuchs. Gleichzeitiger Ventrikelseptumdefekt wird beschrieben.

Augen

Die eingehende Betrachtung der *Augen* ist bei jeder Krankenbeobachtung absolute Notwendigkeit und erlaubt oftmals eine Blickdiagnose.
Die Haare der Augenbrauen fehlen bei Hypopituitarismus (s. Abb. 15.9) oft lateral.
Doppelseitiger Exophthalmus *und weite Lidspalte*

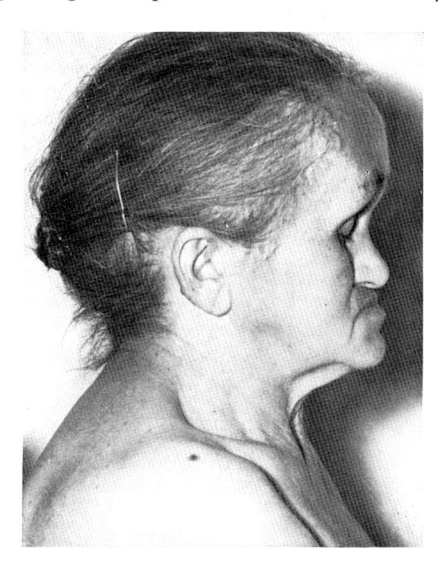

Abb. 3.10. Schädel bei *Morbus* Paget (Größenzunahme, Umfang 62 cm)

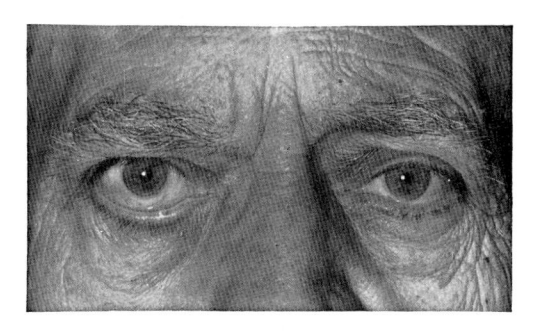

Abb. 3.11. Einseitiger *Exophthalmus* als Ausdruck einer Metastasierung in die Orbita bei Prostatakarzinom

sind typisch für Morbus Basedow (Abb. 3.7). Bei Leukämie (gelegentlich erhöhter Grundumsatz) wird Exophthalmus ebenfalls gesehen. Man findet allerdings Exophthalmus auch als *konstitutionelle Anomalie* und bei *Myopie*. Intraokuläre Tumoren, Schädelmetastasen, seltener Blutungen, Sinus-cavernosus-Thrombose, traumatisches Aneurysma intrazerebraler Gefäße, fortgeschrittene Fälle von Hirntumoren führen gelegentlich ebenfalls zu Exophthalmus. Oft ist der Exophthalmus bei diesen Ursachen auch *einseitig*.
Einseitiger Exophthalmus (Abb. 3.11) erfordert Abklärung folgender Möglichkeiten:
Tumoren
– Primäre Orbitatumoren
– Periorbitale Tumoren (Nasennebenhöhlen, Epipharynx, Gaumen)
– Intrakranielle Tumoren
    – subtentorielle (Kleinhirnbrückenwinkeltumor, Kleinhirntumor)
    – supratentorielle (Meningeom, Osteom, Chondrom der vorderen Schädelgrube)
– Metastasen
Vaskuläre Krankheiten
– Aneurysma. Beim post-traumatischen arterio-venösen Shunt zwischen A. carotis interna und Sinus cavernosus ist oberhalb oder lateral vom Auge oft das charakteristische kontinuierliche Shunt-Geräusch zu hören.
– Varikosis
Entzündliche Krankheiten
– Phlegmone, Thrombophlebitis, Sinus-cavernosus-Thrombose, Osteomyelitis, Tuberkulose, chronische Entzündung des Orbitagewebes
Parasiten
– Echinokokken
– Zystizerken
Systemerkrankungen
– Morbus Boeck
– Kollagenosen (z. B. Wegener-Syndrom)
Progressive okuläre Myopathie
Retikulosen, Leukämien (Mikulicz-Syndrom)
Phakomatosen
– Neurofibromatose v. Recklinghausen, Tuberöse

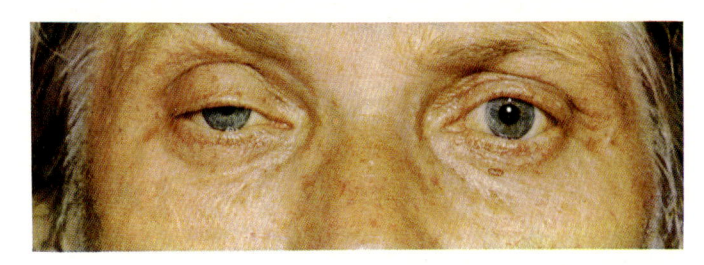

Abb. 3.12. Hornerscher Symptomenkomplex (Enophthalmus, enge Lidspalte, Ptose, enge Pupille) bei Struma

Sklerose, Angiomatose v. Hippel-Lindau, Angiomatose Sturge-Weber, Morbus Kaposi usw.
Knochenerkrankungen
Endokrine Krankheiten
– Basedow, maligner Exophthalmus
Pseudoexophthalmus
– hochgradige Myopie, Horner-Syndrom, Asymmetrie der Knochen

Man beachte auch, ob der Exophthalmus nicht durch Fettverlust in der Orbita vorgetäuscht ist. Die *weite Lidspalte* kann oftmals bei *Retinitis angiospastica* im Stadium der Präurämie beobachtet werden.
Der *Hornersche Symptomenkomplex* (Abb. 3.12) als Folge einer Lähmung des Halssympathikus (Ptose, Enophthalmus, enge Lidspalte und enge Pupille, eventuell Heterochromie der Iris) weist auf *Struma, Prozesse im Mediastinum, in der Lungenspitze, Syringomyelie, Halsrippe* hin. Viel seltener wird bei den gleichen Prozessen eine Sympathikusreizung mit *Erweiterung der Lidspalte* und einseitigem Exophthalmus beobachtet.
Eine enge Lidspalte als Folge einer Ptose des oberen Augenlides kommt bei Lähmung des N. oculomotorius aber auch als Symptom einer *Myasthenia gravis* vor. Es gibt auch die *familiäre Ptose der Augenlider* ohne klinische Bedeutung.
Die ikterische *Farbe der* **Skleren** ist in der Regel das erste Zeichen einer Leberkrankheit.
Bei leicht *blauer* Tönung (dünne, durchscheinende Skleren) (Abb. 3.13) suche man nach weiteren Zeichen der **Osteogenesis imperfecta** bzw. **Osteopsathyrosis** (Lobsteinsche oder Vrolicsche Krankheit), d.h. nach Schwerhörigkeit infolge Otosklerose, welche erst nach dem dritten Lebensjahrzehnt einsetzt, abnormer Brüchigkeit der langen Röhrenknochen, welche nach der Pubertät weniger ausgeprägt ist, losen Gelenken, Knochendeformierungen, Zahndeformitäten, Zwergwuchs (Abb. 3.14 a u. b). Der französische Maler *Toulouse-Lautrec* war wahrscheinlich mit dieser Krankheit behaftet. Dominant vererbt?

Es gibt ganz verschiedene Grade dieser mit verschiedenen Namen und Eigennamen belegten Krankheit. Die schwersten Fälle sind mit dem Leben nicht vereinbar, andere erreichen ein hohes Alter, wobei die Knochenbrüchigkeit mit steigendem Alter abnimmt.

Abnorme Knochenbrüchigkeit ist auch typisches Symptom der *Albers-Schönbergschen Marmorknochenkrankheit* (Störung der enchondralen Verknöcherung).
Der **Kayser-Fleischersche Hornhautring** (ringförmige, grüngelbbräunliche Verfärbung an der Grenze von Sklera und Hornhaut) ist für die *Wilsonsche Krankheit* weitgehend pathognomonisch (cave Verwechslung mit der grauen Verfärbung des Hornhautrandes, dem Greisenbogen bzw. Gerontoxon). Das *Gerontoxon* (Abb. 3.13), welches durch Lipoidablagerung zustande kommt, zeigt zwar bei Jugendlichen eine Störung des Fettstoffwechsels an, bei älteren Menschen kann aber aus dem Auftreten und Grad der Augenveränderung nicht auf das Ausmaß der Arteriosklerose der Gefäße geschlossen werden. Tritt das Gerontoxon deutlich bei unter 45jährigen in Erscheinung, ist im-

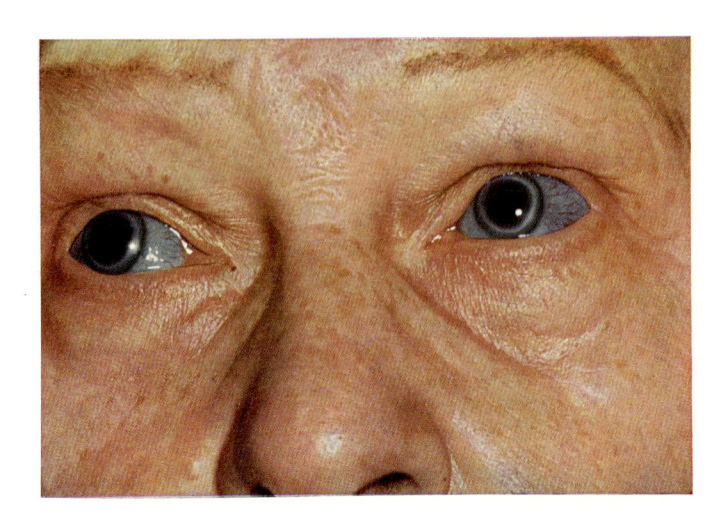

Abb. 3.13. *Blaue Skleren* bei Osteogenesis imperfecta, 61j. Frau (unabhängig von der Grundkrankheit ausgesprochenes Gerontoxon)

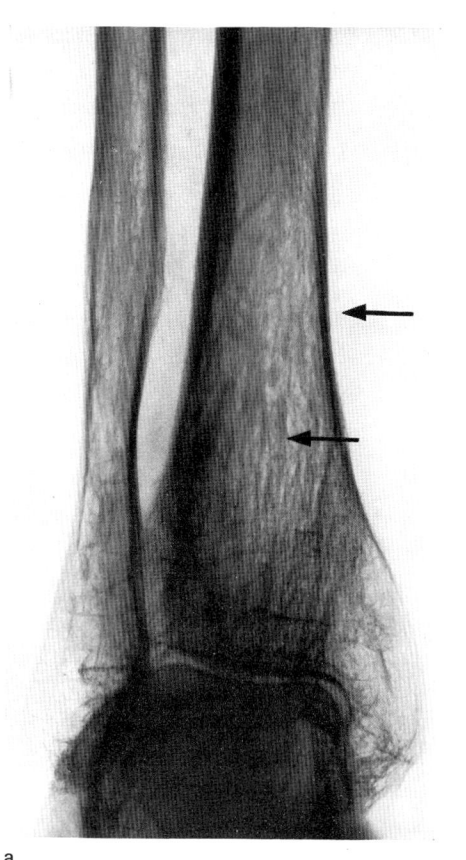

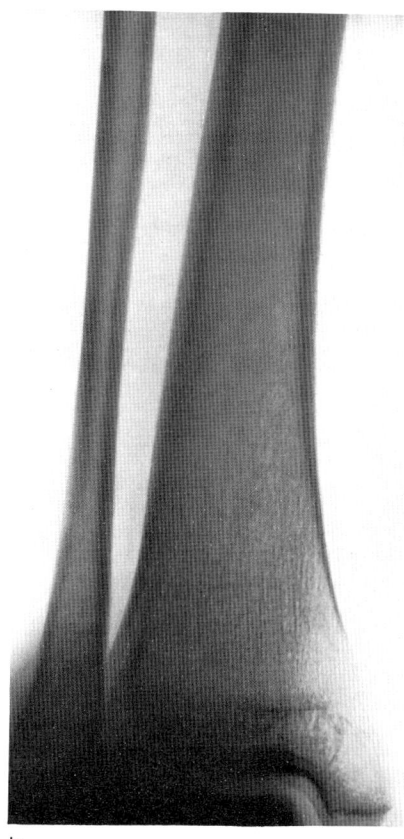

Abb. 3.14a u. b. Knochenveränderungen bei *Osteogenesis imperfecta.* a) Die *osteoporotische* Knochenstruktur mit stark *verdünnter* Kortikalis (a) erklärt im Vergleich zum Normalbild (b) anschaulich die für diese Krankheit charakteristische erhöhte Knochenbrüchigkeit

merhin eine Beziehung zur Gefäßarteriosklerose wahrscheinlich.

Die Farbe der **Iris,** der ungleiche Pigmentgehalt beider Augen und die Differenz in der Farbe der Regenbogenhaut zwischen beiden Augen (Heterochromie) haben trotz vielen entsprechenden Versuchen durch die „Augendiagnostiker" keine gesicherten Zusammenhänge mit Erkrankungen der inneren Organe.

Das Verhalten der **Pupillen** hingegen ist außerordentlich aufschlußreich. Die *Miosis* (auffallende Enge der Pupillen) ist stets verdächtig auf *medikamentöse* oder *toxische Ursachen* (Morphin, Pilocarpin, Physostigmin) und *Erkrankungen des Zentralnervensystems* (Tabes dorsalis, Ponsblutung). Miosis ist auch nicht selten bei Urämie anzutreffen.

Das *Argyll Robertsonsche Phänomen* (reflektorische Pupillenstarre auf Licht bei erhaltener akkomodativer Reaktion) ist für *Neurolues* fast pathognomonisch (Abb. 3.15), wenn es auch seltener bei andern Nervenkrankheiten (Parkinsonismus, chronischer Alkoholismus, multiple Sklerose, Meningitis, Hirntumoren) beobachtet wird. Gleichzeitig ist die Pupille in der Regel miotisch und entrundet.

Nystagmus weist auf ein neurologisches Leiden hin.

Das *Adiesche Syndrom* (reflektorische Pupillenstarre mit myotoner Erweiterung der Pupillen beim Blick in die Ferne) wird oftmals mit dem Argyll Robertson verwechselt. Da das Adiesche Syndrom aber nicht luesbedingt ist, sondern nur mit dem vegetativen Nerventonus im Zusammenhang steht, können folgenschwere diagnostische Irrtümer resultieren.

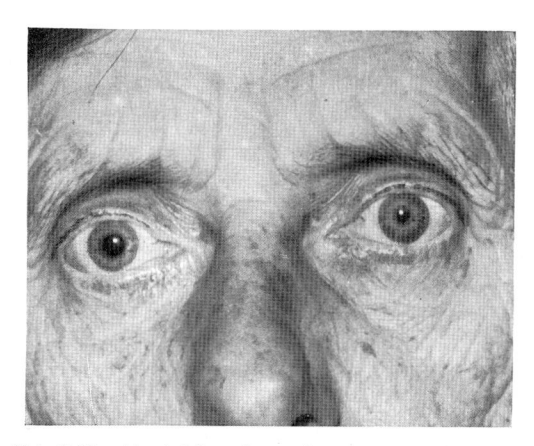

Abb. 3.15. Ungleich weite und etwas entrundete lichtstarre Pupillen bei *Tabes dorsalis*

Totale Pupillenstarre kann durch *Neurolues* und *enzephalitische Prozesse* verursacht sein. *Augenaffektionen* (Synechien) können eine totale Pupillenstarre vortäuschen.
Mydriasis (auffallende Weite der Pupillen) ist für *Atropinvergiftung* charakteristisch. Sie kommt auch im *Schock* und bei *Moribunden* vor.
Weite, starre Pupillen mit doppelseitiger Lähmung der Akkomodation und oft gleichzeitiger Ptose des Oberlides sind für *Botulismus* kennzeichnend (dazu hochgradiger Speichelmangel!).
Linse: Frühzeitige *Starbildung (Katarakt)* ist auf Tetanie, Diabetes mellitus oder Dystrophia myotonica verdächtig. Daneben kommt auch kongenitale Kataraktbildung vor.

Ohren

Das äußere *Ohr* gibt diagnostische Hinweise bei *Gicht* (Tophi), *Ochronose* (blau-graue Fleckung, s. S. 681), *Herzinsuffizienz* (Zyanose), *Kälteagglutinationskrankheit* (Zyanose in der Kälte, s. S. 81).
Deformationen der Ohrmuschel kommen bei Mißbildungen verschiedenster Art vor.

Nase

Die äußere Form der Nase hat folgende Beziehungen zu internmedizinischen Krankheiten:
Sattelnase als Folge einer ungenügenden Blutversorgung des Septums bei Gefäßprozessen (kongenitale Syphilis (s. Abb. 3.6), Takayasu-Syndrom),
Rhinophym bei Alkoholikern mit und ohne Leberzirrhose, *Adenoma sebaceum* (beim Bourneville-Syndrom [tuberöse Sklerose des Gehirns, Rhabdomyom des Herzens, Fibroadenom der Nieren und subunguale Fibrome]).

Geruch

Die Beurteilung des *Geruches*, worin die alten Ärzte Meister waren, erfordert besondere Übung und einen fein entwickelten Geruchsinn.
Jeder Mensch hat einen ihm eigenen *Körpergeruch*, welcher mehr oder weniger intensiv ist und durch hygienische Maßnahmen (häufiges Baden) oder Parfüm allerdings abgeschwächt oder verändert werden kann. Unter häuslichen Verhältnissen kann der charakteristische Geruch in der Regel besser wahrgenommen werden als in der uniformierenden Spitalatmosphäre.
Der *süßliche Azetongeruch* (Geruch nach Äpfeln, an einen Obstkeller erinnernd) spricht bei Komatösen für ein Coma diabeticum (allfällige Hungerazidose ist kaum je so stark ausgeprägt, kann aber eine Fehldiagnose bedingen); *urinöser Geruch* weist auf Coma uraemicum hin. Aber auch bei weniger fortgeschrittenen Fällen kann der charakteristische Geruch von Azeton beim Diabetes mellitus und von Urin in der Ausatmungsluft bei schwer Nierenkranken in der Präurämie wahrgenommen werden.
Leberkranke riechen für den Kundigen ebenfalls sehr charakteristisch (Stichwort: Rettich), obwohl der Geruch kaum beschrieben werden kann.
Nach Schwefelwasserstoff riechen Stuhl und Flatus bei *Magenblutungen*.
Bei *Infektionskrankheiten* ist der süßliche Geruch ex ore bei der *Diphtherie* bekannt, der sich aber kaum eindeutig von demjenigen bei Plaut-Vincent-Angina unterscheidet.
Der *Foetor ex ore* ist seltener Ausdruck einer Magenerkrankung als von Alveolarpyorrhoe, Zahnkaries und zerklüfteten Tonsillen.
Den säuerlichen *Schweißgeruch* bei *Tuberkulösen* kennt jeder erfahrene Arzt; er ist aber keineswegs pathognomonisch, sondern kommt auch bei vegetativ Stigmatisierten vor.
Der aashaft widerliche, süßliche Gestank bei *Lungengangrän* (Anaerobier) erlaubt schon beim Betreten des Zimmers die Diagnose. Fötide *Bronchiektasen*, *Lungenabszesse* und *zerfallende Tumoren* können unter Umständen ähnlich riechen.
Bei *Vergiftungen* ist die Wahrnehmung des Geruches diagnostisch in vielen Fällen führend. *Zyankali* riecht nach Bittermandelöl, *Phosphor* nach Knoblauch. Auch viele andere Intoxikationen wie Methylalkohol usw., sind riechbar.
Kranke mit *Phenylketonurie* verbreiten ebenfalls einen charakteristischen Geruch (mausähnlich).
Manche Kranke beobachten im Verlaufe von Krankheiten die *wechselnde Schweißabsonderung* selbst, z.B. gehen polyarthritische und tuberkulöse Schübe in der Regel mit lästiger Schweißabsonderung einher, die von den Patienten selbst wahrgenommen und richtig als Aktivitätszeichen gedeutet werden kann. Fehlende Schweißabsonderung ist ein hervortretendes Zeichen des *Myxödems*.
Alkoholiker und starke *Raucher* werden sofort durch den Geruchsinn des Arztes erkannt und lösen damit die ganze Reihe der mit dieser Feststellung zusammenhängenden Assoziationen in diagnostischer, psychologischer und sozialer Hinsicht aus.

Haut

Hautveränderungen sind sehr häufig der sichtbare Spiegel für *verborgene* Veränderungen an den *inneren Organen*. Der Arzt sollte sich daher stets dieses wertvollen diagnostischen Schlüssels bedienen.

Subjektive Hautsymptome

Die diagnostische Bedeutung der subjektiven *Hautsymptome*. Der **Juckreiz**, auf welchen oft Kratzeffekte und pruriginöse Hautveränderungen hinweisen, kommt außer bei den eigentlichen Dermatosen (am häufigsten Skabies) als Begleiterscheinung mancher innerer Krankheiten vor, vor allem bei Cholostase und hier oft vor Auftreten eines Ikterus, Urämie, Lymphogranulom, Leukämie, Diabetes, Gicht, M. Basedow, Darmparasiten. Beim Lymphogranulom ist dieses Symptom von hoher Wertigkeit und darf gegenüber anderen mit Lymphknotenschwellungen einhergehenden Erkrankungen zur Differenzierung herangezogen werden, besonders wenn der Juckreiz anhaltend ist und objektiv sichtbare Hautveränderungen fehlen. Bei der lymphatischen Leukämie wird der Juckreiz vorwiegend im Zusammenhang mit leukämischen Hautinfiltraten beobachtet.

Besonders stark kann Juckreiz bei *Durchbruch* einer *Echinokokkuszyste* (in einen Hohlraum), Trichinose und den verschiedenen Parasitosen sein.

Bei der *chronischen* Urtikaria ist es immer außerordentlich schwierig, die Ätiologie zu eruieren, besonders auch deshalb, weil in der Regel verschiedene Ursachen zur chronischen Urtikaria führen. Juckreiz ist das führende Symptom.

Ätiologisch kommen für die chronische Urtikaria in Frage:
alle *Medikamente*,
alle *Pollen*, welche eingeatmet werden (Staub),
Nahrungsmittel,
Infektionen, sowohl Fokal- wie Allgemeininfektionen,
cholinergische (Wärme-) *Urtikaria*,
physikalische Faktoren (Kälte und Licht),
Hautallergene,
psychische Faktoren,
Kollagenkrankheiten,
hereditäre Angioödeme,
Urticaria pigmentosa (Mastozytose),
Tumoren, als paraneoplastisches Syndrom.

Wenn man diese Möglichkeiten sehr genau abklärt, können die ätiologischen Faktoren gefunden werden. Die Abklärung erfordert aber viel Geduld von seiten der Patienten und der Ärzte.

Der *Schmerz*, welcher von den Kranken in die Hautoberfläche lokalisiert wird, tritt bei manchen *neurologischen* Affektionen auf. Er muß, wenn er am Stamm lokalisiert ist, stets an einen beginnenden oder abklingenden *Herpes zoster* denken lassen.

Objektive Hautsymptome

Die diagnostische Bedeutung der objektiven *Hauterscheinungen* sollte immer in Verbindung mit den Schleimhäuten beurteilt werden.

Hautfarbe. Sie hängt nicht nur vom Hämoglobinwert, sondern auch von der – oft individuell verschiedenen – Durchsichtigkeit der äußeren Hautschichten ab. Die Schleimhäute ergeben daher meist einen besseren Maßstab für den Grad einer Anämie als die Hautfarbe.

Außer bei der *Anämie* findet sich eine *blasse Hautfarbe* auch bei *Nierenkranken*. Die Blässe der Nierenkranken kommt nicht nur durch eine allfällige begleitende renale Anämie, sondern auch durch ein *Hautödem* und eine besonders schlechte Hautdurchblutung zustande. Die Haut fühlt sich aber trotzdem warm an, wodurch sie sich von der blassen, ödematösen Haut der *Herzkranken*, welche kühl bleibt, unterscheidet.

Die blassen *Myxödemkranken* zeigen eine besonders trockene, runzelige Haut, was sie nebst der verdickten Epidermis, welche ein Durchschimmern verhindert, von der Haut der Nieren- und Herzkranken differenziert.

Alabasterweiß (ohne Anämie) ist die Haut bei *Hypophyseninsuffizienz*.

Auffallende *Rötung der Haut*, vor allem im Gesicht, muß vorerst an eine *Polyzythämie* bzw. *Polyglobulie* verschiedener Genese denken lassen. Dabei sind immer auch die Konjunktivalgefäße erweitert, leichte *Zyanose* ist häufiges Begleitsymptom, *stärkere Zyanose* spricht für sekundäre Polyzythämie (Polyglobulie) bei pulmonaler oder kardialer Ursache. Die altbekannte Rötung des Gesichts bei *Alkoholismus* ist z.T. durch eine mäßige Polyglobulie, z.T. durch eine Gefäßerweiterung (bei nicht dekompensierter Leberzirrhose) bedingt. Das Gesicht des *roten Hypertonikers*, des *Morbus* Cushing (s. S. 351), des *Dünndarmkarzinoids* muß abgegrenzt werden. Die *diabetische* Rubeose, welche keine Gefäßzeichnung erkennen läßt, und die geröteten Wangen bei der *Mitralstenose* sind typische Bilder.

Die *Sahlische Gefäßgirlande* (Abb. 3.16), welche an der ventralen und seitlichen Thoraxpartie (nicht im Rücken) etwa auf der Höhe der 6. Rippe verläuft, wird von kleinen Gefäßen (Venen) gebildet. Diese Gefäße bilden kaudal eine ziemlich scharfe Grenzlinie, sie verzweigen sich nach oben meist in 3–4 Äste. Die Sahlische Gefäßgirlande wird bei Mediastinaltumoren mit Einflußstauung beobachtet, häufig bei Lungenemphysem, aber nicht selten auch bei Männern ohne jeden faßbaren krankhaften Befund. Sie hängt möglicherweise mit dem bei Männern üblichen abdominalen (diaphragmalen) Respirationstypus zusammen, während Frauen häufiger kostal atmen. Wird die Gefäßgirlande beobachtet, muß jedenfalls ein Emphysem

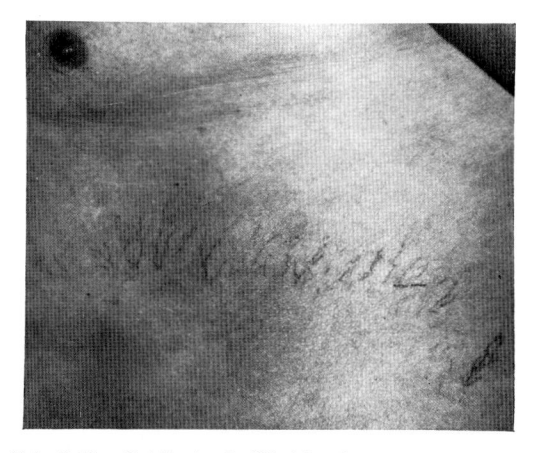

Abb. 3.16. Sahlische Gefäßgirlande

3 Körperliche Ausdrucksformen und Habitus

oder eine Einflußstauung im Bereich der oberen Hohlvene gesucht werden.

Bei *gelblichem Einschlag* der Hautfarbe sind außer *Lebererkrankungen* auch *hämolytische Anämien* (s. S. 73) und die Perniziosa in Betracht zu ziehen. Auch *Karzinomkranke* zeigen gelegentlich eine ähnliche Verfärbung. Café-au-lait-Farbe (Anämie und Zyanose) ist für die *subakute bakterielle Endokarditis (Endocarditis lenta)* typisch.

Pigmentationen werden bei folgenden Krankheiten beobachtet:

Hämochromatose,
Leberzirrhose,
Addisonsche Krankheit (Schleimhautpigmentationen!) (s. S. 368),
Hyperthyreose, oft mit ausgesprochenen Pigmentverschiebungen (s. S. 192),
Lymphogranulom,
Gravide (Chloasma),
ovarielle Dysfunktionen (auch nach entsprechender massiver Hormonmedikation),
Vitaminmangel (Perniziosa, Pellagra, Sprue, Whipplesche Krankheit, schwere Allgemeinerkrankungen),
Riehlsche *Melanose* s. S. 370
medikamentöse Pigmentierungen (chloasmaartig), durch Phenacetin (auch ohne Nephritis), durch Hydantoine, besonders Mesantoin, durch Phenothiazine z. B. Chlorpromazin,
Melanosarkom. Das *Melanosarkom* kann bei ausgedehnten metastasierenden Fällen mit einer diffusen generalisierten Melanodermie von großer Intensität einhergehen. Die Melanommetastasen werden in der Regel auf der Haut sichtbar sein. Beim Melanosarkom wird über den Melanomknoten eine bräunliche Verfärbung erwartet. Die Knoten schimmern aber bläulich durch, was oft irrtümlicherweise eine Blutung annehmen läßt.

Neuraler Genese ist die Hyperpigmentation, welche im Gefolge von Nervenkompressionen durch Tumoren in den entsprechenden Hautabschnitten zustande kommt.

Häufig geht die *Sklerodermie* (s. S. 49) mit Pigmentverschiebungen einher. *Umschriebene* Pigmentierungen sind pathognomonisch für das Vollbild der *Neurofibromatosis* Recklinghausen.

Pigmentationen finden sich auch bei dem seltenen *Albright-Syndrom:* Multiple Knochenzysten, braune Pigmentflecken, welche nicht erhaben sind, Pubertas praecox vorwiegend beim weiblichen Geschlecht; Störungen des Kalzium-Phosphor-Stoffwechsels sind nicht nachweisbar. Die Ursache ist unbekannt.

Eine sehr eigenartige Hautveränderung ist die *Acanthosis nigricans* (grauschwarze, papillomatöse, hyperkeratotische, auch warzenähnliche Stellen, welche wie mit Kohlenstaub bepudert aussehen, an den Beugeflächen, in Axilla und anderen Körperfalten). In der Pubertät auftretende Veränderungen sind harmlos, dagegen sind sie im Erwachsenenalter in hohem Maße auf Karzinomentwicklung im Bereich des Abdomens, der Mamma oder Bronchien verdächtig.

Acanthosis nigricans wird auch bei endokrinen Erkrankungen beobachtet (Hypophysenadenom, Ovarien, Nebenniereninsuffizienz und Diabetes mellitus.

Die *chronische interstitielle Nephritis* geht häufig mit einer unregelmäßig begrenzten, bräunlichen Pigmentation, welche vorwiegend im Gesicht lokalisiert ist, einher.

*Bronze*farbene Pigmentationen finden sich bei Morbus Gaucher.

Die beschriebenen Hautpigmentierungen sind durch Melanin bedingt.

Man kann die Pigmentationen bei diesen Krankheiten daher unter der Bezeichnung **Melanodermien** zusammenfassen. Sie sind durch die Anhäufung des einzigen in der Haut produzierten Pigments, des *Melanins,* bedingt. Der Mechanismus, welcher die Pigmentation fördert, ist offenbar bei allen Melanodermien der gleiche, nämlich eine Aktivierung des die Melaninproduktion stimulierenden Hormons (MSH) der Hypophyse. Bei Leberkrankheiten ist zudem wahrscheinlich der Abbau durch die Leber gestört. Außer dem MSH-Hormon spielen für dessen Wirksamkeit auch der Vitamingehalt (A, B_2, C), andere Hormone und Kupfer eine Rolle.

Auch bei der *Hämochromatose* entsteht die Hautverfärbung durch Melanin, bei der chronischen *Porphyrie* entsteht die Hautveränderung durch Porphyrin, bei der *Ochronose (Alkaptonurie)* durch Homogentisinsäure, bei der *Argyrose* (s. S. 289) durch Silber, bei der *Chrysiasis* durch Goldablagerungen. Die *Arsenmelanose* ist wie die Argyrose und die Chrysiasis meist medikamentös bedingt.

Als **Peutz-Jeghers-Syndrom** sind Melaninpigmentationen der Haut, der Schleimhäute im Bereich der Lippen, Nasenfalte, Augenlider, Finger, Zehen sowie am Gaumen und Rachen, welche mit einer generalisierten intestinalen Polyposis vergesellschaftet sind, bekannt. Das Leiden ist selten und wird vererbt.

Die **Urticaria pigmentosa** bzw. das **Mastozytose-Syndrom** gehen mit einer Mastzellproliferation in der Haut bzw. in verschiedenen inneren Organen einher.

Der alleinige *Befall der Haut,* sog. Urticaria pigmentosa, äußert sich in einem gelbbraunen makulösen bis papulösen Exanthem. Reibt man die Effloreszenzen, so entsteht wegen der lokalen Histaminfreisetzung aus den Mastzellen eine Urtikaria, sog. Darier-Zeichen (Abb. 3.17 a und b).

Dem eigentlichen *Mastozytose-Syndrom* liegt neben dem Hautbefall eine *Erkrankung des retikuloendothelialen Systems* zugrunde. Die Effloreszenzen sind bei dieser Form zahlreicher, eher kleiner, eher rotbraun und auch im Nasenrachenraum und im Rektum zu finden. Vermehrt sind auch Teleangiektasien vorhanden. Hervorstechendes Symptom ist ein „Flush" als Folge der Histaminfreisetzung, verbunden mit Rötung der oberen Körperhälfte, Bauchkrämpfen, Nau-

3 Körperliche Ausdrucksformen und Habitus 45

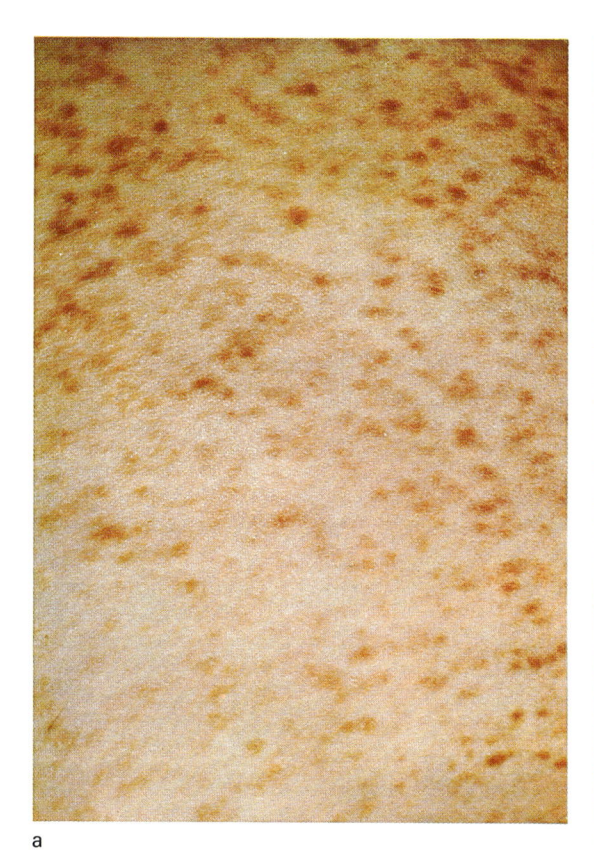

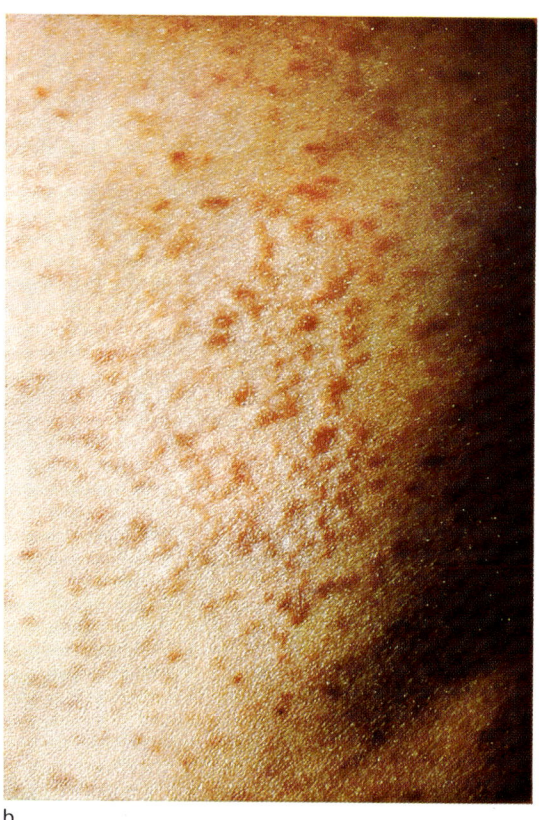

Abb. 3.17a und b. Urticaria pigmentosa vor (a) und nach (b) manueller Reizung der Effloreszenzen (Dariersches Zeichen)

sea, Durchfall, Tachykardie, evtl. Blutdruck-Abfall bis zum Schock, Kopfschmerzen, Schüttelfrost, Fieber Tab. 3.1.
Differentialdiagnostisch ist wegen des *Flush* das Karzinoidsyndrom (s. S. 551) abzugrenzen. Im Gegensatz zum kurzdauernden Flush beim Karzinoidsyndrom

Tabelle 3.1. Häufigkeit von Symptomen und Befunden beim Mastozytose-Syndrom. Übersicht über 29 Fälle (nach MUTTER)

Symptome		Befunde	
Hautveränderungen	26	Splenomegalie	25
Bauchschmerzen	14	Hepatomegalie	24
Erbrechen, Nausea	13	Urticaria pigmentosa	24
Schwäche	12	Lymphadenopathie	10
Gewichtsverlust	12	Anämie	23
Fieber	11	Mastzellvermehrung	
Durchfälle	8	im Knochenmark	21
Flush-Syndrom	8	Eosinophilie	12
Knochenschmerzen	8		
Hämatemesis	6		
Anorexie	5		
Nasenbluten	5		
Meläna	5		
Kopfschmerzen	5		
Hautblutungen	4		

kann die Rötung hier 20–30 Minuten anhalten. Die Reizurtikaria mit Flush wird vor allem durch Wärme, Kälte oder mechanische Beanspruchung ausgelöst. Beim rein kutanen Befall tritt ein eigentliches Flush-Syndrom nur ausnahmsweise auf. Der Nachweis von Mastzellen im *Knochenmark* ist für das Mastozytose-Syndrom pathognomonisch und gelingt in ca. 90%. Bei ausgedehntem Befall (bis 25% Mastzellen) und ausgeprägter Myelofibrose tritt eine Panzytopenie mit Infektneigung und hämorrhagischer Diathese auf. Von den 29 Patientinnen in Tab. 3.1 starben 11 nach durchschnittlich 2,6 Jahren zumeist an den Folgen dieser Panzytopenie. Mastzellvermehrungen kommen im Knochenmark außer bei Mastozytose beim Morbus Waldenström, bei Lymphadenosen, bei aplastischen Anämien sowie in der Umgebung von Tumoren und chronischen Entzündungen vor.
Der Befall des Skelettsystems führt zu Osteolysen, diffuser Osteoporose und Osteosklerose am Stammskelett, am Schädel und an den langen Röhrenknochen. Als typisches Zeichen der generalisierten Mastzellvermehrung gilt die derbe Hepatosplenomegalie. Histologisch finden sich Mastzellinfiltrate umgeben von ausgedehnten Fibrosen.
Sehr viele Hautläsionen hinterlassen im Narbengebiet *Pigmentverschiebungen* (Herpes zoster, Lupus ery-

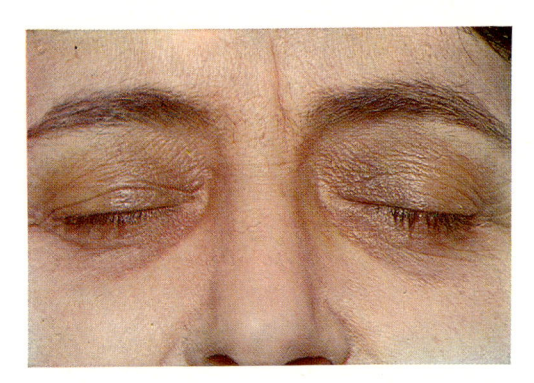

Abb. 3.18. *Pigmentlarve.* In diesem Fall bei interstitieller Nephritis, 50j. Frau. Sie hat aber keine pathognomonische Bedeutung und kommt auch ohne nachweisbar internmedizinische Krankheit vor

thematodes, Ulcera cruris usw.). Daneben werden Pigmentverschiebungen (Vitiligo) auch bei Hyperthyreose, Morbus Addison, Diabetes mellitus und Leberkrankheiten gesehen.

Von *Pigmentlarve*, vorwiegend bei Frauen beobachtet, wird bei periokulärer Hyperpigmentierung in brillenförmiger Anordnung gesprochen (Abb. 3.18). Eine eindeutige pathologische Bedeutung kommt dieser oft familiären Pigmentanomalie nicht zu.

Hauterythem als Hinweis auf eine internmedizinische Erkrankung. Beim *Erythema exsudativum multiforme* kann in der Regel keine zugrundeliegende Erkrankung aufgefunden werden. Diese Hauterscheinung wurde aber bei den verschiedensten Krankheiten, nach denen gefahndet werden sollte, beobachtet (Magen-Darm-Erkrankungen, Medikamentenüberempfindlichkeit, Rheumatismus verus, M. Bang, Mononukleose, Kolitis).

Viel eindeutiger sind die Zusammenhänge beim **Erythema nodosum**, das als schmerzhafte, rötliche, nie ulzerierende (Gegensatz zum Erythema induratum), 3–6 Wochen sichtbare Knoten über der Tibia, seltener an den Vorderarmen, in Erscheinung tritt (s. Abb. 6, 8, S. 125). Das Erythema nodosum stellt eine Reaktion auf verschiedene Ursachen dar. Bei Kindern und über 60jährigen ist das Erythema nodosum sehr selten. Während früher die *Tuberkulose* unbestritten an erster Stelle stand, wurde sie neuerdings vom *Morbus Boeck* abgelöst. Auch der *Rheumatismus verus* (Streptokokkeninfekt) kann mit Erythema nodosum einhergehen. Als nicht seltene Ursachen gelten ulzeröse Darmerkrankungen (Enteritis regionalis, Colitis ulcerosa). Als Reaktion auf Penicillin ist das Erythema nodosum sehr selten, dagegen häufig auf Sulfonamide. Jodide und Bromide kommen ursächlich ebenfalls in Betracht, ebenso verschiedene Infektionen (Spirochäten, Pilze, Viren). In etwa $1/4$ der Fälle kann die zugrunde liegende Ursache nicht eruiert werden. Die *Periarteriitis nodosa* macht ähnliche Knoten. Bei fieberhaftem Verlauf und kleinen Knoten muß auch an die Weber-Christiansche Krankheit (febrile knotige Pannikulitis) gedacht werden. Leukämie und Metastasen können ein Erythema nodosum vortäuschen. Es kommen auch rezidivierende Formen des Erythema nodosum vor.

Sind die *erythematösen Veränderungen* im Gesicht (manchmal als typische Schmetterlingsfigur) lokalisiert, öfter aber nur fleckenförmig, auch an der Handinnenfläche, und werden sie durch Sonnenbestrahlung verstärkt, sind sie auf *Erythematodes* verdächtig. Rotviolette Verfärbung an den Oberlidern ist typisch für *Dermatomyositis*.

Herpes: *Herpes simplex* wird vor allem bei Viruserkrankungen der Luftwege, intensiver Sonnenbestrahlung, seltener bei akuten gastrointestinalen Affektionen beobachtet.

Der *Herpes zoster* (Abb. 3.19) ist in der Regel eine Krankheit sui generis. Der Arzt wird aber stets daran denken, daß Leukämien, besonders das Lymphogranulom und auch andere maligne Affektionen sowie Arsen, einen Herpes zoster auszulösen vermögen.

Knötchen in der Haut als Teilerscheinung einer allgemein-internen Erkrankung sind bei *metastasierenden Tumoren* (vor allem Melanomen, malignen Tumoren des lymphatischen Systems, Mammakarzinom, Bronchuskarzinom) zu beobachten. Wie alle malignen Tumoren zeichnen sie sich durch besondere Härte aus und lassen sich dadurch von umschriebenen *Lipomen* (s. Lipomatosis dolorosa) und manchmal schwieriger von *Fibromen* abgrenzen (s. auch Neurofibromatosis Recklinghausen). Sie zeigen keine Prädilektionsstellen. Die *Mycosis fungoides* kann ebenfalls, bevor sie exulzeriert, ein Knötchenstadium durchlaufen. Oft sind beide Erscheinungsformen gleichzeitig zu beobachten, was die Diagnose erleichtert.

Die rheumatischen Knoten sind beim *Knotenrheumatismus* ausschließlich in Gelenknähe, vor allem Ellenbeugen, Knie- und Handgelenken lokalisiert. Sie sind weniger hart als maligne Tumoren, beweglich und kommen immer gleichzeitig mit Gelenkveränderungen vor.

Der **Hautturgor** gibt weitere differentialdiagnostische Hinweise. Eine vermehrte Abhebbarkeit und das Stehenbleiben von Hautfalten weist auf einen abnormen

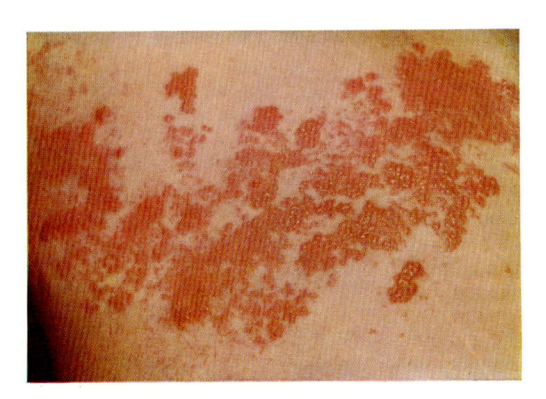

Abb. 3.19. Herpes zoster

Flüssigkeitsverlust hin, wie er bei schwer kachektischen Zuständen, langdauerndem Flüssigkeitsverlust durch Erbrechen (Pylorusstenose) und Durchfällen oder durch Stoffwechselstörungen, besonders im Coma oder Praecoma diabeticum, beobachtet wird.

Schlechten Hautturgor, der aber mit enormer Trockenheit und einer stärkeren Verhornung gepaart ist, findet man beim *Myxödem*. Andererseits ist der gute Turgor, der den Patienten ein rosiges und verjüngtes Aussehen verleiht, typisch für *Hyperthyreose* und – weniger ausgesprochen – auch für *vegetative Patienten*.

Hautveränderungen bei Fettstoffwechselstörungen

Xanthelasma: Es tritt in Form gelblicher, etwas erhöhter Flecken an den oberen Augenlidern auf und kann beobachtet werden, ohne daß irgendeine Stoffwechsel- oder Organfunktionsstörung nachweisbar ist. Es wird aber immerhin bei manchen Krankheiten häufiger angetroffen (Diabetes mellitus, Leber- und Gallenblasenkrankheiten). Verhältnismäßig oft zeigen Xanthelasmen eine Störung des Cholesterinstoffwechsels mit Hypercholesterinämie an. *Hypercholesterinämie* findet sich konstitutionell (oft zusammen oder als Ursache vorzeitiger Arteriosklerose, besonders der Koronargefäße). Als sekundäre Erscheinung wird sie beim Myxödem, dem nephrotischen Symptomenkomplex, bei Diabetes mellitus und seltener bei Leberkrankheiten beobachtet.

Tuberöse Xanthome, vorwiegend an den Ellenbeugen und Knien sowie am Gesäß, sind Ausdruck einer Fettstoffwechselkrankheit, die *Xanthomata diabeticorum* (kleine, etwas erhabene, gerötete, solide Knötchen mit gelblichem Zentrum, vorwiegend an der Innenfläche der Vorderarme) werden bei schwerem, unkontrolliertem Diabetes mellitus beobachtet und stehen ebenfalls mit dem Fettstoffwechsel in Zusammenhang (s. auch Abb. 28.9–11 S. 680).

Die **Necrobiosis lipoidica diabeticorum** zeigt sklerodermiforme, entzündliche Veränderungen, die plaquesartig bevorzugt im Unterschenkelbereich auftreten, aber alle Hautbereiche befallen können. Die Veränderungen sind bevorzugt papulös, nodulös oder plaquesförmig, hinterlassen beim Abheilen einen Pigmentfleck, der schließlich (nach Monaten) in eine pigmentarme, unregelmäßig begrenzte Hautstelle übergeht (Abb. 3.20).

Bei der Necrobiosis lipoidica diabeticorum ist die Beziehung zum Diabetes mellitus eng. Etwa 80% der Fälle mit dieser Hauterscheinung haben einen manifesten oder latenten Diabetes, manche hingegen zeigen keinen Hinweis auf eine Kohlenhydratstoffwechselstörung oder eine familiäre Diabetesbelastung.

Krankheiten, bei denen häufig Hauterscheinungen und Haarveränderungen beobachtet werden

Fabrysche Krankheit (Angiokeratoma corporis diffusum universale)

Es bestehen in erster Linie Veränderungen in der Haut und zwar am Gesäß und von den Hüften bis zu den Knien, bläulich-schwarze blutgefüllte Gefäßräume, zum Teil sind sie auch hyperkeratotisch und machen den Eindruck einer körnigen Hautveränderung, Blutungen fehlen, wenn kein Trauma hinzutritt. Gleiche Veränderungen sind in der Mundschleimhaut zu beobachten und auch andere Schleimhäute sind befallen. Die ersten Hauterscheinungen treten in der Kindheit auf.

Da es sich um eine allgemeine Erkrankung handelt (**Phosphatid-Speicherkrankheit**), sind auch andere Organe, die allerdings zuerst weniger hervortreten, betroffen, vor allem die Nieren, die die häufigste Todesursache sind (Eiweiß, Leukozyten, Erythrozyten und Fettkörper). Schaumzellen sind besonders charakteristisch. Kardial: Das Herz ist durch die Ablagerung ebenfalls betroffen (Kardiomegalie, Herzversagen, Hochdruck). Es finden sich auch Lipidablagerungen in den Koronarien. Vorzeitiger Myokardinfarkt, zerebrovaskuläre Störungen, asthmoide Bronchitis und Hämoptoe kommen vor. Im Knochenmark sind ebenfalls Schaumzellen zu finden.

Das voll ausgebildete Bild findet sich nur bei Männern, abortive Formen können hingegen auch bei Frauen beobachtet werden.

Endokrine Erkrankungen

Hypopituitarismus: Haut weich, gefleckt, trocken, fehlende Achsel-, Pubes- und laterale Augenbrauenhaare.
Hyperpituitarismus: Haut pigmentiert, oft Hypertrichose.
Hyperthyreoidismus: Haut warm, feucht, weich, starker Dermographismus. Hyperpigmentierung und Vitiligo, selten Nagelveränderungen im Sinne der distalen Atrophie.
Hypothyreoidismus: Haut kühl, trocken, oft runzelig, xanthomatöse Veränderungen, aufgedunsen, Haare spärlich, Augenbrauen fehlend oder schlecht ausgebildet.

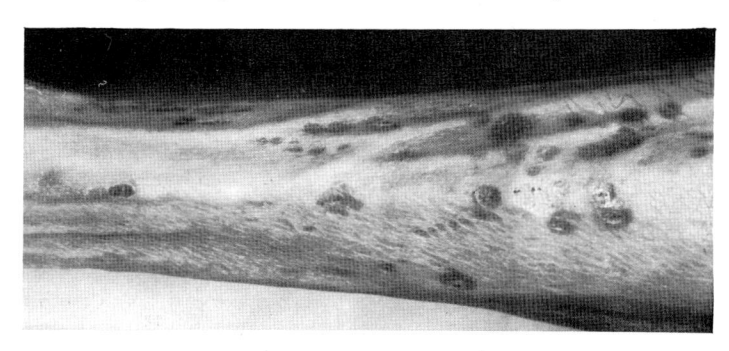

Abb. 3.20. Necrobiosis lipoidica diabeticorum am Unterschenkel

Hyperkortizismus: Akne, flammende Striae, Pigmentierung an Handgelenken, Hypertrichose, Purpura.
Hypokortizismus: Addison-Pigmentation (s. S. 369), manchmal Vitiligo, oft fehlende Pubes- und Axillarhaare.
Phäochromozytom: In 10% Neurofibromatose.
Arrhenoblastom, Stein-Leventhal-Syndrom: Akne, Hypertrichose.
Hypogonadismus: Haut weich, sehr faltenreiche Gesichtshaut.
Karzinoidsyndrom: In fortgeschrittenen Fällen gerötetes Gesicht mit Venektasien, rotzyanotische Extremitäten. In beginnenden Fällen nur anfallsweiser Flush.

Leberkrankheiten

Am häufigsten ist die *ikterisch* verfärbte Haut. Bei ausgebildeten *Leberzirrhosen* sind die Hautveränderungen so charakteristisch, daß einerseits schon aus dem Vorliegen dieser Symptome eine Zirrhose wahrscheinlich wird und andererseits beim völligen Fehlen dieser Hauterscheinungen eine Zirrhose unwahrscheinlich ist. Die Haut bei Leberzirrhose ist
– glatt, dünn, pergamentartig, besonders auch an den Händen, was oft in auffallendem Gegensatz zum übrigen, eher robusten Typus des Alkoholikers steht. Die *Körperhaare* fehlen, auch im Bereich der Achseln; als Folge der Abdominalglatze bildet sich über dem Abdomen der sog. *weibliche Behaarungstypus* aus. Das Fehlen der Körperhaare ist bei Zirrhose so auffallend, daß ein stark behaarter Körper die Diagnose einer Leberzirrhose weitgehend ausschließt. Der Haarverlust ist offenbar Folge eines durch die Leberzirrhose bedingten verminderten Abbaus der weiblichen Sexualhormone,
– häufig findet sich eine eigenartige *bräunliche Verfärbung* der Haut. Die Pigmentierung kann auch sehr ausgesprochen werden und von der Hämosiderinablagerung beim Bronzediabetes klinisch nicht unterscheidbar sein. Nur die Probeexzision aus der Haut bringt durch den Nachweis von Hämosiderin bei der Hämochromatose die Entscheidung,
– die *sternförmigen Nävi* sind bei Leberzirrhose typisch,
– auffallend ist bei manchem Leberkranken eine Rötung der lateralen Handinnenfläche (Palmarerythem).

Blutkrankheiten

Leukämien: Purpura, oft Pruritus mit Prurigo, lymphatische, spezifische Infiltrate (bei lymphatischer Leukämie gelegentlich den ganzen Körper einnehmend, im Gesicht unter dem Bild der Facies leontina). Herpes zoster.
Lymphosarkom: Pruritus, umschriebene, derbe lymphosarkomatöse Hautmetastasen, gelegentlich ulzerierend.
Lymphogranulom: Pruritus mit konsekutiven Hautveränderungen; spezifische Hautveränderungen sind sehr selten. Herpes zoster.
Eisenmangelanämie: Haut blaß, Mundwinkelrhagaden, Nagelveränderungen, Schleimhäute (Zunge) oft gerötet. Haare struppig, vorzeitig ergraut.
Perniziöse Anämie: Haut blaß, trocken, etwas gelblich (strohgelb), aufgedunsen, pigmentiert, Glossitis, Ekchymosen, Vitiligo, Cheilosis.
Polyzythämie: Haut gerötet, Konjunktivalgefäße erweitert. Der Grad der Zyanose kann die Unterscheidung zwischen primärer und sekundärer Polyzythämie erleichtern. Die primäre Polycythaemia vera ist rot mit bläulichem Unterton. Die sekundäre Polyzythämie ist blau mit rötlichem Unterton.

Maligne Tumoren

Sie können sich an der Haut auf verschiedenste Art äußern:
Blässe (Anämie!), *Rötung* (Karzinoid), *Pigmentationen* (Leukämie, Melanom), Peutz-Jeghers-Syndrom als Präkanzerose bei Polyposis intestinalis, *Acanthosis nigricans* bei intestinalen Tumoren, *Urtikaria* (wenn ohne andere Ursache im späteren Leben aufgetreten, auch mit schweren, sich wiederholenden Schockzuständen), unklare *Dermatitis* mit Hyperkeratose und Pigmentationen. Auch andere *exanthematöse* Hautveränderungen, welche im Karzinomalter auftreten, sind auf mögliche Allergie auf „Karzinotoxine" verdächtig.
Jeder Fall von *Dermatomyositis* ist karzinomgefährdet.

Neurologische Affektionen

Sie können mit charakteristischen Hautveränderungen einhergehen.
Am bekanntesten sind *Neurofibromatosis Recklinghausen* (s. S. 66), *v. Hippel-Lindausche Krankheit* (Hautteleangiektasien), Sturge-Weber-Syndrom (einseitiger, portweinroter Nävus über dem oberen und mittleren Trigeminusast).
Postapoplektische Hautveränderungen auf der gelähmten Seite zeichnen sich durch Zyanose, gedunsene Haut und Bereitschaft zu abnormer Schweißsekretion aus. Die Spina bifida occulta kann bei abnormer Haarentwicklung über der unteren Lendenwirbelsäule vermutet werden.
Neurovegetative Störungen:
Feucht-zyanotische Hände und Füße, abnorm gesteigerte Schweißabsonderung.
Psychoneurose: Kratzspuren und deren Folgen. Pruriginöse Veränderungen. Neurodermatitis. *Neuronychia* (Nagelveränderungen mit Aufsplitterung, Deformierung und Loslösung vom Nagelbett).

Kollagenkrankheiten

Lupus erythematodes: Schmetterlingserythem im Gesicht (selten), häufiger uncharakteristisches, unregelmäßiges Erythem im Gesicht, vor allem auch an der Stirn, lichtempfindlich, an den Händen (auch Innenflächen), seltener Pigmentationen, Alopezie. Ausgedehnte bullöse, pemphigoide Veränderungen. Raynaud-Syndrom.
Periarteriitis nodosa: Erythema-nodosum-ähnliche Knoten. Petechien, mehr oder weniger schmerzhafte, bis linsengroße Knötchen an Stamm und Extremitäten.
Dermatomyositis: Lila-Verfärbungen der Augenlider, Schwellung, rotviolette, unregelmäßige, etwas indurierte, fleckförmige Verfärbung der Haut an Gesicht, Extremitäten und Stamm. Pigmentationen.
Sklerodermie: Scharfe Unterscheidung der *lokalisierten* Sklerodermie der Dermatologen, welche nicht in die *generalisierte* Form mit den charakteristischen Haut-, Schleimhaut- und Organbeteiligungen (s. S. 49) übergeht. Raynaud-Syndrom, Pigmentationen. Rattenbißveränderungen an den Fingerenden (s. Abb. 3.22).
Polyarthritis rheumatica: Feuchte, seborrhoische, faltenlose, weiße Haut über den betroffenen Gelenken. Rheumatische Knötchen an den Muskelansatzstellen.
Den Kollagenkrankheiten stehen Krankheiten nahe, bei denen nicht das eigentliche Kollagengewebe, sondern die Elastizität der Haut verändert ist. Zu dieser Gruppe gehören:
Grönblad-Strandberg-Syndrom: Damit werden Hauterscheinungen im Sinne des *Pseudoxanthoma elasticum* (vorwiegend an den Beugestellen, am Nacken, auch über dem

Abdomen mit Verlust der Hautelastizität) bezeichnet, wenn sie mit Retinaveränderungen (gefäßähnlichen Streifen) kombiniert sind. Der Krankheit liegt eine angeborene Veränderung eines Bindegewebselementes zugrunde. Hautveränderungen, Augenstörungen und Gefäßveränderungen sind Ausdruck der gleichen Störung. Die Gefäßveränderungen führen gelegentlich zu Magen-Darm-Blutungen, selten sind Mediadegeneration und Verkalkungen in den peripheren Gefäßen mit Durchblutungsstörungen. Thyreotoxikose, Diabetes insipidus und Morbus Paget werden gehäuft beobachtet.
Ehlers-Danlos-Syndrom: Es zeigt abnorme Brüchigkeit der Haut und der Blutgefäße mit Hämatomen und Pseudotumoren sowie Überdehnbarkeit der Gelenke und der Haut.

Infektionskrankheiten

Tuberkulose: Hauttuberkulose als Eintrittspforte. Primäraffekt. Tuberkelbakterien nachweisbar.
Hauttuberkulose bei mit Tbc bereits infiziertem Organismus. Tbc-Bakterien schwer auffindbar. Lupus vulgaris, Scrofuloderma (ausgehend von darunterliegenden tuberkulösen Knochen- oder Lymphknotenherden). *Tuberkuloide* (Tbc-Bakterien nicht auffindbar). Papulonekrotisches Tuberkuloid, Erythema induratum Bazin (blaurötliche Knoten, persistierend, wenig schmerzhaft ulzerierend, im Bereich der Waden). Erythema nodosum (s. S. 125).
Syphilis in der Sekundär- und Tertiärperiode.
Meningokokkensepsis: Hautembolien über dem ganzen Körper (s. S. 140).
Typhus-Parathyphus-Gruppe: Roseolen.
Fleckfieber: Exanthem.
Q-Fieber-, Adenovirus-, Leptospirosen-, Mononucleosis-infectiosa-Infektionen verursachen Exantheme.
Manche *Pilzerkrankungen* (Kokzidioidomykose, Sporotrichose, Histoplasmose gehen mit Hautknötchen einher (in Mitteleuropa sehr selten).
Morbus Boeck-Besnier-Schaumann (Sarkoidose) Hautsarkoid. Subkutanes Sarkoid (Darier-Roussy).

Herz- und Gefäßkrankheiten

Zyanose (s. S. 289), Trommelschlegelfinger (s. Abb. 3.34, S. 56).
Mitralstenose: Zyanose und Rötung der Wangen.
Endocarditis lenta: Mikroembolien an den Fingern und Zehen, auch an Händen und Füßen (Handinnenfläche und Sohle). Trommelschlegelfinger. Café-au-lait-Farbe (ähnliche Bilder bei Trichinose).
Buergersche Krankheit; Hautverfärbung, Ulzerationen an den Füßen, seltener an den Fingern. Phlebitische Stränge.

Stoffwechselkrankheiten

Lipoidosen: Xanthelasmen, tuberöse Xanthome.
Gauchersche Krankheit: Bronzefarbe der Haut, Pingueculae, Purpura.
Gicht: Tophi, Hyperkeratose an Handinnenfläche und Fußsohlen.
Diabetes mellitus: Pruritus, Xanthelasmen, gerötete Wangen, Necrobiosis lipoidica diabeticorum (s. Abb. 3.20), Furunkulose, Pyodermien, Zehengangrän (Folge diabetischer Gefäßveränderungen).
Porphyrie: Pigmentationen, Vitiligo, Blasenbildung.
Hypogammaglobulinämie: rezidivierende Hautinfektionen (Furunkel, Pyodermien).
Urämie: Haut trocken, Pruritus, meist blaß, Harnsäurekristalle.

Vitaminmangelzustände

Avitaminose A: rauhe, hyperkeratotische Haut mit Papeln, trockene Haare.
Avitaminose B: Cheilosis, Stomatitis, Seborrhoe, struppige Haare, Pigmentationen, schuppendes Erythem an den belichteten Körperstellen mit scharfer Abgrenzung bei Pellagra.
Avitaminose C und K: Purpura vom Gerinnungstyp.
Fe-Mangel: trockene Haut, struppige Haare, Cheilosis, Nagelveränderungen, Anämie.

Gastrointestinale Störungen

Pigmentationen bei intestinaler Polyposis (Peutz-Jeghers-Syndrom), *Acanthosis nigricans* bei malignen intestinalen Tumoren, multiple Hauttumoren beim Gardner-Syndrom (intestinale Polypose, Haut- und Knochentumoren).
Abnorme Pigmentationen bei Colitis ulcerosa, Sprue, Whipplescher Krankheit. *Gerötetes Gesicht* mit *flush* bei *Karzinoid*.
Vorzeitiges Ergrauen dichter Haare – Ulcus duodeni; trokkene, runzelige, schlecht durchblutete Gesichtshaut – Ulcus duodeni oder ventriculi.
Umschriebene bläuliche Verfärbung um den Nabel über dem Abdomen (Austritt von hämorrhagischer Peritonealflüssigkeit) bei *akuter Pankreatitis*.

Intoxikationen

Bei jeder Hautaffektion ist prinzipiell daran zu denken, daß sie durch eine Überempfindlichkeit auf ein Medikament hervorgerufen werden kann. *Allergische Hautreaktionen* auf Medikamente sind bei manchen Drogen (z.B. Barbituraten) häufig, bei anderen (z.B. Digitalis) ausgesprochen selten. Für die Diagnose sind die Anamnese und die Beobachtung der Erscheinungen nach Aussetzen der Medikation wichtiger als die Hauttestung und Laboratoriumsuntersuchungen. Viele Substanzen führen erst über eine Photosensibilisierung zu Hauterscheinungen, die dann typischerweise nur an belichteten Stellen auftreten (z.B. Tetrazykline usw.).
Außer der häufigen allergischen Reaktion müssen Hauterscheinungen bei manchen Medikamenten angenommen werden, welche offenbar nicht allergischer Natur sind. Palmare und plantare Hyperkeratose mit Hyperhidrose: *Arsen, Wismut, Quecksilber*. Schwarzer Gingivalsaum: *Blei;* blaugraue Verfärbung der Haut (Argyrose): *Silber;* bläulicher Gingivalsaum: *Wismut;* Stomatitis: *Quecksilber;* Haarverlust: *Thallium;* graue Pigmentierung an belichteten Körperstellen: *Gold;* Aknepusteln: *Jod* und *Brom*.

Cumarin-(Antikoagulantien-)Nekrose

Sind Kranke antikoaguliert, muß beim Auftreten von (meist um den 4. Behandlungstag) hellroten, flächenhaft ödematös erhabenen Effloreszenzen mit unscharfer Begrenzung, bei welchen im Zentrum der Hautrötung in einem 2. Stadium eine dunkelblaurote Verfärbung auftritt, die in eine Nekrose übergeht, an die *Cumarin-Nekrose* gedacht werden.

Krankheit mit typischen pathognomonischen Hautveränderungen

Sklerodermie

Als *Sklerodermie* wird eine Krankheit bezeichnet, deren hervorstechendstes Zeichen die zunehmende Hautatrophie (Haut und subkutanes Gewebe) besonders der Finger (Sklerodaktylie), des Gesichtes und der

50   3 Körperliche Ausdrucksformen und Habitus

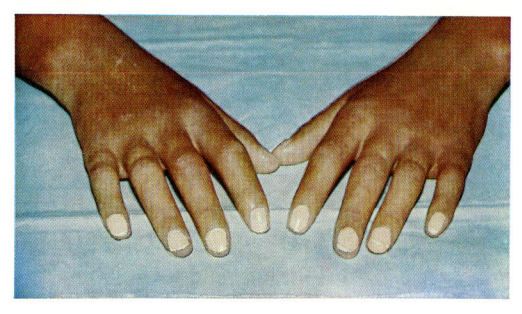

Abb. 3.21. Hand bei *Sklerodermie*. (Alle Falten verstrichen, die Haut ist gespannt, fühlt sich „hölzern" an)

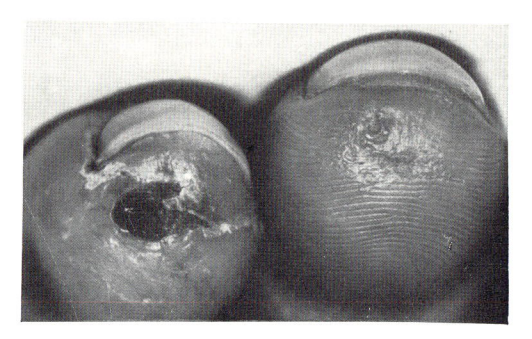

Abb. 3.22. Rattenbißartige Hautveränderungen bei *Sklerodermie*

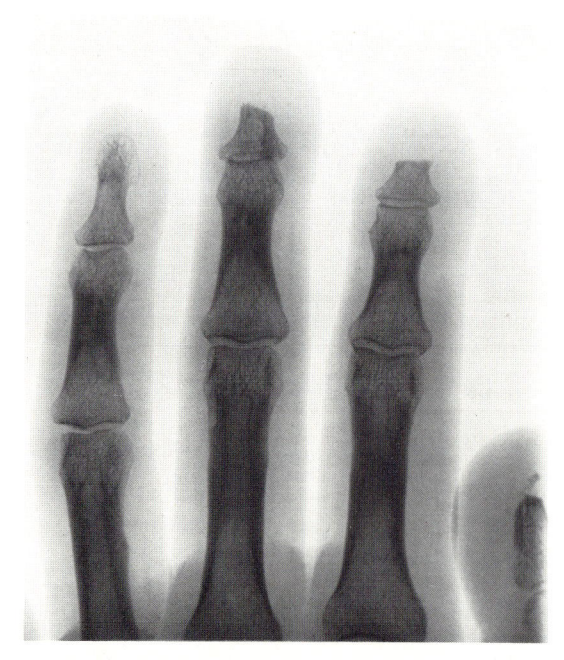

Abb. 3.23. Zerstörte Endphalangen bei *Sklerodermie*

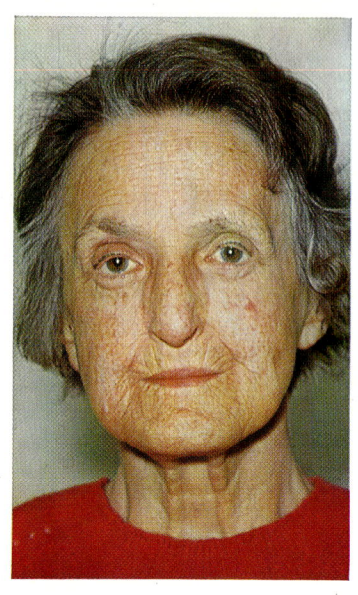

Abb. 3.24. Typisches Aussehen bei *Sklerodermie*, 70j. Frau

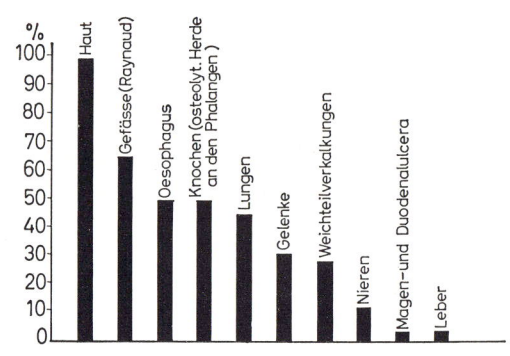

Abb. 3.25. Häufigkeit des Organbefalls bei Sklerodermie

oberen Stammpartien, weniger der unteren Extremitäten ist. Es können aber fast alle Organe betroffen werden. Die Haut ist glänzend, fühlt sich derb, pergamentartig oder hölzern an und läßt sich nicht in Falten legen (Abb. 3.21). Frauen werden etwa 4mal häufiger betroffen als Männer. Beginn meist drittes bis viertes Dezennium. Der eigentlichen Erkrankung gehen oft während Jahren typische *Raynaud-Anfälle* voraus: Dabei werden die Finger kalt und weiß („tot"), bleiben aber in der anfallsfreien Zeit oft deutlich zyanotisch. Der Verlauf der Sklerodermie ist in der Regel chronisch. An den Fingerspitzen (Abb. 3.22) treten Ulzera auf, die Nägel verkümmern, die Endphalangen sind schließlich destruiert mit röntgenologisch nachweisbarer Knochenzerstörung (Abb. 3.23). Die Beweglichkeit der Extremitäten wird weitgehend eingeschränkt. Das Gesicht zeigt ein typisches maskenhaftes Aussehen mit schmalen Lippen, verengerter Mundöffnung, spitzer, weißer Nase (Abb. 3.24).

Im Verlauf der Erkrankung treten fast immer Veränderungen der inneren Organe in den Vordergrund (Abb. 3.25):

- Lungenfibrose
- Ösophagusatrophie als Ursache dysphagischer Beschwerden, aber auch Magen- und Dünndarmbefall

mit Magenatonie, Magenulzera und Malabsorption.
- Befall der kleinen Arterien (fast obligat).
- Seltener finden sich Myokardmitbeteiligung und Perikarditis.
- Befall der Skelettmuskulatur in etwa $1/3$ der Fälle.
- Schließlich wird auch eine Beteiligung der Nieren (unter dem Bild der akuten Glomerulonephritis), der Gelenke, der Augen und der Leber beobachtet.

Die Kombination der Sklerodermie mit Kalkablagerungen in Subkutis, Sehnen, Bursae, oft durch die Haut durchbrechend ist bekannt als **Thibierge-Weissenbach-Syndrom** (Abb. 3.26).

Besondere *differentialdiagnostische* Schwierigkeiten bereiten in der Regel die akuter verlaufenden Formen, bei welchen die Krankheit nicht in auffälliger Weise an den Extremitäten lokalisiert ist. Die charakteristische Hautbeschaffenheit, welche keineswegs auf die Extremitäten beschränkt ist, wird zum führenden Symptom.

Wenn aber die Hautveränderung überhaupt fehlt oder nur sehr diskret ist und die Symptomatologie ausschließlich von den viszeralen Veränderungen (Abb. 3.25) beherrscht wird, ist die Sklerodermiediagnose sehr schwierig. Immerhin verursachen die von einer Sklerodermie befallenen Organe (v. a. Lunge, Ösophagus) so typische Krankheitserscheinungen, daß eine korrekte Diagnose möglich ist, wenn die Hautlokalisation nicht als obligat gefordert wird. Es sind auch tödliche Fälle ohne Hautlokalisation beschrieben worden.

Das *Scleroedema adultorum* (Buschke), das vorwiegend Frauen befällt, wird fast immer mit der Sklerodermie verwechselt, weil die Hautbeschaffenheit bei der Palpation sich sehr ähnlich anfühlt. Die Lokalisation ist aber verschieden, weil die Halsgegend zuerst (in der Regel 1–6 Wochen nach einer Infektion [vorwiegend Streptokokken]) ergriffen wird. Der ganze Körper kann beteiligt sein, die Haut an Händen und Füßen ist aber ausgespart, was gegenüber der Sklerodermie, neben der Tatsache, daß Atrophien, Pigmentationen und Teleangiektasien fehlen, ein wichtiges Unterscheidungsmerkmal ist. Die Dermatomyositis kann anfänglich ein sehr ähnliches Bild zeigen. Die Prognose des Scleroedema adultorum ist gut, die Infiltration verschwindet in den meisten Fällen innerhalb von 12–18 Monaten.

Andere Kollagenkrankheiten

Von den anderen Kollagenkrankheiten zeigen auch die *Dermatomyositis* und der *viszerale Lupus* erythematodes typische Hautveränderungen (s. S. 152 + 148).

Sturge-Weber-Syndrom

Ein *Naevus flammeus* (Gefäßnävus) ist das auffälligste Symptom beim *Sturge-Weber-Syndrom* (Enzephalotrigeminale Angiomatose) (Abb. 3.27). Die klassische

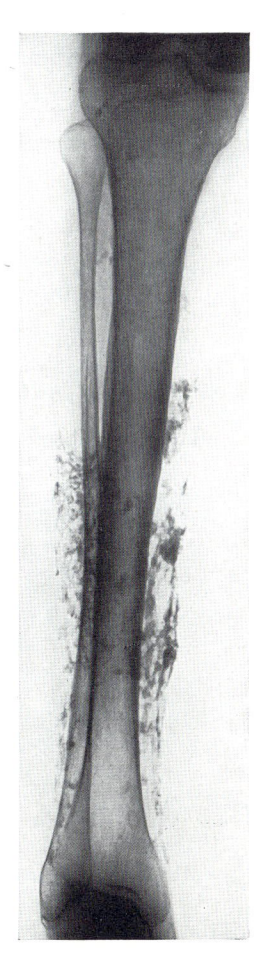

Abb. 3.26. Verkalkungen bei *Sklerodermie* (Thiebierge-Weissenbach-Syndrom)

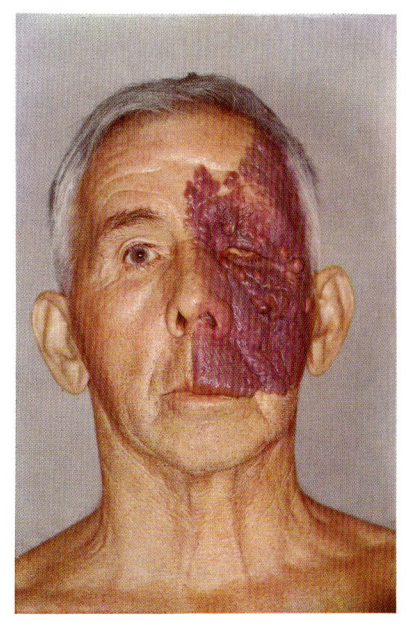

Abb. 3.27. Sturge-Weber-Syndrom

52   3 Körperliche Ausdrucksformen und Habitus

Symptomatologie besteht in einem *Gefäßnävus*, einer dem Nävus flammeus ipsilateralen röntgenologisch nachweisbaren *intrazerebralen Verkalkung*, verschiedenen *Anomalien des ipsilateralen Auges* und einer der Hautveränderung *kontralateralen Hemiplegie*. Tendenz zu Konvulsionen und Debilität.

Hämangiome finden sich gleichzeitig mit einer *Dyschondroplasie* als angeborene Anomalie beim Maffucci-Syndrom. Die Kranken gewinnen durch dieses Zusammentreffen ein Aussehen von tragischer Komik. Maligne Entartung häufig.

Turner-Syndrom

Eine eigenartige, aber äußerst charakteristische Hauterscheinung am Hals, das sog. Flügelfell (Pterygium colli oder webbed neck) findet sich beim Turner-Syndrom bzw. *gonadaler Dysgenesie* (Abb. 3.28).
Das *Pterygium* verleiht dem Kranken, zusammen mit dem Kurzhals und den tiefstehenden großen Ohren ein sphinxartiges Aussehen. Die Anomalie ist selten, gelegentlich familiär gehäuft. Der Phänotyp ist weiblich, der Genotyp ist männlich. In wechselnder Kombination werden andere Mißbildungen angetroffen: *Minderwuchs*, im Mittel 140–145 cm, meist proportioniert; *Cubitus valgus*, so daß die Kranken die Arme beim Gehen wie Schwingen bewegen; *hoher Gaumen, hypoplastische Mandibula* mit Vogelkinn; *schildförmiger Thorax* mit weit lateral stehenden rudimentären Brustwarzen; Madelungsche Handgelenksdeformität, Finger- und Zehenanomalien; tiefer Haaransatz im Nacken. Daneben kommen Aortenisthmusstenose, Ventrikelseptumdefekt, Nierenmißbildungen und Intelligenzdefekte vor. Die Gonaden sind rudimentär angelegt und bestehen nur aus Stroma, was zu einer primären Amenorrhoe, zu einem hypoplastischen Genitale mit Infertilität, zu einer mangelhaften Ausbildung der sekundären Geschlechtsmerkmale, zu frühzeitiger Osteoporose und zu einem Anstieg der

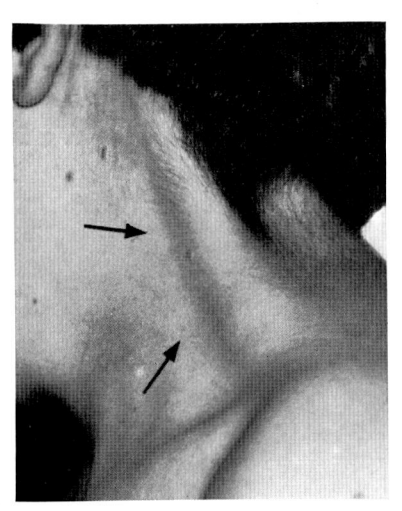

Abb. 3.28a

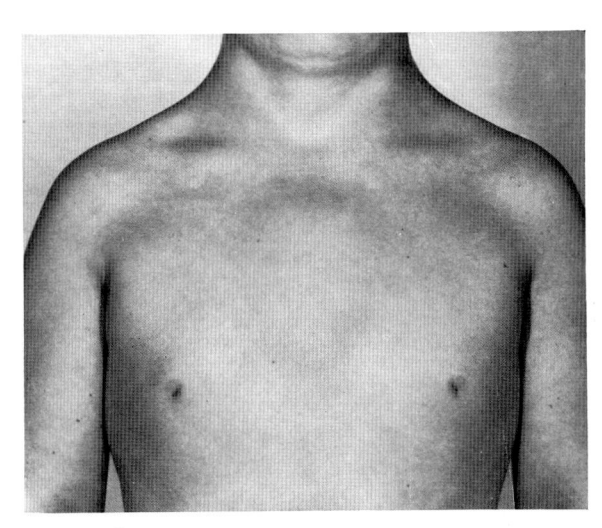

Abb. 3.28b

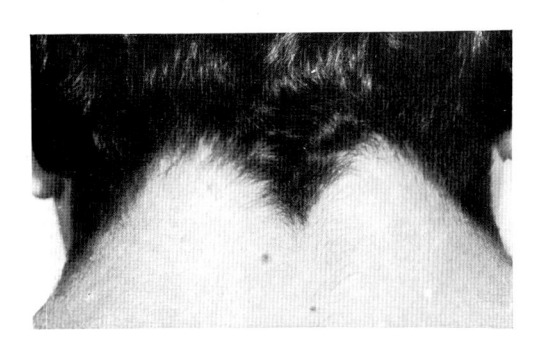

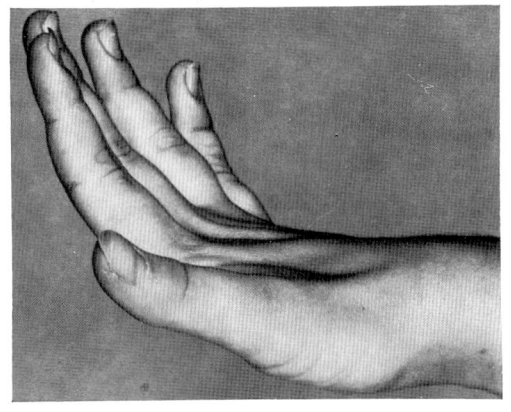

Abb. 3.28c

Abb. 3.28d

Abb. 3.28a–d. *Turner-Syndrom* 18j. Mädchen. Chromosomales Geschlecht männlich. a) Pterygium colli; b) schildförmiger Thorax mit großer Mammillardistanz und fehlendem Mammae; c) typisch abnormer Haaransatz im Nacken; d) Überstreckbarkeit der Finger

Gonadotropinausscheidung in der Pubertät führt. Varianten können annähernd normale Femininisierung oder maskuline Züge mit Hirsutismus zeigen. Selten kommen auch reine Gonadendysgenesien ohne die typischen Mißbildungen des Turner-Syndroms vor.

Das Kerngeschlecht ist in ca. 60% chromatinnegativ und entspricht einem Karyotyp 44/XO statt des chromatinpositiven Kerngeschlechts der normalen Frau (44/XX). Neben reinen XO kommen auch XX (chromatinpositiv), XO/XX und andere Mosaike vor. Bei klinisch atypischen und chromatinpositiven Fällen ist zur Diagnose eine Chromosomenkultur unumgänglich. Die seltenen Fälle mit eher männlichem Habitus und fehlendem Geschlechtschromatin (männlich) weisen kryptorche und hypoplastische Hoden sowie oft eine Hypospadie auf. Bei der reinen Gonadendysgenesie ist Chromatinnegativität (XY) die Regel.

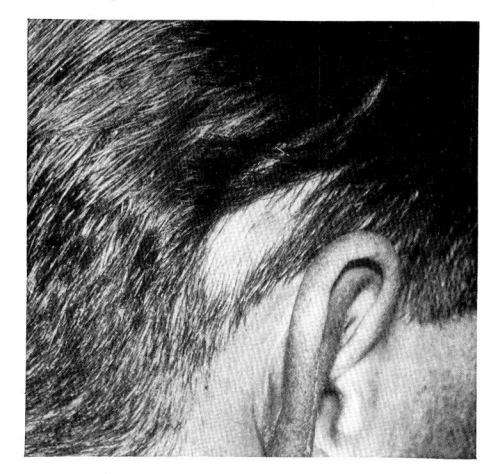

Abb. 3.29. Alopezie (typischerweise nicht kreisrund) bei Lues II

Haare

Der **Haarwuchs** ist mit Ausnahme der Lanugobehaarung, der Wimpern, teilweise auch des Kopf- und Körperhaars *endokrin gesteuert,* wobei allerdings rassische, familiäre und individuelle Unterschiede in der Ansprechbarkeit der Haarfollikel zur Geltung kommen. In der Diagnostik hormonaler Krankheiten gibt die Stirnhaargrenze, Glatzenbildung, die Beachtung der Augenbrauen, des Bart- und Schnauzwuchses und der Rasierfrequenz, der Axillarhaare, der Pubesdichte und ihrer oberen Begrenzung wertvolle Aufschlüsse. Im Senium geht die Behaarung zurück, auffälliger bei Frauen; Hypotrichose im hohen Alter ist deshalb nur bei extremem Haarverlust, z.B. fast gänzlichem Verschwinden der Genitalbehaarung diagnostisch verwertbar.

Die hormonale Steuerung erfolgt in erster Linie durch die *Androgene* testikulären (Testosteron) und *adrenokortikalen* Ursprungs, in wesentlich geringerem Ausmaß durch *Östrogene* und das *Schilddrüsenhormon,* bei pathologischen Fällen auch durch *Androgene ovarieller Herkunft.* Man mißt diese routinemäßig mit der *17-Ketosteroidausscheidung.*

Neben der *Behaarung* ist auf andere, leicht erkennbare *Androgeneffekte* zu achten: Wachstum und Funktion des äußeren und inneren männlichen *Genitales* (Größe von Penis, Skrotum, Prostata; Erektion, Ejakulation, Libido), Ausbildung des *Kehlkopfes* (Adamsapfel) und *Stimmlage,* männliche Prägung der *Körpergestalt,* puberaler Spurt des *Längenwachstums* und Epiphysenschluß, Sekretion der *Talgdrüsen* (Fettgehalt der Haut, Akne) und der axillären und genitalen *apokrinen Schweißdrüsen,* Entwicklung der *Muskulatur* (Nacken!).

Der allgemeine **Haarausfall** ist, wenn keine besonders begünstigende Erkrankung, wie eine Hypo- oder Hyperthyreose, eine schwere Allgemeinerkrankung, besonders Infektionskrankheit (z.B. eine Lues, Abb. 3.29), eine Intoxikation (z.B. Thalliumvergiftung, Abb. 3.30) oder eine Therapie mit Zytostatika, Heparin, Cumarin und andern Medikamenten vorliegt, meist konstitutionell. Haarausfall gehört, kombiniert mit intestinaler Polypose und Nagelatrophie, zum Cronkhite-Kanada-Syndrom.

Hypotrichose

Endokrine Hypotrichosen kommen bei *Frauen* als primäre Haararmut der Axillen und des Genitales hauptsächlich bei der *gonadalen Dysgenesie* bzw. dem *Turner-Syndrom* (s. S. 52) und bei der *testikulären Feminisierung* vor.

Bei letzterer seltenen Anomalie fehlen die Axillarhaare in der Regel und die Pubes sind äußerst spärlich, so daß man von „hairless women" spricht. Der Habitus ist ausgeprägt weiblich, das chromosomale Geschlecht und die Gonaden hingegen sind männlich. Sie liegen in $1/3$ der Fälle intraabdominal, meist aber in der Leistengegend (Leistenhoden) oder den großen Labien, häufig in Hernien. Die Vagina ist kurz, die Zervix nicht zu fühlen (fehlender Uterus) und es besteht primäre Amenorrhoe. Es handelt sich um einen Pseudohermaphrodi-

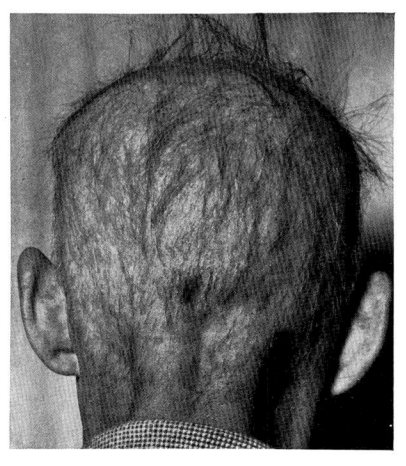

Abb. 3.30. Haarausfall bei *Thalliumvergiftung.* 52j. Frau

tismus masculinus, der wahrscheinlich auf einer Testosteronunempfindlichkeit der Gewebe beruht.
Ein sekundärer Verlust der Axillarbehaarung ist eines der Symptome des Sheehan-Syndroms (s. S. 376).

Beim *männlichen Geschlecht* tritt Hypotrichose als Folge einer primären Insuffizienz der Leydigschen Zwischenzellen oder eines Mangels der hypophysären Gonadotropine auf. Wenn bereits zur Pubertätszeit ein Androgendefizit besteht, kommt es nicht zur Entwicklung der androgenabhängigen Behaarung und übrigen Eigenschaften (s. oben). Das klinische Bild des *Hypogonadismus* ist immer auf den Ausfall des Testosterons zurückzuführen.

Bei *hypophysären Formen* (hypogonadotroper Hypogonadismus: idiopathische Form, hypophysärer Zwergwuchs, sekundäre Formen bei Tumoren im Hypophysenbereich) können gegebenenfalls die Zeichen des Mangels an Wachstumshormon (Zwergwuchs) oder des Fehlens der Bremswirkung des Testosterons auf die Wachstumshormonwirkung an den Epiphysen hinzukommen. Letzteres führt zum typischen eunuchoiden Habitus mit langen Extremitäten.

Testikuläre Formen (hypergonadotroper Hypogonadismus: männlicher Turner, Kryptorchismus, Hodendysgenesie, Anorchie, Klinefelter-Syndrom, Hodenatrophie nach Orchitis usw.) können auch bei normal großen Hoden nicht ausgeschlossen werden, da die Hodengröße durch das Gesamtvolumen der Samenkanälchen und nicht durch die Leydig-Zellen bestimmt wird (Abb. 3.31). Kleine Hoden bedeuten andererseits nicht unbedingt einen Androgenmangel. Während der Pubertät sagt die Messung der 17-Ketosteroid-Ausscheidung wegen der großen physiologischen Streubreite nicht viel aus. Wertvoller ist die Bestimmung der Gonadotropine im Urin.

Klinefelter-Syndrom

Das *Klinefelter-Syndrom* findet sich bei 1–2$^0/_{00}$ der männlichen Bevölkerung und stellt damit die häufigste Form von Hypogonadismus mit männlichem Phänotyp dar. Hypotrichose, vor allem verzögerter und spärlicher Bartwuchs, geringe axilläre und weibliche Pubesbehaarung, kleine, postpubertär regelmäßig derbe Hoden, Infertilität und eunuchoider Habitus mit Gynäkomastie kennzeichnen das Syndrom. Die Stimme ist hoch oder bis zur Baritonlage mutiert, die Intelligenz der Patienten unterdurchschnittlich, nur selten kann eine Mittelschule besucht werden. Der Krankheit liegt eine chromosomale Aberration mit einem überschüssigen X-Chromosom zugrunde (44/XXY), seltener sind Karyotypformen mit mehr als einem überschüssigen X-Chromosom und Mosaike (XXY/XY). Die Bestimmung des Kerngeschlechts aus Wangenschleimhautabstrich und Leukozyten ist daher für die Diagnose entscheidend. Jedes überzählige X-Chromosom bewirkt ein Chromatin-(Barr-)Körperchen am Rand des Zellkerns und trommelschlegelartige Kernanhänge *(drum-sticks)* an den Granulozytenkernen (s. S. 16), d. h. Befunde, wie sie für das weibliche Geschlecht typisch sind. Das Mosaik XXY/XY kann allerdings chromatinnegativ sein.

Pathogenetisch im Vordergrund steht die hyaline Degeneration der Hoden mit zunehmendem Androgenmangel, weshalb die krankhaften Erscheinungen erst in der Pubertät zutage treten und im mittleren Lebensalter voll manifest werden. Libido und Erektionsfähigkeit gehen verloren, Rasieren wird überflüssig, das Verhalten passiv, die Gesichtszüge werden weiblich, die Gesichtshaut legt sich in Fältchen, das Haupthaar bleibt dicht. Rückenschmerzen und Hyperkyphosierung der Brustwirbelsäule deuten auf *Osteoporose*. Jetzt sinkt auch die vordem tiefnormale 17-Ketosteroidausscheidung auf eindeutig verminderte Werte ab. Herabgesetzter Grundumsatz ist ein häufiger Befund, Serumjod normal oder vermindert.

Verspätete Pubertät (Pubertas tarda) bei Knaben, d. h. Fehlen erster sekundärer Geschlechtsmerkmale mit 16 Jahren, ist in ihrer idiopathischen Form eine nicht so seltene, harmlose, oft familiär verankerte biologische Variante (Fehleinstellung des hypothalamischen „Sexualweckers"). Sie kann als solche allerdings erst retrospektiv erkannt werden, wenn die Pubertät bis zum 19.–20. Lebensjahr doch noch in Gang kommt. Verzögernd auf die Sexualentwicklung wirken schwere chronische Krankheiten, die gleichzeitig oft auch zu Minderwuchs führen (Herz, Nieren, Zöliakie, verwahrloster Diabetes mellitus), bisweilen auch die Präpubertätsadipositas. Von der Pubertas tarda äußerlich

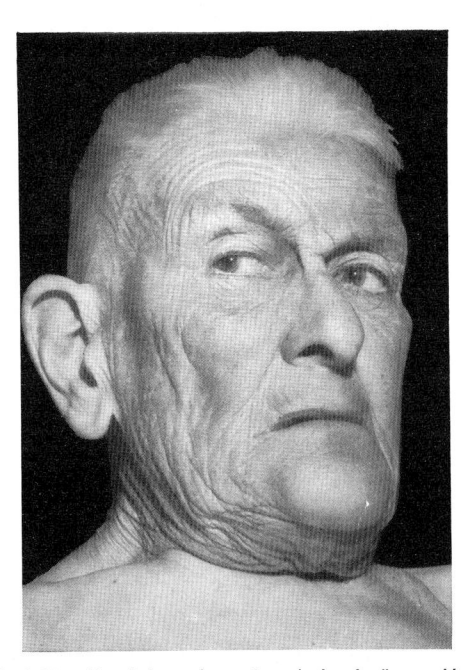

Abb. 3.31. Feminines Aussehen bei primärem *Hypogonadismus* (kongenitale Anorchie). 76j. Mann. Trokkene, faltenreiche Haut, sehr feine Haare. Gonadotropine stark erhöht (hypergonadotroper Hypogonadismus)

nicht zu unterscheiden und ebenfalls hypogonadotrop ist der *idiopathische hypophysäre Eunuchoidismus*, eine seltene, oft familiäre Krankheit mit Hochwuchs, langen und schlanken Extremitäten, kleinen Hoden und Penis, im Gegensatz zum Klinefelter-Syndrom aber normalem Kerngeschlecht, verminderter Gonadotropinausscheidung, fehlender Gynäkomastie und dem bioptischen Befund des unreifen Hodens.

Auch sekundäre Formen des Hypogonadismus bei *Hypophyseninsuffizienz* (Kraniopharyngeom, andere Prozesse entzündlicher oder tumoröser Art im Bereich der Hypophyse) manifestieren sich oft zuerst durch die Zeichen des Androgenmangels, meist kommen dann aber weitere Ausfallserscheinungen der Nebennierenrinde und der Schilddrüse hinzu.

Bei der Hodenatrophie nach doppelseitiger *Mumpsorchitis* steht die Beeinträchtigung der Testosteronproduktion mehr im Hintergrund, da die Krankheit eher die Tubuli als die Zwischenzellen in Mitleidenschaft zieht. Stets sind dabei klare Angaben über Fieber, intensive Hodenschmerzen, meist auch über eine manifeste Parotitis und im Frühstadium eine positive Komplementbindungsreaktion vorhanden. Weitere Ursachen der Hodenatrophie sind beidseitige Zirkulationsstörungen bei Hodentorsion, Obliteration der Aa. spermaticae (Morbus Buerger) und nach Operationen.

Von den Allgemeinerkrankungen, die zu Hodenatrophie führen, sind die Dystrophia myotonica Steinert und der fortgeschrittene Alkoholismus mit *Leberzirrhose* zu nennen. Neben der demaskulinisierenden Wirkung des Androgenausfalls sind die feminisierenden Wirkungen von Tumoren der Nebennieren und der Testes *(Lokalbefund!)* nicht zu vergessen. Eine Gynäkomastie kann hier erstes Symptom sein. Bei der Frau sind die Nebennieren die einzige Androgenquelle. Der Morbus Addison bewirkt deshalb bei der Frau einen starken genitalen und axillären Haarausfall, im Gegensatz zum Mann. Destruktion der Hypophyse führt demgegenüber bei beiden Geschlechtern gleichermaßen zur Haararmut, wobei dem Verlust der Pubes und der lateralen Augenbrauen die größte Aussagekraft zukommt.

Hirsutismus

Hirsutismus heißt männlicher Behaarungstyp mit rhomboider Pubesbehaarung, Bartwuchs, Behaarung der Brust und verstärktem Haarwuchs an den Extremitäten bei der Frau. Oft kommt eine Akne dazu. Von *Hypertrichose* spricht man, wenn nur die Körperbehaarung vermehrt ist, jedoch kein männlicher Behaarungstyp vorliegt. *Virilismus* bedeutet Hirsutismus mit Klitorisvergrößerung, Tieferwerden der Stimme, Versiegen der Menses, Rückbildung der Brüste und verstärkter Muskelentwicklung. Obwohl die Übergänge zwischen den drei Zuständen fließend sind, ist ein Auseinanderhalten für die Diagnostik wichtig.

Die *Hypertrichose* betrifft meist dunkelhaarige Frauen und ist konstitutionell festgelegt. Sie hat keinerlei klinische Bedeutung, kann aber eine erhebliche psychische Belastung darstellen.

Der einfache oder idiopathische *Hirsutismus* weist eine Häufigkeitsspitze bei jungen Frauen und um die Menopause auf. Die Fertilität ist nicht beeinträchtigt. Zyklusstörungen kommen jedoch vor. Die 17-Ketosteroidausscheidung liegt im oberen Normbereich oder knapp darüber. Differentialdiagnostisch sind in erster Linie ein medikamentöser Hirsutismus (Anabolika, Kortikosteroide, Kombinationspräparate mit Testosteron), ein Stein-Leventhal-Syndrom, ein Morbus Cushing sowie androgenproduzierende Tumoren der Nebennieren und Ovarien auszuschließen.

Eine *Virilisierung* verlangt in jedem Fall eingehende Abklärungen, die eine genaue Genitalanamnese, gynäkologische Untersuchung und Bestimmung der Gonadotropine und der Sexualhormone einschließen.

Nägel

Finger- und Fußnägelveränderungen sind bei verschiedenen internen Erkrankungen zu beachten:
– Dünne, brechende, lamellenförmig aufgesplitterte Nägel (*Hohlnägel*, *Löffelnägel*) (Abb. 3.32 und 3.33)

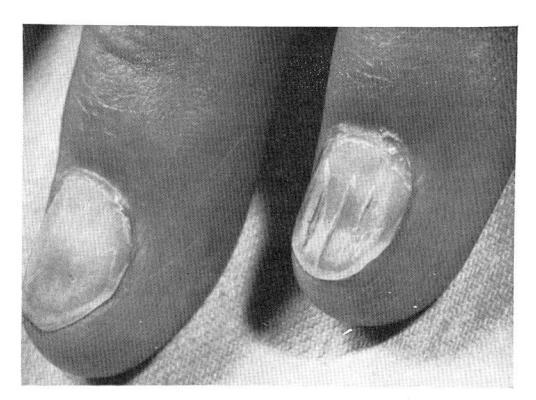

Abb. 3.32. Nägel bei *hypochromer Anämie*. Hohlnägel, brüchig, flach

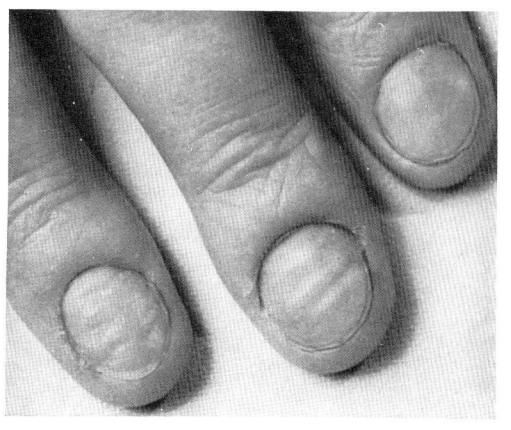

Abb. 3.33. Nägel bei *hypochromer Anämie*, gerillte Nägel

56   3 Körperliche Ausdrucksformen und Habitus

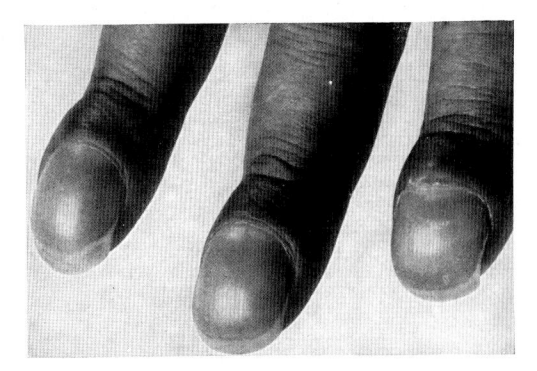

Abb. 3.34. Ausgesprochene *Trommelschlegelfinger* und *Uhrglasnägel* (ohne Primärerkrankung)

bzw. Koilonychie (Schüsselbildung der Nagelplatte) sind charakteristisch für *Eisenmangelanämien* (s. S. 96). Auch das Fehlen anderer Zellkatalysatoren (Vitamin B) kann zu ähnlichen Nagelveränderungen führen. Sie sind auch bei Schilddrüsenfunktionsstörungen (sowohl Hypo- wie Hyperfunktion) beobachtet worden.
Die *Uhrglasnägel bei Trommelschlegelfingern und -zehen* (Abb. 3.34) sind Ausdruck einer „Ostéoarthropathie hypertrophiante pneumique (Pierre-Marie)", welche bei langdauernd durch *chronische Lungenveränderungen* erschwertem Gasaustausch beobachtet werden, also besonders häufig bei Bronchiektasen, viel seltener bei Emphysem, Lungentuberkulose, Pleuraempyem und Lungenabszeß. Beim Bronchuskarzinom sind Uhrglasnägel und Trommelschlegelfinger ein wichtiges Symptom, das unter Umständen in kurzer Zeit auftreten kann. Beide Veränderungen werden hier als paraneoplastisches Syndrom aufgefaßt. Von den Erkrankungen des *Kreislaufsystems* ist die Deformierung am ausgesprochensten bei angeborenen Herzfehlern (vor allem Rechts-Links-Shunt, also der zyanotischen Gruppe) und seltener bei langsam verlaufender Endocarditis lenta. Erworbene Klappenfehler gehen fast nie mit Trommelschlegelfingern einher. Bei Aortenaneurysmen und Aneurysma der A. subclavia wird gelegentlich *einseitiges* Vorkommen von Trommelschlegelfingern beobachtet.
Auch bei manchen *Leberkrankheiten,* vor allem der *biliären Zirrhose,* und bei der *Sprue* können Trommelschlegelfinger und Uhrglasnägel beobachtet werden.
Familiäre oder idiopathische Trommelschlegelfinger und uhrglasförmig veränderte Fingernägel sind natürlich ohne pathologische Bedeutung. Sie sind aber recht häufig.
Kann bei Trommelschlegelfingern keine der üblichen Ursachen gefunden werden, so muß auch an die *Hyperostosis generalisata mit Pachydermie (Uehlinger-Syndrom)* gedacht werden: Uhrglasnägel und Trommelschlegelfinger, verdickte Haut im Gesicht, am Kopf (Cutis verticis gyrata) und an den Extremitäten, kombiniert mit einer diffusen Osteosklerose und Verknöcherungen des Bandapparates.

Dieses Syndrom betrifft vorwiegend Männer, tritt isoliert oder familiär (25–30%) auf, wird autosomal dominant mit variabler Penetranz vererbt. Beginn in der Regel in der Pubertät, Progredienz während 1–7 Jahren, dann kommt die Krankheit im allgemeinen zum Stillstand. *Für die Diagnose entscheidend ist auch, daß eine Primärerkrankung* fehlt.

- *Querrillen* bzw. *-kerben* (Beausche Linien) kommen an den Fingernägeln bei trophischen Störungen verschiedener Art vor: z.B. nach schweren *Infektionskrankheiten*, bei *Tetanie, Morbus Raynaud, Syringomyelie* und langdauernder *Unterernährung*.
- *Lunulastreifen* (Meessche Linie, weiße Querstreifen) finden sich als Zeichen temporärer Wachstumsstörung bei Thallium- und Arsenvergiftung (Abb. 3.35), aber auch schweren infektiösen und anderen Krankheiten. Diese Meesschen Linien sind

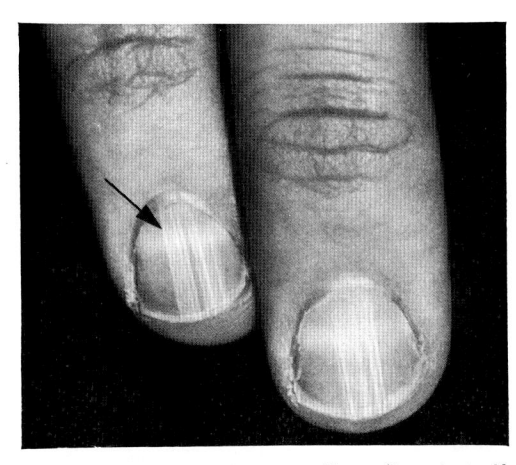

Abb. 3.35. Nägel bei Arsenvergiftung (Lunulastreifen)

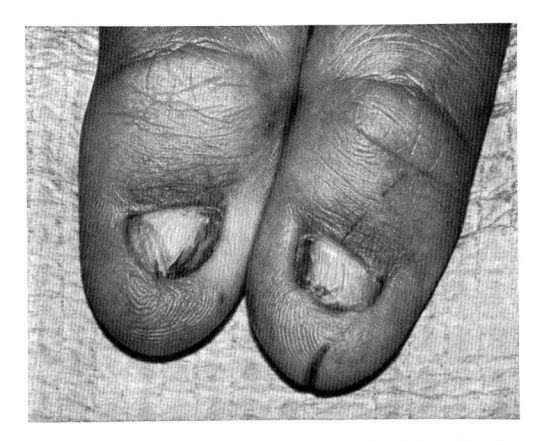

Abb. 3.36. Nägel bei Nagel-Patella-(Nail-Patella)-Syndrom (aus *Silberman* u. *Goodman*, mit freundlicher Erlaubnis der Autoren und des Verlags: American Medical Association, Chicago)

3 Körperliche Ausdrucksformen und Habitus

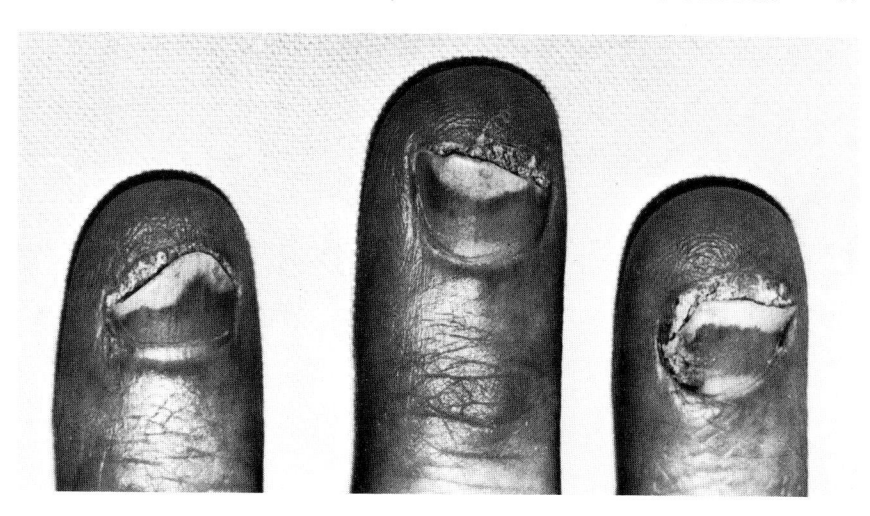

Abb. 3.37. Nägel bei Psoriasis

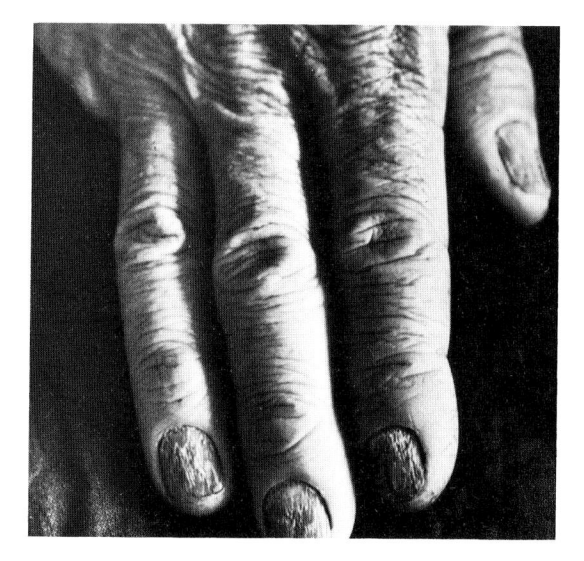

Abb. 3.38. Nagelmykose

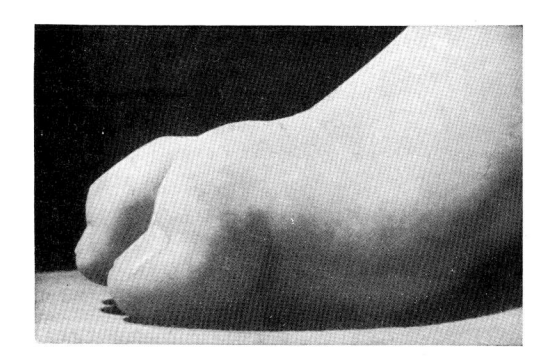

Abb. 3.39. Typische Großzehenstellung bei Friedreichscher *Ataxie*. 16j. Mädchen

daher wenig charakteristisch. Sie zeigen lediglich eine meist mit einer Allgemeinaffektion in Zusammenhang stehende Wachstumsstörung an.
- Eine weiße Verfärbung des ganzen Nagels ist ein zwar seltenes, aber typisches Zeichen einer fortgeschrittenen Lebererkrankung (sog. *Weißnagel*).
- Auch *Längsspaltung* der Nägel ist nicht pathognomonisch und wird bei verschiedenen Krankheiten beobachtet.
- Verlangsamt wachsende und abnorm *verdickte Nägel* werden bei obliterierenden Gefäßprozessen beobachtet.
- *Onychophagie* (Nagelkauen) wird bei Psychoneurosen gesehen.
- Über das *Nail-Patella-Syndrom* (Abb. 3.36) s. S. 611.
- Grübchenförmige Veränderungen werden bei *Psoriasis* (Abb. 3.37) und bei *Hypoparathyreoidismus* beobachtet.

Um diese Nagelveränderungen bei *Allgemeinerkrankungen* richtig einschätzen zu können, muß man auch die wichtigsten eigentlichen Nagelerkrankungen kennen:
- Nagelerkrankungen durch *Pilze* (Onychomykose) (Abb. 3.38). Nägel, brüchig verdickt, Longitudinalstreifen. Das *Ekzem* zeigt Querrillen von „waschbrett"-ähnlichem Aspekt. Gleichzeitige Längssplitterung.

Typische Stellung der Großzehe ist ein Symptom bei Friedreichscher Ataxie (Abb. 3.39).

Hand

Die Hand vermag Auskunft zu geben über:
- die Persönlichkeit,
- manche *Allgemeinerkrankungen*,
- *lokale* Krankheiten.

Die *Persönlichkeit* aus der Hand zu erkennen, gehört zur *Intuition*, welche Erkenntnis ohne Worte vermittelt. Form, Bewegung und Händedruck vermögen dem in dieser Fähigkeit Begabten viel über den Charakter

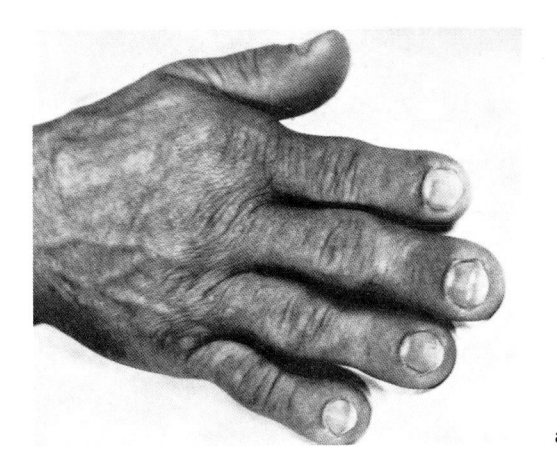

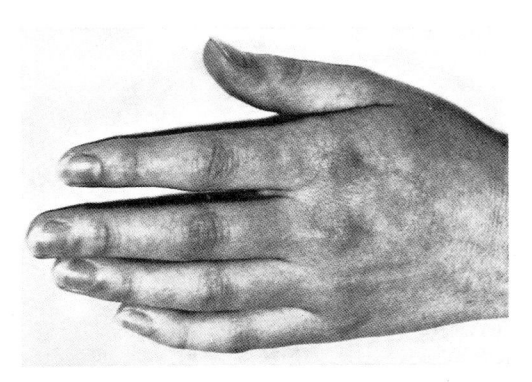

Abb. 3.40a u. b. Die Hand erlaubt mannigfache Rückschlüsse auf Persönlichkeit und Krankheiten. In dieser Abbildung sind die beiden Extreme: a) die Hand eines Akromegalen, b) die Madonnenhand einer Übersensiblen abgebildet

des Kranken auszusagen (Abb. 3.40 b). Daß die Hand auch von Beruf und Lebensweise geformt wird, zeigt die Haut einer Arbeiterhand im Vergleich zur Schreiberhand, die braungefärbte Haut der Endglieder des 2. und 3. Fingers bei Rauchern sowie auch die Dupuytrensche Kontraktur u.a. bei Alkoholikern.
Die *große Hand* des *Akromegalen* (Abb. 3.40a), die besonders *feingliedrige* beim Marfan-Syndrom (s. S. 65), die sich *hölzern anfühlende* bei der *Sklerodermie* (s. S. 49) sind besonders in Erscheinung tretende Ausdrucksformen einer *allgemeinen Erkrankung*.
Die Heberdenschen Knötchen sind ebenfalls nur Teilerscheinung einer oft allgemeinen *Arthronose* und die typische Handdeformierung mit ulnarer Abweichung bei der *progressiv chronischen Polyarthritis* weist gleicherweise nur auf eine den gesamten Organismus in Mitleidenschaft ziehende Erkrankung hin. Die *Morvansche Hand* (verstümmelt und oft infiziert) bei *Syringomyelie* und noch immer bei *Lepra* ist die Folge der diese Krankheiten begleitenden Hypo- bzw. Anästhesie.
Die *Wärme der Hand* gibt Hinweise auf deren Durchblutung. Sie fühlt sich *warm* an bei *Hyperthyreose*, auch oft bei *Hypertonikern*, *trocken und kalt* beim *Myxödem, kalt* bei *Hypotonie* und *Herzinsuffizienz, feuchtkalt* bei *vegetativer Dystonie*. Auch an der Hand kann die Durchblutung durch sklerotische Gefäßveränderungen hochgradig herabgesetzt sein, wenn auch weit weniger häufig als an den unteren Extremitäten.
Palmarerythem ist u. a. bei Leberzirrhose und Kollagenosen anzutreffen, palmare *Hyperkeratose* findet sich bei *chronischer Arsenvergiftung*, die Linien der Handinnenfläche sind pigmentiert bei *Morbus Addison, Leberzirrhose, Hämochromatose* und *gastrokolischen Fisteln*.
Umschriebene *stecknadelkopfgroße* gerötete, offensichtlich auf erweiterten Gefäßen beruhende *Flecken* finden sich an der Handinnenfläche bei *Lupus erythematodes*, an Fingerspitzen beim Morbus Osler, ähnlich auch bei der *Endocarditis lenta*. Sternnävi (Leberaffektionen, aber auch spontan) kommen neben dem Stamm am Handrücken und an den Vorderarmen vor.
Die Hand *zittert* bei Hyperthyreose, chronischem Alkoholismus, Intoxikationen und Parkinsonscher Krankheit, allerdings auch bei allgemeiner Nervosität.
Muskelatrophie und Parese erfordern die Überlegung, ob nicht eine *neurologische Systemerkrankung* vorliegt – oder wenn der M. opponens pollicis paretisch ist, was nicht mehr erlaubt, einen kleinen Gegenstand zwischen Daumen und den übrigen Fingern zu halten und zudem Taubheit der $3^{1}/_{2}$ Finger radialwärts empfunden wird, die Annahme eines *Karpaltunnelsyndroms*.
Eine *lokale* Erkrankung der Hand von internistischem Interesse ist die selten gewordene *Spina ventosa tuberculosa*, ebenso der Morbus Jüngling als Zeichen einer Sarkoidose. Häufiger, stets harmlos, aber die Betroffenen stark beunruhigend ist die *Fingerapoplexie* (s. S. 664).

Zähne

Die Beachtung der *Zähne* ist wertvoll für die Diagnose einer überstandenen *Rachitis*. Die Schneidezähne zeigen eine durch Schmelzdefekte bedingte Querrillung.

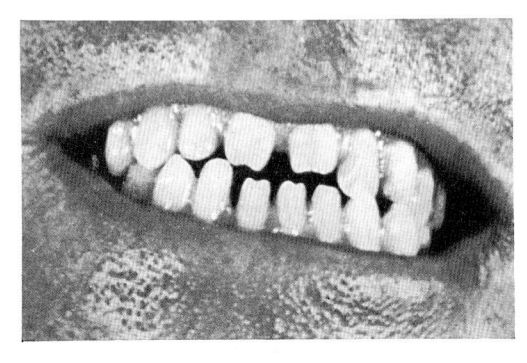

Abb. 3.41. Hutchinson-Zähne bei *kongenitaler* Lues

Ähnliche Zahndefekte finden sich auch bei *Tetanie,* wobei mehrere Querrillen keine Seltenheit sind.
Bei *kongenitaler Lues* sind die Schneideflächen an den großen Schneidezähnen infolge schlechter Schmelzbildung halbmondförmig ausgebuchtet *(Hutchinson-Zähne)* (Abb. 3.41).
Der Sanierungszustand des Gebisses gibt Aufschluß über die Sorgfalt, die der Gesundheitspflege gewidmet wird. Nikotinabusus läßt sich häufig aus Verfärbungen der Zähne vermuten.
Diagnostische Bedeutung kommt auch den Veränderungen des Zahnfleisches zu: schwärzlicher Bleisaum bei Bleiintoxikation, blaugrauer Gingivasaum bei Silber- und Wismutvergiftung, Gingivahyperplasie in der Schwangerschaft, bei Hydantoinmedikation und bei Leukosen.

Zunge

Die *belegte* Zunge wird seit alters her als Ausdruck eines gestörten Allgemeinbefindens verschiedenster Ursache beobachtet, kommt aber auch ohne ersichtliche Ursache vor. Ein besonders dicker schwärzlicher Belag (black tongue) wird als mykotische Nebenwirkung der antibiotischen Behandlung gesehen. Eine landkartenartige Zeichnung der Zungenoberfläche (Lingua geographica) ist ohne pathologische Bedeutung.
Die *rote* Zunge kommt, wenn die Papillen erhalten sind, bei verschiedenen Krankheiten (Tumoren des Magen-Darmkanals, Lebererkrankungen, Enterokolitis, Herzkrankheiten) vor; sind die Papillen verdickt, entsteht die für Scharlach typische *Himbeerzunge;* können Papillen nicht mehr erkannt werden (atrophische Zunge, sog. Huntersche Glossitis), spricht ihr Vorkommen meist für die perniziöse Anämie, sie ist aber für diese Krankheit nicht pathognomonisch, da sie auch bei Achylie, Pellagra und Eisenmangelanämie in Erscheinung treten kann.
Die Huntersche Glossitis geht oftmals mit *Zungenbrennen* einher. Zungenbrennen, ein häufiges Symptom, findet sich daher bei den gleichen erwähnten Krankheiten. Zungenbrennen kann allerdings den objektiv feststellbaren Zungenveränderungen vorausgehen. Ist die Zunge nicht verändert, kann Zungenbrennen auch *psychisch* bedingt sein.
Abnorme Trockenheit der Zunge spricht für Speicheldrüsenerkrankungen (am häufigsten Morbus Boeck und Sjögren-Syndrom).
Eine abnorm große Zunge (Makroglossie) wird bei *Myxödem* (s. S. 188), *Akromegalie* (s. S. 360), *primärer Amyloidose* und beim Quinckeschen Ödem angetroffen.
Zungenveränderungen sind auch *bei dermatologischen Affektionen,* welche keine Rückschlüsse auf eine Allgemeinerkrankung zulassen, typisch: Dermatitis herpetiformis Duhring, Lichen ruber planus. Beim *Lichen ruber planus* finden sich ring- bis halbkreisförmige Netzfiguren, wenig Beschwerden. Diese Zungenveränderungen sind im allgemeinen nicht isoliert, man wird daher die entsprechenden Hautveränderungen suchen. Erythema exsudativum multiforme s. S. 156.

Krankheiten, bei denen Abweichungen der äußeren Erscheinungsformen führendes Symptom sind

Riesenwuchs

Proportionierter Riesenwuchs ist in der Regel konstitutionell und vererbt.
Der *akromegale Riesenwuchs* zeichnet sich durch *dysproportioniertes* Wachstum aus. Die Akren: Kinn (charakteristische Prognathie) (Abb. 3.53), Hände und Füße werden stärker betroffen als die übrigen Körperteile.
Vom akromegalen Riesenwuchs werden nur Kranke betroffen, bei denen die Störung vor dem zwanzigsten Jahr auftritt. Akromegalie ohne Riesenwuchs s. S. 360.
Riesenwuchs nach Kastration kommt bei einem kleinen Teil der Eunuchen vor.

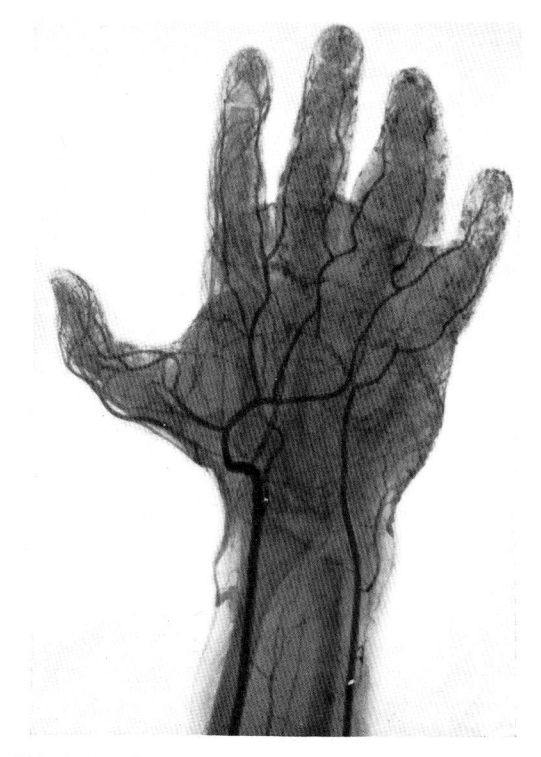

Abb. 3.42. Angiogramm bei Klippel-Trénauney-Parkes-Weber-Syndrom. Die unmittelbar nach der arteriellen Injektion auftretende venöse Füllung (gleichzeitige Darstellung der Arterien und Venen) kann nur durch bestehende arterio-venöse Anastomosen erklärt werden. Man beachte auch die abnorme Dicke des 4. Fingers

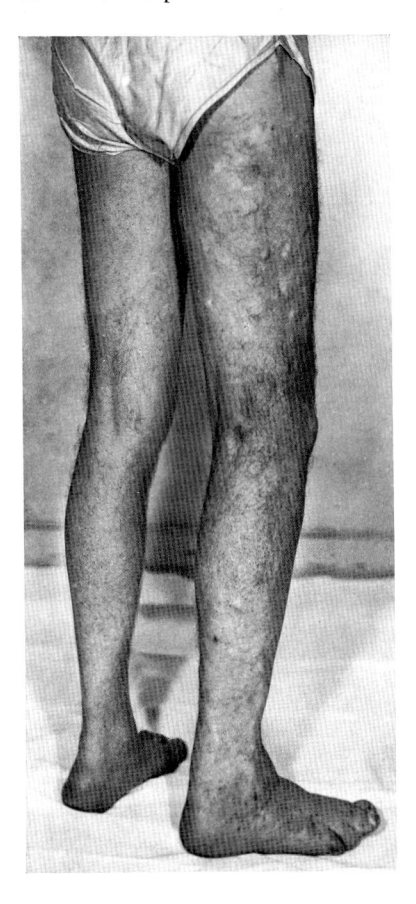

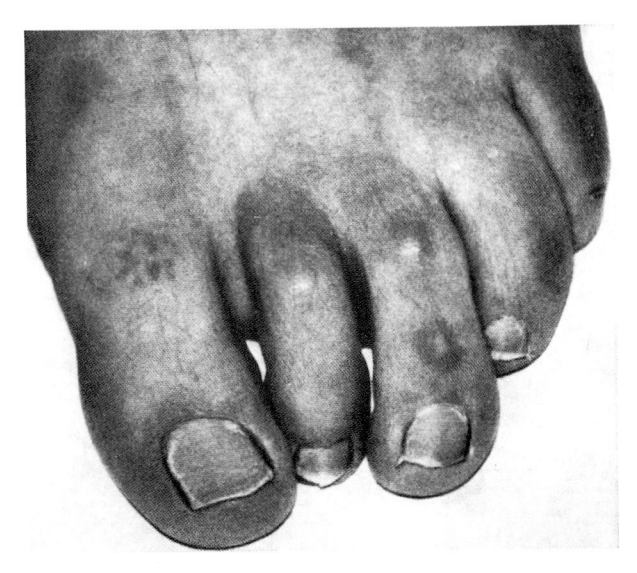

Abb. 3.43b. Verschieden lange Zehen bei Klippel-Trénauney-Syndrom

Abb. 3.43a. Dysproportionierter *Riesenwuchs* (Klippel-Trénauney-Syndrom). Das rechte Bein ist länger und dicker als das linke. Man beachte die varikösen Venenerweiterungen an Unter- und Oberschenkel

Der *dysproportionierte Riesenwuchs* ist in der Regel mit anderen angeborenen Mißbildungen kombiniert. Die Kombination mit *planen Angiomen* der Haut und *varikösen Venenerweiterungen* entspricht dem *Klippel-Trénauney-Syndrom*. (Abb. 3.42 u. 3.43). Ist das arterielle System im Sinne von arteriovenösen Anastomosen und Hämangiomen mitbeteiligt, handelt es sich um das *Parkes-Weber-Syndrom*. Die Differenzierung kann angiographisch oder durch die Untersuchungen der Hämodynamik (verkürzte Kreislaufzeiten wegen Anastomosen) gemacht werden. Enge Beziehungen bestehen zum *Sturge-Weber-Syndrom* und der v. Hippel-Lindauschen Krankheit (Naevus flammeus, Angiomatose der Meningen, Aderhaut-Hämangiom, Glaukom).

Zwergwuchs

Er kommt vor:
konstitutionell-familiär (gehäuft in alpinen Gegenden, Süditalien, Zentralafrika)
sporadisch = primärer Zwerg (= kleiner normaler Erwachsener ohne pathologische Zeichen)
endokrin bedingt
Kretinismus
  selten *hypophysär* und durch *vorzeitige sexuelle Entwicklung*
  Mauriac-Syndrom bei Diabetes mellitus
  bei *Chondrodystrophien* (Chondrodysplasien)
  eigentliche Chondrodystrophie = Störung der Knorpelbildung (Achondroplasie); Störungen der enchondralen *Verknöcherung*
Pfaundler-Hurlersche Krankheit
Morquiosche Krankheit
bei *Osteogenesis imperfecta* (s. S. 40)
bei verschiedenen Ursachen,
  z.B. frühkindliche Nierenfunktionsstörungen, Wirbelsäulenerkrankungen (Tbc, Rachitis), Herzvitien).

Der *konstitutionelle* Zwergwuchs ist, ebenso wie der Riesenwuchs, proportioniert. Am ausgeprägtesten findet er sich bei den *Pygmäen* in Zentralafrika.

Unter den *hormonalen Formen* ist der *hypothyreotische* Zwergwuchs (sporadischer und endemischer *Kretinismus*) in der Regel mit Imbezillität und angeborener Taubheit kombiniert.

Der *hypophysäre* Zwergwuchs zeigt dagegen keine Intelligenzdefekte. Das verzögerte Wachstum beginnt etwa im 2. Lebensjahr, das Knochenalter bleibt stark zurück, der Zahnwechsel und die Pubertät sind verzögert. Eine geringfügige Stammfettsucht, eine Akromikrie und ein rundes, puppenartiges Gesicht sind häufig zu beobachten (Abb. 3.45). Der Ausfall weiterer Hormone der Hypophyse steht meist im Hintergrund. Immerhin können Zeichen eines Myxödems (TSH-Mangel), einer Nebennierenrindeninsuffizienz (ACTH-Mangel) und eine schwache Pigmentierung die

3 Körperliche Ausdrucksformen und Habitus   61

Krankheit begleiten. Der Mangel an Wachstumshormon bewirkt auch eine verstärkte Insulinempfindlichkeit des Organismus mit Hypoglykämieneigung. Die Bestimmung des Wachstumshormons im Blut, am besten unter Stimulation mit Arginin oder durch provozierte Hypoglykämie, sichert die Diagnose. Eine genaue neurologische, ophthalmologische und radiologische Untersuchung mit Sellaaufnahme läßt die Tumorform des hypophysären Zwergwuchses, der meist ein *Kraniopharyngeom* (Abb. 3.44) zugrunde liegt, ausschließen. Die tumorbedingte Störung des Wachstums zeigt allerdings ein weniger einheitliches Bild und kann in jeder Phase der Entwicklung einsetzen.

Bei Jugendlichen mit Kleinwuchs und längerdauerndem Diabetes mellitus ist auch an das Mauriac-Syndrom, welches durch *Hepatomegalie*, *Obesitas* und *Infantilismus* charakterisiert ist, zu denken. Hypercholesterinämie und Lipämie sind die Regel. Die Lebergröße zeigt starke Schwankungen (foie en accordéon), die Leberbiopsie diffus mit Fett beladene Leberzellen. Ursache des Syndroms ist eine mangelhafte Behandlung des Diabetes mellitus.

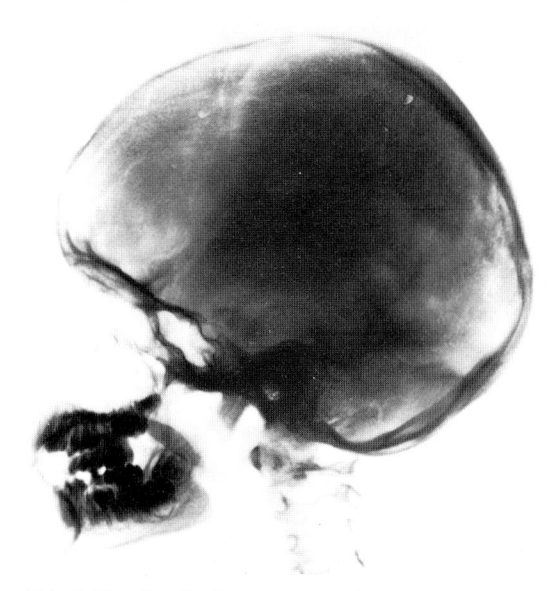

Abb. 3.44. Kraniopharyngeom mit supra- und retrosellärer Verkalkung bei unauffälliger Hypophyse (9j. Knabe)

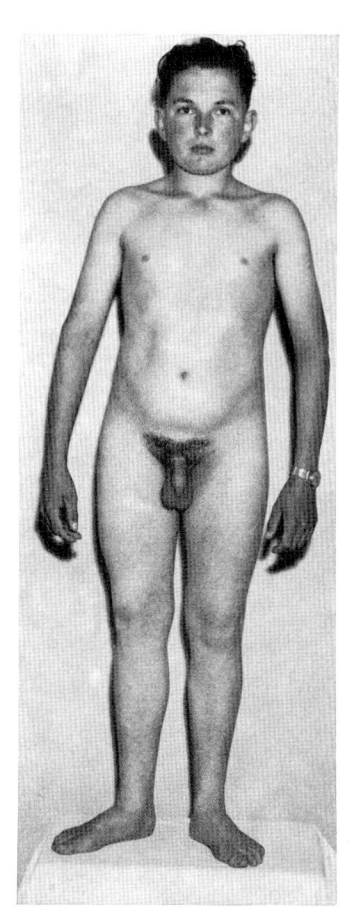

Abb. 3.45. *Hypophysärer* Zwergwuchs (proportioniert) bei 21j. Mann, Körpergröße 141 cm, feminines Aussehen

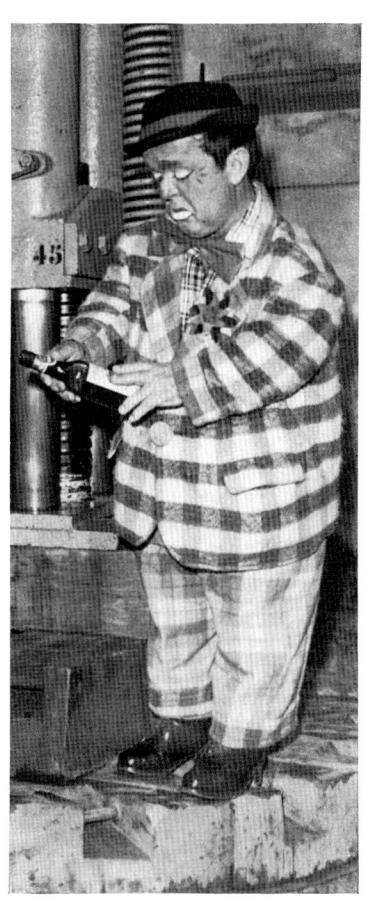

Abb. 3.46. Chondrodystrophischer Zwergwuchs (kurze Extremitäten)

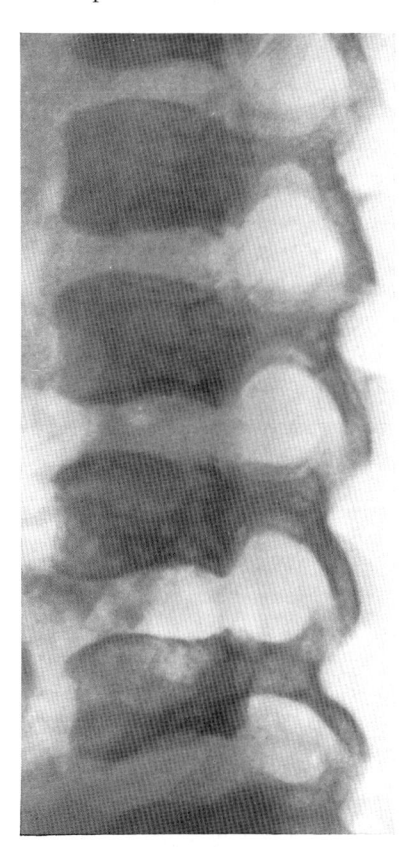

Abb. 3.47. Wirbelsäule bei *subchondraler Dysostose* vom Typus Morquio. (Wirbelkörper verschmälert, Zwischenwirbelabstände vergrößert)

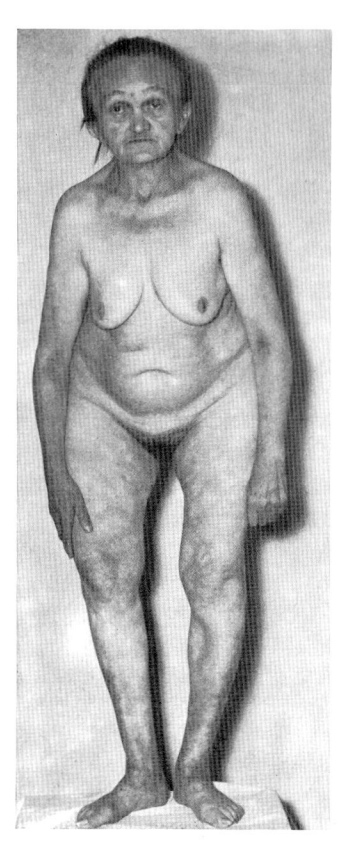

Abb. 3.48. Aussehen bei Morbus Paget mit Säbelscheidentibia, sekundärer Kleinwuchs, 62j. Frau

Selten ist Zwergwuchs die Folge einer im Wachstumsalter erstmals in Erscheinung getretenen Cushingschen Krankheit.

Die *Chondrodystrophiker* zeichnen sich durch einen im Verhältnis zum Stamm zu großen Kopf (Verkürzung der Schädelbasis, Sattelnase) und zu geringe Länge der Extremitäten aus (kurze, plumpe Röhrenknochen) (Sitzriesen) (Abb. 3.46). Die Intelligenz ist gut, manchmal ausgezeichnet (Clown).

Die Pfaundler-Hurler-Krankheit ist eine komplexe *Thesaurismose* mit Ablagerungen von pathologischen Stoffwechselprodukten (Glykogen, Fette usw.) in fast allen Organen („inborn error" of metabolism). Sie führen zu Schädelveränderungen, Verhornung der Hände, Hornhauttrübung, Alderscher Granulationsanomalie mit Riesengranula der Leukozyten.

Bei der *subchondralen Dysostose vom Typus Morquio* sind die Störungen *nur* im Bereich des Skelettes bzw. des Stützgewebes nachweisbar (also z.B. keine Hornhauttrübung) (Abb. 3.47). Es sind auch keine Stoffwechselstörungen bekannt. Wirbelsäule und Brustkorb sind hochgradig betroffen und deformiert (Wirbelkörper meist erniedrigt, keilförmig deformiert, Halbwirbel, hakenförmige Ansätze an den ventralen Wirbelkanten). Gelenkhyperflexibilität.

Bei altersbedingter Kyphoskoliose oder Morbus Paget wird in schweren Fällen ein Kleinwuchs vorgetäuscht (Abb. 3.48).

Ostitis deformans (M. Paget)

Die *Ostitis deformans* (Morbus Paget) wird verhältnismäßig häufig übersehen. Ihre Ursache ist nicht bekannt. Sie wird u.a. als Folge einer Arteriosklerose der Knochengefäße mit konsekutiver Mangelernährung des Knochens angesehen, wofür die Altersverteilung spricht. Der Morbus Paget tritt selten vor dem 40., am häufigsten erst zwischen dem 60. und 70. Altersjahr auf. Eine signifikante Geschlechtsabhängigkeit besteht nicht. Das Leiden wird möglicherweise vererbt. Von den subjektiven Beschwerden stehen die Kopfschmerzen und unbestimmte rheumatische Beschwerden, welche auf dem gleichen Knochenprozeß beruhen, im Vordergrund. Bei auffallender Größenzunahme des Schädels sprechen die Franzosen von einer „Maladie du chapeau trop petit" (Abb. 3.49). In ausgeprägten Fällen sind schon klinisch nachweisbare Knochendeformationen vorhanden („Säbelscheiden-Tibia", Wirbelfrakturen mit verkürztem Rumpf und Kyphose) (Abb. 3.48).

Die alkalische Phosphatase ist als Folge der verstärkten Osteoblastentätigkeit fast immer erhöht, Kalzium und Phosphate im Serum sind normal. Die Differentialdiagnose ist im wesentlichen gegenüber metastasierenden Geschwülsten und Osteomalazie zu stellen. Bei

langdauernden ausgeprägten Fällen kann eine Herzinsuffizienz mit erhöhtem Herzminutenvolumen (high output-failure) beobachtet werden, wofür ursächlich abnorme Strömungsverhältnisse im erkrankten Knochen (Shunt?) verantwortlich gemacht werden.
Je nach Intensität und Lokalisation der Knochenprozesse können auch Nerven unmittelbar mechanisch geschädigt werden. So sind Lähmungen verschiedener Hirnnerven, aber auch Beteiligung peripherer Nerven mit *Sensibilitätsstörungen* und *radikulären Schmerzen* in den Extremitäten, namentlich in den Beinen, beschrieben worden. Durch Beeinträchtigung des Gehirns bei Befall des Schädels können epileptische Anfälle, zerebelläre Symptome, Diabetes insipidus und Psychosen beobachtet werden. Die Veränderungen liegen am häufigsten in Becken (Abb. 3.51) und Wirbelsäule, vor allem *Lendenwirbelsäule* (Abb. 30.19), dann in *Schädel*, (Abb. 3.50), *Femur* und *Tibia* (Abb. 30.18). Man wird daher bei Verdacht auf Ostitis deformans Paget die Knochen zweckmäßig in dieser Reihenfolge röntgenologisch untersuchen. Das Röntgenbild hilft in den meisten Fällen die Diagnose zu sichern. Es zeigt charakteristische Strukturveränderungen der Knochen in Form einer teils wabigen, faserigen Auflockerung, teils sklerotischen Verdickung der Kortikalis (Abb. 3.50 und 3.51). Die Spongiosa läßt eine strähnige Vergröberung der Struktur erkennen, wobei besonders in der Wirbelsäule die axiale Betonung der Strukturvergröberung auffällt. Die Frühstadien sind röntgenologisch durch größere Strahlendurchlässigkeit bei verwaschener Struktur, die Spätstadien durch Verbiegung und Sklerosierung infolge der mangelhaften Kalkeinlagerung bei überschießender Matrixbildung charakterisiert.

Adipositas

Von der *allgemeinen Adipositas* sind die Krankheiten, welche mit *lokalisiertem Fettansatz* einhergehen, abzutrennen. Dazu gehören die *Lipomatose* durch multiple Lipome, welche gelegentlich recht schmerzhaft sind *(Lipomatosis dolorosa)*, der *Madelungsche Fetthals* und die *Steatopygie* bei Negern (Fettansatz ausschließlich im Bereich des Gesäßes).
Fettansatz vorwiegend am Stamm bei grazilen Glie-

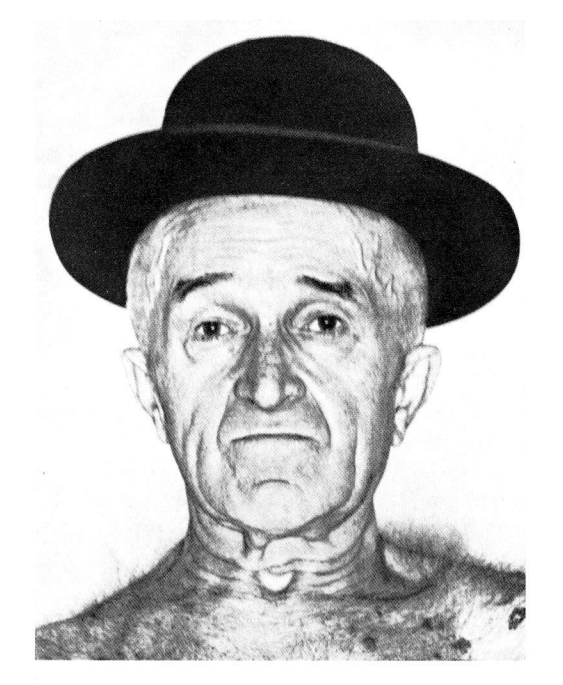

Abb. 3.49. Morbus Paget „der Mann mit dem zu kleinen Hut"

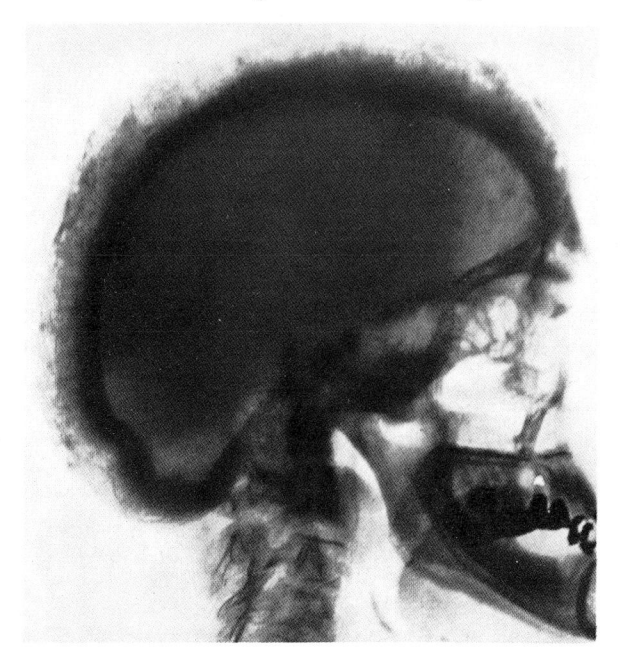

Abb. 3.50. Typischer Schädel bei Morbus Paget (gleicher Patient wie Abb. 3.49)

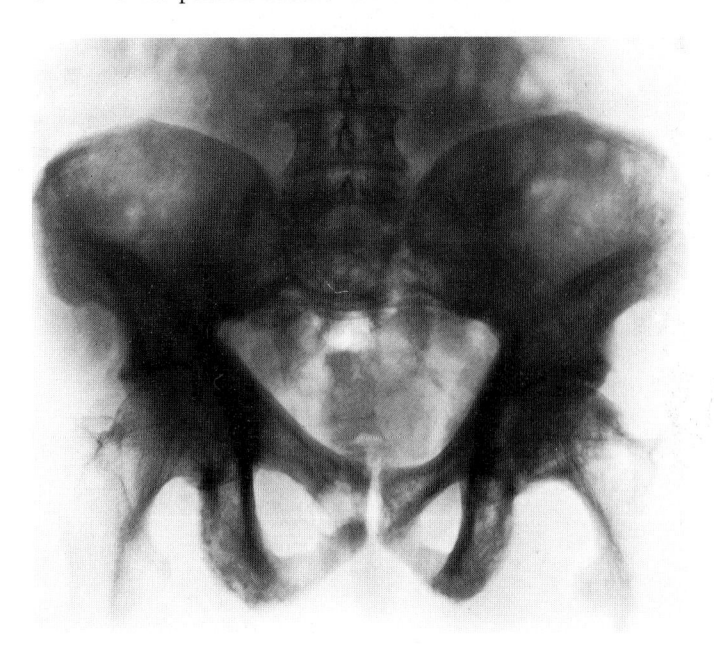

Abb. 3.51. M. Paget des Beckens (typische strähnige Struktur)

dern wird bei der *Cushingschen Krankheit* (s. S. 349) beobachtet.
Fettansatz, der alle Körperteile ziemlich gleichmäßig betrifft, kommt bei folgenden Formen vor:
Die wichtigste Form der Fettsucht ist die *Adipositas simplex* infolge zu reichlicher Nahrungs- und Flüssigkeitsaufnahme (alkoholische und süße nichtalkoholische Getränke). Familiäre Eßgewohnheiten spielen dabei eine wichtige Rolle. Auffällige Abweichungen der endokrinen Drüsenfunktion können nicht festgestellt werden. Bei dieser weitaus häufigsten Form von Fettsucht (99,5%) spielt nur *eine* Drüse eine Rolle, nämlich die Speicheldrüse = Mastfettsucht.
Die seltene *Adipositas* als *Folge endokriner Störungen* findet sich bei Unterfunktion der Thyreoidea *(hypothyreotische Adipositas, Myxödem* s. S. 188), bei *Unterfunktion der Ovarien* (besonders im Klimakterium und nach Eierstockoperationen), *Überfunktion der Hypophyse und Nebennierenrinde* (Cushing-Syndrom, s. S. 349), Überfunktion des Pankreas *(hyperinsuläre Adipositas).* Diese letztere Form ist sowohl durch abnorme Nahrungsaufnahme im hypoglykämischen Zustand als auch durch Insulinwirkung, welche den Fettansatz begünstigt, bedingt.
Die Dystrophia adiposogenitalis (Fröhlich) ist eine Fettsucht hypophysären Ursprungs und gepaart mit Kleinwuchs, genitaler Unterentwicklung (hypogonadotrop) und Hirndruckzeichen. Das Leiden ist sehr selten und streng von der *benignen Fettsucht* überfütterter Knaben vor der Pubertät mit scheinbar unterentwickelten Genitalien abzugrenzen. Beim Prader-Labhart-Willi-Syndrom bestehen eine typische Mehlsack-Form der Adipositas mit schlaffer Muskulatur, eine unvollständige und verzögerte Pubertät, Prädiabetes und Imbezillität. Die Patienten bleiben im allgemeinen klein.

In seltenen Fällen ist die Adipositas mit anderen Symptomen kombiniert. Die Trias Adipositas, Polydaktylie und Retinitis pigmentosa ist unter dem *Laurence-Moon-Biedl-Syndrom* bekannt. Schwachsinn, Hypogenitalismus und Störungen der extrapyramidalen Motorik sind weitere Begleitsymptome.

Als *Morgagni-Syndrom* wird das gleichzeitige Vorkommen von Adipositas, Hyperostosis frontalis interna, Hypertrichose und häufig gleichzeitigen geistigen Störungen bezeichnet.
Über Adipositas dolorosa (Morbus Dercum) s. Kap.: Schmerzen in den Extremitäten.

Magersucht

Magersucht kann Ausdruck einer besonderen, nicht krankhaften *Konstitution* sein.
Endokrine Störungen führen bei Morbus Basedow (s. S. 190), Addison (s. S. 368) und der Simmondsschen Krankheit (s. S. 374) zu abnormer Magerkeit. Letztere Form bereitet in der Regel gewisse differentialdiagnostische Schwierigkeiten bei der Abgrenzung von der *sekundären* hypophysären Unterfunktion bei der *Anorexia mentalis* (s. a. S. 375).
Krankhafte Magersucht ist häufig auch Ausdruck *schwerer Allgemeinerkrankung* verschiedenster Art (Tuberkulose, maligne Tumoren).
Von der eigentlichen Magersucht sind die seltenen Fälle von fortschreitender *Lipodystrophie,* welche in der Regel nur einzelne Körperteile betrifft, abzugrenzen. *Umschriebener Fettschwund* wird bei mit Insulin behandelten Diabetikern, aber auch bei seltenen vererbten Zuständen beobachtet.

3 Körperliche Ausdrucksformen und Habitus 65

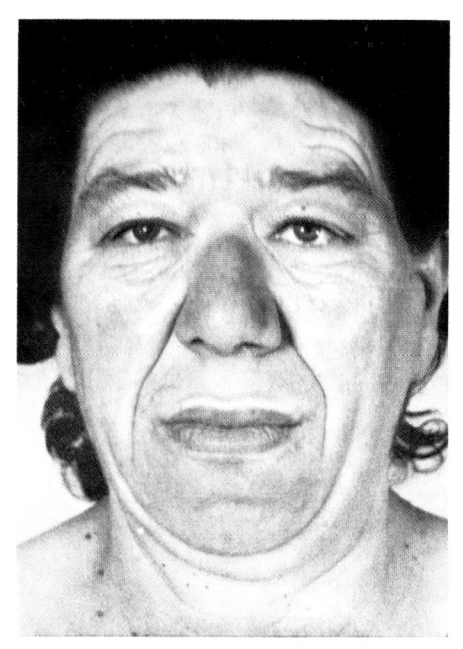

Abb. 3.52. Akromegalie

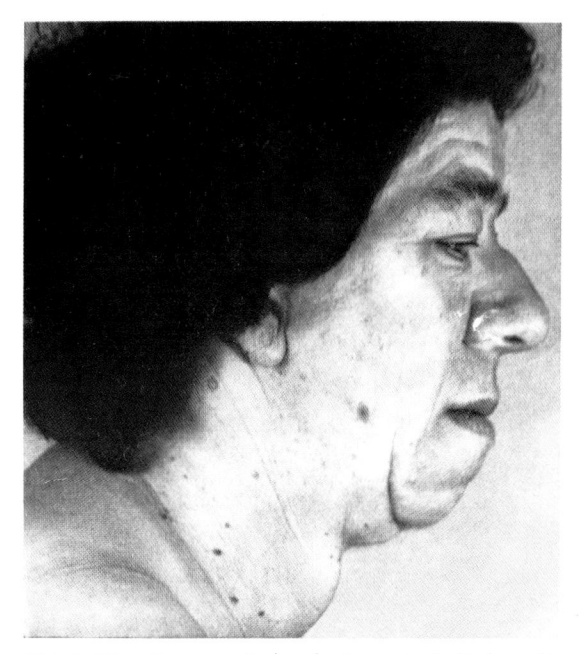

Abb. 3.53. *Akromegalie* (große Nase, Unterkiefer tritt hervor)

Blickdiagnose bei endokrinen Erkrankungen

Sehr viele *Störungen der inneren Sekretion* sind in ausgeprägten Fällen aus dem äußeren Habitus auf den ersten Blick zu erkennen. Es sei erinnert an *Hyper- und Hypothyreoidismus* (Abb. 3.7 und 3.8), *Akromegalie* (Abb. 3.52 und 3.53), *Morbus Cushing* (s. S. 349), M. Addison (s. S. 368), *Simmondssche Krankheit* (s. S. 374), vorzeitige *Ausbildung der sekundären Geschlechtsmerkmale, Pubertas praecox* (bei Tumoren der Geschlechtsdrüsen, adrenaler und hypothalamisch-hypophysärer Überfunktion).

Blickdiagnose bei einigen konstitutionellen Erkrankungen

Marfan-Syndrom (Arachnodaktylie oder Spinnenfingrigkeit).

Der **Marfanschen Krankheit** liegt eine dominant vererbte Störung des Bindegewebes zugrunde. Charakteristisch sind der hohe Gaumen (Domgaumen), Brustdeformitäten, entweder mit eingezogenem Schwertfortsatzteil (Trichterbrust) oder vorspringendem Schwertfortsatzteil (Hühnerbrust), abnormale Länge der Röhrenknochen, Luxationen und Subluxationen verschiedener Gelenke, Plattfüße (Abb. 3.54, 3.55). Pathognomonisch ist die Subluxation der Linsen, was sich als *Linsenschlottern* oder *Iriszittern* äußert. Daneben kommen auch Myopie und vorzeitige Netzhautablösung vor.

Ein zweites charakteristisches Zeichen ist ein *Aneurysma der Aorta ascendens* oder auch descendens infolge Schwäche der Media, häufig verbunden mit Aorteninsuffizienz. Andere Mißbildungen am Herzen

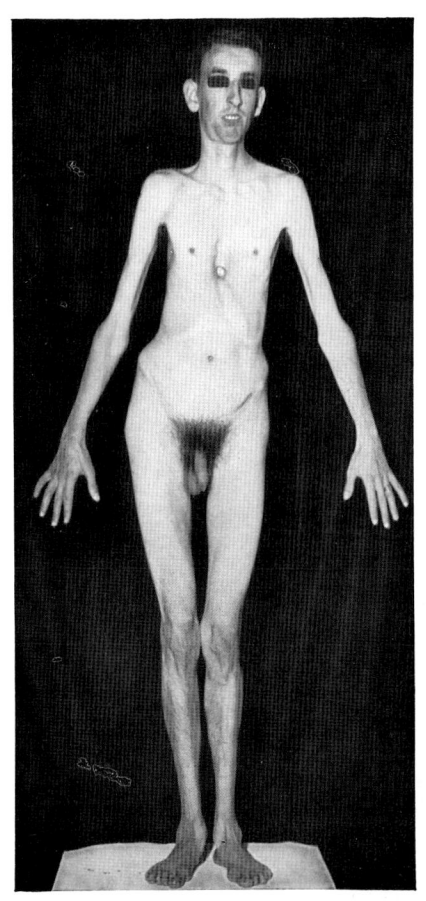

Abb. 3.54. Marfan-Syndrom (lange Extremitäten, Spinnenfingrigkeit, Trichterbrust, Dolichozephalie deutlich zu erkennen). 17j. Mann

7 Hegglin, Differentialdiagnose, 13. Aufl.

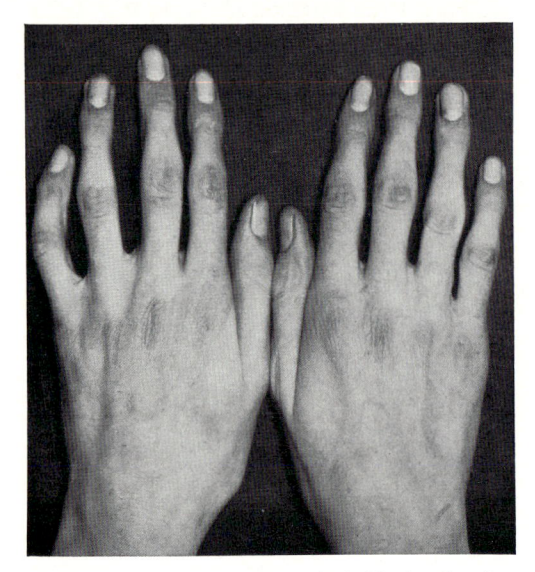

Abb. 3.55. Spinnenfingrigkeit bei Marfan-Syndrom. 17j. Mann

sind bekannt. Gehäuft ist auch ein Spontanpneumothorax.

Dem Marfan-Syndrom sehr ähnlich sehen die Kranken mit konstitutioneller **Homozystinurie** aus. Sie sind immer oligophren und haben blonde Haare, wodurch sie sich vom Marfan-Syndrom unterscheiden. Nachweis im Urin durch Zyanidnitroprussid (Rotfärbung, Brandsche Probe). Vererbung rezessiv.

Neurofibromatosis Recklinghausen

Sie zeigt mehr oder weniger zahlreiche, kleinere und größere, über Stamm und Extremitäten verteilte Tumoren. In der Regel sind diese Fibrome von café-au-lait-farbigen *Nävi* begleitet (Abb. 3.56 u. 3.57). Die Neurofibromatosis Recklinghausen der Haut kann Hinweise auf gleiche Veränderungen der innern Organe, besonders des Zentralnervensystems, welche Ursache schwerer Krankheitserscheinungen sein können, geben. In seltenen Fällen kann ein Fibrom im Darm das Bild einer Invagination hervorrufen.

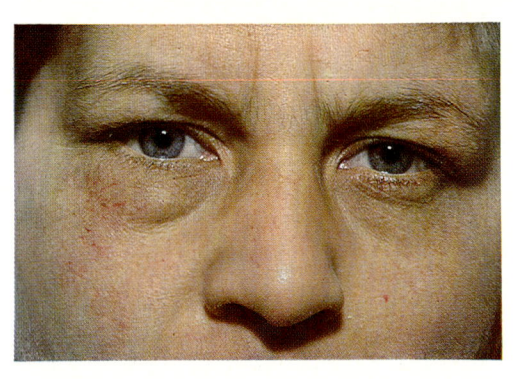

Abb. 3.57. *Plexiforme* Veränderungen am Unterlid bei Morbus Recklinghausen *(Neurofibromatose)*

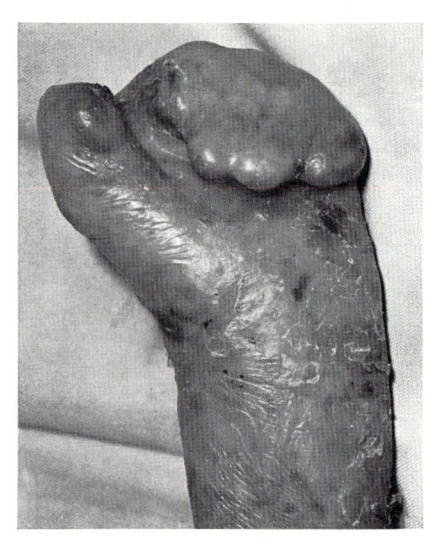

Abb. 3.58. *Epidermolysis bullosa dystrophica.* 31j. Frau. Durch die abnorme Vernarbungstendenz bei geringster mechanischer Schädigung sind die Finger wie in einem Sack gefangen. Eine bessere Beweglichkeit des Daumens wurde operativ erreicht

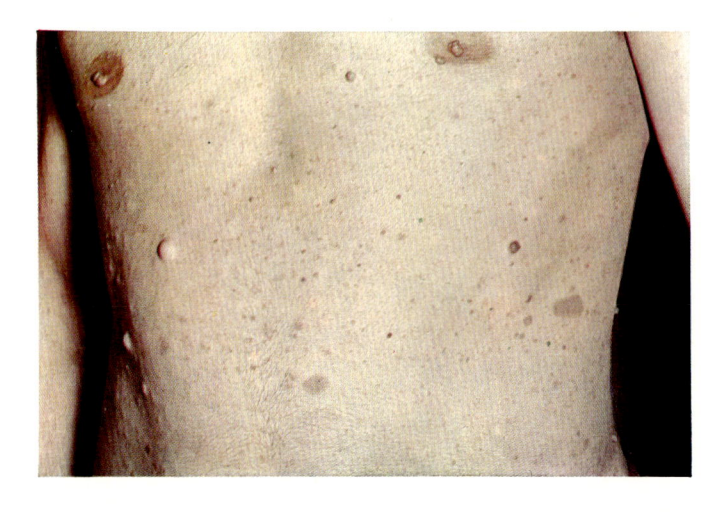

Abb. 3.56. Neurofibromatosis Recklinghausen mit Hauttumoren und Nävi verschiedener Größe. 44j. Mann

3 Körperliche Ausdrucksformen und Habitus   67

Augensymptome sind plexiforme (flächenförmige) Neurome der Lider, Heterochromie, Exophthalmus, Netzhaut- und Optikustumoren.

Epidermolysis bullosa

Eine weitere Krankheit, bei welcher die Hauterscheinungen mit Erkrankungen innerer Organe kombiniert sind, ist die *Epidermolysis bullosa hereditaria*. Bei dieser Krankheit kommt es auf geringgradigen mechanischen Druck zu Blasenbildung, welche unter Krusten- und Schuppenbildung narbig abheilen *(Epidermolysis bullosa hereditaria simplex)*.

Bei der *Epidermolysis bullosa hereditaria dystrophica*, bei welcher die Blasen subepithelial liegen, entstehen bei der Abheilung Narben. Als Folge dieser Narben kommt es an Händen und Füßen zu Verkrüppelungen, so daß die Finger wie in einem Sack verpackt erscheinen und nicht mehr bewegt werden können (Abb. 3.58).

Außer der Haut werden auch die Mundschleimhaut und die Schleimhaut der *Speiseröhre* befallen, was zu Verwachsungen des Mundes und Verengerung des Ösophagus führen kann (Abb. 3.59). Die Ösophagusverengerungen können zur Erschwerung der Nahrungsaufnahme, aber auch zu Blutungen führen, welche eine Anämie bedingen können.

Rezessiver Erbgang, ausnahmsweise dominant.

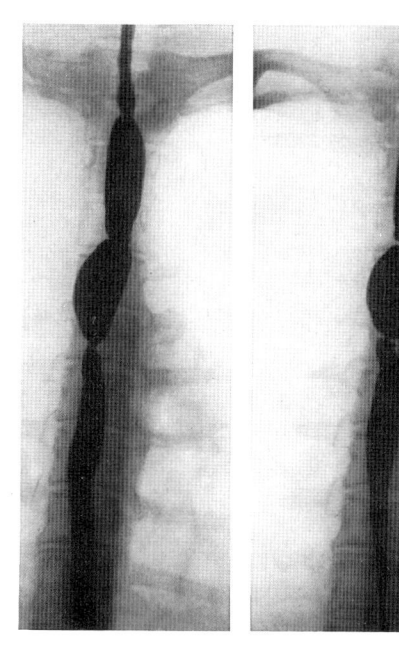

Abb. 3.59. *Epidermolysis bullosa dystrophica* (gleiche Pat. wie Abb. 3.58). Narbenstrikturen im Ösophagus als Folge der gleichen Grundstörung wie die abnorme Hautvernarbungstendenz

Literaturauswahl

Beau, W.B.: Dyschondroplasia and hemangiomata (Maffucci's syndrome). Arch. intern. Med. 95 (1955) 767

Beerman, H., C.H. Greenbaum: Some aspects of the relationship of cutaneous and gastrointestinal disorders. Amer. J. med. Sci. 234 (1957) 474

Bohnstedt, R.M.: Krankheitssymptome an der Haut in Beziehung zu Störungen anderer Organe, 2. Aufl. Thieme, Stuttgart 1965

Bruwer, M., A. Bargen, R. Kierland: Surface pigmentation and generalized intestinal polyposis (Peutz-Jeghers-syndrome). Proc. Mayo Clin. 29 (1954) 168

Burns, Th.W.: Evaluation of abnormal stature in the adolescent and young adult. Arch. intern. Med. 104 (1959) 930

Dubach, U.C., F. Gloor: Fabry-Krankheit (Angiokeratoma corporis diffusum universale). Phosphatidspeicherkrankheit bei zwei Familien. Dtsch. med. Wschr. 91 (1966) 241

Fanconi, G., A. Wallgren: Lehrbuch der Kinderheilkunde, 9. Aufl. Schwabe, Basel 1972

Forster, R., W. Herrmann: Über das Syndrom Stein-Leventhal. Zur Differenzierung des Hirsutismus. Helv. med. Acta 21 (1954) 471

Froesch, E.R.: Hereditary Fructose Intolerance. Amer. J. Med. 34 (1963) 151

Immich, H., H.H. Jansen, K. Pisani: Die Beziehungen zwischen Arcus lipoides der Hornhaut und Arteriosklerose. Klin. Wschr. 45 (1967) 1017

Kaffarnik, H., F. Husmann, F. Longin, R. Juchems: Die Pachydermoperiostose, Touraine-Solente-Golé-Syndrom. Dtsch. med. Wschr. 91 (1966) 1722

Kielholz, P.: Zur Kenntnis des Laurence-Moon-Biedlschen Syndroms. Mschr. Psychiat. Neurol. 112 (1946)

King, G., G. Schwarz: Sturge-Weber-syndrome (encephalotrigeminal angiomatosis). Arch. intern. Med. 94 (1954) 743

Kyrileis, W.: Die diagnostische Bedeutung von Pupillenstörungen. Dtsch. med. Wschr. 79 (1954) 1654

Leiber, B., G. Olbrich: Die klinischen Syndrome. Bd. I und II, 5. Aufl. Urban & Schwarzenberg, München 1972

Lüthy, R., W. Siegenthaler: Mastozytosesyndrom. In Hornbostel/Kaufmann/Siegenthaler: Innere Medizin in Klinik und Praxis, Bd. I. Thieme, Stuttgart 1973 (S. 4–167)

Miller, D.A., G.L. Freeman, W.A. Akers: Chronic Urticaria. A clinical study of fifty patients. Amer. J. Med. 44 (1968) 68

Mutter, R.D., M. Tannenbaum, J.E. Ultmann: Systemic mast cell disease. Ann. intern. Med. 59 (1963) 887

Overzier, C.: Systematik der inneren Medizin, 4. Aufl. Thieme, Stuttgart 1972

Prader, A.: Wachstum und Entwicklung. In Labhart, A.: Klinik der inneren Sekretion, 2. Aufl., Springer, Berlin 1971

Ronchese, F.: Peculiar nail anomalies. Arch. Derm. Syph. Chic. 63 (1951) 565

Rossier, P.H., M. Hegglin-Volkmann: Die Sklerodermie als internmedizinisches Problem. Schweiz. med. Wschr. 84 (1954) 1161

Siegenthaler, W.: Das Marfan-Syndrom. Dtsch. med. Wschr. 81 (1956) 1188

Siegenthaler, W.: Die cardio-vasculären Veränderungen beim Marfan-Syndrom (Arachnodactylie). Cardiologia 28 (1956) 135

Uehlinger, E.: Hyperostosis generalisata mit Pachydermie (Idiopathische familiäre generalisierte Osteophytose Friedreich-Erb-Arnold). Virchow Arch. path. Anat. 308 (1942) 396

Wallace, R.D., W.J. Cooper: Angiokeratoma Corporis Diffusum Universale (Fabry). Amer. J. Med. 39 (1965) 656

Wiedemann, H.-R.: Die großen Konstitutionskrankheiten des Skeletts. Fischer, Stuttgart 1960

4 Anämien

A. Ganzoni

Begriff

Die *Erythrozytenzahl* liegt normalerweise zwischen 4,5 und 5 Mill./mm^3 beim Mann und 4 und 5 Mill. bei der Frau. Für die *Hämoglobinkonzentration* lauten die Werte 14–17 g/100 ml bzw. 13–16 g/100 ml und für den *Hämatokrit* 42–52% bzw. 38–48%. Bei Erniedrigung von einem dieser Parameter unter die entsprechende Limite liegt eine Anämie vor. Die 3 Größen verändern sich nicht stets parallel. Wird nur eine gemessen, kann eine pathologische Situation, Anämie oder Erythrozytose, übersehen werden (Abb. 4.1). Außerdem erlaubt die gleichzeitige Bestimmung von Erythrozytenzahl, Hämoglobinkonzentration und Hämatokrit die Berechnung der Zellindizes, und damit bereits eine wichtige Einteilung der Anämien.

a) *Mittleres korpuskuläres Volumen* (früher DV$_E$)

$$\text{MCV} = \frac{\text{Hämatokrit}}{\text{Erythrozytenzahl}} (\mu m^3)$$

Norm: 85–95 μm^3

b) *Mittlere korpuskuläre Hämoglobinkonzentration* (früher HbK$_E$)

$$\text{MCHC} = \frac{\text{Hämoglobin, g/100 ml}}{\text{Hämatokrit}} (\%)$$

Norm: 31–35%

c) *Mittleres korpuskuläres Hämoglobin* (früher Hb$_E$)

$$\text{MCH} = \frac{\text{Hämoglobin, g/100 ml}}{\text{Erythrozytenzahl}} (\text{pg})$$

Norm: 27–33 pg

Der Begriff des Färbeindex verschwindet allmählich. Er liefert nichts anderes als eine relative Zahl für das MCH, mit dem er direkt korreliert. Das Hämoglobin wird in % ausgedrückt, unter der Annahme 16 g/100 ml = 100% und dividiert durch die Erythrozytenzahl in Millionen multipliziert mit 20.
Normalerweise gilt demnach:

$$\frac{100}{5 \times 20} = 1$$

Für die Differentialdiagnose von Bedeutung sind vor allem MCV und MCHC; der Färbeindex kann deshalb fallen gelassen werden.

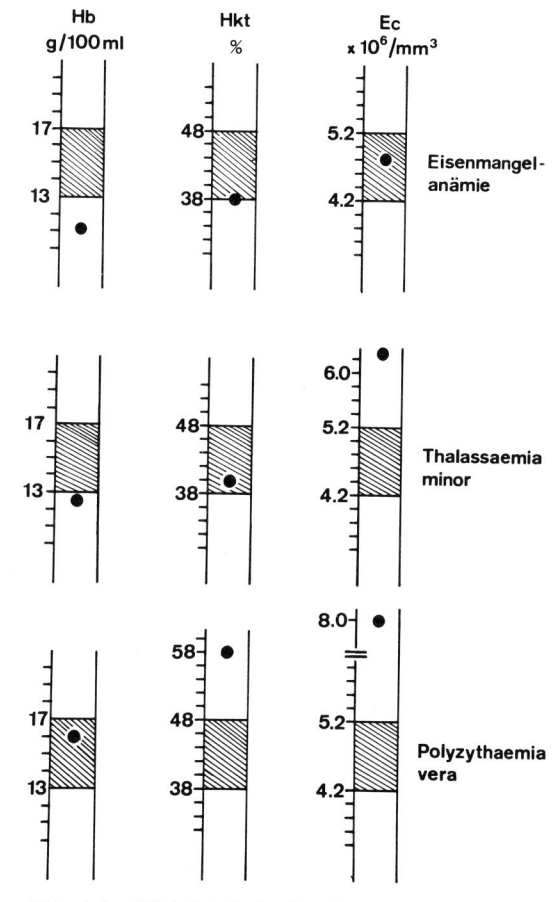

Abb. 4.1. Wichtigkeit der Bestimmung von mehr als nur einem Parameter nicht nur zur Charakterisierung, sondern zur Erfassung einer pathologischen Situation. Beim Eisenmangel ist der zelluläre Hämoglobingehalt stärker herabgesetzt als das zelluläre Volumen. Bei der Thalassaemia minor ist dies viel weniger ausgesprochen der Fall. Für die Polycythaemia vera ist die Ausbildung einer Eisenmangelsituation außerordentlich charakteristisch. Schraffiert der Normbereich (die Werte decken sich nicht ganz mit jenen von S. 69, da nicht nach Geschlechtern getrennt ist)

4 Anämien

Einteilung

Auf Grund des MCV lassen sich *normozytäre, mikrozytäre* und *makrozytäre* Anämien unterscheiden, auf Grund des MCHC *normochrome* und *hypochrome*. Beim Eisenmangel und der Thalassaemia minor besteht Mikrozytose, Hypochromie aber nur beim ersteren.

Anämien sind nach dem mittleren korpuskulären Volumen:

normozytär:
bei   akuter Blutung
       manchen hämolytischen Formen
       entzündlichen und neoplastischen Prozessen
       renalen Formen

mikrozytär:
bei   Eisenmangel
       Thalassämie
       entzündlichen und neoplastischen Prozessen
       seltenen Ursachen

makrozytär:
bei   Vitamin B_{12}- oder Folsäuremangel *(megalozytär!)*
       Lebererkrankungen (oft ohne Anämie)
       aplastischen Anämien
       ausgesprochener Retikulozytose.

Die Erythrozytenindizes werden heute immer mehr mit automatisch arbeitenden Geräten bestimmt. Die Betrachtung des gefärbten Blutausstriches läßt aber viel mehr Feinheiten erkennen und kann für die Diagnose wegleitend sein (Abb. 4.2).

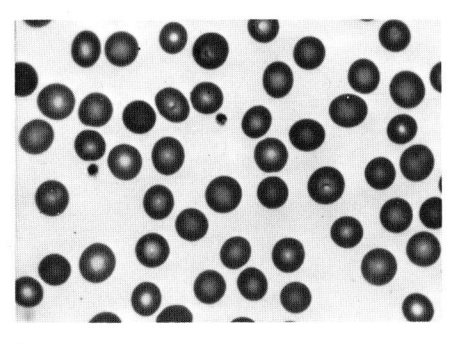

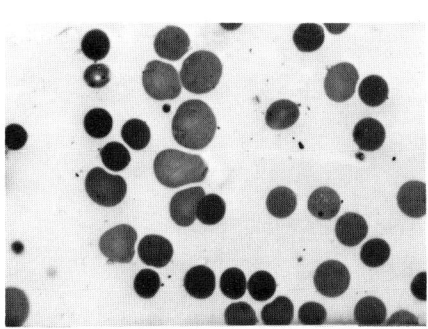

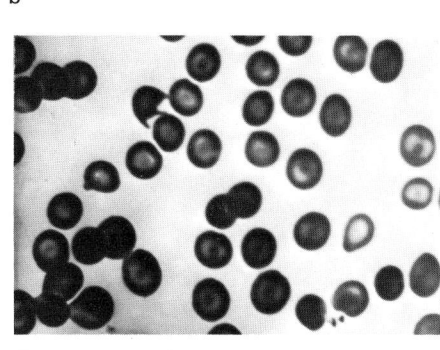

a

b

c

d

e

f

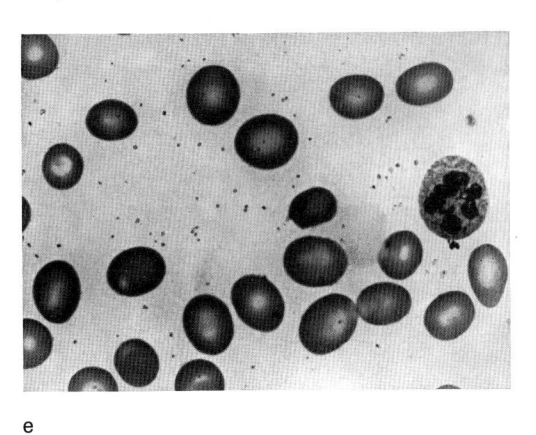

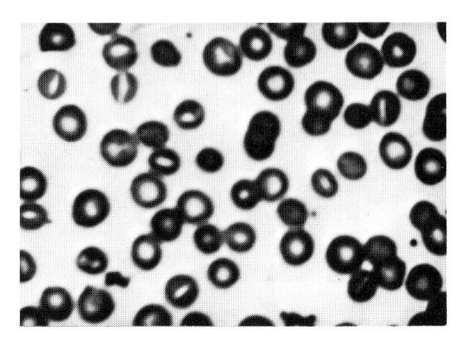

Abb. 4.2. (Legende s. S. 71)

g   h

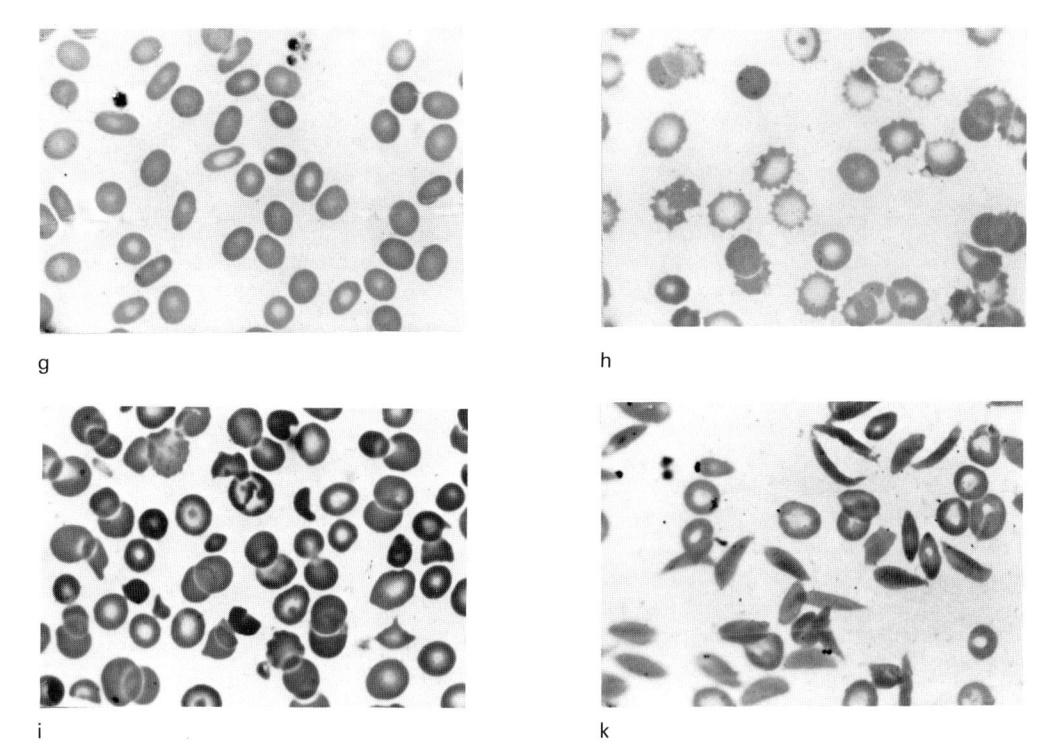

i   k

Abb. 4.2. *a* normales rotes Blutbild, *b* hypochrome Anämie bei Eisenmangel, Targetzellen (von der Thalassaemia minor nicht unterscheidbar), *c* Kugelzellanämie (kleine, runde, gut gefüllte Erythrozyten), *d* Makrozytose bei Leberzirrhose, Targetzelle, *e* Megalozytose bei perniziöser Anämie (typisch die großen ovalären Zellen), übersegmentierter Neutrophiler, *f* Stomatozytose, *g* Ovalozytose, *h* Stechapfelformen bei Leberzirrhose (von Akanthozytose nicht zu unterscheiden), *i* Fragmentozyten, Anisozytose bei Verbrauchskoagulopathie, *k* Sichelzellen (homozygoter Kranker)

Pathogenetisch lassen sich vier große Gruppen von Anämien unterscheiden.

1. **Akuter Blutverlust,** nach außen oder ins Körperinnere. Die chronische Blutung führt zum Eisenmangel und erscheint unter Punkt 4.

2. **Hämolytische Anämie** (Verkürzung der mittleren Erythrozytenüberlebenszeit), s. Tab. 4.2.

3. **Gestörte Zellreifung (Maturationsstörungen).** Es besteht eine hyperplastische Erythropoiese im Mark, verbunden mit einer tiefen Retikulozytenzahl. Ein Großteil der Zellen geht während der Reifung zugrunde: *intramedulläre Hämolyse* oder **ineffektive Erythropoiese.** Wichtigste Ursachen sind Mangel an Vitamin B_{12} und Folsäure sowie die Thalassämiesyndrome. Eine zusätzliche Verkürzung der Überlebenszeit der zirkulierenden Zellen läßt sich oft nachweisen.

4. **Gestörte Zellbildung (Proliferationsstörung).** Die Zahl der Erythroblasten ist vermindert, oder trotz Anämie nur mäßig vermehrt. *Erythropoietinmangel, Markschädigung* und *Eisenmangel* sind die wesentlichsten Ursachen. Für die Erythropoietinbildung spielen die Nieren eine zentrale Rolle. In Abhängigkeit vom O_2-Angebot (bestimmt durch Hb-Konzentration, Hb-Sättigung mit O_2, Hb-Affinität für O_2, Flow) wird ein Enzym gebildet (REF = renal erythropoietic factor), welches ein in der Leber gebildetes Polypeptid in die aktive Substanz, Erythropoietin, überführt. Die Hauptwirkung von Erythropoietin erfolgt auf die sogenannten Erythropoietin-sensiblen Stammzellen, deren Differenzierung es einleitet. Das Hormon bestimmt damit in erster Linie die Anzahl der Erythroblasten.

Zwischen den Pathogenesemechanismen 2, 3 und 4 bestehen häufig Kombinationen, wobei ein bestimmter Vorgang dominiert. Für die Kompensation eines hämolytischen Prozesses ist ein hohes Eisenangebot an das Knochenmark entscheidend; andernfalls tritt eine Produktionsstörung hinzu. Die Thalassaemia minor ist gekennzeichnet durch mäßige ineffektive Erythropoiese bei meist fehlender Hämolyse; bei der homozygoten Thalassaemia major werden intramedulläre und extramedulläre Hämolyse massiv. Eisenmangel limitiert die Zellproliferation, geht aber auch mit einem gewissen Maß an ineffektiver Erythropoiese einher.

Diese grundsätzlichen pathogenetischen Einblicke in die verschiedenen Anämieformen sind erst möglich geworden durch die *ferro-kinetischen Techniken,* d.h. Untersuchungen mit Radioeisen (FINCH u. Mitarb. 1970). Für die klinische Praxis erweisen sich diese allerdings meist als entbehrlich.

Von wichtiger praktischer Bedeutung ist die Bestimmung der **Retikulozytenzahl**. Da jeder Erythrozyt das Mark als Retikulozyt verläßt, kann ein quantitatives Maß für die Markleistung gewonnen werden. Die Retikulozytenzahl ist zu diesem Zweck absolut anzugeben (normalerweise 1% (= 10‰) bei 5 Mill. Erythrozyten, also 50000/mm³); einfach ist die Korrektur entsprechend dem Grad der Anämie auf Grund des Hämatokrites, wobei 45% als normal angenommen werden. Die Korrekturformel lautet:

$$\frac{\text{Retikulozyten Patient, \%} \times \text{Hämatokrit Patient, \%}}{45}$$

Die erhaltene Zahl, der *Produktionsindex*, ergibt die effektive Erythrozytenproduktion als Vielfaches der Norm (= 1). Bei schwerer Anämie werden infolge hoher Erythropoietinkonzentration besonders unreife Retikulozyten ausgeschwemmt, deren Reifezeit in der Zirkulation verlängert ist, was eine weitere Korrektur notwendig macht. Diese Zellen erkennt man im Blutausstrich an ihrer *Polychromasie* (Abb. 4.3); der Produktionsindex wird halbiert. Das normale Knochenmark kann seine Produktion innert Tagen verdoppeln bis verdreifachen. Bei chronischen hämolytischen Anämien sind Produktionsindizes von 5–10 keine Seltenheit (Tab. 4.1).

Außer dem Blutbild ist zur Differenzierung der verschiedenen Anämieformen der *Sternalmarkbefund* oft unerläßlich. Die Beurteilung der Zellularität in Verbindung mit der Retikulozytenzahl erlaubt die Einordnung in eine der pathogenetischen Hauptgruppen. Hinzu kommen zahlreiche spezifische Befunde: Megaloblastäre Veränderung, Vielkernigkeit der Erythroblasten u. a. Sehr wichtig ist die *Eisenfärbung* mit Berliner Blau. Nicht selten wird eine hämatologische Systemerkrankung, die im peripheren Blutbild nicht in Erscheinung tritt, schlagartig geklärt.

Tabelle 4.1. Die Interpretation der Retikulozytenzahl

	Erythrozyten $\times 10^6/$ mm³	Hämatokrit %	MCV µm³	Polychromasie	Retikulozyten % $\times 10^3/$ mm³		Produktionsindex (basierend auf der absoluten Zahl; gerundet)
Norm	5	45	90	fehlt	1	50	1
renale Anämie	1,7	15	90	fehlt	3	50	1
akute Blutung	2,0	25	120	vorhanden	15	300	6 (3)[1]
megaloblastäre Anämie	2,0	30	150	fehlt	2,5	50	1[2]
Leberzirrhose	3,5	42	120	fehlt	4	140	3[3]
kompensierte hämolytische Anämie	4,0	42	120	fehlt	6	240	5
dekompensierte hämolytische Anämie	2,6	30	120	vorhanden	30	780	16 (8)[4]

[1] Da ausgesprochene Polychromasie, zweite Korrektur notwendig. Die tatsächliche Produktion ist gegenüber der Norm ungefähr verdreifacht. Der hohe Anteil sehr junger Zellen erhöht das MCV.
[2] Die tiefe Retikulozytenzahl kontrastiert mit dem erythropoietisch überaktiven *ineffektiven* Knochenmark (intramedulläre Hämolyse!)
[3] Retikulozytose bei Makrozytose spricht gegen Perniziosa!
[4] Gleiche Überlegungen wie Anmerkung 1.

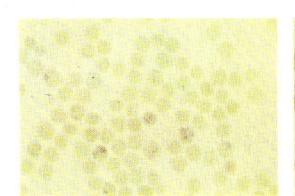

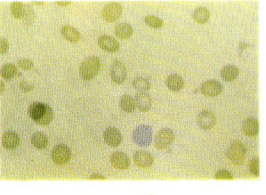

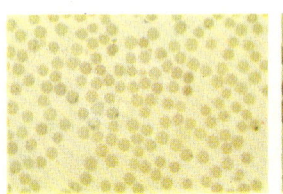

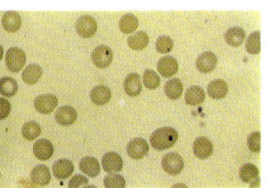

Abb. 4.3. Retikulozyten, Innenkörper und Howell-Jolly-Körperchen. *a* Retikulozyten mit der Spezialfärbung (Brillantkresylblau), *b* Retikulozyt als polychromatische Zelle (da noch Ribonukleinsäure enthaltend) in der üblichen May-Grünwald-Giemsa-Färbung, *c* Innenkörper bei Phenacetinabusus (Brillantkresylblaufärbung), *d* Howell-Jolly-Körperchen (Zellfragmente) bei Status nach Splenektomie (besonders typisch auch für die idiopathische Sprue)

Allgemeine Symptomatologie der chronischen Anämien

Anämien, auch schweren Grades, werden wenn sie allmählich entstehen, lange sehr gut ertragen.
Allgemeine Symptome sind: Dyspnoe in Ruhe und besonders bei Belastung, Herzklopfen, nur selten Angina pectoris oder Claudicatio intermittens, häufig Tachykardie, große Pulsamplitude, verkürzte Zirkulationszeit, systolisches Geräusch, äußere Zeichen eines hyperkinetischen Zustandes. Eine Herzinsuffizienz bedingt durch die Anämie mit Herzvergrößerung und Ödem ist sehr selten.
Die *akute Anämie* ist klinisch je nach Schwere und Schnelligkeit ihres Auftretens durch ein mehr oder weniger ausgeprägtes Schockbild charakterisiert.

Blutungsanämien

Die Diagnose der **akuten Blutung** kann bei Hämorrhagien ins Körperinnere Schwierigkeiten bereiten. Gelegentlich geht auch die Ulkusblutung ohne Bluterbrechen einher und die Meläna kann Tage auf sich warten lassen. Anfänglich besteht Normozytose, mit auftretender Retikulozytose (einsetzend nach 3 Tagen) steigt das MCV. Mit sinkendem Serumeisen verschwindet die Retikulozytose und später entsteht, genau wie bei der **chronischen Blutung**, eine Mikrozytose und Hypochromie (herabgesetztes MCHC), in schweren Fällen verbunden mit Anisozytose und Poikilozytose. Liegt ein solches Blutbild vor, muß nach versteckten chronischen Blutungsquellen, besonders im Bereich des Magen-Darm-Traktes, gefahndet werden (s. Eisenmangel S. 97).

Hämolytische Anämien

Definitionsgemäß ist die mittlere *Überlebenszeit* der Erythrozyten, welche normalerweise um 120 Tage beträgt, *herabgesetzt*. Die Ursache kann liegen in abnormen Erythrozyten (sog. endogene oder korpuskuläre hämolytische Anämie) oder in von außen normale Erythrozyten angreifenden Mechanismen (sog. exogene oder extrakorpuskuläre hämolytische Anämien).
Pathogenetisch betrachtet ist in den allermeisten Fällen die *Membranschädigung* Ursache des vorzeitigen Zellunterganges. Sie ist z. B. Folge:
— eines angeborenen oder erworbenen Defekts der Membran selbst bei der Kugelzellanämie bzw. der paroxysmalen nächtlichen Hämoglobinurie
— direkter Einwirkung durch komplementbindende Immunglobuline oder mechanische Läsion durch künstliche Herzklappen
— einer Zell-Zell-Interaktion: antikörperbeladene Zellen werden von Monozyten direkt geschädigt
— ungenügender Energieproduktion bei einer Reihe von Enzymopathien
— der Eliminierung von Proteinpräzipitaten bei Hämoglobinopathien oder bei der Thalassaemia major
— eines ungünstigen Milieus (Glukosearmut, tiefes pH) bei Splenomegalie.

Die Membranschädigung führt zur Beeinträchtigung der lebenswichtigen Deformierbarkeit der Zelle und zur Alteration der Kationenpermeabilität. Das Ausmaß der Läsion, nicht die primäre Ursache, bestimmt weitgehend den Ort des Zellunterganges. Die *Milz* ist dasjenige Organ, welches auch wenig geschädigte Erythrozyten nicht mehr passieren läßt. Vermehrter Erythrozytenabbau in der Milz führt zur Organvergrößerung im Sinne der Arbeitshypertrophie. Mit zunehmender Schädigung übernimmt die *Leber* die Funktion der Zelleliminierung. In den meisten Fällen werden die Erythrozyten durch Zellen des retikuloendothelialen Systems phagozytiert. Die *intravasale Hämolyse*, zur Hämoglobinämie und Hämoglobinurie führend, bildet die Ausnahme. Nicht jeder beschleunigte Erythrozytenabbau führt zur manifesten Anämie. Das normale Knochenmark ist in der Lage, die Erythrozytenproduktion um das Mehrfache zu steigern. Man spricht deshalb von *kompensierten* und *dekompensierten* hämolytischen Anämien.

Die Feststellung einer hämolytischen Anämie ist im allgemeinen nicht schwierig. Die Diagnose stützt sich auf:
— *Retikulozytose*, d. h. über 2% (korrigiert!, s. S. 72). Bei chronischen hämolytischen Anämien immer nachweisbar, bei in Schüben verlaufenden Formen (z. B. milde kongenitale Kugelzellanämie) in der krisenfreien Zeit oft vermißt. Für den praktischen Arzt wichtigster Befund, welcher eine hämolytische Anämie vermuten läßt.
— geringgradige *Hyperbilirubinämie* (maximal bis 5 mg/100 ml). Das Bilirubin bei hämolytischen Anämien gibt nur die *indirekte* v.-d.-Bergh-Reaktion, kann das Nierenfilter nicht passieren und erscheint *nie* im Urin.
— *Hämoglobinämie*. Normalerweise beträgt das freie Serumhämoglobin nicht mehr als 3 mg%. Es ist besonders bei den intravasalen Formen oft beträchtlich erhöht, dagegen bei den Anämien mit Erythrozytenzerstörung vorwiegend im Bereich des retikuloendothelialen Systems wenig oder nicht gesteigert. Bei einer Hämoglobinämie über 100 mg% erscheint Hämoglobin im Urin = Hämoglobinurie. Hämosiderinurie wird bei chronischer Hämoglobinämie beobachtet.
— *Serumeisenerhöhung* wird oft vermißt.
— Der *Haptoglobinspiegel* ist nur bei intravasaler Hämolyse herabgesetzt. Haptoglobin verbindet sich mit dem Hämoglobin und verhindert dessen renalen Verlust. Der Hämoglobin-Haptoglobin-

Komplex wird im RES abgebaut. Die Bildung neuen Haptoglobins erfolgt relativ langsam. Verminderung von Haptoglobin wird auch bei Leberkrankheiten beobachtet.
- Im Knochenmark *gesteigerte Erythropoiese.*
- Es gibt *kein* für hämolytische Anämien typisches *rotes Blutbild.* Dieses wird deshalb bei den einzelnen Formen besprochen. Der Nachweis von Sphärozyten, auch bei immunologischen Hämolysen vorkommend, oder von Fragmentozyten bei mechanischer Hämolyse ist wichtig.
- Die Bestimmung der *Urobilinausscheidung im Stuhl* (normalerweise 50–200 mg pro Tag) wird kaum noch herangezogen. Sie gestattet keine Differenzierung zwischen intramedullärer Hämolyse (ineffektiver Erythropoiese) oder extramedullärer Hämolyse. Die begrenzte Aussagekraft dieses und der bisher genannten Parameter soll folgendes Beispiel zeigen: Bei einer Verkürzung der Erythrozytenüberlebenszeit von 120 auf 40 Tage kann aus irgendeinem Grund die Zellproduktion nicht gesteigert werden (z.B. gleichzeitiger Infekt); die Menge des täglich abgebauten Hämoglobins ist also normal, die Retikulozytenzahl beträgt korrigiert 1% (unkorrigiert 3%).
- Das einzige *sichere* Kriterium für eine Hämolyse ist der *Nachweis der verkürzten Überlebensdauer* mit ^{51}Cr oder DF^{32}P. Die Messung der Überlebenszeit der Patientenerythrozyten in der eigenen Zirkulation und in einem blutgruppengleichen Empfänger erlaubt die Unterscheidung von korpuskulären und extrakorpuskulären hämolytischen Anämien. Die ^{51}Cr-Technik ist die einfachere und erlaubt zugleich die für die Therapie wichtige Frage zu klären, *wo* die Erythrozyten zugrunde gehen (Splenektomie!).
- Die Bestimmung der *osmotischen Resistenz,* vermindert z.B. bei Kugelzellanämie, ist heute weniger wichtig als die *Inkubationshämolyse,* welche die Abgrenzung einer ganzen Reihe von hämolytischen Anämien erlaubt.
- Wichtig ist die Durchführung des *Coombs-Tests* zum Nachweis von Immunglobulinen auf der Erythrozytenoberfläche.
- Bei *jeder* unklaren Anämie ist die Durchführung des *Wärmeresistenztests* (s. S. 79), sehr verdächtig auf paroxysmale nächtliche Hämoglobinurie, sinnvoll. Dasselbe gilt für die Suche nach *Hämosiderin* im mit Berliner Blau gefärbten Urinsediment, positiv bei chronischer intravasaler Hämolyse.

Einteilung der hämolytischen Anämien

Verschiedene Einteilungsmöglichkeiten bestehen und sind zweckmäßig: korpuskuläre oder extrakorpuskuläre Defekte; kongenitale oder erworbene Störungen; Art der Schädigung (z.B. chemisch, immunologisch etc.); extravaskuläre oder intravaskuläre (die Ausnahme) Hämolyse. Tab. 4.2 versucht, diese Gesichtspunkte zu berücksichtigen. Die ätiologische Abklärung einer hämolytischen Anämie ist heute fast stets möglich, wobei sehr oft die Anamnese, die klinische Untersuchung und die einfachen Laboruntersuchungen, insbesondere auch die genaue Betrachtung des Blutausstriches genügen. Gelegentlich ist aber der Einsatz von Mitteln notwendig, welche nur wenigen Instituten zur Verfügung stehen. Aus therapeutischen und prognostischen Gründen ist eine präzise Diagnose stets anzustreben. Eine Zusammenstellung aller hämolytischen Anämien ist kaum je vollständig, da fast jede Anämieform mit einer gelegentlich beträchtlichen Verkürzung der Erythrozytenüberlebenszeit einhergeht. Dies gilt z.B. für schwere Eisenmangelanämien, für die Perniziosa, für Anämien bei Infekten und Tumoren und die renale Anämie. Die nachfolgende Darstellung der wichtigsten Krankheitsbilder hält sich an die Reihenfolge in Tab. 4.2.

Tabelle 4.2. Klassifizierung der hämolytischen Anämien

1. Korpuskuläre Erythrozytendefekte
    A. Hereditäre Störungen
        a) Membrandefekte
            – Sphärozytose
            – Elliptozytose (Ovalozytose)
            – Stomatozytose
            – „high phosphatidylcholine hemolytic anemia"
        b) Enzymopathien
            – Abnormitäten lokalisiert im Embden-Meyerhof-Weg.
                Beispiele: Hexokinasemangel, Pyruvatkinasemangel
            – Abnormitäten lokalisiert im Hexosemonophosphatshunt.
                Beispiel: Glukose-6-Phosphatdehydrogenasemangel
        c) Hämoglobinopathien
        d) Thalassämien
        e) erythropoietische Porphyrie
    B. Erworbene Störungen
        – Paroxysmale nächtliche Hämoglobinurie (intravaskuläre Hämolyse)
        – schwere Hypophosphatämie
2. Extrakorpuskuläre Störungen (hereditäre Krankheiten fehlen)
    A. Immunologische Mechanismen
        a) auto-immun hämolytische Anämie
            α) vom Wärmetypus
                – idiopathisch
                – sekundär bei „malignem Lymphom" (meist chronische lymphatische Leukämie
            β) Kälteagglutinationskrankheit (Hämolyse gelegentlich intravaskulär)
                – chronische, idiopathische Kälteagglutinationskrankheit
                – sekundäre Kälteagglutinationskrankheit bei „malignem Lymphom"
                – transitorische Form bei atypischer Pneumonie
            δ) Kältehämoglobinurie vom Donath-Landsteiner Typ

Tabelle 4.2. (Fortsetzung)

  b) Ikterus haemolyticus neonatorum
  c) hämolytische Transfusionsreaktion
  d) medikamentöse Formen
      – Fuadin-Typ
      – Alpha methyl-dopa-Typ
      – Penicillin-Typ
B. Chemische Schädigung
  – Phenacetin
  – Blei
  – Kupfer
  – zahlreiche Medikamente verursachen akute hämolytische Episoden bei unstabilen Hämoglobinen und bei Enzymdefekten im Hexosemonophosphatshunt
C. Mechanische Schädigung (intravaskuläre Hämolyse)
  – künstliche Herzklappen
  – mikroangiopathische hämolytische Anämie
D. Infekte
  – Mykoplasma pneumoniae
  – Protozoen
  – Sepsis
E. Metabolische Störungen
  – Urämie
  – Leberzirrhose
  – Acanthozytose (infolge hereditären Fehlens der Serum-Betalipoproteine, selten erworbene Formen)
F. Hypersplenismus

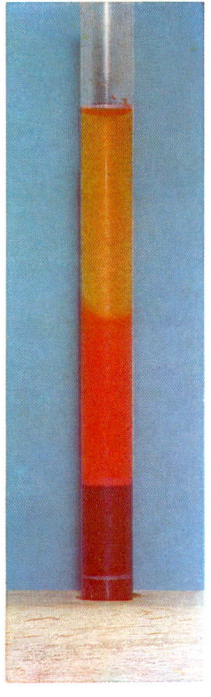

Abb. 4.4. Schleiersenkung bei *hämolytischer Anämie*. Die Zone der langsamer sedimentierenden Retikulozyten (Schleier) ist zwischen dem gelblichen Serum- und dunkelroten Erythrozytenbereich deutlich erkennbar

Sphärozytose
(kongenitale Kugelzellanämie)

Der Erbgang ist dominant. Differentialdiagnostisch wichtiges Zeichen sind die Sphärozyten (Kugelzellen), welche im Blutausstrich als kleine, farbstoffdichte Erythrozyten imponieren (Abb. 4.2., S. 70). Die Kugelzellen werden unter ungünstigen metabolischen Bedingungen, vor allem in der Milz, gebildet und gehen auch hier zugrunde. Auch bei anderen hämolytischen Anämien, wenn auch meist weniger ausgesprochen, kommen sie vor. Ursache der Sphärozytenbildung ist die erhöhte Durchlässigkeit der Zellmembran für Natrium, wahrscheinlich als Folge eines defekten Strukturproteins. Damit ist die alte Auffassung von NAEGELI, daß es sich bei der Kugelzellanämie primär um eine Mutation bzw. um einen Erythrozytendefekt handelt, bestätigt worden.
Die Anämie schwankt je nach der Krankheitsphase und von Patient zu Patient erheblich, und fehlt gelegentlich ganz. Das MCV ist im allgemeinen normal, bei sehr hohen Retikulozytenzahlen erhöht. Da es sich um ein chronisches Leiden handelt, sind die Retikulozytenwerte fast dauernd erhöht. Normale *Retikulozytenzahlen* schließen aber eine *Kugelzellanämie* keineswegs aus, wenn keine deutliche Anämie vorliegt.
Das *weiße Blutbild* zeigt während starken Schüben erhöhte Leukozytenwerte und wenige reife und unreife Myelozyten. Zwischen den Schüben ist es normal.
Die *Blutsenkungsreaktion* ist erhöht; dabei ist die Erythrozytensäule gegenüber dem Serum infolge der erheblich langsamer sedimentierenden Retikulozyten unscharf abgegrenzt (Schleiersenkung nach Gripwal). Solche Schleiersenkungen finden sich also bei allen Zuständen mit starker Retikulozytose (Abb. 4.4).
Die erniedrigte *osmotische Resistenz* ist ein sehr feines Symptom und fehlt höchstens in 10% aller Fälle. Nicht selten verstärkt sich die Anämie akut, entweder infolge einer intensivierten Hämolyse oder auf Grund einer plötzlichen Verminderung der Markproduktion. Im ersten Falle nehmen Ikterus und Retikulozytose zu, im zweiten ab. Grund für diese letztere Situation ist meist ein bakterieller Infekt, der die Erythropoiese jederzeit zum Stillstand bringen kann. Bei normaler Erythrozytenüberlebenszeit wird es dabei relativ lange dauern, bis sich eine Anämie einstellt, nicht aber, wenn die Überlebenszeit auf 15–20 Tage verkürzt ist.
Der *Milztumor* ist ein wichtiges Symptom, das kaum je fehlt. *Turmschädel* und *eingezogene Nasenwurzel* finden sich am Status seltener. Symmetrische Unterschenkelgeschwüre kommen vor. *Knochenveränderungen* im Sinne einer Zunahme des Markraumes sind keineswegs obligate Zeichen. In etwa 60% kommt es wegen der „dicken Galle" zur Bildung von *Gallensteinen oder Gallenkoliken* infolge Grieß von Kalziumbilirubinat. Hepatitis und Cholezystitis sind daher verhältnismäßig häufige Fehldiagnosen. In etwa zwei Drittel der Fälle tritt zeitweise, abhän-

gig von der Intensität des Blutzerfalls, ein stärkerer *Ikterus* hervor.

Die Splenektomie bringt klinische Heilung, obwohl die Sphärozyten weiterbestehen.

Die kongenitale **Elliptozytose** *(Ovalozytose)* wird ebenfalls autosomal dominant vererbt. Eine Anämie ist selten, und wenn eine Hämolyse besteht, ist sie meist kompensiert. In den vereinzelten schweren Fällen bringt die Splenektomie Heilung. Die Diagnose erfolgt aus dem peripheren Blutbild, wo sich 70–80% elliptische Zellen zeigen, gegenüber höchstens 10% beim Gesunden (Abb. 4.2).

Die Diagnose hereditäre **Stomatozytose** ist ebenfalls eine morphologische. Typisch ist die entrundete, elliptische zentrale Delle, bei runder Zelle. Es handelt sich zweifellos nicht um eine ätiologische Einheit, ein Membrandefekt scheint indessen wahrscheinlich. Neuerdings wurde eine Form beschrieben, bei welcher das intrazelluläre Kalium extrem tief, das Natrium extrem hoch war. Trotzdem bestand nur eine milde Hämolyse, was auch für die übrigen Formen gilt (OSKI u. Mitarb. 1969) (Abb. 4.2).

Kürzlich wurde eine familiäre, nicht-sphärozytäre hämolytische Anämie mit pathologischer Membranlipidzusammensetzung beschrieben (**high phosphatidylcholine hemolytic anemia**). Die erhöhte Kationendurchlässigkeit dieser Zellen scheint die Ursache der Hämolyse zu sein.

Enzymopathien und andere metabolische Defekte

Seit langem waren familiäre hämolytische Anämien bekannt, charakterisiert durch das Fehlen von Sphärozyten und, in den allermeisten Fällen, die Erfolglosigkeit der Splenektomie. Man sprach von konstitutionellen, *nichtsphärozytären hämolytischen Anämien*. Mit der Entwicklung biochemischer Untersuchungstechniken sind in den letzten Jahren eine ganze Reihe von hereditären Enzymopathien bekannt geworden, welche unterschiedlich schwere chronische, oder nach Exposition der Erythrozyten gegenüber gewissen Noxen, akute Hämolysen verursachen können. Einzige Energiequelle des Erythrozyten ist die Glukose. Da dem reifen Erythrozyten der mitochondriale Krebszyklus fehlt, erfolgt der Glukoseabbau glykolytisch zu Laktat. Die Enzymdefekte – es handelt sich möglicherweise oft um solche im Sinne der Punktmutation, also nicht um eigentliche Enzymmangelzustände – lokalisieren sich entweder in den glykolytischen Abbauweg (Embden-Meyerhof) oder in den Hexosemonophosphatshunt. Ersterer liefert ATP und damit die Energie für die Kationenpumpe und wichtige Erhaltungsprozesse der Membran; letzterer stellt NADPH zur Verfügung, garantiert damit eine genügende Konzentration an reduziertem Glutathion, welches Hämoglobin und Membran vor oxydativer Schädigung schützt. Die Lokalisation des Defektes innerhalb dieser beiden metabolischen Wege bestimmt weitgehend das Krankheitsbild.

Enzymopathien lokalisiert im Embden-Meyerhof-Weg (Tab. 4.3)

Die Hämolyse ist im allgemeinen chronisch, oft kompensiert oder mild, gelegentlich aber auch schwer; in solchen Fällen besteht meist eine Splenomegalie und die Krankheit wird bald nach der Geburt entdeckt. Die Vererbung erfolgt wohl in den meisten Fällen autosomal rezessiv. Weitaus am häufigsten ist der **Pyruvatkinasemangel**. Im übrigen handelt es sich um Einzelbeobachtungen oder um wenige untersuchte Familien. Je nach Schwere der Anämie findet sich morphologisch Anisozytose, Poikilozytose und Polychromasie. In gewissen Fällen beschränkt sich die Enzymopathie, und damit das klinische Bild, nicht auf die Erythropoiese.

Tabelle 4.3. Hereditäre Enzymopathien des Embden-Meyerhof-Weges (z. T. nach JAFFÉ)

Enzym	Hämolyse	Häufigkeit	andere Gewebe betroffen
Hexokinase	mild–schwer	selten	–
Phosphohexose Isomerase	mäßig	selten	–
Phosphofruktokinase	sehr mild	selten	ein Teil der Fälle assoziiert mit Glykogenspeicherkrankheit Typ VII
Triosephosphat Isomerase	schwer	selten	assoziiert mit neuro-muskulärer Erkrankung
2, 3-Diphosphoglyzerat Mutase	mäßig–schwer	selten	–
Phosphoglyzeratkinase	mäßig–schwer	selten	ein Teil assoziiert mit neurologischen Abnormitäten
Pyruvatkinase	mild–schwer	relativ häufig	–
Adenosin Thriphosphatase	mild	selten	–
Abnorm hohes Erythrozyten ATP (BUSCH u. HEIMPEL 1969)	schwer	selten	–
Abnorm tiefes ATP (MILLS u. Mitarb. 1968)	schwer	selten	–

Enzymopathien lokalisiert im Hexosemonophosphatshunt

Der Mangel an **Glukose-6-Phosphatdehydrogenase** (G-6 PD) stellt das häufigste Erbleiden der Menschheit dar. Bei gewissen Bevölkerungsgruppen sind bis 40% der Männer (x-chromosomal gebunden) betroffen. Es besteht guter Grund zur Annahme, daß der G-6-PD-Mangel die Resistenz gegenüber Malaria erhöht. Ein eigentlicher Mangel liegt allerdings nicht vor, sondern ein in seiner Funktion beeinträchtigtes Enzymprotein, wobei zahlreiche Varianten bekannt sind. Dementsprechend sind auch die Krankheitserscheinungen unterschiedlich ausgeprägt. Nur ausnahmsweise besteht eine chronische, meist kompensierte Hämolyse. *Hämolytische Krisen* werden meist durch Medikamente ausgelöst (Tab. 4.4), oder, bei der sogenannten mediterranen Variante, durch den Genuß der Vicia fava *(Favismus)*. Die Hämolyse ist typischerweise begleitet von Hämoglobinurie; dann folgen Retikulozytose und Remission. Morphologisch finden sich *Heinzsche Innenkörper* während der Phase der Zellschädigung, sowie eine mehr oder weniger ausgesprochene *Methämoglobinämie*. Eine Reihe anderer, weit seltener Enzymopathien des Hexosemonophosphatshunts ist bekannt. Die klinischen Konsequenzen sind dieselben wie beim G-6-PD-Mangel: Fehlende oder milde chronische Hämolyse, hämolytische Krise nach Medikamenteneinnahme. Soweit bekannt, erfolgt die Vererbung autosomal rezessiv: Mangel an *6-Phosphoglukonat-Dehydrogenase, Glutathion-Reduktase, Glutathion-Peroxidase, Mangel an reduziertem Glutathion*.

Hämoglobinopathien

Das menschliche Hämoglobin besteht aus 2 Paaren identischer Polypeptidketten, wobei jede ein Hämmolekül trägt. Es sind *4 verschiedene Polypeptidketten* vorhanden, die α-(141-Aminosäuren), β-(146), δ-(146) und die γ-Kette (146), sowie *3 verschiedene Hämoglobine*:
A($α_2β_2$; normalerweise 97%); Hb A_2 ($α_2δ_2$; 1–2%) und Hb F ($α_2γ_2$; 1–2%). Hämoglobinopathien sind gekennzeichnet durch die Substitution einer bestimmten Aminosäure durch eine andere. Beim Hämoglobin S ist auf der β-Kette in Position 6 das Glutamin durch ein Valin ersetzt; entsprechend die Nomenklatur: $α_2β_2^{6\ glu\ \to\ val}$. Über 150 derartige Aminosäuresubstitutionen sind heute bekannt. Klinische Symptome fehlen im allgemeinen, wenn nur ein Gen beteiligt ist und neben pathologischen auch normale Ketten synthetisiert werden. Aber auch viele homozygote Formen sind ohne funktionelle Konsequenzen und klinisch stumm. Diagnostisch entscheidend ist die *Hämoglobinelektrophorese*. Nicht selten lassen sich abnorme Hämoglobine wohl erfassen, aber nicht genau identifizieren. Außerdem weisen gewisse pathologische Hämoglobine keine abnorme elektrophoretische Wanderung auf. Solche Fälle erfordern eine besondere proteinchemische Analyse. An eine Hämoglobinopathie muß gedacht werden bei:

– *hämolytischer Anämie,* vor allem bei akuten hämolytischen Episoden während der Einnahme bestimmter Medikamente, z.B. Sulfonamide. Es handelt sich dabei um *unstabile Hämoglobine*, welche nach Exposition zu großen *Innenkörpern* präzipitieren. Beispiel: Hb Zürich $α_2β_2^{63\ His\ \to\ Arg}$, Hb Köln $α_2β_2^{98\ val\ \to\ Met}$. Auch chronische hämolytische Anämien verschiedener Schweregrade, meist mit Splenomegalie einhergehend, kommen vor (Sichelzellkrankheit siehe unten). Auffallenderweise sind diese Hämolysen teils kompensiert, teils nicht, bei gleicher Erythrozytenüberlebenszeit. Die Erklärung liegt in unterschiedlichen Sauerstoffaffinitäten der pathologischen Hämoglobine. Ist diese erniedrigt, kann trotz Anämie die Sauerstoffversorgung der Gewebe gewährleistet werden (Beispiel: Hb C $α_2β_2^{6\ Glu\ \to\ Lys}$); ist sie erhöht, wird möglichst eine normale, wenn nicht erhöhte Hämoglobinkonzentration aufrecht erhalten (Beispiel: Hb Zürich).
– *Erythrozytose*. Wohl den meisten Formen der familiären „Polyglobulien" liegen Hämoglobine zugrunde mit einer erhöhten Sauerstoffaffinität. Die Erythrozytose ist als Adaptationsmechanismus zu verstehen, welcher die adäquate Sauerstoffversorgung der Gewebe gewährleistet. Beispiel: Hb Rainier $α_2β_2^{145\ Tyr\ \to\ His}$
– *Methämoglobinämie*. Gewisse Aminosäuresubstitutionen stehen der Reduktion des Eisens von der drei- in die zweiwertige Form im Wege. Es resul-

Tabelle 4.4. Medikamente, welche bei Glukose-6-Phosphatdehydrogenase-Mangel akute hämolytische Episoden auslösen (nach Beutler)

Acetanilid
2-Amino-5-Sulfanilylthiazol (Thiazolsulfon)
Diaminodiphenylsulfon (Dapson)
Furazolidon
Furmethonol (Artafur)
Methylenblau
Naphtalen
Neoarsphenamin
Nitrofurazon (Furacin)
Nitrofurantoin (Furadantin)
Pentaquin
Pamequin
Phenylhydrazin
Primaquin
Quinocid
Sulfanilamid
N-Acetylsulfanilamid
Sulfapyridin
Sulfamethoxypyridazin (Kynex)
Salicylazosulfapyridin (Azulfidin)
Toluidinblau
Phenacetin

tieren *Zyanose,* ohne kardio-pulmonale Affektion, und meist auch eine gewisse Erythrozytose. Beispiel: Hb M Boston $\alpha_2^{58\,His\,-\,Tyr}\beta_2$.
Differentialdiagnostisch ist die hereditäre Methämoglobinämie, verursacht durch den *Diaphorasemangel,* abzugrenzen.

Erworbene Methämoglobinämien, meist infolge medikamentöser Schädigung normaler oder enzymopenischer Zellen (Mangel an Glukose-6-Phosphat Dehydrogenase) können sich klinisch als *Zyanose* oder als hämolytische Anämie (s. S. 77 und S. 82) äußern.

Das häufigste pathologische Hämoglobin ist das *Hb S.* Es wird autosomal dominant vererbt und kommt fast nur bei Negern vor. Die **Sichelzellkrankheit** des *Homozygoten* hat eine hohe Mortalität bereits im Kindesalter. Es bestehen schwere hämolytische Anämie und mannigfaltige klinische Symptome verursacht durch Störungen der Mikrozirkulation auf Grund der im deoxygenierten Zustand starren Erythrozyten (Dyspnoe, Erbrechen, Abdominalkoliken, Beinulzera, Knochennekrosen). Die Symptome können sich krisenhaft verstärken, wobei die Reduktion der Durchblutung eines lebenswichtigen Organs zum Tode führen kann. Der *heterozygote Genträger* ist asymptomatisch, weist eine normale Lebenserwartung auf und besitzt eine erhöhte Resistenz gegenüber Malaria. Die Diagnose läßt sich stellen durch die Hämoglobinelektrophorese oder durch Inkubation des Blutes unter sauerstoffarmen Bedingungen, wobei typische Sichelzellen entstehen (z.B. Inkubation eines Tropfens aus der Erythrozytenmischpipette unter einem mit Paraffin abgeschlossenen Deckglas) (Abb. 4.2).

Eine besondere Hämoglobinopathie stellt das *Hämoglobin Lepore-Syndrom* dar, welches klinisch und morphologisch praktisch identisch ist mit der Thalassaemia minor. Es handelt sich nicht um eine Punktmutation. Infolge einer crossing-over Störung sind Teile der β-Kette mit Teilen der δ-Kette vertauscht (die Loci dieser beiden Ketten sind benachbart!).

Thalassämien

Die Thalassämien sind dadurch gekennzeichnet, daß eine der Polypeptidketten des Hämoglobins vermindert gebildet wird. Es liegt also kein pathologisches Protein vor. Weitaus am häufigsten ist die **Beta-Thalassämie;** mit der Hämoglobin-Elektrophorese kann sie leicht erfaßt werden. Betroffen sind vor allem Einwohner der Mittelmeerländer; sporadische Fälle kommen aber überall vor. Selten ist die *Alpha-Thalassämie,* deren Diagnosestellung in der heterozygoten Form große Schwierigkeiten machen kann (Hämoglobin-Elektrophorese normal). Neuere Untersuchungen weisen darauf hin, daß der Krankheit ein Defekt der m-RNS zugrunde liegt.

Die **Thalassaemia major** stellt die homozygote Form dar. Die meisten Kranken sterben in der Kindheit. Von einer Sphärozytose läßt sie sich leicht ab-

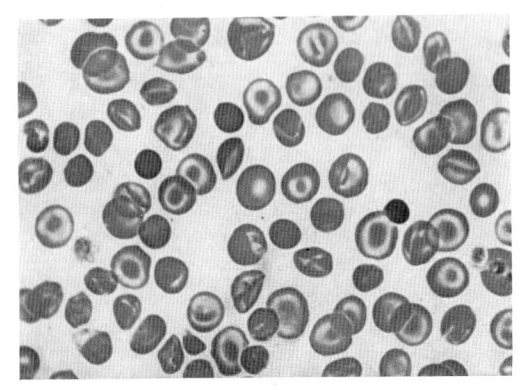

Abb. 4.5. Ausgesprochene Schießscheibenformen (target cell) der Erythrozyten bei C-Hämoglobinkrankheit. Bei Thalassämie sind diese Schießscheibenformen ebenfalls typisch, aber in der Regel weniger zahlreich

grenzen. Die Zellen sind nicht kugelig, sondern stark hypochrom, mikrozytär, anisozytotisch und poikilozytotisch. Typisch sind die *Target cells,* d.h. Schießscheibenformen mit einem Hämoglobinsaum und einem in der Mitte persistierenden Hämoglobinkern (Abb. 4.5). In schweren Formen zirkulieren reichlich Erythroblasten. Die osmotische Resistenz ist erhöht.

Die *übrigen Symptome* lassen sich differentialdiagnostisch kaum verwerten: die Retikulozyten sind vermehrt, geringer Ikterus ist meist nachweisbar. Knochenveränderungen (Osteoporose, diagonale Streifenzeichnung im Bereich der Metaphysen, verbreiterte Diploë am Schädel) sind häufig ausgesprochen. (Abb. 4.6) Die Exstirpation der regelmäßig vergrößerten Milz bleibt ohne Effekt.

Die Erythropoiese ist sehr stark gesteigert aber hochgradig ineffektiv (intramedulläre Hämolyse). Auch ohne Transfusionen kommt es oft zur Hämochromatose mit den entsprechenden Komplikationen (Herzinsuffizienz!).

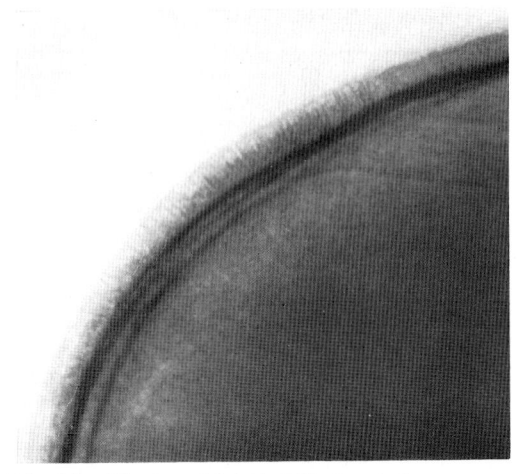

Abb. 4.6. Bürstenschädel bei *Thalassämie*

In der Hämoglobinelektrophorese fehlt HbA weitgehend (Norm 97%: Zusammensetzung $\alpha_2\beta_2$, d. h. je 2 α- und β-Polypeptidketten). Es überwiegt HbF (Norm 1–2%, $\alpha_2\gamma_2$); mäßig vermehrt ist HbA$_2$ (Norm 1–3%; $\alpha_2\delta_2$). Bei der homozygoten α-Thalassämie, die sich klinisch von der β-Form nicht unterscheidet, findet sich Hb-H, welches β_4-Tetrameren entspricht (Hb-H-Krankheit).

Die **Thalassaemia minor** stellt die heterozygote Form dar. Die Anämie ist ebenfalls hypochrom und mikrozytär mit Targetzellen, aber meist mild. Erythroblastose fehlt. Die Prognose ist gut. *Hämolyse* fehlt oder ist wenig ausgesprochen; dementsprechend ist der *Milztumor* nicht obligat. Die Krankheit ist in vielen Gegenden Italiens und in Sardinien häufig. Die Differentialdiagnose stellt sich morphologisch vor allem gegenüber dem Eisenmangel. Entscheidend ist die Hb-Elektrophorese mit der mäßigen Erhöhung von HbA$_2$ und häufig auch HbF. Sehr leichte, symptomlose Fälle wurden als *Thalassaemia minima* (GATTO) beschrieben.

Die Thalassämie kann mit Hämoglobinopathien kombiniert sein. Man spricht dann von doppeltheterozygoter Anlage. Es sind bekannt Hb S-Thalassämie, also die Kombination eines Hb S-Gens und eines Thalassämie-Gens (vor allem in Süditalien und Sizilien), Hb C-Thalassämie (vor allem bei Negern in Amerika), Hb E-Thalassämie (in Thailand), Hb Lepore-Thalassämie. Die Kombination einer heterozygoten β-Kettenvariante mit der β-Thalassaemia minor resultiert meist in einem schweren klinischen Krankheitsbild.

Paroxysmale nächtliche Hämoglobinurie (Marchiafava – Micheli)

Charakteristisch sind in der Nacht bzw. im Schlaf auftretende Hämoglobinurien. Es handelt sich um eine erworbene hämolytische Anämie mit verhältnismäßig guter Prognose (jahrzehntelanger Verlauf möglich). Pathogenetisch ist ein Erythrozytenmembrandefekt, der sich auch an den Granulozyten und Thrombozyten nachweisen läßt, und welcher zu einer Aktivierung des Komplementsystems führt, entscheidend. Der entscheidende Defekt liegt vermutlich auf Stammzellebene. In einer eigenen Beobachtung (36-jährige Frau) konnte aber trotz schwerer Hämolyse (Retikulozyten vorübergehend 70%) keine nächtliche Hämoglobinurie beobachtet werden.

Das Blutbild zeigt Tendenz zur Makrozytose. Die langdauernde Hämoglobinurie und Hämosiderinurie führt nicht selten zum ausgeprägten Eisenmangel. Oft bestehen Leukopenie und Thrombopenie. Die Erythropoiese im Mark ist stark gesteigert. Typisch sind die Hämoglobinämie und die Hämosiderinurie (Abb. 4.7). Die Hämosiderinschollen sind im Urinsediment mit der Berliner-Blau-Färbung einfach nachzuweisen. In den Erythrozyten fehlt die Cholinesterase, ein Befund, dem jedoch keine pathogenetische Bedeutung zukommt.

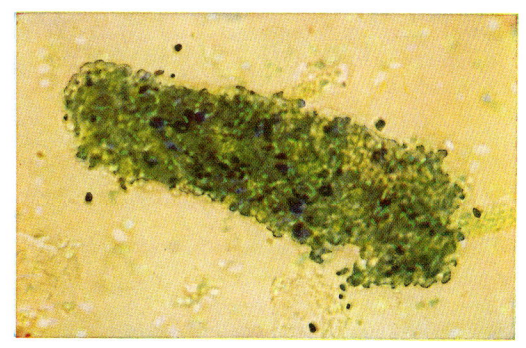

Abb. 4.7. Mit Hämosiderin beladener Zylinder in Urinsediment (Berliner-Blau-Färbung) bei *Marchiafava-Anämie*. 42j. Frau

Bis zur Diagnosestellung vergehen oft Jahre. Jede unklare Anämie, auch wenn eine Retikulozytose fehlt, soll an Marchiafava-Anämie denken lassen. Gut bekannt sind oft lange dauernde „aplastische Stadien" dieser Krankheit mit ausgesprochener Panzytopenie. Übergänge in Leukämien sind bekannt, ebenso Marchiafava-Anämie nach Chloramphenicol-bedingter aplastischer Anämie. Die Milz ist gewöhnlich nicht vergrößert. Der Coombstest fällt negativ aus. Die Anämie kann sehr wechselnd ausgeprägt sein, ist aber häufig schwer (7–8 g Hb/100 ml).

Diagnostisch entscheidend ist der *Säureresistenztest nach Ham*. Patienten- und Kontrollerythrozyten werden in angesäuertem blutgruppengleichem Serum inkubiert, wobei im positiven Falle von den Patientenzellen eine unterschiedlich große Fraktion lysiert. Diese Lyse fehlt nach Inaktivierung des Komplements durch Erhitzen auf 56°C. Einzig bei der *kongenitalen dyserythropoietischen Anämie Typ II*, welche sich auf Grund des typischen Markbefunds leicht abgrenzen läßt (s. S. 92) fällt der Ham-Test ebenfalls positiv aus.

Zucker-Test: 10 ml trockener Zucker werden frisch in 100 ml Aqua dest. aufgelöst. 0,85 ml dieser Lösung werden mit 0,05 ml Serum gemischt und anschließend 0,1 ml einer in NaCl gewaschenen Erythrozytensuspension (Hämatokrit ca. 50%) zugegeben. Im positiven Falle ist nach 30 Min. Inkubation bei Zimmertemperatur Hämolyse zu beobachten.

Sehr einfach und empfehlenswert ist der *Wärmeresistenztest* (Hegglin-Maier): Einige ml Vollblut werden in einem Röhrchen bei 37°C in Brutschrank inkubiert. Im positiven Falle ist nach 6, noch eindrücklicher nach 24 Stunden Hämoglobin in das Serum ausgetreten. Der Test ist nicht ganz spezifisch.

Etwas Besonderes sind **akute hämolytische Anämien bei schwerer Hypophosphatämie**. Berichtet wurde über einen Fall mit einer Serumphosphatkonzentration von 0,1 mg/100 ml infolge Unterernährung, Erbrechen und Durchfall. Die Hämolyse kommt durch eine massive Rigiditätsvermehrung der Erythrozytenmembran infolge Absinken des intrazellulären ATP zustande.

Tabelle 4.5. Wichtigste Typen und Charakteristika der autoimmunhämolytischen Anämien

Antikörpertyp	Reaktionsoptimum	Klinik	Antikörperspezifität	Coombstest
Ig G	Wärme	idiopathische autoimmunhämolytische Anämie	Anti-Rh (meist anti-c oder -e). Gelegentlich Komplementfixation	positiv[1]
Ig G	Kälte	paroxysmale Kältehämoglobinurie. Anämie nur nach schweren Schüben auftretend	Anti-P, Stets komplementfixierend	nur während der akuten Phase positiv
Ig M	Kälte	Kälteagglutinationskrankheit	Anti-I, Stets komplementfixierend	positiv (spezifisch gegen Komplement)

[1] Es gibt Ausnahmefälle. Die Anzahl der an der Erythrozytenoberfläche gebundenen IgG-Moleküle kann so gering sein, daß der konventionelle Coombstest negativ ausfällt. Besondere Techniken zum Antikörpernachweis sind erforderlich.

Autoimmunhämolytische Anämie

Allgemeines. Die Schädigung der Erythrozyten durch zirkulierende, mit den Erythrozyten reagierende Immunglobuline, bildet die Ursache dieser Form der hämolytischen Anämien. Der Antikörper-Typ und seine Fähigkeit, Komplemente zu bilden, bestimmen zum Teil das Krankheitsbild. Drei verschiedene Formen werden unterschieden (Tab. 4.5):
– die *klassische Form der autoimmunhämolytischen Anämie* verursacht durch Antikörper, deren Reaktionsoptimum bei Körpertemperatur (37° C) liegt (*Wärmeantikörper*).
– die *Kälteagglutinationskrankheit*
– die *paroxysmale Kältehämoglobinurie*.

Die Ätiologie dieser Krankheitsbilder ist zweifellos uneinheitlich. Verschiedene Mechanismen, verantwortlich für die Ausbildung von Antikörpern gegen körpereigene Substanzen, werden diskutiert (DACIE 1968). Die *erworbene subtile Veränderung der Erythrozytenmembran* (Erythrozytenantigen) ist eine davon; Beweise dafür liegen keine vor. Die Existenz von *Antikörpern mit Kreuzreaktion* trifft möglicherweise zu für die passagere hämolytische Anämie durch Anti-I-Antikörper nach Mykoplasma-Pneumonie-Infektion. Weiterhin wird die Möglichkeit diskutiert, ob *abnorme Klonen,* benigner oder maligner Natur der immunokompetenten Zellen Antikörper gegen normale Körpersubstanzen zu bilden imstande sind. So ist denkbar, daß die schwachen Rh-Antigene wie e und c während der frühen Lebensphase keine vollständige Immuntoleranz erzeugen und es später zur Autoimmunisierung kommt (gegen die Blutgruppen-Antigene A und B kommt es nie zur Autoimmunisierung, wohl weil diese kräftige und ubiquitäre Antigene darstellen); die klonale Theorie ist natürlich besonders attraktiv für die Fälle assoziiert mit primären Erkrankungen des lymphatischen Systems.

Für die Diagnose immunhämolytischer Anämie ist der Ausfall des *direkten Coombstests* (Antiglobulintest) entscheidend; er erlaubt den Nachweis *inkompletter Antikörper* auf der Erythrozytenmembran, die nicht zur Spontanagglutination der Zellen führen. Das Coombsserum wird hergestellt durch Immunisierung von Kaninchen mit Humanserum. Der Coombstest ist selten falsch positiv, sehr selten bei hämatologisch Gesunden, gelegentlich bei nicht immunologisch bedingten hämolytischen Anämien mit ausgesprochener Retikulozytose, hier aufgrund der vorhandenen Anti-Transferrinantikörper (Retikulozyten binden Transferrin). Selbstverständlich existieren medikamentöse hämolytische Anämien, die mit einem positiven Coombstest einhergehen (s. S. 81).

Autoimmunhämolytische Anämie vom Wärmetypus

Die Klinik ist vielgestaltig. Es werden jedes *Alter* und beide *Geschlechter* betroffen, Frauen doppelt so häufig wie Männer. Der Beginn ist schleichend oder akut, der Verlauf meist langwierig, selten kurz und selbstlimitierend. Remissionen wechseln mit Exazerbationen. Das Ausmaß der Retikulozytose und der Hyperbilirubinämie reflektiert den Schweregrad der Hämolyse. Hämoglobinämie kommt vor, Hämoglobinurie ist aber nur während akuter Krankheitsphasen zu sehen. Die Zerstörung der Erythrozyten erfolgt vorwiegend extravasal. In chronischen Fällen ist die Milz meist vergrößert.

Hämatologisch liegt meist eine *Makrozytose* vor (MCV meist über 100 μm³). Sphärozyten fehlen nie, oft sind sie größer als bei der Sphärozytose. Während akuter Krankheitsphasen besteht oft Leukozytose. Die Blutplättchenzahl ist meist normal. Die Kombination von idiopathischer autoimmunhämolytischer Anämie mit Thrombopenie (Anti-Plättchen-Antikörper?) und meist Leukopenie ist bekannt als **Evans Syndrom.**

Nicht selten sind die sekundären *Formen,* meist bei *chronischer lymphatischer Leukämie,* seltener bei malignen Lymphomen (Lymphosarkom, Retikulosarkom, Morbus Hodgkin). Meist folgt die hämolytische Anämie dem Auftreten des Grundleidens, geht ihm gelegentlich aber voraus. Autoimmunhämolytische Anämien dieses Typs werden auch bei Kollagenosen (vor allem Lupus erythematodes disseminatus, gelegentlich Periarteriitis nodosa) beobachtet, selten bei Karzinomen.

Kälteagglutinationskrankheit

Die Grundlage der Krankheit, die sich verschieden manifestieren kann, liegt darin, daß IgM-Globuline von Anti-I-Spezifität (sehr selten Anti-i) bei tiefer Temperatur unter Bindung von Komplement die Erythrozyten zur Agglutination und häufig zur Hämolyse bringen („Hämolysin"). Diese Reaktion beginnt im allgemeinen erst unter 30°C; das Optimum liegt bei 0°C. Niedere Kälteagglutinationstiter kommen normalerweise vor (bis 1 : 64). Bei der beschriebenen Krankheit liegen sie zwischen 1 : 8000 und 1 : 1000000, in der Regel um 1 : 30000. Die immunologisch aktiven Makroglobuline können derart stark vermehrt sein, daß sie elektrophoretisch als deutlicher M-Gradient in Erscheinung treten. Der Coombstest ist positiv, und vom sog. nicht-Gamma-Typ oder Anti-Komplement-Typ; nach wärmebedingter Elution der Antikörper von der Zellmembran bleibt Komplement fixiert.

Die krankheiterzeugende Interaktion von Immunglobulin, Komplement und Zelle findet in jenen Körperabschnitten statt, welche die kritische Temperatur unterschreiten. In tropischen Klimata kann klinische Heilung erfolgen.

Die klassische Trias besteht aus:
- *Blässe und Akrozyanose* von Ohren, Nasenspitze, Finger, Zehen bei tiefer Körpertemperatur. Nekrosen kommen vor (Abb. 4.8). Differentialdiagnose: *Raynaudsche Krankheit.*
- mehr oder weniger ausgesprochene *chronische hämolytische Anämie.* Wiederum erfolgt die Erythrozytenschädigung in Körperregionen mit tiefer Temperatur, die Autoagglutination ist aber so schwach, daß Gefäßokklusionen ausbleiben.
- Attacken von *kälteinduzierter Hämoglobinurie,* nach längerer Exposition gegen sehr tiefe Temperaturen. Das Bild muß abgegrenzt werden gegenüber der sog. *Kältehämoglobinurie* vom *Donath-Landsteiner-Typ.*

Die *chronische idiopathische Form* ist die häufigste; es folgen die, klinisch meist wesentlich milder verlaufende *sekundäre Variante* bei *malignen Erkrankungen* des lymphoretikulären Systems, und schließlich passagere hochgradige Erhöhungen der Kälteagglutinine nach *Mycoplasma pneumoniae*-Infektion und, selten, nach *Mononucleosis infectiosa.*

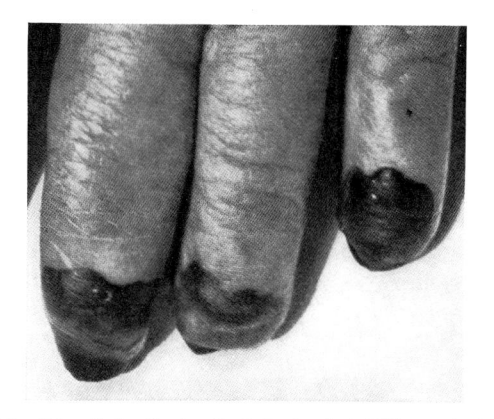

Abb. 4.8. Nekrotische Endglieder bei *Kälteagglutinationstiter* 1 : 100 000. 61j. Frau

Paroxysmale Kältehämoglobinurie

Ein IgG-Antikörper von Anti-P-Spezifität, das sogenannte *Donath-Landsteiner-Hämolysin,* zusammen mit Komplement, ist verantwortlich für dieses seltene Krankheitsbild. Nach längerer Kälteexposition kommt es unter mehr oder weniger schweren Allgemeinerscheinungen, Fieber, Schüttelfrost, oft Abdominal-, Rücken- und Extremitätenschmerzen zur *Hämoglobinurie.* Je nach Schwere des Anfalls sinkt die Hämoglobinkonzentration. Während des Schubes fällt der Coombstest positiv aus. In einem Drittel der Fälle liegt eine Lues vor, wobei die Hämolysine nach Behandlung persistieren können.

Hämolytische Anämien durch Isoantikörper

Im Gegensatz zu den Autoimmunkörpern wirken die Isoimmunkörper nicht auf die eigenen, sondern nur auf fremde Erythrozyten. Hämolysen sind stets Ausdruck eines *Transfusionszwischenfalls.* In erster Linie ist die *ABO-inkompatible* Transfusion zu nennen. Wichtig ist außerdem die Immunisierung gegen Antigene des *Rh-Systemes,* z.B. durch Schwangerschaft (die Rh-negative Mutter bildet Antikörper gegen das Rh-positive Kind) oder frühere Transfusion. Der Rh-Faktor D wirkt am stärksten immunogen; es folgen C, c und schließlich E. Zahlreiche andere Erythrozytenantigene (d.h. Blutgruppen) können gelegentlich Anlaß zur Bildung von Antikörpern geben; außer dem Rh-System ist der Kell-Faktor (K) von Bedeutung. Die Diagnose ist leicht, wenn Transfusion und Hämolyse zeitlich zusammenfallen. Letztere kann aber auch erst nach Tagen einsetzen, dann nämlich, wenn der Antikörper-Titer niedrig war und im Sinne einer Booster-Reaktion ansteigt.

Immunhämolytische Anämien durch Medikamente

Gewisse durch Medikamente ausgelöste hämolytische Anämien gehen mit einem positiven Coombstest einher

(CROFT 1968, BEUTLER 1972). Pathogenetisch werden verschiedene Typen unterschieden:
- Der **Hapten-Typ,** eine ungewöhnliche Komplikation *hochdosierter parenteraler Penicillintherapie.* Das Antibiotikum bindet sich kräftig an die Erythrozytenmembran; bilden sich Anti-Penicillin-Antikörper (IgG), resultiert Hämolyse. Der Coombstest ist nur in Gegenwart des Medikamentes positiv. *Cephalotin-Therapie* kann zu einem positiven direkten Coombstest führen, wobei aber das Auftreten einer Hämolyse ausbleibt.
- Der **Innocent-Bystander-Typ.** Der Antigen-(Medikament)-Antikörperkomplex bindet sich reversibel und offenbar unspezifisch an die Erythrozytenmembran unter gleichzeitiger irreversibler Bindung von Komplement. Wiederum ist der Coombstest nur in Gegenwart des Medikaments positiv. Verantwortliche Substanzen: *Chinin, Chinidin, Stibophen* (Fuadin), *Sedormid, Phenacetin, PAS, Antistine, Sulfonamide, Chlorpromazin, Pyramidon, Dipyron, Isoniazid.*
- der α-**Methyldopa-Typ.** In Abhängigkeit von der verabreichten Dosis kommt es auf unbekanntem Wege zur Ausbildung von IgG-Antikörpern, deren Natur identisch scheint mit jenen der idiopathischen autoimmunhämolytischen Anämien vom Wärmetypus. Der Coombstest ist auch ohne Gegenwart des Medikamentes positiv und bleibt es während Wochen nach Therapieunterbruch. Medikamente: *α-Methyldopa, L-Dopa, Mefenaminsäure.*

Hämolytische Anämien durch chemische Erythrozytenschädigung

Am wichtigsten ist der **Phenacetin-Abusus.** Obwohl individuelle Unterschiede bezüglich Empfindlichkeit vorliegen, handelt es sich um eine dosisabhängige Schädigung der Erythrozyten bei meist länger dauernder Einnahme von Phenacetin oder Phenacetin-haltigen Medikamenten. 2–3 g täglich, während einer Woche eingenommen, können aber bereits genügen, um eine akute Hämolyse auszulösen. Es erfolgt eine oxydative Schädigung von Zellbestandteilen, vor allem des Hämoglobins, mit der charakteristischen Bindung von *Innenkörpern* (Abb. 4.2, S. 70), Met- und *Sulfhämoglobin.* Im Blutbild bestehen Anisozytose, Polychromasie sowie der morphologische Aspekt „herausgebissener" Membranstücke (Entfernung der Innenkörper durch Zellen der RES vor der definitiven Eliminierung). Bei einem Teil der psychisch stets auffallenden Patienten liegt eine Niereninsuffizienz vor. Die Diagnose kann Schwierigkeiten bereiten und auf den Nachweis von Phenacetinmetaboliten im Urin angewiesen sein. Phenacetin verursacht auch hämolytische Anämien bei *Enzymopathien* (s. S. 76) sowie selten über Antikörperbildung (s. S. 82).
Die **Bleianämie** ist komplexer Genese und resultiert aus einer Produktionsstörung und einer Hämolyse, wobei die eine Störung überwiegen kann (s. S. 87).
Neuerdings ist über akute Hämolyse bei *Kupferintoxikation*, verursacht durch die Freisetzung des Metalls aus Bestandteilen der Hämodialyseapparatur berichtet worden. Auch beim Morbus Wilson kann in fortgeschrittenen Fällen bei Anstieg des Nicht-Coeruloplasmin-gebundenen Plasmakupfers eine hämolytische Anämie entstehen.
Hämolyse durch *Phenylhydrazin* (Innenkörper!) wird heute kaum mehr beobachtet (früher Verwendung dieses Medikamentes zur Behandlung der Polycythaemia vera).

Auch hämatologisch normale Patienten mit Dermatitis herpetiformis oder Lepra, welche mit *Sulfonen* behandelt werden, entwickeln eine dosisabhängige Hämolyse.
Hämolysen unter Medikamenten haben stets die Suche nach einer *Hämoglobinopathie* (s. S. 77) sowie einer *Enzymopathie* (s. S. 76) zu veranlassen.
Andere toxische Substanzen: Benzol, Toluol, Arsenwasserstoff, Anilin, Dinitrobenzol, Pyrogallol, Schlangengift.

Differentialdiagnose der Innenkörperanämie

Heinzsche Innenkörper (Abb. 4.3) sind mit der Retikulozytenfärbung, oder, besser mit der Methylenviolettfärbung darstellbar. Sie entsprechen dem Endprodukt von denaturierten, präzipitiertem Hämoglobin. Sie können bei hämolytisch Gesunden (unter 1%) gefunden werden, treten vermehrt auf nach Splenektomie und beim Neugeborenen. Im übrigen stellt die Innenkörperanämie ein *klinisches Syndrom* dar. In den allermeisten Fällen ist sie Folge einer Zellschädigung, oft im Zusammenhang mit einem angeborenen Erythrozytendefekt. Alle Schweregrade von Anämie, oft mit ausgesprochener Retikulozytose werden beobachtet. Bei massiver Zellschädigung ist intravasale Hämolyse mit Hämoglobinämie und Hämoglobinurie möglich.

1. **Intoxikationen** mit chemischen Substanzen: Phenylhydrazin, Phenacetin, Verbindungen mit Amino-, Nitro- oder Hydroxylgruppen.

2. **Enzymdefekte** des Hexosemonophosphatshunts, nach Exposition gegenüber einer ganzen Reihe von Medikamenten sowie vicia fava (interessanterweise sind nicht alle Patienten in Sardinien gegenüber diesem Nahrungsmittel empfindlich) (s. S. 77).

3. **Hämoglobinopathien** (akute Hämolyse nach Medikamentenexposition; seltener chronische Formen; s. S. 77) und *α-Thalassaemia major:* der Überschuß von β-Ketten führt zur Bildung von $β_4$-Tetrameren (Hb H), welche Innenkörper bilden.

4. „**Idiopathische Innenkörperanämien**". Es handelt sich hier wohl in den allermeisten Fällen um unbekannte Enzymopathien bzw. Hämoglobinopathien.

Hämolytische Anämien durch mechanische Erythrozytenschädigung

Außer bei der *Marschhämoglobinurie,* die nur von differentialdiagnostischer Bedeutung ist, da nie eine Anämie eintritt, muß in zwei Situationen die direkte Traumatisierung der Zellen als Ursache ihrer Zerstörung angenommen werden:

1. **Mikroangiopathische hämolytische Anämie** (BRAIN 1970). Führendes Zeichen neben der Anämie, und der fast obligat bestehenden Niereninsuffizienz, ist das Vorhandensein von bizarren Erythrozyten und Erythrozytenfragmenten im Blutausstrich (Abb. 4.2). Hämoglobinämie und unterschiedlich ausgeprägte Hämoglobinurie bilden die Regel.

Einer relativen pathogenetischen Einheit steht die ätiologische Heterogenität dieser Krankheitsgruppe gegenüber. Das Gemeinsame scheint die Schädigung der Zellen im alterierten Gefäßbett:
- **Hämolytisch-urämisches Syndrom.** Die Krankheit betrifft vorwiegend Kinder. Isolierte virale Erreger und epidemisches Vorkommen sprechen für eine infektiöse Genese, zeitlich gestaffeltes Vorkommen bei Geschwistern für eine konstitutionelle Komponente. Pathogenetisch scheint eine verschieden ausgeprägte *intravasale Blutgerinnung* entscheidend. Die Erythrozyten zerreißen gewissermaßen an intravasal abgelagerten Fibrinfäden. Eine mehr oder weniger ausgeprägte Thrombozytopenie ist stets vorhanden. Es kommen akute Formen vor, die sehr rasch zur Anurie führen, und chronische, deren Diagnose Schwierigkeiten bereitet. Wichtig ist der Nachweis von Fibrinspaltprodukten.
- **Maligne Hypertonie.** Der wichtigste auslösende Faktor scheint das Ausmaß der Blutdrucksteigerung. Die Endothelschädigung führt zur lokalen Deponierung von Fibrin. Es ist ungewiß, ob die mikroangiopathische hämolytische Anämie bei *Präeklampsie* und *Eklampsie* ebenfalls primär auf den Hochdruck zurückzuführen ist oder eine Folge intravasaler Blutgerinnung darstellt.
- **Thrombotisch thrombozytopenische Purpura** (Moschcowitz). Zweifellos handelt es sich um ein Krankheitsbild, welches dem hämolytisch-urämischen Syndrom sehr nahe steht. Wie der Name besagt, ist die Thrombozytopenie sehr ausgesprochen. Die Niereninsuffizienz ist wiederum obligat.
- **Metastasierendes Karzinom.** Die Ursache der Erythrozytenschädigung wird teils in der partiellen Okklusion ganzer Gefäßbezirke durch Tumorzellembolie angesehen. In den meisten Fällen scheint aber wiederum intravasale Blutgerinnung mit Deponierung von Fibrinfäden pathogenetisch entscheidend. Diagnostisch führt gelegentlich erst die Sternalpunktion zum Ziele. Die Ausschwemmung von Myelozyten und Erythroblasten ist stets verdächtig auf Knochenmarksmetastasen.
- *Verschiedene Ursachen.* Mikroangiopathische hämolytische Anämie wurde beobachtet bei *Nierenrindennekrose, Purpura fulminans, akuter Glomerulonephritis, Periarteriitis nodosa,* und während der *Abstoßung* von Fremdnieren.

2. **Hämolyse bei künstlichen Herzklappen.** Leichte Verkürzungen der Erythrozytenüberlebenszeit lassen sich mit geeigneten Techniken auch bei unoperierten schweren Aortenvitien nachweisen; nur sehr selten kommt es dabei zur Anämie. Nach Einsetzen *künstlicher Klappen* (Aorta und Mitralis) bildet die – fast stets kompensierte – Hämolyse die Regel, wobei das verwendete Material eine entscheidende Rolle spielt. Für den Schweregrad der Hämolyse ist der Serum-Laktatdehydrogenase-Spiegel ein guter Parameter. Im peripheren Blutbild finden sich wiederum Fragmentozyten. Stets läßt sich *Hämosiderin* im mit Berliner Blau gefärbten Urinsediment nachweisen (Abb. 4.7). Die Hämolyse dekompensiert in der Regel, wenn die anhaltenden Eisenverluste durch den Urin zum Eisenmangel geführt haben (tiefes MCV, fehlende Retikulozytose).

Hämolytische Anämie bei Infekten

Autoimmunhämolytische Anämien können auftreten nach Infektion durch *Mykoplasma pneumoniae,* oder bei der *Mononucleosis infectiosa* und seltener nach *Hepatitis.*

Zu den Protozoen, welche die Erythrozyten befallen, zählen die **Plasmodien** und die **Bartonellen**. Bei unklarer hämolytischer Anämie muß an die **Malaria** gedacht werden, auch wenn das typische klinische Bild, insbesondere die Fieberschübe, fehlen. Entscheidend ist der Plasmodiennachweis in den Erythrozyten. Krisenhafte Verstärkungen der Hämolyse kommen vor. Intensive Hämolyse mit *Hämoglobinurie* nach Chininbehandlung der Malaria ist als *Schwarzwasserfieber* bekannt.

Orayafieber *durch Bartonella bacilliformis:* kommt vorwiegend in Peru vor. Hohe Mortalität.

Septische Prozesse können schwere Hämolysen zur Folge haben, wobei der Grad der Anämie in entscheidendem Maß von der Regenerationsfähigkeit des Marks abhängt (hämolytische Streptokokken, Staphylokokken, Colibacillen). Bei *Gasbrandinfektion* kann Hämoglobinurie auftreten.

Hämolytische Anämien bei metabolischen Störungen

Renale Anämie

Die Pathogenese der renalen Anämie ist komplex: Toxische Knochenmarkschädigung, mangelhafte Erythropoietinproduktion und, in der Regel leichte, Hämolyse. Letztere tritt bei der *mikroangiopathischen hämolytischen Anämie* in den Vordergrund, ebenso beim *Phenacetinabusus*, der Niere *und* Erythrozyten schädigt. Gelegentlich trifft man aber auf chronische Nephropathien, meist interstitielle Nephritiden bzw. chronische Pyelonephritiden, welche auch ohne nachweisbare Medikamenteneinnahme mit ausgeprägter hämolytischer Anämie einhergehen. Es bestehen *Retikulozytose* und *Makrozytose*, im Gegensatz zur meist normozytären typischen renalen Anämie, welche ohne Retikulozytenerhöhung einhergeht (nach Korrektur, s. S. 72). Jede unklare Anämie bedarf der Bestimmung des Harnstoffs bzw. des Serumkreatinins. Bei älteren Männern ist die Ursache einer Urämie mit Anämie nicht selten das *Prostatakarzinom*.

Hepatische Anämien

Das prominente Merkmal des Blutbildes bei Lebererkrankungen ist die *Makrozytose* (Abb. 4.2). Das MCV liegt meist über 110 und erreicht gelegentlich 140 μm³, ohne daß ein Mangel an Folsäure oder Vitamin B_{12} (Serumbestimmungen) nachweisbar wäre; oft finden sich auch große Targetzellen. Es besteht nach unserer Erfahrung diesbezüglich kein Unterschied zwischen der alkoholischen Fettleber, der Leberzirrhose und der chronischen Hepatitis. Eine Anämie fehlt dabei oft oder ist nur leicht. Ursächlich wird eine in der Zirkulation *erworbene Membranveränderung* angenommen, insbesondere eine Erhöhung des Verhältnisses von Cholesterin zu Lecithin, infolge eines Mangels an Lecithin-cholesterol-azyltransferase. Gelegentlich begegnet man kompensierten oder leichten *hämolytischen Anämien* (Hämatokritwerte 35–40%) mit meist mäßiger Retikulozytose (3–6%). Morphologisch sind in diesen Fällen oft sogenannte *Stechapfelzellen* zu sehen, die ganz *Akanthozyten* gleichen (Abb. 4.2).
Als **Zieve-Syndrom** ist eine akute hämolytische Anämie bei *schweren Alkoholikern* mit Fettleber bekannt. Es bestehen Ikterus, Hyperlipidämie oder Hypercholesterinämie und ausgesprochene Retikulozytose. Die Ätiologie dieses Krankheitsbildes ist unklar.
Der **Einfluß des Alkohols** auf die Hämopoiese ist komplexer Natur. Anämien können neben der erwähnten folgende Ursachen haben: Eiweißmangel, Folsäuremangel infolge schlechter Ernährung, mangelhafter Resorption und blockierter Wirkung, Eisenverwertungsstörung; Ausdruck der letzteren ist das Vorhandensein von reichlich *Sideroblasten* im Knochenmark. Ganz charakteristisch ist die prompte Remission solcher Anämien nach Abstinenz und Einsetzen einer normalen Ernährung. Die auftretende Retikulozytose wird nicht selten mit dem Zieve-Syndrom verwechselt. Alkoholismus führt gelegentlich auch zur Thrombozytopenie. Hypochrome Anämien bei Zirrhotikern müssen an blutende Ösophagusvarizen denken lassen. Der Einfluß eines *Hypersplenismus* ist stets zu erwägen.

Akanthozytose

Die Grundkrankheit ist die **kongenitale Serum-Abetalipoproteinämie**. Die Erythrozyten nehmen infolge Fehlens dieses normalen Membranbestandteiles eine stechapfelartige Form an. Die Überlebenszeit dieser Zellen ist aber weitgehend normal. Das Krankheitsbild wird viel mehr geprägt durch Steatorrhoe, Retinitis pigmentosa, Ataxie und geistige Behinderung.

Hypersplenismus

Die quantitative Rolle der normalen Milz am Abbau der auf physiologische Weise gealterten Erythrozyten ist noch umstritten. Jede Art der Milzvergrößerung (entzündlich, neoplastisch, portale Hypertension, Speicherkrankheit etc.) kann aber zur Beschleunigung der Erythrozytendestruktion führen und damit zur hämolytischen Anämie. Mechanische (sehr enge Passagen), metabolische (Glukosearmut, tiefes pH) und zelluläre (Makrophagen) Faktoren machen die Milzpassage für alle Zellen gefährlich. Eine humorale Hemmwirkung der Milz auf das Knochenmark wird heute nicht mehr akzeptiert. Der vermehrte Zelluntergang in der Milz kann mit ^{51}Cr-markierten Erythrozyten direkt gemessen werden.

Differentialdiagnose des roten Urins

Hämaturie: Nach Zentrifugation, bzw. Sedimentation klärt sich der Urin. Ist dies nicht der Fall, liegt meist eine **Hämoglobinurie** (positive Benzidinreaktion) vor, die mancherlei Ursachen haben kann. Grundsätzlich kann beinahe jede hämolytische Anämie phasenweise zur Hämoglobinurie führen; entscheidend ist der Schweregrad der intravasalen Zellzerstörung, die ja immer die Ausnahme bildet. Die akute Attacke bei Favismus (s. S. 77) wird von rotem Urin begleitet. Dasselbe gilt für den akuten hämolytischen Schub bei Hämoglobinopathien.
Am wichtigsten sind die folgenden Formen:
- **Paroxysmale nächtliche Hämoglobinurie Marchiafava** (s. S. 79).
- **Marsch-Hämoglobinurie.** Im Anschluß an langdauernde Märsche können typische Hämoglobinurien, ohne andere Krankheitserscheinungen, auftreten. Die Hämoglobinausscheidung geht nach wenigen Stunden zurück. Auslösend ist die mechanische Fragmentation der Zellen in den Gefäßen der belasteten Fußsohlen. Eine klinische Bedeutung dieser an sich harmlosen Störung liegt in ihrer Abgrenzung gegenüber ernsteren Erkrankungen, da die Betroffenen begreiflicherweise meist sehr beunruhigt sind.

- **Paroxysmale Kältehämoglobinurie** (s. S. 81).
- Fällt die Benzidinreaktion in einem dunklen hämoglobinurieähnlichen Urin negativ aus, sind in Betracht zu ziehen:
  Porphyrie, Myoglobinurie, Alkaptonurie. Nach reichlichem Genuß von Randen wird gelegentlich roter, Beetain-haltiger Urin ausgeschieden. **Beeturie** wird bei 13,8% der gesunden Bevölkerung beobachtet, aber bei 80% bei Eisenmangelanämie.

Porphyrien und Porphyrinurien

Als **Porphyrien** (auch primäre Porphyrien) bezeichnet man eine Reihe von meist erblichen Krankheiten, die charakterisiert sind durch die Störung des Stoffwechsels von *Häm*. Bei den **Porphyrinurien** (sekundäre Porphyrien) tritt diese Störung im Rahmen einer anderen Grundkrankheit auf.

Porphyrien

Biochemischer Vorläufer des Häms ist die δ-Aminolävulinsäure (ALA), welche unter der Wirkung der ALA-Synthetase aus je einem Molekül Glycin und Succinat entsteht. Die Aktivität dieses Enzyms ist bestimmend (rate limiting) für die Menge des gebildeten Häms. Zwei Moleküle ALA konvertieren zum Monopyrrhol Porphobilinogen (PBG), aus welchem die Tetrapyrrhole hervorgehen. Häm entsteht über die reduzierten Stufen der Isomere III, d.h. über Uroporphyrinogen III, und Koproporphyrinogen III. Aus dem letzteren entsteht das Protoporphyrinogen 9 und nach Insertion des Eisens das Häm. Normalerweise verläuft die Hämsynthese außerordentlich effizient, und Nebenprodukte der Synthese (die oxydierten *Porphyrine*), sowie die Isomere I werden nur in verschwindend kleiner Menge gebildet. Bei den *Porphyrien* ist die Synthese nicht nur beschleunigt, sondern tiefgreifend gestört, so daß große Mengen von Nebenprodukten und I-Isomeren anfallen. Bei keiner Porphyrie ist die Natur des Defektes bekannt; die früher angenommenen spezifischen Enzymdefekte ließen sich in keinem Falle bestätigen. Die ausgeschiedenen Pyrrhole verändern sich zudem im Urin und Stuhl (so die farblosen Porphyrinogene in die roten Porphyrine), was die Analyse der Grundstörungen weiterhin erschwert. Je nach der Lokalisation der Hämsynthese werden **erythropoietische** und **hepatische Porphyrien** unterschieden (Übersicht bei HARRIS u. KELLERMEYER 1970).

Die **erythropoietische Porphyrie**, ein autosomal rezessives Erbleiden, ist die einzige rein erythropoietische Form. Die hochgradige Photosensibilität der Haut (Blasen, dann Narben, dystrophische Folgen) dominiert das klinische Bild, welches schon bald nach der Geburt in Erscheinung tritt. Der rote Urin enthält vor allem Uroporphyrin I und etwas weniger Koproporphyrin I. Dieses Verhältnis ist im Stuhl umgekehrt. ALA- und PBG-Ausscheidung sind normal. Hämolytische Anämie mit ausgesprochen ineffektiver Erythropoiese und Splenomegalie bildet die Regel. Es wird angenommen, daß eine Mutation des Regulatorgens der ALA-Synthetase der Krankeit zugrunde liegt; die Häm-bedingte Hemmung dieses Enzyms (Endprodukt-Hemmung auf Transkriptionsniveau) entfällt.

Die Zahl der bekannten **hepatischen Porphyrien** hat in den letzten Jahren zugenommen. Die Diagnose beruht nicht nur auf der Kenntnis des klinischen Bildes, sondern auf der chemischen Analyse von Urin und Stuhl, worüber Tab. 4.6 orientiert.

Tabelle 4.6. Die hepatischen Porphyrien. Erbmodus. Biochemische Diagnostik (↑ = vermehrt, N = normal)

	Erythropoietische Protoporphyrie	Akute intermittierende Porphyrie[1]	Gemischte (variegata) Porphyrie	Hereditäre Koproporphyrie	Porphyria cutanea tarda
Erbmodus	autosomal dominant	autosomal dominant (latente Formen!)	autosomal dominant	autosomal dominant	kein sicherer Erbmodus bekannt. Hereditäre Disposition?
Urin	ALA, PBG, Uro- und Koproporphyrin normal	PPBG ↑↑↑ ALA ↑↑ Uroporphyrin(ogen) I ↑	N; nur während abdomineller oder neurologischer Symptome ALA und PBG ↑	Koproporphyrin ↑↑↑ (dauernd). Während der (seltenen) akuten Schübe ALA und PBG ↑↑↑	Uroporphyrin ↑↑ Koproporphyrin ↑ ALA und PBG immer normal
Stuhl	Protoporphyrin ↑↑ Koproporphyrin ↑ Uroporphyrin N	Koproporphyrin (ogen) III ↑	Protoporphyrin ↑↑ Koproporphyrin ↑↑ (beide dauernd)	Koproporphyrin ↑↑↑ (dauernd)	Porphyrine dauernd ↑↑ (meist vorwiegend Koproporphyrin)
Erythrozyten	Protoporphyrin III ↑↑↑	N	N	N	N

[1] Im klinisch stummen, latenten Stadium können *alle* Abnormitäten fehlen.

– Bei der **erythropoietischen Protoporphyrie** (besser *erythrohepatische Protoporphyrie*) scheint die Hämsynthese im Mark *und* in der Leber gesteigert. Die 1961 entdeckte Krankheit soll wesentlich häufiger sein als bisher angenommen. Die Symptome beschränken sich in den allermeisten Fällen auf relativ leichte und passagere Hauterscheinungen nach Sonnenlichtexposition (Jucken, Brennen, Rötung, Urtikaria), wobei von Patient zu Patient und im Verlauf der Krankheit große Unterschiede bestehen. Entscheidend ist die ausgesprochene Erhöhung von Protoporphyrin III in den Erythrozyten; der Urin enthält keine abnormen Substanzen und ist nie verfärbt.

– Die ersten Symptome der **akuten intermittierenden Porphyrie** setzen meist in der 3. Dekade, sehr selten vor der Pubertät, gelegentlich auch erst nach 60 Jahren ein. Das Verhältnis Männer zu Frauen ist 40:60 (WALDENSTRÖM).
Abdominalkoliken (häufig fälschlicherweise mehrfach laparotomiert), oft begleitet von Obstipation ohne objektiven Befund, *motorische Lähmungen* und *zerebrale Erscheinungen* bestimmen das äußerst bunte klinische Bild. Oft ist nur eine leichte Muskelschwäche feststellbar. Alle Muskeln, eingeschlossen die Gesichtsmuskeln, können betroffen sein. Aufsteigende Lähmungen kommen vor. Beteiligung der Respirationsmuskulatur kann zur Atemlähmung führen. Die Paresen können sich zurückbilden. Epileptische Anfälle sind nicht ungewöhnlich. Komatöse und Verwirrtheitszustände geben bei den psychisch oft eigenartigen Kranken Veranlassung zur Einweisung in psychiatrische Anstalten.
Weitere Symptome sind *Tachykardie* (gibt guten Hinweis auf den Grad der Intoxikation), unklare *Fieberzustände*, *Hypertonie*. Die Auslösung der akuten Attacken durch *Barbiturate* ist diagnostisch und prophylaktisch wichtig. Andere Medikamente können ebenfalls schubauslösend wirken: Sulfonal, Trional, Phanodorm, Sedormid, Ergotaminpräparate, Chloroquin, Östrogene, Griseofulvin etc.
Der während des Anfalls gelöste rötliche Urin dunkelt nach und hellt sich im Gegensatz zum urobilinogenhaltigen Urin nicht nach wenigen Stunden auf (Abb. 4.9). Der *Nachweis von PBG im Urin* gilt als praktisch spezifisch und ist einfach durchzuführen: 5 ml frischer Urin werden mit 5 ml Ehrlichschem Reagenz (0,7 g p-Dimethylaminobenzaldyd, 150 ml HCl konz., 100 ml Aqua dest.) vermischt. Ist viel PBG vorhanden, tritt bereits Rotfärbung auf. Nun werden 10 ml einer gesättigten Na-Acetat-Lösung zugegeben, was die Rotfärbung verstärkt, auch wenn *Urobilinogen* vorhanden ist. Es folgt rigorose Mischung mit 5 ml Chloroform, welches nach Stehenlassen unter die wässerige Schicht sinkt. Urobilinogen wird durch Chloroform extrahiert, PBG bleibt vollumfänglich in der darüber liegenden wässerigen Phase. Um jedes Mißverständnis (atypische Farbreaktionen) zu vermeiden, wird die wässerige Phase abpipettiert und mit der gleichen Menge Butanol gemischt. Butanol extrahiert alle Verbindungen, welche mit dem Ehr-

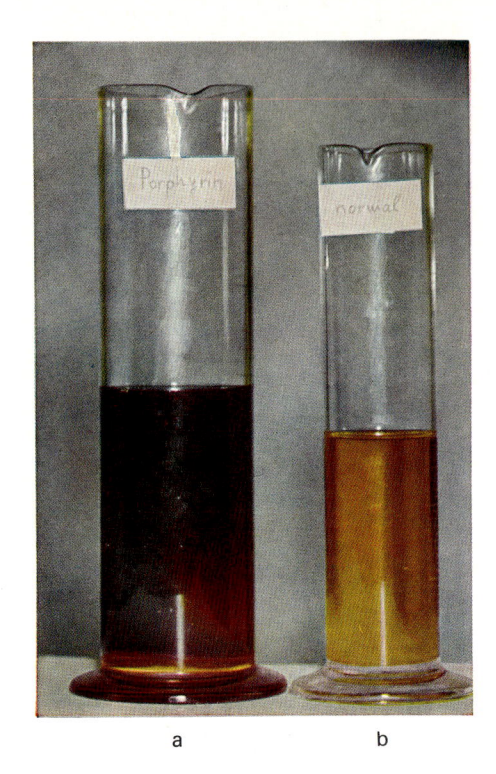

Abb. 4.9. a) Urin bei *Porphyrinurie*, b) normaler Vergleichsurin

lichschen Aldehydreagenz reagieren, *außer* PBG (Butanol in oberer Schicht).
Von großer praktischer Bedeutung ist die Möglichkeit der *Latenz der Krankheit*, die dann nicht selten auf keine Art und Weise zu erkennen ist, auch nicht durch die (gefährliche) Barbituratbelastung. Gelegentlich bildet die leichte Erhöhung der ALA-Ausscheidung einen Hinweis.

– Die **gemischte (variegata) Porphyrie** befällt in Südafrika beinahe 3‰ der weißen Bevölkerung (Dean), ist aber in Europa ungewöhnlich. Photosensibilität, Episoden abdomineller Schmerzen und neurologischer Störungen sind kombiniert.

– Die **hereditäre Koproporphyrie** wurde früher als harmlose Anomalie betrachtet. Heute ist bekannt, daß Barbiturate akute Bauchschmerzen und periphere Neuropathien auslösen können.

– Die **erworbene hepatische Porphyrie (Porphyria cutanea tarda)** wird überwiegend bei Männern beobachtet. Die Hauterscheinungen (Photosensibilität) stehen im Vordergrund (Abb. 4.10); sehr oft besteht eine Hepatopathie: Fettleber, Fibrose, Zirrhose; auch *Hämochromatose*, die klinisch ganz in der Vordergrund treten kann. Alkoholismus ist häufig.

Bei allen *hepatischen Porphyrien* ist im Lebergewebe eine erhöhte Aktivität der *ALA-Synthetase* nachgewiesen worden. Es ist postuliert worden, daß die gemeinsame Störung in der fehlerhaften Regulation der Bildung dieses Enzyms liegt, wie dies für die erythropoietische Porphyrie angedeutet wurde. Die mannigfaltigen klinischen Erscheinungen sind damit natürlich nicht erklärt. Insbesondere die Abdominalschmerzen und die neurologischen Erscheinungen konnten mit keinem Metaboliten der Hämsynthese in Verbindung gebracht werden. Eine andere Hypothese nimmt eine abnorm gesteigerte Bildung hämhaltiger, mitochondrialer Enzyme an, welche normalerweise mit Detoxikationsvorgängen in Verbindung stehen. Im Falle der hepatischen Porphyrie erfolgt diese Bildung überschießend, unlimitiert; inkomplete oder abnorme Detoxifikation exogener oder endogener Noxen könnte für die klinische Symptomatik verantwortlich sein.

Die **Thalliumvergiftung,** mit ihren abdominellen und neurologischen Erscheinungen, wird nicht selten mit einer Porphyrie verwechselt.

Porphyrinurien

PBG und *Uroporphyrin* werden gelegentlich bei anderen Krankheiten in größeren Mengen ausgeschieden: Karzinomatose, primäres Hepatom, Lymphogranulomatose, Infekte, fortgeschrittene Leberkrankheiten. Isolierte *Koproporphyrinurie* ist noch unspezifischer (Steigerung der Erythropoiese, vor allem bei ineffektiver Erythropoiese; Lebererkrankungen, Infekte).

Eine besondere Form der Porphyrinurie stellt die **Bleiintoxikation** dar. Klinisch dominieren bei den Kindern die *Enzephalopathie,* bei Erwachsenen die *Bleikoliken* und die *neuromuskulären Erscheinungen.* Typisch ist auch der *Bleisaum am Zahnfleisch.* Die Bleianämie ist Folge einer Hämolyse, bedingt durch direkte Schädigung der zirkulierenden Zellen, sowie einer Hemmung der Erythropoiese. Die relative Beteiligung dieser beiden Mechanismen ist sehr unterschiedlich. So kann die Retikulozytose ausgeprägt sein oder fehlen. Die charakteristische *basophile Punktierung* der Erythrozyten entspricht alterierten Ribosomen. Blei hemmt die Hämsynthese auf folgenden Stufen: ALA-Synthetase, ALA-Dehydrase (Bildung von PBG), Hämsynthetase. Dementsprechend sind *im Urin erhöht:*
– Die ALA. *Feines, frühes und anhaltendes Symptom*
– Koproporphyrin III (Die PBG-Ausscheidung ist meist normal, höchstens mäßig erhöht).

Das *Erythrozyten-Protoporphyrin* ist stark vermehrt. Diagnostisch ist der Nachweis einer *erhöhten Bleiausscheidung* im Urin und Stuhl von großer Bedeutung. Diagnostisch entscheidend ist die Interpretation der biochemischen Befunde *zusammen mit dem klinischen Bild* (Abgrenzung von Patienten mit Bleiintoxikation von *Bleiträgern*).

Myoglobinurie

Sehr selten kann die *paroxysmale Myoglobinurie* als selbständiges Krankheitsbild beobachtet werden. Differentialdiagnostisch muß diese Affektion besonders gegenüber der Marschhämoglobinurie abgegrenzt werden, da auch die myoglobinurischen Anfälle nach Anstrengung mit einer Schwarzbraunfärbung des Urins hervortreten. Erscheinungen von seiten der Muskulatur (Schwäche bis vollständige Lähmungen und Schmerzhaftigkeit bei passiver Dehnung) sind immer nachzuweisen. Die Diagnose wird durch spektroskopischen Nachweis des *Myoglobins* im Urin oder mit Hilfe des Tests von Blondheim gesichert (REUBI).

Die Unterscheidung gegenüber der Hämoglobinurie kann auch durch die Bestimmung der Fermente im Blut erfolgen. Im Gegensatz zur Hämoglobinurie sind die Transaminase, Milchsäuredehydrogenase und Kreatinphosphokinase während einiger Tage erhöht.

Bei der *Myositis myoglobinurica* (GÜNTHER) tritt die Myoglobinurie scheinbar nach einer primären Entzündung der Muskulatur auf, welche sich klinisch in Gliederschmerzen, Bewegungsbehinderung und erst 10–14 Tage später beobachteten Schwellungen äußert.

Eine besondere Form der Myoglobinurie ist die **Haffkrankheit,** die ausschließlich im Gebiet des Frischen Haffs in Ostpreußen beobachtet wird und durch Harzsäuren verursacht ist.

Myoglobinurie wird auch beim **Crush-Syndrom** (Krankheitserscheinungen Verschütteter) beobachtet. Im Anschluß an den spärlich gelösten myoglobinurischen Urin stellt sich Anurie und Urämie ein als Folge einer interstitiellen Nephritis. Gleiche Erscheinungen wurden auch bei *schweren Verbrennungen* und nach *Starkstromunfällen* beobachtet.

Myoglobinurie wird gelegentlich bei gesunden Menschen nach ungewöhnlicher körperlicher Anstrengung (sportliche Leistung) beobachtet. Diese Form entspricht der häufig bei Pferden nach längerer Inaktivität auftretenden Myoglobinurie, welche mit Paralyse einhergeht.

Wiederholt sich die Myoglobinurie nach körperlicher

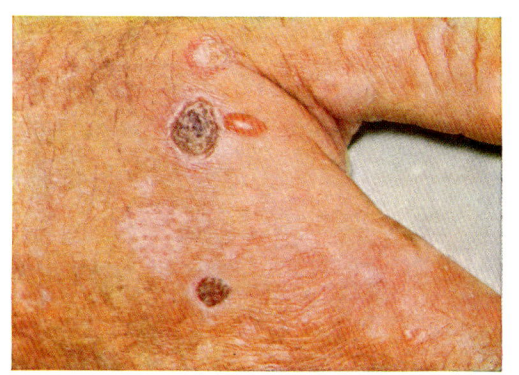

Abb. 4.10. Porphyria cutanea tarda hereditaria (Blasenbildungen, Krusten bei abheilenden Blasen, Pigmentverschiebungen)

Anstrengung und ist sie familiär, kann das *McArdle-Syndrom* (Fehlen von Muskelphosphorylase) vorliegen. Nach Belastung kommt es nicht zum Anstieg von Blutlaktat.

Alkaptonurie

Die *Alkaptonurie* (s. dort) führt selten zu Verwechslung mit einer Hämoglobinurie. Der alkaptonhaltige Urin dunkelt beim Stehen oder beim Zufügen von Alkali nach. Verantwortlich für diese Erscheinung ist die Anwesenheit von *Homogentisin*säure, einem an sich physiologischen Zwischenprodukt des Eiweißstoffwechsels. Bei der Alkaptonurie wird aber die Homogentisinsäure infolge einer kongenitalen Störung (rezessiv vererbt) nicht mehr abgebaut und erscheint im Urin. Der Nachweis der Homogentisinsäure erfolgt durch Alkalizusatz (Dunklerwerden des Urins innerhalb Sekunden). Auch beim Zusammenbringen mit Benedikt-Reagenz tritt eine Dunkelfärbung auf, was zur Fehldiagnose Urinzucker führen kann. Dem Licht ausgesetztes photographisches Papier (z.B. Ekg-Papier) wird durch einen Tropfen Urin geschwärzt, weil Homogentisinsäure den im Entwickler vorhandenen chemischen Substanzen verwandt ist. Diese Methode (Fishberg-Test) ist äußerst einfach und pathognomonisch.

Anämien mit gestörter Zellreifung im Knochenmark (Maturationsstörungen)

Reifungsstörungen sind gekennzeichnet durch den Untergang eines wesentlichen Teils der reifenden Erythroblasten im Knochenmark *(ineffektive Erythropoiese)*. Einfachstes morphologisches Substrat ist die *hyperplastische Erythropoiese* im Sternalmark, kontrastierend mit der *Retikulozytopenie*. Weiterhin: Ohne Zeichen der wesentlichen peripheren Hämolyse bestehen Hyperbilirubinämie und erhöhte Gallenstoffausscheidung im Stuhl. Ferrokinetisch ist diese Situation gekennzeichnet durch einen *hohen Plasmaeisenumsatz* (welcher die Hämoglobinsynthese reflektiert), aber einen *geringen Einbau des Radioeisens in die zirkulierenden Erythrozyten*. Im peripheren Blutbild fehlt eine ausgeprägte *Anisozytose* und *Poikilozytose* nie. Die Störung betrifft die **Kernreifung** bei den *megaloblastären Anämien* und die **Hämoglobinbildung** *bei den Thalassämien* (s. S. 78). Pathogenetisch weniger klar ist eine Reihe von mehr oder weniger wohl definierten Anämieformen:
– sideroblastische Anämien
– refraktäre Anämien mit hyperplastischem Mark
– dyserythropoietische Anämien
– Di Guglielmo-Syndrom (d.h. die verschiedenen Formen der Erythroleukämie). Bei einer anderen „myeloproliferativen Erkrankung", der *Myelofibrose* (Osteomyelosklerose) steht die ineffektive Erythropoiese (mehr oder weniger extramedullär) im Vordergrund.

Megaloblastäre Anämien

Die Feststellung einer megaloblastären Anämie ist praktisch immer gleichzusetzen mit einem **Mangel an Vitamin B_{12}** oder **Folsäure**. Das *hämatologische Bild* der beiden Mangelzustände ist gleich:
– das *megalozytäre Blutbild* (MCV meist über 120 µm³) stets gepaart mit Anisozytose und Poikilozytose (Abb. 4.2) und das *megaloblastäre Mark* (Abb. 4.11). Die Megaloblasten besitzen eine ganz charakteristische feine Kernstruktur, sind oft ovalär und die Kern-Zytoplasma-Relation ist zugunsten des letzteren verschoben.
– die Präsenz von *übersegmentierten neutrophilen Granulozyten* im Blutausstrich (5-segmentige kommen normalerweise gelegentlich vor; 6- und 7-segmentige sind stets pathologisch). Vorläufer dieser Zellen sind die *Riesenmetamyelozyten* und *Riesenstabkernigen* im Mark.

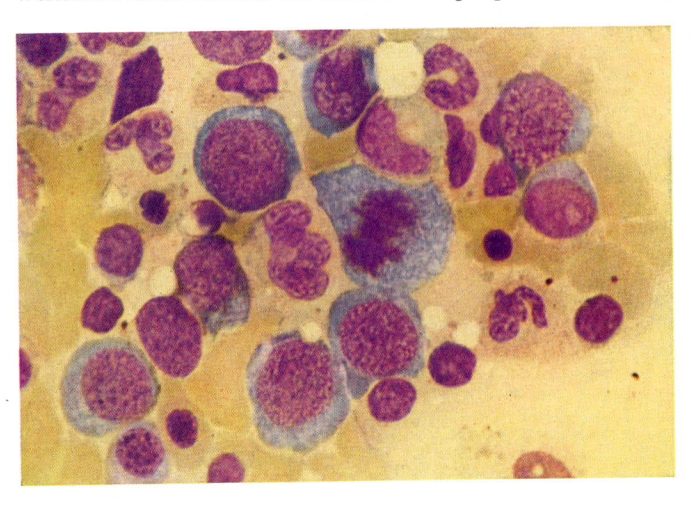

Abb. 4.11. *Megaloblastäres* Knochenmark

– da beide Vitamine bei der Zellteilung eine entscheidende Rolle spielen, treten Veränderungen in allen rasch regenerierenden Geweben auf. Typisch ist die *Panzytopenie*, wobei die *Thrombopenie* selten Grade annimmt, die zur Blutung führen. Typisch sind weiterhin die Veränderungen an Epithelien und Schleimhäuten, vor allem des Magen-Darm-Traktes, wo überall Makrozytose nachgewiesen wurde. Vom klinischen Standpunkt aus gehört die glatte, atrophische Zungenoberfläche, gelegentlich in Verbindung mit der schmerzhaften *Hunterschen Glossitis* in diesen Rahmen (Abb. 4.12).

– wohl zum Teil auf Grund der ineffektiven Erythropoiese ist die *Serumlactatdehydrogenase* stark erhöht (meist über 1000 IE). Dasselbe gilt für das *Serumeisen*. Beide Parameter fallen nach Therapie sehr rasch. Die intramedulläre Hämolyse verursacht auch den *leichten Ikterus*.

Nicht selten ist der Vitaminmangel mit *Eisenmangel* kombiniert (idiopathische Sprue!); dieser tritt in diesem Falle morphologisch in den Vordergrund, die megaloblastären Veränderungen fehlen. Dem Schweregrad des Folsäuremangels geht die Anämie parallel. Dies trifft beim Vitamin B_{12}-Mangel nicht immer zu (funikuläre Myelose ohne Anämie!). Auch kann eine schwere perniziöse Anämie das megaloblastäre Mark fast ganz vermissen lassen.

Vielleicht der wichtigste klinische *Unterschied zwischen den beiden Anämieformen* ist das Fehlen neurologischer Komplikationen beim Folsäuremangel. Das Bild der **funikulären Myelose** (stets B_{12}-Mangel) ist vielgestaltig: subjektives Gefühl von Pelzigsein, Kribbeln in Zehen und Füßen, Gangstörungen, positiver Babinski, Störungen der Oberflächen- und Tiefensensibilität, Reflexanomalien, Ataxien, Paresen. Leichte psychische Veränderungen fehlen selten; psychotische Erscheinungen kommen vor.

Die *metabolischen Funktionen beider Vitamine* sind vielfältig. Für die Entstehung der megaloblastären Reifungsstörung nimmt man heute ein sehr enges Zusammenwirken von Folsäure und Vitamin B_{12} an. Erstere ist entscheidend beteiligt in der letzten Stufe der Thymidinsynthese; B_{12} ist notwendig, um Folsäure in der wirksamen Form bereitzustellen.

Zur *Differenzierung* zwischen *Folsäuremangel* und *Vitamin B_{12}-Mangel* bestehen folgende Möglichkeiten:
– Die *therapeutische Antwort*, sichtbar am Anstieg der Retikulozyten am 4.–6. Behandlungstag, auf *physiologische Dosen* des Vitamins (1 µg B_{12} täglich i.m. bzw. 200 µg Folsäure täglich i.m.).
– Die Bestimmung der *Konzentration* von B_{12} und *Folsäure im Serum*. Serum-B_{12} (Euglena gracilis-Methode): 160–925 pg/ml. Bei unbehandelter perniziöser Anämie unter 100 pg/ml. Erhöhte B_{12}-Werte finden sich bei chronischer myeloischer Leukämie, Polycythaemia vera, Osteomyelosklerose. *Serum-Folsäure* (Lactobazillus casei-Methode). Die Methode ist sehr empfindlich; von Labor zu Labor bestehen starke Schwankungen. Unter 3 ng/ml = eindeutig pathologisch; 3–5 ng/ml = verdächtig auf Mangel; über 5 ng/ml = sicher normal. Die Anwesenheit von Antibiotika oder Chemotherapeutika verfälscht die Werte. Bei *perniziöser Anämie* ist der Serumfolsäurespiegel normal oder leicht erhöht, in seltenen Fällen auch erniedrigt.

Vitamin B_{12}-Mangelzustände

Vitamin B_{12} (= **extrinsic factor**) wird ausschließlich von Mikroorganismen synthetisiert und ist in allen animalischen Speisen in ausreichender Menge vorhanden. Zu seiner Resorption im unteren Ileum ist die Bindung an ein Glycoprotein des Magensaftes (= **intrinsic factor, IF**) unumgänglich.

Vitamin B_{12}-Mangel kann folgende Ursachen haben:

1. **Fehlen von IF**
   – perniziöse Anämie (Biermersche Krankheit)
   – Status nach partieller oder totaler Gastrektomie (nach 3–5 Jahren wird die Anämie manifest)
   – **kongenitaler Defekt der IF-Produktion**

2. **Parasitäre oder bazilläre B_{12}-Konsumption im Darmlumen**
   – Fischbandwurmbefall
   – Blind-loop-Syndrom, Dünndarmdivertikulose, Darmfisteln.

3. **Malabsorption des B_{12}-IF-Komplexes im Ileum**
   – Zöliakie, idiopathische und tropische Sprue
   – Crohnsche Krankheit
   – schwere Pankreasinsuffizienz, Zollinger-Ellison-Syndrom (selten)
   – **kongenitale isolierte B_{12}-IF-Resorptionsstörung mit Proteinurie** (Gräsbecksche Erkrankung)
   – Behandlung mit PAS, Neomycin.

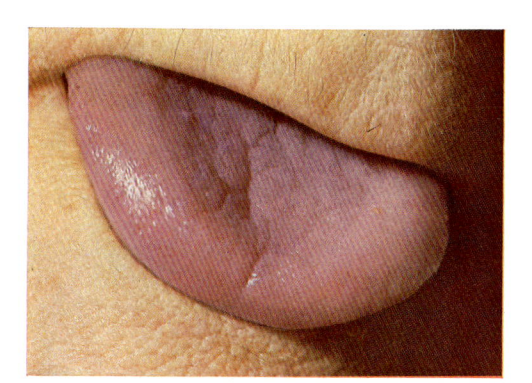

Abb. 4.12. *Huntersche Glossitis* bei *perniziöser* Anämie. 75j. Frau

4. **Verminderte alimentäre Zufuhr.** Nur bei extremen Vegetariern.

Zur Unterscheidung, ob der B_{12}-Mangel auf Grund eines *IF-Mangels* oder einer *Malabsorption* des B_{12}-IF-Komplexes beruht, dient der **Schilling-Test.** 1 µg radioaktives B_{12} werden p.o. verabreicht, gefolgt von 100 µg „kaltem" B_{12} i.v. 2 Stunden später (Sättigung der „B_{12}-Rezeptoren"). Während der folgenden 24 Stunden werden normalerweise 8–30% der eingenommenen Dosis ausgeschieden (normale Nierenfunktion vorausgesetzt). Bei perniziöser Anämie sind es stets weniger als 2%; wird der Test nach einigen Tagen wiederholt, wobei das B_{12} zusammen mit IF verabreicht wird, tritt Normalisierung ein, was bei Malabsorption nicht der Fall ist.

Die **perniziöse Anämie** ist bei uns die weitaus häufigste Form einer megaloblastären Anämie. Es handelt sich im Grunde um eine *Magenerkrankung,* wahrscheinlich Folge einer möglicherweise vererbten Störung der Immuntoleranz. Von der immunologischen Störung zeugen die lympho-plasmazelluläre Infiltration der atrophischen Magenschleimhaut, die Präsenz von zirkulierenden *Antikörpern* gegen die *Parietalzellen* (90%), von Antikörpern *gegen IF* im Serum und Magensaft (60%), die nicht seltene Assoziierung mit *anderen „Autoimmunerkrankungen"* (z.B. Thyreoiditis), sowie die therapeutische Antwort auf *Steroidtherapie* (nur von theoretischem Interesse). Anti-IF-Antikörper sind praktisch spezifisch für die Perniziosa. Demgegenüber finden sich Anti-Parietalzell-Antikörper bei zahlreichen anderen Erkrankungen (Diabetes mellitus, Schilddrüsenerkrankungen u.a.). Die Entwicklung der Krankheit ist langsam, sie manifestiert sich deshalb meist nach 60. Es sind aber einzelne Fälle von gesicherter perniziöser Anämie im Kindesalter dokumentiert. Der Magensaft enthält auch nach Stimulation *keine Salzsäure. Diarrhöe* ist häufig, ebenso unbestimmte Oberbauchbeschwerden. Stärkere Abmagerung sieht man bei der Perniziosa aber selten. Temperatursteigerungen bis 38 °C oder darüber sind eine regelmäßige Begleiterscheinung aller dieser Fälle. Die Blutsenkungsreaktion ist oft stark beschleunigt.

Ein kleiner, aber gesicherter Prozentsatz von Perniziosapatienten entwickelt ein **Magenkarzinom.** Klinisch weisen entsprechende Beschwerden, das Auftreten einer mikrozytären Anämie und einer positiven Stuhl-Benzidinprobe auf diese Komplikation hin. Ganz allgemein gilt es, nach einer *Zweiterkrankung* zu suchen, wenn eine gesicherte megaloblastische Anämie nicht auf die spezifische Therapie anspricht.

Diagnose der behandelten (Mischpräparate, ungezielte Anämietherapie!) *perniziösen Anämie:* Schillingtest, Magensaftuntersuchung (Achlorhydrie!), Suche nach Antikörpern.

Folsäuremangelzustände

Isolierte Folsäureanämien sind bei uns selten; folgende Ursachen kommen in Frage:

- *Mangelernährung* (bei uns die Armen und Alten)
- *Malabsorption:* Zöliakie, idiopathische und tropische Sprue, Jejunumresektion (Resorption der Folsäure im oberen Dünndarm). Ein Syndrom von *kongenitaler Malabsorption* von Folsäure wurde beschrieben.
- *Alkoholismus* (pathogenetisch eine Kombination von Mangelernährung, Malabsorption und vielleicht ungenügender Vitaminspeicherung).
- *Vermehrter Bedarf. Gravidität,* hämolytische Anämie, zahlreiche andere chronische Krankheiten.
- *Folsäureantagonisten. Metothrexat* (Hemmung der Dihydrofolsäurereduktase), Diphenylhydantoin. Folsäuremangelzustände sollen durch langdauernde Einnahme von Barbituraten sowie von antiovulatorischen Hormonkombinationen begünstigt werden.
- *Kongenitale Defekte des Folsäurestoffwechsels.* Verschiedene Formen sind beschrieben worden.

Die **megaloblastäre Schwangerschaftsanämie** ist sozusagen immer auf ein Folsäuredefizit zurückzuführen. Selbstverständlich ist vor allem bei Malabsorption *kombinierter* Vitamin B_{12}- und Folsäuremangel (und Eisenmangel) nicht selten.

Seltene megaloblastäre Anämien

Die **kongenitale Orotazidurie** äußert sich in den ersten Lebensjahren mit schwerer megaloblastärer Anämie und psychischem und physischem Wachstumrückstand. Offenbar fehlen zwei Enzyme, notwendig zur Uridinsynthese.

Beim ebenfalls sehr seltenen **Lesch-Nyhan-Syndrom,** einem kongenitalen Defekt des Purinstoffwechsels, kann neben dem geistigen Rückstand und Gicht auch eine megaloblastäre Anämie auftreten.

Schwerer Alkoholismus kann zur megaloblastären Anämie führen, welche nicht auf Folsäure anspricht und offenbar auf einen direkten toxischen Effekt von Ethanol zurückzuführen ist. Dasselbe gilt für die gelegentlich beobachtete *Thrombopenie* und *Granulozytopenie.* Alkohol hat auch *Veränderungen des Eisenstoffwechsels* zur Folge, was sich in der Akkumulierung dichter Hämosiderinschollen in den Erythroblasten äußert, sehr rasch verschwindend nach Abstinenz.

Megaloblastäre Veränderungen sind gelegentlich zu beobachten bei Leukämie, insbesondere **Erythroleukämie** (Di Guglielmo-Syndrom), aber auch bei sideroblastischen Anämien.

Schließlich führen Zytostatika wie *6-Mercaptopurin* und *Zytosinarabinosid* zu reversiblen megaloblastären Veränderungen, welche nicht auf Vitamine ansprechen.

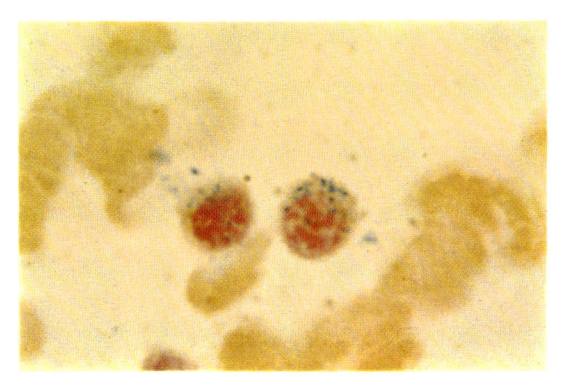

Abb. 4.13. „Ringsideroblast" bei sideroblastischer Anämie. Typisch sind die ungewöhnlich großen grünblauen, perinukleären Hämosiderinkörner (Berliner-Blau-Färbung)

Sideroblastische Anämien (= sideroachrestische Anämien)

Es handelt sich um ein Syndrom von heterogener Ätiologie und Pathogenese. Die meist therapierefraktären Anämien weisen folgende Gemeinsamkeiten auf:
– die *Zahl* (50–80%) und vor allem die *Morphologie der Sideroblasten:* Das Hämosidereisen ist in groben Schollen um den Kern (mitochondrial) eingelagert (Berliner-Blau-Färbung): **Ringsideroblasten** (Abb. 4.13).
– es findet sich meist eine allgemeine Vermehrung des Körpereisenbestandes. Auch ohne Transfusionen kommt es in einem Teil der Fälle zum Bild der **Hämochromatose** mit Schädigung von Leber, Pankreas (Diabetes mellitus), endokrinen Drüsen und Myokard (Abb. 4.16, S. 93).

Die Anämie ist oft schwer, das Mark erythropoietisch ausgesprochen hyperplastisch (oft auch megaloblastär), die Retikulozytenzahl normal oder nur leicht erhöht (ineffektive Erythropoiese). Das Serumeisen ist oft hoch und die totale Eisenbindungskapazität stets weitgehend gesättigt. Gelegentlich sind die freien Erythrozytenporphyrine erhöht. Die Pathogenese ist uneinheitlich; Störungen sowohl der Häm- als auch der Globinsynthese sind vermutet worden. In seltenen Fällen scheint die Störung im Rahmen anderer Grundkrankheiten aufzutreten. Stets rechtfertigt sich ein *Therapieversuch* mit hohen Dosen Vitamin B_6 (100 mg i. v. während 10 Tagen), gelegentlich beantwortet durch Retikulozytose und partielle oder vollständige Remission.

Es lassen sich folgende Gruppen abgrenzen:

1. Hereditäre sideroblastische Anämie. Die Krankheit ist x-chromosomal gebunden; klinisch erkranken nur die Männer. Es bestehen meist ausgesprochene Mikrozytosen und oft Splenomegalie. Bei den Konduktorinnen sollen sich gelegentlich geringe Veränderungen des roten Blutbilds nachweisen lassen.

2. Erworbene sideroblastische Anämie. Die Krankheit manifestiert sich im mittleren bis höheren Lebensalter. Das Blutbild ist charakterisiert durch die ausgesprochene Anisozytose und oft ein sogenanntes „dimorphes Blutbild" mit einer normalen und einer hochgradig abnormen Erythrozytenpopulation. Das MCH ist gelegentlich normal, oft aber erhöht. Übergänge in akute myeloische Leukämien und Di-Guglielmo-Syndrom sind bekannt; die Krankheit ist dann als Präleukämie aufzufassen. Die Sideroblasten beim Di-Guglielmo-Syndrom sollen stark PAS positiv sein, jene bei nichtleukämischer sideroblastischer Anämie negativ oder nur leicht positiv. Diese Krankheit zeigt Überschneidungen mit den unten besprochenen **refraktären Anämien mit hyperplastischem Mark,** und die Abgrenzung ist oft problematisch.

3. Pyridoxin-empfindliche sideroblastische Anämie. Diese Form findet sich fast nur bei Männern und trifft fast durchweg die mikrozytäre Variante. Es handelt sich wahrscheinlich um besondere Formen der hereditären Erkrankung.

4. Chemisch induzierte sideroblastische Anämie. Hohe Dosen von **Chloramphenicol** führen zu einer *reversiblen* Hemmung der Erythropoiese; morphologisch ist neben *Vakuolisierung* der Erythroblasten das Auftreten von *Sideroblasten* mit großen Hämosiderinschollen typisch. Vereinzelte Fälle von sideroblastischen Anämien sind beobachtet worden nach Einnahme von *Isoniazid* und *Cyloserin*. Die Eisenstoffwechselstörung bei schwerem *Alkoholismus* wurde bereits erwähnt (s. S. 84).

5. Sideroblastische Anämie als Begleiterkrankung. Über Assoziierung mit folgenden Krankheiten wurde berichtet: chronisch progrediente Polyarthritis, andere Kollagenosen, Myxödem, Myelom, metastasierendes Karzinom, *Leukämie*, Polycythaemia vera. Der Koinzidenzfaktor ist in solchen Fällen natürlich immer zu berücksichtigen.

Refraktäre Anämien mit hyperplastischem Mark

Diese Gruppe erworbener Anämien ist zweifellos wieder heterogen.
Die *Diagnose* ist erlaubt bei:
– Anämie mit ineffektiver, hyperplastischer (oft megaloblastärer) Erythropoiese
– Erfolglosigkeit jeder Therapie (Folsäure, Vitamin B_{12}, Pyridoxin, Androgene)
– Fehlen typischer Ringsideroblasten
– Abwesenheit eindeutiger zytologischer Merkmale einer Leukämie (z. B. Vermehrung der Myeloblasten über 20%).

Gerade die letztgenannte Entscheidung ist oft problematisch und ein Teil der Fälle endet tatsächlich als unreifzellige myeloische Leukämie. So findet sich nicht selten eine Vermehrung der unreifen Vorstufen der granulopoietischen Reihe. Granulozytopenie und Thrombopenie sind nicht selten, aber auch Granulozytose und Thrombozytose kommen vor. Die alkalische Leukozytenphosphatase ist oft erniedrigt. Zahlreiche, und von Fall zu Fall verschiedene biochemische und metabolische Erythrozytenabnormitäten sind nachweisbar (Vermehrung von Hb F, verändertes Isoenzymmuster der Lactatdehydrogenase, verminderte Pyruvatkinase-Aktivität, quantitative Verschiebungen in den Blutgruppenantigenen). Schwere Eisenüberladungszustände (Hämosiderose, Hämochromatose) sind auch bei

diesen Anämien häufig. Gelegentlich treten derartige Anämien im Anschluß an eine toxische Markschädigung, z. B. durch Chloramphenicol oder Benzol auf.
Die schwierige Klassifizierbarkeit mancher Anämien, welche hier als *sideroblastische Anämien, refraktäre Anämien mit hyperplastischem Mark* und *dyserythropoietische Anämien* beschrieben werden, veranlassen gewisse Autoren, alle Gruppen unter dem Begriff **refraktäre Anämien** zusammenzufassen.

Dyserythropoietische Anämien

Es handelt sich um *hereditäre* in der frühen Kindheit manifest werdende schwere Anämien, die sich auf Grund morphologischer und serologischer Kriterien in 3 verschiedene Formen unterscheiden lassen. Die wichtigsten Charakteristika sind in Tab. 4.7 zusammengefaßt. Bei allen Formen ist die Erythropoiese ausgesprochen hyperplastisch und ineffektiv. Vermehrte Gewebeeiseneinlagerung ist obligat.

Di-Guglielmo-Syndrom

Die verschiedenen Formen von **Erythroleukämie** werden heute allgemein unter diesem Begriff zusammengefaßt. Diagnostisch entscheidend ist der Sternalmarkbefund mit der hochgradig pathologischen Erythropoiese. Erythroblasten in der Peripherie können fehlen. Splenomegalie ist häufig, ebenso Thrombo- und Granulozytopenie.

Anämien mit verminderter Zellbildung im Knochenmark (Proliferationsstörung)

Die Zellularität des roten Knochenmarks ist vermindert oder höchstens leicht vermehrt. Es besteht also ein Mißverhältnis zwischen der Zahl der Ery-

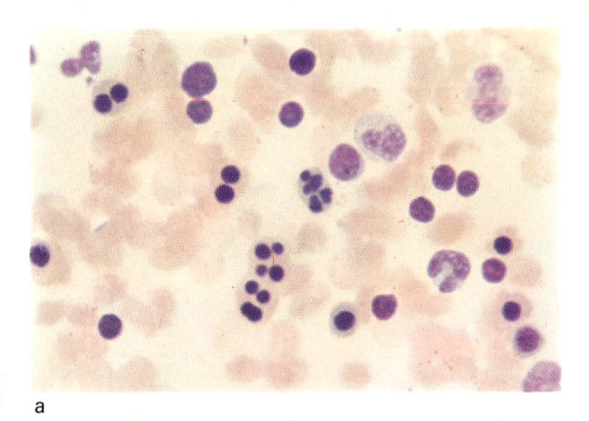

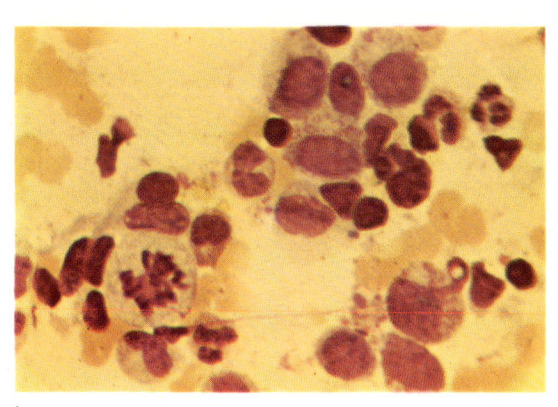

Abb. 4.14. Kongenitale dyserythropoietische Anämie Typ II. Typisch ist die Vielkernigkeit der Erythroblasten (a). Zum Vergleich Erythroblastophthyse (pure red cell anemia), wo die Erythroblasten selektiv und vollständig fehlen (b)

throblasten und dem Grad der Anämie. Retikulozytopenie (nach Korrektur, s. S. 72) ist obligat. Das Serumbilirubin ist normal oder erniedrigt. Der Plasmaeisenumsatz ist meist normal, der Einbau radioaktiven Eisens in die Erythrozyten vermindert oder fehlend (aplastische Anämie), normal (renale Anämie) oder erhöht (Eisenmangel) (FINCH u. Mitarb. 1970). Pathogenetisch sind entscheidend: Inadäquate Markstimulation durch Erythropoietin, Markschädigung, oder ungenügendes Eisenangebot an die Hämoglobin bildenden Zellen. Oft findet sich eine Kombination mehrerer Faktoren. Hinzu tritt in wechselndem Ausmaß eine Verkürzung der mittleren Erythrozytenüberlebenszeit.

Die renale Anämie

Sie ist von großer praktischer Bedeutung. Der Aspekt der Kranken, der Foetur uraemicus weisen gelegentlich rasch auf die richtige Spur. Entscheidend ist die Bestimmung von Serumkreatinin bzw. -harnstoff, besonders wenn ein pathologisches Urinsediment und Proteinurie fehlen.

Tabelle 4.7. Wichtigste Merkmale der kongenitalen dyserythropoietischen Anämie

	Morphologie	Weitere Charakteristika
Typ I	Makrozytose, megaloblastäre Erythropoiese	
Typ II (Abb. 4.14)	Normozytose; 2- und mehrkernige Erythroblasten	Positiver Säure- (Ham) Test (siehe paroxysmale nächtliche Hämoglobinurie) Hoher Anti-i Titer.
Typ III	Makrozytose; bis 12kernige Erythroblasten; Gigantoblasten	

Die Anämie ist in der Regel normozytär. Hauptverantwortlich sind der Mangel an Erythropoietin und eine wechselnd ausgeprägte Verkürzung der Erythrozytenüberlebenszeit. Selten hat die Anämie ausgesprochen hämolytischen Charakter und geht mit Retikulozytose einher; in solchen Fällen wird man immer an den *Phenacetinabusus* denken (s. S. 82). Eine Nierenfunktionsstörung liegt immer vor, ihr Grad korreliert aber sehr locker mit der Schwere der Anämie. Die Ursache der Nierenerkrankung ist belanglos. Die ausgesprochensten Anämien sieht man naturgemäß bei *chronischen Prozessen*.

Eiweißmangelanämien

Sie spielen in isolierter Form nur unter extremen Bedingungen eine Rolle, obwohl im Tierversuch proteinfreie Ernährung über mangelnde Erythropoietinbildung rasch zu einer normozytären Anämie führt. Beim Menschen werden unter entsprechenden Umständen Folsäure, Vitamin B_{12}, Eisen etc. immer mitlimitierend sein. Massive Eiweißverluste (nephrotisches Syndrom) gehen im allgemeinen nicht mit einer Anämie einher.

Anämien bei „chronischen Krankheiten" (Infekt, Entzündung, Tumor)

Bei diesen Zuständen stellt sich nicht nur die **Differentialdiagnose** der Anämie, sondern ebenso **des tiefen Serumeisens.** Als klinische Beispiele seien genannt: *akute* (!) *Pneumonie, chronisch progrediente Polyarthritis, Lymphogranulomatose, Bronchialkarzinom.* Im Gegensatz zum echten Eisenmangel ist der Transferringehalt des Serums, d. h. die **totale Eisenbindungskapazität** nicht erhöht, sondern normal oder, häufig, **erniedrigt.** Es handelt sich um eine Eisenverteilungsstörung. Das aus alten in den retikuloendothelialen Zellen abgebauten Erythrozyten freiwerdende Eisen bleibt hier blockiert und wird in ungenügendem Maße an das Transportkompartiment weitergegeben. In Zweifelsfällen hilft die Sternalpunktion: Beim echten Eisenmangel fehlt interstitielles Eisen, bei den hier besprochenen Zuständen ist es reichlich vorhanden (Abb. 4.15, 4.16 S. 96).

Die Anämie ist zunächst normozytär mit Tendenz zu zunehmender Mikrozytose. Sie ist Folge von 1. Verkürzungen der Erythrozytenüberlebenszeit, 2. mangelhafter Bildung von Erythropoietin und 3. erniedrigtem Eisenangebot an die Erythroblasten.

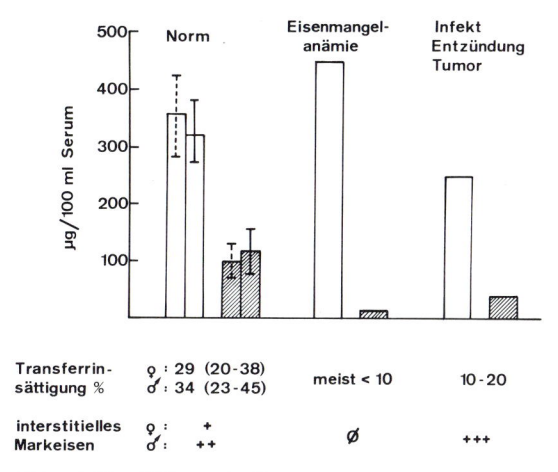

Abb. 4.15. Differentialdiagnostische Bedeutung der Konstellation Serumeisen (schraffierte Säulen) – Transferrinkonzentration (letztere ausgedrückt als totale Eisenbindungskapazität). Bei der Norm ist die Streuung für Frauen (---) und Männer (—) angegeben (66% Limite)

Anämien bei Endokrinopathien

Das Schilddrüsenhormon beeinflußt die Aktivität der Erythropoiese, wahrscheinlich über Veränderungen der Erythropoietinbildung. Die Anämie bei **Hypothyreose** (s. dort) ist normozytär und im Sinne einer Adaptation an den verminderten Sauerstoffbedarf der Gewebe zu verstehen. Interessanterweise ist auch die Sauerstoffaffinität des Hämoglobins erhöht. In gleichem Sinne ist die Anämie zu verstehen, die bei **Hypophysenvorderlappeninsuffizienz** eintritt.

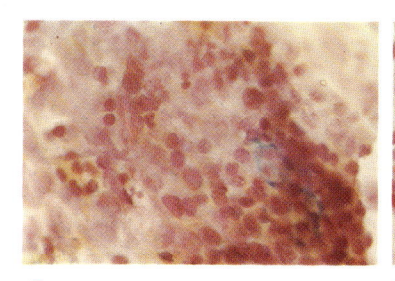

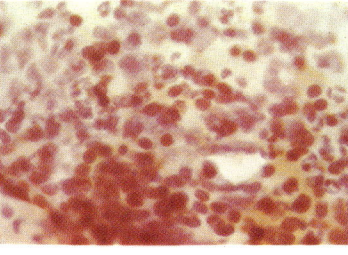

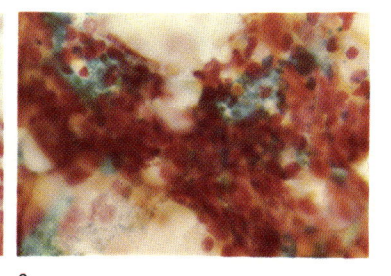

Abb. 4.16. Eisenfärbung des Markausstriches (Berliner-Blau-Färbung). *a* normaler, *b* fehlender (Eisenmangelanämie) und *c* gesteigerter (sideroblastische Anämie und Transfusionshämosiderose) interstitieller Eisengehalt

Anämie bei Bleiintoxikation

S. S. 87.

Aplastische Anämie

Der Begriff ist insofern etwas irreführend, als *heute* darunter eine Störung der Hämopoiese verstanden wird, die auf *idiopathischer* oder *toxischer* Grundlage alle 3 myeloiden Zellreihen betrifft (Erythropoiese, Granulopoiese, Thrombopoiese). Synonyme: Idiopathische und toxische Panzytopenie, erworbene Panmyelopathie, Panmyelophthise.

Das Krankheitsbild betrifft beide Geschlechter und alle Altersstufen und beginnt meist schleichend. Die Anämiesymptomatik, die Infekt- und Blutungsneigung bestimmen das klinische Bild. Akute Verläufe können unter Fieber, Schleimhautulzerationen und ausgedehnten Blutungen rasch ad exitum führen.

Monate- und jahrelange Verläufe sind typischer. Die Anämie ist meist makrozytär bei geringer Aniso- und Poikilozytose. Das Mark ist typischerweise zellarm, gelegentlich aber auch hyperplastisch. Dies erklärt sich zum Teil aus der unregelmäßigen, herdförmigen Verteilung des hämopoietischen Markgewebes bei dieser Krankheit. Hepato- und Splenomegalie, sowie Lymphknotenvergrößerungen fehlen im allgemeinen. Das Serumeisen ist erhöht.

Das klinische Bild und der Verlauf bei toxischer und idiopathischer Form (Mortalität um 50%) unterscheiden sich nicht. Als medikamentöse Noxen sind in erster Linie in Betracht zu ziehen: Chloramphenicol, Phenylbutazon, Hydantoin, Gold. Zahlreiche andere Substanzen wurden angeschuldigt, ihre kausale Beziehung zur Entstehung der aplastischen Anämie scheint aber statistisch nicht gesichert. Dosisabhängig ist die Markschädigung nach Verabreichung von Zytostatika und Bestrahlung großer Körperbezirke.

Pathogenetisch wird eine Schädigung der *hämopoietischen Stammzellen* oder des Markstromas angenommen. Für die erstere Annahme spricht die wiederholt mitgeteilte Heilung durch Marktransplantation. Charakteristischerweise ist der Erythropoietinspiegel stark erhöht; dem Erfolgsorgan mangelt die Fähigkeit, auf den hormonalen Stimulus anzusprechen.

Die Abgrenzung der aplastischen Anämie gegenüber anderen **refraktären Anämien** und **sideroblastischen Anämien** ist nicht immer leicht. Die Natur hält sich nicht an unsere Begriffe! Übergänge sind häufig. Gelegentlich bringt der *Verlauf* eine überraschende Änderung der Diagnose, welche immer per exclusionem erfolgt.

Die **Fanconi-Anämie** stellt eine familiäre Erkrankung dar. Sie ist durch eine megaloblastäre Anämie, Thrombopenie (Blutungen), Granulozytopenie und Skelettmißbildungen, Kleinwuchs und Hypogonadismus gekennzeichnet. Kombination mit *Dyskeratosis congenita* wird als Fanconi-Zinsser-Syndrom bezeichnet. Da die Prognose schlecht ist, sind nur wenige Fälle bei jugendlichen Erwachsenen beschrieben, die Kranken sterben im Kindesalter.

Die **erworbene reine Erythroplastophthise (pure red cell aplasia)** ist ein seltenes Krankheitsbild, gelegentlich assoziiert mit einem Thymustumor. Außer völligem Fehlen der erythropoietischen Vorstufen ist das Mark normal (Abb. 4.14). Neuerdings sind zytotoxische, spezifisch gegen die Erythroblasten gerichtete Antikörper nachgewiesen worden, und wiederholt wurden Heilungen nach immunosuppressiver Therapie beobachtet.

Vorübergehende Erythroblastopenie, meist unentdeckt, begleitet akute Infekte (s. aplastische Krise bei hämolytischer Anämie, S. 75).

Als *kongenitale Erythroblastopenie* ist das **Blackfan-Diamond-Syndrom** bekannt.

Differentialdiagnose der Panzytopenie

Definition: 1. Anämie (s. S. 69), 2. Granulozytopenie (Neutrophile unter 1000/mm^3), 3. Thrombozytopenie (unter 150000/mm^3). Es handelt sich um Richtwerte. Besteht z. B. eine Granulozytopenie und eine Thrombozytopenie bei einer Hämoglobinkonzentration im unteren Normbereich, besteht kein Grund, vom *Leitsymptom* Panzytopenie abzuweichen. Die Diagnose kann entscheidende therapeutische Konsequenzen haben und ist deshalb immer anzustreben. Die Sternal- (bzw. Crista-)punktion ist indiziert.

- *aplastische Anämien*, bzw. achrestische Anämien mit hyperplastischem Mark und gewisse sideroblastische Anämien
- *Leukämie* und andere *neoplastische Infiltrationen* des Knochenmarks (malignes Lymphom, Retikulosen, Karzinommetastasen)
- *paroxysmale nächtliche Hämoglobinurie*
- Mangel an Vitamin B$_{12}$ oder Folsäure *(Perniziosa!)*
- *Infekte.* In erster Linie ist die *Miliartuberkulose* zu nennen. Die Diagnose ist gelegentlich ex juvantibus zu erzwingen. *Septikämie.*
- *Hypersplenismus.* Die hämatologischen Veränderungen sind Folge von vermehrter Zelldestruktion bzw. -sequestration.
- *Immunopathologische Krankheiten*, Evans-Syndrom (s. S. 80) und Lupus erythematodes disseminatus.

Proliferationsstörung infolge Markinfiltration durch hämopoietisch inaktive Zellen

1. **Erkrankungen des hämopoietisch-lymphatischen Systems**

- *Leukämie*
- *Multiples Myelom*
- *Malignes Lymphom*
- *Maligne Retikulose*

2. Karzinommetastasen

Die typische **Tumoranämie** ist normozytär bis mäßig mikrozytär und geht mit erniedrigtem Serumeisen und normaler bis erniedrigter Transferrinkonzentration (totale Eisenbindungskapazität) einher (s. S. 93 und Abb. 4.15, 4.16). Dies gilt im allgemeinen auch bei Vorliegen von Skelettmetastasen, die bei dieser Konstellation und unklarer Diagnose stets gesucht werden müssen. Klinisch sind Spontan- oder Erschütterungsschmerzen stets verdächtig. Die gezielten diagnostischen Möglichkeiten umfassen:

- Bestimmung der *alkalischen* und *sauren Serumphosphatase*. Ist letztere beim Mann deutlich erhöht, spricht dies stark für ein Prostatakarzinom. Bei erhöhter alkalischer Phosphatase sind nach Ausschluß einer *Cholostase (erhöhte Leucinaminopeptidase*, LAP) neben Metastasen in erster Linie Osteitis deformans (Paget), Osteomalazie und Hyperparathyreoidismus auszuschließen.
- *Radiologie*. Der Technik und dem Wissen des geschulten Spezialisten kommt größte Bedeutung zu; selbstverständlich geht es oft auch um die Suche nach dem Primärtumor (Mammographie, Pyelographie etc.).
- *Scintigraphie*. Es gilt dasselbe wie für die radiologische Skelettexploration. Die beiden Methoden sollen sich ergänzen.
- *Sternalpunktat*. Gelegentlich lassen sich eindeutige Tumorzellen nachweisen (Cave Megakaryozyten!). Kernpolymorphie, Verschiebung der Kern/Zytoplasma-Relation und die Präsenz großer Nukleolen sind malignitätsverdächtig (Abb. 4.17).

Die **diffuse Knochenmetastasierung** kann sich gelegentlich auch in besonderer Weise hämatologisch äußern (Mammakarzinom, Bronchuskarzinom, Hypernephrom, Prostatakarzinom, Schilddrüsenkarzinom u.a.). Es tritt eine Anämie mit schwerer *Anisozytose, Poikilozytose* auf, und gelegentlich erscheinen *Erythroblasten* und *Myelozyten* in der Peripherie. Gleichzeitig besteht meist mäßige (10 000–20 000), gelegentlich aber auch ausgesprochene (über 50 000) Leukozytose. Hypereosinophilie ist möglich. *Differentialdiagnostisch* sind abzugrenzen: *Leukämie, Osteomyelosklerose*. Bei der Karzinose bildet der Milztumor die Ausnahme, für die beiden letztgenannten Krankheiten die Regel. Sehr selten sind sog. *leukämoide Reaktionen* bei bakteriellen *Infekten*.

Der Eisenmangel

Eisenstoffwechsel und Eisenbilanz

Der menschliche Organismus besitzt 3–6 g Eisen. Rund $2/3$ sind lokalisiert im zirkulierenden Hämoglobin. Das restliche Drittel ist als Ferritin und Hämosiderin in den retikuloendothelialen (RE-) Zellen von Milz, Leber und Knochenmark sowie in den Leberparenchymzellen als Reserven eingelagert; Hämosiderin läßt sich mit der Berliner-Blau-Reaktion färberisch darstellen. Rund 200 mg Eisen befinden sich im Myoglobin; das lebenswichtige Gewebeeisen (Atmungskette!) macht nur wenige mg aus. Im Plasma ist das Eisen an das spezifische Transportprotein *Transferrin* gebunden; jedes Transferrinmolekül kann 2 Eisenatome binden. Die Transferrinkonzentration wird gemessen und ausgedrückt als *totale Eisenbindungskapazität*, die normalerweise zu einem Drittel mit Eisen gesättigt ist (Normwerte s. Abb. 4.15). Im Plasmaeisenkompartiment zirkulieren 2–4 mg Eisen; 1 ml Erythrozyten enthält 1 mg, bei normalem Hämatokrit 1 ml Vollblut also ca. 0,5 mg (andere Umrechnungszahl: 0,34% ($1/3$!) des Hämoglobingewichtes ist Eisen). Täglich wird $1/120$ des Erythrozytenvolumens in den RE-Zellen abgebaut (d.h. 20–30 ml), das Eisen an das Transporteiweiß weitergegeben und den hämoglobinbildenden Zellen des Knochenmarks erneut zugeführt. Der Austausch zwischen Transferrin und den übrigen Zellen, vor allem den Leberparenchymzellen, beträgt nur ca.

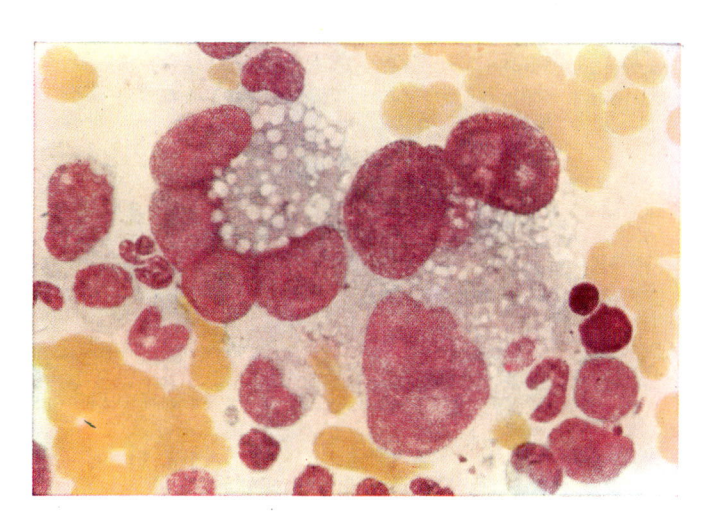

Abb. 4.17. *Tumorzellen* im Sternalpunktat bei Prostatakarzinom. Die Tumorzellen zeigen eine sehr feine Kernstruktur und einen großen Nucleolus

¼ des erythropoietischen Plasmaeisenumsatzes. Der Eisenaustausch mit der Umwelt ist gering. Die obligaten täglichen Verluste (Darmepithelien, Haut, Urin) betragen ca. 1 mg. Bei der menstruierenden Frau kommen 0,7 mg täglich hinzu (50 ml Vollblut werden während einer Monatsblutung durchschnittlich verloren). Die *außerordentliche Häufigkeit des Eisenmangels* erklärt sich aus diesen und den folgenden Zahlen: das durchschnittliche Nahrungseisenangebot beträgt nur 10–15 mg, wovon maximal 10–20% vom Organismus aufgenommen werden können. Entscheidend für die optimale Resorption ist ein anatomisch und funktionell intakter *oberer* Magendarmtrakt (Resorption zur Hauptsache im Duodenum). Obligate Verluste und maximale Aufnahmefähigkeit liegen also dicht beisammen.

Die Eisenbilanz wird negativ bei:
- vermehrten Eisen**verlusten**
- vermehrtem Eisen**bedarf**
- verminderter Eisen**resorption**
- ungenügendem Eisen**angebot**
- einer *Kombination* mehrerer dieser Faktoren.

Diagnose und klinische Symptomatologie des latenten Eisenmangels und der Eisenmangelanämie

Bei anhaltend negativer Eisenbilanz werden zunächst die Vorräte aufgegeben und die Hämoglobinkonzentration aufrechterhalten.

Als **latenter Eisenmangel** wird folgender Zustand definiert: Hämoglobinkonzentration über 12,0 g bzw. 14,0 g/ml bei Frau und Mann; Transferrinsättigung nicht über 16%; fehlendes (oder sehr spärliches) färberisch darstellbares Eisen im Knochenmark. Bereits in diesem Vorstadium des Mangels sind auch andere biochemische Parameter verändert. Das freie Erythrozytenprotoporphyrin liegt über 40 µg/100 ml Erythrozyten; die Gewebe-Zytochromoxydase ist vermindert. Noch fehlt also eine Anämie, obwohl Eisensubstitution einen Anstieg der Hämoglobinkonzentration bewirkt. Auch MCV und MCHC liegen noch im Normbereich (Abb. 4.16). Sinkt der Körpereisenbestand weiter, steht auch der Erythropoiese zu wenig Eisen zur Verfügung. Die *Serumeisenkonzentration* sinkt auf Werte meist unter 50 µg/100 ml, die *totale Eisenbindungskapazität* steigt über die Norm. Es resultiert die typische mikrozytäre, hypochrome (tiefes MCHC) **manifeste Eisenmangelanämie**. Im peripheren Blutausstrich sind die Zellen nicht nur klein, sondern farbstoffarm (Abb. 4.2), mit großer zentraler Delle; außerdem besteht Anisozytose. Targetzellen sind nicht selten, was die Abgrenzung gegenüber der Thalassämie auf Grund morphologischer Kriterien schwierig macht. Die absolute Retikulozytenzahl (Norm bis ca. 75 000/mm³) ist oft etwas vermehrt; die Erythropoiese im Mark quantitativ normal bis gelegentlich deutlich vermehrt und linksverschoben (Überwiegen der basophilen Vorstufen). Das Serum ist auffallend hellfarbig (im Gegensatz zum gelblichen Ton bei perniziöser Anämie). Sehr oft besteht eine Thrombozytose.

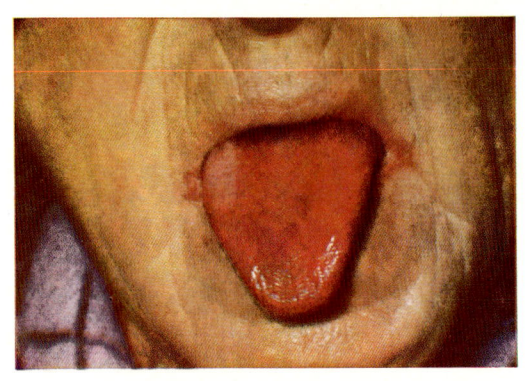

Abb. 4.18. Atrophische Zunge bei *Eisenmangelanämie*

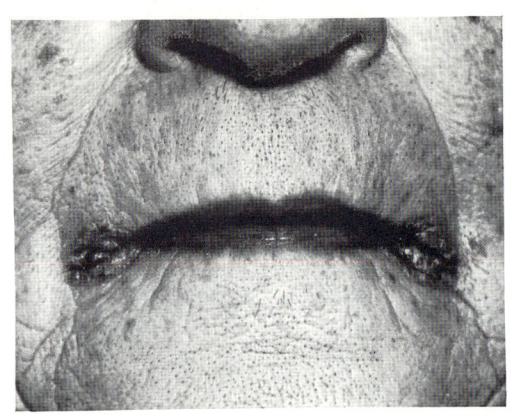

Abb. 4.19. *Mundwinkelrhagaden* (Perlèches) bei Eisenmangelanämie und Vitamin-B₂-Mangel (gestörte Gewebstrophik)

Dem Begriff des **latenten Eisenmangels** ging jener der **larvierten Eisenmangelkrankheit** voraus. Es bestehen heute Zweifel, ob diesem Stadium des Mangels eine klinische Symptomatologie, wie vermehrte Müdigkeit, Ermüdbarkeit, psychische Labilität, Kopfschmerzen, zukommt. Auch die *manifeste Anämie* ist nicht selten ein Zufallsbefund und es scheint gewiß, daß ein Großteil der Kranken keine subjektiven Symptome aufweist.

Auf der anderen Seite kann als gesichert gelten, daß ein Teil der Patienten mit chronischer Eisenmangelanämie **Gewebesymptome** aufweist. Als solche werden beobachtet:
- *Atrophie* der *Mundschleimhaut* und der *Zunge* (Abb. 4.18). In diesem Zusammenhang ist auch die Achlorhydrie zu sehen.
- *Mundwinkelrhagaden* (Cheilosis, Abb. 4.19).
- *Schluckstörungen,* als sideropenische Dysphagie, Plummer-Winson-Syndrom oder Kelly-Paterson-Syndrom bezeichnet. Anatomisches Substrat ist entweder lediglich die Schleimhautatrophie oder eine stenosierende Schleimhautfalte.

4 Anämien mit verminderter Zellbildung im Knochenmark (Proliferationsstörung)

– Struppiges *Haar,* brüchige *Nägel,* trockene faltige *Haut.*

Vermehrte Eisenverluste

Überwiegende Ursache ist die **Uterusblutung**, meist als scheinbar normale Menses. Wenn andere Symptome fehlen, darf bei der menstruierenden Frau diese Diagnose gestellt werden. Beim Mann und der Frau in der Menopause muß eine andere Blutungsquelle ausgeschlossen werden, in erster Linie ein **blutender Tumor** des Gastrointestinaltraktes. Die sorgfältige Aufnahme der Anamnese kann bereits auf die richtige Spur lenken. Die Frage nach Einnahme von *Salicylaten* sollte stets gestellt werden. Die Inspektion des Patienten ist auch auf die Suche nach einem *Morbus Osler* (Teleangiectasia hereditaria) gerichtet. Bei schwach oder intermittierend positiver *Benzidinreaktion* im Stuhl kann aber bereits die Objektivierung der Blutung Schwierigkeiten bereiten. Zur konventionellen *radiologischen Abklärung* tritt heute die Angiographie; eine erstrangige Rolle spielt die *Endoskopie.* Eisenmangelanämien mit erhöhter Senkung und Temperatursteigerung, ohne Veränderung der Stuhlgewohnheiten, sind stets verdächtig auf ein *Zökumkarzinom. Hiatushernie, Kolondivertikulose* und *Hämorrhoiden* sollten erst nach Ausschluß einer ernsthaften Läsion als Blutungsquellen akzeptiert werden.

Seltene Ursachen abnormer Eisenverluste sind *Hämaturien* und *Hämoglobinurien* (künstliche Herzklappen und paroxysmale nächtliche Hämoglobinurie im letzteren Fall). Bei idiopathischer Sprue und atrophischer Gastritis soll ein stark beschleunigter Umsatz der Schleimhautzellen zu Eisenverlusten führen (SUTTON u. Mitarb. 1970). Im globalen Rahmen ist die Infestation mit *Hakenwürmern* die wichtigste Ursache chronischer Blutungen. Selten führen selbst durchgeführte Aderlässe zu meist lange Zeit pathogenetisch obskuren Eisenmangelanämien (praktisch ausschließlich bei Pflegepersonal.

Vermehrter Eisenbedarf

Diese Situation beschränkt sich auf a) die *Wachstumsperiode* und b) die *Schwangerschaft.* Kind, Plazenta und Geburtsblutung erfordern insgesamt ca. 600 mg Eisen, d.h. 2,2 mg täglich auf die ganze Schwangerschaft bezogen. Bei der Beurteilung einer Schwangerschaftsanämie ist folgendes zu berücksichtigen: Das Plasmavolumen nimmt um mehr als 40% zu, das Erythrozytenvolumen um ca. 25%; die Erniedrigung der Hämoglobinkonzentration auf Werte zwischen 10–11 g/100 ml ist damit physiologisch.

Verminderte Eisenresorption

Die idiopathische Sprue und die kindliche Zöliakie, welche das Duodenum mitbefallen, beeinträchtigen die Eisenresorption. Etwas weniger klar ist die Situation bei der histaminrefraktären Achlorhydrie. Daran, daß eine maximale Eisenresorption Salzsäure benötigt, bestehen keine Zweifel mehr (DAGG 1972). Der Zusammenhang Eisenmangel – Magenschleimhautatrophie mit Achlorhydrie wird heute zweifach gesehen: 1. langdauernder Eisenmangel führt zur Schleimhautschädigung, zunächst reversibel, später irreversibel; in diesen Fällen sind nicht selten abnorme Blutverluste nachzuweisen; außerdem fehlen in diesen Fällen familiäre Häufung und zirkulierende Antikörper gegen die Parietalzellen. 2. Die Magenerkrankung ist das Primäre, der Eisenmangel die Folge; die Ursache ist unbekannt. Jedoch spricht die ausgeprägte familiäre Häufung für einen genetischen Faktor und die regelmäßige Präsenz von Antikörpern für eine immunpathologische Komponente. Bei diesen Patienten, es handelt sich fast immer um *Frauen,* fehlen im allgemeinen abnorme Blutverluste.

Eisenmangelanämie ist häufig nach *partieller Gastrektomie.*

Vermindertes Angebot

Dieses ist selten isolierte Ursache. Bei sehr einseitiger Ernährung, Brot und Kaffee, kaum Fleisch und Gemüse, bei meist alleinstehenden Greisen kommt sie in Frage.

Differentialdiagnose der Mikrozytose

– *Echte Eisenmangelanämie* (Herabsetzung des Körpereisengesamtbestandes). Hohe totale Eisenbindungskapazität, fehlendes Markeisen.
– *Eisenverteilungsstörung:* Infekt, Entzündung, Tumor. Sinkt die Transferrinsättigung während längerer Zeit unter 16%, werden Mikrozyten gebildet. Wenn eine zusätzliche Blutung fehlt (Tumor), ist das interstitielle Markgewebe eisenreich (Abb. 4.16). Tiefe totale Eisenbindungskapazität (Abb. 4.15).
– *Thalassämien.* Die Herkunft der Patienten läßt an die Diagnose denken, welche durch die Hämoglobinelektrophorese gesichert wird.
– *Hämoglobin-Lepore.* Nur durch Hämoglobinelektrophorese von der Thalassämie abzugrenzen.
– *Bleiintoxikation.* Eine solche kann sich hämatologisch aber auch als hämolytische Anämie (Makrozytose wenn Retikulozytose ausgesprochen) oder als normozytäre Anämie äußern.
– *Sideroblastische Anämie.* Mikrozytär sind vor allem die seltenen hereditären Formen.
– *Vitamin B_6-Mangel* (Rarität).

4 Anämien

Literaturauswahl

Arakawa, T.: Congenital defects in folate utilization. Amer. J. Med. 48 (1970) 594
Beck, E. A., G. Ziegler, R. Schmid, H. Lüdin: Reversible sideroblastic anemia caused by chloramphenicol. Acta haemat. (Basel) 38 (1967) 1
Bernard, J., Y. Najean, N. Alby, J.-D. Rain: Les anémies hypochromes dues à des hémorragies volantairement provoquées. Syndrome de l'asthénie de Ferjol. Presse med. 75 (1967) 2087
Beutler, E.: Abnormalities of the hexose monophosphata shunt. Semin. Hematol. 8 (1971) 311
Beutler, E.: Drug-induced anemia. Fed. Proc. 31 (1972) 141
Bird, G. W. G.: The haemoglobinopathies. Brit. Med. J. 1 (1972) 363
Blumberg, A.: Die Anämie bei chronischer Niereninsuffizienz, Schweiz. med. Wschr. 102 (1972) 1044
Böttiger, L. E., B. Westerholm: Aplastic anaemia. I. Incidence and aetiology. Acta med. scand. 192 (1972) 315. II. Drug-induced aplastic anaemia. Acta med. scand. 192 (1972) 319
Brain, M. C.: Microangiopathic hemolytic anemia. Ann. Rev. Med. 21 (1970) 133
Busch, D., Heimpel, H: Hereditäre nichtsphärozytäre hämolytische Anämie mit hohem Erythrozyten-ATP. Blut 19 (1969) 293
Cowan, D. H., J. D. Hines: Thrombocytopenia of severe alcoholism. Ann. int. Med. 74 (1971) 37
Croft, J. D., S. N. Swisher, C. C. Gilliland, R. F. Bakemeier, J. P. Leddy, R. I. Weed: Coombs'test positivity induced by drugs. Ann. int. Med. 68 (1968) 175
Dacie, J. V.: The hemolytic anemias, congenital and acquired. Part III. Grune and Stratton, New York 1967
Dacie, J. V.: Autoimmune haemolytic anaemia. Proc. roy. Soc. Med. 61 (1968) 1307
Dacie, J. V., S. M. Lewis: Practical haematology. 4. Aufl. Churchill, London 1968
Dagg, J. H.: Some aspects of iron deficiency and gastric funktion. Schweiz. med. Wschr. 102 (1972) 1633
Dean, G.: The porphyrias. Brit. med. Bull. 25 (1969) 48
Eichner, E. R., R. S. Hillman: The evolution of anemia in alcoholic patients. Amer. J. Med. 50 (1971) 218
Elwood, R. C., W. E. Waters, W. J. W. Greene, P. Sweetnam: Symptoms and circulating haemoglobin level. J. Chron. Dis. 21 (1969) 615
England, J. M., P. M. Fraser: Differentiation of iron deficiency from thalassaemia trait by routine blood-count. Lancet 1973/I, 449
Fairbanks, V. F., J. L. Fahey, E. Beutler: Clinical disorders of iron metabolism. 2. Aufl. Grune and Stratton, New York 1971
Finch, C. A., K. Deubelbeiss, J. D. Cook, J. W. Eschbach, L. A. Harker, D. D. Funk, G. Marsaglia, R. S. Hillman, S. Slichter, J. W. Adamson, A. Ganzoni, E. R. Giblett: Ferrokinetics in man. Medicine 49 (1970) 17
Ganzoni, A. M., P. Forrer: Infekt und Eisen. Schweiz. med. Wschr. 102 (1972) 1642
Harris, J. W., R. W. Kellermeyer: The red cell. Production, metabolism, destruction: Normal and abnormal. Harvard University Press, Cambridge 1970
Hegglin, R., C. Maier: The heat resistance of erythrocytes. Amer. J. med. Sci. 207 (1944) 624
Heilmeyer, L., W. Keller, O. Vivell, W. Keiderling, A. Betke, F. Wöhler, H. E. Schultze: Kongenitale Atransferrinämie bei einem sieben Jahre alten Kind. Dtsch. med. Wschr. 86 (1961) 1745
Hines, J. D.: Reversible megaloblastic and sideroblastic marrow abnormalities in alcoholic patients. Brit. J. Haemat. 16 (1969) 87
Hoffbrand, A. V.: The megaloblastic anaemias. In: Recent advances in haematology. Hrsg.: A. Goldberg, M. C. Brain. Churchill Livingstone, London 1971
Horrigan, D. L., J. W. Harris: Pyridoxine-responsive anemias in man. Vitamins Hormones (N. Y.). 26 (1968) 549
Huhn, D., W. Kaboth, F. Schmalzl: Di-Guglielmo-Syndrom. Klinische, zytochemische, elektronenmikroskopische Befunde. Dtsch. med. Wschr. 98 (1973) 355
Jacobs, A.: The effect of iron deficiency on the tissues. Geront. Clin. 13 (1971) 13
Jaffé, E. R.: Hereditary hemolytic disorders and enzymatic deficiencies of humanerythrocytes. Blood. 35 (1970) 116
Jasinski, B., O. Roth: Larvierte Eisenmangelkrankheit. Schwabe & Co., Basel 1954
Jenkins, D. E.: Diagnostic Tests for paroxysmal nocturnal hemoglobinuria. Series Haematol. V/3 (1972) 24
Keiser, G.: Erworbene Panmyelopathien. Schweiz. med. Wschr. 100 (1970) 1938
Leeuw, de N. K. M., L. Lowenstein, Y.-S. Hsien: Iron deficiency and hydremia in normal pregnancy. Medicine 45 (1966) 291
Lehmann, H., R. W. Carell: Variations in the structure of human haemoglobin. Brit. med. Bull 25 (1969) 14
Manzler, A. D., A. W. Schreiner: Cooper-induced acute hemolytic anemia. A new complication of hemodialysis. Ann. int. Med. 73 (1970) 409
Marti, H. R.: Hemoglobinopathies: The defects of hemoglobin synthesis and their functional implications. Helv. med. Acta 35 (1969/70) 151
Marver, H. S., R. Schmid: Biotransformation in the liver: implacations for human disease. Gastroenterology 55 (1968) 282
Matteis, de: Toxic hepatic porphyrias. Semin. Hematol. 5 (1968) 409
Millar, J., R. Péloquin, N. K. M. de Leeuw: Phenacetin-induced hemolytic anemia. Canad. med. Ass. J. 106 (1972) 770
Mills, G. C., W. C. Levin, J. B. Alperin: Hemolytic anemia associated with low erythrocyte AIP. Blood 32 (1968) 15
Myhre, E., J. Dale, K. Rasmussen: Quantitative aspects of hemolysis in aortic valvular disease and ball valve prosthesis. Acta med. scand. 189 (1971) 101
Nathan, D. G.: Thalassemia. New Engl. J. Med. 286 (1972) 586
Oski, F. A., J. J. Naiman, S. F. Blum, H. S. Zarkowsky, J. Whaun, S. B. Shoet, A. Green, D. G. Nathan: Congenital hemolytic anemia with high-sodiun, low-potassium red cells. New Engl. J. Med. (1969) 909
Rhyner, K., A. Ganzoni: Erythrokinetics: evaluation of red cell production by ferrokinetics and reticulocyte counts. Europ. J. Clin. Invest. 2 (1972) 96
Robinson, M. G., M. Foadi: Hemolytic anemia with positive Coombs'test. Association with isoniazid therapy. J. Amer. med. Ass. 208 (1969) 656
Rodriguez, J., N. T. Shahidi: Erythrocyte 2,3-diphosphoglycerate in adaptative red-cell-volume deficiency. New Engl. J. Med. 285 (1971) 479
Schubothe, H.: The cold hemagglutinin disease. Semin. Hematol. 3 (1966) 27
Shoet, S. B.: Hemolysis and changes in erythrocyte membrane lipids. New Engl. J. Med. 286 (1972) 577, 638
Sullivan, L. W., Y. K. Liu: Induction of megaloblastic erythropoiesis in an individual with normal folate stores. J. Clin. Invest. 45 (1966) 1078
Sutton, D. R., J. S. Stewart, I. M. Baird, N. F. Coghill: „Free" iron loss in atrophic gastritis, postgastrectomy states, and adult coeliac disease. Lancet (1970/2) 387
Valentine, W. N.: Deficiencies associated with Embden-Meyerhof pathway and other metabolic pathways. Semin. Hematol. 8 (1971) 348
Valentine, W. N., P. N. Konrad, D. E. Paglia: Dyserythropoiesis, refractory anemia and „preleukemia": metabolic features of the erythrocytes. Blood 41 (1973) 857
Vilan, J., K. Rhyner, A. M. Ganzoni: Pure red cell aplasia: successful treatment with cyclophosphamide. Blut 26 (1973) 27
Viteri, F. E., J. Alvarado, D. G. Luthringer, R. P. Wood: Hematological changes in protein caloric malnutrition. Vitamins and hormones. 26 (1968) 573
Watson, W. C., R. G. Luke, J. A. Inall: Beeturia; its incidence and a clue to its mechanism. Brit. med. J. 2 (1963) 971
Wong, K. Y., G. Hug, B. C. Lampkin: Congenital dyserythropoietic anemia type II: ultrastructural and radioautographic studies of blood and bone marrow. Blood 39 (1972) 23
Zaentz, S. D., S. B. Krantz: Studies on pure red cell aplasia. IV. Development of two-stage erythroblast cytotoxicity method and role of complement. J. Lab. clin. Med. 82 (1973) 31

5 Hämorrhagische Diathese

A. Ganzoni

Unter *hämorrhagischer Diathese* verstehen wir das Phänomen einer abnormen Blutungsbereitschaft, die sich spontan oder nach geringen Traumen durch Blutaustritt aus den Gefäßen ohne Gefäßverletzung äußert. Klinisch kann diese Blutungsbereitschaft durch Haut- und Schleimhautblutungen, ferner durch Blutungen aus den Körperöffnungen (Mund, Nase, Darm, Blase) oder ins Körperinnere zum Ausdruck kommen.

Einteilung der hämorrhagischen Diathesen

Während bis vor wenigen Jahren die Einteilung nach rein morphologischen oder nosologischen Gesichtspunkten durchgeführt wurde, läßt sich jetzt eine *pathogenetische Einteilung* rechtfertigen. Es können demnach drei große Gruppen unterschieden werden:

1. Folge von Gerinnungsstörungen

Hereditär:
- Hämophilie A oder B
- von-Willebrandsche Krankheit
- seltene Formen (Tab. 5.2)

erworben:
- Prothrombinmangel (bei Vitamin-K-Mangel, gestörter Leberfunktion)
- Verbrauchskoagulopathie (disseminierte intravasale Gerinnung)
- Fibrinolyse
- Hemmfaktoren
- Antikoagulantien

2. Folge von Störungen der Thrombozyten

Thrombopenie:
- idiopathische thrombozytopenische Purpura (Morbus Werlhof)
- postinfektiöse, allergische und toxische Thrombopenie
- Thrombopenie bei Hypersplenismus
- intravasale Gerinnung
- thrombotische thrombozytopenische Purpura
- familiäre Thrombozytopenie

Thrombozytose:
- myeloproliferative Erkrankungen (chronische myeloische Leukämie, Polycythaemia vera, Osteomyelosklerose, idiopathische Thrombozythämie)
- mäßige Thrombozytosen wie bei Eisenmangel, nach Splenektomie, postoperativ, bei Infekten oder Tumoren führen nicht zu Blutungen

Thrombopathie (Plättchenfunktionsstörungen)
hereditär:
- Thrombasthenia Glanzmann

erworben:
- Urämie
- Hypergammaglobulinämie, Makroglobulinämie, Kryoglobulinämie (Purpura hyperglobulinaemica)

3. Folge von Gefäßstörungen

allgemeine Gefäßschädigung bei vorwiegend primär extravaskulären Erkrankungen
  erworben
    senile Pupura
    Hypertonie usw.
    infektiös-toxisch
    rheumatisch-allergischer Formenkreis
      Purpura Schönlein-Henoch
      Purpura Majocchi
    hormonale Störungen
    Skorbut (Vitamin-C-Mangel)
    neurovaskuläre Störungen
    Ehlers-Danlos-Syndrom
  angeboren
    Pseudoxanthoma elasticum
umschriebene Gefäßwandläsionen
    hereditäre hämorrhagische Teleangiektasie (*Morbus Osler*)
    Angiomatosis retinae (*Morbus v. Hippel-Lindau*)
    Leptomeningiosis interna (Catel)
    hereditäre familiäre Purpura simplex (Davis).

Will man sich beim Vorliegen einer hämorrhagischen Diathese rasch über die Zugehörigkeit zu einem der 3 Haupttypen orientieren, kann man am besten nach Tabelle 5.1 vorgehen.

Die Bedeutung der Anamnese

Nachdem ausgeschlossen ist, daß es sich um eine natürliche Blutung handelt, sind in jedem Fall folgende 5 Punkte aus der Anamnese zu erheben:

5 Hämorrhagische Diathese

Tabelle 5.1. Vorgehen zur raschen Orientierung über die Art einer hämorrhagischen Diathese

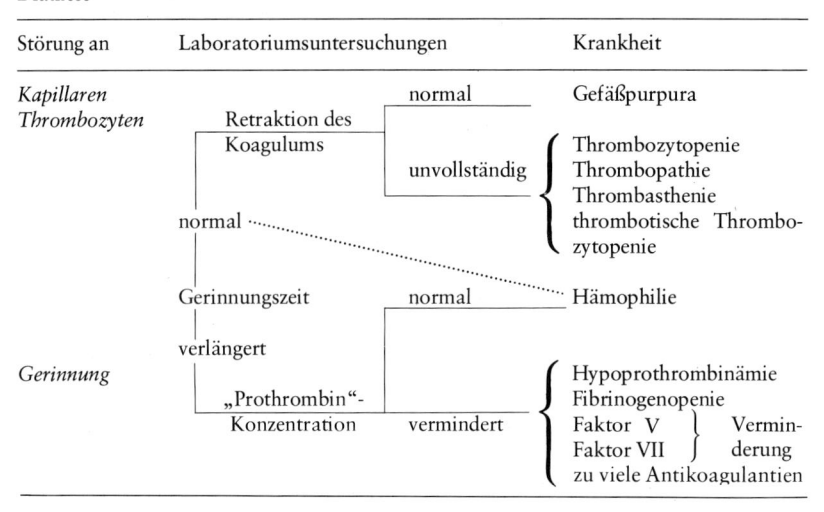

Störung an	Laboratoriumsuntersuchungen		Krankheit
Kapillaren		normal	Gefäßpurpura
Thrombozyten	Retraktion des Koagulums	unvollständig	Thrombozytopenie, Thrombopathie, Thrombasthenie, thrombotische Thrombozytopenie
	normal		
	Gerinnungszeit	normal	Hämophilie
Gerinnung	verlängert		
	„Prothrombin"-Konzentration	vermindert	Hypoprothrombinämie, Fibrinogenopenie, Faktor V / Faktor VII } Verminderung, zu viele Antikoagulantien

1. Liegt eine *Erbkrankheit* vor?
   In erster Linie sind bei der hämorrhagischen Diathese 6 Erbkrankheiten zu überdenken:
   a) Hämophilie A (Erbgang geschlechtsgebunden rezessiv)
   b) Hämophilie B (Erbgang geschlechtsgebunden rezessiv)
   c) v.-Willebrand-Krankheit (Erbgang dominant)
   d) Fehlen von Faktor XI (Erbgang autosomal rezessiv, es werden fast nur Juden betroffen)
   e) Teleangiektasie Osler (Erbgang autosomal dominant)
   f) die vererbten Thrombozytopenien
      aa) Hegglin-May-Anomalie (Erbgang autosomal dominant)
      bb) Glanzmann (Erbgang autosomal dominant).
   Andere Erbkrankheiten mit hämorrhagischer Diathese (Afibrinogenämie, Fehlen von Faktor X, Ehlers-Danlos-Syndrom) sind sehr seltene Krankheiten. Sie sind später aufgeführt.

2. Liegt eine hämorrhagische Diathese bei einer *Systemerkrankung* vor? (Leberkrankheiten, Urämie, Dysproteinämien, Tumoren, Lupus erythematodes). Diese Systemerkrankungen sind häufig mit Thrombozytopenien vergesellschaftet.

3. Welche *Medikamente* wurden eingenommen?
   Nicht nur außergewöhnliche Medikamente, Schwermetalle wie z. B. Gold, auch scheinbar harmlose Medikamente wie Aspirin können Thrombozytopenien hervorrufen. Außerdem führt Salizylsäure zu einer langdauernden funktionellen Beeinträchtigung der Thrombozyten; vor allem bei postoperativen Blutungen (Tonsillektomie!) ist dieser Zusammenhang zu erwägen. Selbstverständlich muß auch immer nach der Einnahme von Antikoagulantien gefragt werden.

4. Wie war der *Blutungstyp?*
   Metrorrhagie, Nasenbluten, Blutung im Urin sind häufig bei Thrombozytopenien. Gelenkblutungen werden gehäuft bei Hämophilien beobachtet, fehlen dagegen bei Thrombozytopenien.

5. Wurden früher bei *chirurgischen* Eingriffen abnorme Blutungen beobachtet?
   Positivenfalls weist eine abnorme postoperative Blutung auf eine schon lange bestehende, meist erbliche Bluterkrankheit hin.

6. Verbrauchskoagulopathie und Fibrinolyse sind stets Komplikationen eines Grundleidens (Schwangerschaftskomplikation, Transfusionszwischenfall, Sepsis, Tumor u. a.).

Die Bedeutung der klinischen Erscheinungen

Suffusionen bzw. *flächenförmige* nicht symmetrisch angeordnete *Hautblutungen* sprechen für *Gerinnungsstörung* (Abb. 5.1). *Punktförmige Hautblutungen* lassen dagegen entweder eine *Störung der Thrombozyten* oder *Gefäßveränderungen* annehmen (Abb. 5.2). Schwere thrombozytenbedingte hämorrhagische Diathese kann aber auch mit flächenförmiger Blutung einhergehen.

Die Bedeutung klinischer Untersuchungsmethoden

– *Rumpel-Leedesches Phänomen:* Nach Stauung am Oberarm mit einer breiten elastischen Staubinde treten bei positivem Ausfall nach 5 Minuten in der Ellenbeuge oder am Vorderarm punktförmige Blutungen auf (Abb. 5.3). Der *positive* Rumpel zeigt den *Gefäßfaktor* und die hämorrhagische Diathese bei *gestörter Thrombozytenfunktion* an.
– *Bestimmung der Blutungszeit nach* DUKE:

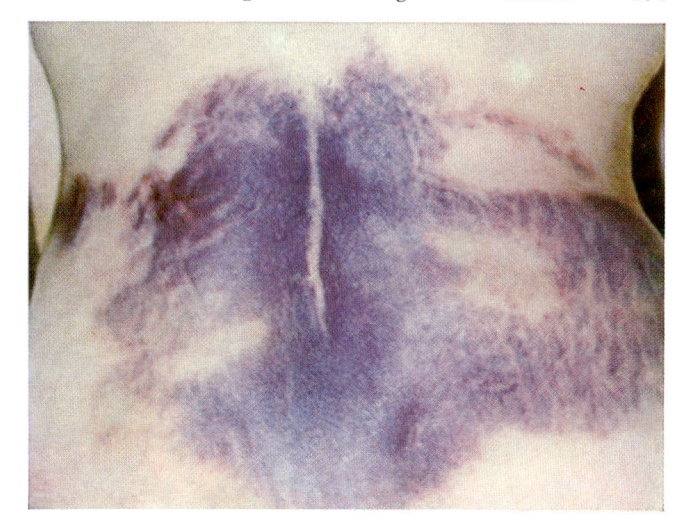

Abb. 5.1. *Hämorrhagische Diathese* bei *Koagulopathie* (flächenförmige Blutung)

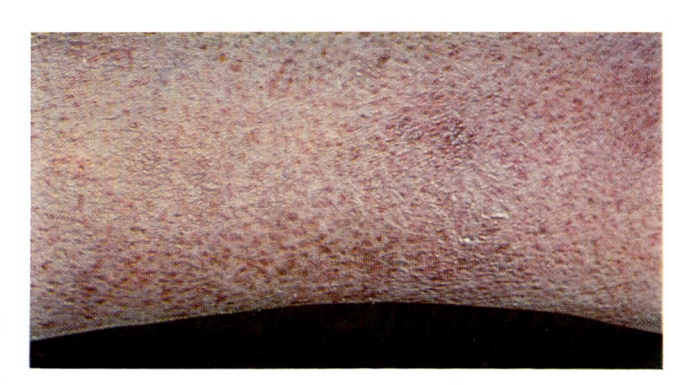

Abb. 5.2. *Hämorrhagische Diathese* bei *Thrombozytopenie* (punktförmige Blutung)

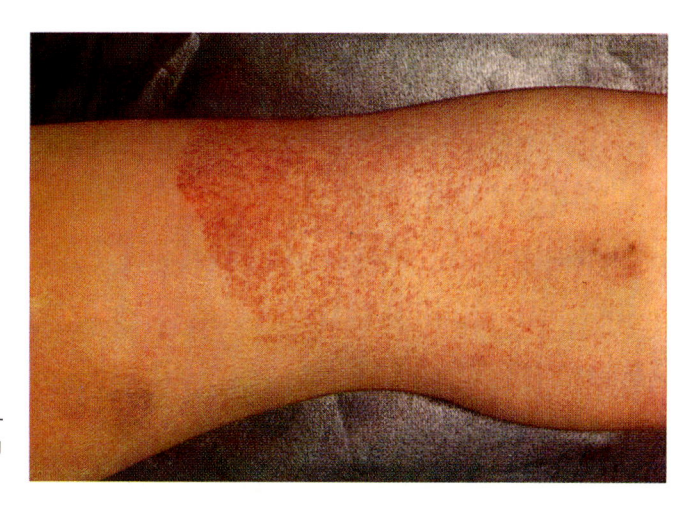

Abb. 5.3. Sehr ausgeprägtes Rumpel-Leede-Phänomen nach Wegnahme der Stauung (Ellenbeuge)

Wird mit einer sterilen Lanzette eine 4 mm tiefe Wunde gesetzt, dauert die Blutungszeit normalerweise 1 bis 2 Minuten. Die Methode ist aber ungenau, weil manche Fehlerquellen berücksichtigt werden müssen.
Eine verlängerte Blutungszeit hängt in der Regel mit einer Störung der Thrombozytenfunktion zusammen. Aber auch hämorrhagische Diathesen auf anderer Grundlage gehen mit verlängerter Blutungszeit einher, z. B. Skorbut.
– *Die Gerinnungszeit ist bei hämorrhagischer Diathese infolge Gerinnungsstörungen verlängert.* Mäßige Verzögerungen finden sich auch bei Myxödem.

Die Bedeutung der Laboratoriumsmethoden

Die Aktivitätsbestimmung der einzelnen Gerinnungsfaktoren erfolgt in Speziallaboratorien. Außerdem stehen zahlreiche Tests zur Verfügung, die verschiedene Schlüsse zulassen. Die wichtigsten sind:

- Die Bestimmung der *Prothrombinzeit* (Quick). Die Gerinnungszeit wird unter Überschuß von Thrombokinase und Kalzium bestimmt. Erfaßt werden Mangelzustände der Faktoren V, VII und X (Extrinsic System). Eine Verlängerung findet sich auch bei extremer Fibrinogenopenie. Ein normaler Quick schließt demnach eine Koagulopathie durch die Faktoren VIII, IX (Hämophilien!), XI und XII nicht aus.
- Die *Thrombinzeit* wird gemessen nach Mischung des Plasmas mit einer Standardmenge Thrombin. Eine Verlängerung findet sich bei Fibrinogenmangel, Gegenwart von Fibrinogenspaltprodukten (wirken gerinnungshemmend) und Antikoagulantien. Der Test dient auch zur Überwachung der Heparintherapie.
- Zur Bestimmung der *partiellen Thromboplastinzeit* wird zentrifugiertem (plättchenarm) Zitratplasma Kalzium und ein Kaolin-Thrombozyten-Gemisch zugesetzt. Entdeckt werden Defekte des Intrinsic Systems (VIII, IX, XI und XII) sowie die Faktoren V und X.
- Für die rasche semiquantitative Bestimmung der Fibrinogenkonzentration ist der *FI-Test* geeignet.
- Mit der *Euglobulin-Lysezeit* wird fibrinolytische Aktivität nachgewiesen.
- Fibrinspaltprodukte, die auch im Serum vorliegen, lassen sich mit einem passiven *Hämagglutinationstest* nachweisen; der Alkoholtest dient der Suche nach Fibrin-Monomeren (Abklärung der intravasalen Gerinnung bzw. der Fibrinolyse).

Bestimmung der Retraktion des Blutkuchens

Es werden einige ml ungeronnenes Blut in ein Glasröhrchen gebracht und nach 1 Stunde bestimmt, wie stark der Blutkuchen sich retrahiert hat (Abb. 5.4). *Eine ungenügende Retraktion spricht für eine verminderte Thrombozytenfunktion bzw. Fehlen des von den Thrombozyten gebildeten Retraktozyms.*

Hämorrhagische Diathese infolge Gerinnungsstörungen (Koagulopathien)

Allgemeines über die Gerinnung

Die hämostatischen Mechanismen dienen dem *raschen Verschluß* eines Unterbruchs der vaskulären Integrität, unter *Aufrechterhaltung der Flüssigkeit* des Blutes in der allgemeinen Zirkulation. Als erstes wird ein lokaler Plättchenpfropf gebildet; im Stadium der irreversiblen Plättchenaggregation (visköse Metamorphose) wird ein Plättchenfaktor freigesetzt, welcher die Gerinnung, d.h. die Fibrinbildung, beschleunigt, welche ihrerseits durch einen Gewebefaktor (Thromboplastin) in Gang gesetzt wird. Zum Abschluß bildet sich ein dichtes Fibrinnetz, welches die Plättchenmasse fest verankert.

Überschüssiges Thrombin wird durch Antithrombin neutralisiert; Zwischenprodukte des Gerinnungsprozesses werden durch RE-Zellen eliminiert; außerdem steht ein fibrinolytisches System (Plasmin) zur Verfügung, wiederum durch physiologische Antagonisten abgesichert (Antiplasmin), welches überschüssiges Fibrin beseitigt. Die resultierenden Fibrinspaltprodukte interferieren ebenfalls mit der Fibrinbildung.

Die unlöslichen Fibrinpolymere entstehen über lösliche Zwischenprodukte aus dem Fibrinogen unter der Wirkung des proteolytischen Enzyms Thrombin; dabei werden zwei sogenannte Fibrinopeptide abgespalten, welche beide die weitere Fibrinogenaktivierung hemmen (Kompetition mit Fibrinogen für Thrombin). Thrombin aktiviert außerdem den Gerinnungsfaktor XIII, welcher lösliche Fibrinpolymere nach Abspaltung von Kohlenhydrat in unlösliche überführt (Abb. 5.5).

Thrombin entsteht aus der Aktivierung von Prothrombin, nach einer ganzen Kette von Reaktionen bzw. der sukzessiven Aktivierung einer Reihe von Gerinnungsfaktoren. Unterschieden werden das rasch arbeitende extrinsic- (Aktivierung durch Ge-

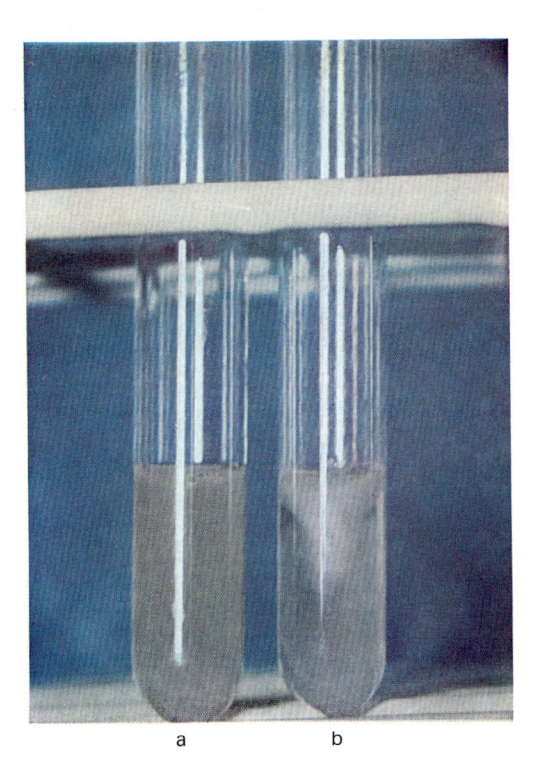

Abb. 5.4. Bei verminderter Thrombozytenfunktion fehlt die Retraktion des Blutkuchens (a). Normale Retraktion nach 10 Min. (b)

```
Extrinsic                    Intrinsic
System                       System
Gewebefaktor                 Kontakt mit
(Thromboplastin)             Endothel/Kollagen
Faktor VII                   Faktor XII
                             Faktor XI
                             Faktor IX
                             Faktor VIII
                             Plättchenlipid
                  Faktor X
                  Faktor V
                  Faktor IV

Prothrombin  ──────────────▶ Thrombin
                         XIII ──▶ XIII
Fibrinogen ─▶ Fibrin ──▶ Fibrin      Fibrin
              Monomer ◀─  Polymer    Polymer
                         (löslich)   (unlöslich)
              Fibrinopeptide         Kohlenhydrat
              A und B
```

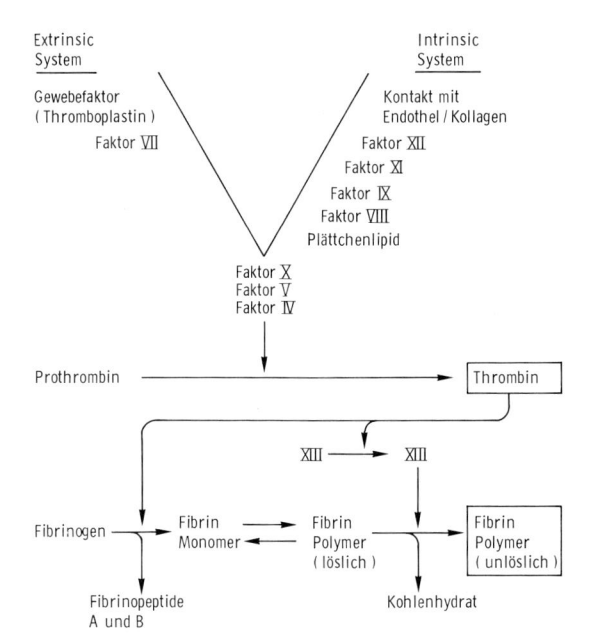

Abb. 5.5. Vereinfachtes Gerinnungsschema

webefaktor, der bei jeder Läsion freigesetzt wird) und das langsam arbeitende intrinsic- (Aktivierung durch Blutkontakt mit freiliegendem Kollagen bzw. Endothel) System, wobei die Faktoren V und X sowie Kalziumionen (Faktor IV) in beiden Fällen notwendig sind (Abb. 5.5). In vivo sind beide Systeme erforderlich, was isolierte Mangelzustände, die mit exzessiven Blutungen einhergehen (z.B. Faktor VII, Faktor VIII) belegen.
Tab. 5.2 zeigt eine Übersicht über die einzelnen Gerinnungsfaktoren und ihre klinische Bedeutung. Die hereditären Defekte sind verschieden stark ausgeprägt. Beim kongenitalen Defizit der Faktoren X oder XI fehlen schwere Blutungen.
Klinisch können hämorrhagische Diathesen infolge *Gerinnungsstörungen* allgemein durch eine *verlängerte Gerinnungszeit* bei in der Regel *normaler Blutungszeit* und *negativem Ausfall der Gefäßtests* erfaßt werden.

Hämorrhagische Diathese infolge von Prothrombinmangel

Für die Sicherstellung einer normalen Prothrombinkonzentration sind zwei Faktoren notwendig:
– genügend Vitamin K,
– eine normale Leberfunktion.
Ist einer dieser beiden Faktoren gestört, resultiert eine *erniedrigte* Prothrombinkonzentration:

Vitamin-K-Avitaminose

Vitamin K ist in der Natur reichlich vorhanden. Es kann auch von Colibakterien im Darm synthetisiert werden, so daß eine Vitamin-K-Avitaminose *mangels Zufuhr* in der Nahrung praktisch nicht vorkommt.
Hingegen ist die Vitamin-K-Avitaminose infolge *ungenügender Resorption* häufig. Der Grund liegt in folgendem: Vitamin K ist ein *fettlösliches Vitamin*. Gestörte Fettresorption geht mit einer Vitamin-K-Resorptionsstörung einher und führt daher sekundär zu einer Vitamin-K-Avitaminose. Solche Zustände sind vor allem bei *Fettresorptionsstörungen* infolge fehlender Galle im Darm (Obstruktionsikterus) und Fettresorptionsstörung bei der Sprue bekannt. Differentialdiagnostisch lassen sie sich durch Zufuhr eines wasserlöslichen Vitamin-K-Präparates (z.B. Konakion) von der erniedrigten Prothrombinkonzentration bei Leberschaden abgrenzen (Koller-Test).

Dieser Test wird folgendermaßen ausgeführt:
Werden einem Patienten mit erniedrigter Prothrombinkonzentration 10 mg Konakion entweder peroral oder per injectionem verabreicht, so normalisiert sich die Prothrombinkonzentration innerhalb 12–24 Stunden annähernd vollkommen, wenn die Erniedrigung *nur* durch Fehlen von Vitamin K bedingt war. Steigt der Prothrombintiter nur wenig oder überhaupt nicht an, so muß ursächlich eine ungenügende Leberfunktion verantwortlich gemacht werden.

Hämorrhagische Diathese infolge ungenügender Leberfunktion

Sie findet sich praktisch nur bei schweren Leberparenchymschädigungen, die in der Regel mit einem erheblichen Ikterus einhergehen, so daß die Aufmerksamkeit sofort in diese Richtung gelenkt wird. Die schwersten Grade werden im *Coma hepaticum* beobachtet. Durch Zufuhr von Vitamin K wird die Hypoprothrombinämie nicht behoben.

Hämophilie

Unterschieden werden die **Hämophilie A** (Faktor-VIII-Mangel) und die **Hämophilie B** (Christmas disease, Faktor IX). Das klinische Bild ist identisch und wird weitgehend bestimmt durch das Ausmaß des Defizits, das in einem betroffenen Individuum und meist auch in einer Sippe sehr konstant ist. Betroffen wird beinahe nur das männliche Geschlecht; die Frauen sind Konduktorinnen.
Die Krankheitserscheinungen setzen im Kindesalter ein. Harmlose Verletzungen können lebensbedrohliche Blutungen zur Folge haben. Große Muskelhämatome werden häufig beobachtet; rezidivierende Gelenkblutungen, welche zu irreversiblen arthrotischen Veränderungen (Blutergelenk) führen, sind besonders typisch. Nasenbluten und Darmblutungen können das Bild begleiten.
Die *Gerinnungszeit* ist verlängert, die *Blutungszeit* normal (ungestörte Bildung des initialen Plättchenpfropfs; sekundär können aber tagelange Blutungen aus kleinen Einstichen erfolgen (Cave Bestimmung der Blutungszeit).

Die *Mangelzustände anderer Gerinnungsfaktoren* (Tab. 5.2) unterscheiden sich klinisch von der Hämophilie nicht. Dies trifft auch für die Dysfibrinogenämie zu: es liegt nicht ein Defizit an Faktor I vor, sondern ein pathologisches Protein.

Verbrauchskoagulopathie: disseminierte intravasale Gerinnung und Defibrinierungssyndrom

Unter physiologischen Umständen scheint ein scheinbar balanciertes Gleichgewicht zu bestehen zwischen ständiger Gerinnung über das Intrinsic System und kontinuierlicher Fibrinolyse. Im Rahmen einer Reihe von Grundkrankheiten kann eine pathologische Akti-

Tabelle 5.2.   Gerinnungsfaktoren und Koagulopathien

Faktor	Bezeichnung	Vererbung	hereditärer Mangel	erworbener Mangel[1]
I	Fibrinogen	autosomal rezessiv	Afibrinogenämie	Leberaffektionen
II	Prothrombin	autosomal rezessiv	idiopathische Hypoprothrombinämie	Leberaffektionen, Verschlußikterus, Vitamin-K-Mangel, Neugeborene, Cumarinpräparate
III	Gewebe-Thromboplastin	es handelt sich nicht um einen eigentlichen Gerinnungsfaktor. Kein Mangel bekannt.		
IV	Calcium	Hypokalzämie führt zum Tode bevor eine Gerinnungsstörung eintritt.		
V	Proakzelerin	autosomal rezessiv	Parahämophilie Morbus Owren	Leberaffektionen Purpura fulminans
VI		Wird nicht mehr angeführt, da es sich um die aktivierte Form des Faktors V handelt		
VII	Prokonvertin	autosomal rezessiv	kongenitaler Faktor-VII-Mangel	Leberaffektionen, Verschlußikterus, Vitamin-K-Mangel Cumarinpräparate
VIII	Antihämophiler Faktor A	geschlechtsgebunden rezessiv	Hämophilie A	
IX	Antihämophiler Faktor B Christmas factor PTC = Plasma Thromboplastin Component	geschlechtsgebunden rezessiv	Hämophilie B „Christmas disease"	
X	Stuart-Prower Faktor	autosomal rezessiv	Stuart-Faktor-Mangel	Leberaffektionen, Cumarinpräparate, Neugeborene
XI	PTA = Plasma Thromboplastin antecedent	autosomal rezessiv	kongenitaler PTA-Mangel	Leberaffektionen
XII	Hageman-Faktor	autosomal rezessiv	Hageman-Faktor-Mangel	
XIII	FSF: Fibrin stabilisierender Faktor	autosomal rezessiv	FSF-Mangel	Leberaffektionen

[1] Bei Verbrauchskoagulopathie und Fibrinolyse sind zahlreiche Gerinnungsfaktoren vermindert oder fehlen ganz.

vierung eines oder beider dieser Grundmechanismen auftreten und zum Zusammenbruch der hämostatischen Mechanismen führen. Im folgenden sind die wichtigsten Krankheitsbilder, bei welchen Verbrauchskoagulopathie beobachtet wird, zusammengestellt. Es ist wichtig zu wissen, daß Übergänge von der einen in die andere Kategorie stets und rasch möglich sind.

1. *Vorwiegende Aktivierung des Gerinnungssystems*
    Purpura fulminans
    Hämolytisch-urämisches Syndrom
    Septischer Schock
    Transfusionszwischenfall
    Geburtshilfliche Komplikationen
        – Abruptio placentae
        – Dead fetus syndrome
        – Fruchtwasserembolie
    Akute myeloische Leukämie (vor allem promyelozytärer Typ)
    Karzinome
    Waterhouse-Friderichsen-Syndrom
    Chirurgische Eingriffe an der Prostata

2. *Vorwiegende Aktivierung des fibrinolytischen Systems*
    Chirurgische Eingriffe an
        – Lungen
        – Gehirn
        – Herz

Das klinische Bild ist gekennzeichnet durch profuse Blutungen, oft kombiniert mit vaskulärer Kollapssymptomatik. Bei intravasaler Gerinnung bestehen daneben diffuse Thrombosierungen; Nierenrindennekrosen und Nebennierennekrosen kommen vor. Bei Hyperfibrinolyse lösen sich gebildete Gerinnsel wieder auf. Petechien, Suffusionen, Schleimhautblutungen sind oft schwer; Nachblutung aus einer Operationswunde kann initiales Symptom sein. Neben perakuten Verläufen gibt es mehr chronische Formen, vor allem jene assoziiert mit metastasierenden Karzinomen, bei welchen die hämorrhagische Diathese diskret bleibt (z.B. milde Purpura) und paradoxerweise eine Neigung zu thrombo-embolischen Komplikationen besteht.

Die Unterscheidung zwischen den beiden Formen, bzw. die Feststellung des dominierenden Prozesses ist von entscheidender *therapeutischer Bedeutung*. In beiden Fällen verschwindet Fibrinogen aus dem Plasma, es entsteht also Serum. Im Falle der *intravasalen Gerinnung* sind die *Thrombozyten* und alle jene Gerinnungsfaktoren, welche während der Gerinnung verbraucht werden, mitbetroffen; selbstverständlich erfolgt sekundär auch eine Aktivierung des fibrinolytischen Systems, so daß Fibrinspaltprodukte auftreten. Besondere diagnostische Bedeutung kommt allerdings dem Nachweis von Fibrin-Monomeren im Plasma zu. Bei *primärer Fibrinolyse* degradiert Plasma Fibrinogen in Fibrinspaltprodukte. Diese besitzen eine ausgesprochene antikoagulierende Wirkung, was den hämostatischen Defekt verstärkt. Gewisse Gerinnungsfaktoren sind deshalb vermindert, weil sie ebenfalls Substrate für Plasmin darstellen (Faktor V und VIII). Sehr wichtig ist das Fehlen einer Thrombopenie, sowie von Fibrin-Monomeren, wie sie nur unter der Wirkung von Thrombin entstehen (Tabelle 5.3).

Kasabach-Merritt-Syndrom. In großen Hämangiomen können dauernd Gerinnungsfaktoren und Plättchen „verbraucht" werden und zu einem Bild führen, das einer chronischen Verbrauchskoagulopathie entspricht. Ausnahmsweise ist die resultierende Thrombopenie so schwer, daß eine generalisierte hämorrhagische Diathese auftritt.

Hämorrhagische Diathese verursacht durch Hemmkörper (Hemmkörperhämophilie)

Ein klinisches Bild identisch mit der Hämophilie kann verursacht sein durch *Antikörper gegen Gerinnungsfaktoren*, meist gegen Faktor VIII: bei hereditärem Faktor-VIII-Mangel, Schwangerschaft, Lupus erythematodes und anderen Kollagenkrankheiten, und anscheinend gesunden, meist älteren Personen. *Antithromboplastine* sind ebenfalls bei Lupus erythematodes beobachtet worden.

Tabelle 5.3. Differentialdiagnose der Verbrauchskoagulopathie

	Intravasale Gerinnung	Primäre Fibrinolyse	Mischformen
Fibrinogen	vermindert	vermindert	vermindert
Thrombozyten	vermindert	normal	vermindert
Prothrombinzeit	verlängert	normal	verlängert
Lösliche Fibrin-Monomere[1]	vorhanden	fehlend	meist fehlend
Fibrinolytische Aktivität[2]	normal, oder leicht vermehrt	erhöht	erhöht

[1] Alkoholtest
[2] Euglobulin-Lysezeit

5 Hämorrhagische Diathese

Durch Antikoagulantien bedingte hämorrhagische Diathese

Differentialdiagnostisch ist bei verlängerter Prothrombinzeit immer auch an eine durch ärztliche Maßnahmen bedingte Gerinnungsstörung infolge Verabreichung von zu hohen Dosen *Antikoagulantien* (Dicumarol, Tromexan, Marcoumar, Sintrom) zu denken (Abb. 5.6). Klinisch unterscheiden sich diese Fälle nicht von anderen Formen mit Gerinnungsstörungen. Die Diagnose wird aus der *Anamnese* und dem *Rückgang der Prothrombinzeitverlängerung* nach Absetzen der Medikation mit Antikoagulantien gestellt.

In der Anamnese findet sich häufig die Angabe, daß die Blutung aufgetreten sei, nachdem bei über längere Zeit gut eingestelltem Prothrombinspiegel ein weiteres Medikament eingenommen wurde, z.B. ein Antihypercholesterinämikum oder Butazolidin, welche die stärkste Potenzierung der Antikoagulantienwirkung aufweisen.

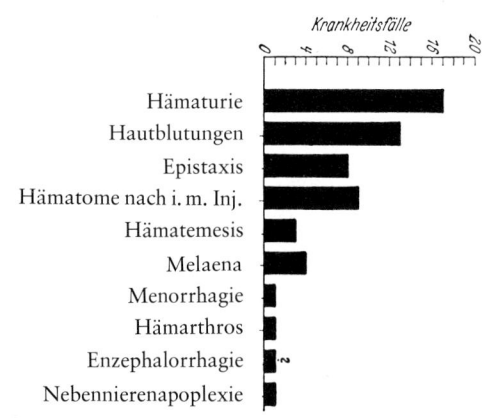

Abb. 5.6. Relative Häufigkeit der verschiedenen hämorrhagischen Erscheinungen bei Antikoagulantientherapie (nach *Koller*)

Was besagt ein tiefer Spontan-Quick?

Die Bestimmung der *Prothrombinzeit* nach QUICK wird heute hauptsächlich zur Kontrolle der regelrechten Dosierung von Antikoagulantien ausgeführt. Nun stellt man aber mit diesem Test, den Quick 1935 eingeführt hat, nicht nur die Prothrombinkonzentration fest, sondern außer Fibrin, Fibrinogen auch die Faktoren V, VII und X (Faktoren des Extrinsic-Systems). Ist also der „Quick" *spontan*, d.h. ohne Verabreichung von Antikoagulantien tief, muß an folgende Möglichkeit gedacht werden:

I. Entweder es ist *einer* der genannten *Gerinnungsfaktoren* vermindert, was immer ein Erbleiden ist und in unseren Breiten eine äußerst seltene Krankheit darstellt, oder

II. Es sind gleichzeitig *mehrere Gerinnungsfaktoren* vermindert. Für die Synthese der Faktoren II, VII und X ist Vitamin K notwendig, also kann

1. Vitamin K möglicherweise nicht resorbiert werden (Verschlußikterus, Malabsorption, Gallenfistel, evtl. Antibiotika), oder es liegt
2. ein Leberschaden (Hepatitis, Leberzirrhose, Lebergifte verschiedenster Art) vor, oder
3. es besteht ein Vitamin-K-Antagonismus mit irgend einer Substanz, wovon außer Cumarin Salizylate und Propylthiouracil die bekanntesten sind.

III. Eine Verminderung von *Fibrinogen* und *Faktor V* liegt bei intravasaler Gerinnung, wenn mit einer Thrombopenie einhergehend und bei schweren Erkrankungen (geburtshilfliche Komplikationen, Transfusionsreaktionen, Malignome) sowie bei Fibrinolyse (Leberzirrhose, Prostatamalignom) vor.

IV. Alle *5 Gerinnungsfaktoren* sind bei schweren Lebererkrankungen (Leberdystrophie, terminale Leberzirrhose) vermindert.

V. Die *Hemmkörper, Inhibitoren* (Antithrombinplastin bei Kollagenosen und Antithrombin bei Paraprotein) machen ebenfalls einen tiefen Spontanquick.

von-Willebrandsche Krankheit
(früher: konstitutionelle Thrombopathie v.-Willebrand-Jürgens)

Es handelt sich um die *häufigste hereditäre* (Vererbung autosomal dominant) *hämorrhagische Diathese*. Sicher liegt ein milder Faktor-VIII-Mangel vor, der Defekt ist aber komplexer und noch nicht völlig geklärt. Die charakteristische *verlängerte Blutungszeit* ist wahrscheinlich auf den Mangel eines weiteren Plasmafaktors zurückzuführen. Klinisch findet sich eine meist recht gutartige hämorrhagische Diathese, vor allem als Purpura (was eine Plättchenstörung vermuten läßt!), seltener als hämophilieartige Blutungen.

Hämorrhagische Diathese infolge Störung der Thrombozyten

Die Plättchen erfüllen eine doppelte hämostatische Funktion:
– die Aufrechterhaltung der Integrität der kleinen Blutgefäße. Bei Thrombopenie kommt der Ausfall dieser „gefäßabdichtenden" Funktion durch kleinfleckige (petechiale) Blutungen zum Ausdruck
– die Bildung des lokalen Plättchenpfropfs bei Blutungen infolge Gefäßwandverletzung. Die tiefgreifenden Veränderungen der Thrombozyten, die ihrer Adhäsion folgen, sowie der Gerinnungsprozeß (Fibrinbildung) beschleunigen sich gegenseitig.

Klinisch imponiert daher bei der Thrombopenie die hämorrhagische Diathese als *gefäßbedingt*: die *Blutungszeit ist verlängert* und alle die *Gefäßfaktoren* anzeigenden Tests (Rumpel-Leede) fallen positiv aus. Die *verzögerte Retraktion des Blutkuchens* (s. S. 102) weist ebenfalls auf gestörte Plättchenfunktion hin. Die Gerinnungszeit ist normal.

Bei Thrombozytenzahlen über 30000 kommen Blutungen kaum vor, oft sogar erst unter 5000. Thrombopathien gehen gewöhnlich mit mikroskopisch erkennbaren Veränderungen einher.

Thrombozytopathien

Einteilung

Thrombopenien

(s. auch Differentialdiagnose der Panzytopenie, S. 94). Eine Einteilung nach pathogenetischen Gesichtspunkten ähnlich jener der Anämien ist heute weitgehend möglich.

a) Störungen der Zellproduktion

Sie kann bedingt sein durch eine Verminderung der Zahl der Megakaryozyten (*Proliferationsstörung*) oder die gestörte Reifung bei normaler oder erhöhter Megakaryozytenzahl (*Maturationsstörung*).
Ursachen der *Proliferationsstörung*:
Bestrahlung; Zytostatika; Medikamente und andere chemische Substanzen, welche eine aplastische Anämie verursachen können (s. S. 94); Leukämie; Myelom; Markmetastasen; Markfibrose. Paroxysmale nächtliche Hämoglobinurie. Gewisse familiäre (hereditäre) Thrombozytopenien.
Ursachen der *Maturationsstörung*:
Mangel an *Vitamin B_{12}* oder *Folsäure* (in seltenen Fällen äußert sich die Perniziosa als Blutung).

b) Störung der Plättchenverteilung

Physiologischerweise sequestriert die Milz 20–30% der Plättchen, gegenüber nur 2% der Erythrozyten. Entsprechend dem Grad einer vorhandenen *Splenomegalie* nimmt diese lienale Speicherung zu und kann über 90% erreichen. Die Lebensdauer der Plättchen wird dabei kaum beeinträchtigt.

c) Beschleunigte Plättchenzerstörung

Die Plättchenüberlebenszeit wird am einfachsten mit ^{51}Cr gemessen (Speziallaboratorien); sie beträgt normalerweise 8–10 Tage. In extremen Fällen kann sie sich auf wenige Stunden verkürzen. Im Knochenmark finden sich reichlich Megakaryozyten (erhöhtes Thrombopoietin und normales Ansprechen der „Target-Zellen", nämlich der Vorläufer der Megakaryozyten).

Immunologische Schädigung
– *Autoantikörper*. Idiopathische thrombozytopenische Purpura (Morbus maculosus Werlhof), Lupus erythematodes disseminatus, chronische lymphatische Leukämie, Evans-Syndrom (s. S. 80). Der Nachweis der Antikörper ist problematisch.
– *Isoantikörper*. Folge der Sensibilisierung durch Schwangerschaft oder Transfusion.
– *Medikamentös*. Chinidin, Chinin, Sulfonamide, Sedormid, Goldpräparate, Digitalis u. a.

Intravaskuläre Gerinnung

(auch thrombotisch-thrombozytopenische Purpura, s. S. 83).

„Intrinsic defect"

Gewisse familiäre Thrombozytopenien weisen eine verkürzte Überlebenszeit auf.
Zweifellos führen auch Virusinfekte (Mononucleosis infectiosa, Varizellen, Rubeola u. a.) zu akuter Thrombozytopenie. Aethylismus kann ebenfalls mit Thrombozytopenie einhergehen. Dasselbe gilt für die Urämie.

Thrombopathien

Die Plättchenzahl ist normal, aber die Blutungszeit verlängert, bei verzögerter Gerinnselretraktion. Zur Untersuchung der Plättchenfunktion steht den Speziallaboratorien eine Reihe weiterer Methoden zur Verfügung: Bestimmung der Plättchenadhäsivität, der Plättchenaggregation, der Freisetzung von Faktor III.
– *hereditär*. Thrombasthenie Glanzmann und eine Reihe sehr seltener anderer Formen
– *erworben*. Aspirintherapie, Urämie.

Idiopathische thrombozytopenische Purpura (ITP, Morbus maculosus Werlhof)

Zum Morbus Werlhof sind die seltener akuten, häufiger chronischen Thrombozytopenien zu rechnen, deren Ätiologie nicht bekannt ist. Die stets starke Verkürzung der Plättchenüberlebenszeit, sowie die in der Regel erfolgreiche Kortikosteroidtherapie sprechen für die Rolle immunologischer Mechanismen (Autoantikörper). Der Untergang der Thrombozyten erfolgt meist zur Hauptsache in der Milz, gelegentlich vor allem in der Leber.
Beim Morbus Werlhof sind folgende *differentialdiagnostische Gesichtspunkte* zu beachten: Die Krankheit kann in allen Lebensaltern vorkommen. Es werden allerdings meist vorwiegend Jugendliche bis 15 Jahre (45%) betroffen. Oft verläuft die Erkrankung ausgesprochen in Schüben. Die Blutungen entsprechen dem *thrombozytopenischen Blutungstypus* (kleinere und größere Petechien an Haut und Schleimhäuten, dazu unstillbare Blutungen). Die hämorrhagische Diathese beschränkt sich nicht immer auf Haut- und Schleimhäute, *Blutungen in die inneren Organe* kommen gelegentlich vor (z. B. apoplektischer Insult, meningeale Blutungen). Oft ist man allerdings erstaunt, wie symptomlos schwerste Thrombozytopenien (2000–5000/ mm³) während langer Zeit ertragen werden. Die Milz ist kaum je vergrößert. Wenn die hämorrhagische Diathese nicht zu einer *Blutungsanämie* geführt hat, sind das rote und weiße Blutbild nicht verändert. Die *Verminderung der Thrombozyten* kann so weit gehen, daß gelegentlich im ganzen Blutpräparat keine

Plättchen nachweisbar sind. Dieser Befund ist das wichtigste diagnostische Kriterium.

Morphologisch finden sich im peripheren Blut ausgesprochen *unreife Thrombozytenformen,* entweder als Riesenplättchen, blaue Plättchen oder als granulationsarme Formen. Sie liegen im Präparat nicht, wie normalerweise, in Gruppen, sondern einzeln. Im *Sternalmark* sind die Megakaryozyten als Ausdruck der gesteigerten Plättchenproduktion vermehrt. Es finden sich vor allem jugendliche Formen.

Die diagnostische Zuteilung einer Thrombozytopenie zum Krankheitsbild der *idiopathischen Thrombozytopenie* erfolgt nach dem negativen Nachweis einer bekannten zu Thrombozytopenie führenden Ursache.

Hämorrhagische Diathese bei Hepatopathie

Bei schwerer Leberschädigung sind die Faktoren I, II, V, VII, IX und X vermindert und massive Blutungen häufig. In diesen Fällen gibt die Faktor-V-Konzentration einen guten Hinweis auf die Schwere der Krankheit. Akute dystrophische Schübe können zusätzlich mit pathologisch gesteigerter Fibrinolyse einhergehen.

Die mehr oder weniger ausgeprägte Herabsetzung der Vitamin-K-abhängigen Gerinnungsfaktoren (II, VII und X, Erfassung durch Quick) ist für Leberkrankheit typisch und kann als grobes Maß für die Syntheseleistung des Leberparenchyms gelten.

Thrombopenien bei Leberkrankheiten sind häufig. Die Splenomegalie ist Hauptursache; dazu kommt eine relative Produktionsstörung unklarer Natur.

Akute Blutungen aus Ösophagusvarizen werden oft durch eine Gerinnungsstörung oder Thrombopenie (oder beides) ausgelöst.

Thrombocythaemia haemorrhagica

Es handelt sich um ein *Syndrom*, gekennzeichnet durch extrem hohe Thrombozytenkonzentrationen (meist wesentlich mehr als 1 Million/mm^3) einhergehend mit *Blutungen* und *Thromboseneigung.* Die Pathogenese der hämorrhagischen Diathese ist unklar. Häufig sind Blutungen aus dem Gastrointestinaltrakt, Zahnfleischblutungen (besonders nach Zahnextraktion), Epistaxis und Genitalblutungen. Die Thrombosen betreffen nicht selten die Milzvene. Die passagere Thrombozytose nach Splenektomie führt nur sehr selten zu dieser Komplikation. Die Thrombocythaemia haemorrhagica ist meist Ausdruck einer sogenannten myeloproliferativen Krankheit: chronisch myeloische Leukämie, Osteomyelosklerose, Polycythaemia vera, idiopathische Thrombozythämie.

Bei der *idiopathischen Thrombozythämie* besteht meist eine zusätzliche, mäßige Leukozytose, oft mit Vermehrung der basophilen und/oder eosinophilen Granulozyten, und gelegentlich einer Splenomegalie. Die Diagnose erfolgt per exclusionem; in erster Linie ist die Polycythämia vera abzugrenzen (Bestimmung des Erythrozytenvolumens gelegentlich notwendig), sowie ein Tumor oder eine entzündliche Erkrankung auszuschließen. Klinisch sind nicht selten periphere arterielle Zirkulationsstörungen das führende Symptom.

Thrombasthenie Glanzmann

Die Thrombozytenzahl ist normal, dagegen sind die Plättchen pathologisch geformt. Es fällt besonders die spärliche oder völlig fehlende Granulation auf. Infolge gestörter Plättchenfunktion kann das Ausbleiben der Retraktion regelmäßig nachgewiesen werden. Milztumor fehlt. Klinisch thrombopenischer Blutungstyp. Das Leiden wird meist in der Kindheit oder Pubertät manifest. Es wird autosomal dominant vererbt und durch eine Störung der Thrombozytenglycolyse verursacht.

Polyphyle Reifungsstörung (Hegglin)

Die Thrombozyten sind vermindert. Sie zeigen die typischen Kriterien der Reifungsstörung (Riesenplättchen, blaue und granulationsarme Thrombozyten) (Abb. 5.7). Im Sternalmark ist eine starke und grobe Felderung des granulierten Megakaryozytenplasmas typisch. Die *Blutungsneigung* ist gering. Pathognomonisch ist das gleichzeitige Betroffensein der Leukozyten, welche im Plasma regelmäßig ein oder mehrere Döhlesche Einschlußkörperchen (basophile Schlieren) aufweisen. Die basophilen Schlieren sind selbstverständlich in diesen Fällen nicht Ausdruck einer toxischen Schädigung. Offenbar dominanter Vererbungstypus.

Es sind heute eine ganze Reihe *sehr seltener familiärer Thrombopathien,* noch seltener mit einem Defekt, der zu einer Verkürzung der Plättchenüberlebenszeit und damit zur Thrombozytopenie führt, beschrieben worden. Dazu gehört auch das *Wiskott-Aldrich-Syndrom.* Es wird geschlechtsgebunden vererbt und betrifft nur männliche Patienten. Neben Thrombozytopenie bestehen Ekzeme und eine erhöhte Infektanfälligkeit.

Die Thrombozytopenie ist stets nur ein Symptom, das in jedem Fall weiterer differentialdiagnostischer Abklärung bedarf.

Purpura hyperglobulinaemica

Bei Hypergammaglobulinämien, Kryoglobulinämie und vor allem *Makroglobulinämie Waldenström* kann bei normaler Plättchenzahl und ungestörten Gerinnungsverhältnissen eine hämorrhagische Diathese auftreten (Abb. 5.8). Typisch sind meist auf die Beine beschränkte Petechien; besonders häufig ist Nasenbluten. Pathogenetisch wird die Kombination eines vaskulären Faktors (Blockierung der kleinen Gefäße durch die viskösen Proteine) und eine Beeinträchtigung der Thrombozytenfunktion (übermäßige Beladung der Plättchen mit Globulinen) als verantwortlich angesehen. Das *Hyperviskositätssyndrom* bei Makroglobulinämie gehört in diesen Rahmen. Es äußert sich in Form passagerer Visusstörungen und

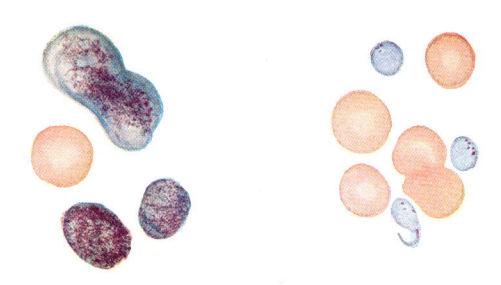

Abb. 5.7. Pathologische Plättchen (Riesenplättchen, blaue Plättchen, granulationsarm) bei polyphyler Reifungsstörung Hegglin

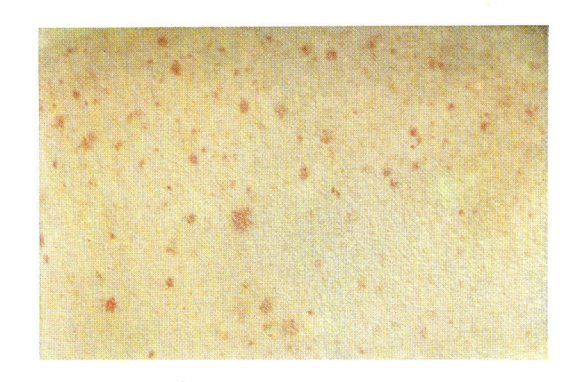

Abb. 5.8. Purpura hyperglobulinaemica Waldenström. 54j. Frau

zentralnervöser Erscheinungen mit Schwindel und Kopfschmerzen.

Hämorrhagische Diathese infolge Veränderung der Gefäßwand (Vaskuläre Purpura)

Bei dieser Gruppe hämorrhagischer Diathese, welcher mannigfache Ursachen zugrunde liegen können, läßt sich kein einheitliches klinisches Bild zeichnen. Differentialdiagnostisch ist ein Gefäßfaktor in den Vordergrund zu stellen, wenn die Gerinnungszeit normal ist und Störungen von seiten der Thrombozyten (Thrombopenie oder -pathie) fehlen. In der Regel ist auch die Blutungszeit nicht verlängert. Ist die *Gefäßschädigung allgemein*, fallen die Tests, welche den Gefäßfaktor erfassen (Rumpel-Leede usw., s. S. 100), positiv aus. Bei *umschriebenen Gefäßerkrankungen* (z.B. Morbus Osler) sind sie negativ, und andererseits ist immer daran zu denken, daß diese Tests auch bei Störungen der Thrombozytenfunktion positiv gefunden werden.

Allgemeine Gefäßschädigungen

Hypertonie usw., infektiös-toxisch und rheumatisch-allergischer Formenkreis
   Purpura Schönlein-Henoch
   Purpura Majocchi
hormonale Störungen, Cortison

Skorbut (Vitamin-C-Mangel)
neurovaskuläre Störungen

Hypertonie

Punktförmige Hautblutungen bei der Hypertonie sind häufig. Sie äußern sich besonders auch im positiven Rumpelschen Phänomen. Zu ausgesprochener hämorrhagischer Diathese kommt es nur in vereinzelten Fällen. Bei hochgradigen *Stauungszuständen* sind ausgesprochene Hautblutungen nicht selten. Oftmals sieht man bei alten Leuten in schlechtem Ernährungszustand Blutfleckenbildung an den unteren Extremitäten infolge abnormer Gefäßbrüchigkeit. Das Phänomen wird als *Purpura senilis* bezeichnet.

Krankheitsbilder mit enger Beziehung zum rheumatisch-allergischen Formenkreis

Die Gefäßwandbeteiligung kommt bereits beim *Rheumatismus verus* in sehr vielen Fällen durch einen positiven Rumpel und durch eine stark erniedrigte Kapillarresistenz zum Ausdruck. Jedoch ist in diesen Fällen das Auftreten einer manifesten hämorrhagischen Diathese äußerst selten.

Bei der **Purpura Schönlein-Henoch** (anaphylaktoide Purpura Glanzmann, allergische Purpura) sind *rheumatische Erscheinungen* mit Zeichen hämorrhagischer Diathese eng verknüpft. Betroffen sind ganz vorwiegend Kinder und Jugendliche, es können aber alle Altersstufen befallen werden. Klinisch sind die

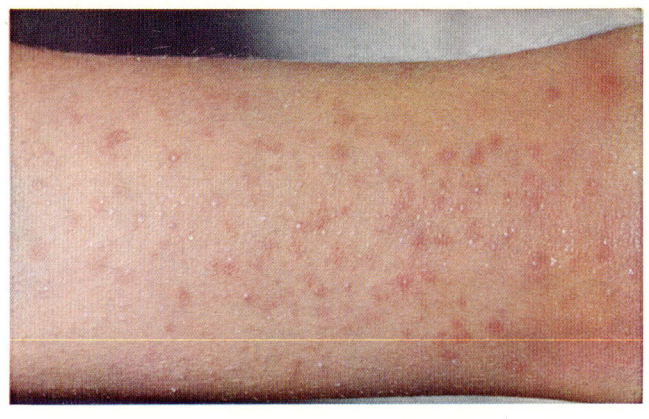

Abb. 5.9. *Peliosis rheumatica.* 15j. Junge

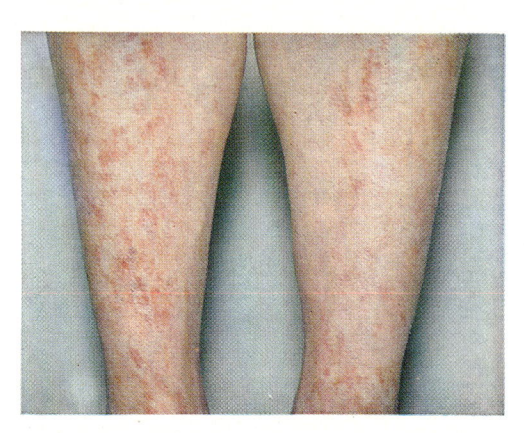

Abb. 5.10. *Purpura teleangiectodes* anularis *Majocchi.* Man erkennt die verschiedenen Stadien, s. Text. Am rechten Unterschenkel kreisrunde rötliche Herde mit schuppender *Atrophie* in der Mitte

Blutungen rein petechial. Sie entstehen auf dem Boden erythematöser, urtikarieller oder papulöser Hautveränderungen und sind vorwiegend an den unteren Extremitäten symmetrisch lokalisiert (Abb. 5.9).
Die Blutflecken treten also erst sekundär auf der rheumatischen Hautaffektion in Erscheinung. Vorwiegend als hämorrhagische Flecken imponierende Veränderungen finden sich gleichzeitig mit den anderen Hauterscheinungen. Als *Kokardenpurpura* wird eine allergische Papel mit einer zentralen Blutung bezeichnet. Ausgedehnte Blutungen werden nie beobachtet. Wie Henoch gezeigt hat, sind *abdominelle Koliken* mit blutigen Durchfällen häufig. Sie sind Ausdruck einer der Hautveränderung entsprechenden Reaktion an den Schleimhäuten des Darmes. Die Krankheit verläuft nicht selten in Schüben (während Wochen bis Jahren) und ist von *polyarthritischen Erscheinungen* mit Temperatursteigerung, Gelenkschwellung und Gelenkschmerzen begleitet. Hämorrhagische Glomerulonephritis wird gelegentlich, harmlosere Mikro- und Makrohämaturien werden öfters beobachtet. Die Hauterscheinungen sind also nur Teilerscheinungen eines allgemeinen rheumatischen Grundprozesses. Die Blutbefunde zeigen außer einer gelegentlichen Eosinophilie nichts Auffälliges. Gerinnungs- und Blutungszeit sind normal, die Thrombozyten unverändert. Einzig der Rumpel-Leede-Versuch kann positiv ausfallen. Als Allergene für die sich vorwiegend an den Kapillaren abspielende Antigenantikörperreaktion kommen vorwiegend A-Streptokokken und Staphylokokken sowie Medikamente in Frage. Manchmal geht dem Ausbruch der Krankheit eine Angina (14 Tage früher) voraus.

Die *Symptomatologie* zeigt folgende Frequenz:
Purpura	100%
Arthralgien	90%
Abdominalschmerzen	80%
Hämaturien	75%
Niereninsuffizienz	50%
Fieber	45%
Arthritis	45%
Myalgie	35%
Ödeme	35%
Albuminurie	35%

Die Nierenbeteiligung äußert sich klinisch vor allem in einer oft nur mikroskopischen Hämaturie, gelegentlich aber entwickelt sich ein nephrotischer Symptomenkomplex. Die Prognose der renalen Mitbeteiligung ist mit Vorsicht zu stellen (BERNHARDT u. Mitarb. 1966).

Die **Purpura anularis teleangiectodes** von Majocchi betrifft vor allem die Beine und Dorsal-Oberfläche der Füße junger Männer (Abb. 5.10). Sie hat 3 Phasen:
1. die teleangiektatische,
2. die Phase, in welcher die ringförmige Purpura und die Pigmentierung im Vordergrund stehen,
3. die atrophische.

Das Schlußstadium besteht in einem pigmentierten Kreis mit Atrophie der Haut im Zentrum. Der Ablauf findet ungefähr während eines Jahres statt, die Atrophie kann allerdings dauernd bestehen bleiben.

Hormonale Störungen

In engen Beziehungen zum Menstruationszyklus auftretende Blutungsbereitschaft, welche nie schwere Grade annimmt, wird durch die Beachtung der Anamnese als hormonale Störung erkannt. Sie ist in der Regel prämenstruell am ausgesprochensten. Alle Untersuchungen, eingeschlossen Rumpel-Leede, verlaufen negativ.

Bei der Hyperthyreose ist die Gefäßwandschädigung (positiver Rumpel) oftmals besonders ausgeprägt und kann bei der Differentialdiagnose tachykarder Zustände wegleitend sein.

Vitaminmangel

Der **Skorbut** (C-Avitaminose) ist durch eine Lockerung der Kittsubstanz der Gefäßwände bedingt. Beim ausgeprägten Krankheitsbild kommen sowohl Petechien wie Suffusionen vor. Besonders charakteristisch sind Zahnfleischblutungen, welche schon nach geringfügigen Traumen auftreten. Die Blutung erfolgt aus dem interdentalen Zahnfleisch. Das Vollbild des Skorbut ist heute eine große Seltenheit: dagegen sind formes frustes häufiger. Diese initialen Formen äußern sich aber – außer Tendenz zu Zahnfleischblutungen – nicht in hämorrhagischer Diathese, sondern in allgemeiner Müdigkeit, Infektbereitschaft usw. Die Bestimmung der Vitamin-C-Ausscheidung im Urin ist nur ein sehr unzuverlässiges Kriterium. Ein ausgezeichneter Parameter stellt die Bestimmung der Vitamin-C-Konzentration in den Granulozyten dar.

Neurovaskuläre Störungen

Sie sind die Ursache von Hautblutungen Stigmatisierter.

Ehlers-Danlos-Syndrom

Neigung zu hämorrhagischer Diathese zeigen auch Kranke mit diesem Syndrom. Diese konstitutionelle Erkrankung, bei welcher offenbar die Gefäßabdichtung durch fehlerhafte Bildung der kollagenen Grundsubstanz gestört ist, wird selten beobachtet. Außer der Neigung zu Blutungen (Ekchymosen, Hämatome, Nasenbluten) ist das Syndrom durch Hyperelastizität der Haut und Überdehnbarkeit aller Gelenke gekennzeichnet (Abb. 5.11). Auch Kombinationen mit andern kongenitalen Abnormitäten kommen vor, wobei die Ptose der Augenlider die bekannteste ist.

Umschriebene Gefäßwandläsionen

Diese Formen sind diagnostisch durch die den Gefäßfaktor anzeigenden Tests (Rumpel-Leede usw. s. S. 100) nicht faßbar. Sie zeichnen sich durch lokale Blutungen am Ort der Gefäßmißbildung aus.

Hereditäre, hämorrhagische Teleangiektasie, Morbus Osler

Bei dieser Krankheit handelt es sich um *echte Teleangiektasien im Sinne der Kapillarerweiterung*. Diese

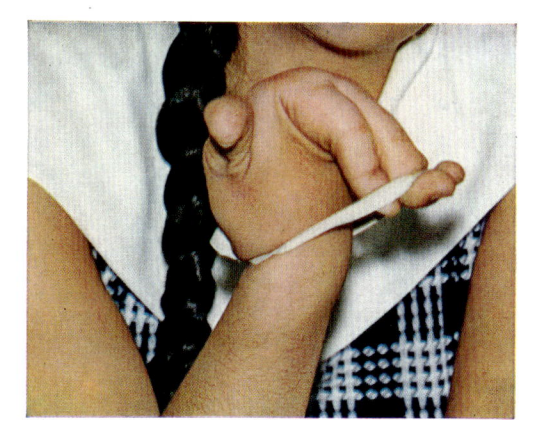

Abb. 5.11. Hyperelastizität und Überdehnbarkeit der Gelenke bei Ehlers-Danlos-Syndrom

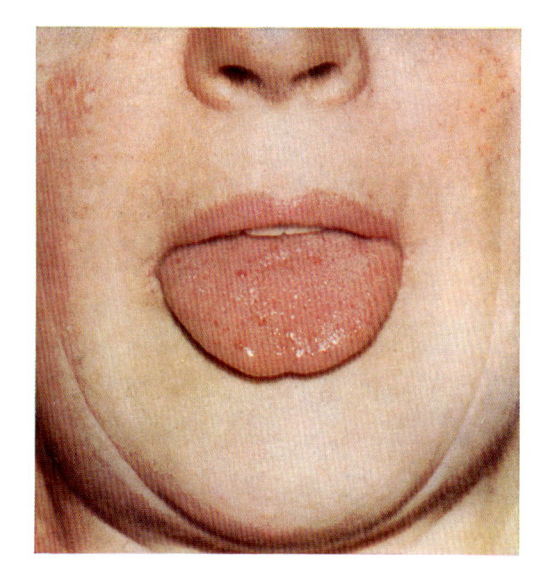

Abb. 5.12. Teleangiektasien bei Morbus Osler an Wange und Zunge

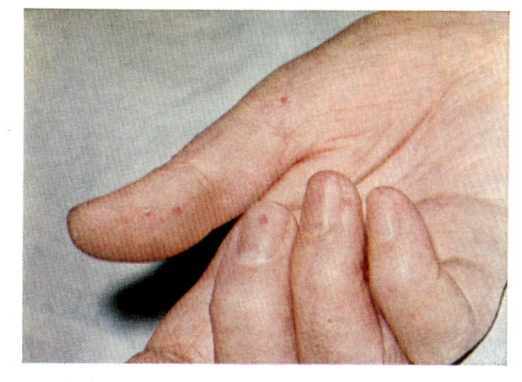

Abb. 5.13. *Morbus* Osler. Teleangiektasien an den typischen Stellen (Innenfläche der Finger und subungual)

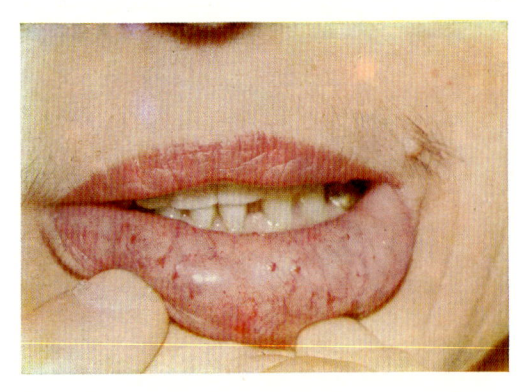

Abb. 5.14. Morbus Osler. Teleangiektasien an Lippen

Gefäßmißbildungen finden sich an Haut und Schleimhäuten sozusagen aller Körperstellen, aber doch mit besonderer Prädilektion in der Nasenschleimhaut, Wangen, Lippen, Zunge, weniger am Stamm und den proximalen Teilen der Extremitäten (Abb. 5.12, 5.13, 5.14). Sie sind durch erhabene, scharf umschriebene, bis kleinlinsengroße Gefäßknäuel leicht zu erkennen. Kleine Teleangiektasien an den Fingerkuppen sind besonders kennzeichnend. Sie werden meist übersehen, wenn sie nicht besonders gesucht werden. Ihrem Vorhandensein kommt eine große diagnostische Bedeutung zu. Über die Lungenlokalisation des Morbus Osler s. Lungenkapitel.

Differentialdiagnostisch müssen diese echten Oslerschen Teleangiektasien gegenüber *Sternnaevi bei Leberzirrhose,* bei denen es sich um arterielle Gefäßknäuel (zentrale Pulsation bei sorgfältigster Beobachtung!) handelt, abgegrenzt werden. Es kommen aber auch beim Morbus Osler gehäuft Leberzirrhosen vor.

Die Blutung erfolgt stets aus einer geplatzten Mißbildung. Vor allem unstillbares Nasenbluten, seltener Magen-Darm-Blutungen und Nierenblutungen können durch Osler-Teleangiektasien bedingt sein. Gelegentlich ist der Morbus Osler mit einem Status varicosus kombiniert.

Diagnostisch ist außer dem *Nachweis dieser Teleangiektasien* und den bereits in früher Jugend einsetzenden Blutungen der *dominante Vererbungsgang* wesentlich.

Angiomatosis retinae (von-Hippel-Lindau-Krankheit)

Bei dieser Krankheit sind Gefäßmißbildungen im Bereich der Venen in der Retina und im Gehirn beschrieben.

Leptomeningosis haemorrhagica interna (Catel)

Sie wird durch Anomalien der Meningealgefäße (Teleangiektasie, Angioma racemosum, Aneurysma arteriovenosum oder durch konstitutionelle Gefäßminderwertigkeit) verursacht.

Literaturauswahl

Baumgartner, W.: Klinische Demonstration (thrombozythämische Purpura). Helv. med. Acta 23 (1956) 311

Beck, E. A., P. Charache, D. P. Jackson: A new inherited coagulation disorder caused by an abnormal fibrinogen (fibrinogen Baltimore) Nature 208 (1965) 143

Bernard, J.: Evolution et traitement des purpuras thrombopéniques idiopathiques. Acta haemat. (Basel) 31 (1964) 162

Bernhardt, J. P., T. Chatelanat und R. Veyrat: Le syndrome de Schönlein-Henoch chez l'adulte. Schweiz. med. Wschr. 96 (1966) 1228

Brunner, H. E., P. G. Frick: Simultane thrombopenische Purpura und autoimmune hämolytische Anämie. Dtsch. med. Wschr. 87 (1962) 1002

Bucher, U.: Messung und Bewertung der Retraktion des Blutgerinnsels. Praxis. 45 (1956) 405

Canales, Luis und A. M. Mauer: Sex-linked hereditary thrombocytopenia as a variant of Wiskott-Aldrich-Syndrome. New Engl. J. Med. 277 (1967) 899

Denson, K. W., E. F. Bowers: The determination of ascorbic acid in white blood cells. Clin. Sci. 21 (1961) 157

Doan, C. A., B. A. Bourouele, B. K. Wisemann: Idiopathic and secondary thrombocytopenic purpura: Clinical study and evaluation of 381 cases over a period of 28 years. Ann. Int. Med. 53 (1960) 861

Fisher, B., G. H. Zuckermann, R. E. Douglass: Combined inheritance of purpura simplex and ptosis. Blood 9 (1954) 1199

Fonio, A.: Die hämorrhagischen Diathesen. Praxis 39 (1950)

Frick, P. G.: Acute Hemorrhagic Syndrome with Hypofibrinogenemia in Metastatic Cancer. Acta haemat. (Basel) 16 (1956) 11

Friedman, L. L., E. I. W. Bowie, J. H. Thompson, A. L. Brown, C. A. Owen: Familial Glanzmann's Thrombasthenia. Proc. Mayo Clin. 39 (1964) 908

Glanzmann, E.: Einführung in die Kinderheilkunde. J. Springer, Wien 1958

Gralnick, H. R., H. M. Givelber, J. R. Shainoff, J. S. Finlayson: Fibrinogen Bethesda: a coagulation dysfibrinogenemia with delayed fibrinopeptide release. J. Clin. Invest. 50 (1971) 18/19

Goulian, Mehran: A guide to disorders of hemostasis. Ann. int. med. 65 (1966) 782

Gugler, E.: Angiohämophilie. Schweiz. med. Wschr. 90 (1960)

Gutenberger, J., C. W. Trygstad, E. R. Stiehm, J. M. Opitz, L. G. Thatcher, J. M. B. Bloodworth, K. Setzkorn: Familial thrombocytopenia, elevated IgA levels and renal disease. Amer. J. Med. 49 (1970) 729

Harker, L. A., C. A. Finch: Thrombokinetics in man. J. Clin. Invest. 48 (1969) 963

Hegglin, R.: Über eine besondere Form gleichzeitiger konstitutioneller Veränderungen der Neutrophilen und Thrombozyten (konstitutionelle polyphyle Reifungsstörung). Arch. Klaus-Stift. Vererb.-Forsch. 20 (1945) 1

Hegglin, R., R. Gross, G. W. Löhr: Anomalie Hegglin-May (Polyphyle Reifungsstörung). Schweiz. med. Wschr. 94 (1964) 1357

Holzknecht, F.: Die Verbrauchskoagulopathie. Dtsch. med. Wschr. 95 (1970) 1275

Jürgens, R.: Hämorrhagische Diathesen. Schweiz. med. Wschr. 79 (1949) 817

Koller, F.: Vitamin K und seine klinische Bedeutung, Leipzig 1941

Koller, F.: Klinik der hämorrhagischen Diathesen. Verh. dtsch. Ges. int. Med. 58 (1952) 508

Koller, F.: Klinik und Therapie der plasmatisch bedingten hämorrhagischen Diathesen. In: Hämorrhagische Diathesen; Hrsg. Jürgens, R., E. Deutsch. Springer, Wien 1955

Koller, F.: Die Blutgerinnung und ihre klinische Bedeutung. Dtsch. med. Wschr. 81 (1956) 516

Koller, F.: The Value of Anticoagulants in the Prophylaxis and Therapy of Ischaemic Heart Disease. Bull. Org. mond. Santé 27 (1962) 659

Koller, F., u. Mitarb.: Über einen neuen Gerinnungsfaktor (Faktor VII) und seine klinische Bedeutung. Dtsch. med. Wschr. 77 (1952) 528

Lewis, J. H.: Coagulation defects. J. Amer. med. Ass. 178 (1961) 1014

Lutz, W. R.: Hämorrhagische Thrombocythämie. Klinik, Therapie, gerinnungsphysiologische und chromosomale Untersuchungen. Schweiz. med. Wschr. 96 (1966) 1503

Murphy, S., F. A. Oski: Hereditary thrombocytopenia with an intrinsic platelet defect. Clin. Res. 17 (1969) 337

Naegeli, O.: Blutkrankheiten und Blutdiagnostik. Berlin 1931

Osgood, E., R. Kohler, M. Hughes: Differential diagnosis and treatment of hemorrhagic diseases. Arch. intern. Med. 94 (1954) 956

Quick, A. J.: The Minot-von-Willebrand-Syndrom. Amer. J. med. Sci 253 (1967) 521

Ritzmann, St. E., W. C. Levin: Cryopathies: A rewiev. Arch. intern. Med. 107 (1961) 186

Rodriguez-Erdmann, F.: Bleeding due to increased intravascular blood coagulation. Hemorrhagic syndromes caused by consumption of blood-clotting factors (consumption-coagulopathies). New Engl. J. Med. 273 (1965) 1370

Rohr, K.: Das menschliche Knochenmark. 3. Aufl. Thieme, Stuttgart 1960

Schönholzer, G.: Die hereditäre Fibrinogenopenie. Dtsch. Arch. klin. Med. 184 (1939)

Schüpbach, A.: Teleangiektasiebildung und Leberkrankheiten (Morbus Osler und Leberzirrhose; die eruptiven pulsierenden Sternnaevi bei Leberleiden). Schweiz. med. Wschr. 73 (1943) 1168

Schreiner, D. P., J. Levin: Detection of thrombopoietic activity in plasma by stimulation of suppressed thrombopoiesis. J. Clin. Invest. 49 (1970) 1709

Staib, I., K. Hupe, H.-J. Streicher: Das Ehlers-Danlos-Syndrom. Mschr. Unfallheilk. 65 (1962) 160

Steiger, R.: Ergebnisse der Untersuchung einer großen bernischen Sippe mit Teleangiectasia haemorrhagica hereditaria Osler. Schweiz. med. Wschr. 75 (1945) 73

Straub, W.: Der tiefe Spontanquick. Praxis 56 (1967) 202

Undritz, E.: Hämatologische Tafeln Sandoz. Basel 1973

Weisfuse, L., P. Spear, M. Sass: Quinidine induced thrombopenic purpura. Amer. J. Med. 17 (1954) 414

Zucker, S., C. H. Mielke, J. R. Durocher, W. H. Crosby: Oozing and bruising due to abnormal platelet function (thrombocytopathia). Ann. Int. Med. 76 (1972) 725

6 Status febrilis

R. LÜTHY und W. SIEGENTHALER

Eine Temperaturerhöhung kann physikalisch oder chemisch bedingt sein.
Bei Temperaturerhöhungen als Folge *physikalischer Ursachen* handelt es sich um eine Störung der Wärmeabgabe. Sie führen kaum je zu differentialdiagnostischen Schwierigkeiten. Das bekannteste Beispiel ist der **Hitzschlag**, wobei die infolge verstärkter Muskeltätigkeit (in der Regel Märsche) gesteigerte Wärmeproduktion bei schwüler, mit Feuchtigkeit gesättigter Luft nicht genügend abgegeben werden kann. Es können dabei Temperaturen bis über 42° beobachtet werden.
Der Temperatursteigerung als Folge *chemischer Ursachen* liegt eine vermehrte Wärmebildung bei Störung der chemischen Wärmeregulation im spezifischen Zentrum des Hypothalamus zugrunde. Es ist wahrscheinlich, daß es sich um eine Reizung dieses Zentrums durch im Blut zirkulierende endogene Pyrogene oder körperfremdes Eiweiß handelt.

Differentialdiagnose febriler Zustände

Bei jedem hochfebrilen Zustand muß versucht werden, als Ursache eine der folgenden Gruppen (s. auch Tab. 6.1) zu eruieren.

Bakterielle Erkrankungen

Lokalisierte Eiterungen

Lokalisierte Eiterungen pflegen meist mit den aus der allgemeinen Pathologie bekannten Kardinalsymptomen rubor, calor, dolor und tumor einherzugehen. Bei tiefer liegenden Prozessen treten Schwellung, Rötung und Überwärmung zurück.
Die Suche nach Lokalbefunden beginnt an den verschiedenen Organen (Abb. 6.1).

Kopf- und Halsorgane: Meningitis, Gehirnabszeß, Otitis, dentogener Abszeß, Sinusitis, Tonsillitis, Pharyngitis, Thyreoiditis, Strumitis.

Thoraxorgane: Bronchitis, Pneumonie, Lungenabszeß, Pleuritis, Empyem, Perikarditis, Myokarditis, Endokarditis, Mediastinitis.

Tabelle 6.1. Differentialdiagnose febriler Zustände

Infektionskrankheiten
– lokalisiert
– generalisiert (Septikämie)
Erreger: Bakterien, Erreger der PLT = Psittakose-Lymphogranulom-Trachom-Gruppe, Mykoplasmen, Viren, Pilze, Protozoen, Würmer.

Kollagenosen
Rheumatisches Fieber = Rheumatismus verus = Polyarthritis rheumatica
Primär chronische Polyarthritis
Lupus erythematodes visceralis
Periarteriitis nodosa
Riesenzellarteriitis (Arteriitis temporalis, Polymyalgia rheumatica)
Dermatomyositis
Sklerodermie

Rezidivierende febrile Krankheitszustände
Immundefekte
Periodisches Fieber

Fieber bei nicht infektiösen Zuständen
Vegetative Dystonie
Tumoren, Leukämien
Gewebsabbau
Hämolyse
Thrombosen und Thrombophlebitiden
Allergische Reaktionen
Innersekretorische Störungen
Vorgetäuschtes Fieber

Abdominalorgane: Enterokolitis, Peritonitis, subphrenischer Abszeß, Leberabszeß, Cholezystitis, Gallenblasenempyem, Cholangitis, Pankreatitis, Appendizitis, Perityphlitis, Zysto-Pyelo-Nephritis, perinephritischer Abszeß, Adnexitis, Prostatitis.

Bewegungsapparat, Haut und Anhangsgebilde: Arthritis, Osteomyelitis, Phlegmone, Erysipel, Furunkel, Karbunkel, exanthematische Infektionskrankheiten.

Phlebitis, Endoplastitis.
Erfahrungsgemäß häufig übersehene Regionen sind die Nierengegend (bimanuelle Untersuchung, Klopfschmerz), die Lebergegend (tiefe Inspiration) und der Genitaltrakt (rektale Untersuchung).
Prinzipiell ist in allen Fällen bakterieller Infektionen der bakteriologische Befund aus Blut, Pleura,

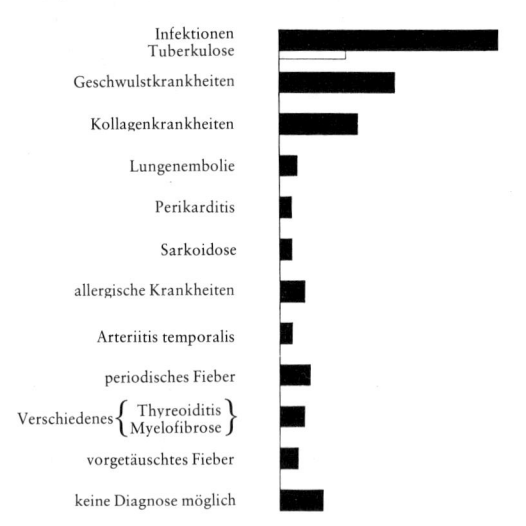

Abb. 6.1. Bei 100 Fällen mit einem nach 5 Tagen noch nicht geklärten *Status febrilis* wurden im weiteren Verlauf die angeführten Ursachen aufgedeckt (nach *Petersdorf*)

Ursachen (Balkendiagramm):
- Infektionen
- Tuberkulose
- Geschwulstkrankheiten
- Kollagenkrankheiten
- Lungenembolie
- Perikarditis
- Sarkoidose
- allergische Krankheiten
- Arteriitis temporalis
- periodisches Fieber
- Verschiedenes { Thyreoiditis, Myelofibrose }
- vorgetäuschtes Fieber
- keine Diagnose möglich

Tabelle 6.2. Klinik der Septikämie

Schwächegefühl, Übelkeit	Leukozytose mit Linksverschiebung
Erbrechen, Durchfall	
Fieber	Hypochrome Anämie
Tachykardie	Beschleunigte Blutsenkung
Hyperventilation	Vermehrung der α_2-Globuline
Milzvergrößerung	Elektrolytverschiebungen
Ikterus	Hypophosphatämie
Bewußtseinsstörungen	Hyperlipämie
Schock	Thrombopenie

Tabelle 6.3. Häufigkeit der Erreger bei Septikämien

Grampositive Septikämien	*Gramnegative Septikämien*
Staphylococcus aureus	Escherichia coli
β-hämolytische Streptokokken	Klebsiella
Pneumokokken	Enterobacter aerogenes
vergrünende Streptokokken	Pseudomonas
Nicht-hämolytische Streptokokken	Proteus
Enterokokken	Bacteroides (anaerobe Stäbchen)
Clostridium perfringens	Salmonellen
Koagulasenegative Staphylokokken	Koliforme Keime (Cloaca, Serratia)

Aszites, Eiter, Sputum usw. für die Diagnose und Therapie entscheidend.

Von den humoralen Reaktionen (s. S. 162) sind eine meist deutlich erhöhte Senkungsreaktion – ausgenommen zu Beginn der Erkrankung – sowie eine Leukozytose mit Linksverschiebung und toxischen Neutrophilen (s. Abb. 6.41) zu erwähnen. Das Vorkommen von ausgeprägten toxischen Granula kann manchmal zur Abgrenzung von bakteriellen gegenüber nicht bakteriellen Infektionen verwendet werden.

Septikämien

Lassen sich auch bei sorgfältigster Untersuchung keine umschriebenen Lokalbefunde erheben und muß aus allgemeinen klinischen Symptomen (intermittierende Temperaturen mit oder ohne Schüttelfröste, Tachykardie, Hyperventilation, weiche Milzschwellung, Ikterus, Bewußtseinsstörungen oder Schock) eine bakterielle Infektion angenommen werden, ist eine *Septikämie* wahrscheinlich (s. Tab. 6.2).

Im Gegensatz zur *transitorischen Bakteriämie*, z.B. nach Zahnextraktionen oder Tonsillektomien zeichnet sich die Septikämie als bakterielle Allgemeininfektion durch ausgesprochenes Schwächegefühl, Übelkeit, Erbrechen und Durchfall, sowie durch die oben erwähnten Symptome aus (s. Tab. 6.2).

Bei den Laborbefunden bestehen meistens eine ausgeprägte Leukozytose mit Linksverschiebung und toxischen Granulationen, eine starke Beschleunigung der Blutsenkung, eine hypochrome Anämie in ca. 50% der Fälle und eine Vermehrung der alpha-2-Globuline in der Elektrophorese. Das Auftreten einer Leukopenie während einer Septikämie ist fast immer ein ominöses Zeichen und deutet auf eine Erschöpfung der Granulopoese hin. Vor allem bei den gramnegativen Septikämien bestehen oft eine Hypophosphatämie, Hyperlipämie und Thrombopenie (Tab. 6.2).

Die entscheidende Untersuchung ist jedoch die *Blutkultur*. Mehrfache Blutkulturen (3–5/Tag) – vor Beginn einer Antibiotikatherapie – erhöhen die Treffsicherheit, so daß Kontaminationskeime leichter erkannt werden können. Der Zeitpunkt des Fieberanstiegs und der Zeitraum 1–2 Std. danach erscheinen für die Blutentnahmen am zweckmäßigsten. Heute sind gramnegative Erreger zu ca. 45%, grampositive zu ca. 43% für eine Septikämie verantwortlich. 12% der Septikämien werden durch mehrere, vorwiegend gramnegative Keime verursacht (s. Tab. 6.3 und Abb. 6.2).

Sowohl aus diagnostischen wie aus therapeutischen Gründen ist es wichtig, die *Eintrittspforte der Sepsiserreger* zu suchen, da daraus mit einiger Wahrscheinlichkeit die in Frage kommenden Erreger (grampositiv oder gramnegativ) abgeleitet werden können, was die Wahl der zunächst empirischen Antibiotikatherapie bis zum Eintreffen der bakteriologischen Resultate erleichtert.

In ca. 50% der Fälle ist das *Harnwegssystem* Ausgangspunkt der sogenannten Urosepsis (Urinstatus, Urinbakteriologie). In weitem Abstand (unter 10%) folgen *Gastrointestinaltrakt* (Gallenwege, Darm), *Respirationstrakt* und *Haut*. Bei Frauen im gebärfähigen Alter ist das *Genitale* (post partum, post

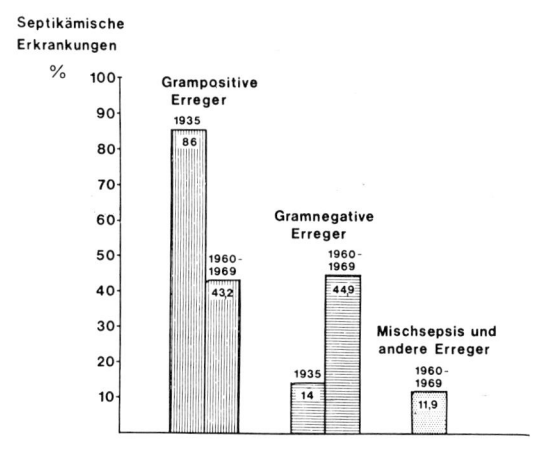

Abb. 6.2. Septikämische Erkrankungen mit positiver Blutkultur. 1935 *Finland* u. Mitarb., 1960–1969 *Stille*

abortum) häufiger Ausgangspunkt. Auch *Zahngranulome, Tonsillitiden* oder *Otitiden* können eine Eintrittspforte für Bakterien darstellen und sind deswegen durch eine sorgfältige klinische Untersuchung auszuschließen. *Septikämische Erkrankungen* im Zusammenhang mit intravasalen oder *implantierten Fremdkörpern*, auch als „*Endoplastitis*" bezeichnet, finden sich bei Shunts im Rahmen der Hämodialyse, bei lange liegenden Venenkathetern, bei künstlichen Herzklappen, intravaskulären Fremdkörpern wie Patches und Fäden, intrakardialen Schrittmacherelektroden und alloplastischen Gefäßprothesen. Infizierte implantierte Fremdkörper müssen praktisch ohne Ausnahme entfernt werden. Unter den verschiedenen internmedizinischen Krankheitsbildern prädisponieren insbesondere Leukosen und Malignome (vor allem unter immunsuppressiver oder Kortikosteroid-Therapie), aber auch Leberzirrhosen, Diabetes mellitus, Urämie und Antikörpermangel-Syndrome zum Auftreten von Septikämien. Bei diesen Patienten sind auch vermehrt Pilze (vor allem Candida albicans) als verantwortliche Erreger nachgewiesen worden.

Die rezidivierende oder kontinuierliche Bakteriämie führt häufig zu septischen Metastasen. Dabei bestehen gewisse Regeln zwischen Erregerart und Ort der Ansiedlung (s. Tab. 6.4).

Endokarditiden

Die wichtigste klinische Sonderform der Septikämie stellt die *infektiöse Endokarditis* dar. Der klinische Befund eines Herzfehlers (angeboren 5–10%, postrheumatisch 20–40%) muß bei jedem Status febrilis den Verdacht auf eine Endokarditis lenken. Allerdings findet man bei pathologisch-anatomischen Studien in bis 50% der Fälle Endokarditiden an vorher normalen Klappen. Es scheint, daß vor allem resistenzmindernde Grundkrankheiten und das vermehrte Aufkommen von hochvirulenten und seltenen Erregern für die infektiöse Endokarditis prädisponieren.

Postoperative Endokarditiden nach kardio-chirurgischen Eingriffen, vor allem nach Einsatz der Herzlungenmaschine, Endokarditiden an künstlichen Herzklappen und die sogenannte „Hippie-Endokarditis" nach parenteraler Applikation bakteriell kontaminierter Rauschgifte sind weitere Formen, die in den letzten Jahren an Bedeutung gewonnen haben.

Mit Ausnahme der selteneren *akuten Formen*, vor allem bedingt durch koagulase-positive Staphylokokken, beginnt die Endokarditis in der Regel schleichend: sog. *subakute bakterielle Endokarditis* oder *Endocarditis lenta*. Allgemeines Unwohlsein, unbestimmte Gliederschmerzen, subfebrile Temperaturen und Nachtschweiß sind die frühesten Symptome. Schüttelfröste sind anfänglich eher ungewöhnlich, später häufiger. Klinisch zeichnen sich diese Fälle oft durch eine café-au-lait-Farbe aus. Eine Splenomegalie ist vor allem bei fortgeschrittenen Fällen in über 30% anzutreffen. Pathognomonische Bedeutung kommt den Mikroembolien zu (ca. 30% der Fälle), welche sich besonders an den Fingern und Zehen, aber auch an den Konjunktiven lokalisieren. Größere Embolien können auch zerebrale Ausfallserscheinungen hervorrufen, so daß bei allen jugendlichen, febrilen, apoplektischen Insulten immer an die Möglichkeit einer Endocarditis lenta gedacht werden muß. Mikroembolien können auch noch unter einer adäquaten antibiotischen Behandlung auftreten. Das Vorkommen eines *mykotischen Aneurysmas* (vor allem Aorteninsuffizienzen) gehört zwar zu den Seltenheiten, es handelt sich jedoch dabei um einen bakteriellen Streuherd, der durch eine antibiotische Therapie allein nicht zu eliminieren ist. Eine chirurgische Intervention ist deshalb so früh wie möglich anzustreben.

Tabelle 6.4. Typische Lokalisationen bei septischen Erkrankungen

Erreger	Typische septische Lokalisationen
Staphylococcus aureus	Haut, Gehirn, Niere, Endokard, Lunge, Knochen, Leber, Hoden
β-hämolytische Streptokokken	Haut, Gelenke
Pneumokokken	Meningen, Gelenke, Endokard
Enterokokken und vergrünende Streptokokken	Endokard
Salmonellen	Knochen, Weichteile, Meningen
Meningokokken	Meningen, Haut, Gelenke
Gonokokken	Haut, Gelenke
Haemophilus influenzae	Meningen
Bacteroides	Lunge, Pleura, Leber, Gehirn
Listerien	Meningen

Die bei der Endocarditis lenta auftretenden Schüttelfröste lassen eine Differenzierung gegenüber dem Rheumatismus verus mit Sicherheit zu. Auch andere abakteriämische Endokarditisformen wie Libman-Sacks beim viszeralen Lupus erythematodes und Karzinoid-Syndrom gehen ohne Schüttelfröste einher. Der Temperaturverlauf dagegen ist differentialdiagnostisch nicht zu verwerten. Im Gegensatz zur Endocarditis rheumatica ist das Blutbild meist toxisch verändert bei nur mäßiger Leukozytose, aber eindeutiger Linksverschiebung.
Erythrozyturie, Zylindrurie und Proteinurie weisen auf eine Herdnephritis *(sogenannte Löhlein-Nephritis)* hin. Möglicherweise handelt es sich dabei um eine immunologisch bedingte fokale Glomerulonephritis, da in einer Anzahl von Fällen antiglomeruläre Antikörper nachgewiesen werden konnten. In einem geringen Prozentsatz der Fälle kann die Nephritis bei subakuter bakterieller Endokarditis zu einer schweren, progredienten Niereninsuffizienz führen und damit das klinische Bild beherrschen. Die wesentlichen klinischen Symptome der Endokarditis sind somit Status febrilis, Schüttelfröste, Herzbefund, Mikroembolien, Nierenbefund und Splenomegalie.
Wie bei der Septikämie kommt den Blutkulturen eine entscheidende Bedeutung zu (s. S. 116). Für die Abgrenzung einer infektiösen Endokarditis von einer nicht infektiösen Form, z. B. einem Rezidiv eines rheumatischen Fiebers, ist oft der Ausfall der Blutkulturen ausschlaggebend, da weder Anämie, erhöhter Antistreptolysin-Titer, Senkungsbeschleunigung noch der auskultatorische Befund eine Differenzierung erlauben.
An die Stelle von Streptokokken, deren Häufigkeit von ca. 60% auf ca. 40% zurückgegangen ist, sind Staphylokokken (St. aureus, St. epidermidis), Enterokokken, Pneumokokken und gramnegative Keime getreten. Pilze machen ca. 5% der Erreger aus. In 5–25% der Fälle – die Angaben verschiedener Autoren divergieren hier außerordentlich – verläuft die Suche nach einem verantwortlichen Erreger negativ. Möglicherweise hängt das damit zusammen, daß neben den bakteriellen Formen – allerdings zu einem kleinen Prozentsatz – Miyagawanellen (Psittakose-Erreger), Viren und Pilze als verantwortliche Erreger in Frage kommen. Aus diesem Grund hat sich der *Begriff* der bakteriellen Endokarditis zugunsten der infektiösen Endokarditis gewandelt.

Krankheitsbilder durch bakterielle Infektionserreger

Leider lassen die durch infektiöse Agentien verursachten Krankheitsbilder nur in wenigen Fällen differentialdiagnostische Schlüsse bezüglich des Erregers zu. Deshalb sollte nach Möglichkeit der klinische Verdacht auf eine Infektion durch den Erregernachweis oder durch eine indirekte serologische Diagnostik (v. a. bei Viren) erhärtet werden.
Da z. B. das klinische Bild einer *Angina* durch eine Vielzahl von Viren und Bakterien verursacht werden kann und da dieselben Erreger auch andere Organsysteme infizieren können, wird im folgenden Abschnitt wegen der enormen Variationsbreite auf die differentialdiagnostische Darstellung einzelner Symptome verzichtet und statt dessen eine Synopsis der klinisch wichtigsten bakteriellen Infektionserreger und ihrer häufigsten Krankheitsbilder gegeben.

Infektionen durch Staphylokokken (grampositiv)

Die meisten Staphylokokken-Infektionen spielen sich an der Haut ab und sind durch Bildung von goldgelbem Eiter gekennzeichnet. Follikulitiden, Impetigo, Pyodermien, Schweißdrüsenabszesse, Furunkel, Karbunkel, Panaritien und Wundinfektionen sind durch den Lokalbefund charakterisiert. Staphylokokkeninfektionen der Schleimhäute führen ebenfalls zu eitrigen Entzündungen. Eine Sonderform bilden die *Enteritiden* nach Staphylokokken-Lebensmittelvergiftungen, bei denen infolge Freisetzung eines hitzestabilen Enterotoxins nach einer Inkubationszeit von $1/_2$–4 Std. massives Erbrechen und Durchfälle auftreten (häufig epidemieartig!). Ebenfalls durch Staphylokokkentoxine bedingt ist die postantibiotische (Breitspektrumantibiotika) Enterokolitis. Abszedierende Pneumonien, Empyeme und vor allem Osteomyelitiden werden häufig durch Staphylokokken verursacht, währenddem der Nachweis dieser Erreger im Urogenitaltrakt, vor allem wenn es sich um Staphylococcus epidermidis handelt, nicht unbedingt einer Infektion gleichzusetzen ist. Allerdings muß erwähnt werden, daß gerade bei Endokarditiden und Septikämien Staphylococcus epidermidis eindeutig als Krankheitserreger identifiziert werden konnte.

Infektionen durch Streptokokken (grampositiv)

Die durch hämolytische Streptokokken bedingten Infektionen haben im allgemeinen eine kurze Inkubationszeit. Typisch ist ein akuter Beginn mit hohem Fieber. Ausgehend von einem Streptokokkeninfekt der Tonsillen können je nach dem Immunitätszustand des Patienten eine *Angina* oder ein *Scharlach* (fehlende Immunität gegen ein erythrogenes Toxin der infizierenden Streptokokken) entstehen. Fließende Übergänge zwischen den beiden Krankheiten sind häufig, während schwere Verläufe von Scharlach seltener geworden sind.
Tonsillitis, regionäre Lymphadenitis und Enanthem des Gaumens sind obligate Zeichen beim **Scharlach**. Nach der Abstoßung der weißlichen Zungenbeläge treten am 3.–5. Tag deutlich die hochrot geschwolle-

nen Papillen hervor (*Erdbeerzunge, Himbeerzunge*). Das Scharlachexanthem tritt typischerweise am 2.–5. Tag nach Krankheitsbeginn auf und besteht aus dichtstehenden, stecknadelkopfgroßen roten Flecken, die auf Druck (Glasspatel) verschwinden. Die Injektion von Rekonvaleszentenserum eines Scharlachpatienten, das Antikörper gegen eines der verschiedenen erythrogenen Toxine enthält, kann im Bereich der Injektionsstelle das sog. Schultzsche Auslöschphänomen bewirken, sofern das erythrogene Toxin des Rekonvaleszenten und des Patienten identisch sind (Abb. 6.3). Bei leichteren Krankheitsverläufen ist das Exanthem blaßrosa und oft nur wenige Stunden vorhanden. Prädilektionsstellen sind Hautfalten (Achselhöhle, Leisten), Stamm, Innenseiten der Arme und Oberschenkel. Die Hautschuppung setzt in der 2.–4. Woche ein. Beim Scharlach, gelegentlich auch bei Streptokokken-Anginen findet man eine diffuse Rötung des Gesichtes und typischerweise ein blasses Kinn-Mund-Dreieck. Die erythrogenen Toxine vermindern die Kapillarresistenz, was den *positiven Rumpel-Leede-Versuch* beim Scharlach erklärt. Eine Leukozytose mit gelegentlicher Eosinophilie und basophilen Schlieren im Neutrophilenplasma sind kennzeichnende, aber nicht spezifische Befunde. Differentialdiagnostisch ist bei einem skarlatiniformen Exanthem, Eosinophilie und positivem Rumpel-Leede-Versuch an eine medikamentöse Allergie (z. B. Chinidin) zu denken.

Weitere Streptokokken-Erkrankungen wie Erysipel, Phlegmone, Impetigo contagiosa, Infektionen der oberen Luftwege (Otitis, Mastoiditis, Sinusitis, Peritonsillarabszeß), Pneumonie, Meningitis, Puerperalsepsis und chirurgische Affektionen (Osteomyelitis, „per secundam-Heilung") sind aufgrund der Lokalbefunde unschwer zu diagnostizieren. Nach Streptokokken-Infektionen auftretende toxische Komplikationen (interstitielle Frühnephritis, Myokarditis, Rheumatoid) sind prognostisch gutartig und treten bereits in der ersten Krankheitswoche auf. Damit ist eine Abgrenzung von den allergisch-hyperergisch bedingten Komplikationen (rheumatisches Fieber, akute diffuse oder herdförmige Glomerulonephritis), die frühestens in der 3. Krankheitswoche auftreten, möglich.

Infektionen durch Pneumokokken (grampositiv)

Bronchitis (s. Kap. Dyspnoe), Bronchopneumonie, Pneumonie (s. Kap. Lungenverschattungen). Insbesondere nach Bronchopneumonien im Kleinkindesalter können durch Pneumokokken bedingte Komplikationen wie Meningitis oder Perikarditis auftreten. Auch bei Otitis media, Endokarditis, Osteomyelitis und Peritonitis wurden Pneumokokken als verantwortliche Erreger isoliert. Pneumokokken-Meningitis s. S. 140.

Infektionen durch Haemophilus influenzae (gramnegativ)

Dieser Keim findet sich normalerweise in den oberen Luftwegen gesunder Kinder und Erwachsener. Exazerbationen einer chronischen Bronchitis, akute eitrige Tracheobronchitiden, chronische, und seltener akute Sinusitiden sowie akute Otitiden sind typische durch Haemophilus influenzae hervorgerufene Krankheiten. Haemophilus-Meningitis s. S. 140.

Infektionen durch Meningokokken (gramnegativ)

Meningokokken-Meningitis s. S. 140. Seltene durch Meningokokken bedingte Krankheiten sind Septikämie, Pneumonie, Arthritis, Epididymitis und Otitis.

Infektionen durch Gonokokken (gramnegativ)

Die Zahl der Gonokokkeninfektionen hat seit 1955 wieder stark zugenommen. Schwere Komplikationen wie Arthritis (s. S. 154), Parotitis, Meningitis, Endokarditis sind jedoch seltener geworden.

Infektionen durch Pseudomonas (gramnegativ)

Pseudomonas aeruginosa hat vor allem als Hospitalismuskeim Bedeutung erlangt. Septikämien, Endokarditiden und Meningitiden nach diagnostischen und therapeutischen Eingriffen, Pneumonien und Lungenabszesse vor allem bei intubierten oder tracheotomierten Patienten, Harnwegsinfektionen bei Dauerkathetertägern, sekundär infizierte Brandwunden, Hornhautulzera in Folge Verwendung infizierter Augentropfen sind nur einige der typischen Spitalinfektionen durch Pseudomonas (pyocyanea). Daneben kommt dieser Keim auch als Erreger bei Otitis externa, Otitis media chronica und bei Enteritiden vor.

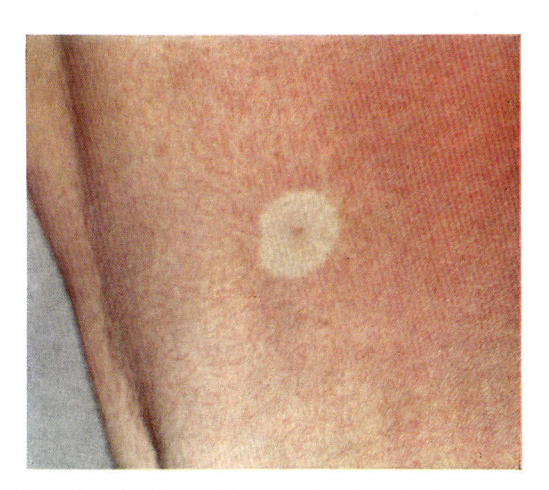

Abb. 6.3. Auslöschphänomen bei Scharlach

Infektionen durch Enterobacteriaceae

Escherichia coli (gramnegativ)
Er ist der am häufigsten isolierte Keim bei Harnwegsinfektionen (akute oder chronische) und gramnegativen Septikämien. Im Bereich des Magen-Darm-Traktes sind Cholezystitiden und Säuglingsdyspepsien häufig durch E. coli verursacht.

Klebsiellen (gramnegativ)
Klebsiellen sind als natürliche Bewohner des Respirations- und Intestinaltraktes Erreger von Pneumonien (1–4% der Pneumonien), Sinusitis, Mastoiditis, Otitis, Zystopyelonephritis, Cholezystitis und Peritonitis. Durch Klebsiellen bedingte Osteomyelitis, Endokarditis und Meningitis können während oder im Anschluß an eine Klebsiellenseptikämie auftreten.

Proteus (gramnegativ)
Die Proteusbakterien (Proteus mirabilis, vulgaris, rettgeri, morganii) kommen normalerweise im Intestinaltrakt vor. Der wichtigste Vertreter ist Proteus mirabilis. Neben Harnwegsinfektionen wurde Proteus in Abszessen und eitrigen Wunden sowie bei Meningitiden und Septikämien gefunden.

In die Familie der Enterobacteriaceae gehören auch Enterobacter (verschiedene Spezies), Serratia, Citrobacter und Providencia. In den letzten Jahren wurden diese gramnegativen Bakterien vermehrt als Erreger bei Septikämien nachgewiesen.

Infektionen durch Salmonellen und Shigellen (gramnegativ)

Salmonelleninfektionen (über 1400 Serotypen) können unter einem enteritischen oder selten typhösen Bild verlaufen. Typischerweise handelt es sich um eine epidemische Gastroenteritis nach Genuß von verdorbenen Lebensmitteln, am häufigsten Fleisch und Eier.

Die klinischen Symptome können nach einer Inkubationszeit von 1 bis 2 Tagen auftreten und äußern sich in Fieber, Nausea, Erbrechen, wässerigen Durchfällen, selten mit Blut- oder Schleimbeimengungen, sowie krampfartigen Abdominalschmerzen. Die Erreger können aus dem Stuhl isoliert werden. Die einzelnen Serotypen werden häufig nicht mehr bestimmt und man spricht von *Salmonella enteritidis* im Gegensatz zu Salmonella typhi oder paratyphi. Typhöse Verläufe sind seltener, doch können im Anschluß an eine Bakteriämie Abszesse in sämtlichen Organen auftreten.

Bei den **Shigellosen** sind blutige oder schleimige Stühle häufiger. Im übrigen unterscheiden sie sich nur wenig von den durch Salmonellen hervorgerufenen Enteritiden (s. Kap. Diarrhöen).

Unter den Salmonellosen nehmen die Erkrankungen durch Salmonella typhi oder paratyphi A, B und C eine Sonderstellung ein, da sie vorwiegend septikämische Krankheitsbilder verursachen.

Typhus abdominalis. Nach einer afebrilen bis subfebrilen Inkubationszeit von 1–3 Wochen, typischerweise mit deutlichen Allgemeinsymptomen wie Müdigkeit, Frösteln, Kopfschmerzen, Hustenreiz tritt innerhalb einer Woche ein staffelförmiger Temperaturanstieg bis auf 40° auf (s. Abb. 6.4 und Tab. 6.5). Manchmal besteht eine Obstipation, seltener eine Diarrhöe. Bei örtlicher und zeitlicher Orientierung wird der unbehandelte Patient abwechslungsweise apathisch oder erregt, manchmal sogar delirös. Die Roseolen (hellrote, blasse, ovale, wegdrückbare maculopapulöse Effloreszenzen (s. Abb. 6.5) treten in etwa der Hälfte der Fälle erstmals zwischen dem 7.–10. Krankheitstag auf. Während der Krankheit können mehrere Roseolenschübe beobachtet werden (Tab. 6.5). Sie sind ausschließlich im unteren Thoraxgebiet, über dem Abdomen und am Rücken lokalisiert. Ein wichtiges frühes Zeichen ist ein an den vorderen Gaumenbögen lokalisiertes ulzerierendes Enanthem (Angine de Bouveret-Duguet), das allerdings nur in ca. 30% der Fälle auftritt. Häufiger ist ein rötliches, streifigfleckiges, nicht ulzerie-

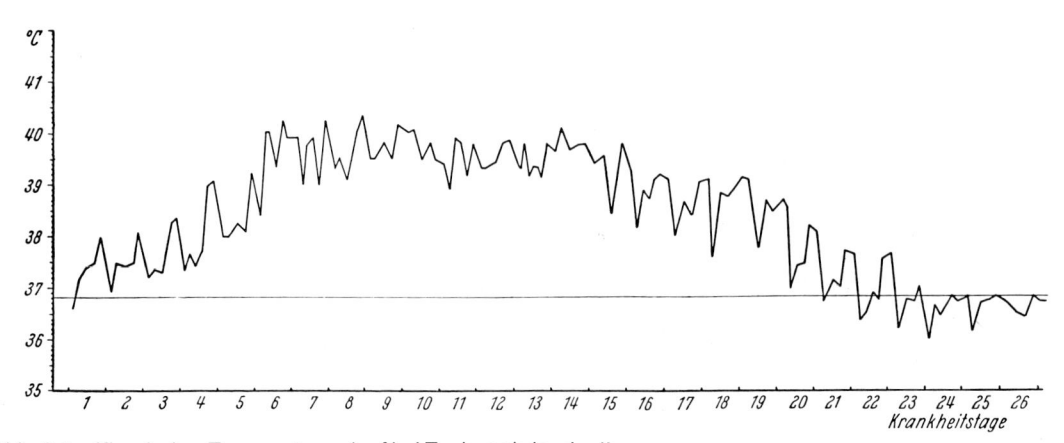

Abb. 6.4. Klassischer Temperaturverlauf bei Typhus abdominalis

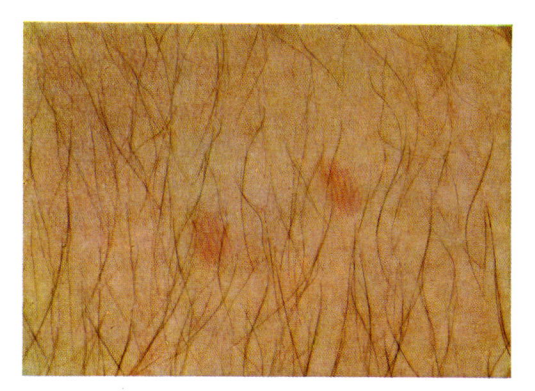

Abb. 6.5. Roseolen bei *Typhus abdominalis*. Dieses Bild zeigt, daß Roseolen nicht auffallen und damit dem oberflächlich Untersuchenden leicht entgehen können

rendes Enanthem. Typisch ist anfänglich eine harte, später eine weiche Splenomegalie. Das Abdomen ist oft diffus druckdolent. In etwa der Hälfte der Fälle ist in der zweiten Woche auskultatorisch eine Bronchitis nachweisbar. Zu dieser Zeit imponiert auch die relative Bradykardie bei hohem Fieber. Im Blutbild findet man eine Leukopenie mit deutlicher Linksverschiebung und toxischen Granula. Das Vorhandensein von Eosinophilen spricht gegen Typhus. Die Senkung steigt langsam auf mittlere Werte an. Die Diagnose kann bereits in der ersten Krankheitswoche durch positive Blutkulturen gesichert werden. Die Gruber-Widal-Reaktion ist von sekundärer Bedeutung, und nur ein Titer-Anstieg – vor allem der O-Antigene – sollte als positiv bewertet werden (Tab. 6.5). Komplikationen sind von der 3. Woche an zu erwarten, so Darmblutung, Darmperforation, Milzinfarkt, hämorrhagische Diathese, Thrombophlebitis, Cholezystitis, Osteomyelitis, Endokarditis. In 15–20% der Fälle kommt es zum Rezidiv, das meist gutartig verläuft.

Das Krankheitsbild bei **Paratyphus B** (selten A, C ist eine Rarität) läuft im allgemeinen rascher und milder ab. Die Differentialdiagnose erfolgt bakteriologisch.

Cholera asiatica (Vibrio comma, gramnegativ)

Der klassische Choleraerreger, wie auch die Variante El-Tor können einen perakuten Verlauf verursachen, der unbehandelt innerhalb weniger Stunden über eine Dehydration, Azidose und Elektrolytverluste mit konsekutiver Anurie zum Tode führen kann. Die Durchfälle – 10–20 Liter täglich – sind reiswasserähnlich, geruchlos und enthalten meistens die Erreger in großer Menge in „fischzugähnlicher" Anordnung. Häufig besteht Erbrechen, was zu weiteren Elektrolytverlusten führt. Neben diesen schweren Verlaufsformen gibt es alle Übergänge bis zur asymptomatischen Infektion, die 5–10 mal häufiger ist. Diese Patienten bilden das Erregerreservoir.

Diphtherie (Corynebacterium diphtheriae, grampositiv)

Die *Diphtherie* macht einerseits lokale Entzündungen an den Schleimhäuten, seltener an der Haut, andererseits in unterschiedlichem Ausmaß toxische Allgemeinsymptome an verschiedenen Organen. Der Lokalbefund in Rachen, Nase, Kehlkopf, seltener an Konjunktiven, Nabel, Genitalschleimhaut oder Haut ist gekennzeichnet durch dicke, weiße, zusammenhängende Beläge. In vielen Fällen besteht ein süßlich-leimiger Mundgeruch. Der primäre Befall des Kehlkopfes führt zum echten *Croup* mit Husten, Aphonie und zunehmender Glottisverengung mit Stridor. Die toxischen Wirkungen beziehen sich vor allem auf das Nerven- (Lähmungen) und Kreislaufsystem. Zerebrale Reizerscheinungen wie Erbrechen, Hyper-

Tabelle 6.5. Typhusstadien (nach HÖRING)

	0	I.	II.	III.	IV.
Fieber	frei, subfebril	staffelförmiger Anstieg	Kontinua	Stadium amphibolicum	
Pathogenese Stadium	Inkubation (empfänglich)	Generalisation (empfindlich-sensibel)		Organmanifestation (desensibilisiert)	unempfänglich (Immunität)
Dauer	1–3 Wochen	1 Woche	2 Wochen	2–5 Wochen	
Pathologisch-anatomisch	(Primäraffekt)	markige Schwellung	„Typhome"	Ulzera, Reinigung	restitutio ad integrum
Befunde	–	am Ende: Roseolen, Milz	Roseolen, Milz	Darmerscheinungen	–
Gruber-Widal	–	(+)	(+)	+ +	+ ± –
Bakteriennachweis	–	Blut	Blut (Urin, Stuhl)	Stuhl, Urin	(nur Dauerausscheider)

thermie oder Krampfneigung kommen ebenfalls vor. Myokardosen und Myokarditiden mit typischen Ekg-Veränderungen haben eine zweifelhafte Prognose, da sie unerwartet schnell zum Herzversagen führen können.

Listeriose (Listeria monocytogenes, grampositiv)

Ca. 75% der Listeriosen manifestieren sich als Meningitis. Seltener sind Enzephalitis, Konjunktivitis oder Pharyngitis (sogenannte Monozytenangina). Im Gegensatz zur akut septischen Verlaufsform beim Neugeborenen, sind beim Erwachsenen chronische Septikämien mit Hirn- und Weichteilabszessen sowie Endokarditiden typischer. Ein erster Häufigkeitsgipfel an Erkrankungen findet sich in den ersten Lebenswochen. Diese Infektion erfolgt meist transplazentar oder intra partum. Bemerkenswert ist jedoch, daß die Erkrankung der Schwangeren (meist nach dem 5. Schwangerschaftsmonat) im allgemeinen klinisch inapperzept verläuft. Sie kann aber auch zum Abort oder zur Früh-(Tot)geburt führen. Ein zweiter Gipfel findet sich im höheren Alter und bei Patienten mit resistenzmindernden Grundkrankheiten. Der Erregernachweis erfolgt aus Liquor, Blut, Konjunktivalabstrich oder Organpunktaten (z.B. bei Hepatosplenomegalie). Die serologische Diagnostik ist ein wichtiges indirektes Hilfsmittel und kann bei Beachtung der Titerdynamik der Listeria-Widal-Agglutination (H-Titer) und der Komplementbindungsreaktion Hinweise für eine aktuelle Infektion liefern.

Milzbrand (Bacillus anthracis, grampositiv)

Der Milzbrand ist eine seltene, meist berufsbedingte Erkrankung (Viehzucht, Verarbeitung von Fellen, Tierhaaren, Wolle). Beim Menschen ist der Hautmilzbrand am häufigsten (95%), sehr selten sind der Lungenmilzbrand (5%) und der Darmmilzbrand (unter 1%). Die Erreger können durch kleinste Hautverletzungen eindringen (resp. Inhalation bzw. Ingestion der Sporen) und eine eitrig-hämorrhagische Entzündung mit starker Ödembildung verursachen. Der typische, mit einem schwärzlichen Schorf belegte Milzbrand-Karbunkel entwickelt sich 2–3 Tage nach der Infektion und ist relativ schmerzlos. Die Erreger können vor allem aus den Randpartien des Karbunkels gezüchtet werden. Die serologische Diagnostik ist unzuverlässig.

Gasbrand (verschiedene Clostridien, grampositiv)

Die ubiquitär vorkommenden Gasbranderreger verursachen vor allem nach großen Weichteil- und Knochenverletzungen (Kriegsverletzungen) eine rasch progrediente, äußerst schmerzhafte, phlegmonöse Lokalinfektion, die in fortgeschrittenem Stadium beim Betasten typischerweise knistert. Die Exotoxinbildung führt unbehandelt zu schwersten Allgemeinerscheinungen mit Schock und zunehmender Insuffizienz sämtlicher Organsysteme. Die bakteriologische Diagnostik ist durch die häufig vorkommenden Mischinfektionen mit Eitererregern erschwert.

Infektionen durch Bacteroides (gramnegativ)

Die Bakterien der Gattung Bacteroides sind anaerobe Saprophyten der menschlichen Hohlorgane. In den letzten Jahren wurden sie vermehrt bei Endokarditiden und Septikämien, aber auch aus eitrigen Prozessen in Nasen-Rachen-Raum, Lungen, Perikard und Urogenitaltrakt isoliert. Häufiger noch werden sie bei subphrenischen Abszessen, Cholezystitis oder Appendizitis gefunden. Eine bakteriologische Diagnostik kann nur unter streng anaeroben Bedingungen erfolgen. Aspirations- oder Punktionsmaterial muß deshalb unverzüglich in geeigneten Behältern oder direkt in der Spritze in das Labor gebracht werden. Gramfärbungen solcher Direktpräparate zeigen häufig die schwach oder unregelmäßig gefärbten gramnegativen Bazillen, während die Routinekultur (aerob) negativ ausfällt. Diese Konstellation sollte den Verdacht auf eine Anaerobier-Infektion lenken!
Eng verwandt mit der Bacteroides-Gruppe ist das *Fusobacterium fusiforme,* das in Symbiose mit Borrelia vincentii für die *Plaut-Vincent-Angina* verantwortlich ist.

Tularämie (Pasteurella tularensis, gramnegativ)

Die Tularämie ist eine hochfebrile Infektionskrankheit, die primär zahlreiche Tierarten (vor allem Nagetiere) und sekundär, zum Teil auch durch Insekten übertragen, den Menschen befällt. Je nach der Eintrittspforte der Erreger unterscheidet man einen ulzeroglandulären, typhösen, oder sehr selten einen okuloglandulären Typ. Häufigste Eintrittspforte (über 80%) ist die Haut (Hände, eventuell Axilla oder Leisten bei Zeckenbiß), an der sich erst eine gerötete Papel, später eventuell ein scharfrandiges Ulkus entwickelt. Typisch ist die regionäre Lymphadenitis. Nach Inhalation der Erreger oder infolge einer Bakteriämie entsteht das Bild einer „atypischen" *Pneumonie* mit diskreten auskultatorischen und radiologischen Zeichen, Husten, Kopfschmerzen und deutlich reduziertem Allgemeinzustand. Die typhöse Form entwickelt sich im Anschluß an eine Bakteriämie (Tular*ämie*) und zeigt unterschiedliche Organmanifestationen (Pneumonie, Pleuritis, Polyadenie, Hepatosplenomegalie, Meningoenzephalitis etc.). Die Temperatursteigerungen können sich unregelmäßig remittierend oder intermittierend wochen- oder monatelang hinziehen. Die Diagnostik stützt sich auf einen Agglutinationstest (positiv nach 10–14 Tagen mit raschem und hohem Titer-Anstieg) und einen Tularinintrakutantest (positiv ab 5. Tag). In ca. einem Viertel der Fälle besteht eine Kreuzagglutination mit Brucellen.

Pest (Yersinia pestis, gramnegativ)

Die Pest ist eine in den Steppengebieten Zentral- und Südostasiens sowie im Westen der USA endemische Anthropozoonose, die fast ausschließlich durch Flöhe von verschiedenen Nagetieren auf den Menschen übertragen wird. Die **Bubonenpest** ist gekennzeichnet durch eine äußerst schmerzhafte regionäre, eventuell abszedierende Lymphadenitis. Die häufigste Lokalisation ist – entsprechend der Einstichstelle – die Leiste (über 80%), gefolgt von Axilla und Nakken. Die Symptome der Allgemeininfektion (unbehandelte Bubonenpest, hohe Virulenz der Erreger) sind im Anschluß an eine septikämische Phase hohes Fieber, Delirium, Endotoxinschock und seltener eine hämorrhagische Pneumonie. Einen fulminanten Verlauf zeigt die durch Tröpfcheninfektion entstandene Pestpneumonie. Der Erregernachweis erfolgt kulturell aus dem Blut, Lymphknoten-, Bubonenpunktat und Sputum. Spezielle Färbungen, Immunfluoreszenz und Bakteriolyse durch spezifische Bakteriophagen geben weitere diagnostische Hinweise.

Pseudo-Tuberkulose (Yersinia pseudotuberculosis, gramnegativ)

Diese Anthropozoonose manifestiert sich bei Kindern und Jugendlichen – wahrscheinlich nach oraler Keimaufnahme – in einem appendizitisartigen Krankheitsbild. Status febrilis, Leukozytose und ein akutes Abdomen bilden dann meistens die Indikation für einen chirurgischen Eingriff. In typischen Fällen läßt bereits der Operationssitus die Verdachtsdiagnose zu; gesichert wird sie durch die histologische Untersuchung (abszedierende, retikulozytäre Lymphadenitis mesenterialis) und durch die Agglutinin-Titer-Bestimmung. Beim Erwachsenen können enteritische Symptome und sehr selten eine septisch typhöse Verlaufsform vorkommen. Da entsprechende Infektionen anderer Ätiologie im klinischen Bild sehr ähnlich sind, kann die Diagnose nur serologisch und bei entsprechendem Verdacht mit einem Intrakutantest gestellt werden.

Keuchhusten (Bordetella pertussis, selten B. parapertussis, gramnegativ)

Der Keuchhusten ist eine epidemisch vorkommende Kinderkrankheit, die typischerweise in drei Stadien abläuft: Stadium catarrhale (uncharakteristischer grippaler Infekt, 1–2 Wochen), Stadium convulsivum (Hustenparoxysmen, eventuell Erbrechen, 2–3 Wochen), Stadium decrementi (1–2 Wochen). Es bestehen Hinweise, daß bei älteren, in der Kindheit geimpften Personen eine Pertussis auftreten kann (Verlust der Impfimmunität).

Brucellosen (Brucella melitensis, abortus (Bang), suis, gramnegativ)

Die Übertragung von Brucellen erfolgt von infiziertem Vieh (Ziegen, Rinder, Kühe, Schweine, Schafe etc.) oder dessen Produkten (Milch) auf den Menschen. Tierärzte und fleischverarbeitende Berufe sind besonders gefährdet. Eintrittspforten sind Augen, Nase, Pharynx, Darm, Genitaltrakt und Hautverletzungen. Der Krankheitsbeginn ist meist schleichend. Schwäche, vermehrtes Schwitzen, Frösteln, Kopf-, Glieder- und Rückenschmerzen sind die häufigsten unspezifischen Symptome. Temperaturen von intermittierendem Typus (Febris undulans) in Wellen von 6 Tagen bis zu 2 Wochen finden sich nur in einem Teil der Fälle. Ca. 50% der bakteriämischen Patienten weisen eine Splenomegalie auf, ca. 25% zeigen eine Hepatomegalie. Eine zervikale und axilläre Mikropolyadenie ist häufig. Bei den chronischen Brucellosen treten psycho-vegetative Symptome wie beim Neurasthenie-Syndrom in den Vordergrund (leichte Ermüdbarkeit, Appetitmangel, Reizbarkeit, Impotenz, depressive Verstimmung). Die Osteomyelitis ist die häufigste Komplikation einer Brucellose. Prädilektionsort ist die Wirbelsäule. Für die Bang-Spondylitis typisch ist der Befall der Wirbelkörper vor allem ventral. Die Entzündung breitet sich auch auf die Bandscheibe aus, die sich deshalb verschmälert. Die Verschmälerung der Bandscheibe

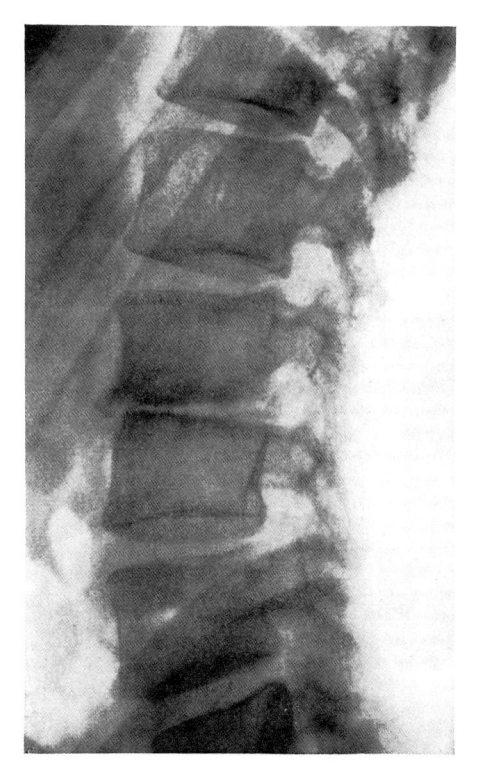

Abb. 6.6. Bang-Spondylitis mit Knochendestruktion und verschmälerter Bandscheibe. 60j. Mann

ist aber nie so ausgesprochen wie bei der Spondylitis tuberculosa (s. Abb. 6.6). Weitere Komplikationen sind Meningoenzephalitis, Endokarditis, mykotische Aneurysmen, Pneumonie, Pleuritis, Arthritis und Abszeßbildungen in Leber, Milz, Nieren und Genitalorganen. Der Befall der Nieren kann neben der oben erwähnten Form, die einer Tuberkulose ähnlich sieht, auch zu einer diffusen interstitiellen Nephritis mit allen entsprechenden Zeichen führen. Das Blutbild zeigt typischerweise eine Leukopenie mit relativer Lymphozytose. Diagnostisch wegweisend sind Blutkulturen, Serumagglutinationsteste und Komplementbindungsreaktionen. Ein negativer Kutantest schließt eine Infektion nicht mit Sicherheit aus, was seine Bedeutung einschränkt.

Lues (Treponema pallidum)

Vor allem das Sekundärstadium der *Syphilis* kann mit Temperatursteigerungen einhergehen. Kopfschmerzen, Arthralgien, katharrhalische Erscheinungen, Lymphknotenschwellungen, Hepatosplenomegalie und insbesondere juckende Exantheme an Händen und Füßen, sowie Enantheme müssen den Verdacht auf eine Lues lenken, die mit Hilfe unspezifischer (Cardiolipine) und spezifischer (Verwendung von lebenden oder nicht lebenden Treponemen, resp. deren Extrakten) Reaktionen bestätigt werden kann.

Leptospirosen (Leptospira interrogans mit vielen Gruppen und Serotypen)

Leptospirosen sind hochfieberhafte, akute Infektionskrankheiten mit zweiphasigem Verlauf. Das Erregerreservoir wird durch die freilebenden Kleinsäuger (Ratten, Mäuse), Haustiere (Hunde, Pferde, Schweine, Rinder) und Wildtiere gebildet. Die Übertragung erfolgt durch direkten und indirekten Kontakt mit Leptospiren-ausscheidenden Tieren über kleinste Haut- oder Schleimhautverletzungen. Die häufigsten Erkrankungen treten im Spätsommer und Herbst auf. Besonders gefährdet sind Kanalarbeiter, Metzger, Tierzüchter, Reisfeldarbeiter. Es wurden auch zahlreiche Badeepidemien (Wasser durch Urin infizierter Ratten verseucht) beschrieben.

Das Krankheitsbild der ersten, leptospirämischen Phase ist gekennzeichnet durch einen akuten Fieberanstieg, häufig mit Schüttelfrost, hohes Fieber während 4–7 Tagen, Kopfschmerzen, Meningismus, heftige Myalgien (vor allem in den Waden), Konjunktivitis, Episkleritis, flüchtige Exantheme, Hypotonie, relative Bradykardie. Nach einem kurzen, eventuell afebrilen Intervall geht die Krankheit in das Stadium der Organmanifestation über. Ikterus, hämorrhagische Diathese, Meningitis, Nephritis mit Oligurie bis Anurie, Iridozyklitis kommen je nach Serotyp und Virulenz der Leptospiren und weiteren unbekannten Faktoren in verschiedenem Ausmaß

vor. GSELL 1968 teilte die Leptospirosen nach dem klinischen Bild in 3 Gruppen ein.
– Oft ikterische Leptospirosen, in erster Linie Leptospira icterohaemorrhagiae (**Morbus Weil**).
– Bald ikterisch, bald anikterische Leptospirosen, z. B. L. bataviae (**Reisfeldfieber**).
– Meist nicht ikterische, benigne Leptospirosen, z.B. L. grippotyphosa (**Schlamm-Feldfieber**) oder L. pomona (**Schweinehüterkrankheit**).

Nur in seltenen Fällen wird die bakteriämische Phase in der Blutkultur oder im Urin (Dunkelfeldmikroskopie) erfaßt. Mit einer Mikroagglutinationsmethode können von der zweiten Krankheitswoche an typenspezifische Antikörper gegen Leptospiren bestimmt werden. Somit stützt sich die Diagnostik im wesentlichen auf die Anamnese (Tierkontakt) und die klinischen Befunde, da die bakteriologische Diagnose meist erst nach der akuten Phase eintritt.

Rickettsiosen

Fleckfieber (epidemisches: R. (Rickettsia) prowazeki, endemisches: R. mooseri)

Das *epidemische Fleckfieber* (Typhus exanthematicus) gehört zu den Seuchen, die in Kriegen und Notzeiten mit schlechten hygienischen Verhältnissen aufflackerten. Die Übertragung erfolgt durch infizierte Kleider- und Kopfläuse. Erregerreservoir ist der Mensch. Das endemische oder murine Fleckfieber wird von Rattenflöhen (Erregerreservoir Ratten) übertragen und kommt in Gegenden mit schlechten sanitären Verhältnissen mit entsprechend großen Rattenpopulationen vor.

Das Krankheitsbild ist gekennzeichnet durch plötzlich einsetzendes hohes Fieber (39–40° mit Kontinua), heftige Kopf- und Gliederschmerzen und ab dem 4. Tag ein polymorphes, makulöses, z.T. hämorrhagisches Exanthem, das sich von den seitlichen Thoraxpartien ausbreitet. Typischerweise findet sich eine Konjunktivitis, ein gerötetes Gesicht und in ca. 50% eine (Hepato-)Splenomegalie. Gleichzeitig mit dem Exanthem kann eine Mitbeteiligung des zentralen Nervensystems auftreten, Somnolenz, Apathie, Hirnnervenlähmung (Taubheit, Seh-, Sprachstörungen), Tremor, zentrale Kreislaufstörungen mit Hypotonie (Schock häufigste Todesursache) und Tachykardie werden beobachtet. Bei schweren Krankheitsverläufen sind häufig die Nieren mitbetroffen.

Der Verlauf des *murinen oder endemischen Fleckfiebers* ist im allgemeinen viel gutartiger und kürzer. Die Trias Fieber, Kopfschmerzen und Exanthem fehlen nie. Serologisch wird die Diagnose mit Hilfe der *Weil-Felix-Agglutinationsreaktion* gestellt (Kreuz-Agglutination mit Hapten eines Proteusstammes OX 19). Zusätzlich steht eine Komplementbindungsreaktion zur Verfügung.

Als *Brillsche Krankheit* wird ein oft erst nach vielen Jahren auftretendes Rezidiv des epidemischen Fleckfiebers bezeichnet. R. prowazeki kann sich jahrelang in Lymphknoten von Fleckfieberrekonvaleszenten lebensfähig erhalten. Da es sich bei den Rezidiven in der Regel um sporadische Fälle (z.B. Kriegsheimkehrer) in einer fleckfieberfreien Gegend handelt, wird die Diagnose häufig übersehen.

Andere dem Fleckfieber nahestehende, in Mitteleuropa nur selten beobachtete (Touristen) *Rickettsien-Erkrankungen* sind *Rocky Mountain spotted fever* (R. rickettsii) in Nord- und Südamerika, *scrub typhus* (R. tsutsugamushi) in Südostasien, *Fièvre boutonneuse* (R. conorii) im Mittelmeerraum und viele mehr.

Wolhynisches Fieber (R. quintana)

Die auch *Schützengrabenfieber* oder *5-Tage-Fieber* genannte Rickettsiose tritt in den beiden Weltkriegen epidemisch auf. Das Krankheitsbild gleicht demjenigen des murinen Fleckfiebers (Trias: Fieber, Kopfschmerzen, Exanthem). Charakteristisch sind heftige Schienbeinschmerzen und ein 5-Tage-Rhythmus der Temperatursteigerungen (Abb. 6.7). Die Weil-Felix-Reaktion ist negativ, der Nachweis des Erregers erfolgt im Xeno-Test.

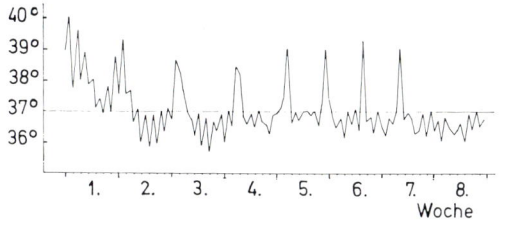

Abb. 6.7. Periodischer Temperaturverlauf bei 5-Tage-Fieber (Wolhynisches Fieber)

Q-Fieber (R. burneti) (s. Kap. Pneumonien)

Mykobakteriosen

Tuberkulose (Mycobacterium tuberculosis)

Häufigster Erreger der Tuberkulose ist seit der Sanierung der Rindviehbestände (Typus bovinus) das Mycobacterium tuberculosis Typus humanus. Die Übertragung erfolgt bevorzugt durch Tröpfcheninfektion (Kavernenträger!), primäre enterale Infektionen sind selten. Primäre, postprimäre und extrapulmonale Tuberkuloseherde können für einen Status febrilis verantwortlich sein. Allgemeinsymptome wie Müdigkeit, Gewichtsabnahme, Nachtschweiße, Angaben über Hämoptoe, therapieresistenten Husten oder ein durchgemachtes Erythema nodosum (s. Abb. 6.8), resistenzmindernde Grundkrankheiten, Kortikosteroid-Therapie und fortgeschrittenes Alter sind Faktoren, die im Zusammenhang mit einem Status febrilis zumindest den Verdacht auf eine Tuberkulose wecken müssen. Das Krankheitsbild der Tuberkulose ist außerordentlich vielseitig. Primäre extrapulmonale Tuberkulosen sind jedoch eher selten, so daß die ersten Abklärungen (physikalisch und radiologisch, eventuell Sputum) der Lunge gelten. (s. Kap. Lungenverschattungen). Blutbild und Senkungsreaktion sind nicht charakteristisch verändert, der positive Ausfall der Tuberkulin-Proben (Konversion) kann eventuell weiterhelfen.

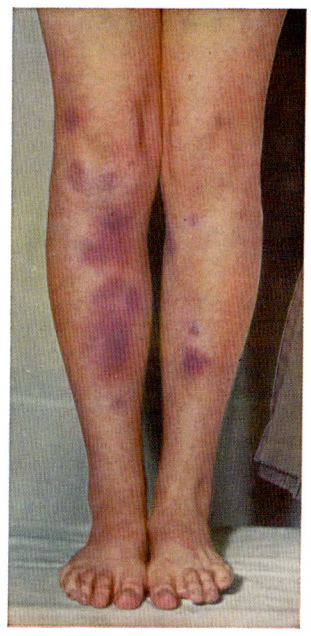

Abb. 6.8. Erythema nodosum. 20j. Frau

Eine massive hämatogene Aussaat führt zum Bild der *akuten Miliartuberkulose* (Tuberkulosepsis Landouzy). Der Allgemeinzustand ist dabei deutlich beeinträchtigt. Hohes intermittierendes Fieber (s. Abb. 6.9), Schweißausbrüche, Kopfschmerzen, trockener Husten und zunehmende Dyspnoe sind weitere Symptome. Oft werden auch Meningen, Pleura und Peritoneum mitbetroffen. Neben dieser

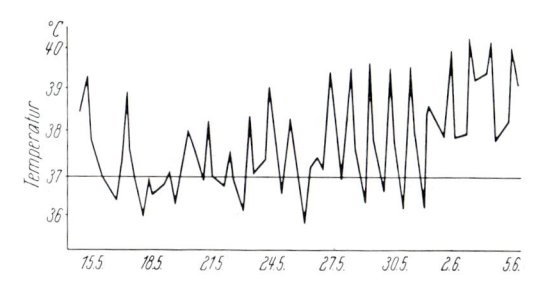

Abb. 6.9. Intermittierender Temperaturverlauf bei *Sepsis tuberculosa acutissima* (Landouzy) auf dem Boden eines Lymphogranuloma Hodgkin. 20j. Mann, (autoptisch verifiziert)

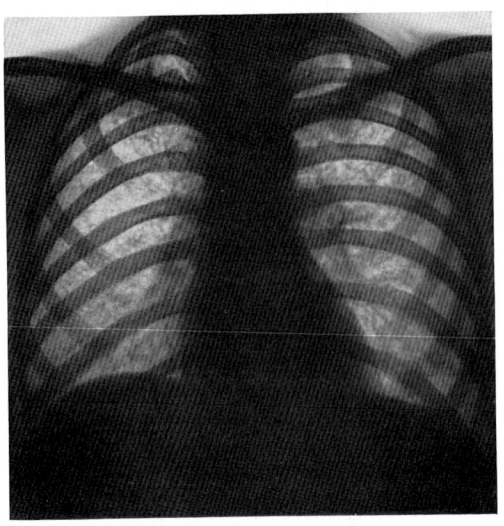

Abb. 6.10. *Miliartuberkulose* mit kleinfleckigen Herden in allen Lungenlappen (typisches Bild)

akuten Form kommen auch chronische Miliartuberkulosen mit oft wochenlang dauernden Fieberschüben und den oben beschriebenen Allgemeinsymptomen – allerdings in milderer Form – vor. Tuberkulöse Organmanifestationen (Pleuritis, Peritonitis usw.) treten oft erst nach Monaten hervor. Der Lungenbefall ergibt das heute selten gewordene klassische miliare Bild (s. Abb. 6.10). Die multiplen hirsekorngroßen Herde sind typischerweise über alle Lungenfelder verteilt. Eine überwiegende Lokalisation in den Oberlappen kommt vor und ist differentialdiagnostisch gegenüber der Lungenkarzinose zu verwerten.

Die Milz ist oft vergrößert und hart. Im Gegensatz zur Splenomegalie beim Typhus, welche durch die Abnahme der Kapselspannung im Verlauf der Krankheit weicher wird, bleibt der hämatogen-bedingte tuberkulöse Prozeß in der Milz länger bestehen (Tab. 6.6). Im Blutbild finden sich eine normale Leukozytenzahl, eine Lympho- und Eosinopenie. Toxische Veränderungen der Neutrophilen fehlen. Die Blutsenkungsreaktion ist beschleunigt. Die extrapulmonalen Tuberkulosen werden in den Kapiteln ihrer Organmanifestation besprochen, Meningitis s. S. 143.

Lepra (Mycobacterium leprae)

Gegenüber der Tuberkulose ist die Lepra als chronische granulomatöse Infektionskrankheit vor allem an der Haut lokalisiert, wenn auch andere Organlokalisationen vorkommen. Bei der tuberkuloiden Lepra handelt es sich um eine lokalisierte Läsion vorwiegend der Haut. Bei der lepromatösen Lepra liegt dagegen ein generalisierter Befall vor, der die verschiedensten Organe in Mitleidenschaft ziehen kann. Erythema nodosum, schmerzhafte subkutane Knoten, Neuritis, Periostitis, Arthritis, Iritis, Lymphknotenvergrößerung, Hepatosplenomegalie, Hodenbefall und Glomerulonephritis werden am häufigsten beobachtet. Die Übertragung von Mensch zu Mensch erfolgt durch Tröpfchen- und Schmierinfektion mit sehr langer Inkubationszeit.

Aktinomykose und Nocardiose

Aktinomykose (Actinomyces israeli, grampositiv)

Die Aktinomykose ist eine seltene subakute bakterielle Infektionskrankheit. Typischerweise bilden sich Granulome mit ausgesprochener Tendenz zur Fi-

Tabelle 6.6. Differentialdiagnose der *langdauernden* Fieberzustände, welche mit *Milztumor* einhergehen

	Typhus	Endocarditis lenta	Miliaris	Lymphogranulom	Bang
Fiebertypus	je nach Stadium intermittierend bis Continua	remittierend-intermittierend	remittierend	Pel-Ebstein	intermittierend
Milztumor	hart, schmerzhaft, Größe wechselnd	weich–hart	hart, Größe konstant	hart	hart
Senkungsreaktion	anfänglich normal, erst ab 3. Woche stärker beschleunigt	stark beschleunigt	mäßig beschleunigt	beschleunigt	anfänglich niedrig, erst später mäßig erhöht
Beginn	ziemlich plötzlich	ziemlich plötzlich	allmählich	allmählich	allmählich
Schüttelfröste	selten	häufig	selten	fehlen	fehlen
Leukozytenzahl	vermindert	vermehrt bis normal	normal	normal	normal bis vermindert
Lymphozyten	je nach Stadium normal bis vermehrt	vermindert	stark vermindert	vermindert	vermehrt
Toxische Veränderungen der Neutrophilen	anfänglich wenig, später stark vorhanden	stark ausgeprägt	fehlen	fehlen meist, können aber ausgeprägt sein	fehlen
Eosinophile	fehlen immer	vermindert	vermindert	vermehrt	eher vermindert

stelbildung. Bevorzugte Lokalisationen sind die Halslymphknoten unter dem Kieferwinkel (s. Kap. Halslymphknotenschwellungen), Lungen (s. Kap. Lungenverschattungen) und der Magendarmtrakt (s. Kap. Diarrhöen). Selten kommt es infolge einer Bakteriämie oder einer Ausbreitung per continuitatem zu Hirnabszessen, Urogenitalinfektionen oder zu Osteomyelitis. Der radiologische Aspekt der Spondylitis ist insofern typisch, als die Zwischenwirbelscheibe nicht betroffen wird und wegen der langsamen Progression der Krankheit die reaktive Knochenneubildung ein Zusammensintern des Wirbels verhindert.
Die Allgemeinsymptome einer Aktinomykose entsprechen denjenigen einer chronisch eitrigen Infektion (unregelmäßige Temperaturen, Nachtschweiße) und variieren je nach Ausdehnung des Prozesses. Meistens bestehen eine Leukozytose und eine Senkungsbeschleunigung. Differentialdiagnostisch kommt am ehesten eine Tuberkulose in Frage.
Das Bestehen einer eiternden Fistel erleichtert die Diagnose außerordentlich. Der Nachweis von Drusen oder Aktinomyzeten in einer anaeroben Kultur ist beweisend. Häufig besteht eine Mischinfektion mit Bacteroides oder mikroaerophilen Streptokokken. Der isolierte Befall innerer Organe (selten) erfordert eine aggressive Diagnostik. Bei jedem Verdacht auf eine Aktinomykose müssen Punktate oder Exzisate sofort unter anaeroben Bedingungen verarbeitet werden.

Nocardiose (Nocardia asteroides, grampositiv, positive Ziehl-Neelsen-Färbung)

Die Nocardiose ist ähnlich wie die Aktinomykose eine seltene, chronisch-granulomatöse Entzündung, die vor allem bei Patienten mit eingeschränkter Infektabwehr bevorzugt die Lungen befällt. Das röntgenologische Bild ist uncharakteristisch. Pneumonische Herde haben eine deutliche Tendenz zur Nekrose und Abszeßbildung, was bei pleuranahen Herden zu einem Empyem führen kann. Die klinischen Symptome Nachtschweiße, Status febrilis und produktiver Husten lassen differentialdiagnostisch am ehesten an eine Tuberkulose denken. Außerdem besteht eine ausgesprochene Tendenz zur hämatogenen Dissemination, wobei in einem Drittel der Fälle das zentrale Nervensystem betroffen wird. Sputumkulturen, transtracheale Aspiration oder Abszeßpunktionen sind für eine exakte bakteriologische Diagnose (langsames Wachstum!) notwendig.

Erkrankungen durch Erreger der PLT-Gruppe (*Psittakose-Lymphogranuloma-Trachom-Gruppe*)

Synonyma: Chlamydien, Bedsonien, Miyagawanellen.

Ornithose (Miyagawanella psittaci)

Die Ornithose ist eine akute Infektionskrankheit, die überwiegend die oberen und unteren Luftwege befällt (s. Kap. Pneumonien).

Lymphogranuloma inguinale, Nicolas-Favre (Miyagawanella lymphogranulomatosis). Das Lymphogranuloma inguinale geht vor allem mit inguinalen Lymphknotenschwellungen einher (s. S. 454).
Auch die bei der sog. **Katzenkratzkrankheit** beobachtete Lymphknotenschwellung ist Folge einer Infektion mit einem der PLT-Gruppe angehörenden Erreger (s. S. 455).

Mykoplasmen-Erkrankungen

Die ätiologische Bedeutung der verschiedenen bisher isolierten Mykoplasmen ist außer beim Stamm Mycoplasma pneumoniae weitgehend ungeklärt. Letzterer verursacht die sogenannte *primär atypische Pneumonie* (s. Kap. Pneumonien).
Folgende Krankheiten werden mit Mykoplasmainfektionen in Zusammenhang gebracht: unspezifische Urethritis, Tuben- und Ovarialabszesse, postpartale und postoperative Septikämien, Reiter-Syndrom?
Der Nachweis der Mykoplasmen kann direkt (spezielle Nährböden) oder indirekt mit Hilfe einer Komplementbindungsreaktion erfolgen.

Virale Erkrankungen

Für Viruskrankheiten sind in diagnostischer Hinsicht typisch:

Nicht eitrige Entzündung
Klinisch kann dafür das Blutbild verwertet werden. Bei Viruskrankheiten finden wir normale Leukozytenzahlen oder höchstens eine leichte Leukozytose. Die Linksverschiebung ist wenig ausgeprägt, ebenso sind die toxischen Veränderungen der Neutrophilen äußerst gering, sofern keine bakterielle Superinfektion mitspielt.

Lymphozytäre Reaktion
Viele Viruserkrankungen gehen mit einer charakteristischen *lymphozytären Reaktion* einher, die am ausgeprägtesten bei der *Mononucleosis infectiosa* ist. Eine deutliche Lymphozytose findet man häufig auch bei Masern, Röteln, Mumps, Dreitagefieber, Hepatitis epidemica, Zytomegalie und nach dem zehnten Krankheitstag auch bei der Viruspneumonie.

Diphasischer Fieberverlauf
Dieser ist für viele Viruserkrankungen charakteristisch, vor allem Masern, Pocken, Gelbfieber, Poliomyelitis, auch Hepatitis und Dengue-Fieber. Er fehlt aber bei anderen Virusaffektionen wie Grippe,

Rubeolen, Viruspneumonie und Mononucleosis infectiosa.

Vegetative Störungen
Oftmals sind Störungen vegetativer Art ausgesprochener als bei durch andere Erreger bedingten Erkrankungen. Man findet allgemeine Abgeschlagenheit, Erbrechen, Inappetenz und gelegentlich im Vordergrund stehende Arthralgien. Besonders bei der Hepatitis epidemica können unspezifische Gelenkschmerzen oft dem Ausbruch der Krankheit während mehrerer Tage vorangehen und damit führendes Symptom werden. Postinfektiös bestehen oft vegetative Kreislaufstörungen.

Organlokalisation der Viruskrankheiten
Die meisten Viruserkrankungen zeigen bestimmte Organlokalisationen, d. h. sie sind dermotrop, neurotrop, pneumotrop oder hepatotrop usw. Diese Tropismen pflegen sich aber meistens zu überschneiden, so daß bei den Viruserkrankungen häufig nicht nur ein Organ betroffen wird und der Allgemeincharakter der Krankheit fast immer offenkundig ist (Abb. 6.11).

Serumreaktionen
Für die Diagnostik vieler Viruserkrankungen spielen Serumreaktionen eine wichtige Rolle. Sowohl aus technischen wie auch aus finanziellen Erwägungen ist eine Virusisolierung nur in speziellen Fällen (schwere Krankheitsverläufe, epidemiologische Studien) möglich. Demgegenüber sind Serumreaktionen nicht so aufwendig und können, sofern ein Serum aus der akuten Krankheitsphase und aus der Rekonvaleszentenphase vorliegt, wesentliche diagnostische Hinweise liefern. Die Serodiagnostik beruht im wesentlichen auf einer Antikörperbestimmung mit Hilfe von Komplementbindungsreaktionen, Hämagglutinations-Hemmtests, Neutralisationstests und Immunfluoreszenztests. Daneben spielen auch unspezifische Serumreaktionen eine Rolle. Kälteagglutinine können bei der „atypischen Pneumonie" (Mykoplasmenpneumonie) und bei der Hepatitis auftreten. Positive Luesreaktionen kommen bei Ornithose-Pneumonie, Mononucleosis infectiosa, Hepatitis epidemica, Masern und Röteln vor.

Akute virale respiratorische Erkrankungen

Unter den Virusinfektionen sind ohne Zweifel die akuten *respiratorischen Erkrankungen* von größter praktischer und volkswirtschaftlicher Bedeutung. In 90% der Fälle werden sie durch Viren, virusähnliche Partikel (PLT-Gruppe) und Mykoplasmen hervorgerufen. Bakterien spielen eine untergeordnete Rolle. Die typischen klinischen Manifestationen der sogenannten banalen *Erkältungskrankheit („grippaler" Infekt, common cold)* sind: Coryza, Tonsillo-Pharyngitis, Laryngo-Tracheitis, Tracheo-Bronchitis, Bronchopneumonie oder Pneumonie. Zahlenmäßig stehen die Infekte der oberen Luftwege weitaus im Vordergrund. Neben dem führenden Symptom der Rhinitis bestehen häufig gleichzeitig eine Pharyngitis, Husten oder eine Konjunktivitis. Differentialdiagnostisch sind allergische und vasomotorische Rhinitiden sowie lokale Prozesse (z. B. Entzündungen durch gewerbliche Gifte oder Sinusitiden) abzugrenzen. Bakterielle sekundäre Infektionen im Bereich der gesamten Luftwege kommen vor allem bei Säuglingen, älteren Menschen und bei Patienten mit resistenzmindernden Grundkrankheiten vor. Verschiedene Virusarten kommen als Erreger für die banalen Erkältungskrankheiten in Frage, ihre Isolierung ist jedoch mehr von epidemiologischer oder wissenschaftlicher Bedeutung:

RNS-haltige Viren

Picorna-Viren: Rhinoviren (über 90 Typen), Coxsackie-Viren (A 21, B 1–6), ECHO-Viren (11, 20, 28).

Myxo-Viren: Influenza- oder Grippe-Viren (Typ A B C), Parainfluenza-Viren (1–4), RS-Viren (*respiratory syncytial viren*).

DNS-haltige Viren

Adeno-Viren: (endemische Typen 1, 2, 5, 6, epidemische Typen 3, 4, 7, 14, 21)
und weitere seltenere und noch unbekannte Viren.
Eine Übersicht über die bei verschiedenen Epidemien isolierten Erreger von akuten respiratorischen Infekten vermittelt Abb. 6.12 (nach STUART-HARRIS).

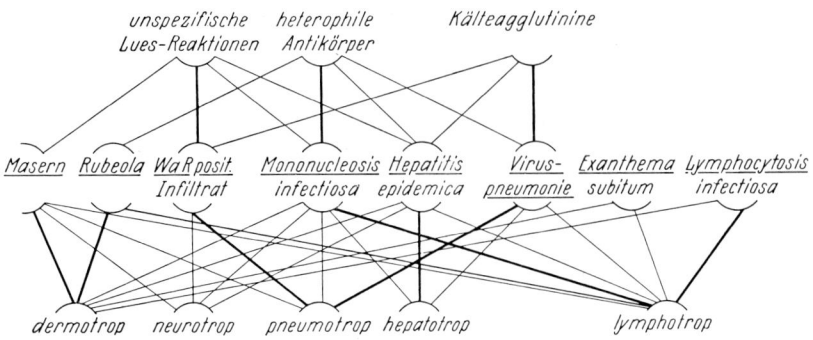

Abb. 6.11. Tropismen (dicke Striche) und Paratropismen (dünne Striche) der polyviszerotropen Virusarten

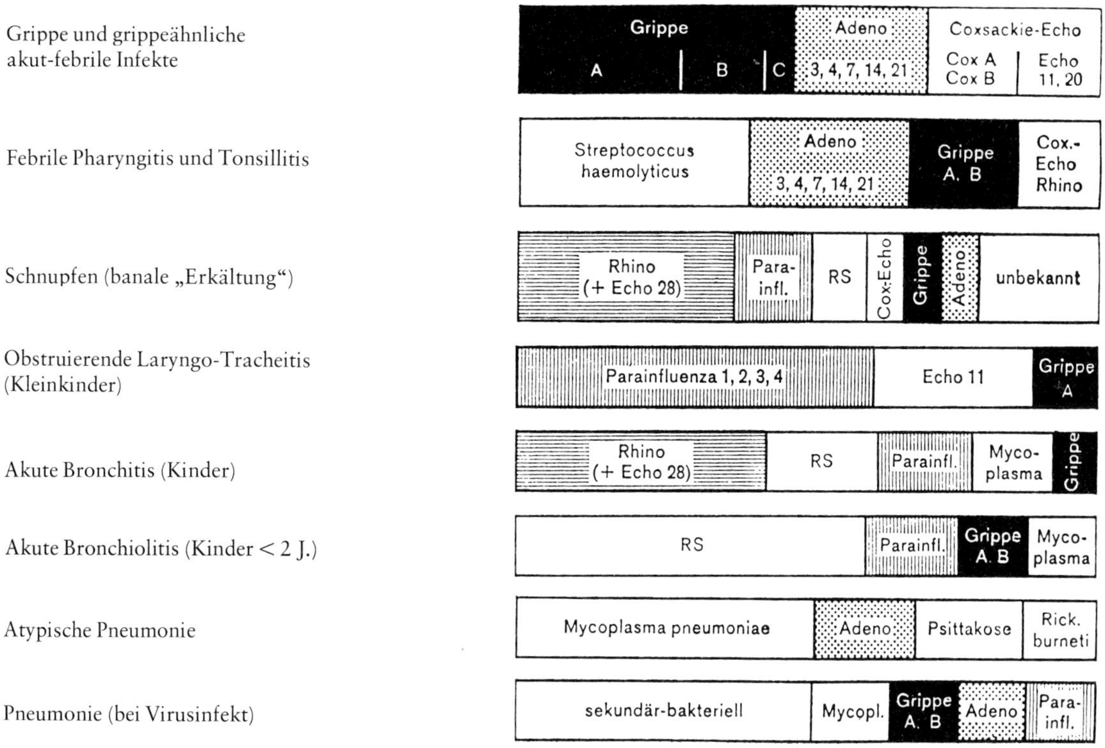

6 Differentialdiagnose febriler Zustände

Syndrom	Erreger
Grippe und grippeähnliche akut-febrile Infekte	Grippe A, B, C / Adeno 3, 4, 7, 14, 21 / Coxsackie-Echo (Cox A, Cox B / Echo 11, 20)
Febrile Pharyngitis und Tonsillitis	Streptococcus haemolyticus / Adeno 3, 4, 7, 14, 21 / Grippe A, B / Cox.-Echo Rhino
Schnupfen (banale „Erkältung")	Rhino (+ Echo 28) / Para-infl. / RS / Cox-Echo / Grippe / Adeno / unbekannt
Obstruierende Laryngo-Tracheitis (Kleinkinder)	Parainfluenza 1, 2, 3, 4 / Echo 11 / Grippe A
Akute Bronchitis (Kinder)	Rhino (+ Echo 28) / RS / Parainfl. / Mycoplasma / Grippe
Akute Bronchiolitis (Kinder < 2 J.)	RS / Parainfl. / Grippe A, B / Mycoplasma
Atypische Pneumonie	Mycoplasma pneumoniae / Adeno / Psittakose / Rick. burneti
Pneumonie (bei Virusinfekt)	sekundär-bakteriell / Mycopl. / Grippe A, B / Adeno / Para-infl.

Abb. 6.12. Bei *Erkältungskrankheiten* werden die *klinischen Syndrome* (links angegeben) durch die rechts bezeichneten *Erreger* hervorgerufen (nach Stuart-Harris)

Im folgenden sollen die praktisch wichtigen viralen Infektionen des Respirationstraktes besprochen werden:

Rhinovirus-Infektionen

Rhinovirus-Infektionen sind in erster Linie für das *Schnupfen-Syndrom* verantwortlich. Dieses kann einmal auch durch andere Erreger hervorgerufen werden.

Coxsackievirus-Infektionen

Coxsackie-Viren gehören zusammen mit den Poliomyelitis- und ECHO-Viren zu den Enteroviren. Coxsackie- und ECHO-Virus-Infektionen treten überwiegend im Sommer/Herbst auf und verursachen zum Teil recht spezifische Krankheitsbilder. Aus dem großen Spektrum der klinischen Manifestationen dieser beiden Virusgruppen seien einige typische Krankheitsbilder erwähnt. (s. Tab. 6.7).

Sommer-Grippe (vorwiegend Coxsackie A)

Fieber, Kopfschmerzen, Muskel- und Gliederschmerzen ohne vorherrschende katarrhalische Symptome sind die typischen Krankheitserscheinungen dieser harmlosen, zwei bis drei Tage dauernden Krankheit.

Herpangina (vorwiegend Coxsackie A)

Die Herpangina tritt überwiegend im Sommer und vor allem bei Kindern und Jugendlichen auf. Klinisch manifestiert sie sich mit akut einsetzendem hohen Fieber, Hals- und Schluckschmerzen, sowie einem deutlich reduzierten Allgemeinzustand. Charakteristisch sind ca. zehn bis zwanzig, früh auftretende, im Durchmesser 1–2 mm große papulovesikuläre Eruptionen mit schmalem hyperämischem Randsaum an den vorderen Gaumenbögen, am weichen Gaumen und an der Uvula. Differentialdiagnostisch ist die Erkrankung gegenüber einer Angina Plaut-Vincent, Streptokokken-Angina, Stomatitis aphtosa oder Stomatitis ulcerosa abzugrenzen.

Hand-Fuß-Mund-Exanthem (Coxsackie A 16, A 5 und A 10)

Es handelt sich um eine harmlos verlaufende fieberhafte Erkrankung, die ebenfalls vorwiegend Jugendliche befällt. Im Oropharynx, an Händen und Füßen treten Bläschen, später Ulzera auf, die etwas größer, im übrigen Aspekt jedoch denen der Herpangina ähnlich sind.

Bornholmsche Krankheit (vorwiegend Coxsackie B 4 und B 3)

Die *Bornholmsche Krankheit*, epidemische *Pleurodynie* oder Myositis epidemica beginnt oft schlagartig mit heftigsten Muskelschmerzen, die sich am häufigsten im unteren lateralen Thoraxbereich oder im Epigastrium, seltener in den proximalen Extremitätenmuskeln lokalisieren. Der Schmerz ist stechend und atem(bewegungs-)abhängig. Heftige Attacken wechseln mit schmerzfreien Intervallen. Häufige Begleiterscheinungen sind Fieber und Kopfschmerzen; katarrhalische Erscheinungen gehören nicht zum typischen Krankheitsbild. Komplikationen sind septische Meningitis, trockene und seröse Pleuritis, Orchitis, Epididymitis, Perikarditis und Myokarditis.

Perikarditis/Myokarditis (vorwiegend Coxsackie B 2–B 4

Die Ätiologie der Mehrzahl der benignen Perikarditiden und Myokarditiden ist noch unbekannt. Sowohl bei Säuglingen wie bei Kindern und Erwachsenen können jedoch immer wieder Coxsackie B-Viren als verantwortliche Erreger isoliert werden. Die Krankheit beginnt mit Fieber, Unwohlsein und früheinsetzenden kardialen Symptomen wie retrosternalem Schmerz, perikarditischem Reiben und Herzvergrößerung (eventuell mit Erguß). Bei Erwachsenen ist aufgrund der vorkommenden Arrhythmien und der Herzinsuffizienz eine Mitbeteiligung des Myokard anzunehmen.

Da die Virusisolierung aus Rachenspülwasser, Stuhl, Blut, Liquor, Perikardflüssigkeit, Bläscheninhalt oder Biopsien aus erkrankten Geweben sehr aufwendig ist (Gewebekulturen, Babymäuse für Coxsackie A), wird man sich meistens auf einen Titeranstieg in Komplementbindungsreaktion und Neutralisationstest stützen.

Echovirus-Infektionen

ECHO-Viren verursachen im wesentlichen die gleichen Krankheitsbilder wie Coxsackie-Viren (s. Tab. 6.7). Zudem kommen bei Kindern, seltener bei Erwachsenen Gastroenteritiden und fieberhafte Exantheme (Boston-Exanthem) vor.

Grippevirus-(Influenzavirus-)Infektionen

Die eigentliche *Grippe* (Influenza) ist eine akute respiratorische Erkrankung, die häufig zu bakteriellen Sekundärinfektionen (Staphylokokken, Pneumokokken, Haemophilus influenzae) neigt. Die typischen Grippe-Pandemien werden in erster Linie durch das Grippe- oder Influenza-Virus Typ A, die Epidemien durch die Typen A und B und die Endemien durch die Typen B und C hervorgerufen. Das Grippe-Virus ist hoch kontagiös (Tröpfchen-Infektion). Bis 80% der Erkrankungen verlaufen subklinisch oder in Form einer leichten Erkältungskrankheit. Schwerere Erkrankungen beginnen nach einer Inkubationszeit von ein bis zwei Tagen mit allgemeinem Krankheitsgefühl, Frösteln und Temperaturanstieg, wobei das

Tabelle 6.7. Durch Coxsackie- und ECHO-Viren hervorgerufene Krankheitsbilder (aus HOEPRICH)

Krankheitsbild	Schweregrad	Coxsackie-Virustyp				ECHO-Virustyp	
		häufig A	B	seltener A	B	häufig	seltener
Inapperzepte Verläufe		1–24	1–6	–	–	1–9, 11–27, 29–34	–
St. febrilis, ohne spez. Symptome	leicht	1–24	1–6	–	–	1–9, 11–27, 29–34	
Herpangina	leicht	2–6, 8, 10	–	andere A-Gruppen	1–5	–	9, 17
Hand-Fuß-Mund-Exanthem	leicht	16	–	5, 10	–	–	–
banale Erkältungskrankheit	leicht	21	–	–	2–5	–	(?) 6, 11, 20
Exantheme (makulös, papulös, Petechien)	leicht	9, 16, 23	–	2, 4, 5, 10	1, 3–5	4, 6, 9, 16	1, 2, 11, 14, 18
Bornholmsche Krankheit	leicht	–	1–5	4, 6, 10	–	–	1, 6, 9
Gastroenteritis	leicht	–	–	9	2–5	11, 18, 22	2, 3, 6–9, 12, 13, 19, 20, 23, 24
Orchitis, Epididymitis	leicht	–	–	–	1–5	–	9
Aseptische Meningitis und Enzephalitis	schwer	7, 9, 16, 23	1–6	2, 4, 6	–	3, 4, 6, 9, 11, 18, 30	1, 2, 5, 8, 12, 17, 19–23, 25, 31, 32
Akute zerebelläre Ataxie	schwer	3, 4	–	–	–	–	–
Myokarditis, Perikarditis	schwer	–	1–5	1, 4, 9, 16	–	–	3, 6–9, 22
Pneumonie	schwer	–	–	9	1–4	–	3, 8, 9, 19, 20
Hepatitis	schwer	–	–	4, 9	5	–	4, 9

Fieber nach drei Tagen meistens wieder abfällt. Charakteristische Begleiterscheinungen sind Myalgien, Kopfschmerzen (in und hinter den Augäpfeln), Halsschmerzen, Husten, Tränenfluß und substernale Schmerzen. Der Auswurf ist spärlich, zäh, gelegentlich leicht blutig.

Bei einem Teil der Patienten kommt es im Anschluß an die Grippeerkrankung zu Komplikationen, die einerseits auf das Virus selbst, andererseits und überwiegend jedoch auf bakterielle Sekundärinfektionen zurückzuführen sind. Die häufigsten Komplikationen sind *Bronchiolitis* und *Bronchopneumonie,* deren Prognose auch heute noch ernst ist. Seltenere Komplikationen sind Myokarditis, Perikarditis, Otitis, Mastoiditis, Sinusitis, Meningitis oder Enzephalitis.

Die bei den banalen Erkältungskrankheiten aufgeführten Virusarten können mit Ausnahme der Rhino-Viren ebenfalls grippeähnliche Krankheitsbilder hervorrufen. Da differentialdiagnostisch auch Mykoplasmen-Infektionen in Frage kommen, ist vor allem bei Pneumonien eine Erregerdiagnostik anzustreben. Diese richtet sich nach den Möglichkeiten des vorhandenen Labors. Mit Hilfe von Komplementbindungsreaktionen, Hämagglutinations-Hemmungsreaktionen, Neutralisationstests, Gewebe- oder Zellkulturen lassen sich die verschiedenen Viren typisieren.

Adenovirus-Infektionen

Adenovirus-Infektionen verlaufen nach dem klinischen Krankheitsbild zu urteilen wie eine banale Erkältungskrankheit. Von den über dreißig bekannten Typen verursachen die meisten Fieber, Pharyngitis und/oder Konjunktivitis (s. Tab. 6.8). Häufige Begleitsymptome sind Kopfschmerzen, Myalgien, sowie eine schmerzhafte, regionäre Lymphadenitis, Bei der Pharyngo-Konjunktivitis treten gelegentlich Erbrechen, Durchfälle und eine Hepatosplenomegalie auf. In 10–15% werden Lungeninfiltrate beobachtet (eine der verschiedenen Formen der atypischen Pneumonie). Bakterielle Komplikationen sind selten. Neben dem direkten Erregernachweis (Spülwasser aus Rachen oder Konjunktiven) stehen ein Neutralisationstest und eine Komplementbindungsreaktion zur Verfügung.

Viruserkrankungen mit speziellen Krankheitsbildern

Masern (Parainfluenza-Virus)

Wegen der hohen Kontagiosität des Masern-Virus erkranken etwa 90% aller Menschen innerhalb der ersten zehn Lebensjahre. Das Prodromalstadium (3–5 Tage) beginnt mit allgemeinen Krankheitssymptomen, Fieber, Konjunktivitis, Rhinitis und trockenem Husten. Typisch sind die Koplikschen Flecken (2.–3. Tag) an der Wangenschleimhaut in der Gegend der unteren Prämolaren. Das Masernexanthem tritt meist nach einem kurzen fieberfreien Intervall auf und beginnt am Hals, hinter den Ohren oder im Gesicht und breitet sich dann auf den Rumpf und zuletzt auf die Extremitäten aus.

Tabelle 6.8. Durch Adenoviren hervorgerufene Krankheitsbilder (nach GERMER und HENNEBERG)

Krankheitsbild	Adenovirus-Typ häufig	Adenovirus-Typ seltener	Bemerkungen
Pharyngokonjunktivitis	3, 7, 7a, 14	1, 2, 5, 6, 8, 15	Sommerepidemien (Schwimmbäder) vorwiegend bei Jugendlichen und Kindern, bei Erwachsenen sporadisch
Follikuläre Konjunktivitis	3, 7a	1, 2, 6, 9, 10, 14, 15, 16, 17, 20, 22	sporadisch, vorwiegend bei Erwachsenen
Abakterielle Pharyngitis	1, 2, 3, 5		endemisch (Typ 1, 2, 5), epidemisch (Typ 3) bei Kleinkindern besonders im Winter
Akute Respirationstrakterkrankung (ARD der Angloamerikaner)	4, 7	1, 2, 3, 5, 6, 8, 14, 15, 19, 21	epidemisch in Truppenlagern, sporadisch in der Zivilbevölkerung, selten im Kindesalter (Typ 4, 7, 21)
Viruspneumonie ohne Kälteagglutinine	3, 4, 7, 7a	1, 3	sporadisch und epidemisch, bei Säuglingen und Kleinkindern oft schwer verlaufend
Epidemische Keratokonjunktivitis	8	2, 3, 7, 7a, 9	en- und epidemisch in ophthalmologischen Kliniken

Röteln (nicht einheitlich klassifiziertes Virus)

Auch bei den Röteln findet die Hauptdurchseuchung vor dem Erwachsenenalter statt. Das Exanthem zeigt eine ähnliche Verteilung wie bei Masern. Die einzelnen Effloreszenzen sind etwas kleiner (jedoch größer als beim Scharlach), nicht konfluierend, zartrosa und blassen schnell ab. In der Regel sind die nuchalen, okzipitalen und retroaurikulären Lymphknoten deutlich geschwollen, gelegentlich besteht eine Splenomegalie. Es steht eine sehr differenzierte Serodiagnostik für Röteln zur Verfügung. Sie hat ihre besondere Bedeutung im Zusammenhang mit der *Rubeolenembryopathie* erlangt. Beim Verdacht auf Rötelnkontakt bei einer Schwangeren sollte so früh wie möglich eine erste Blutprobe und zehn bis zwanzig Tage nach Exanthembeginn eine zweite Blutprobe entnommen werden. Ein 4facher Titeranstieg im Hämagglutinationstest und in der Komplementbindungsreaktion sind für eine frische Rötelninfektion beweisend.

Mumps (Paramyxoviren)

Bei der *Parotitis epidemica* tritt die Drüsenschwellung vorerst einseitig, nach ein bis zwei Tagen doppelseitig auf. Charakteristisch sind das abstehende Ohrläppchen und die geschwollene und gerötete Mündung des Ductus parotideus. Subjektiv bestehen erhebliche Kauschmerzen. Mit zunehmendem Lebensalter steigt die Häufigkeit der Miterkrankungen anderer inkretorischer und exkretorischer Drüsen (Orchitis, Pankreatitis) und des zentralen Nervensystems (Enzephalitis, Meningitis). Diese können auch als einzige Manifestationen der Parotitis epidemica auftreten. Beweisend ist in diesen Fällen ein mindestens 4facher Titeranstieg der Komplementbindungsreaktion bei zweimaliger Blutentnahme im Abstand von acht bis zehn Tagen. Das Blutbild zeigt eine Lympho-Monozytose, wodurch eine Abgrenzung gegenüber den *eitrigen Parotitiden*, welche mit einer Lymphopenie einhergehen, möglich ist. Die sogenannte marantische Parotitis ist oft einseitig, schmerzhaft, nicht gerötet und tritt in der Regel als Sekundärinfektion infolge vermindertem Speichelabfluß bei schweren und konsumierenden Krankheiten auf.

Parotishypertrophien sind stets bilateral, sehr langsam verlaufend und meist kombiniert mit Alkoholismus, Fettsucht oder Unterernährung. Die lokalisierte Lymphomatose der Parotis, der Submaxillaris, und der lateralen Tränendrüsen kommt vor allem beim *Sjögren-Syndrom* vor (s. S. 153). Das Sialogramm zeigt häufig Gangdeformationen. Diese Untersuchung ist auch geeignet, Speichelsteine (meist einseitig, rezidivierende Schmerzen) nachzuweisen. Parotismischtumoren sind wegen des langsamen Wachstums und des Fehlens von entzündlichen Erscheinungen von einer akuten Parotitis leicht zu unterscheiden.

Infektiöse Mononukleose (Pfeiffersches Drüsenfieber)

Fieber, Halsschmerzen und zervikale Lymphadenopathie sind praktisch bei jeder *Mononukleose* vorhanden. In etwa 50% der Fälle besteht eine exsudative Tonsillitis oder Pharyngitis (z.B. *Angina Plaut-Vincent* mit gräulich-weißlichen Belägen; im Abstrichpräparat fusiforme Stäbchen und Spirochäten). Gewöhnlich werden auch Petechien am Übergang des weichen zum harten Gaumen beobachtet. Die zervikalen Lymphknoten sind am häufigsten befallen (vergrößert, leicht druckdolent, gut abgrenzbar), sämtliche übrigen Lymphknotenstationen inkl. Mediastinum können jedoch mitbetroffen sein. In etwa der Hälfte der Fälle besteht eine Splenomegalie. Eine Hepatomegalie kommt nur in ca. 10% vor, ein Ikterus ist eher ungewöhnlich. Transaminasenerhöhungen werden jedoch praktisch immer beobachtet. Nicht so selten entwickelt sich ein rubeolenähnliches Exanthem am Stamm und an den proximalen Extremitäten. In weniger als 1% treten Symptome von seiten des Nervensystems (Meningitis, Enzephalitis, Guillain-Barré mit aufsteigender Paralyse, akute zerebellare Ataxie), des Herzens (Myokarditis) oder des Urogenitalsystems (Hämaturie mit passagerer Hypertonie, Orchitis) auf.

In diagnostischer Hinsicht ist bei der Mononukleose der Blutausstrich charakteristisch. Es besteht eine Lympho-Monozytose über 50% mit ca. 10% atypischen Formen mit breitem Plasmasaum (s. Abb. 6.13). In der zweiten und dritten Krankheitswoche tritt oft eine Leukozytose auf. Der Nachweis von heterophilen Antikörpern (Paul-Bunnell-Test) gegen Schaferythrozyten gelingt zu diesem Zeitpunkt in ca. 80% der Fälle. In den letzten Jahren konnte gezeigt werden, daß Patienten, die eine Mononukleose durchmachen, regelmäßig Antikörper gegen das Epstein-Barr-Virus entwickeln, die während Jahren persistieren. Es ist allerdings noch unklar, ob das Krankheitsbild durch das Virus selbst oder durch ein verwandtes Agens ausgelöst wird.

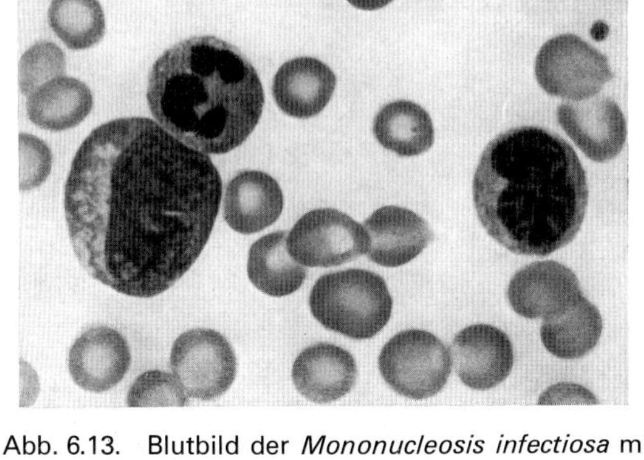

Abb. 6.13. Blutbild der *Mononucleosis infectiosa* mit typischen großen breitleibigen *Pfeiffer-Zellen* (Virozyten)

Zytomegalie

Abgesehen von der kongenitalen Form und der Infektion während der Kindheit, kann das Zytomegalie-Virus ein mononukleoseähnliches Krankheitsbild verursachen. Es ist gekennzeichnet durch Fieberschübe, Hepatosplenomegalie, pathologische Leberfunktionen und eine Lympho-Monozytose im Blutbild. Lymphknotenschwellungen und Angina sind jedoch ungewöhnlich und der Paul-Bunnell-Test ist negativ. Als opportunistische Infektion bei Patienten unter zytostatischer oder immunsupressiver Therapie, nach Operationen am offenen Herzen (multiple Transfusionen) kann sich die Zytomegalie auch in Form einer Pneumonie oder Hepatitis manifestieren. Die Isolierung des Virus erfolgt aus Urin und Rachenabstrichkulturen. Der Nachweis der sogenannten Vogelaugenzellen (Einschlußkörperchen) aus dem Urinsediment gelingt meist nur bei der kongenitalen Form. Außerdem steht eine Komplementbindungsreaktion zur Verfügung.

Tollwut (Synonyma: Lyssa, Rabies, Hydrophobia)

Der Biß eines tollwütigen Tieres kann beim Menschen nach einer Inkubationszeit von durchschnittlich ein bis drei Monaten (minimal acht Tage bei tiefen Bißwunden, maximal acht Monate) eine praktisch immer letal verlaufende Erkrankung verursachen. Prinzipiell können alle erkrankten Haus- und Wildtiere die Tollwut übertragen. Am häufigsten sind es jedoch Hunde, Katzen, Füchse, aber auch Marder, Dachse, Eichhörnchen, Rehe, Rinder sowie Fledermäuse in Spanien und Amerika. In seltenen Fällen sind Staubinfektionen vorgekommen. Während die intakte Haut eine wirkungsvolle Barriere gegen den infizierten Speichel darstellt, sind Schleimhautinfektionen wie Bißwunden zu behandeln. Da nach dem Auftreten der ersten Krankheitssymptome meistens jede Hilfe zu spät kommt, sollte jede Bißwunde durch ein tollwutverdächtiges Tier sofort entsprechend den Richtlinien des Expertenkomitees für Tollwut der Weltgesundheitsorganisation behandelt werden. Nach Möglichkeit sollte das Tier eingefangen und vor allem der Kopf zur Untersuchung in ein dafür eingerichtetes Labor (Rabies-Antikörperfluoreszenztest) eingeschickt werden.

Die klinischen Symptome beginnen mit einem unspezifischen, zwei bis vier Tage dauernden Prodromalstadium (Fieber, Kopfschmerz, Appetitlosigkeit, Schluckbeschwerden, Heiserkeit). Ein charakteristisches Initialsymptom (über 80% der Fälle) sind Parästhesien im Bereich der meist längst verheilten Bißwunde. Das Exitationsstadium ist gekennzeichnet durch wechselnde psychische und vegetative Störungen. Lähmungen der Hirnnerven äußern sich zuerst an den Augenbewegungen und Pupillenreaktionen. In dieser Phase treten auch die Schlingkrämpfe auf (daher auch der Name *Hydrophobie*), die Beteiligung der Atemmuskulatur kann zu Erstickungsanfällen führen. Sofern der Tod nicht während einem dieser Krämpfe auftritt, folgt eine dritte paralytische Phase mit Koma und Kreislaufkollaps. Während der klinisch manifesten Erkrankung kann neuerdings der Virusnachweis mit dem FA (Fluoreszenz-Antikörper)-Korneal-Test versucht werden.

Variola

Eine Besprechung dieser gefährlichen Seuche drängt sich auf, da **Pocken** in den letzten Jahren mehrfach aus Endemiegebieten nach Europa eingeschleppt wurden. Nach einer Inkubationszeit von zwölf bis vierzehn Tagen tritt ein obligates Prodromalstadium (zwei bis vier Tage) mit Fieber, Kopf-, Glieder- und Kreuzschmerzen sowie katarrhalischen Erscheinungen auf. Abgesehen von den sehr schweren hämorrhagischen und konfluierenden Verlaufsformen folgt dem Fieberabfall das Eruptionsstadium. Anfänglich handelt es sich um ein makulo-papulöses Exanthem mit charakteristischer zentrifugaler Verteilung. Gesicht, Arme und Beine (inkl. Handinnenflächen, Fußsohlen, subungual) sind stärker betroffen als der Rumpf. Auch die Schleimhäute des Oropharynx (wichtig für die weitere Verbreitung in Form einer Tröpfcheninfektion) und die Konjunktiven werden befallen. Die primären Effloreszenzen sind rund, prall-elastisch und ca. ab dem fünften Exanthemtag im gleichen Stadium. Im Verlauf einer Woche entwickelt sich aus den makulo-papulösen Effloreszenzen ein Bläschen (häufig mit zentraler Delle: *Pockennabel*), danach eine Pustel, die nach einer weiteren Woche abfällt. Fieber, Allgemeinzustand und subjektive Symptome variieren je nach der Ausdehnung des Ausschlages. Leichtere Verlaufsformen kommen entweder spontan vor (*Variola minor* oder *Alastrim*) oder eine Variola major wird durch eine vorbestehende, jedoch ungenügende Immunität mitigiert (*Variolois*). Differentialdiagnostisch müssen auch Varizellen in Betracht gezogen werden (sehr selten Prodromi, Effloreszenzen in verschiedenen Stadien, weich, unregelmäßig begrenzt, mit gleichmäßiger Verteilung über dem ganzen Körper, Pustelbildung in ein bis zwei Tagen). Bei jedem Pockenverdacht sollten vier Kriterien beachtet werden:
– mögliche Pockenexposition zwei Wochen vor Beginn der Erkrankung?
– eindeutiges febriles Prodromalstadium?
– deutlich sichtbare Pockenimpfnarbe?
– Verteilung, Stadium und Charakteristika der einzelnen Effloreszenzen vereinbar mit Pocken?

Eine gefürchtete und häufige Komplikation ist die *Bronchopneumonie*. Bakterielle Superinfektionen der Effloreszenzen können zu Furunkeln, Abszessen, Panophthalmie etc. führen. Seltener sind Enzephalitis (para- oder postinfektiös) und Osteomyelitis.

Eine definitive Diagnose kann innert Stunden durch einen direkten elektronenmikroskopischen Virusnachweis aus Papelreizserum, Bläschen- oder Pustelinhalt gestellt werden. Virus-Isolierungen und -Kultur sowie serologischer Antikörpernachweis (Hämagglutinations-Hemmtest) sind dadurch in ihrer Bedeutung gesunken.

Herpes-Gruppe

Varizellen

Die *Windpocken* sind eine hochkontagiöse Kinderkrankheit. Nach einer Inkubationszeit von zwei bis drei Wochen kann selten ein Prodromalstadium (flüchtiges Exanthem, Gliederschmerzen) auftreten. Im allgemeinen tritt ein Enanthem und anschließend das Varizellenexanthem auf. Die Effloreszenzen sind zuerst blaßrosa und wandeln sich in wenigen Stunden in Papeln, später in Bläschen um, die nach ein bis zwei Tagen eintrocknen. Das Exanthem tritt in mehreren aufeinanderfolgenden Schüben auf und ist jeweils von einem Temperaturanstieg begleitet. Somit bestehen gleichzeitig nebeneinander verschiedene Entwicklungsstadien der Effloreszenzen (Pockenexanthem monomorph). Häufig ist eine zervikale Lymphadenopathie zu beobachten. Komplikationen (bakterielle Sekundärinfektionen, bullöse oder nekrotisierende Verlaufsformen) sind selten. Differentialdiagnostisch sind vor allem Pocken auszuschließen (s. oben).

Herpes zoster

Gürtelrose und Windpocken werden durch dasselbe Virus verursacht. Häufig geht ein Prodromalstadium (Fieber, Müdigkeit, eventuell Pharyngitis) dem Beginn der Krankheit voraus. Diese äußert sich charakteristischerweise zuerst in Form von segmentgebundenen, einseitigen, heftigen neuralgiformen Schmerzen. Wenige Tage später entwickeln sich die gruppierten, streifenförmig angeordneten, zunächst makulopapulösen, dann vesikulären Effloreszenzen, die nur selten die Gürtellinie überschreiten (s. Abb. 3.19). Ab und zu werden die Bläschen hämorrhagisch, bei schweren Verläufen kommt es zu Nekrosen und Ulzerationen. Die regionären Lymphknoten sind regelmäßig vergrößert. In etwa der Hälfte der Fälle sind die thorakalen Segmente befallen, in absteigender Häufigkeit folgen die zervikalen Segmente, Trigeminusgebiet, sakrale und lumbale Nervenwurzeln. Auch nach der Abheilung der Eruptionen (zwei bis vier Wochen) können vor allem bei älteren Patienten die heftigen neuralgiformen Schmerzen noch während Wochen und Monaten persistieren. *Zoster ophthalmicus* und *oticus* können schwere lokale Organveränderungen mit Schmerzen und Funktionseinbuße verursachen. Weitere Komplikationen sind Meningitis, Enzephalitis, Myelitis. Vor allem bei schweren Grundkrankheiten mit verminderter Infektabwehr kann sich ein – meist primär segmentgebundener – Zoster generalisieren und ein Varizellen-ähnliches Bild verursachen.

Die pathogenetische Vorstellung, daß ein Herpes zoster wahrscheinlich in Folge einer Reaktivierung einer latenten Varizelleninfektion ausbricht, verdient insofern differentialdiagnostische Bedeutung, als in jedem Fall nach einer Grundkrankheit geforscht werden sollte. Der Herpes zoster tritt gehäuft auf bei malignen Erkrankungen vor allem des hämatopoietischen Systems, nach Traumata, operativen Eingriffen, Bestrahlungen der Wirbelsäule oder des Rückenmarks sowie Schwermetallvergiftungen.

Herpes simplex

Über 99% der herpetischen Primärinfektionen erfolgen in den ersten Lebensjahren und verlaufen klinisch inapperzept. Klinisch manifeste Herpeserkrankungen (vor allem Primärinfektionen) sind *Gingivo-Stomatitis* (meist bei Kindern), *Vulvovaginitis*, *Ekzema herpeticum*, *Herpes-Sepsis* bei Neugeborenen und *Meningoenzephalitis*. *Herpes genitalis* und *Herpes simplex* (Prädilektionsstellen: Lippen) sowie *Keratokonjunktivitis* sind typisch rekurrierende Herpeserkrankungen, die durch verschiedenste Ursachen provoziert werden können (fieberhafte Erkrankungen wie Pneumonien, Meningitiden, Malaria, intensive Besonnung, gastrointestinale Störungen, Traumata verschiedenster Art). Die einzelnen Effloreszenzen gleichen denjenigen bei Herpes zoster. Ein bis zwei Tage vor dem Ausbruch derselben treten charakteristischerweise Parästhesien, Spannungsgefühl und brennende Schmerzen auf. Begleitsymptome wie Fieber, Lymphadenopathie, Dysurie (bei genitalen Infektionen) kommen vor allem bei den Erstinfektionen, seltener bei den rekurrierenden Erkrankungen vor.

Arbovirusinfektionen

Die meisten in Europa beobachteten Arbovirusinfektionen (*Arthopode borne viruses*, d. h. durch Insekten übertragene Viren) verlaufen symptomlos. Treten einmal Krankheitserscheinungen auf, so handelt es sich meistens um uncharakteristische fieberhafte Erkrankungen, die von Muskel- und Gelenkschmerzen begleitet sind. Dazu gehören das West-Nil-Fieber (mit Hautausschlag), das Pappataci-Fieber (mit Konjunktivitis) und die Tahyna-Virusinfektion (mit katarrhalischen Symptomen, eventuell Bronchopneumonie). Einige Arboviren verursachen jedoch auch lymphozytäre Meningitiden und Enzephalitiden (Zeckenenzephalitis, louping ill).

Pilzerkrankungen

Es besteht kein Zweifel, daß *Pilzinfektionen* im Rahmen der inneren Medizin eine wichtige Rolle spielen.

Die zunehmende Überlebensdauer von Patienten mit Transplantaten, Leukosen, metastasierenden Malignomen und anderen resistenzmindernden Grundkrankheiten, wie auch der zunehmende Verbrauch von Breitbandantibiotika, Kortikosteroiden, Immunsuppressiva und Zytostatika scheint den humanpathogenen Pilzen die Invasion zu erleichtern. Wie bei den bakteriellen Erkrankungen ist der kulturelle Befund aus Blut, Liquor, Pleura, Aszites, Eiter, Sputum usw. für die Diagnose und Therapie entscheidend. Charakteristische klinische Erscheinungen, typische Labor- oder Röntgenbefunde und sichere immunbiologische Reaktionen fehlen, so daß man im wesentlichen auf den direkten Nachweis des Pilzes angewiesen ist.

Die Humanmedizin wird insbesondere mit den folgenden *Gruppen von Pilzen* konfrontiert.

Hautpilze oder Dermatophyten

Dazu gehören die Trichophyton-, Epidermophyton- und Microsporum-Arten.

Hefe- oder Sproßpilze

Kandidiasis (verschiedene Kandidaspezies)

Eine Besiedlung der oberen Luftwege (inkl. Oropharynx), des oberen Verdauungstraktes oder der Haut kommt vor allem bei jungen Säuglingen und bei Patienten mit beeinträchtigter Infektabwehr vor, ist aber nicht ohne weiteres mit einer Allgemeininfektion gleichzusetzen. Letztere geht am häufigsten von einer Darmkandidiasis (z.B. Überwucherung nach intensiver Antibiotika-Therapie) oder von lange liegenden venösen Dauerkathetern aus. Im Anschluß an eine Kandida-Fungiämie kann es – bei entsprechender Disposition – zum klinischen Bild der Septikämie kommen. Septikämische Metastasen finden sich vor allem in den Nieren, im Herzen (vor allem im Anschluß an Herzoperationen mit Klappenprothesen) und bei Kindern in den Meningen. Das klinische Bild gleicht demjenigen der bakteriellen Septikämie oder Endokarditis: (Hepato-) Splenomegalie, Fieber, reduzierter Allgemeinzustand, Leukozytose, Anämie. Primäre Kandida-Infektionen manifestieren sich vor allem in Form einer Bronchopneumonie, Pneumonie (s. Kap. Lungenverschattungen), Enterokolitis (s. Kap. Diarrhöen) oder Urogenitalerkrankungen (Kandida im Urin, vor allem bei Diabetikern).

Kryptokokkose (Cryptococcus neoformans) Synonyma: *Torulopsis*, europ. Blastomykose

Die Kryptokokkose ist eine chronisch verlaufende Pilzinfektion, die vor allem das zentrale Nervensystem und die Lungen, seltener Haut oder Knochen befällt. Maligne Erkrankungen und Tuberkulose wurden bei einem Drittel der Fälle als Grundkrankheiten beschrieben. Männer erkranken häufiger als Frauen. Außer dem mikroskopischen (Liquor!) und kulturellen Nachweis existieren keine besonderen Untersuchungsmethoden. Differentialdiagnostisch ist bei der basalen Meningitis und beim Lungenbefall in erster Linie eine Tuberkulose auszuschließen.

Schimmelpilze

Aspergillose (verschiedene Aspergillusspezies, vor allem A. fumigatus und A. flavus)

Die Aspergillose ist wie die Kandidiasis oder die Kryptokokkose eine Infektion auf vorgeschädigtem Gewebe. Der Befall des Respirationstraktes ist weitaus am häufigsten (s. Kap. Lungenverschattungen); seltenere Manifestationen sind der Gehörgang und das Auge. Die disseminierte Aspergillose hat eine schlechte Prognose. Das septikämische Bild wird vor allem durch den Nierenbefall (Hämaturie, Niereninsuffizienz) und den Befall des zentralen Nervensystems (Kopfschmerzen, Krämpfe, fokale neurologische Ausfälle) bestimmt. Daneben kommen auch Endokarditiden mit den typischen klinischen Befunden (s. Endokarditis) vor. Grundsätzlich können alle Organsysteme befallen werden, der Krankheitsverlauf der disseminierten Aspergillose ist jedoch im allgemeinen so kurz, daß sich nur die oben erwähnten Symptome klinisch manifestieren können.

Kokzidioidomykose (Coccidioides immitis)

Die Kokzidioidomykose wird vorwiegend im Südwesten der USA, in Mexiko und Zentralamerika beobachtet. Mit der großen Zunahme des interkontinentalen Reiseverkehrs wurden jedoch auch Fälle in Europa beobachtet. Die Krankheit ist hoch infektiös, über 50% der Infektionen verlaufen jedoch asymptomatisch und können nur mit Hilfe eines Hauttestes erkannt werden. Weitere diagnostische Methoden sind Präzipitinnachweis und Komplementbindungsreaktionen im Serum. Von allen Organen ist der Respirationstrakt am häufigsten befallen; in einem Drittel der Fälle wurde dabei ein *Erythema nodosum* beobachtet, was die sonst schon naheliegende Differentialdiagnose einer Tuberkulose weiter erschwert (s. Kap. Lungenverschattungen). Die disseminierte Form der Kokzidioidomykose ist sehr selten und tritt im Anschluß an einen katarrhalischen Infekt (primäre Lungen-Kokzidioidomykose) auf. Dabei können sämtliche Organsysteme, vor allem das Skelett (Osteolysen, Periostitis bis subkutane Abszesse und Granulome) Milz und Nieren (asymptomatisch) sowie Leptomeningen (Liquor) betroffen werden.

Histoplasmose (Histoplasma capsulatum)

Eine in Europa seltene, in Amerika häufigere Pilzerkrankung ist die *Histoplasmose*. Die primäre Infektion erfolgt aerogen im Bronchialbaum und verursacht eine klinisch häufig inapperzepte Bronchopneumonie mit regionärer Lymphadenitis (s. Kap. Lungenverschattungen). Vor allem bei Säuglingen und Erwachsenen jenseits des 50. Lebensjahres (Männer überwiegend häufiger als Frauen) kann sich eine disseminierte Form mit Befall sämtlicher Organsysteme entwickeln. Hepatosplenomegalie, Nebenniereninsuffizienz, generalisierte Lymphadenopathie, basale Meningitis, subakute Endokarditis, Ulcera der Haut und des Oropharynx sind die häufigsten Manifestationen. Der für diese Mykose typische und selektive Befall des retikuloendothelialen Systems führt in fortgeschrittenen Fällen zur Anämie und Leukopenie.

Diagnostisch wegweisend sind Kulturen aus Blut, Liquor, Knochenmark, Sputum, Ulzera oder Biopsien. Ältere Herde haben eine deutliche Verkalkungstendenz (vor allem Lungen, Leber, Milz). Streng spezifisch ist der Histoplasminhauttest, während serologische Nachweisverfahren oft Kreuzreaktionen mit Kokzidioidomykose und Blastomykose ergeben. Wesentliche Hinweise für die Diagnose liefern Angaben über einen Aufenthalt in Endemiegebieten.

Weitere in diese Gruppe gehörende Krankheitsbilder sind die Blastomykose, Geotrichose, Mucormykose und Sporotrichose.

Protozoen-Erkrankungen

Toxoplasmose (Toxoplasma gondii)

Die *Toxoplasmose* ist eine weltweit verbreitete Parasitose, deren Morbidität aufgrund serologischer Reihenuntersuchungen mit zunehmendem Alter deutlich ansteigt. Infiziertes, rohes oder ungenügend gekochtes Fleisch ist wahrscheinlich die wichtigste Infektionsquelle für den Menschen. Sowohl die kongenitalen wie auch die erworbenen Formen verlaufen klinisch meistens inapperzept. Nur in seltenen Fällen verursacht die Infektion Krankheitserscheinungen. Am häufigsten ist die Lymphknotentoxoplasmose (s. Kap. Lymphknotenerkrankungen). Grundsätzlich können sich Toxoplasmenzysten in sämtlichen Organen ansiedeln, bevorzugt sind jedoch Gehirn, Chorioretina und quergestreifte Muskulatur. Dementsprechend machen sich eventuelle Krankheitserscheinungen auch am ehesten in diesen Organen bemerkbar. Meningoenzephalomyelitiden verursachen heftigste Kopfschmerzen, Meningismus, Krämpfe und Bewußtseinstrübungen.

Im Liquor finden sich dann häufig eine Monozytose und eine Eiweißerhöhung, in seltenen Fällen lassen sich Toxoplasmen im Sediment oder im Tierversuch nachweisen.

Der Befall der Skelettmuskulatur kann zu myalgischen oder rheumatiformen Beschwerden Anlaß geben. Auch gastroenteritische Formen kommen vor. Allgemeine Symptome wie subfebrile Temperaturen,

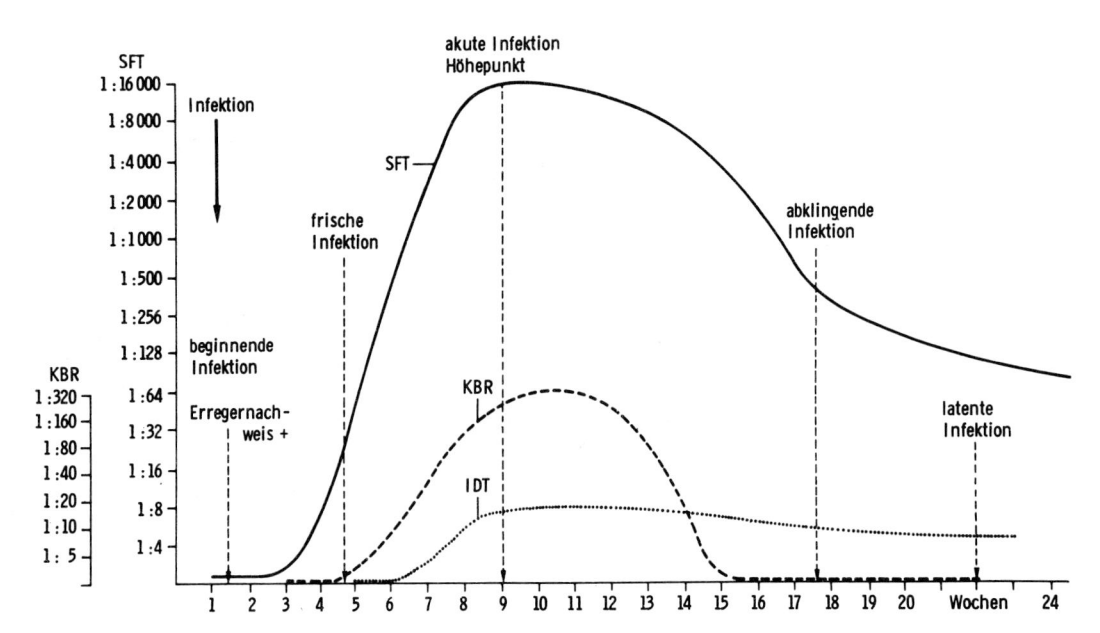

Abb. 6.14. Verlauf der serologischen Reaktionen und des Intradermaltestes bei einer *Toxoplasmainfektion*. KBR = Komplementbindungsreaktion, SFT = Sabin-Feldman-Test, IDT = Intradermaltest (nach *Alexander* und *Werner*)

reduzierter Allgemeinzustand, Kopf- und Gliederschmerzen sind bei einer klinisch manifesten Toxoplasmose die Regel.

Die serologische Diagnostik beruht auf verschiedenen Methoden der Antikörperbestimmung. Der Serofarbtest nach Sabin-Feldman (Dye-Test), die Komplementbindungsreaktion, die Immunfluoreszenzreaktion und der Intrakutantest können Hinweise auf eine Infektion, bzw., bei Beachtung der Titerdynamik, auf das Stadium der Krankheit ergeben (Abb. 6.14).

Malaria (verschiedene Plasmodiengattungen)

Das gelegentliche Auftreten von Malariafällen in Mitteleuropa ist besonders dem zunehmenden Reiseverkehr in tropische Gebiete (Asien, Afrika, Lateinamerika) zuzuschreiben (meistens ungenügende Prophylaxe). Selten erfolgt die Übertragung durch Bluttransfusionen und durch verunreinigte Spritzen (analog zur Hippie-Hepatitis oder -Endokarditis). Die häufigste Malariaform ist durch P. falciparum (Malaria tropica) bedingt. Seltener sind M. tertiana (P. vivax), M. quartana (P. malariae) und Ovale-Malaria (P. ovale). Die letzten drei Formen zeigen einen meist gutartigen Verlauf mit oft charakteristischem Fieberzyklus (s. Abb. 6.15).

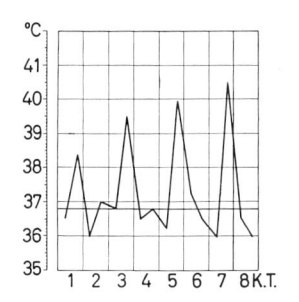

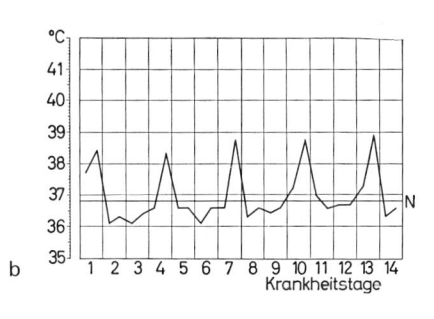

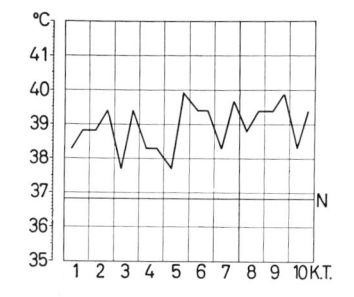

Nach einer Inkubationszeit von einer bis mehreren Wochen treten unspezifische Prodromalsymptome auf, danach folgen in entsprechendem Rhythmus die 3–6 Stunden dauernden Fieberanfälle (Frost-, Hitze- und Schweißstadium). Heftigste Kopfschmerzen, Rückenschmerzen, Nausea, Erbrechen und Fieberdelirium begleiten oft diese Attacken. In ca. 50% findet man eine Splenomegalie (weich!), seltener eine Hepatomegalie (dolent), sowie Sklerenikterus und Herpes labialis. Das Blutbild zeigt normale oder nur geringgradig gesteigerte Leukozytenwerte während der Anfälle, Leukopenie im fieberfreien Intervall, sowie eine leichte Anämie, eventuell Thrombopenie. Im Gegensatz dazu sind diese Krankheitserscheinungen bei der viel häufigeren **Malaria tropica** schwer, und sie kann innerhalb einer Woche zum Tode führen. Die charakteristischen Fieberanfälle, abgelöst von einem symptomfreien Intervall fehlen. Der Fieberverlauf ist remittierend oder intermittierend (Abb. 6.15). Die heranreifenden intraerythrozytären Parasiten verursachen eine Stase und Hypoxie in den Kapillargebieten der inneren Organe, womit das Krankheitsbild durch den Ausfall des am meisten geschädigten Organs bestimmt wird. Bei der *zerebralen Form* stehen Bewußtseinstrübungen bis Koma, Krämpfe, akuter exogener Reaktionstyp oder Hyperreflexie mit Pyramidenzeichen im Vordergrund. Außer einem erhöhten Druck und einer Eiweißvermehrung ist die Liquoruntersuchung wenig ergiebig. *Ikterische Formen* mit Cholostase und Transaminasenerhöhungen, *renale Formen* mit Niereninsuffizienz und Oligurie, *kardiale Formen* mit Ekg-Veränderungen, Rhythmusstörungen und Herzversagen und *gastrointestinale Formen* mit Durchfällen, eventuell Melaena kommen ebenfalls vor.

Die Diagnose jeder Malariaform wird durch den Nachweis der intraerythrozytären Plasmodien im Blutbild gesichert. Die Blutentnahme erfolgt in der febrilen Phase und danach in 6–12stündigen Intervallen, vorzugsweise in Form eines „dicken Tropfens", d.h. man läßt eine verhältnismäßig dicke Blutschicht auf dem Objektträger antrocknen. Geübte Morphologen sind in der Lage, verschiedene Plasmodien zu unterscheiden. Weitere typische Laborbefunde sind Erhöhung von Bilirubin, SGOT, LDH und der Urobilinkörper im Urin.

Kala-Azar (Leishmania donovani)

Kala-Azar ist eine in den Mittelmeerländern, Afrika und Südostasien, seltener in Südamerika endemische Infektionskrankheit, die durch den Stich einer Sandfliege übertragen wird. Wochenlange Temperaturen (remittierend), Hepatomegalie und vor allem

Abb. 6.15. Fieberverlauf bei a) Malaria tertiana, b) Malaria quartana, c) Malaria tropica

eine *Splenomegalie*, Diarrhöen und eventuell inguinale Lymphknotenvergrößerungen prägen die *viszerale Form* der Leishmaniose. Normochrome, normozytäre Anämie, Granulozytopenie und Thrombozytopenie (eventuell mit Purpura) begleiten schwere Verläufe. Der Erregernachweis erfolgt aus dem Milz- oder Lymphknotenpunktat, eventuell aus dem Knochenmark. Die Hyperglobulinämie verursacht eine positive Formol-Gel-Probe. Verläßliche Resultate ergibt eine Komplementbindungsreaktion.

Schlafkrankheit (Trypanosoma gambiense und rhodiense)

Diese beiden Erreger verursachen die im tropischen Afrika *endemische Schlafkrankheit,* die in einem ersten Stadium durch Fieber, generalisierte Lymphadenopathie und Splenomegalie, in einem zweiten Stadium durch eine Meningoenzephalitis gekennzeichnet ist.

Wurmerkrankungen

Trichinose (Trichinella spiralis)

In Mitteleuropa ist trotz einem deutlichen Rückgang der Morbidität (Fleischschau) die *Trichinose* die häufigste Wurmerkrankung, die mit einem Status febrilis einhergeht. Die initialen Symptome – Durchfall, Erbrechen, Abdominalschmerzen – machen sich typischerweise nach der Einnahme von ungekochtem infiziertem Schweinefleisch bemerkbar (häufig kleine Epidemie). Nach einer Woche treten Fieber, Muskelschmerzen und eventuell ein Gesichtsödem auf. Am häufigsten werden Zwerchfell, Brust-, Arm- und Beinmuskulatur befallen. Während der Invasionsphase der Trichinenlarven in die Muskulatur besteht eine hochgradige Eosinophilie. Die Diagnose kann mit Sicherheit nur aus dem Nachweis von Trichinen durch Muskelbiopsie im Bereich einer besonders schmerzhaften Stelle gestellt werden. Komplementbindungsreaktion, Präzipitinreaktion und ein Hauttest sind weitere diagnostische Hilfsmittel.

Bilharziose s. S. 537

Filiariose s. S. 635.

Toxocara canis- oder cati-Erkrankung

Eine sehr seltene, überwiegend bei Kindern auftretende Erkrankung (intimer Tierkontakt) ist die Infestation mit Larven der Hunde- oder Katzenaskariden (Toxocara canis oder cati). Reduzierter Allgemeinzustand, intermittierendes Fieber, Husten, Hepatosplenomegalie, Muskel- und Gelenkschmerzen sind die häufigsten Symptome. Chorioiditis und Iritis werden gelegentlich beobachtet. Führende Laborsymptome sind die oft hochgradige Eosinophilie und eine Hyperglobulinämie. Die Laparoskopie zeigt eine Perihepatitis und Perisplenitis (typische eosinophile Granulome). Außerdem stehen ein Hämagglutinationstest und ein Intrakutantest zur Verfügung.

Differentialdiagnose fieberhafter Zustände mit meningitischen Symptomen

Nackensteifigkeit ist ein klinisches Symptom, das auf eine entzündliche Beteiligung der Meningen hinweist. Sie kann unterschiedlich stark ausgeprägt sein. Neben der eingeschränkten und schmerzhaften passiven (und aktiven) Flexion des Kopfes im Nacken, die im Extremfall unmöglich ist, haben sich einige zusätzliche Untersuchungsmethoden zur Objektivierung eines meningealen Reizzustandes bewährt, so
Kernigsches Zeichen: passive Streckung des Kniegelenks bei gleichzeitiger Beugung im Hüftgelenk verursacht heftige Schmerzen an der Oberschenkelhinterseite und im Lumbosakralbereich.
Brudzinkisches Zeichen: passive Anteflexion des Kopfes am liegenden Patienten verursacht Schmerzen und eine Flexion im vorher gestreckten Kniegelenk.
Die Rigidität der Rückenmuskulatur verhindert eine normale Sitzstellung. Zur Unterstützung werden die Arme dann oft nach hinten aufgestützt *(Dreifußstellung)*. Kinder werden in dieser Position aufgefordert, ihre Knie zu küssen, was bei deutlichen meningealen Reizerscheinungen nicht möglich ist.

Meningismus

Das klinische Symptom ist charakterisiert durch eine Nackensteifigkeit, Kopfschmerzen und ein geringgradig positives Kernigsches und Brudzinkisches Zeichen. Häufig beobachtet man einen Meningismus bei den akuten hochfieberhaften Kinderkrankheiten, bei Pneumonien, Typhus, Grippe und beim rheumatischen Fieber. Im Liquor findet man – im Gegensatz zur Meningitis – eine höchstens geringgradige Eiweiß- und Zellvermehrung.
Folgende *subjektive* und *objektive* Symptome sprechen für das Vorliegen einer

Meningitis

Nackensteifigkeit, Kopfschmerzen, Fieber, Übelkeit, Erbrechen, Lichtscheu, Diplopie, Hyperästhesie gegenüber allen äußeren Einflüssen, generalisierte Krämpfe (vor allem bei Kleinkindern). Die neurologische Untersuchung offenbart häufig eine Bewußtseinseinschränkung, die in späteren Stadien bis zum Koma fortschreiten kann, Stauung der Fundusvenen, eventuell Papillenödem, Pupillendifferenzen mit träger Lichtreaktion, Augenmuskellähmungen (am häufigsten N. abducens), leichte Koordinationsstörungen, Tremor, Muskelhypertonie, Hyperreflexie. Die einzelnen Symptome können unterschiedlich stark ausgeprägt sein und nehmen im allgemeinen mit dem Fortschreiten der Krankheit zu.

Entscheidende Bedeutung kommt der *Liquoruntersuchung* zu (s. auch Tab. 6.9). Obligat ist eine Zellvermehrung über fünf Zellen/mm³ bis zu 20 000 Granulozyten/mm³ bei bakteriellen Meningitiden. Eine deutliche Eiweißerhöhung findet man vor allem bei den bakteriellen Meningitiden (80–500 mg%), Virusmeningitiden weisen bei meist mäßiger Zellvermehrung in den ersten Tagen einen normalen Eiweißgehalt auf. Purulente Meningitiden verursachen im allgemeinen eine Druckerhöhung über 20 cm Wasser im Liegen und in Ruhe. Die übrigen Laborbefunde wie Blutbild oder Senkung sind im Sinne einer akuten eitrigen Entzündung verändert.

Tabelle 6.9. Liquorbefund bei verschiedenen Meningitisformen (nach verschiedenen Sammelstatistiken)

Ätiologie	Aussehen	vorherrschender Zelltyp (Zellzahl)	Eiweißgehalt	Glukosegehalt*	kultureller Befund	Bemerkungen
Normalbefund	klar	nur Lymphozyten (max. 5/mm³)	14–45 mg% lumbal	44–100 mg% oder > 60% des Blutzuckers	negativ	Initialdruck 7–20 cm Wasser in Horizontallage
Bakterielle Ursache	weißliche bis gelbliche Trübung	> 90% Granulozyten (500–20 000/mm³)	erhöht (80–500 mg%)	deutlich erniedrigt unter 35 mg%	positiv	Bakterien häufig im direkten Grampräparat identifizierbar
Tuberkulose	klar, selten xanthochrom od. trüb, gelegentlich Spinngewebe (n. 12 Std.)	Lymphozyten (selten > 300/mm³)	erhöht (100 mg% und mehr)	erniedrigt (meist unter 50 mg%)	meist positiv	gelegentlich direkter Bazillennachweis im Ziehl-Neelsen-Präparat. Chloride häufig erniedrigt*
Leptospirose	klar bis xanthochrom	Lymphozyten meist > 500/mm³	erhöht (meist Ende 1. Woche) (50–110 mg%)	meist normal selten erniedrigt	ev. positiv (spezielle Nährmedien)	
Virale Ursache	klar, selten leicht trüb	initial Granulozyten, nach 48. Std. Lymphozyten (selten über 500/mm³, nach 2 Wochen häufig normal)	mit abnehmender Zellzahl steigend bis 120 mg%	meist normal (Ausnahme Parotitis)	ECHO-Viren häufig isolierbar, andere Viren seltener	
Kryptokokkose	klar oder opaleszent	Lymphozyten (40–400/mm³)	meist erhöht	häufig (ca. 50% der Fälle) erniedrigt	meist positiv	in 50% der Fälle Nachweis des Pilzes im Liquorzentrifugat (Tuschefärbung)
Toxoplasmose	klar oder opaleszent, ev. xanthochrom	Lymphozyten	erhöht	normal bis leicht erniedrigt	negativ	ev. positiver Direktnachweis im Liquorzentrifugat
Lupus erythematodes	klar	Lymphozyten, seltener Granulozyten	leicht erhöht	leicht erniedrigt	negativ	ev. Anti-DNS-Antikörper positiv

* verglichen mit gleichzeitig entnommener Blutprobe

Bakterielle (purulente) Meningitiden

80–90% der bakteriellen Meningitiden werden durch H. influenzae, Neisseria meningitidis und Diplococcus pneumoniae verursacht. Die Erkrankungshäufigkeit nimmt in der kälteren Jahreszeit deutlich zu. Die restlichen 10–20% werden durch Staphylococcus aureus, Streptokokken, E. coli und die übrigen Enterobacteriaceae sowie Pseudomonas hervorgerufen. Seltene Erreger sind Salmonellen, Shigellen, Clostridium perfringens, Neisseria gonorrhoeae, Listeria monocytogenes und Spirochäten. Liquorbefunde s. Tab. 6.9.

Meningokokken-Meningitis

In erster Linie erkranken Kinder, Jugendliche und Erwachsene, allerdings selten nach dem 50. Lebensjahr an Meningokokkenmeningitis. Im Anschluß an eine Meningokokkenbakteriämie kann es zum klinischen Bild der Meningitis kommen, jedoch kommen auch Meningokokkenseptikämien ohne Meningitis und Meningokokkenmeningitiden ohne klinisch evidente Bakteriämie vor. Charakteristischerweise tritt bei der Meningokokkenseptikämie in ca. dreiviertel der Fälle eine Kombination von Purpura und makulo-papulösem Exanthem (s. Abb. 6.16) auf. Ein fulminanter Verlauf – auch als Waterhouse-Friderichsen-Syndrom bekannt – wird vor allem bei Kindern beobachtet und ist gekennzeichnet durch progredienten Schock bei Nebennierenblutungen und konfluierende Hautblutungen.
Die Meningokokkenmeningitis selbst kann – meistens als Folge einer hämatogenen Metastasierung – entweder im Anschluß an einen katarrhalischen Infekt der oberen Luftwege oder perakut mit Schüttelfrost, hohem Fieber und allen Zeichen einer rasch progredienten Infektion der Meningen auftreten. Häufig kommt es zur Reaktivierung einer latenten Herpes simplex-Infektion (Herpes labialis). Weitere eher seltene Komplikationen sind septische Arthritiden und Myokarditis.

Pneumokokken-Meningitis

Von der Pneumokokkenmeningitis werden in erster Linie Kleinkinder und Erwachsene nach dem 40. Lebensjahr betroffen. Die Pneumokokken-Meningitis tritt häufig gleichzeitig oder im Anschluß an eine Pneumonie (Bronchiektasen!), Otitis, Mastoiditis oder Sinusitis auf. Ungenügend konsolidierte Schädelbasisfrakturen stellen auch nach Jahren eine wichtige Eintrittspforte dar. Bei Patienten mit multiplem Myelom findet man offenbar gehäuft Pneumokokken-Infekte. Der klinische Verlauf ist im allgemeinen nicht so rasch progredient wie bei der Meningokokken-Meningitis.

H. influenzae-Meningitis

Von der Haemophilus influenzae-Meningitis werden hauptsächlich Kinder zwischen zwei Monaten und sieben Jahren betroffen. Beim Erwachsenen ist sie selten und tritt typischerweise wie die Pneumokokken-Meningitis im Anschluß an eine Infektion der Luftwege oder des Ohres auf. Rezidive kommen häufiger vor als bei anderen bakteriellen Meningitiden.

Andere bakterielle Meningitiden

Meningitiden hervorgerufen durch Staphylokokken, Streptokokken der Gruppe A, anaerobe Streptokokken, Bacteroides, Aktinomyzes und Mischinfektionen werden vor allem bei Hirnabszessen, epiduralen Abszessen, Schädeltraumata, nach neurochirurgischen Eingriffen oder als Folge von Hirnvenenthrombosen gesehen.
Bei Neugeborenen werden vor allem E. coli, Streptokokken der Gruppe B, Klebsiellen und Proteus als verantwortliche Erreger isoliert. Diese Bakterien stammen meistens aus dem Geburtskanal, die Infektion kann intra oder unmittelbar post partum erfolgen. Pseudomonas-Meningitiden können nicht selten auf einen iatrogenen Eingriff (Lumbalpunktion, spinale Anästhesie, ventrikulo-atrialer Shunt) zurückgeführt werden. Chronische Verläufe sind typisch.
Selten einmal können Salmonellen, Shigellen, Gonokokken, Listerien, Clostridien oder Spirochäten eine purulente Meningitis verursachen. Bei Leptospirosen sind seröse Meningitiden typisch. Bei der Me-

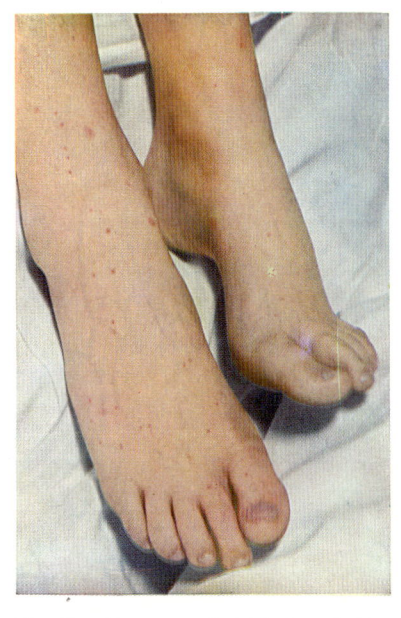

Abb. 6.16. Hautblutungen bei Meningokokkenmeningitis

ningitis luica treten die meningitischen Symptome meistens zurück, akute febrile Verläufe sind selten.
Der klinische Verlauf der purulenten Meningitiden ist ziemlich uniform. Jeder klinische Verdacht auf eine Meningitis muß durch eine Lumbalpunktion bestätigt oder ausgeschlossen werden. Gleichzeitig entnommene Blutkulturen verbessern die diagnostischen Möglichkeiten, da sich vor allem bei negativen Liquorkulturen (10–30%) in vielen Fällen die verantwortlichen Erreger damit identifizieren lassen.

Seröse Meningitiden

Seröse Meningitiden können durch Viren, Bakterien, Pilze oder Protozoen verursacht sein. Meningitiden als Folge nicht-infektiöser Ursachen wie Hirntumoren, Bleivergiftung, Lupus erythematodes, aber auch antibiotisch anbehandelte, normalerweise purulent verlaufende Meningitiden oder Hirnabszesse können mit einem für die seröse Meningitis typischen Liquorbefund einhergehen. Dieser ist charakterisiert durch eine geringe bis mäßige Zellzahlerhöhung (10–500 Zellen/mm^3), meistens bestehend aus Lymphozyten, eine mäßige Eiweißerhöhung und einen normalen bis leicht erniedrigten Zucker. Makroskopisch sieht der Liquor klar bis leicht opaleszent aus (s. Tab. 6.9). Das weiße Blutbild ist meist normal. Gelegentlich findet man eine Leukozytose oder Leukopenie.
Die *klinischen Symptome* sind Fieber, heftige Kopfschmerzen (besonders intensiv hinter den Augen), Lichtscheu bei Kindern, Appetitlosigkeit, Erbrechen, seltener Krämpfe und Unruhe. Das Kardinalsymptom ist auch bei den serösen Formen die Nackensteifigkeit (kann gelegentlich bei Neugeborenen oder jungen Säuglingen fehlen). Folgende Punkte lassen oft eine Differentialdiagnose zwischen serösen und purulenten Meningitiden zu: Der Meningismus entwickelt sich bei seröser Meningitis im allgemeinen langsam innerhalb von 2–3 Tagen. Der Allgemeinzustand der Patienten ist weniger stark beeinträchtigt, mit Ausnahme der Herpes simplex- und Arbovirus-Meningitiden. Makulo-papulöse Exantheme kommen häufiger vor. Petechien, wie bei der Meningokokken-Meningitis/Septikämie werden gelegentlich bei ECHO-Virus Typ 9 beobachtet. Ein Papillenödem tritt praktisch nie auf.
Hinweise über die Ätiologie der serösen Meningitiden finden sich vor allem aus methodischen Gründen noch selten. Eine definitive Aussage über die Häufigkeit der einzelnen Erreger ist deshalb noch nicht möglich. In einer Statistik von über 5000 aseptischen Meningitiden konnte in nur 15% eine ätiologische Diagnose gestellt werden. 92% davon waren Enterovirus-Infektionen (Polio-, Coxsackie- und ECHO-Viren, wobei ECHO-Viren (Typ 3, 4, 9 u. 6 in absteigender Häufigkeit) den höchsten Prozentsatz (84%) erreichten. In den verbleibenden 8% wurden Arbo-, Parotitis-, Varizellen-, Herpes simplex-, lymphozytäre Choriomeningitis-, Influenza- und Adeno-Viren sowie Mykoplasmen isoliert.

Infektionen durch Entero-Virus-Gruppe: (ECHO-, Coxsackie-, Polioviren) (s. Tab. 6.7)

Es besteht bei den **Enteroviren** ein deutlicher Häufigkeitsgipfel in den Sommermonaten. Zwei Drittel der Patienten sind jünger als fünfzehn Jahre. In dieser Altersgruppe werden Knaben häufiger betroffen als Mädchen. Enteroviren verursachen nicht nur Meningitiden, sondern auch Enzephalitiden und Myelitiden.
Der Nachweis der Enteroviren kann direkt aus dem Stuhl, aus Rachenabstrichen und aus dem Liquor (Ausnahme Polioviren) erfolgen. Serologisch kann ein mindestens vierfacher, typenspezifischer Anstieg neutralisierender IgG-Antikörper beobachtet werden.
Das gleichzeitige Auftreten einer Pleurodynie oder einer Myokarditis während einer Meningitis läßt an **Coxsackie-Viren** denken. Letztere können auch Paresen verursachen (Differentialdiagnose: Poliomyelitis!). **ECHO-Virus-Infektionen** zeigen nicht selten einen zweigipfligen Fieberverlauf. Nach einem febrilen Prodromalstadium folgt das meningitische Stadium, das vor allem bei Kindern häufig von einem Exanthem begleitet ist. Das Auftreten von Petechien läßt differentialdiagnostisch an eine Meningokokken-Septikämie/Meningitis denken.
Seit der Einführung der Impfung im Jahre 1955 ist die Häufigkeit der **Poliomyelitis** jedes Jahr beträchtlich zurückgegangen und in den letzten Jahren sind nur noch sporadische Fälle ohne deutlichen Häufigkeitsgipfel im Sommer vorgekommen. Nach einem kurzen febrilen katarrhalischen Prodromalstadium treten nach einem fieberfreien Intervall von 2–3 Tagen meningitische Symptome mit oder häufiger ohne nachfolgende *Paresen* auf (s. Abb. 6.17). Abortive Verläufe ohne Meningismus und Paresen sind jedoch viel häufiger. Die asymmetrisch betroffenen Muskelpartien sind zuerst schmerzhaft, die Sehnenreflexe häufig gesteigert. Die Lähmungen setzen in der Regel zwischen dem zweiten und vierten Tag nach dem zweiten Temperaturanstieg ein und sind

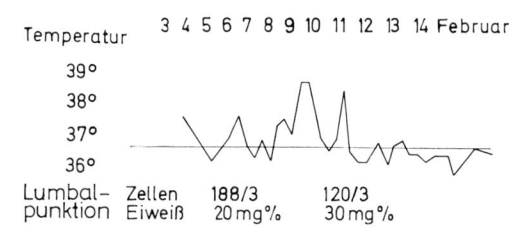

Abb. 6.17. Typischer Fieberverlauf und Lumbalpunktionsbefund bei *Poliomyelitis* (kleinerer primärer, höherer sekundärer Gipfel, Zellzahl im Lumbalpunktat schon bei erster Punktion erhöht)

im allgemeinen rasch progredient. Sie können die motorischen Anteile der peripheren Nerven und Hirnnerven betreffen. Nach höchstens zwei Tagen ist das Lähmungsbild voll entwickelt, nur selten werden nach dieser Zeit noch weitere Muskeln befallen. In diesem Stadium sind die zugehörigen Sehnenreflexe erloschen. Sensibilitätsstörungen oder eine Beteiligung des extrapyramidal-motorischen Systems machen die Diagnose einer Poliomyelitis unwahrscheinlich.

Die Liquoruntersuchung ergibt im Anfangsstadium eine Granulozytose (durchschnittlich um 100 Zellen) bei normalem Eiweißgehalt (dissociation cyto-albuminique). Am Ende der ersten Woche (nach dem Beginn der meningitischen Symptome) sinkt die Zellzahl und polynukleäre Zellen werden durch mononukleäre ersetzt, während der Eiweißgehalt langsam bis zur zweiten und dritten Woche ansteigt (s. Abb. 6.17). Der Zuckergehalt ist normal. Die Diagnose einer paralytisch verlaufenden Poliomyelitis kann im allgemeinen aufgrund der klinischen Symptome gestellt werden. Sie kann durch den Virusnachweis im Stuhl und aus Rachenabstrichen sowie durch den Titer-Anstieg neutralisierender Antikörper gesichert werden. Die übrigen Laborbefunde sind meistens im Normbereich. Differentialdiagnostisch muß eine *Polyradikulitis Guillain-Barré* (s. Tab. 6.10), eine *Landrysche Paralyse* (schwere aufsteigende Form der Polyradikulitis), eine *Querschnittsläsion* durch Tumoren (dissociation albumino-cytologique) oder eine Enzephalitis (meist ausgeprägte Bewußtseinsstörung, pyramidale und extrapyramidale Ausfälle) ausgeschlossen werden. Eine korrekt durchgeführte Poliomyelitis-Impfung schließt eine Erkrankung auch nach mehreren Jahren mit größter Wahrscheinlichkeit aus.

Meningitis bei Parotitis epidemica

Bis zu 50% der Patienten mit *Parotitis epidemica* zeigen eine Zellzahlerhöhung im Liquor. Eine klinisch manifeste Meningitis oder Meningoenzephalitis sind jedoch bedeutend seltener (ca. 10%). Verhältnismäßig hohe Zellzahlen (bis 500/mm^3, selten einmal bis 2000/mm^3), eine geringe Eiweißerhöhung und in seltenen Fällen ein erniedrigter Liquorzucker sind die zu erwartenden Liquorbefunde. Die Diagnose kann meistens aus dem klinischen Bild, und sofern die Meningitis einziges klinisches Symptom ist, aufgrund eines Titer-Anstieges in der Komplementbindungsreaktion gestellt werden.

Lymphozytäre Choriomeningitis

Die lymphozytäre Choriomeningitis wurde bisher in Europa selten diagnostiziert. Die Übertragung erfolgt offenbar von Mäusen auf den Menschen. Die Erkrankung ist häufiger in den Wintermonaten. Sie manifestiert sich meistens als katarrhalischer Infekt; Bronchitiden oder Pneumonien sind seltener. Nach einer Latenzperiode von ca. einer Woche kann es zum klinischen Bild einer serösen Meningitis kommen, das in seltenen Fällen von einem makulo-papulösen Exanthem begleitet ist. Die Zellen im Liquor sind überwiegend lymphozytär (100–3000/mm^3). Eine Eiweiß- und Druckerhöhung vervollständigen das Bild. Die Diagnose kann durch den Virusnachweis in Blut oder Liquor oder durch eine Komplementbindungsreaktion gesichert werden.

Andere seröse Meningitiden

Seltene Erreger einer serösen Meningitis sind Herpes simplex und Arbo-Viren (häufiger Enzephalitis), sowie Adeno-, Influenza- und Arena-Viren (Lassa-

Tabelle 6.10. Differentialdiagnose: Polyradikulitis – Poliomyelitis

	Polyradikulitis	*Poliomyelitis*
Prodromi	Häufig katarrhalischer oder gastrointestinaler Infekt 1–3 Wochen vor Beginn	katarrhalischer Infekt 2–5 Tage vor Beginn
Lähmungen	allmählich (mehrere Tage)	in 1–2 Tagen abgeschlossen
Intensität	selten vollkommen paretisch	alle Übergänge von leichter Adynamie bis kompletter schlaffer Lähmung
Sensibilitätsstörungen	meist vorhanden (Parästhesien)	fehlen
Lokalisation	symmetrisch aszendierend	asymmetrisch
Liquor	dissociation albumino-cytologique	zuerst dissociation cyto-albuminique nach 1–2 Wochen dissociation albumino-cytologique
Ätiologie	unbekannt, kommt vor bei Mononukleose, Diphtherie, Porphyrie, Periarteriitis nodosa u. a. m.	Poliomyelitis-Viren (3 Typen)

Fieber). Auch die Psittakose, das Q-Fieber, die Mykoplasmenpneumonie, M. Behçet und sogar eine infektiöse Hepatitis können gelegentlich eine seröse Meningitis verursachen.

Parainfektiöse Virusmeningitis

Eine sogenannte *parainfektiöse Virusmeningitis* kommt vor allem im Anschluß an Masern, Röteln, Varizellen oder eine infektiöse Mononukleose vor. Pockenimpfungen oder eine prophylaktische Impfbehandlung für Tollwut können ebenfalls eine aseptische lymphozytäre Meningoenzephalitis auslösen. In diesen Fällen ergibt die Anamnese die wichtigsten ätiologischen Hinweise, da weder Klinik noch Liquorbefunde weiterhelfen.
Unter den *bakteriellen Erkrankungen* sind es vor allem Tuberkulose, Leptospirosen und Lues, unter den *Pilzerkrankungen* Kryptokokkose, Kokzidioidomykosen, Histoplasmose und Kandidiasis, die eine seröse Meningitis verursachen können. Ebenso konnten in seltenen Fällen *Toxoplasmen, Amöben* und *Trichinen* als verantwortliche Erreger identifiziert werden. Neben den erwähnten infektiösen Ursachen können auch Leukosen, disseminierte Karzinome und Lymphome das klinische Bild einer Meningitis imitieren. Im allgemeinen läßt sich die Diagnose jedoch durch den Liquorbefund klären (Tumorzellen).

Meningitis tuberculosa

Die *tuberkulöse Meningitis* ist ohne Zweifel bedeutend seltener geworden. Der schleichende Verlauf während Tagen bis Wochen mit uncharakteristischen Symptomen wie reduzierter Allgemeinzustand, Nachtschweiß, Gewichtsverlust, subfebrile Temperaturen machen die Diagnose schwierig. Leitsymptome wie Kopfschmerzen, Meningismus, Augenmuskelparesen, vor allem N. abducens (basale Meningitis!), Reflexanomalien und Bewußtseinsstörungen veranlassen eine Lumbalpunktion. In typischen Fällen findet man eine Pleozytose (100–1000/mm³) mit überwiegend mononukleären Zellen, eine deutliche Eiweißerhöhung und einen erniedrigten Zucker- und Chloridgehalt (s. Tab. 6.9).
Die Tuberkelbakterien (Ziehl-Neelsen-Färbung) können nicht selten im Spinngewebegerinnsel, das am deutlichsten nach ca. 12 Std. Stehenlassen des Liquors sichtbar wird, nachgewiesen werden. Da die Meningitis tuberculosa in den meisten Fällen nach einer miliaren Aussaat auftritt, können das Lungenröntgenbild oder eine Leberpunktion weiterhelfen. Die humoral-pathologischen Veränderungen wie Senkungserhöhung oder Lymphopenie treten erst bei gleichzeitiger miliarer Streuung auffälliger in Erscheinung (s. S. 125).

Meningitis bei Leptospirosen

Der während der bakteriämischen Phase einer *Leptospirose* auftretende Meningismus ist anamne-

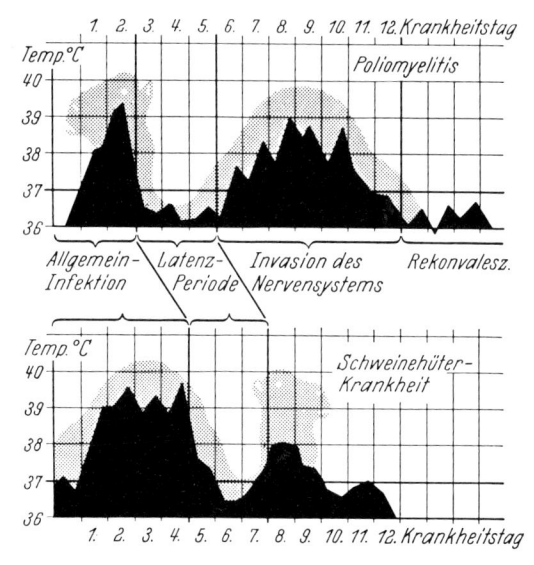

Abb. 6.18. Diphasischer Temperaturverlauf bei Poliomyelitis und Schweinehüterkrankheit (nach links und nach rechts schreitendes Dromedar) (nach *Fanconi-Zellweger*)

stisch von der *serösen Meningitis* im Stadium der Organmanifestation (zweite Phase) zu unterscheiden. Vor allem der Serotyp L. pomona, der die sogenannte *Schweinehüterkrankheit* verursacht, aber auch die Serotypen L. ictero-haemorrhagiae und L. canicola können mit einer serösen Meningitis einhergehen. Differentialdiagnostisch ist vor allem eine nicht-paralytische Form einer Poliomyelitis auszuschließen. Abgesehen von der serologischen Diagnostik (Mikroagglutinationsmethode) können folgende Punkte eher für eine Leptospirose sprechen: das hochfieberhafte Prodromalstadium dauert in der Regel 4 Tage (gegenüber 1–2 Tage bei der Poliomyelitis), und die Temperaturen sind höher als im zweiten Stadium (s. auch Abb. 6.18). Charakteristisch ist eine Konjunktivitis mit Suffusionen, seltener ist ein Herpes labialis. Die Kopfschmerzen sind meist ausgeprägter bei Leptospirosen. Häufig findet sich eine relative Bradykardie. Das gleichzeitige Auftreten eines Ikterus, einer Splenomegalie oder eines pathologischen Urinsediments kann die Differentialdiagnose erleichtern. Im Liquor findet sich nach dem fünften bis siebten Tag eine Lymphozytose, eine mäßige Eiweißerhöhung bei normalem, selten erniedrigtem Zucker (s. Abb. 6.19). Ikterische Patienten können einen xanthochromen Liquor aufweisen (Tab. 6.9).

Meningitis luica

Eine Neurolues kommt in 10–20% der unbehandelten Fälle vor (5–35 Jahre nach der Infektion) und ist charakterisiert durch eine geringe Zellzahl und Eiweißerhöhung, sowie positive Luesreaktionen im Liquor. Negative Luesreaktionen kommen in etwa

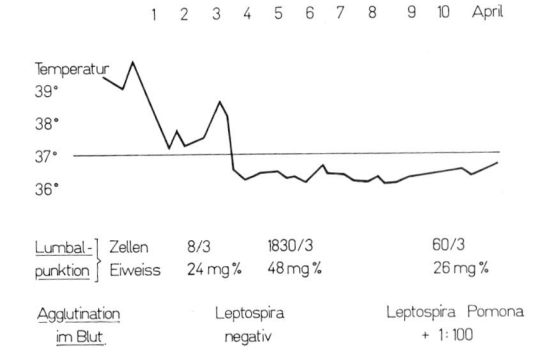

Abb. 6.19. Typischer Fieberverlauf und Lumbalpunktionsbefund bei *Leptospirose* (hoher primärer, kleinerer sekundärer Gipfel, Zellzahl erst beim 2. Gipfel erhöht). Käser, 44j.

10% vor. Der isolierte Befund eines positiven FTA-Titers im Liquor ohne jegliche neurologische Abnormalitäten erlaubt nicht ohne weiteres die Diagnose einer Neurolues. Erhöhte FTA-Titer werden auch nach adäquat behandelter Lues beobachtet. Beim positiven Ausfall der Luesreaktionen im Liquor muß auch ein pseudoluetisches WaR-positives Infiltrat der Lungen ausgeschlossen werden, so z. B. Psittakose, die in einigen Fällen mit Meningismus einhergehen kann (s. S. 142). Die klinischen Symptome (Pupillendifferenzen, fehlende oder asymmetrische Sehnenreflexe, Babinski, Paresen oder Tabes dorsalis) können außerordentlich variabel sein.

Pilzmeningitiden

Der meningeale Befall durch *Cryptococcus neoformans* verursacht eine subakute bis chronische seröse Meningitis. Grundkrankheiten wie maligne Lymphome, Leukosen, Diabetes oder Tuberkulose sind im Gegensatz zu den pulmonalen Formen der Kryptokokkose bedeutend häufiger. Die klinischen Symptome sind – außer einem häufig afebrilen Verlauf – mit den serösen Meningitiden anderer Ätiologie vergleichbar. Die Liquoruntersuchung ergibt eine Lymphozytose (40–400/mm³) mit erhöhtem Eiweiß und erniedrigtem Zuckergehalt (Tab. 6.9). Gelegentlich können die Kryptokokken im gefärbten (Tuschefärbung) Liquorsediment direkt nachgewiesen werden. Für den kulturellen Nachweis sind Pilznährböden (Sabouraud-Agar) notwendig, 25–35% der Fälle haben gleichzeitig positive Blut- und Urinkulturen. Das Auftreten von Hautefflorescenzen (makulo-papulös, Ulzera) erleichtert die Diagnose (Biopsie). Gelegentlich kann sich bei Patienten mit verminderter Infektabwehr eine generalisierte Form einer Histoplasmose, Kokzidioidomykose, Aspergillose oder Kandidiasis als Meningitis äußern.

Begleitmeningitiden

Eitrige Prozesse in der unmittelbaren Nachbarschaft der Meningen (Hirnabszesse, Otitis, Mastoiditis, Sinusitis, Osteomyelitis) können erhebliche differentialdiagnostische Schwierigkeiten bereiten. Eine mäßige Pleozytose (Lympho- oder Granulozyten) und eine geringe Eiweißerhöhung sind die typischen Liquorbefunde. Die Kulturen sind negativ. Die Abklärung einer Meningitis ungeklärter Ätiologie erfordert meistens eine spezialärztliche neurologische und otorhinologische Untersuchung.
Meningitische Symptome mit Temperatursteigerungen werden auch bei *intrakraniellen Blutungen* beobachtet. Die Diagnose einer Enzephalorrhagie ergibt sich meistens bereits aus der Anamnese mit meist schlagartigem Beginn mit Kopfschmerzen und rascher Progression der neurologischen Zeichen. Über die Differentialdiagnose des blutigen Liquors s. S. 773.

Enzephalitis

Differentialdiagnostisch sind auch die Begleitmeningitiden bei **Enzephalitiden** zu erwähnen. In Einzelfällen kann die Unterscheidung einer aseptischen Meningitis von einer Enzephalitis sehr schwierig sein. Erstere können mit einer zerebralen Funktionseinbuße, letztere mit geringgradigen Herdsymptomen, dafür ausgeprägten meningealen Reizerscheinungen einhergehen. Im allgemeinen stehen jedoch die neurologischen Symptome im Vordergrund. Krämpfe, alle Grade der Bewußtseinseinschränkung, Aphasie, Hemiparesen, Pyramidenzeichen, Ataxie, Myoklonismen, unwillkürliche Bewegungen, Nystagmus, Hirnnervenlähmungen kommen in allen Variationen, je nach dem Befall der verschiedenen Hirnregionen vor. Enzephalitiden und aseptische Meningitiden überlappen sich jedoch nicht nur in ihrer Symptomatik, sondern auch in der Ätiologie. Die meisten Erreger, die für eine seröse Meningitis verantwortlich gemacht werden können, können auch eine Enzephalitis auslösen. Herpes simplex-Viren verursachen eine akute, Masern-Viren eine subakute Einschlußkörperchen-Enzephalitis. Nach Masern, Mumps, Varizellen, Röteln und Zytomegalie wurde auch eine sogenannte parainfektiöse Enzephalitis beobachtet. Im Anschluß an eine Pocken- oder Tollwutimpfung kann in weniger als 1% der Fälle eine Enzephalomyelitis auftreten. Die wichtigsten, nicht virusbedingten Infektionskrankheiten, die mit einer Enzephalitis einhergehen können, sind: Lues, Flecktyphus, Trypanosomiasis, Toxoplasmose, Malaria, Trichinose, Schistosomiasis und Zystizerkose.

Primäre Enzephalitiden sind im Gegensatz zu den USA, wo Arbo-Viren eine wichtige Rolle spielen, in West-Europa nach dem Erlöschen der Encephalitis lethargica um das Jahr 1930 seltener geworden. Die zentraleuropäische Zeckenenzephalitis und louping ill-Virus Meningoencephalitis, seltener das West-Nil-Fieber und das Phlebotomen-Fieber, sind in unseren Breitengraden als primäre Enzephalitiden erkannt worden. Arbo-Virus-Infektionen können serologisch oder direkt (Babymäuse) nachgewiesen werden. In über 60% der Fälle bleibt die Diagnose jedoch ätiologisch ungeklärt.

Differentialdiagnose febriler Zustände mit Gelenkschmerzen

Kollagenosen

Obwohl der Begriff der Kollagenkrankheit umstritten ist und eine pathologisch-anatomische Veränderung (Ablagerung von fibrinoidem Material in der Bindegewebsgrundsubstanz) beschreibt, hat er sich bei der Beurteilung klinischer Krankheitsbilder eingebürgert. Man muß sich aber bewußt bleiben, daß damit ätiologisch wahrscheinlich verschiedene Krankheitsbilder zusammengefaßt werden. Während für das rheumatische Fieber eine besondere Reaktion des Makroorganismus auf eine Infektion mit hämolytischen Streptokokken der Gruppe A (was diagnostisch durch die Bestimmung des Antistreptolysin-Titers ausgewertet wird) nicht mehr bestritten wird, sind wir über die Ätiologie und Pathogenese der anderen Kollagenosen noch weitgehend im Unklaren.

Allen folgenden Krankheitsbildern ist gemeinsam, daß entsprechend dem die meisten Organe durchziehenden veränderten Bindegewebe viele Organe betroffen sein können und die Symptomatologie vielfältig ist.

Rheumatismus verus – Rheumatisches Fieber = Polyarthritis rheumatica

Im Anschluß an eine *Streptokokkenpharyngitis* (Streptokokken der Gruppe A) kann in seltenen Fällen – meist unter 1% – eine *Polyarthritis rheumatica* auftreten. Sie ist typischerweise gekennzeichnet durch *Fieber* und eine wechselnde *Gelenkentzündung*. Vor allem die großen Extremitätengelenke werden – meist abwechslungsweise – befallen. Sie präsentieren sich mit den typischen Entzündungszeichen: Schwellung, Rötung, Überwärmung, Schmerzen und eingeschränkte Funktion. Gelenkergüsse, sofern vorhanden, sind wie auch Blutkulturen, steril. Der Allgemeinzustand ist trotz wochenlangen Fieberschüben meist gut. Die *kardiale Beteiligung,* die in einem Drittel bis zur Hälfte der Fälle vorkommt, macht jedoch die klinische Bedeutung des rheumatischen Fiebers aus. Der Befall der Mitral- oder Aor-

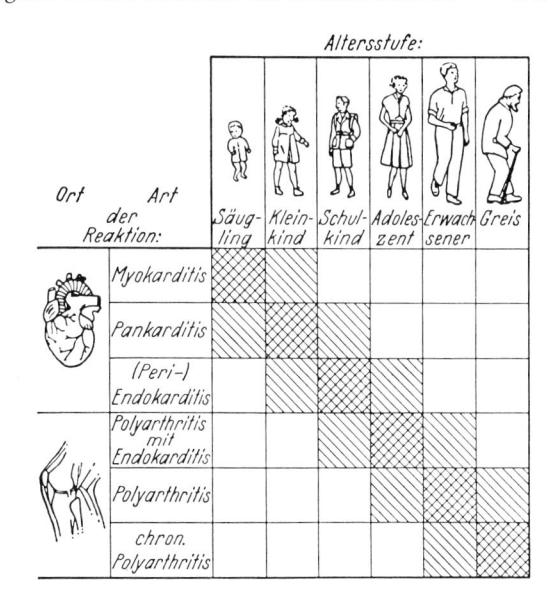

Abb. 6.20. Die *Organmanifestationen* des rheumatischen Fiebers in den verschiedenen Lebensaltern

tenklappen kann frühzeitig zu deren Insuffizienz oder, nach entsprechender Vernarbung, zu Stenosen führen. Eine isolierte rheumatische Aortenstenose scheint kaum vorzukommen. In schwereren Fällen können auch eine Herzinsuffizienz oder Perikarditis auftreten (s. Abb. 6.20). Eine *Chorea minor* kommt nur bei Kindern (Mädchen häufiger als Knaben) und in weniger als 5% der Fälle vor. Häufig liegt die auslösende Streptokokkenerkrankung bereits Monate zurück, die arthritische Phase kann abgeklungen sein oder überhaupt gefehlt haben, und nicht selten wird zu diesem Zeitpunkt anläßlich einer eingehenden Untersuchung ein Herzfehler festgestellt. Choreiforme Bewegungen sind rasch, unwillkürlich, spastisch, nicht zweckgerichtet und nicht repetitiv und unterscheiden sich dadurch von hyperkinetischen Bewegungen und Tics. Die *Chorea major* (Huntington) beginnt meist erst im Erwachsenenalter und zeigt im Gegensatz zur Chorea Sydenham einen progressiven Verlauf.

In seltenen Fällen tritt zusammen mit den Polyarthralgien am Stamm und an den Oberschenkeln ein flüchtiges serpiginöses *Erythem* mit zum Teil erhabenen Rändern auf. Subkutane rheumatische *Knötchen* kommen ebenfalls in ca. 5% der Fälle – vor allem zusammen mit einer schweren Karditis – vor. Es sind schmerzlose, feste, unauffällige, ein bis zwei Zentimeter große Knötchen. Sie finden sich in der Nähe der Sehnen in der Umgebung der Gelenke (vor allem Ellbogen). Eine Pneumonie oder Pleuritis können im Zusammenhang mit einer Herzinsuffizienz vorkommen. Sie sind jedoch von der Pneumonie oder Pleuritis bei den Kollagenosen oder pcP zu unterscheiden (s. dort).

Die Laboruntersuchungen zeigen eine erhöhte Blutsenkung, erhöhte alpha- und gamma-Globuline und weitere unspezifische Entzündungszeichen. Innerhalb der ersten zwei Monate weisen etwa 80% der Patienten einen erhöhten Antistreptolysin-O-Titer auf. Die Titerhöhe ist mit dem klinischen Verlauf nicht korreliert. In einem Viertel der Fälle treten unspezifische elektrokardiographische Veränderungen, vor allem P-Q-Verlängerungen auf, die jedoch keine prognostischen Schlüsse bezüglich der Herzbeteiligung zulassen. Ihr Vorkommen bei vielen Infektionskrankheiten vermindert zudem ihre diagnostische Wertigkeit. Charakteristischerweise sind nach sechs Wochen die meisten Gelenkbeschwerden abgeklungen, in der Regel erfolgt eine Restitutio ad integrum.

Aus klinischen und prognostischen Gründen ist es wesentlich, eine Polyarthritis rheumatica von anderen „unbestimmten rheumatischen Beschwerden" abzugrenzen. Nach JONES, STOLLERMANN u. Mitarb. lassen sich beim rheumatischen Fieber Symptome mit größerer und geringerer Wertigkeit unterscheiden. Zwei Hauptsymptome oder ein Hauptsymptom zusammen mit zwei Symptomen geringerer Wertigkeit machen die Diagnose einer Polyarthritis rheumatica wahrscheinlich. *Hauptsymptome* sind: Karditis (organische Herzgeräusche, Herzvergrößerung, Perikarditis, Herzinsuffizienz), Polyarthritis (wechselnder Gelenkbefall), Chorea, Erythema marginatum, subkutane rheumatische Knötchen.

Symptome geringerer Wertigkeit sind: eindeutige anamnestische Angaben über ein durchgemachtes rheumatisches Fieber, vorbestehender rheumatischer Herzfehler, Arthralgien (keine objektiven Zeichen!) im Zusammenhang mit einer Monarthritis, Fieber über 38°, Senkungsbeschleunigung, positives C-reaktives Protein, Nachweis einer kürzlich durchgemachten Streptokokken-Infektion wie Scharlach, steigender Antikörper-Titer gegen Streptokokkenantigene (Streptolysin-O, Streptokinase, Hyaluronidase etc.), P-Q-Verlängerung im Ekg.

Progressiv chronische Polyarthritis

(Synonyma: primär chronische Polyarthritis, pcP, rheumatoide Arthritis (engl. Sprachgebrauch) (s. auch Kap. Schmerzen bei Erkrankungen der Gelenke).

Sie ist oft weniger schwierig vom rheumatischen Fieber mit den meist akuten Episoden, als von den ebenfalls chronisch mit unbestimmten Gelenkschmerzen verlaufenden Knochenerkrankungen (Myelom, Osteoporose, Osteomalazie, Knochenmetastasen usw.) und den Arthrosen abzugrenzen. Immerhin kann auch die pcP gelegentlich akut mit höheren Temperaturen und umschriebener Gelenkschwellung beginnen. In solchen Fällen ist die Differentialdiagnose schwierig. Als Kriterien können folgende Punkte herangezogen werden:

Das rheumatische Fieber beginnt verhältnismäßig selten im Erwachsenenalter.

Die Gelenkschwellungen sind beim rheumatischen Fieber weniger konstant, sie wechseln nach Tagen ihren Charakter, während bei der pcP der Gelenkbefall konstant bleibt.

Rheumatisches Fieber macht keine Gelenkdeformationen.

Der synchrone Beginn an verschiedenen kleinen Gelenken ist für die pcP typisch, das Betroffensein einzelner großer Gelenke spricht für rheumatisches Fieber.

Die *serologischen Befunde* positiver Antistreptolysin-Titer bei rheumatischem Fieber und positiver Latex-Fixations-Test bei pcP sind in etwa 70% für die Diagnose zu verwerten.

Folgende *Zeichen* sind für die pcP charakteristisch: morgendliche Steifigkeit, Schmerzhaftigkeit und Schwellung sowie Funktionseinschränkung mindestens eines vorwiegend kleinen Gelenks mit Kapselverdickung, symmetrisches Befallensein der kleinen Gelenke, subkutane rheumatische Knötchen in Gelenknähe, Schmerzhaftigkeit beim Zusammendrücken der Fingergrundgelenke (Gänsslensches Zeichen) und schubweiser Verlauf der Krankheit. In späteren Stadien der Krankheit stehen vor allem die Funktionseinschränkung der betroffenen Gelenke (typische Ulnardeviation der Finger s. Abb. 28.1), Muskelatrophien und radiologisch bandförmige gelenknahe Osteoporosen, Gelenkspaltverschmälerung und Knochenusuren im Vordergrund. *Labormäßig* imponieren vor allem die erhöhte Senkung und eine leichte normozytäre, hypochrome Anämie. Häufig sind alpha-2- und gamma-Globuline erhöht. 80% der klassischen und eindeutigen Fälle (s. Kriterien) von pcP zeigen einen positiven Rheumafaktor (Antikörper vor allem aus der IgM-Klasse mit spezifischer Aktivität gegen IgG-Globuline), der mit Hilfe eines Latex-Testes oder mit sensibilisierten Erythrozyten nachgewiesen werden kann. Allerdings kann häufig auch ein falsch positiver Rheumafaktor bei verschiedensten Infektionskrankheiten (z.B. Lues, Tbc, Endocarditis lenta, infektiöse Mononukleose), Kollagenosen, Leberzirrhose, Virushepatitis, chronisch aggressiver Hepatitis, Morbus Boeck, Morbus Waldenström und vielen anderen Krankheiten vorkommen. Ebenso scheint mit zunehmendem Alter (über 60 Jahre) die Häufigkeit falsch positiver Rheumafaktoren anzusteigen. Antinukleäre Antikörper können bei 20–60% und ein positiver Lupus erythematodes-Test bei 10–20% der Patienten nachgewiesen werden.

Ähnlich wie für das rheumatische Fieber wurden von der amerikanischen Rheumagesellschaft Kriterien für die Diagnostik der pcP ausgearbeitet. Sind sieben von elf Kriterien vorhanden, handelt es sich um eine klassische pcP, finden sich fünf Kriterien, ist die pcP eindeutig, bei nur drei Kriterien wahrscheinlich. Die Gelenkerscheinungen der Kriterien eins bis fünf müssen während mindestens sechs Wochen vorhanden sein. Die Kriterien sind:

1. Steifigkeit am Morgen

2. Bewegungsschmerz oder Druckdolenz in mindestens einem Gelenk
3. Schwellung der Gelenkweichteile oder Erguß in mindestens einem Gelenk
4. Schwellung mindestens eines anderen Gelenkes, wobei das freie Intervall zwischen dem Befall des einen und des anderen Gelenkes nicht länger als drei Monate dauern darf
5. Symmetrische Schwellungen der proximalen Interphalangeal-, der Metakarpophalangeal- oder Metatarsophalangealgelenke
6. Subkutane Knotenbildungen auf den Streckseiten der Extremitäten, vor allem in Gelenknähe
7. Mit pcP vereinbare radiologische Veränderungen (s. S. 675)
8. Latex-Test oder andere Tests zum Nachweis des Rheumafaktors sind positiv
9. Pathologische Veränderungen der Synovialflüssigkeit
10. Mit pcP vereinbare histologische Veränderungen der Synovialmembran
11. Mit pcP vereinbare histologische Befunde in granulomatösen Knoten.

Extraartikuläre Manifestationen der pcP

Neben den Gelenken und gelenknahen Strukturen kann die pcP auch die *Gefäßwände* (Vaskulitis), die *serösen Häute* (Pleuritis, Perikarditis, Peritonitis), das *Muskelinterstitium* (Myokarditis), das *Auge* (Keratoconjunctivitis sicca, Episkleritis und Uveitis) sowie die *Lungen* befallen. Das radiologische Bild der Lungenveränderungen, die wahrscheinlich in weniger als 1% vorkommen, ist vielfältig. Multiple Rundherde, rheumatischen Granulomen entsprechend, sind oft mit einem Pleuraerguß und einer Perikarditis kombiniert. Eine interstitielle Pneumonie, wie sie bei den Kollagenosen vorkommen kann, die später in eine Lungenfibrose ausmündet, ist ebenfalls bekannt.

Bei staubexponierten Menschen kann es während der Entwicklung einer pcP zu Lungenveränderungen, sog. rheumatoide Pneumokoniose oder **Caplan-Syndrom** kommen. Die multiplen, schubweise entstehenden Rundherde neigen episodisch zu gleichzeitigem Zerfall. Pleuritiden sind granulomatöser Natur (Biopsie), und häufig findet sich im entsprechenden Pleurapunktat ein hoher Titer des Rheumafaktors und eine deutlich erniedrigte Glukose.

Die **rheumatische Vaskulitis** geht häufig mit Fieber und einer Leukozytose einher. Vor allem bei den schwereren Formen einer pcP kommen unter anderem multiple Fingerarterienverschlüsse (Raynaud-Syndrom), Polyneuropathien, Mesenterialinfarkte und Skleritiden vor. Eine mehr lokalisierte, auf die Haut beschränkte Vaskulitis kann zu Ulcera crurum mit außerordentlich chronischem Verlauf führen.

Das **Felty-Syndrom** ist charakterisiert durch eine *Splenomegalie* und eine ausgesprochene *Leukopenie* (bei normaler Myelopoese). Patienten mit dieser Sonderform der pcP können weitere Symptome wie Anämie, Thrombozytopenie, Lymphknotenschwellungen, Polyneuropathien oder ein Sjögren-Syndrom aufweisen. Nicht selten wird die Leukopenie in einer Phase entdeckt, in der die Polyarthritis nicht im Vordergrund steht. Labormäßig imponieren neben den hämatologischen Veränderungen oft sehr hohe Titer des Rheumafaktors. Häufiger als bei der pcP werden antinukleäre Antikörper und ein positives Lupus erythematodes-Zellphänomen gefunden. Die *juvenile pcP*, auch *Still-Chauffard-Krankheit* genannt, betrifft Mädchen häufiger als Knaben. In vielen Fällen können Fieberschübe und Polyarthralgien dem arthritischen Stadium vorausgehen. Hepatosplenomegalie, Lymphknotenschwellungen, Anämie, Pleuritis, Perikarditis und ein lachsfarbenes masernähnliches Exanthem sind Manifestationen

Tabelle 6.11. Prozentuale Häufigkeit der klinischen Manifestationen und Laborbefunde beim Lupus erythematodes (modifiziert nach DUBOIS)

Klinische Manifestationen		Laborbefunde	
Arthralgien	92%	Senkungsbeschleunigung	84%
Fieber	84%	Anämie (Hb < 11 g%)	72%
Hauterscheinungen	72%	Leukopenie (< 4500/mm³)	61%
Lymphknotenschwellungen	59%	Thrombozytopenie (< 100 000/mm³)	15%
Pathologische Nieren- und Urinbefunde	53%	Positiver direkter Coombstest	14%
Anorexie, Nausea, Erbrechen, Durchfälle	53%	Positiver Nachweis von antinukleären Antikörpern	99%
Gelenkschwellungen	49%		
Myalgien	48%	Positiver L. e.-Zellen-Test	60–80%
Pleuritis	45%	γ-Globulinerhöhung (> 1,5 g%)	60–77%
Pericarditis exsudativa	32%	Positiver Nachweis des Rheumafaktors	20%
Lungenveränderungen	30%	Komplementerniedrigung	75%
ZNS-Veränderungen	26%	Falsch positive Luesreaktionen (ausgenommen spezifische Reaktionen)	15%
Gelenkdeformationen	26%		
Hepatomegalie	23%		
Herzgeräusche	20%		
Abdominalschmerzen	19%		
Raynaud-Phänomene	18%		
Splenomegalie	9%		

der juvenilen pcP, die eher an eine maligne Systemerkrankung als an eine Arthritis denken lassen. Vor allem bei oligoartikulären Formen mit blandem Verlauf tritt in bis zu 20% der Fälle eine *Iridozyklitis* auf. Im Blutbild ist eine Leukozytose typisch, der Rheumafaktor der IgM-Klasse ist nur in 10–20% positiv. Differentialdiagnostisch muß vor allem bei oligoartikulären Formen ein rheumatisches Fieber ausgeschlossen werden. Eine vorausgegangene Streptokokkenerkrankung oder eine Endokarditis sprechen für letzteres. In Zweifelsfällen können ein Gelenkpunktat oder eine -biopsie weiterhelfen.

Kollagenosen im engeren Sinn

Dazu werden u. a. gezählt:
- Lupus erythematodes visceralis
- Periarteriitis nodosa
- Riesenzellarteriitis (Arteriitis temporalis, Polymyalgia rheumatica)
- Dermatomyositis
- Sklerodermie (s. S. 49)

Lupus erythematodes visceralis (Erythematodes)

Der Lupus erythematodes (L. e.) ist eine meist febrile Autoimmunerkrankung, die überwiegend bei Frauen zwischen dem 20. und 50. Lebensjahr vorkommt. Die klinischen Manifestationen sind außerordentlich vielfältig, da sämtliche Organsysteme befallen sein können (Tab. 6.11). Der Verlauf ist sehr variabel, ca. $^3/_4$ der Patienten haben jedoch eine Überlebensrate

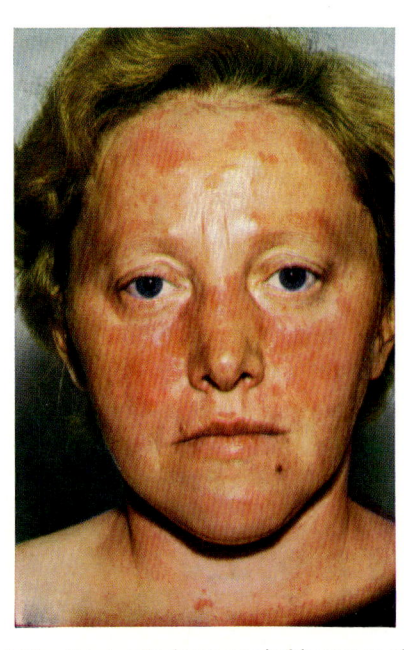

Abb. 6.21. Hautveränderungen bei *Lupus erythematodes visceralis* im Bereich des Gesichtes. 43j. Frau. Veränderungen weniger typisch als in Abb. 6.22

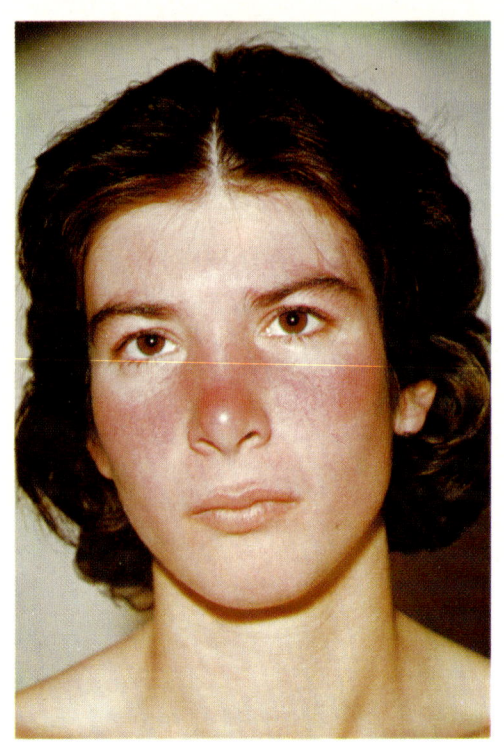

Abb. 6.22. *Lupus erythematodes visceralis* mit typischer schmetterlingsförmiger Hautmanifestation

von mehr als 5 Jahren. Der klinische Aspekt der Gelenkerscheinungen kann einer pcP gleichen, häufig jedoch werden auch große Gelenke befallen, Knochenusuren und -deformitäten sind jedoch selten. Die Hautmanifestationen (s. Abb. 6.21 und 6.22) können so typisch sein, daß sie eine prima-vista-Diagnose erlauben. Sie bestehen meistens aus einer Kombination von Erythem, Teleangiektasien, Atrophie und Hyperkeratose. Eine Alopecia areata ist ebenfalls häufig. Sonnenbestrahlung führt häufig zu einer Exazerbation der Hauterscheinungen, welche aber durchaus nicht immer den charakteristischen Schmetterlingsaspekt haben müssen, sondern sich auf wenige uncharakteristische Hautefflorenszenzen (z. B. an den Fingern), vor allem an den unbedeckten Stellen, beschränken können.

Eine *Nierenbeteiligung* wird in mehr als der Hälfte der Fälle beobachtet und kann sich in jeder Form – angefangen von einem pathologischen Sedimentsbefund (Erythrozyturie, Proteinurie) bis zur progressiven Niereninsuffizienz (Glomerulonephritis) – äußern. *Ergüsse der serösen Häute* (Perikarditis, Pleuritis, Aszites) kommen ebenfalls in fast 50% der Fälle vor und können klinisch und radiologisch nachgewiesen werden. Parietale *Endokardläsionen (Morbus Libman-Sacks)* können wechselnde Herzgeräusche und auch Rhythmusstörungen verursachen. Differentialdiagnostisch ist eine infektiöse Endokarditis mit Hilfe von Blutkulturen auszuschließen. Die Lungenerscheinungen können sich in Form von diskreten Verschattungen, vorwiegend in den Unterfeldern, aber auch in Form eines miliaren Bildes äußern. Krämpfe oder ein organisches Psycho-Syndrom gehören zu den häufigsten zerebralen Manifestationen eines L.e. Periphere Neuropathien werden selten beobachtet. Verschiedene angiologische Krankheitsbilder wie Raynaud-Syndrom, Arterienverschlüsse, Ulcera crurum und rezidivierende Thrombophlebitiden kommen beim L.e. vor.

Die typischen Laborbefunde sind in Tab. 6.11 zusammengefaßt. Das Blutbild zeigt eine Leukopenie. Agranulozytosen kommen vor und disponieren zu entsprechend schweren Infekten. Nicht selten ist eine thrombopenische Purpura Erstsymptom, das den Patienten in die Sprechstunde führt. Neben einer fast obligaten Senkungs- und gamma-Globulinerhöhung können in praktisch allen Fällen während einer aktiven Krankheitsphase antinukleäre Antikörper nachgewiesen werden. Diese sind gegen verschiedene Zellkernbestandteile, deren Herkunft noch ungewiß ist, gerichtet (DNS, Nukleoproteine, Histone etc.). Oft können auch Antikörper gegen Zellplasmabestandteile (RNS, Ribosomen, Lysosomen etc.) gefunden werden. L.e.-Zellen sind vor allem neutrophile Granulozyten, in welchen der segmentierte Kern durch eine phagozytierte, homogene, basophile Einschlußmasse an den Rand gedrückt ist (s. Abb. 6.23). Diese Einschlußmasse besteht einerseits aus den zirkulierenden Antikörpern und andererseits aus Desoxyribonukleinsäure zerstörter Zellkerne. Diese Antigenantikörperreaktionen verbrauchen im allgemeinen Komplement, woraus eine Hypokomplementämie resultiert. Antinukleäre Antikörper können auch bei der Sklerodermie (40%), beim Sjögren-Syndrom (60%) und bei der pcP (20%) nachgewiesen werden.

Vom besprochenen L.e. ist der *medikamentös induzierte Lupus erythematodes* zu unterscheiden. Vor allem Hydralazine und Prokainamid, aber auch Diphenylhydantoin, Mesantoin, Isoniazid, Penizillin, Penizillamin, Sulfonamide, Tetrazykline, alpha-Methyldopa und Levodopa können in seltenen Fällen ein typisches L.e.-Syndrom auslösen. Eine Nieren- oder Zentralnervensystembeteiligung kommt jedoch kaum vor. Bedeutend häufiger – unter Prokainamiddauertherapie in bis zu 70% – können antinukleäre Antikörper nachgewiesen werden. Sowohl Laborbefunde wie klinische Symptome sind nach Absetzen des Medikamentes reversibel.

Periarteriitis (Panarteriitis) nodosa

Die *Periarteriitis nodosa* ist ebenfalls eine Systemerkrankung aus dem Formenkreis der Kollagenosen mit abakterieller Entzündung der kleinen Arterien und Arteriolen. Da manchmal die nodulären, entzündlichen Infiltrate entlang der Gefäße unter der Haut tastbar sind, wurde von den Erstbeschreibern (Kussmaul, Maier) die Bezeichnung Periarteriitis nodosa gewählt. Dieses ätiologisch noch unklare Leiden befällt bevorzugt Männer und imponiert durch seine verwirrende klinische Symptomatik. Treten Symptome von seiten mehrerer Organe gekoppelt mit flüchtigen, rezidivierenden *Arthralgien*, subfebrilen bis septischen *Temperaturen, Gewichtsabnahme* und deutlich *beschleunigter Blutsenkungsgeschwindigkeit* auf, muß das Vorliegen dieses Krankheitsbildes in Erwägung gezogen werden. Verwechslungen sind am ehesten mit dem Lupus erythematodes visceralis möglich, der jedoch klinisch und laborchemisch meist gut abgegrenzt werden kann (Tab. 6.12). *Anamnestisch* werden gehäuft allergische Erscheinungen (Asthma, Urtikaria, Medikamentenallergie) und die Einnahme von Sulfonamiden und Antibiotika angegeben.

Je nach Organbefall dominieren folgende Symptome: Sind die *abdominellen Gefäße* betroffen, stehen objektiv heftige Krämpfe im Abdomen im Vordergrund, die von Erbrechen und blutigen Durchfällen (Ulzerationen durch arterielle Gefäßveränderungen der Darmwand) begleitet sein und ein akutes Abdomen vortäuschen können. Beim Auftreten eines Ileus muß ursächlich an Mesenterialinfarkte gedacht werden.

Eine *Splenomegalie* ist in etwa 10% der Fälle nachweisbar, ein *Leberbefall* an einer Transaminasenerhöhung erkennbar. Histologisch findet sich dann

Abb. 6.23. Lupus-erythematodes-Zellphänomen.
a) Konzentrische Anhäufung von neutrophilen Granulozyten um Kernabbaumassen anderer neutrophiler Leukozyten. Die Zelle oben mit der Vakuole hat bereits phagozytiert (Rosettenbildung).
b) Lupus-erythematodes-Zellen

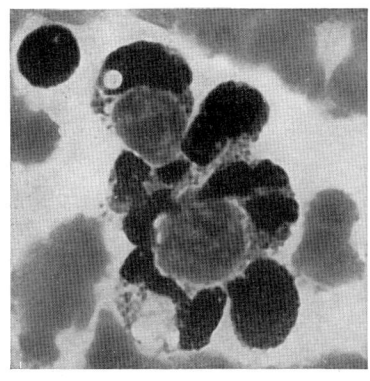

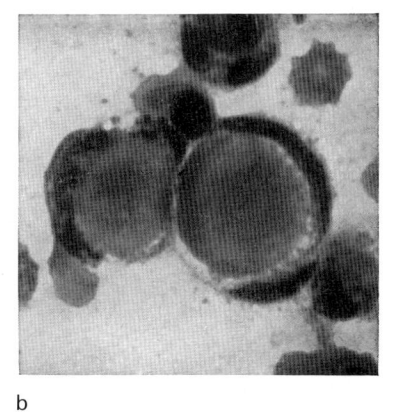

Tabelle 6.12. Unterschiede zwischen Periarteriitis nodosa und Lupus erythematodes disseminatus

	Periarteriitis nodosa	Lupus erythematodes disseminatus
Polyserositis	−(+)	+ +
Leberbeteiligung	+	(+)
Endokarditis	−	+
Leukozyten	Leukozytose	Leukopenie
Antinukleäre Antikörper	−	+ +
L. e.-Zellphänomen	−	+ +
Rheumafaktor (Latex- und Waaler-Rose-Test)	20–30%	20–30%

das Bild einer chronisch interstitiellen Hepatitis mit perivaskulären Entzündungsherden.

Angina pectoris, Rhythmusstörungen und Herzinsuffizienz sind entweder Folge einer entzündlichen *Mitbeteiligung der Koronararterien* oder einer Hypertonie. Eine Endokarditis, wie sie beim rheumatischen Fieber oder Lupus erythematodes visceralis beobachtet werden kann, trifft man bei der Periarteriitis nodosa nicht an.

Der pathologische Urinsedimentsbefund (Hämaturie, Proteinurie, hyaline und granulierte Zylinder) ist erstes Zeichen einer *renalen Mitbeteiligung* (Polyarteriitis und/oder Glomerulitis), die von einer Hypertonie oder progredienten Azotämie gefolgt sein kann. Hingegen wird ein nephrotisches Syndrom im Gegensatz zum Lupus erythematodes visceralis äußerst selten beobachtet. Die Nieren sind bei 70–90% der Patienten mitbetroffen.

Polyneuritische und *polymyositische Beschwerden* (Differentialdiagnose: Trichinose, Polymyositis, primäre Muskelatrophie) können führende Symptome sein. In der Regel ist die durch entzündliche Veränderungen der Vasa nervorum bedingte Polyneuritis auf die unteren Extremitäten beschränkt. Apoplektische Insulte, epileptiforme Anfälle, das Hinzutreten von zentralen herdförmigen Ausfällen oder ein Meningismus können als Zeichen der *zerebralen Manifestation* des Leidens gewertet werden.

Multiple kleinherdige weiche Verschattungen im Röntgenthoraxbild deuten auf einen Mitbefall der *Lungengefäße* hin (Abb. 6.24) und können als Bronchopneumonien oder Miliartuberkulose fehlgedeutet werden. Bei Verschluß größerer Äste kann es zum Auftreten von Lungeninfarkten mit Hämoptoe kommen. Die für einen Lupus erythematodes visceralis typische Polyserositis wird hingegen bei der Periarteriitis nodosa vermißt.

Neben einem Fundus hypertonicus kann am *Auge* eine Arteriitis der Chorioidea- und Retinagefäße nachweisbar sein und in seltenen Fällen zu Sehstörungen führen.

Nach *Hautveränderungen* muß immer wieder gezielt gesucht werden, falls man das Vorliegen einer Periarteriitis nodosa vermutet. Kutane und subkutane

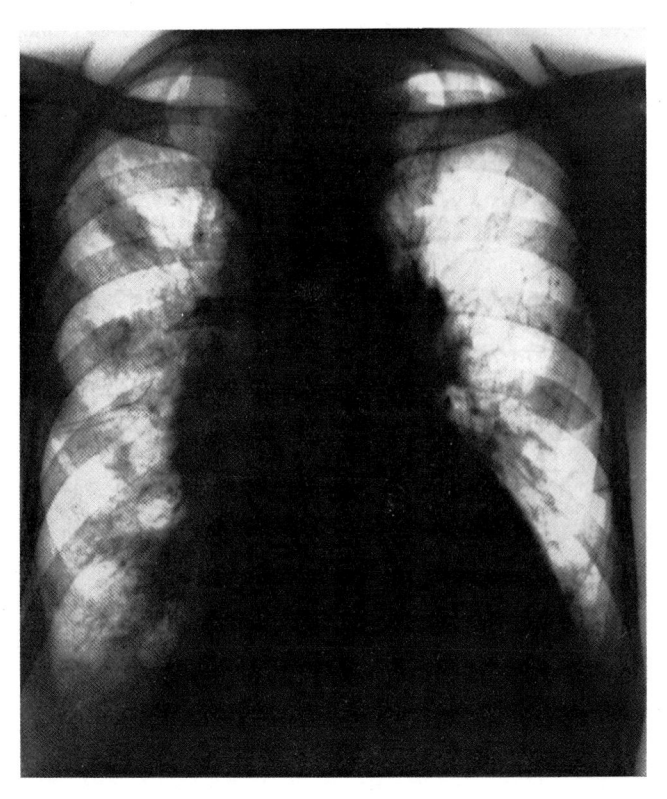

Abb. 6.24. Lungenveränderungen bei *Periarteriitis nodosa*. 53j. Mann

Knötchen an Brust-, Rücken-, Bauchhaut und den Extremitäten sind zwar selten.
Unspezifische Hautveränderungen (Urtikaria, vaskuläre Purpura) werden wesentlich häufiger gesehen. Gelegentlich kommt wie bei der Sklerodermie ein Raynaud-Syndrom vor, selten ist weiterhin eine Livedo racemosa.

Die *Laborbefunde* äußern sich in
- Blutsenkungs-Beschleunigung,
- Blutbildveränderungen: Leukozytose mit relativer Eosinophilie, Eisenmangelanämie,
- Hypergammaglobulinämie (dadurch bedingt möglicherweise falsch positive Wassermannreaktion),
- Transaminasenerhöhung bei Leberbefall,
- pathologisches Urinsediment (Hämaturie, Proteinurie, Zylinder) und Azotämie bei Nierenmitbeteiligung,
- CPK-Erhöhung infolge einer Polymyositis,
- Rheumafaktor (Latex-Test, Waaler-Rose-Test) in ca. 20% der Fälle nachweisbar.

Die *Diagnose* erfolgt durch gezielte Muskel- und Hautbiopsie zum Nachweis der entzündlichen Gefäßveränderungen. Angiographische Untersuchungen zum Nachweis von Aneurysmen oder ischämischen Nekrosen sind ebenso wie Leber- und Nierenbiopsie oder Elektromyographie als diagnostische Hilfsmaßnahmen zu werten.

Riesenzellarteriitis (Arteriitis temporalis Horton, Polymyalgia rheumatica)

Die *Arteriitis temporalis* (cranialis) Horton ist eine entzündliche, nekrotisierende und granulomatöse Panangiitis, die bevorzugt die Gefäße des Aortenbogens und damit die Temporalarterien, die Aa. ophthalmicae und die Retinagefäße betrifft, aber auch an Karotiden, Subklaviae, Vertebralarterien, Koronargefäßen und weiteren Arterien auftreten kann.
Histologisch findet man eine Panarteriitis mit herdförmigen Nekrosen, lymphozytären Infiltraten und Riesenzellen in der Nähe der Lamina elastica interna, weshalb man heute im Hinblick auf die unterschiedliche Lokalisation besser von *Riesenzellarteriitis* spricht. Fortgeschrittene Fälle zeigen sekundäre Thrombosierung und Gefäßverschluß.
Dieses Krankheitsbild ist nicht mehr sicher von der *Polymyalgia rheumatica* (Polymyalgia arteriitica) abzugrenzen, da beide Erkrankungen einen engen Zusammenhang zeigen und wahrscheinlich verschiedene Manifestationen derselben Grundkrankheit, der *Riesenzellarteriitis*, darstellen. Der Übergang dieser beiden Krankheiten kann fließend sein. Sowohl bei der Arteriitis temporalis als auch bei der Polymyalgia rheumatica finden sich in ca. der Hälfte der Fälle Symptome der anderen Manifestationsform. Aus diesem Grunde werden diese beiden Krankheitsbilder im folgenden zusammen besprochen.
Ursache: Die Ursache ist noch unklar. Möglicherweise handelt es sich um eine Autoimmun-Erkrankung.

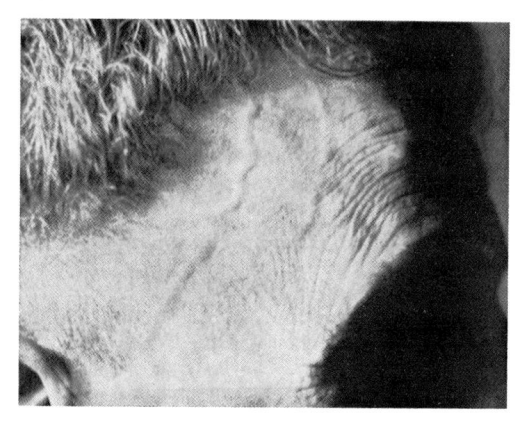

Abb. 6.25. Vorspringende A. temporalis bei *Arteriitis temporalis Horton* (histologisch bestätigt)

Vorkommen: Beide Krankheiten sind relativ selten, werden jedoch oft verkannt. Sie kommen meist im höheren Lebensalter vor (über 50 Jahre). Frauen scheinen häufiger betroffen zu sein als Männer.
Klinik: Bei der *Arteriitis temporalis* handelt es sich charakteristischerweise um uni- oder bilaterale Dauerkopfschmerzen in der Temporalgegend. Die Temporalarterien werden bei der Untersuchung verdickt, derb, stark druckdolent und eventuell ohne Pulsation vorgefunden (Abb. 6.25).
Bei der *Polymyalgia rheumatica* stellen heftige Schmerzen im Nacken, in den Schultern, im Rücken und seltener im Beckengürtel das Leitsymptom dar. Die Schmerzen treten bei Bewegung und in der Nacht verstärkt auf, und es besteht eine ausgeprägte Morgensteifigkeit. Bei der Untersuchung fehlen Muskelatrophie sowie Lokalbefunde. In einzelnen Fäl-

Tabelle 6.13. Symptomatologie der Arteriitis temporalis und der Polymyalgia rheumatica

	Arteriitis temporalis	Polymyalgia rheumatica
Schlechter Allgemeinzustand	(+)	+
Gewichtsverlust	(+)	+
Inappetenz	+	+
Müdigkeit	+	+
Depression	(+)	(+)
Kopfschmerzen	+	(+)
Nackenschmerzen	(+)	+
Schulterschmerzen	(+)	+
Rückenschmerzen	(+)	+
Fieber	+	(+)
Claudicatio intermittens	(+)	(+)
Sehstörungen	+	(+)
Gelenkschwellung	(+)	(+)
Muskelschwäche	(+)	(+)

+ häufig vorhanden
(+) kann vorhanden sein

len können Muskelschwäche oder Gelenkschwellungen beobachtet werden.
Die *Komplikationen* beider Erkrankungen basieren auf der gemeinsamen vaskulären Beteiligung. So wird vorerst häufig ein okulärer Befall beobachtet (retrobulbäre Neuritis, ischämische Opticusatrophie), was zu einer irreversiblen Erblindung führen kann. Wichtig ist daher eine periodische Kontrolle von Visus und Gesichtsfeld. Daneben sind auch zerebrale (apoplektischer Insult) und selten koronare (Herzinfarkt) oder andere Durchblutungsstörungen infolge der Panarteriitis möglich.
Die weiteren Symptome sind in Tab. 6.13 dargestellt.
Die *Laborbefunde* sind bei beiden Erscheinungsformen dieselben und sind aus Tab. 6.14 ersichtlich. Erwähnenswert ist, daß Muskelenzyme und Rheumafaktoren unauffällig sind.
Die *Diagnose* kann durch eine Probeexzision aus einer Temporalarterie erhärtet werden, wobei die Histologie auch ohne charakteristische lokale Beschwerden positiv sein kann. Bei der Polymyalgia rheumatica ist die Biopsie aus der Arteria temporalis in ca. einem Drittel der Fälle positiv.
Das Elektromyogramm kann neben den für Entzündungen typischen Veränderungen eine Verkürzung der mittleren Potentialdauer zeigen. Die Muskelbiopsie hingegen ergibt bei beiden Erkrankungen keine charakteristischen Befunde.
Die *Differentialdiagnose* umfaßt Krankheitsbilder wie Periarteriitis nodosa, Thrombangiitis Winiwarter-Buerger, Dermatomyositis, Malignome mit paraneoplastischem Syndrom, chronische Polyarthritis, Sepsis.

Dermatomyositis (Polymyositis)

Bei der *Dermatomyositis* stehen weniger die Gelenkbeschwerden als die *Muskelbeschwerden* im Vordergrund. Frauen sind auch bei dieser Kollagenose dreimal häufiger betroffen als Männer. In absteigender Reihenfolge werden von der Muskelschwäche, die ein Hauptsymptom darstellt, folgende Muskelgruppen betroffen: Beine, Arme, Hals und Schlund. Spontanschmerzen und Druckdolenz sowie Atrophien im Bereich der betroffenen Muskelpartien kommen in ca. der Hälfte der Fälle vor (s. auch S. 748).
Das klassische *Exanthem* der Dermatomyositis wird bei etwa 40% der Patienten mit entzündlichen Mus-

Tabelle 6.14. Laborbefunde bei Arteriitis temporalis und Polymyalgia rheumatica

- deutlich erhöhte Blutsenkungsreaktion (meist über 50 mm in der ersten Stunde)
- hypochrome Anämie mit Hyposiderämie
- Leukozytose mit Linksverschiebung
- Dysproteinämie mit Erhöhung der α_2- und ev. der γ-Globuline

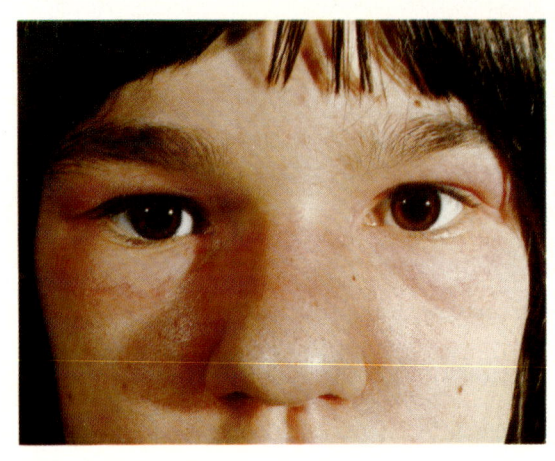

Abb. 6.26. Dermatomyositis. Typische Lilafärbung im Bereich der Augenlider. 16j. Mädchen

kelveränderungen gesehen. Es handelt sich um eine dunkelrote, makulopapulöse, glatte, eventuell leicht schuppende Eruption an den Ellbogen, Knien, Knöcheln, über der Dorsalseite der Finger und im Gesicht (perinasal, periorbital). Eine dunkle Lilaverfärbung der ödematösen Augenlider ist pathognomonisch für die Dermatomyositis (Abb. 6.26).
Weitere Symptome sind Fieber, Gelenkschmerzen, Raynaud-Syndrom und selten eine Lungenfibrose. Übergangsformen zu den anderen Kollagenosen, vor allem zur Sklerodermie, scheinen häufig vorzukommen. Von besonderer klinischer Bedeutung ist die Tatsache, daß Dermatomyositis-Patienten mit zunehmendem Alter etwa vier bis fünf mal häufiger an einem malignen Tumor erkranken als Normalpersonen.
Labormäßig gibt die Bestimmung der Muskelenzyme (Transaminasen, Kreatinphosphokinase, Aldolase) Aufschluß über die Aktivität der Krankheit. Es besteht eine erhöhte Kreatinurie bei verminderter Kreatininurie. Der Rheumafaktor kann gelegentlich positiv ausfallen. Antinukleäre Antikörper werden praktisch nie nachgewiesen. Die Senkung sowie die alpha-2- und gamma-Globuline sind meistens erhöht. Das Elektromyogramm ist pathologisch verändert und kann zusammen mit einer Muskelbiopsie die Diagnose erhärten.
Differentialdiagnostisch ist bei einer reinen Polymyositis eine rasch progressive muskuläre Dystrophie auszuschließen, die eine ähnliche Verteilung der am häufigsten befallenen Muskelpartien aufweist. Im Gegensatz zur progressiven Muskeldystrophie, die selten nach dem 30. Lebensjahr beginnt, kann die Dermatomyositis sämtliche Altersgruppen betreffen und außer der Stamm- und Extremitätenmuskulatur auch Larynx-, Pharynx- und Halsmuskeln befallen. Gelegentlich kann auch eine Trichinose eine ähnliche Symptomatik verursachen (s. S. 138).

Sklerodermie

Die ebenfalls zu den Kollagenosen gehörende Sklerodermie wird im Hinblick auf die typischen Hautveränderungen dort abgehandelt (s. S. 49).

Differenzierung der Kollagenosen

Auch bei der Periarteriitis nodosa (s. S. 149) und vor allem bei der Sklerodermie (s. S. 49) können Gelenkerscheinungen – ähnlich einer pcP – beobachtet werden. Die enge Verwandtschaft der Kollagenosen und der pcP kommt deutlich bei den **Kombinationsfällen** von pcP, Sklerodermie und Lupus erythematodes zum Ausdruck. Leitsymptome und pathognomonische Laborbefunde der einzelnen Krankheitsbilder können bereits zu Beginn oder im späteren Verlauf des Leidens gleichzeitig vorhanden sein, so daß eine Zuordnung zu einem spezifischen Krankheitsbild im Einzelfall nicht mehr möglich ist. Gelegentlich sind die Kollagenosen zudem mit einem *Sjögren-Syndrom* oder einer *Hashimoto-Thyreoiditis* (s. S. 195) kombiniert.

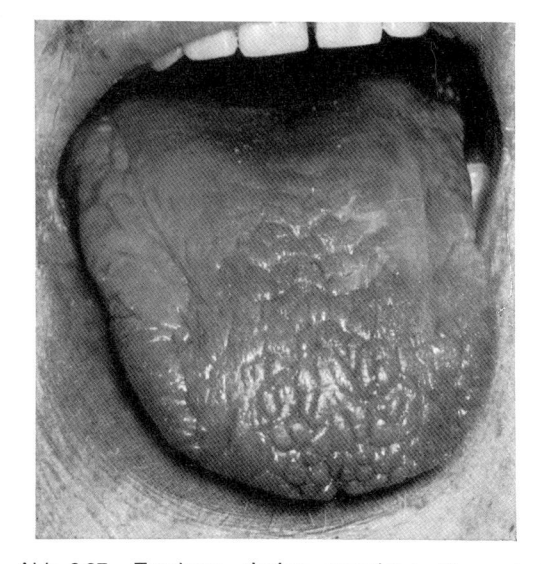

Abb. 6.27. Trockene, rissige, gewulstete Zunge bei Sjögren-Syndrom. 78j. Frau

Sjögren-Syndrom

Das *Sjögren-Syndrom* ist in über 50% der Fälle eine Begleiterkrankung einer pcP oder einer Kollagenose. So entwickelt sich bei 10–15% der Patienten mit pcP ein Sjögren-Syndrom. Außerdem tritt das Sjögren-Syndrom gehäuft bei Lupus erythematodes, Sklerodermie, Periarteriitis nodosa, Dermatomyositis, chronisch aggressiver Hepatitis, primär biliärer Zirrhose, Thyreoiditis-Hashimoto, Achlorhydrie, akuter Pankreatitis und Zoeliakie auf. Nicht thrombozytopenische Purpura, Hypergammaglobulinämie, Polyneuropathie, zerebrale Vaskulitis, Raynaud-Syndrom oder tubuläre Azidose sind weitere Symptome, die man im Zusammenhang mit einem Sjögren-Syndrom sehen kann.

Über 90% der betroffenen Patienten sind Frauen mit einem Durchschnittsalter über 50 Jahren. Die *Hauptsymptome* des Sjögren-Syndroms bestehen in einer verminderten Tränen- und Speichelsekretion, oft verbunden mit polyarthritischen Erscheinungen. Die Xerophthalmie führt zu einer Keratoconjunctivitis sicca mit Fremdkörpergefühl, Brennen und Rötung. Der Schirmer-Test (approximatives Maß für Tränensekretion) ist pathologisch. Die ophthalmologische Untersuchung ergibt multiple oberflächliche Erosionen auf Konjunktiva und Kornea, eventuell mit Vaskularisierung und Trübung. Die Xerostomie behindert den normalen Kau- und Schluckakt, eventuell auch die Phonation mit nachfolgender Heiserkeit und Hustenreiz (s. Abb. 6.27). Fissuren und Ulzera können im Bereich des gesamten Oro- und Nasopharynx sowie Larynx auftreten und zu Infektionen disponieren. Ein außerordentlich charakteristisches Zeichen, das in etwa der Hälfte der Fälle auftritt, sind rezidivierende symmetrische, druckdolente Schwellungen der Speicheldrüsen, vor allem der Parotiden (s. Abb. 6.28). Diese sind häufig von Fieberschüben begleitet. Die polyarthritischen Erscheinungen, die fehlen können, sind von der primär chronischen Polyarthritis nicht zu unterscheiden.

Auch Nagelveränderungen im Sinne von Wachstumsstörungen werden beobachtet (s. Abb. 6.29). In einigen Fällen treten generalisierte Lymphknotenschwellungen auf, die differentialdiagnostisch an ein malignes Lymphom denken lassen. Histologisch

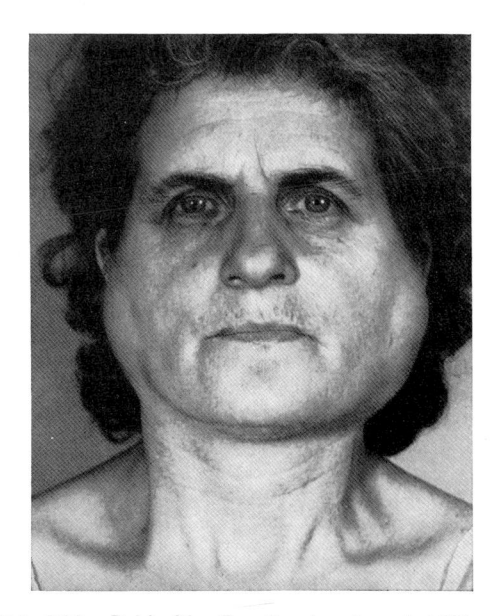

Abb. 6.28. Beidseitige Parotisschwellung bei Sjögren-Syndrom. 50j. Frau

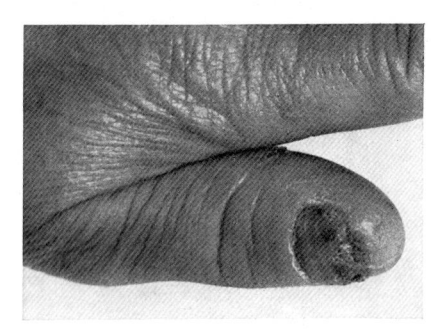

Abb. 6.29. Nagelveränderungen bei Sjögren-Syndrom

spricht man dabei von einem Pseudolymphom. Diese Patienten weisen häufig erhöhte IgM-Spiegel auf. Allerdings sind auch generalisierte Retikulumzellsarkome in Kombination mit dem Sjögren-Syndrom beschrieben.
Labormäßig imponieren meistens eine deutlich erhöhte Senkung und eine leichte Anämie, eventuell mit Leukopenie und eine Hypergammaglobulinämie. In über 90% der Fälle ist der Rheumafaktor positiv, während antinukleäre Antikörper in ca. 70% und ein positives L.e.-Zellphänomen in ca. 15% gefunden werden. Thyreoglobulinantikörper, komplementbindende Antikörper gegenüber verschiedenen Geweben, so zum Beispiel gegenüber dem Zytoplasma der Zellen der Speicheldrüsen-Ausführungsgänge – letztere können bei einem hohen Prozentsatz der Patienten nachgewiesen werden – weisen ebenfalls darauf hin, daß es sich beim Sjögren-Syndrom am ehesten um eine Autoimmunerkrankung handelt.
Differentialdiagnostisch sind das **Mikulicz-Syndrom** (Parotisschwellung mit Fieber, Dacryoadenitis und Uveitis), das bei Tuberkulose, Leukämie, Morbus Hodgkin und beim Lupus erythematodes vorkommen kann, das **Heerfordt-Syndrom** (Febris uveoparotidea, kombiniert mit Hirnnervenlähmungen bei normaler Sekretionsleistung, s. S. 439), das eine seltene extrapulmonale Organmanifestation des Morbus Boeck darstellt, und das **Plummer-Vinson-Syndrom** (sideropenische Dysphagie, s. S. 96) auszuschließen. Weitere Differentialdiagnosen s. Parotitis S. 132.

Bakterielle Arthritiden

Am häufigsten verursachen Gonokokken, Staphylokokken, Pneumokokken, Streptokokken, H. influenzae (vor allem bei Kindern) und coliforme Keime eine **akute eitrige Arthritis**. Selten werden Anaerobier (z.B. Bacteroides fragilis) isoliert. Die Bakterien gelangen meistens während einer Bakteriämie in das Gelenk (Synovia), weniger häufig (Salmonellen und Brucellen) tritt eine Infektion infolge einer Ausbreitung per continuitatem von einem gelenknahen Osteomyelitisherd (Osteomyelitis s. S. 693, Spondylitis s. S. 694) oder einer iatrogenen Inokulation bei intraartikulären Injektionen auf. Eine verminderte Infektabwehr, eine pcP, kürzlich durchgemachte Gelenkverletzungen oder -operationen scheinen vermehrt für eine eitrige Arthritis zu disponieren. Die Leitsymptome sind heftige Schmerzen, Rötung, Schwellung, Fluktuation, eingeschränkte Beweglichkeit und Fieber. Meistens ist nur ein Gelenk betroffen, Staphylokokken befallen jedoch in 10–20%, Gonokokken sogar in 75–85%, zwei bis mehrere Gelenke. Eine ätiologische Diagnose kann meistens mit einer Gelenkpunktion gestellt werden. Das Punktat ist meist gelblich, trübe und enthält häufig über 100000 Leukozyten/mm^3 mit überwiegend Granulozyten. Die kulturelle Untersuchung ergibt – vor allem bei hohen Leukozytenzahlen – häufig den verantwortlichen Erreger. Im Vergleich zu einer gleichzeitig entnommenen Serumprobe ist die Glukose deutlich erniedrigt. Radiologische Veränderungen können eventuell bereits nach ein bis zwei Wochen festgestellt werden. Diese bestehen in einer Verschmälerung des Gelenkspaltes (Zerstörung des Gelenkknorpels) und in lytischen subchondralen Zonen. Knöcherne und fibröse Ankylosen sind heute seltene Spätfolgen.
Ohne Zweifel ist heute die **Arthritis gonorrhoica** die häufigste eitrige Gelenkentzündung bei Patienten zwischen 15 und 30 Jahren. Bei 1–3% der Patienten mit einer Gonokokken-Infektion entwickelt sich eine Bakteriämie. Die Symptome dieser Phase sind Fieber, Polyarthralgien, Tendosynovitis der distalen Gelenke und Hauteruptionen (Papeln, Pusteln, Petechien). Im Anschluß an die bakteriämische Phase kann dann eine eitrige Arthritis auftreten. Selektive Nährmedien (Thayer Martin Medium) sowie frühzeitige Blutkulturen (bakteriämische Phase), Gram- oder Immunfluoreszenzfärbungen von Abstrichen aus den Hautläsionen oder ein 4facher Antikörperanstieg sind wertvolle diagnostische Hilfsmittel.
Die **Arthritis luica** kann im Stadium II der Lues mit starken Schmerzen einhergehen. Besonders typisch ist die Periostitis luica der Schienbeine (s. S. 694).
Die **Arthritis tuberculosa** äußert sich unter zwei verschiedenen Aspekten.
Bei tuberkulösen Organaffektionen werden nicht selten arthritische Beschwerden beobachtet, die als tuberkulotoxisch betrachtet werden, sogenannte **Arthritis Ponçet**. Die Gelenkerscheinungen sind nie schwer, objektive Veränderungen sind an den Gelenken nicht nachweisbar. Diagnostische Schwierigkeiten können besonders bei tuberkulösen hämatogenen Streuungen entstehen, solange eine Organmanifestation nicht faßbar ist.
Die **eigentliche Gelenktuberkulose** verläuft meist ohne Fieber. Sie zeichnet sich durch einen chronischen Verlauf mit starker Schwellung und charakteristischer Kapselverdickung aus (sog. Gelenkschwamm, Fungus, Tumor albus). Die Temperatur ist über dem erkrankten Gelenk stets, wenn auch manchmal nur wenig erhöht. Diese konstante, oft

während Monaten gleichbleibende Überwärmung unterscheidet das tuberkulöse Gelenk von anderen Gelenkerkrankungen. Im Punktat können unter Umständen Tuberkelbakterien kulturell nachgewiesen werden. Das Röntgenbild zeigt in fortgeschrittenen Fällen entsprechende Knochenveränderungen. Die röntgenologisch nachweisbaren Veränderungen treten jedoch in der Regel erst Monate oder Jahre nach Beginn der Beschwerden eindeutig hervor (s. auch S. 695).

Virale Arthritiden

Die Arthritis bei Röteln befällt vor allem die Hand- und Fingergelenke, meistens mit mäßig ausgeprägten objektiven Zeichen. Bis zu 30% der Mädchen und bis zu 15% der Knaben, die an Röteln erkranken oder eine Impfung mit abgeschwächtem Lebendimpfstoff erhalten, machen eine ein- bis zweiwöchige arthritische Phase durch. Meistens treten die Gelenksymptome nach dem Exanthem auf. Bei Mumps, Arbovirus-Infektionen, Mononucleosis infectiosa und Hepatitis sind passagere Arthritiden im Prodromalstadium oder während der akuten Krankheitsphase nicht selten. Bei Patienten mit positivem Australia-Antigen-Nachweis wurde vor kurzem ein Syndrom beschrieben, das der Serumkrankheit sehr ähnlich sieht. Es ist gekennzeichnet durch die Trias: Arthritis, Fieber und urtikarieller Hautausschlag. Das Serumkomplement ist in diesen Fällen deutlich erniedrigt.

Pilzarthritiden

Diese sind in Europa sehr selten. In den USA können in absteigender Häufigkeit folgende Erreger identifiziert werden: Kokzidioidomykose, Histoplasmose, Blastomykose, Kryptokokkose und Sporotrichose. Bei der Kokzidioidomykose unterscheidet man eine passagere Polyarthritis in der Frühphase der Krankheit, die zeitweise mit einem Erythema nodosum kombiniert ist und den Gelenkbefall im Stadium der Generalisation. Der klinische Verlauf der Pilzarthritiden gleicht der Arthritis tuberculosa. Meistens liegt der Primärherd in den Lungen, seltener in der Haut. Die Diagnose sollte durch eine Gelenkpunktion oder Synoviabiopsie erhärtet werden.

Arthritis und akuter Morbus Boeck

Beim *akuten Morbus Boeck* (Löfgren-Syndrom s. (S. 440) ist eine febrile, akute passagere Polyarthritis charakteristisch. Meistens sind die großen Extremitätengelenke betroffen (häufig symmetrisch). Typischerweise gehören ein Erythema nodosum und eine bihiläre Lymphknotenschwellung zur Trias. Der Allgemeinzustand ist beim Löfgren-Syndrom, das unbehandelt etwa sechs Wochen dauert, meistens deutlich reduziert.

Arthritis und Psoriasis

Die *Arthritis psoriatica* ist gekennzeichnet durch eine Polyarthritis und eine Psoriasis. Zwischen der Aktivität der Polyarthritis und dem Befall der Nägel besteht eine engere Beziehung als zwischen Gelenkbeschwerden und dem Hautbefall. Im wesentlichen können bei der Arthritis psoriatica, die wahrscheinlich bei bis zu 7% der Patienten mit Psoriasis vorkommt, drei klinische Formen unterschieden werden. Am häufigsten ist eine periphere asymmetrische Polyarthritis, die vor allem die Interphalangeal- und Metatarsophalangealgelenke befällt (s. Abb. 28.15). Selten sind mehr als zwei oder drei Gelenke gleichzeitig befallen, und die Beschwerden sind im allgemeinen bedeutend geringer als bei der pcP. Seltener äußern sich die Gelenkbeschwerden in Form einer Arthritis mutilans (s. S. 683) oder einer pcP. Die Arthritis mutilans kann mit einer Arthritis der Iliosakralgelenke und alle drei Formen können mit einer Spondylarthritis kombiniert sein, so daß differentialdiagnostisch eine Spondylarthritis ankylopoetica (s. S. 699) ausgeschlossen werden muß. Ein wesentliches radiologisches Merkmal bei der Spondylarthritis psoriatica – wie auch beim Reiter-Syndrom – besteht darin, daß die Syndesmophyten meistens aus der Mitte des Wirbelkörpers (lateral und anterior) entspringen, während sie beim Morbus Bechterew typischerweise vom Rand des Wirbelkörpers (Anulus fibrosus) ausgehen (s. Abb. 30.26). Die kleinen Gelenke sind radiologisch häufig massiv verändert (Usuren, Ankylosen).

Reiter-Syndrom

Zur bekannten Trias *Urethritis, Arthritis* und *Konjunktivitis* gehören drei charakteristische Hauterscheinungen: eine ringförmige Balanitis, flache Ulzera der Wangenschleimhaut und das Keratoderma blennorhoicum (s. Abb. 6.30). Letzteres besteht aus hyperkeratotischen Pusteln, die vorwiegend an Handinnenflächen und Fußsohlen lokalisiert sind. Die Hauterscheinungen sind schmerzlos und heilen ohne Residuen ab. Das Exsudat der Urethritis kann eitrig oder dünnflüssig sein. Selten ist die Konjunktivitis von einer Uveitis oder Keratitis begleitet. Die Fieberattacken treten häufig zusammen mit den arthritischen Schüben auf. Meistens sind mehrere große Gelenke asymmetrisch betroffen. Weitere Symptome sind Periostitiden – vor allem an den Patellar- und Achillessehnenansätzen – und eine Sakroileitis/Spondylarthritis wie bei der Arthritis psoriatica. Seltene Komplikationen sind Perikarditis, Überleitungsstö-

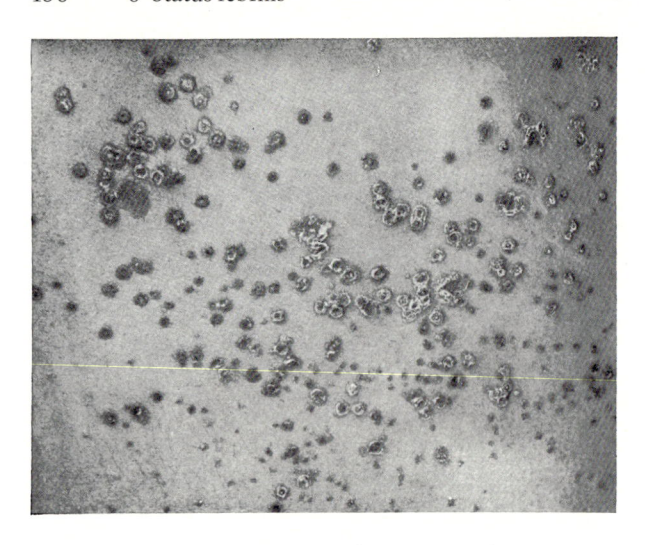

Abb. 6.30. Hautveränderungen bei Reiterschem Syndrom. *Keratoderma blennorrhoicum*, hauptsächlich an Hand- und Fußflächen lokalisiert

rungen oder eine Mesaortitis, die zu einer Aorteninsuffizienz führen kann. Über 90% der Patienten sind Männer, und häufig geht dem Reiter-Syndrom eine bakterielle Dysenterie oder eine Gonokokkeninfektion voraus. Ob diese Organismen bzw. Viren, Erreger aus der PLT-Gruppe oder Mykoplasmen eine ätiologische Rolle spielen, ist noch unklar. Der Spontanverlauf der Krankheit dauert ca. sechs Wochen bis sechs Monate, Rezidive kommen jedoch in bis zu 50% der Fälle vor. Bei chronischen Verläufen gleichen die radiologischen Veränderungen denjenigen bei der Arthritis psoriatica. Spezifische Untersuchungsmethoden fehlen.

Arthritis bei Colitis ulcerosa und Enteritis regionalis

Ca. 20% der Patienten mit Colitis ulcerosa und ca. 5% der Patienten mit Enteritis regionalis weisen eine akute, passagere Polyarthritis auf. Die großen Gelenke werden abwechslungsweise, meistens im Zusammenhang mit einem Schub der Colitis oder Enteritis befallen. Weitere fakultative extraintestinale Manifestationen sind Erythema nodosum und Uveitis. Neben dieser peripheren Form der Polyarthritis kommt bei diesen Darmerkrankungen auch eine Spondylarthritis vor, die sich weder klinisch noch radiologisch vom Morbus Bechterew unterscheiden läßt.

Behçet-Syndrom

Die Hauptsymptome dieser Krankheit sind Schleimhautulzera oder Aphthen (Mund, Darm, insbesondere Rektum, Genitale), Uveitis, Polyarthritis, Thrombophlebitis, Erythema nodosum oder Erythema exsudativum multiforme. Das Auftreten von neurologischen Symptomen wie aseptische Meningomyelitis, Mittelhirn- und Hirnstammsyndrome, Hirnnervenlähmungen, Krämpfe, Hemiparesen oder organisches Psychosyndrom ist prognostisch eher ungünstig zu werten. Männer werden ca. zweimal häufiger befallen als Frauen. Die Krankheit wird im östlichen Mittelmeerraum, in Italien und in Japan am häufigsten beobachtet. Eine Virusätiologie wird immer wieder diskutiert.

Erythema exsudativum multiforme
(Ectodermose érosive plurioríficielle)

Verschiedene Erreger (Herpesvirus hominis, Mycoplasma pneumoniae) und Medikamente (Penizillin,

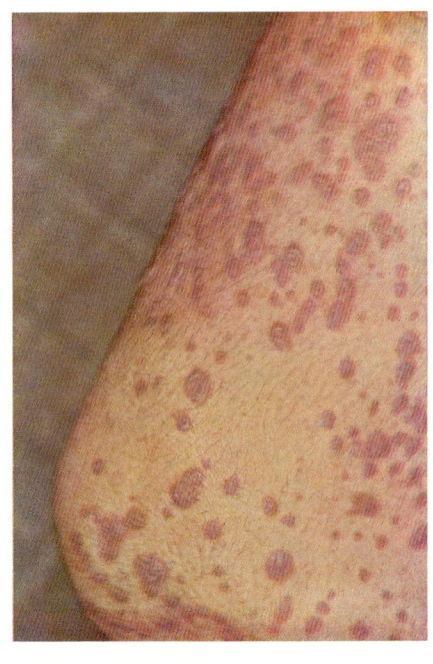

Abb. 6.31. Hautefforeszenzen bei *Erythema exsudativum multiforme*, 26j. Frau. Gleicher Fall wie Abb. 6.32

Antipyretika, Barbiturate, Hydantoine, Sulfonamide) werden als Ursache für diese vielfältigen, jedoch charakteristisch angeordneten Veränderungen an Haut und Schleimhäuten verantwortlich gemacht. Flecken, Papeln, Knötchen, Blasen und seltener Pusteln sind meist symmetrisch, vorwiegend auf der Streckseite der Vorderarme und Unterschenkel, sowie an Händen und Füßen verteilt. Im akuten Stadium kann der ganze Körper von Blasen übersät sein. Die einzelne Effloreszenz ist häufig irisförmig mit einem lividen Zentrum oder einer Blase, umgeben von einem roten Hof. Fast immer sind auch die Schleimhäute des Mundes und Rachens (Blasen, Erosionen) betroffen (s. Abb. 6.31 und 6.32). Seltener sind Konjunktivitis, Keratitis, Urethritis, Vaginitis. Hohes Fieber, Gelenkschmerzen, Husten begleiten die schwereren Fälle.

Arthritis urica

In den meisten Fällen sind Gichtanfälle von subfebrilen Temperaturen begleitet (s. S. 677).

Rezidivierende febrile Krankheitszustände

Immundefekte

Immundefekte beeinträchtigen die Infektabwehr und Resistenz und prädisponieren den schutzlosen Organismus dadurch für bakterielle, virale und Pilz-Infektionen.
Die drei wichtigsten und häufigsten Formen einer Störung in der Infektabwehr sind:
– *Defekte in der zellgebundenen Immunantwort* (T-Zell-System)
Es besteht ein ausgesprochener Mangel an Lymphozyten, die ihre Immunkompetenz im Thymus erhalten. Diese T-Lymphozyten genannten Zellen sind für die zellgebundene Immunantwort und Resistenz (Infektabwehr) verantwortlich. Dabei sind aber meistens auch die Immunglobuline vermindert (Helferfunktion der T-Zellen bei der Antikörperbildung). Eine zellgebundene Überempfindlichkeit (Tuberkulinreaktion) oder eine Transplantatabstoßung sind nicht möglich. Prototypen eines kongenitalen Defektes sind das Nezelof-Syndrom und das Di-George-Syndrom mit mehreren Varianten, denen eine Aplasie oder Hypoplasie des Thymus gemeinsam ist. Erworbene Formen finden sich bei der Lymphogranulomatose, Sarkoidose, pcP, lepromatöser Lepra, malignen Tumoren sowie vorübergehend bei Virusinfektionen.
– *Defekte in der humoralen Immunantwort* (B-Zell-System).

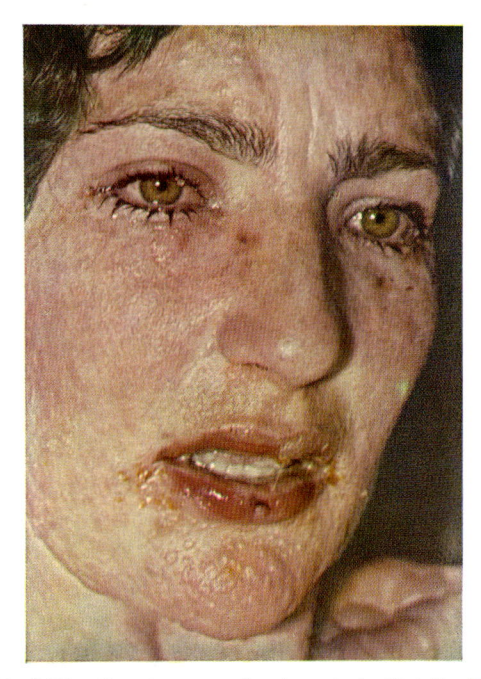

Abb. 6.32. *Ectodermose érosive pluriorificielle.* Man beachte neben den Hautveränderungen das Befallensein der Schleimhäute (Konjunktiven, Mundschleimhaut). 26j. Frau. Gleicher Fall wie Abb. 6.31

Die B-Zellen sind für das humorale Immunsystem mit Antikörpersekretion in das Serummilieu verantwortlich. Bei Vögeln wird die Immunkompetenzübertragung in die Bursa Fabricii, beim Menschen in das Bursa-Äquivalent, vermutlich in das lymphatische Gewebe des Darmes und der Tonsillen, lokalisiert. Prototyp eines angeborenen Defektes ist die Brutonsche geschlechtsgebundene, rezessive familiäre Agammaglobulinämie mit vielen Varianten, zu denen auch die „erworbene" Agammaglobulinämie zu zählen ist. Bei dieser Form kann die Konzentration der gamma-Globuline stark variieren. Man spricht auch von Antikörpermangelsyndrom. Mit einem kongenitalen Immundefekt in den zentralen Immunorganen (Thymus und Bursa-Äquivalent) wird die Ataxia teleangiectatica in Zusammenhang gebracht. Erworbene Defekte im zentralen B-Zellen-System finden sich beim Plasmozytom, bei Leukämien und bei manchen Karzinomen.
Kennzeichnend für diese Störung ist das Fehlen von Keimzellen in den Lymphknoten sowie von Plasmazellen in der Rektumschleimhautbiopsie. Fehlende oder deutlich verminderte Immunglobuline der Klassen G, M oder A, ein Mangel an den Komplementfaktoren C'3, C'4 und C'5, ein positiver Schick-Test sowie ein niedriger Isoagglutinin-Titer (unter 1:16) sichern die Diagnose. Ein Stammzellschaden, bei dem weder B- noch T-Zellen gebildet werden, führt zur lymphopeni-

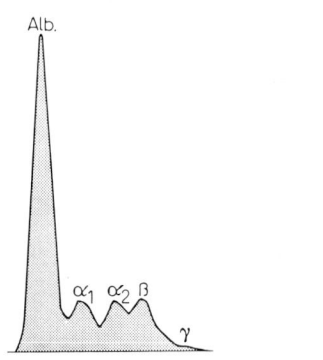

Abb. 6.33. Elektrophorese bei Agammaglobulinämie (fast fehlende gamma-Zacke)

schen Agammaglobulinämie, in der weder eine zellgebundene noch eine humorale Immunantwort möglich ist. Als kongenitaler Defekt ist der Schweizer-Typ der lymphopenischen Agammaglobulinämie zu nennen. Erworbene Formen finden sich bei der chronisch-lymphatischen Leukämie oder bei Patienten, die mit Zytostatika behandelt werden (s. Abb. 6.33).

– *Defekte in der Abtötungsfunktion der Leukozyten.* Verschiedene Syndrome, die eine Störung in den peripheren Immunorganen (Milz, Lymphknoten usw.) charakterisieren, sind bekannt. Hier spielen unter anderem Defekte der Chemotaxis, der Phagozytose, der intrazellulären Bakterizidie und des Komplementsystems eine wesentliche Rolle. Die bakterizide Funktion der Granulozyten und Monozyten kann in einem Phagozytose-Test in vitro geprüft werden. Daneben existieren wesentlich kompliziertere Tests, die Speziallaboratorien vorbehalten sind. Das Wiskott-Aldrich-Syndrom wird mit einer derartigen Störung erklärt.

Bei den drei erwähnten wichtigsten Defekten des Immunsystems findet sich ein charakteristisches Verteilungsmuster der Keime, die für die rezidivierenden Infektionen verantwortlich sind (s. Tab. 6.15).

Periodisches Fieber

Mit diesem Begriff werden über Jahre in mehr oder weniger regelmäßigen Abständen auftretende Fieberschübe von 1 bis 4 Tagen Dauer bezeichnet.
Während die Temperatursteigerung das obligate Symptom darstellt, können die Nebenerscheinungen (Arthralgien, Myalgien, Beeinträchtigung des Allgemeinbefindens) variieren.
Als objektiv festzustellende Parameter sind neben dem Status febrilis eine Erhöhung der Blutsenkungsreaktion, eine mäßige Leukozytose mit Linksverschiebung, seltener Gelenkschwellungen, Hauterscheinungen sowie ein akutes Abdomen (s. unten) zu erwähnen.
Jahrelang immer wieder auftretende Fieberschübe lassen nach Ausschluß infektiöser und neoplastischer Erkrankungen sowie der Kollagenosen an die drei folgenden Krankheitsbilder denken:

1. Das *„hyperergische Fieber"*. Als Febris periodica hyperergica (HEGGLIN) werden in unregelmäßigen Abständen rezidivierende Fieberschübe von wechselnder Dauer (Tage bis Wochen) bezeichnet. Als Begleiterscheinungen finden sich Hauterscheinungen (urtikariell oder erythematös), Arthralgien, erhöhte Blutsenkungsreaktion sowie eine Leukozytose mit oder ohne Eosinophilie. Gelenkschwellungen sind seltener vorhanden. Mit kleinen Cortisondosen werden die Patienten beschwerdefrei. Bei Kindern ist dieses Krankheitsbild unter der Bezeichnung „Subsepsis allergica" (WISSLER) bekannt.

2. Das *„familiäre Mittelmeerfieber"*. Es handelt sich um eine wahrscheinlich autosomal rezessive Erkrankung unklarer Ätiologie. Die Synonyma „familiäre paroxysmale Polyserositis" und „periodische Peritonitis" gehen etwas näher auf die Symptomatik ein. Diese Erkrankung wurde hauptsächlich bei Juden und Armeniern beschrieben, kommt aber auch in Italien, Israel und Irland vor.
Neben sich innerhalb von 2 bis 4 Wochen wiederholenden Fieberschüben von 2 bis 3 Tagen Dauer, Arthralgien, Myalgien, pleuralen Thoraxschmerzen, dolenten Erythemata sind heftige Abdominalschmerzen (Peritonitis) typisch, welche unter dem Eindruck

Tabelle 6.15. Die drei wichtigsten Defekte in einem schutzlosen Organismus und die dabei nachgewiesenen Keime (nach HAFERKAMP)

nachgewiesene pathogene Keime	Schutzlosigkeit infolge Defekts der
H. influenzae Meningokokken Pneumokokken Pseudomonas aeruginosa Streptokokken Hepatitis-„Virus" (durch Erkrankung dokumentiert) Pneumocystis carini	humoralen Immunantwort
Mycobacterium tuberculosis Salmonellen Zytomegalie-Virus Rubeola-Virus Vaccinia-Virus Varicella-Virus Candida albicans	zellgebundenen Immunantwort
Enterobacter aërogenes Klebsiellen Serratia marcescens Staphylokokken Aspergillus Candida albicans	Funktion der Leukozyten (Effektorzellen der Immunreaktion)

des akuten Abdomens zur Laparotomie verleiten können.
Als Spätkomplikation wird eine Amyloidose beschrieben.
Glucocorticoide sind – im Gegensatz zum hyperergischen Fieber – ohne Effekt.

3. Das „Ätiocholanonfieber". Diese Erkrankung ist ätiologisch noch unklar. Ätiocholanon ist als Abbauprodukt des Testosterons ein Steroid, welches in seltenen Fällen im Fieberschub nachgewiesen werden kann. Es scheint sich dabei um eine vorübergehende Konjugationsstörung in der Leber zu handeln. Die Diagnose kann im Spezialabor durch den Nachweis des massiv erhöhten unkonjugierten Ätiocholanons im Plasma gestellt werden. Dabei scheint allerdings umstritten zu sein, ob die Erhöhung dieses Metaboliten in direktem Zusammenhang mit dem Fieberschub steht, welcher in 3- bis 4wöchigen Intervallen auftritt. Gleichzeitig bestehen Senkungsbeschleunigung, Leukozytose, Myalgien, Arthralgien und Abdominalschmerzen.

Beim Ätiocholanonfieber kann eine Einteilung in drei klinisch unterschiedliche Typen vorgenommen werden:

a) *Typ des familiären Mittelmeerfiebers*
Verlauf und Symptomatik entsprechen dem familiären Mittelmeerfieber, hingegen ist kein erbliches Vorkommen bekannt und es wurde keine Amyloidose als Spätkomplikation beobachtet. Begleiterkrankungen oder endokrine Störungen sonstiger Art fehlen. Therapeutisch scheint sich Indomethacin zu bewähren, entweder als Dauerbehandlung oder zur Kupierung des zu erwartenden Fieberschubes. Der Wirkungsmechanismus ist dabei unklar (vermehrte Bildung steroidbindender Proteine?).

b) *Adrenogenitaler Typ*
Es liegen latente oder manifeste Hormonstoffwechselstörungen vor bei übermäßiger Produktion von Androgenen, z.B. beim adrenogenitalen Syndrom.

c) *Heterogener Typ*
Eine begleitende Steroidstoffwechselstörung ist bei verschiedenen anderen Grundleiden, wie Morbus Hodgkin, Nebennierenrinden-Karzinom, Leberzirrhose und chronischer Hepatitis, beschrieben worden.

Differentialdiagnose von Zuständen mit subfebrilen Temperaturen

Tuberkulose

Bei ungeklärten subfebrilen Temperaturen, verbunden mit Nachtschweiß, Müdigkeit, Gewichtsabnahme ist in erster Linie eine *Tuberkulose* auszuschließen. Besondere diagnostische Schwierigkeiten bereiten erfahrungsgemäß extrapulmonale Tuberkulosen, wie die Mesenteriallymphknotentuberkulose, deren Häufigkeit allerdings erheblich zurückgegangen ist. Zu den unspezifischen Allgemeinsymptomen kommen uncharakteristische Bauchbeschwerden und eine stark positive Mantoux-Probe. Meistens finden sich eine beschleunigte Blutsenkungsreaktion und eine Linksverschiebung im Blutbild ohne Toxizitätszeichen.

Fokalinfektionen

Es ist nicht von der Hand zu weisen, daß *bakterielle Streuherde* wie Zahngranulome, chronische Tonsillitis, Cholezystitis, Prostatitis ab und zu mit erhöhten Temperaturen einhergehen können. Gelegentlich sieht man nach der Sanierung solcher Herde einen schlagartigen Rückgang vorher beobachteter Temperatursteigerungen. Klare pathogenetische Vorstellungen und fundierte klinische Studien fehlen jedoch, so daß die Diagnose einer Fokalinfektion höchstens per exclusionem gestellt werden sollte.

Hyperthyreose

In etwa der Hälfte der Fälle geht eine Hyperthyreose mit subfebrilen Temperaturen einher (s. S. 190). Auch bei der subakuten Riesenzellthyreoiditis de Quervain (derbe, diffuse schmerzhafte Schwellung der Schilddrüse) sind subfebrile Temperaturen häufig vorhanden (s. S. 196).

Vegetative Dystonie

Die Unterscheidung hyperthyreoter Temperatursteigerungen von vegetativ bedingten Fieberzuständen ist oft sehr schwierig, da sich die Symptome häufig überschneiden. Die spezifischen hyperthyreoten Symptome wie feinschlägiger Tremor, konstante Ruhetachykardie, warme feuchte Haut, Augensymptome und Struma gehören nicht dazu. In Zweifelsfällen erlaubt das Radiojodstudium eine Unterscheidung.
In diese Gruppe der vegetativ-bedingten Temperatursteigerungen gehören wahrscheinlich auch die subfebrilen Temperaturen, die bei Patienten mit Ulcus ventriculi et duodeni beobachtet werden (Differentialdiagnose: gastrointestinale Blutung).
Bei vegetativen Dystonikern findet man häufig eine auffallend niedrige Senkung (1–2 mm in der 1. Stunde). Das Blutbild zeigt oft eine Lymphozytose bis 40%, aber auch die Hyperthyreose und latente Tuberkulosen können mit Lymphozytose einhergehen.
Differentialdiagnostisch ist auch an eine chronische *Quecksilbervergiftung* zu denken. Personen mit einer langfristigen und konzentrierten Quecksilberdampf-

exposition in der Industrie und gewissen Laboratorien können folgende Symptome aufweisen: Appetitlosigkeit, Gewichtsverlust, Magenbeschwerden, Schlaflosigkeit, vermehrter Speichelfluß, Stomatitis, Durchfälle, neurologische Störungen (feiner Tremor der Hände, Augenlider, Lippen und Zunge; Ataxie, Dysarthrie), psychische Störungen (Depressionen, Reizbarkeit, Ängstlichkeit, übertriebene emotionale Reaktionen), vegetative Störungen (Dermographismus, Erröten und Erblassen, Schwitzen). Eine detaillierte Arbeitsanamnese sowie mehrfache Bestimmungen der Quecksilberausscheidung im Urin können die Diagnose sichern.

Fieber bei verschiedenen nicht infektiösen Krankheiten

Tumoren

Bei manchen Tumoren stehen ungeklärte Fieberzustände oft während langer Zeit im Vordergrund des klinischen Bildes. Diese Temperatursteigerungen sind bereits in einem frühen Stadium vorhanden und können kaum mit einem Tumorzerfall erklärt werden. Unter den soliden Tumoren sind es vor allem das Hypernephrom, Karzinome des Pankreas, der Leber und des Magens. Beim Bronchuskarzinom können der Tumor selbst, wie auch sekundäre pneumonische Prozesse Fieber verursachen. Eine seltene Ursache ist das Vorhofmyxom (wechselnder Auskultationsbefund, rezidivierende Embolien, Gelenkschmerzen). Tumoren des lymphoretikulären Systems (Lymphosarkom, Retikulozellsarkom, Leukämien und Morbus Hodgkin) verursachen häufig rezidivierende Fieberzustände. Bei 5–10% der Patienten mit Lymphogranulom wird ein charakteristischer periodischer Fiebertypus (Pel-Ebstein) beobachtet (s. Abb. 6.34 und 6.35).

Gewebsabbau

Myokardinfarkt, Lungeninfarkt, Niereninfarkt, Gangrän der Extremitäten, Pankreatitis, Leberzirrhose, sich resorbierende Blutergüsse in Körperhöhlen oder im Magen-Darm-Kanal, intrakranielle Blutungen sind häufige Ursachen eines Status febrilis. In diesen Fällen steht jedoch praktisch immer das primäre klinische Ereignis und nicht das Fieber im Vordergrund.

Hämolyse

Weitere Ursachen eines Status febrilis sind *hämolytische Krisen*, vor allem bei der Sichelzellanämie (s. S. 78), intravaskuläre Hämolysen und Transfusionszwischenfälle.

Thrombosen und Thrombophlebitiden

Thrombosen, *Phlebitiden* und *Thromboembolien* können auch ohne wesentliche klinische Befunde mit Fieber einhergehen. Unter diesen sind vor allem rezidivierende Lungenembolien von großer praktischer Bedeutung. Nach langdauernder Infusionstherapie treten häufig Thrombophlebitiden an den Armen auf. Differentialdiagnostisch ist in diesen Fällen auch eine Endoplastitis mit Bakteriämie oder Septikämie auszuschließen (s. S. 117).

Allergische Reaktionen

In dieser Gruppe kommt dem *Arzneimittelfieber* die größte Bedeutung zu. Fast alle Medikamente können bei einer Überempfindlichkeit des Patienten Fieber hervorrufen. Meistens geht diese Fieberreaktion mit Hauterscheinungen einher, welche die Diagnose erleichtern. Die Arzneimittelexantheme zeigen eine sehr verschiedene Morphologie, am häufigsten sind makulopapulöse Exantheme sowie Urtikaria, daneben kommen skarlatiniforme (z.B. Chinin), morbilliforme (z.B. Barbiturate), bullöse, ekzematöse und Purpura-ähnliche Exantheme vor. Ein Erythema nodosum oder multiforme wird zum Beispiel nach Diphenylhydantoin oder Sulfonamiden gesehen. Häufig ist ein Arzneimittelfieber von einer Eosinophilie begleitet. Ein bis zwei Tage nach Absetzen des verantwortlichen Medikamentes ist im allgemeinen ein Rückgang des Fiebers zu erwarten. Eine nachträgliche Exposition mit dem angeschuldigten Me-

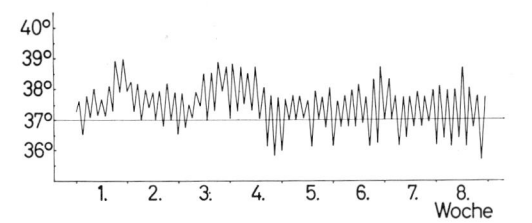

Abb. 6.34. Remitierend-intermittierende Temperaturkurve bei einem Fall von Lymphosarkom

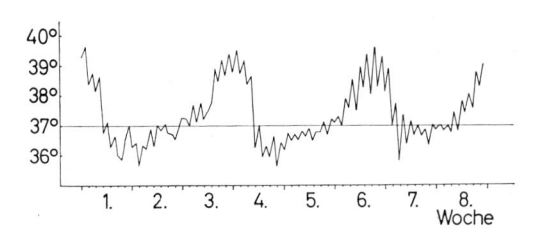

Abb. 6.35. *Periodischer* Fiebertypus *(Pel-Ebstein)* bei Lymphogranulom

dikament hat nur einen begrenzten Aussagewert und kann unter Umständen eine anaphylaktische Reaktion auslösen.
Neben dem Arzneimittelfieber kommen als allergische Reaktionen auf Medikamente auch **Leukopenien** und vor allem **Agranulozytosen** mit Fieber vor. Die Agranulozytose ist nicht immer vollständig. In der Regel geht ihr das Stadium der Granulozytopenie meist ohne Fieber voraus. Die Blutbildkontrolle liefert in diesen Fällen den entscheidenden Befund.
Bei medikamentös bedingter **Leukopenie** bestehen zwei Möglichkeiten:

– Dosisabhängige Leukopenie
Dazu gehören zum Beispiel Zytostatika, ionisierende Strahlen, Benzol.
– Gelegentlich auftretende Leukopenie
Dazu gehören zum Beispiel Pyramidon, Phenylbutazon, Thyreostatika, Sulfonamide, Chloramphenicol, Tranquillizer.

Die erwähnten Substanzen sind die häufigsten leukopenisch wirkenden Medikamente. Prinzipiell sind aber die meisten Substanzen zur Auslösung leukopenischer Reaktionen fähig.
Weitere Formen der Granulozytopenien siehe Kap. „Milz".
Bei ausgesprochener **Agranulozytose** verschwinden die Neutrophilen vollständig aus dem peripheren Blut oder sind nur noch vereinzelt als stark toxische Zellen anzutreffen. Das Persistieren der Monozyten wird als prognostisch günstiges Zeichen betrachtet, ebenso wie das Vorhandensein von Zellen der myelozytären Reihe im Knochenmark. Viele Agranulozytosen werden durch pyramidonhaltige Medikamente ausgelöst. An eine Agranulozytose muß der Arzt vor allem denken, wenn bei Fieber unklarer Genese Ulzerationen der Mundschleimhaut auftreten (Abb. 6.36). Differentialdiagnostisch ist auch eine akute Leukämie in Betracht zu ziehen.

Innersekretorische Störungen

Die subfebrilen Temperaturen bei Hyperthyreose sind bekannt. Bei der akuten thyreotoxischen Krise kann die Temperatur bis 40° ansteigen. Auch bei der Addison-Krise und beim akuten Hyperparathyreoidismus sind hohe Temperaturen bekannt (siehe Kap. „Bewußtseinsverlust").

Vorgetäuschtes Fieber

Es fällt bei Psychopathen oder Hysterikern in der Regel durch den atypischen Verlauf und das Mißverhältnis zwischen Höhe von Temperatur und Pulsfrequenz auf. Die Diskrepanz zwischen Oral- und Rektaltemperatur erlaubt diese Fälle zu erkennen. Der Arzt soll diese Doppelmessungen persönlich kontrollieren, indem er sich unauffällig mit dem Patienten unterhält.

Die Bedeutung einzelner Symptome für die Differenzierung febriler Zustände

Verlauf der Temperaturkurve

Fast jedes *febrile Krankheitsbild* hat eine ihm zugehörige, charakteristische *Fieberkurve*. Die Kenntnis dieser Kurvenbilder ist differentialdiagnostisch außerordentlich lehrreich, wenn auch in den ersten Tagen der Erkrankung, in denen die Diagnose gestellt werden muß, die typischen Merkmale in der Regel noch nicht sichtbar sind. In der Ära der Antibiotika sind die typischen Fieberkurven zudem häufig verfälscht.
– Bei der *Kontinua* schwanken die Morgen- und Abendtemperaturen nur unbeträchtlich um 1°. Kontinuierliches Fieber ist typisch bei *Pneumokokkenpneumonie*, *Typhus* (Abb. 6.4), *Para-*

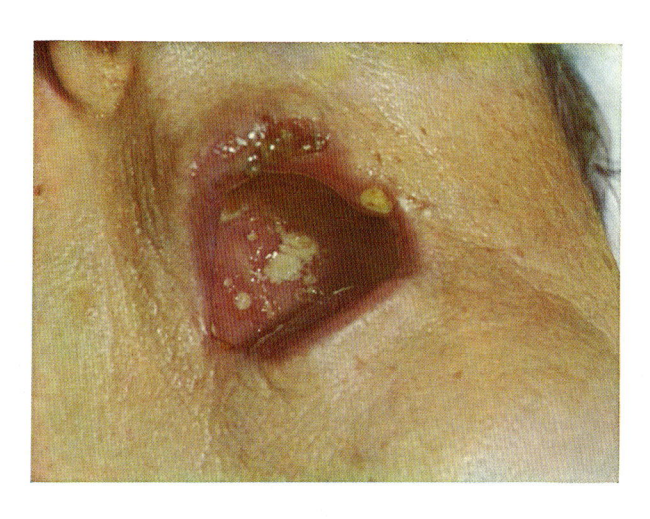

Abb. 6.36. Schmierig belegte Schleimhautulzerationen an Oberlippe und Gaumen bei Agranulozytose. 71j. Frau

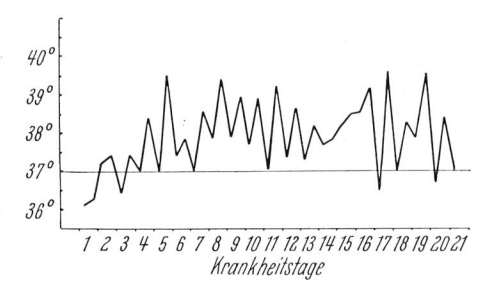

Abb. 6.37. *Remittierender* Fiebertypus bei Peritonitis tuberculosa

typhus, Fleckfieber und *Erysipel* auf der Höhe der Erkrankung.
- Der *remittierende Typus* zeigt einen beträchtlichen Unterschied (bis 2°) zwischen Morgen- und Abendtemperatur, wobei aber die Morgentemperatur die afebrilen Werte nicht erreicht (Abb. 6.37 und 6.38). Dieser Temperaturverlauf wird bei sehr vielen Erkrankungen beobachtet, z. B. *Tuberkulose, umschriebenen Eiterungen, septischen Prozessen, Bronchopneumonien,* auch manchen *Virus- und virusähnlichen Erkrankungen* und *Polyarthritis rheumatica.*
- Beim *intermittierenden Fiebertypus* sind die Unterschiede zwischen Morgen- und Abendtemperaturen noch größer. Die Morgentemperatur sinkt unter 37°. Dieser Fiebertypus kommt bei akuter *Pyelonephritis*, auch *Pleuritis* und *Sepsis* vor (Abb. 6.39).

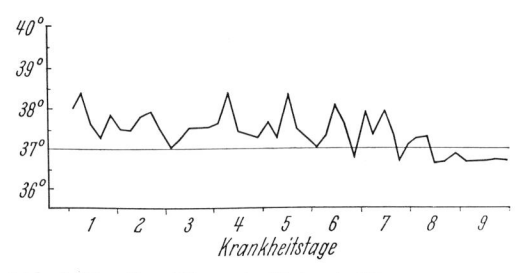

Abb. 6.38. *Remittierendes* Fieber bei Empyem

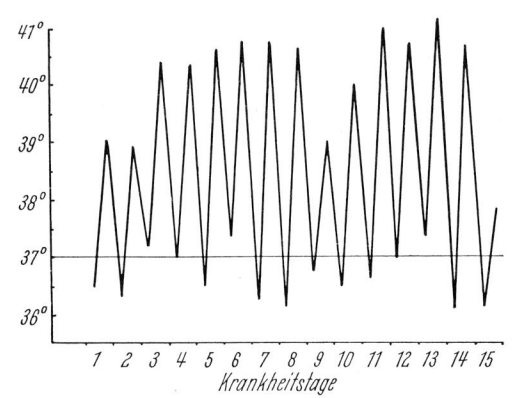

Abb. 6.39. Typischer *intermittierender* Temperaturverlauf (Septikämie)

- *Unregelmäßige, wellenförmige (undulierende) Fieberkurven* werden beim Morbus Bang (allerdings nicht pathognomonisch) gesehen. Eine Fieberkurve von etwas anderer Form findet sich als Pel-Ebstein-Fiebertypus beim Lymphogranulom (s. Abb. 6.9).
- *Regelmäßige, periodische Temperatursteigerungen* sind typisch für *Malaria* (s. S. 137), das *Fünftagefieber* (s. S. 125), die *Febris recurrens* und das Felty-Syndrom (s. S. 147).
- *Periodisch* auftretende Temperaturen mit *unregelmäßigem* Intervall finden sich bei den zu entzündlichen Rezidiven neigenden Krankheiten wie *Bronchiektasen, Cholezystitiden, Prostataleiden* usw.

Schüttelfrost

Häufig werden *echte Schüttelfröste* bei folgenden Krankheiten beobachtet
Bakteriämien verschiedener Ursachen:
Sepsis, Endocarditis lenta, bakterielle Pneumonie, Meningokokkenmeningitis, Erysipel, Pocken, Malaria, akute Pyelonephritis, Morbus Weil.
Sie kommen *selten* vor bei Tuberkulose, Paratyphus, Typhus (noch seltener als beim Paratyphus), den Rickettsiosen und Viruserkrankungen und *nie* beim Rheumatismus verus.

Herpes labialis

Ein *Herpes labialis* wird *häufig* bei bakterieller Pneumonie, aber auch bei Meningokokkenmeningitis gesehen (s. S. 140).

Milz (s. entsprechendes Kapitel)

Bronchitis

Die *Bronchitis* ist oftmals *Begleitsymptom* einer allgemeinen Erkrankung, so z. B. beim Typhus. Man darf sich daher bei hochfieberhaften Erkrankungen nie mit der Diagnose Bronchitis begnügen.

Blutkörperchensenkungsgeschwindigkeit

Die Senkungsbeschleunigung ist in erster Linie abhängig von der Zunahme des Fibrinogens und der Globuline auf Kosten der Albumine. Solche Verschiebungen der Plasmaproteine können nicht nur bei entzündlichen Prozessen, sondern auch bei vielen anderen pathologischen Zuständen, am ausgeprägtesten bei Tumoren mit Gewebszerfall vorkommen. Dieser Tatsache muß sich der Arzt bei der Beurteilung einer erhöhten Senkungsreaktion stets bewußt sein.

6 Die Bedeutung einzelner Symptome für die Differenzierung febriler Zustände

Bei perakuten Erkrankungen wird die Senkungsbeschleunigung im allgemeinen vermißt, weil eine Anlaufzeit von etwa 30 Stunden notwendig ist. Andererseits hinkt die Senkungsbeschleunigung dem krankhaften Geschehen oft wochenlang nach, was besonders bei der Bewertung der Senkungswerte in der Rekonvaleszenz beachtet werden muß.

Die *Senkung* ist *stark erhöht* bei allen umschriebenen, *eitrigen Prozessen* (wichtige Ausnahme: Appendizitis im 1. Stadium), den meisten *bakteriellen Infektionen* (Pneumonie, Meningokokkenmeningitis, Pyelonephritis), den *Leptospirosen*, *mäßig stark* auch bei den *Brucellosen*, der *Tuberkulose* (nicht obligat); besonders hohe Werte finden sich beim *Rheumatismus verus* und nichtentzündlichen Prozessen, welche mit *Dysproteinämien* einhergehen (maligne Tumoren, Leberkrankheiten usw.). Die höchsten Werte finden sich beim Myelom.

Die Senkung ist bei *febrilen Zuständen* dagegen *nicht beschleunigt* bei vielen *Viruserkrankungen*, besonders der Poliomyelitis, auch nicht immer bei der *Tuberkulose* (sogar bei vielen offenen Formen werden niedrige Senkungsreaktionen festgestellt). Auch *Typhus* und *Paratyphus* können in den ersten Tagen normale Werte zeigen.

Bei mit dem übrigen klinischen Befund nicht parallel gehenden Werten soll stets geprüft werden, ob nicht gleichzeitig Faktoren vorliegen, welche z. B. eine abnorm niedrige Senkung erklären. Dazu gehören in erster Linie die Polyglobulie und die Herzinsuffizienz. Mäßige Senkungsbeschleunigungen sind manchmal durch zelluläre Faktoren (Anämie) bedingt. Eine Beschleunigung der Senkungsreaktion bei Personen, welche keine Krankheitssymptome zeigen – sei es, weil die Beschleunigung während einer Rekonvaleszenz sich nicht zurückbildet oder die Beschleunigung anläßlich einer sog. Durchuntersuchung („check up") entdeckt wurde –, kann sehr schwierige differentialdiagnostische Probleme stellen. Es sind auszuschließen:

entzündliche Ursachen
Tonsillitiden, versteckte Nasennebenhöhleneiterungen
Zahngranulome (nur geringgradig gesteigert)
phlebitische Prozesse bei Varikosis (Palpation!)
Cholezystitis (Cholezystogramm)
versteckte tuberkulöse Prozesse (Lunge, Genitale)
rheumatische Affektionen (Anamnese)
Morbus Bang (Agglutination)
Leber- oder Nierenaffektionen.
Neoplasmen
Hypernephrom (i. v. Pyelogramm)
Tumoren des Magen-Darm-Traktes
Tumoren des Genitalsystems
Tumoren anderer Lokalisation.
Anämien

Die Bedeutung des Blutbildes

Verhalten der Leukozyten

Der Beachtung der Leukozyten kommt stets eine besondere differentialdiagnostische Bedeutung zu. Man darf dabei aber niemals das *Krankheitsstadium* außer acht lassen, wie die Kurve beim Typhus abdominalis, auf welche NAEGELI 1931 in seiner Habilitationsschrift erstmals hingewiesen hat, zeigt (Abb. 6.40).

Leukozytose zeigen im allgemeinen alle *bakteriellen Infektionen* mit oder ohne umschriebene Eiterbildung durch E. coli, Staphylokokken, Streptokokken, Pneumokokken, Meningokokken usw. Fehlen der Leukozytose zeigt bei diesen Erkrankungen eine leichte Form oder besonders schwer toxischen Verlauf an. Auch beim *Rheumatismus verus* ist die Erhöhung der Leukozytenzahl meist obligat. Bei der *Tuberkulose* ist die Leukozytose im allgemeinen weniger ausgesprochen. Sie kann sogar völlig fehlen.

Besonders hochgradige Leukozytosen (*leukämoide Reaktionen*) mit stark ausgeprägter Linksverschiebung bis zu Myelozyten und Myeloblasten finden sich bei Knochenmetastasen, Hodgkin-Sarkom, Miliartuberkulose, Kohlenmonoxydintoxikation, Coma diabeticum und uraemicum, Scharlach, Pneumonie, disseminierte Form der Pilzerkrankungen (Kokzidioidomykose usw.), Dermatitis herpetiformis, sowie in der Überwindungsphase nach Agranulozytose. Auch bei schweren Blutungen mit Schock werden hohe Leukozytenwerte beobachtet. Vereinzelt

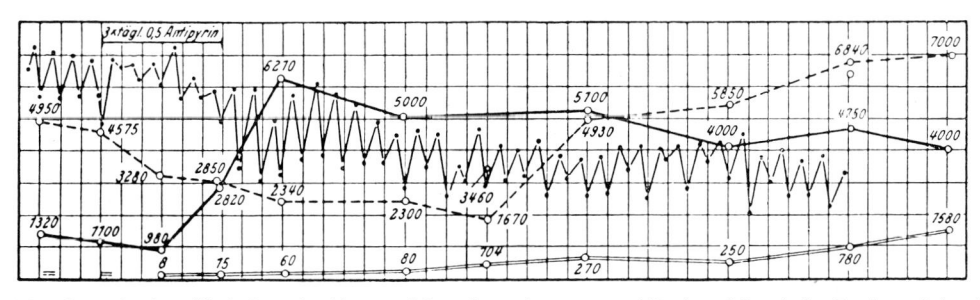

Abb. 6.40. Quantitatives Verhalten der Neutrophilen, Lymphozyten und Eosinophilen beim Typhus abdominalis. Man beachte die doppelte Neutrophilen-Lymphozytenkreuzung (am 11. und 33. Krankheitstag) nach *Naegeli*.
--- Neutrophile – Lymphozyten = Eosinophile

sind auch hohe Leukozytosen (über 50 000) bei Karzinomen (z.B. Bronchuskarzinom) ohne auffallende Metastasierung in die Knochen beschrieben worden. Bei diesen Karzinomhyperleukozytosen sprechen unreife weiße Blutzellen nicht für das gleichzeitige Bestehen einer Myelose.
Der Anstieg der neutrophilen Leukozyten ist das früheste faßbare humoralpathologische Geschehen im Krankheitsablauf.
Niemals darf der Befund einer Leukozytose mit einer Infektion gleichgesetzt werden. Leukozytose findet sich auch bei vielen nichtinfektiösen Prozessen: z.B. *Herzinfarkt, Tumoren, Gicht, Urämie,* im *diabetischen Koma.*
Außer dem Anstieg der neutrophilen Leukozyten ist stets auch die *Zahl der Stabkernigen* zu beachten. Werden alle Neutrophilen, welche jede Fadenbrücke zwischen den einzelnen Segmenten vermissen lassen, zu den stabkernigen Neutrophilen gezählt, so beträgt die Zahl der Stabkernigen normalerweise 17–20%.
Ein eindeutiger Anstieg der Stabkernigen, nach SCHILLING als *Linksverschiebung* bezeichnet, spricht ebenfalls im Sinne einer vermehrten Beanspruchung des myeloischen Systems.
Keine neutrophile Leukozytose zeigen: *Malaria, Viruserkrankungen* und viele Formen der *Tuberkulose.*
Leukopenisch sind die *Typhus-* und *Paratyphusgruppe, Febris undulans Bang, Kala-Azar, Denguefieber, Morbus Felty,* Erythematodes, *Milztuberkulose,* manche *Viruserkrankungen* (Masern, Röteln, Mumps, Grippe), *Histoplasmosen.* Auch eine schwere *Miliartuberkulose* geht gelegentlich mit ausgesprochener Leukopenie (unter 1000/mm³) einher.
Für die Differentialdiagnose von ebenso großer Bedeutung sind die *toxischen Veränderungen der Neutrophilen* (Abb. 6.41).
Von toxischen Neutrophilen sprechen wir, wenn
— die Kerne der Neutrophilen pyknotisch sind,
— die Granula mittelgrob oder grob gefunden werden,
— im Plasma basophile Schlieren (sog. Doehle-Einschlußkörperchen) auftreten,
— das Plasma vakuolisiert ist.

Toxische Veränderungen sind eindeutig (vor allem durch grobe Granula gekennzeichnet) bei *bakteriellen Infektionen* nach 2–3 Tage dauernder Infektion.
Vakuolisierung des Plasmas hat besondere Beziehungen zu Leberaffektionen (Leberabszeß, Coma hepaticum).
Toxische Veränderungen *fehlen* oder sind nur angedeutet bei
Virusinfektionen
Spirochätosen
Morbus Bang
Rickettsiosen
Tuberkulose, sofern keine sekundäre bakterielle Infektion besteht (Kavernen, Darmulzera). Erst bei bakterieller Superinfektion wird die Toxizität ausgesprochen.
Lymphogranulom

Verhalten der Eosinophilen

Eosinophilie ist bei Infektionen im allgemeinen ein prognostisch günstiges Zeichen. Man hat das Wiedererscheinen der Eosinophilen als Morgenröte der Genesung bezeichnet (postinfektiöse Eosinophilie).
Ausgesprochene Eosinophilie findet sich bei:
Allergischen Erkrankungen
(Serumkrankheit, Asthma bronchiale, usw.)
Parasitenerkrankungen, vor allem, wenn die Parasiten in das Gewebe einwachsen: Trichinose, Echinokokkus, Filaria sanguinis hominis, Toxocara, Ankylostomum duodenale, Distomum hepatis, Schistosomiasis (Bilharziose), weniger ausgesprochen Darmparasiten
Löfflers eosinophilem Lungeninfiltrat
Tropischer Eosinophilie
Endocarditis fibroplastica (Löffler)
Krankheiten des hämatopoetischen Systems
Kollagenkrankheiten
Periarteriitis nodosa
Ovarialtumoren
Knochentumoren
Tumoren der serösen Oberflächen
Geringe Eosinophilie kommt bei Scharlach, Lymphogranulom und Hypernephrom vor und kann auch

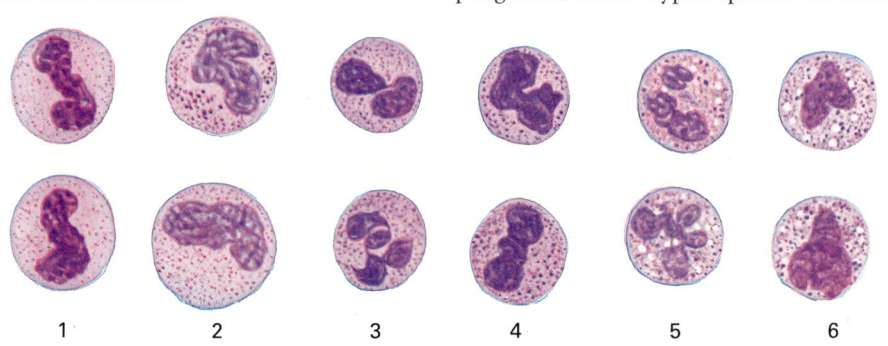

| 1 | 2 | 3 | 4 | 5 | 6 |

Abb. 6.41. Verschiedene Grade toxischer Veränderungen der Neutrophilen (von 1–6 an Schwere zunehmend). (aus *Frick/Schudel*)

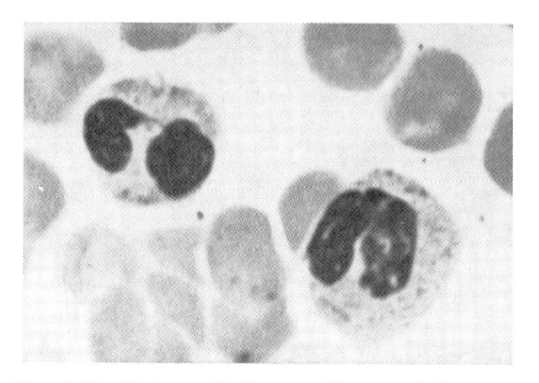

Abb. 6.42. Zeigen *alle* Neutrophilen nur 2 Segmente, muß die familiäre Leukozytenanomalie von *Pelger-Huet* diagnostiziert werden. Sie kann eine besonders ausgeprägte Linksverschiebung vortäuschen

ein Hinweis auf das Vorliegen eines Morbus Addison sein.
Auch das *Fehlen von Eosinophilen* kann diagnostisch verwertet werden. Der Prozentsatz der Eosinophilen geht allerdings bei den meisten Infektionskrankheiten zurück. Beim *Typhus abdominalis* ist das Verschwinden der Eosinophilen so ausgeprägt, daß die Typhusdiagnose sehr unwahrscheinlich wird, wenn im Blutausstrich Eosinophile gefunden werden. Auch bei Masern fehlen Eosinophile. Beim Morbus Cushing ist Eosinopenie typisch.
Zu wenig bekannt ist, daß auch Tumoren, hauptsächlich der Ovarien, aber auch anderer Lokalisation, hohe Eosinophilie bis 40% verursachen können. Liegt bei Tumoren eine so hohe Eosinophilie vor, darf mit großer Wahrscheinlichkeit auf eine bereits eingetretene *Metastasierung* geschlossen werden, wenn nicht eine Tumornekrose oder eine Beteiligung der serösen Häute vorliegt.
Wieweit es berechtigt ist, eine *essentielle Eosinophilie*, bei welcher keine Ursache gefunden werden kann, anzunehmen, ist nicht entschieden (s. auch Eosinophilie und Milztumor).

Verhalten der Monozyten

Monozytosen sind bei *Tuberkulose* recht häufig.

Offenbar spielen die Monozyten in der Abwehr tuberkulöser Infektionen eine besondere Rolle. Aus dem zahlenmäßigen Verhältnis zu den Lymphozyten lassen sich mit Vorsicht prognostische Schlüsse ziehen. Der „Index" Lymphozyten zu Monozyten sollte nicht unter 2,5 fallen: z.B. Lymphozyten 20, Monozyten 8, also Index 2,5; Lymphozyten 20, Monozyten 12, also Index 1,6.

Stärkere Grade kommen bei der *Febris eosinophilica-monocytaria* (Magrassi) vor und sind auch in manchen Erkrankungsphasen bei Endocarditis lenta, Variola, Parotitis epidemica, Lymphogranulomatose, Listeriose, bei manchen Tropenkrankheiten (Kala-Azar), Kollagenosen und chronischer Entero-Kolitis (ulzerativ und regional) zu beobachten.
Bei der sog. *Monozytenangina* handelt es sich entweder um eine *Mononucleosis infectiosa* (s. S. 132) oder eine *Paramyeloblastenleukämie*. Monozyten und Paramyeloblasten müssen jedoch streng auseinandergehalten werden. Über Monozytenleukämie s. Milzkapitel. Unklare Monozytosen bei älteren Patienten sind auf einen präleukämischen Zustand verdächtig.

Verhalten der Lymphozyten

Lymphozytosen sind im Verlauf von Infektionskrankheiten häufig. Es können in diagnostischer Hinsicht drei verschiedene Formen unterschieden werden:
– Die *lymphozytäre Reaktion* mit meist alten Lymphozyten und kleinem Plasmasaum. Sie findet sich in der Überwindungsphase sehr vieler Infektionen (Typhus, bakterielle Pneumonie usw.) und hat diagnostisch keine große Bedeutung. Die *Bang-Lymphozytose* kann bis 60% erreichen und ist diagnostisch wichtiger. *Chronische Infektionskrankheiten* (Tuberkulose, Lues, fokale Infekte) können mit Lymphozytose einhergehen.
– Die *lymphozytoide Reaktion* mit großen breitleibigen Zellen und breitem, blaß gefärbtem Plasmasaum. Diese Zellen sind sehr typisch bei der Mononucleosis infectiosa, wobei sie bis 70% erreichen können. In der Regel besteht gleichzeitig Leukozytose. Weniger ausgesprochen können diese Zellen aber auch bei verwandten Virusaffektionen (Viruspneumonie, Hepatitis) getroffen werden (sog. Virozyten).
– Die *plasmazelluläre Reaktion* mit typischen Plasmazellen mit radspeichenartigen Kernen und tief kornblumenblauem Plasma wird vor allem bei Rubeola und Hepatitis epidemica beobachtet.

Ausgesprochene Lymphopenien sind bei hoher Leukozytose ein regelmäßiger Befund und als relative Lymphopenien nicht besonders verwertbar.
Absolute Lymphopenien (ohne oder mit nur geringer Leukozytose) liegen bei der *Miliaris* und auch bei ausgedehntem *Lymphogranulom* stets vor. Bei Miliaris ist das Symptom so stark zu bewerten, daß diese Krankheit bei normalen Lymphozytenzahlen weitgehend ausgeschlossen werden kann.

6 Status febrilis

Literaturauswahl

Alarcon-Segovia, D., P. J. Osmundson: Peripheral vascular syndromes associated with systemic lupus erythematodes. Ann. int. Med. 62 (1965) 907

Alexander, M., H. Werner: Toxoplasmose. In: Innere Medizin in Praxis und Klinik. Hgb. H. Hornbostel, W. Kaufmann, W. Siegenthaler. Thieme, Stuttgart 1973, S. 13–277 ff.

Albertini, A. von, O. Alb: Über die atypische verruköse Endocarditis Libman-Sacks und ihre Beziehungen zum Lupus erythematodes acutus. Cardiologia (Basel) 12 (1947) 133

American Medical Association: Primer on the Rheumatic Diseases, 7th ed. J. Amer. med. Ass., Suppl. 5 (1973)

Bachmann, F., G. Keiser, A. C. Martenet: Die erworbene Erwachsenentoxoplasmose. Helv. med. Acta 29 (1962) 74

Barandun, S., Hässig A.: Die Bedeutung der humoralen Antikörper für die Infektabwehr. Helv. med. Acta 26 (1959) 111

Bartmann, K.: Antimikrobielle Chemotherapie. Springer, Berlin 1974

Becker, J.: Die Behçetsche Krankheit. Dtsch. med. Wschr. 87 (1962) 1903

Betke, K.: Zur Klinik und Zytodiagnostik chronischer Lymphknotenerkrankungen: Die Viruskratzlymphadenitis. Klin. Wschr. 30 (1952) 583

Bondy, Ph. K., G. L. Cohn, P. Gregory: Etiocholanolone Fever. Medicine 44 (1965) 250

Brown, Ch. H., E. K. Shirley, J. R. Haserick: Gastrointestinal manifestations of systemic lupus erythematodes. Gastroenterology 31 (1958) 649

Bunim, J.: The frequent occurrences of hypergammaglobulinemia and multiple tissue antibodies in Sjögren's syndroma. Ann. N. Y., Acad. Sc. 124 (1965) 852

Chlud, K.: Polymyalgia rheumatica – Differentialdiagnostische Erwägungen. Therapiewoche 33 (1973) 2673

Denko, Ch., D. Bergenstel: The sicca Syndroma (Sjögrens's Syndroma). Arch. int. Med. 105 (1960) 849

Dörner, M. N., Enderlin, H. Spiegelberg, P. Miescher: Klinik und Serologie des viszeralen Lupus erythematodes. Dtsch. med. Wschr. 86 (1961) 378

Dubois, E. L.: Systemic lupus erythematosus. Ann. intern. Med. 45 (1956) 163

Dubois, E., L. Tuffanelli: Clinical manifestations of systemic lupus erythematodes. J. Amer. med. Ass. 190, (1964) 105

Essers, U. W., W. Bleifeld, E. Kaiser: Rezidivierendes Fieber und Erhöhung des ungebundenen Aetiocholanolons im Blut. Dtsch. med. Wschr. 96 (1971) 107

Fanconi, G., A. Wallgren: Lehrbuch der Pädiatrie. 9. Aufl. Schwabe, Basel 1972

Finland, M., Barnes, M. W.: Changing etiology of bacterial endocarditis in the antibacterial era. Experiences at Boston City Hospital 1933–1965. Ann. intern. Med. 72 (1970) 341

Franke, H., H. G. Horst: Zur Frühdiagnose und Therapie der Erwachsenentoxoplasmose. Dtsch. med. Wschr. 76 (1952) 1049

Frick, P., L. Schudel: Blut- und Knochenmarksmorphologie. 13. Aufl. Thieme, Stuttgart 1973

Fritze E.: Lungenveränderungen bei rheumatoider Arthritis. Dtsch. med. Wschr. 99 (1974) 19

Frohnert P. P., Sheps S. G.: Long-term follow-up study of periarteriitis nodosa. Amer. J. Med. 43 (1967) 8

Germer, W., G. Henneberg: Adenovirusinfektionen. In: Innere Medizin in Praxis und Klinik. Hgb. H. Hornbostel, W. Kaufmann, W. Siegenthaler. Thieme, Stuttgart 1973, S. 13–47 ff.

George, J. M., G. J. M. Wolff, S. M. Diller, F. C. Bartter: Recurrent fever of unknown etiology: failure to demonstrate association between fever and unconjugated etiocholanolone. J. clin. Invest. 48 (1969) 558

Goor, W., P. Siegenthaler, U. Krech: Mononucleoseähnliche Blutbefunde bei Cytomegalie. Schweiz. med. Wschr. 98 (1968) 1682

Griffith, G., J. Scheinkopf: Diagnosis and differential diagnosis of rheumatic fever. Acta med. Scand. Suppl. 266 (1952)

Grist, N. R., E. Bell: Coxsackie viruses and the heart. Amer. Heart J. 77 (1969) 295

Gsell, O.: Epidemiologie der Infektionskrankheiten seit der Anwendung der Antibiotika und Chemotherapeutika. Statistisch nachweisbarer Wandel von Mortalität, Letalität und Morbidität der Infektionskrankheiten innert der letzten 40 Jahre. Antibiotica et Chemotherapia, Fortschr. 14, (1968) 1

Haferkamp O.: Der schutzlose Organismus. Dtsch. med. Wschr. 99 (1974) 203

Hamrin, B.: Polymyalgia arteritica. Acta med. Scand. Suppl. 533, (1972)

Hanshaw, J. B.: Clinical significance of cytomegalovirus infection. Postgrad. Med. 35 (1964) 472

Harrison, T. R., R. D., Adams, I. L. Bennett, W. H. Resnik, G. W. Thorn, M. M. Wintrobe: Principles of Internal Medicine, 7th ed. McGraw-Hill, Book Inc. New York, 1974

Haynal, A., F. Regli: Seltene neurologische Krankheitsbilder bei Mononucleosis infectiosa. Dtsch. med. Wschr. 90 (1965) 305

Hegglin, R.: Zur Klinik der Viruserkrankungen. Verh. dtsch. Ges. inn. Med. 54 (1948) 231

Hegglin, R., W. Siegenthaler: Maligne Tumoren bei Dermatomyositis. Schweiz. Z. Tuberk. 16 (1959) 205

Hegglin, R., E. Uehlinger: Klinisch-pathologisch-anatomische Demonstrationen. Schweiz. med. Wschr. 94 (1964) 675

Helwig, H.: Antibiotika-Chemotherapie, 2. Aufl. Thieme, Stuttgart 1973

Hensler, L.: Hohe Leukozytose durch Karzinom. Schweiz. med. Wschr. 83 (1953) 1032

Hess, E.: Obliterierende Arterienerkrankungen. In: Innere Medizin in Praxis und Klinik, Hgb. H. Hornbostel, W. Kaufmann, W. Siegenthaler, Thieme, Stuttgart 1973, S. 2–5

Hoeprich, P. D.: Infectious Diseases. Harper und Row, New York 1972

Höring, F. O.: Die Salmonellosen. In: Infektionskrankheiten. Bd. II, Hgb. O. Gsell, W. Mohr. Springer, Berlin 1968

Infektionskrankheiten: In Innere Medizin in Praxis und Klinik. Hgb. H. Hornbostel, W. Kaufmann, W. Siegenthaler. Thieme, Stuttgart 1973, S. 13–344.

Kaiser, H.: Polymyalgia rheumatica. Dtsch. med. Wschr. 94 (1969) 2232

Krepler, P., H. Flamm: Die Listeriose, Ergebn. inn. Med. Kinderheilk. 7 (1956) 64

Lerner, M. A., M. Finland: Coxsackie viral infections. Arch. int. Med. 108 (1961) 329

Linzenmeier, G., E. Kuwert, D. Hantschke: Bakterien-Viren-Pilze. Urban und Schwarzenberg, München 1973

Lüthy, R., G. Siegenthaler, W. Siegenthaler: Antibiotika und ihre Indikationen. Therapiewoche 24 (1974) 898

Mason, R. M., C. G. Barnes: Behçet-Syndrom mit Arthritis. Schweiz. med. Wschr. 98 (1968) 665

Masshoff, W.: Die Pseudotuberkulose des Menschen. Dtsch. med. Wschr. 87 (1962) 915

McCombs R. P.: Systemic „allergic" vasculitis. J. Amer. med. Ass. 194 (1965) 1059

Miescher, P. A., R. T. McCluskey, N. F. Rothfield, A. Miescher: Der viscerale Lupus erythematodes. In: Handbuch d. Haut- und Geschlechtskrankheiten Bd. II, 2. Entzündliche Dermatosen II. Springer, Berlin 1965

Mössner, G., F. Husmann: Rezidivierende Fieberschübe Dtsch. med. Wschr. 98 (1973) 665

Mühler, E., K. Janoscheck: Aetiocholanonfieber bei Lebererkrankungen. Med. Welt (Stuttg.) 19 N. F., (1968) 739

Oldershausen, H. von, L. Grützner, G. Friedebold: Über poliomyelitisähnliche paretische Verlaufsformen nach Echo-Virusinfektion. Klin. Wschr. 38, (1960) 923

Peller, P., O. Goetz: Verbreitung des Zytomegalievirus in Deutschland bei Kindern und Erwachsenen. Dtsch. med. Wschr. 95 (1970) 2461

Petersdorf, R. G., P. B. Beeson: Fever of unexplained origin: Report on 100 cases. Medicine (Baltimore) 40 (1961) 3

Ralston, L. S., A. K. Saikj, W. T. Powers: Orchitis as a complication of infectious virus mononucleosis. J. Amer. med. Ass. 173 (1960) 1348

Reimann, H. A.: Periodic peritonitis (Familial mediterranean fever). J. Amer. med. Ass. 225 (1973) 524

Rossi, E., M. Rentsch: Neuere Viruserkrankungen und ihre Differentialdiagnose zur Poliomyelitis. Tägl. Prax. 1 (1960) 387

Schäfer, R.: Die Polymyalgia rheumatica, eine spezifische Affektion des höheren Alters. Z. Geront. 2, (1969) 230

Scheid, W., E. Gibbels: Die Bedeutung der Echo-Viren für Erkrankungen des Menschen. Internist 2 (1961) 274

Schuermann, H.: Dermatomyositis. Ergebn. inn. Med. Kinderheilk. 10 (1959) 427

Sherman, M., M.D. Mellinkoff: Familiäres mediterranes Fieber (Periodisches Fieber), Praxis 50 (1961) 1003

Siegenthaler, W., R. Lüthy, H. Vetter, G. Siegenthaler: Diagnostik und Therapie der Septikämien. Schweiz. med. Wschr. 102 (1972) 593

Siegenthaler, W., R. Hegglin: Der viszerale Lupus erythematosus (Kaposi-Libman-Sacks-Syndrom). Ergebn. inn. Med. Kinderheilk. 7 (1956) 373

Siegenthaler, W.: Laboratoriumsdiagnostik des viszeralen Lupus erythematodes. Dtsch. med. Wschr. 90 (1965) 1009

Siegenthaler, W., G. Siegenthaler: Arteriitis temporalis Horton (Riesenzellarteriitis). Dtsch. med. Wschr. 86 (1961) 425

Stille, W.: Aktuelle Aspekte septikämischer Erkrankungen. Habilitationsschrift, Frankfurt, 1970

Stollermann G. H., M. D. Chairman, M. Markowitz, A. Taranta, L. Wannamaker, R. Whittemore: Jones criteria (revised) for guidance in the diagnosis of rheumatic fever. Circulation 32, (1965) 664

Stuart-Harris, C. H.: Klinische Syndrome und ihre Erreger. Documenta Geigy: Virusinfektionen der Atemwege, S. 4, 1966

Tobin, J.: Lymphocytic meningo-encephalitis in Manchester area. Lancet 1955/I, 1267

Vorlaender, K. O.: Periarteriitis nodosa und rheumatische Gefäßerkrankungen. In: Klinik der rheumatischen Erkrankungen (Hrgb. Schoen, R., Böni, A., Miehlke, K.) Springer, Berlin 1970

Wagner, A.: Zur Klinik der Polymyalgia rheumatica. Med. Welt 22 (1971) 1832

Walter, A., L. Heilmeyer: Antibiotika-Fibel 3. Aufl. Thieme, Stuttgart 1969

Wegmann, T., G. Kaufmann, E. Wiesmann: Lungeninfiltrate bei Adenovirusinfektionen. Schweiz. med. Wschr. 89 (1959) 882

Wiesmann, E.: Die Listeriose, Schweiz. med. Wschr. 86 (1956) 161

Wiesmann, E., R. Hegglin, W. Wiesmann: Zur Ätiologie und Differentialdiagnostik der Meningitis serosa. Schweiz. med. Wschr. 88 (1958) 679

Wissler, H.: Subsepsis allergica. Internist. prax. 8 (1968) 355

Würsten, D., W. Siegenthaler: Zur therapeutischen Anwendung antimykotischer Substanzen. Im Druck (1974)

7 Kopfschmerzen

G. BAUMGARTNER

Kopfweh hat nicht obligat Schmerzcharakter, sondern wird subjektiv vor allem bei *idiopathischen Kopfschmerzformen* oft als diffuses Druck- oder Belastungsgefühl registriert, wie es in Überforderungssituationen verbreitet vorkommt. *Echte Kopfschmerzen* sind Folge einer mechanischen oder chemischen Reizung intra- und extrakraniell verlaufender Schmerzfasern. Neben den Schmerzafferenzen der Haut, der extrakraniellen Gefäße und des Periostes, die vorwiegend über den N. trigeminus und die oberen drei Zervikalsegmente geleitet werden, tragen intrakraniell die Schmerzfasern der Hirnhäute und Gefäße über den 5., 7., 9. und 10. Hirnnerven zur Schmerzentstehung bei. Das Hirnparenchym und das Ventrikelependym sind nicht schmerzempfindlich.

Die Dura der vorderen und mittleren Schädelgrube wird wie die Oberseite des Tentoriums vom N. trigeminus versorgt. In der hinteren Schädelgrube und an der Unterseite des Tentoriums übernehmen Fasern aus den oberen 3 Halssegmenten und aus dem 9. und 10. Hirnnerven die sensible Versorgung. Sie konvergieren alle im kaudalen Bereich des Nucleus spinalis trigemini. Synaptische Kontakte der Fasern von der Haut und intrakraniellen Strukturen am gleichen medullären Neuron können erklären, weshalb bei intrakraniellen Prozessen die Schmerzen in entfernte Oberflächenregionen projiziert werden.

Zur *mechanischen Reizung* kommt es durch Druck oder Dehnung schmerzempfindlicher Strukturen bei intrakraniellen Massenverschiebungen infolge von Raumforderungen (Tumoren, Blutungen, Ödemen), bei Liquorüber- und -unterdruck und Infiltration der Hirnhäute bei Entzündungen.

Entzündungen verursachen außerdem ebenso wie manche Intoxikationen durch Anreicherung von Stoffwechselprodukten, sog. *Schmerzstoffen*, in den Gefäßwänden Schmerzen. *Hypoxieschmerzen* sind teils ebenso metabolisch-vaskulär, teils durch eine hypoxisch bedingte Übererregbarkeit von Schmerzfasern zu erklären. Der primär *vaskuläre Kopfschmerz* wird im Beginn auf eine Dilatation der Gefäßwände, zusätzlich aber auch auf die Freisetzung schmerzauslösender Polypeptide in den Gefäßwänden zurückgeführt. *Kopfschmerzen bei Allgemeinerkrankungen* (Infektionen, Vergiftungen (z.B. Nikotin, Coffein, Histamin)) und bei Hypoglykämie werden ebenfalls vaskulär erklärt. *Spannungskopfschmerzen* entstehen als Folge anhaltender Muskelverspannungen, wahrscheinlich durch Anreicherung von Metaboliten, die eine chemische Aktivierung von Schmerzfasern verursachen. Der sogenannte „*psychogene*" *Kopfschmerz* ist unscharf definiert. Emotionale Belastungen können sowohl vaskuläre wie Spannungskopfschmerzen auslösen. Daneben gibt es aber auch „psychogene" Kopfschmerzen ohne diese Vermittlungsmechanismen im Sinne eines „Konversionskopfwehs". Die Beschwerden bei Veränderungen der oberen HWS können radikulär oder durch Reizung von Schmerzfasern in überdehnten Ligamenten bedingt sein. Die meisten posttraumatischen Kopfschmerzen sind ebenfalls vaskulär zu interpretieren, sofern eine periphere Ursache, z.B. eine Kontusion eines Trigeminusastes mit traumatischer Neuralgie, auszuschließen ist. Extrakraniell bedingte Kopfschmerzen treten durch Reizung von Schmerzfasern bei Erkrankung aller Kopforgane auf.

Bei den Kopf- und Gesichtsschmerzen lassen sich 3 große Gruppen unterscheiden, wobei bei allen pathogenetisch ähnliche Kopfschmerzmechanismen vorkommen. Die erste und abgesehen von den Neuralgien häufigere Gruppe ist die, bei der der Schmerz primär das entscheidende Symptom ist und bleibt. Die zweite umfaßt die symptomatischen Kopfschmerzen bei Erkrankungen verschiedenster Aetiologie im Kopfbereich, die dritte Kopfschmerzen bei kardiovaskulären und Allgemeinerkrankungen.

1. Primäre Kopfschmerzen:

Paroxysmale vaskuläre Kopfschmerzen inkl. Migräne und deren Varianten.
Chronische vaskuläre und Spannungskopfschmerzen.
Konversionskopfweh ohne faßbare somatische Grundlage.
Hirnnervenneuralgien.

2. Symptomatische Kopfschmerzen:

Intrakraniell
Intrakranielle Raumforderungen (Tumoren, Abszesse, intra- und extrazerebrale Blutungen, Granulome) und fokale Ödeme.
Gefäßanomalien mit und ohne Subarachnoidalblutung
Liquordruckveränderungen (Liquorzirkulationsstörungen, generalisiertes Hirnödem, „Pseudotumor"

cerebri, postpunktionelles oder primäres Unterdrucksyndrom).
Bakterielle und virusbedingte Meningoenzephalitiden. Hypoxie-Kopfschmerzen bei zerebralen Insulten (nicht obligat).
Posttraumatische Kopfschmerzen.
Epilepsien.
Reizung intrazerebraler Schmerzbahnen (mS? Thalamusschmerzen).
Extrakraniell
Schädelprozesse (Schädelbasistumoren, Osteomyelitiden, Morbus Paget u. a.).
Erkrankungen der extrakraniellen Gefäße (z. B. Arteriitis temporalis).
Augen-, Nebenhöhlen-, Ohr-, Zahn- und Kiefererkrankungen.
Degenerative und traumatische Veränderungen der oberen HWS.

3. Kopfschmerzen bei kardiovaskulären und Allgemein-Erkrankungen

Maligne Hypertonie, hypertone Krisen, Polyglobulie, kreislaufbedingte Hypoxie, Anämie, Hypoglykämie, endo- und exogene Intoxikationen (Hypnotika, Alkohol, Nikotin, CO, Phenacetin, Vasodilatatoren), Urämie, Hepatopathien, Hypo- und Hyperkalzämie, Addison, Drogenentzug, Allgemeininfektionen mit Fieber, Allergien u. a.

Allgemeine Differentialdiagnose des Kopfschmerzes

Fragen zur Anamnese: Kopfschmerzen führen meist erst dann zum Arzt, wenn sie neu auftreten oder lange bestehende Beschwerden intensiver oder häufiger werden bzw. in emotionalen Belastungssituationen die Störschwelle überschreiten. Als erstes ist daher festzustellen, ob es sich um eine Neuerkrankung oder um ein aktiviertes altes Kopfschmerzsyndrom handelt. Danach sind die Lokalisation und Qualität des Kopfschmerzes sowie die Art des Auftretens (akut, subakut), Dauer und Periodik, eine eventuell Tageszeit- und bei Frauen Zyklusbindung zu erfragen. Ferner hat man sich über Begleiterscheinungen (Schwindel, Erbrechen, Seh- und Sprachstörungen usf.), auslösende Faktoren (Wetter- und Lageabhängigkeit, emotionale Belastungen, Veränderung der Lebensweise) und über das Vorkommen von Kopfschmerzen in der Familie zu orientieren.

Lokalisation: Die Lokalisation ist bei intrakraniellen Prozessen meist unscharf, betrifft oft diffus den ganzen Kopf bzw. bei Tumoren, Aneurysmen und Karotisthrombosen die homolaterale Seite. Als Faustregel gilt, daß raumfordernde Prozesse oberhalb des Tentoriums in die gleichseitige Stirn- und Schläfenregion, solche der hinteren Schädelgrube häufig in den Nacken projizieren. Da das Tentorium aber ebenfalls über den 1. Ast des N. trigeminus mitversorgt wird, sind auch bei Raumforderungen der hinteren Schädelgrube Schmerzen in der Stirne und hinter den Augen nicht selten. Migränen treten in über 60% halbseitig auf. Cluster Headaches und Neuralgien sind fast ausschließlich einseitig und zusätzlich umschrieben lokalisiert.
Extrakraniell bedingte Schmerzen im Bereich von Augen, Nase, Ohren und Zähnen sind überwiegend organbezogen und wegen der besseren topischen Versorgung mit afferenten Fasern gut zu lokalisieren. Dies gilt in der Regel auch für Erkrankungen der Stirn- und Kieferhöhlen. Lokalisatorisch irreführend können Scheitel- und Schläfenschmerzen bei Sinusitis ethmoidalis und sphenoidalis sein.

Schmerzcharakteristik: Schmerzintensität und -qualität sind diagnostisch zweitrangig. Erstere ist sehr unterschiedlich und bei raumfordernden intrakraniellen Prozessen von der Lagebeziehung zu schmerzempfindlichen Strukturen und der Wachstumstendenz abhängig. Sehr intensiv sind die Schmerzen bei Neuralgien, Cluster Headaches, akuten Liquorzirkulationsstörungen, bakteriellen Meningitiden, Subarachnoidalblutungen, häufig auch bei der Migräne, bei subduralen Hämatomen sowie bei Ohr- und Augenaffektionen.
Abgesehen von den Schmerzparoxysmen der Neuralgien ergibt die Schmerzqualität allein kaum diagnostische Hinweise. Der Schmerz kann kontinuierlich oder pulsierend, scharf lokalisiert oder im ganzen Kopf und gelegentlich bis in den Nacken und die Schultern ausstrahlend geschildert werden. Pulsierender Schmerz spricht zwar für eine vaskuläre Genese, kontinuierliche, nicht pulsabhängige Kopfschmerzen kommen aber auch bei vaskulären Kopfschmerzen vor. Oft ist der „Kopfschmerz" kein eigentlicher Schmerz, sondern ein Kopfdruck. Dies gilt vor allem für Muskelspannungskopfschmerzen und Konversionskopfweh, kann aber auch das einzige Symptom eines gesteigerten Schädelinnendruckes sein.

Zeitfaktoren: Anhaltende gleichartige Beschwerden über Monate und Jahre mit mehr oder weniger periodischem Auftreten, Wetter- und bei Frauen Zyklusabhängigkeit sprechen für Kopfschmerzen vom vaskulären bzw. migränoiden Typ. Charakteristisch ist der fahrplanmäßig nach Mitternacht und in den frühen Morgenstunden gehäuft auftretende, für 1–2 Stunden anhaltende heftige Schmerz beim Cluster-Kopfschmerz. Kopfschmerzen nach Lesen oder Schreiben sind oft auf Fusionsstörungen zurückzuführen. Spannungskopfschmerzen sind meist in mehr oder weniger ausgeprägter Form dauernd vorhanden.
Tumorbedingte Schmerzen und Schmerzen bei sub-

duralen Hämatomen sind in der Regel chronisch-progredient. Kürzere oder längere Scheinremissionen sind jedoch häufig. Ein perakuter Krankheitsbeginn ohne Vorwarnung ist die Regel bei subarachnoidalen und häufig bei intrazerebralen Blutungen.
Morgendliche Schmerzen beim Erwachen sind häufig bei Hypertonie, Migräne und zervikal bedingten Beschwerden. Davon zu differenzieren sind die morgendlichen Tiefs bei Depressionen und das positionsabhängige Maximum von Sinusitisschmerzen unmittelbar vor und nach dem Aufstehen.

Begleitsymptomatik: Lediglich die Migränen zeigen charakteristische Begleitsymptome oder Vorboten in Form von Hautrötungen im Gesicht, konjunktivaler Injektion, Tränen, gelegentlich ein Horner-Syndrom und Nasenlaufen sowie bei der ophthalmischen Migräne verschiedener Art von Sehstörungen (Flimmerskotom, partielle oder vollständige Hemianopsien). Bei der *Migraine accompagnée* treten darüberhinaus oft sensible Störungen im Bereich von Hand und Mundregion, gelegentlich auch Paresen und aphasische Störungen, auf. Licht- und Lärmüberempfindlichkeit sind bei schweren Migränen die Regel. Akute Visusstörungen können auch abgesehen vom Glaukom bei Hirndruckkrisen, bei hochgradigem Hirnödem (Eklampsie) und bei Basilarisinsuffizienz vorkommen, halten aber länger an. Die Amaurosis fugax bei homolateralen Karotisstenosen ist stets monokulär, kann aber bei ungenauer Erhebung der Anamnese mit einem Migräneskotom verwechselt werden. Zentrale Skotome werden bei maligner nephrogener Hypertonie beobachtet.
Erbrechen mit und ohne Nausea nach dem Aufstehen vor dem Frühstück kommt als Hirndrucksymptom vor allem bei Tumoren der hinteren Schädelgrube durch Vagusreiz infolge Druckwirkung auf den Boden des 4. Ventrikels vor. Ebenso können Durchblutungsstörungen in der Medulla durch Reizung der Trigeminus- und Vaguskerne zu heftigem Kopfschmerz im Gesicht, gelegentlich auch im Nackenbereich, und zu Erbrechen führen.

Lage- und Bewegungsabhängigkeit: Hypotone Kopfschmerzen finden sich gelegentlich bei allgemeiner Kreislaufhypotonie und besonders eindrücklich bei postpunktionellen oder den seltenen spontanen Liquorunterdrucksyndromen. Sie verschlimmern sich in aufrechter Körperstellung und bessern sich im Liegen schnell. Vaskuläre Kopfschmerzen werden oft durch rasche Kopfbewegungen kurzzeitig intensiviert.

Psychische Begleitsymptome: Bei jedem Kopfschmerzpatienten ist der psychische Befund von großer Bedeutung. Vaskuläre Kopfschmerzen zeigen in der Regel keine psychoorganische Veränderung, während Kopfschmerzen bei Hypertonie oft ein allgemeines psychoorganisches Syndrom mit Merk- und Konzentrationsfähigkeitsstörung, Kopfschmerzen bei Tumoren häufig spezifisch psychoorganische Syndrome (Verlangsamung, Antriebsstörung, Minderung der Eigenkritik) zeigen. Differentialdiagnostisch ist hier eine depressive Antriebsminderung bei Kopfschmerzen im Rahmen einer echten Depression abzugrenzen. Neben der Wesensveränderung können Kopfschmerzen auch bei luetischen Erkrankungen des Zentralnervensystems (progressive Paralyse, Lues cerebri) im Vordergrund stehen bzw. der Wesensveränderung vorausgehen. Bei Fehlen psychoorganischer und somatischer Befunde kann die Exploration der emotionalen Bedingungen zur Zeit des Auftretens der Beschwerden psychogene Anteile aufdecken.

Diagnostische Maßnahmen: Jedes neu auftretende Kopfschmerzsyndrom erfordert eine allgemein klinische Untersuchung mit besonderer Berücksichtigung der Kreislauf- und Nierenfunktion sowie einen neurologischen Status inkl. Funduskontrolle. Je nach der klinischen Situation kann eine zusätzliche otologische, ophthalmologische oder kieferorthopädische Kontrolle erforderlich werden. Röntgenleeraufnahmen des Schädels, der Halswirbelsäule und der Nebenhöhlen, ev. EEG, Hirnszintigramm und Angiographie sowie Liquorkontrolle sind von speziellen Indikationen abhängig zu machen. Eine Kontrolle der Luesserologie ist angezeigt.

Spezielle Differentialdiagnose der Kopfschmerzen

Primäre Kopfschmerzen

Vaskuläre oder vasomotorische Kopfschmerzen zeigen unterschiedliche Manifestationsformen, was zu einer Differenzierung zwischen verschiedenen vaskulären Kopfschmerzen geführt hat. Es handelt sich hierbei jedoch wahrscheinlich nicht um verschiedene nosologische Einheiten, sondern lediglich um unterschiedlich intensive Manifestationen des grundsätzlich gleichen Pathomechanismus. Diese Auffassung stützt sich auf die Erfahrung, daß verschiedene Formen der vasomotorischen Kopfschmerzen oft beim gleichen Patienten und in dessen Familie nebeneinander vorkommen. Eine familiäre Kopfschmerzbelastung ist in über 60% nachweisbar. Häufig wird das erste Auftreten der Beschwerden in das Schulalter, gelegentlich auch in das Vorschulalter, zurückdatiert.

Einfacher vaskulärer Kopfschmerz

Der einfache vasomotorische Kopfschmerz tritt meist periodisch, seltener auch chronisch auf. Seine Intensität ist unterschiedlich und reicht vom eingenommenen Kopf bis zum stechenden Schmerz wechselnder Lokalisation ohne Nausea und Erbrechen. Wie bei allen vaskulären Kopfschmerzen besteht oft eine Abhängigkeit von affektiven Spannungen positiver oder negativer Art, klimatischen Veränderungen, körperlichen Überlastungen *(Belastungskopfschmerz)* und der Periode. Die Übergänge vom periodisch auftretenden vaskulären zum mehr chronischen, sogenannten *Spannungskopfschmerz* sind fließend.

Migränen

Eine **einfache Migräne** liegt vor, wenn die Beschwerden attackenweise intensiver und häufig, aber nicht obligat, halbseitig auftreten sowie mit Nausea oder Erbrechen einhergehen. Einfache vasomotorische und Migränekopfschmerzen sind beim gleichen Patienten nicht selten.

Bei der **ophthalmischen Migräne** gehen den eigentlichen Kopfschmerzen meist 5–30 Minuten dauernde Sehstörungen (Flimmerskotome, Verschwommensehen, gelegentlich auch partielle oder vollständige Hemianopsien) voran. Das Flimmern wird häufig im ganzen Gesichtsfeld, das Skotom in der Regel hemianopisch angegeben. Dabei treten die Kopfschmerzen überwiegend halbseitig auf der der Hemianopsie gegenüberliegenden Seite auf. Homo- und bilaterale Beschwerden kommen aber vor. Die Schmerzen sind sehr intensiv, werden öfter auch in oder hinter dem Auge geschildert und halten über 8 Stunden und mehr an. Nach Abklingen der Sehstörungen stellt sich häufig 1–2 Stunden nach Auftreten der Schmerzen Erbrechen ein. Im Gegensatz zu der mehr periodischen einfachen Migräne treten die ophthalmische Migräne und die Migraine accompagnée sporadisch bzw. mit sporadischer Häufung auf. Zu bleibenden fokalen Ausfällen kommt es nur ausnahmsweise. Während und nach den Kopfschmerzphasen können unterschiedliche vegetative Begleiterscheinungen, wie Rötung oder Blässe des Gesichtes, Schweißausbrüche, Frösteln, Tachykardie, stenokardische Beschwerden, Abdominalbeschwerden, Diarrhöe, Oligo- oder Polyurie, hinzukommen. Prodromal- und Begleiterscheinungen treten als Migräneäquivalent gelegentlich auch isoliert ohne Kopfschmerzen auf und sind dann gegen fokale Anfälle abzugrenzen.

Die **Migraine accompagnée** geht mit zusätzlichen neurologischen Prodromi einher. An die meist einleitenden Sehstörungen schließen sich Dysästhesien, vor allem im Oberlippen- und Daumen-Zeigefinger-Bereich, motorische Störungen bis zu Halbseitenlähmungen und gelegentlich Aphasien an. Nach Abklingen dieser ebenfalls meist 5–30 Minuten dauernden fokalen Symptomatik folgen halbseitige Kopfschmerzen und Erbrechen ähnlich wie bei der ophthalmischen Migräne. Die Kopfschmerzen sind oft intensiver als bei der ophthalmischen Migräne und können bis zu einem Tag und länger andauern.

Auch sind die bei der einfachen Migräne relativ unerheblichen und bei der ophthalmischen Migräne geringeren Nacherscheinungen, wie Lichtscheu, allgemeine Verlangsamung und verminderte Initiative, ausgeprägter und gelegentlich über 2–3 Tage nachweisbar.

Der klassische Ablauf – Prodromi, Kopfschmerz, Erbrechen – ist keine Conditio sine qua non. Auftreten von Sehstörungen bzw. fokalen Symptomen nach Einsetzen der Kopfschmerzen schließt daher eine ophthalmische bzw. eine Migraine accompagnée nicht aus. Hierbei ist anzunehmen, daß eine einfache Migräne erst im Verlauf der Attacke in eine fokale Migräne übergeht, unterschiedlich ausgeprägte Migräneattacken sich nach Art eines Status kurz hintereinander folgen oder der Migränemechanismus an verschiedenen zerebralen Gefäßen asynchron abläuft.

Das bevorzugte Migränegefäß ist die Art. cerebri posterior. Selten soll es bei Migränen zu monokulären Amblyopien infolge von Gefäßspasmen im Bereich der Arteria ophthalmica kommen. Man spricht dann von einer sogenannten *retinalen* Migräne.

Als **ophthalmoplegische Migräne** bezeichnet man eine seltene Variante, bei der es nach heftigen und oft über 1–2 Tage anhaltenden Kopfschmerzen zu einer Augenmuskelparese, bevorzugt des Nervus oculomotorius, kommt. Die Parese kann nur flüchtig für Stunden und Tage anhalten, gelegentlich aber auch wochenlang persistieren und Restausfälle hinterlassen.

Bei der **Basilarismigräne** kommt es zu einer flüchtigen Hirnstamm- bzw. Kleinhirnsymptomatik mit Schwindel, Nystagmus, Ataxie, Dysarthrie und doppelseitigen Sehstörungen mit anschließend postparoxysmalen Schlafzuständen. Sie tritt vorwiegend bei jungen Mädchen unter 18 Jahren auf.

Als **atypische Migräne-Äquivalente** sind schließlich noch die dysphrenischen Migränen, die mit deliranten, halluzinatorischen oder flüchtigen amnestischen Intervallen einhergehen und möglicherweise manche Nabelkoliken kleiner Kinder zu erwähnen.

Einfache, *ophthalmische* und *erweiterte Migränen* werden gelegentlich von symptomatischen Kopfschmerzformen bei zerebralen Gefäßanomalien oder Tumoren kopiert. Tritt daher der Kopfschmerz immer konstant auf einer Seite an der gleichen Stelle auf und werden konstant identische Prodromalbeschreibungen gegeben, so ist vor Annahme einer Migräne eine eingehende Untersuchung mit Röntgenleeraufnahmen des Schädels, EEG, Hirnszintigramm und gegebenenfalls Angiogramm erforderlich. Die echte Migräne zeigt im freien Intervall ein normales bzw. nur uncharakteristisch verändertes EEG. Während der Attacken kommt es bei der ophthalmischen Migräne häufig zu α-Verminderungen auf der betroffenen Seite, bei der Migraine accompagnée gelegentlich auch zu einem Delta-Fokus, der besonders bei Kindern über Tage andauern kann. Ein Aneurysma der Arteria communicans posterior des Circulus Willisi läßt sich bei ophthalmoplegischen Migränen nur angiographisch ausschließen.

Cluster-Kopfschmerz

Die Bingsche Erythroprosopalgie, heute meist als Cluster-Kopfschmerz bezeichnet, wurde von HORTON u. Mitarb. 1939 neu beschrieben (Synonyma: *Horton-Neuralgie* oder vorübergehend auch *Histamin-Kopfschmerz*) (Abb. 7.1). Es handelt sich um meist bei Männern im mittleren Lebensalter in den frühen Morgenstunden auftretende, heftige Kopfschmerzen am lateralen Orbitarand und hinter den Augen, im Oberkiefer und in der Stirn, die mit einer Rötung der betroffenen Gesichtsseite sowie mit einem Horner-Syndrom und einseitigem Tränen sowie gesteigerter, einseitiger Nasensekretion einhergehen können. Die Schmerzattacken treten oft für 3–6 Wochen 1–3 mal täglich auf. Die erste Attacke stellt sich meist zwischen 2 und 6 Uhr morgens ein. Die Kopfschmerzen steigern sich binnen 10–30 Minuten zu großer Intensität und klingen ebenso langsam über 1–3 Stunden wieder ab. Ihre periodische Häufung erklärt die Bezeichnung Cluster-Kopfschmerz. Sie werden nicht selten als Trigeminusneuralgie diagnostiziert, sind aber durch ihr langsames Auftreten, ihre Ausbreitung und das Fehlen von Triggerzonen leicht von einer Neuralgie zu differenzieren. Im Gegensatz zu den vaskulären Kopfschmerzen ist eine familiäre Belastung selten. Trotzdem hat das gelegentliche Auftreten von Übergangsformen zur fokalen Migräne und das Ansprechen auf Migränemittel zum Postulat geführt, daß es sich um eine weitere Migränevariante handle.

Lower-Half-Kopfschmerz

Dies gilt auch für den sogenannten Lower-Half-Kopfschmerz, einen einseitigen Schmerz, der meist am Gaumen oder am Nasenwinkel beginnt und von dort über die Wangen zum Ohr und Nacken ausstrahlt. Im Gegensatz zum Cluster-Kopfschmerz tritt er in längeren Intervallen auf, dauert Stunden bis Tage und geht gelegentlich mit Nausea und Sehstörungen einher.

Spannungskopfschmerzen

Umschriebene Verspannungen kopfnaher Muskeln können zu Muskelkontraktionskopfschmerzen führen. Da sich im peripheren Muskeltonus der zentrale Erregungszustand widerspiegeln kann, vermag eine chronische emotionale Belastung über eine tonische Überinnervation der kopfnahen Muskulatur zu entsprechenden Beschwerden zu führen. Umgekehrt können chronische Fehlhaltungen eine ähnliche Symptomatik auslösen und sekundär eine emotionale Unausgeglichenheit verursachen. Die Schmerzcharakteristik reicht vom „Reifen um den Kopf" bis zu stechenden, ein- bzw. beidseitigen Nackenbeschwerden. Eine familiäre Kopfschmerzbelastung wie bei vaskulären Kopfschmerzen liegt seltener vor. Ein mehr chronischer Verlauf mit Auftreten im mittleren Lebensalter, das Fehlen vaskulärer Symptome und einer familiären Belastung spricht im Zweifelsfalle für Spannungskopfschmerzen. Allerdings ist die Trennung vom einfachen vasomotorischen Kopfschmerz noch diskutierbar, da klinisch beide Kopfschmerzformen bei chronischen Verläufen ineinander übergehen können und weder eine unterschiedliche Pathogenese noch Therapie zufriedenstellend bewiesen wurde.

Manche als *psychogen* bezeichnete Kopfschmerzen, vor allem in Überforderungssituationen, sind ebenfalls pathogenetisch über vaskuläre Mechanismen oder Muskelverspannungen zu erklären. Der eigentlich psychogene *Kopfschmerz als Konversionssymptom* bei hypochondrischen Entwicklungen (Tumorphobie) und Depressionen ist davon abzugrenzen.

Vaskuläre und Spannungskopfschmerzen machen zusammen mit dem Konversionskopfweh die große Mehrheit aller Kopfschmerztypen aus.

Neuralgien

Mit Neuralgie wird ein paroxysmaler Schmerz im Ausbreitungsbereich eines Nerven ohne nachweisbares neurologisches Defizit bezeichnet. Das häufigste und wichtigste Schmerzsyndrom dieser Art ist die **Trigeminusneuralgie**, bei der blitzartig einschießende heftige Schmerzen im Ausbreitungsgebiet eines, zweier, seltener auch aller drei Trigeminusäste auftreten (Abb. 7.2). Der Schmerz ist in der Regel durch mechanische Stimulation (Sprechen, Kauen, Rasieren) bestimmter Triggerareale auszulösen und klingt nach einem sekundendauernden Maximum rasch ab, um sich in mehr oder weniger langen Intervallen von Minuten bis Monaten zu wiederholen. Kurz nach

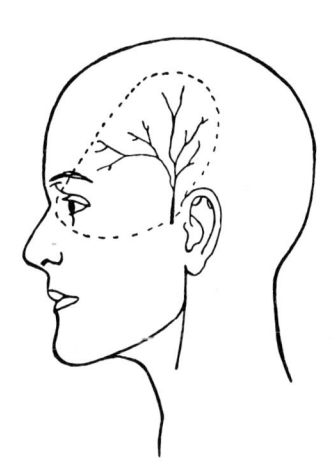

Abb. 7.1. Schmerzzone bei *Cluster-Kopfschmerz*

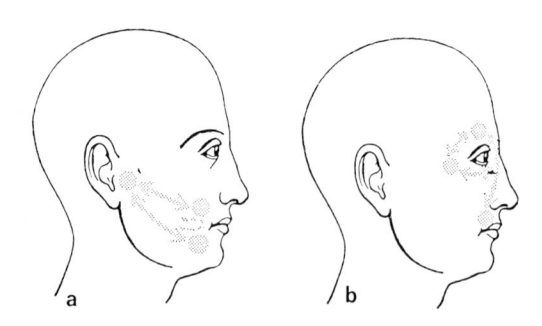

Abb. 7.2. Schmerzlokalisation bei *Trigeminusneuralgie*.
a) untere Äste, b) obere Äste

einer Attacke besteht eine Refraktärperiode, während der auch von den Triggerarealen keine Schmerzirradiation auszulösen ist. Sensible Ausfälle im Bereich der Schmerzzonen stellen die Diagnose in Frage. Nur Trigeminusneuralgien, die sehr intensiv in kurzen Intervallen über Stunden auftreten, können anschließend vorübergehend eine Kornealreflexabschwächung, eine leichte Hypästhesie oder Hypalgesie, zeigen. Häufiger wird im Bereich der Schmerzzone ein dumpfer Dauerschmerz angegeben. Diagnostisch entscheidend ist das hyperakute Auftreten eines vernichtenden Schmerzgefühls innerhalb des Versorgungsbereiches des N. trigeminus. Am häufigsten sind der 2. und 3., seltener der 1. Ast, auf der rechten Seite betroffen. In der Regel tritt die Neuralgie immer an der gleichen Stelle auf. Bilaterale Neuralgien mit Seitenwechsel von Attacke zu Attacke wurden jedoch beschrieben.

Die Erkrankung kommt überwiegend in der zweiten Lebenshälfte vor. Klinisch eindeutige Beschreibungen von Neuralgien bei Kindern mit 5-6 Jahren liegen aber vor. Nach einer Serie von Attacken über einige Wochen kann es zu längeren beschwerdefreien Intervallen mit Rezidiven nach Monaten bis Jahren kommen. Primär-chronisches Auftreten mit täglich mehrfachen Attacken ist jedoch häufiger. Wie bei allen Neuralgien ist die Ätiologie der Erkrankung bis heute ungeklärt. Pathophysiologische Daten sprechen jedoch dafür, daß der auslösende Mechanismus zentral in der Medulla und nicht im peripheren Nerv zu suchen ist.

Alle anderen Gesichtsneuralgien treten an Häufigkeit gegenüber der Trigeminusneuralgie stark zurück. Auf 100-200 Trigeminusneuralgien kommt etwa eine **Glossopharyngikusneuralgie** mit paroxysmalen Schmerzen tief am Zungengrund, über den Tonsillen, die mit Ausstrahlung in den Gehörgang und gelegentlich auch in den Unterkiefer einhergehen. Triggerpunkte der Glossopharyngikusneuralgie liegen am Zungengrund und in der Tonsillenregion.

Die **Intermediusneuralgie** bzw. die Neuralgie des Ganglion geniculi oder Huntsche Neuralgie geht mit heftigen, plötzlich auftretenden Schmerzen im Gehörgang, gelegentlich auch präaurikulär, im Oberkiefer und im Mastoid einher und zeigt meist gleichzeitig eine Rötung des Ohres. Sie ist von der wesentlich selteneren Aurikulotemporalisneuralgie abzugrenzen, die als Folge von Erkrankungen der Parotis auftritt und die definitionsgemäß keine Neuralgie ist. Bei der *Aurikulotemporalisneuralgie* treten beim Essen brennende Schmerzen und profuses Schwitzen im Ausbreitungsbereich des Nerven präaurikulär auf. Sie wird durch eine Fehlregeneration von peripheren vegetativen und Schmerzfasern nach Schädigung durch vorausgehende, meist entzündliche Parotiserkrankungen verursacht.

Die sogenannte **Sluders-Neuralgie** oder **Neuralgie des Ganglion sphenopalatinum** ist ein Schmerzsyndrom, das ebenfalls die Definition einer Neuralgie nicht erfüllt. Es geht mit anfallsweisen vegetativen Erscheinungen und Schmerzen an der Nasenwurzel und um das Auge einher. Das Auge und die Periorbitalregion sind in der Regel gerötet, die Nase ist kongestioniert oder läuft auf der betroffenen Seite. Manchmal kommt es zu anhaltendem Niesreiz, häufig zu Tränen des betroffenen Auges. Der Schmerz strahlt öfters in den Oberkiefer aus und wird bevorzugt dort geschildert. Er setzt nicht blitzartig ein und dauert 10-30 Minuten und mehr.

Eine ähnliche Symptomatik wird gelegentlich auch als **Nasoziliarneuralgie** bzw. **Charlinsche Neuralgie** bezeichnet und auch die **Neuralgie des N. vidianus** (*Vails Neuralgie*) läßt sich hier einordnen. Manche Autoren (HEYCK 1964) ordnen diese vegetativen Neuralgien unter die Cluster-Kopfschmerzen ein, da die Dauer der Schmerzattacken und die vegetativen Begleiterscheinungen beiden Syndromen gemeinsam sind.

Die echte **Okzipitalneuralgie** des N. occipitalis major zeigt den charakteristischen paroxysmalen Schmerz in der medialen Hinterhauptregion, ist sehr selten und nicht mit den häufigen okzipitalen Schmerzen bei zervikalen Tendomyosen und Tendoperiostosen, bei degenerativen und traumatischen Veränderungen der oberen Halswirbelsäule, Basilarisinsuffizienzen und Migräne zu verwechseln.

Differentialdiagnostisch sind symptomatische Gesichtsschmerzen bei progressiven extra- und intrakraniellen Prozessen, vor allem der Schädelbasis, zu erwägen, die im Beginn neuralgiforme Beschwerden imitieren können (Sinusitiden, Karzinome der Schädelbasis, Kleinhirnbrückenwinkeltumoren, Neurinome des Ganglion Gasseri bzw. Meningeome der mittleren Schädelgrube). Auch entzündliche Arachnitiden dieser Region oder beim Costen-Syndrom arthrotische Veränderungen des Kiefergelenkes können ähnliche Schmerzzustände verursachen. In der Regel sind diese pseudoneuralgischen Schmerzen durch zusätzliche neurologische oder lokale Symptome von den essentiellen Neuralgien differenzierbar bzw. werden neurologische Ausfälle nach kurzer Dauer der Erkrankung manifest. Dies gilt auch für die klinisch von einer echten Trigeminusneuralgie oft nicht zu differenzierende symptomatische Neuralgie bei multipler Sklerose, an die bei Trigeminusneuralgien in den ersten 3 Dekaden zu denken ist.

Symptomatische Trigeminusschmerzen treten beim *Herpes zoster* infolge einer virusbedingten Läsion des Ganglion Gasseri bzw. des Ganglion geniculatum auf. Sie können gelegentlich differentialdiagnostisch Schwierigkeiten machen, wenn das Schmerzsyndrom sich vor Auftreten der Herpesbläschen manifestiert bzw. der Herpes lediglich zu Hautveränderungen im äußeren Gehörgang geführt hatte und übersehen wurde. Bei den posttraumatischen Trigeminusneuralgien meist nach Kieferfrakturen und -operationen und zahnärztlichen Eingriffen handelt es sich meist um Dauerschmerzen mit nur gelegentlich akuter Exazerbation. Die „vegetativen" Neuralgien sind, wenn überhaupt, vor allem von Cluster-Kopfschmerzen und dem sogenannten „Lower-Half"-Schmerz abzugrenzen.

Symptomatische Kopfschmerzen

Intrakraniell bedingte Kopfschmerzen

Kopfschmerzen bei intrakraniellen Prozessen

Hirntumoren: Bei 75% der Hirntumoren treten in irgendeiner Phase der Erkrankung Kopfschmerzen auf. Sie können vor allem bei Tumoren der hinteren Schädelgrube bei Kindern das erste und längere Zeit das einzige Symptom sein. Aber auch supratentorielle Tumoren, vor allem der Temporalregion, können primär mit Kopfschmerzen in Erscheinung treten. Die Kopfschmerzen sind, wie schon erwähnt, Folge einer mechanischen Reizung schmerzempfindlicher Strukturen im Bereich der Gefäße und Meningen durch Massenverschiebungen oder lokalen Druck. Sie gehen der intrakraniellen Liquordrucksteigerung nicht streng parallel. Liquordrucksteigerungen allein verursachen Kopfschmerzen, wenn eine Liquorzirkulationsstörung, z.B. durch Verschluß des Foramen Monroi oder des Aquäduktes zu intrazerebralen Druckgradienten mit Ventrikelerweiterungen und entsprechender Dehnung von Gefäßen führt. Hierfür kann, im Falle einer tumorbedingten Aquäduktstenose, eine Neubildung von wenigen Millimeter Durchmesser genügen. Tumorkopfschmerzen werden häufig akzentuiert bei Lagewechsel und Pressen und zeigen manchmal eine Verstärkung bei Beklopfen der Kalotte über der Tumorregion. Von den akuten, oft lage- und bewegungsabhängigen Kopfschmerzkrisen bei plötzlichen Liquorzirkulationsstörungen infolge Blockade des Foramen Monroi oder des Aquäduktes durch eine mobile Ventrikelzyste oder ein Plexuspapillom oder von den häufig tief hinter den Augen über Jahre auftretenden Kopfschmerzen bei *Kraniopharyngeomen* abgesehen gibt es kein charakteristisches Kopfschmerzsyndrom für eine bestimmte Tumorart. Der Schmerz kann beliebige Qualitäten annehmen, scharf umschrieben und stechend, aber auch als diffuses Druckgefühl im ganzen Kopf auftreten.

Lokalisatorisch ist immer die zerebrale Herdsymptomatik entscheidend. Tumoren der Großhirnhemisphäre verursachen zwar öfters Schmerzen über der Kalotte bzw. temporo-frontal und Tumoren der hinteren Schädelgrube Schmerzen okzipital oder in den Ohren. Frontaler Kopfschmerz kommt aber auch bei infratentoriellen Tumoren vor, und umgekehrt können frontale Tumoren Hinterkopfschmerzen verursachen. Lokaler Druck auf Hirnnerven kann zunächst zu isolierten, projizierten Schmerzen im peripheren Versorgungsbereich des entsprechenden Nerven führen. Der Kopfschmerz ist kein Dauersymptom. Er kann intermittierend und anfallsweise auftreten. Besserung unter Kopfschmerzbehandlung schließt daher einen Tumor nicht aus.

Die *Stauungspapille* ist der zuverlässigste klinische Indikator einer intrakraniellen Druckerhöhung. Da sie dem Vollbild des klinischen Hirndrucksyndroms mit Kopfschmerzen, Erbrechen und psychischer Verhangenheit oft vorausgeht, gehört die Fundusbeurteilung zur Routineuntersuchung jedes Kopfschmerzpatienten (Abb. 7.3). Sie ist bei Verdacht auf einen intrakraniellen raumfordernden Prozeß durch eine eingehende neurologische und neuropsychologische Untersuchung sowie durch Röntgenleeraufnahmen des Schädels, EEG und gegebenenfalls Szintigramm zu ergänzen. Die Indikation zu neuroradiologischen Kontrastuntersuchungen ergibt sich auf Grund dieser Untersuchungen.

Abszesse (hämatogen, z.B. bei Bronchiektasen, fortgeleitet bei Ohr- und Nasennebenhöhlenerkrankungen und nach Schädelbasisfrakturen oder offenen Schädelverletzungen) können chronisch verlaufen

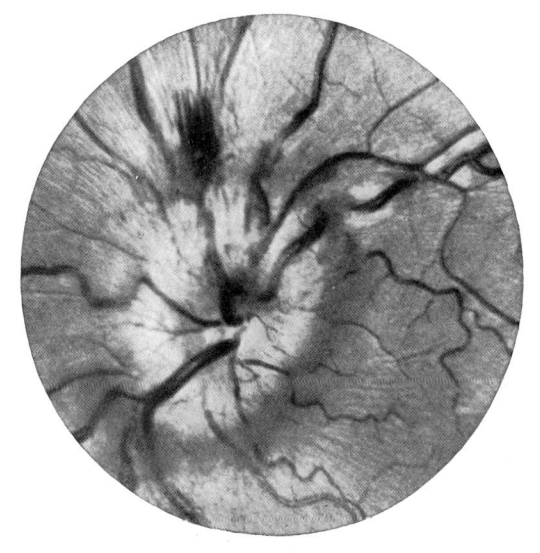

Abb. 7.3. Stauungspapille bei Hirndrucksteigerung (Tumor cerebri)

und ohne Leukozytose und Senkungsbeschleunigung, manchmal sogar mit normalem Liquor und EEG und lediglich mit Kopfschmerzen einhergehen. Klinisch ist dann keine Trennung von einem Neoplasma möglich. Bei akutem Verlauf, bei rascher Entwicklung der Kopfschmerzen und zerebralen Fokalsymptomatik mit Bewußtseinstrübung und häufig Nackensteife ist stets an einen Abszeß zu denken.

Fokale Ödeme können tumor-, blutungs- oder infarktbedingt sein. Die dabei auftretenden Kopfschmerzen sind hinsichtlich Grunderkrankung daher nur nach der Vorgeschichte zu differenzieren. Plötzliches Auftreten mit zerebralen Fokalsymptomen spricht für Blutung, verspätetes Auftreten nach akutem Einsetzen der fokalen Symptomatik eher für einen Infarkt. Blutungen in Tumoren sind aber nicht selten und lassen sich bei Fehlen von vorausgehender Symptomatik oft nicht von primären Gefäßkomplikationen differenzieren.

Intrakranielle Blutungen: Beim **epiduralen Hämatom** infolge eines Kopftraumas mit Kalottenfraktur und Verletzung einer meningealen Arterie, meistens der Arteria meningica media, ist der Kopfschmerz ein vernachlässigbares Begleitsymptom. Beim **subduralen Hämatom** dagegen ist eine chronisch-progressive Kopfschmerzvorgeschichte mit zunehmender psychischer Verlangsamung und gelegentlich morosreizbarer Verstimmung nach freiem Intervall fast die Regel. Häufig fehlen jegliche Hinweise für ein vorausgehendes Kopftrauma, so daß auch bei in dieser Hinsicht leerer Anamnese progressive Kopfschmerzen bei Patienten jeden Alters auch ohne zusätzliche neurologische Symptomatik an ein subdurales Hämatom denken lassen. Dies gilt auch für zunehmende Kopfschmerzen bei *Liquorunterdrucksyndromen*, die paradoxerweise bei subduralen Hämatomen nicht selten sind. Wie beim epiduralen Hämatom kann es auch beim subduralen Hämatom zu massiven Massenverschiebungen mit Einpressung der medialen Temporallappenanteile in den Tentoriumschlitz kommen. Der N. oculomotorius wird dadurch komprimiert, was zunächst zu Pupillenanomalien führt. Eine Reizmiosis im Beginn geht meist rasch in eine Pupillenerweiterung über und zeigt auch ohne zusätzliche optomotorische Störungen (Ptosis, Adduktor- oder Heberschwäche) eine unmittelbar bevorstehende Mittelhirneinklemmung und damit eine absolute Indikation zur sofortigen neuroradiologischen und neurochirurgischen Intervention an. *Intrazerebrale Blutungen* bei Hypertonie können mit plötzlich heftigen Kopfschmerzen beginnen, führen aber meist zu rascher Bewußtlosigkeit und Halbseitensyndromen mit, vor allem bei Ventrikeldurchbruch, tiefem Koma.

Kopfschmerzen bei intrazerebralen Gefäßanomalien

Subarachnoidalblutungen durch Ruptur von Aneurysmen oder Angiomen setzen akut mit heftigen Kopfschmerzen ein, die oft vom Nacken nach frontal und bis in die obere BWS ausstrahlen und mit einer Kopfzwangshaltung einhergehen. Bei Übergang ins Koma kann der Meningismus verschwinden, so daß die Diagnose nur durch Lumbalpunktion, die bei plötzlich auftretenden heftigen Kopfschmerzen auch ohne neurologischen Befund stets indiziert ist, gestellt werden kann. Dabei ist zu beachten, daß sich bei sofortiger Punktion die Blutung noch nicht bis in den lumbalen Liquorraum ausgebreitet haben muß und der lumbale Liquor noch klar sein kann. Aneurysma- und Angiomträger berichten in der Vorgeschichte oft über rezidivierende Kopfschmerzen, gelegentlich von migränoidem Charakter, aber stets gleicher Lokalisation. Nicht selten werden auch akute Kopfschmerzperioden weniger intensiver Art berichtet, die retrospektiv insbesondere dann als vorausgehende kleine Subarachnoidalblutungen zu interpretieren sind, wenn sich die akuten Kopfschmerzen in den Nacken ausgebreitet haben und in den folgenden Tagen zusätzlich lumbale Schmerzen aufgetreten waren. Die Blutungsquelle ist angiographisch zu lokalisieren.

Kopfschmerzen bei nicht tumorbedingten Liquordruckveränderungen

Entzündliche oder anlagebedingte *Aquäduktstenosen* können zu akuten Kopfschmerzen führen, und das gleiche gilt für die seltenen Fälle von **Polyneuroradikulitis** (Guillain-Barré), die mit Stauungspapillen einhergehen. Benigne intrakranielle Druckerhöhungen (Pseudotumor cerebri) mit Kopfschmerzen und Stauungspapillen haben eine Reihe von Ursachen: Entzug nach längerer Kortikosteroidtherapie, Vitamin-A-Überangebot, Vitamin-A-Defizienz bei Kindern, Tetracyclintherapie bei Kindern, Morbus Addison, CO_2-Retention bei pulmonärer Insuffizienz, Gravidität und Zyklusstörungen u. a. endokrine Faktoren kommen bei übergewichtigen jungen Frauen ätiologisch in Frage, und gelegentlich sind nicht erfaßte intrakranielle Venenthrombosen verantwortlich. *Thrombosen des Sinus cavernosus* sind durch Abflußstörungen der Orbitalvenen leicht zu sichern. Bei Thrombosen der Sinus lateralis oder sagittalis kann der Kopfschmerz das einzige Symptom sein. Bei Auftreten von Papillenödemen, Kopfschmerzen und Verlangsamung nach Ohrinfektionen mit Mastoiditis, während der Schwangerschaft oder postpartal sowie unter Ovulationshemmern ist an diese Möglichkeit zu denken.

Liquorunterdruck-Kopfschmerzen kommen selten spontan, häufig nach Lumbalpunktionen und bei subduralen Hämatomen vor. Sie sind durch eine Zerrung der Meningen bei fehlendem Liquorkissen zu erklären und werden meist primär im Nacken nach dem Aufstehen mit rascher Besserung im Liegen geschildert.

Kopfschmerzen bei entzündlichen intrakraniellen Prozessen

Kopfschmerzen bei *Meningitiden* und *Enzephalitiden* treten in der Regel protrahiert über Stunden bis Tage progressiv im ganzen Kopf mit einem Maximum im Nacken und Nackensteife auf. Bei nicht eindeutigem Liquorbefund ist immer auch an eine Meningitis carcinomatosa zu denken, die bei Retikulosen, sekundären Melanomausbreitungen und extrakraniellen Neoplasien gelegentlich meningitisch beginnen können. Entzündliche Granulome (Tuberkulome) verhalten sich mehr wie Tumoren, wenn auch (Abszesse) mit gegenüber diesen häufig beschleunigtem Ablauf.

Virusbedingte lymphozytäre Meningitiden gehen mit chronischen, meist mittelgradigen diffusen Kopfschmerzen einher und sind ebenfalls nur durch eine Liquorkontrolle zu diagnostizieren. Bei Kopfschmerzen nach vorausgegangenen uncharakteristischen Infekten, nach Mumps, Herpes oder grippeähnlichen Infektionen besteht stets Verdacht auf eine lymphozytäre Meningitis mit in der Regel guter Prognose.

Kopfschmerzen bei zerebralen Insulten

Kopfschmerzen bei Insulten können vorkommen, sind aber nicht obligat. Bei manchen akuten Karotisverschlüssen sind sie auf der betroffenen Seite ausgesprochen intensiv. Auch Insulte im Bereich des vertebrobasilären Systems können mit heftigen Nacken- und Gesichtsschmerzen einhergehen. Bei beginnenden Basilarisinsuffizienzen können Hinterkopf- und Nackenschmerzen das einzige Symptom sein.

Chronisch-posttraumatische Kopfschmerzen

Die Mehrzahl der chronischen Kopfschmerzen, die bei ungefähr 30–50% der Kopftraumatiker auftreten, sind entweder als Spannungskopfschmerzen, neu ausgelöste oder aktivierte vasomotorische Kopfschmerzen, zum Teil auch als tendomyotisch bedingt aufzufassen. Sie werden meist diffus im ganzen Kopf oder im ungefähren Traumabereich angegeben. Nach Kontusionen können meningeale Narben und Verwachsungen für diese Beschwerden zusätzlich verantwortlich sein. Nicht selten entwickeln sich die Kopfschmerzen im Rahmen reaktiver Verstimmungen auf die posttraumatisch reduzierte Leistungsfähigkeit. Sie führen zu einer weiteren Leistungsminderung mit entsprechender Beschwerdesteigerung. Ihre Schilderung ist in der Regel uncharakteristisch, häufig situationsabhängig. Eine Korrelation mit der Schwere des Traumas besteht nicht. Dagegen scheinen die Umstände des Traumas und ihre versicherungsrechtlichen Zusammenhänge von Bedeutung zu sein. Für die Diagnose eines posttraumatischen Syndroms ist der Kopfschmerz weniger interessant, wie spontane Angaben über gesteigerte Reizbarkeit, Alkoholintoleranz, vermehrte Ermüdbarkeit oder Drittberichte über eine organische Wesensveränderung.

Die Abtrennung gegenüber echten *symptomatischen posttraumatischen* Kopfschmerzen bei Entwicklung eines epi- oder subduralen Hämatoms, einer posttraumatischen Meningitis oder Arachnitis, den Kopfschmerzen nach ausgedehnten Skalplazerationen, Gesichtsschädelfrakturen und bei chronisch-progressivem Hydrozephalus infolge Liquorresorptionsstörung ist in der Regel leicht. Schwierigkeiten können dagegen bei den zervikal bedingten Beschwerden nach Stauchung, Zerrung oder Peitschenschlagtrauma der Halswirbelsäule bestehen. Objektive Kriterien zur Differenzierung sind Gestreckthaltung der HWS mit Verlust der Lordose im Röntgenbild, eingeschränkte Beweglichkeit und palpatorisch zervikale Tendomyosen. Fehlen diese Befunde, so ist die charakteristische Schilderung der Schmerzausbreitung in Nacken, Schulter und Hinterkopf für die Beurteilung entscheidend. Bei **Epilepsien** können Kopfschmerzen postiktal, gelegentlich aber auch nicht anfallsabhängig auftreten. Postiktal ist ätiologisch ein hypoxisches Ödem, bei nicht anfallsgebundenen Schmerzen eine vaskuläre Ursache anzunehmen. **Gefäßbedingte Läsionen** oder *Entmarkungsherde (multiple Sklerose)* im Bereich der Schmerzbahnen können gelegentlich zu heftigen Kopf- und Gesichtsschmerzen führen.

Extrakraniell bedingte Kopfschmerzen

Kopfschmerzen bei extrakraniellen Prozessen

Knochenerkrankungen im Bereich der Kalotte, der Schädelbasis und des Gesichtsschädels verursachen häufig Kopf- und Gesichtsschmerzen. Ätiologisch kommen primäre Karzinome der Schädelbasis, des Nasopharynx, Karzinommetastasen (Mamma, Schilddrüse, Bronchus, Hypernephrom), das multiple Myelom, Ostitis deformans (*Morbus Paget*) und Osteomyelitiden des Schädeldaches in Frage. Die *Hyperostosis frontalis interna*, die bei Frauen häufig gesehen und mit Kopfschmerzen in Verbindung gebracht wird, ist meist ein belangloser Nebenbefund.

Nur wenn sie zusätzlich mit einer Adipositas und Virilismus einhergeht (*Morgagni-Stewart-Morel-Syndrom*), sind Kopfschmerzen häufig assoziiert.

Extrakranielle Gefäßerkrankungen

Bei der **Arteriitis temporalis** steht ein heftiger ein- oder doppelseitiger Schläfenkopfschmerz im Vordergrund. Die Krankheit tritt vorwiegend bei älteren Leuten auf und geht typischerweise mit einer verdickten und druckschmerzhaften Temporalarterie einher (s. S. 151).

Die kranialen Gefäße können auch bei der Periarteriitis nodosa und beim Lupus erythematodes beteiligt sein. Kopfschmerzen stehen hierbei aber im Hintergrund.

Kopfschmerzen bei Augen-, Nebenhöhlen-, Ohr-, Zahn- und Kiefererkrankungen

Kopfschmerzen bei Augenleiden

Augenbedingte Kopfschmerzen sind häufig. Jeder länger anhaltende Kopfschmerz ist daher auch ophthalmologisch abzuklären. Im allgemeinen bleibt der augenbedingte Kopfschmerz in der Augengegend lokalisiert. Er wird aber nicht selten auch im ganzen Kopf empfunden (z.B. bei akuter Iridozyklitis infolge gleichzeitiger meningealer Reizung). Morgens ist der Schmerz in der Regel gering; er setzt besonders nachmittags oder nach starker Beanspruchung der Augenmuskeln (z.B. Fernsehen) ein und ist bilateral symmetrisch.

Der *augenbedingte Kopfschmerz* kommt vor bei:
Hornhautaffektionen: uncharakteristisch.
Iritis: generalisierter Kopfschmerz, lokalisierter Augenschmerz, Lichtschmerz, Abnahme der Sehkraft.
Glaukom (akutes): heftigster lokalisierter Augenschmerz, generalisierter Kopfschmerz, Nausea, Erbrechen, Abnahme der Sehkraft, prall gespannter Augapfel.
Glaukom (chronisches): Druckgefühl in den Augen, frontal lokalisierter Kopfschmerz, Regenbogenfarbensehen um die Lichter, Nebelsehen, besonders morgens (cave Verwechslung mit Flimmerskotom!), verminderte Sehkraft.
Neuritis optica: Schmerz tief in Orbita lokalisiert, verstärkt durch laterale Bewegung des betreffenden Auges, rasche Abnahme der Sehkraft.
Refraktionsanomalien (Astigmatismus): frontal ausstrahlender Kopfschmerz.
Hyperopie: Brauenschmerz, ausstrahlend, deutliche Abhängigkeit von Lesen und Naharbeiten.
Augenstellungsanomalien (manifestes Schielen, Heterophorien mit latentem Schielen und Konvergenzschwäche): Kopfschmerzen meist in und hinter den Augen nach Belastung (Lesen).
Akkommodationsparesen (Alterssichtigkeit, nach Belladonna-Medikation, Diphtherie, Botulismus, Enzephalitis). Kopfschmerzen ebenfalls belastungsabhängig.

Heterophorien sind ophthalmologisch mit einfachen Methoden festzustellen und durch Sehschulung (orthoptisches Training mit Synoptophor) kausal zu behandeln.

Kopfschmerzen bei Ohren- und Nasenleiden

Die von den *Ohren* und der *Nase ausgehenden Kopfschmerzen* bereiten in bezug auf ihren Ausgangspunkt in der Regel keine differentialdiagnostischen Schwierigkeiten, da die Schmerzlokalisation von den Kranken eindeutig empfunden wird. Einzig die *Nasennebenhöhlen* werden verhältnismäßig häufig als Ursprung der Beschwerden übersehen, weil manchmal eitrige Schleimabsonderung und die charakteristische Druckempfindlichkeit im Bereich der Nebenhöhlen fehlen und die Diagnose nur durch spezialärztliche Methoden und röntgenologisch gesichert werden kann.

Menière-Attacken mit Drehschwindel, Tinnitus und Erbrechen sowie zunehmendem Hörverlust können von Kopfschmerzen gefolgt werden.

Kopfschmerzen bei Zahn- und Kiefererkrankungen

Zahnschmerzen werden in der Regel ebenfalls gut lokalisiert, können aber vor allem bei Auftreten im Oberkiefer gelegentlich zu temporalen Kopfschmerzen führen. Nach zahnärztlichen Eingriffen treten selten kausalgiforme Syndrome auf, die in den ganzen Kieferbereich ausstrahlen, ätiologisch problematisch und äußerst therapieresistent sind.

Der **Kiefergelenksschmerz** (*Costen-Syndrom*) ist Folge einer Ligamentdehnung bei Gebißfehlstellungen, Fehlen der hinteren Molaren oder Kiefersubluxation. Die entsprechende Kieferregion ist meist druckschmerzhaft, der Schmerz mehr oder weniger intensiv fast dauernd vorhanden. Er beschränkt sich nicht auf die Kiefergelenksregion, sondern strahlt in den Oberkiefer, die Zunge, den Schlund sowie in die gleichseitige Kopf- und Halsseite aus. Gelegentlich werden Dysästhesien angegeben. Wegen der Intensität der Schmerzen und ihrer Lokalisation werden sie oft mit einer Trigeminusneuralgie verwechselt, was angesichts des hyperakuten und paroxysmalen Charakters der Neuralgie leicht zu vermeiden ist.

Kopfschmerzen bei Erkrankungen der Halswirbelsäule

Die vom *Nacken ausgehenden Kopfschmerzen* sind viel häufiger, als früher angenommen wurde. Es sind hauptsächlich zwei Formen, welche entsprechende Beschwerden verursachen können: 1. Kopfschmerzen bei Arthrosis und Spondylosis deformans der Halswirbelsäule sowie Osteochondrose der zervikalen Bandscheiben. 2. Kopfschmerzen bei spastischer Nackenmuskulatur.

1. Die *arthrotischen* Beschwerden sind besonders morgens vor dem Aufstehen am heftigsten. Sie wecken manchmal die Patienten aus dem Schlaf (Differenzierung gegenüber Cluster- und Hypertoniekopfschmerz!), betreffen naturgemäß Personen vorwiegend nach dem 45. Lebensjahr, sind nicht nur im Nacken lokalisiert, sondern können in den Hinterkopf und sogar nach vorn ausstrahlen. Manchmal sind sie besonders heftig nach längerem Verharren in gleicher Körperhaltung. Für die Diagnose sind Steifigkeit und Schmerzhaftigkeit der Nackenmuskulatur, der Nachweis von Tendomyosen sowie die röntgenologischen Veränderungen im Bereich der Halswirbelsäule entscheidend. Ein negativer oder nur geringgradiger Röntgenbefund schließt aber die Diagnose nicht aus, weil keine strenge Parallele zwischen Intensität der Beschwerden und röntgenologischen Veränderungen besteht. Besondere diagnostische Schwierigkeiten bereitet die *Arthrose im Bereich des Atlantookzipitalgelenkes*. Im Vordergrund stehen die Schmerzen bei Drehung des Kopfes.

Je nach der Lage der degenerativen Knochen- und Bandscheibenprozesse in bezug auf die austretenden Nervenwurzeln und das Halsmark können zusätzlich radikulär ausstrahlende Schmerzen in den Armen mit entsprechenden neurologischen Befunden (Sensibilitätsstörungen, Muskelatrophien, Paresen, abgeschwächte Sehnenreflexe) oder Zeichen einer zervikalen Myelopathie infolge einer Rückenmarkskompression (Spastizität der unteren Extremitäten, Reflexsteigerung, positiver Babinski) auftreten. Bei jüngeren Patienten und relativ rascher Progredienz entsprechender Symptome während Wochen oder einigen Monaten ist immer auch an das Vorliegen einer *zervikalen Diskushernie* zu denken, besonders wenn die ersten Beschwerden nach einem Trauma oder dem Heben einer schweren Last aufgetreten sind.

In diesen Formenkreis gehört die sog. **zervikale Migräne**, welche in neuerer Zeit hauptsächlich von BÄRTSCHI-ROCHAIX (1949) bearbeitet wurde. Es gibt idiopathische und posttraumatische Fälle. Das klinische Bild zeichnet sich durch halbseitig auftretende, vom Nacken ausgehende Kopfschmerzen, Schwindelempfindungen, mitunter mit subjektiven Sehstörungen (nicht objektivierbar!) einhergehend, und eine charakteristische Steifhaltung der Halswirbelsäule aus. *Typisch ist, daß die Symptome durch besondere Kopfbewegungen ausgelöst, aber auch kupiert werden können.*

Kopfschmerzen bei Allgemeinerkrankungen

Kardiovaskuläre Störungen

Bei den Allgemeinerkrankungen beanspruchen die Kopfschmerzen infolge kardiovaskulärer Störungen das größte Interesse.

Die Annahme ursächlicher Beziehungen von Kopfschmerzen zu einer festgestellten *Hypertonie* ist in der Regel ohne weiteres berechtigt, obwohl die Differentialdiagnose in manchen Fällen gegenüber psychogenen, arthrotischen und allergischen Kopfschmerzen erwogen werden muß. Die klinische Erfahrung lehrt, daß eine strenge Parallele zwischen Höhe des Blutdruckes und Intensität der Kopfschmerzen nicht besteht. Das Charakteristische der Hypertoniekopfschmerzen ist das morgendliche Auftreten (oft in der Frontalregion, aber auch im ganzen Kopf), wobei der Schmerz meist nach dem Aufstehen geringer wird und oft gegen 10 Uhr ganz verschwindet. Er stellt sich manchmal gegen Abend nach starker beruflicher Inanspruchnahme und besonders nach psychischen Erregungen wieder vermehrt ein. Der Hypertoniekopfschmerz kann an sich paroxysmalen Charakter zeigen. Anfallsartig auftretende, sehr heftige Kopfschmerzen bei Hypertonikern sind aber doch vorwiegend auf kleine zerebrale Blutungen verdächtig. Nicht immer lassen sich solche Enzephalorrhagien durch neurologische Symptome diagnostizieren.

Auch die *Herzinsuffizienz* kann bei erhöhtem Venendruck mit erheblichen Kopfschmerzen einhergehen.

Renale Störungen

Bei der *akuten Nephritis* ist offenbar das Hirnödem, welches durch Hunger, Durst, Aderlaß umd Lumbalpunktionen behandelt werden kann, die Ursache der heftigen Kopfschmerzen. Bei der *echten Niereninsuffizienz* mit Rest-N-Steigerung kommt die mangelnde Elimination der harnpflichtigen Substanzen hinzu. Es fällt aber andererseits oft auf, wie gering die Kopfschmerzen auch bei hohen Rest-N-Werten sind.

Polyzythämie

Bei der *Polyzythämie* ist der Kopfschmerz (in der Regel nicht als intensiver Schmerz, sondern mehr als Druck empfunden) ein recht verläßliches Zeichen für den Grad der Krankheit.

Hypoglykämischer Kopfschmerz

Der Charakter des hypoglykämischen Kopfschmerzes ist klinisch nicht besonders kennzeichnend, es sei denn, daß er bei Spontanhypoglykämien 2–3 Stunden nach den Mahlzeiten auftritt und nach Nahrungsaufnahme spontan verschwindet (auch der Hypertoniekopfschmerz wird allerdings nach Kaffee häufig erheblich gelindert). Die hypoglykämischen Kephalgien sind Begleiterscheinung aller Zustände mit Hypoglykämie, also Pankreasadenom, Spontanhypoglykämie, Hypophysenvorderlappeninsuffizienz, Insulinüberdosierung. Der hypoglykämische Kopfschmerz ist daher, wenn die Hypoglykämie durch Blutzuckerbestimmung (0,50–0,70 g/l) bestätigt ist, Ausgangspunkt für weitere differentialdiagnostische Überlegungen.

Kopfschmerz bei Intoxikationen

Bei Intoxikationen ist der Kopfschmerz oft führendes Symptom. Allgemein bekannt ist der Kopfschmerz nach reichlichem *Alkoholgenuß*. *Kohlenmonoxydvergiftung, Nitritintoxikation, Arsen-* und *Quecksilber-, Benzin-* und *Bleivergiftung* gehen in der Regel mit Kopfschmerzen einher. Die *chronische Nikotinvergiftung* bei schweren Rauchern ist immer in erster Linie auszuschließen; denn sie ist wohl heute eine der häufigsten Ursachen für den Kopfschmerz. Von Medikamenten, welche Kopfschmerzen hervorrufen, sind besonders die *Bromide, Nitroglyzerin* (Gefäßerweiterung), *Privin* (Gefäßverengerung) und *Phenacetin* zu erwähnen.

Kopfschmerz als Begleitsymptom

Im übrigen sei ganz allgemein daran erinnert, daß der Kopfschmerz keine Krankheit, sondern ein Symptom ist, das bei fast allen Erkrankungen als Begleiterscheinung vorkommt. Der Arzt wird daher bei akut auftretenden Kopfschmerzen in erster Linie nicht eine der beschriebenen Erkrankungen mit dem Hauptsymptom Kopfschmerz in Erwägung ziehen, sondern an eine Allgemeinerkrankung, vorwiegend eine *Infektionskrankheit*, denken. Man muß auch chronische Leberaffektionen, Magen-Darm-Erkrankungen, chronische Obstipation (als Ursache von Kopfschmerzen aber zweifellos überschätzt) und besonders eine *Schilddrüsenunterfunktion* (s. S. 188) in Betracht ziehen. Bei *Botulismus* ist der Kopfschmerz meist besonders heftig.

Literaturauswahl

Alling, Ch. C., Ed.: Facial pain. Lea & Febiger, Philadelphia, 1968
Bärtschi-Rochaix, W.: Migraine cervicale. Huber, Bern 1949
Baumgartner, G.: Zur Differentialdiagnose der Kopfschmerzen. Schweiz. med. Wschr. 99 (1969) 1493
Bickerstaff, E. R.: The basilar artery and the migraine-epilepsy syndrome. Proc. Roy. Soc. Med. 55 (1962) 167
Catlin, J.: Differential diagnosis of facial pain. J. Amer. med. Ass. 186 (1963) 291
Crosby, R., R. Wadsworth: Temporal arteriitis. Arch. intern. Med. 81 (1948) 431
Ensign, W.: Menière's syndrome as a premonitary symptom of cerebrospinal vascular occlusion. Ann. intern. Med. 36 (1952) 1167
Friedman, A.P. Ed.: Research and Clinical Studies in Headache. An International Review. Vol. 1–3. Karger, Basel 1967/69/72
Hassler, R., A.E. Walker: Trigeminal Neuralgia. Pathogenesis and Pathophysiology. Thieme, Stuttgart, 1970
Heyck, H.: Der Kopfschmerz. Thieme, Stuttgart, 1964
Horton, B. T., A. R. MacLean, W. E. Craig: A new syndrome of vascular headache: results of treatment with histamine. Proc. Mayo Clin. 14 (1939) 257
Huber, A.: Das augenbedingte Kopfweh. Praxis 39 (1950) 1030
Krayenbühl, H.: Das Hirnaneurysma. Schweiz. Arch. Neurol. Neurochir. Psychiat. 47 (1941) 155
Lance, J.W.: Mechanism and Management of Headache. Butterworth, London, 1973
Roux, J.L.: Le syndrome de l'artérite temporale. Helv. méd. Acta 21 (1954) Suppl. 34
Schwartz, L.: Disorder of the temporo-mandibular joint. Saunders, Philadelphia, 1959
Soulairac, A., J. Cahn, J. Charpentier: Pain. Academic Press, London/New York, 1968
Vinken, P. J., G. W. Bruyn, Ed.: Headaches and Cranial Neuralgias. In: Handbook of Clinical Neurology, Vol. 5. North-Holland Publ. Comp., Amsterdam, 1968
Ward, J.R., D. Dolowitz, J. Bankol, C. Smith, C. Fingerle: Painful dysfunction of temporo-mandibular joint. Arch. intern. Med. 112 (1963), 693
Weber, G.: Zur Diagnose und Prognose intrakranieller Tumoren. Ophthalmologica (Basel) 125 (1953) 125
Wolff, H.G.: Headache and Other Head Pain. 2. Aufl. Oxford Univ. Press, New York, 1963
Wormser, P.: Hypoglykämie und Kopfschmerz. Praxis 62 (1973) 964

8 In der Halsregion lokalisierte Erkrankungen

S. Jenny

1. Alle im Hals verlaufenden Strukturen (Wirbelsäule, Gefäße, Nerven, Muskulatur, Bindegewebe, Haut) können Sitz von Erkrankungen sein. Ihre *Symptomatologie* erklärt sich oft aus der *Lokalisation*, dagegen entspricht die *Art* der Erkrankungen derjenigen dieser Strukturen (z.B. Arthronose, Thrombose, Venenstauung usw.).

2. *Krankheitssymptome* können auch von *Systemerkrankungen* ausgehen, welche nicht selten besonders hervortreten (Lymphknoten) und gegen im Halsgebiet besonders typische Verwechslungsmöglichkeiten (z.B. branchiogene Zysten) abgegrenzt werden müssen.

3. Im Gebiet des Halses finden sich aber auch drei Organe mit spezifischer Funktion:
   die *Thyreoidea*,
   die *Parathyroidea*,
   der *Sinus caroticus*,
deren Erkrankung eine besondere Symptomatologie hervorruft.

Erkrankungen der Kopf und Thorax verbindenden Strukturen

Veränderungen der Halsvenen

Im Gebiet des Halses ist praktisch die einzige Veränderung der Venen deren abnorme *Erweiterung* und *Füllung*, als Ausdruck einer *venösen Stauung*. Es können dafür 2 Ursachen in Frage kommen:

a) die *Stauungsinsuffizienz des Herzens*, welche auf Grund der S. 214ff. beschriebenen Symptome diagnostiziert wird,

b) die sog. *obere Einflußstauung* (oberes Einflußstauungs-Syndrom) als Folge eines mechanischen Hindernisses im Bereich der großen Venen bzw. der V. cava wurde erstmals 1897 von Osler beschrieben. Von den Symptomen bei Stauungsinsuffizienz des Herzens unterscheidet sie sich in erster Linie durch die auf die obere Körperhälfte beschränkten Stauungserscheinungen, welche die Venenerweiterung, verstärkte Füllung, bei Messung den erhöhten Venendruck sowie in schweren Fällen mehr oder weniger ausgeprägte Ödeme im Bereich des Gesichtes und der Arme betreffen (Abb. 8.1). Die durch Ausbildung von venösen Kollateralen hervorgerufene Venenzeichnung ist ebenfalls in der Regel stärker ausgeprägt als bei der Herzinsuffizienz und umfaßt die Brust- und obere Abdominalregion, wo sich auch Sahlische Girlanden ausbilden können. Das *Phlebogramm* kann meist die klinisch gestellte Diagnose eines venösen Stops nur bestätigen, vermag ihn jedoch noch genauer zu lokalisieren.

Als Ursachen der *oberen Einflußstauung* kommen neben der retrosternalen Struma in erster Linie maligne Tumoren wie Morbus Hodgkin, Metastasen bei

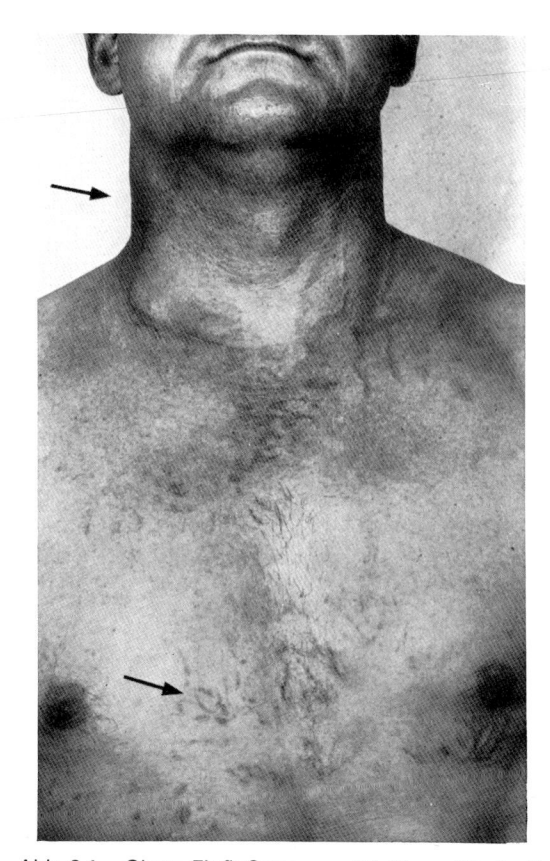

Abb. 8.1. Obere Einflußstauung. 44j. Mann. Mediastinaltumor (M. Hodgkin). Im Gegensatz zur kardialen Einflußstauung sind nicht nur die Halsvenen gestaut (mit entsprechender Zunahme des Halsumfanges), sondern meist sind auch die Venen im Bereich des Thorax (auf dieser Abbildung gut sichtbar) erweitert

Bronchuskarzinom, Mediastinaltumoren in Frage, ferner von der V. axillaris weitergreifende Thrombosen z. B. bei Venenkatheter, selten Aortenaneurysmen und fibrotische Prozesse im Mediastinum. Entzündliche mediastinale Lymphome gehen dagegen nicht mit einer Einflußstauung einher. Bei malignen Tumoren kann die obere Einflußstauung eine akute Notfallsituation darstellen.

Erkrankungen der im Hals verlaufenden Arterien

Aneurysmatische Erweiterungen. Sie sind der Palpation als pulsierende Gebilde zugänglich und fast ausschließlich im unteren Halsbereich lokalisiert. Die erweiterte Aorta kann über der Klavikula (evtl. mit Oliver-Cardarelli-Syndrom) faßbar sein.

Glomustumor: Kann charakteristischerweise bei Palpation seitlich, aber nicht von oben nach unten bewegt werden. Die Arteriographie bringt die Entscheidung.

Thrombosen der Karotiden bzw. der **Vertebrales** wirken sich im zerebralen Versorgungsgebiet aus und führen zu verschiedenartigen zentralen Ausfallserscheinungen, je nach Lage des Verschlusses und Zustand der Kollateralen (s. auch Kap. Bewußtseinsverlust).

Erkrankungen der Halswirbelsäule

Die *degenerativen Erkrankungen der Halswirbelsäule* führen meist zu *Symptomen im Bereich der oberen Extremitäten* (s. Kap. Schmerzen in den Extremitäten), zu *Kopfschmerzen* okzipital (s. dort), und gelegentlich bei Beeinträchtigung der Arteria vertebralis zu den Zeichen der *Basilaris-Insuffizienz*.
Entzündliche Prozesse der Halswirbelsäule sind selten (Spondylitis tuberculosa) und machen sich oft erst in Form von Komplikationen (Senkungsabszeß) bemerkbar.
Tumoröser Befall wird gesehen im Rahmen einer generalisierten Skeletmetastasierung oder beim Plasmozytom. *Persistierende* Schmerzen im Nacken bei älteren Menschen, welche vorher keine Beschwerden ähnlichen Charakters aufwiesen, sind auf Metastasen oder Knochensystemerkrankung (Plasmozytom usw.) verdächtig.
Bleiben die Schmerzen bei degenerativen Halswirbelsäulenveränderungen auf die Hals-Nacken-Region beschränkt, sprechen wir von einem *(zervikalen) vertebralen Syndrom,* strahlen die Schmerzen in die Arme aus oder treten andere Symptome auf, die ihre Ursache in einer Nervenwurzelkompression haben, von einem *(zervikalen) radikulären Syndrom* (s. Kap. Schmerzen in den Extremitäten). Bei zervikalen vertebralen Syndromen stehen neben Schmerzen Bewegungseinschränkung, Hartspann der Nackenmuskulatur und die Gestreckthaltung der Wirbelsäule im Vordergrund. Den vertebralen Syndromen liegen Veränderungen der Bandscheiben bzw. der Deck- und Bodenplatten *(Osteochondrosen),* der Randleisten *(Spondylosen)* oder der Intervertebralgelenke *(Spondylarthrosen)* zugrunde. *Verlagerung* von Bandscheibenmaterial (nach hinten oder lateral) führt eher zu einer Kompression der Nervenwurzeln und damit zu radikulären Symptomen.
Schliffstellen zwischen Dornfortsätzen bei starker Lordose *("kissing spine",* Morbus Baastrup) verursachen eine periostale Reizung und lokale Schmerzen, besonders bei forciertem Rückwärtsbeugen des Kopfes.
Die *Tortikollis* („Halskehre") beruht auf Kapseleinklemmungen und entzündlicher Reizung an den Wirbelgelenken und ist charakterisiert durch die Blockierung vor allem der Rotation des Kopfes.
Ein plötzlich auftretender starker Schmerz im unteren Bereich der Halswirbelsäule bei ungewohnter körperlicher Anstrengung (Schneeschaufeln!) und eine streng lokalisierte Druckdolenz meist über dem Dornfortsatz von C 7 weist auf eine *Schipper-Fraktur* hin. (Abriß des Dornfortsatzes, meist C 7.) Ein seitliches Röntgenbild sichert die Diagnose.

Von den **angeborenen Halsdeformationen** ist klinisch der *Morbus Klippel-Feil* die wichtigste. Beim Morbus Klippel-Feil finden sich Spalt- und Blockwirbel und Bogenspalten, wodurch der Wirbelabschnitt verkürzt wird, was zu einem kurzen, bewegungsarmen Hals führt (Abb. 8.2). Die wichtigste Fehldiagnose ist die Spondylitis tuberculosa, schwierig manchmal die Abgrenzung gegenüber traumatischen Veränderungen. Pterygium-Syndrom s. S. 52.

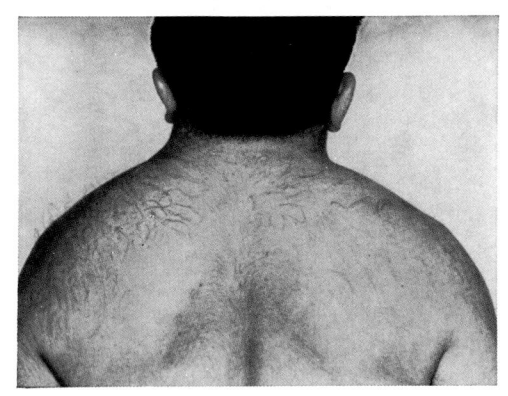

Abb. 8.2. 34j. Mann. „Der halslose Mensch" = Klippel-Feil-Syndrom

Knotige Schwellungen

Die **Lymphknotenschwellungen** können allgemein *entzündlich* und *tumorbedingt* sein. Sie zeigen im Halsgebiet einige Besonderheiten.

Vorwiegend im oberen Halsgebiet lokalisierte Lymphknotenschwellungen:

1. Kleine (bis etwa linsengroße), nicht druckschmerzhafte, mit der Oberfläche und den umgebenden

Strukturen nicht verbackene, mäßig harte Lymphknotenschwellungen finden sich an fast allen Lymphknotenstationen im Bereich des Halses (vor allem hinter dem Sternokleidomastoideus) sozusagen bei allen Menschen. Es sind **Narbenstadien** nach früher durchgemachten entzündlichen Lymphknotenschwellungen. Ihre Abgrenzung ist besonders gegenüber *akut*-entzündlichen und tumorösen Krankheiten (vor allem Morbus Hodgkin) meist leicht. Die *Lokalisation* vorwiegend hinter dem M. sternocleidomastoideus (was für die meisten ernsthafteren Erkrankungen – wie Morbus Hodgkin, Tbc, Metastasen – atypisch ist) und die *Konsistenz* (zu weich für Metastasen, zu hart für akute Entzündung) sind für die Differenzierung wegleitend.

2. Die **regionäre Lymphadenitis** muß bei *akut* auftretenden schmerzhaften kleinen Lymphknotenschwellungen, die dem Kranken eher auffallen als dem untersuchenden Arzt und im *oberen* Teil des Halses lokalisiert sind, in erster Linie in Erwägung gezogen werden. Die Suche nach einem möglichen, entzündlichen Herd (Pharyngitis, Tonsillitis, Aphthen der Mundschleimhaut, Zahnerkrankungen, Eiterungen im Bereich der Kopfhaut usw.) ist erste Aufgabe.

3. Das **tuberkulöse Halslymphom** ist ebenfalls in der oberen und mittleren Hälfte des Halses lokalisiert, kann auch etwas schmerzhaft sein, läßt sich aber durch die übrige Symptomatologie meist ohne Schwierigkeiten abgrenzen (Abb. 8.3, 8.10).

Palpatorisch fühlen sich die Lymphknoten beim tuberkulösen Halslymphom anfänglich ziemlich derb an, wenn auch in der Regel nicht so hart wie bei Morbus Hodgkin oder bei Metastasen. Meist besteht eine deutliche Druckschmerzhaftigkeit; bei rasch wachsenden größeren Knoten sind Klagen über kranialwärts ausstrahlende Schmerzen häufig. Über etwa kirschgroße Knoten schmelzen ein, verbacken mit der Haut und führen zu einer Blauverfärbung und schließlich zu Fistelbildung, die außer beim tuberkulösen Lymphom nur noch bei der *Lymphknotenaktinomykose* vorkommt (weitere Einzelheiten über Halslymphknotentuberkulose im Kap. 18).

4. Im *oberen Halsgebiet*, eingeschlossen als besonders typisch *retroaurikulär*, sind auch die entzündlichen Lymphknotenschwellungen bei **Viruserkrankungen** lokalisiert. Die *okzipitale* Lokalisation bei *Rubeola* ist fast pathognomonisch. Die anderen auf S. 132 dargestellten Viruserkrankungen, wobei die *Mononukleose* in erster Linie zu erwähnen ist, zeigen die Lymphknotenschwellungen vorwiegend unterhalb des Unterkiefers, aber auch hinter dem M. sternocleidomastoideus im mittleren Halsbereich. Weiter muß die *Lymphadenitis toxoplasmotica* (Abb. 8.4) (Lymphadenitis nuchalis und cervicalis) abgegrenzt werden (Sabin-Feldman-KBR oder Immunfluores-

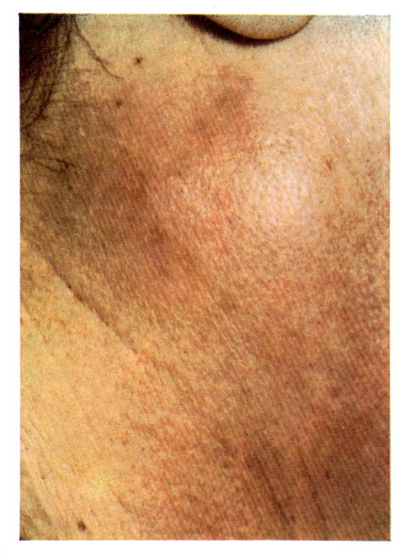

Abb. 8.3. *Tuberkulöse Lymphknotenschwellung* im oberen Halsbereich, 37j. Frau

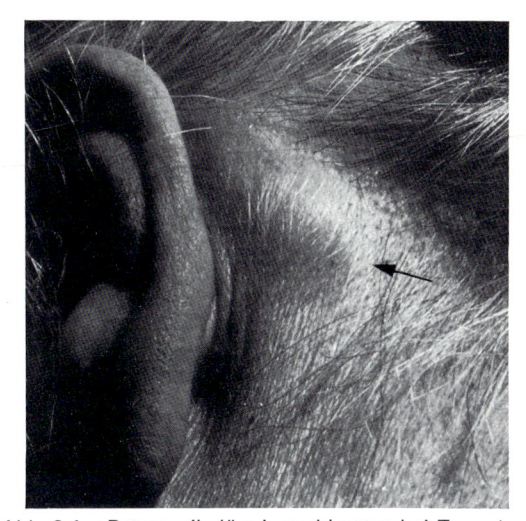

Abb. 8.4. Retroaurikuläre Lymphknoten bei *Toxoplasmose*

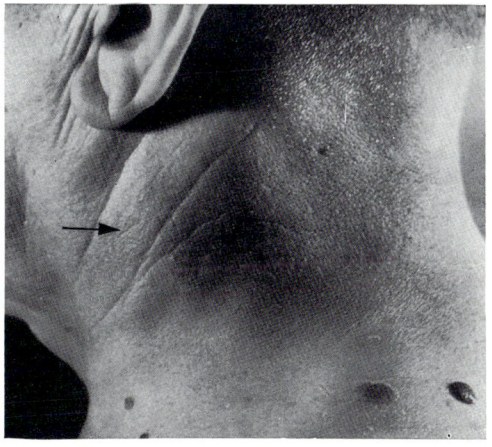

Abb. 8.5. Harte Lymphknotenschwellung im oberen Halsbereich (Metastase bei Epipharynx-Ca)

zenz-Test), was gegenüber älteren narbigen Lymphknotenvergrößerungen, welche keine klinische Bedeutung haben, manchmal besonders schwierig sein kann.

5. Ist ein Lymphknoten im Bereich des Kieferwinkels sehr derb, nicht druckschmerzhaft, drängt sich der Gedanke an eine **regionäre Metastase** bei einem im *Rachenraum* inkl. *Zunge* gelegenen Karzinom auf (Abb. 8.5). Solche kleine Karzinome, welche bereits Metastasen gesetzt haben, können manchmal sogar dem HNO-Spezialisten entgehen.

6. Schwellungen der **Speicheldrüsen** (Parotis und Sublingualis) müssen unter Umständen ebenfalls in die Differentialdiagnose der im Bereich des oberen Halsgebietes sich manifestierenden Erkrankungen einbezogen werden (Abb. 8.6).

Im mittleren Halsbereich, hauptsächlich lokalisiert hinter dem M. sternocleidomastoideus, muß

1. ebenfalls an die meisten der oben erwähnten **Lymphknoten** gedacht werden; die vorn genannten *tumorbedingten* Lymphknotenschwellungen werden jedoch ätiologisch häufiger in Frage kommen (Abb. 8.7).

2. Die **branchiogene Kiemengang-Zyste** ist in der Regel am medialen Rand des oberen Teiles des M. sternocleidomastoideus lokalisiert, von verschiedener Größe, gelegentlich fluktuierend, prall-elastisch. Diese auf kongenitaler Mißbildung beruhenden Zysten kommen fast ausschließlich bei Jugendlichen vor. Sie sind sehr selten nach dem 40. Lebensjahr. Wenn sie sich infizieren, können sie gegenüber entzündeten Lymphknoten nicht immer leicht abzugrenzen sein. Sie bieten dann das Bild einer akut entzündlichen Schwellung. Bei der Punktion wird, im Gegensatz zu tuberkulösem Eiter (evtl. mit Koch-Bakterien), eitrige Flüssigkeit mit typischen reichlichen Cholesterinkristallen aspiriert.

3. **Halsrippen** können gelegentlich als Schwellung imponieren. Der Palpationsbefund, welcher eine knochenharte Struktur aufdeckt, und das Röntgenbild führen zur Diagnose.

4. **Aberrierende Strumaknoten** lassen sich szintigraphisch nach Verabreichung von Radiojod erfassen.

5. **Karotis-Glomustumoren** sind eigenartige Nerven-Gefäß-Geschwülste, welche hinter der Bifurkation der Karotis gelegen sind. Diese Tumoren sind selten, wachsen sehr langsam während Jahren, zeigen keine entzündliche Reaktion der Umgebung und machen nur ausnahmsweise ein *Sinus-Caroticus-Syndrom*. Dagegen kommt es gelegentlich zu einer direkten

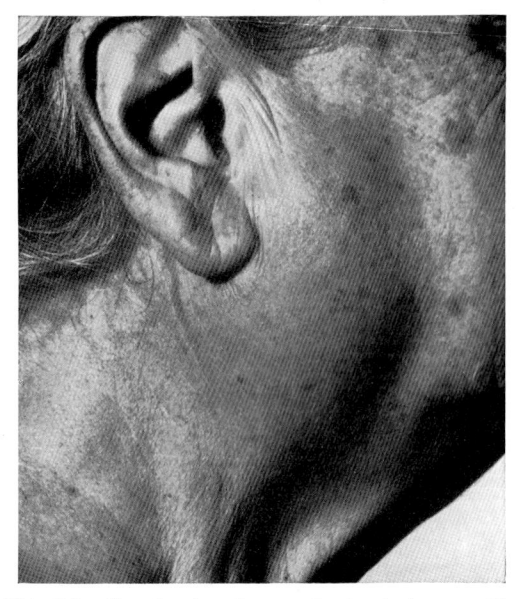

Abb. 8.6. Parotisschwellung mit abgehobenem Ohrläppchen bei Sjögren-Syndrom, 78j. Frau

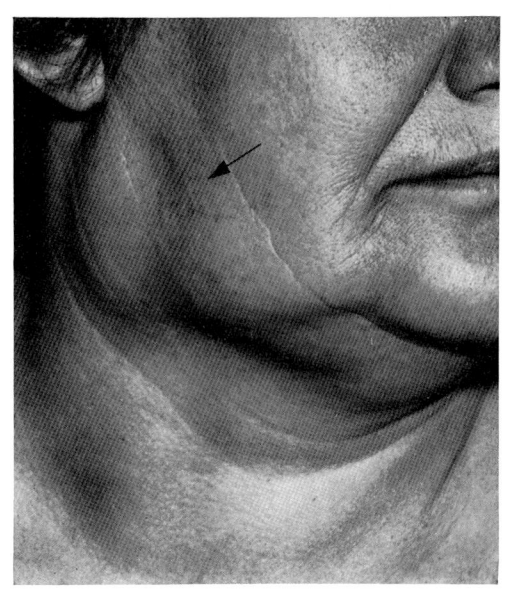

Abb. 8.7. Lymphknoten im oberen Halsbereich bei Lymphosarkom

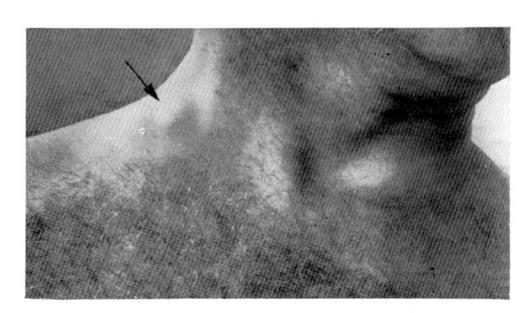

Abb. 8.8. Lymphknoten im unteren Halsbereich bei Morbus Hodgkin (einzelner Knoten)

Reizung des Sympathikus mit folglicher unilateraler Pupillenerweiterung. Diagnostisch ist entscheidend, daß sich diese Geschwülste palpatorisch gut nach beiden Seiten, nicht aber von oben nach unten bewegen und im Karotis-Angiogramm darstellen lassen.

Im unteren Halsbereich lokalisierte Schwellungen:

Im unteren Halsbereich, hauptsächlich supraklavikulär lokalisiert, sind Lymphknotenschwellungen fast ausschließlich *tumorbedingt* (Abb. 8.8 und 8.9). Bei Jugendlichen und Kranken im mittleren Lebensabschnitt ist das **Lymphogranulom** die häufigste Ursache, bei älteren das **Lymphosarkom** oder **Retikulosarkom**. Die isolierte, im Klavikulawinkel gelegene Virchow-Drüse bei Magenkarzinom ist besonders zu suchen; sie ist keineswegs selten, obwohl ein sehr erfahrener Chirurg seinen Assistenten erklärt hat, man dürfe ihn jederzeit, auch nachts um 3 Uhr, rufen, wenn jemand eine Virchow-Drüse palpiere. Das *Bronchuskarzinom* kann schon frühzeitig in die Halslymphknoten metastasieren. Die Möglichkeit eines *Morbus Boeck* ist allerdings nie zu übersehen. Auch die *Katzenkratzkrankheit* kann einmal Halslymphknotenschwellungen hervorrufen (meist zusammen mit Axillarlymphknoten).

Es ergibt sich daher folgendes grobes *Lokalisationsschema* der Ätiologie von Lymphknotenschwellungen am Hals:

Oberer Halsbereich (vorwiegend inframandibulär):
  akut entzündlich: regionäre Lymphknotenschwellung
  Viruserkrankungen
  Toxoplasmose
  Tuberkulose
  regionäre Metastase bei Ca im Rachenraum
  Sarkom

Mittlerer Halsbereich (vorwiegend hinter Musculus sternocleidomastoideus):
  Viruserkrankungen
  Tuberkulose
  Toxoplasmose
  Morbus Boeck
  Morbus Hodgkin
  Sarkom

Unterer Halsbereich (vorwiegend supraklavikulär):
  Morbus Hodgkin
  Sarkom
  Karzinom-Metastasen (Magen, Ösophagus, Bronchus)

Einseitige Schwellungen sind vorwiegend:
  Tuberkulöse Lymphknoten
  Branchiogene Zysten
  Karzinom-Metastasen
  Aberrierende Strumaknoten

Doppelseitige Schwellungen sind vorwiegend akut entzündlich

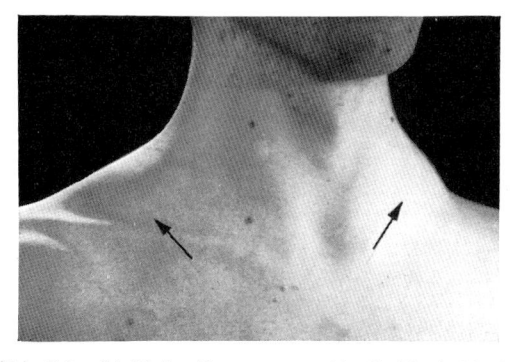

Abb. 8.9. Multiple Knoten supraklavikulär beidseits bei Morbus Hodgkin

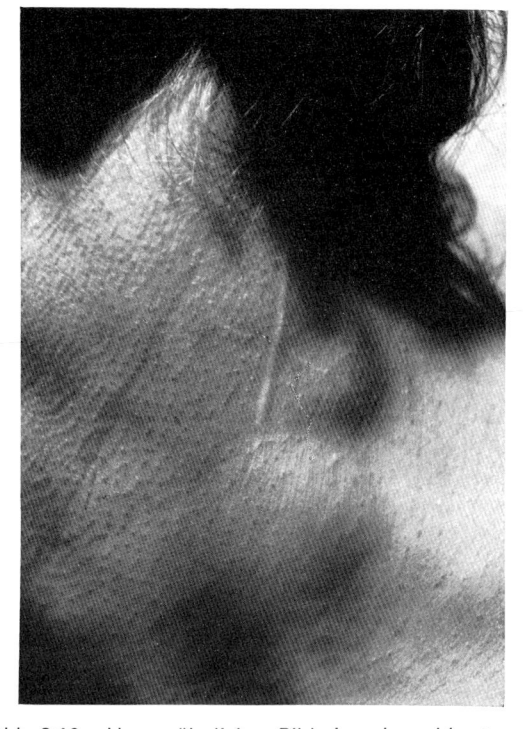

Abb. 8.10. Ungewöhnliches Bild einer *Lymphknotentuberkulose* am Hals

Systemerkrankungen (z. B. Morbus Hodgkin, Leukämie), Lymphosarkom

Schwellungen im Bereich der Mittellinie:

Die **thyreoglossale Zyste** (ausgehend vom Ductus thyreoglossus, welcher nicht obliteriert), entwickelt sich am häufigsten an der unteren Linie des Hyoids vor der thyreohyoiden Membran in der Pubertät. Sie weicht gelegentlich etwas nach der Seite ab, fluktuiert und, wenn sie genügend groß ist, wird sie durchscheinend. Entzündung und Fistelbildung nach außen kommen vor.

Vergrößerung des **Isthmus der Thyreoidea** (Abb. 8.11). Alle Arten von Schilddrüsenvergrößerungen können ausschließlich oder gleichzeitig mit anderen Teilen der Thyreoidea den Isthmus betreffen. Wegen der engen

8 In der Halsregion lokalisierte Erkrankungen

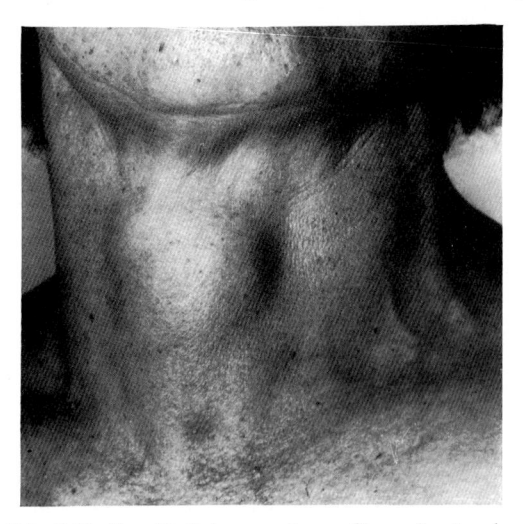

Abb. 8.11. Gewöhnlicher medianer *Struma*knoten (euthyreot), 55j. Frau

Beziehung zum Larynx bewegt sich eine Vergrößerung des Isthmus mit dem Schluckakt.

Bei allen unklaren Schwellungen im Bereich der Mittellinie oberhalb der Thyreoidea ist der Rat des Otolaryngologen einzuholen, da es sich um eine mit seinen spezialistischen Untersuchungsmethoden erfaßbare Erkrankung handeln kann (Vorwölbung des Pharynx, Bursitis subhyoidea, Perichondritis, Larynxkarzinom, Laryngozele).

Besonderer Erwägung bedarf eine in der Mittellinie auf der thyreohyoiden Membran gelegene *Lymphknotenmetastase*, die gelegentlich als erstes faßbares Zeichen eines malignen Schilddrüsentumors beobachtet wird *(Delphischer Lymphknoten)*.

Vergrößerung der Schilddrüse – Struma

Vergrößerungen der Schilddrüse werden verursacht durch

1. **Arbeitshypertrophie** der Schilddrüse bei
   - Jodmangel (Struma simplex)
   - Jodfehlverwertung infolge Synthesestörungen der Schilddrüsenhormone bei angeborener Dyshormonogenese und nach strumigener (thyreostatischer) Medikation

2. **toxische Hyperplasien:** Struma Basedow, Struma basedowificata, autonomes Adenom

3. **Thyreoiditis** (und Strumitis)
   - eitrige (bakterielle) Entzündung durch Pyokokken, Brucellen, Salmonellen, Tuberkelbakterien
   - subakute oder akute nicht-eitrige *Riesenzellthyreoditis* de Quervain
   - Immunthyreoiditis = *Struma lymphomatosa Hashimoto*

   - chronische fibröse *Thyreoiditis* und *Perithyreoiditis Riedel* (eisenharte Struma)

4. **Tumoren:** Adenome; Karzinome verschiedenen Differenzierungsgrades und Sarkome (solide und Hämangioendotheliome)

Die *relative Häufigkeit* der verschiedenen Thyreopathien variiert stark je nach *geographischer Zone*, wobei der Jodgehalt des Bodens der bestimmende Faktor ist. So ist der einfache Kropf in der Schweiz, in Süddeutschland und Österreich (alpine Kropfzone) immer noch häufig, der typische thyreotoxische Kropf ist die Struma basedowificata und unter den Malignomen sind die Sarkome reichlich vertreten.

Vergrößerungen der *Schilddrüse* zeichnen sich dadurch aus, daß sie beim Schlucken der Bewegung der Trachea folgen. Das gleiche gilt gelegentlich von den *Nebenschilddrüsenadenomen*, die beim chronischen Hyperparathyreoidismus ausnahmsweise, bei der akuten Parathyreotoxikose recht oft zu palpablen *Pseudo-Strumen* führen. Zervikale *Lymphome*, Kiemengangszysten, Dermoide usw. dagegen bewegen sich beim Schluckakt nicht mit.

Allgemeine differentialdiagnostische Gesichtspunkte

- Bestehen einer Struma *seit der Kindheit* spricht für Jodmangel-Thyreopathie oder genetisch bedingten Defekt der Hormonsynthese.
- Beim *weiblichen Geschlecht* ist die einfache Struma wesentlich häufiger und die Immunthyreoiditis betrifft fast nur Frauen. Der dyshormonogenetische Kropf weist keine Geschlechtsdisposition auf.
- *Familiäres Vorkommen* ist bei der Dyshormonogenese, beim Jodmangelkropf und bei der Thyreoiditis Hashimoto festzustellen.
- Ungenügende *Jodzufuhr* (Wasser, Salz, Nahrungsmittel, Luft) disponiert zu Jodmangelstruma (endemischer Kretinismus, Struma simplex) und ist ein Manifestationsfaktor für die Kropfbildung bei den angeborenen Hormonsynthesestörungen.
- *Schmerzhafte* Strumen beobachtet man bei der eitrigen und Riesenzellthyreoiditis, bei Blutung in eine Struma simplex. Struma maligna und Riedelsche Thyreoiditis können durch Einbeziehung von Nerven Schmerzen verursachen.
- Begleitendes *Fieber* deutet auf bakterielle Thyreoiditis oder nicht-eitrige *Thyreoiditis* de Quervain. Temperatursteigerung kommt manchmal auch bei Schilddrüsenmalignomen (Sarkomen) vor.
- *Fixierte* Strumen sind verdächtig auf Struma maligna, finden sich aber auch bei der Riedel-Struma.
- *Rekurrenslähmung* kann bei Malignom, bei der eisenharten Struma und nur gelegentlich bei der Immunthyreoiditis auftreten.

- *Verkalkung* im Schilddrüsenparenchym (Durchleuchtung!) ist in Kropfgebieten häufig: Struma simplex, Kretinenkropf, Struma basedowificata, aber auch Strumitis und maligne Entartung in vorbestehendem Knotenkropf.
- *Autoantikörper* (KBR, Hämagglutination, Immunfluoreszenz-Test) gegen Schilddrüsenproteine, vor allem gegen Thyreoglobulin, lassen sich in nahezu allen Fällen von Immunthyreoiditis und häufig auch im atrophischen Spätstadium dieser Erkrankung nachweisen. Positive Antikörperbefunde mit überwiegend niedrigem Titer sind allerdings auch nicht selten bei allen andern Thyreopathien anzutreffen.
- Auf Grund des *endokrinen Funktionszustandes* und der *Jodstoffwechselbefunde* werden die Thyreopathien in euthyreote, hypothyreote und hyperthyreote (toxische) eingeteilt. Diese Einteilung entspricht auch am besten den klinischen Bedürfnissen.

Die moderne *Funktionsdiagnostik* kann nur verstanden werden, wenn die Grundzüge des *Jodstoffwechsels* erfaßt sind.

Der *Jodstoffwechsel* läuft von der Aufnahme von Jodid aus dem Blut durch die Schilddrüse bis zur Abgabe von Hormon aus der Thyreoidea an die Peripherie in verschiedenen Stufen ab:

1. **Jodination** = *Speicherung* von Jod in der Schilddrüsenzelle (nur als ionales, nicht als organisch gebundenes Jod).
2. **Jodisation** = *fermentative Oxydierung* des gespeicherten Jodes und Jodierung des Thyrosins.
3. **Kopplung** = Bildung von *Trijodthyronin* (T_3) und *Tetrajodthyronin* (T_4) (Thyroxin) aus jodierten Thyrosinmolekülen in Bindung mit Jodthyreoglobulin.
4. **Inkretion** = Lösung des Tri- und Tetrajodthyronins aus der Peptidbindung mit Jodthyreoglobulin und Abgabe als freie Aminosäuren an das Blut. Steuerung durch das TSH (thyreotropes Hormon des Hypophysenvorderlappens). TSH steigert die Hormonbereitung, wobei die Tätigkeit von TSH ihrerseits durch den Hormonjodspiegel des Blutes reguliert wird. Dieser Regulationsmechanismus ist bei Hyperthyreose gestört, da ein erhöhter Hormonjodspiegel bei Hyperthyreose bekanntlich nicht zu einer Senkung des thyreoidalen Jodumsatzes führt.

In den letzten Jahren hat die Radiojoduntersuchung der Schilddrüse in Form des sogenannten Radio-Jod-Dreiphasenstudiums alle andern Tests an Bedeutung überholt. Damit läßt sich der thyreoidale Jodumsatz direkt messen. Normalwerte (HORST):
1. **Jodidphase.** ^{131}J-*Aufnahme* der Schilddrüse
   in % der zugeführten Dosis   nach 2 h   8–30%
   nach 48 h 15–55%
2. **Hormonjodphase.** ^{131}J-*Gehalt* des Serums nach 48 h in % der zugeführten Dosis/Liter Serum
   0,01–0,24%/Liter Serum
3. **Gewebsphase.** T_3-*Index* = Resin-^{131}J-Trijodthyroninaufnahme in % der einer Patientenserumprobe zugesetzten ^{131}J-T_3-Menge nach 1 h Inkubation, verglichen mit einem Normalserum mit Faktor 1. Norm 0,87–1,16

(laborspezifisch). Dieser Test mißt die Verteilung von freiem T_3 bzw. T_4, also von gewebsdisponiblem und an das Trägerprotein gebundenem Hormon, das 99% des Gesamthormons ausmacht.

T_4-*Gehalt* 5–14 µg% (Absolutwert, chemische Bestimmung)

T_3-*Gehalt* 100–220 ng% (Absolutwert, ca. 1–2% des T_4, Radioimmunmethode)

Das ^{131}J-Dreiphasenstudium wird immer ergänzt durch ein *Szintigramm*, das Aufschluß über die Morphologie der Schilddrüse gibt und die Abgrenzung von *heißen* (= speichernden) und *kalten* (= nichtspeichernden) *Knoten* gestattet.

Die *Autonomie der Schilddrüse* oder eines ^{131}Jod speichernden Knotens läßt sich nachweisen durch *Suppression* des gesunden Restgewebes mit Schilddrüsenhormon (z.B. 1 Woche lang täglich 60 µg T_3), während eine gesunde, aber durch die hormonelle Aktivität eines dekompensierten toxischen Adenoms *unterdrückte Restschilddrüse* mit *thyreotropem Hormon (TSH) reaktiviert* wird und damit wieder ^{131}Jod speichert (z.B. 3 I.E. Thyreotropin an 3 aufeinanderfolgenden Tagen i.m. injizieren).

Strumen mit euthyreotem und hypothyreotem Funktionszustand
(nicht-toxische Strumen)

Arbeitshypertrophie der Schilddrüse

Die *euthyreote* oder *blande Struma* (also ohne Funktionsstörung) ist die häufigste Strumaform. Sie ist durch Jodmangel, genetischen Fermentmangel oder ein noch nicht bekanntes, die Jodverwertung hemmendes Agens bedingt. Dadurch wird die TSH-Aktivität, welche die Schilddrüse zur Hyperplasie anregt, gesteigert (was zur eigentlichen Struma führt) (s. Abb. 8.12). Bei postnatalem Jodmangel wird in der Regel volle Kompensation (Euthyreose) erreicht, bei dyshormonogenetischen Störungen, Struma Hashimoto und pränatalem Joddefizit resultiert hingegen trotz maximaler TSH-Stimulation oft eine Hypothyreose.

Die *postnatal auftretende Struma simplex (Jodmangelkropf)* findet sich gehäuft in Gegenden, wo Boden und Wasser *jodarm* sind (endemische Struma) bei Menschen, die eine ausreichende zusätzliche Jodzufuhr unterlassen: ungenügend jodiertes Kochsalz, salzarme Kost, spärlicher Genuß von Meertieren. Schwangerschaft und Laktation verstärken den Jodmangel wegen erhöhten Jodbedarfs (Fetus, Milch) und gesteigerter renaler Jodclearance. Selten spielt ein zusätzlicher *Jodverlust durch Nieren* oder Darm eine Rolle (nephrotisches Syndrom, totale Gastrektomie, Enteropathien). Der Kropf hat beim Erwachsenen eine *knotige* Beschaffenheit. Er bleibt in der Regel auch nach Behebung des Joddefizits bestehen, wobei sich das Parenchym regressiv umwandelt (Fibrose, Verkalkung, Zysten). Solange der Jodmangel anhält, ist die thyreoidale Jodclearance erhöht (gesteigerte Radiojodaufnahme!), das anorganische

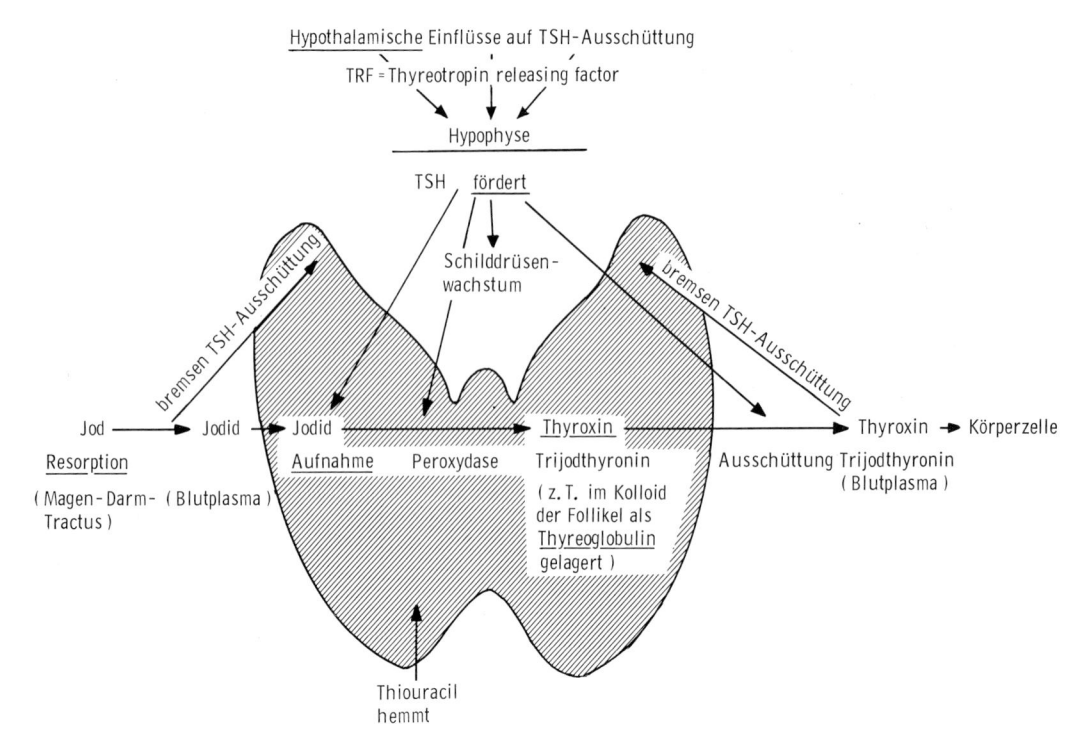

8 In der Halsregion lokalisierte Erkrankungen

Hypothalamische Einflüsse auf TSH-Ausschüttung

TRF = Thyreotropin releasing factor

→ Hypophyse

TSH — fördert → Schilddrüsenwachstum

bremsen TSH-Ausschüttung ← / bremsen TSH-Ausschüttung →

Jod → Jodid → Jodid → Thyroxin → Thyroxin → Körperzelle
Resorption   Aufnahme Peroxydase Trijodthyronin Ausschüttung Trijodthyronin
(Magen-Darm- (Blutplasma)   (z.T. im Kolloid (Blutplasma)
Tractus)   der Follikel als
                                  Thyreoglobulin
                                  gelagert)

Thiouracil hemmt

Jodmangel führt zur gewöhnlichen *euthyreoten Struma.* Geringer Jodgehalt im Blutplasma bremst TSH-Ausschüttung nicht genügend. Erhöhte TSH-Ausscheidung führt zu Schilddrüsenhyperplasie = *Jodmangelstruma*

Thiouracil hemmt die Peroxydaseaktivität und damit Thyroxinbildung. Zu wenig Schilddrüsenhormone aber bremsen TSH nicht genügend. Die Folge ist eine Schilddrüsenhyperplasie = *Thiouracilstruma*

Bei der *Basedow-Struma* bremsen die vermehrten Schilddrüsenhormone die TSH-Ausschüttung aus unbekannten Gründen nicht genügend, oder es überwiegen die *fördernden* hypothalamischen Einflüsse

Abb. 8.12. Schematische Darstellung einiger Ursachen, welche zu einer diffusen *Schilddrüsenvergrößerung* führen können (Entzündungen und Tumoren ausgenommen). TSH = Thyreoidea-stimulierendes Hormon. TRF = Thyreotropin releasing factor

Plasmajod und die Jodausscheidung durch die Nieren erniedrigt, das T_4 fast ausnahmslos normal. Die Diagnose stützt sich auf die Epidemiologie und auf das euthyrote klinische Verhalten. Am häufigsten wird die Struma maligna und die euthyreote Immunthyreoiditis mit dem Jodmangelkropf verwechselt.

Kompression der Trachea (Stridor, röntgenologisch sichtbare Einengung der Trachea) ist möglich, oft liegt diese Struma retrosternal. Es ist selten, daß eine solche Struma Ursache einer Dyspnoe ist; jedenfalls müssen bei Dyspnoe und nachgewiesener retrosternaler Struma die anderen viel häufiger in Frage kommenden Ursachen sorgfältig ausgeschlossen werden. Eine retrosternale Struma kann röntgenologisch in der Regel mit genügender Sicherheit festgestellt werden – nur in besonderen Fällen ist die Untersuchung durch ein Szintigramm zu ergänzen. Allerdings läßt sich durch ein negatives Szintigramm eine Struma nicht ausschließen, weil die Knoten sowohl „heiß" (= jodspeichernd) als „kalt" (= nicht-jodspeichernd) sein können.

Bei der *Dyshormonogenese* tritt der Kropf in der Regel schon in der frühen Kindheit deutlich in Erscheinung.

Familiäre Kropfhäufung mit Befallensein beider Geschlechter und Hypothyreose (sporadischer Kretinismus, kindliche Hypothyreose) sind typisch. Bei unvollständigem Syntheseblock kann die Schilddrüsenfunktion allerdings normal sein und sogar die Struma fehlen. *Zusätzlicher Jodmangel* verstärkt die Kropfentwicklung und die Hypothyreose. Bis heute sind mindestens 5 Typen dieser *hereditären angeborenen Synthesestörung* bekannt, die durch spezielle Untersuchungen unterschieden werden können. Außer beim Jodideinfangsdefekt ist stets eine gesteigerte Jodaktivität der Schilddrüse nachzuweisen.

Die Hypothyreose (Myxödem)

Die meisten Formen der **Hypothyreose** gehen *mit Strumabildung* einher, als Ausdruck der verstärkten, auf Kompensation gerichteten TSH-(Thyreoidea-stimulierendes-Hormon-)Produktion der Hypophyse oder infolge primärer Volumenzunahme der Schilddrüse:

– dekompensierte Fälle von angeborenem metabolem Block bei *Dyshormonogenese*, wobei das klinische Bild meist dem (sporadischen) Kretinismus entspricht.

- ein Teil der Fälle von schwerem fetalem Jodmangel mit *pränataler Hypothyreose* unter dem Bild des (endemischen) *Kretinismus*.
- erworbener metaboler Block der Hormonsynthese durch *strumigene Substanzen*, die z.T. als Thyreostatika bei Hyperthyreose, z.T. aus anderer Indikation verwendet werden: Perchlorate, Thiozyanate, Nitrate; Thiourazile, Imidazole, Resorzin, Phenylbutazon, Paraaminosalizylate; große Joddosen, wie sie besonders in französischsprachigen Gebieten zur Asthma- und Arteriosklerosetherapie gebräuchlich sind. Diese Medikamente blockieren den Jodeinfang und/oder den organischen Einbau.
- *Struma* Hashimoto und gelegentlich Folgezustände schwerer Thyreoiditis Riedel und de Quervain.

Hypothyreosen ohne Kropf: In der Minderzahl sind die Fälle von Hypothyreose, bei denen **kein Kropf** festzustellen ist, ja bei denen man überhaupt keine Schilddrüse fühlen kann („nackte Trachea"). Dies gilt für die *sekundäre Hypothyreose*, bei welcher der TSH-Mangel zur Schilddrüsenatrophie führt, und für das *atrophische Stadium der Immunthyreoiditis*, die wohl das Hauptkontingent des sog. *idiopathischen primären Myxödems* stellt (s. S. 195). Nach *Schilddrüsenresektion* wegen Hyperthyreose oder euthyreoter Struma und nach *Radiojodtherapie* kann eine thyreoprive Hypothyreose auftreten (30% nach 10 Jahren). Auch beim *endemischen Kretinismus* kann kein Kropf nachweisbar sein, und zwar gerade bei den besonders schweren Fällen. Die Schilddrüse fehlt vollkommen bei der *kongenitalen Aplasie* oder ist hypogenetisch-rudimentär bei ektopem, meist sublingualem Sitz, Zustände, die sich szintigraphisch ermitteln lassen.

Das klinische Bild der Hypothyreose ist vor allem durch den Zeitpunkt des Einsetzens und den Schweregrad bestimmt.
Pränatale, konnatale und zu *spät* oder *ungenügend behandelte kindliche Fälle* sind zeitlebens an den typischen Wachstumsstörungen und am Intelligenzdefekt zu erkennen.
Die Diagnose der erst im *Erwachsenenalter* erworbenen Hypothyreose, mit oder ohne Kropf, ist in ausgeprägten Fällen auf den ersten Blick zu stellen (Abb. 8.13), bei geringer Insuffizienz hingegen schwierig.
Die *Empfindlichkeit gegen Kälteeinwirkung* hat unter den *Klagen* die größte Dignität (80–90%), unter den *Befunden* die Erscheinungen seitens der Haut und des Zentralnervensystems. Die Kranken meiden kühle Orte, kleiden sich wärmer und decken sich stärker zu. Die *Haut* ist trocken, kühl, meist verdickt, blaß oder gelblich (Hyperkarotinämie), haararm, periorbital geschwollen. *Müdigkeit* und ungewöhnliche *Ermüdbarkeit* in geistiger und körperlicher Hinsicht machen sich geltend. Erst in fortgeschrittenen Fällen tritt durch extrazelluläre Ablagerung eines Proteins, das sich mit Mukopolysacchariden, Chondroitinschwefelsäure und Hyaluronsäure verbindet, ein eigentliches *Myxödem* auf (Abb. 8.13): Schwellung der Subkutis ohne Dellenbildung auf Druck im Gesicht, auf den Handrücken, auf dem Fußrist und prätibial, in den Supraklavikulargruben. Die Nägel werden brüchig, längsgerillt. Trotz häufig gestörtem Appetit nimmt das Gewicht infolge Wasserretention und körperlicher Inaktivität zu. Die *Stimme* wird tiefer, rauh oder sogar heiser, die *Sprache* erinnert an Sprechen mit vollem Munde und ist oft verlangsamt, die *Zunge* ist vergrößert. *Psychisch* fällt Antriebsschwäche, Interessenlosigkeit, Apathie bis zur Lethargie auf (siehe auch Myxödemkoma). Das Gehör nimmt ab. Inkonstant sind *Obstipation* und *Blähungen, Parästhesien* im Gebiet des N. medianus (Karpaltunnelsyndrom infolge Weichteilschwellung), Muskel- und Gelenkschmerzen. Die *Pulsfrequenz* liegt meist zwischen 60–80, der Blutdruck ist eher tief (aber auch erhöht) und es kann *Hypothermie* bestehen. Das Herz ist oft vergrößert, ein *Perikarderguß* nicht selten (über Herz bei Myxödem s. S. 254). Ein Teil der hypothyreoten Frauen sucht wegen *Meno- oder Metrorrhagie* oder Abortus den Frauenarzt auf.

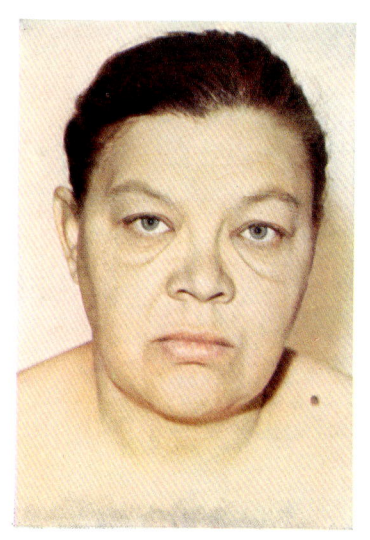

Abb. 8.13. Myxödem-Gesicht, 40j. Mann

Vorhandensein oder Fehlen einer Struma (s. oben) und gezielte Schilddrüsenanamnese lenken bei initialen Fällen die diagnostischen Überlegungen auf die rechte Bahn: Thyreostatika und andere Strumigene; Strumektomie, Radiojodtherapie; atrophierende Thyreoiditis Hashimoto: Frauen in mittleren Jahren, positive Antikörper gegen Thyreoglobulin (Präzipitationsreaktion im Stadium der Atrophie in etwa 20% positiv).

Die *indirekten Parameter* der Schilddrüsenfunktion (Gewebeantwort auf Thyroxindefizit) haben bei der Hypofunktion eine noch höhere diagnostische Wertigkeit als bei der Hyperthyreose. Dies gilt besonders für die weitgehend schilddrüsenspezifische *Reflexdauer*, die in etwa 90% verlängert gefunden wird, s. Abb. 8.14 (Messung an den Achillessehnen mit dem Photomotographen). Der verlangsamte Ablauf des Achillessehnenreflexes (Verlangsamung der Dekontraktion) ist bei schweren Fällen auch ohne Regi-

Abb. 8.14. Photoelektrisch registrierter Kontraktionsablauf des Achillessehnenreflexes (Normalwert der $^1/_2$-Erschlaffungszeit. 260 bis 380 msec). Starke Verlängerung bei ausgeprägtem Myxoedem. Rasche Verkürzung durch Thyreoidea-Substitutionstherapie.

Die Berechnung der entscheidenden Strecke ↔ ist aus den in der Abbildung eingezeichneten Daten (die halbe Höhe Basislinie – Gipfel wird auf den absteigenden Kontraktionsschenkel übertragen) ersichtlich

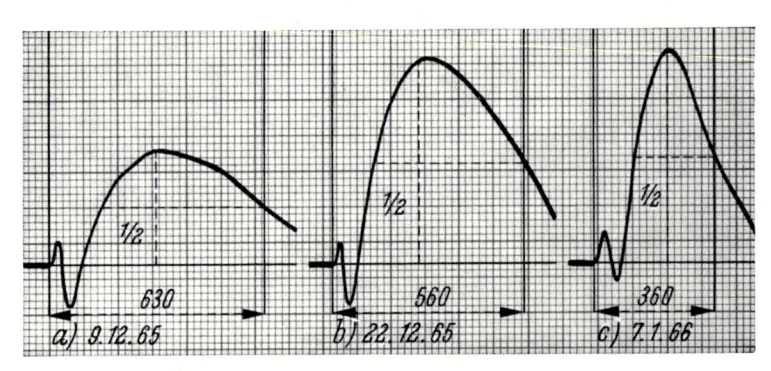

a) 630 msec (vor Behandlung)
b) nach 1 Woche tägl. 0,05 mg Laevothyroxin 560 msec
c) nach 3 Wochen tägl. 0,05 mg Laevothyroxin Normalisierung auf 360 msec

striergerät zu erkennen (Achillessehnenreflextest). Bei $^3/_4$ der Fälle ist der *Grundumsatz* herabgesetzt und das *Cholesterin* eindeutig erhöht. Das EKG zeigt bei häufig normaler Frequenz (oder Sinusbradykardie) schon bei mittelschweren Fällen Abflachung und gelegentlich Negativität der T-Wellen und Abnahme der QRS-Amplitude, welche nicht nur auf die schlechte Hautleitung der Myxödematösen zurückgeführt werden kann.

Die *direkten Funktionstests* sind nur anwendbar, wenn seit mindestens 6 Wochen keine Substitutions- oder Jodbehandlung vorgenommen wurde. Das PBI liegt häufig (80–90%), aber keineswegs immer unter der Norm. Bei ^{131}J-Studium sind vor allem der erniedrigte 48-Stunden-Wert, von den Parametern der Gewebsphase der tiefe Wert des T_4 von Bedeutung. Die Vielfalt der Symptome ergibt viele Möglichkeiten einer diagnostischen Fehlbeurteilung und zwar wird die Hypothyreose häufiger verkannt, seltener wird die Diagnose einer Hypothyreose irrtümlich gestellt, etwa aufgrund eines exogenen tiefen T_3-Indexes unter Antikonzeptiva etc.

Abgrenzung der primär-thyreogenen von der sekundären Hypothyreose

Die klinischen Kriterien sind für die Abgrenzung der *primär-thyreogenen* von der *sekundären Hypothyreose* wenig zuverlässig, die indirekten Funktionszeichen, PBI und Radiojodaufnahme ungeeignet. Bei der *hypophyseogenen Hypothyreose* liegt in der Regel kein reines TSH-Defizit, sondern gleichzeitig ein Mangel an Gonadotropinen, ACTH und Pigmenthormon vor. Für *primäre* Hypothyreose sprechen Hypermenorrhoe, rote Wangen, Vorhandensein von Autoantikörpern, für *sekundäre* Hypothyreose Fehlen der Pubes, Amenorrhoe, blasse und eher feine Haut und Intoleranz gegen Schilddrüsenmedikation. Erweiterung der Sella turcica weckt Verdacht auf Hypophysentumor, findet sich aber auch bei der kindlichen primären Hypothyreose. Bei Frauen kann ein pathologischer Geburtsverlauf mit postpartualer Amenorrhoe auf hypophysäres Myxödem bei Sheehan-Syndrom

hinweisen. Der *Stimulationstest mit TSH* unter Kontrolle der Schilddrüsenaktivität vor und nach Injektion (^{131}Jod-drei-Phasenstudium) zeigt im allgemeinen bei primärer Hypothyreose fehlende Ansprechbarkeit, bei den hypophysären Fällen Aktivitätsanstieg (bei leichter primärer Atrophie und schwerstem, langdauerndem TSH-Ausfall aber auch gegenteiliges Verhalten). Da bei schweren Fällen von primärem Myxödem die Aktivität der Nebennieren fast immer *vermindert* ist, findet man auch hier (wie bei Hypopituitarismus) eine Verminderung der 17-Ketosteroid- und 17-Hydroxykortikoidausscheidung und herabgesetztes Ansprechen auf ACTH und auch auf Metopiron.

Bei allen Hypophysentumoren ist das sekundäre Myxödem leichten Grades recht häufig. Die sekundäre Natur der Schilddrüseninsuffizienz kann im dreitägigen Stimulationsversuch mit thyreotropem Hormon direkt nachgewiesen werden, wobei als Parameter die Radiojodaufnahme gewählt wird. Steigerung der Aufnahme bedeutet sekundäre, Tiefbleiben primäre Unterfunktion (Spezialkliniken vorbehalten).

Gleichzeitige Hypothyreose, Nebennierenrindeninsuffizienz und Diabetes: *Schmidts Syndrom*.

Überfunktion der Thyreoidea – Hyperthyreose

(Morbus Basedow, dekompensiertes toxisches Adenom).

Tachykardie, Zittern, Struma, Gewichtsverlust, Wärmegefühl, Erregung, Unruhe und hyperthyreote Augenzeichen sind die führenden Symptome der Schilddrüsenüberfunktion (Abb. 8.15a und b). Ein Ruhepuls unter 80 ist ein gewichtiges Argument gegen Hyperthyreose (Tachykardie in 90–100%).

Die Tachykardie kann fehlen, wenn vor Auftreten der Hyperthyreose eine starke Bradykardie bestand (relative Tachykardie) oder bei atrio-ventrikulärem Block.

Morbus Basedow

Der *Kropf* ist diffus und oft pulsierend (Struma Basedow) oder knotig (Struma basedowificata).

8 Vergrößerung der Schilddrüse – Struma

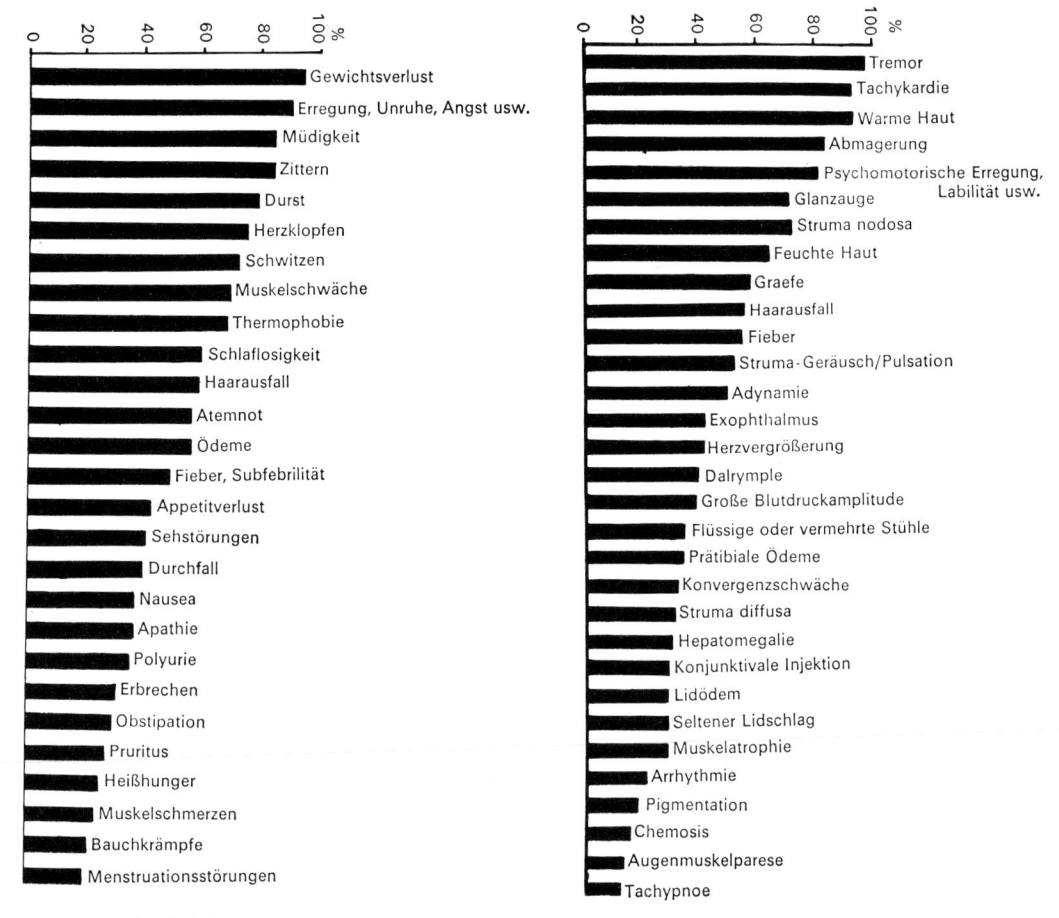

Abb. 8.15a. Häufigkeit der *subjektiven* Symptome bei Hyperthyreose (nach *Wyss*)

Gewichtsverlust
Erregung, Unruhe, Angst usw.
Müdigkeit
Zittern
Durst
Herzklopfen
Schwitzen
Muskelschwäche
Thermophobie
Schlaflosigkeit
Haarausfall
Atemnot
Ödeme
Fieber, Subfebrilität
Appetitverlust
Sehstörungen
Durchfall
Nausea
Apathie
Polyurie
Erbrechen
Obstipation
Pruritus
Heißhunger
Muskelschmerzen
Bauchkrämpfe
Menstruationsstörungen

Abb. 8.15b. Häufigkeit der *objektiven* Symptome bei Hyperthyreose (nach *Wyss*)

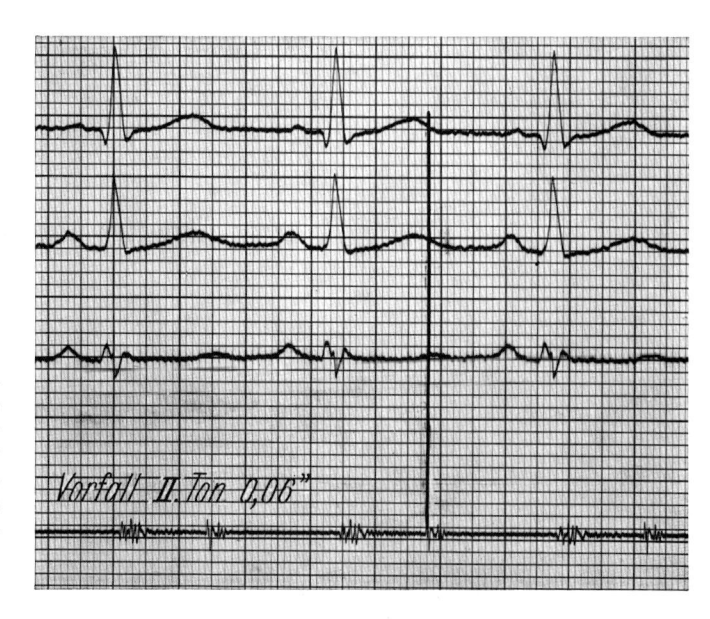

Tremor
Tachykardie
Warme Haut
Abmagerung
Psychomotorische Erregung, Labilität usw.
Glanzauge
Struma nodosa
Feuchte Haut
Graefe
Haarausfall
Fieber
Struma-Geräusch/Pulsation
Adynamie
Exophthalmus
Herzvergrößerung
Dalrymple
Große Blutdruckamplitude
Flüssige oder vermehrte Stühle
Prätibiale Ödeme
Konvergenzschwäche
Struma diffusa
Hepatomegalie
Konjunktivale Injektion
Lidödem
Seltener Lidschlag
Muskelatrophie
Arrhythmie
Pigmentation
Chemosis
Augenmuskelparese
Tachypnoe

Abb. 8.16. Bei der Hyperthyreose fällt der II. Herzton in etwa 60% *vor* T-Ende und zwar um so mehr, je ausgesprochener die Hyperthyreose ist. Dieser Vorfall bedeutet, daß die mechanische Systole verkürzt ist, weil der Auswurf des großen Schlagvolumens vorzeitig beendet wird, die Myokardkontraktion also hyperdynam arbeitet

Vorfall II. Ton 0,06"

Die *Herzfunktion* ist *gesteigert*, weil Thyroxin die Ansprechlichkeit auf Katecholamine steigert. Folge dieser Thyroxin- bzw. Adrenalin-bedingten inotropen Wirkung auf das Myokard ist ein erhöhtes Minuten- und auch erhöhtes Schlagvolumen (sog. high output state). Einige klassische Symptome sind dadurch erklärt: *Tachykardie* (konstant, ohne respiratorische Arrhythmie) *Extrasystolen*, Vorhofflimmern, große Blutdruckamplitude, Wärmegefühl (als Folge der stärkeren Durchblutung), vor T-Ende einfallender zweiter Herzton (Abb. 8.16) (weil die durch Adrenalin beeinflußte Kontraktion rascher und höher ansteigt, aber auch früher endigt, d. h. schneller abläuft). Die Kreislaufzeiten sind entsprechend verkürzt (s. S. 220). Auf welche Weise aus dem *Zustand* mit erhöhtem Minutenvolumen in späteren Stadien eine *Herzinsuffizienz* mit erhöhtem Minutenvolumen entsteht, ist noch nicht entschieden. Wahrscheinlich spielen Rhythmusstörungen und eine unabhängig gleichzeitig bestehende Koronarsklerose die Hauptrolle. Bei der unkomplizierten Hyperthyreose ist das Herz nicht vergrößert; tritt eine Herzinsuffizienz mit Venenstauung auf, nimmt die Herzgröße mäßig zu. Es besteht eine Neigung zu rein systolischer Hypertonie (große Amplitude, Spontantöne über den Arterien).
Augenzeichen: Retraktion des Oberlids und Sichtbarkeit des Skleraweiß oberhalb des Limbus beim Blick geradeaus (Dalrymple-Zeichen). Zurückbleiben des Oberlids beim Blick nach unten (Graefe) (Abb. 8.17), seltener Konvergenzschwäche (Moebius) und seltener Lidschlag (Stellwag), doppel- oder selten einseitiger Exophthalmus. Die Augensymptome fehlen bei leichteren Fällen und bei älteren Kranken häufig, der Exophthalmus regelmäßig beim autonomen Adenom. Der *kalorigene Effekt* des Thyroxins tut sich kund in geröteter, warmer und feuchter Haut, in Hyperhidrose, Thermophobie, Bevorzugung kühler Umgebung und gelegentlich Subfebrilität. Die *Abmagerung* trotz oft gesteigertem Appetit (nicht selten aber auch Anorexie) beruht auf Stoffwechsel- und allgemeiner Aktivitätssteigerung: Erethismus, Bewegungsunruhe, feinschlägiger *Tremor* (bei Älteren eher grobschlägig), Durchfall (40%). Haarausfall im Bereich des Kopfes, am Körper und in den Axillen wird gelegentlich vermerkt. Bei Frauen, die häufiger an Thyreotoxikose erkranken (♀:♂ etwa 4:1), kommt es in schwereren Fällen zu Hypo-, Oligo- und Amenorrhoe. Gelegentlich finden sich Pigmentanomalien (Abb. 8.18), prätibiales Ödem (Abb. 8.23), eine myasthenie-ähnliche *Myopathie* mit Erschwerung des Aufstehens aus hockender oder sitzender Stellung (signe du tabouret) oder ein *Hyperkalzämiesyndrom* mit Nausea, Appetitlosigkeit, Obstipation, Polyurie und Hyperkalzämie bis 15 mg%. Über *thyreotoxische Krise* und *Basedow-Koma* s. Kap. „Bewußtlosigkeit".
Differentialdiagnostische Mühe können die Fälle verursachen, bei denen palpatorisch *keine Struma*

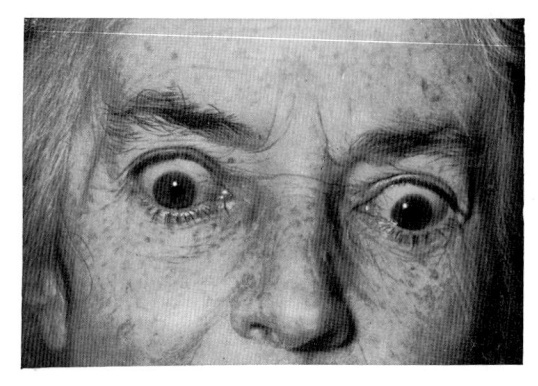

Abb. 8.17. Positives Graefesches Zeichen bei Hyperthyreose

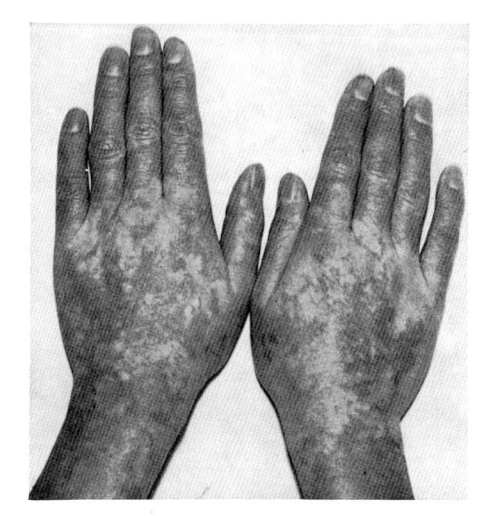

Abb. 8.18. Pigmentverschiebungen bei Hyperthyreose, 36j. Mann

nachzuweisen ist, was paradoxerweise in Kropfgebieten keineswegs selten ist, aber auch bei dem oft kleinen und zu Atrophie des umgebenden Gewebes führenden toxischen Adenom vorkommt. Die Abgrenzung leichterer Formen der Hyperthyreose gegen die *vegetative Dystonie* ist oft recht schwierig. Kühl-zyanotische Hände, Bevorzugung von Wärme, stabiles Gewicht, wechselnde Pulsbeschleunigung sprechen stark gegen Hyperthyreose. Die Symptomatik der Hyperthyreose überschneidet sich mit derjenigen des *Phäochromozytoms* und des *Weckaminabusus:* Tachykardie, Gespanntheit, starkes Schwitzen, Abmagerung, gelegentlich leichter Exophthalmus, Glukosurie, Hypermetabolismus. Beim Phäochromozytom besteht nicht selten eine Struma.
Die *indirekten Zeichen der Hyperthyroxinämie* (Cholesterin, Reflexdauer) sind für die Diagnostik positive Argumente (Hypocholesterinämie in 30–50%; verkürzte Reflexzeit in 50–75%, aber starke Überschneidung mit der Gruppe der psychovegetativ Labilen). Der Grundumsatz ist in der Mehrzahl

erhöht (80–90%), falsch-positive Ergebnisse sind aber besonders unter klinischen Verhältnissen bei Erregten häufig, so daß darauf heute in der Diagnostik zugunsten von treffsichereren Methoden verzichtet werden kann. Ein Cholesterinwert über 220 mg% und ein Basalumsatz unter +20% sprechen aber im allgemeinen gegen Hyperthyreose.

Die *gebräuchlichsten diagnostischen Hilfsmethoden* sind die Bestimmung des *eiweißgebundenen Serumjods* (PBI) und die *Radiojodaufnahme der Schilddrüse* (Übersicht Klein 1973). Alle Jodstoffwechseluntersuchungen haben ihre Grenzen: Beeinflussung des Jodumsatzes durch jodhaltige und andere schilddrüsenaktive Medikamente, durch Veränderung der thyroxinbindenden Proteine und durch disproportionierte T_3-Mehrsekretion. Bei der Hyperthyreose werden in etwa 90% der Fälle erhöhte PBI- (= Protein bound Iodine) bzw. T_4-Werte gefunden.

Sie ist nutzlos bei vorangehender antithyreoidaler Therapie und Jodzufuhr in Form jodhaltiger Medikamente (Expektorantien, Darmdesinfizientien wie Enterovioform, Mexaform, Yatren; Jodanstrich auf Haut oder Portio). Solche Jodanwendungen und wasserlösliche perorale und intravenöse Röntgenkontrastmittel können wochenlang, ölige Jodsubstanzen wie Lipiodol monatelang eine Erhöhung des PBI bewirken. Abnorm hohe PBI-Werte findet man außer bei medikamentöser Jodkontamination auch unter Antikonzeptiva bzw. in der normalen Schwangerschaft (bis 10 μg%) infolge gesteigerter Bindungskapazität der Serumproteine, beim hepatischen und mechanischen Ikterus, bei renaler Insuffizienz. Nicht erhöhtes PBI sieht man bei Hyperthyreose bei thyreostatisch anbehandelten Fällen, nach Gebrauch von Hg-Diuretika, bei verminderter Bindungskapazität des Transportglobulins oder Störung des Thyroxin : Trijodthyronin-Verhältnisses zugunsten des biologisch aktiveren Trijodthyronins.

Theoretische Vorstellungen zur Entstehung der Hyperthyreose

Wie wir gesehen haben, spielt bei der *Hyperthyreose* der Rückkoppelungsmechanismus nicht, der die Ausschüttung des TSH (thyreotropes Hormon) aus der Hypophyse je nach dem Jodgehalt des Blutes steuert. Bei der Hyperthyreose ist das Serum-Jod und das TSH hoch. Das Problem wird dadurch noch kompliziert, daß ADAMS und PURVES ein weiteres die Thyreoidea stimulierendes IgG-Immunglobulin von längerer Wirkung (**LATS – long acting thyroid stimulator**) nachweisen konnten. Es ist bisher nicht bekannt, welche Faktoren seine Ausschüttung beeinflussen. Daß LATS an der Entstehung der Hyperthyreose beteiligt ist, scheint daraus hervorzugehen, daß er bei der Hyperthyreose in einem hohen Prozentsatz nachgewiesen werden kann (s. Abb. 8.21). Auch die Koppelung des Exophthalmus-produzierenden Hormons (EPH) an TSH wird neuerdings in Frage gestellt und – allerdings noch unklare – Beziehungen zu LATS angenommen. Differentialdiagnostisch von praktischer Bedeutung ist, daß LATS bei Hyperthyreose, Ophthalmopathie und prätibialem Myxödem in 100% (bei entsprechend feinen Nachweismethoden), bei Hypothyreose, Thyreoiditis und Schilddrüsentumoren nur in sehr kleinem Prozentsatz (unter 10%) gefunden wird.

Das autonome (toxische) Adenom

Erst seit der häufig durchgeführten Untersuchung der Schilddrüsenfunktion mit dem Radiojoddreiphasenstudium mittels Szintigraphie (HORST) konnte das sog. toxische Adenom als keineswegs seltene Form der Hyperthyreose erkannt werden (etwa 10% aller Zustände mit Schilddrüsenüberfunktion). Unter *toxischem Adenom* wird ein Adenomknoten verstanden, dessen funktionelle Leistung nicht mehr, wie das normale Schilddrüsengewebe, der hypophysären Steuerung unterliegt, sondern autonom ist. Die toxischen Adenome lassen sich in zwei Untergruppen unterteilen:
a) dekompensierte toxische Adenome,
b) kompensierte toxische Adenome.

Beim *dekompensierten toxischen Adenom* wird der Bedarf des Organismus an Hormon von der Menge, die das toxische Adenom produziert, überschritten; dadurch wird die thyreotrope Stimulation des Hypophysenvorderlappens gebremst, thyreotropes Hormon wird nicht mehr ausgeschüttet, das gesunde Restparenchym der Schilddrüse inaktiviert, was szintigraphisch nachgewiesen werden kann, indem nach Gabe von thyreotropem Hormon dieses Gewebe reaktivierbar ist (Abb. 8.19 und 8.20).

Beim *kompensierten toxischen Adenom* hingegen genügt die Produktion des vom toxischen Adenom gelieferten Hormons nicht. Andere Teile der Schilddrüse sind an der Hormonproduktion ebenfalls beteiligt, was szintigraphisch nachgewiesen werden kann, weil a) Radiojod nicht nur im Bereich des autonomen Knotens, sondern auch im normalen Gewebe aufgefunden wird und b) die Aufnahme in diesem Gewebe (nicht im toxischen Adenom) durch Zufuhr von Trijodthyronin gebremst werden kann.

Klinisch ist die Feststellung des toxischen Adenoms von Bedeutung, weil bei diesen Fällen besonders häufig die Diagnose auf eine Schilddrüsenüberfunktion nicht gestellt wird, und zwar, weil sie in der Regel milder verläuft als die Hyperthyreosen, bei denen die Hormonproduktion im gesamten Schilddrüsengewebe stattfindet. Bemerkenswert ist die Tatsache, daß ein hoher Prozentsatz der Patienten mit toxischem Adenom (über 50% nach HORST) über hyperthyreosetypische Beschwerden besonders von seiten des Herzens klagen trotz durchwegs normalen Funk-

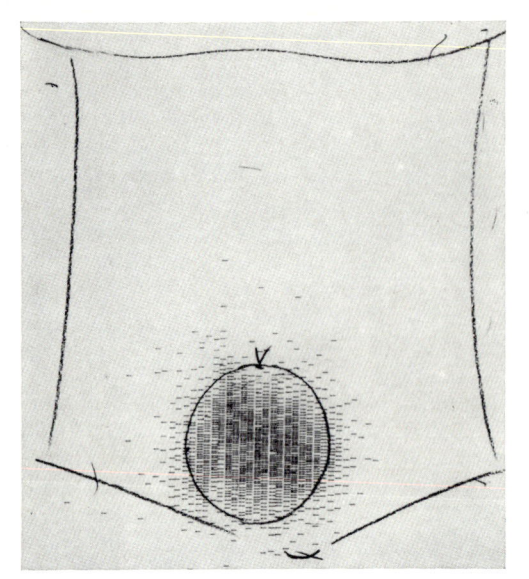

194 8 In der Halsregion lokalisierte Erkrankungen

Abb. 8.19. *Toxisches Adenom.* Die Jodaufnahme erfolgt ausschließlich im pflaumengroßen tastbaren Knoten. Das Schilddrüsenparenchym außerhalb des toxischen Adenoms ist inaktiv und nicht dargestellt

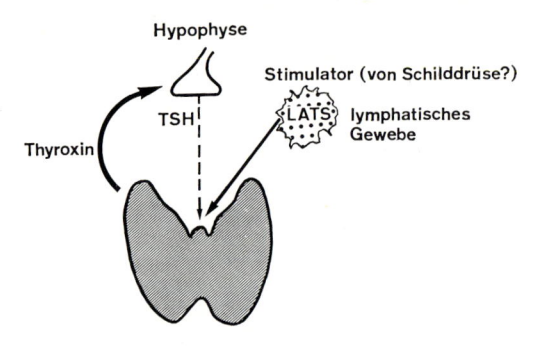

Abb. 8.21. Schematische Darstellung der *pathogenetischen Vorstellungen* bei der *Hyperthyreose.* Nach neueren Untersuchungen wird die Schilddrüse bei Hyperthyreose nicht vom *thyreotropen Hormon* der Hypophyse, sondern vom *LATS,* das vom *lymphatischen Gewebe* ausgeht, stimuliert. Einzelheiten des Mechanismus bedürfen allerdings noch der Klärung

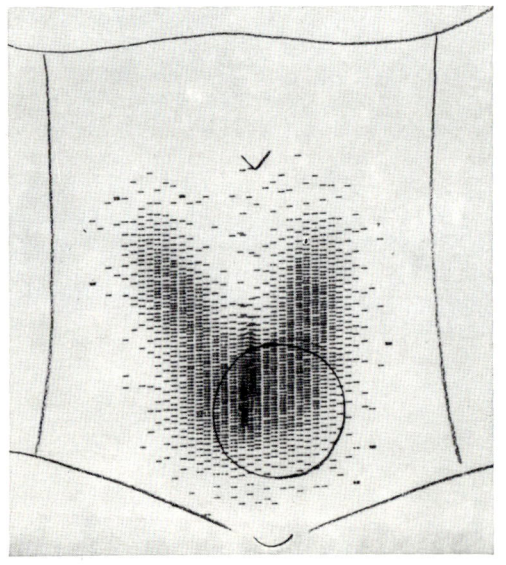

Abb. 8.20. Nach Injektion von thyreotropem Hormon (TSH) wird, falls es sich um ein sog. *dekompensiertes* Adenom handelt, das Parenchym aktiviert und die Schilddrüsengestalt stellt sich nach ^{131}Jod-Gabe dar

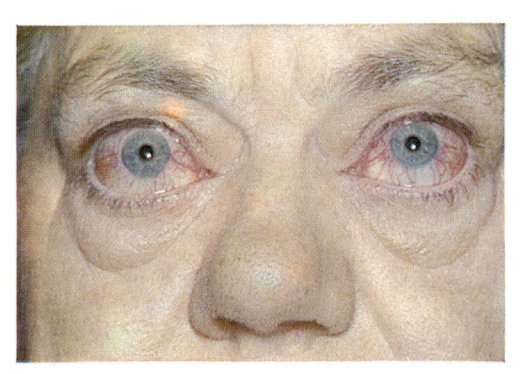

Abb. 8.22. *Maligner Exophthalmus* mit Augenmuskellähmungen und Sehstörungen

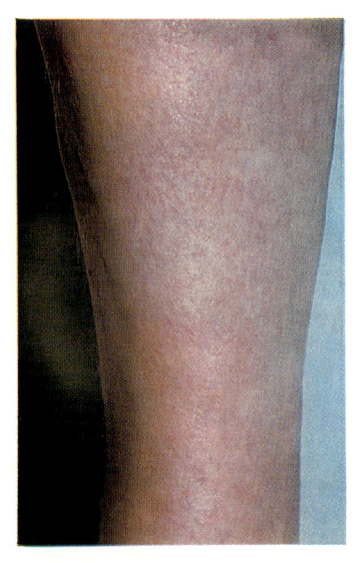

Abb. 8.23. *Myxödem* an den *Unterschenkeln* (Vorderseite, d.h. an klassischer Stelle) bei *Exophthalmus,* 63j. Frau

tionsparametern. Einzelne darunter (ca. 10%) mögen an einer isolierten Mehrsekretion von Trijodthyronin leiden; die genauen Zusammenhänge liegen jedoch zur Zeit noch im Verborgenen. Eine endokrine Ophthalmopathie, ein prätibiales Myxödem und eine Akropachie treten beim toxischen Adenom nicht auf (Autonomie der Schilddrüse, also keine Koppelung mit dem LATS bzw. TSH und *Exophthalmus-producing factor* EPF).

Die endokrine Ophthalmopathie (maligner Exophthalmus)

Der **maligne Exophthalmus** (Abb. 8.22) wird in der Mehrzahl gleichzeitig mit hyperthyreotischen Symptomen beobachtet, kommt aber auch bei Eu- und Hypothyreoidismus, sowie nach Behandlung der Hyperthyreose vor. Augenmuskellähmungen sind in der Regel Druckfolge, seltener durch thyreotoxische Myopathie (s. S. 192) bedingt. Die Ursache des malignen Exophthalmus ist nicht eindeutig geklärt. Es wird Überproduktion eines besonderen Hormones (exophthalmus producing factor EPF), dessen Bildung offenbar mit dem Thyreoidea-stimulierenden Hormon (TSH) gekoppelt ist, vermutet. Dieses Hormon scheint auch für das *lokalisierte (prätibiale) Myxödem* (Abb. 8.23), welches häufig mit dem malignen Exophthalmus kombiniert vorkommt, verantwortlich. Das lokalisierte Myxödem tritt prätibial (meist symmetrisch) als Verdickung der Haut mit Lichenifizierung und Hyperkeratose in späteren Stadien auf (wie im retroorbitalen Gewebe beim Exophthalmus sind im lokalisierten Myxödem die Mukopolysaccharide erhöht). Maligner Exophthalmus und lokalisierte Myxödeme sind gelegentlich mit *Akropachydermie* (Hypertrophie der Röhrenknochen, distalen Knochenenden und Haut der Extremitäten mit Trommelschlegelfingern) kombiniert. Die genaue Rolle, welche dabei LATS (s. S. 193) spielt, muß in Zukunft abgeklärt werden.

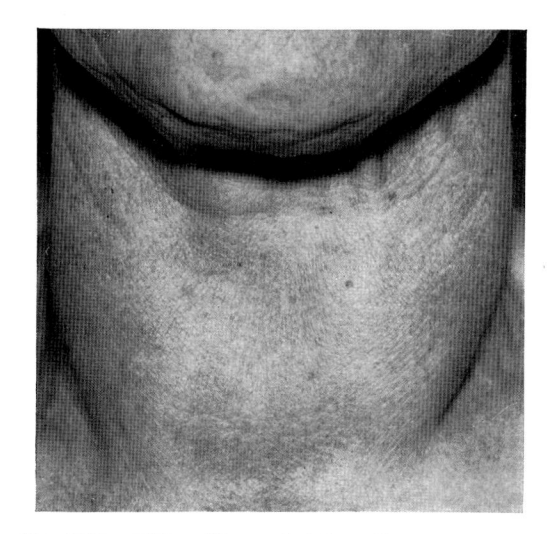

Abb. 8.24. Diffuse Struma bei Hyperthyreose

Entzündliche Schilddrüsenschwellungen (Thyreoiditis)

Bei der *Thyreoiditis* lassen sich verschiedene Formen unterscheiden:

1. Die **eitrige Thyreoiditis** ist am ehesten durch den Nachweis einer umschriebenen Einschmelzung (Fluktuation!) zu erkennen. Schmerzhaftigkeit und Rötung lassen die Unterscheidung gegenüber nichteitrigen Formen nicht zu.
Bei Kokkeninfekten ist der Streuherd nicht immer faßbar; er liegt aber häufig in der Mundhöhle.

2. Der *Immunthyreoiditis* (Autoimmunthyreoiditis) bzw. **Struma lymphomatosa Hashimoto** liegt eine schleichende oder subakute lymphozytär-plasmazelluläre Entzündung zugrunde. Die Krankheit befällt fast ausschließlich *Frauen* (95%) im Alter von 40–60 Jahren und kann familiär gehäuft auftreten. Sie führt häufig zu einer Störung der Hormonsynthese (Defekt der organischen Jodbindung, Bildung biologisch inaktiver Jodverbindungen) und damit zu Hypothyreose. Der *Kropf* ist derb, diffus oder knotig, klein bis mittelgroß, dolent. Fieber fehlt, die Senkung ist beschleunigt und die Gammaglobulinfraktion erhöht. Die *Funktionslage* der Schilddrüse ist je in ungefähr der Hälfte der Fälle eu- oder hypothyreot, im akuten Stadium selten hyperthyreot. Das PBI ist tiefnormal oder erniedrigt, sehr selten hoch (atypische Jodproteine), die Radiojodaufnahme meist normal, der 2-Std.-Wert aber gelegentlich erhöht. Die Bestimmung der *Autoantikörper* im Serum ergibt positive Resultate, bei der relativ unempfindlichen Präzipitationsreaktion in über 65%, bei Anwendung mehrerer Verfahren zum Nachweis der Antigen-Antikörperreaktion in fast allen Fällen. Die Immunthyreoiditis beruht sehr wahrscheinlich auf einem genetisch bedingten Defekt der Immuntoleranz. Die Schilddrüsenpunktion zeigt dichte Infiltrate von Lymphozyten und Plasmazellen. Bei einem Teil der Fälle atrophiert die Thyreoidea im Laufe von Jahren unter gleichzeitigem Rückgang des Antikörpertiters. Es tritt das Bild des „spontanen" primären Myxödems ohne Kropf auf (bei Männern und Frauen gleich häufig).
Da verhältnismäßig hohe Titer von **thyreoidealen Antikörpern** in etwa 30% beim primären Myxödem gefunden werden, darf vermutet werden, daß diese Fälle die Folge einer inapperzept verlaufenen Hashimoto-Thyreoiditis sind. Dagegen sind Thyreoidea-Antikörper nur sehr niedrig bei **Thyreoidea-Malignomen**, welchem Befund eine besonders große differentialdiagnostische Bedeutung zukommt, weil die klinische Diagnose sehr schwierig sein kann.
Bei 25% der an Hashimoto-Thyreoiditis leidenden Kranken wurden gleichzeitig entweder eine rheumatische Arthritis, eine Fibrositis, Lupus erythematodes, Sjögren-Syndrom oder eine Sklerodermie beobachtet. Es fragt sich daher, ob die Hashimoto-Thyreoiditis nur eine klinisch hervortretende Lokalisation bei einer allgemeinen Autoimmunerkrankung darstellt.
Eine auffallende Lymphozytose und vor allem eine ungeklärte Vermehrung der Gamma-Globuline in

der Elektrophorese sind oft die beiden Laborbefunde, welche die weiteren Untersuchungen in Richtung Hashimoto-Thyreoiditis (Autoantikörper gegen Thyreoglobulin) veranlassen.

3. Unter den subakuten Formen ist die nichteitrige **subakute Riesenzellthyreoiditis (de Quervain)**, obwohl vor 50 Jahren beschrieben, den Ärzten als Krankheitsbild immer noch zu wenig bekannt. Die Krankheit ist selten. Sie betrifft vorwiegend Frauen (15mal häufiger als Männer) im mittleren Lebensalter. Die Diagnose ist deswegen manchmal schwierig, weil die lokalen Symptome gegenüber den allgemeinen Erscheinungen ganz zurücktreten können. *Lokal* ist eine mehr oder weniger ausgesprochene Schwellung der Thyreoidea vorhanden. Das Organ ist diffus vergrößert. Die Schwellung wird von den Kranken in der Regel auch *empfunden*, die Schilddrüse ist spontan und auf Druck schmerzhaft. Der Schmerz wird als dumpf im Bereich der ganzen Schilddrüse und auch beim Schluckakt angegeben. Die Vergrößerung der Schilddrüse ist aber meist nicht ausgesprochen, dagegen ist sie stets diffus verhärtet. In seltenen Fällen kann der Prozeß auch auf knotenförmige Bezirke reduziert sein.

Häufig stehen die *Allgemeinerscheinungen* ganz im Vordergrund. Die Patienten fühlen sich seit Wochen müde, abgeschlagen, meist ausgesprochen depressiv (wichtiges Symptom), klagen über unbestimmte Schmerzen im Hals mit Ausstrahlung in den Unterkiefer, gegen die Ohren, Appetitlosigkeit, Abmagerung, Kopfschmerzen. Die Temperaturen sind meist (oft während Wochen) erhöht, um 38°. Die Kranken fühlen sich reizbar, empfinden Palpitationen, sind schlaflos, ängstlich. Die *Laboratoriumsuntersuchungen* decken immer eine stark beschleunigte Senkungsreaktion, oft geringgradige Leukozytose auf, anfangs ist der Grundumsatz mäßig erhöht (nicht obligat), in späteren Stadien kann der Grundumsatz auch vermindert sein. Das eiweißgebundene Jod ist oft leicht erhöht, die Radiojoddreiphasenuntersuchung zeigt dagegen eine Hypofunktion der Schilddrüse an. Dieser paradoxe Befund zwischen eiweißgebundenem Jod und Radiojodtest scheint recht charakteristisch. Die Antikörper gegen Thyreoglobulin sind manchmal (nicht immer) vermehrt, aber in weit geringerem Titer als bei der Hashimoto-Thyreoiditis. Fehlende Antikörper schließen daher die Diagnose keineswegs aus. Im Laufe von Wochen bis Monaten kommt der Prozeß zum Stillstand, meist ohne eine Funktionsstörung zu hinterlassen. Hypothyreose ist ein seltener Folgezustand.

Wenn nur der lokale Befund in Betracht gezogen wird, ist die Abgrenzung gegenüber einem malignen Prozeß nicht immer leicht. Werden dagegen die begleitenden allgemeinen Erscheinungen beachtet, gibt die von chirurgischer Seite betonte Schwierigkeit der Differentialdiagnose gegenüber einem malignen Prozeß kaum ernsthafte Probleme auf.

Die Ätiologie der subakuten Thyreoiditis ist unbekannt (Virus? Mumps? Autoimmunerkrankung?). Das rasche Ansprechen auf Cortison kann unter Umständen die Differenzierung gegenüber einem Karzinom erleichtern. Der Cortisoneffekt ist auf jeden Fall überraschend.

Pathologisch-anatomisch können die drei Formen subakute Riesenzellthyreoiditis (de Quervain), Riedels eisenharte Struma und Struma lymphomatosa Hashimoto gut auseinandergehalten werden. Klinisch ist die Differenzierung in langdauernden Fällen viel schwieriger. Da die Ätiologie dieser Formen noch nicht gesichert ist, ist ein Zusammenhang (verschiedene Krankheitsstadien?) denkbar.
Selten sind *Thyreoiditiden* nach *Virusinfektionen* (Mumps und Infektionen des Respirationstraktes).

4. Bei der *chronischen* Form ist **Riedels eisenharte Struma** häufiger einseitig lokalisiert. Der entzündliche Prozeß kann auf die umgebende Muskulatur, die Faszien, Nerven und Gefäße übergreifen (Perithyreoiditis), Schmerzen treten zurück, die Abgrenzung gegenüber malignen Tumoren ist oft schwierig. Die Ätiologie ist unklar.

Maligne Schilddrüsentumoren

Karzinome, Sarkome zeichnen sich durch rasches Wachstum (innerhalb Monaten), besondere *Härte*, oft Fixation der über den Knoten liegenden Haut und Lymphknotenschwellungen aus (Abb. 8.25).
Die Frühdiagnose der *malignen Schilddrüsentumoren* ist immer noch außerordentlich schwierig. Dies gilt besonders für Gegenden mit endemischem Kropfbe-

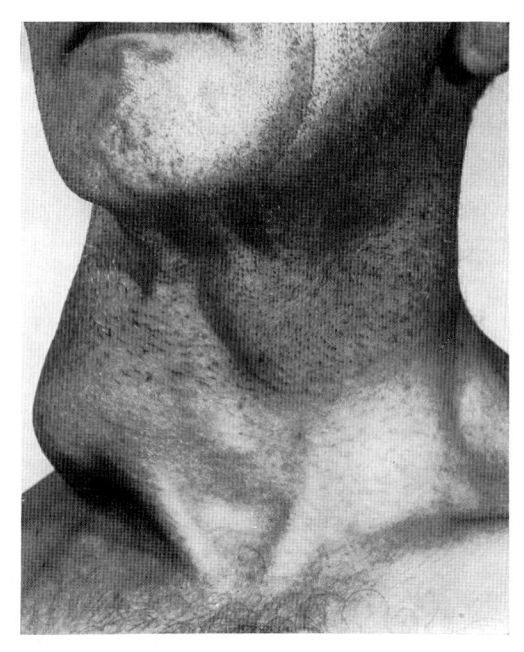

Abb. 8.25. *Struma maligna* (steinharter Knoten im unteren Halsbereich rechts)

fall, wo gutartige Strumen mit derben Knoten und Knötchen (Adenome, Struma calculosa) fast die Regel sind und das Szintigramm häufig „kalte" Partien (fehlende Radiojodspeicherung) in Narbenfeldern und Zysten erkennen läßt, die sonst auf Malignom verdächtig sind. In Kropfgebieten werden überwiegend *Kropfträger* von malignen Schilddrüsentumoren befallen. Sie treten in allen Lebensaltern auf. Bei jugendlichen Erwachsenen findet man sehr häufig die Angabe über Jahre zuvor durchgeführte Röntgenbestrahlung im Halsbereich, besonders des Thymus. *Alarmzeichen* sind rasch wachsende, derbe Knoten und harte zervikale Lymphome. Beides ist freilich kein Beweis für Malignom, gibt aber die Indikation zur Biopsie oder gezielten Punktion. Schmerzen, besonders gegen das Ohr ausstrahlend (N. auricularis magnus), Verbackensein mit der Umgebung, Rekurrenslähmung zeigen bereits Ausbreitung in die Nachbarschaft an. Die *Fernmetastasierung* erfolgt in Lungen und Skelett. Funktionell sind die malignen Strumen meist euthyreot.

Beim *Thyreoidea-Karzinom* sollte nach Phäochromozytom gefahndet werden, da beide Krankheiten gleichzeitig vorkommen können.

Die malignen Schilddrüsentumoren können in *jodspeichernde* und *nichtjodspeichernde* Formen unterschieden werden.

Die Entscheidung, ob ein Knoten maligne ist oder nicht, kann daher auch mit der modernen Szintigraphie nicht erbracht werden, weil maligne wie nichtmaligne Knoten sowohl „kalt" als „heiß", d.h. nichtjodspeichernd oder jodspeichernd sein können. Der klinische Befund (Wachstum, verbacken, adhärent an die darüberliegende Haut, evtl. Probeexzision) bleibt also entscheidend.

Auch in einem *metastasierenden Schilddrüsenmalignom* kann die Funktion so stark gesteigert sein, daß nach operativer Entfernung des Primärtumors eine schwere Hyperthyreose, welche von Metastasen unterhalten wird, bestehen kann.

Jodspeichernde maligne Tumoren sind (nach Häufigkeit):

Struma maligna Langhans
malignes Papillom
großzelliges Adenom.

Nichtjodspeichernd sind:

Solides anaplastisches Karzinom (besonders ältere Leute befallend)
Hämangioendotheliom
Sarkom.

20% der malignen Strumen sind *Rezidivstrumen*, d.h. die Kranken haben, gelegentlich Jahrzehnte zurückliegend, eine Strumektomie durchgemacht, 5% sind Metastasen anderer Tumoren.

Abgrenzung gegenüber Thyreoiditis, welche ebenfalls mit der Umgebung verbacken sein kann und regionäre Lymphknoten zeigt, ist nicht immer leicht. Auch Adenomknoten können verhältnismäßig rasch wachsen. In Verdachtsfällen Probeexzision oder durch Erfahrene Probepunktion zur Materialbeschaffung für zytologische Untersuchung.

Thyreoidea-Antikörper sind nicht erhöht.

Literaturauswahl

Bamler, H., G. von Schulthess: Die subakute Lymphadenitis nuchalis et cervicalis „Piringer-Kuschinka". Schweiz. med. Wschr. 85 (1955) 1070

Bortin, M. M., S. Silver, S. B. Yohalem: Diagnosis of masked hyperthyroidism in cardiac patients with auricular fibrillation. Amer. J. Med. 11 (1951) 40

Bricaire, H., J. Joly: Les Hyperthyréoides sans tachycardie. Presse méd. 73 (1965) 557

Cutler, M.: Treatment of subacute thyreoiditis with corticotropin. J. Amer. med. Ass. 135 (1954) 651

Doniach, D., R. V. Hudson, I. M. Roitt: Human autoimmune thyroiditis: Clinical studies. Brit. med. J. 1960/I, 365

Fellinger, K., O. Völkel: Über die Anwendung des Radiojodspeichertests zur Diagnose von Schilddrüsenerkrankungen. Münch. med. Wschr. 93 (1951) 2330

Gimlette, T. M.: Pretibial Myxedema. Brit. med. J. 1960/II, 348

von Goumoens, E.: Sekundäre Geschwülste der Schilddrüse. Schweiz. med. Wschr. 98 (1968) 19

Gubler, R., H. Studer: Endokrine Störungen bei Hypophysentumoren. Helv. med. Acta 30 (1963) 487

Hjort, T., E. F. Mogensen: Thyroid autoantibodies. Acta med. Scand. 171 (1962) 295

Horst, W., I. Petersen, Kl. J. Thiemann, L. Zuckschwerdt: Methoden und Ergebnisse der Differentialdiagnostik von Schilddrüsenerkrankungen durch die Szintigraphie und das Radiojod-Dreiphasenstudium. Dtsch. med. Wschr. 85 (1960) 711

Klein, E., J. Kracht, H. L. Kruskemper, D. Reinwein, P. C. Scriba: Praxis der Schilddrüsendiagnostik. Dtsch. med. Wschr. 98 (1973) 2362

Koller, F., W. Siegenthaler: Die Schilddrüsenfunktion beim Klinefelter-Syndrom. Schweiz. med. Wschr. 85 (1955) 8

König, M. P., R. Gubler: Hypercalcämie bei Hyperthyreose. Schweiz. med. Wschr. 89 (1959) 369

Lipman, L.M., D.E. Green, N.J. Snyder, J.C. Nelson, D.H. Solomon: Relationship of long-acting thyroid stimulator to the clinical features and course of Grave's disease. Amer. J. Med. 43 (1967) 486

Lovel, T. W. L.: Myxoedema Coma. Lancet 1962/I, 823

Mathys, S., W.H. Ziegler, Ch. Francke: Bilaterales Phäochromozytom – medulläres Schilddrüsenkarzinom mit Cushing-Syndrom. Schweiz. med. Wschr. 102 (1972) 798

Pribek, R. A., R. C. Meade: Thyreotoxicosis simulating hyperthyroidism. Arch. intern. Med. 100 (1957) 994

Richard, M.: Die Hypothyreose. Schweiz. med. Wschr. 82 (1952) 913

Rose, N.R., K.B. Taylor: The Autoimmune Diseases. Med. Clin. N. Amer. 49 (1965) 1675

Schüpbach, A.: Postpartuales Myxoedem und Simmondssche Krankheit. Schweiz. med. Wschr. 81 (1951) 610

Sherman, L., M. Goldberg, F. C. Larson: Achilles reflex: diagnostic test of tyhroid dysfunction. Lancet 1963/I, 243

Solomon, N., Ch. C. J. Carpenter, I. L. Bennett Jr., A. Mc Gehee Harvey: Schmidt's syndrome (thyroid and adrenal insufficiency) and coexistent Diabetes mellitus. Diabetes 14 (1965) 300

Solomon, D.H., J.J. Chopra: Graves' Disease. Mayo Clin. Proc. 47, 11 (1972) 803

Statland, H., M. M. Wasserman, A. L. Vickery: Struma lymphomatosa (Hashimoto's struma); review of 51 cases with discussion of endocrinologic aspects. Arch. intern. Med. 88 (1951) 659

Tobler, M.: Das tuberkulöse Halslymphom. Praxis, 42 (1953) 858

Wyss, F.: Erkrankungen der Schilddrüse. In: W. Hadorn: Vom Symptom zur Diagnose. Karger, Basel/New York 1965

Wyss, F., R. de Vigier, H. Studer: Zur Diagnostik der Hyperthyreose. Schweiz. med. Wschr. 93 (1963) 159

9 Dyspnoe

Allgemeine Differentialdiagnose

T. C. MEDICI

Die *dyspnoische Atmung* äußert sich *subjektiv* in dem Gefühl von Atemnot, Lufthunger oder Beklemmung. Meakins gab als praktische Wegleitung eine kennzeichnende Definition: „Von *Dyspnoe* kann gesprochen werden, wenn ein Kranker die Notwendigkeit zu gesteigerter Atemtätigkeit subjektiv empfindet."
Pathophysiologisch entspricht die Dyspnoe einem Mißverhältnis zwischen normalem Gaswechsel und der Leistung der Atemmuskulatur. Sie wird durch die in Ruhe oder bei Arbeit pathologisch gesteigerte Atemarbeit objektiviert. Dyspnoe wird aber auch empfunden, falls eine normale Arbeit von einer insuffizienten Atemmuskulatur geleistet werden muß. Der Ausdruck „objektive Dyspnoe" sollte vermieden werden, da definitionsgemäß die Dyspnoe eine subjektiv empfundene Wahrnehmung ist und *nicht* durch den Untersucher festgestellt werden kann. Nur die Charakteristik der veränderten Atmung, wie Tachypnoe, Orthopnoe, periodische Atmung etc., welche oft mit einer Dyspnoe einhergeht, ist erkennbar.

Formen der Ventilationsstörung

Es werden drei Formen unterschieden:

Alveoläre Hyperventilation

– bei primär normaler O_2- und H^+-Konzentration im Blut
  – direkte Stimulation der Atemzentren durch lokale Prozesse oder über das Blut (Pharmaka, Coma hepaticum)
  – psychisch bedingte Hyperventilation (Hyperventilationssyndrom)
  – kompensatorische Hyperventilation
    – Gewebehypoxie: arterielle Hypoxämie (Höhe, pulmonal, cardial), erniedrigter venöser PO_2 (Anämie, CO-Vergiftung)
    – Azidose (metabolische, Pharmaka)
– Kombination von oben erwähnten Mechanismen, bzw. psychisch bedingtes Hyperventilationssyndrom und Gewebehypoxie (Asthma bronchiale, Myokardinfarkt)

Verteilungsstörung („Partialinsuffizienz")

Die Ursachen einer Verteilungsstörung entsprechen oft denjenigen einer alveolären Hypoventilation und unterscheiden sich nur dem Grad nach von ihnen. Die häufigsten Ursachen sind:
– Unterschiedliche Strömungswiderstände in den Atemwegen durch Obstruktion
– Verschiedene Dehnbarkeit des Parenchyms und des Thorax
  – Thoraxdeformitäten (Kyphoskoliose, Thorakoplastik)
  – Pleura- und Zwerchfellerkrankungen (Hydro-, Fibrothorax)
  – Restriktive Lungenerkrankungen (Fibrosen, Pneumokoniosen)

Alveoläre Hypoventilation („Globalinsuffizienz")

– Obstruktion der Atemwege (Asthma bronchiale, Emphysem, Bronchitis)
– Pickwick-Syndrom
– Lähmung der Atemzentren (Opiate)
– Neuromuskuläre Insuffizienz (Poliomyelitis, Myasthenia gravis)

Ursachen der Dyspnoe

Als Ursache einer Dyspnoe kommen folgende pathophysiologischen Mechanismen und Faktoren infrage:
– extrathorakale: Hypoxie, metabolische Azidose, Störungen im Bereich der Atemzentren, Fieber, Hyperthyreose, Adipositas, Pharmaka, emotionale Faktoren
– pulmonale: erhöhte Atemwegswiderstände (Trachealstenose, Bronchitis, Emphysem), verminderte Lungendehnbarkeit, (Lungenfibrose), Totraumhyperventilation (Lungenembolie), Hyperventilation bei pulmonal bedingter Hypoxämie
– kardiale: im Verhältnis zum Gaswechsel zu kleines Herzzeitvolumen (Pulmonalstenose), schwere Hypoxämie bei Rechts-Links-Shunt (Fallotsche Tetralogie).

Die extrathorakalen und kardialen Ursachen führen zu einer alveolären Hyperventilation, während die pulmonalen Störungen sowohl eine alveoläre Hyper-

als auch Hypoventilation sowie eine Verteilungsstörung verursachen können. Oft ist die Dyspnoe durch die Kombination mehrerer Faktoren bedingt.

Die Atmung steht nicht nur im Dienste einer genügenden O_2-Versorgung des Organismus, sondern sie hat auch die Aufgabe, an der *Regulation des Säure-Basen-Gleichgewichtes* mitzuwirken. Deshalb erfolgt eine besonders intensive Steigerung durch eine direkte und indirekte Reizung des Atemzentrums, wenn bei Azidose aus irgendwelchen Ursachen zur Wiederherstellung des normalen Verhältnisses

$$\frac{(H_2CO_3)}{(HCO_3\text{-})} = \frac{1}{20}$$

(wodurch das normale, im arteriellen Blut gemessene pH von 7,40 gewährleistet ist) vermehrt CO_2 abgeatmet werden muß, um die Azidose zu kompensieren.

Man könnte aus dieser Betrachtung den Eindruck gewinnen, daß eine Steigerung der Atmungstätigkeit nur einsetzt, wenn eine der drei erwähnten, chemisch faßbaren humoralen Reizgrößen, d.h. der O_2- und der CO_2-Partialdruck (P_{O_2}, P_{CO_2}) oder das pH im Blut verändert ist. Das ist aber nicht der Fall.

Bei vielen Erkrankungen tritt eine Dyspnoe, d.h. eine Erhöhung der Atemarbeit, in einem Zeitpunkt ein, in welchem die blutchemischen Verhältnisse noch normal gefunden werden. Es müssen daher auch reflexbedingte Mechanismen eine Steigerung der Atmung bewirken können. Ein Reflex, welcher die Atmung regelt, ist der Lungendehnungsreflex (Hering-Breuer-Reflex), welcher durch wechselnde Lungenblähung ausgelöst wird. Daneben soll auch ein sogenannter *Deflationsreflex* existieren, welcher bei einer starken Exspiration durch Stimulation des inspiratorischen Atemzentrums zu einer frühzeitigen Inspiration und Frequenzsteigerung führt. Der Hering-Breuer-Reflex ist nicht der einzige Mechanismus, welcher die Atmung steuert, und wahrscheinlich beeinflussen noch andere Reflexmechanismen die Atemregulation (Pressorezeptoren in der Aorta, Thermorezeptoren, Schmerzrezeptoren und Rezeptoren in den Gelenken).

Differentialdiagnostisch unterscheiden wir nach ätiologischen Gesichtspunkten folgende Formen:

Extrathorakal bedingte Dyspnoe

Die Dyspnoe bei **herabgesetztem O_2-Gehalt** *der Einatmungsluft* – die Hypoxie führt zu einer alveolären Hyperventilation – ist vor allem den untrainierten Berggängern bekannt, sie wird aber kaum zu differentialdiagnostischen Fehlschlüssen führen.

Auch die Dyspnoe nach abnorm hohem **O_2-Verbrauch** wird leicht erkannt, da sie an eine vorangehende Arbeitsleistung gebunden ist. Sie ist bei genügend intensiver Belastung physiologisch. Bei schwerer körperlicher Arbeit wird zudem im Verhältnis zum gesamten O_2-Bedarf vermehrt O_2 für die Atemarbeit verbraucht. Patienten, die schon in Ruhe einen erhöhten O_2-Verbrauch aufweisen, werden natürlicherweise bereits bei geringerer Arbeitsbelastung dyspnoisch, was gelegentlich einen diagnostischen Hinweis auf das Vorliegen einer Hyperthyreose geben kann.

Die Dyspnoe bei **akuter** und **chronischer Anämie** tritt vor allem als Anstrengungsdyspnoe in Erscheinung und ist bei normalen Lungen und ungestörten Regulationen durch eine Hyperventilation (mit Senkung des arteriellen P_{CO_2}) infolge reduzierter O_2-Transport-Kapazität gekennzeichnet. Bei der akuten Blutungsanämie mit normalem Hämatokrit ist die Hypovolämie Ursache der insuffizienten O_2-Versorgung. Trotz normalem oder ev. sogar erhöhtem Blutvolumen und Steigerung des Herzzeitvolumens kann bei der chronischen Anämie (rezidivierende Blutungen, gestörte Erythropoese) die O_2-Transport-Kapazität nicht kompensiert werden, so daß eine Hyperventilation und Anstrengungsdyspnoe resultiert.

Die Dyspnoe bei **azidotischen Zuständen** oder die große tiefe Atmung, wie sie von Kußmaul beschrieben worden ist und dessen Namen sie noch heute trägt, wird durch eine Reizung des Atmungszentrums bei *Azidose* verursacht und entspricht immer einer alveolären Hyperventilation. Eine vertiefte Atmung (Abb. 9.1), welche auch beschleunigt sein kann, läßt daher ohne weiteres Rückschlüsse auf eine zugrunde liegende Azidose zu. Die Differenzierung zwischen den beiden in erster Linie in Betracht kommenden Zuständen, dem Coma diabeticum und der Azidose

normale Atmung

Kußmaul-Atmung

periodische Atmung

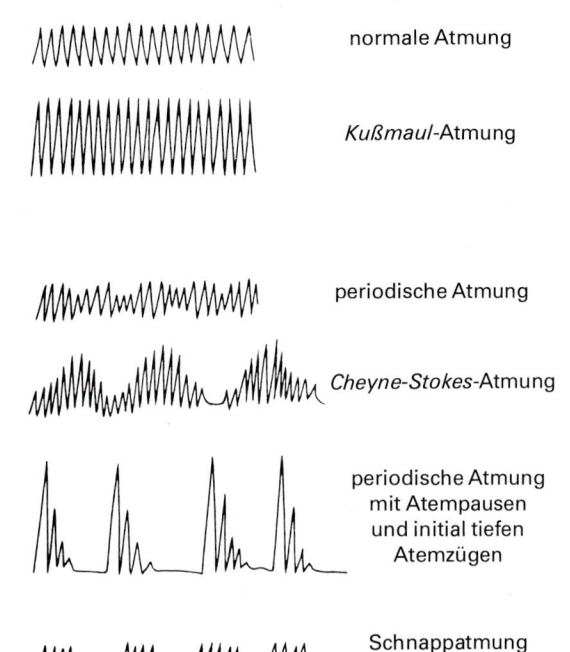

Cheyne-Stokes-Atmung

periodische Atmung mit Atempausen und initial tiefen Atemzügen

Schnappatmung (*Biot*-Atmung)

Abb. 9.1. Spirogramme bei verschiedenen Typen einer Hyperventilation und einer periodischen Atmung (aus *Bühlmann*)

bei Niereninsuffizienz, ist sowohl klinisch wie blutchemisch in der Regel ohne Schwierigkeiten durchzuführen. Selten ist die Kußmaul-Atmung bei *Methanol-* oder *Salizylsäure-Vergiftung*. Bei Methylalkoholvergiftung ist sie Folge einer durch Ameisensäure bedingten Azidose.

Der Dyspnoe beim **Effort-Syndrom**, welches vor allem bei jungen Männern vorkommt, liegt oft eine unökonomische Totraumhyperventilation bei inspiratorisch verschobener Atemmittellage und Zwerchfelltiefstand zugrunde. Die Lungenvolumina und Blutgase sind normal. Im Gegensatz zum *Hyperventilationssyndrom* mit gesteigerter alveolärer Ventilation bestehen beim Effort-Syndrom keine typischen Hyperventilationszeichen. Im Vordergrund steht die körperliche Leistungsverminderung und die Dyspnoe. Differentialdiagnostisch muß das Effort-Syndrom, vor allem bei jungen Frauen, gelegentlich gegenüber einer bei *Anämie* nach Arbeitsbelastung auftretenden Dyspnoe abgegrenzt werden.

Ausschließlich **zerebral bedingte** *Dyspnoe* findet sich nur bei schweren Krankheitszuständen als Folge von das Atmungszentrum direkt beeinflussenden Prozessen (Hirntumor, Enzephalitiden, vaskulären Erkrankungen).

Pulmonale Dyspnoe

Bei den Störungen der Lungenfunktion, welche zu einer *Dyspnoe* führen, können grundsätzlich zwei Typen unterschieden werden:
- *Lungenerkrankungen mit* **restriktiver Insuffizienz**, bei denen die ventilierten und perfundierten *Atemflächen* eingeschränkt sind, sei es durch extrapulmonale (Ergüsse, Atembehinderung usw.) oder intrapulmonale (Fibrosen, Atelektasen, Pneumonien usw.) Prozesse und
- *Lungenerkrankungen mit* **obstruktiver Insuffizienz**, bei welchen der in- und exspiratorische *Strömungswiderstand* (Asthma bronchiale, chronische Bronchitis, Emphysem) in den Atemwegen erhöht ist.

Klinisch unterscheidet sich die Dyspnoe bei respiratorischer Insuffizienz, sofern die Anamnese und die Bedingungen des Auftretens nicht berücksichtigt werden, von der kardialen Form oft nicht eindeutig. Immerhin darf als typisch gelten, daß die *pulmonale Atemnot* durch die Lage nicht oder nur wenig beeinflußt wird, daß Stauungserscheinungen fehlen und auch die Kreislaufzeiten normal gefunden werden.

Was die Differenzierung der beiden pulmonalen Typen anbelangt, so kann der auskultatorische Nachweis von Giemen und Schnurren über allen Lungenfeldern auf die mit erhöhten Strömungswiderständen einhergehende *obstruktive Form* hinweisen, während bei der *restriktiven Form* der Auskultationsbefund sehr dürftig sein kann.

Die endgültige Differenzierung kann aber nur durch die Laboratoriumsmethoden erfolgen. Bei der restriktiven Form ergibt die Bestimmung der Lungenvolumina erniedrigte Werte, und bei der obstruktiven Form ist der Ausfall der dynamischen Tests (Sekundenkapazität [Tiffeneau-Test], maximale Atemstromstärke [Pneumometerwert nach Hadorn]), welche die Stärke des Exspirationsstoßes messen, pathologisch. Während die Obstruktion der unteren Atemwege zu einer in- und exspiratorischen Dyspnoe führt, kommt es bei Stenosen oberhalb der Glottis zur inspiratorischen Dyspnoe. Bei restriktiven Lungenerkrankungen ist die Dyspnoe infolge der verminderten Dehnbarkeit durch oberflächliche und allenfalls schnelle Atemzüge charakterisiert. Diese Form der Dyspnoe wird durch körperliche Belastung, aber kaum durch Lagewechsel verstärkt.

Eine Ausnahme stellt die von ALTMAN und ROBIN (1969) beschriebene seltene „Platypnoe" dar, welche beim schweren Emphysem vom Typ des „pink puffer" beobachtet wird. Es handelt sich um eine Dyspnoe, welche zusammen mit einer Hyperventilation, Anstieg des Pulmonalarteriendruckes und Verminderung des Herzzeitvolumens beim Sitzen auftritt. Beim Liegen nimmt das Herzzeitvolumen zu, der Pulmonalarteriendruck ab und die Dyspnoe verschwindet.

Eine *respiratorische Insuffizienz* kommt kaum vor, ohne daß mit einer der jedem Arzt geläufigen Methoden (Auskultation, Röntgen) eine Lungenerkrankung aufgedeckt werden könnte. Nur für die Typendifferenzierung sind Spezialuntersuchungen notwendig.

Die Thoraxbewegungen können aber auch behindert sein und zu einer Verteilungsstörung führen, ohne daß eine Lungenerkrankung vorliegt (Kyphoskoliose).

Kardiale Dyspnoe

Die *Dyspnoe bei* **Herzinsuffizienz** hat verschiedene *Ursachen* und äußert sich in verschiedenen *Erscheinungsformen*. Bei Abflußbehinderung aus dem Lungenkreislauf kommt es zur Erhöhung des Druckes in den Lungenkapillaren und zu einer Vermehrung des Blutgehaltes in allen Lungengefäßabschnitten. Als Folge einer chronischen Stauung nehmen die Compliance, die Total- und Vitalkapazität sowie der Atemgrenzwert ab, während die Atemwegswiderstände zunehmen. O_2, CO_2 und das pH im Blut sind in der Regel normal; bei schweren chronischen Lungenstauungen (Mitralvitien) besteht jedoch eine leichte arterielle Hypoxämie. Das akute Lungenödem mit Austritt von Transsudat in die Alveolen führt zu einer starken Einschränkung der Compliance und zu einer mittelschweren Hypoxämie.

Bei der kardialen Dyspnoe ist die Atmung *oberflächlich* und frequent und unterscheidet sich daher oft nicht von der Dyspnoe bei Lungenkrankheiten. Klinisch ist das Exspirium ebenfalls verlängert. Auch trockene Nebengeräusche (= Rhonchi) sind nicht selten nachzuweisen. Oft kommen noch mehr oder weniger reichlich feuchte Nebengeräusche (= Rasselgeräusche) an den Lungenbasen hinzu.

Auch die *Erscheinungsformen* der Dyspnoe können bei pulmonaler und kardialer Atemnot große Ähnlichkeit aufweisen. Bei beiden ist die *Dyspnoe nach körperlicher Belastung* (Anstrengungsdyspnoe) ausgesprochen. Im Gegensatz zur pulmonalen Dyspnoe wird die kardiale Atemnot aber durch Liegen und oft während der Nacht nach dem Einschlafen verstärkt. Eine Zunahme der Atemnot während der Nacht kommt aber auch bei Patienten mit obstruktiven Lungenerkrankungen vor (siehe unten). Wir unterscheiden daher folgende *Formen kardialer Dyspnoe*: die *Orthopnoe*, das eigentliche *Asthma cardiale* mit Übergang in *Lungenödem* und die *periodische Atmung vom Typus Cheyne-Stokes*. Diese Erscheinungsformen erlauben daher schon aus der Anamnese die Differenzierung gegenüber der pulmonalen Dyspnoe.

Die **Orthopnoe** und das **Asthma cardiale** lassen sich am besten durch verschieden stark ausgeprägte Grade von Lungenstauung erklären. Flaches Liegen verstärkt die Lungenstauung durch eine Verschiebung des Blutes von den unteren Extremitäten und dem Splanchnikusgebiet in das Thoraxgebiet, was den funktionstüchtigen rechten Ventrikel nach dem *Starlingschen* Gesetz zu einem erhöhten Fördervolumen veranlassen mag, das aber vom leistungsschwachen linken Ventrikel nicht mehr weiterbefördert werden kann. Dadurch wird die Lungenstauung verstärkt. Dieser Mechanismus ist z.T. auch für das charakteristischerweise nächtlich auftretende Asthma cardiale verantwortlich, wobei noch eine Abschwächung der reflexbedingten Atmungssteigerung mit resultierender Hypoxämie und Schädigung des linken Ventrikels hinzukommt. Wahrscheinlich spielt eine verminderte Empfindlichkeit des Atemzentrums während des Schlafes eine Rolle, wobei möglicherweise auch hemmende Vagusimpulse (erhöhter Vagotonus im Schlaf) daran beteiligt sind. Wird die Stauung vor dem linken Herzen sehr groß, so tritt infolge Erhöhung des hydrostatischen Kapillardruckes in den Lungen Flüssigkeit aus den Lungenkapillaren in die Alveolen aus, und es kommt zu **Lungenödem** mit besonders starker Dyspnoe.

Man begegnet dieser Dyspnoeform bei der *Linksinsuffizienz*, also bei *Hypertonieherzen*, bei *Aortenfehlern*, bei der vorwiegend das linke Herz schädigenden *Koronarsklerose* (Myokardsklerose) und der *Mitralstenose*, die manchmal durch das Auftreten von nächtlichen Asthma cardiale und Lungenödemanfällen überhaupt erst entdeckt wird.

Bei diesen Fällen sind fast immer ein *Galopprhythmus* und eine Vergrößerung des linken Ventrikels zu beobachten und – sofern die entsprechende Apparatur zur Verfügung steht – läßt sich als sehr feiner Test eine *Verlängerung der Lungen-Ohr-Zeit* nachweisen. Die Verlängerung der Kreislaufzeiten ist bei unklaren Fällen als sehr wichtiges Kriterium gegenüber der Dyspnoe bei primären Lungenfunktionsstörungen zu bewerten.

Weitere Kriterien zur Differenzierung sind:
Auskultationsbefund: Im Gegensatz zur *pulmonalen* Ursache stehen bei der *kardialen* Dyspnoe feinblasige, meist nicht klingende, vereinzelt aber auch klingende Rasselgeräusche im Bereich der basalen Lungenabschnitte im Vordergrund. Es ist aber darauf hinzuweisen, daß feinblasige, nicht klingende Rasselgeräusche auch für Lungenerkrankungen, vor allem Lungenfibrosen, typisch sind. Manchmal ist auch ein rechtsseitiger, sehr viel seltener linksseitiger Erguß nachweisbar. Der II. Pulmonalton ist als Folge eines erhöhten Druckes in den Lungengefäßen sowohl bei pulmonalen wie kardialen Affektionen verstärkt.

Röntgenologisch sind die Lungenfelder nicht abnorm hell (s. Abb. 9.5), sondern im Bereich der Hili und der basalen Lungenabschnitte als Zeichen von gestauten Gefäßen und von Ödem häufig verschattet (s. Abb. 9.16).

Das *Sputum* ist nicht zäh, sondern entleert sich leicht als dünnflüssige, schaumige, rubiginöse Ödemflüssigkeit. Bei chronischer Lungenstauung allerdings kann sich ebenfalls zähes Sputum bilden.

Lungenfunktionstests: Bei Linksherzinsuffizienz nehmen als Folge der Lungenstauung die Vital- und Totalkapazität wie auch der Atemgrenzwert ab, während die Sekundenkapazität infolge Erhöhung der Atemwegswiderstände leicht zunimmt. Diese Veränderungen lassen sich meistens eindeutig von denjenigen obstruktiver und restriktiver pulmonaler Erkrankungen abgrenzen.

Allgemein ist zu betonen, daß die *reinen* Fälle von kardialer oder pulmonaler Insuffizienz keine Differenzierungsschwierigkeiten bieten. Die am Einzelfall häufig sich ergebende Unsicherheit rührt von den Kombinationsformen her.

Auch eine *Insuffizienz des* **rechten Ventrikels** kann mit Dyspnoe einhergehen; nur ist diese Dyspnoe nicht durch die Rechtsinsuffizienz, sondern die Lungenkrankheit – welche die Belastung des rechten Ventrikels verursacht hat – bedingt und zeigt daher nicht den beschriebenen kardialen, sondern den pulmonalen Charakter.

Bei der periodischen Atmung (**Cheyne-Stokes**) mit zu- und abnehmender Frequenz sowie Atemtiefe, welche in angedeuteter Form häufig im Schlaf beobachtet wird, spielt eine Herabsetzung der Erregbarkeit des Atemzentrums die Hauptrolle. Diese Herabsetzung kann sowohl hypoxämisch – *bei Gefäßerkrankungen des Gehirns* oder bei *schwerer Herzinsuffizienz mit ungenügender Förderleistung* – als auch *medikamentös* – bzw. bei Morphinverabreichung – bedingt sein. Tatsächlich müssen lokale Faktoren im Gehirn ebenfalls beteiligt sein, was erklärt, daß die *Cheyne-Stokes-Atmung viel seltener* *bei reinen* Vitien beobachtet wird, sondern ganz überwiegend bei *Hypertonie* oder *Myokardsklerose* – die mit allgemeiner Gefäßerkrankung vergesellschaftet sind – vorkommt. Trotz der Periodizität entspricht die *Cheyne-Stokes-Atmung* im Mittel einer Hyperventilation mit Senkung der arteriellen P_{CO_2}. Obwohl der *Cheyne-Stokes-Atemtypus* bei den erwähnten Herzkrankheiten am häufigsten ist, kommt er auch bei rein zerebralen *Erkrankungen* (Hirntumor, Hirnabszeß, Meningitis) vor, welche daher differentialdiagnostisch in Erwägung gezogen werden müssen. Der Arzt denke auch immer an eine zusätzliche Herabsetzung der Empfindlichkeitsschwelle durch *Opiate*.

Von der *Cheyne-Stokes-Atmung* sind die periodische Atmung beim **Pickwick-Syndrom** und die **Biotsche Atmung** (Schnappatmung) zu unterscheiden. Beim Pickwick-Syndrom ist der Atmungstyp durch einen initial „seufzenden", sehr tiefen Atemzug gekennzeichnet, welchem dann abflachende Atemzüge und Atempausen von 10 und mehr Sekunden folgen. Diese Atmung führt regelmäßig zur alveolären Hypoventilation. Sie kann auch im tiefen Schlaf auftreten.

Die *Biotsche Atmung* ist unregelmäßig, ohne erkennbare zugrunde liegende Rhythmik. Sie ist das Zeichen des bald eintretenden Todes und wird bei den meisten schweren Erkrankungen im Endstadium wahrgenommen, besonders ausgesprochen bei Meningitis. Im Gegensatz zur *Cheyne-Stokes-Atmung*, bei der der CO_2-Reiz zwar gemindert, aber doch noch vorhanden ist, ist bei diesem Atemtyp das Atemzentrum gegen CO_2 unempfindlich.

Literaturauswahl

Altman, M., E.D. Robin: Platypnea (Diffuse Zone I Phenomenon?) New Engl. J. Med. 281 (1969) 1347

Bates, D.V., P.T. Macklem, R.V. Christie: Respiratory Function in Disease. An introduction to the integrated study of the lung. 2. Aufl. Saunders, Philadelphie 1971

Bühlmann, A.A.: In Klinische Pathophysiologie (Hrsg. W. Siegenthaler). 2. Aufl. Thieme, Stuttgart 1973, S. 676 ff.

Bühlmann, A.A., P.H. Rossier: Klinische Pathophysiologie der Atmung. Springer, Berlin 1970

Cherniak, N.S., G.S. Longobardo: Cheyne-Stokes Breathing. An instability in physiologic control. New Engl. J. Med. 288 (1973) 952

Comroe, J.H. jr., R.E. Forster II, A.B. Dubois, W.A. Briscoe, E. Carlsen: The Lung. Clinical physiology and pulmonary function tests. 2. Aufl. Year Book Medical Publishers, Chicago 1968

Forgacs, P.: Crackles and wheezes. Lancet 2 (1967) 203

Gaensler, E.A., G.W. Wright: Evaluation of respiratory impairment. Arch. Environ. Health 12 (1966) 146

Rossier, P.H., A.A. Bühlmann, K. Wiesinger: Physiologie und Pathophysiologie der Atmung. Springer, Berlin 1958

Dyspnoe infolge Erkrankungen der Atemwege

(Differentialdiagnose der pulmonalen Dyspnoe)

T.C. Medici

Dyspnoe bei Stenose der großen Atemwege

*Larynx*affektionen führen zu Stridor (Abklärung durch Otolaryngologen).

Von den Erkrankungen der *Trachea* wird das Trachealkarzinom, obwohl eine sehr seltene Erkrankung, doch zu wenig beachtet. Dyspnoe, besonders wenn sie intermittierend ist (Verwechslung mit Asthma!), ist das häufigste Symptom. Husten, Hämoptoe, Fieber und Gewichtsverlust begleiten das Bild. Der Stridor ist in- und exspiratorisch. Die Bronchoskopie klärt die Situation. Über Tracheal- und Bronchialkollaps s. S. 212.

Differentialdiagnose der respiratorischen Insuffizienz

Bühlmann und Rossier (1970) sprechen von einer *respiratorischen Insuffizienz* bei jeder Störung der äußeren Atmung, die mit pathologischen Lungenfunktionswerten z.B. für die Strömungswiderstände, Lungendehnbarkeit, Lungenvolumina, Gasdurchmischung, alveoläre Ventilation, funktioneller Totraum, Diffusionskapazität, O_2- und CO_2-Druck im Lungenvenenblut erfaßt werden kann.

Der respiratorischen Insuffizienz liegen bei pulmonalen Affektionen verschiedene pathophysiologische Mechanismen zugrunde. Eine Reihe von pathophysiologischen Syndromen, die beim Patienten oft gemeinsam vorkommen und Ausdruck der angewandten Untersuchungsmethodik sind, lassen sich differenzieren. Von diesen sind die Restriktion und Obstruktion, welche anhand der Spirometrie voneinander unterschieden werden können, die wichtigsten Syndrome:

Ateminsuffizienz infolge Verminderung der perfundierten und ventilierten Lungenoberfläche (Restriktion)

Folgende pulmonale Affektionen führen zur Restriktion
- parenchymale: Atelektasen, Pneumonien, Granulomatosen, diffuse Lungenfibrose verschiedenster Ätiologie, Pneumokoniosen, Resektionen
- extraparenchymale: Ergüsse, Pneumothorax, Kyphoskoliose, Thorakoplastik

Diagnostisch weisen massive perkutorische und auskultatorische Befunde fast immer auf die richtige Fährte. Die Differentialdiagnose wird nach den im Kap. „Lungenverschattung" besprochenen Grundsätzen durchgeführt.

Ateminsuffizienz infolge erhöhten Strömungswiderstandes (Obstruktion)

Der Strömungswiderstand ist erhöht
- in- und exspiratorisch bei Stenosen im Bereich der Bronchien und Bronchiolen (Asthma bronchiale, chronische Bronchitis, Bronchiolitis („small airway disease"), Lungenemphysem, Lungenstauung)
- exspiratorisch bei Elastizitätsverlust des Lungenparenchyms (Lungenemphysem)

Zur Unterscheidung dieser beiden Grundformen sind neben den klinischen Befunden, welche die Diagnose in sehr vielen Fällen ohne weiteres ermöglichen, *Lungenfunktionsprüfungen* notwendig.

Lungenfunktionsprüfungen

Bei den Lungenfunktionsprüfungen, welche ohne komplizierte Apparaturen durchgeführt werden können, lassen sich die *statischen* (Vitalkapazität) und die *dynamischen* Tests (Sekundenkapazität = Tiffeneau-Test, Pneumometerstoß nach Hadorn und der Atemgrenzwert = AGW) unterscheiden.

Die **Vitalkapazität** (Normalwert für den Mann 2500 ml/m² Körperoberfläche, also 3000 bis 5000 ml, für die Frau 2000 bis 4000 ml) ist bei der restriktiven und obstruktiven Ateminsuffizienz vermindert. Die Unterscheidung ist nur durch die gleichzeitige Bestimmung der Totalkapazität, welche im Falle der restriktiven Form deutlich eingeschränkt ist, möglich. Auch bei kardialer Dyspnoe wird die Vitalkapazität herabgesetzt, sobald eine Lungenstauung vorliegt, was bei jeder schweren Herzinsuffizienz die Regel ist.

Der Ausfall der **dynamischen Tests** ist dagegen bei der restriktiven Ateminsuffizienz normal und bei der obstruktiven Ateminsuffizienz pathologisch. Dies gilt vor allem für die Sekundenkapazität, während der Atemgrenzwert auch bei restriktiver Insuffizienz eingeschränkt sein kann.

- Durch die Pneumometrie wird die maximal erreichbare exspiratorische Stromstärke (V_{Emax}) während eines forcierten Exspirationsstoßes gemessen. Sie ist beim Bronchialspasmus stets vermindert. Nach Inhalation eines Bronchospasmolytikums (z.B. Isoprenalin) nimmt der Pneumometerwert zu. Zur Messung eignet sich das von Willbrandt, Roth und Wyss angegebene Pneumometer.

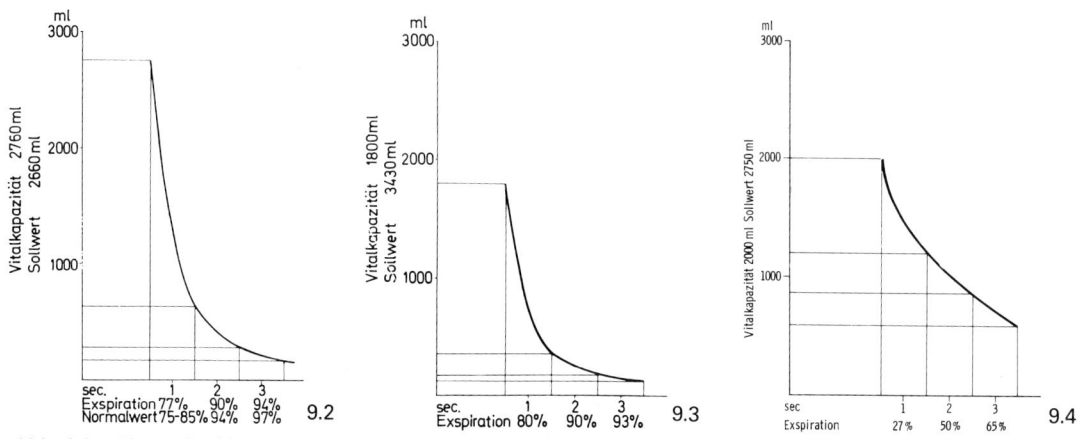

Abb. 9.2. Normales Verhalten des *Tiffeneau-Testes*

Abb. 9.3. *Tiffeneau-Test* bei *restriktiver Ateminsuffizienz* (Vitalkapazität eingeschränkt, Exspirationsstoß annähernd normal). Starke Pleuraverschwartung

Abb. 9.4. *Tiffeneau-Test* bei *obstruktiver Ateminsuffizienz* (Vitalkapazität eingeschränkt, Exspirationsstoß stark behindert). Asthma bronchiale

Klinisch läßt sich eine verminderte Stärke des Exspirationsstoßes in hochgradigen Fällen auch ohne Pneumometer feststellen, z.B. durch die Unmöglichkeit, eine Kerzenflamme auszublasen.

– Nach der von Rossier und Méan 1936 eingeführten Methode wird der *Atemgrenzwert* (maximal mögliche rasche und tiefe Atemzüge während ca. 10 Sekunden) vor und nach Inhalation von Isoprenalin gemessen. Er fällt bei Patienten mit spastischen Affektionen der Bronchien positiv aus, d.h., der stark herabgesetzte Atemgrenzwert steigt nach Isoprenalin zur Norm an, während er bei gesunden Individuen und Ateminsuffizienz ohne spastische Komponente kaum beeinflußt wird. Zur Messung des Atemgrenzwertes wird ein graphisch registrierender Spirometer benötigt.

– Der Tiffeneau-Test mißt sowohl die statischen wie die dynamischen Werte. Es wird festgestellt, wieviel Luft bei einem forcierten Exspirationsstoß in der 1., 2. und 3. Sekunde exspiriert werden kann.

Durch die graphische Aufzeichnung kommt die Raschheit, mit welcher die Luft ausgeatmet werden kann, besonders anschaulich zur Darstellung. Der Versuch kann beliebig oft wiederholt werden, was bei Simulationsverdacht entscheidende Resultate erlaubt.

Die Menge der ausgeatmeten Luft wird als Absolutwert oder in % der Vitalkapazität angegeben und mit den bei gesunden Personen ermittelten Werten (s. Abb. 9.2) verglichen.

Wie aus der Einordnung der Zustände mit Ateminsuffizienz hervorgeht, können mehrere Faktoren verantwortlich sein, so daß sich auch die Funktionstests überschneiden. Häufig werden daher gleichzeitig sowohl die Tests für die *statischen* (Vitalkapazität) wie die *dynamischen* (Atemgrenzwert usw.) Funktionen pathologisch gefunden (Abb. 9.3, 9.4).

Stehen Apparaturen zur Bestimmung der *Blutgase* zur Verfügung, so erfolgt die Beurteilung der Schwere und des Charakters der Ventilationsstörungen, welche aus den oben erwähnten Gründen (obstruktive und restriktive Insuffizienz) zur manifesten Lungeninsuffizienz führen, am zweckmäßigsten nach dem Schema von Bühlmann und Rossier (1970). Sie unterscheiden:

Verteilungsstörung (Partialinsuffizienz, arterielle Sauerstoffuntersättigung, aber normale CO_2-Werte im Blut in Ruhe). Die Partialinsuffizienz tritt ein, wenn die Alveolen ungleichmäßig ventiliert und perfundiert werden (normalerweise beträgt in Ruhe das Ventilations-Perfusions-Verhältnis [$\dot{V}_A/\dot{Q}$] 0,8).

Die **alveoläre Hypoventilation** (Globalinsuffizienz) zeigt neben der Hypoxämie auch eine Erhöhung der CO_2-Spannung im Arterienblut und stellt sich ein, wenn die *Gesamtheit* der Alveolen hypoventiliert werden. Das gleichzeitige Bestehen von arterieller Hypoxämie und arterieller Hyperkapnie spricht mit Sicherheit für das Vorliegen einer alveolären Hypoventilation, was eine Vermehrung des CO_2-Gehaltes der Alveolarluft und folglich der CO_2-Spannung des Blutes nach sich zieht und zur respiratorischen Azidose führt. Als Folge der alveolären Hypoventilation kommt es auf dem Wege des *alveolokapillären Reflexes* zu Spasmen der Lungenarteriolen und einer Erhöhung des Widerstandes im kleinen Kreislauf, zur pulmonalen Hypertonie und im chronischen Fall zu einem Cor pulmonale.

Außer durch Hypoventilation kann eine Atmungsinsuffizienz auch beim **vaskulären Kurzschluß** eintreten, d.h., wenn Lungenteile von der Ventilation gänzlich ausgeschlossen, aber noch durchblutet sind. Dieses die nicht durchlüfteten Gebiete durchfließende Blut kann also nicht mehr mit O_2 gesättigt werden und mischt sich dem gesättigten Blut bei. Eine 100%ige O_2-Sättigung kann daher durch O_2-Beatmung nicht erreicht werden, wodurch sich die Ateminsuffizienz beim vaskulären Kurzschluß von der Partialinsuffizienz unterscheidet.

Der intrapulmonale Kurzschluß kommt bei kollabierten Lungen, Atelektase und Lungeninfiltraten sowie beim arteriovenösen Aneurysma mit ausgesprochenen Shunts vor.

Auch **Diffusionsstörungen** führen infolge veränderter, vor allem verdickter Alveolarwände, Einschränkung der alveolokapillären Oberfläche und Verkürzung der Kontaktzeit zwischen Erythrozyten und Alveolargasen („alveolokapillärer Block") zu einer Erschwerung des Gasaustausches und damit einer Hypoxämie. Diese Funktionsstörung erklärt die Ateminsuffizienz bei multiplen Lungenembolien, diffuser Lungenfibrose und ausgedehnten Parenchymverlusten. Wegen der 25mal leichteren Diffundierbarkeit von CO_2 gegenüber O_2 kommt es bei diesem Mechanismus nie zu einer Hyperkapnie, im Gegenteil ist der CO_2-Gehalt des arteriellen Blutes oft sogar erniedrigt.

Klinische Krankheitsbilder

Als *klinische Krankheitsbilder* müssen in dieser Gruppe in erster Linie die chronischen unspezifischen Atemwegserkrankungen, nämlich Asthma bronchiale, chronische Bronchitis und die verschiedenen Formen des Emphysems unterschieden werden.

Asthma bronchiale

Alle oben erwähnten Zeichen, welche durch intermittierende, spontan oder durch Pharmaka beeinflußbare Episoden von reversibler Bronchialobstruktion hervorgerufen werden, sind nachweisbar (s. S. 204). Die Obstruktion der zentralen und peripheren Atemwege wird durch ein Mukosaödem, Hypersekretion, Bronchialspasmus und eventuell exspiratorische Kompression der Atemwege verursacht. In neuerer Zeit zu wenig untersucht und doch von großem diagnostischem Wert ist das *Sputum,* welches bei Vorliegen von Curschmann-Spiralen, Charcot-Leyden-Kristallen und reichlich Eosinophilen einen für Asthma bronchiale typischen Befund liefert. Als Symptome der Überblähung finden sich perkutorisch Schachtelton, tiefstehende Lungengrenzen mit geringer Verschieblichkeit, röntgenologisch helle Lungenfelder, tiefstehende Zwerchfellkuppen und Horizontalstellung der Rippen. Auch bei langdauernden Fällen, dem *chronischen allergischen Asthma bronchiale,* kommt es *nicht* zur Ausbildung eines Emphysems. Weisen intra vitam die Lungenfunktionstests (konstant erhöhtes Residualvolumen) auf das Vorliegen eines Emphysems hin, so finden sich regelmäßig die Symptome und Befunde einer bronchialen Infektion, d. h. es liegt ein Infektasthma vor oder es besteht zusätzlich eine chronische Bronchitis.
Die Unterscheidung zwischen *Überblähung* und *Emphysem* ist klinisch nicht immer möglich. Einzig die Anamnese vermag die differentialdiagnostische Entscheidung zu bringen.
Sofern ein Emphysem nicht vorliegt, ist die bronchial-asthmatische Dyspnoe definitionsgemäß besonders durch ihre Reversibilität charakterisiert. Die völlig beschwerdefreien Intervalle beim *Bronchialasthma* sind auch gegenüber der *kardialen Dyspnoe* zu verwerten. In späteren Stadien verwischen sich die *pulmonal* und *kardial* bedingte Dyspnoe häufig, weil auch das Herz sekundär mitbeteiligt wird (Cor pulmonale s. S. 230). Aber auch im *akuten* Bronchialasthma-Anfall sind schwere elektrokardiographische Veränderungen im Sinne der Myokardschädigung (nur Veränderungen der Nachschwankung) die Regel.
Da es sich beim Asthma bronchiale vornehmlich um eine allergische Erkrankung auf verschiedene mögliche Faktoren handelt, ist nach der Diagnosestellung festzustellen, welche Allergene ursächlich für die Auslösung der Anfälle in Frage kommen. Inwieweit eine endogene, partielle Blockade der β_2-adrenergischen Rezeptoren der Bronchialmuskulatur eine Rolle spielt, ist noch ungewiß.
Bei den Allergenen spielen exogene, nicht-infektiöse die größte Rolle. Hauttests sind für die Ermittlung nicht-infektiöser Allergene wertvoller als für die Erkennung infektiöser (viraler und bakterieller). In manchen, besonders langdauernden Fällen muß eine Polyätiologie angenommen werden. Für exogene, nicht-infektiöse Allergene spricht das Auftreten von Anfällen bei besonderer Exposition (z. B. Pollenallergie im Sommer, Hausstaub beim Betten); dagegen führen Infekte eher im Winter zu asthmatischen Zuständen.
Ätiologisch werden gewöhnlich zwei *Asthmaformen* unterschieden

das exogene, allergische („extrinsic") Asthma und das endogene („intrinsic") Asthma.

Je nach der dem Asthma bronchiale zugrundeliegenden Hypersensitivitätsreaktion und ihrer pharmakologischen Beeinflussung durch Steroide, Chromome und Bronchodilatatoren unterscheidet PEPYS (1973) folgende Formen:
– das exogene, atopische Asthma, auch Typ-I-Asthma (anaphylaktische Sofortreaktion vom Reagintyp),
– das exogene, nicht-atopische Asthma, auch Typ-III-Asthma (Reaktion vom Arthustyp),
– die Kombinationsform, nämlich Typ-I + Typ III-Asthma,
– das endogene Asthma.

Das Asthma vom Typ I findet sich beim Allergiker, welcher nach Antigenzufuhr zellfixierende Antikörper (IgE) bildet. Nach dem Kontakt des Antigens mit den an den Mastzellen fixierten Antikörpern kommt es zur Permeabilitätsänderung der Mastzellmembran mit konsekutiver Freisetzung von Histamin und „slow reacting substance of anaphylaxis" (SRS_A), welche ihrerseits eine Erhöhung der Kapillarpermeabilität, Hypersekretion und Spasmus der Bronchialmuskulatur verursachen. Das Asthma vom Typ III kommt bei nicht atopischen Patienten vor und wird durch Präzipitine (IgG) verursacht. Bei der Kombinationsform – z. B. der allergischen bronchopulmonalen Aspergillose – werden bei empfindlichen Patienten sowohl Antikörper vom IgE- als auch vom IgG-Typ gebildet. Diese Form tritt auch nach Inhalation verschiedener Gase und Dämpfe (Toluoldiisozyanat, Aminoäthanolamin etc.) auf.

Das exogene allergische Asthma bronchiale tritt vornehmlich im Kindes- und frühen Erwachsenenalter auf, während die endogene Form mit zunehmendem Alter, d.h. vornehmlich nach dem 30. Lebensjahr vorkommt.
Für die Erfassung der emotionalen Faktoren, welche für die Auslösung von Asthmaanfällen bedeutungsvoll sein können, gibt es keine Tests; sie sind nur der intuitiven Einfühlung des Arztes zugänglich.

Emphysem

Als Ursache einer Dyspnoe wird das Emphysem auffallend häufig verkannt. Viele Emphysematiker werden oft während längerer Zeit mit Digitalis als Herzkranke behandelt, wobei ein Erfolg verständlicherweise nicht sichtbar wird.

Das Lungenemphysem wird pathologisch-anatomisch als permanente Erweiterung der verschiedenen Anteile des Azinus, der am Gasaustausch beteiligten, morphologischen Einheit der Lunge, definiert. Intra vitam können diese anatomischen Veränderungen ohne Biopsie nur indirekt durch die Kombination von klinischen, radiologischen und insbesondere Lungenfunktionstests festgestellt werden.

Je nachdem welcher Teil der Azinus betroffen ist, unterscheidet THURLBECK 1973 folgende Emphysemformen:

- zentrilobuläres oder zentriazinäres Emphysem (Befall des proximalen Azinus, der Bronchioli respiratorii)
- paraseptales oder periazinäres Emphysem (Befall des distalen Azinus, der Alveolen)
- panlobuläres oder panazinäres Emphysem (Befall des gesamten Azinus)
- irreguläres Emphysem (irregulärer Befall des Azinus)

Das **zentrilobuläre Emphysem** findet sich vor allem bei Rauchern und ist meist mit einer chronischen Bronchitis vergesellschaftet. Es befällt die oberen Lungenzonen im Gegensatz zum **panlobulären Emphysem,** welches die unteren Zonen befällt. Die Ursachen des panlobulären Emphysems sind mannigfaltig. Die schwersten Formen treten beim familiär vorkommenden, homozygoten α_1-Antitrypsinmangel auf. Die Immunelektrophorese ermöglicht die ätiologische Abklärung dieser seltenen Form des panlobulären Emphysems. Dagegen stellt das lokalisierte panazinäre Emphysem, das vor allem im hohen Alter auftritt, die häufigste Form des panlobulären Emphysems dar. Die Inzidenz ist bei Männern und Frauen ungefähr gleich hoch, und es besteht keine Beziehung zum Rauchen und der chronischen Bronchitis. Oft findet sich aber dieses Emphysem gleichzeitig mit der zentrilobulären Form bei Rauchern und chronischen Bronchitikern. Außerdem handelt es sich beim Emphysem infolge von bronchialer und bronchiolärer Obliteration auch um ein panlobuläres Emphysem (*unilaterales Emphysem, Swyer-James Syndrom, MacLeod-Syndrom, kongenitale Bronchusatresie*).

Das **paraseptale** oder periazinäre Emphysem, welches die peripheren Anteile des Azinus befällt, ist vor allem in den oberen Lungenabschnitten, nahe den Apices und entlang der posterioren Oberfläche der Unterlappen lokalisiert. Bei pleuranahem Befall spricht man von Mantelemphysem, die häufigste Ursache eines Spontanpneumothorax.

Das **irreguläre** *Emphysem* wird durch Vernarbungen verursacht, es wird deshalb auch als Narbenemphysem bezeichnet. Es ist aber zu beachten, daß es sich beim Narbenemphysem auch um ein lokalisiertes, panlobuläres Emphysem handeln kann. Dieses Emphysem kommt häufig vor. Es ist meistens vollkommen asymptomatisch.

Von diesen Emphysemformen sind die Erweiterungen des Azinus ohne Destruktion – wie die Ektasie der Ductuli alveolares, welche in jeder Lunge von Personen über dreißig Jahre vorkommt, und die Überblähung bei Status nach Pneumonektomie – zu unterscheiden.

Nach *ätiologischen* Gesichtspunkten und nach der funktionellen Symptomatologie werden beim Emphysem (konstant erhöhtes Residualvolumen) nach BÜHLMANN 1970 folgende Formen unterschieden (s. Tab. 9.1):

Tabelle 9.1. Einteilung der Emphysemformen

Nichtobstruktiv	Obstruktiv
Kompensatorisch bei jedem Parenchymverlust	Lokalisiert bei regionärer Obstruktion
	Generalisiert bei multipler Bronchialobstruktion
	Bullös und destruktiv bei Verlust an Lungenoberfläche durch Blasenbildung und Kompression sowie Fibrosierung größerer Bezirke

Beim *nicht-obstruktiven* Lungenemphysem ist der maximal forcierte Exspirationsstoß (z. B. Tiffeneau) nicht behindert. Diese Form ist harmlos und hat funktionell und klinisch keine so große Bedeutung wie das **obstruktive** Emphysem, das zusammen mit der chronischen Bronchitis die häufigste zur Invalidität füh-

Tabelle 9.2. Klinische Einteilung und Charakteristik des Emphysems (nach BURROWS u. Mitarb.)

Pink Puffer (Typ A)	Blue Bloater (Typ B)
Klinik	
normal-untergewichtig	normal-übergewichtig
schwere Dyspnoe	leichte Dyspnoe
keine Zyanose	Zyanose, Plethora
Reizhusten und wenig Auswurf	viel Husten und Auswurf rezidivierende Rechtsherzinsuffizienz
Radiologie	
Überblähung	Überblähung möglich
Verlust der peripheren Gefäßzeichnung	vermehrte Lungenzeichnung („dirty chest")
Herz schlank	Herz verbreitert
Atem- und Kreislauffunktion	
Totalkapazität und Residualvolumen erhöht	Totalkapazität normal – leicht erhöht
Vital- und Sekundenkapazität eingeschränkt	Residualvolumen erhöht
Hypoxämie, Normokapnie	Vital- und Sekundenkapazität eingeschränkt
O_2-Diffusionskapazität eingeschränkt	Hypoxämie, Hyperkapnie
Herzzeitvolumen erniedrigt	O_2-Diffusionskapazität normal
	Herzzeitvolumen normal – erhöht
	Hämatokrit erhöht
Pathologie	
panlobuläres Emphysem	zentrilobuläres Emphysem

rende Lungenerkrankung ist. Ursache für das obstruktive Emphysem ist vor allem die chronische Bronchitis.

Nach *klinischen* Gesichtspunkten unterscheiden BURROWS und FLETCHER 1966 zwei Emphysemtypen, den „**Blue Bloater**" und den „**Pink Puffer**" (s. Tab. 9.2). Der Blue Bloater, welcher eine deutliche Zyanose aufweist und wenig dyspnoisch ist, entspricht dem Patienten mit obstruktivem Emphysem mit Globalinsuffizienz. Der Pink Puffer weist dagegen – bei ähnlichen spirometrischen Befunden – eine starke Dyspnoe auf und eine in Ruhe nur leichte Hypoxämie bei fehlender oder leichter Hyperkapnie. Der Blue Bloater hat eine Polyglobulie, einen deutlich erhöhten intrakraniellen Druck und ist meist übergewichtig im Gegensatz zum Pink Puffer, der eher untergewichtig ist. Der letztere ist durch den in Inspiration stehenden Thorax, die geringe Thoraxdehnungsmöglichkeit, den Schachtelton, die wenig verschieblichen Zwerchfellgrenzen, die infolge Über-

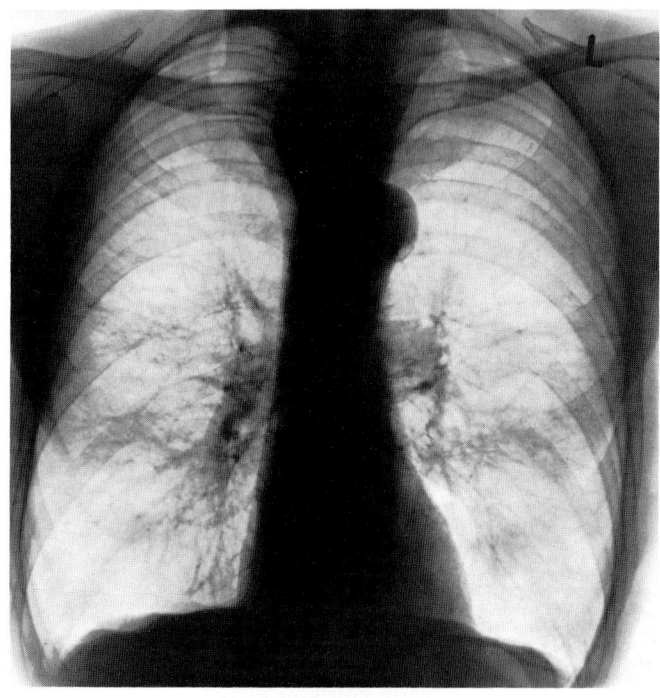

Abb. 9.5. Lungenemphysem: *„Pink Puffer".* Die Lungenfelder sind überhell, die Lungenzeichnung fehlt. Die Hili sind kräftig. Die Gefäße weisen einen peripheren Kalibersprung auf. Die Zwerchfellkuppen stehen tief und sind abgeflacht. Das Herz und Gefäßband sind schmal

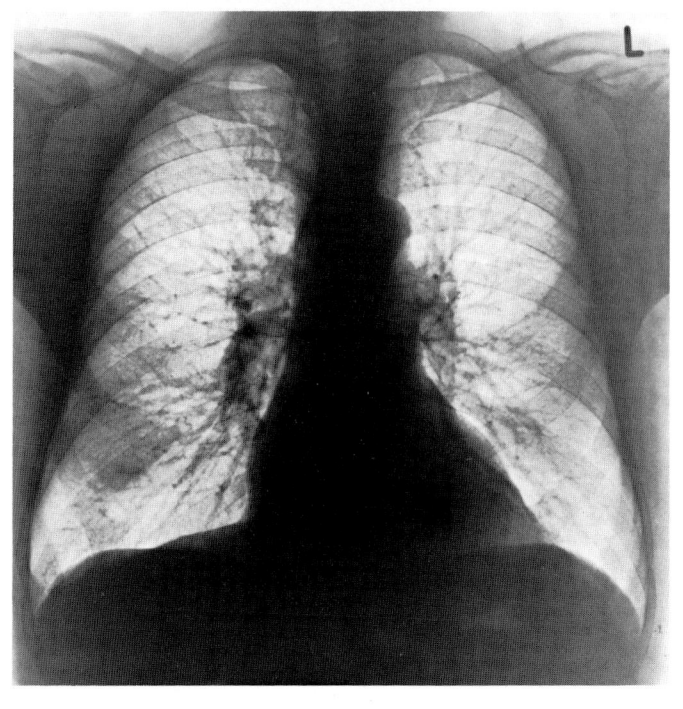

Abb. 9.6. Lungenemphysem: *„Blue Bloater".* Die Lungenfelder sind normal transparent. Die Lungenzeichnung ist verstärkt. Beide Hili sind verdichtet. Kerley-B-Linien. Das Herz und Gefäßband sind nicht verbreitert. („dirty chest")

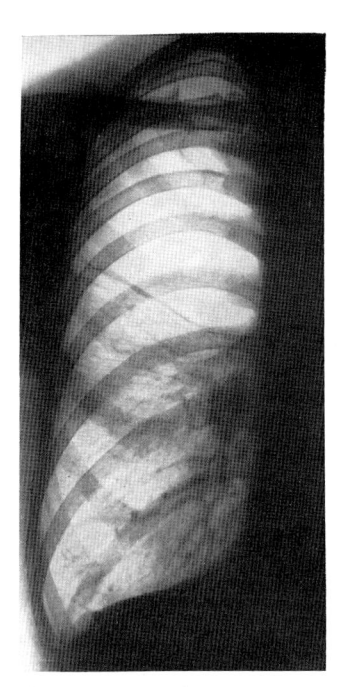

Abb. 9.7. „Vanishing lung" (vollständig fehlende Lungenzeichnung im rechten Oberfeld)

lagerung durch die geblähte Lunge verkleinerte absolute Herzdämpfung, leise Herztöne und leises Atemgeräusch charakterisiert: alles Zeichen der Überblähung. Der Blue Bloater weist hingegen oft einen faßförmigen Thorax ohne ausgesprochene Zeichen der Überblähung auf. Auskultatorisch steht ein bronchitischer Befund im Vordergrund. Auch **radiologisch** unterscheiden sich diese beiden Emphysemformen wesentlich voneinander (Abb. 9.5 und 9.6). Während der Pink Puffer die „klassischen" Zeichen des Emphysems zeigt (Überblähung und Verlust peripherer Gefäße), ist beim Blue Bloater die Überblähung wenig ausgeprägt, die Lungen- und Gefäßzeichnung nicht vermindert, sondern verstärkt („dirty chest").

Das obstruktive Emphysem kann zur Blasenbildung (*bullöses Emphysem*) führen, deren extremstes Krankheitsbild auch als „**vanishing lung**" bezeichnet wird. Die „vanishing lung" oder *progressive Lungendystrophie* wurde auch ohne vorbestehendes Emphysem als eigene Krankheit beschrieben (Abb. 9.7). Dies dürfte am ehesten dem progredienten, massiven Emphysem bei homozygoten α_1-Antitrypsinmangel entsprechen.

Es kommt dabei im Bereich von einem oder mehreren Lungenlappen in mehr oder weniger großer Ausdehnung zu einem völligen Schwund von Lungengewebe (Bronchien und Gefäße eingeschlossen), was zu zystenartigen Hohlräumen führt. Diese sehr hellen Lungenbezirke, in welchen eine deutliche Lungenzeichnung fehlt, sind röntgenologisch zu erkennen. Klinisch bestehen die Symptome der respiratorischen Insuffizienz. Neben jahrelangem Verlauf sind auch rasch progrediente Fälle beobachtet worden. Es bestehen zweifellos Beziehungen zu Nikotinabusus, was die Vermutung stützt, daß der Lungengewebeschwund Folge einer primären Obliteration der Bronchial- und Lungenarterien sei.

Als *Silofüllerkrankheit* wird ein Krankheitsbild bezeichnet, das bei Arbeitern beobachtet wurde, die Getreide in Silos einlagern. Klinisch steht eine respiratorische Insuffizienz, manchmal mit Zeichen von Lungenödem, im Vordergrund. Im Röntgenbild sind zahllose kleine Verschattungen, ähnlich wie bei akuter Miliartuberkulose, festzustellen. Dem Krankheitsbild liegt eine akute chemische Pneumonie zugrunde, die durch das bei der Getreidegärung freiwerdende Stickstoffdioxyd verursacht wird.

Bronchitis

Sie ist differentialdiagnostisch gegenüber Asthma bronchiale und Emphysem abzugrenzen.

Die Einteilung der Bronchitis erfolgt zweckmäßigerweise nach folgenden klinischen Gesichtspunkten: akute Bronchitis, chronische Bronchitis, Bronchiolitis („small airway disease") und chronische Bronchitiden als Begleitkrankheit.

Akute Bronchitis

Es handelt sich dabei um eine akute Entzündung der Atemwege – es können die gesamten Atemwege von der Trachea bis zu den Bronchiolen betroffen sein – welche durch verschiedene exogene Noxen verursacht wird. Die Abgrenzung gegenüber der akuten Exazerbation einer chronischen Bronchitis (s. unten) erfolgt durch die Anamnese. Die häufigste Ursache einer akuten Bronchitis sind Infekte mit Viren, welche den Respirationstrakt befallen wie bsw. Myxoviren (Influenza A, B, C, Parainfluenzaviren, RS-Viren) Adenoviren und Picornaviren (Rhinoviren). Außerdem ist die akute Bronchitis als Symptom bei viral- und bakteriellseptischen Erkrankungen wie Masern, Varizellen, Keuchhusten, Diphtherie, Ornithose, Typhus abdominalis, Paratyphus zu beobachten. Infekte mit bronchopathogenen Bakterien (Haemophilus influenzae) – meistens handelt es sich um eine sekundäre Infektion nach viraler Schädigung der Bronchialschleimhaut –, spielen wahrscheinlich eine Rolle; auch die verschiedensten mechanischen und chemischen Reizstoffe müssen durch eine sorgfältige Erhebung der Anamnese erwogen werden.

Oft stellt die Bronchitis eine Komponente der sogenannten Erkältungskrankheit, dem „Common Cold" dar, dessen häufigste Symptome der Schnupfen und die Tracheitis sind. Die Erkrankung tritt endemisch auf, es besteht jedoch eine Krankheitshäufung im Frühjahr und Herbst. Bei den Erregern handelt es sich vor allem um RNS-haltige Rhinoviren, doch können auch Myxo-, Paramyxo-, Adeno- und Reoviren diese Erkrankung der nasalen und oberen

Atemwege verursachen. Differentialdiagnostisch ist der Schnupfen u.a. von allergischen und toxisch verursachten (gewerbliche Gifte) Entzündungen sowie funktionell vasomotorischen Störungen der Nasenschleimhaut abzugrenzen.

Chronische Bronchitis

Von den Infektionserkrankungen des Respirationstraktes stellt die chronische Bronchitis die wichtigste Erkrankung hinsichtlich Morbidität und Mortalität dar.

In einer ausgedehnten epidemiologischen Studie in Berlin (New Hampshire, USA) stellten FERRIS und ANDERSON ohne Berücksichtigung der Rauchergewohnheiten bei 36,6% von Männern und 21,1% von Frauen über 25 Jahren eine chronische Bronchitis fest. Die altersgemäß korrigierte Mortalitätsrate betrug 1966 in England 125 und 24 pro 100000 Personen für Männer und Frauen ohne Berücksichtigung der Rauchergewohnheiten (für Koronarerkrankungen etwa 300).

Bei der chronischen Bronchitis handelt es sich um eine Erkrankung der Atemwege, welche durch Auswurf, eine übermäßige Schleimproduktion des Bronchialbaums und Husten gekennzeichnet ist. Als chronisch gilt das tägliche Vorkommen beider Symptome während mindestens dreier Monate im Verlauf zweier aufeinanderfolgenden Jahre.

Die diagnostischen Kriterien sind rein klinisch und beschreiben einerseits eine der Ursachen und andererseits eine der Folgen des dominierenden pathophysiologischen Merkmals der chronischen Bronchitis, nämlich der Obstruktion der zentralen und peripheren Atemwege.

Folgende Mechanismen sind für die Bronchialobstruktion verantwortlich: 1. Das entzündliche Ödem und die Infiltration der Mukose mit Entzündungszellen, 2. die Hyperplasie und Metaplasie des Bronchialepithels, 3. die Hyperplasie und Hypertrophie sowohl der schleimsezernierenden Strukturen der Mukosa und Submukosa als auch der Bronchialmuskulatur, 4. die Hyperreaktivität der Atemwege, 5. die Produktion eines qualitativ und quantitativ physiko-chemisch abnormen Bronchialsekret, 6. die Bronchialwanderschlaffung und 7. die Erschlaffung des Lungengerüstes. Alle diese Veränderungen sind Folgen von Reizungen und Entzündungen der Bronchialmukosa, hervorgerufen durch spezifische und unspezifische Noxen.

Die im Sputum oder Bronchialsekret nachweisbaren Mikroorganismen sind wahrscheinlich nicht primär bronchopathogen; sie sind sekundäre Invasoren einer schon geschädigten Bronchialschleimhaut. Die primären Faktoren, welche zur Schädigung der Schleimhaut und damit zur Auslösung der Exazerbation der chronischen Bronchitis führen, sind Viren, welche den Respirationstrakt befallen (s. oben), atmosphärische Pollutanten (SO_2, NO_2, O_3, CO, Staub, Ruß) sowie flüchtige und partikuläre Bestandteile des Tabakrauches. Neben diesen exogenen Noxen, welche die endogene Infektabwehr beeinträchtigen, können auch die spezifischen sowie unspezifischen, humoralen und zellulären Mechanismen der Infektabwehr *per se* geschädigt sein und dadurch die Entstehung der chronischen Bronchitis begünstigen. Die sekundäre bakterielle Infektion ist aber für die irreversible Schädigung der Bronchialschleimhaut und die daraus resultierenden Folgen verantwortlich.

Die diagnostischen klinischen Kriterien sind

– anamnestisch: Angaben von Husten, Auswurf, Pfeifen, manchmal mit Anfällen von Atemnot, oft nachts (Zunahme des Vagotonus → vermehrter Bronchokonstriktion und Hypersekretion = Obstruktion)

– auskultatorisch: verlängertes Exspirium, trockene Nebengeräusche und frühinspiratorische sowie exspiratorische Rasselgeräusche.

Die Untersuchung der *Lungenfunktion* ergibt die typischen Befunde einer Obstruktion: Einschränkung der Vital- und vor allem Sekundenkapazität, welche z.T. reversibel sein können. Es ist aber zu beachten, daß bei der chronischen Bronchitis die in- und exspiratorischen Volumina über lange Zeit hin noch vollkommen normal bleiben können, obwohl schon eine weitgehende Obstruktion der kleinen Atemwege (s. „small airways disease") vorliegen kann. Der *Röntgenbefund* ist in weniger als 50% negativ. Die positiven Befunde umfassen Überblähung, vermehrte Lungenzeichnung („dirty chest"), periphere Gefäßarmut (Emphysem!) und bronchographisch Darstellung der erweiterten Drüsenausführungsgänge und der Drüsen der großen Bronchien (Divertikulose) sowie inkomplette periphere Füllung durch Obstruktion. Da das exspektorierte *Sputum* die Entzündung der Atemwege reflektiert, ergibt die zytologische und biochemische Untersuchung Hinweise auf die Aktivität, das Ausmaß und den Grad der chronischen Bronchitis.

Charakteristisch für jede chronische Bronchitis sind rezidivierende klinische und funktionelle Verschlechterungen.

Die klinische Diagnose von Exazerbationen mit sekundärer bakterieller Infektion (Zunahme von Husten und Dyspnoe, Auftreten von purulentem Auswurf, Verstärkung des Auskultationsbefundes und Verschlechterung der Lungenfunktion) wird durch zytologische, biochemische und bakteriologische Sputumbefunde objektiviert.

Die akute Exazerbation ist zytologisch im Sputum einerseits durch eine Zunahme exsudierter polymorphunkleärer Neutrophilen und exfoliierter Bronchialepithelzellen und andererseits durch die Abnahme von exsudierten Histiozyten und Eosinophilen gekennzeichnet. Biochemisch steigt die Lactat-Dehydrogenase und die Desoxyribonukleinsäure infolge von Zellzerstörungen im Sputum an. Die LDH-Isoenzyme 4 und 5 sowie Fibrinogen – letzteres die Folge erhöhter Kapillarpermeabilität – sind ebenfalls nachweisbar.

Von den im Sputum und im Bronchialsekret nachgewiesenen Keimen sind Haemophilus influenzae und Diplococcus pneumoniae am häufigsten mit einer Entzündung der Bronchialschleimhaut assoziiert.

Enterobakterien (Klebsiella, Escherichia coli, Proteus, Pseudomonas aeruginosa) sind wahrscheinlich für Exazerbationen der chronischen Bronchitis nicht verantwortlich. Sie treten als Folge einer häufig angewandten antibiotischen Therapie vermehrt im Sputum auf. Spezifische Präzipitine gegen Typ IV, Klebsiella ozaenae, sind nur bei Patienten mit Bronchiektasen und zystischer Fibrose nachweisbar.

Die weiteren im Sputum vorkommenden Mikroorganismen wie Neisseria catarrhalis, Staphylococcus aureus, Diphtheroides, Haemophilus parainfluenzae, Staphylococcus albus und Streptokokken sind nicht bronchopathogen.

Eine *chronische Bronchitis* durch direkte mechanische Reizwirkung kommt auch als Berufskrankheit bei Steinhauern und allen anderen in *Silikatstaub* ausgesetzten Berufen Arbeitenden sowie denen in Betrieben mit starker *Staubentwicklung* in Frage.

Bei Entzündung der Nasennebenhöhlen (die klinisch völlig inapperzept verlaufen kann), besteht oft eine chronische Bronchitis *(sinopulmonales Syndrom)*. Ob ein kausaler Zusammenhang im Sinne der deszendierenden Bronchitis oder eine reine Koinzidenz bei anatomisch und funktionell gleicher Schleimhaut, die auf gleiche Noxen gleich reagiert, besteht, ist ungewiß.

Bronchiolitis („small airway disease")

1971 beschrieben MACKLEM u. Mitarb. die klinischen, funktionellen und radiologischen sowie die pathologisch-anatomischen Befunde von Patienten mit chronischer Atemwegsobstruktion der kleinen Atemwege (Durchmesser < 2 mm). Die Patienten wiesen *Husten, Auswurf* und eine *Anstrengungsdyspnoe* auf und das Röntgenbild zeigte eine diffuse retikuläre Zeichnung ohne Zeichen eines Emphysems. Die Lungenfunktionsprüfung ergab eine obstruktive Störung mit Hyperkapnie. Morphologisch waren die kleinen Atemwege entzündet, verengt und durch Bronchialsekret obstruiert. Ähnliche morphologische Veränderungen konnten auch bei Patienten, welche an den Folgen einer chronischen Bronchitis oder Emphysem verstarben, festgestellt werden.

Vor allem in den Frühstadien der chronischen Atemwegserkrankungen mit spärlicher Symptomatologie und kaum eingeschränkten in- und exspiratorischen Lungenfunktionstests sind diese Atemwege oft betroffen. Da der Anteil der Bronchiolen am totalen Atemwegswiderstand nur 10 bis 20% beträgt, wird die bronchioläre Obstruktion über lange Zeit mit den in- und exspiratorisch gemessenen Volumina (Vitalkapazität, Sekundenkapazität) nicht erfaßt („quiet zone" der Lunge). Die Diagnose kann nur mittels spezieller Lungenfunktionstests – nämlich des „closing volume" (Volumen, bei welchem die Atemwege der basalen Lungenabschnitte kollabieren = < als die funktionelle Residualkapazität) und der Compliance, welche frequenzabhängig wird, gestellt werden.

Bei *Kindern* verursachen virale Infekte (RS-Viren!) vornehmlich eine *Bronchiolitis* mit schwersten Zeichen der Atembehinderung. Im Gegensatz zum Erwachsenen sind bei Kindern die kleinen Atemwege für den größten Teil des totalen Atemwegswiderstands der Lunge und damit der ausgeprägten *Dyspnoe* verantwortlich. Die schwerste Form dieser Erkrankung stellt die **Bronchiolitis obliterans** dar. Sie ist die Ursache des unilateralen und lobären Emphysems (MacLeod-Syndrom). Bei Erwachsenen kommt die Bronchiolitis obliterans nach Inhalation mit schädlichen Gasen (NO_2, SO_2, O_3, Phosgen, aromatischen Diisozyanaten) vor und kann zu einer progredienten Lungenfibrose mit schwerster Restriktion und Überdehnung der restlichen Lungenbezirke („Honigwabenlunge") führen.

Die Obstruktion von segmentalen und subsegmentalen Bronchien vor allem der Oberlappen mit Schleimpfröpfen kommt bei Asthma, Bronchitis und Mukoviszidose vor. Dieses als *„mucoid impaction"* bezeichnete Bild entspricht wahrscheinlich der *plastischen Bronchitis*. Klinisch ist es durch Husten und Expektoration von Schleimpfröpfen (bronchiale Ausgüsse) gekennzeichnet. Radiologisch stellen sie sich als homogene, rundliche bis ovale Verschattungen, vor allem im Bereich des Oberlappens dar und können, da sie reversibel sind, mit einem *Löfflerschen Infiltrat* verwechselt werden. Differentialdiagnostisch kommen eine Tuberkulose, eine Lipoidpneumonie oder ein Bronchuskarzinom infrage. Bei Persistenz der Schleimpfröpfe kommt es zur Dilatation und Distorsion der Bronchien, d.h. zu „zentralen" Bronchiektasen.

Die Obstruktion peripherer Atemwege durch Schleimpfröpfe *(„mucus plugging")* kommt vornehmlich bei Kindern mit Asthma, aber auch bei Erwachsenen, vor allem im Status asthmaticus vor.

Ein gut definiertes Krankheitsbild ist die **Byssinose**, d.h. eine katarrhalische Atemwegserkrankung bei Baumwollarbeitern durch Inhalation von feinem Baumwollstaub. Erstes Symptom ist das „Monday feeling", d.h. die Arbeiter empfinden nach einem arbeitsfreien Tag während einiger Zeit Engigkeit und Husten, sind aber nachher wieder beschwerdefrei. Das Krankheitsbild mit der exquisit chronischen Bronchitis endet in der Lungeninsuffizienz mit Cor pulmonale. Durch Inhalation einer wasserlöslichen, nicht antigenen Baumwollsubstanz kommt es zur Freisetzung von bronchokonstriktorischen Kininen (Histamin!) aus den Mastzellen der Bronchialmukosa. Präzipitine gegenüber 6 Baumwollbestandteilen konnten sowohl bei symptomatischen und asymptomatischen Personen, welche an der Baumwollverarbeitung beteiligt waren, als auch bei Kontrollpersonen festgestellt werden (ähnliche Erscheinungen bei Hanf- und Flachsarbeitern und bei der Bagassose durch Inhalation von Restmaterial nach Zuckerrohrextraktion).

Bronchitiden als Begleitkrankheit

– Bei *Bronchiektasen* und *Lungenabszeß* (mukopurulent, s. S. 405 und S. 386).
– Bei *Lungenemphysem* (s. S. 206). Bei dieser Krankheit sind die Wechselbeziehungen zwischen Bronchitis und Lungenerkrankung besonders eng, da für beide Krankheiten ätiologisch gleiche Faktoren, nämlich Viren, atmosphärische Verunreinigungen

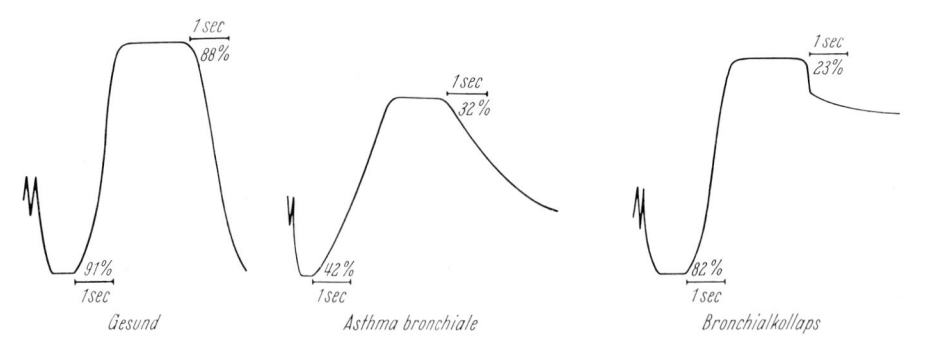

Abb. 9.8. *Tiffeneau-Test* zur Differenzierung des *Bronchialkollapses*. Beim Bronchialkollaps bricht die Kurve des Exspirationsstoßes abrupt ab. Als Vergleich Normalkurve und Asthma bronchiale (nach *Koblet* und *Wyss*)

und vor allem die Bestandteile des Tabakrauches verantwortlich sind. Dies gilt insbesondere für das zentrilobuläre Emphysem. Klinisch sind die Symptome und Befunde einer chronischen Bronchitis und des Emphysems verbunden.

– Die *Stauungsbronchitis* bei Herzinsuffizienz. Basale Rasselgeräusche als Hauptbefund und Giemen über der ganzen Lunge als Nebenbefund.
– Eine Bronchitis kann praktisch bei jeder *Lungenerkrankung* (auch bei der Tuberkulose) als *Begleiterscheinung* vorkommen; besonders bei umschriebenen Bronchitiden ist stets nach einer zugrundeliegenden Lungenerkrankung zu fahnden.

Bei der von den Röntgenologen aufgrund des Bronchogramms gestellten Diagnose einer *deformierenden Bronchitis* handelt es sich bei der Deformierung nicht um die Ursache, sondern um die Folge der chronischen Bronchitis.

Ein besonderes Bild ist der *Bronchialkollaps*, welcher zu einer exspiratorischen Stenose der großen Bronchien und eventuell der Trachea führt. Ob es sich dabei um eine primäre Erkrankung der Bronchien (genuiner Bronchialkollaps) mit konsekutiver Überblähung der Lunge (kein Emphysem!) oder um ein obstruktives Lungenemphysem mit komplizierendem Kollaps der großen Bronchien und der Trachea handelt, läßt sich klinisch nicht entscheiden. Charakteristisch sind unvermittelt, oft nach kräftigem Husten, Niesen oder körperlicher Belastung einsetzende Anfälle heftigster Atemnot. Reizhusten und Trachealstridor begleiten das Bild, aber Giemen und Pfeifen sind auskultatorisch auffallend gering. Für die Diagnose entscheidend ist der Kurvenverlauf des Tiffeneau-Tests. Im Gegensatz zur obstruktiven Lungeninsuffizienz mit von Anfang an flachem Kurvenverlauf beim Exspirationsstoß, zeigt die Kurve bei der Trachealstenose einen scharfen Knick, weil der Anfangsteil als Ausdruck der rapid ausgelassenen Luft der intrathorakalen Trachea steil abfällt. Durch Bronchoskopie und besondere Röntgenaufnahme (Zielbilder der Bifurkationsgegend) läßt sich die Diagnose, welche als Konsequenz eventuell die operative Therapie (Spanplastik) nach sich zieht, weiter sichern (s. Abb. 9.8).

Ateminsuffizienz infolge Zwerchfellähmung

Bei *doppelseitiger Zwerchfellähmung* kommt es zur schweren Dyspnoe und oft lebensbedrohlicher Störung der Ventilation. Bei *einseitiger Zwerchfellparese* fehlt Atemnot oft oder tritt nur nach Arbeitsbelastung auf, obwohl die Ventilation erheblich eingeschränkt ist (25 bis 50% des Normalwertes) und infolge ungleichmäßiger Luftdurchmischung eine Verteilungsstörung vorliegt. Eine Zwerchfellparese als Ursache einer Dyspnoe kann vermutet werden, wenn das obere Abdomen bei der Inspiration eingezogen wird, im Gegensatz zur Auswärtsbewegung bei normaler Zwerchfellbewegung. Das Zwerchfell steht bei der Perkussion abnorm hoch, und das Atmungsgeräusch ist vermindert. Entscheidend ist der Durchleuchtungsbefund: Bei vollständiger Lähmung des Phrenikus ist die Zwerchfellbewegung paradox, d.h., das Diaphragma steigt höher bei Inspiration.

Ursächlich sind für die doppelseitige Zwerchfellähmung Infektionen (Poliomyelitis) und Traumen (hochsitzende Querschnittsläsionen $C_3 C_4 C_5$) verantwortlich. Die häufigste Ursache einer einseitigen Zwerchfellähmung stellt das metastasierende Bronchuskarzinom dar. An zweiter Stelle kommt die „idiopathische Zwerchfellähmung", deren Genese unbekannt ist und welche vor allem das rechte Zwerchfell betrifft. In seinem Verlauf kann der Phrenikus auch durch andere intrathorakale *Tumoren*, *Mediastinitis* und *Entzündung der mediastinalen Pleura* geschädigt werden (Lähmung meist einseitig). Man vergewissere sich auch stets, ob nicht früher eine Phrenikusunterbrechung zur Tuberkulosebehandlung durchgeführt wurde.

Von der Zwerchfellähmung ist die *Zwerchfellrelaxation*, welche angeboren ist, zu unterscheiden. Die Muskulatur ist atrophisch, das Zwerchfell sehr dünn. Das Zwerchfell kann sehr hoch stehen. Der Phrenikus ist nicht geschädigt. Auch die Zwerchfellrelaxation kann sich bei der Inspiration paradox bewegen. Die Beschwerden sind uncharakteristisch und gering.

Literaturauswahl

Bates, D. V., P. T. Macklem, R. V. Christie: Respiratory Function in Disease. An introduction to the integrated study of the lung. 2. Aufl. Saunders, Philadelphia 1971

Bouhuys, A.: Byssinosis in textile workers. Trans. N. Y. Acad. Sci. 28/II (1966) 480

Bühlmann, A. A., P. H. Rossier: Klinische Pathophysiologie der Atmung. Springer, Berlin 1970

Bürgi, H., U. Wiesmann, R. Richterich, J. Regli, T. Medici: New objective criteria for inflammation in bronchial secretions. Brit. Med. J. 2 (1968) 654

Burrows, B., C. M. Fletcher, B. E. Heard, N. L. Jones, J. S. Wootlife: The emphysematous and bronchial types of chronic airways obstruction. Lancet (1966/I,) 830

Ferris, B. G. jr., I. T. T. Higgins, M. W. Higgins, J. M. Peters, W. F. von Ganse, M. D. Goldman: Chronic nonspecific respiratory disease, Berlin, New Hampshire, 1961–1967: A cross-sectional study. Amer. Res. Resp. Dis. 104 (1971) 232

Fraser, R. G., J. A. P. Paré: Diagnosis of Diseases of the Chest. An integrated study based on the abnormal roentgenogram. Saunders, Philadelphia 1970

Herzog, H.: Exspiratorische Stenose der Trachea und der großen Bronchien bei obstruktivem Lungenemphysem. Triangel 6 (1963) 85

Ishizaka, K., T. Ishizaka: Biological function of γE antibodies and mechanism of reaginic hypersensitivity. Clin. exp. Immunol. 6 (1970) 25

Lieberman, J.: Heterozygous and homozygous alpha-antitrypsin. Deficiency in patients with pulmonary emphysema. New Engl. J. Med. 281 (1969) 229

Lowry, Th., L. Schuman: Silo-fillers' disease. J. Amer. med. Ass. 162 (1956) 153

Luhr, J.: Atelectasis in bronchial asthma during childhood. Nord. Med. 60 (1958) 1198

Macklem, P. T., W. M. Thurlbeck, R. G. Fraser: Chronic obstructive disease of small airways. Ann. intern. Med. 74 (1971) 167

Macklem, P. T., J. C. Hogg, W. M. Thurlbeck: The flow resistance of central and peripheral airways in human lungs. In: Form and Function in the Human Lung; Hrsg. Cumming, G., L. D. Hunt. Livingstone, Edinburgh, London 1968

McCarthy, D. S., R. Spencer, R. Greene, J. Milic-Emili: Measurement of „closing volume" as a simple and sensitive test of early detection of small airway disease. Amer. J. Med. 52 (1972) 747

May, J. R., D. S. May: Bacteriology of sputum in chronic bronchitis. Tubercle 44 (1963) 162

Medici, T. C., S. Chodosh: Nonmalignat exfoliative sputum cytology. In: Sputum, fundamentals and clinical pathology; Hrsg. M. J. Dulfano. Thomas, Springfield 1973

Orange, R. P., K. F. Austen: The immunological release of chemical mediators of immediate type hypersensitivity from human lung. In: Progress in Immunology; Hrsg. B. Amos, Academic Press, New York 1971

Pepys, J., G. Simon: Asthma, pulmonary eosinophilia and allergic alveolitis. Med. Clin. N. Amer. 57 (1973) 573

Picken, J. J., D. E. Niewoehner, E. H. Chester: Prolonged effekt of viral infection of the upper respiratory tract upon small airways. Amer. J. Med. 52 (1972) 738

Reid, D. D., J. Cornfield, R. E. Markush, D. Siegel, E. Petersen, W. Haenszel: Studies of disease among migrants and native populations in Great Britain, Norway and the United States. III. Prevalence of cardiorespiratory symptoms among migrants and native-born in the United States. Nat. Cancer Inst. Monogr. 19 (1966) 321

Reid, L.: Pathology of chronic bronchitis. In: Bronchitis; Hrsg. Orie, N. G. M., H. J. Sluiter. Royal Vangorcum. Thomas, Assen, The Netherlands, 1961

Rossier, P. H., A. A. Bühlmann, K. Wiesinger: Physiologie und Pathophysiologie der Atmung. Springer, Berlin 1958

Schinz, H. R., W. E. Baensch, W. Frommhold, R. Glauner, E. Uehlinger, J. Wellauer: Lehrbuch der Röntgendiagnostik. Band IV, Teil 2: Pleura, Mediastinum und Lunge. Thieme, Stuttgart 1973

Shaw, R. R.: Mucoid impaction of bronchi. Thorac. Surg. 22 (1951) 149

Stofer, A. R.: Lungenschädigungen durch feste und flüssige organische Substanzen. Path. et. Microbiol. (Basel) 24 (1961) 107

Stuart-Harris, Ch.: The role of infection in chronic bronchitis. In: The Pathogenesis of the Chronic Obstructive Pulmonary Disease. Seventh annual conference on research in emphysema; Hrsg. R. S. Mitchell, Karger, Basel 1965

Szentivanyi, A.: The beta-adrenergic theorie of the atopic abnormality in bronchial asthma. J. Allerg. 42 (1968) 203

Terminology, Definition and Classification of Chronic Pulmonary Emphysema and Related Conditions. A report of the conclusions of a Ciba Guest Samposium. Thorax 14 (1959) 286

Thurlbeck, W. M.: Chronic bronchitis and emphysema. Med. Clin. N. Amer. 57 (1973) 651

Turner-Warwick: M.: Advances in asthma: hypersensitivity mechanisms Brit. med. J. 4 (1969) 355

US Public Health Service: The health consequences of smoking. A report of the surgeon general: 1972. US Department of Health, Education and Welfare. Public Health Service Publications 1972, Washington

Dyspnoe infolge Erkrankungen des Herzens

(Differentialdiagnose der kardialen Dyspnoe)

H. P. KRAYENBÜHL

Eine Herzinsuffizienz liegt vor, wenn das Herz trotz genügendem venösem Blutangebot und Einsatz von Kompensationsmechanismen unfähig ist, den gesamten Organismus seinen Bedürfnissen entsprechend (d. h. auch unter Belastung) mit Blut zu versorgen.

Da bei der Herzinsuffizienz die Atemnot in der Regel ein wichtiges Frühsymptom ist, nimmt der Arzt bei Dyspnoe fast immer zuerst eine kardiale Ursache an. Er stellt infolgedessen manche Fehldiagnose und soll daher stets beachten, ob folgende Symptome oder Befunde vorliegen, welche eine Herzkrankheit unwahrscheinlich machen:

- nichtvergrößertes Herz (Ausnahme: beginnende Mitralstenose),
- normales Elektrokardiogramm,
- abgeschwächtes Atemgeräusch mit tiefstehenden Lungengrenzen (spricht für Emphysem!),
- anamnestisch seit Jahren auftretende „asthmatische Anfälle",
- ausschließlich oder vorwiegend links lokalisierter Pleuraerguß (spricht für Lungeninfarkt oder parapneumonischen Erguß).

Differentialdiagnostische Kriterien der kardialen Dyspnoe

Art der Dyspnoe und pulmonaler Befund: Bei der kardialen Dyspnoe steht die vorwiegend exspiratorische Atembehinderung nicht so sehr im Vordergrund wie bei der pulmonalen Atemnot. Eine Differenzierung beider Arten auf Grund dieses Symptoms darf jedoch nur mit Vorsicht durchgeführt werden, weil auch bei der kardialen Dyspnoe eine Erschwerung der Exspiration, also ein Bronchospasmus, häufig als Teilfaktor beobachtet wird.

Die *Abnahme* der Dyspnoe in *aufrechter Stellung* (Orthopnoe) und die Zunahme der Beschwerden in liegender Körperlage finden sich beim Herzasthma ausgesprochener als bei der pulmonalen Atemnot. *Der Herzasthmatiker sitzt, der Lungenasthmatiker liegt im Bett.* Auch dieses Symptom ist aber für die Diagnose, vor allem wegen der Kombinationsformen, nicht bindend. Beim *akuten Asthmaanfall* läßt der *Lungenbefund* eine Differenzierung zwischen den beiden Formen in der Regel mit Sicherheit zu.

Die Orthopnoe des Asthma cardiale und die paroxysmale Dyspnoe werden durch verschieden *stark* ausgeprägte *Grade* von Lungenstauung verursacht. Bei der Cheyne-Stokes-Atmung ist noch eine zusätzliche zerebrale Schädigung anzunehmen.

Die wichtigsten Kriterien für die **kardiale Dyspnoe** sind der Nachweis einer **Myokarderkrankung** oder eines **Vitium cordis** und der Nachweis der durch die Herzinsuffizienz bedingten *allgemeinen Symptome*.

Myokarderkrankung

Am Herzen selbst feststellbare Symptome, die auf **Myokarderkrankung** hinweisen:

Vergrößertes Herz

Die Stauungsinsuffizienz geht mit einer Vergrößerung des Restblutvolumens in den Herzkammern einher. Diese Zunahme des Restvolumens bedingt die klinisch feststellbare Herzvergrößerung in erster Linie (Abb. 9.16 und 9.18). Der Nachweis einer Lungenstauung bedeutet aber nicht unbedingt, daß auch gleichzeitig eine Herzvergrößerung vorhanden sein muß. Das klassische Beispiel ist die Mitralstenose, bei welcher häufig eine Lungenstauung vorliegt, der linke Ventrikel jedoch klein ist und suffizient arbeitet. Auch bei akut auftretenden Klappenvitien (Aorten- oder Mitralinsuffizienz) kann eine deutliche Lungenstauung bestehen, wobei der linke Ventrikel nicht oder nur geringgradig vergrößert ist. Weiter ist zu beachten, daß auch akute Rhythmusstörungen mit einer Lungenstauung ohne Herzvergrößerung einhergehen können.

Andererseits braucht nicht jede Herzvergrößerung einer Herzinsuffizienz zu entsprechen. Wenn man aber von den besonderen Bedingungen des Sportlers und Schwerarbeiters absieht, werden sich bei Herzvergrößerung in der Regel nach Belastung beginnende Zeichen der Herzinsuffizienz (eingeschränkte Reserve) nachweisen lassen.

Spitzenstoß

Verbreiteter und hebender *Spitzenstoß*. Die Verlagerung nach unten (in den 6. Interkostalraum) ist immer pathologisch. Sie zeigt eine Herzvergrößerung an, wenn nicht abnorme Lageverhältnisse des Herzens vorliegen (Thoraxdeformitäten bes. bei Trichterbrust und Kyphoskoliose, Zwerchfellhochstand rechts).

Präkordialer Impuls

Eine Vergrößerung des rechten Ventrikels kann sich in abnormen Pulsationen im Bereich der untern Sternumhälfte und des 4. und 5. Interkostalraums links parasternal manifestieren. Auch bei schwerer Mitralinsuffizienz können (spät-)systolische präkordiale Pulsationen auftreten. Sie werden durch die Verschiebung der Herzkammern nach vorne bei massiver systolischer Expansion des linken Vorhofs hervorgerufen (links-atrialer „lift").

Pathologischer Auskultationsbefund

Die *differentialdiagnostische Bedeutung der Herztöne:*

Die Schallphänomene sind durch die *phonokardiographischen* Aufzeichnungen, vor allem durch die zeitliche Beziehung zum Elektrokardiogramm, in ihrer Bedeutung viel besser erkannt worden. Prinzipiell sind die Phänomene aber auch durch die Auskultation festzustellen.

Aufgrund der klassischen Theorie entsteht der **1. Ton** durch den Klappenschluß bzw. die Segelanspannung der Mitralis und Trikuspidalis. Aufgrund experimenteller Untersuchungen ohne funktionierenden rechten Ventrikel und Trikuspidalklappen, bei denen ein *normaler* erster Herzton registriert werden konnte, wurde die Gültigkeit der klassischen Theorie allerdings in Frage gestellt. Normalerweise schließt die Mitral- etwas früher als die Trikuspidalklappe, daher besteht der 1. Ton aus 2 bei Jugendlichen meist nachweisbaren Hauptkomponenten. Physiologischerweise ist die Spaltung deutlicher im Exspirium und verschwindet im Inspirium.

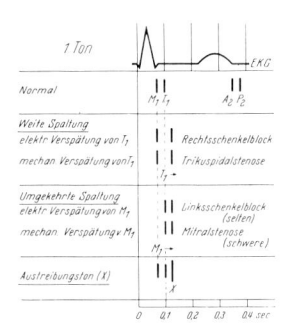

Abb. 9.9a. Variationen des 1. Tones

Abb. 9.9. Schematische Darstellung diagnostisch bedeutungsvoller Variationen der *Herztöne*

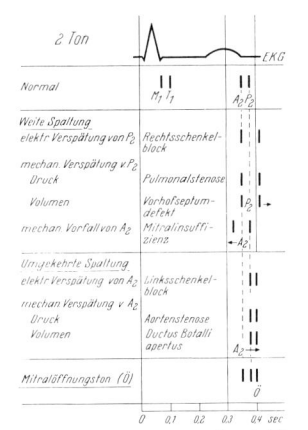

Abb. 9.9b. Variationen des 2. Tones

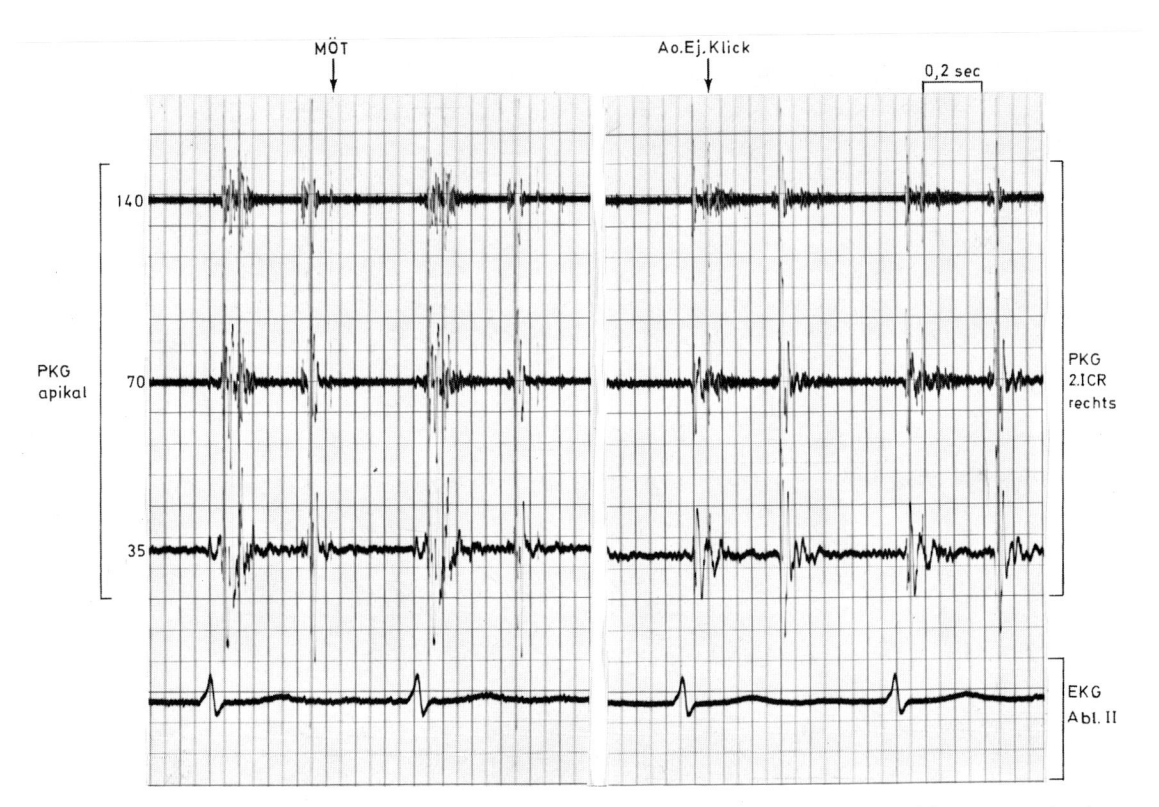

Abb. 9.9c. Björk-Shiley Klappen in mitraler und aortaler Position. 55j. Frau. An der mitralen Klappe entsteht ein hochfrequenter Öffnungston (MÖT), an der aortalen Klappe ein hochfrequenter frühsystolischer Austreibungston (Ao. Ej. Klick) gefolgt von einem protomesosystolischen Austreibungsgeräusch

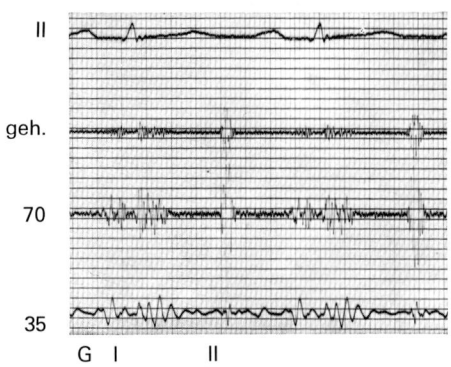

Abb. 9.10. *Präsystolischer Galopp* bei arterieller Hypertonie. (Die arabischen Zahlen am Rande links bezeichnen die verschiedenen Frequenzbereiche in Hertz, geh. = gehörsähnlich)

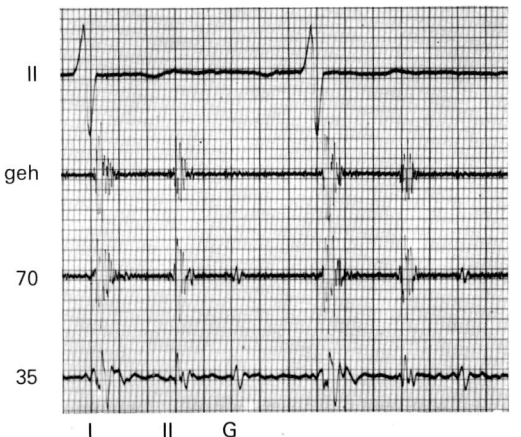

Abb. 9.11. *Protodiastolischer Galopp* bei Vorhofflimmern. Der Galopp ist, wie üblich, besonders deutlich in den tieferen Frequenzbereichen sichtbar (63j. Mann mit Herzinsuffizienz und chron. Alkoholismus)

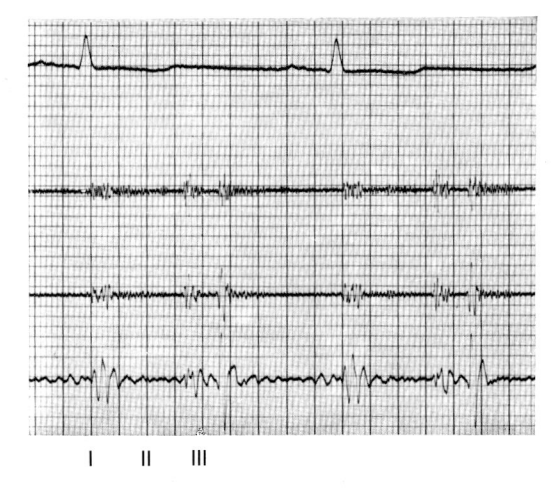

Abb. 9.12. *3. Ton* bei *Pericarditis constrictiva*. 36j. Frau. Der 3. Ton ist lauter als 1. und 2. Ton und kommt in den tieferen Frequenzbereichen besser zum Ausdruck

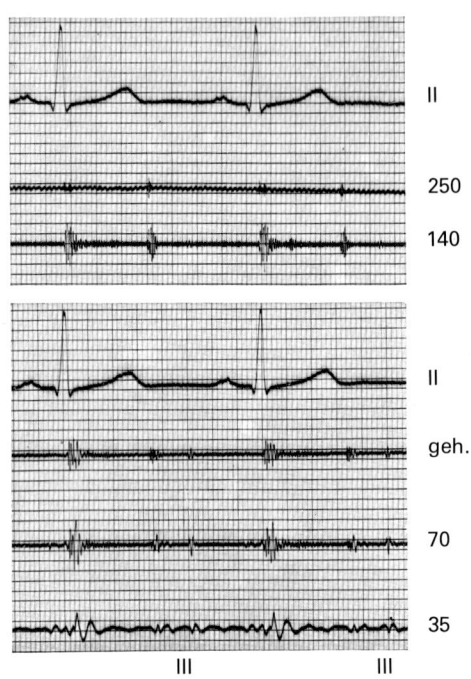

Abb. 9.13. Physiologischer 3. Ton nur in den unteren Frequenzbereichen erkennbar bei 24j. gesunder Frau

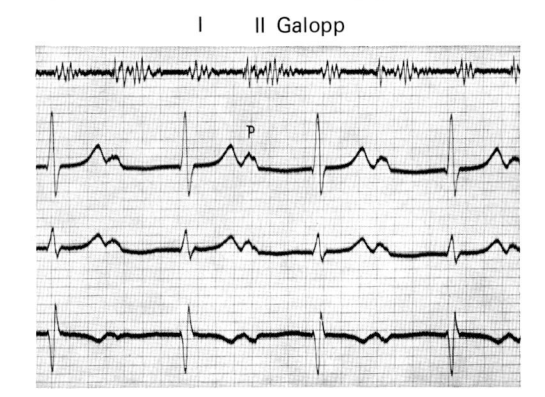

Abb. 9.14. *Galopprhythmus bei verlängerter PQ-Dauer.* Auskultatorisch lag scheinbar protodiastolischer Galopp vor, der sich durch gleichzeitige Ekg- + Phonokardiogrammaufnahme als präsystolisch erwies. PQ auf 0,40 Sek. verlängert

Eine *pathologische Spaltung* des 1. Tones erfolgt, wenn die Trikuspidalkomponente verzögert wird, sei es durch verspätete elektrische Erregung des rechten Ventrikels bei rechtsseitigem Schenkelblock oder durch einen verspäteten Trikuspidalklappenschluß infolge erhöhten rechtsatrialen Druckes bei Trikuspidalstenose. Wenn die Mitralklappe sich aus den gleichen erwähnten Gründen (Linksschenkelblock und Mitralstenose) verspätet schließt, kann entweder ein besonders lauter 1. Ton oder bei schweren Fällen eine umgekehrte Spaltung mit einer hinter die Trikuspidalis fallenden Mitralkomponente (Abb. 9.9a) auftreten.

Ein gespaltener 1. Ton kann auch durch einen zusätzlichen *Austreibungsklick* entweder in der Aorta (Aortenvitien, Dilatation und Elongation der Aorta bei Hypertonie) oder in der Pulmonalis (bei pulmonaler Hypertonie, kongenitalen Vitien) vorgetäuscht werden.

Bei künstlichen Klappen in aortaler Position entsteht zu Beginn der Austreibung ein hochfrequenter metallischer Klick, welcher durch das Aufschlagen der Kugel oder Scheibe auf den Klappenkäfig zustande kommt (Abb. 9.9c).

Der **2. Ton** entsteht durch die beim Schluß erfolgende Anspannung der Semilunarklappen. Physiologischerweise erfolgt auch hier der Schluß der Pulmonalis etwas *nach* der Aortenklappe. Die Spaltung ist deutlicher im Inspirium, sie wird bei der Exspiration eng bzw. verschwindet. Die Diskriminationsgrenze einer Spaltung mit dem Stethoskop (Ohr) liegt bei einem Intervall von 0,02 Sekunden.

Eine besonders breite Spaltung des 2. Tones tritt bei Verspätung des Pulmonalklappenschlusses auf. Eine paradoxe Spaltung kommt bei starker Verzögerung des Aortenklappenschlusses zustande (Abb. 9.9b).

Die *Verspätung des Pulmonalklappenschlusses* kann bei Rechtsschenkelblock, Pulmonalstenose und Vorhofseptumdefekt erfolgen. Bei Rechtsschenkelblock bleibt die physiologische Atemvariation erhalten, bei Vorhofseptumdefekt variiert die Spaltung bei Atmung nicht und bei Pulmonalstenose ist der 2. Ton abgeschwächt.

Die *Verspätung des Aortenklappenschlusses*, welche zur umgekehrten Spaltung führt (durch gleichzeitige Pulsschreibung kann durch die Inzisur die Aortenkomponente eindeutig festgelegt werden), tritt ein bei linksseitigem Schenkelblock (mit Erweiterung bei Exspiration!) und bei schwerer Aortenstenose.

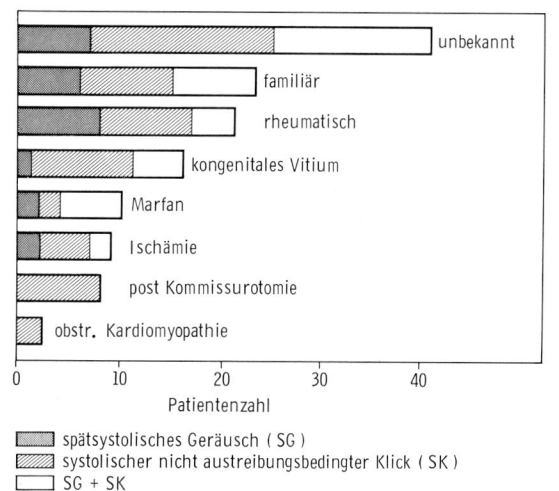

Abb. 9.15b. Ätiologie des Syndroms telesystolisches Geräusch und/oder nicht austreibungsbedingter (in der Regel mesosystolischer) Klick nach *Pocock* und *Barlow*

Vom gespaltenen 2. Ton sind die **Extratöne** abzugrenzen:

Der *Mitralöffnungston* (frühdiastolischer hochfrequenter Ton) tritt etwa 0,04–0,12 Sekunden nach Aortenklappenschluß auf. Ein hochfrequenter Mitralöffnungston ist regelmäßig bei künstlicher Klappe in mitraler Position vorhanden (Abb. 9.9c). Wie der Austreibungsklick bei künstlicher Aortenklappe ist der mitrale Öffnungston bei künstlicher Mitralklappe ein wichtiger Hinweis auf ein regelrechtes Funktionieren der Klappenprothese.

Der *protodiastolische Galopp* ist ein *physiologischer* 3. Ton bei Jugendlichen, *pathologisch* bei Volumenüberlastung im linken oder rechten Ventrikel oder bei Perikardfibrose. Protodiastolischer

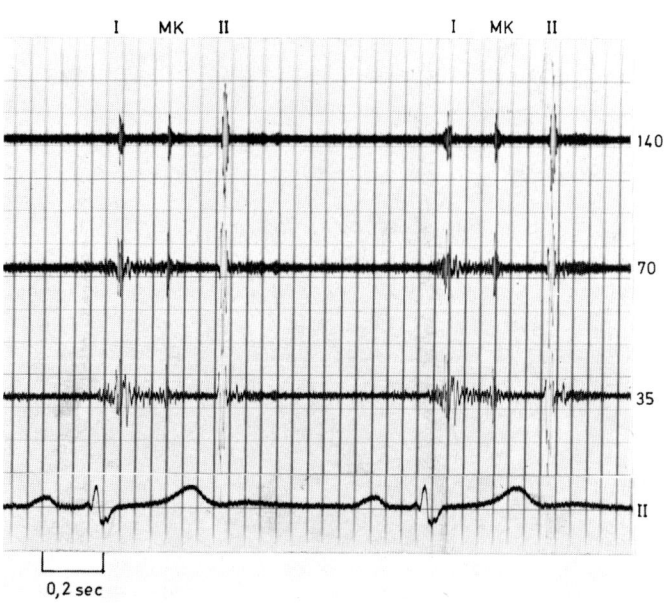

Abb. 9.15a. Mesosystolischer Klick (MK) bei 37j. Frau. Beim Herzkatheter konnte eine minimale Mitralinsuffizienz (Regurgitationsfraktion 8%) nachgewiesen werden

Galopp wird daher bei *Mitralinsuffizienz, Stauungsinsuffizienz* und *konstriktiver Perikarditis* beobachtet.

Wie der 3. Ton ist auch der 4. Ton (Vorhofton), der zum *präsystolischen Galopp* führt, ein Kammerfüllungston. Er findet sich am häufigsten bei Zuständen mit erhöhtem linksventrikulärem Füllungswiderstand bedingt durch eine verminderte Ventrikeldehnbarkeit (arterielle Hypertonie, Aortenstenose, Koronarsklerose, Kardiomyopathien). Ein vierter Herzton wurde aber auch bei chronischer Volumenbelastung ohne Erhöhung des Füllungswiderstandes nachgewiesen (schwere Anämie, Hyperthyreose, große periphere arteriovenöse Fisteln). Beim Herzgesunden ist ein vierter Herzton nur selten hörbar. Besteht ein verlängertes P-Q-Intervall, sind häufig leise Vorhoftöne vorhanden. Im Gegensatz zum protodiastolischen Galopp stellt ein präsystolischer Galopp keinen Hinweis für das Vorliegen einer linksventrikulären Insuffizienz dar.

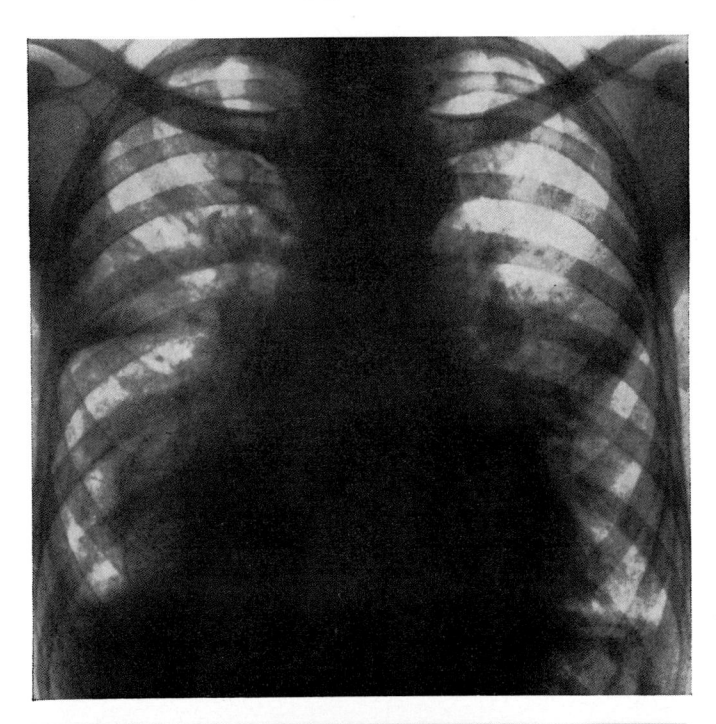

Abb. 9.16. Herzinsuffizienz mit großem Herzen, Lungenstauung, Stauungsergüsse beidseits basal, Interlobärerguß rechts. 29. 11. Nach Rekompensation s. Abb. 9.17

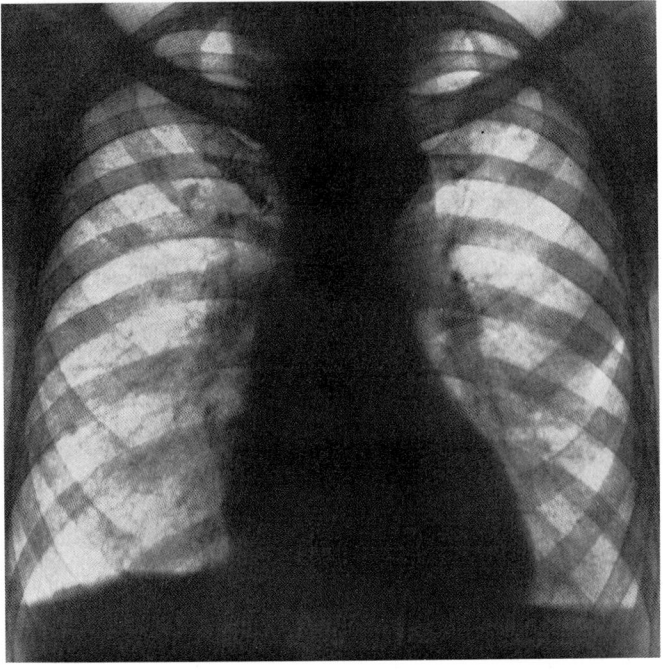

Abb. 9.17. Der gleiche Patient wie Abb. 9.16 nach Rekompensation. Die Herzgröße hat sich verkleinert, die Lungenstauung zurückgebildet, der Interlobärerguß ist verschwunden (vanishing tumor). Gleichzeitig besteht ein Emphysem. 17. 12.

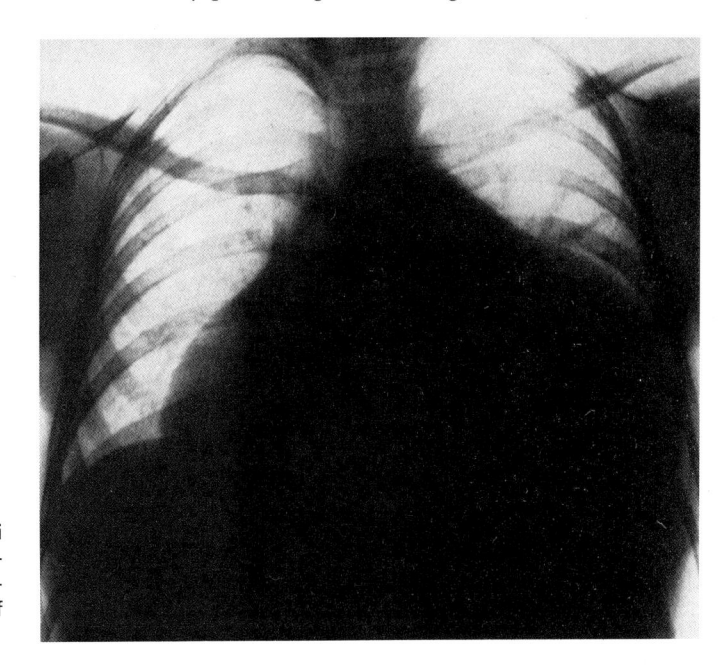

Abb. 9.18. Starke Herzvergrößerung bei Pankarditis ohne Perikarderguß (autoptisch verifiziert). Das Ausmaß der Vergrößerung ist ungewöhnlich und darf nicht als Maßstab genommen werden

Fallen ein pathologischer 3. und 4. Ton (protodiastolischer und präsystolischer Galopp) zusammen, so spricht man von *Summationsgalopp*. Dieses Ereignis stellt sich hauptsächlich bei Tachykardie ein.
In der Mitte zwischen erstem und zweitem Herzton ist gelegentlich ein kurzer hochfrequenter Extraton hörbar (sog. mesosystolischer Klick, Abb. 9.15a). Relativ häufig folgt ihm ein telesystolisches Geräusch. Früher wurde ein mesosystolischer Klick als Ausdruck perikardialer oder pleurokardialer Adhäsionen gewertet und als bedeutungslos betrachtet. Heute besteht jedoch kein Zweifel, daß ein mesosystolischer Klick Ausdruck einer Erkrankung des Mitralapparates (Klappensegel, Chordae tendineae oder Papillarmuskel) ist. Die klinische Bedeutung richtet sich im wesentlichen nach der zugrundeliegenden Ätiologie (Abb. 9.15b). Es ist jedoch zu erwähnen, daß namentlich bei der familiären Form des Syndroms mesosystolischer Klick und/oder telesystolisches Geräusch plötzliche Todesfälle, wahrscheinlich bedingt durch Arrhythmien vorkommen können.
Ein abnorm frühzeitig einsetzender zweiter Herzton kann unmittelbarer Ausdruck einer Myokardschwäche = *hypodyname Herzinsuffizienz* (s. S. 256) sein.

Pathologischer Ekg-Befund (s. S. 275 ff.)

Auch eine primär rein pulmonal bedingte Atemnot, z.B. Asthma bronchiale, kann im Ekg mit Zeichen von Myokardschädigung, die aber sekundär sind, einhergehen. Beim chronischen Lungenasthma ist, nach jahrelangem Verlauf, die Beteiligung des rechten Ventrikels die Regel. Im akuten Bronchialasthmaanfall finden sich häufig Zwischenstücksenkungen und T-Abflachungen, welche sich nach kurzer Zeit, Stunden bis Tagen, zurückbilden. Elektrokardiographische Zeichen einer Myokardschädigung sind also nicht für das Vorliegen einer kardialen Dyspnoe beweisend.

Allgemeine Symptome der Stauungsinsuffizienz

Bei der **Stauungsinsuffizienz** gehen die klinischen Insuffizienzzeichen im allgemeinen den durch einfache, nicht-invasive Laboratoriumsmethoden (Kreislaufzeiten, Mechanographie) feststellbaren voraus. Den klinischen Erscheinungen kommt deshalb für die *Diagnose* der *beginnenden Herzinsuffizienz* die wesentlichste Bedeutung zu.
Klinisch sind außer der *Dyspnoe* mit den Erscheinungen der Lungenstauung (s. Abb. 9.16) (sog. *Linksinsuffizienz*) vor allem auch die Zeichen der Rechtsinsuffizienz als Ausdruck eines Herzversagens zu verwerten:
Leberstauung, Ödeme, Nierenstauung, welche sich durch Proteinurie und einen dauernd hochgestellten Urin mit einem spezifischen Gewicht von über 1025 äußert. Die Harnfarbe ist dunkel.

Erhöhter Venendruck

Er ist meist an den gefüllten und erweiterten Jugular- und Armvenen, welche bei Hebung des Armes am liegenden Patienten bis 45° nicht kollabieren, leicht festzustellen. Auch die Halsvenen sind gestaut. Die Feststellung der gestauten Halsvenen (Abb. 9.19)

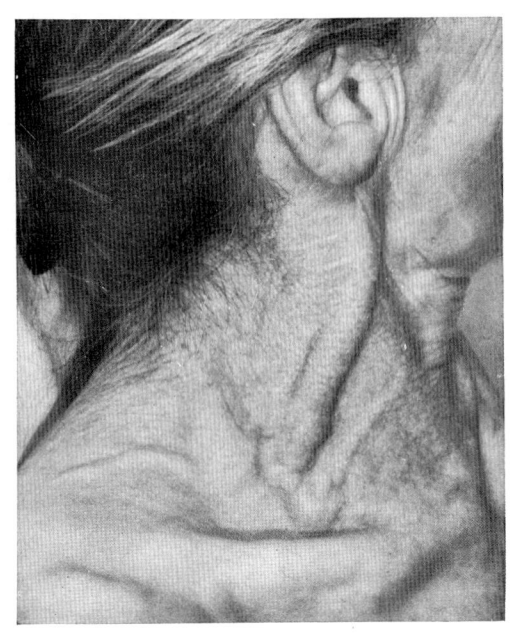

Abb. 9.19. Venenstauung am Hals bei Herzinsuffizienz

erlaubt ohne weiteres die Unterscheidung der hämodynamischen Herzinsuffizienz vom peripheren Kollaps, bei welchem die Halsvenen leer sind.
Selbstverständlich sind mechanische Hindernisse, welche zu einer Einflußstauung im Bereich der oberen Hohlvene führen können (sogenannte obere Einflußstauung, vor allem bei Lymphomen, s. auch S. 181), auszuschließen.
Bei der Messung des Druckes in der Kubitalvene mittels Wassermanometer zeigen Werte über 130 mm Wasser im Liegen (Nullpunkt 10 cm über der Unterlage) einen erhöhten Venendruck an.
Über hepatojugulären Reflux s. S. 230.

Fehlender systolischer Kollaps des Halsvenenpulses und überhöhte v-Welle sprechen für das Vorliegen einer Trikuspidalinsuffizienz. Inspiratorisch steigt das Niveau, bis zu dem an den Halsvenen Pulsationen sichtbar sind, weiter an. Eine inspiratorische Zunahme des Venendrucks kommt aber nicht nur bei der Trikuspidalinsuffizienz sondern auch bei Pericarditis constrictiva vor (sog. Kußmaulsches Zeichen).
Bei Füllungsbehinderung des rechten Ventrikels lassen sich besonders hohe a-Wellen nachweisen (Trikuspidalstenose, hypertropher rechter Ventrikel). Eine extreme Füllungsbehinderung ist vorhanden, wenn sich die Vorhöfe und die Ventrikel gleichzeitig kontrahieren. So treten im Knotenrhythmus bei jedem Herzzyklus Riesen-a-Wellen auf. Beim totalen av-Block folgen sie sich im allgemeinen in unregelmäßigen Abständen.

Nykturie

Ein besonders frühzeitiges Symptom ist häufig die Nykturie, welche oftmals auch von einer hartnäckigen Schlaflosigkeit begleitet wird. Die Nykturie findet sich sowohl bei Rechts- als auch bei Linksinsuffizienz.
Über Zyanose s. S. 289f.

Puls, Basalstoffwechsel

Im allgemeinen deutet ein *Pulsus alternans* auf eine Linksinsuffizienz hin (dekompensierte Hypertonie, Linksinsuffizienz bei Koronarsklerose oder Aortenstenose). Häufig tritt er im Anschluß an eine oder mehrere Extrasystolen auf. Der Pulsus alternans ist charakterisiert durch das abwechselnde Auftreten von starken und schwachen Pulsschlägen, wobei das zeitliche Intervall zwischen den Schlägen identisch ist. Bei der unblutigen Blutdruckmessung werden zuerst die Korotkoff-Töne der starken Schläge gehört. Wird der Manschettendruck bis zum systolischen Druck der schwachen Töne weiter gesenkt, steigt die Frequenz der Korotkoff-Töne plötzlich auf das Doppelte an.
Der *Basalstoffwechsel* ist bei Herzinsuffizienz häufig erhöht (bis zu 40% des normalen Wertes).

Kreislaufzeiten

Die Umlaufzeit des Blutes ist bei der Herzinsuffizienz verlängert, bei andern Formen der Atemnot jedoch normal.

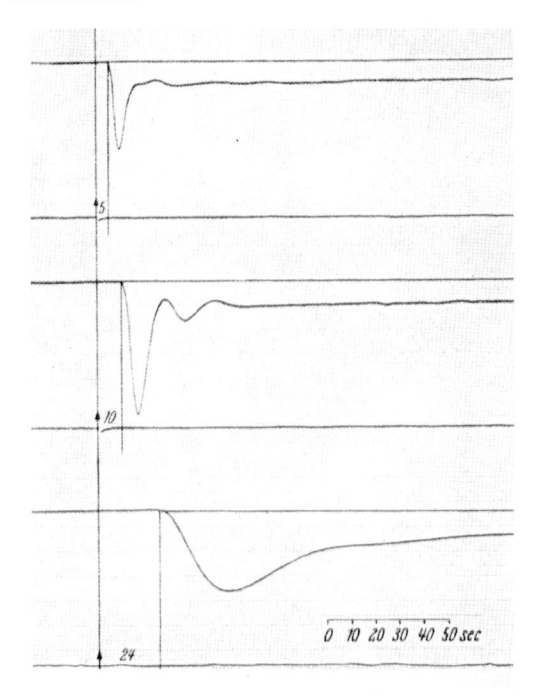

Abb. 9.20. Die chromometrische Bestimmung der *Arm-Ohr-Zeit* mit Blaufarbstoff, oben: verkürzte Arm-Ohr-Zeit (Hyperthyreose), Mitte: normale Arm-Ohr-Zeit, unten: verlängerte Arm-Ohr-Zeit (Stauungsinsuffizienz). Bei ↑ wird Blaufarbstoff in die Kubitalvene injiziert und dann das Erscheinen des Farbstoffes am Ohr mit Blaufarbstoff anzeigendem Oxymeter festgestellt

Zeit kann leicht die Arm-Lungen-Zeit errechnet werden.

Während eine Verlängerung der Lungen-Ohr-Zeit auf das Vorhandensein einer Linksinsuffizienz hinweist, ist bei der Rechtsinsuffizienz namentlich die Arm-Lungen-Zeit verlängert. In der Regel sind allerdings als Ausdruck einer Globalinsuffizienz beide Zeiten verlängert.

Mechanographie

Die simultane Registrierung von Elektrokardiogramm, Phonokardiogramm und der Karotispulskurve gestattet die Bestimmung der *Anspannungszeit* und der *Austreibungszeit* des linken Ventrikels. Bei der Linksinsuffizienz ist die Anspannungszeit im allgemeinen verlängert (> 0,11 Sekunden) und die Austreibungszeit verkürzt. Ein erniedrigter Quotient Austreibungszeit/Anspannungszeit (< 2,5) wurde als Hinweis für das Vorliegen einer Linksinsuffizienz angegeben. In den letzten Jahren hat sich jedoch gezeigt, daß beide zeitlichen Intervalle nicht nur vom Zustand des Ventrikelmyokards abhängig sind, sondern auch ganz wesentlich von den physikalischen Determinanten der Ventrikelkontraktion (enddiastolischer Druck im Ventrikel und in der Aorta, Herzfrequenz, eventuelles Vorhandensein von linksseitigen Klappenfehlern) beeinflußt werden, wodurch ihre Bedeutung zur Erfassung einer Myokardinsuffizienz stark eingeschränkt wird.

Hämodynamische Größen bei Stauungsinsuffizienz

Die Bestimmung ist nur mit invasiven Methoden möglich und hat daher für den praktischen Arzt nur beschränktes Interesse. Bei manifester Herzinsuffizienz ist das totale Blutvolumen (TBV) erhöht und das Herzminutenvolumen (HMV) liegt im untern Normbereich oder ist erniedrigt. Der Quotient TBV/HMV liegt in diesen Fällen über 1,2. Die Verlängerung der Kreislaufzeiten ist Ausdruck der Erhöhung des Quotienten TBV/HMV, da die Kreislaufzeiten direkt proportional dem TBV und indirekt proportional zum HMV sind. Es muß aber gesagt werden, daß eine Erniedrigung des HMV bei Herzinsuffizienz häufig fehlt, so daß die Bestimmung des Ruhe-HMV heute nur geringe Bedeutung für die Diagnose der Herzinsuffizienz besitzt.
Die im Rahmen einer Herzinsuffizienz beim Herzkatheterismus feststellbaren Befunde sind in Tab. 9.3 zusammengefaßt. Die beiden Hauptgrößen der Herzkontraktion, nämlich die Kontraktionsgeschwindigkeit und die Kontraktionskraft sind in der Regel vermindert. Entsprechend der Herzvergrößerung (s. S. 214) ist das angiographisch bestimmte enddiastolische Ventrikelvolumen erhöht.

Herzfunktionsleistungsprüfung

Bei jeder gestörten Organfunktion, d.h. also, wenn das Organ krank ist, läßt sich eine *Ruhe*insuffizienz und eine **Belastungsinsuffizienz** unterscheiden. Frühstadien einer Krankheit lassen sich oft nur durch die Belastungsinsuffizienz erfassen.

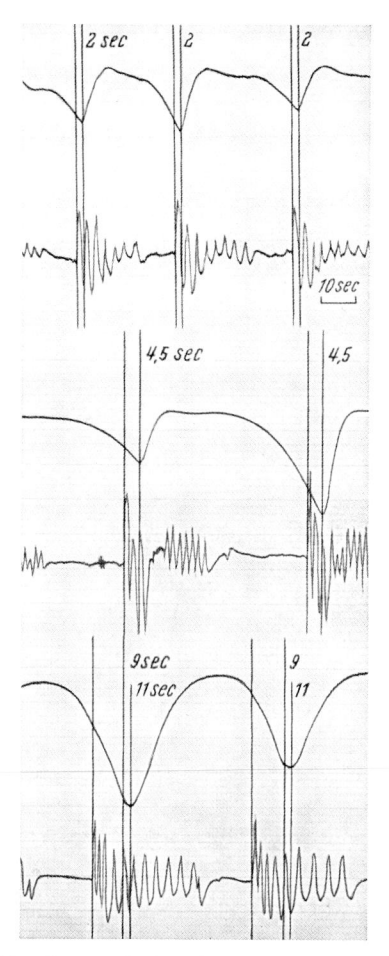

Abb. 9.21. Oxymetrische Messung der *Lungen-Ohr-Zeit*, oben: verkürzte Lungen-Ohr-Zeit (Hyperthyreose), Mitte: normale Lungen-Ohr-Zeit (4,5 Sek.), unten: verlängerte Lungen-Ohr-Zeit (Stauungsinsuffizienz). Die Lungen-Ohr-Zeit ist die Zeit, welche nach einer Apnoe verstreicht, bis nach Wiedereinsetzen der Atmung arterialisiertes Blut am Ohr erscheint. Die Atemexkursionen sind unterhalb der Oxymeterkurven registriert

Auf praktischer Ebene hat sich die Bestimmung folgender Teilzeiten mit dem Oxymeter bewährt:

Arm-Ohr-Zeit

Die Arm-Ohr-Zeit wird erhalten, wenn geeigneter Farbstoff in eine Armvene injiziert und die Zeit bis zum Erscheinen am Ohr (an der Deflektion der Oxymeterkurve erkennbar) gemessen wird (Normalwert 8–12 Sekunden, Abb. 9.20).

Lungen-Ohr-Zeit

Die Lungen-Ohr-Zeit kann nach Apnoe bis zum Einsetzen der Aufsättigung bestimmt werden (Normalwert 3–5 Sekunden, s. Abb. 9.21). Durch Subtraktion der Lungen-Ohr-Zeit von der Arm-Ohr-

Tabelle 9.3. Hämodynamische Veränderungen bei Stauungsinsuffizienz

	Herzdimensionen ↗	Kontraktionsgeschwindigkeit ↙	Kontraktionskraft ↙
angezeigt durch:	Enddiastolischer Kammerdruck ↗ Enddiastolisches Kammervolumen (EDV) ↗	Kammerdruckanstiegsgeschwindigkeit ↙	Schlagvolumen (SV) ↙ Kammeraustreibungsfraktion (d.i. Anteil des SV am EDV) ↙

Bei der Herzfunktion liegen gegenüber anderen Organen insofern besondere Verhältnisse vor, weil einzig die Herzfunktion durch Training gesteigert und durch Untrainiertheit weniger leistungsfähig wird, ohne daß das Herz eigentlich krank zu sein braucht.

Durch die *Leistungstests* können daher 2 Dinge geprüft werden:
1. die *maximale Leistungsfähigkeit,*
2. die dem jeweiligen *Trainingsgrad adäquate Leistungsfähigkeit,* welche erlaubt, ein untrainiertes von einem kranken Herzen zu unterscheiden.

Die **maximale Leistungsfähigkeit** läßt sich durch Bestimmung der vita maxima am Ergometer durch Messung der *maximalen Sauerstoffaufnahme* (bis 6 Liter/min), der maximal erreichbaren Steigerung des *Herzminutenvolumens* bis etwa 35 Liter/min oder des maximal pro Herzschlag *(maximaler O_2-Puls)* verbrauchten Sauerstoffs testen. Die Bestimmung der maximalen Leistungsfähigkeit ist eine Testung von gesunden Sportlern, aber nicht eine Früherfassung von wegen Krankheit leistungsschwachen Herzen.

Anders ist es natürlich, wenn trotz zunehmender Leistung (in Watt) das HMV nicht entsprechend gesteigert werden kann oder, wie in schweren Graden der Herzinsuffizienz, sogar abfällt (Abb. 9.22). Für praktische Zwecke kommt aber dieser Test, welcher die Größe des Herzminutenvolumens unter Arbeitsbelastung bestimmt, kaum in Betracht, weil a) die Bestimmung umständlich ist und b) eindeutige Ergebnisse erst erhalten werden, wenn bereits eine klinisch leicht feststellbare Ruheinsuffizienz vorliegt.

Für die 2. Prüfung, welche entsprechend der eingangs gegebenen Definition der Herzinsuffizienz feststellt, ob die Leistungsfähigkeit des Herzens die Bedürfnisse der Peripherie befriedigt, werden die Anforderungen der Peripherie, welche eine Folge des Trainingszustandes sind, der effektiven Herzleistung gegenübergestellt. Die Bedürfnisse der Peripherie werden durch die Durchblutung bzw. die Muskelmasse bestimmt. Ein brauchbares Maß dafür ist das *totale Hämoglobin.* Die Bestimmung des totalen Hb ist mit der CO-Meßmethode nach Sjöstrand nur in entsprechend eingerichteten Laboratorien möglich. Die Leistung in Watt bei 170 Pulsfrequenz/min wird dem totalen Hämoglobin gegenübergestellt. Je höher das totale Hb, um so größer sollte die Wattleistung sein. Normalwerte finden sich innerhalb der 2 Sigma-Grenzen einer ermittelten Regressionsgeraden. *Wird die berechnete Wattzahl nicht erreicht, darf gefolgert werden, daß das Herz die Bedürfnisse der Peripherie nicht zu befriedigen vermag, also insuffizient ist.* Zwei Beispiele illustrieren, was mit diesem Test erreicht werden kann.

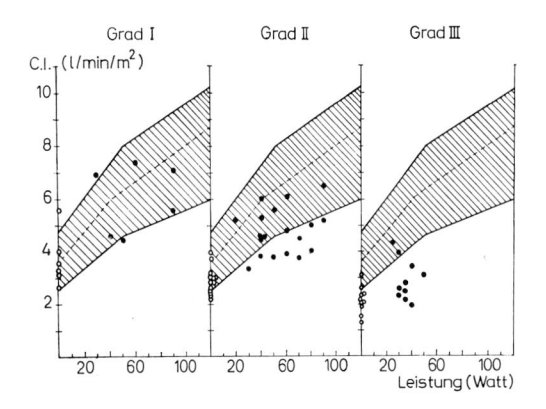

Abb. 9.22. *Herzfunktionsprüfung* zur Erfassung einer Herzinsuffizienz durch Bestimmung des *Herzminutenvolumens* unter steigender Arbeitsbelastung bei verschiedenen Graden der Insuffizienz. Zunahme des Cardiac Index in Abhängigkeit von der Leistung bei Herzkranken mit Einschränkungsgrad I–III im Vergleich zum Herzgesunden. Die offenen Kreise entsprechen den Ruhewerten, die schwarzen Punkte jenen unter Belastung. Die unterbrochene Linie entspricht den Mittelwerten und die getönte Zone der Streubreite von 15 unter gleichen Bedingungen untersuchten gesunden Personen.

Das Ergebnis zeigt, daß dieser Test zur Erfassung einer leichten Insuffizienz nicht geeignet ist, weil die Herzminutenvolumina bei mittleren Leistungen in normaler Weise anzusteigen vermögen. Erst bei schwerster Insuffizienz entspricht der Anstieg des Herzminutenvolumens nicht mehr der Arbeitsleistung. Diese Fälle sind aber bereits klinisch ohne Schwierigkeiten zu erkennen.

In Abb. 9.23a wurde ein Kollektiv von schon gut *trainierten gesunden Sportlern* weiter trainiert. Diese Sportler steigerten ihre mittlere Leistungsfähigkeit, wobei entsprechend ihrem besseren Trainingszustand auch das totale Hb stieg. Sowohl bei der niederen wie höheren Leistung entsprach der effektive Wert der aufgrund des Hb-Wertes erwarteten Leistung. Die Leistungsfähigkeit des gesunden Herzens paßte sich somit den Forderungen der Peripherie an.

9 Dyspnoe infolge Erkrankungen des Herzens 223

Kreislauffunktion vor und nach Training

Abb. 9.23a

Mitralstenosen vor und nach Kommissurotomie

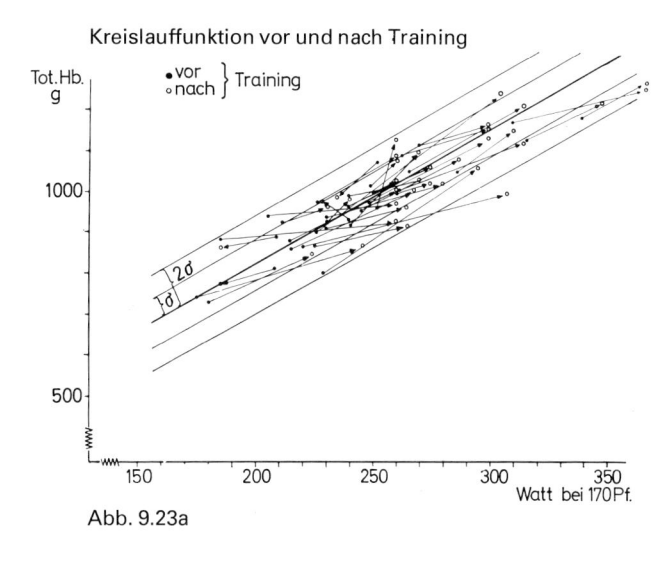

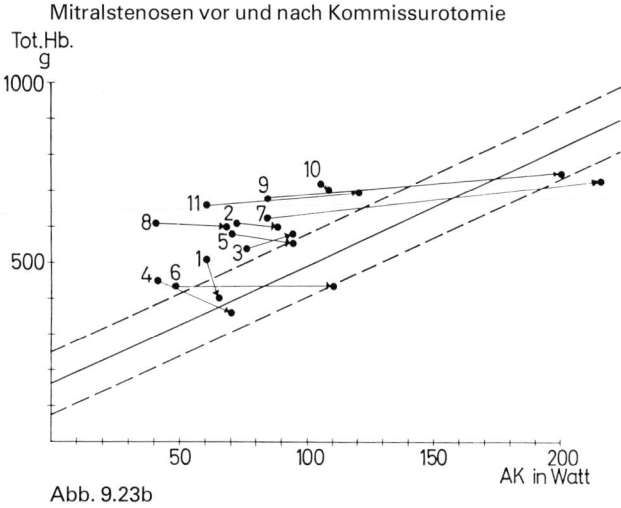

Abb. 9.23b

Abb. 9.23a und b. *Herzfunktionsprüfung* durch *Vergleich der Leistung in Watt* bei *170 Pulsfrequenz* und *totalem Hämoglobin* (als Ausdruck der Bedürfnisse der Peripherie). a) Zunahme der Herzleistung durch *Training* innerhalb der Normgrenze. b) Zunahme der Herzleistung nach *Kommissurotomie* bei *Mitralstenose*. Vor der Operation waren die meisten Fälle im Insuffizienzbereich. Nach der Operation erreichen manche Fälle den Normbereich, andere nähern sich der normalen Leistung

In Abb. 9.23b wird die Leistungsfähigkeit bei *Mitralstenose vor* und *nach Kommissurotomie* verglichen. Vor der Kommissurotomie entsprach die Leistung dem Wert des totalen Hb in den meisten Fällen nicht, die Herzleistung war somit insuffizient, während sie nach der Operation verbessert wurde und in den Normbereich rückte.

Die ungenügende Leistung vor der Operation ist Ausdruck einer ungenügenden Funktion des Herzens als Pumpe infolge der stenosierten Mitralklappe. Dies bedeutet jedoch nicht, daß auch eine Myokardinsuffizienz vorhanden war. Dieses Beispiel zeigt deutlich, daß die eingangs gegebene Definition der Herzinsuffizienz für irgendeine Form der ungenügenden Pumpleistung zutrifft. Eine ungenügende Pumpleistung kann, muß aber nicht durch ein insuffizientes Myokard bedingt sein!

Für den praktischen Arzt sind diese Feststellungen irgendwie unbefriedigend, weil es keine Methode gibt, welche erlaubt, die Herzleistung mit einfachen Mitteln zu prüfen. Immerhin läßt sich das totale Hb bis zu einem gewissen Grad durch die Herzgröße ersetzen. Wenn man berücksichtigt, daß ein großes Herz sowohl krank als auch besonders leistungsfähig (Sportherz) sein kann, lassen sich folgende Grundsätze aufstellen:

1. Pulsfrequenz von 170 bei geringer Wattzahl und kleinem Herzen = untrainiertes Herz.
2. Pulsfrequenz von 170 bei geringer Wattzahl und großem Herzen = insuffizientes Herz.
3. Pulsfrequenz von 170 bei hoher Wattzahl und großem Herzen = gut trainiertes Herz.

Wenn kein Ergometer zur Bestimmung der Leistung in Watt zur Verfügung steht, kann sie durch den *Stufentest* in folgender Weise bestimmt werden: Der in bezug auf seine Herzleistung zu Prüfende steigt Stufen (die in unserem Laboratorium in der Höhe von 0,20, 0,30 und 0,40 m zur Verfügung stehen) in einem durch ein Metronom kontrollierten gleichmäßigen Rhythmus von 10–35mal in der Minute. Aus diesen Daten läßt sich direkt oder durch Extrapolation die submaximale Arbeitskapazität (bei 170 Schlägen/Minute) nach folgender Formel errechnen:

Anzahl Watt = Körpergewicht × Stufenhöhe × Rhythmus des Ersteigens × 0,232.

Bei der Durchführung des Tests ist zu berücksichtigen, daß eine Herzfrequenz von 170 Schlägen pro Minute nur für die Bestimmung der submaximalen Arbeitskapazität von 20–40jährigen Probanden Gültigkeit hat. Bei älteren Patienten liegt die Herzfrequenz bei submaximaler Arbeit tiefer. Zur einfachen Berechnung hat sich folgende Formel bewährt: Herzfrequenz (bei submaximaler Arbeit) = 210 – Alter.

Im allgemeinen darf ein Herz als suffizient angesprochen werden, wenn es folgende Leistung zu erbringen vermag:

Männer 170 Watt ± 50 Watt
Frauen 120 Watt ± 50 Watt
Männer über 40 Jahren 170 Watt
– (Alter –30) × 2,0 ± 50.
Frauen über 40 Jahren 120 Watt
– (Alter –30) × 1,25 ± 50.

Frühzeitige Belastungsdyspnoe

In der Regel wird für den praktischen Arzt und Internisten die Herzinsuffizienz durch Auftreten einer Belastungsdyspnoe bei Ausschluß von Lungenkrankheit und Fettleibigkeit das wichtigste Frühzeichen bleiben.

Differentialdiagnose der einer Herzinsuffizienz zugrunde liegenden Ursachen

Primär mechanisch bedingte Herzinsuffizienz

Als hauptsächliche mechanische Faktoren sind eine meist chronische Druck- und/oder Volumenbelastung, eine relative Faserüberlastung bei Ausfall von Herzmuskelgewebe oder eine ausgeprägte Bewegungsbehinderung des Herzens zu nennen. Im speziellen können folgende *klinische* Ursachen unterschieden werden:

a) Veränderungen der peripheren oder pulmonalen Strombahn als primäre Ursache einer Überlastung des Herzens

1. Chronische *Druck*überlastung des Myokards durch erhöhten Widerstand *im großen Kreislauf* (Hypertonieherz)
2. Chronische *Druck*überlastung des Myokards durch erhöhten Widerstand *im kleinen Kreislauf*
3. Chronische *Volumen*überlastung durch langdauernd erhöhten Blutbedarf der Peripherie (a.v. Fistel, Anämie, Hyperthyreose, Morbus Paget)

b) Veränderungen am Herzen als primäre Ursache einer chronischen Überlastung des Myokards

1. *Relative Faserüberlastung* durch Ausfall von Myokard: Myokardfibrose (kleinfleckig) bei Koronarsklerose
Myokardfibrose (großflächig) bei Status nach Myokardinfarkt
Myokardfibrose nach Koronariitis
Myokardfibrose als Folge einer Myokarditis (Rheumatismus, Infektionskrankheiten, Autoimmunkrankheiten)
Myokardfibrose nach Herztrauma
2. Chronische Druck- und/oder Volumenüberlastung bei *Herzklappenfehlern*
3. Chronische Volumenüberlastung des Myokards bei *bradykarden Rhythmusstörungen* (totaler AV-Block, „Sick Sinus Syndrome").
4. *Ungenügende Bewegungsfreiheit* des Myokards durch Perikardveränderungen (Pericarditis constrictiva) oder Veränderungen des Endomyokards (Endomyokardfibrose, Endocarditis fibroplastica Löffler)

Primär biochemisch bedingte Herzinsuffizienz

Unter diesem Begriff lassen sich die meisten Formen von Kardiomyopathien einreihen. Es handelt sich um Herzinsuffizienzen, welche chronisch verlaufen. Daneben sind aber auch relativ akut auftretende Herzinsuffizienzen zu erwähnen, welche durch Pharmaka oder durch Elektrolytstörungen verursacht werden.

a) Kardiomyopathien

1. Idiopathische Kardiomyopathie (kongestive und hypertrophe Formen, gewisse Formen der obstruktiven Kardiomyopathie [idiopathische hypertrophe Subaortenstenose])
2. Endokrine Kardiomyopathie (Hyperthyreose, Hypothyreose, Akromegalie, Phäochromozytom, Hyperaldosteronismus, Hyperinsulinismus, Karzinoid)
3. Infiltrative Kardiomyopathie (Hämochromatose, Amyloidose, Sarkoidose, Neoplasien, v. Gierkesche Krankheit)
4. Nutritive Kardiomyopathie (Thiaminmangel [Beri-Beri], Proteinmangel [Kwashiorkor])
5. Toxische Kardiomyopathie (Alkohol, Kobalt, Arsen, Emetin)
6. Neurogene Kardiomyopathie (Friedreichsche Ataxie, progressive Muskeldystrophie, myotonische Dystrophie)
7. Familiäre Kardiomyopathie (idiopathische hypertrophe Formen, besonders wenn obstruktive Komponente vorhanden)
8. Peripartale Kardiomyopathie

b) **Pharmakologisch bedingte Herzinsuffizienz**

Akute und subakute Formen (Betarezeptorenblocker, Barbiturate, Halothan)
chronische Formen (Phenothiazine, Imipramin)

c) **Durch Elektrolytstörungen bedingte Herzinsuffizienz**

(Hypokaliämie, Hypokalzämie)

Häufigkeit der zu Herzerkrankungen führenden Ursachen

In erster Linie hat der Arzt bei einer Überlastungsinsuffizienz an die dekompensierte Hypertonie, an eine Myokardinsuffizienz infolge koronarsklerotischem Leiden und an ein dekompensiertes Klappenvitium zu denken. Steht die Rechtsinsuffizienz im Vordergrund, muß nach möglichen Ursachen einer pulmonalen Hypertonie gesucht werden. Nicht selten sind heute auch die Kardiomyopathien bekannter und unbekannter Ätiologie.

Klinische Ursachen einer primär mechanisch bedingten Herzinsuffizienz

Veränderungen der peripheren oder pulmonalen Strombahn als primäre Überlastungsursache des *Herzens*

Chronische Drucküberlastung des Myokards durch erhöhten Widerstand im großen Kreislauf

Das **Hypertonieherz** bietet differentialdiagnostisch kaum Schwierigkeiten. Die Vergrößerung nach links, der hebende Spitzenstoß im 6. Interkostalraum, der Galopprhythmus (der bei beginnenden Fällen aber fehlen kann), der verstärkte, klingende zweite Aortenton, ein systolisches Geräusch an der Herzspitze als Ausdruck einer relativen Mitralinsuffizienz zeigen bei festgestellter Hypertonie die Genese der Herzerkrankung mit großer Wahrscheinlichkeit auf. Aber auch wenn eine Hypertonie fehlt, lassen sich ganz ähnliche physikalische Zeichen finden. Es kann sich dann um zwei Möglichkeiten handeln: entweder ist der erhöhte Blutdruck im Stadium der Dekompensation abgefallen, oder aber die Herzveränderungen sind Folge von koronarsklerotischen Prozessen (Myokardsklerose) oder es liegt eine Kardiomyopathie vor.

Die einzelnen diagnostischen Kriterien
− Über die Bedeutung der *Auskultation* s. S. 214
− Über die Bedeutung des *Ekg* s. S. 275 ff.
− **Röntgenologische** *Kriterien* sind
   eine Änderung der *Herzgröße,*
   eine Änderung der *Herzkonfiguration.*

Hervorzuheben ist, daß ein normal großes und auch normal konfiguriertes Herz nicht absolut gegen das Vorliegen einer Herzkrankheit verwertet werden darf, aber ein normal großes Herz spricht mit größter Wahrscheinlichkeit gegen eine *Stauungsinsuffizienz.* In der Regel allerdings finden sich sowohl eine Herzvergrößerung als auch eine Änderung der normalen Konfiguration.

Die Bewertung der *Herzgröße:* Die röntgenologische Bestimmung der *normalen Herzgröße* ist schwierig, weil die physiologischen Maße in weiten Grenzen schwanken.

Für praktische Zwecke hat sich die Feststellung des *Lungen-Herzquotienten* trotz aller Fehlermöglichkeiten, die ihm anhaften, bewährt (Abb. 9.24). Man muß sich nur immer bewußt bleiben, daß es sich um keine exakte Methode handelt und die Beurteilung nur in Berücksichtigung der Gesamtsituation (Körpergröße, Körpergewicht, Zwerchfellstand, Alter usw.) erfolgen darf. Das Verhältnis Thoraxbreite zum größten Herzdurchmesser (errechnet aus den Teildurchmessern Mitte-rechts und Mitte-links s. Abb. 9.24) beträgt normalerweise nicht unter 2,0 (Mittelwerte: 2,0 für das schräggestellte, 2,15 für das steilgestellte, 1,9 für das quergestellte Herz). Neben der Herzgröße ist der Lungen-Herzquotient vor allem von der Herzlage abhängig. Er ist beim quergestellten Herzen kleiner als beim Tropfenherz. Das quergestellte Herz wird infolgedessen häufig zu Unrecht als vergrößert betrachtet. Auch bei *Rechtsskoliose* entsteht der Eindruck eines linksvergrößerten Herzens, welcher durch leichte Rechtsdrehung des Patienten korrigiert werden kann.

Ein *vergrößertes* Herz kann, muß aber nicht, Ausdruck einer Herzinsuffizienz sein. So gibt es Vitien mit ausgeprägter Volumenbelastung (z.B. Vorhof-

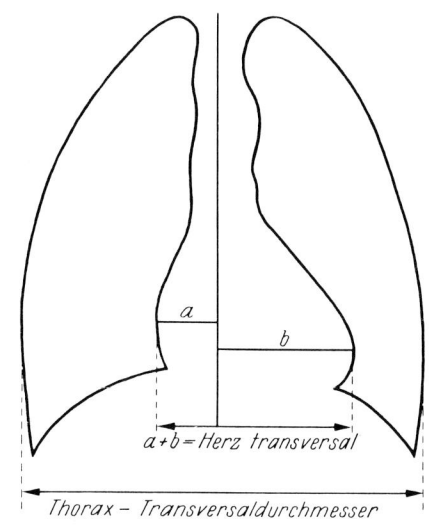

Abb. 9.24. Die Bestimmung des Herz-Lungen-Quotienten (H.L.Q.) = Thoraxtransversaldurchmesser: Herztransversaldurchmesser

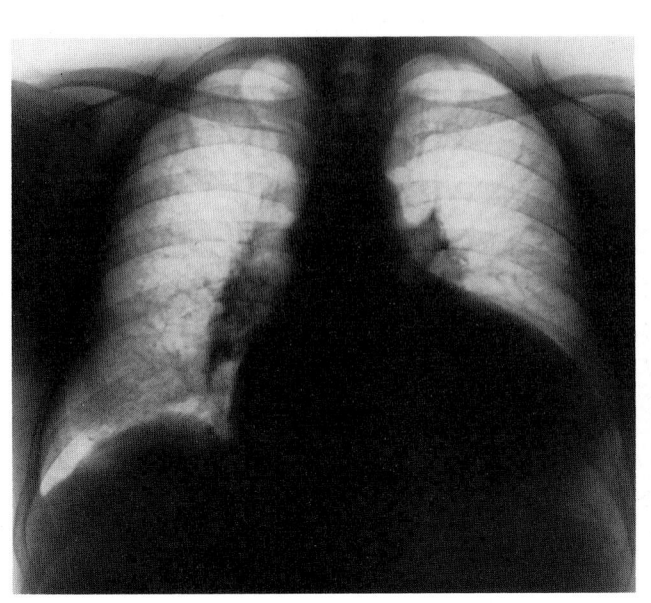

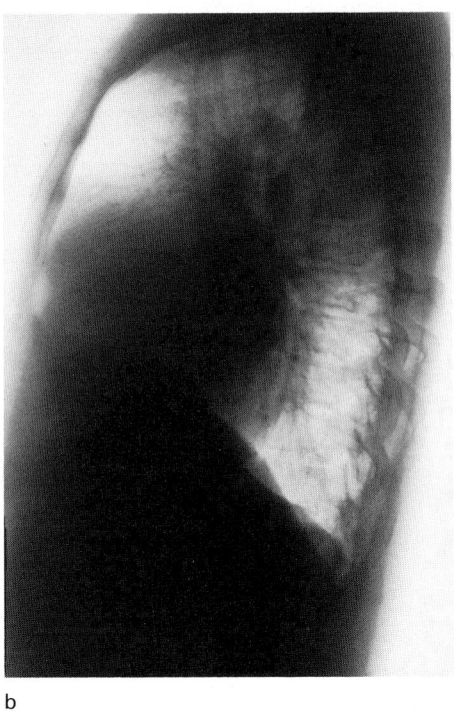

Abb. 9.25. Massive Vergrößerung aller Herzhöhlen bei nicht obstruktiver Kardiomyopathie. 49j. Mann. Bei der Herzkatheteruntersuchung konnte keine Mitralinsuffizienz nachgewiesen werden. Koronararterien normal. Die Vergrößerung des linken Ventrikels und des rechten Vorhofs kommt im AP-Bild (a), diejenige des rechten Ventrikels und des linken Vorhofs im Seitenbild (b) zur Darstellung

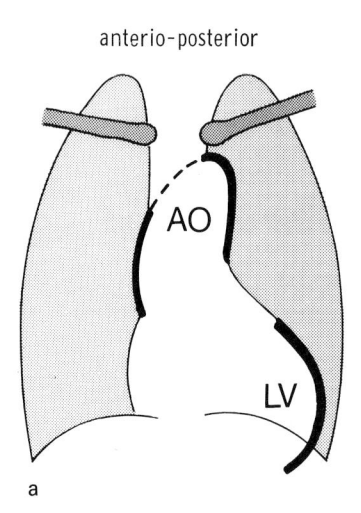

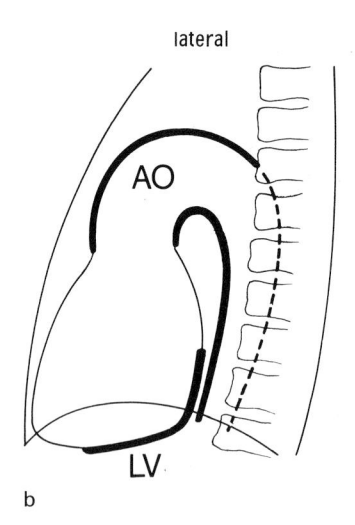

Abb. 9.26a und b. Aortale Konfiguration (Hypertonieherz). Der linke Ventrikel (LV) ist vergrößert, die Aorta thoracalis (AO) ist verbreitert und elongiert

septumdefekt mit chronischer Volumenbelastung des rechten Ventrikels), bei welcher die Herzsilhouette im Thoraxröntgenbild erheblich vergrößert ist, ohne daß irgendwelche Zeichen einer Herzinsuffizienz nachgewiesen werden können. Beim Sportler kann das Herz nach rechts und links verbreitert und verlängert sein.

Die Bewertung der *Herzkonfiguration: Postentzündliche* bzw. *degenerative Herzmuskelerkrankungen* zeigen im Stadium der Insuffizienz in der Regel eine *myopathische Konfiguration*, d.h., alle Herzhöhlen sind von der Vergrößerung betroffen (Abb. 9.25). Wie weit die Vergrößerung durch die Dilatation der

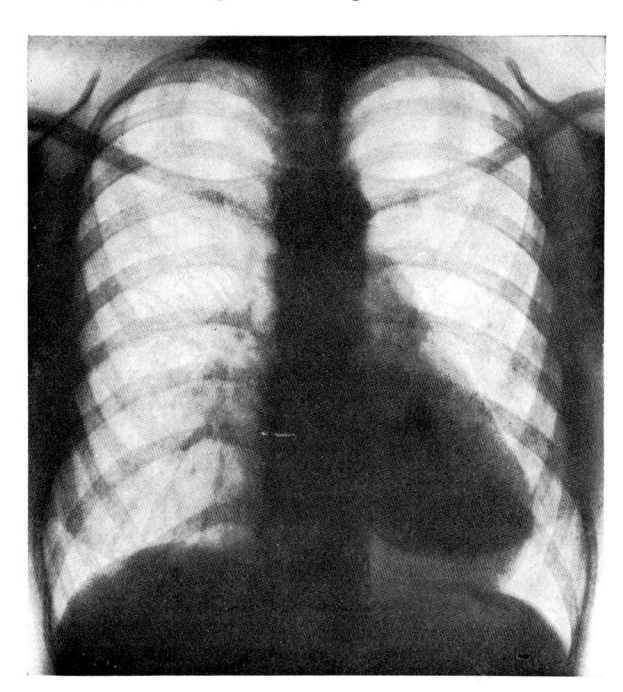

Abb. 9.27. Häufige Fehldiagnose. Ein vergrößertes Herz wird durch Verlagerung des Herzens bei mehr oder weniger ausgeprägter *Trichterbrust* vorgetäuscht

Herzhöhlen und wie weit durch die Hypertrophie bedingt ist, läßt sich jeweils schwer abschätzen. Alle Herzmaße sind vergrößert. Der Lungen-Herzquotient sinkt in schweren Fällen bis unter 1,5 ab (Cor bovinum). In späteren Stadien, wenn zufolge der Erweiterung der linken Kammer eine relative Mitralinsuffizienz sich einstellt, tritt die mitrale Konfiguration (s. S. 246) stärker in den Vordergrund.
Beim *Hypertonieherzen* wird das röntgenologische Bild anfänglich durch die Erweiterung des linken Ventrikels beherrscht. Erst später tritt auch hier die Mitralisation stärker hervor.
Die *Vergrößerung des linken Ventrikels* ist charakterisiert:

— im Beginn stets nur durch eine Vergrößerung der *Ausflußbahn*, welche sich durch eine *Verlängerung nach unten* (Zunahme um einen Interkostalraum) und *kugelige Abrundung der linken Ventrikelkontur* ausdrückt;

— später in einer Vergrößerung der *Einflußbahn*, welche durch eine *Verbreiterung des Herzens nach links*, eine *Vertiefung der Herzbucht* und *Abrundung der oberen Konturen links außen* zum Ausdruck kommt. Das Herz gewinnt dadurch die sog. *Entenform* (aortale Konfiguration) (Abb. 9.26). Die Vergrößerung der Einflußbahn wird in Boxerprojektion besonders gut sichtbar. Der linke Ventrikel ist vergrößert, wenn bei einer Drehung von 55° die Herzkontur die vordere Begrenzung der Wirbelsäule überschneidet.
Eine besonders hochgradige *Vergrößerung des linken Ventrikels* wird bei Aorteninsuffizienz und dekompensierter Aortenstenose sowie bei langdauernder Hypertonie beobachtet.

Im Spitzenbereich kann der durch den *Fettbürzel* hervorgerufene Schatten, besonders bei der Durchleuchtung, eine Herzvergrößerung vortäuschen. Der Fettschatten ist aber weniger dicht als der Herzschatten. Auch bei Trichterbrust wird wegen der Verlagerung des Herzens nach links häufig eine Herzvergrößerung vorgetäuscht (Abb. 9.27).
Unregelmäßige Ausbuchtungen der Herzkontur im Bereich des linken Ventrikels sprechen für **Herzwandaneurysma** (s. Abb. 9.28). In ausgeprägten Fällen läßt sich beim Durchleuchten, oder eindeutiger im Kymogramm, die umschriebene Bewegungsarmut erkennen. Klinisch ist gelegentlich, wenn das Aneurysma an der Vorderwand liegt, eine mit der Herzaktion synchrone expansive Bewegung sicht- und fühlbar. Elektrokardiographisch bleiben die Frühveränderungen eines Infarktes bestehen.

Chronische Drucküberlastung des Myokards durch erhöhten Widerstand im kleinen Kreislauf

Alle Formen von *pulmonaler Hypertonie* (Pulmonaldruck über 30/15 mm Hg) führen zu einer Mehrbelastung des rechten Ventrikels, welcher sie anfänglich durch Mehrarbeit (befähigt durch Hypertrophie des rechten Ventrikels) überwindet, in späteren Stadien aber dekompensiert, wobei die Zeichen der *Rechtsdekompensation* auftreten.
Eine *pulmonale Hypertonie* wird bei folgenden Zuständen beobachtet:

1. Erhöhter Druck im linken Vorhof (Linksinsuffizienz, Mitralstenose, Vorhofmyxom)

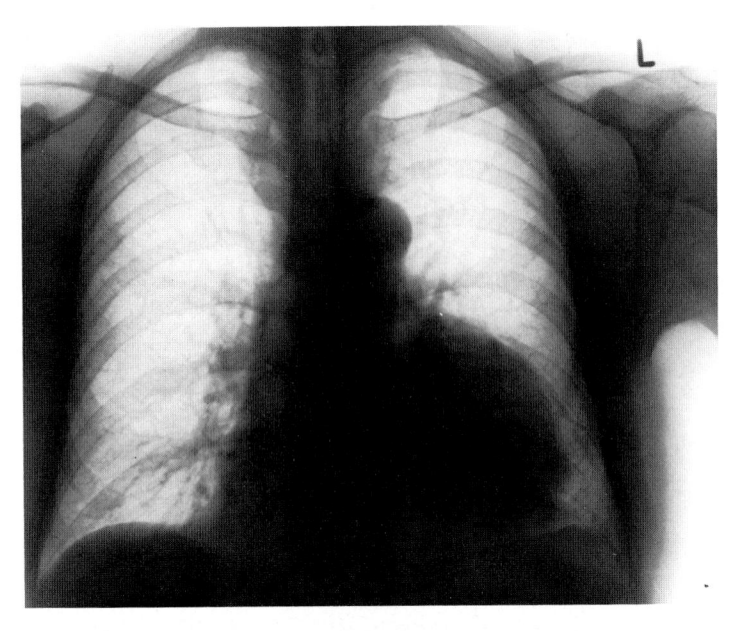

Abb. 9.28a. Herzwandaneurysma bei 65j. Mann

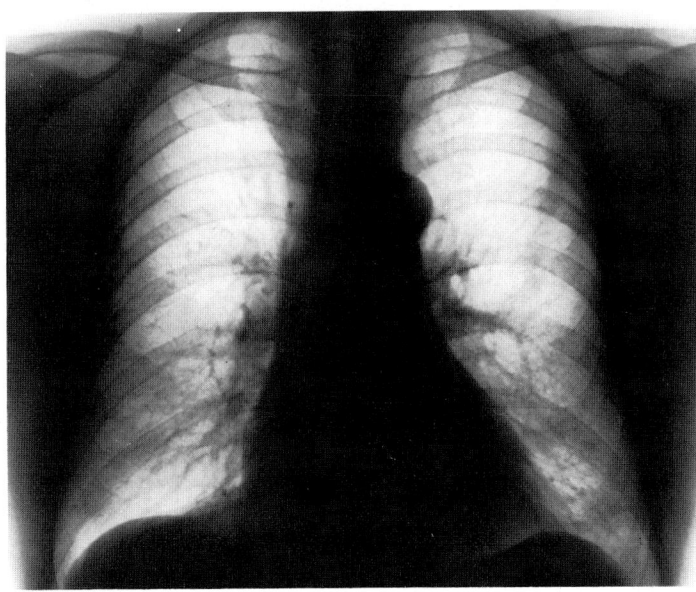

Abb. 9.28b. Derselbe Patient wie in Abb. 9.28a 6 Monate nach Resektion des Herzwandaneurysmas

2. Kongenitale Vitien mit Links-Rechts-Shunt. Liegt der Shunt auf Ventrikel- oder aorto-pulmonaler Ebene, ist der Pulmonalarteriendruck immer stark gesteigert; liegt der Shunt auf Vorhofebene, erfolgt die Steigerung des Pulmonalarteriendrucks nur allmählich.

3. Erkrankungen der Lunge
a) chronisch-obstruktive Lungenerkrankungen mit chronischer Bronchitis
b) chronisch-restriktive Lungenerkrankungen (Lungenfibrose, ausgedehnte Pleuraschwarten, Pneumonektomie)

4. Schwere Thoraxdeformitäten (Kyphoskoliose, Thorakoplastik)

5. Primäre und sekundäre Erkrankungen der Lungengefäße

6. Alveoläre Hypoventilation (Pickwick-Syndrom, Lähmung der Atemmuskulatur)

7. Chronische Hypoxie in großer Höhe

Mit Ausnahme der Gruppe 1 (Druckerhöhung im linken Vorhof), bei welcher der arterioläre Lungenwiderstand lange Zeit normal bleibt, ist die pulmonale Hypertonie in den andern Gruppen fast immer die Folge eines erhöhten arteriolären Widerstands.

Liegt das *klinische Bild einer* **Rechtsinsuffizienz** vor, müssen in differentialdiagnostischer Hinsicht folgende Ursachen in Betracht gezogen werden:

- dekompensierte pulmonale Hypertonie (oben angeführte Gruppen)
- dekompensierte Pulmonalstenose
- bei integraler, d. h. den rechten *und* linken Ventrikel treffenden Myokardschädigung. In diesem Falle versagt der rechte Ventrikel in der Regel früher und nachhaltiger als der linke (z. B. bei den verschiedenen Myokarditisformen),
- Trikuspidalstenose (Rechtsstauung, aber keine rechtsventrikuläre Insuffizienz!)
- Pericarditis constrictiva,
- als *Bernheim-Syndrom* wird eine als Rechtsinsuffizienz imponierende Füllungsbehinderung des rechten Ventrikels bezeichnet, welche durch eine Einengung des rechten Ventrikels infolge hypertropher oder durchgebogener Ventrikelscheidewand zustande kommt. Zu einer solchen Hypertrophie des ganzen linken Ventrikels kommt es bei Aortenstenose, schwerer arterieller Hypertonie und in seltenen Fällen bei Ernährungsstörungen des linken Ventrikels. In solchen Fällen konnte gelegentlich ein systolischer Druckgradient zwischen rechtem Ventrikel und Pulmonalarterie nachgewiesen werden. Das Syndrom wurde erstmals bei Kindern beschrieben; beim Erwachsenen ist es selten.

Die chronische Überlastung des rechten Ventrikels infolge von Erkrankungen der Lunge und Bronchien, von Thoraxdeformitäten, sowie von primären und sekundären Erkrankungen der Lungengefäße (Gruppe 3–5 von S. 228) wird unter dem Begriff des *Cor pulmonale* zusammengefaßt.

Das **Cor pulmonale** als Folge der Widerstandserhöhung bzw. des erhöhten Druckes im kleinen Kreislauf findet sich bei den verschiedensten Erkrankungen der Lunge, vor allem beim *Emphysem, Asthma bronchiale* (s. S. 206), ausgedehnter fibröser *Lungentuberkulose,* bei *schweren Bronchiektasen* (s. S. 405), *Silikose* (s. S. 421), bei *Kyphoskoliose* und bei *Pulmonalsklerose.*

DENOLIN (1955) hat die Ursachen bei 617 Fällen von chronischem Cor pulmonale untersucht. Seine Ergebnisse sind für die praktische Differentialdiagnostik sehr aufschlußreich. Er fand:

Lungenemphysem	393	Kyphoskoliose	5
Lungentuberkulose	71	primäre Pulmonalsklerose	1
Bronchiektasen	39		
Asthma bronchiale	26	verschiedene Ursachen	18
Silikose	20		
multiple Embolien	10	unbestimmbare Ursachen	12
diffuse Fibrose	10		
Karzinomatose	7		

Man kann prinzipiell zwei Typen von Grundkrankheiten, welche zum *chronischen Cor pulmonale* führen, unterscheiden:

- *chronische Erkrankungen der* **Lunge** *und der* **Bronchien** *(Typ I).*

Ursächlich kommen in Frage:
Lungenemphysem verschiedener Ursache
Tuberkulose
Pneumokoniose
Morbus Boeck (Sarkoidose)
Morbus Hamman-Rich
Wabenlunge
Kyphoskoliose
Beryllose
Lungenfibrose bei Kollagenerkrankungen.

Die Hypertonie im kleinen Kreislauf hat bei dieser Form zwei Ursachen: Die chronischen Lungenerkrankungen führen zu einem verkleinerten kapillären Querschnitt (Gefäßschwund), was einen erhöhten Widerstand im kleinen Kreislauf nach sich zieht; die diesen Zuständen eigene chronische Hypoventilation mit erniedrigter alveolärer O_2- und erhöhter CO_2-Spannung (respiratorische Insuffizienz) führt über den *alveolovaskulären Reflex* zu einer Engerstellung der Lungengefäße; diese Engerstellung fördert natürlich wiederum die pulmonale Hypertonie.

Die Zyanose ist aschgrau, sie ist in geringem Ausmaß schon frühzeitig vorhanden, das Herzminutenvolumen oft erhöht, Polyglobulie, oft Trommelschlegelfinger. Röntgenologisch Herz eher klein, Lungenfelder infolge Luftreichtum hell, die Lungenarterien vergrößert. In fortgeschrittenen Fällen treten neurologische Symptome infolge der respiratorischen Azidose in den Vordergrund: Präkoma, Liquordrucksteigerung und Stauungspapillen.

- *primäre und sekundäre Erkrankungen der* **Lungengefäße** *(Typ II).*

Ursächlich kommen in Frage:
Primäre pulmonale Hypertonie
Lungenembolien
Verlegung der Strombahn (Sichelzellanämie, Kryoglobulinämie, Schistosomiasis, Karzinomatose).

Die sog. *primäre Pulmonalsklerose* ist ein sehr seltenes Leiden. Die meisten Fälle von Pulmonalsklerose sind sekundärer Natur infolge Drucksteigerung durch ein Hindernis in der Peripherie der Lungenarterien. **Rezidivierende Lungenembolien,** die in der Regel klinisch unbemerkt verlaufen, müssen als Hauptursache der peripheren Gefäßobstruktion betrachtet werden. In den letzten Jahren sind auch primär vaskuläre pulmonale Hypertonien bekannt geworden, welche mit größter Wahrscheinlichkeit durch die Einnahme des Appetitzüglers Aminorex ausgelöst wurden. Jedenfalls hat die Häufigkeit der primär vaskulären pulmonalen Hypertonie wieder abgenommen, seit Aminorex aus dem Handel zurückgezogen wurde.

Bei den primären und sekundären Erkrankungen der Lungengefäße fehlen die Zeichen einer Lungenparenchymerkrankung wie beim Typ I.
Anfänglich besteht keine Zyanose; die in den Endstadien obligate schwere Zyanose ist vorwiegend peripher. Auch ein Rechts-Links-Shunt durch ein offenes Foramen ovale kann die Zyanose verstärken. Die ebenfalls erst in späteren Stadien auftretende Diffusionsstörung führt wegen der Hyperventilationsalkalose nicht zu einer respiratorischen Azidose.

Das Minutenvolumen ist normal oder vermindert. Nie Trommelschlegelfinger, keine neurologischen Symptome. Bei rasch progredientem Lungengefäßprozeß kommt es zu einer frühzeitigen Rechtsinsuffizienz mit röntgenologischer Vergrößerung des Herzens; die Lungenarterienstämme sind tumorartig vergrößert, pulsierend, die Lungenfelder infolge Blutarmut hell. Anamnestisch sind pektanginöse Beschwerden, Schwindel und Synkopen häufig vorhanden.

Klinische Zeichen des Cor pulmonale:

Von den *Insuffizienzerscheinungen* steht beim Cor pulmonale die *Dyspnoe*, welche allerdings in der Regel zum größeren Teil auf die ursächliche Lungenaffektion zurückgeführt werden muß, im Vordergrund. Die Dyspnoe ist in der Regel nicht orthopnoisch, was ein wichtiges Unterscheidungsmerkmal gegenüber der Dyspnoe bei Linksinsuffizienz darstellt. Die Kranken empfinden die Atembehinderung subjektiv kaum. Die Atmung ist oberflächlich (Lähmung des Atemzentrums durch Hypoxämie). Die Symptome der *Rechtsdekompensation* werden ebenfalls beobachtet, erreichen aber in der Regel nicht so hohe Grade wie bei Klappenfehlern.

Die *Rechtsinsuffizienz* wird durch folgende Symptome charakterisiert: eine *Stauung* im großen Kreislauf, erhöhter Venendruck, verlängerte Kreislaufzeit (Arm-Lunge), Wasserretention, die sich klinisch durch erweiterte, prall gefüllte Venen, Leberstauung, Ödeme, Aszites und Stauungsnieren äußert.

Ein klinisch wertvolles Zeichen, das auch die beginnende Rechtsinsuffizienz erkennen läßt, ist der Nachweis von gestauten Halsvenen, wenn beim liegenden Patienten mit in 45° abgewinkeltem Oberkörper auf die Leber gedrückt wird *(hepato-jugulärer Reflux)*, weil der rechte Ventrikel das ihm vermehrt angebotene Blut nicht mehr auszuwerfen vermag, so daß es in die venösen Abschnitte ausweicht. Als Ausdruck der *Hypertrophie des rechten Ventrikels* ist über dem rechten Herzens, d.h. links vom Sternum, eine diffus *vermehrte Pulsation* zu palpieren (präkordialer Impuls); oft sind die Pulsationen auch unter dem Schwertfortsatz gut zu fühlen (epigastrische Pulsationen). *Auskultatorisch* ist der zweite Pulmonalton in der Regel akzentuiert. Bei massiver pulmonaler Drucksteigerung ist die inspiratorische Spaltung des zweiten Tones sehr eng oder kann sogar verschwinden. Ein verstärkter zweiter Pulmonalton, welcher einen erhöhten Druck im kleinen Kreislauf anzeigt, findet sich außer bei *Pulmonalsklerose* und *Lungenemphysem* vor allem bei *Mitralfehlern*. Geräusche sind nicht konstant. Man achte jedoch darauf, ob ein sich an den akzentuierten zweiten Pulmonalton anschließendes diastolisches Descrescendogeräusch (Pulmonalinsuffizienz!) vorliegt. Eine Tachykardie ist häufig und der Blutdruck ist in der Regel eher niedrig, 100 bis 120 mmHg systolisch.

Beim *Emphysem* sind die palpatorischen und auskultatorischen Zeichen infolge Überlagerung des Herzens durch die geblähte Lunge nicht ausgesprochen. Andererseits findet sich die beschriebene, diffus verstärkte Pulsation über dem rechten Herzen auch bei erregter Herztätigkeit der *Vegetativen* und bei der *Hyperthyreose*.

Die *Zyanose* als Ausdruck der Hypoxämie (oft mit erweiterten Hautgefäßen) ist ein sehr wichtiges Symptom des Cor pulmonale. Sie setzt sich aus zwei Komponenten zusammen:

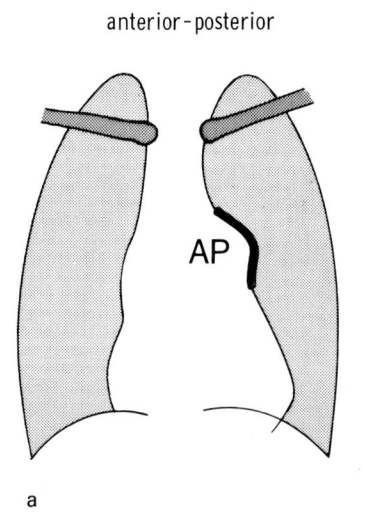

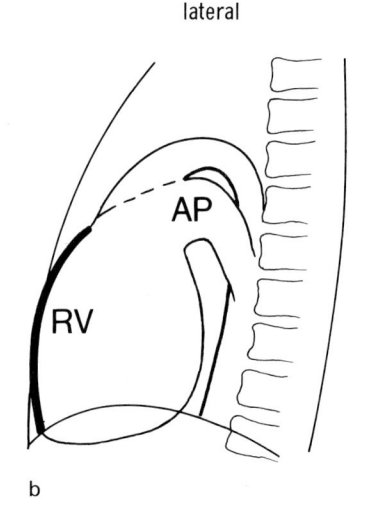

Abb. 9.29a und b. Konfiguration des Herzens bei pulmonaler Hypertonie. Der rechte Ventrikel (RV) ist vergrößert (s. Seitenbild!). Der Bogen der Arteria pulmonalis (AP) ist erweitert und prominent (siehe anterioposteriores Bild)

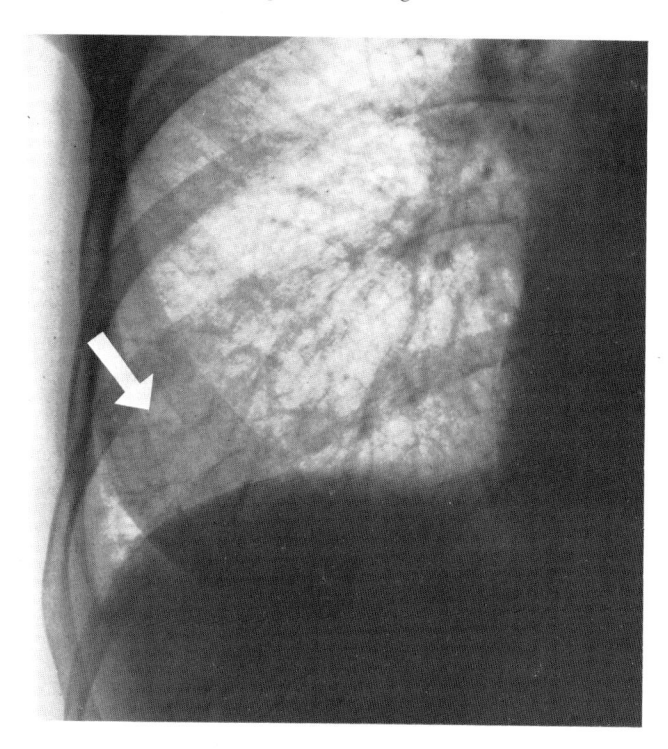

9 Dyspnoe infolge Erkrankungen des Herzens 231

Abb. 9.30. Kerley-Linien bei Mitralstenose als Ausdruck pulmonaler Stauung. 53j. Frau

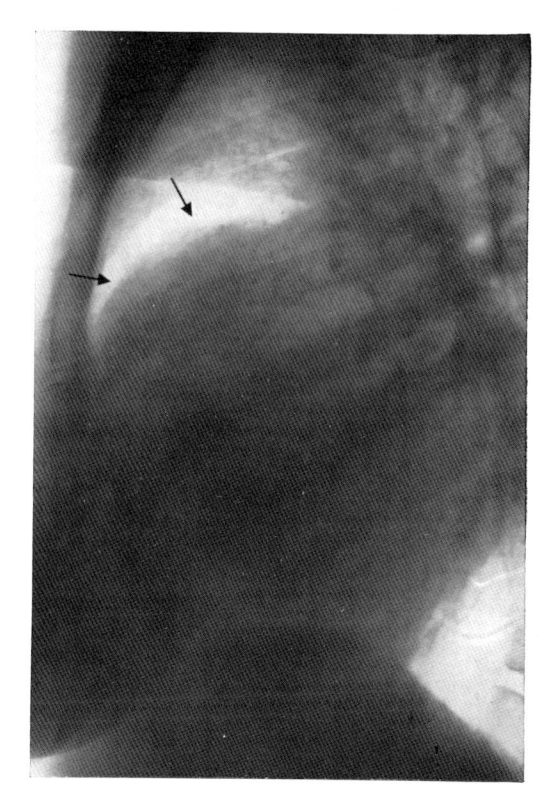

Abb. 9.31. Erweiterung des rechten Ventrikels. Seitenaufnahme. Der Herzschatten reicht weit nach oben und verschmilzt mit der Thoraxvorderwand

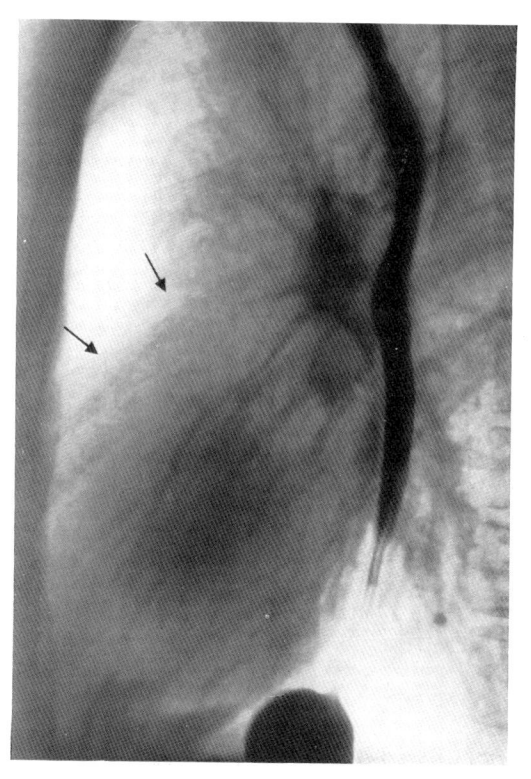

Abb. 9.32. Vergleichsbild bei normalem rechten Ventrikel. Der Herzschatten lehnt sich an die Thoraxwand nicht an, so daß der Winkel vordere Thoraxwand – Herzschatten weniger spitz ist

Tabelle 9.4. Differentialdiagnose zwischen überlastetem *rechten (Cor pulmonale)* und überlastetem *linken Ventrikel*

	Cor pulmonale	überlasteter *linker Ventrikel*
Grundkrankheit	Lungen- oder Lungengefäßerkrankung mit folglicher pulmonaler Hypertonie	arterielle Hypertonie, alter Herzinfarkt, Klappenfehler, Myokarditis und andere das Myokard in Mitleidenschaft ziehende Prozesse
Hypertrophie	rechter Ventrikel	linker Ventrikel
Auskultation Herz:	II. Pulmonalton verstärkt, inspiratorische Spaltung des zweiten Tones eng oder fehlend in schweren Fällen. Galopp über Sternum	II. Aortenton verstärkt (bei arterieller Hypertonie) Galopp über Herzspitze
Lunge:	stumm oder Emphysembefund; diffuse bronchitische Geräusche	feuchte Rasselgeräusche basal
Dyspnoe	subjektiv wenig empfunden, keine Orthopnoe	Orthopnoe
Zyanose	hochgradig (allerdings nicht in allen Fällen)	mäßig
Polyglobulie	ausgesprochen (Hämatokrit über 50%)	wenig ausgesprochen
Röntgenologischer Herzbefund	normal oder mäßig vergrößerter rechter Ventrikel (Seitenbild!) Dilatation der Arteria pulmonalis	vergrößert, aortale oder myopathische Konfiguration
Röntgenologischer Aspekt der Lungenfelder	abhängig von Grundkrankheit, manchmal diffuse Verschattungen, oft aber Lungenfelder hell, besonders in der Peripherie, Zwerchfelle oft tiefstehend, Ergüsse selten	Lungenfelder weniger strahlendurchlässig, besonders in den basalen Abschnitten, manchmal Stauungsergüsse (rechts)
Ekg	oft Rechtstyp	oft Linkstyp
Stauungstypus	Leber, periphere Ödeme, Niere (sekundär durch hypoxämische Schädigung des linken Ventrikels auch Linksinsuffizienz)	Lunge (sekundär durch Überlastung des rechten Ventrikels auch Rechtsinsuffizienz)
Lungenfunktionsprüfungen	stark pathologisch	nicht oder mäßig pathologisch
Oxymetrie	O_2-Aufsättigung nicht möglich oder stark verlangsamt	O_2-Aufsättigung kaum gestört (nach reiner O_2-Atmung innerhalb 1 Minute 100%)
Kreislaufzeiten	verlängert (vor allem Arm-Lungenzeit)	verlängert (vor allem Lungen-Ohrzeit)
Minutenvolumen	normal oder erhöht	normal oder erniedrigt
Blutdruck im großen Kreislauf	normal oder erniedrigt	oft erhöht
O_2- und Morphiumeinfluß	sehr ungünstig	günstig

— der Hypoxämie infolge der respiratorischen Insuffizienz, gekennzeichnet durch den aschgrauen Teint und
— der Hypoxämie durch verstärkte periphere Ausschöpfung bei Herzinsuffizienz (verlängerte Kreislaufzeiten!), gekennzeichnet durch rotblauvioletten Teint. Diese zweifache Ursache ist für die besonders intensive Zyanose der Kranken mit dekompensiertem Cor pulmonale verantwortlich. Da diese Kranken zudem zur Kompensation des O_2-Mangels häufig eine *Polyglobulie* aufweisen, welche die Zyanose begünstigt, kommt ein 3. Faktor dazu.

Im Gegensatz zur Linksinsuffizienz sind beim Cor pulmonale als Folge der respiratorischen Insuffizienz mit respiratorischer Azidose (Typ I) *neurologische Symptome* nicht selten: Hirndrucksymptome (CO_2-Vasodilatation der Gefäße, motorische Unruhe, Krampferscheinungen).

Röntgenologisch ist eine Erweiterung der Pulmonalarterie auffallend. Nur mäßige Erweiterungen führen zu keiner Änderung des A-P-Thoraxbildes. *Starke* Erweiterungen gehen dagegen mit einer Hebung und Abrundung der linken Herzkontur einher, wobei aber im Gegensatz zur Hypertrophie der linken Kammer diese nicht verlängert ist (Abb. 9.29). Am besten wird eine Vergrößerung des rechten Ventrikels im *Seitenbild* diagnostiziert. In solchen Fällen ist der dreieckförmige Raum zwischen Sternumhinterwand und ventraler Kontur des Herzens (rechter Ventrikel) stark eingeengt (Abb. 9.31).

Einer ausgesprochenen *Erweiterung der Pulmonalarterie* liegt in der Regel eine der folgenden vier Ursachen zugrunde:

— *pulmonale Hypertension* als sekundäre Folge einer Mitralstenose;
— *pulmonale Hypertension* bei sog. primärer Pulmonalsklerose (s. S. 229); die meisten Fälle primärer Pulmonalsklerose sind jedoch wahrscheinlich sekundäre Folgen von pulmonalen Thromboembolien;
— *Links-Rechts-Shunt* führt zu Überlastung des kleinen Kreislaufs vor allem bei Vorhofseptumdefekt, Ventrikelseptumdefekt und bei offenem Ductus Botalli (s. S. 305);

– *poststenotische* Erweiterung bei *Pulmonalstenose*. Die anderen Erkrankungen, welche ein Cor pulmonale bedingen, führen nur selten zu einer röntgenologisch faßbaren Erweiterung der Pulmonalis. Bei pulmonaler Hypertonie als sekundäre Folge einer Mitralstenose (chronische Lungenstauung) sind röntgenologisch häufig *Kerley-Linien* nachzuweisen.

Die Kerley-Linien sind horizontale schmale Verschattungen oberhalb des kostodiaphragmalen Sinus (Abb. 9.30). Es wird angenommen, daß sie durch eine Verbreiterung der Lymphgefäße und eine Verdickung der sie einschließenden Interlobulärspalten verursacht sind. Werden Kerley-Linien beobachtet, liegt ein 20 mmHg (normal 8–10 mmHg) übersteigender „pulmonaler Kapillardruck" vor. Gegenüber den streifenförmigen Atelektasen zeichnen sich die Kerley-Linien durch eine schärfere Begrenzung aus. Sie sind in der Regel auch schmäler.

Röntgenologisch äußern sich die schweren pulmonalen Hypertonien, welche primär nicht auf einer linksatrialen Drucksteigerung beruhen, durch einen peripheren *Helligkeitssprung* (s. Abb. 12.9).

In *Ekg-Veränderungen* ist ein ausgesprochener *Rechtstyp* nicht obligat, besonders beim Emphysem ist die rechtstypische Umformung des Ekg verhältnismäßig selten. Im akuten Cor pulmonale bei Lungeninfarkt werden an einen Herzhinterwandinfarkt erinnernde Bilder (s. Abb. 13.8) beobachtet.

Chronisch obstruktive Lungenerkrankungen führen nicht nur zu einem Cor pulmonale, sondern können auch sekundär eine Myokardschädigung des linken Ventrikels mit entsprechenden Zeichen der Linksinsuffizienz hervorrufen. Mögliche Noxen sind: Hypoxämie, Hyperkapnie, Azidose.

Pickwick-Syndrom

Ein verhältnismäßig seltenes, aber gut charakterisiertes und sehr eindrückliches Syndrom ist die *alveoläre Hypoventilation* mit allen Konsequenzen (eingeschlossen Cor pulmonale) als Folge hochgradiger *Adipositas* (**Pickwick-Syndrom**, Abb. 9.33). Die Kranken, mit einem Körpergewicht von 120 kg und mehr, Polyzythämie, Zyanose, arterieller Untersättigung, zeigen als charakteristisches Zeichen eine sie in jeder Stellung überfallende Schlafsucht (wie der fat boy in Charles Dickens' Pickwick papers), aus welcher sie aber leicht weckbar sind. Das Syndrom ist nach Reduktion des Körpergewichts reversibel und muß daher von andern Formen des Cor pulmonale unterschieden werden.

Chronische Volumenüberlastung durch langdauernd erhöhten Blutbedarf der Peripherie

Jede chronische Volumenüberlastung kann – sofern sie ausgeprägt ist und lange andauert – mit den klinischen Zeichen einer Herzinsuffizienz einhergehen. Man hat deshalb auch von **high output failure** gesprochen. Beim *arteriovenösen Aneurysma,* das sowohl posttraumatisch im Bereich der Extremitäten wie als Teilerscheinung des Morbus Osler in den Lungen ge-

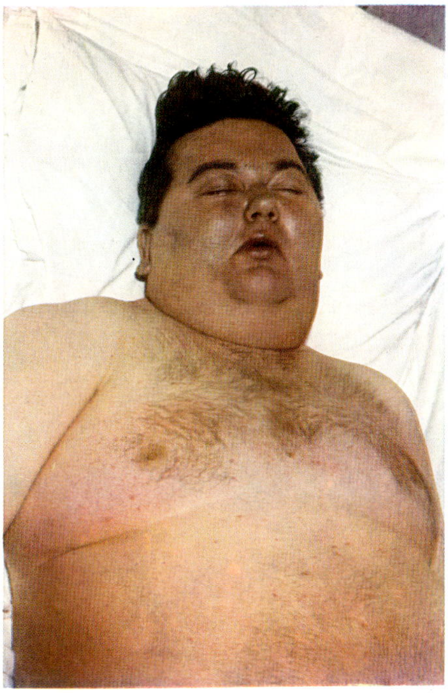

Abb. 9.33. „Pickwick-Syndrom" bei hochgradiger Adipositas. 40j. Mann

legen sein kann, sind die Verhältnisse am reinsten, weil das Myokard am Anfang in keiner Weise mitbeteiligt ist und nach operativer Korrektur des peripheren Shunts vollständige Heilung eintritt. Bei den anderen Formen der high output failure, also den Beobachtungen von erhöhtem Minutenvolumen trotz klinischer Zeichen der Herzinsuffizienz, liegen die Verhältnisse komplizierter, weil in der Regel auch das Myokard durch die Grundkrankheit (also nicht nur die Überlastung durch das erhöhte Minutenvolumen) verändert ist. Solche Formen sind: das *Hyperthyreoseherz*, das *Beri-Beri-Herz*, Herz bei *Leberzirrhose*, z.T. Herz bei *Lungenemphysem*, *Anämieherz* und möglicherweise Herz beim *Morbus Paget*.

Sympathikotone Menschen haben ein etwas erhöhtes Herzminutenvolumen. Es steigt besonders leicht bei Erregung. In manchen Fällen ist das Herzminutenvolumen dauernd gesteigert, ohne daß gleichzeitig eine Hyperthyreose besteht. Dieser *idiopathische hyperkinetische Status* oder das hyperkinetische Herzsyndrom ist durch Tachykardie, Erniedrigung des peripheren Widerstandes, erhöhte Blutdruckamplitude, erhöhte Muskeldurchblutung, verkürzte Kreislaufzeiten und verminderte kardiale Anpassung an körperliche Belastung gekennzeichnet. Die Ursache des Syndroms scheint in einer vermehrten endogenen Stimulation der β-Rezeptoren oder in einer erhöhten Sensibilität der β-Rezeptoren zu liegen.

Für die Diagnose des **hyperkinetischen Syndroms** ist entscheidend, daß unter Therapie mit β-Rezeptorenblockern die Zeichen der Hyperzirkulation ver-

schwinden und sich die Arbeitskapazität im Stufen- oder Fahrradtest normalisiert. Bei der Hyperthyreose wird die Hyperzirkulation durch β-Rezeptorenblokker gemildert, aber nicht vollständig aufgehoben.
Allen diesen Formen chronischer Volumenbelastung ist pathogenetisch gemeinsam, daß infolge eines Shunts (arteriovenöses Aneurysma, Leberzirrhose, große Milztumoren), vermehrten O_2-Bedarfs in der Peripherie mit folglicher Erweiterung der kleinen peripheren Gefäße (Hyperthyreose) oder eines vermehrten peripheren Blutbedarfs wegen arterieller Untersättigung (Lungenemphysem) die primäre Ursache in der Peripherie und nicht im Herzen liegt. Weil diese Form therapeutisch ganz anders angegangen werden muß als die übliche Herzinsuffizienz — eben nicht nur durch Stärkung der Kontraktionskraft des Myokards, sondern Behebung der primär peripheren Störung — ist es so wichtig, daß jeder Arzt sie kennt.
Diagnostisch ist die Erkennung leicht möglich, wenn das Herzminutenvolumen und die Kreislaufzeiten, welche kurz sind, bestimmt werden können. Für den praktischen Arzt ist der wichtigste differentialdiagnostische Hinweis die große *Blutdruckamplitude*, welche allen Formen gemeinsam ist und bei Herzinsuffizienzsymptomen sonst nur bei der Aortenklappeninsuffizienz angetroffen wird.

Schwangerschaft

Auch in der Schwangerschaft kommt es zu einer hyperdynamen Kreislaufsituation mit Anstieg der Herzfrequenz und des Herzminutenvolumens und Verminderung des peripheren Widerstandes. Bei vorgeschädigtem Herzen können namentlich im 3. Trimester Dekompensationserscheinungen auftreten, welche aber im allgemeinen (auch bei Mitralstenose!) gut beherrscht werden können. Stark gefährdet sind lediglich Patientinnen mit Eisenmenger-Syndrom.

Veränderungen am Herzen als primäre Ursache einer chronischen Überlastung des Myokards

Degenerativ-entzündliche Erkrankungen des Myokards (Myokardsklerose, chronische Myokarditis)

Diesen Krankheiten ist gemeinsam, daß durch den Verlust von Myokardfasern eine Mehrbelastung der übriggebliebenen Myokardteile auftritt, welcher die noch intakten Myokardfasern aber auf die Dauer nicht gewachsen sind. Es entwickelt sich dann eine Herzinsuffizienz.
Die *arteriosklerotisch bedingten Herzmuskelveränderungen (Myokardsklerose)* können sowohl durch Arteriosklerose großer wie kleiner Koronargefäße bedingt sein. In jedem Fall geht infolge eingetretener Ischämie Muskelgewebe zugrunde und wird durch fibröses Gewebe ersetzt. Nach einem Myokardinfarkt sind in der Regel größere fibrotische Narbenbezirke vorhanden. Die stenosierende Koronarsklerose ohne Infarkt führt zur kleinfleckigen Myokardfibrose. Die Myokardsklerosen sind weitaus die häufigsten Herzkrankheiten. Sie nehmen mit zunehmender Überalterung der Bevölkerung weiter zu. Sind die großen Gefäße betroffen, klagen die Kranken in der Regel über Angina pectoris-Symptome (s. S. 313), sind nur die kleinen Gefäße sklerotisch, fehlt dieses Symptom gewöhnlich.
Eine Herzvergrößerung fehlt bei vielen Patienten mit Koronarsklerose. Als Folge einer verminderten diastolischen Wanddehnbarkeit (Füllungsbehinderung!) tritt eine Belastung des linken Vorhofmyokards auf. Die verstärkten Vorhofkontraktionen äußern sich in einer für Koronarsklerose typischen aber nicht pathognomonischen Überhöhung der a-Welle im Apexkardiogramm und im Auftreten eines 4. Herztones. Gelegentlich ist bei Koronarsklerose ein meso-telesystolisches Geräusch an der Herzspitze hörbar, welches auf das Vorliegen einer Mitralinsuffizienz, bedingt durch Papillarmuskeldysfunktion hinweist. Dieses Geräusch kann im akuten Ischämieanfall auftreten und im Intervall wieder verschwinden. Wesentlich für die Diagnose einer Koronarsklerose sind die elektrokardiographischen Veränderungen in Ruhe und namentlich unter Arbeitsbelastung (s. S. 314). Die Koronarographie gestattet die exakte Lokalisation von sklerotischen Veränderungen der großen Gefäße.
Bei Verdacht auf Vorliegen einer Koronarsklerose soll immer auch nach andern arteriellen Durchblutungsstörungen gesucht werden. Der Nachweis von Risikofaktoren (Hypertonie, Diabetes, Nikotinabusus, Hyperlipidämie) stützt die Diagnose. Bei jungen menstruierenden Frauen mit Myokardinfarkt sind wahrscheinlich orale Kontrazeptiva die auslösende Noxe für das Zustandekommen der Koronarthrombose.

Gefäßveränderungen, welche in der Folge zu Herzinsuffizienz führen können, werden auch nach Einwirkung stumpfer Gewalt im Thoraxbereich (sog. *Contusio cordis*) beobachtet. In seltenen Fällen können durch Traumen intakte Koronararterien geschädigt (Rißblutungen) werden, viel häufiger aber pfropft sich diese Schädigung auf eine vorbestehende Koronarerkrankung auf. Bei der Abklärung möglicher traumatischer Herzerkrankungen sind folgende Punkte besonders zu beachten:
Zwischen dem Brustkorbtrauma und dem Auftreten der ersten kardialen Symptome müssen enge zeitliche Beziehungen bestehen. Nach mehreren Tagen oder gar Wochen ist ein ursächlicher Zusammenhang zwischen Trauma und einer Herzschädigung nur dann anzunehmen, wenn entsprechende Brückensymptome vorhanden sind. Es empfiehlt sich deshalb, nach einem schweren Thoraxtrauma den elektrokardiographischen Ablauf durch Serienaufnahmen zu kontrollieren. Zur Beurteilung eines eventuell vorbestehenden Gefäßschadens ist die Augenfundusuntersuchung von wesentlicher Bedeutung.

Differentialdiagnostisch von der Contusio cordis abzugrenzen sind primär nicht das Herz betreffende Verletzungsfolgen (Hirntraumen mit sekundären kardiovaskulären Störungen, Lungenverletzungen, Fettembolie nach Knochenfrakturen).

Chronisch entzündliche Herzmuskelerkrankungen sind viel seltener die Ursache einer Myokardfibrose und konsekutiver Herzinsuffizienz als die Koronarsklerose. Während es bei akuten Myokarditiden gelegentlich möglich ist, eine ätiologische Diagnose zu stellen, verläuft die chronische Myokarditis meistens unter dem Bild einer idiopathischen Kardiomyopathie, da schon längst keine Ursache für eine entzündliche Myokarderkrankung mehr evident ist.

Unter den Erregern, welche chronisch verlaufende Myokarditiden verursachen können, sind in erster Linie Coxsackie B-Virus, Influenza- und Poliomyelitis-Viren und Toxoplasmen zu nennen. Bei Autopsiefällen von chronischer interstitieller Myokarditis konnte im Myokard Coxsackie B-Antigen nachgewiesen werden. Bei den chronischen nichtinfektiösen Myokarditiden spielen Autoimmunreaktionen eine wesentliche Rolle. Zu dieser Gruppe gehören die chronische rheumatische Myokarditis, bei der in 12–21% der Fälle Serum-Antikörper gegen Herzmuskelgewebe nachgewiesen werden konnten, die Myokarditis bei Lupus erythematodes, bei Dermatomyositis und bei primär-chronischer Polyarthritis.

Durch Autoimmunmechanismen bedingt sind auch das Postkardiotomie-Syndrom und das Postmyokardinfarkt-Syndrom. Bei diesen Syndromen stehen die pleuroperikarditischen Veränderungen im Vordergrund. Myokarditische Beteiligung ist ganz ungewöhnlich.

Über die akute Myokarditis s. S. 257.

Herzklappenfehler

Einige Hinweise für die differentialdiagnostische Bewertung der Geräusche bei Herzklappenfehlern

Die Grundprinzipien, welche bei der Beurteilung systolischer und diastolischer Geräusche zu beachten sind, wurden in Abb. 9.34a und 9.34b schematisch dargestellt.

An der *Basis* ist das systolische Geräusch bei *Aortensklerose* nie durchgehend, reicht dagegen bei *Aorten- und Pulmonalstenose* über die ganze Systole bis zur Aorten- respektive Pulmonal-Komponente des 2. Tones, beginnt aber nicht unmittelbar nach dem 1. Ton, bei der *Isthmusstenose* ist es spätsystolisch und reicht etwas über den 2. Aortenton hinaus. Das *Ven-*

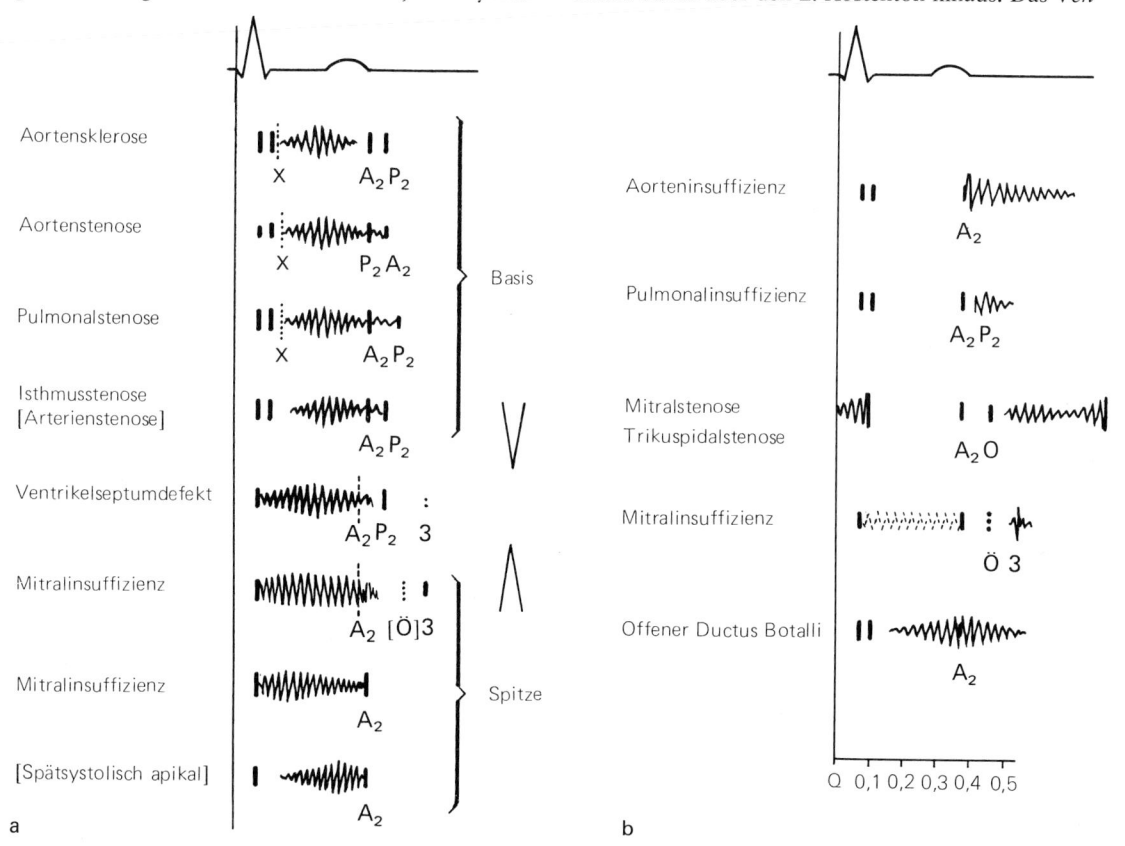

Abb. 9.34a. Schematische Darstellung der systolischen Geräusche. X = Austreibungsklick, A_2 = Aortenkomponente, P_2 = Pulmonaliskomponente, Ö = Öffnungston

Abb. 9.34b. Schematische Darstellung der diastolischen Geräusche

trikelseptumdefekt-Geräusch schließt unmittelbar an den 1. Ton an. Die über der Basis hörbaren funktionellen Austreibungsgeräusche sind protomesosystolische Geräusche.

Das systolische Geräusch der *Mitralinsuffizienz* ist holosystolisch und typischerweise bandförmig. Die Aortenkomponente des 2. Tones wird überdeckt. Bei sehr schwerer Mitralinsuffizienz hat das holosystolische Geräusch deutlichen Decrescendocharakter. An der Spitze ist auch ein ausschließlich spätsystolisches Geräusch nicht selten (z. B. bei Papillarmuskeldysfunktion).

Das diastolische Decrescendogeräusch bei Aorteninsuffizienz schließt unmittelbar an das aortale Tonsegment des 2. Tones an (Sofortgeräusch). Bei der Pulmonalinsuffizienz mit pulmonaler Hypertonie (z. B. Graham-Steell-Geräusch bei Mitralvitien) tritt das diastolische Decrescendogeräusch unmittelbar nach der Pulmonalkomponente des 2. Tones auf. Bei der organischen Pulmonalinsuffizienz ohne Drucksteigerung in der Arteria pulmonalis ist die Maximalintensität des diastolischen Geräusches von P_2 leicht abgesetzt und zeigt keine typische Decrescendokonfiguration. Es weist zuerst einen kurzen Crescendoabschnitt auf, um dann in eine Decrescendoform überzugehen. Dieses Geräusch hat einen tieferen Frequenzgehalt als das Graham-Steell-Geräusch, da der Blutrückfluß nur unter einem geringen Druckgradienten vor sich geht.

Bei *Mitral-* und *Trikuspidalstenose* setzt das diastolische Geräusch (Rollen) erst nach Öffnung der Atrioventrikulärklappen ein.

Das *durchgehende systolisch-diastolische* Geräusch mit Punctum maximum im 2. Interkostalraum links infraklavikulär ist für offenen Ductus Botalli fast beweisend. Seltenheiten wie arteriovenöse Anastomosen, aortopulmonale Verbindungen, Venengeräusche (Nonnensausen) sind immerhin zu überdenken. Die Venengeräusche lassen sich differentialdiagnostisch dadurch abgrenzen, daß sie während der Valsalva-Preßprobe verschwinden und postpressorisch an Intensität zunehmen.

Von den Klappenfehlern führen vor allem diejenigen, welche mit einer Schädigung der linken Kammer einhergehen, (wegen der Lungenstauung) zur kardialen Dyspnoe, also die *Aortenfehler* (Aorteninsuffizienz und Aortenstenose) und die *Mitralvitien*.

Für die *Diagnose* der Klappenfehler sind neben den *allgemeinen klinischen Erscheinungen* der *Palpations-* und der *Auskultationsbefund,* die Beschaffenheit des Pulses und das *Durchleuchtungsergebnis* maßgebend. Im folgenden sei auf einige besondere differentialdiagnostische Punkte hingewiesen:

Aortenklappeninsuffizienz

Bei der **Aorteninsuffizienz** treten die *Dekompensationserscheinungen* in der Regel erst Jahre oder Jahrzehnte nach Ausbildung des Vitiums auf. Sie erreichen dann aber meist *rasch* ausgesprochene Grade, wobei die Dyspnoe ganz im Vordergrund stehen kann. Kranke mit Aorteninsuffizienz sind im allgemeinen trotz normalem Hämoglobingehalt infolge schlechterer Durchblutung der Kapillaren *blaß* und unterscheiden sich dadurch von dem rosigen Aussehen der Patienten mit Mitralfehlern. Der *Puls* ist celer und altus, d. h. die Blutdruckamplitude ist groß: sie kann bis 120 mm Hg betragen. Die Gefäße des leicht komprimierten Nagelfalzes zeigen deutliche Pulsationen.

Der Pulsus celer wird bei der Aortenklappeninsuffizienz selten vermißt. Fehlt er bei sicherer Aorteninsuffizienz, muß differentialdiagnostisch eine gleichzeitig bestehende *Aortenstenose* bzw. *Nephrosklerose* in Betracht gezogen werden.

Andererseits wird der *Pulsus celer* auch bei manchen anderen Krankheiten ohne Aortenklappeninsuffizienz gefunden, z. B. bei:
    offenem Ductus Botalli,
    ausgedehnten arteriovenösen Aneurysmen,
    Morbus Paget,
    Hyperthyreose und anderen Zuständen mit erhöhtem Minutenvolumen (s. S. 233),
    fieberhaften Zuständen.

Schließlich kann auch eine starre Aorta bei *Mesaortitis luica* oder *Arteriosklerose ohne Aortenklappeninsuffizienz* einem Pulsus celer hervorrufen.

Wir finden dementsprechend auch den *typischen schnellenden Puls* sowie den Traubeschen *Doppelton* nicht nur bei der Aorteninsuffizienz, sondern auch bei den erwähnten Krankheitszuständen. Diese Zeichen haben deshalb für die Differentialdiagnose der Aorteninsuffizienz nur eine beschränkte Bedeutung.

Über den Femoralarterien ist bei ausgesprochener Aorteninsuffizienz ein systolisch-diastolisches Geräusch hörbar (Duroziezsches Doppelgeräusch). Die diastolische Komponente ist Ausdruck des retrograden Blutflusses während der Diastole.

Die *Herzgröße* respektive die Herzkonfiguration lassen bei der Aorteninsuffizienz drei Stadien erkennen (Abb. 9.35):
– Im Anfang findet sich ein *normal konfiguriertes* und *normal großes* Herz, möglicherweise mit einer

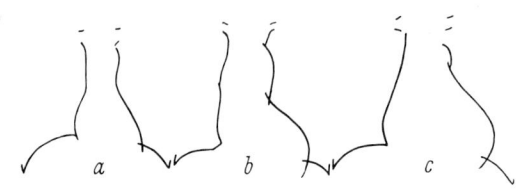

Abb. 9.35. Herzkonfiguration bei verschiedenen Graden von Aorteninsuffizienz a) normal groß, b) aortal konfiguriert mit vergrößertem linkem Ventrikel, c) mitralisiertes Aortenherz (nach *Scherf*)

Vergrößerung der Ausflußbahn. In diesem Stadium fehlen die Dekompensationszeichen immer.
- Später bildet sich das typische, *aortal konfigurierte Herz* mit *großem linken Ventrikel* und dilatierter Aorta ascendens aus. Dekompensationszeichen sind in diesem Stadium möglich.
- Als drittes und letztes Stadium finden wir das *mitralisierte Aortenherz*, welches dem Stadium der Dekompensation im allgemeinen entspricht.

Auskultatorisch ist die Aorteninsuffizienz in erster Linie durch das *gießende diastolische Geräusch*, welches im Bereich der klassischen Aortenauskultationsstelle, im 2. Interkostalraum rechts vom Sternum, aber noch häufiger im Bereich des Erbschen Punktes (links vom Sternum im 3. Interkostalraum) und manchmal auch bis zur Herzspitze gehört wird (Abb. 9.36). Das diastolische Geräusch ist anfänglich stark *lageabhängig*. In aufrechter Stellung ist es besser zu hören als am liegenden Kranken. Unklare Geräusche lassen sich oft durch Vornüberbeugen der Kranken und in maximaler Exspiration deutlicher machen.

Ein *diastolisches* Geräusch im Bereich der Aortenauskultationsstelle und am Erbschen Punkt ist im hohen Grade für die Diagnose einer Aorteninsuffizienz zu verwerten. Gelegentlich kommen aber diastolische Geräusche in diesen Bezirken auch bei *schweren Anämien* vor. Es handelt sich dabei um Venengeräusche.

Bei *hochgradigen Mitralfehlern* tritt in späteren Stadien, meist allerdings links vom Sternum, manchmal aber auch rechts davon, ein stark ausgeprägtes diastolisches Geräusch (Graham-Steell-Geräusch) auf, welches nicht eine Aorteninsuffizienz, sondern eine, infolge Erweiterung der rechten Kammer entstandene, relative *Pulmonalinsuffizienz* anzeigt.

Bei jeder Aortenklappeninsuffizienz ist außer dem diastolischen Geräusch auch ein mehr oder weniger lautes *systolisches* Geräusch wahrzunehmen. Das Punctum maximum des systolischen Geräusches liegt fast stets im Bereich der klassischen Aortenauskultationsstelle. Es kann aber ebenso wie das diastolische Geräusch am Erbschen Punkt und an der Herzspitze wahrgenommen werden. *Aus dem systolischen Geräusch bei Aortenklappeninsuffizienz allein darf weder eine gleichzeitige Aortenklappenstenose noch eine relative Mitralinsuffizienz diagnostiziert werden, weil das Geräusch nicht durch organische stenosierende Veränderungen, sondern durch die Strömungsverhältnisse des Blutes bedingt ist.* Ist das systolische Geräusch jedoch mit einem systolischen Schwirren in den Karotiden verbunden, besteht gleichzeitig mit der Aorteninsuffizienz auch eine Aortenklappenstenose.

Für die Diagnose einer relativen *Mitralinsuffizienz* sind die nachweisbare Mitralisation des Herzens, das Auftreten einer Akzentuation des zweiten Pulmonaltons und das Auftreten eines weiteren systolischen Geräusches im Bereich der Herzspitze mit Ausstrahlung in die Axilla maßgebend. Bei schwerer Aorteninsuffizienz ist an der Herzspitze gelegentlich ein diastolisches Füllungsgeräusch von rollendem Charakter (Austin-Flint-Geräusch) hörbar. Das Geräusch soll entweder durch Vibrationen des langen Mitralsegels zustandekommen oder durch turbulente Strömung infolge Erhöhung der Bluteinstromgeschwindigkeit bei partiellem diastolischem Schluß der Mitralklappe bedingt sein. Das Fehlen eines Mitralöffnungstones gestattet, das Austin-Flint-Geräusch gegen das diastolische Rollen bei organischer Mitralstenose abzugrenzen.

Das *Elektrokardiogramm* ist in allen ausgesprochenen Fällen linkstypisch umgeformt (s. S. 279). Die Differentialdiagnose zwischen endokarditischer, luischer und sklerotischer Aorteninsuffizienz gelingt in der Regel auf Grund der Anamnese und des Alters ohne Schwierigkeiten. Die Aorta ist namentlich bei luischer Aorteninsuffizienz stark erweitert. Sind die serologischen Luesreaktionen positiv, ist die Diagnose gesichert. Bei negativem Ausfall der Luesreaktionen muß man sich daran erinnern, daß nicht alle Fälle von luischer Mesaortitis mit positiven Reaktionen einhergehen. Dekompensationserscheinungen im Bereich des großen Kreislaufs fehlen sowohl bei Aorteninsuffizienz wie bei Aortenstenose in der Regel während Jahrzehnten. Daher wird die Diagnose der Aortenfehler oft nicht erwogen, weil der Arzt mit einem Herzklappenfehler die Vorstellung von Leberstauung und peripheren Ödemen verbindet. In späteren Stadien setzt dann die therapeutisch weitgehend refraktäre Rechtsinsuffizienz oft ziemlich plötzlich und mit heftigen Schmerzen in der Lebergegend als Folge akuter Spannung der Leberkapsel ein.

Aortenklappenstenose

Sie ist viel häufiger, als früher vermutet wurde, sogar häufiger als die Aorteninsuffizienz. *Die Symptome der Aortenstenose* können Ausdruck von veränderten

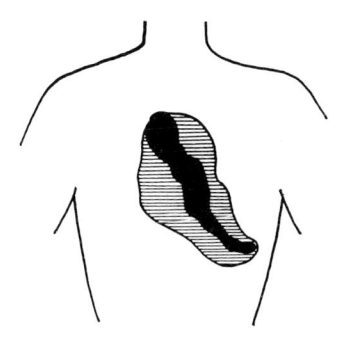

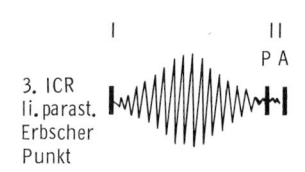

Abb. 9.36. Zone, in welcher die Geräusche bei Aorteninsuffizienz gehört werden

Kreislaufverhältnissen vorwärts, im Bereich, und rückwärts der Stenose sein: Abb. 9.37.

vorwärts der Stenose
- Pulsus parvus et tardus
- niedriger Blutdruck
- niedriges Herzminutenvolumen
- Ohnmachtsanfälle
- Koronarinsuffizienz
- röntgenologisch: dilatierte Aorta ascendens

an der Stenosestelle
- palpatorisch: Schwirren, in die Karotiden ausstrahlend
- auskultatorisch: systolisches Geräusch, leise Töne
- röntgenologisch: verkalkte Klappen

rückwärts der Stenose
- palpatorisch: hebender Spitzenstoß (Linkshypertrophie)
- perkutorisch: Herzvergrößerung (nicht obligat)
- röntgenologisch: aortale Konfiguration
- Ekg: Linkstyp
- in späteren Stadien: Zeichen der Linksinsuffizienz (Lungenstauung)
- in terminalen Stadien: Zeichen der Rechtsinsuffizienz (Leberstauung und Ödeme)

Abb. 9.37. Die Symptome entstehen entweder *vor, an* oder *nach* der Stenose

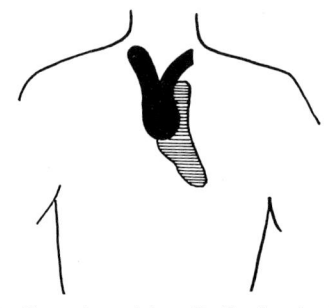

Abb. 9.38. Zone, in welcher die Geräusche bei Aortenstenose gehört werden

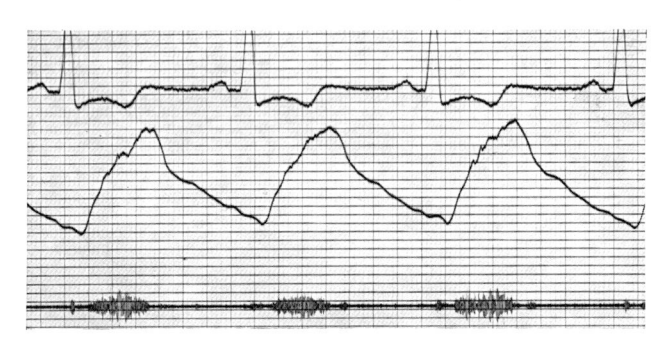

Abb. 9.39. Karotispulskurve bei Aortenstenose, verzögerter Anstieg der Kurve mit Hahnenkammphänomen

Die *Aortenklappenstenose,* welche angeboren sein kann, häufiger aber rheumatisch (oft auch ohne entsprechende Anamnese) sowie arteriosklerotisch bedingt ist, wird auskultatorisch durch ein lautes, rauhes, systolisches Geräusch mit nachfolgendem sehr *leisem* oder *fehlendem zweitem Aortenton* (bei schweren Stenosen umgekehrte Spaltung) über der Aorta an der klassischen Auskultationsstelle mit Ausstrahlung in die Karotiden – vorwiegend links – charakterisiert [Abb. 9.38]). Es gibt Fälle mit Aortenklappenstenose, bei denen über dem ganzen Herzen keine Töne, sondern nur das systolische Geräusch gehört wird. Aus diesem Geräusch allein ist aber ohne gleichzeitigen Nachweis des für die Aortenstenose typischen kleinen (parvus), träge ansteigenden (tardus) Pulses die Diagnose nicht zulässig (Abb. 9.39). Der Karotispuls eignet sich für die Darstellung des verzögerten Anstieges der Pulswelle mit „Hahnenkammbildung" am besten. Sofern die Klappen bei valvulärer Aortenstenose noch beweglich sind, beginnt das systolische Geräusch häufig mit einem Austreibungsklick.

Das am Erbschen Punkt, an der Aortenauskultationsstelle und an den Karotiden palpatorisch wahrnehmbare *Schwirren* ist ein typisches Zeichen der Aortenklappenstenose. Bei funktionellen aortalen Austreibungsgeräuschen ist ein Schwirren nicht zu palpieren. Auch bei den schwersten Formen der Aortenklappenstenose mit stark vermindertem Herzminutenvolumen kann das Schwirren gelegentlich fehlen. Der Blutdruck ist in der Regel niedrig; normale oder sogar leicht erhöhte Blutdruckwerte sind aber keineswegs gegen Aortenstenose zu verwerten.

Die Aortenstenose gehört zu den am besten kompensierten Klappenfehlern. Im Stadium der Kompensation ist der linke Ventrikel nicht oder nur leicht vergrößert. Eine deutliche Erweiterung findet sich nur bei Linksdekompensation oder bei gleichzeitigem Vorhandensein einer Aorteninsuffizienz (Abb. 9.40). Oft besteht eine Bradykardie.

Röntgenologisch sind Verkalkungen der Aortenklappe in Boxerprojektion im mittleren Drittel des Herzschattens sichtbar (s. Abb. 9.41a). Im AP-Bild sind die Verkalkungen häufig nicht erkennbar, da sich die Aortenklappen auf die Wirbelsäule projizieren (Abb. 9.41b).

Klinisch ist außer der Dyspnoe schon nach geringer Anstrengung Auftreten von *Ohnmachtsanfällen* ty-

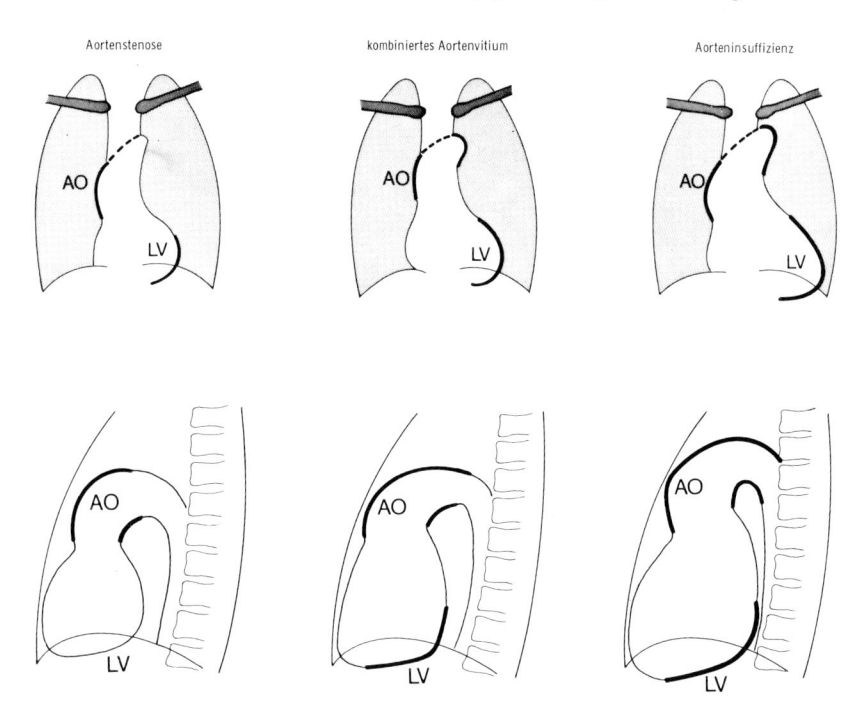

Abb. 9.40. Konfiguration des Herzens bei Aortenvitien am anterio-posterioren (obere Reihe) und im seitlichen (untere Reihe) Thoraxbild.
Bei der *Aortenstenose* ist der linke Ventrikel (LV) nicht vergrößert, jedoch an der Spitze abgerundet. Die Aorta ascendens (AO) ist poststenotisch dilatiert.
Bei der *Aorteninsuffizienz* ist der linke Ventrikel deutlich dilatiert und verlängert. Die Aorta ist dilatiert und elongiert.
Beim *kombinierten Aortenvitium* ist die Vergrößerung des linken Ventrikels weniger stark ausgeprägt als bei der reinen Aorteninsuffizienz. Die Aorta ist im Ascendensbereich dilatiert und mäßig elongiert

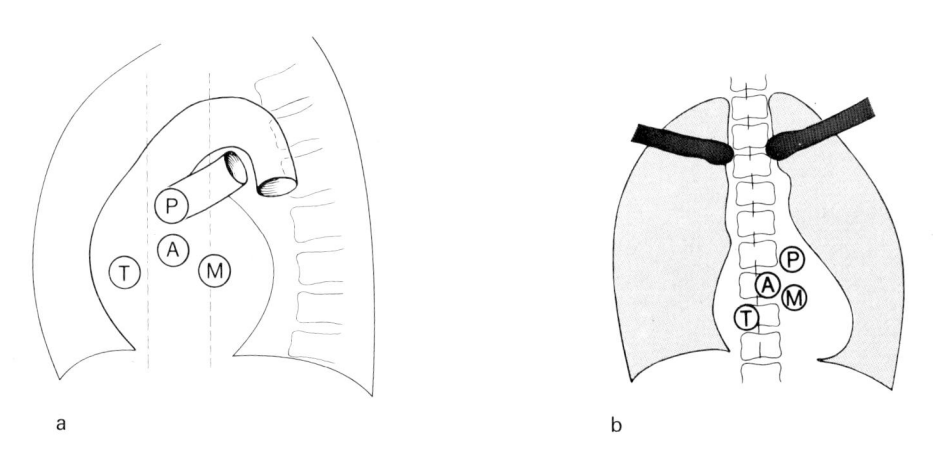

Abb. 9.41a. Lokalisation von Klappenverkalkungen in Boxerprojektion. Aortenklappenkalk ist im mittleren Drittel des Herzschattens lokalisiert. Mitralklappenkalk liegt mehr dorsal und kaudal am Übergang des mittleren zum posterioren Drittel der Herzsilhouette.
T = Trikuspidalklappe
A = Aortenklappe
P = Pulmonalklappe
M = Mitralklappe
Abb. 9.41b. Lokalisation von Klappenverkalkungen im anterio-posterioren Thoraxbild. Aortenklappenkalk ist im AP-Bild nicht sichtbar, da sich die Klappe auf die Wirbelsäule projiziert. Nach Mitralklappenkalk ist links paramedian zu suchen

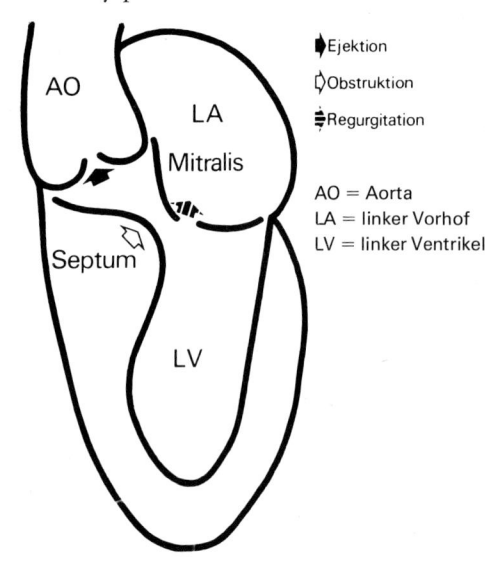

Abb. 9.42. Längsschnitt durch den linken Ventrikel bei muskulärer Subaortenstenose. Beachte die massive Hypertrophie des Septums, welches die Ausflußbahn einengt

pisch. Sie können Adams-Stokes-Anfälle vortäuschen. In schweren Fällen sind auch Angina pectoris-Symptome mit entsprechenden Ekg-Veränderungen die Regel.

Dem Ekg kommt für die Beurteilung des Stenosegrades große Bedeutung zu. Die ST-Senkung zeigt Korrelation zum Stenosegrad. Differenzen zwischen prä- und poststenotischen systolischen Drucken von weniger als 40 mmHg zeigen keine, solche von über 60 mmHg praktisch immer eine ST-Senkung.

Für die Beurteilung des *Schweregrades* müssen folgende Erscheinungen, welche auch für die Indikationsstellung zur Operation und die Prognose maßgebend sind, beachtet werden:

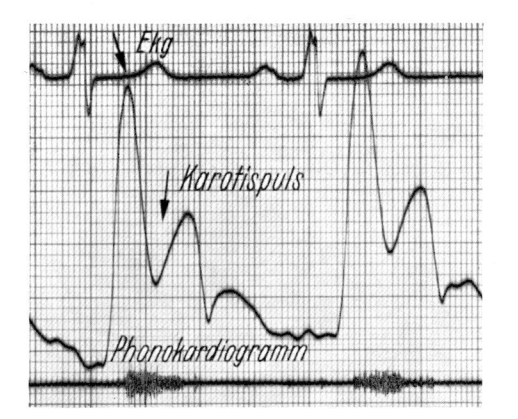

Die durchschnittliche Lebenserwartung beträgt:

bei Auftreten von
    Angina pectoris-Erscheinungen   4,1 Jahre
bei Synkopen   3,3 Jahre
bei Herzinsuffizienz   1–2 Jahre

Zur Operationsindikation wird in der Regel ein mittlerer systolischer Druckgradient zwischen linkem Ventrikel und Aorta von mehr als 50 mmHg gefordert.

Idiopathische hypertrophe Subaortenstenose
(Obstruktive Kardiomyopathie)

Die klinische Symptomatologie der idiopathischen Subaortenstenose ist derjenigen der valvulären Aortenstenose sehr ähnlich: Anstrengungsdyspnoe, pektanginöse Beschwerden, Schwindel und Synkopen stehen im Vordergrund. Pathologisch-anatomisch ist die idiopathische hypertrophe Subaortenstenose charakterisiert durch eine massive, meist asymmetrische, besonders septale Hypertrophie des Myokards ohne Veränderungen der Aortenklappen. Es handelt sich um eine dynamische Stenose, d.h. der Schweregrad der Stenose nimmt im Verlauf der Ventrikelentleerung zu: mit der systolischen Verkleinerung des linken Ventrikels nähern sich das hypertrophe Septum und das aortale Mitralsegel, welches durch den abnorm gestellten vorderen Papillarmuskel nach vorne statt nach apikal gezogen wird. Dadurch bildet oder verstärkt sich die Ausflußstenose und in den meisten Fällen kommt es auch zu einer mitralen Regurgitation (Abb. 9.42).

Folgende Symptome und Befunde sind zur Differenzierung von der *valvulären Aortenstenose* wertvoll: Bei *Subaortenstenose* ist die Familienanamnese oft positiv; der Karotispuls zeigt einen schnellen Anstieg im ersten Teil und einen zweiten systolischen Gipfel

Muskuläre Subaortenstenose

Normale Karotispulskurve

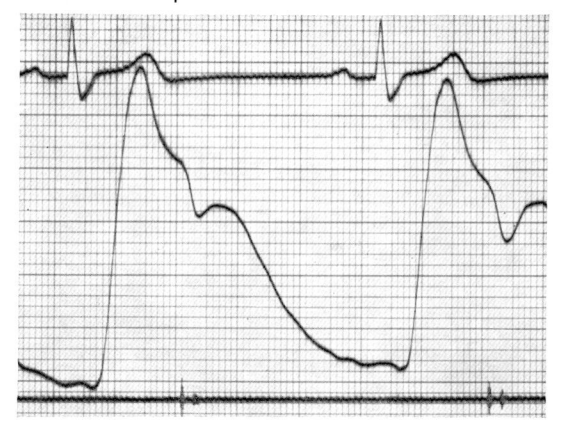

Abb. 9.43. Bei muskulärer *Subaortenstenose* ist der initiale Anstieg der Karotispulskurve besonders rasch und steil und der abfallende Schenkel ist zweigipflig. Vergleich zu einem Normalen. Gegenüber der Karotispulskurve bei valvulärer Aortenstenose (Abb. 9.39) sind die Veränderungen besonders ausgesprochen

oder Schulter (Abb. 9.43); das systolische Geräusch ist ein mesotelesystolisches Geräusch mit punctum maximum medial vom Spitzenstoß (nicht über der Aorta) und strahlt häufig in die Axilla aus; im Gegensatz zur valvulären Aortenstenose nimmt das systolische Geräusch während der Valsalva-Preßdruckprobe an Intensität zu; ein diastolisches Geräusch fehlt; häufig besteht ein präsystolischer Galopp; im Ekg finden sich nicht selten Infarkt- und Schenkelblockbilder; Klappenverkalkungen bestehen nicht; bei gleichzeitigem Vorkommen einer subvalvulären Pulmonalstenose zeigt der Venenpuls eine hohe a-Welle. Beim Herzkatheter besteht ein Druckgradient zwischen Einflußtrakt und subaortaler Portion des Ausflußtraktes des linken Ventrikels. Isoproterenol bewirkt eine massive Zunahme des intraventrikulären Druckgradienten bei Subaortenstenose; Betarezeptorenblocker führen zu einer Verminderung und gelegentlich vollständigem Verschwinden des Druckgradienten.

Differentialdiagnostisch muß gelegentlich auch die sog. *pulslose Krankheit* (Aortenbogen- oder Takayasu-Syndrom) in Erwägung gezogen werden, welche fast nur Frauen im jugendlichen Alter betrifft und bei der fehlende Radialis- und Karotispulse im Vordergrund stehen (s. S. 660).

An die *supravalvuläre Aortenstenose*, die allerdings selten ist, muß man denken, wenn mit den Zeichen der Aortenstenose ein typisches Gesicht (breites Vorderhaupt, weit auseinanderstehende Augen, breiter Mund), mangelnde psychische Entwicklung und das systolische Austreibungsgeräusch, das die größte Intensität suprasternal oder auf der rechten Nackenseite zeigt, sowie ein ausgesprochener Unterschied des Blutdrucks zwischen rechtem und linkem Arm bestehen, wobei der Druck rechts höher ist als links. Der höhere Druck rechts wird durch die asymmetrisch hohe Strömungsgeschwindigkeit an der Außenseite des Aortenbogens, hervorgerufen durch die sanduhrartige supravalvuläre Einengung des Aortenlumens (Coanda-Effekt) erklärt.

Mitralstenose

Für die Diagnose der **Mitralstenose** ist eine rheumatische Anamnese nicht notwendig, da in etwa 40% aller Mitralstenosen eine polyarthritische Ätiologie nicht nachgewiesen werden kann. Auch das typische, in den Lehrbüchern beschriebene *Aussehen* mit den geröteten Wangen und den zyanotischen Lippen kann oft nicht beobachtet werden; es ist daher nur von beschränktem diagnostischem Wert. Die Mitralstenose betrifft ganz vorwiegend das *weibliche* Geschlecht; sie ist bei Männern ohne rheumatische Anamnese eine viel seltenere Erkrankung.

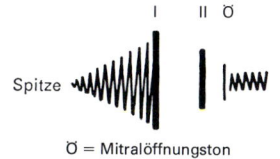

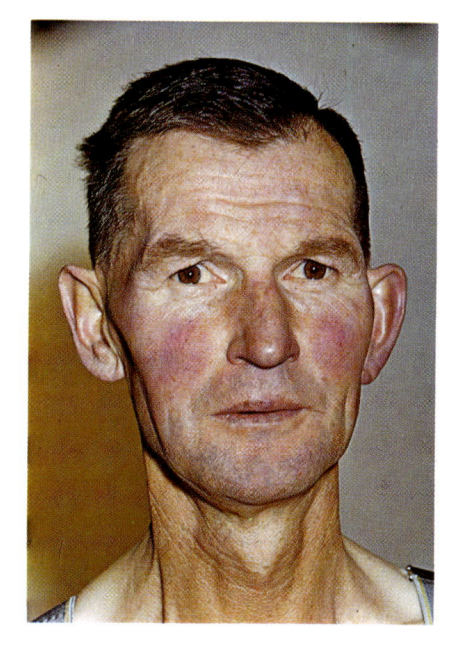

Abb. 9.44. Gerötete Wangen, Teleangiektasen und zyanotische Lippen (facies mitralis) bei Mitralklappenfehler

Weil bei der Mitralstenose gegenüber den Aortenfehlern die Kompensationsmöglichkeiten beschränkt sind, ist die *Arbeitsdyspnoe* in der Regel meist Jahre vor dem Auftreten schwerer Dekompensationserscheinungen nachweisbar. *Anamnestisch* wird auch häufig Herzklopfen, sowohl nach Arbeitsbelastung als auch in Ruhe, angegeben und kann ein diagnostisch wertvolles Symptom sein. Scheinbar unbegründete *Müdigkeit* wird besonders häufig empfunden. Aus der Vorgeschichte erfährt der Arzt auch manchmal von rezidivierenden Hämoptoen und nächtlichen Anfällen von Lungenödem.

Die *reine* Mitralstenose zeigt, wie leicht verständlich ist, *keine Vergrößerung* des linken Ventrikels; der *Spitzenstoß* ist daher anfänglich nicht verlagert. Selbst in späteren Stadien, wenn auch das rechte Herz dilatiert wird, kann eine Verlagerung des Spitzenstoßes nur nach außen, aber nicht nach unten zustande kommen. *Liegt gleichzeitig eine Verlagerung nach unten vor, handelt es sich nicht mehr um eine reine Mitralstenose, sondern um eine Kombination mit einer Mitralinsuffizienz oder einem Aortenfehler.* Die Beobachtung des Spitzenstoßes gibt daher wichtige diagnostische Hinweise.

Palpatorisch ist das „frémissement mitral" über der Herzspitze in der Regel leicht zu finden. Im Gegensatz zum systolischen Schwirren bei Ventrikelseptumdefekt, Aortenstenose, Pulmonalstenose handelt es sich beim frémissement mitral um ein diastolisches Schwirren mit präsystolischer Akzentuierung. Ein deutlich nachweisbarer präkordialer Impuls links sternal unten weist auf eine Vergrößerung des rechten Ventrikels hin. Der akzentuierte zweite Pulmonalton ist häufig mit der Hand zu fühlen. Allein aus den palpatorischen Zeichen läßt sich somit in vielen Fällen die Diagnose „Mitralstenose" stellen. Die Auskultation und die Röntgenuntersuchung erhärten die Diagnose.

Auskultatorische Charakteristika der Mitralstenose

Paukender 1. Ton an der Herzspitze

Für das Zustandekommen des abnorm lauten ersten Tones sind 3 Faktoren verantwortlich:
(1) Infolge Erhöhung des linksatrialen Druckes erfolgt der mitrale Klappenschluß später als normalerweise. Die Mitralkomponente des ersten Tones fällt dann häufig mit der Trikuspidalkomponente zusammen, wodurch eine Verstärkung des ersten Tones resultiert.
(2) Im Zeitpunkt, an dem der linksventrikuläre Druck den (erhöhten) linksatrialen Druck überschreitet, ist die Drucksanstiegsgeschwindigkeit im Ventrikel höher als beim Schluß einer normalen Mitralklappe. Die Anspannung der Klappensegel und der Klappenschluß erfolgen deshalb mit besonders großer Wucht, woraus wiederum eine Verstärkung des ersten Tones resultiert.
(3) Die verdickten, aber doch beweglichen Klappen produzieren beim Schluß einen lauteren Ton als normal beschaffene Klappen.
In 1–6% der Fälle von schwerer Mitralstenose fehlen die charakteristischen Auskultationsbefunde.
Der Röntgenbefund kann auf das Vorliegen einer Mitralstenose hinweisen. Der Beweis ist aber nur durch den Herzkatheterismus möglich.
Ein verstärkter 1. Ton findet sich andererseits auch, ohne daß eine Mitralstenose vorliegt, bei Hyperthyreose, Anämie und frühzeitig einsetzenden Extrasystolen.

Präsystolisches Crescendogeräusch

Es setzt gegen das Ende der Diastole ein, nimmt allmählich an Intensität zu und erreicht kurz vor dem 1. Ton das Maximum. Dieses präsystolische Geräusch fehlt bei sehr leichten Mitralstenosefällen. Da es durch die Vorhofkontraktion hervorgerufen wird, ist es bei *Vorhofflimmern* nicht vorhanden.
Bei schwerer *Aorteninsuffizienz* kann am Apex gelegentlich ein diastolisches Rollen mit präsystolischer Akzentuierung gehört werden (Austin-Flint-Geräusch, s. S. 237).

Diastolisches Mitralstenose- und Pulmonalinsuffizienzgeräusch

Das Mitralstenosegeräusch (diastolisches Rollen) strahlt in der Regel nicht aus, sondern kann nur an umschriebener Stelle gehört werden (Abb. 9.45). Es ist durch seinen *holperigen Charakter* gekennzeichnet

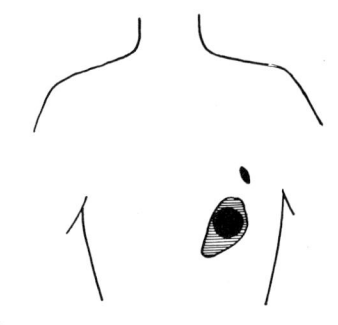

Abb. 9.45. Zone, in welcher die Geräusche bei Mitralstenose gehört werden

und von den weichen, gießenden, schabenden Geräuschen anderer Genese leicht zu unterscheiden. Das diastolische Rollen wird am besten in linker Seitenlage nach kurzer vorangegangener körperlicher Belastung gehört.
Diastolische Mitralstenosengeräusche sind von den in späteren Stadien gelegentlich auftretenden gießenden Geräuschen der relativen Pulmonalklappeninsuffizienz (Graham-Steell-Geräusch) stets zu unterscheiden.
Das Pulmonalinsuffizienzgeräusch setzt nicht unmittelbar nach der Aortenkomponente des zweiten Tones ein; es kommt also nach A_2 eine kleine Pause, was ein weiteres wichtiges differentialdiagnostisches Kennzeichen gegenüber dem diastolischen Geräusch der Aorteninsuffizienz darstellt.

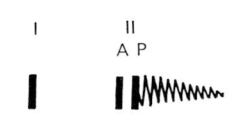

Eine Pulmonalklappeninsuffizienz kann nur bei gestautem kleinem Kreislauf vorkommen. Es finden sich also immer gleichzeitig ein lauter zweiter Pulmonalton und eine erweiterte Pulmonalarterie.

Mitralöffnungston (s. Abb. 9.47)

(0,06–0,12 Sek. nach Beginn des II. Tones)
Die *Phonokardiographie* hat einen bedeutenden diagnostischen Beitrag für die Erkennung der Mitralstenose geleistet. Einmal erlaubt sie, die mit dem Ohr hörbaren Klangphänomene darzustellen. Dann kommen aber phonokardiographisch die Charakteristika des Mitralöffnungstones viel besser zur Darstellung als mit dem Ohr. Der *Mitralöffnungston* ist bis in die obersten Frequenzbereiche erkennbar und für das Vorliegen dieses Klappenfehlers weitgehend pathognomonisch (Abb. 9.47). Ferner kann nur phonokardiographisch die typische Verspätung des 1. Tones festgestellt werden. Auch dieser Befund ist, wenn nicht tachykardes Vorhofflimmern vorliegt, pathognomisch (Abb. 9.48).

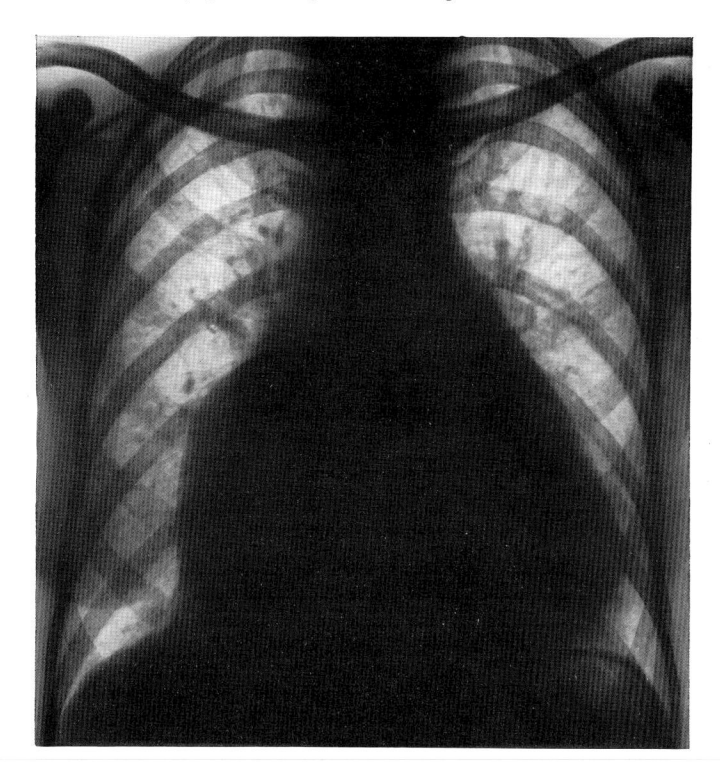

9 Dyspnoe infolge Erkrankungen des Herzens 243

Abb. 9.46. Starke Rechtsausladung der Herzkontur bei organischer *Trikuspidalinsuffizienz* (autoptisch verifiziert) 48j. Frau

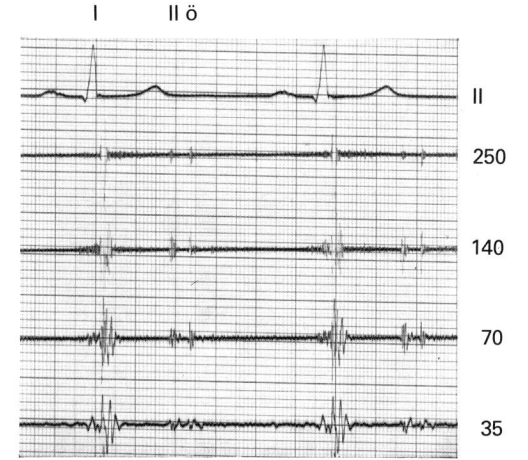

Abb. 9.47. *Mitralöffnungston*, vorwiegend im oberen Frequenzbereich erkennbar. Der Mitralöffnungston folgt 0,1 Sek. nach Beginn des 2. Tons. Es ist auch ein präsystolisches Geräusch erkennbar

Akzentuierter zweiter Pulmonalton

Dieses Zeichen ist differentialdiagnostisch nicht entscheidend, da es bei fehlender Stauung im kleinen Kreislauf nicht gefunden wird. Der 2. Pulmonalton ist also bei *beginnenden* Mitralstenosen und in den *Spätfällen*, wenn die Leberstauung infolge komplizierender Trikuspidalinsuffizienz stärkere Grade annimmt, *nicht akzentuiert*. Die komplizierende **Trikuspidalinsuffizienz** wird sowohl aus dem frisch hinzugekommenen systolischen Geräusch im 4. Interkostalraum rechts vom Sternum als auch aus dem

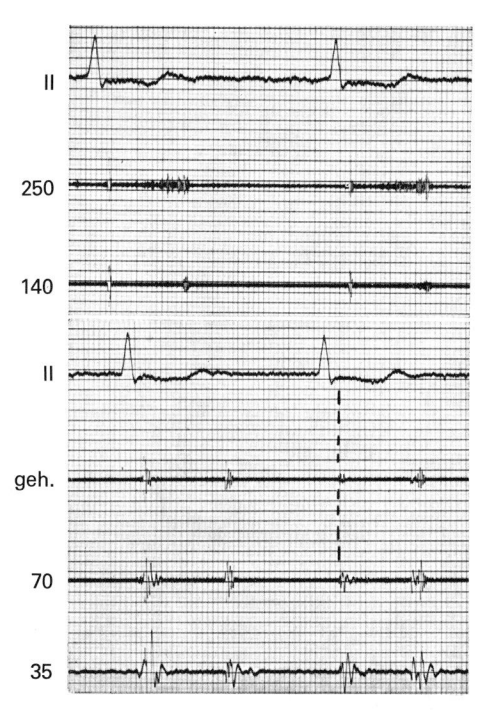

Abb. 9.48. Phonokardiographisches Bild bei schwerster *Knopflochstenose,* autoptisch verifiziert. Verspätetes Einsetzen des 1. Tones (0,10 Sek. nach Q), kein Mitralöffnungston. Frequenzen angegeben in Hertz; geh. = gehörsähnlich

244 9 Dyspnoe

Halsvenenpuls (fehlender systolischer Kollaps, überhöhte v-Welle), dem *expansiven Leberpuls* und dem stark nach rechts ausladenden Vorhof (Abb. 9.46) diagnostiziert.

Radiologische Veränderungen bei Mitralstenose

Die *Herzkonfiguration* ist bei der *Mitralstenose* vom *Grad* der Erkrankung abhängig. In *Frühfällen* kann das Herz normal groß und auch normal konfiguriert

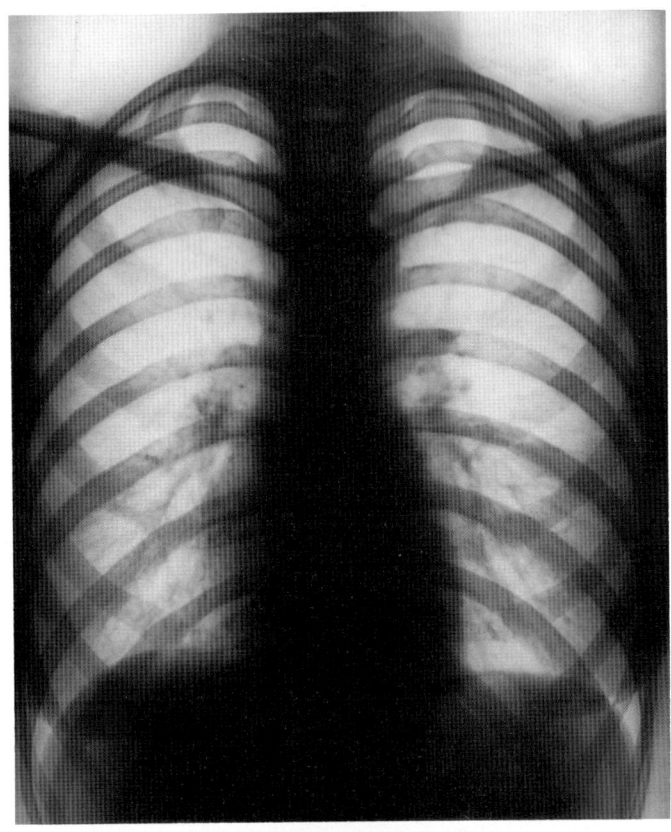

Abb. 9.49. Reine Mitralstenose, 22j. Frau (autoptisch gesichert)

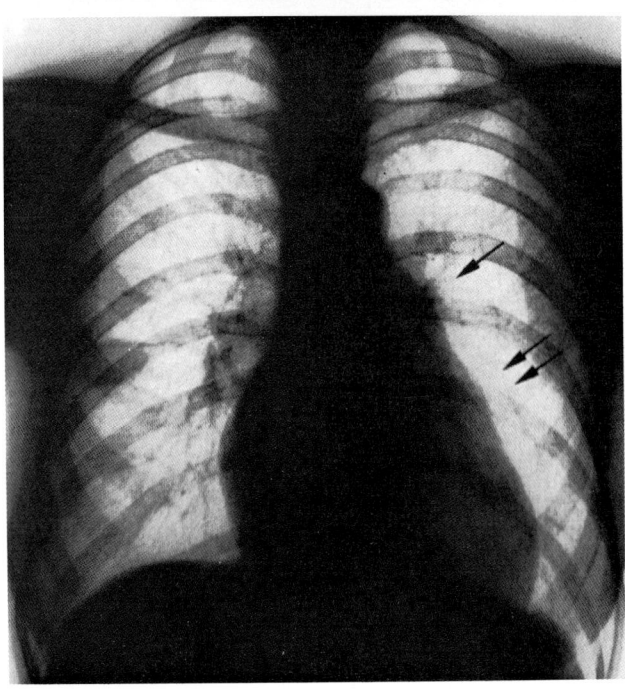

Abb. 9.50. Mitralstenose und leichte -insuffizienz. Typische Mitralkonfiguration. Vorspringender Pulmonal- und Vorhofbogen. Man erkennt deutlich den vorspringenden Pulmonalis- ↓ und den darunterliegenden Vorhofbogen ↓↓

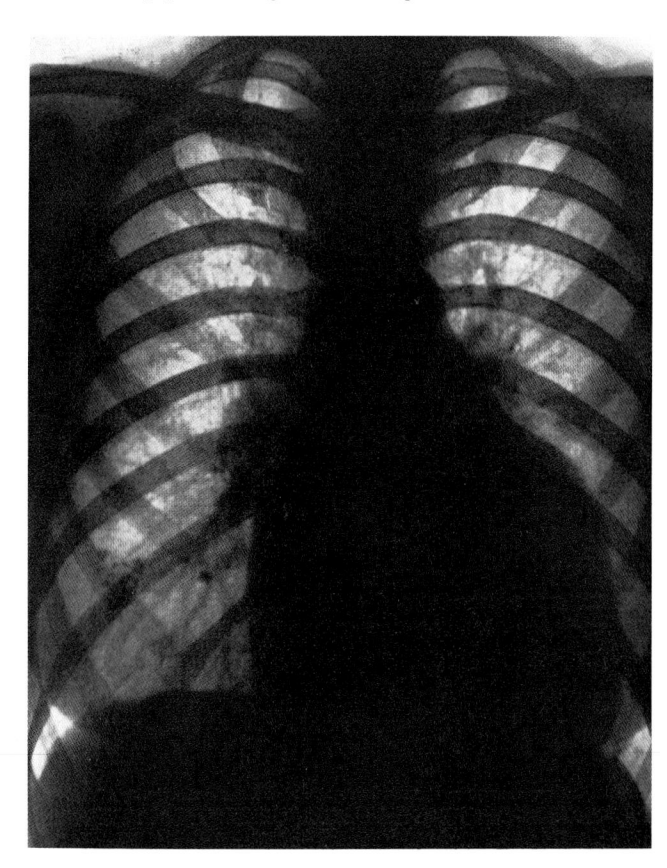

9 Dyspnoe infolge Erkrankungen des Herzens   245

Abb. 9.51. Konfiguration bei *Mitralvitium* im fortgeschrittenen Stadium

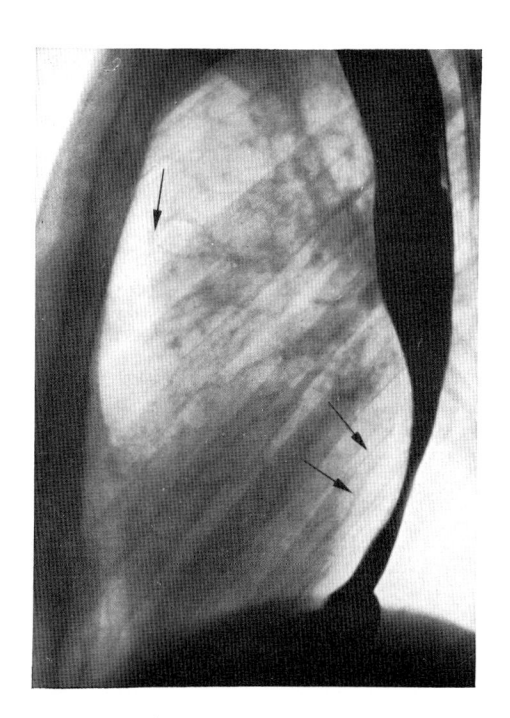

Abb. 9.52. Im Seitenbild sind der vergrößerte linke Vorhof (↗↗) sowie der vergrößerte rechte Ventrikel (↗) zu erkennen

sein (Abb. 9.49); *später* ist infolge Vergrößerung des linken Vorhofes eine *mitrale Konfiguration bei normal großem Herzen* nachweisbar (Abb. 9.50), und in *Spätfällen* findet sich ein *mitralkonfiguriertes vergrößertes* Herz (Abb. 9.51).

Manchmal sind besonders starke Lungenstauungszeichen, welche sich wieder ganz zurückbilden können, nachweisbar.

Die mitrale Konfiguration bildet sich durch ein Verstreichen der Herztaille infolge

— Erweiterung des linken Vorhofes,
— Erweiterung der Pulmonalarterie infolge Stauung im kleinen Kreislauf,
— Drehung der Herzachse infolge Hypertrophie und Dilatation des rechten Herzens; in späteren Fällen kann auch der linke Vorhof rechts randbildend werden.

In Abb. 9.53 sind in schematischer Weise die Veränderungen der Herzkonturen bei Mitralstenose denjenigen bei kombiniertem Mitralvitium und reiner Mitralinsuffizienz gegenübergestellt.

Nach Mitralklappenkalk ist im a.-p.-Bild links der Wirbelsäule (Abb. 9.41 b) und in Boxerprojektion am Übergang des mittleren zum posterioren Drittel des Herzschattens (Abb. 9.41 a) zu suchen.

Für die *Frühdiagnose* der Mitralstenose ist die

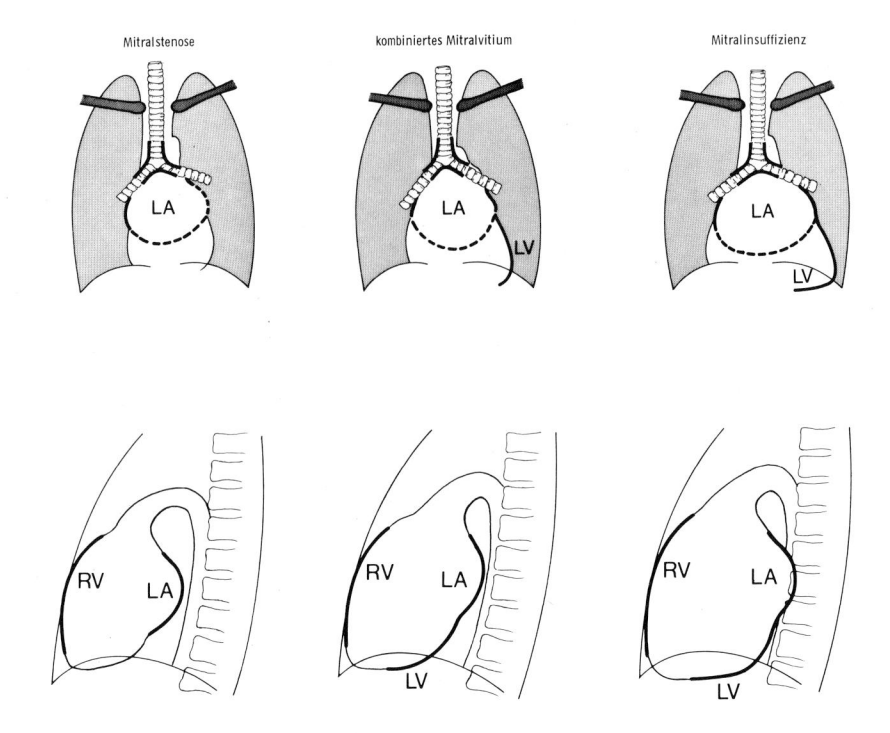

Abb. 9.53. Konfiguration des Herzens bei Mitralvitien im anterio-posterioren (obere Reihe) und im seitlichen (untere Reihe) Thoraxbild.
Bei der *Mitralstenose* ist der linke Vorhof (LA) vergrößert. Die Aufzweigung (Carina) der Trachea ist gespreizt (Winkel zwischen linkem und rechtem Hauptbronchus mehr als 90°). Der rechte Ventrikel (RV) zeigt bei schwerer Mitralstenose eine Vergrößerung (im Seitenbild sichtbar!).
Bei der *Mitralinsuffizienz* ist zusätzlich zur Vergrößerung des LA, der Carinaspreizung und der Vergrößerung des RV eine deutliche Vergrößerung des linken Ventrikels (LV) vorhanden.
Beim *kombinierten Mitralvitium* ist die Vergrößerung des linken Ventrikels nur mäßig ausgeprägt

mitrale Konfiguration von *beschränkter* Bedeutung, weil der linke Vorhof anfänglich nicht erweitert sein muß.
Eine Mitralkonfiguration wird röntgenologisch gelegentlich bei Verziehung des Perikards durch narbige pulmonale Prozesse, die im Röntgenbild stets leicht erkennbar sind, vorgetäuscht (Pseudo-Mitralkonfiguration). Auch *nicht endokarditisch* bedingte Mitralstenosen können eine ähnliche klinische Symptomatologie zeigen (s. S. 247).

Das *Elektrokardiogramm* zeigt, solange Sinusrhythmus besteht, typischerweise breite, doppelgipflige P in I, II, V_5 und V_6 (P „mitrale" s. Abb. 9.54).
In späteren Stadien ist Vorhofflimmern die Regel; Umformung zu Rechtstyp und Zeichen der Rechtshypertrophie können auftreten.
Für die Beurteilung des *Schweregrades einer Mitralstenose* ist daher vor allem der *Herzkatheterbefund* entscheidend. Vergleichende Untersuchungen an unserem Beobachtungsgut haben gezeigt, daß die subjektiven Symptome, der Auskultationsbefund, das Röntgenbild, die Kreislaufzeiten und das Elektrokardiogramm nur eine sehr lockere Korrelation zur Schwere ergeben. Dagegen ist die *Messung der Umformungszeit* wichtig: Beträgt die Zeit vom Q-Beginn im Ekg bis zum 1. Ton (Abb. 9.48) 0,10 Sekunden oder mehr, so ist die Mitralöffnungsfläche weniger als 1,3 cm² und der pulmonale Kapillardruck (PCP) oder der Vorhofsdruck links sind deutlich erhöht.
Ebenso zeigt der *Abstand des 2. Aortentones vom Mitralöffnungston* eine recht straffe Korrelation zur Mitralöffnungsfläche und zum mittleren Vorhofdruck. Bei einem Zeitintervall dieses Abstandes von 0,07 Sekunden und darunter war der Vorhofdruck immer über 20 mmHg erhöht bzw. die Mitralöffnungsfläche betrug weniger als 1,3 cm².
Die beste Aussagekraft konnte durch *Kombination dieser beiden Zeitintervalle* erreicht werden *(Mitralindex)*. Beträgt der sog. Mitralindex (Umformungszeit minus Zeitintervall vom Aortenschließungston bis Mitralöffnungston) 0,03 Sekunden und mehr, handelt es sich stets um eine schwere Mitralstenose, bei der die Indikation zur Kommissurotomie gegeben ist.

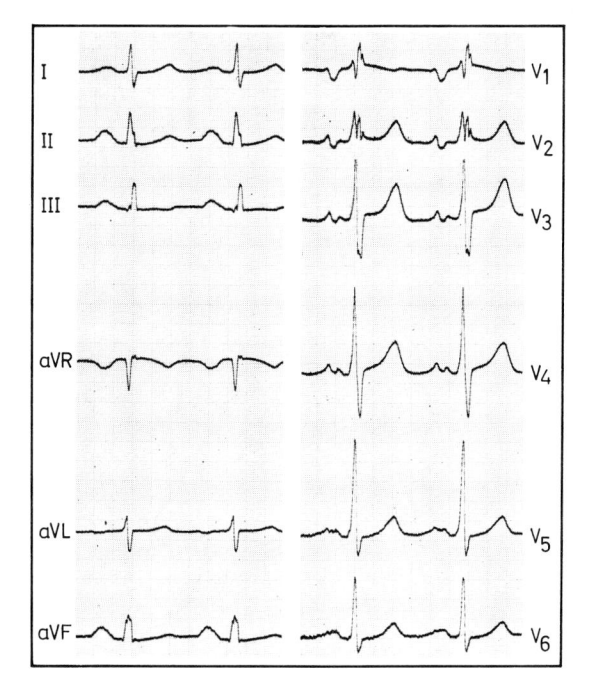

Abb. 9.54. 38j. Mann mit schwerer Mitralstenose; diastolische Klappenöffnungsfläche 0,4 cm². Ausgeprägtes P „mitrale". Partieller Rechtsschenkelblock

Nichtendokarditische Mitralstenosen

Nichtendokarditische Mitralstenosen finden sich:
- Bei der *Aorteninsuffizienz*, durch den Blutrückfluß in der Diastole. Es kommt zu einem partiellen diastolischen Schluß der Mitralklappen. Das Austin-Flint-Geräusch (s. S. 237) kann als Ausdruck einer funktionellen Mitralstenose gewertet werden.
- In den seltenen Fällen von *Herztumoren*. 50% aller primären Herztumoren sind *Myxome,* wovon 75% im linken Vorhof, der Rest im rechten Vorhof (sehr selten linker Ventrikel) beobachtet werden. Auch doppelseitige Lokalisation ist beschrieben. Verhältnis Frauen : Männer 3 : 1.

Bei *Mitralstenosebefund* sind folgende Symptome auf **Vorhoftumor** verdächtig:
in kurzen Intervallen stark wechselnde Beschwerden (Dyspnoe, Herzklopfen, Zyanose, Synkopen), Änderung bei Positionswechsel, rezidivierende Embolien je nach Lokalisation im kleinen oder großen Kreislauf. Variation der auskultatorischen Phänomene: Vorzeitiger Einfall eines Segmentes des 2. Tones. Röntgenologisch rasch eintretende Vergrößerung eines Vorhofes.
Die wichtigste Untersuchung ist die *Angiokardiographie*, welche im allgemeinen eine direkte Darstellung erlaubt.
Über die Kombination von Mitralstenose mit Vorhofseptumdefekt (Lutembacher-Syndrom) s. S. 304.
Die häufigsten Zustände, welche eine Mitralstenose vortäuschen, sind: Hyperthyreose, vegetative Neurose, Trichterbrust, Vorhoftumoren.

Mitralinsuffizienz

Die reine *endokarditische* **Mitralinsuffizienz** ohne gleichzeitige Stenose ist eine recht seltene Erkrankung, obwohl sie die am häufigsten diagnostizierte Herzklappenläsion ist.

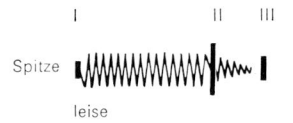

Die *relative Mitralinsuffizienz* dagegen, d. h. eine Unfähigkeit des Klappenschlusses auf nichtendokarditischer Grundlage, ist sehr häufig. Sie findet sich bei jeder Dilatation des linken Ventrikels, also bei dekompensierter Hypertonie, bei Status nach Herzinfarkt, bei der Aorteninsuffizienz und bei akuten Erweiterungen der linken Kammer.
Der Arzt denkt im allgemeinen an eine Mitralinsuffizienz, wenn er an der Spitze ein systolisches Geräusch vorfindet. Eine Mitralinsuffizienz sollte aber in der Regel nur dann diagnostiziert werden, wenn das Geräusch bandförmig, holosystolisch und hochfrequent ist und in die Axilla ausstrahlt. Charakteristischerweise ist der 1. Ton bei Mitralinsuffizienz an der Spitze abgeschwächt oder nicht hörbar. Der zweite Herzton (aortale Komponente) wird vom systolischen Geräusch häufig überlappt und ist dann nicht mehr deutlich abgrenzbar.
Bei schweren Fällen ist immer ein 3. Ton, sog. *protodiastolischer Galopp*, hörbar. Im über der Herzspitze aufgenommenen Apexkardiogramm ist die frühdiastolische Füllungswelle typisch, welche ein rasches Einströmen von Blut aus dem Vorhof in den linken Ventrikel anzeigt, sobald die Mitralklappe geöffnet ist (Abb. 9.56).
Zur chronischen Mitralinsuffizienz gehört die *Vergrößerung des linken Vorhofs*. Durch die Darstellung des Ösophagus mit Bariumbrei kann die Eindellung der Speiseröhre durch den vergrößerten Vorhof besonders deutlich sichtbar gemacht werden (Abb. 9.57).

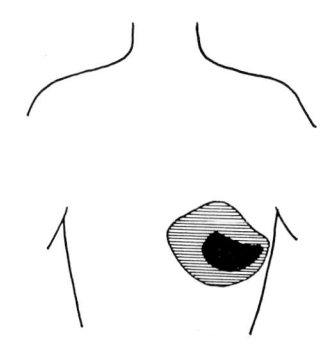

Abb. 9.55. Zone, in welcher der typische Auskultationsbefund bei Mitralinsuffizienz gehört wird

248   9 Dyspnoe

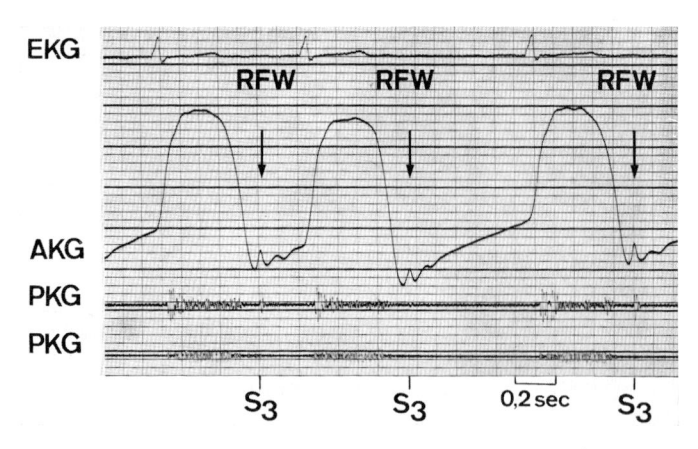

Abb. 9.56. Apexkardiogramm (AKG) bei Mitralinsuffizienz, welches die typische frühdiastolische rasche Füllungswelle (RFW), die zeitlich mit dem 3. Ton (S_3) zusammenfällt, zeigt (Erklärung s. Text)

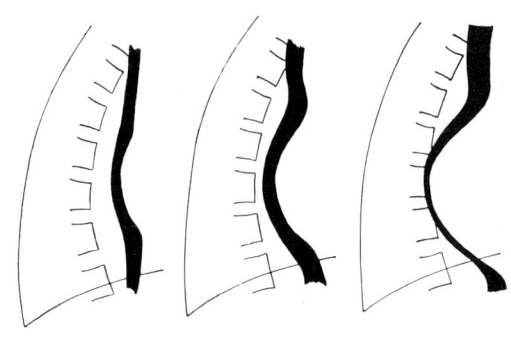

Abb. 9.57. Ösophagusverdrängung durch verschiedene Grade von Vergrößerung des linken Vorhofs

Bei der Durchleuchtung läßt sich in Fällen stärkerer Mitralinsuffizienz infolge akuter Dehnung des Vorhofes bei jeder Kammersystole beim Einströmen des Blutes durch die schlußunfähige Mitralklappe das *„Waagebalkenphänomen"* feststellen.

Bei der Mitralinsuffizienz ist zudem – im Gegensatz zur Mitralstenose – der *linke Ventrikel immer erweitert*, wodurch der Spitzenstoß nicht nur nach *links*, sondern auch nach *unten* verlagert ist. Die röntgenologischen Zeichen s. Schema Abb. 9.53.

Die Bewertung des systolischen Geräusches an der Herzspitze, welche so außerordentlich wichtig ist, führt zu der Frage der **akzidentellen Geräusche**. Es handelt sich dabei um Austreibungsgeräusche, welche wohl z.T. an der Spitze gehört werden können, die aber das Punctum maximum am häufigsten an der Herzbasis haben. Die akzidentellen Geräusche sind proto-mesosystolische Geräusche mit Spindelkonfiguration und lassen sich deshalb leicht vom klassischen bandförmigen holosystolischen Geräusch der Mitralinsuffizienz unterscheiden. Immerhin ist darauf hinzuweisen, daß bei sehr schweren Mitralinsuffizienzen, welche in der linksatrialen Druckkurve massiv erhöhte v-Wellen zeigen, das systolische Geräusch in der zweiten Systolenhälfte stark an Intensität abnimmt oder sogar verschwinden kann. Das einzige holosystolische Geräusch an der Spitze, das belanglos ist, ist das Geräusch, welches durch einen aberrierenden Sehnenfaden hervorgerufen wird. Es imponiert besonders durch seinen musikalischen Charakter.

Besonders schwierig ist die Beurteilung eines systolischen Geräusches bei einer frischen *Endocarditis rheumatica*. Tritt im Verlaufe eines rheumatischen Fiebers ein systolisches Geräusch auf, ist es auf Mitbeteiligung der Klappen am rheumatischen Prozeß verdächtig. Der Geräuschcharakter ist anfänglich wechselnd. Bei der Mitralinsuffizienz bildet sich der typische Befund des Vitiums im Verlaufe von Monaten, bei der Mitralstenose erst im Verlauf von 1–2 Jahren aus.

Bei Endomyocarditis rheumatica hilft der Ekg-Befund weiter. Oft ist es nur eine Verlängerung der a-v-Zeit, welche die Mitbeteiligung des Myokards anzeigt. Wie bei jeder a-v-Verlängerung schwächt sich dabei der 1. Ton ab. Die Abschwächung des 1. Tones kann auskultatorisch wahrgenommen werden und vermag den praktischen Arzt als wichtigstes Zeichen auf eine rheumatische Herzmuskelerkrankung hinzuweisen (Abb. 9.58).

Das Auftreten eines systolischen Geräusches mit gleichzeitigem fühlbarem Schwirren über dem 3. und 4. Interkostalraum links vom Sternum im Ablauf eines Herzinfarkts spricht für *Septumperforation*.

Besondere Formen von Mitralinsuffizienz

Sie unterscheiden sich in den auskultatorischen und radiologischen Befunden von der Mitralinsuffizienz mit endokarditischer Deformierung der Klappen.

– *Akute Mitralinsuffizienz bei Rupturierung von Chordae tendineae:* Meist bedingt durch infektiöse Endokarditis, gelegentlich aber auch durch stumpfes Thoraxtrauma. Hauptsymptome sind: massive Lungenstauung bei nur leicht oder mäßig vergrößertem linken Ventrikel; keine Dilatation des linken Vorhofs; holosystolisches Geräusch mit Decrescendo-Charakter; dritter und besonders häufig vierter Herzton; Sinusrhythmus im Gegensatz zum Vorhofflimmern bei chronischer Mitralinsuffizienz.

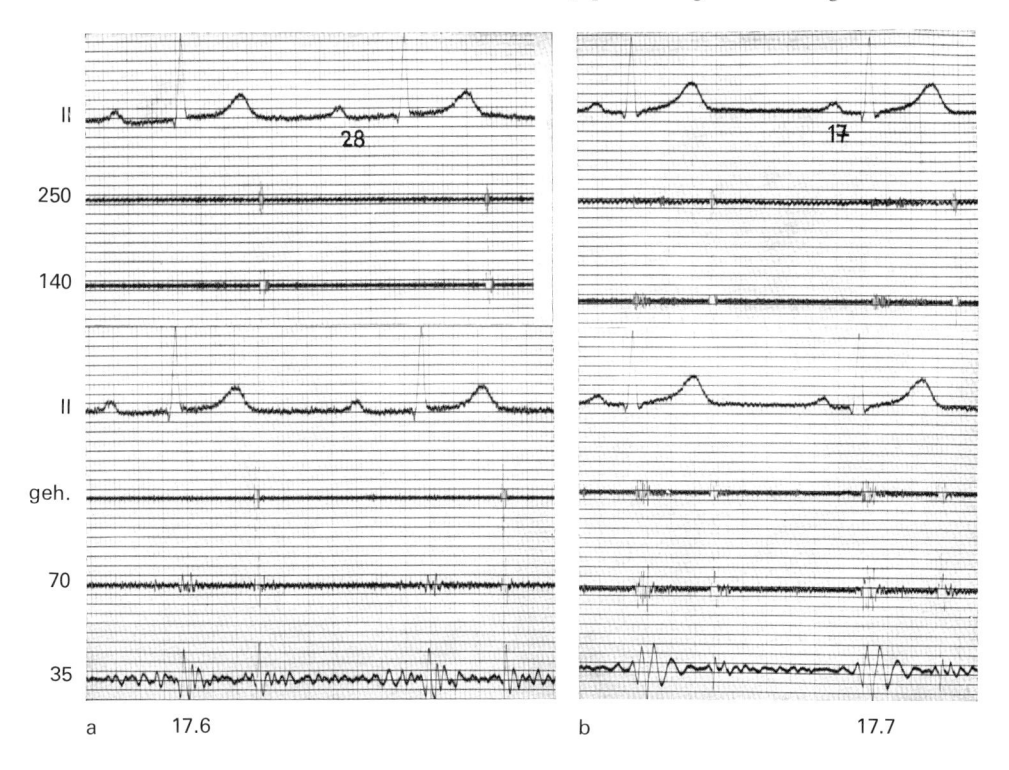

Abb. 9.58. *Abgeschwächter* erster Ton bei *Myocarditis rheumatica* mit verlängerter Überleitungszeit von 0,28 Sek. a) Die Abschwächung des 1. Tones ist klinisch oft das einzig erkennbare Zeichen. Nach Rückgang der a-v-Zeit auf 0,17 Sek. b) ist der 1. Ton in den unteren Frequenzbereichen wieder von normaler Lautstärke. 20j. Frau

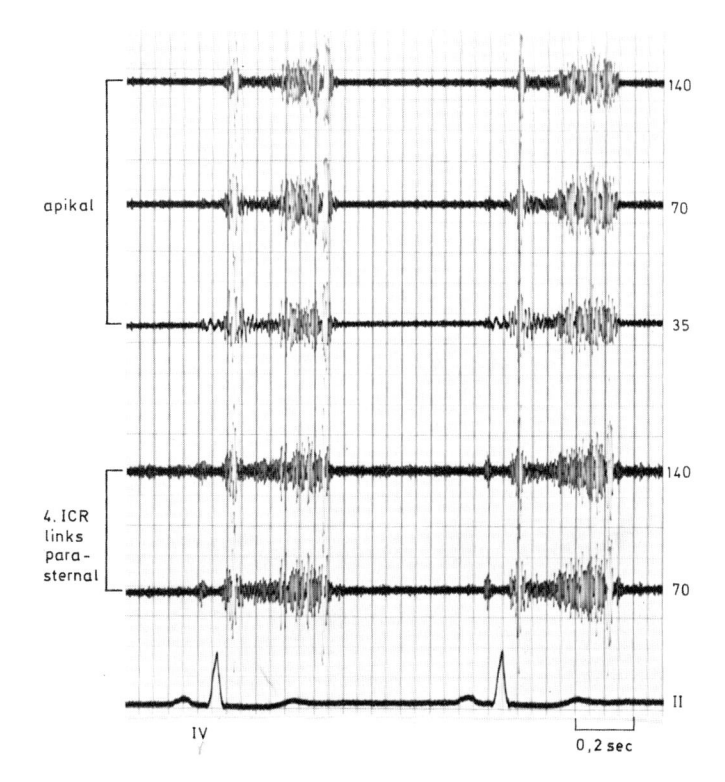

Abb. 9.59. Telesystolische Mitralinsuffizienz bei ischämisch bedingter Papillarmuskeldysfunktion. 59j. Frau mit Verschluß der rechten Koronararterie und hochgradiger Stenose am Ramus interventricularis anterior. Mitrale Regurgitationsfraktion 35%

– *Telesystolische Mitralinsuffizienz:* Über die möglichen Ursachen s. Abb. 9.15b. Auskultatorisch liegt ein telesystolisches Geräusch mit Crescendocharakter vor, das häufig von einem mesosystolischen Klick eingeleitet wird. Hämodynamisch ist die Mitralinsuffizienz höchstens mittelschwer. Der linke Ventrikel und der linke Vorhof sind in der Regel nicht oder nur unbedeutend vergrößert. Bei älteren Patienten ist ein telesystolisches Geräusch immer suspekt auf eine ischaemisch bedingte Papillarmuskeldysfunktion (Abb. 9.59).

– *Mitralinsuffizienz bei idiopathischer hypertropher Subaortenstenose* (s. S. 240). Sie ist bedingt durch die abnorme Zugsrichtung des anterioren Papillarmuskels, der das aortale Mitralsegel während der Auswurfphase nach vorne zieht. Das Mitralinsuffizienzgeräusch bei idiopathischer Subaortenstenose hat Crescendo-Decrescendocharakter; es beginnt abgesetzt vom 1. Herzton und endet vor der aortalen Komponente des 2. Herztons. Ein holosystolisches Geräusch bei Subaortenstenose deutet auf eine endokarditisch bedingte Mitralinsuffizienz.

Trikuspidalinsuffizienz

Sie ist bei Mitral- und Pulmonalfehlern fast immer relativ. Es gibt aber auch einen organischen rheumatisch-endokarditischen Trikuspidalfehler, der allerdings fast immer mit andern Klappenfehlern kombiniert ist.

Bei jeder starken *Rechtsdekompensation* ist an die Trikuspidalinsuffizienz zu denken. Sie wird durch eine große pulsierende Leber, starke Pulsation der Halsvenen mit überhöhter v-Welle (Abb. 9.60a) und eine besondere Vergrößerung des rechten Vorhofes (s. Abb. 9.46) sichergestellt. Nichtansprechen auf die Therapie spricht für organische Klappenveränderung.

Die relative Trikuspidalinsuffizienz ist häufig nur eine inspiratorische Klappeninsuffizienz. Ein bandförmiges systolisches Geräusch ist dann lediglich in Inspiration hörbar. Anstatt abzufallen, tritt die Kollapsstelle des Jugularvenenpulses im Inspirium höher nach kranial.

Ö = Trikuspidalöffnungston

Die **Trikuspidalstenose** zeigt ähnliche Erscheinungen, manchmal nur gering ausgeprägt, dazu ein rollendes diastolisches Geräusch über der Trikuspidalauskultationsstelle. Die hohe a-Welle in Venenpuls, die Vergrößerung des rechten Vorhofes im Röntgenbild, die Hypertrophie des rechten Vorhofs im Ekg und ein diastolischer Druckgradient zwischen rechtem Vorhof und Ventrikel beim Herzkatheterismus sind weitere typische Befunde. Schwierig ist die klinische Diagnose bei Vorhofflimmern, da die überhöhte a-Welle im Venenpuls und die rechtsatriale Hypertrophie im Ekg als wichtiges diagnostisches Kriterium wegfallen. Sowohl der Trikuspidalinsuffizienz wie der -stenose sind gemeinsam die klinisch trotz Zyanose oft *auffallend geringgradige Orthopnoe*. Die Kranken liegen flach im Bett. Eine Unterscheidung zwischen funktioneller und organischer Veränderung erlaubt dieses Symptom allerdings nicht, dagegen kann bei einem

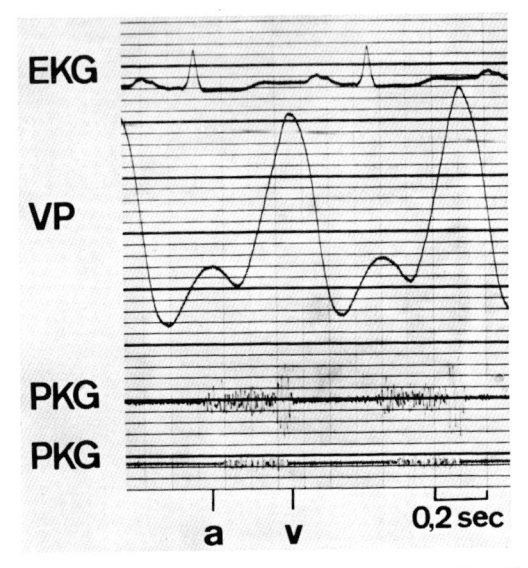

Abb. 9.60a. Venenpuls (VP) bei Trikuspidalinsuffizienz. Die v-Welle ist stark überhöht und der systolische Kollaps ist lediglich knapp angedeutet

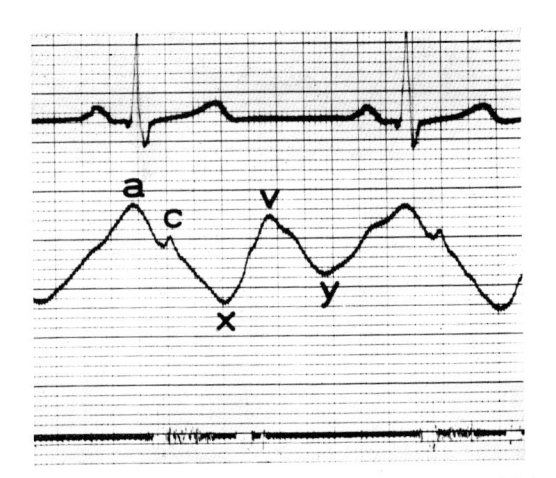

Abb. 9.60b. Normaler Venenpuls als Vergleichsbild. Der systolische Kollaps ist deutlicher vorhanden, a- und v-Welle sind praktisch gleich hoch

Mitralfehler, mit in der Regel starker Orthopnoe, das Einsetzen der komplizierenden Trikuspidalinsuffizienz am Rückgang dieses Symptoms erkannt werden.

Chronische Volumenüberlastung des Myokards bei bradykarden Rhythmusstörungen

Das klassische Beispiel einer ungenügenden Pumpfunktion des Herzens infolge verminderter Herzfrequenz ist der erworbene totale AV-Block. Bei extremer Bradykardie können bereits in Ruhe Zeichen einer Stauungsinsuffizienz nachgewiesen werden. Typisch ist aber die Belastungsinsuffizienz mit Dyspnoe schon bei leichter bis mittlerer Belastung wegen des ungenügenden Anstiegs der Herzfrequenz und damit des Herzminutenvolumens. Eine Reihe von supraventrikulären Reizbildungs- und Reizleitungsstörungen, bei welchen ebenfalls wegen der ausgeprägten Bradykardie eine Herzinsuffizienz vorhanden sein kann, können im Oberbegriff „Sick Sinus Syndrome" zusammengefaßt werden (s. Tabelle 9.5).

Bezüglich der Therapie extremer Bradykardien sei daran erinnert, daß die medikamentös nicht behebbare Herzinsuffizienz *eine* der Indikationen zur Schrittmacherimplantation (Tabelle 9.6) darstellt.

Tabelle 9.5. *„Sick Sinus Syndrome"*

1. Sinus-Stillstand
2. Sinu-atrialer (S-A) Block
3. Ausgeprägte Sinusbradykardie mit oder ohne Vorhofextrasystolen
4. Bradykardes Vorhofflimmern (nicht medikamentös bedingt)
5. Tachykardie-Bradykardie-Syndrom

NB. Vor allem bei 4. und 5. muß ein permanenter Schrittmacher in Betracht gezogen werden

Tabelle 9.6. Indikationen zur Schrittmacherimplantation

1. Adams-Stokes-Syndrom
2. Extreme Bradykardien ohne Synkope mit medikamentös nicht behebbarer Herzinsuffizienz oder persistierender Extrasystolie (totaler AV-Block, „sick sinus syndrome")
3. Totaler AV-Block nach Herzoperationen oder Myokardinfarkt
4. Seltene Indikationen:
   – Rezidivierende Tachykardien
   – Karotis-Sinus-Syndrom
   – Elektrokardiographische Indikationen (Rechtsschenkelblock kombiniert mit linksanteriorem oder -posteriorem Hemiblock)

Herzinsuffizienz infolge ungenügender Bewegungsfreiheit des Myokards

a) Außenwandständige Veränderungen

Von den Erkrankungen, welche infolge *ungenügender Bewegungsfreiheit des Myokards* zu Herzinsuffizienzerscheinungen führen, sind die *Perikarderkrankungen* in erster Linie zu nennen.

Die **konstriktive Perikarditis** wird charakterisiert durch:

– Erscheinungen der hämodynamischen Herzinsuffizienz.
– Ausgeprägter protodiastolischer 3. Ton (pericardial knock); Auftreten 0,08–0,12 Sek. nach A_2; er liegt also zeitlich ähnlich wie der Mitralöffnungston, ist jedoch tieffrequent und weist respiratorische Variabilität auf.
– Steiler, schmaler frühdiastolischer Kollaps (Dip) in der Venenpulskurve (Abb. 9.61), der in ein mesotelediastolisches Plateau übergeht (sog. Friedreichsches Zeichen).
– Kußmaulsches Zeichen (s. S. 220), jedoch nicht obligat.
– low voltage im Ekg kann vorhanden sein, ist jedoch nicht obligat.
– Vorhofflimmern ist häufig.
– *Geringe Ausschläge* der Ventrikelkontraktionen beim Durchleuchten und im Kymogramm.
– Entscheidend ist der Nachweis von Verkalkungen des Perikards, die in den schrägen Durchmessern am deutlichsten sichtbar werden (Abb. 9.62a und b).

b) Innenwandständige Veränderungen

Die innenwandständigen Veränderungen sind in Europa selten: Die Endocarditis parietalis fibroplastica (Löffler) oder *Fibroelastosis endocardica* hat in den letzten Jahren zunehmendes Interesse beansprucht.

Die *Fibroelastosis endocardica* vom Löffler-Typus imitiert ein Mitralvitium, zeigt Milzvergrößerung, hochgradige Eosinophilie, elektrokardiographische Störungen der Erregungsrückbildung und Galopprhythmus. Andere Fälle sind mehr auf das rechte Herz beschränkt. Die Eosinophilie ist nicht obligat.

Außer der *Fibroelastosis endocardica* (Löffler) und der **endomyokardialen Fibrose,** die gehäuft in Westafrika beobachtet wird, gibt es allerdings in ihrer Pathogenese unklare Beobachtungen, an die beim Fehlen einer der üblichen zu Herzinsuffizienz führenden Ursachen nicht nur in Westafrika gedacht werden muß. Die Differentialdiagnose ist daher in erster Linie gegenüber den sog. primären Myokarderkrankungen zu erörtern. Wahrscheinlich bestehen auch enge Zusammenhänge. Eine ausgeprägte *Endomyokardfibrose* (Abb. 9.63a und b) kann auch sekundär bei entzündlichen und anoxämischen Myokard-

252   9 Dyspnoe

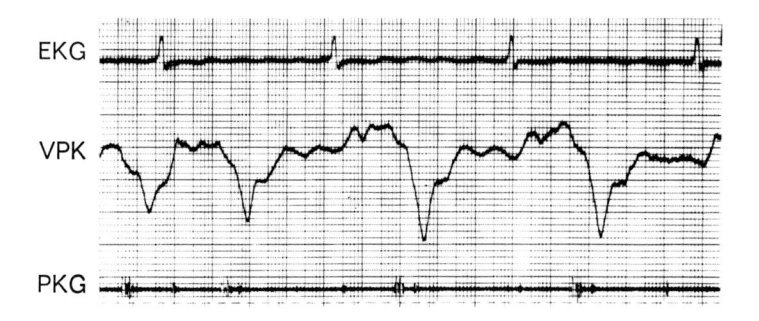

Abb. 9.61. Venenpulskurve (VPK) bei Pericarditis constrictiva. 50j. Mann. Ausgeprägte frühdiastolische Dip-Bildung, angedeutetes mesodiastolisches Plateau. Fehlender systolischer Kollaps bei Vorhofflimmern

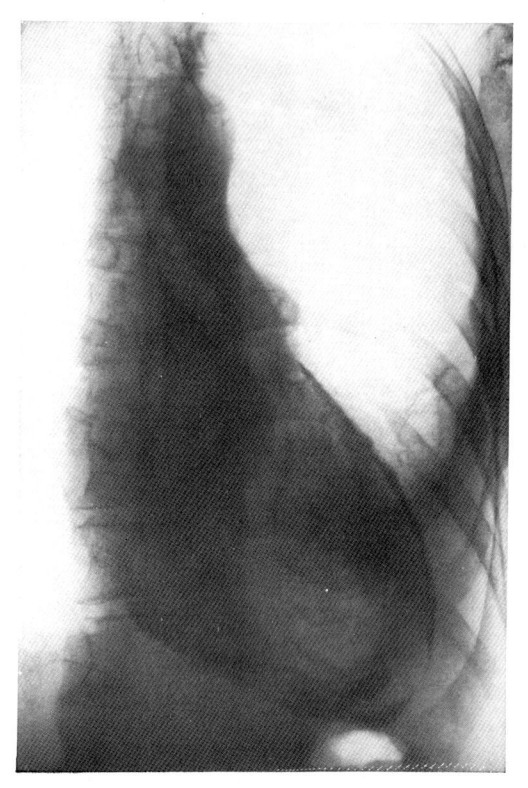

Abb. 9.62a. *Panzerherz* mit besonders gut sichtbaren Kalkplatten am linken Herzrand. Durch leichte Drehung der Patienten und harte Aufnahmen lassen sich die Verkalkungen in der Regel besser darstellen als durch die übliche Thoraxaufnahmetechnik

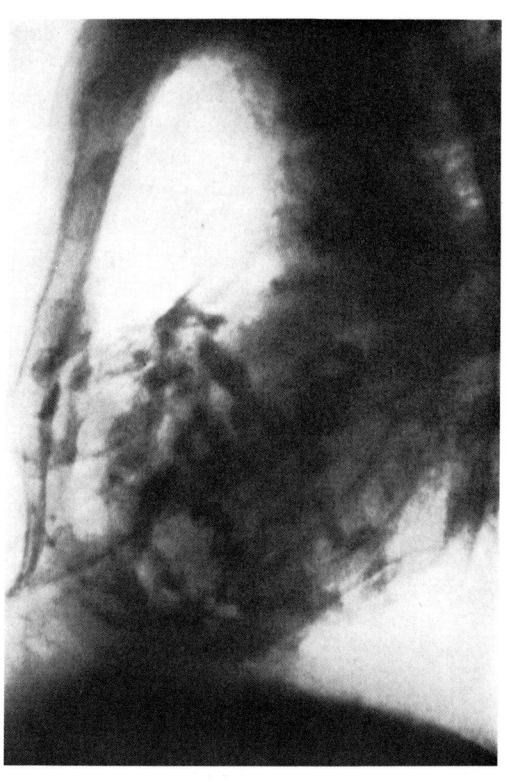

Abb. 9.62b. Panzerherz. Die Kalkplatten sind in dieser seitlichen Aufnahme im basalen Abschnitt besonders deutlich sichtbar

erkrankungen beobachtet werden. Beim Karzinoid sind die fibrösen Veränderungen oft besonders ausgesprochen.

Primär biochemisch bedingte Herzinsuffizienz

Kardiomyopathien

Idiopathische Kardiomyopathie

Bei der größten Gruppe der Kardiomyopathien findet sich keine Ursache der Herzmuskelerkrankung, weshalb diese Formen in unbefriedigender Weise als idiopathische oder essentielle bezeichnet werden müssen. Es werden vor allem Personen des jüngeren und mittleren Lebensalters betroffen, gelegentlich auch Kinder. Rein phänomenologisch können kongestive und hypertrophe Formen unterschieden werden. Bei der *kongestiven* idiopathischen Kardiomyopathie stehen die Zeichen der Links- und Rechtsinsuffizienz im Vordergrund. Das Herz ist allseitig vergrößert. Der Blutdruck ist normal oder leicht erniedrigt. Auskultatorisch sind häufig ein protodiastolischer Galopp und ein leises bandförmiges Systolikum als Ausdruck einer relativen Klappeninsuffizienz vorhanden. Bei der *hypertrophen* Form ist das Herz nicht oder nur leicht vergrößert. Als Ausdruck der Füllungsbehinderung des

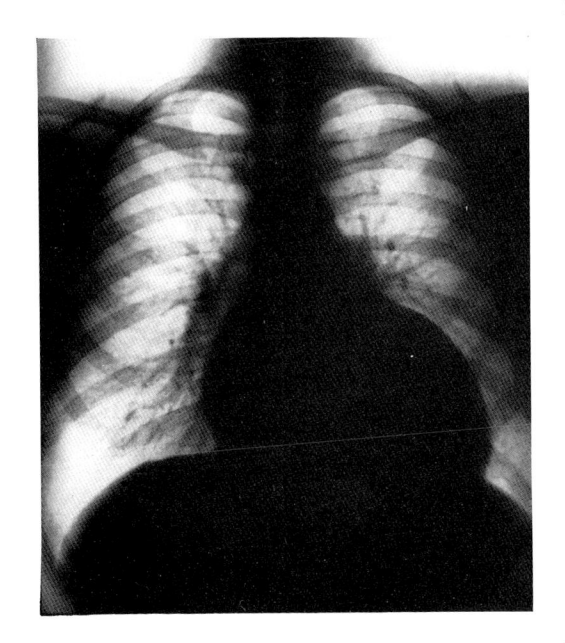

Abb. 9.63a. Ausgeprägte Kardiomegalie bei autoptisch verifizierter Endomyokardfibrose. 29j. Mann

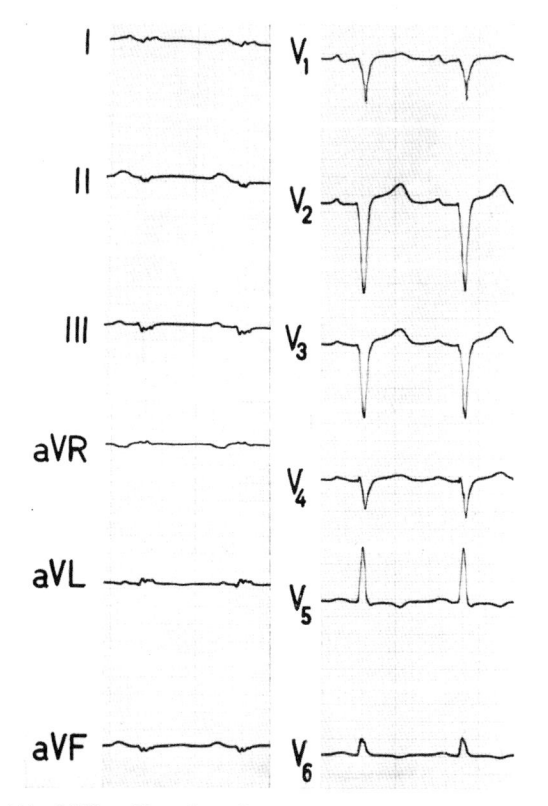

Abb. 9.63b. Ekg desselben Patienten wie in Abb. 9.63a. Low voltage in den Extremitäten- und Goldberger Ableitungen. Die Brustwandableitungen zeigen Nekrosezeichen im anteroseptalen Gebiet sowie „ischämische" T-Wellen über der Lateralwand

linken Ventrikels infolge der massiven Myokardhypertrophie ist häufig ein 4. Herzton zu hören. Im Ekg imponieren die Veränderungen der Linkshypertrophie und Linksbelastung. Wichtig ist der Ausschluß einer obstruktiven Komponente im Sinne der idiopathischen hypertrophen Subaortenstenose (Registrierung des Karotispulses während Isoproterenolinfusion).

Da die Patienten mit idiopathischer Kardiomyopathie gelegentlich über pektanginöse Beschwerden klagen und im Ekg Bilder wie bei Status nach Myokardinfarkt vorhanden sein können, muß in differentialdiagnostischer Hinsicht in erster Linie an die Koronarsklerose gedacht werden. Die Abgrenzung ist klinisch häufig nicht möglich. Normale Koronararterien im Koronarogramm gestatten die Diagnose einer idiopathischen Kardiomyopathie per exclusionem.

Endokrine Kardiomyopathie

Hyperthyreose

Die Einreihung des Hyperthyreoseherzens unter die Kardiomyopathien ist willkürlich, da wahrscheinlich der stoffwechselbedingten Myokardbeeinflussung weniger Bedeutung zukommt als der durch Thyroxin gesteigerten Anforderung von seiten der Peripherie, was zu einem gesteigerten Minutenvolumen (high output failure) führt.

Das **Hyperthyreoseherz** ist gekennzeichnet durch eine myopathische Herzkonfiguration, häufig systolisches Austreibungsgeräusch, Arrhythmie, besonders Vorhofflimmern, auch Extrasystolie und Stauungserscheinungen im Bereich des großen Kreislaufes. Die Herzaktion ist aber erregt, so daß in der Regel über dem Herzen die Pulsationen sehr deutlich fühlbar werden und die erethische Aktion beim Durchleuchten auffällt. Die Frequenz ist beschleunigt (und zwar von großer Konstanz). *Jede Tachykardie, deren Ursache nicht klar ist, muß auf Hyperthyreose verdächtig sein.*

Ein vorfallender 2. Ton ist sehr häufig vorhanden (Abb. 9.16). Liegen die Erscheinungen der klassischen Herzinsuffizienz vor, ist aber das Herz nicht oder mäßig vergrößert, muß die Hyperthyreose sehr ernstlich erwogen werden. Fällt zudem der 2. Ton vor T-Ende, kommt kaum eine andere Diagnose in Frage. Bei Basedow-Krise ist die Erkennung lebensrettend.

Auskultatorisch stellt sich bei jugendlichen Fällen zudem oftmals die Differentialdiagnose gegenüber einer *Mitralstenose*, da an der Herzspitze in der Regel ein lauter erster Ton gehört wird. Der *Puls* ist celer; der Blutdruck dementsprechend in der Regel systolisch erhöht, diastolisch erniedrigt (Abgrenzung gegenüber Aorteninsuffizienz s. S. 236).

Das *Ekg* kann hohe T-Zacken mit verlängerter QT-Dauer zeigen, aber auch alle Zeichen der Myokardschädigung aufweisen, ist also differentialdiagnostisch in den meisten Fällen weder gegenüber Mitralstenose noch Aorteninsuffizienz entscheidend zu verwerten. Auch die *Bestimmung des Grundumsatzes* ist kein eindeutiges differentialdiagnostisches Kriterium; zwar ist der Grundumsatz in den meisten Fällen deutlich erhöht (nur vereinzelt wird der Basalstoffwechsel normal gefunden), andererseits zeigen aber viele Fälle von Herzinsuffizienz eine mäßige Steigerung des Grundumsatzes, auch wenn dem Leiden keine Hyperthyreose zugrunde liegt (s. S. 220).

Für die *Diagnose* des Hyperthyreoseherzens sind also neben den Kreislauferscheinungen, die – wie wir gesehen haben – nicht sehr typisch sind, auch die übrigen klinischen Symptome (s. S. 192) zu berücksichtigen. In vielen Fällen hilft das Ansprechen auf die *Therapie* weiter. Das Hyperthyreoseherz reagiert besser auf Thyreostatika als auf Digitalis.

Hypothyreose

Beim **Hypothyreoseherzen** sind alle Reaktionen verlangsamt. Es bestehen in der Regel eine *Bradykardie* (allerdings ist eine normale oder sogar tachykarde Pulsfrequenz ebenfalls zu beobachten) und oft Tendenz zu *Hypotonie* (ebenfalls nicht obligat). Beim Durchleuchten scheinen die *Herzaktionen* des allseits *vergrößerten* Herzens *träge*. In etwa $1/4$ der Fälle von Myxödemherz ist ein Perikarderguß nachweisbar. Die Herztöne sind leise. Im Ekg sind die T-Zacken abgeflacht, gelegentlich auch negativ, die QT-Dauer ist verlängert.

Zusammen mit den *allgemeinen klinischen Symptomen* der trockenen Haut, leichtem Frieren, Schwerbesinnlichkeit, hochgradiger Müdigkeit, Haarausfall, evtl. Anämie (s. S. 189) und von durch den Herzbefund schwer erklärbarer Neigung zu Ödembildung wird der Verdacht auf myxödematöse Genese der Myokardaffektion gelenkt. Nicht selten wird ein stauungsbedingtes Ödem durch die subkutane Schwellung des Myxödems vorgetäuscht. Allerdings ist die Flüssigkeitsansammlung beim Myxödem meist auch an den Armen nachweisbar und durch einen teigigen Palpationsbefund ohne Dellenbildung beim Eindrücken charakterisiert. Die Kreislaufzeiten sind im allgemeinen leicht verlängert.

Der *Grundumsatz* ist in der Regel *vermindert*. Es gibt aber auch Fälle mit nicht wesentlich herabgesetztem Basalstoffwechsel. In der Regel besteht eine *Hypercholesterinämie*. Das eiweißgebundene Jod im Serum ist vermindert (unter 3 µg%).

Auf Digitalis reagieren Patienten mit Myxödem schon bei kleinen Dosen mit Intoxikationserscheinungen. Die Therapie der Wahl sind die Schilddrüsenpräparate. Sie sind jedoch nicht sofort mit voller Dosis, sondern langsam einschleichend zu verabfolgen, weil möglicherweise das durch die Hypercholesterinämie geschädigte Koronarsystem dem plötzlich gesteigerten vermehrten Blutbedarf nicht gewachsen ist. Jedenfalls sind Myokardinfarkte nach unvorsichtiger Verabreichung von Schilddrüsenpräparaten gehäuft.

Akromegalie. Eine Herzvergrößerung ist häufig vorhanden. Sie ist einerseits Ausdruck der durch den hohen Wachstumshormonspiegel hervorgerufenen Myokardhypertrophie; andererseits muß auch die bei Akromegalie gehäuft vorkommende Koronarsklerose mit entsprechenden narbigen Myokardveränderungen als Teilfaktor der Kardiomegalie in Betracht gezogen werden. In einem Viertel der Fälle kommt es zu manifester Herzinsuffizienz.

Beim **Phäochromozytom** kann unabhängig von der arteriellen Hypertonie eine Myokardschädigung bedingt durch die erhöhte Katecholaminproduktion erfolgen.

Beim **Karzinoidsyndrom** sind eine Herzvergrößerung und Zeichen der Herzinsuffizienz Spätsymptome. Im allgemeinen sind in diesen Fällen Lebermetastasen vorhanden. Es finden sich vor allem Trikuspidal- und Pulmonalklappenvitien, daneben fibrotische Veränderungen des Endomyokards. Gelegentlich ist auch die Mitralklappe befallen.

Infiltrative Kardiomyopathie

Bei allgemeiner **Hämochromatose** ist die pathologisch-anatomisch festgestellte Eisenablagerung (verrostende Degeneration) in den Herzmuskelfasern wahrscheinlich auch für die bei diesen Fällen zu beobachtende Funktionseinschränkung verantwortlich.

In seltenen Fällen wird ein **Amyloid des Myokards** beobachtet. Die Diagnose *Myokardamyloidose* ist schwierig. Bei chronischen Eiterungen können allgemeine Vergrößerung des Herzens und low voltage sowie abgeflachte T-Zacken in allen Ekg-Ableitungen die Verdachtsdiagnose erwecken. Myokardamyloid kann auch unter dem Bild einer klinischen Angina pectoris verlaufen. Selten ist die *primäre Amyloidose*, bei welcher also Eiterungen als Ursache nicht eruiert werden können. Therapeutisch schwer zu beeinflussende Herzinsuffizienz mit low voltage im Ekg als fast obligatem Symptom und häufig begleitendem nephrotischen Symptomenkomplex ist besonders verdächtig. Für die Diagnose entscheidend ist der Amyloidnachweis in der Leber mittels Leberbiopsie oder der histologische Nachweis in Rektumschleimhaut oder Gingiva.

Bei der **Sarkoidose** kann neben dem Cor pulmonale als Folge der Lungenveränderungen auch eine Herzinsuffizienz, bedingt durch direkten Befall des Myokards (Herz-Boeck), auftreten.

Herzvergrößerungen werden auch bei der **von Gierke-Krankheit** (Glykogenspeicherkrankheit), welche fast nur bei Kindern vorkommt, beobachtet.

Bei unklarer Kardiomegalie und auffallenden Hauterscheinungen kommt auch die Fabrysche Krankheit (s. S. 47), bei welcher ausgedehnte Glykolipidablagerungen im Myokard und in zahlreichen anderen Organen vorhanden sind, in Betracht.

Nutritive Kardiomyopathie

Am wichtigsten ist die B_1-Avitaminose, bei welcher das **Beri-Beri-Herz** beschrieben wurde. Es ist gekennzeichnet durch eine oftmals hochgradige allgemeine *Herzvergrößerung*.

Im Ekg sind Zeichen von Myokardschädigung (T-Abflachung und Verlängerung des QT-Intervalls) die Regel. Die Diagnose ist aus diesen Symptomen allerdings nicht mit Sicherheit zu stellen. Beim Beri-Beri-Herz ist das Herzminutenvolumen im Gegensatz zur üblichen Stauungsinsuffizienz erhöht, die Kreislaufzeiten also eher verkürzt.

Ein Vitamin-B_1-Mangel muß vermutet werden, wenn diese Erscheinungen bei den erfahrungsgemäß mit Vitamin-B_1-Avitaminose einhergehenden Zuständen, vor allem Leberkrankheiten, chron. Alkoholismus usw., vorkommen oder die Nahrung avitaminotisch ist. Die Diagnose kann nur durch das gute Ansprechen auf Vitamin-B_1-Präparate gesichert werden. Neben dem Rückgang der Insuffizienzerscheinungen ist besonders die in der Regel sehr ausgesprochene Verkleinerung des Herzens nach Vitamin-B_1-Medikation typisch. In der Regel finden sich beim Beri-Beri-Herz auch andere Erscheinungen von Vitaminmangel (Polyneuritis, Pellagrasymptome).

Toxische Kardiomyopathie

Im Vordergrund steht die **alkoholische** *Kardiomyopathie*, welche heute als eigenständiges Krankheitsbild, unabhängig von der bei chronischem Alkoholismus häufig vorkommenden Fehlernährung, insbesondere Eiweiß- und Vitamin-B-Mangel, angesehen werden darf. Im Gegensatz zur Beri-Beri-Krankheit geht die toxische alkoholische Kardiomyopathie mit erniedrigtem Herzminutenvolumen einher (low output failure). Für die Diagnose kann verwertet werden, daß die Dyspnoe meist ziemlich plötzlich innerhalb Tagen oder Wochen auftritt, eine Angina pectoris fehlt, die Ödeme recht ausgesprochen sind und ein großes Herz vorliegt. Der Blutdruck ist gewöhnlich tief, das Cholesterin tief, Tachykardie die Regel; gelegentlich findet sich auch ein Perikarderguß. Im Ekg ist QT in der Regel verlängert, wodurch bei der Tachykardie T mit dem nachfolgenden P verschmilzt, was möglicherweise auf die respiratorische Alkalose zurückgeführt werden kann.

Während das Beri-Beri-Herz schon innerhalb Tagen auf Vitamin B_1 reagiert, spricht die toxische alkoholische Kardiomyopathie kaum auf Medikamente an, was damit erklärt werden kann, daß im Elektronenmikroskop direkte Muskelfragmentation sichtbar ist. Durch eine über mehrere Wochen oder sogar Monate dauernde Bettruhe kann aber auch in stark fortgeschrittenen Fällen noch eine wesentliche Besserung erzielt werden.

Örtliche gehäufte Myokarderkrankungen bei Biertrinkern sind in Kanada und in den USA bekannt geworden. Sie waren mit größter Wahrscheinlichkeit durch die toxische Wirkung von *Kobalt* bedingt, welches dem Bier zur Schaumstabilisierung zugegeben wurde.

Neurogene Kardiomyopathie

Myokardbeteiligung kommt vor bei der Friedreichschen Ataxie, bei progressiver Muskeldystrophie und bei myotonischer Dystrophie. Das neurologische Krankheitsbild steht jedoch im Vordergrund.

Familiäre Kardiomyopathie

Unklare *Herzvergrößerungen* müssen immer auch an die **familiäre Kardiomegalie** denken lassen. Die Anamnese ist oft weitgehend stumm, bei anderen Fällen stehen die Dyspnoe, paroxysmale Tachykardie, Synkopen im Vordergrund. Elektrokardiogrammveränderungen: links- oder rechtsseitiger Schenkelblock. Plötzlicher Exitus gehäuft. Die familiäre Kardiomegalie ist daher in Betracht zu ziehen: bei ungeklärten plötzlichen Todesfällen und wenn familiäre Herzvergrößerungen anderer Ursache (neurogene Kardiomyopathien und vor allem die familiäre Form der muskulären Subaortenstenose) ausgeschlossen wird.

Peripartale Kardiomyopathie

Obschon als nosologische Entität lange umstritten, darf die peripartale Kardiomyopathie heute als Krankheitsbild sui generis betrachtet werden. Die Kriterien für die Diagnose sind die folgenden:
– Auftreten einer Herzinsuffizienz im letzten Schwangerschaftsmonat oder innerhalb der ersten 5 Monate post partum
– Fehlen von Zeichen einer Herzkrankheit vor dem letzten Monat der Schwangerschaft
– Fehlen von irgendwelchen ätiologischen Faktoren, welche das Auftreten einer Herzinsuffizienz peripartal erklären könnten.

Besonders multipare Frauen über 30 Jahren und Frauen mit Schwangerschaftsgestose oder Zwillingsschwangerschaft neigen zur peripartalen Kardiomyopathie. Das wesentliche objektive klinische Zeichen ist die Kardiomegalie. In ca. 50% der Fälle ist sie reversibel. Bei diesen Patientinnen ist die Prognose gut und spätere Schwangerschaften sind ungefährlich. In denjenigen Fällen, bei denen die Herzvergrößerung persistiert, ist die Prognose ernst und weitere Schwangerschaften können die Myokardfunktion akut verschlechtern.

Pharmakologisch bedingte Herzinsuffizienz

In Anbetracht der heute weit verbreiteten Anwendung von *Betarezeptorenblockern* zur Therapie der Angina pectoris und der essentiellen Hypertonie ist es für den Arzt sehr wichtig zu wissen, daß die Betarezeptorenblocker die Kontraktilität des Herzens akut senken und damit bei vorgeschädigtem Myokard eine Dekompensation auslösen können (Abb. 9.64). Als einfache praktische Regel mag gelten, daß bei vergrößertem Herzen die Betarezeptorenblocker äußerst vorsichtig zu verwenden sind, am besten in Kombination mit Digitalis.

Bei Patienten mit einer Herzkrankheit, bei welchen irgendein operativer Eingriff in Narkose durchgeführt werden muß, hat man sich immer zu vergegenwärtigen, daß alle Narkotika (z.B. *Barbiturate, Halothan*) eine depressive Wirkung auf das Myokard haben. Die präoperative Digitalisierung muß im Einzelfall genau abgewogen werden.

Eine *chronische* Schädigung des Myokards durch Pharmaka ist bei Patienten, welche über lange Dauer Psychopharmaka (Phenothiazine, Imipramin) erhalten, in Betracht zu ziehen. Ekg-Kontrollen und Beurteilung der Herzgröße in regelmäßigen Abständen sind indiziert, um kardiotoxische Effekte im Frühstadium erkennen zu können.

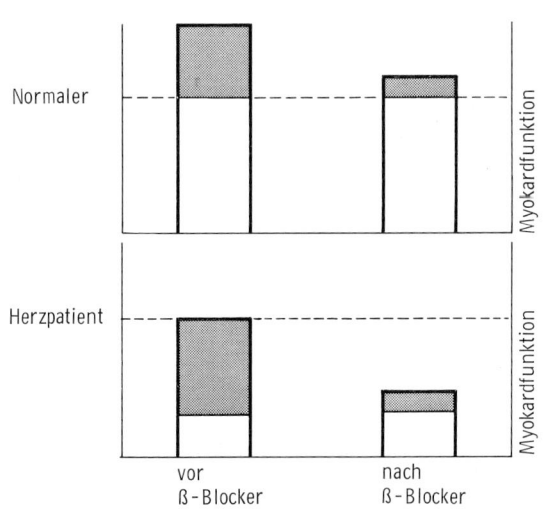

Abb. 9.64. Myokardfunktion vor und nach β-Blockern beim Normalen und beim Herzpatienten (nach *Fitzgerald*).
Die gestrichelten Horizontalen geben den für eine kompensierte Herzfunktion notwendigen Kontraktilitätsgrad des Myokards an. Die schraffierten Felder bezeichnen den adrenergischen Tonus. Beim Herzpatienten ist ein gesteigerter adrenergischer Tonus notwendig, um die Kompensation des Herzens zu gewährleisten. Nach β-Blockade kommt es zur Dekompensation

Durch Elektrolytstörungen bedingte Herzinsuffizienz

Klinisch am wichtigsten ist die **Hypokaliämie**; sie wird bei folgenden Zuständen beobachtet:

– Coma diabeticum
– schweren langdauernden Durchfällen
– familiärer paroxysmaler Lähmung
– Osteomalazie mit paroxysmaler hypokaliämischer Muskellähmung (Albright-Hadorn-Syndrom)
– langdauernder Saluretikabehandlung

Im Ekg ist eine verlängerte QT-Dauer festzustellen, wobei allerdings die QT-Verlängerung durch die Verschmelzung einer U-Welle mit der T-Welle vorgetäuscht werden kann. Der zweite Herzton fällt bei schweren Fällen verfrüht ein (Abb. 9.65). Die mechanische Systole ist in diesen Fällen wegen des stark erniedrigten Schlagvolumens abnorm kurz. Auskultatorisch imponiert die verkürzte Systole als „Spechtschlagphänomen". Stauungssymptome fehlen; der Blutdruck ist normal oder erniedrigt; die Herzkonfiguration ist nicht verändert. Diese Form der Herzinsuffizienz wurde als **hypodyname Insuffizienz** (= energetisch-dynamische Herzinsuffizienz Hegglin) bezeichnet. Sie ist fast nie Ausdruck einer isolierten Herzkrankheit, sondern stets nur sekundäre Mitbeteiligung des Myokards bei einer allgemeinen *Stoffwechsel-* oder andern *schweren Allgemeinerkrankung*. Neben der Hypokaliämie kommen in Frage:

– Intoxikationen (Schlafmittel)
– Porphyrie
– schwere Leberinsuffizienz
– Infektionen (schwere Pneumonie, Diphtherie, Scharlach)
– rheumatische Myokarditis

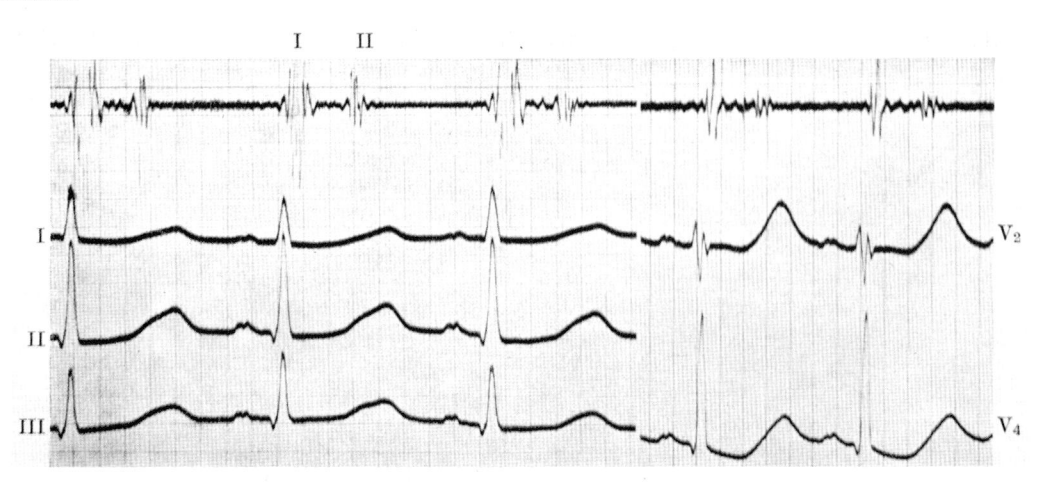

Abb. 9.65. *Hypodyname Herzinsuffizienz* (verlängerte QT-Dauer mit breitem T und vorfallendem 2. Herzton). Normalerweise setzt der 2. Ton am Ende der T-Welle ein, während er in diesem Fall 0,20″ zu früh auftritt. Hypokaliämie bei massiven Durchfällen

Die Differentialdiagnose der Herzinsuffizienz bei plötzlicher Myokardüberbelastung

Bei plötzlicher Überbelastung des Myokards, wie sie sich beim *Myokardinfarkt* oder *der akuten Myokarditis* einstellt, fehlen die mit dem erhöhten Venendruck im Zusammenhang stehenden Zeichen der Herzinsuffizienz. In diesen Fällen findet sich, neben der oft auch nicht sehr stark ausgeprägten Dyspnoe, eine Hypotonie, niederer Venendruck, Bradykardie, erst in späteren Stadien Tachykardie. Diese Erscheinungen werden als Folgen des Jarisch-Bezold-Reflexes, d. h. eines direkt vom Herzen ausgehenden Vagusentlastungsreflexes, gedeutet. Über die Differentialdiagnose dieser Zustände s. S. 317.

Myokarditis

Sie bleibt in manchen Fällen eine der am schwierigsten zu diagnostizierenden Krankheiten. Auch über die Häufigkeit und klinische Bedeutung der Myokarditis gehen die Meinungen weit auseinander. Entscheidend ist offenbar, von welchem Standpunkt aus man die Lage betrachtet. Unter 10000 Herzkranken konnte nur 30mal eine akute Myokarditis (rheumatische Myokarditis nicht inbegriffen) beobachtet werden. Andererseits besteht kein Zweifel, daß die akute Myokarditis im Beobachtungsgut einer allgemeinen inneren Klinik und damit auch des praktischen Arztes häufiger ist. Die Myokarditis ist eben in der Regel nicht eine primäre Herzerkrankung, sondern Folge oder Begleiterscheinung anderer Krankheiten. Es lassen sich zwei große Gruppen unterscheiden:

Rheumatische Myokarditis

Als Begleiterscheinung eines Rheumatismus verus (s. S. 145) mit den entsprechenden Symptomen. Auf eine gleichzeitige Myokardbeteiligung wird der praktische Arzt vor allem durch Veränderung des *Klangcharakters* der Töne (Abschwächung des 1. Tones zufolge a-v-Verlängerung s. Abb. 9.58) und das Auftreten eines *Galopprhythmus* gelenkt. *Elektrokardiographische* Abweichungen sind sehr häufig: vor allem Überleitungsstörungen jeder Art, Rhythmusänderungen (Vorhofflattern!) sowie ST-Veränderungen von leichter T-Abflachung bis zum negativen T. Die Herzgröße verändert sich bei der unkomplizierten rheumatischen Myokarditis in der Regel nicht; erst wenn gleichzeitig endokarditische Klappenfehler auftreten, wird eine Zunahme der Herzgröße beobachtet und die Symptome der akuten Myokarditis gehen dann in die Erscheinungen der chronischen Myokarditis mit Herzinsuffizienz über. Von der akuten rheumatischen Myokarditis werden vor allem Jugendliche unter 20 Jahren betroffen.

Akute, nichtrheumatische Myokarditis

Sie ist besonders eine Begleiterkrankung verschiedener Infektionskrankheiten und der *septischen Krankheiten* (Staphylokokken, Streptokokken) und sie wurde daher in *infektiöse, bakterielle, virusbedingte* oder *parasitäre* Myokarditis eingeteilt. Die Symptomatologie wird oft von der Grundkrankheit überdeckt. Dyspnoe, Herzklopfen, auffallende Müdigkeit kennzeichnen das subjektive Krankheitsempfinden. Die objektiven Befunde entsprechen denjenigen, wie sie bei der rheumatischen Myokarditis beobachtet werden. Ursächlich kommt vor allem die *Diphtherie* in Frage. Die **diphtherische Myokarditis** stellt allerdings einen Sonderfall dar, weil bei der Diphtherie pathologisch-anatomisch nicht nur Leukozyteninfiltrate gefunden werden, sondern ein schwerer Myokardfaserzerfall als Folge toxischer Schädigung das Bild begleitet. Die klinischen Erscheinungen sind dementsprechend bei der diphtherischen Myokarditis besonders schwer: Dyspnoe, Blässe und Zyanose, Blutdruckabfall, schwerste Ekg-Veränderungen (nicht nur mit Überleitungsstörungen und Veränderungen der Nachschwankung, sondern auch der Initialschwankung), funktionell hypodyname Herzinsuffizienz.

Bei der alle anderen Infektionskrankheiten begleitenden Myokarditis sind die Erscheinungen im allgemeinen wesentlich weniger schwer. Es kommen in Frage: Scharlach (der Polyarthritis nahestehend), Angina lacunaris, Pneumonie, Fleckfieber, Typhus. Von den Viruserkrankungen können die Poliomyelitis, Mumps, Mononukleose sowie Coxsackie eine Myokarditis verursachen. In unseren Gegenden ist die Toxoplasmose, in den Tropen sind Schistosomiasen und vor allem die Chagas-Krankheit zu beachten. Die diagnostischen Schwierigkeiten sind nur unter genauester Beachtung aller klinischen Symptome und der Anamnese zu überwinden, da ein geringgradiger Ekg-Befund mit Veränderung der Nachschwankung noch nicht im Sinne einer Myokarditis interpretiert werden darf. Unmotivierter Tachykardie kommt besondere Bedeutung zu.

Isolierte interstitielle Myokarditis

Eine dritte Form, welche noch in vieler Hinsicht unklar ist und zweifellos recht selten vorkommt, kann man unter der Bezeichnung „isolierte interstitielle Myokarditis" zusammenfassen. Die *akute* Verlaufsform entspricht die Fiedlerschen *akuten interstiellen Myokarditis*. Fiedler hat 1899 vier Patienten beobachtet, welche ohne vorausgehende Krankheit plötzlich an hohem Fieber, Schüttelfrost, präkardialen Schmerzen, Tachykardie und Angstgefühl erkrankten und nach wenigen Tagen oder Wochen starben. Seither wurde die Symptomatologie durch begleitende Hypotonie und mehr oder weniger schwere Ekg-Veränderungen inkl. Rhythmusstörungen erweitert.

Ob es sich bei den *chronisch* verlaufenden Fällen um die gleiche Ätiologie handelt, ist nicht entschieden. Die chronische interstitielle Myokarditis betrifft vorwiegend jüngere (unter 40jährige) Menschen. Oppressionsgefühl, präkordiale Schmerzen werden häufig zu Beginn der Erkrankung empfunden. Herzinsuffizienzerscheinungen (Leberstauung, Lungenödem) sind gelegentlich die ersten Symptome, welche die Kranken zum Arzt führen. Das Herz ist oft *vergrößert*. Diastolischer Galopp meist auffallend, systolisches Geräusch häufig, Ekg zeigt uncharakteristische, in der Intensität wechselnde Zeichen von Myokardschädigung (PQ- und QT-Verlängerungen, QRS-Veränderungen, ST-Senkung und T-Negativität). Extrasystolen sehr häufig, z.T. in Salven, können das klinische Bild beherrschen. Senkung normal oder nur leicht beschleunigt. Die Prognose wird im allgemeinen als schlecht beurteilt (Monate, höchstens 1–2 Jahre bis zum tödlichen Ausgang), es gibt aber sicher auch wesentlich günstigere Fälle. Pathologisch-anatomisch lymphozytäre oder granulomatöse Entzündung mit Riesenzellen.

Von dieser Beschreibung weicht das Bild der in Brasilien oft beobachteten, am besten untersuchten chronischen Myokarditis, der Chagas-Krankheit (Infektion mit Trypanosoma cruzi) wenig ab.

Literaturauswahl

Alexander, C. S.: Idiopathic Heart Disease. II. Electron microscopic examination of myocardial biopsy specimens in alcoholic heart disease. Amer. J. Med. 41 (1966) 229

Alexander, C. S.: Cardiotoxic effects of phenothiazine and related drugs. (Editorial) Circulation 38 (1968) 1014

Armstrong, T.G., M.K. Meeran, M.S. Gotsman: The left atrial lift. Amer. Heart J. 82 (1971) 764

Battersby, E.T., G.G. Glenner: Familial cardiomyopathia. Amer. J. Med. 30 (1961) 382

Baum, G. L., A. Schwartz, R. Llamas, C. Castillo: Left ventricular function in chronic obstructive lung diseases. New England J. Med. 285 (1971) 361

Berlyne, G.M.: The cardiorespiratory syndrome of extreme obesity. Lancet 1939/II, 1958

Blumberger, K.: Die Untersuchung der Dynamik des Herzens beim Menschen. Ergebn. inn. Med. Kinderheilk. 62 (1942) 424

Brachfeld, N., R. Gorlin: Idiopathie hyperkinetic state: A new clinical syndrome. Brit. Heart J. 22 (1960) 353

Braunwald, E., C.T. Lambrew, S.D. Rockoff, J. Ross, jr., A. G. Morrow: Idiopathic hypertrophic subaortic stenosis: I. A. description of the disease based upon an analysis of 64 patients. Circulation 30, Suppl 4 (1964) 3

Burch, G. E., S. C. Sun, H. L. Colcolough, R. S. Sohal, N. P. de Pasquale: Coxsackie B viral myocarditis and valvulitis identified in routine autopsy specimens by immunofluorescent techniques. Amer. Heart J. 74 (1967) 13

Burch, G. E., T. D. Giles: Alcoholic cardiomyopathy. Concept of the disease and its treatment. (Editorial). Amer. J. Med. 50 (1971) 141

Cardiomyopathies. (Bull. Org. mond. Santé) Bull. Wld. Hlth Org. 33 (1965) 257

Chukwuemeka, A., H. Scheu: Zur Symptomatik der Mitralstenose. Schweiz. med. Wschr. 98 (1968) 317

Davies, J., J. Bell: The pathology of endomyocardial fibrosis in Uganda. Brit. Heart J. 17 (1955) 337

Demakis, J. G., S. H. Rahimtoola: Peripartum cardiomyopathy. Circulation 44 (1971) 964

Denolin, H.: Ursachen für die Entstehung eines chronischen Cor pulmonale. Verh. dtsch. Ges. Kreisl.-Forsch. 21 (1955) 217

Dines, D. E., R. A. Arms, R. A. de Remee: Pulmonary disease of vascular origin. Therap. Umschau 30 (1973) 177

Dressler, W.: The post-myocardial infarction syndrome. Arch. Int. Med. 103 (1959) 28

Epstein, E.J., N.G. Doukas, N. Coulshed, A.K. Brown: Right ventricular systolic pressure gradients in aortic valve disease. Brit. Heart J. 29 (1967) 490

Evans, W.: Familial cardiomegaly. Brit. Heart J. 11 (1949), 68

Fitzgerald, J.D.: Perspectives in adrenergic beta-receptor blockade. Clin. Pharmacol Ther. 10 (1969) 292

Follath, F., P. Moret: La sténose mitrale muette. Schweiz. med. Wschr. 96 (1966) 1677

Folts, J.D., W.P. Young, G. G. Rowe: A study of Duroziez's murmur of aortic insufficiency in man utilizing an electromagnetic flowmeter. Circulation 38 (1968) 426

Fowler, N.O.: Autoimmune heart disease. (Editorial). Circulation 44 (1971) 159

French, J. W., W. G. Guntheroth: An explanation of asymmetric upper extremity blood pressures in supravalvular aortic stenosis. The Coanda effect. Circulation 42 (1970) 31

Friedberg, C.K.: Erkrankungen des Herzens. 2. Aufl. Thieme, Stuttgart 1971

Gill, E., E.W. Gorby: Myokarditis und Perikarditis infolge Coxsackie-Virusinfektion. Dtsch. med. Wschr. 86 (1961) 1234

Goodwin, J.F., A. Hollman, W. Cleland, D. Teare: Obstructive cardiomyopathy simulating aortic stenosis. Brit. Heart J. 22 (1960) 403

Grosse-Brockhoff, F., F. Loogen: Angeborene Aortenstenose. Dtsch. med. Wschr. 86 (1961) 417

Gurtner, H.P.: Aetiologie und Häufigkeit der primär vaskulären Formen des chronischen Cor pulmonale. Dtsch med. Wschr. 94 (1969) 850

Hadorn, W.: Das chronische Cor pulmonale und seine Bedeutung. Schweiz. med. Wschr. 88 (1958) 1

Hadorn, W., M. Scherrer: Essentielle alveoläre Hypoventilation mit Cor pulmonale. Schweiz. med. Wschr. 89 (1959) 647. Das Cor pulmonale. Neue Z. ärztl. Fortbild. 48 (1959) 981

Hegglin, R.: Die Klinik der energetisch-dynamischen Herzinsuffizienz. Karger, Basel 1947

Hegglin, R., W. Rutishauser: Kreislaufdiagnostik mit der Farbstoffverdünnungsmethode. Thieme, Stuttgart 1962

Holzmann, M.: Zur Herzamyloidose. Z. Kreisl.-Forsch. 39 (1950) 401

James, T.N.: Pathology of the small coronary arteries. Amer. J. Cardiol. 20 (1967) 679

Jervell, A.: Pulseless disease. Amer. Heart J. 47 (1954) 781

Kaufmann, G.: Die Phonokardiographie der Herztöne. Schweiz. med. Wschr. 91 (1961) 737

Kaufmann, G.: Fortschritte in der Auskultation von Herzfehlern. Schweiz. med. Wschr. 92 (1962) 579

Kerley, P.: In: A Textbook of X-Ray Diagnosis; Hrsg. Shanks, S. C., P. Kerley. Philadelphia 1951

Lindgren, K.M., S.E. Epstein: Idiopathic hypertrophic subaortic stenosis with and without mitral regurgitation. Phonocardiographic differentiation from rheumatic mitral regurgitation. Brit. Heart J. 34 (1972) 191

Luisada, A.A., H. Kurz, S. J. Slodki, D. M. Mac Canon, B. Krol: Normal first heart sounds with nonfunctional tricuspid valve or right ventricle. Circulation 35 (1967) 119

Lutembacher, R.: Le rétrécissement mitral. Paris 1950

Maleki, M., R.L. Lange: Coronary thrombosis in young women on oral contraceptives: Report of two cases and review of the literature. Amer. Heart J. 85 (1973) 749

Meyer, J.: Die Myokardiopathien. Dtsch. med. Wschr. 94 (1969) 1755

Morin, Y. Q.: Beer drinkers cardiomyopathy: Hemodynamic alterations. Canad. med. Ass. J. 97 (1967) 901

Myers, A. R., P. W. Willis: Clinical spectrum of supravalvular aortic stenosis. Arch. Intern. Med. 118 (1966) 553

Paulley, J. W., J. Ronald, W. P. D. Green, E. P. Kane: Myocardial Toxoplasmosis. Brit. Heart. J. 18 (1956) 55

Perloff, J. K.: Auscultatory and phonocardiographic manifestations of pulmonary hypertension. Progr. Cardiovasc. Dis. 9 (1967) 303

Perloff, J. K.: The cardiomyopathies, current perspectives. Circulation 44 (1971) 942

Pitteloud, J. J.: La détermination de la capacité de travail par le médecin praticien: bases théoriques et applications pratiques. Praxis 52 (1963) 1173

Pitteloud, J. J., G. Forster: Une technique ergométrique simple: le test de l'escabeau modifié. Schweiz. med. Wschr. 93 (1963) 1094

Pocock, W. A., J. B. Barlow: Etiology and electrocardiographic features of the billowing posterior mitral leaflet syndrome. Amer. J. Med. 51 (1971) 731

Regan, T. J.: Ethyl alcohol and the heart. Circulation 44 (1971) 957

Reindell, H., K. Koenig, H. Roskamm: Funktionsdiagnostik des gesunden und kranken Herzens. Thieme, Stuttgart 1967

Rosenkranz, K. A.: Die traumatische Herzschädigung. Fortschr. Med. 87 (1969) 1437

Ross, R. S., J. M. Criley: The cardiovascular laboratory. Mod. Conc. Cardiovasc. Dis. 34 (1965) 49

Schaede, A., P. Thurn, H. H. Hilger, A. Düx: Zur Diagnostik und Therapie der Fibroelastosis endocardiaca. Dtsch. med. Wschr. 86 (1961) 81

Schaub, F.: Das Herz bei Myxödem und Hypothyreose. Ergebn. inn. Med. Kinderheilk. 9 (1958) 1

Shell, W. E., J. A. Walton, M. E. Clifford, P. W. Willis III.: The familial occurrence of the syndrome of mid-late systolic click and late systolic murmur. Circulation 39 (1969) 327

Veragut, U. P.: Klinik und Therapie der alkoholischen Kardiopathie. Ärztl. Fortbildg. 17 (1967) 195

Weissler, A. M., W. S. Harris, E. D. Schoenfeld: Systolic time intervals in heart failure in man. Circulation 37 (1968) 149

Wenger, R.: Endokardfibrose, Thieme, Stuttgart 1964

White, P. D.: Heart Diseases. New York 1944

Wood, P.: Diseases of the Heart and Circulation. London 1956

10 Herzrhythmusstörungen

M. ROTHLIN

Die Häufigkeit der verschiedenen Rhythmusstörungen wird auf Abb. 10.1 illustriert.

Für die praktischen Zwecke der *klinischen* Differentialdiagnose erscheint die Einteilung der Herzrhythmusstörungen in *Tachykardien, Bradykardien* und eigentliche *Arrhythmien* zweckmäßig. Da aber ein- und dieselbe Rhythmusstörung verschiedene dieser drei klinischen Kriterien aufweisen kann, wird auf Tab. 10.1 der genannten Einteilung die heutige Klassierung nach elektrokardiographischen Gesichtspunkten in *supraventrikuläre Arrhythmien*, Arrhythmien durch *Störung* im Bereich des *atrioventrikulären Überleitungssystems* und in *ventrikuläre Arrhythmien* gegenübergestellt.

Tachykardien

Eine schnelle, regelmäßige Herzfrequenz über 100 in der Minute kann folgende Ursachen haben:
- Sinustachykardie
- paroxysmale Tachykardie
- Vorhofflattern mit regelmäßiger Überleitung.

Die Sinustachykardie

Die Sinustachykardie ist eine *normale Erscheinung* im Kindesalter oder bei körperlicher Anstrengung. Als *Krankheitsphänomen* kann sie während längerer Zeitdauer *gleichmäßig* bestehen oder nur *anfallsweise* auftreten.

Typisch für das anfallsweise Auftreten einer Sinustachykardie ist nicht ein *plötzlicher Umschlag*, wie er charakteristischerweise bei der *paroxysmalen Tachykardie* beobachtet wird, sondern ein *allmähliches* Ansteigen und Zurückgehen der Pulsfrequenz. Auch die *Symptomatologie* ist sehr verschieden. Oft fehlen alle subjektiven Empfindungen, in anderen Fällen werden Herzklopfen, Atemnot und substernale Schmerzen angegeben. Die Frequenz beträgt in der Regel 100–120–140, selten mehr. Bei der Sinustachykardie sind die normalen Regulations-Mechanismen noch erhalten, weshalb durch tiefes Einatmen, kurze körperliche Belastung, wie auch durch Karotis- und Bulbus-Druckversuch meist geringe Frequenzänderungen erreicht werden können. Diese Tatsache ist für die klinische Diagnose wichtig.

Die Diagnose kann mit Sicherheit nur im *Ekg* gestellt werden. Bei der Sinustachykardie finden sich ganz normale P-Zacken und Kammerkomplexe und auch die zeitlichen Verhältnisse sind meist völlig normal (Abb. 10.2). Ursächlich müssen folgende Faktoren in Betracht gezogen werden:

Stauungsinsuffizienz. Die Tachykardie kann erstes und wichtiges Zeichen einer *organischen Herzerkrankung* sein, welche zur *Dekompensation* geführt hat. Man suche daher stets nach den drei Kardinalsymptomen der Herzinsuffizienz: Dyspnoe, vergrößertes Herz und Galopprhythmus. Bei Bettlägerigen denke man bei ungeklärtem Auftreten einer Sinustachykardie besonders an eine *Lungenembolie*.

Floride Myo- und Endokarditis, s. S. 117, 257.

Extrakardiale organische Krankheiten. Die meisten Sinustachykardien sind nicht Ausdruck einer Herzmuskelinsuffizienz. Sehr bedeutungsvoll ist das Symptom bei *Thyreotoxikose* (T_3-Test, T_4-Bestimmung s. S. 187). Bei dieser Form ist die Konstanz der Tachykardie über längere Zeit (im Gegensatz zur vegetativen Tachykardie) charakteristisch. Ferner er-

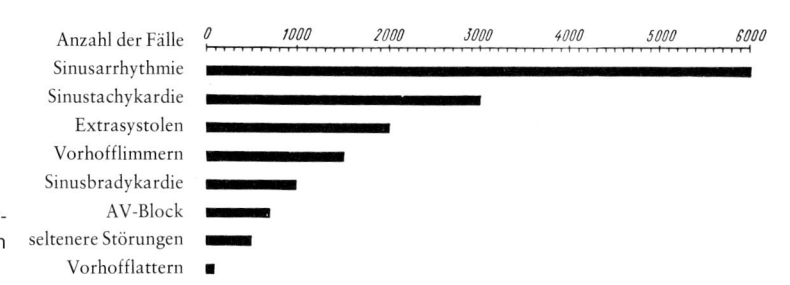

Abb. 10.1. Häufigkeit der verschiedenen *Arrhythmie*formen (nach *Katz*)

10 Herzrhythmusstörungen

Tabelle 10.1. Einteilung der Herzrhythmusstörungen nach klinischen bzw. elektrokardiographischen Gesichtspunkten

	Tachykardien	Bradykardien	Arrhythmien
Supraventrikuläre Arrhythmien			
Sinusrhythmus	S. 261, 263	S. 266	S. 268
Sinu-aurikulärer Block		S. 266	
Sinusstillstand		S. 266	
Vorhofextrasystolen			S. 268
paroxysmale Vorhoftachykardie	S. 263, 265		
Vorhofflattern	S. 265		S. 271
Vorhofflimmern			S. 270
Atrioventrikuläre Überleitungsstörung und Automatie			
AV-Block ersten Grades		S. 267	
AV-Block zweiten Grades		S. 267	S. 272
AV-Block dritten Grades		S. 267	
atrioventrikulär Rhythmus inkl.			
Koronar-Sinus-Rhythmus	S. 263		S. 272
AV-Extrasystole			S. 269
Reziproker Rhythmus			S. 273
Präexzitation	S. 264		
Ventrikuläre Arrhythmien			
idioventrikulärer Rhythmus und ventrikuläre Tachykardie	S. 263, 264		
Kammerextrasystolen			S. 269
Parasystolie			S. 272, 273, 274

währt seien allgemein *infektiöse Zustände* (s. S. 118), Tuberkulose, Kachexie bei Tumoren, Porphyrie (s. S. 85), Intoxikationen, vor allem die Thalliumvergiftung, Anämie, Hypovolämie usw.

Bei *postinfektiösen Zuständen* ist oft die Tachykardie während längerer Zeit Ausdruck der postinfektiösen Regulationsstörung und darf nicht ohne weiteres als Myokarditisfolge gedeutet werden.

Sinustachykardie ohne nachweisbare organische Krankheit. Bei einer weiteren großen Gruppe lassen sich bei der eingehenden Kreislaufuntersuchung außer der Tachykardie keinerlei krankhafte Befunde erheben. Diese Fälle zeigen in der Regel auch andere Zeichen von *vegetativer Dystonie* (s. S. 14), welche für die Tachykardie verantwortlich ist (siehe auch das Syndrom der funktionellen Kreislaufstörung S. 327).

Untrainierte Menschen neigen sehr leicht, schon bei geringster körperlicher Belastung, zu orthostatischer Kreislaufregulationsstörung mit Tachykardie.

Es gibt auch Sinustachykardien auf rein *psychischer* Grundlage bei an sich nicht krankhaft reagierendem vegetativem Nervensystem. Die Anamnese kann bei solchen Patienten schwer lösbare und die freie Entfaltung der Persönlichkeit hemmende Konfliktsituationen aufdecken.

Hyperkinetisches Herzsyndrom. Aus dem Formenkreis der funktionellen kardiovaskulären Störungen wurde unter der Bezeichnung *vasoregulatorische Asthenie* bzw. *hyperkinetisches Herzsyndrom* eine Erkrankung herausgehoben, die durch Dauertachykardie, verminderte körperliche Leistungsfähigkeit, erhöhtes Herzzeitvolumen und gesteigerte Muskeldurchblutung gekennzeichnet ist und mit Anstrengungsdyspnoe und präkordialen Schmerzen einhergehen kann.

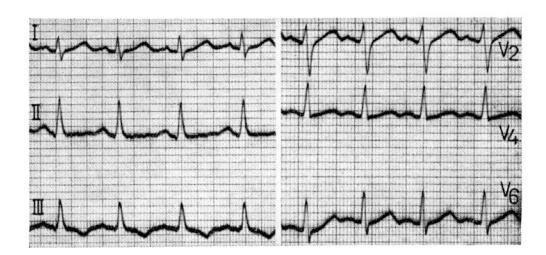

Abb. 10.2. Tachykardie bei Myokarditis

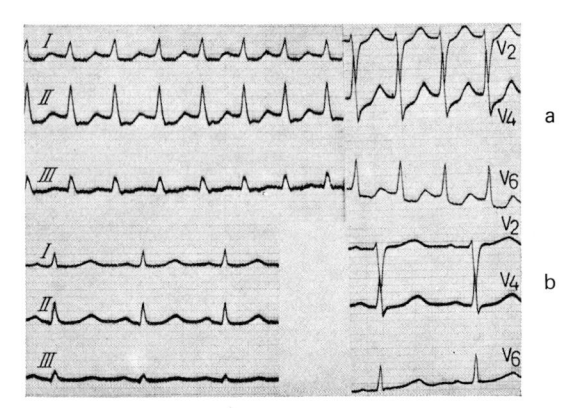

Abb. 10.3. *Paroxysmale Tachykardie* (supraventrikuläre Form, wahrscheinlich vom Tawara-Knoten ausgehend), a) während Anfall, Senkung der ST-Strecke, wahrscheinlich durch Tachykardie bedingt, b) 3 Min. nach Ende des Anfalls

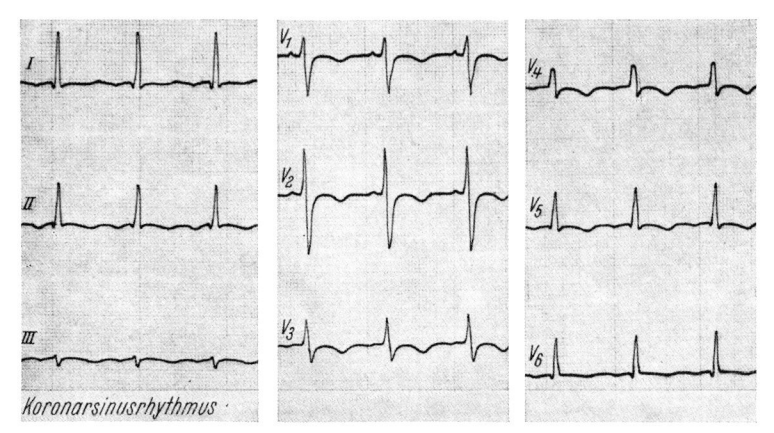

Abb. 10.4. *Koronarsinusrhythmus* als Ursache einer Tachykardie (abnorme P-Wellen). Die *Koronarsinustachykardie* ist eine elektrokardiographische Diagnose, welche eine Störung im Vorhof anzeigt, also auf organische Veränderungen verdächtig ist

Die Erscheinungen des hyperkinetischen Herzsyndroms entsprechen weitgehend dem pharmakologischen Effekt der vorwiegend auf die adrenergischen Beta-Rezeptoren einwirkenden Stoffe (Isoproterenol) und lassen sich auch durch Beta-Rezeptorenblocker im akuten und im chronischen Versuch beseitigen. Die Diagnose des hyperkinetischen Herzsyndroms kann anhand der Anamnese und der klinischen Befunde vermutet und durch Laboruntersuchungen bestätigt werden. Sie ist dann zu stellen, wenn sich die ergometrisch bestimmte körperliche Leistungsfähigkeit bei einer Pulsfrequenz von 170 pro Minute durch Beta-Rezeptorenblocker im Akutversuch wesentlich steigern läßt. Eine Hyperthyreose muß in jedem Fall ausgeschlossen werden.

Medikamentös oder durch Genußmittel bedingte Tachykardien. Adrenalin, Koffein (Sympathikomimetika) und Atropin (Vagolytika) wirken frequenzsteigernd. Die durch Kaffee, Tee, Alkohol und Nikotin verursachten Tachykardien sind leicht abzuklären.

Paroxysmale Tachykardie

Klinisch ist das *plötzliche Auftreten* und ebenso *plötzliche Wiederverschwinden* der paroxysmalen Tachykardie typisch. Die tachykarden Anfälle können nur Sekunden, aber auch tagelang andauern. Das Ende der Anfälle kann häufig von den Patienten viel weniger scharf angegeben werden als der Beginn. Die Frequenz beträgt 120–200 pro Minute. Sie ist im allgemeinen doppelt so schnell wie die normale Herzfrequenz.

Supraventrikuläre paroxysmale Tachykardie
(Abb. 10.3)

Diese ist sehr regelmäßig; sie wird in etwa 50% der Fälle durch Karotis-Sinus-Massage vorübergehend oder dauernd verlangsamt und geht dann ohne Pause in den normalen Rhythmus über. Die Frequenz beträgt um 180 (120–240). Elektrokardiographisch ist der QRS-Komplex meist nicht verändert. Beim *sinu-* *aurikulären Typ* sind die normalen P-Zacken sichtbar; oft aber fallen sie mit den T-Zacken des vorausgehenden Kammerkomplexes zusammen und sind nicht erkennbar. Beim *atrioventrikulären Typus* sind negative P-Zacken sichtbar, je nach Lokalisation des Reizzentrums gehen sie dem Kammerkomplex voraus (sog. Koronarsinusrhythmus Abb. 10.4) oder folgen ihm nach. Arbeitsbelastung ändert die Frequenz der supraventrikulären paroxysmalen Tachykardie nicht. Die *Beschwerden* der Patienten sind sehr variabel. Selten wird die paroxysmale Tachykardie als geringgradiges Unwohlsein empfunden, häufiger sind heftiges Herzklopfen, auch Oppressionsgefühl, Prästernalschmerz und Atemnot. Vermehrter Harndrang während länger dauernder Anfälle ist die Regel (Urina spastica). Bei länger dauernden Anfällen besteht häufig Dyspnoe, bei tagelangen kann gelegentlich Leberstauung auftreten.

Ventrikuläre paroxysmale Tachykardie
(s. Abb. 10.5)

Sie ist von äußerst ernster klinischer Bedeutung und pflegt nicht so regelmäßig zu sein wie die supraven-

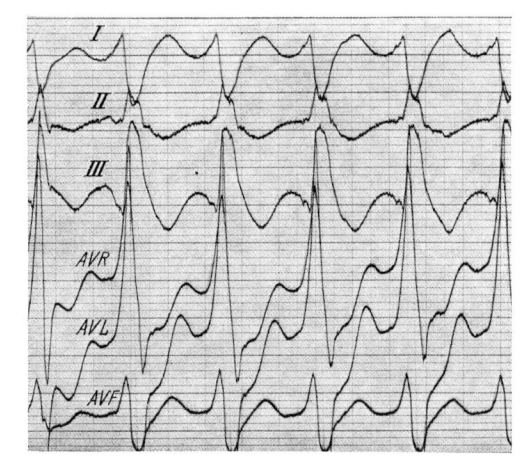

Abb. 10.5. *Paroxysmale Tachykardie* (ventrikuläre Form) mit typisch deformierten, verbreiterten Ventrikelkomplexen

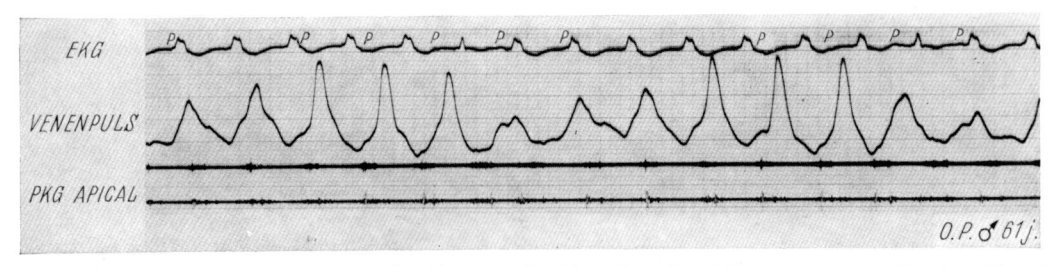

Abb. 10.6. Vorhofpfropfung bei *ventrikulärer Tachykardie*. Überall, wo P mit QRS zusammenfällt oder mit geringgradigem Zeitunterschied nachfolgt, ist eine hohe Venenpulswelle zu erkennen. Pkg = Phonokardiogramm

trikuläre. Wenn man die Frequenz minutenweise feststellt, können Unterschiede von 6–8 Schlägen beobachtet werden. Sie wird durch den Karotis-Sinusdruck nicht beeinflußt.
Die Vorhöfe schlagen im ursprünglichen Rhythmus weiter; es kommt daher, wenn die Vorhof- und Kammerkontraktion annähernd zusammenfallen (wegen der dann nicht möglichen Vorhofentleerung in die Kammer) zu Rückstauung in die Jugularvenen. Die in mehr oder weniger regelmäßigen zeitlichen Abständen auftretende pralle Füllung der Jugularvenen (Vorhofpfropfung, s. Abb. 10.6) ist ein klinisches Zeichen eines *idioventrikulären Rhythmus*.
Elektrokardiographisch ist bei der ventrikulären Tachykardie der *QRS-Komplex deformiert* und *verbreitert*. Die mit normaler Frequenz, also unabhängig von der ventrikulären Tachykardie auftretenden P-Zacken gehen meist in den deformierten QRS-Komplexen unter, so daß sie kaum differenziert werden können. Differentialdiagnostisch sind diese Fälle schwierig von *supraventrikulären Tachykardien mit gleichzeitigem Schenkelblock* oder *Wolff-Parkinson-White-Syndrom* abzugrenzen.
Bei der Beurteilung des Ekg nach langdauernden Anfällen von paroxysmaler Tachykardie muß stets in Betracht gezogen werden, daß Zeichen von Myokardschädigung (Zwischenstücksenkung und T-Negativität) noch während Tagen beobachtet werden können (**posttachykardisches Ekg**). Solche vorübergehende Veränderungen können ausschließlich Folge einer durch die paroxysmale Tachykardie bedingten Myokard-Stoffwechselstörung sein und lassen keinerlei Rückschlüsse auf eine organische *Herzaffektion* zu (Abb. 10.7).
Von der eigentlichen paroxysmalen Tachykardie sind stets Anfälle von *paroxysmalem tachykardem Vorhofflimmern* zu unterscheiden. Bei Beachtung der Irregularität der Pulsfrequenz ist diese Abgrenzung nicht schwierig. Die Unterscheidung ist praktisch deshalb so wichtig, weil das paroxysmale tachykarde Vorhofflimmern vorwiegend bei Hyperthyreose und Mitralklappenfehlern auftritt.
Die Feststellung einer paroxysmalen Tachykardie erfordert differentialdiagnostisch weitere Überlegungen im Hinblick auf die Ursache und damit auf die Prognose derselben.
Allgemein ist die **supraventrikuläre** *paroxysmale Tachykardie* ganz anders zu beurteilen als die **ventrikuläre** Form. Die ventrikuläre Form ist fast immer Ausdruck eines *schweren Myokardprozesses* und zwar in der Regel eines mehr oder weniger ausgedehnten *Septuminfarktes*. Aus dieser Tatsache ergibt sich auch die stets ernste Prognose der ventrikulären paroxysmalen Tachykardie. Bei der supraventrikulären Form hingegen ergeben die weiteren Untersuchungen meist keine Anhaltspunkte für das Vorliegen einer kardiovaskulären Erkrankung, so daß diese Typen als rein *funktionell* oder *nervös* gedeutet werden müssen. Die Prognose ist dementsprechend auch gut. Es gibt Patienten, welche während vieler Jahrzehnte bis ins hohe Alter an solchen Anfällen leiden. Stets sind aber umschriebene *myokarditische Prozesse* in Erwägung zu ziehen, die jedoch dem klinischen Nachweis entgehen können. Hören die Anfälle nach Entfernung von Streuherden auf, wird die myokarditische Genese ex juvantibus besonders wahrscheinlich.
Beim **Wolff-Parkinson-White-Syndrom** (WPW-Syndrom) treten Anfälle von paroxysmaler Tachykardie in 30–70% der Fälle auf. Die Ekg-Veränderungen dieses Syndroms (s. Abb. 10.8) bestehen aus:
— einer abnorm kurzen PQ-(PR)-Strecke bei nicht verkürzter PS-Dauer.
— einer Verbreiterung von QRS auf 0,12 Sek., selten darüber.
— einer Knotung von R im aufsteigenden Schenkel (Delta-Zacke).
Man unterscheidet einen *Typ A* des WPW-Syndroms mit großen oft zweigipfligen *R-Zacken* in den *rechtspräkordialen* Ableitungen (Abb. 10.8) von einem *Typ B* mit breiter geknoteter *Q-Zacke* in den rechtspräkordialen Ableitungen. Die Verkürzung der PQ-Strecke und die initiale Verformung des QRS-Komplexes erklärt man sich als Folge einer Kombinations-Systole. Ein Teil der Kammer wird vom Vorhof vorzeitig über aberrierende Bündel erregt, der Rest aber durch eine normale über das Hissche Bündel geleitete Erregung. Die verschieden rasche Reizüberleitung vom Vorhof auf die Kammern auf verschiedenen Wegen gibt zum Auftreten der häufig beobachteten supraventrikulären Tachykardien Anlaß. Während des Tachykardie-Anfalles kann die beschriebene QRS-Deformität des WPW-Syndroms verschwinden (s. Abb. 10.8).

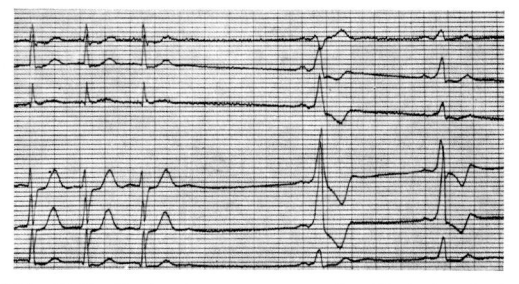

Abb. 10.8. Ende einer paroxysmalen Tachykardie bei Wolff-Parkinson-White-Syndrom. Die beiden letzten Schläge zeigen das typische Wolff-Parkinson-White-Bild

verkürztes PQ- oder PR-Segment, aber es fehlen Verlängerung und Deformation des QRS-Komplexes.
Bei *Mitralvitien* und bei *Aortenvitien* werden paroxysmale Tachykardieanfälle häufiger beobachtet als bei Gesunden, dasselbe gilt für den *Vorhofseptumdefekt*. Vor allem bei Mitralstenose und Vorhofseptumdefekt sind die paroxysmalen Tachykardieanfälle Vorboten von chronischem Vorhofflimmern oder Vorhofflattern.
Bei älteren Patienten kommen auch *koronarsklerotische Prozesse* mit konsekutiver, degenerativer Myokardaffektion in Betracht (s. S. 234).
Schließlich kann auch *Digitalis* bei inadäquater Dosierung das Auftreten paroxysmaler Tachykardien verursachen. Besonders charakteristisch ist hier die supraventrikuläre Tachykardie des atrioventrikulären Typus.

Paroxysmale supraventrikuläre Tachykardie mit Block

Sie ist eine weitere für *Digitalisintoxikation* typische Rhythmusstörung. Die Kammerfrequenz kann normal oder auf Werte um 100/min gesteigert sein. Die Vorhöfe schlagen in der Regel doppelt so rasch wie die Kammern. Diese Rhythmusstörung wird meist nicht klinisch diagnostiziert, sondern erst im Ekg erkannt.

Vorhofflattern mit regelmäßiger 2:1 oder 3:1 Überleitung

Bei einer Vorhofflatter-Frequenz um 300 (Vorhoftachykardie mit hoher Frequenz) zeigt die Kammer eine Frequenz zwischen 100 und 150. Karotissinusdruck ändert die Frequenz kaum oder nur vorübergehend durch Zunahme des AV-Blocks.
Beim Vorhofflattern ändert sich nach *körperlicher Belastung* die Frequenz nicht allmählich wie bei einer Sinustachykardie, sondern entweder überhaupt nicht oder sprunghaft durch eine Änderung der Überleitungsverhältnisse. Die Diagnose wird elektrokardiographisch gesichert. Die Flatterwellen sind in den Extremitätenableitungen II und III, sowie in der Thoraxableitung V_1 deutlich sichtbar. Vorhofflattern ist

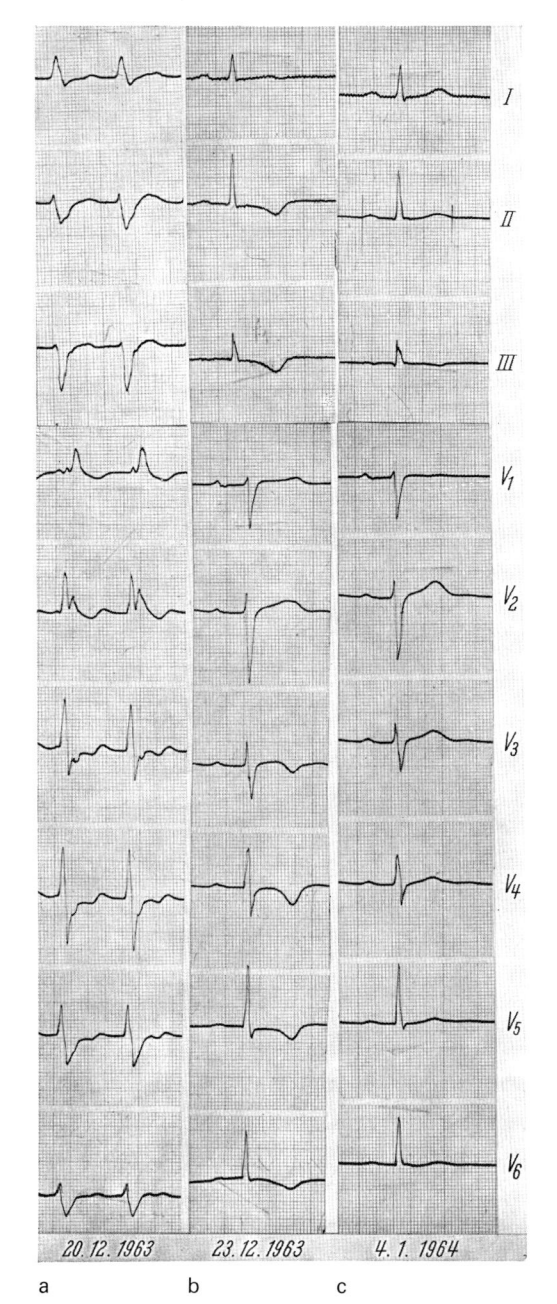

Abb. 10.7. *Posttachykardisches Ekg-Syndrom* nach ventrikulärer paroxysmaler Tachykardie. Tachykardieanfall (a). 3 Tage später (b) negatives T in Abl. II sowie V_3–V_6 ohne Veränderung der Initialschwankung. Normalisierung nach weiteren 10 Tagen. 30j. Frau

Differentialdiagnostisch muß die QRS-Deformität des WPW-Syndroms vom Bilde des Links- bzw. Rechtsschenkelblockes abgegrenzt werden (vgl. S. 284).
Ferner sind supraventrikuläre paroxysmale Tachykardien recht häufig mit dem *Lown-Ganong-Levine-Syndrom* vergesellschaftet. Bei diesem Syndrom findet sich ebenfalls eine Präexzitation, das heißt ein

fast immer Ausdruck einer organischen Herzerkrankung, bei alten Patienten eher muskulär als Folge einer Koronarsklerose, im mittleren Lebensalter häufiger im Rahmen eines Vitiums.

Bradykardien

Bei regelmäßiger Bradykardie, das heißt einem Herzrhythmus unter 60 pro Minute, sind folgende Ursachen möglich:
- Sinusbradykardie
  Bradykardie zufolge Blockierung der Reizleitung:
- Zwischen Sinus und Vorhof (*sinu-aurikuläre Überleitungsstörung* inkl. Sinusstillstand).
- Zwischen Vorhof und Kammer (*atrioventrikuläre Überleitungsstörung*).

Sinusbradykardie

Bei langsamer Herzfrequenz kann das Vorliegen einer Sinusbradykardie vermutet werden, wenn:
- *kein* vom Arterienpuls in der Frequenz *unabhängiger Jugular*venenpuls besteht,
- die Bradykardie *inkonstant* ist, das heißt nach Arbeitsleistung oder Verabreichung von Atropin ein Frequenzanstieg beobachtet wird und
- *Vagusreizung* (Karotis-Sinus-Massage oder Bulbusdruck) eine eindeutige Pulsverlangsamung hervorruft.

Bewiesen wird die Sinusbradykardie durch das Ekg, wobei jedem Kammerkomplex eine unveränderte P-Zacke mit normaler Überleitungszeit von 0,15–0,20 Sek. vorangeht.
Die Sinusbradykardie kann:
- *konstitutionell* sein. Sie hat dann keinerlei klinische Bedeutung
- bei *gut trainierten Sportsleuten* häufig beobachtet werden
- bei vielen anderen Zuständen mit erhöhtem *Vagus-Tonus* vorkommen.

Dazu gehören die postinfektiösen Bradykardien, die Pulsverlangsamung bei zerebralen Affektionen mit Hirndrucksteigerung, Tumoren, Meningitiden und besonders auffällig bei Leptomeninx-Blutung. Auch die Pulsverlangsamung bei Typhus und die Bradykardie bei Ikterus gehören hierher. Während der Initialphase des Herzinfarktes ist Sinusbradykardie häufig. Im Schock ist Bradykardie oft hervortretendes Symptom. Die Digitalisbradykardie wird ebenfalls als Vagus-Reizung erklärt. Bei den Intoxikationen geht die Muskarinvergiftung mit besonders hervortretender Bradykardie einher.
Bei manchen, auf einer Störung des Myokardstoffwechsels beruhenden sekundären Herzaffektionen wird ebenfalls Bradykardie beobachtet, z. B. bei Beri Beri und beim Myxödem.
- Schließlich wird die Sinusbradykardie im Rahmen des Sick-Sinus-Syndroms beobachtet (s. unten).

Bradykardie infolge Blockierung der Reizleitung zwischen Sinus und Vorhof (sinu-aurikulärer Block)

Diese Form ist durch ihre Inkonstanz charakterisiert, das heißt es wird gelegentlich plötzlich eine Frequenzsteigerung auf das Doppelte festgestellt, ohne daß im Ekg morphologische Änderungen beobachtet werden. Diese Blockbradykardie zeigt fast immer organische Schädigungen an und kommt dementsprechend fast nur bei älteren Menschen vor. Der sinu-aurikuläre Block kann von einem intermittierenden Sinusstillstand kaum abgegrenzt werden.
In den letzten Jahren wurde, vor allem in der angelsächsischen Literatur, auf das sogenannte **Sick-Sinus-Syndrom** hingewiesen. Es ist charakterisiert durch:
- Eine *ausgeprägte Sinusbradykardie*,
- *intermittierenden Sinusstillstand* mit Herzstillstand oder Ersatzrhythmus in Form einer supraventrikulären Tachykardie,
- chronisches *Vorhofflimmern* mit *langsamer Kammerfrequenz* und mit Nicht-Einsetzen des Sinusrhythmus nach erfolgreicher Kardioversion.
- *sinu-aurikulären Block*, der nicht durch Medikamente bedingt ist.

Beim alten Menschen wird das Sick-Sinus-Syndrom meist durch eine koronare Herzkrankheit verursacht, bei jüngeren Menschen liegt in der Regel eine Kardiomyopathie zugrunde, nicht selten kann keine Ätiologie aufgedeckt werden. Die Erkennung dieses Syndromes ist wichtig da es *Adams-Stokessche Anfälle* verursachen kann. Unter diesen Voraussetzungen ist die Implantation eines Demand-Schrittmachersystems angezeigt.

Bradykardie infolge Blockierung der Reizleitung zwischen Vorhof und Kammer (atrioventrikulärer Block)

Neue Untersuchungen mit Ableitung der Erregung des Hisschen Bündels mittels Elektrodenkatheters erlauben die Unterscheidung von atrioventrikulären Überleitungsstörungen, die proximal des Hisschen Bündels im Atrioventrikulärknoten auftreten, von solchen, die im distalsten Bereich des Hisschen Bündels und im Bereich der linken und rechten Schenkel des Purkinje-Systems verursacht werden. Während diese neuen Erkenntnisse für das theoretische Verständnis der verschiedenen Überleitungsstörungen von großer Bedeutung sind, ist die klinische Anwendung dieser Untersuchungsmethode im Einzelfall noch begrenzt.
Häufig treten Störungen der atrioventrikulären Überleitung nur *intermittierend* auf. Aus diesem Grunde ist bei Verdacht auf kardial bedingte Bewußtseinsstörungen im Intervall nach Hinweisen für eine Störung der atrioventrikulären Überleitung zu suchen. Inkomplette AV-Blockierung (siehe S. 267, 271 und 278)

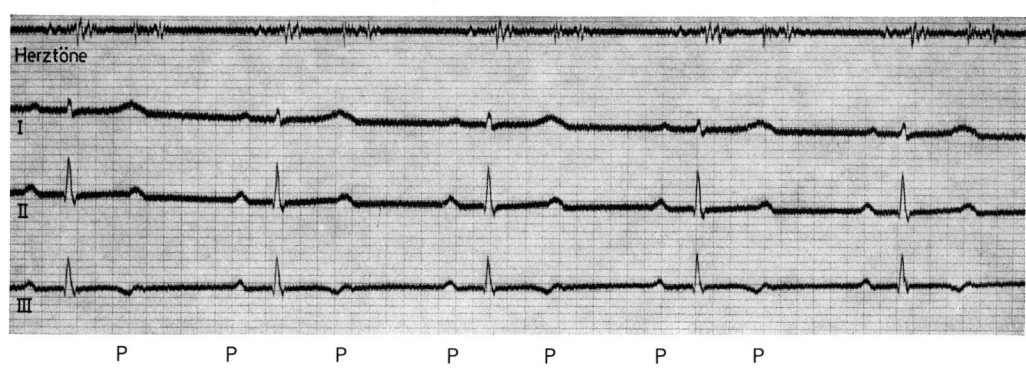

Abb. 10.9. 2 : 1-Block

und das gleichzeitige Vorliegen eines Rechtsschenkelblocks mit einem links-anterioren oder -posterioren Hemiblock (s. S. 283) machen das intermittierende Auftreten eines totalen AV-Blocks wahrscheinlich.

Der inkomplette AV-Block ersten Grades ist durch eine Verlängerung der PQ-Strecke auf mehr als 0,21 Sek. charakterisiert. Diese Überleitungsstörung entgeht der rein klinischen Diagnose und wird erst im Ekg festgestellt.

Der partielle AV-Block zweiten Grades zeigt eine teilweise Unterbrechung der atrioventrikulären Überleitung mit 2:1 oder 3:1 Überleitung und ist durch normale Kammerkomplexe mit 2 oder 3 vorangehenden P-Zacken gekennzeichnet (Abb. 10.9). In anderen Fällen besteht eine zunehmende P-Q-Verlängerung bei 2 bis 4, selten mehr aufeinanderfolgenden Schlägen bis eine Vorhoferregung gar nicht mehr übergeleitet wird.

Ursächlich kommen *entzündliche Prozesse* im Bereich des Überleitungssystems, namentlich ein akutes, rheumatisches Fieber in Frage. Häufig ist eine atrioventrikuläre Überleitungsstörung das Resultat einer *Digitalis-Überdosierung*. Ferner treten inkomplette atrioventrikuläre Blockierungen im Rahmen eines *Herzinfarkts*, insbesondere eines Hinterwandinfarktes auf. Bei älteren Patienten treten atrioventrikuläre Überleitungsstörungen schließlich auch im Rahmen einer *Sklerose des Bindegewebe-Skelettes* des Herzens auf.

Totaler AV-Block. Klinisch kann die Diagnose mit größter Wahrscheinlichkeit gestellt werden, wenn folgende Kriterien erfüllt sind (Abb. 10.10):
– *Hörbare Vorhofstöne:* In den langen diastolischen Pausen sind von Zeit zu Zeit sehr dumpfe Schallphänomene wahrnehmbar.
– Besonders lauter erster Ton an der Herzspitze, „*Kanonenschlag*" welcher in mehr oder weniger regelmäßigen Abständen nach 4–10 Schlägen gehört werden kann. Das auskultatorisch leicht wahrnehmbare Kanonenschlagphänomen ist das wichtigste klinische Zeichen für die Diagnose eines totalen AV-Blocks.
– Dissoziation zwischen *Arterien- und Jugularvenenpuls*.
– Weder durch Vagusstimulation noch durch Arbeitsbelastung oder Atropin zu *beeinflussende Pulsfrequenz*.

Im Ekg kann die unabhängige Schlagfolge von Vorhof und Kammer ohne Schwierigkeit festgestellt werden, wobei zwischen P- und QRS-Zacken *kein zeitlicher Zusammenhang* feststellbar ist. Die Kammerkomplexe sind in der Regel leicht deformiert mit QRS-Verbreiterung. Ein totaler AV-Block kann auch bei *Vorhofflimmern-* und *Flattern* auftreten.

Ursächlich tritt der totale AV-Block selten *konstitutionell* auf. Gelegentlich ist er mit einem *kongenitalen Vitium* vergesellschaftet (Endokardkissendefekte, korrigierte Transposition der großen Ge-

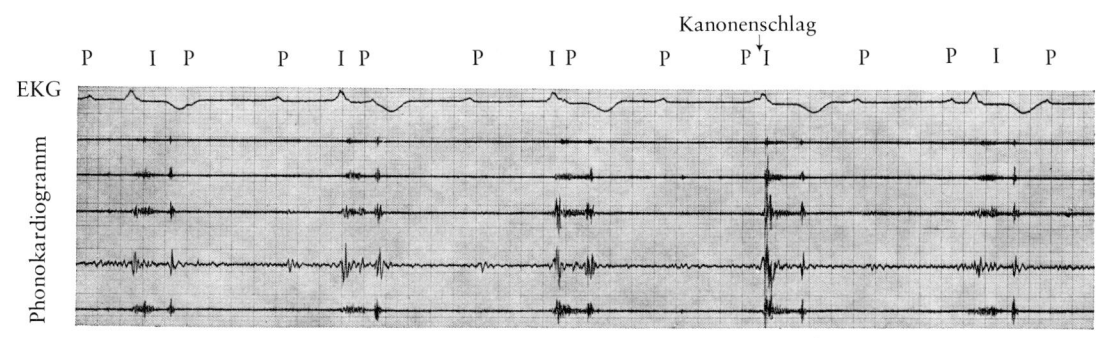

Abb. 10.10. Totaler AV-Block. Man beachte die wechselnde Intensität des 1. Tones. Der 1. Ton ist am lautesten, wenn P dem Ventrikelkomplex unmittelbar vorangeht. Dieser auskultatorisch gut hörbare Wechsel der Lautstärke des 1. Tones erlaubt bei Bradykardie die Diagnose eines totalen Blockes

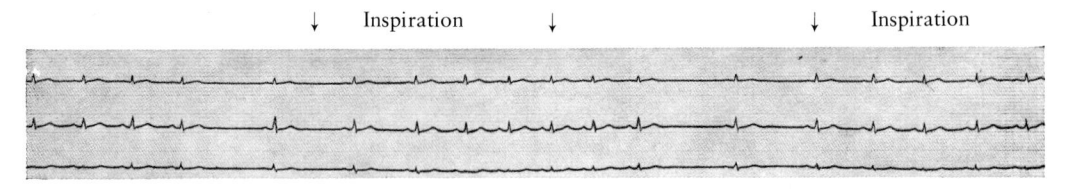

Abb. 10.11. Respiratorische Arrhythmie

fäße). Mit Ausnahme der *Digitalis-Überdosierung* ist der totale AV-Block praktisch immer Ausdruck einer *organischen Veränderung* im Bereich des Hisschen Bündels oder des linken und rechten Schenkels des Reizausbreitungssystemes. *Unspezifische sklerotische Herde, Koronarsklerose* oder *entzündliche Prozesse liegen in der Regel zugrunde.* Schwer toxische Diphtheriefälle führen zu prognostisch sehr ernst zu bewertendem AV-Block.

Arrhythmien

Es lassen sich 4 große Gruppen von Arrhythmien unterscheiden:
– Die respiratorische Arrhythmie,
– die Arrhythmie durch Extrasystolie,
– die Arrhythmie durch Vorhofflimmern oder Vorhofflattern mit inkonstanter Blockierung.
– Arrhythmie bei inkonstanten Blockformen (Wenckebach) und seltenere Rhythmusstörungen (Interferenzdissoziation und Parasystolie).

Die respiratorische Arrhythmie

Die respiratorische Arrhythmie ist durch eine synchron mit der Inspiration einhergehende Frequenzsteigerung und die Exspiration begleitende Pulsverlangsamung charakterisiert (Abb. 10.11). Elektrokardiographisch können in Folge wechselnder Herzposition geringgradige Veränderungen, die sich insbesondere auf die P-Zacken beziehen, auftreten. Die respiratorische Arrhythmie ist besonders häufig bei vegetativ Stigmatisierten anzutreffen. Sie ist demnach am ausgesprochensten in der mittleren Altersgruppe zu finden. Die Diagnose ist nicht zu verfehlen; eine besondere klinische Bedeutung kommt der respiratorischen Arrhythmie nicht zu.

Die Arrhythmie durch Extrasystolie

Extrasystolen sind vorzeitig einsetzende Myokardkontraktionen, welche das ganze Herz oder nur Teile davon betreffen. Vereinzelte Extrasystolen sind sehr häufig zu beobachten. *Klinisch* ist die Diagnose, wenn die Extrasystolen nicht gehäuft sind, ohne Schwierigkeiten zu stellen, weil der *Grundrhythmus erkennbar bleibt.* Bei gehäuften Extrasystolen (Anarchie des Herzens) ist die Differenzierung gegenüber der totalen Arrhythmie durch Vorhofflimmern manchmal nicht einfach. Subjektiv werden die Extrasystolen häufig gar nicht empfunden. Oft machen sie sich aber als sogenanntes *Herzstolpern* in der Herzgegend oder auch im Bereich des Halses bemerkbar.
In selteneren Fällen wird den Patienten die den Extrasystolen nachfolgende Pause bewußt und als beängstigende Sensation empfunden. *Gehäufte Extrasystolen* oder die *Bigeminie* äußern sich meist als *Herzklopfen.* Das subjektive Empfinden der Extrasystolen ist stark vom Zustand der Gemütslage abhängig. Je erregter die Kranken sind, umso intensiver nehmen sie die Extrasystolen wahr. Je nach dem Ursprungsort werden elektrokardiographisch verschiedene Formen von Extrasystolen unterschieden, die klinisch nicht differenziert werden können, aber von verschiedener Dignität sind.

Sinusextrasystolen weichen von der Form der Normalschläge in keiner Weise ab. Als Charakteristikum fehlt im *postextrasystolischen* Schlag ein gegenüber der Extrasystole verlängertes Vorhofintervall.

Vorhofextrasystolen sind im Ekg durch eine vorzeitig einfallende P-Zacke charakterisiert. Je nach ihrem Ausgangspunkt ist die Vorhofs-Zacke weitgehend normal, biphasisch oder negativ (Abb. 10.12). Das PQ-Intervall ist bei sehr frühzeitigen Formen verlängert, kann aber auch verkürzt sein, was darauf hinweist, daß der Ausgangspunkt der Extrasystole nahe dem AV-Knoten gelegen ist.
Die Vorhofsextrasystole ist von einer unvollständigen *kompensatorischen Pause* gefolgt. Der Kammerkomplex ist in der Regel unverändert; er kann aber von der normalen Form abweichen, weil durch das vorzeitige Einfallen der Systole gewisse Teile der Kammer noch refraktär sind (aberrierende Überleitung).

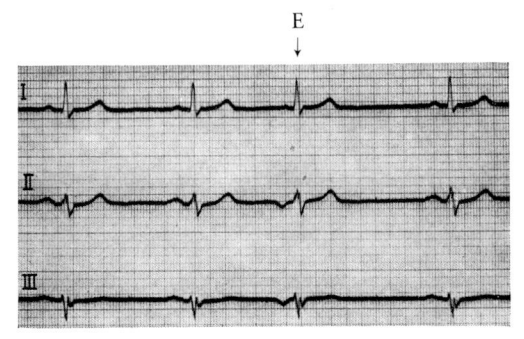

Abb. 10.12. Vorhofextrasystole, umgekehrtes P im 3. Schlag

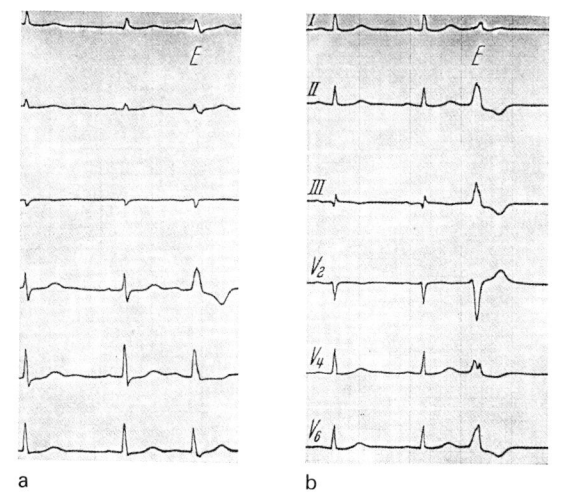

Abb. 10.13. Ventrikuläre Extrasystole. a) Linksventrikuläre Extrasystole; b) Rechtsventrikuläre Extrasystole

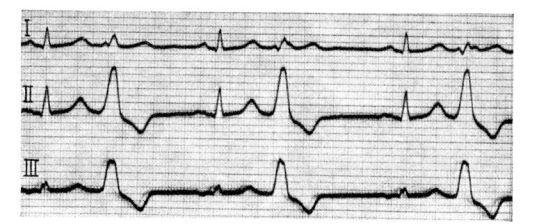

Abb. 10.15. Bigeminie durch Ventrikelextrasystolen

Die atrioventrikulären Extrasystolen sind selten. Sie sind charakterisiert durch einen normalen Ventrikelkomplex mit unmittelbarer vorangehender oder nachfolgender P-Zacke.

Die ventrikulären Extrasystolen zeichnen sich durch einen *abnormen Kammerkomplex* mit *verbreiterter QRS-Dauer*, ohne vorangehende P-Zacke und mit vollständiger kompensatorischer Pause aus (Abb. 10.13 a und b). Je nach dem Ausgangspunkt zeigen die Kammerextrasystolen ein verschiedenes Aussehen: je näher das Reizzentrum dem Atrioventrikulärknoten liegt, um so weniger weicht ihr Aussehen von der normalen Form ab. Linksventrikuläre Extrasystolen haben in Ableitung I ein Aussehen wie die Kammerkomplexe beim rechtsseitigen Schenkelblock, rechtsventrikuläre dagegen sehen dem linksseitigen Schenkelblock ähnlich. *Interpolierte ventrikuläre Extrasystolen* kommen zwischen zwei Normalschlägen vor, wenn die Extrasystole sehr frühzeitig einfällt.

Davon zu unterscheiden sind die *ventrikulären Ersatzschläge*, welche bei langen diastolischen Pausen sich einstellen können. Sind die beobachteten Extrasystolen stets von gleicher Form, bezeichnet man sie als *monomorph*, oder als *monotop*, in der Annahme, daß sie vom gleichen Ort ausgehen. Extrasystolen unterschiedlicher Form werden dementsprechend als polymorph oder polytop bezeichnet. Das Auftreten mehrerer aufeinanderfolgender Extrasystolen wird „*Extrasystolie en salves*" genannt (Abb. 10.14).

Tritt nach jedem Normalschlag eine Extrasystole auf, spricht man von Bigeminie (Abb. 10.15). Folgen jedem Schlag regelmäßig zwei Extrasystolen, wird dies als Trigeminie bezeichnet.

Differentialdiagnostisch sind die Extrasystolen stets nach ihrer *Bedeutung* abzuklären. Am häufigsten sind die sogenannten *funktionell nervösen* Extrasystolen ohne klinische Bedeutung. Sie sind monomorph bzw. monotop. Zeichen einer Myokarderkrankung lassen sich nicht nachweisen. Solche Extrasystolen finden sich vorwiegend bei vegetativ *stigmatisierten Individuen*; sie sind aber nicht an einen besonderen elektrokardiographischen Typus gebunden. Zusammenhänge mit *psychischen Konfliktsituationen* lassen sich sehr oft nachweisen. Verstärkt wird diese Art der Extrasystolen durch Nikotin und Alkohol. Durch Chinidin werden sie in der Regel nicht beeinflußt, dagegen sind Sedativa meist von größerem Nutzen.

Ruheextrasystolen verschwinden oft nach Arbeitsbelastung durch Beschleunigung der Grundfrequenz. Dieses Verhalten kann aber nur sehr bedingt zur Unterscheidung zwischen nervösen und durch organische Myokardläsionen hervorgerufenen Extrasystolen herangezogen werden.

Für organisch bedingte Extrasystolen sprechen polymorphe bzw. polytope Formen, gehäuftes Auftreten, fehlende Koppelung an den vorangehenden Schlag (Abb. 10.16), weitere pathologische Ekg-Veränderungen, sowie abnorme Herzgröße und Konfiguration. Polytope, gehäufte und besonders früh, vor allem in die T-Zacke des vorangehenden Schlages einfallende Extrasystolen sind von sehr viel ernsterer prognostischer Bedeutung als isolierte seltene und monotope Extraschläge.

Organische Extrasystolien finden sich am häufigsten bei folgenden Myokardläsionen:
– *Entzündliche Prozesse* im Rahmen eines rheumatischen Fiebers, Scharlach, Diphtherie, Brucellose

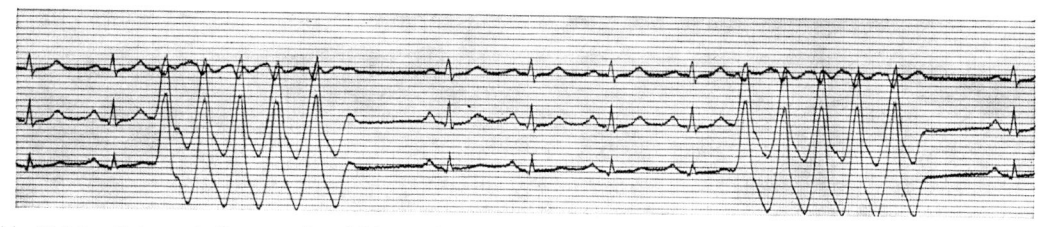

Abb. 10.14. *Extrasystolie „en salves"*, Typus *Gallavardin*. 71j. Mann

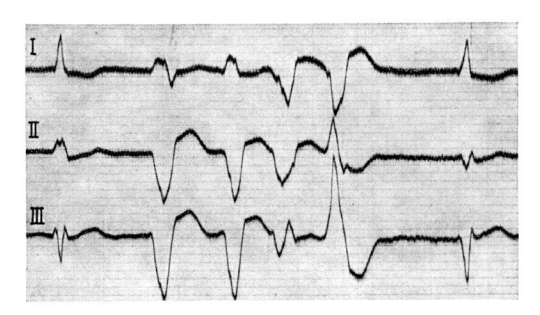

Abb. 10.16. Arrhythmie durch Vorhofflimmern und polytope + polymorphe Extrasystolen (Anarchie cardiaque)

und anderer Myokarditiden. In unklaren Fällen suche man nach Streuherden (Tonsillen, Granulome, Cholezystopathie).
- *Ischämische Herde* vor allem bei koronarer Herzkrankheit. Beim frischen Herzinfarkt sind ventrikuläre Extrasystolen als Vorläufer einer möglichen Kammertachykardie oder eines Kammerflimmerns von besonders ernster Bedeutung.

Die eben beschriebenen Herde können aber nicht nur während des *akuten Ablaufes* der entsprechenden Krankheiten Extrasystolen verursachen, sondern auch später im *Narbenstadium*.
- Praktisch *jede organische Herzerkrankung* kann einmal Anlaß zur Extrasystolie geben. Begünstigt wird das Auftreten von Extrasystolen bei einem organischen Herzleiden durch Hypoxämie, Hypokaliämie, vegetativ nervöse Einflüsse und zu hohe Digitalisdosierung.

Vorhofflimmern

Klinisch bereitet die Diagnose in der Regel keine Schwierigkeiten. Sie wird durch völlig unregelmäßige Schlagfolge, welche einen regelmäßigen Grundrhythmus vollständig vermissen läßt, gestellt. Bei besonders tachykardem oder bradykardem Vorhofflimmern kann die klinische Diagnose auf Schwierigkeiten stoßen, wenn die Schlagfolge ziemlich ausgeglichen ist.
Es wird eine vorübergehende Form – *paroxysmales Vorhofflimmern* – von einer Dauerform – *etabliertes Vorhofflimmern* – unterschieden. Die subjektiven Erscheinungen sind gleich wie die hämodynamischen Rückwirkungen fast ausschließlich von der Kammerfrequenz abhängig. Bei normaler Frequenz von 60–80 pro Minute werden in der Regel keine durch das Vorhofflimmern bedingten Beschwerden angegeben. Bei der *tachykarden* Form und vor allem bei *Umschlag vom Sinusrhythmus in die absolute Arrhythmie* werden Oppressionsgefühle und Angina pectoris ähnliche Symptome empfunden. Bei längerer Dauer werden Ermüdung und Dyspnoe angegeben als Ausdruck einer ungenügenden Leistung des Herzens. Die Herzgröße beim Vorhofflimmern hängt im wesentlichen von der zu Grunde liegenden Kardiopathie ab.

Das Vorhofflimmern muß *differentialdiagnostisch* gegenüber gehäuften Extrasystolen, Vorhofflattern mit inkonstanter Überleitung und selteneren Rhythmusstörungen wie Interferenzdissoziation oder Parasystolie abgegrenzt werden. Die Palpation des Pulses allein gibt kein wahrheitsgetreues Bild der Herzaktion, weil besonders beim tachykarden Vorhofflimmern manche Herzkontraktionen am peripheren Puls nicht erfaßt werden können *(Pulsdefizit)*.
Elektrokardiographisch (Abb. 10.17) ist das Vorhofflimmern charakterisiert durch:
- Fehlen der P-Zacke;
- Auftreten von Flimmer-Wellen mit einer Frequenz von 350–600 pro Minute.

Diese Flimmerwellen können aber im Ekg nicht

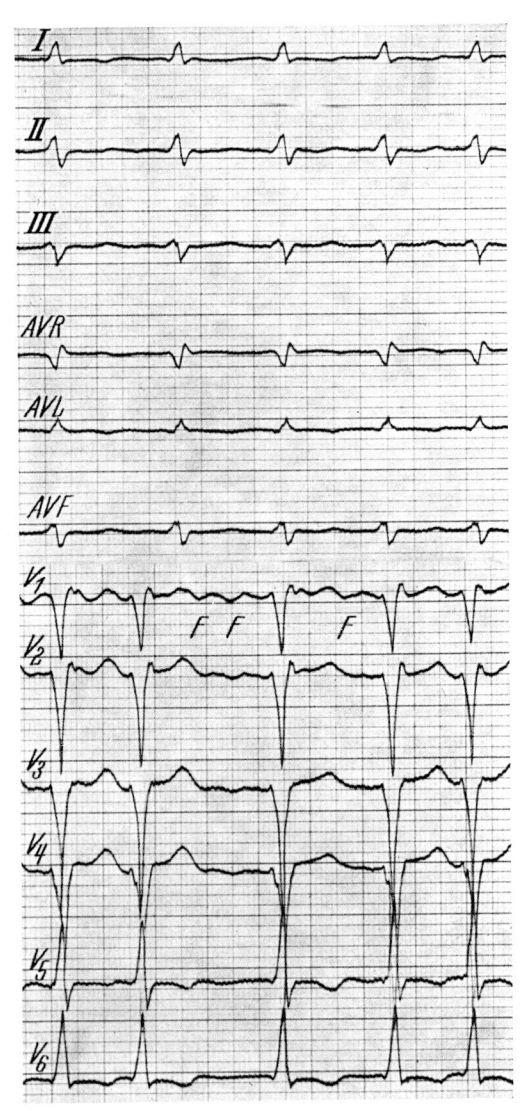

Abb. 10.17. Arrhythmie durch *Vorhofflimmern.* Die Flimmerwellen (F) sind nur in Abl. II und V_1 deutlich sichtbar

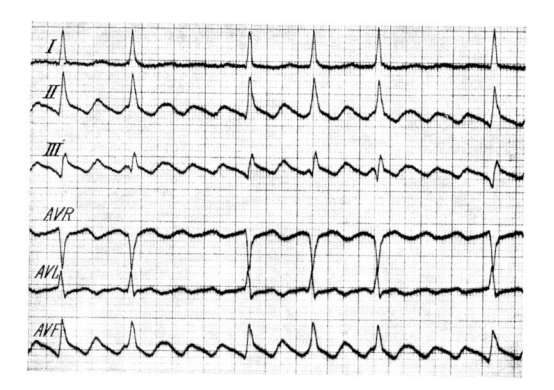

Abb. 10.18. Arrhythmie durch unregelmäßige Überleitung bei *Vorhofflattern*

immer leicht erkannt werden. Am deutlichsten kommen sie in den Thorax-Ableitungen von V_1–V_2 zum Vorschein;
– Vollständig unregelmäßige Schlagfolge der morphologisch gleichbleibenden Ventrikelkomplexe.

Bedeutung und Ursache des Vorhofflimmerns

Vorhofflimmern bedeutet fast immer Myokardschädigung, wobei allerdings bei Jugendlichen mit vorübergehendem Vorhofflimmern alle Befunde, welche für eine organische Herzkrankheit sprechen, fehlen können. Ein *paroxysmales Vorhofflimmern* ist natürlich ganz anders zu beurteilen als die etablierte Form der Rhythmusstörung. Nur selten auftretende Anfälle bei Jugendlichen und besonders bei Patienten ohne Anhaltspunkte für ein organisches kardiales Leiden haben eine gute Prognose. In vielen Fällen sind aber Anfälle von Vorhofflimmern Vorläufer der Dauerform dieser Rhythmusstörung.
Kausal sind bei Vorhofflimmern folgende Grundkrankheiten in Betracht zu ziehen:
– Degenerative Herzmuskelerkrankungen: Hier findet sich das Vorhofflimmern vor allem beim alten Patienten mit Myokardfibrose und Beeinträchtigung der linksventrikulären Funktion. Bei jüngeren Patienten oder im Ablauf eines unkomplizierten Herzinfarktes gehört das Vorhofflimmern nicht zu den häufigen Komplikationen.
– *Herzklappenerkrankungen:* Bei Mitralklappenfehler mit besonders ausgeprägter *Überdehnung oder Druckbelastung des linken Vorhofes* muß in der Regel früher oder später mit dem Auftreten von Vorhofflimmern gerechnet werden. Bei reinen Aortenklappenfehlern kommt es erst im späten Stadium des Linksversagens zum Vorhofflimmern. In diesem Falle ist das Auftreten dieser Rhythmusstörung ein prognostisch sehr ungünstiges Zeichen.
– Die *Hyperthyreose* führt vor allem in der zweiten Lebenshälfte häufig zum Vorhofflimmern. Besonders bei gehäuftem Wechsel von Sinustachykardie und Vorhofflimmern muß an Hyperthyreose gedacht werden, auch wenn die anderen klassischen Hyperthyreosezeichen nicht sehr ausgesprochen sind.
– Auch die unbehandelte *Hypertonie* und *primäre Myokarderkrankungen* verursachen über die *Linksinsuffizienz* nicht selten ein Vorhofflimmern. Bei der *konstriktiven Perikarditis* führt die diastolische Füllungsbehinderung zur Vorhofüberlastung und zum Vorhofflimmern.

Vorhofflattern mit inkonstanter Überleitung

Als Ursache einer Arrhythmie kann *Vorhofflattern mit inkonstanter Überleitung* (Abb. 10.18) vermutet werden, wenn der Karotissinusdruck eine bedeutende Verlangsamung der Frequenz oder gar einen kurzen Stillstand hervorruft. Die Diagnose kann aber nur elektrokardiographisch mit Sicherheit gestellt werden. Die Kennzeichen sind: *Flatterwellen* mit einer regelmäßigen Frequenz von 220–370 pro Minute. Die Flatterwellen zeichnen sich durch einen *raschen Anstieg* und *langsamen Abstieg* ohne *isoelektrisches Intervall* zwischen diesen Zacken aus (Sägephäno-

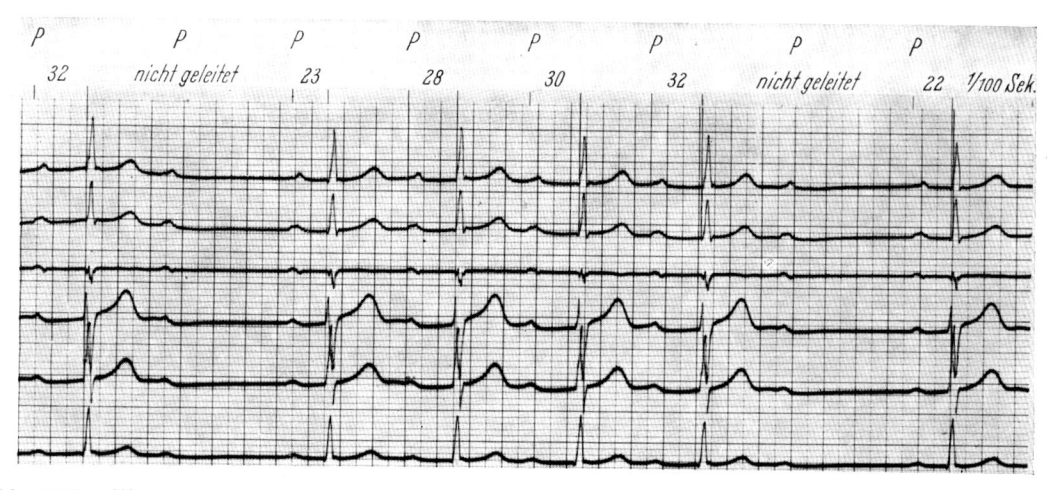

Abb. 10.19. *Wenckebach-Periodik.* Die Zahlen bedeuten die Dauer der Überleitungszeit

272   10 Herzrhythmusstörungen

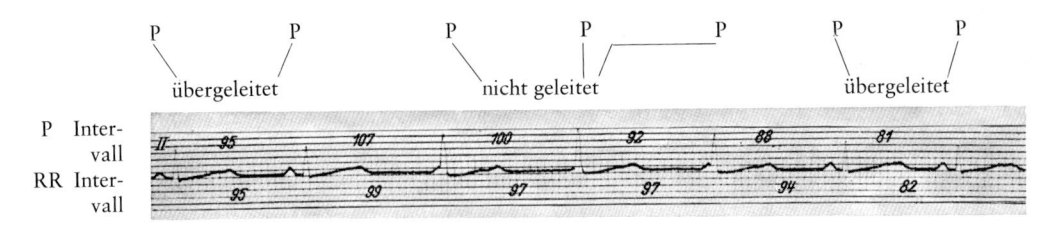

Abb. 10.20. Mobitz-Interferenzdissoziation. Wettstreit zwischen Sinus- und Tawara-Rhythmus bei einem Fall von Phäochromozytom

men). Sie sind hauptsächlich in den Ableitungen II und III und in den Thorax-Ableitungen V_1 bzw. V_2 leicht zu erkennen. Bei konstanter Überleitung 1:1 oder 2:1 äußert sich das Vorhofflattern klinisch unter dem Bild einer Tachykardie. Konstante Überleitung kann mit unregelmäßiger Überleitung wechseln. Beim Vorhofflattern sind kausal die gleichen Überlegungen anzustellen wie beim Vorhofflimmern. Die Prognose des Vorhofflatterns hängt im wesentlichen vom *Grundleiden* ab.

Arrhythmie bei inkonstanten Blockformen

Die Wenckebachsche Periodik

Bei dieser Form des inkompletten AV-Blockes *nimmt die Überleitungszeit bei jedem Schlag* bis zu einem Maximum *zu*, dann wird die nächstfolgende Vorhofserregung gar nicht mehr übergeleitet, die Kammersystole fällt aus, zum Beispiel:
Überleitungszeit des ersten Schlages 0,23 Sek.
Überleitungszeit des zweiten Schlages 0,28 Sek.
Überleitungszeit des dritten Schlages 0,30 Sek.
Überleitungszeit des vierten Schlages 0,32 Sek.
Der fünfte Schlag wird nicht mehr übergeleitet und nun beginnt das Spiel von neuem mit einer wieder normalen Überleitungszeit von 0,22 Sek. (Abb. 10.19).

Auch bei *anderen Formen des inkompletten AV-Blocks* kann das Verhältnis der Überleitung von 1:1 auf 2:1, 3:1 oder 4:1 wechseln, oder es fällt bei normaler Überleitung nur gelegentlich ein Schlag aus. Klinisch präsentieren sich auch diese Formen dann unter dem Bilde einer Arrhythmie.

Mobitzsche Interferenzdissoziation

Bei der Interferenzdissoziation ist die Tätigkeit eines Reizzentrums im AV-Überleitungsgebiet oder in noch distaleren Abschnitten etwas rascher als die des Sinusknotens, welcher infolge retrograder Blockierung der atrioventrikulären oder ventrikulären Reize ebenfalls arbeitet. Dadurch kommt es zu einem *Wettstreit dieser beiden Reizzentren*, wobei von Zeit zu Zeit der normale Sinusreiz übergeleitet wird (Abb. 10.20). Diese normalgeleiteten Schläge können klinisch als Extrasystolen imponieren. Die Interferenzdissoziation ist selten, sie findet sich bei *allen Arten der Myokardschädigung*, meistens durch Digitaliswirkung begünstigt. Gegenüber dem atrioventrikulären Block unterscheidet sich die Interferenzdissoziation in erster Linie durch die Tatsache, daß das untere Zentrum rascher arbeitet als der Sinusknoten.

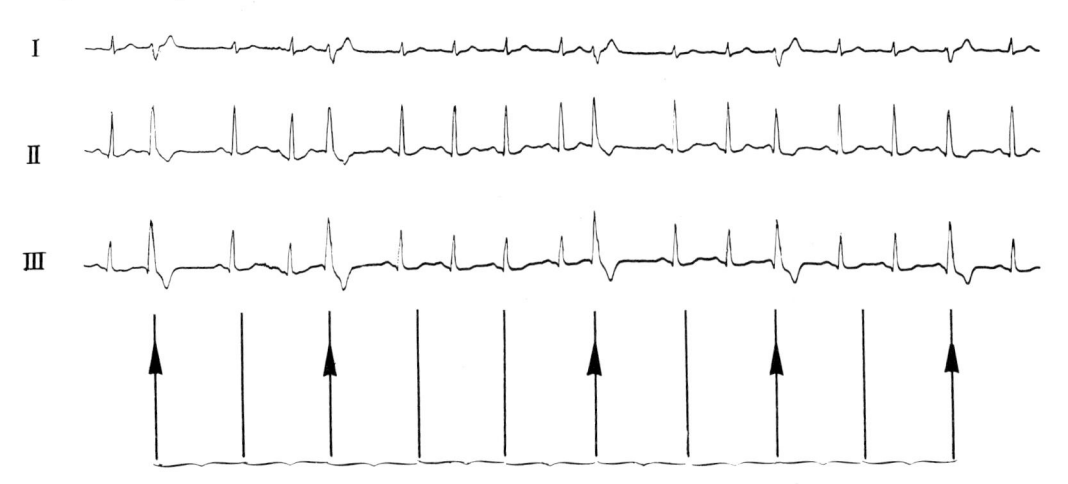

Abb. 10.21. *Parasystolierhythmus.* Der Parasystolierhythmus ist unterhalb der Abbildung mit senkrechten Strichen angegeben. Bei den Strichen ohne Pfeile fällt der Parasystolieschlag in die Refraktärperiode eines normalen Sinusrhythmus-Schlages und wird dadurch blockiert. Der Sinusrhythmus ist nicht ganz regelmäßig, wahrscheinlich infolge respiratorischer Arrhythmie. 35j. Mann, vorübergehende Myokarditis nach Erkältungskrankheit

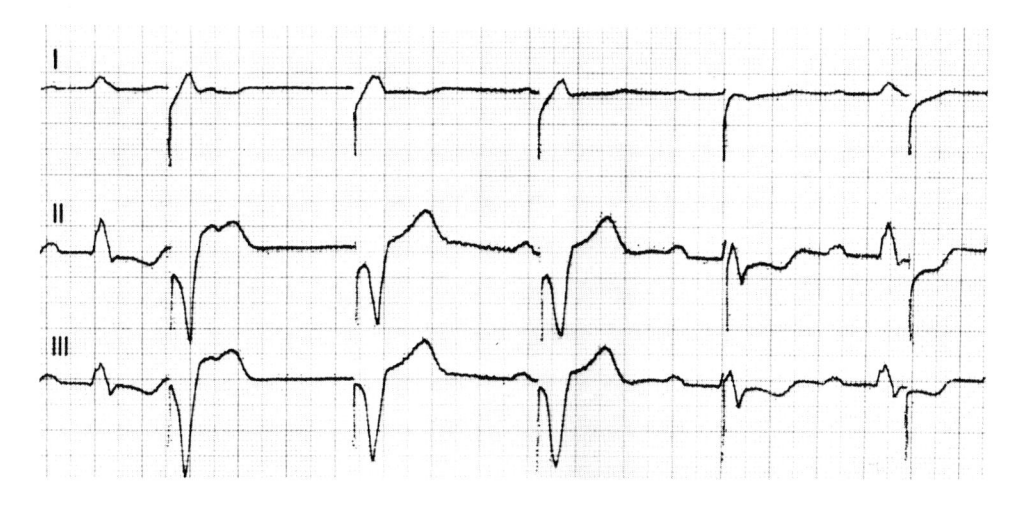

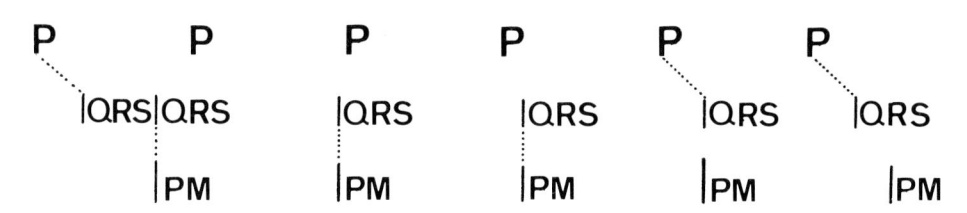

Abb. 10.22. Parasystolie bei elektrischem Schrittmacher mit fixierter Schlagfolge. Der erste QRS-Komplex folgt 0,21 Sek. nach einer P-Zacke. Es folgen drei Schrittmacherschläge (PM) bei erhaltenen P-Zacken. Der nächste QRS-Komplex folgt wieder 0,21 Sek. nach P simultan mit dem Schrittmacherimpuls; diesem „Kombinationsschlag" folgt wieder ein normal übergeleiteter Komplex. Zwei einander nicht beeinflussende „schutzblockierte" Zentren mit verschiedener Frequenz konkurrieren in diesem Falle um die Schrittmacherfunktion

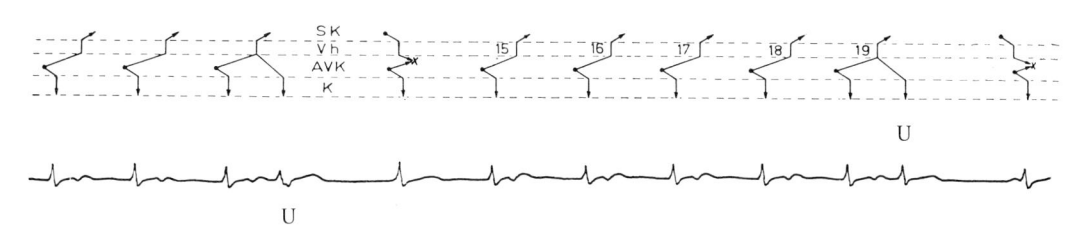

Abb. 10.23. *Einfache atrio-ventrikuläre Frequenzdissoziation mit retrograder Überleitung auf die Vorhöfe in Form einer Wenckebachschen Periode und Umkehrextrasystolen* mit intermittierendem ausgesprochenem Rechtsschenkelblock bei einer 19j. Patientin ohne anderen krankhaften Befund

Auf dem Kurvenbild kommt die zunehmende Verlängerung der retrograden Überleitung vom AV-Knoten zum Vorhof sehr schön zum Ausdruck. Am Ende dieser Wenckebachschen Periode kehrt die Erregung im Vorhof um und tritt als sog. Umkehrextrasystole (U) auf die Kammern über. Auf dem Kurvenstück sind 2 solche Umkehrextrasystolen abgebildet. Während die erste den rechten Schenkel des Hisschen Bündels noch im Refraktärstadium vorfindet und das Bild des Rechtsschenkelblocks auftritt, trifft die zweite Umkehrextrasystole relativ $2/100$ Sekunden später ein und wird bei vollständig wiederhergestellter Erregbarkeit des Hisschen Bündels auf normalem Wege zum Kammermyokard geleitet.

Nach diesen Extrasystolen kommt die autonome Sinusknotentätigkeit derjenigen des AV-Knoten zuvor, und der Vorhof wird rechtsläufig erregt. Da die ebenfalls autonome – jedoch abnorm gesteigerte – AV-Tätigkeit aber nur wenig später wieder einsetzt und die Kammern erregt, wird die Vorhoferregung blockiert. In der Folge werden sowohl Vorhöfe wie Kammern bis zur nächsten Extrasystole vom AV-Zentrum aus erregt. SK = Sinusknoten, Vh = Vorhof, AVK = Atrioventrikulärknoten, K = Kammer

Die Parasystolie

Bei der Parasystolie wird der Herzrhythmus außer vom normalen Automatiezentrum (Schrittmacher) auch durch ein manifestes, langsameres Kammerautomatiezentrum (Parasystoliezentrum) bestimmt. Infolge einer *Schutzblockierung* können beide Zentren unabhängig voneinander funktionieren. Die Kammern folgen jeweilen dem Reiz, der sie nicht in der Refraktärperiode trifft; auf diese Weise können Sinusknoten und Parasystoliezentrum interferieren und zu einer nur elektrokardiographisch feststellbaren seltenen Arrhythmie führen (Abb. 10.21), die differentialdiagnostisch von einer ventrikulären Extrasystole zu unterscheiden ist. Das Parasystoliezentrum zeichnet sich durch eine absolut gleichbleibende Frequenz aus, während die Frequenz des Sinusknotens den üblichen neurovegetativen Schwankungen unterworfen ist. Eine spontane *Parasystolie* spricht immer für eine *organische Schädigung* des Herzens. Eine besondere Form der Parasystolie wird bei Trägern von elektrischen Schrittmachern mit fixierter Stimulationsrate ohne „Demand-Schaltung" beobachtet, wenn unter der Schrittmacherbehandlung wieder eine Überleitung des Sinusrhythmus auftritt. Schrittmacher-Parasystolien (Abb. 10.22) die in die T-Zacke des vorausgegangenen Schlages treffen, können dabei eine Kammertachykardie oder ein Kammerflimmern auslösen. Aus diesem Grunde werden heute bei potentiell reversiblem AV-Block nur noch „Demand"-Schrittmacheranlagen verwendet.

Natürlich gibt es zahlreiche weitere Möglichkeiten von Störungen der Reizbildung und der Reizüberleitung, sowie ihrer gegenseitigen Beeinflussung. Am Beispiel der Umkehr-Extrasystole sei eine dieser spielerischen Möglichkeiten dargestellt (Abb. 10.23).

Literaturauswahl s. Schluß des Kap. 11: „Elektrokardiogrammveränderungen" S. 288.

11 Elektrokardiogrammveränderungen

H. Scheu

Ein besonderes Kapitel über Elektrokardiogrammveränderungen im Rahmen eines Buches über Differentialdiagnose scheint gerechtfertigt, wenn man bedenkt, wie verbreitet diese Untersuchungsmethode ist. Gleich einleitend muß aber betont werden, daß im allgemeinen eine elektrokardiographische Diagnose ohne Berücksichtigung der Klinik und der übrigen Untersuchungsresultate nicht zulässig, ja gefährlich ist. Zwar kann besonders bei den Rhythmusstörungen eine präzise und auch pathogenetisch klare Diagnose oft nur mit Hilfe des Elektrokardiogramms (Ekg) gestellt werden. Über die Ätiologie der erkannten Störung sagt das Ekg auch dann nichts aus. Bei den meisten Ekg ist nicht einmal eine eindeutige pathogenetische Diagnose möglich, da verschiedene Störungen gleichartige Ekg-Veränderungen bewirken. Aus diesem Grund sollte ein Ekg so weit wie möglich in Kenntnis der klinischen Situation gedeutet werden. Die endgültige Wertung muß immer dem Kliniker überlassen werden.

Bei welchen Fragestellungen hilft das Ekg in diagnostischer Hinsicht?

1. Besteht ein regelmäßiger Rhythmus, eine regelmäßige Unregelmäßigkeit oder eine totale Arrhythmie? Welcher elektrophysiologische Vorgang ist möglicherweise für die Rhythmusstörung verantwortlich?
2. Ist das spezifische Reizleitungssystem des Herzens intakt oder finden sich veränderliche oder konstante Störungen an einem oder mehreren Abschnitten des Reizleitungssystems?
3. Finden sich Hinweise auf eine Hypertrophie der Vorhofs- oder Kammermuskulatur? Welche Herzanteile zeigen Zeichen der Hypertrophie? Liegen Kombinationen vor, die auf eine bestimmte Pathogenese der Veränderungen hinweisen?
4. Finden sich Zeichen einer Myokardläsion, einer Nekrose oder einer Narbe, die vom normalen Ablauf der elektrophysiologischen Vorgänge ausgeschlossen bleibt? Wo sind solche Störungen lokalisiert?
5. Finden sich Hinweise für eine Stoffwechselstörung des Myokards? Ist diese diffus oder auf einzelne Herzteile beschränkt? Besteht sie schon in Ruhe oder erst unter Belastung? Finden sich Anhaltspunkte für die Art dieser Stoffwechselstörung (Hypoxie, Elektrolytstörung, Intoxikation etc)?
6. Schließlich können auch neurovegetative Einflüsse das Ekg verändern und viele im eigentlichen Sinne pathologische Befunde imitieren.

Wie wird das Ekg analysiert?

In den meisten Fällen wird man zur Analyse des skalaren Ekg die heute üblichen 12 Standardableitungen benützen (Standardableitungen I, II und III, unipolare Ableitungen nach Goldberger aVR, aVL und aVF, sowie die Brustwandableitungen V1–V6). Bei speziellen Fragestellungen können eventuell zusätzliche Ableitungen (rechts-präkordiale Ableitungen, Brustwandableitungen einen ICR höher, Nehbsche Ableitungen) herangezogen werden. Bei gleichzeitiger Registrierung mehrerer Ableitungen ist die Deutung des Ekg erleichtert, doch muß neben richtiger Polung ganz besonders auf genaue Eichung und genaue Simultaneität der Kurven geachtet werden. Überhaupt ist ein Ekg nur sinnvoll, wenn es technisch genau registriert wird und Artefakte möglichst vermieden werden. Neuere Ableitungssysteme wie z.B. die Ableitung im orthogonalen System nach Frank enthalten im wesentlichen die gleichen Informationen wie die bisher üblichen Ableitungen, doch sind speziell die horizontalen und vertikalen Vektoren deutlicher zu erkennen. Das gleiche gilt von der Vektor-

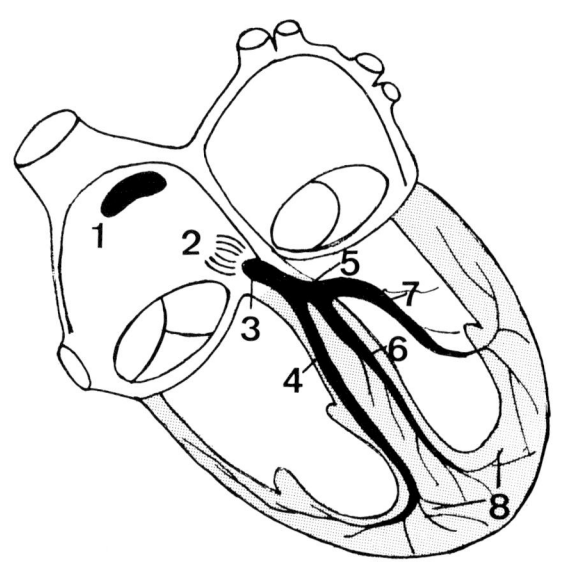

Abb. 11.1. Schema des spezifischen Reizleitungssystems des Herzens. Zur Erklärung siehe Text.
1. Sinusknoten, 2. AV-Knoten, 3. His-Bündel, 4. Rechter Schenkel, 5. Linker Schenkel mit, 6. anteriorem Ast, 7. posteriorem Ast, 8. Purkinje-Netz

darstellung des Ekg. Bis heute haben sich diese Methoden in der Praxis aber noch zu wenig durchgesetzt um im folgenden besprochen zu werden. Wir beschränken uns auf eine Darstellung des klassischen skalaren Ekg.

Voraussetzung für das Verständnis des Ekg ist einerseits die Kenntnis der normalen Kurve und anderseits der grundsätzlichen elektrophysiologischen Vorgänge, die durch krankhafte Prozesse beeinflußt werden. Das normale Ekg zeigt pro Herzzyklus eine P-Welle, die der Depolarisation der Vorhöfe entspricht (Abb. 11.1). Das normale P spiegelt eine Depolarisationswelle, die die Vorhöfe von rechts-kranial-dorsal nach links-kaudal-ventral bzw. links-dorsal (linker Vorhof) durchzieht. Die Repolarisation der Vorhöfe ist in den üblichen Ekg-Kurven nicht zu erkennen, bei verlängerter Überleitungszeit können vor allem in zusätzlichen Ösophagusableitungen Störungen der Vorhofrepolarisation erkannt werden. Nach Durchlaufen der Vorhofmuskulatur dringt die Erregung in den AV-Knoten ein, wo sie nur langsam fortschreitet. Sie erreicht dann den Stamm des Hisschen Bündels, über dessen Äste die Erregung die Ventrikelmuskulatur gewinnt. Störungen der Leitfähigkeit des spezifischen Reizleitungssystems werden sich dementsprechend im Abschnitt des Ekg, der zwischen der Vorhoferregung und der Erregung der Ventrikel liegt, wiederspiegeln. Diesen Abschnitt nennt man AV-Zeit oder Überleitungszeit. Nachdem die Erregung die Äste des Hisschen Bündels durchlaufen hat, erreicht sie über das terminale Purkinje-Fasernetz die Ventrikelmuskulatur in genau definierter Reihenfolge. Die Reihenfolge der Erregung spiegelt sich in den Hauptvektoren der Kammerhauptschwankung wider, die als Summationsvektoren (der jeweiligen Resultante zahlreicher Einzelvektoren während eines kurzen Zeitabschnittes) zu verstehen sind (siehe unten). Störungen der Erregungsausbreitung in den Ventrikeln führen zu abnormen Bildern der Kammerhauptschwankung. Hypertrophien führen zu stärkeren elektromotorischen Kräften und damit zu verstärkten Summationsvektoren aus dem Gebiete der Hypertrophie. Nekrosen, bzw. Narben geben keine elektromotorischen Kräfte mehr ab, bzw. sie depolarisieren nicht mehr und die Vektoren aus dem betroffenen Gebiet werden kleiner. Die entgegengesetzt gerichteten Vektoren nehmen durch den Wegfall kompensatorischer Kräfte zu. Es kommt einerseits zum R-Verlust und anderseits zur Ausbildung plumper Q-Zacken über der Infarktzone.

Schließlich folgt nach Kontraktion der Kammermuskulatur die Repolarisationsphase. Der Ablauf der Repolarisation ist prinzipiell der Depolarisation entgegengesetzt, doch ist die Erregungsrückbildung zeitlich langsamer und weniger scharf in ihrem Verlauf definiert. Sie verläuft nicht wie die Depolarisationswelle von innen nach außen, sondern mehr tangential, weswegen die terminale T-Welle als Summationsvektor der Repolarisation eine ähnliche Ausschlagsrichtung hat wie die Kammerdepolarisation. Die Repolarisation kann lokal oder generalisiert durch Stoffwechselstörungen gestört sein, vor allem durch Hypoxie, aber auch durch Störungen der Elektrolyte, die bei den elektrischen Vorgängen der Repolarisation beteiligt sind (Kalium, Kalzium, Störungen des Säure-Basen-Gleichgewichtes). Eine verletzte Zelle schließlich gibt ständig durch Ionenfluß ein Potential an die Umgebung weiter, wodurch die Lage der S-T-Strecke verändert wird. Man spricht vom Verletzungsstrom.

Die nachfolgende Darstellung ist vereinfacht und bewußt lückenhaft. Es ist der Versuch, die wichtigsten Punkte zu beleuchten, die man bei der Ekg-Analyse beachten muß.

Das praktische Vorgehen bei der Analyse des Ekg

Der Rhythmus

Als erstes ist stets der Rhythmus des Ekg zu untersuchen. Ist er regelmäßig oder unregelmäßig? Wenn er unregelmäßig ist, muß abgeklärt werden, ob die Arrhythmie vereinzelt, häufig oder dauernd vorhanden ist, ob sie mit einer bestimmten Regel auftritt oder nicht. Schon aus dieser „Blickdiagnose" ergeben sich Rückschlüsse auf den klinischen Schweregrad der Rhythmusstörung.

Der zweite Schritt ist die Bestimmung des Hauptrhythmus. Dazu muß die P-Welle aufgesucht und bestimmt werden. Fehlt die P-Welle, ist die Differentialdiagnose der Arrhythmie bereits stark eingeschränkt. Es handelt sich bei totaler Unregelmäßigkeit um ein

Tabelle 11.1 Arrhythmien

Mit normaler P-Welle:
  Sinus-Extrasystolen (vorzeitige Sinusschläge)
  Sinustachykardie bzw. -bradykardie
  Sinusarrhythmie (respiratorisch, nicht respiratorisch)
  Sinusstillstand
  inkompletter sino-aurikulärer Block

Ohne normale P-Welle vor dem Kammerkomplex:
  passive Rhythmen bei Ausfall des Sinusknotens
    AV-Rhythmen bzw. AV-Ersatzschläge
    idioventrikulärer Rhythmus bzw. ventrikuläre Ersatzschläge
  aktive, ektope Rhythmen, wo das sekundäre Zentrum den Sinusrhythmus überspielt.
    Vorhofs- bzw. supraventrikuläre Extrasystolen
    Vorhofs- bzw. supraventrikuläre Tachykardie
    Vorhofflimmern und Vorhofflattern
    AV-Extrasystolen (früher Knotenextrasystolen)
    AV-Tachykardie (paroxysmal oder dauernd)
    Kammerextrasystolen
    Kammertachykardie
    Kammerflattern
    Kammerflimmern

11 Elektrokardiogrammveränderungen

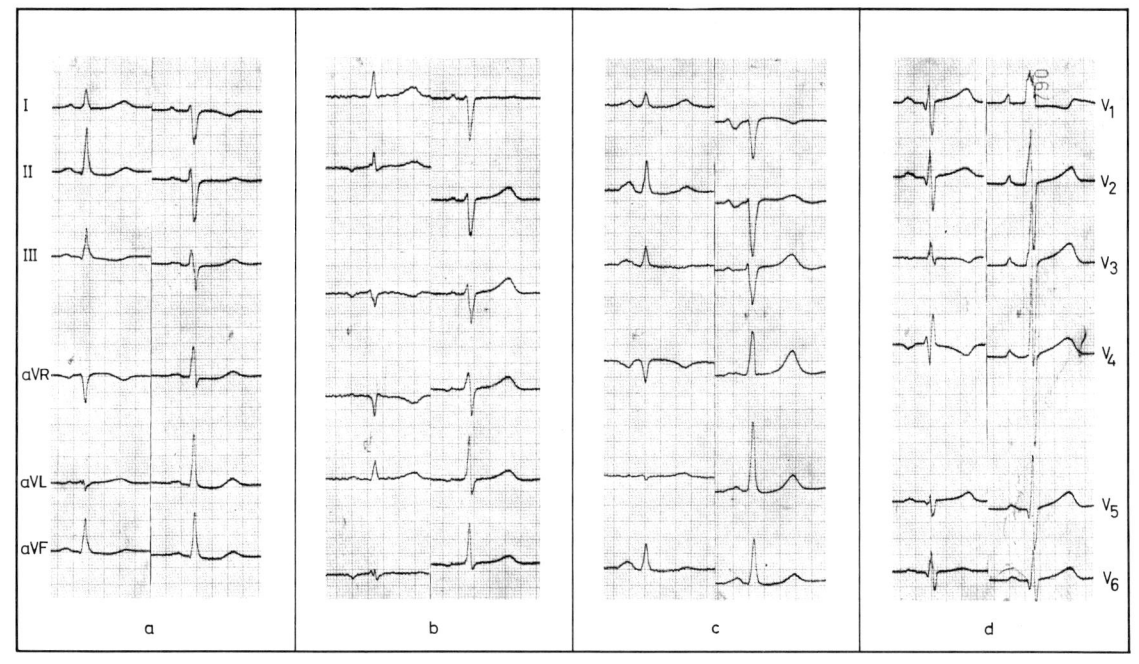

Abb. 11.2 a–d. Vektorielle und formale Veränderungen der P-Welle. a) Normaler Sinusrhythmus: 58j. Frau, herzgesund. P in II und V_2 unauffällig. b) Sog. Koronarsinusrhythmus: 38j. Frau, herzgesund. P in II und III negativ, AV-Zeit mit 0,12 sec an der unteren Normgrenze. c) Vorhofsüberlastung links: 37j. Frau mit schwerer Mitralstenose. Breites, zweigipfliges P in II, biphasische P-Welle in V_2. d) Vorhofüberlastung rechts: 16j. junger Mann mit schwerer Pulmonalstenose. Die P-Wellen in V_1 und V_2 sind spitz und hoch, der Abfall nach P_t ist rasch. Das Ekg zeigt außerdem die typischen Zeichen einer Rechtshypertrophie

Vorhofflimmern, bei regelmäßiger Kammeraktion um ein Vorhofflattern oder einen Ersatzrhythmus. Erkennt man „P-Wellen", muß zunächst geklärt werden, ob es sich um echte Vorhofzacken oder aber um F-Wellen bei Vorhofflimmern oder Vorhofflattern handelt, um eine T- oder U-Welle oder gar um ein Artefakt. Eine normale P-Welle geht dem QRS-Komplex immer in konstantem Abstand voraus. Mehrere solche AV-Intervalle müssen ausgemessen werden, wobei der längste Abstand vom P-Beginn bis zum Beginn des q aus allen Extremitätenableitungen ermittelt werden soll. Wenn die AV-Intervalle deutlich ändern, liegt eine spezielle AV-Überleitungsstörung vor (s. Kap. 10: „Herzrhythmusstörungen").
Der dritte Schritt ist die Formanalyse der P-Welle: handelt es sich um eine normale P-Achse, d.h. in der Regel einen *Sinusrhythmus*, oder sind Form und vektorielle Richtung abnorm, z.B. laufen die Vektoren nicht wie normal von rechts-kranial-dorsal nach links-kaudal-vorne, sondern von kaudal nach kranial, wie z.B. beim sogenannten Koronarsinusrhythmus (negative P-Welle in II), der ins Kapitel der AV-Rhythmen gehört (s. Kap. 10 „Herzrhythmusstörungen") (s. auch Abb. 11.2b).
Mit der Diagnose einer spezifischen Rhythmusstörung ist dem Kliniker noch wenig gedient. Wesentlicher wäre es, ihre Ursache zu erkennen, was aus dem Ekg allein nie möglich ist. Immerhin denke man an folgendes:

Arteriosklerose der Sinusarterie, entzündliche oder degenerative Veränderungen der Vorhof- oder Kammermuskulatur, Dilatation vor allem der Vorhöfe, metabolische Ursachen wie unter anderem Hyperthyreose, Urämie, Phäochromozytom und Elektrolytstörungen, vor allem die schwere Hypokaliämie. Daneben ist auch nach auslösenden Ursachen zu suchen: toxische (Digitalis, Hypoxie, etc.), adrenergische oder vagale Stimulation und schließlich mechanische (z.B. Herzkatheter, Tumorinvasion). (Ausführlicheres s. im Kap. 10 „Herzrhythmusstörungen".)

Die Überleitungszeit

Die normale Überleitungszeit, bzw. die Zeit vom P-Beginn bis zum Beginn der q-Zacke variiert normalerweise zwischen 0,12 und 0,20 sec. Durch intrakardiale Ekg-Messungen kann sie unterteilt werden in das sino-nodale Intervall (vom Sinusknoten bis zum Eintritt in den AV-Knoten), welches ca. 30 msec beträgt (20–50 msec); in das nodale Intervall (bis zum Eintritt der Erregung in das Hissche Bündel), welches ca. 75 msec beträgt (50–120 msec) und das infranodale oder Hissche Intervall (bis zum Beginn der Erregung der Kammermuskulatur), welches ca. 35 msec beträgt (25–55 msec.). Die Verlängerungen des 1. und 2. Intervalls sind dabei in der Regel funktionell, eine Verlängerung im infranodalen Abschnitt ist dagegen in der Regel organisch bedingt.

Relativ selten ist eine Blockierung der Erregungswelle vor dem Erreichen der Vorhofsmuskulatur. Es handelt sich um die Austrittblockierung der Erregung im Sinusknoten, die zum bereits erwähnten inkompletten sino-aurikulären Block führt (Tab. 11.1).

Häufiger sind Reizleitungsstörungen in den besprochenen drei Abschnitten des AV-Intervalls. Man spricht dabei von

AV-Block 1. Grades: Verlängerung der P-Q-Zeit auf über 0,20 sec, was relativ häufig funktionell bedingt ist.

AV-Block 2. Grades: Typus Mobitz I bzw. Wenkebachsche Periodik.

Typus Mobitz II (Ausfall einzelner Kammerkomplexe bei erhaltener P-Welle).

Hochgradiger AV-Block: 2:1, 3:1 Blockierung (mit Ausfall der entsprechenden Kammererregung trotz erhaltener P-Welle).

Totaler AV-Block: Mit unabhängigem Vorhof- und Kammerrhythmus.

Die Bedeutung dieser Bilder ist im Kapitel Herzrhythmusstörungen sowie teilweise im Kapitel Zyanose und im Kapitel Schmerzen im Bereich des Thorax ausführlicher dargestellt.

Die Vorhofwellen

Die P-Wellen haben neben der Bestimmung des Rhythmus noch einen weiteren Platz in der Analyse des Ekg. Die normale Form der Vorhofwellen ist bestimmt durch die elektromotorischen Kräfte des rechten und des linken Vorhofs. Der rechte Vorhof wird zuerst erregt, seine Erregung verläuft kraniokaudal. Man spricht vom P initiale. Der linke Vorhof wird später und von rechts nach links erregt in Richtung auf V_2 zu. Man spricht vom P terminale. Bei normalen Verhältnissen sind die beiden Komponenten Pi und Pt miteinander verschmolzen, die P-Wellen sind in I und II positiv, nicht höher als 0,25 mVolt und nicht breiter als 0,08 sec. In Ableitung 2 ist der Ausschlag immer positiv, während P in V_1 leicht biphasisch sein darf (Abb. 11.2a).

Besteht eine erhebliche *Vorhofsüberlastung rechts,* so ist das initiale Pi verstärkt. Die P-Welle bleibt normal breit, wird jedoch besonders in Ableitung II hoch und spitz, in V_1 und V_2 überwiegt die positive Deflexion, die steil zum Pt abfällt. Man spricht vom *P-dextrokardiale* (früher P-pulmonale) (Abb. 11.2d).

Bei *Vorhofsüberlastung links* nimmt das Pt zu. Die P-Welle wird in Ableitung II breit und zweigipflig. In Ableitung V_2 wird die P-Welle biphasisch mit langsamem Abfall vom kleinen positiven Pi zum breiten, tiefen Pt. Man spricht vom *P-sinistrokardiale* (früher P-mitrale) (Abb. 11.2c).

Die Bedeutung dieser Formveränderungen kann nur im Zusammenhang mit den Veränderungen der Kammerschwankung bzw. mit der Klinik geklärt werden. Ein *P-dextrokardiale* kann den elektrokardiographischen Verdacht auf *Rechtshypertrophie* sichern, ein *P-sinistrokardiale* kann ebenso bei Verdacht auf *Linkshypertrophie* verwendet werden. Der Name P-mitrale ist irreführend. Ein isoliertes, abnormes P läßt keine Rückschlüsse auf ein Vitium zu, hingegen erlaubt es im Rahmen der klinischen Diagnosen manchmal Rückschlüsse auf den Schweregrad eines Vitiums (speziell bei Mitralstenosen).

Die Bestimmung der elektrischen Lagetypen

Nach Abklärung des Rhythmus und der Formanalyse der P-Wellen erfolgt als nächstes stets die Ermittlung der elektrischen Achse, die nur beim normalen Herzen teilweise mit der anatomischen Lage übereinstimmt. Ermittelt wird die Achse aus der Größe des gesamten Kammerkomplexes. Der Summenvektor entspricht also der mittleren Größe aller im nächsten Abschnitt erwähnten Teilvektoren der Kammerdepolarisation. Strenggenommen müssen dabei die Größen der Fläche unter dem Kammerhauptausschlag bestimmt und die negativen von den positiven Flächen abgezogen werden. Vereinfacht genügt die Höhe der Ausschläge, doch muß dabei auch die algebraische Summe der Ausschläge bestimmt werden. Praktisch braucht man dazu das *Einthovensche Dreieck* (Abb. 11.3). Am einfachsten bestimmt man dabei diejenige Standard- oder unipolare Ableitung, in welcher der QRS-Komplex isobiphasisch (R = S) ist, d.h. in welchen der Summenvektor 0 ist. Die elektrische Achse steht senkrecht zu dieser Ableitung. Durch die Betrachtung zusätzlicher Ableitungen erkennt man dann die Richtung der Achse. Z.B. Ableitung III sei isobiphasisch, die Achse ist dann $+30°$ oder $-150°$. Ist Ableitung I positiv (überwiegt R), ist die Richtung $+30°$, ist sie negativ (überwiegt S), so ist sie $-150°$.

Die *elektrische Achse* des Herzens liegt normalerweise zwischen $0°$ und $90°$. Je nach Lage der elektrischen Achse ändert sich auch die Morphologie in den verschiedenen Ableitungen (s. Abb. 11.3, wo jeweils Ableitung I, II und III beispielhaft dargestellt sind).

Beim Jugendlichen findet sich in der Regel ein *Steil- oder Mitteltyp* (Achse von $+90°$ bis $+30°$). Ein *Rechtstyp* ($< 90°$) ist beim Kleinkind die Regel und wird mit zunehmendem Alter selten. Jenseits des 20. Lebensjahres ist ein Rechtstyp suspekt, jenseits des 40. Lebensjahres ist er immer pathologisch. Mit zunehmendem Alter wird der *Linkstyp* häufiger, wobei die Achse bis ca. $-20°$ gerichtet sein kann. Jenseits von $-30°$ (R in aVL größer als R in I) spricht man von *überdrehtem Linkstyp,* ein Befund, der nicht mehr durch Überwiegen der linksseitigen elektromotorischen Kräfte erklärt werden kann, sondern nur durch eine verspätete anterolaterale Erregung bei *anteriorem Hemiblock.*

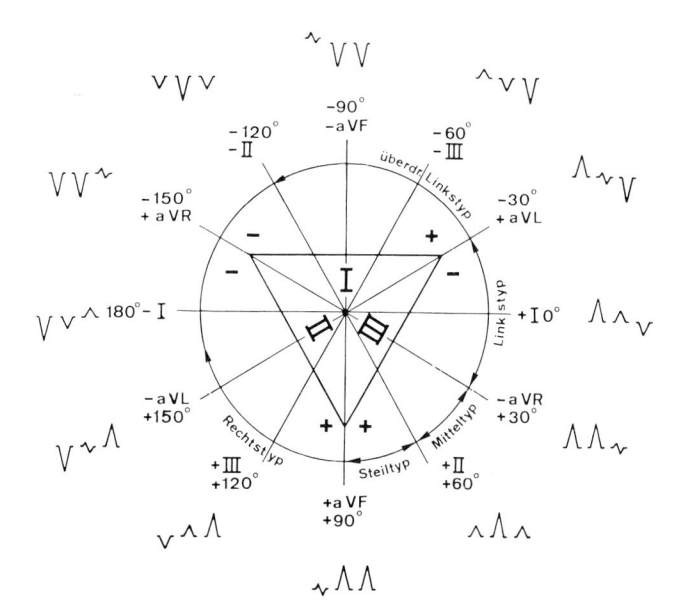

Abb. 11.3. Lagebestimmung der elektrischen Achse in der Frontalebene (→ Richtung der Vektoren) aus den Größen der Kammerhauptschwankung in den Standard- und unipolaren Extremitätenableitungen (Einthovensches Dreieck). Siehe Text

Die Bestimmung der Herzachse dient der Bestimmung der Hauptrichtung der elektromotorischen Kräfte. Sie ist dementsprechend nur bei normalem Erregungsablauf sinnvoll, da – wie bei überdrehtem Linkstyp bereits angedeutet – auch eine Erregungsverspätung in bestimmte Bezirke der Kammermuskulatur die Richtung der Achse verändert. Bei intraventrikulären Reizleitungsstörungen ist die Bestimmung der Achse nur für die Klassifikation der verschiedenen Leitungsstörungen notwendig. Sie enthält keine Information mehr über das Verhältnis der links- bzw. rechtsseitigen Kammermuskulatur.

Eine Verschiebung der Achse nach links spricht für eine Linksverlagerung des Gleichgewichts der elektromotorischen Kräfte, sei es aus *anatomischen Gründen* (Querlage des Herzens) oder durch *Überwiegen der elektrischen Massen* (z.B. bei Linkshypertrophie). Fehlende Achsendrehung bei Linkshypertrophiezeichen (siehe unten) deutet besonders bei älteren Patienten auf etwas Besonderes hin, z.B. auf Myokardnarben, auf zusätzliche Rechtshypertrophie oder auf zusätzliche intraventrikuläre Reizleitungsstörungen (bei der verkalkten Aortenstenose kommt es z.B. gehäuft zu Bildern des anterioren Hemiblocks durch Unterbrechung des anterioren Astes des linken Schenkels des Hisschen Bündels). Eine Rechtsverlagerung spricht für ein Überwiegen der rechtsseitigen Kräfte, sei es durch Rechtshypertrophie oder Verlust von linksseitigen Kräften, z.B. durch Myokardnekrosen links (Status nach ausgedehntem Myokardinfarkt).

In manchen Fällen finden sich in allen Extremitätenableitungen mehr oder weniger isobiphasische Kammerkomplexe, z.B. beim sogenannten S_1–S_3-Typus. In diesen Fällen läßt sich die elektrische Achse in der Frontalebene des Einthovenschen Dreiecks nicht bestimmen. Man spricht vom Sagittaltyp, bei welchem die elektrische Achse in der Sagittalebene nach vorne (theoretisch auch nach hinten) verläuft.

Die Bestimmung der Rotation um die Herzachse

Neben der Bestimmung der Herzachse in der Frontalebene (aus den Extremitätenableitungen) ist auch die Rotation um diese Herzachse von Bedeutung, die sich aus den Thoraxableitungen leicht ablesen läßt. Eine Rotation im Uhrzeigersinn (von diaphragmal her gesehen) liegt vor, wenn der rechte Ventrikel (bzw. die rechtsseitigen Kräfte) nach vorne dreht (bzw. nach vorne-links wirken). Eine Rotation im Gegenuhrzeigersinn entspricht demgegenüber einem Vordringen der linksventrikulären Kräfte nach vorne und rechts. Normalerweise befindet sich die Übergangszone zwischen rechtsventrikulären Potentialen mit rS-Morphologie und linksventrikulären Potentialen mit qR-Morphologie zwischen V_2 und V_4. Die Übergangszone ist normalerweise relativ breit, der Übergang von rS zu qR relativ allmählich.

Bei Rotation im Uhrzeigersinn ist die Übergangszone nach links verschoben und eine rS-Morphologie findet sich bis V_4 oder V_5 mit relativ großen S-Zacken bis V_6. Am häufigsten ist die Rotation im Uhrzeigersinn Ausdruck einer Rechtshypertrophie, beim Cor pulmonale oft sogar der einzige elektrokardiographische Anhaltspunkt dafür. Bei Rotation im Gegenuhrzeigersinn ist die Übergangszone nach rechts verschoben, so daß sich auch in V_2 eine qR-Morphologie findet. Häufigste Ursache für diese Rotation ist die Linkshypertrophie. Da aber auch andere Ursachen (Lagevarianten, Infarkte, intraventrikuläre Reizleitungsstörungen) zu Rotationsbewegungen führen, darf aus einer solchen nicht ohne weiteres auf eine Kammerhypertrophie geschlossen werden.

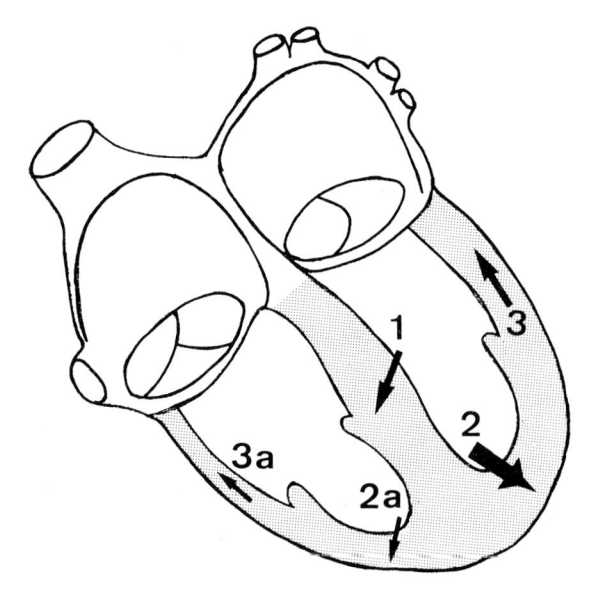

Abb. 11.4. Schematische Darstellung der drei hauptsächlichen Teilvektoren, die sich aus der Erregungsausbreitung in den Herzkammern ergeben. 1. Initialvektor (Erregung des Kammerseptums). 2. Vektor der Erregung der freien Kammerwand. 3. Vektor der Erregung der basalen Herzanteile. a bezeichnet jeweils die Richtung des entsprechenden Vektors im rechten Ventrikel

Der Ablauf der Kammererregung
(die Teilvektoren)

Der Lokalisation eventueller Abnormitäten dient die Bestimmung der Teilvektoren. Bei der elektrischen Aktivierung des Herzens erreicht die Depolarisationswelle zuerst das Kammerseptum, welches von links nach rechts erregt wird (Abb. 11.4). Der erste Teilvektor (Resultante aller zu dieser Zeit entstehenden Einzelvektoren) ist der sogenannte Initialvektor, der von links-dorsal-kranial nach rechts-ventral-kaudal gerichtet ist und in den rechtsseitigen Ableitungen einen positiven Ausschlag erzeugt (r in V_1 und V_2), in den linksseitigen Ableitungen I, aVL und V_4–V_6 dementsprechend eine initiale Negativität (die Erregung entfernt sich von diesen Ableitungen). Störungen dieses Initialvektors weisen dementsprechend auf eine Abnormität im Septumbereich hin.

Der zweite Teilvektor entspricht der Depolarisation der freien Wand der Ventrikel. Natürlich überwiegen normalerweise die elektromotorischen Kräfte des linken Ventrikels. Die Hauptrichtung des zweiten Vektors ist dementsprechend von rechts-ventral nach links-dorsal und mehr oder weniger nach kranial oder kaudal gerichtet. In den rechtsventrikulären Ableitungen verursacht er die S-Zacken, in den linksventrikulären ein mehr oder weniger großes R.

Bei rechtsventrikulärer Hypertrophie (siehe unten) ist der Vektor der freien Wand des rechten Ventrikels verstärkt, der nach rechts zeigt. Er führt dementsprechend zu einer verstärkten positiven Deflektion in den rechtsseitigen Ableitungen, zu einer Zeit, wo normalerweise dort bereits S-Zacken zu beobachten sind (erhöhtes R in V_1 mit verspäteter örtlicher Negativitätsbewegung).

Der dritte, in der Regel kleine Teilvektor entspricht der Aktivierung der basalen Herzanteile und verursacht die kleinen S-Zacken in I, aVL, V_5 und V_6. Der dritte Vektor rechts – im Normalfall unsichtbar – verursacht bei gewissen Formen von Rechtshypertrophie eine späte Erregung nach rechts und damit ein rSr' Bild in V_1, das heißt das Bild der sogenannten diastolischen Rechtshypertrophie (siehe unten). Die Teilvektoren sind in Abb. 11.4 dargestellt. (Außer der diastolischen Rechtshypertrophie hat der 3. Vektor keine besondere diagnostische Bedeutung.)

Die Differentialdiagnose des Initialvektors
(q-Zacke)

Eine Vergrößerung des initialen Vektors entspricht einer verstärkten elektromotorischen Kraft aus dem Gebiet des Kammerseptums. Dementsprechend findet man bei Kammerhypertrophie und speziell bei der exzentrischen Kammerhypertrophie vertiefte Q-Zacken in Ableitung I, aVL und V_4 bis V_6. Diese tiefen, aber nicht verbreiterten Q-Zacken sind typisch für die sogenannte diastolische Linkshypertrophie (siehe unten), sie kommen gehäuft vor bei der idiopathischen, muskulären Aortenstenose (s. Abb. 11.5 b).

Fehlende Q-Zacken in den Ableitungen I, aVL und V_4–V_6 sprechen, besonders bei Linkstyp, für einen fehlenden Initialvektor, das heißt eine fehlende Erregung im Septumbereich. Nekrosen im mittleren Septumbereich führen zu diesem Bild, das häufig in Kombination mit Vorderwandinfarkten auftritt (s. Abb. 11.5 a). Die initialen Q-Zacken fehlen auch bei verspäteter Erregung links, das heißt beim Linksschenkelblock und bei Linkshypertrophie mit Linksverspätung (siehe unten). Schließlich können sie maskiert werden bei der Antesystolie, dem sogenannten WPW Syndrom (Wolff-Parkinson-White, Kap. 10 Herzrhythmusstörungen).

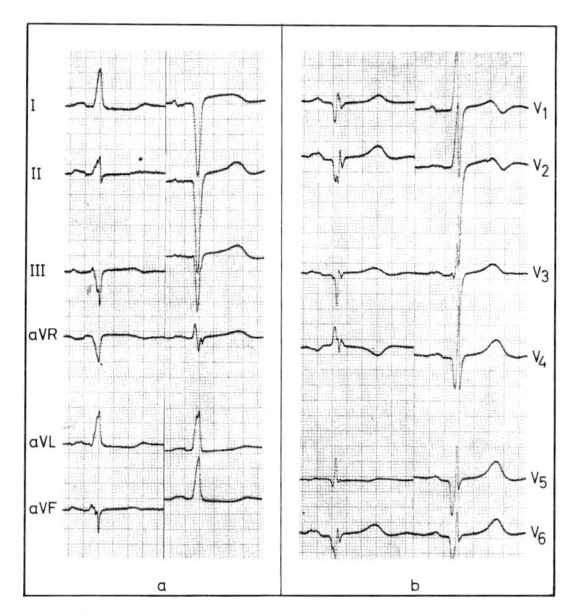

Abb. 11.5a und b. Die Variationen des initialen Vektors. a) fehlender Initialvektor; 74j. Frau mit dekomp. Hypertonie. Q in I, aVL, V₄–V₆ fehlt, entsprechend einer fehlenden Erregung des Septums von links nach rechts. (Das Ekg zeigt im übrigen einen wahrscheinlichen Status nach Vorderwandseptuminfarkt.) b) Vergrößerter Initialvektor als Ausdruck einer Septumhypertrophie. 26j. Mann mit angiographisch nachgewiesener obstruktiver Kardiomyopathie

Zu unterscheiden sind solche Q-Zacken von den verbreiterten, plumpen Q-Zacken bei Infarkt, die nicht Ausdruck des Initialvektors sind, sondern ein Sichtbarwerden konträr gerichteter Kräfte durch Verlust von elektromotorischer Kraft der unter der Elektrode liegenden Muskulatur darstellen.

Die Differentialdiagnose des 2. Vektors (R-Zacke)

Der 2. Vektor entspricht der Erregung der freien Wand der Ventrikel. Bei Hypertrophie ist er dementsprechend verstärkt, bei Nekrosen oder elektromotorischen Kurzschlüssen ist er abnorm verkleinert. Die R-Zacke ist dementsprechend diejenige, in welcher man nach Zeichen der Hypertrophie sucht.

Die Linkshypertrophie

Bei der Linkshypertrophie sind die bereits normalerweise vorherrschenden linksseitigen elektromotorischen Kräfte verstärkt. Beim Erwachsenen – nicht unbedingt bei Jugendlichen – führt dies in der Regel zu einer Achsendrehung nach links. Gleichzeitig zeigen die R-Zacken in den linksventrikulären Ableitungen, die S-Zacken in den rechtsventrikulären eine erhöhte Amplitude, falls nicht gleichzeitig ein Erguß oder Ödeme die elektromotorischen Kräfte kurzschließen (Abb. 11.6 b).

Tabelle 11.2. Die wichtigsten Kriterien der Links- und Rechtshypertrophie

Linkshypertrophie	Rechtshypertrophie
Extremitätenableitungen	*Extremitätenableitungen*
$R_I + S_{III}$ > 2,5 mV	
R in aVL > 1,1 mV	Herzachse > 110°
Brustwandableitungen	*Brustwandableitungen*
V_1: R < 0,1 mV S > 2,4 mV	V_1: R > 0,7 mV S < 0,2 mV
V_5: R > 3,3 mV	V_4: R:S > 1 S > 0,7 mV
Summen: $R_{V5} + S_{V1}$ > 3,5 mV (Sokolow)	Summen: $R_{V1} + S_{V5}$ > 1 mV (Sokolow)
	Rotation im Uhrzeigersinn

Diese Regeln sind allerdings vorsichtig zu bewerten. Bei Befolgung der Sokolow-Regel $R_{V5} + S_{V1}$ größer als 3,5 mV sind fast 40% der Linkshypertrophien falsch positiv. Eine dünne Thoraxwand bei Asthenikern und Jugendlichen führt z. B. stets zu größeren Ausschlägen, so daß bis zum 20. Lebensjahr die Sokolow-Regel nur bei Überschreiten von 6,5 mV gilt. Auf alle Fälle soll gerade eine Linkshypertrophie aus dem Ekg allein nur mit größter Vorsicht gestellt werden, z. B. dann, wenn mehrere Kriterien der Linkshypertrophie erfüllt sind, oder gleichzeitig Zeichen einer „Linksschädigung" (siehe unten) vorhanden sind.

Ältere Lehrbücher unterscheiden das Bild der „systolischen Linkshypertrophie" mit relativ breiten R-Zacken und Zeichen der Linksschädigung (siehe unten) von der sogenannten „diastolischen Linkshypertrophie" mit tiefem Q, hohem R und normaler Nachschwankung. Diese Unterscheidung ist klinisch bedeutungslos, da sowohl bei Druck- als auch bei Volumenbelastung beide Formen gefunden werden.

Die Rechtshypertrophie

Bei der Rechtshypertrophie sind ebenfalls die muralen Vektoren verstärkt, allerdings die normalerweise nicht deutlich sichtbaren. Der Vektor 2 rechts ist nach rechts und kaudal gerichtet und kommt dementsprechend in den rechtsventrikulären Ableitungen verstärkt zum Ausdruck. Er führt in der Regel zu einer Rechtsverlagerung der Herzachse, das heißt zum Rechtstyp mit einer Achsendrehung von mehr als 90°. In V_1 und V_2 erhöht er die R-Zacke, die häufig auch verspätet ist (örtliche Negativitätsbewegung > 0,04 sec) (Abb. 11.2d). Daneben kann auch der basale Vektor 3 rechts verstärkt sein. In diesem Falle kommt es zum Bild der sogenannten diastolischen Rechtshypertrophie mit einem rSr'-Bild in V_1 (Abbildung 11.7b).

Im Gegensatz zu der elektrokardiographischen Diagnose der Linkshypertrophie ist die Rechtshypertrophie relativ häufig elektrokardiographisch stumm. Falsch negative elektrokardiographische Diagnosen

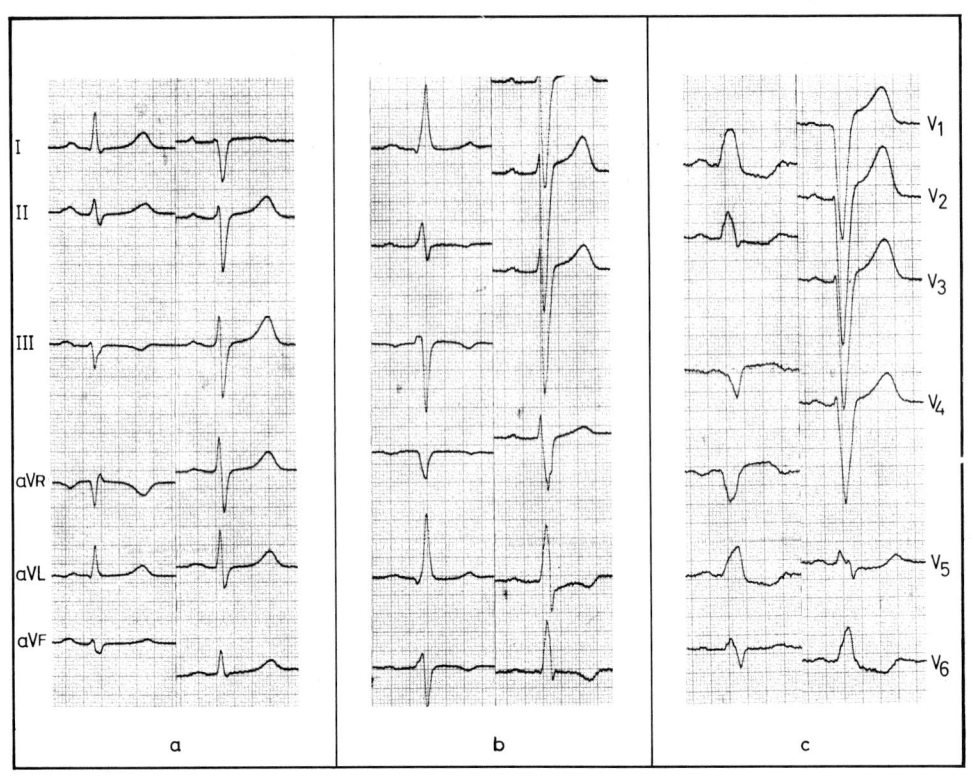

Abb. 11.6a–c. Linkstyp, Linkshypertrophie, Linksschenkelblock. a) Linkslagetyp: 70j. Frau, herzgesund. b) Linkshypertrophie. 41j. Mann mit schwerem komb. Aortenvitium. Hohes R in I, aVL, weniger in V_5, V_6. Tiefes S in V_1–V_3. Der Sokolow-Index S_{V1} + R_{V5} beträgt 4,3 mV. c) Linksschenkelblock. 54j. Frau mit Hypertonie. Verbreiterung des QRS-Komplexes auf 0,14 sec. Die örtliche Negativitätsbewegung links beträgt 0,07 sec in V_6

sind relativ häufig. Dies gilt vor allem für das chronische Cor pulmonale, wo häufig einzig eine Rotation im Uhrzeigersinn erkennbar ist.

Infarkte (verkleinerte Teilvektoren)

Beim akuten Herzinfarkt kommt es in der Folge der Muskelnekrose zu drei Veränderungen: zu Verlusten an elektromotorischen Kräften und Sichtbarwerden entgegengesetzt gerichteter Kräfte (QRS-Komplex), zu ständigen Potentialen aus dem verletzten Gebiet, dem sogenannten Läsionsstrom (Verlagerungen der S-T-Strecke) und zu Störungen der Repolarisation (S-T-Strecke und T-Welle). Die Infarktdiagnose wird im Kapitel Schmerzen im Bereich des Thorax abgehandelt (s. S. 317ff.). Hier soll lediglich auf die Bedeutung verkleinerter Teilvektoren für die Erkennung von Infarkten bzw. Myokardnarben hingewiesen werden. So deuten abnorm kleine r-Zacken präkordial auf einen elektrisch inaktiven Myokardbezirk unter den entsprechenden Elektroden (s. Abb. 11.5a, 11.11). Oft kann die Diagnose einer Myokardnarbe bzw. eines durchgemachten Infarktes erst mit Sicherheit durch Vergleich mit früheren Ekg-Kurven gestellt werden, die noch intakte R-Zacken aufweisen. Sind die Verluste an elektromotorischer Kraft groß, so fehlt die R-Zacke vollständig und konträr wirkende Kräfte werden allein sichtbar. Das Ekg zeigt dann über dem betroffenen Gebiet eine breite qS-Zacke. Dazwischen liegen alle Übergänge mit kleinen q- bis sehr großen Q-Zacken und nur geringfügig verkleinerten R- bis minimen r-Zacken. Nach der Lokalisation unterscheiden wir im wesentlichen:

	q in Abl.	R-Verlust	q-Verlust
Vorderwand-Spitzeninfarkt	I, II, V_1–V_4	I, V_1–V_4	—
Anteroseptaler Infarkt	V_1–V_3	V_1–V_3	V_6
Lateralinfarkt	I, aVL	(V_2–V_5)	—
Hinterwand-Infarkt	II, III, aVF	III, aVF	—
Postero-lateral-Infarkt	II, III, aVF, V_5, V_6	V_5, V_6	—
Septuminfarkt	(II, III) V_1–V_3	—	V_6

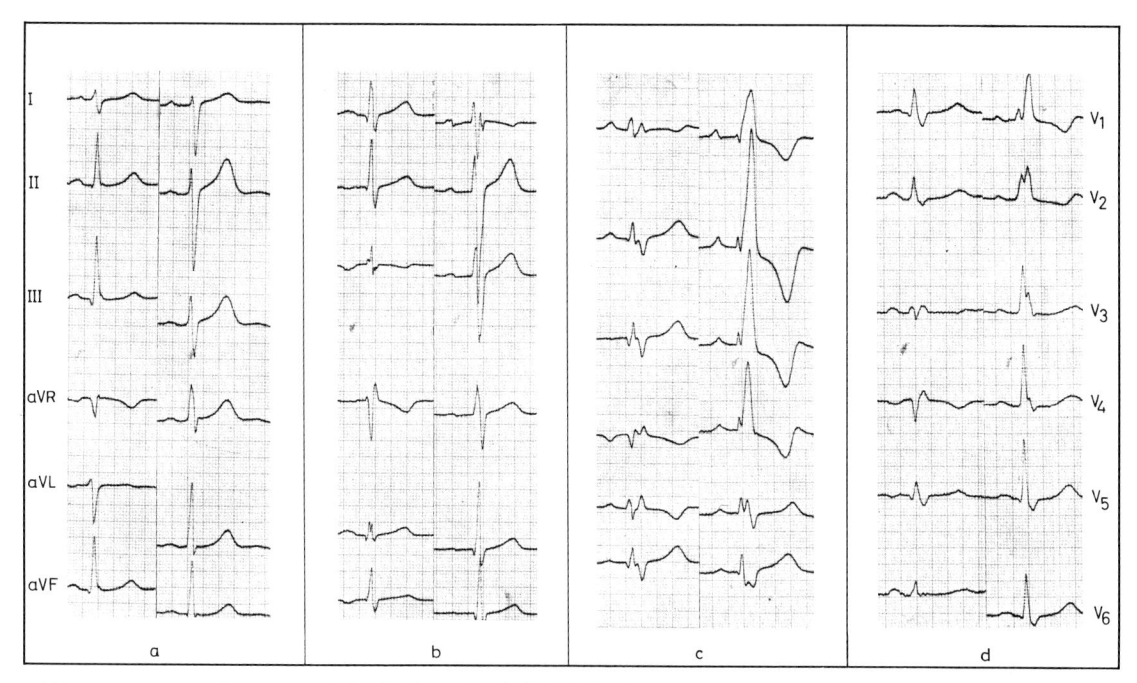

Abb. 11.7a–d. Rechtstyp, partieller Rechtsschenkelblock, Rechtsschenkelblock. a) Rechtslagetyp. 23j. Mann herzgesund. b) partieller Rechtsschenkelblock vom Hypertrophietyp. 18j. junge Frau mit Vorhofseptumdefekt. QRS-Komplex mit 0,09 sec nicht verbreitert. rSr'-Bild in V_1 (cf Abb. 11.8). c) Rechtshypertrophie mit rechtsventrikulärer Reizleitungsstörung. 12j. Junge, Status nach Operation einer Tetralogie von Fallot. QRS auf 0,12 sec verbreitert. rsR'-Bild in V_1, das auf eine Druckbelastung der rechten Kammer hinweist. d) Rechtsschenkelblock. 75j. Frau mit chron. Bronchitis. QRS-Komplex, 0,12 sec. Rechtsverspätung in V_1 = 0,10 sec. Vergleiche auch Abb. 11.3d, wo eine reine Rechtshypertrophie bei Druckbelastung des rechten Ventrikels dargestellt ist

Die intraventrikulären Reizleitungsstörungen

Der verbreiterte QRS-Komplex

Die normale Kammerhauptschwankung ist 0,08 bis maximal 0,10 sec breit. Nur bei normaler QRS-Breite erfolgt die Erregung der Kammermuskulatur in üblicher Reihenfolge. Nur bei normaler Breite des QRS-Komplexes ist die Analyse der Lagetypen und der Teilvektoren sinnvoll und entspricht einem wahrscheinlichen anatomischen Korrelat. Ein verbreiterter QRS-Komplex bedeutet eine verzögerte Depolarisation bestimmter Teile der Kammermuskulatur, infolge verschiedener Ursachen.
Eine erhebliche *Kammerhypertrophie* führt mit der Zeit zu verzögerter Erregungsausbreitung im hypertrophierten Myokard. Dies zeigt sich an der verspäteten *örtlichen Negativitätsbewegungen*, d.h. einem verspäteten Umschlag von positiver in negative Ausschlagsrichtung. So ist bei der erheblichen Rechtshypertrophie eine Rechtsverspätung mit einer örtlichen Negativitätsbewegung nach mehr als 0,04 sec in V_1 V_2 zu suchen; bei der Linkshypertrophie eine Linksverspätung mit einer örtlichen Negativitätsbewegung von mehr als 0,06 sec nach Beginn der Q-Zacke in V_5 V_6. Die Gesamtbreite des QRS-Komplexes ist dabei noch im Normbereich (Abb. 11.6b).

Eine gestörte Erregungsausbreitung im spezifischen Reizleitungssystem des Herzens dagegen führt immer zu einer QRS-Verbreiterung. Am geringsten ist sie bei den *linksseitigen Hemiblocks*, bei denen die Erregung nur einen relativ kurzen Umweg nimmt und die QRS-Verbreiterung nur 0,01–0,02 sec beträgt, so daß die Verbreiterung der Kammerhauptschwankung kaum erkennbar ist. Hingegen führt die abnorme Erregungsausbreitung zu einer Gleichgewichtsverschiebung zwischen der Erregung der rechten und linken Kammermuskulatur und damit zu abnormen elektrischen Achsen (s. S. 278). So führt der *anteriore Hemiblock* zu einer antero-lateralen Verspätung der Erregung. Die elektrische Achse wird dementsprechend nach dorsal-kranial abweichen, es entsteht ein überdrehter Linkstyp (meist kombiniert mit einer Rotation im Uhrzeigersinn). Beim *posterioren Hemiblock* (seltener isoliert) ist die Erregung postero-lateral verspätet, die Achse weicht nach rechtsventral ab und es entsteht ein Rechtstyp.
Hemiblockbilder, speziell der anteriore Hemiblock, sind gelegentlich angeborene Mißbildungen (z.B. beim endocardial cushion defect) oder Ausdruck einer lokalisierten Schädigung (Status nach Vorderwandinfarkt, Verkalkungen im Anulus fibrosus, z.B. bei Aortenstenosen etc). Häufig sind sie mit Blockierungen anderer Faszikel des Hisschen Bündel kombiniert.

Der Linksschenkelblock

Bei einer Blockierung sowohl des anterioren als auch des posterioren Faszikels des linken Schenkels kommt es zu einem Bild, welches von einer Unterbrechung im kurzen Stamm des linken Schenkels nicht zu unterscheiden ist. Die Erregung erreicht die linke Kammer über den rechten Schenkel des Hisschen Bündels.
Die Erregungsverzögerung bewirkt hier eine Verbreiterung des QRS-Komplexes auf mehr als 0,14 sec. Die QRS-Morphologie ist infolge Wegfall des Initialvektors stark verändert. Die Bestimmung des Lagetyps ist infolge der Asynchronie der Erregung nicht sinnvoll (Abb. 11.6c).
Klinisch unterscheidet man den *konstanten Linksschenkelblock*, der meist Ausdruck einer tiefgreifenden Schädigung des linksseitigen Reizleitungssystems ist, am häufigsten durch die idiopathische Fibrose des linksseitigen Reizleitungssystems (*Lev's disease*), vom *intermittierenden Linksschenkelblock*, der eine erhöhte Refraktärzeit des linken Hisschen Bündels anzeigt, sei es durch Anoxie oder durch toxische Schädigungen und am häufigsten bei Tachykardie bzw. nach Extrasystolen beobachtet wird.

Der Rechtsschenkelblock

Bei einer Blockierung des alleinigen rechten Schenkels des Hisschen Bündels erreicht die Erregung die rechte Kammer auf dem Umweg über die linke Kammermuskulatur. Auch hier wird der QRS-Komplex auf mehr als 0,12 sec verbreitert. Die Morphologie verändert sich entsprechend der abnormen Erregungsausbreitung, doch ist der initiale Vektor erhalten (Abb. 11.7d).

Zu unterscheiden ist der Rechtsschenkelblock vom sogenannten *partiellen Rechtsschenkelblock*, bei welchem sich zwar in V_1 ebenfalls eine rSr'-Morphologie findet, die Gesamtbreite des QRS-Komplexes aber praktisch normal ist. Der partielle Rechtsschenkelblock läßt sich dabei noch genauer in sog. diastolische Rechtshypertrophie (s. Abb. 11.8) und Rechtsverspätungskurve, bezw. rechtsventrikuläre Reizleitungsstörung einteilen. Die letztere Form ist gehäuft bei Trichter- und Flachbrust – sie wird beobachtet bei Sportlern und auch ohne jede pathologische Bedeutung bei jugendlichen Männern. Die abnorme Erregungsausbreitung rechts ist an und für sich noch ein normaler Befund, tritt sie jedoch im Rahmen einer Allgemeinerkrankung auf (Vergleichs-Ekg!), deutet sie auf eine toxisch-infektiöse oder eine degenerative Myokardschädigung hin.

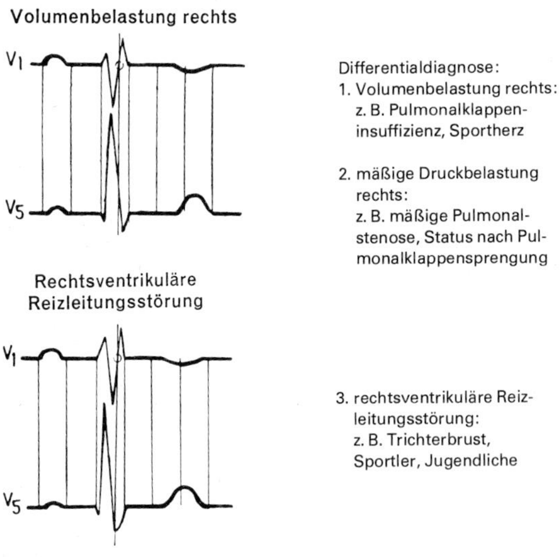

Der bifaszikuläre Block

Die frühere Unterteilung des Rechtsschenkelblocks je nach seiner Morphologie ist klinisch bedeutungslos. Wichtig hingegen ist die Erfassung *bifaszikulärer Blocks* mit Unterbrechung des rechten Schenkels und eines Astes des linken Schenkels. Gehäuft ist dabei die Kombination von Rechtsschenkelblock und anteriorem Hemiblock, einerseits wegen der anatomischen Nachbarschaft der beiden Bündel und andererseits, weil ihre Blutversorgung über die selbe Arterie, den Ramus interventricularis anterior erfolgt. Bei der zusätzlichen Blockierung des anterioren Bündels kommt es zum Bild des Rechtsschenkelblocks und zusätzlich zu einer Achsenabweichung nach links (auf mehr als $-30°$).
Die klinische Bedeutung des Rechtsschenkelblocks mit oder ohne anterioren Hemiblock ist mehrfach. Ein solitärer *konstanter Rechtsschenkelblock* weist auf eine tiefgreifende Störung im Bereich des rechten Schenkels hin. Am häufigsten ist dabei wiederum die idiopathische Fibrose des Reizleitungssystems (maladie de *Lenègre*). Beim *bifasziulären Block* ist die Gefahr einer totalen Blockierung noch größer, da nur noch ein Faszikel des linken Hisschen Bündels funktionstüchtig ist. Der bifaszikuläre Block ist dementsprechend z. B. beim Herzinfarkt ein wichtiges Warnzeichen vor dem trifaszikulären, dem totalen AV-Block. Abgesehen davon kann der bifaszikuläre Block durch eine anatomische Fehlanlage dieser beiden benachbarten Strukturen bedingt sein und gibt damit Hinweise auf kongenitale Vitien (canalis a–v communis).
Zu unterscheiden sind die verschiedenen Formen der Blockierungen des spezifischen Reizleitungssystems von der *Antesystolie*, bei welcher die Erregung teilweise direkt vom Vorhof die Ventrikelmuskulatur erreicht und nicht völlig über das Hissche Bündel und

Abb. 11.8. Schema der Differentialdiagnose zwischen Rechtshypertrophie und rechtsventrikulärer Reizleitungsstörung

Beim partiellen Rechtsschenkelblock vom Hypertrophietyp überschreitet der ansteigende Schenkel von r' bzw. R' die isoelektrische Linie im korrekten Zeitpunkt des Vektors 3a (s. Abb. 11.4), d. h. in einem Zeitpunkt, da QRS in V_5 noch positiv ist.
Bei einer Reizleitungsstörung rechts erfolgt der Anstieg zu r' bzw. R' verspätet, d. h. zu einem Zeitpunkt, da QRS in V_5 bereits negativ ist.

Differentialdiagnose:
1. Volumenbelastung rechts: z. B. Pulmonalklappeninsuffizienz, Sportherz
2. mäßige Druckbelastung rechts: z. B. mäßige Pulmonalstenose, Status nach Pulmonalklappensprengung
3. rechtsventrikuläre Reizleitungsstörung: z. B. Trichterbrust, Sportler, Jugendliche

seine Verzweigungen verläuft. Das sogenannte *WPW-Syndrom (Wolff-Parkinson-White)* wird im Kap. Rhythmusstörungen s. S. 264 behandelt.

Extrasystolen (abnorme Reizbildung)

Bei supraventrikulärem Ursprung zeigen Extrasystolen eine unauffällige Kammerhauptschwankung. Hingegen ist mit Ausnahme der Sinusextrasystolen (Kennzeichen: normales postextrasystolisches Intervall) die Form und die atriale Komponente der Überleitungszeit abnorm. Sie ist um so abnormer, je weiter der Reizursprung vom Sinusknoten entfernt ist. *Supraventrikuläre Extrasystolen,* vor allem solche, die nur nach Belastung auftreten, können Hinweise auf eine organische, speziell entzündliche Myokarderkrankung darstellen und auf ein kommendes Vorhofflimmern hinweisen.

Ventrikuläre Extrasystolen zeigen je nach ihrem Ursprungsort morphologische Ähnlichkeit mit verschiedenen Schenkelblockbildern, da die Erregung bei ihnen nicht über das spezifische Reizleitungssystem erfolgt und demnach abnorm ist. Der Ursprungsort der Extrasystolen wird aus der Richtung des Hauptvektors und aus der Lokalisation der verspäteten örtlichen Negativitätsbewegungen in den Brustwandableitungen gestellt (s. Abb. 11.9).

Die Bedeutung ventrikulärer Extrasystolen ist ähnlich wie die der Vorhofsextrasystolen. Gefürchtet sind vor allem Extrasystolen mit kurzem Kopplungsintervall (R auf T Extrasystolen), die ein drohendes Kammerflimmern anzeigen können. Zu beachten sind auch toxische Einflüsse, vor allem Digitalis, speziell zusammen mit Hypokalie.

Zu unterscheiden sind ventrikuläre Extrasystolen von supraventrikulären, genauer suprabifurkationellen Extrasystolen, die auf ein Reizleitungssystem im relativen Refraktärzustand treffen und deshalb Schenkelblockbilder verursachen. Bei suprabifurkationellen Extrasystolen mit Rechtsschenkelblockbild ist dabei typischerweise der Initialvektor normal.

Die Störungen der Erregungsrückbildung (die Nachschwankung)

Die Analyse der Nachschwankung ist das schwierigste und letzte Kapitel bei der Beurteilung des Ekg. Normalerweise entspricht dabei das Zwischenstück der vollständigen Depolarisation beider Herzkammern und damit einem elektrischen Gleichgewicht. Die S-T-Strecke ist isoelektrisch. Zeitliche Störungen der Depolarisation führen zur Verschiebung des elektrischen Gleichgewichtes und damit zu Verlagerungen der S-T-Strecke. Ist auch die Repolarisation verzögert oder lokal gestört, kommt es zu Veränderungen der T-Welle.

Wir unterscheiden dementsprechend *sekundäre Veränderungen* der Nachschwankung, wie beim Schenkelblock, die auf eine zeitliche Verzögerung der De- und Repolarisation zurückzuführen sind, von *primären Störungen,* für die eine lokale oder generalisierte Störung der Repolarisation allein verantwortlich ist.

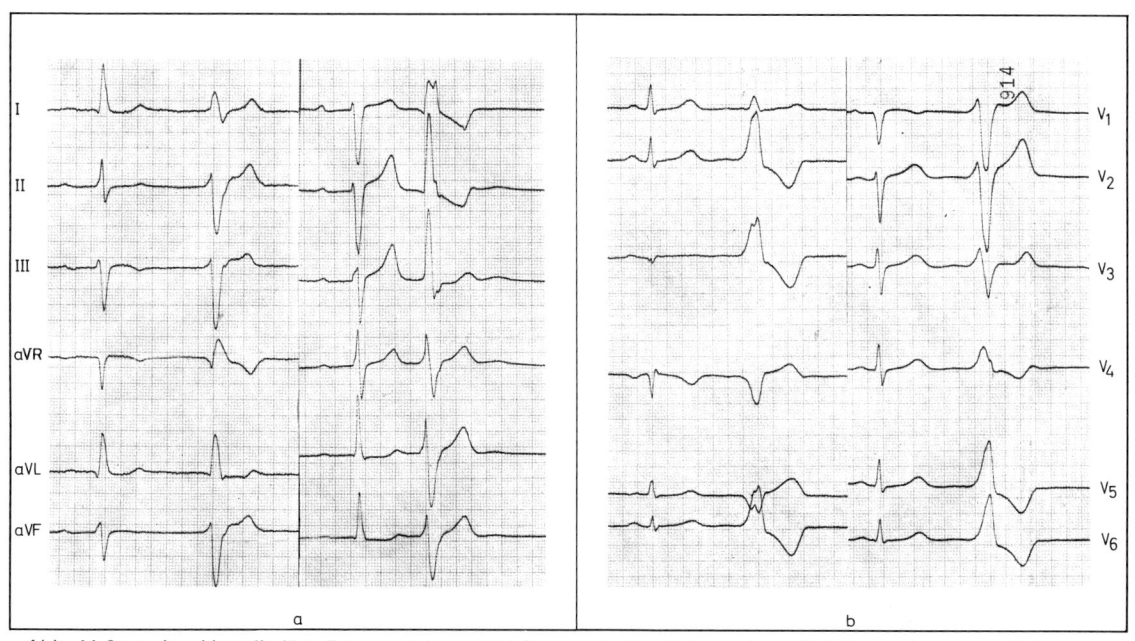

Abb. 11.9a u. b. Ventrikuläre Extrasystolen. a) Linksventrikuläre Extrasystole. 80j. Frau mit myokardialer Herzinsuffizienz und Digitalistherapie. Die extrasystolischen Komplexe erinnern an Rechtsschenkelblockbilder. Die örtliche Negativitätsbewegung erfolgt *links vor rechts.* b) Rechtsventrikuläre Extrasystole. 42j. Frau, kein faßbares Herzleiden. Die Extrasystolen erinnern an Linksschenkelblockbilder. Die örtliche Negativitätsbewegung erfolgt *rechts vor links*

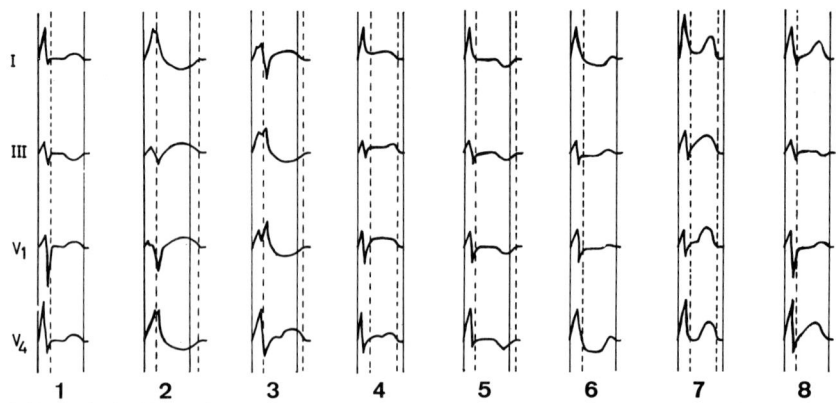

Abb. 11.10. Schematische Darstellung einiger typischer Veränderungen der Nachschwankung
1. Normaler Linkstyp
2. Linksschenkelblock. Nachschwankung diskordant gesenkt und proportional zur Verbreiterung der Kammerhauptschwankung verzogert.
3. Rechtsschenkelblock. Nachschwankung diskordant verlagert und verzogert.
4. Typus des frischen Außenschichtschadens links. Hebung der S-T-Strecke in allen Ableitungen – wie bei Perikarditis. Die Nachschwankung ist eher kurz.
5. Typus der chron. Außenschichtschädigung. S-T isoelektrisch, T-Wellen spitz negativ und symmetrisch. Die Nachschwankung ist eher lang.
6. Typus der frischen Innenschichtschädigung. Deszendierende S-T-Senkung. Nachschwankungsdauer eher lang.
7. Typus der akuten Außenschichtschädigung (Erstickungs-T) mit gehobenen S-T-Strecken, hohen T-Wellen und kurzer Dauer der Nachschwankung.
8. Vagotone Nachschwankung mit aszendierender ST-Strecke und hohen T-Wellen bei normaler Nachschwankungsdauer

Der Innen- und Außenschichtschaden

Durch verschiedene pathologische Einflüsse kann die vollständige Depolarisation vorwiegend der Innen- bezw. Außenschicht gestört werden. Eine unvollständige Depolarisation der Innenschicht führt dabei zu einem Potentialgefälle von außen nach innen. Dadurch kommt es zu einer S-T-Senkung, sei es diffus (in allen Ableitungen) oder lokal (über der betroffenen Kammer).

Der *Innenschichtschaden* tritt am häufigsten auf Grund einer Hypoxie der schlechter durchbluteten höhlennahen Kammerinnenwand auf und ist deshalb typisch für eine Koronarinsuffizienz, vor allem beim Arbeitsversuch (s. Kap. Schmerzen im Thoraxbereich S. 314ff.). Aber auch infektiöse oder toxische Einflüsse können zum Bild des Innenschichtschadens führen, vor allem Digitalis (Abb. 11.10).

Das umgekehrte Bild der *Außenschichtschädigung* entsteht durch gestörte Depolarisation oder durch Zufluß von Laesionsstrom zu den subepikardialen Schichten. Dadurch kommt es zu einer Hebung der ST-Strecke über die iso-elektrische Linie, z.B. bei der Perikarditis (in der Regel in allen Abteilungen) oder beim frischen Infarkt (über dem betroffenen Gebiet).

Schwierig ist ohne Kenntnis der Klinik die Unterscheidung eines Außenschichtschadens vom Typus des frischen Herzinfarktes von persistierenden ST-Hebungen bei abgeheiltem Infarkt („persistent acute pattern"), welches relativ häufig – aber nicht immer – beim Herzwandaneurysma nach Infarkt beobachtet

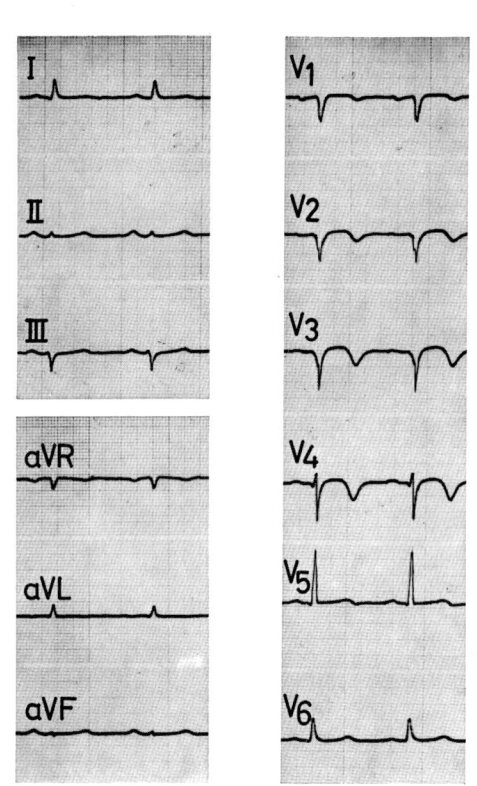

Abb. 11.11. Vorderwandinfarkt im subakuten Stadium. 22j. Mann mit generalisierter Arteriopathie. Noch leichte ST-Hebung in V_1 bis V_4. Symmetrisch, spitz negative T-Zacken in V_1 bis V_4. Wichtig: fehlende r in V_1–V_3

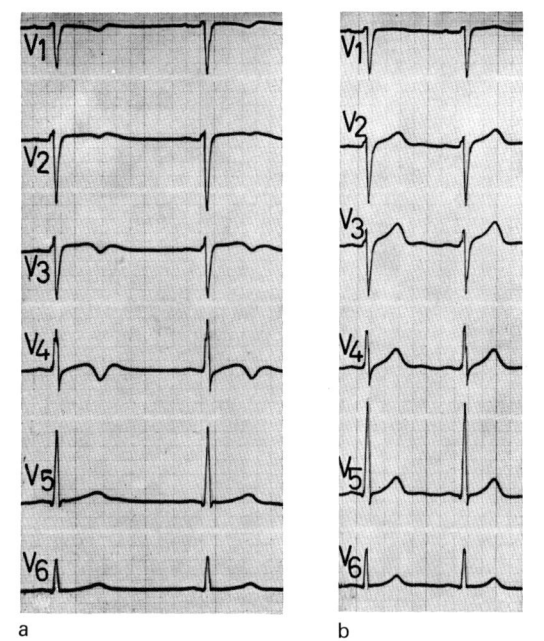

Abb. 11.12. Ekg bei *Löfgren-Syndrom* (Myokardbeteiligung im Sinne eines Myokard-Boecks), a) vor Behandlung (T-Negativität in Thoraxableitungen V_2-V_4), b) nach Behandlung mit Prednison (3 Wochen) Normalisierung

wird, aber auch über Infarktnarben ohne aneurysmatische Ausweitung vorkommt (Abb. 11.11 u. 11.12).

Formale Veränderungen der gesamten Nachschwankung

Isolierte Verlagerungen der ST-Strecke kommen kaum vor. In der Regel sind sie mit Veränderungen der T-Welle als Ausdruck der gestörten Repolarisation gekoppelt. Die Deutung solcher Veränderungen ist besonders schwierig, weil verschiedenste Einflüsse gleichartige formale Veränderungen der Nachschwankung verursachen. Zusätzliche Noxen wie Digitalis, Hypokalie, Barbiturate, trizyklische Amine etc. können geringe vorbestehende Veränderungen massiv verstärken. Eine besondere Bedeutung haben die zum Teil bizarren Veränderungen der Nachschwankung nach Apoplexien sowie andern zerebralen Prozessen, die keinen Hinweis auf eine kardiale Erkrankung darstellen.

Gerade bei der Beurteilung der Nachschwankung müssen alle Anteile des Kammer-Ekg mit berücksichtigt werden und im Zweifelsfall müssen die klinischen Daten über die Bedeutung der Befunde entscheiden.

Schließlich wird die Nachschwankung formal neben Elektrolytstörungen auch stark von vegetativen Einflüssen mitgeformt. Die ausgeprägte Vagotonie führt zu einer aszendierenden, leicht gehobenen ST-Strecke und hohen T-Wellen, die Sympathikotonie im Gegensatz dazu zu ausgeprägten Abflachungen der T-Welle und gelegentlich leichten ST-Senkungen. Unter dem Einfluß forcierter Atmung können T-Wellen ihre Polarität wechseln, lokale Abkühlung z. B. durch Schlucken von Eis kann zu T-Wellen-Inversion führen.

Die zeitlichen Veränderungen der Nachschwankung

Die ST-Dauer ist eine Funktion der Herzfrequenz und auf Tabellen ablesbar. Verkürzungen oder Verlänge-

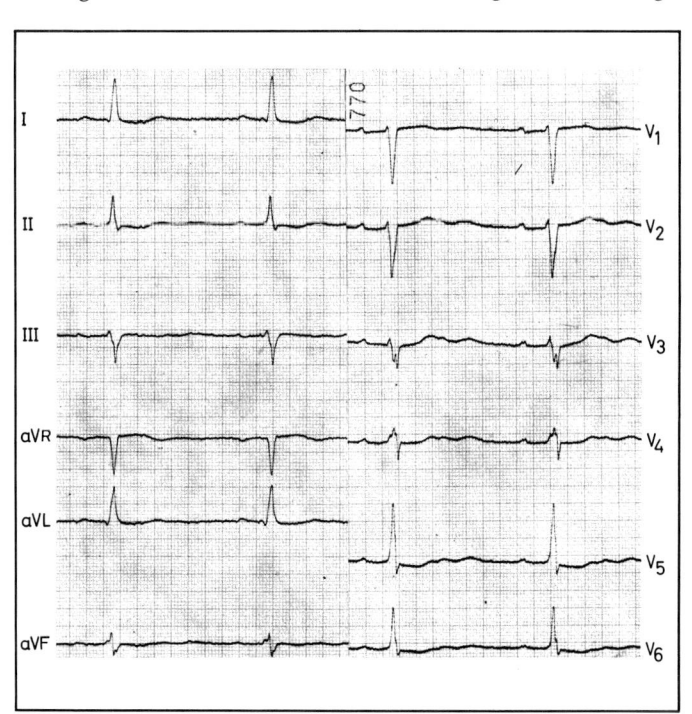

Abb. 11.13. Hypokaliämie-Ekg. 67j. Frau mit vorbestehender Angina pectoris. Laxantienabusus. Kalium 2 Tage nach diesem Ekg 3,4 mval/l

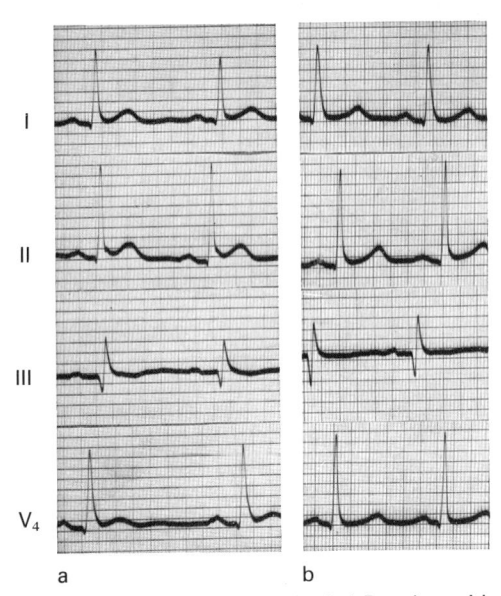

Abb. 11.14. Hyperkalzämie-Ekg bei Parathyreoideatumor, a) vor Operation QT stark verkürzt, b) nach Operation QT normal

sind es vor allem die Elektrolyte Kalium und Kalzium, die die Kammererregungsdauer beeinflussen (s. auch Kap. Störungen des Wasser- und Elektrolytenhaushalts S. 639ff.). *Kalium* verkürzt mit steigender Konzentration die QT-Zeit, während eine Hypokaliämie eine Verlängerung der QT-Dauer bewirkt, wobei bei schweren Fällen von Hypokalie die T-Wellen mit der U-Welle verschmelzen und eine noch längere Kammererregung vortäuschen (s. Abb. 11.13). Die Korrelation zwischen Ekg-Veränderung und Schweregrad der Veränderung des Kaliumspiegels ist relativ gut. Vorbestehende Störungen der Erregungsrückbildung werden dagegen schon durch leichte Hypokaliämie in unvorhersehbarer Weise beeinflußt. Wichtig ist auch, daß Hypokaliämien leichten Grades bei Arbeitsversuch Bilder des Innenschichtschadens, bzw. der Koronarinsuffizienz imitieren können.

Kalzium beeinflußt vorwiegend den ST-Abschnitt bis zum T-Beginn. Eine Hypokalzämie verlängert diese ST-T-Strecke, eine Hyperkalzämie verkürzt sie (s. Abb. 11.14). Die Korrelation zwischen dem Ausmaß der Kalziumspiegelstörung und den Ekg-Veränderungen ist locker, da einerseits die Ekg-Veränderungen nicht vom im Labor bestimmten totalen, sondern vom jonisierten Kalzium abhängen, andererseits das Kalzium den eigentlichen kontraktilen Apparat des Herzmuskels beeinflußt und nicht die für das Ekg maßgebenden Vorgänge an der Zellmembran. So gibt es z. B. Fälle von Sprue mit Kalziumwerten von 6 mg% und normaler Nachschwankung.

rungen der Kammererregungsdauer sind Folge einer Veränderung der ST-T-Strecke oder aber der gesamten ST-Dauer. Neben chronischer Hypoxie und Druckbelastung, die eine geringe Verlängerung, und akuter Hypoxie oder Digitalis, die eine leichte Verkürzung der Kammererregungsdauer bewirken,

Literaturauswahl

Cabrera, E.: Les bases électrophysiologiques de l'électrocardiographie. Masson, Paris 1948

Chukwuekmeka, A., A. Bollinger, H. Scheu: Zur Diagnose von Myokardinfarkten bei Schenkelblockbildern und ventrikulären Extrasystolen. Schweiz. med. Wschr. 96 (1966) 845

Chukwuemeka, A., A. Mäder, H. Scheu: Diagnose und Differentialdiagnose von Herzinfarkten ohne Veränderung der Kammerhauptschwankung im Elektrokardiogramm. Schweiz. med. Wschr. 99 (1969) 1233–1241

Duchosal, P. W., R. Sulzer: La Vectoracardiographie. Karger, Basel 1949

Fattorusso, V., O. Ritter: Atlas der Electrocardiographie. 3. Aufl. Karger, Basel 1974

Hegglin, R., F. Nobile: Beeinflussung der Form und Dauer monophasischer Ableitungen. V. Verh. dtsch. Ges. Kreisl.-Forsch. 12, (1939) 136

Holmgren A., B. Jonsson, M. Levander, H. Linderholm, T. Sjöstrand, G. Ström: Low physical working capacity in suspected heart cases due to inadequate adjustement of peripheral blood flow. Acta med. scand. 158 (1957) 413

Holzmann, M.: Klinische Elektrokardiographie. 5. Aufl. Thieme, Stuttgart 1965

Lemmerz, A. H.: Das orthogonale EKG-Ableitungssystem im Routinebetrieb, S. Karger, Basel, 1973

Lipman, B. S., E. Massie: Clinical scalar elektrocardiography. Year Book Medical Publishers, Chicago 1965

Lown, B., W. F. Ganong, S. A. Levine: The syndrome of short P-R interval, normal QRS-complex and paroxysmal rapid heart action. Circulation 5 (1952) 693

Pryor, R., S. G. Blount: The clinical significance of true left axis deviation. Amer. Heart J. 72 (1966) 391–413

Rosenbaum, M. B., M. V. Elizaria, J. O. Lazzari, G. J. Nau, R. J. Levi, M. S. Halpern: Intraventricular trifascicular blocks. Amer. Heart J. (1969) 450–459

Rosenbaum, M. B., M. V. Elizaria, J. O. Lazzari, G. J. Nau, R. J. Levi, M. S. Halpern: Intraventricular trifascicular blocks. The syndrome of right bundle branch block with intermittent left anterior and posterior hemiblock. Amer. Heart J. 78 (1969) 306–317

Scherf, D.: Lehrbuch der Elektrokardiographie. Springer, Wien 1937

Scheu H.: Die Symptomatologie des Vorhofseptumdefektes. Schweiz. med. Wschr. (1964) 94/697

Watt T. B. & Pruitt R. D.: Character, cause, and consequence of combined left axis deviation and right bundle branch block in human electrocardiograms. Amer. Heart J. 77 (1969) 460–465

12 Zyanose

W. RUTISHAUSER

Von *Zyanose* sprechen wir, wenn die Haut oder Schleimhäute, besonders die Lippen, bläulich verfärbt sind, was durch übermäßige Dunkelfärbung des in den Hautkapillaren zirkulierenden Blutes bedingt ist. Von dieser eigentlichen Zyanose ist die *Pseudozyanose* durch abnorme Färbung der Haut selbst (Pigmentationen, Ablagerung körperfremder Substanzen) abzugrenzen. Jede starke Pigmentierung kann mit einer Zyanose verwechselt werden. Über die Differentialdiagnose der Hautpigmentation s. S. 44. Von den exogenen Substanzen, welche sich in Haut und Schleimhäuten einlagern, sind besonders Silber und Gold, resp. die *Argyrosis* (auffallend blaugraue Farbe) und *Chrysiasis* (s. S. 44) sowie Arsen (Arsenmelanose) zu erwähnen.

Die *echte*, also durch *abnorme Dunkelfärbung des Blutes* selbst bedingte Zyanose kann durch folgende Faktoren verursacht sein:

I. *Häm*iglobinzyanosen (infolge Gehalt an abnormen Hämoglobinen) bedingt durch
a) *toxische* Substanzen
b) kongenitale familiäre *Methämoglobinämie*

II. *Häm*oglobinzyanosen (infolge Zunahme des reduzierten Hämoglobins)
a) zentrale Zyanose, pulmonal oder kardial bedingt (oft mit Polyglobulie verbunden)
   – Ventilationsstörung
   – Diffusionsstörung
   – vermehrte intrapulmonale venöse Beimischung
   – kongenitale Vitien mit Rechts-Links-Shunt auf Herz- oder Gefäßebene
b) periphere Zyanose, kardial oder lokal bedingt
   – Herzinsuffizienz (vermindertes Herzzeitvolumen mit vergrößerter arterio-venöser Differenz)
   – lokalisierte Stase in einzelnen Gefäßabschnitten

Die Hämiglobinzyanosen

Bei der **Methämoglobinämie** enthält das Hämoglobinmolekül an Stelle von zweiwertigem dreiwertiges Eisen, welches zur Bindung von Sauerstoff nicht befähigt ist und daher für die Atemfunktion nicht in Frage kommt.

Methämoglobinämie wird nach Einnahme gewisser chemischer Substanzen bzw. Medikamente nicht allzu selten beobachtet (Phenacetin, Nitrite, Kaliumchlorat, Anilinderivate, Bismutum subnitricum und vor allem Sulfonamide).

Diagnose einer *toxischen Methämoglobinämie* wird auf Grund folgender Kriterien gestellt:

– Unmittelbar zeitlicher Zusammenhang zwischen Auftreten der Zyanose und Einnahme von Medikamenten oder Vergiftungsmöglichkeit mit einer der oben erwähnten chemischen Substanzen.
– *Vorübergehender* Charakter der Zyanose. Bei chronischem Medikamentengebrauch, wie es heute bei phenacetinhaltigen Analgetika üblich ist (s. auch interstitielle Nephritis), ist selbstverständlich auch die Zyanose anhaltend.
– Abnorm dunkle, schokoladenbraune Farbe des frisch entnommenen Blutes, das beim Stehenlassen an der Luft nicht hellrot wird wie gewöhnliches venöses Blut. Zusatz von Natriumthiosulfat oder Ascorbinsäure (0,4 mg pro ml) vermag Methämoglobin unter Bildung von Oxyhämoglobin zum Verschwinden zu bringen.
– *Innenkörperbildung* (sog. Heinzsche Einschlußkörperchen) in den Erythrozyten findet sich in den meisten toxisch bedingten Methämoglobinämien. In länger dauernden Fällen entwickelt sich eine *hämolytische Anämie* (s. S. 73). Die Heinzschen Körperchen entsprechen denaturiertem, präzipitiertem Hämoglobin.
– *Spektroskopischer Nachweis des Methämoglobins*. Wegen leichter Spontanreduktion des Methämoglobins muß diese Untersuchung kurze Zeit nach der Blutentnahme ausgeführt werden.
– *Intravenöse* Zufuhr von hohen Dosen *Ascorbinsäure* vermindert die Zyanose deutlich.

Die Methämoglobinämien können folgendermaßen erklärt werden:

Normalerweise wird ständig ein kleiner Teil (0,1–1,5%) Hämoglobin Hb_{II} in Hämiglobin Hb_{III} oxydiert und enzymatisch (durch die Reduktase) wieder in Hb_{II} zurückgeführt.

Vermehrtes Hämiglobin, bzw. Methämoglobin, kann daher vorliegen, wenn
a) die Oxydation gesteigert ist und/oder
b) die Rückführung von Hb_{III} in Hb_{II} vermindert ist.
Die Faktoren, welche dazu führen, sind in Tab. 12.1 dargestellt.

Bei den *toxischen Methämoglobinämien*, welche zu Hämiglobinzyanose führen, spielen drei ursächliche Möglichkeiten die weitaus größte Rolle:

Tabelle 12.1. Schematische Darstellung der Beziehungen zwischen Hämoglobin (Hb_{II}) und Hämiglobin (Hb_{III})

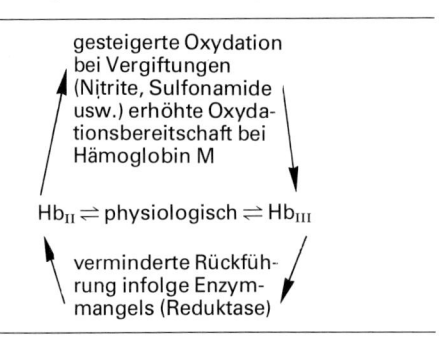

```
          gesteigerte Oxydation
          bei Vergiftungen
        ↗ (Nitrite, Sulfonamide
          usw.) erhöhte Oxyda- ↘
          tionsbereitschaft bei
          Hämoglobin M

$Hb_{II}$ ⇌ physiologisch ⇌ $Hb_{III}$

          verminderte Rückfüh-
        ↖ rung infolge Enzym- ↙
          mangels (Reduktase)
```

Chronische Formen

- *Nitritzyanose*. Bei dieser Form muß selten an Abusus von Nitriten bei Angina-pectoris-Patienten gedacht werden. Die Differenzierung ist besonders schwierig, weil der Arzt bei solchen kreislaufgeschädigten Kranken natürlich in erster Linie eine periphere Zyanose bei Herzinsuffizienz in Erwägung zieht. Auffallend wechselnde Zyanosegrade, hoher Medikamentenverbrauch und Diskrepanz der Zyanose mit fehlenden Insuffizienzzeichen (besonders normale Herzgröße und nicht verlängerte Kreislaufzeiten) ermöglichen die Diagnose.
- Die *Sulfonamidzyanose* nach Einnehmen hoher Sulfonamiddosen. Manche Menschen sind zudem infolge von Enzymdefekten, welche vererbt werden (Mangel an Glukose-6-Phosphat-Dehydrogenase), besonders gefährdet.

  Die abnorme Sulfonamidempfindlichkeit findet in diesen Erkenntnissen ihre Erklärung. Die diagnostische Abklärung erfolgt in Speziallaboratorien durch Enzymbestimmungen der Erythrozyten und Hämoglobinelektrophorese.

- Die *Phenacetinzyanose*. Sie stellt, wenigstens in manchen europäischen Ländern, z.B. in der Schweiz, die häufigste Hämiglobinzyanose dar. Anamnese (unter Beachtung der bei Süchtigen notwendigen Technik, die Vorgeschichte zu erheben!) und weitere Phenacetinschädigungen (s. Nierenkapitel) führen zur Diagnose.

Akute Formen

Tritt eine Zyanose *akut* in Erscheinung, besonders wenn sie gleichzeitig mit *Allgemeinerscheinungen* einhergeht, ist das Vorliegen einer Vergiftung mit einer *Stickstoffverbindung* wahrscheinlich. Für die Differentialdiagnose sind a) die Möglichkeit einer entsprechenden *Giftexposition* und b) der *Ablauf* der klinischen Erscheinungen entscheidend.

1. Die Intoxikation mit **Nitrose-Gasen** kann hauptsächlich bei *Schweißbrennern mit Azetylen, Explosionen in Stollen* und als *Silofutter*krankheit (NO_2-Entwicklung in Getreidesilos) auftreten.

Die Krankheit verläuft in 2 Stadien:
a) Vorübergehendes *Reizstadium* (Hustenreiz Schwindel, Kopfschmerzen).
b) Das 2. Stadium setzt 3–30 Stunden später ein, nachdem die Alveolen, Lungenkapillaren und die Bronchialschleimhaut durch gebildete Salpetrine und Salpetersäure geschädigt sind. In diesem Stadium sind das *Lungenödem* als Ursache der schwersten klinischen Erscheinungen, die zum Erstickungstod oder in weniger schweren Fällen zu sekundären bronchopneumonischen Herden führen können, und die *Zyanose* die führenden Symptome. Da sich auch Nitrite bilden, die leicht ins Blut gelangen können, sind auch die Erscheinungen einer Nitritvergiftung beobachtet worden.

2. Nitritvergiftung ($NaNO_2$) nach Einnahme von eingepökeltem Fleisch (Blutwürste), medikamentös gebrauchten Nitriten (sehr selten und sehr große Mengen, s. oben).

Die Zyanose entsteht durch Methämoglobinbildung (= Hämiglobin). Dieser Vorgang ist reversibel, daher entstehen *keine* Hämolyse, *keine* Innenkörperchen der Erythrozyten und *keine* Dyspnoe, was für die Differentialdiagnose gegenüber den Nitrobenzolvergiftungen wichtig ist.

3. Nitrobenzol (Verwendung bei der Herstellung von Sprengstoffen, Parfüms, Mandelseifen, Mandelgebäck). Die *Zyanose* (1–3 Stunden nach Gifteinnahme) beruht ebenfalls auf Methämoglobinbildung. Da aber gleichzeitig noch weitere Oxydationsstufen des Hämoglobins gebildet werden, ist die Giftwirkung intensiver, und manche Erscheinungen sind irreversibel. In den Erythrozyten sind *Heinzsche Innenkörper* typisch. Für die Diagnose sind zudem wesentlich: eine gleichzeitige schwere *Dyspnoe* und der *Bittermandelgeruch* in der Atemluft und im Urin, kleiner frequenter Puls, in schweren Fällen Koma. Ähnliche Erscheinungen werden auch nach *m-Dinitrobenzol* (Sprengstoffindustrie), *Trinitrotoluol* und *Dinitrotoluol* (Einatmen entsprechender Dämpfe) beobachtet.

Gegenüber der toxischen Methämoglobinämie durch chemische Substanzen sind die Fälle von *idiopathischer*, meist **kongenitaler, familiärer Methämoglobinämie** viel seltener. Die familiäre Form ist durch ihren dauernden Charakter, das Auftreten bei mehreren Familienmitgliedern und die ausgesprochene Persistenz des Methämoglobins (in den Erythrozyten) charakterisiert. Man kann pathogenetisch zwei Formen unterscheiden:
- Hb-M-Krankheit (durch Hämoglobinelektrophorese zu diagnostizieren),
- Defekt der Methämoglobinreduktase (also enzymatisch). Erklärung s. Tab. 12.1.

Bei der kongenitalen Methämoglobinämie infolge Reduktasemangels handelt es sich um ein *rezessives* Erbleiden, wobei der Fermentdefekt in entsprechenden Laboratorien in den Erythrozyten nachgewiesen werden kann (diagnostisch entscheidend). Die Zyanose dieser Fälle hat ein bräunlichgraues livides Kolorit. Trommelschlegelfinger und Uhrglasnägel fehlen. Zudem ist der Grad der Zyanose stark variabel (Vitamin-C-abhängig). Geringgradige Polyglobulie, spektroskopisch Methämoglobin nachweisbar.

Verwechslungen mit kongenitalen Vitien sind wegen der Dauerzyanose besonders leicht möglich.

Die **nichtfamiliäre, idiopathische, paroxysmale Methämoglobinämie** wurde von VANOTTI 1948 bei Frauen in Abhängigkeit vom Menstruationszyklus beobachtet und erinnert an porphyrinurische Schübe.

Die **Sulfhämoglobinämie** oder *autotoxische enterogene Zyanose* (Hijmans v. den Bergh) ist ausgesprochen selten. Enterale Störungen (Durchfälle, hartnäckige Obstipation) sind stets die Vorbedingung für die Sulfhämoglobinbildung, welche durch Leberaffektionen noch begünstigt wird. Analgetika unterstützen die Sulfhämoglobinbildung ebenfalls. Die Diagnose wird durch den spektroskopischen Nachweis erbracht. Sie kann beim Vorliegen einer Zyanose durch *grünliche Färbung* des Blutes und besondere Beständigkeit gegenüber oxydierenden Prozeduren vermutet werden.

Die Hämoglobinzyanosen

Die *echte Zyanose im engeren Sinne* (Abb. 12.1) wird durch eine Zunahme des reduzierten Hämoglobins verursacht.

Bei normalem Hämoglobingehalt von 15 g/100 ml Blut beträgt die Sauerstoff*kapazität* 20 Vol.-%, was einer Sauerstoffsättigung von 100% entsprechen würde. Unter normalen Bedingungen wird nach Durchfluß der Lungenkapillaren eine Sauerstoffsättigung des Blutes von 95–97% gefunden, während im venösen Blut die O_2-Sättigung ca. 72–75% beträgt; die Differenz von ca. 22% entspricht dem an die Gewebe abgegebenen Sauerstoff. Der Sauerstoff*gehalt* des arteriellen Blutes ist daher 19 Vol.-%, derjenige des venösen Blutes 14–15 Vol.-%; die Differenz gegenüber der vollen Sättigung von 20 Vol.-%, für venöses Blut 5–6 Vol.-%. Der Gehalt an reduziertem Hämoglobin im venösen Blut beträgt normalerweise ca. 4 g/100 ml Blut.

Für den klinischen Eindruck einer Zyanose ist der Anteil des *reduzierten Hämoglobins im Kapillarblut* entscheidend. Die Zyanose wird klar erkennbar, wenn der Gehalt an reduziertem Hämoglobin im Kapillarblut (Kapillarmitte) *5 g/100 ml Blut* beträgt. Bei dem mit 15 g/100 ml Blut als Norm angenommenen Hämoglobingehalt tritt daher Zyanose auf, wenn $1/3$ des Hämoglobins in den Kapillaren in reduziertem Zustand zirkuliert. Es ist wichtig zu betonen, daß es sich bei den erwähnten 5 g/100 ml Blut um einen *absoluten Wert* handelt, d.h., daß der Hämoglobingehalt keine Rolle spielt. Einige anscheinend schwer verständliche klinische Beobachtungen finden dadurch ihre Erklärung, z.B. das Fehlen einer Zyanose bei allen stark anämischen Patienten und das besonders intensive Auftreten bei leicht dekompensierten Polyzythämikern. Bei einer Anämie von 10 g Hämoglobin/100 ml Blut tritt eine Zyanose demnach erst dann in Erscheinung, wenn mehr als die Hälfte des Hämoglobins kapillär in reduzierter Form vorhanden ist. Bei schwerster Anämie von 5 g Hb/100 ml ist eine Zyanose gar nicht mehr möglich. Bei der Polyzythämie andererseits mag schon $1/4$ reduziertes Hämoglobin genügen, um erhebliche Zyanose zu verursachen.

Weitere klinische Erscheinungen bei Hämoglobinzyanose

Bei langdauernder Zyanose finden sich, nicht als Zyanosefolge, sondern als koordinierte Störungen, häufig folgende Erscheinungen:
– Kompensatorische *Polyglobulie* mit Erythrozyten-

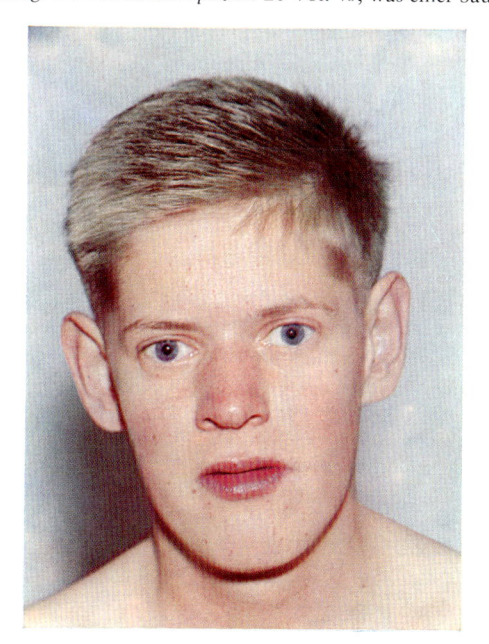

Abb. 12.1. Mischblutzyanose bei *Pentalogie Fallot*

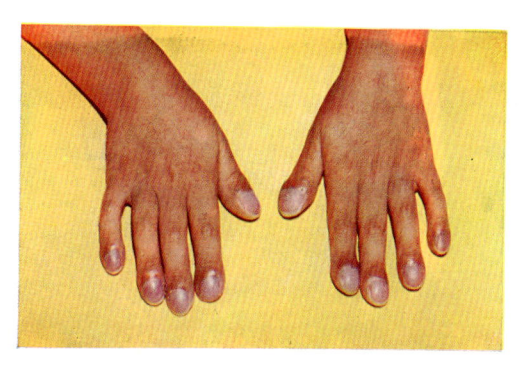

Abb. 12.2. Zyanotische *Trommelschlegelfinger* bei Transposition der Gefäße. 12j. Junge

zahlen zwischen 6 und 8 Mill./mm³. Der Hämoglobingehalt kann 19 g% und mehr erreichen. Der Hämatokritwert ist erhöht. Über Abgrenzung gegenüber Polycythaemia vera s. Milzkapitel.
- Die *Kapillaren* werden erweitert. Die Retinagefäße sind besonders leicht als dilatiert zu erkennen.
- *Trommelschlegelfinger* und *-zehen* und *Uhrglasnägel* sind ein häufiger Befund (Abb. 12.2). Die Pathogenese der Deformation der Fingerendglieder ist unklar; sicher handelt es sich nicht um eine direkte Folge der Hypoxämie. Uhrglasnägel finden sich aber auch bei manchen Zuständen ohne Zyanose (s. S. 56). Bei Kindern bilden sie sich leicht, bei Erwachsenen nur schwierig aus. Die Trommelschlegelfinger lassen daher gewisse Rückschlüsse auf das Alter zu, in welchem die zugrunde liegende Störung eingesetzt hat. Sie sind ganz besonders ausgeprägt bei *kongenitalen Herzfehlern*.

Pathogenetische Einteilung der Hämoglobinzyanose

Pathogenetisch können die Fälle von *Hämoglobinzyanose*, bezogen auf den Kreislauf, in zwei große Gruppen eingeteilt werden:
- Zentrale Zyanose
  Das arterielle Blut ist nicht normal mit Sauerstoff gesättigt und enthält deshalb abnorm viel reduziertes Hämoglobin, dessen Menge bei der Kapillarpassage entsprechend weiter zunimmt. Die Ursache ist entweder eine (meist erworbene) Lungenfunktionsstörung oder ein (praktisch immer angeborener) Herzfehler mit Beimischung von venösem Blut infolge Kurzschlusses (Rechts-Links-Shunt).
- Periphere Zyanose
  Die arterielle Sauerstoffsättigung und damit der Gehalt an reduziertem Hämoglobin im arteriellen Blut sind normal, doch wird das Blut in der Peripherie so stark ausgeschöpft, daß das kapillare und venöse Blut einen abnorm hohen Anteil an reduziertem Hämoglobin enthalten. Die vergrößerte O_2-Ausschöpfung kann Folge eines verminderten Herzzeitvolumens des Körperkreislaufs oder einer nur lokalen Stase sein.

Die Differenzierung der zentral und peripher bedingten Zyanose

Die von Lewis angegebene Methode, eine rein periphere Zyanose auszuschließen, ist sehr einfach: das Ohrläppchen des Patienten wird massiert, bis Kapillarpuls auftritt. Bleibt das Ohrläppchen blau, so ist die Zyanose zentral bedingt.

Klinisch hat sich auch der Vergleich der Zungen- und Hautfarbe als brauchbares Kriterium erwiesen (siehe Abb. 12.3 und Abb. 12.4). Bei zentraler Zyanose ist nicht nur die Haut, sondern auch die Zunge zyanotisch blau, bei peripherer Zyanose dagegen bleibt die Zunge in der Regel rot, offenbar, weil in den Kapillaren der Zunge eine weniger starke Ausschöpfung erfolgt, bzw. in der warmen Mundhöhle keine Stase auftritt.
Zentrale und periphere Zyanose können sich kombinieren.

Die Abgrenzung zwischen *pulmonal* und *kardial* bedingten zentralen Zyanoseformen ist klinisch von großer Bedeutung.

Die Differenzierung pulmonaler und kardialer Zyanoseformen

Durch Feststellung der respiratorischen Insuffizienz

In der Regel können schon durch den einfachen Sauerstoffversuch wichtige Anhaltspunkte gewonnen werden. Durch Einatmenlassen reinen Sauerstoffes während wenigen Minuten kann bei respiratorischer Insuffizienz die sichtbare Zyanose erheblich vermindert oder ganz zum Verschwinden gebracht werden.

Durch Feststellung einer kardialen Mischblutzyanose bei Kurzschluß (Rechts-Links-Shunt)

Anhaltspunkte werden durch *Messung der Zirkulationszeit* unter Vergleich der sog. Ätherzeit (kleiner Kreislauf) und Decholinzeit (großer Kreislauf) gewonnen. Intravenöse Injektion von Äther ($1/3$ ml

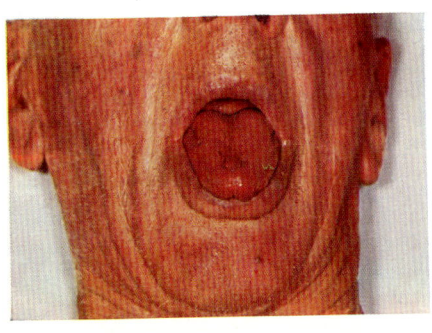

Abb. 12.3. Differentialdiagnose zwischen zentraler und peripherer Zyanose. Die Zyanose betrifft nur Haut und Lippen, dagegen nicht die Zunge, sie ist also peripher bedingt: Herzinsuffizienz

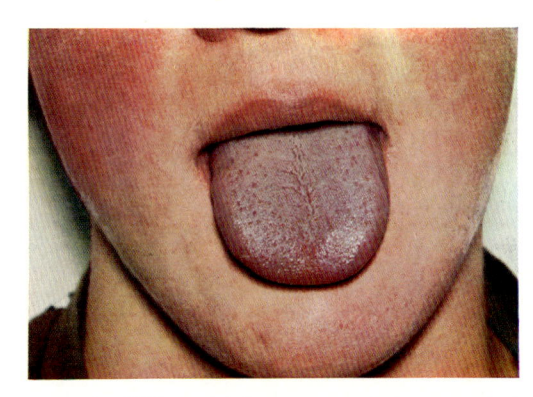

Abb. 12.4. Differentialdiagnose zwischen zentraler und peripherer Zyanose. Die Zyanose betrifft Haut, Schleimhäute *und* Zunge, sie ist also zentral bedingt: in diesem Falle bei Ebstein-Syndrom, 19j. Mann

(s. auch S. 303) kann der Rechts-Links-Shunt durch die besonders kurze Arm-Ohrzeit und den „Knick" im absteigenden Schenkel (= Zeitpunkt, an welchem Farbstoff, der den kürzeren Weg [Shunt] nahm, mit dem Farbstoff, welcher auf normalem Wege durchfloß, zusammentrifft) direkt sichtbar gemacht werden (Abb. 12.5 und 12.6).

Im Rahmen des Herzkatheters wird ein Rechts-Links-Shunt bewiesen durch Feststellung von untersättigtem Blut im Arteriensystem bei voll aufgesättigtem Lungenvenenblut oder durch vorzeitiges Erscheinen eines Farbstoffpaketes im arteriellen System bei Injektion von Farbstoff stromaufwärts von der abnormen Verbindung, nicht aber bei stromabwärts erfolgter Injektion.

Beim Versuch, die verschiedenen zentralen Zyanoseformen zu unterscheiden, wird der Arzt aber in erster Linie die üblichen klinischen Kriterien der *Auskultation* und des Röntgenbildes herbeiziehen und in den meisten Fällen bereits zu wegleitenden Schlüssen kommen können.

Die pulmonal bedingte Zyanose

Die Ursachen einer *pulmonal bedingten arteriellen Hypoxämie* lassen sich folgendermaßen einteilen (nach BÜHLMANN 1970)

1. *Ventilationsstörung*
   – Verteilungsstörung
   – Hypoventilation der Mehrzahl der durchbluteten Alveolen = „respiratorische Globalinsuffizienz"

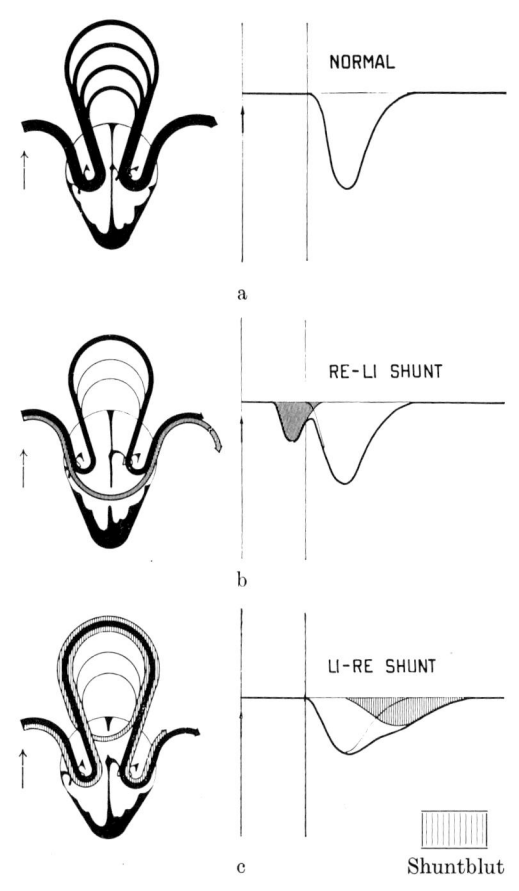

Abb. 12.5. Schematische Darstellung der Farbstoffverdünnungskurve, a) beim Normalen, b) bei Rechts-Links-Shunt (der Farbstoff, welcher den kürzeren Shuntweg durchfließt, erscheint früher am Ohr und verursacht eine charakteristische Kurvendeformierung) (s. Abb. 12.6), c) bei Links-Rechts-Shunt (der Farbstoff, welcher mehrfach den kleinen Kreislauf durchfließt, mischt sich wiederholt dem am Ohr erscheinenden Blut bei). ↑ bedeutet Injektion in die Kubitalvene

Äther pro narcosi in 3,0 ml physiologischer NaCl-Lösung) wird normalerweise nach 4–8 Sekunden (*Arm-Lungezeit*) in der Ausatmungsluft des Patienten wahrgenommen. Für Decholin (2–3 ml 20% Decholin) beträgt die *Arm-Zungezeit* (bis zum Erscheinen des bitteren Geschmacks) 10–16 Sekunden. Starke *Verkürzung der Arm-Zungezeit und besonders Annäherung beider Zeiten spricht für Rechts-Links-Shunt im Herzen*. Bei Kurzschluß gelangt der Äther nur zum Teil in die Lungen, sondern durch den Kurzschluß direkt vom rechten in das linke Herz und von dort in die Gesichtskapillaren, was einen ziemlich heftigen Schmerz verursacht. Dieser diagnostisch besonders wertvolle Gesichtsschmerz tritt in der Regel kurz nach der Einspritzung auf. Er kann bei gleichzeitiger Herzinsuffizienz infolge allgemeiner Verlangsamung des Blutstromes verzögert sein.

Mit der oxymetrisch aufgezeichneten Farbstoffkurve

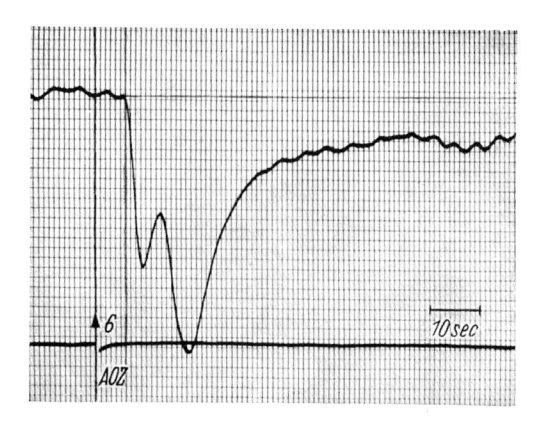

Abb. 12.6. Oxymetrische Farbstoffverdünnungskurve (Evansblau) bei *Rechts-Links-Shunt* (Fallotsche Tetralogie). Man erkennt im absteigenden Schenkel den Vorgipfel (durch auf kürzerem Weg unter Umgehung der Lunge zum Ohr gelangendes Shuntblut) und die abnorm kurze Arm-Ohrzeit. Bei ↑ Injektion von Evansblau in V. cubitalis, rasch injiziert. Registrierung am hyperämisierten Ohr. Infolge atemsynchron wechselnder O_2-Sättigung (Shunt) wellenförmige Basislinie

2. *Diffusionsstörung*
   - Erhöhte Diffusionswiderstände bei diffusen interstitiellen Lungenprozessen
   - Erhebliche Einschränkung der ventilierten und durchbluteten Lungenoberfläche
3. *Vermehrte intrapulmonale venöse Beimischung*
   - nicht ventilierte, aber durchblutete Lungenabschnitte
   - Arterio-venöse Kurzschlüsse bei Gefäßmißbildungen oder bei gesteigerter Durchblutung der normalen Kurzschlüsse der Lunge.

Die arterielle Hypoxämie ist nur bei der respiratorischen Globalinsuffizienz mit einer Erhöhung des arteriellen P_{CO_2} (Hyperkapnie) kombiniert. Die Hypoventilation der Mehrzahl der durchbluteten Alveolen geht meist mit einer ventilatorischen Verteilungsstörung und einer vermehrten intrapulmonalen venösen Zumischung einher. Klinisch finden sich also oft Übergangsformen der pathophysiologischen Gruppierung.

Das *obstruktive Lungenemphysem* bei chronisch asthmoider Bronchitis ist die häufigste Ursache einer respiratorischen Globalinsuffizienz und einer primär pulmonal bedingten schweren Zyanose. Diese Patienten haben auch immer eine pulmonale Hypertonie und oft eine Polyglobulie. Seltenere Ursachen einer Globalinsuffizienz mit Zyanose, Cor pulmonale und Polyglobulie sind die extreme Adipositas – *Pickwick-Syndrom* (s. S. 233) und die zentral-bedingte alveoläre Hypoventilation. Andere *chronische* Lungenleiden, wie Tuberkulose, Silikose, Bronchiektasen und ausgeprägte Fälle von Kyphoskoliose führen häufig zu leichter Zyanose, wobei die Diagnose der Grundkrankheit kaum differentialdiagnostische Schwierigkeiten bereitet.

Akute Behinderungen der Lungenatmung gehen ebenfalls mit wechselnden Graden der Zyanose einher (Lungenembolie und -infarkt, diffuse Fettembolie, Pneumothorax, Asthma bronchiale-Anfall). Die Dyspnoe ist hier meist ausgeprägt. Anamnese und Thoraxbild führen gewöhnlich differentialdiagnostisch weiter.

Die multiple Lungengefäßobstruktion, z.B. nach wiederholten Lungenembolien, bei Periarteriitis nodosa und andern z.T. ätiologisch unklaren Gefäßprozessen bewirkt meist nur eine leichte arterielle Hypoxämie wegen einer vermehrten venösen Beimischung und infolge Einschränkung der durchbluteten Lungenoberfläche.

Deutliche arterielle Hypoxämie und Zyanose beobachtet man bei den allerdings seltenen angeborenen Mißbildungen der Lungengefäße mit arterio-venösen Aneurysmen und beim *Morbus Osler* (s. S. 429), wenn die Lungengefäße betroffen sind. Die chronische Lungenstauung bei Ausflußbehinderung aus dem Lungenkreislauf (Linksinsuffizienz, Mitralvitien) führt in der Regel zu keiner oder höchstens zu einer leichten arteriellen Hypoxämie. Die Zyanose dieser Patienten ist hauptsächlich eine periphere Zyanose wegen Einschränkung des Herzzeitvolumens. Weitere Symptome der Herzinsuffizienz s. S. 214.

Die *primäre* pulmonale Hypertonie ist eine sehr seltene Erkrankung der kleinen Pulmonalarterien, deren Ursache nicht bekannt ist. Die Abgrenzung von *sekundären Formen der* pulmonalen Hypertonie bei den chronischen Lungenkrankheiten (Emphysem, Tuberkulose, Bronchiektasen und Kyphophoskoliose) ist auf Grund der Differenzierungsmerkmale, wie sie S. 229 beschrieben sind, meist möglich. Gegenüber kardialer Zyanose bei Vitien ist die Differenzierung bei Beachtung des Auskultationsbefundes über dem Herzen in der Regel leichter zu erreichen.

Die erhebliche Drucksteigerung in der A. pulmonalis wirkt sich bei längerer Dauer auf das rechte Herz, welches hypertrophiert und später dilatiert, aus.

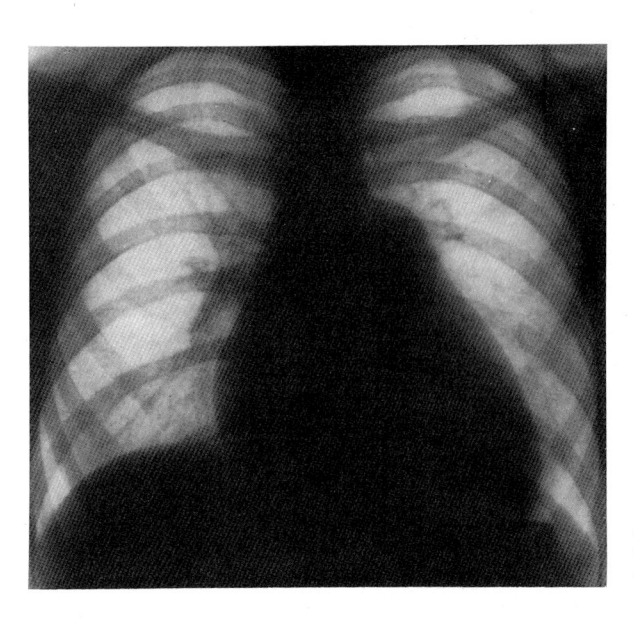

Abb. 12.7. *Primäre pulmonale Hypertonie* mit typisc[h] vorspringendem Pulmonalisbogen und hellen Lunge[n]feldern (20j. Frau)

Das Herz zeigt die Symptome des „*Cor pulmonale*" mit stark betontem 2. Pulmonalton, deutlichem präkordialem Impuls, pulsierendem, ausgeprägtem Pulmonalisbogen (Abb. 12.7), rechtstypisch umgeformtem Ekg. Im Thoraxbild sind die Lungenfelder hell; sie sind in ausgesprochenem Kontrast zu den akzentuierten Hili.

Die Zeichen, welche daher an eine *primäre pulmonale Hypertonie* denken lassen, sind auf Grund von 55 Beobachtungen (Yu 1958) folgende:

1. Alter: Über 70% stehen im Alter zwischen 20 und 40 Jahren, nur 2% sind über 50 Jahre alt und 16% zwischen 12 und 20 Jahren.
2. Geschlecht: 80% sind weiblichen Geschlechts.
3. Im Verlaufe von Monaten sich entwickelnde Zeichen von Belastungsdyspnoe (100%), synkopalen Anfällen und später die klassische Symptomatologie des Cor pulmonale ohne eruierbare Ursache.
4. Röntgenologische Vergrößerung des rechten Ventrikels und des Pulmonalarterienbogens mit normal großem linken Ventrikel und hellen Lungenfeldern (Abb. 12.7).
5. Lungenfunktion normal oder nur leicht vermindert.
6. Katheter: Pulmonalarteriendruck erheblich erhöht bei normalem Pulmonalkapillardruck.
7. Rasche Verschlechterung des Zustandes nach Ausbildung der Rechtsinsuffizienz (Lebenserwartung höchstens 1 Jahr).

Die Welle der pulmonalen Hypertonie-Fälle auf Grund der Einnahme des Appetitzüglers Aminorex, welche 1968 in der Schweiz und in Deutschland ihr Maximum erreicht, hat bereits wieder stark abgenommen und verläuft offenbar weniger schwer.

Findet man bei der Katheterisierung des rechten Herzens einen erhöhten vaskulären Widerstand, so kommen hauptsächlich die in der Tab. 12.2 erwähnten Ursachen in Frage.

Die kardiale Mischblutzyanose

Allgemeine Differentialdiagnose der kongenitalen Vitien

Obwohl nicht alle kongenitalen Herzfehler Zyanose verursachen, ist doch ihre Differentialdiagnose im Zyanosekapitel berechtigt, weil die Zyanose zweifellos das Symptom ist, welches am häufigsten die Aufmerksamkeit auf einen bestehenden Herzfehler hinlenkt, und viele kongenitale Vitien in einer Phase ihres Verlaufs mit Zyanose einhergehen.

Die *kongenitalen Vitien* lassen sich auf wenige Grundstörungen zurückführen:
— es besteht eine *abnorme Verbindung* zwischen kleinem und großem Kreislauf. Diese Verbindung kann auf verschiedenen Ebenen vorliegen:
  Vorhof: Ostium secundum, Ostium primum, falsch mündende Lungenvenen.
  Ventrikel: kleiner, oft im muskulären Septum sitzender Defekt (Morbus Roger), hochsitzender, meist großer Ventrikelseptumdefekt.
  große Gefäße: Ductus Botalli, aorto-pulmonales Fenster.
— Entwicklungsstörungen führen zu *Stenosen* (reine Pulmonalstenose, Aorten- und Aortenisthmusstenose, seltener Trikuspidstenose und Mitralstenose).
— Entwicklungsstörungen der Drehungs- und Septierungsvorgänge führen zu Verlagerungen der Abgangsstellen der großen Gefäße.

Häufig sind diese drei Grundstörungen kombiniert. Da diese Entwicklungsstörungen verschiedene Ur-

Tabelle 12.2. Obstruktion der Lungenstrombahn

A. Primär pulmonal	
1. organisch	
– Parenchymverlust	Lungenresektion, Emphysem
– Granulomatose und Infiltration	Morbus Boeck, Berylliose, Sklerodermie, Lupus erythematodes, Karzinomatose
– Fibrose	Tuberkulose, Pneumokoniose, Mukoviszidose, Strahlenfibrose, Bronchiektasen
2. funktionell	
– alveoläre Hypoventilation	asthmoide Bronchitis, Pick-Wick-Syndrom, Lähmung der Atemmuskulatur, Thoraxdeformität
– Sauerstoffmangel	große Höhe
B. Primär vaskulär	
1. organisch	
– embolisch	Thrombo-, Fett- und Tumorembolie
– entzündlich	Kollagenose
– reaktiv	Eisenmengerreaktion, primär vaskuläre pulmonale Hypertonie nach Appetitzüglern
– idiopathisch	primär pulmonale Hypertonie
2. funktionell	
– Lungenstauung	Mitralvitien, Linksinsuffizienz

sachen haben, von denen die virale am besten bekannt ist, teilen wir die kongenitalen Vitien besser nach klinischen als embryologischen Gesichtspunkten ein.

Klinische Einteilung der kongenitalen Vitien

1. Kongenitale Vitien **mit vorwiegendem Links-Rechts-Shunt:**
   Vorhofseptumdefekt
   Lungenvenentransposition
   Ventrikelseptumdefekt
   Offener Ductus Botalli
2. Kongenitale Vitien **ohne Kurzschlußverbindung:**
   Aortenisthmusstenose s. S. 362
   Klappenstenosen des linken Herzens s. S. 236 f.
   Reine Pulmonalstenose s. S. 307
   Trikuspidalfehler
3. Kongenitale Vitien **mit ausgesprochenem Rechts-Links-Shunt:**
   Fallotsche Trilogie (Pulmonalstenose und Vorhofseptumdefekt [Hypertrophie des rechten Ventrikels])
   Fallotsche Tetralogie (Ventrikelseptumdefekt, Pulmonalstenose, [Dextroposition der Aorta, Hypertrophie des rechten Ventrikels])
   Fallotsche Pentalogie (Tetralogie + Vorhofseptumdefekt)
   Eisenmenger-Syndrom (Ventrikelseptumdefekt ohne Pulmonalstenose [Dextroposition der Aorta, Hypertrophie des rechten Ventrikels])
   Transposition der großen Gefäße
   Truncus arteriosus communis
   Ebstein-Syndrom
   Double outlet des rechten Ventrikels
   Singulärer Ventrikel
   Einmündung der persistierenden V. cava superior sinistra in den linken Vorhof
   Arteriovenöse Lungenfistel

Die allgemeine Differentialdiagnose bei Rechts-Links-Shunt

1. Zyanose seit Geburt

Bei Erwachsenen muß die Differentialdiagnose der sog. **frühzyanotischen Gruppe** infolge massivsten Rechts-Links-Shunts bei Truncus arteriosus communis, Cor tri- oder biloculare, Atresie der Pulmonalis und Trikuspidalis, eventuell eine komplette Transposition der großen Gefäße in Betracht gezogen werden.

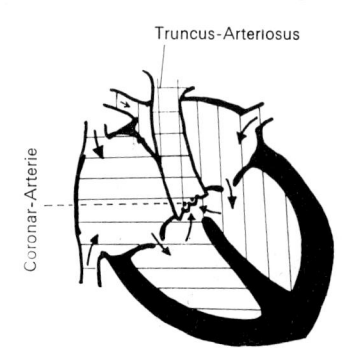

Bei Transposition der Aorta und der Pulmonalis besteht dann keine Zyanose, wenn auch die Ventrikel invertiert sind, d. h. die Aorta aus dem Ventrikel, welcher arterialisiertes Blut erhält und die Pulmonalis aus demjenigen mit venösem Blut, entspringt (sog. *korrigierte Transposition der Gefäße*). Oft besteht ein totaler AV-Block, keine Q-Zacken in den rechtspräkordialen, wohl aber in den linksseitigen Thoraxableitungen. *II. Ton im 2. Interkostalraum links leicht akzentuiert.* Klinische Symptome entstehen erst durch die häufige Kombination mit andern kongenitalen Abnormitäten (Ventrikelseptumdefekt, atrioventrikuläre Klappe auf arterieller Seite deformiert, Stenose der venösen Ausflußbahn).

Die *Trikuspidalatresie*. Die Blutzufuhr zu den Lungen erfolgt über Vorhof- und Ventrikelseptumdefekt und über einen offenen Ductus Botalli. Der Rechts-Links-Shunt verursacht intensive Zyanose. Als einziges kongenitales Vitium mit Zyanose zeigt die Trikuspidalatresie einen ausgesprochenen Linkstyp im Ekg.

Diese „blue babies" sterben meist in den ersten Lebenswochen oder Monaten.

2. Späteres Auftreten der Zyanose

Die Zyanose tritt nicht bei der Geburt, sondern erst in späteren Stadien, **cyanose tardive**, auf: infolge Zunahme des Widerstands im kleinen Kreislauf kommt es zur Shuntumkehr (ein Links-Rechts-Shunt wird zum Rechts-Links-Shunt) oder zur Zunahme eines vorbestehenden Rechts-Links-Shunts. Besonders typisch ist diese „Eisenmenger-Reaktion" der Pulmonalgefäße beim großen Ventrikelseptumdefekt (Eisenmenger-Komplex), beim großen Ductus Botalli, sehr selten beim Vorhofseptumdefekt.

Differentialdiagnostisch sind bei angeborenen Herzfehlern immer besonders zu beachten:
— *Inspektion* (Zyanose, Thoraxform, Voussure cardiaque)
— *Auskultation* (systolische Spindelgeräusche sprechen für Stenose der Semilunarklappen oder der Ausflußbahn, bandförmige systolische Geräusche für Shunt auf Ventrikelebene)
— *Thoraxröntgenbild* zur Feststellung der Herzgröße und -konfiguration sowie zur Feststellung der Lungendurchblutung (vermehrte Blutfülle spricht bei Ausschluß einer Linksinsuffizienz für Links-Rechts-Shunt, verminderte Lungendurchblutung für Pulmonalstenose, pulmonale Hypertonie oder Rechts-Links-Shunt)
— *Elektrokardiogramm*

Für die *praktische Beurteilung* der rechtsseitigen Herzhypertrophie bei kongenitalen Vitien hat es sich gezeigt, daß zwei Typen unterschieden werden können.

- Die *systolische Überlastung* (Druckbelastung), gekennzeichnet durch rechtsseitige Achsenabweichung, Rechtshypertrophie und gleichzeitige Veränderung der Nachschwankung (Negativität von T in Ableitung I und II sowie in den Thoraxableitungen V_2–V_5 mit ST-Senkung.
- Die *diastolische Überlastung* (Volumenbelastung), charakterisiert durch rechtsseitige Achsenabweichung, einen unvollständigen Rechtsschenkelblock mit oder ohne Veränderung der Nachschwankung.

- *Farbstoffverdünnungskurve*

Durch Vergleich dieser verschiedenen Parameter ist es in der überwiegenden Zahl der Fälle schon ohne Herzkatheter möglich, eine richtige Diagnose zu stellen. Der Herzkatheter gibt dann die quantitative Präzisierung oder Ergänzung der Diagnose für ein allfälliges chirurgisches Vorgehen.

Die 4 Symptomengruppen, welche die klinische Annäherungsdiagnose erlauben

1. Zeigt ein Kranker *Zyanose* (Rechts-Links-Shunt), Trommelschlegelfinger, Ekg mit Rechtsüberwiegen vom Typ der Druckbelastung sowie eine atemsynchron wechselnde arterielle Sauerstoffsättigung in der fortlaufenden O_2-Messung (Abb. 12.6) und ist radiologisch der rechte Ventrikel vergrößert, so liegt meist eine sog. *bulboseptale Mißbildung* vor.
Die Unterscheidung der beiden Haupttypen dieser Gruppe von Mißbildungen erfolgt nach dem Röntgenbild und dem Auskultationsbefund:
a) Zeigt das Lungenröntgenbild helle Lungenfelder infolge verminderter Lungengefäßzeichnung (ungenügende Durchblutung der Lunge) (Abb. 12.8), fehlenden oder kleinen Pulmonalisbogen und liegt an der Pulmonalisauskultationsstelle ein leiser 2. Ton und ein Stenosegeräusch vor, so handelt es sich mit größter Wahrscheinlichkeit um eine *bulboseptale Mißbildung mit Pulmonalstenose*. Dazu gehören:
- die *Fallotsche Tetralogie* (zur Differenzierung Holzschuhherz wertvoll);
- die *Fallotsche Pentalogie*.
b) Sind andererseits die Lungen *vermehrt* durchblutet (Shunthili, Lungengefäße erweitert, Abb. 12.10) und ist der 2. Pulmonalton verstärkt, so liegt eine *bulboseptale Mißbildung ohne Pulmonalstenose* vor.
Es kann sich handeln um
- das *Eisenmenger-Syndrom*,
- *double outlet des rechten Ventrikels*
- *vollständige Transposition der Gefäße*.

Die Differenzierung kann ohne Herzkatheter durch die Feststellung, *wann* die Zyanose aufgetreten ist, weitgehend ermöglicht werden. Die Zyanose beginnt bei Transposition und double outlet unmittelbar bei der Geburt und entwickelt sich beim Eisenmenger-Syndrom später. Mit den Herzkatheterbefunden können die beiden Mißbildungen dadurch unterschieden werden, daß die Sauerstoffsättigung in der Aorta beim double outlet Syndrom besonders niedrig ist (weil die Aorta ganz aus dem rechten Ventrikel entspringt, während sie beim Eisenmenger-Komplex reitet).

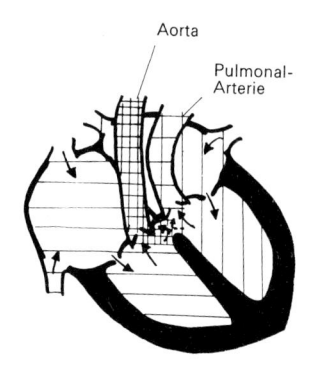

Die *vollständige Transposition der Gefäße* zeichnet sich außer der erwähnten Symptome durch ein eiförmiges Herz und ein auffallend schmales Gefäßband im antero-posterioren Bild aus, das sich im seitlichen Strahlengang stark verbreitert (Aorta *vor* der Pulmonalis). In der Farbstoffkurve ist der Rechts-Links-Shunt besonders massiv.

Von einer *korrigierten Transposition der Gefäße* spricht man, wenn die Transposition nicht nur die aufsteigende Aorta und die Pulmonalis, sondern auch die Ventrikel betrifft, was auch eine funktionelle Korrektur (venöses Blut fließt in Pulmonalis und arterielles in Aorta) ermöglicht.

2. Liegt eine *Zyanose* vor, ist dagegen das *Ekg* stärker rechtstypisch verändert im Sinne einer ausgeprägten Druckbelastung, d. h. mit Kammerendteilveränderungen in den Extremitäten- und den Thoraxableitungen links von V_2, sind die *Lungenfelder* im gesamten *hell* und besteht zudem auskultatorisch ein Stenosegeräusch mit abgeschwächtem 2. Ton über der Pulmonalis, so gibt es zwei Möglichkeiten: Entweder es liegt eine

- *Fallotsche Trilogie* oder ein
- *Spätstadium einer reinen Pulmonalstenose* vor.

Die *Trilogie* hat ein spindelförmiges systolisches Geräusch und bei größerem Rechts-Links-Shunt Trommelschlegelfinger. Die *reine Pulmonalstenose*, deren Spätzyanose durch Rechtsinsuffizienz (periphere Zyanose) erklärt werden muß, zeigt keine Trommelschlegelfinger.

3. Liegt *Frühzyanose* und *Linkshypertrophie* vor, handelt es sich entweder um eine Trikuspidalatresie oder eine *Einmündung einer Hohlvene* in den linken Vorhof.

4. Liegt *keine Zyanose*, ein Ekg vom Rechtstyp mit ausgesprochenen Veränderungen der Nachschwankung, im gesamten *helle Lungenfelder*, aber eine poststenotische Dilatation der Pulmonalarterie, und auskultatorisch Stenosegeräusch mit abgeschwächtem zweitem Ton vor, handelt es sich praktisch immer um eine *reine Pulmonalstenose*.

Sind die Lungenfelder nur in der Peripherie abnorm

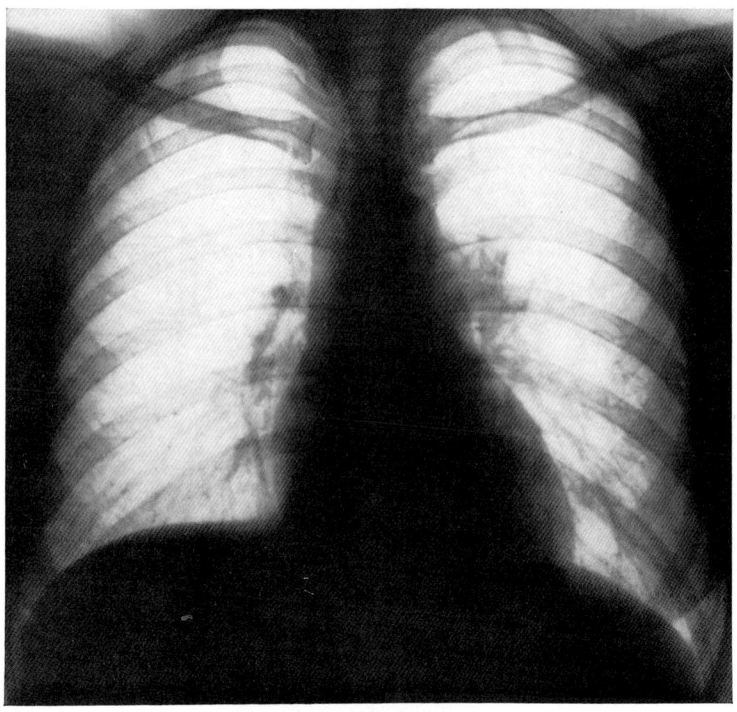

Abb. 12.8. Das Ausmaß der *Lungendurchblutung* als differentialdiagnostisches Kriterium bei kongenitalen Vitien: *vermindert* durchblutete Lunge mit hellen Feldern (Pulmonalstenose) Vergleiche dazu Abb. 12.10: Lunge mit *vermehrter* Durchblutung

hell (Abb. 12.9), die Pulmonalarterie groß und expansiv, der 2. Pulmonalton klingend, so liegt die „Stenose" sozusagen peripher. Es handelt sich um eine der verschiedenen Formen *pulmonaler Hypertonie*. Die Größe des pulmonalen Gefäßwiderstandes kann auf Grund der Durchblutungserschwerung in der Peripherie (abnorme Helligkeit durch verminderte Gefäßzeichnung) annähernd geschätzt werden.

Sind die Lungenfelder hell, findet sich bei der Durchleuchtung ein großes „stummes" Herz nur mit Pulsationen der rechtsseitigen Ausflußbahn und liegt im Ekg ein rechtsseitiger Schenkelblock vor, so ist die Diagnose einer Ebstein-Anomalie sehr wahrscheinlich. Mit gleichzeitiger Zyanose handelt es sich um einen Rechts-Links-Shunt durch einen Vorhofseptumdefekt.

Die allgemeine Differentialdiagnose bei Links-Rechts-Shunt

Während die Zyanose (ohne welche ein bedeutender Rechts-Links-Shunt nicht vorliegen kann) ein klinisch leicht feststellbares Zeichen eines Rechts-Links-Shunts darstellt, sind die klinischen Symptome eines *Links-Rechts-Shunts* bedeutend schwieriger zu fassen. Sie beruhen auf den Zeichen
- einer diastolischen Überlastung des rechten Ventrikels
- einer vermehrten Durchblutung der Lungen. Die *Farbstoffmethode* erlaubt, einen größeren Links-Rechts-Shunt durch verzögerten Kurvenablauf festzustellen (das Shuntblut durchläuft mehrmals einen Teil der Wegstrecke), der *Herzkatheter* ergibt einen O_2-Sprung im rechten Herz-Kreislaufanteil.

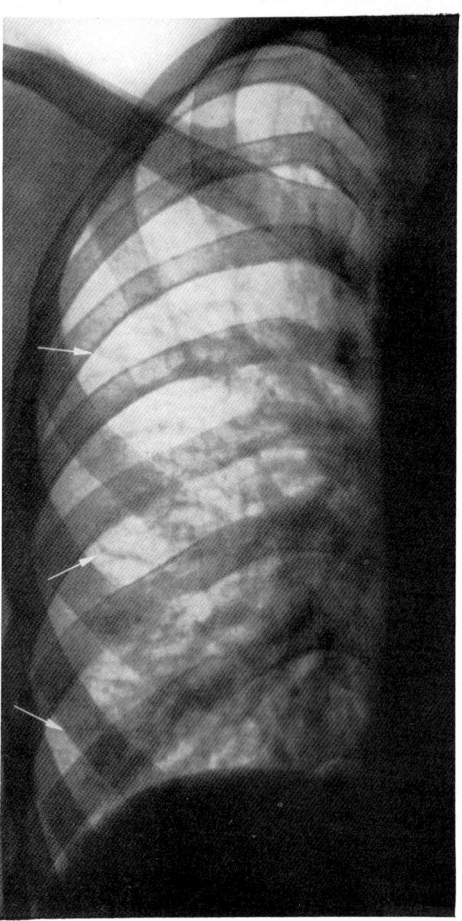

Abb. 12.9. Helligkeitssprung in der Peripherie weist auf pulmonale Hypertonie hin

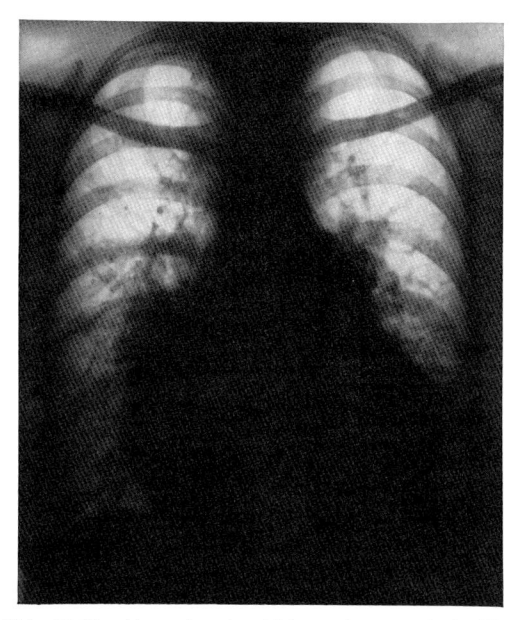

Abb. 12.10. Vermehrt durchblutete Lunge mit dunklen Feldern und erweiterten Lungengefäßen (Vorhofseptumdefekt). Vergleiche dazu Abb. 12.8: Lunge mit *verminderter* Durchblutung

Vermehrte Lungendurchblutung (dunkle Lungenfelder, vorspringender konvexer Pulmonalisbogen, expansive Gefäßpulsationen beider Hili, kleine Aorta (Abb. 12.10), deutlicher 2. Pulmonalton, bei Atmung konstant gespaltener 2. Ton, unvollständiger rechtsseitiger Schenkelblock (diastolische rechtsseitige Überlastung) ohne Zyanose entspricht einem *Vorhofseptumdefekt*. Am häufigsten ist der Septum-secundum-Defekt. Teilweise Einmündungen von Lungenvenen in den rechten Vorhof können ein ähnliches Bild machen. Verläuft der Vektor in der Frontalebene im Gegenuhrzeigersinn, bzw. liegt ein überdrehter Linkstyp vor, besteht großer Verdacht auf Ostiumprimum-Defekt; weist gleichzeitig ein systolisches Geräusch an der Herzspitze auf Mitralinsuffizienz hin, besteht Verdacht auf Persistieren des Ostium atrioventriculare commune mit Spaltung der Klappensegel.
Liegt bei diesen Befunden eine stärkere *Zyanose* zentralen Ursprungs vor, handelt es sich entweder um einen *Vorhofseptumdefekt* mit *dekompensiertem rechten Ventrikel* und folglicher Zunahme des Rechts-Links-Shunts oder eine *vollständige Transposition der Lungenvenen*.
Liegt zudem ein niederfrequentes diastolisches Geräusch an der Herzspitze und eine Zyanose peripheren Ursprungs vor, handelt es sich um das allerdings äußerst seltene *Lutembacher-Syndrom* (Vorhofseptumdefekt und Mitralstenose).
Liegt ein *Links-Rechts-Shunt* mit bandförmigem, palpablem systolischem Geräusch über dem Erbschen Punkt und im Ekg biventrikuläre Überlastung vor, handelt es sich wahrscheinlich um einen *Ventrikelseptumdefekt*.

Kongenitale Herzfehler mit ausschließlicher Linkshypertrophie sind auf *offenen Ductus Botalli* (Leitsymptom: kontinuierliches Geräusch) oder *Isthmusstenose* (Leitsymptome: Hypertonie der oberen Extremitäten, schwache Femoralispulse und Rippenusuren) verdächtig.

Die spezielle Differentialdiagnose der einzelnen kongenitalen Vitien

Die Fallotsche Tetralogie

Bei der von Fallot 1888 beschriebenen Anomalie handelt es sich um die Kombination von *Pulmonalstenose, hohem Ventrikelseptumdefekt, Dextroposition der Aorta* (reitende Aorta) und *Hypertrophie des rechten Ventrikels*. Unter den angeborenen Herzfehlern mit Zyanose stellt die **Tetralogie nach Fallot** bei Kindern einen großen Prozentsatz dar. Die mittlere spontane Lebensaussicht ist allerdings gering, so daß nur wenige Träger der Anomalie ohne Operation das Erwachsenenalter erreichen (Abb. 12.11).
Die Symptomatologie läßt sich leicht aus den durch diese anatomischen Verhältnisse resultierenden hämodynamischen Besonderheiten ableiten. Die Pulmonalstenose erschwert die Lungendurchblutung; sie steigert den rechtsseitigen Ventrikeldruck (wenn auch nicht so stark wie bei engen Stenosen mit geschlossenem Septum). Dadurch sind bei offenem Septum die Voraussetzungen für den Rechts-Links-Shunt gegeben. Die *Zyanose* ist obligat, kann jedoch sehr verschiedene Grade annehmen. Anamnestisch läßt sich in manchen Fällen feststellen, daß sie erst einige Zeit nach der Geburt in Erscheinung trat. Die Intensität der Zyanose und damit die Prognose hängt vom Ausmaß der valvulären und infundibulären Pulmonalstenose ab.
Die Träger der Anomalie nehmen mit Vorliebe eine typische Kauerstellung ein, bei welcher sich offenbar besonders günstige Bedingungen für den Pulmonalkreislauf einstellen („squatting" der Angelsachsen).
Trommelschlegelfinger und -zehen sind oft extrem ausgebildet. In der allgemeinen *Entwicklung* bleiben diese Kranken zurück. Das *Herz* ist normal groß, aber in der Regel infolge der hypoplastischen Pulmonalarterie (konkaves Pulmonalisfenster zwischen Aortenbogen und Ventrikel) und des starken, nach links ausladenden hypertrophischen rechten Ventrikels, dem die linke Kammer als kleine Kappe aufliegen kann, charakteristisch konfiguriert. Man nennt diese Form wegen der aufgeworfenen Herzspitze „coeur en sabot" (Holzschuhherz). Ein rechtsseitiger Aortenbogen kommt in 25% der Fälle hinzu.
Die Lungenfelder sind *röntgenologisch* auffallend hell (Abb. 12.8); in späteren Stadien können die Hili infolge ausgebildeter Kollateralen verdichtet erscheinen.
Polyglobulie ist stets vorhanden (Erythrozyten 6–9 Mill./mm^3, Hämoglobin bis 130%, Hämatokrit zwi-

12 Zyanose

	Lebensjahrzehnt
	1. 2. 3. 4. 5. 6. 7. 8. 9.

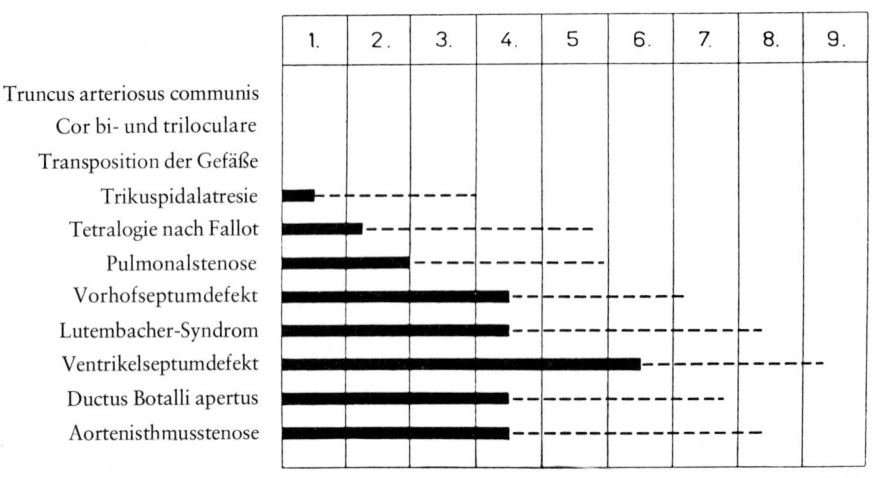

Truncus arteriosus communis
Cor bi- und triloculare
Transposition der Gefäße
Trikuspidalatresie
Tetralogie nach Fallot
Pulmonalstenose
Vorhofseptumdefekt
Lutembacher-Syndrom
Ventrikelseptumdefekt
Ductus Botalli apertus
Aortenisthmusstenose

Abb. 12.11. Lebensaussichten bei kongenitalen Herzfehlern. ■ mittlere Lebenserwartung -- mögliche Lebenserwartung

schen 60 und 80). Das arterielle Blut zeigt eine deutliche Sauerstoffuntersättigung.

Gegenüber der Zyanose, den Trommelschlegelfingern, dem normal großen Herzen mit oder ohne die beschriebene Konfiguration und den schlecht durchbluteten Lippen tritt für die Diagnose der Fallotschen Tetralogie der *Auskultationsbefund* zurück. Ein systolisches Geräusch ist in der Regel über der Pulmonalis und über dem Erbschen Punkte (Septumdefekt) lokalisiert.

Das *Elektrokardiogramm* zeigt stets rechtstypische Umformung des QRS-Komplexes, hohes R in rechtsseitigen, tiefes S in linksseitigen Thoraxableitungen, T-Veränderungen fehlen oder sind gering (Gegensatz zu Pulmonalstenose ohne Septumdefekt). Kein Rechtsschenkelblock. Pulmonales spitzes P. Diese klassische Symptomatologie erlaubt gewöhnlich die Diagnose der Fallotschen Tetralogie.

Herzkatheterismus mit Sauerstoffgehaltsbestimmung des Blutes, intrakardialer Druckmessung, Farbstoffkurven und *Angiokardiographie* vermögen die Diagnose zu sichern. Meist gelingt das direkte Sondieren der reitenden Aorta. Rechter Vorhof und Ventrikel weisen meist übereinstimmenden, wegen der peripheren Ausschöpfung, erheblich erniedrigten Sauerstoffgehalt auf; Werte um 30% O_2-Sättigung sind möglich. Der intrakardiale Druck steigt im Ventrikel stark an (auf Systemdruck) und fällt an der infundibulären und/oder valvulären Stenose auf minimale Werte ab. Die Farbstoffkurve ergibt einen Rechts-Links-Shunt, die Oxymetrie eine atemsynchron schwankende Sauerstoffsättigung des arteriellen Blutes (Abb. 12.6), was auf die wechselnde Blutversorgung der Aorta aus dem rechten und linken Ventrikel hinweist. Im Angiokardiogramm ist frühzeitige Füllung der reitenden Aorta die Regel, ferner geringe Füllung der Lungenarterien.

Wenn die Kranken das Erwachsenenalter erreichen, besteht wegen der Polyglobulie die Gefahr von zerebralen *Thrombosen*. Eine weitere, häufige Komplikation ist die aufgepfropfte *Endocarditis lenta*.

Die *Prognose* hat sich seit der heute üblichen Totalkorrektur (Sprengen der valvulären und Exzision der infundibulären Pulmonalstenose sowie Verschluß des Septumdefektes) entscheidend verbessert.

Pulmonalstenose mit Vorhofseptumdefekt

Die Kombination von *Pulmonalstenose mit großem Vorhofseptumdefekt und Hypertrophie des rechten Ventrikels* wird auch als **Fallotsche Trilogie** bezeichnet. Der Grad der Zyanose hängt vom Ausmaß der Pulmonalstenose ab. Gegenüber Fallotscher Tetralogie sind der *sprunghafte Wechsel der Zyanose* bei Anstrengung und im Ekg der ausgesprochene Rechtstypus mit T-Negativität (wie bei Pulmonalstenose) wichtige Hinweise.

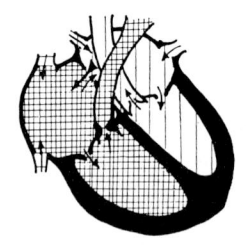

Die Abtrennung gegenüber der Fallotschen Tetralogie (s. S. 299) kann klinisch schwierig sein. Wegen der Rechtshypertrophie ist der Links-Rechts-Shunt u. U. gering und die oxymetrisch bestimmte O_2-Sättigung ebenfalls atemsynchron schwankend, also der Fallotschen Tetralogie entsprechende Befunde. Die Diagnose ist daher nur mit Hilfe des Herzkatheterismus und der Angiokardiographie sicher zu erreichen.

Als **Fallotsche Pentalogie** wird eine Herzmißbildung bezeichnet, bei welcher die Anomalien der Tetralogie mit einem Vorhofseptumdefekt kombiniert sind.

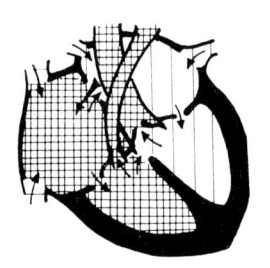

Eisenmenger-Komplex oder pulmonale Hypertonie mit Rechts-Links-Shunt

Die nach Eisenmenger benannte angeborene Mißbildung des Herzens unterscheidet sich von der Fallotschen Tetralogie durch die erweiterte oder selten normal weite A. pulmonalis. Es liegt nie eine Pulmonalstenose vor. Sie ist also durch einen *hohen Septumdefekt* und *reitende Aorta* gekennzeichnet. Eine pulmonale Hypertonie ist als Folge des großen Septumdefektes und einer vermehrten vaskulären Resistenz im kleinen Kreislauf seit der Geburt ausgebildet. Charakteristischerweise ist die Zyanose zwar von Geburt an angedeutet, nimmt aber erst in den Entwicklungsjahren ausgesprochene Grade an. Das Auftreten einer persistierenden Zyanose zu diesem Zeitpunkt spricht daher bereits mit großer Wahrscheinlichkeit für einen Eisenmenger-Komplex.

Das Herz ist meist leicht vergrößert. Die *Konfiguration* hängt davon ab, ob die A. pulmonalis normal oder erweitert ist. Gewöhnlich sind die *Hili* durch die erweiterten zentralen Pulmonalgefäße *vergrößert* und stark *pulsierend*.

Auskultatorisch sind ein pulmonaler Austreibungston und ein konstant fusionierter 2. Herzton charakteristisch, gelegentlich besteht zusätzlich ein diastolisches Geräusch über der Pulmonalis (Pulmonalinsuffizienz).

Das *Elektrokardiogramm* zeigt Zeichen der Rechtshypertrophie. Gewöhnlich besteht keine Achsendeviation; in einigen Fällen wurde ein intraventrikulärer Block beobachtet.

Im Sauerstoffversuch vermag die O₂-Atmung die erniedrigte Sättigung etwas zu erhöhen, wegen des Shunts jedoch nicht zur Norm zu bringen.

Der Herzkatheterismus ergibt entweder gleichmäßig untersättigtes, venöses Blut im rechten Herzen und der A. pulmonalis oder leichte Erhöhung der Sauerstoffsättigung im rechten Ventrikel bzw. der A. pulmonalis. Die Druckwerte sind im rechten Ventrikel und in der A. pulmonalis ohne Druckgradient erhöht, was eine sichere Unterscheidung gegenüber der Fallotschen Tetralogie erlaubt.

Die *Prognose* ist unterschiedlich. Die Patienten können das mittlere Lebensalter erreichen. *Komplikationen* beim Eisenmenger-Komplex sind Lungenblutungen infolge der aneurysmatischen Erweiterungen der Pulmonalarterien sowie Gehirnthrombosen und -abszesse.

Ventrikelseptumdefekt

Der Übertritt von Shuntblut vom linken zum rechten Ventrikel bedeutet eine Mehrarbeit vorwiegend für den linken Ventrikel. Je nach dem Ausmaß kann eine vermehrte Überlastung des kleinen Kreislaufs mit verstärkter Lungendurchblutung durch Shuntblut die Folge sein. Stärkere Widerstandssteigerung im Lungenkreislauf kann zu Shuntumkehr führen. Der große hohe Ventrikelseptumdefekt hat enge Beziehung zum Eisenmenger-Komplex.

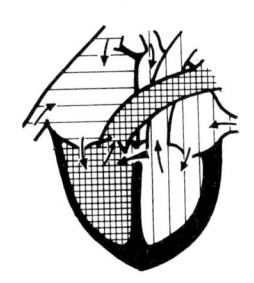

Die „reinen" Fälle von **intraventrikulärem Septumdefekt** sind azyanotisch, weil der Druck im linken Ventrikel höher ist als im rechten und der „Shunt" infolgedessen arteriovenös gerichtet ist. Zu einer Zyanose kommt es erst nach Hinzutreten von Komplikationen mit Hypertonie im kleinen Kreislauf, welche sich bei großen Defekten als Folge der stark gesteigerten pulmonalen Druck- und Volumenüberlastung mit entsprechender Rückwirkung auf das Herz einstellt. Die Symptomatologie gleicht dann weitgehend jener des Eisenmenger-Komplexes. Das Bild des Ventrikelseptumdefektes ist ganz verschieden, je nachdem ob es sich um einen kleinen tiefsitzenden (Morbus Roger) oder großen, meist hochsitzenden Defekt handelt. Im ersten Falle sind die Erscheinungen wenig ausgeprägt und die Bewertung des

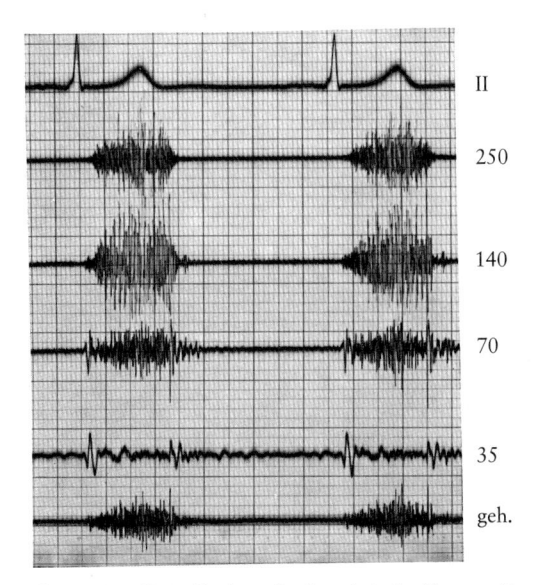

Abb. 12.12. Systolisches Geräusch bei *offenem Ventrikelseptum*

Roger-Geräusches „viel Lärm um nichts" stimmt, im zweiten Fall liegt ein ernstes Herzleiden vor.
Viele Fälle verlaufen klinisch symptomlos, immerhin sind bei großem Shunt vorzeitige Dekompensationserscheinungen nicht selten. *Anstrengungsdyspnoe* und Müdigkeit werden als erste Zeichen am häufigsten angegeben.
Auskultatorisch ist das laute und rauhe holosystolische „Roger"-Geräusch im Bereich des 3. und 4. Interkostalraums links vom Sternum charakteristisch (Abb. 12.12).
Sehr selten ist aber das Geräusch nur in der 1. Hälfte der Systole hörbar. In diesem Fall darf ein kleines, in der Septummuskulatur gelegenes Loch, das sich bei der Kontraktion schließt, angenommen werden.

Wenn der Shunt wegen Steigerung des pulmonalen Widerstandes nicht mehr einseitig ist, sondern abnimmt und gemischt wird, geht die Lautstärke des Geräusches erheblich zurück. Diese Fälle können sich dann der Diagnose leicht entziehen, weil das Geräusch nicht lauter erscheint, als ein gewöhnliches akzidentelles Geräusch zu sein pflegt.

Der 2. Pulmonalton ist verstärkt und oft gespalten, der Aortenanteil geht im Geräusch unter. Palpatorisch ist *Schwirren* über dem Herzen meist nachweisbar.
Die *Herzsilhouette* kann völlig normal sein, ist aber in Abhängigkeit von der Shuntgröße doch durch eine Dilatation der Pulmonalis (gelegentlich stark pulsierend) und Vergrößerung des linken Ventrikels verändert. Die Lungengefäße sind bei großem Shunt mit Blut stark gefüllt.

Im *Ekg* findet sich gelegentlich eine intraventrikuläre Reizleitungsstörung. Typisch sind Zeichen für Hypertrophie des linken oder beider Ventrikel.
Die Differentialdiagnose des Morbus Roger muß besonders gegenüber akzidentellen systolischen Geräuschen, Mitralinsuffizienz und subaortaler, muskulärer Stenose erwogen werden.

Vorhofseptumdefekt

Beim großen Vorhofseptumdefekt ist der Links-Rechts-Shunt besonders massiv. Die Zeichen des Links-Rechts-Shunts beherrschen daher das klinische Bild. Der rechte Ventrikel leistet vermehrte Volumenarbeit, der Großkreislauf, insbesondere die Aorta, ist unterentwickelt. Eine pulmonale Hypertonie geringen Grades ist auch bei normalem oder erniedrigtem arteriolären Gefäßwiderstand infolge des großen Lungendurchflusses möglich.

Beim **Vorhofseptumdefekt** (im Erwachsenenalter häufigstes, in 15–20% aller kongenitalen Herzfehler beobachtetes Vitium, dreimal häufiger bei Frauen als bei Männern) tritt eine leichte Zyanose in der Regel erst spät auf. Sie ist meist peripher bedingt, da ein stärkerer Rechts-Links-Shunt erst eintritt, wenn wegen Herzinsuffizienz oder Gefäßbeteiligung in der Lunge der Druck im rechten Vorhof den Druck im linken Vorhof übersteigt (cyanose tardive). Die Mehrzahl der Betroffenen hat wenig subjektive Beschwerden. Müdigkeit und Arbeitsdyspnoe stehen im Vordergrund. Manche allerdings sind stark behindert. Der Lungendurchfluß ist infolge des normalerweise

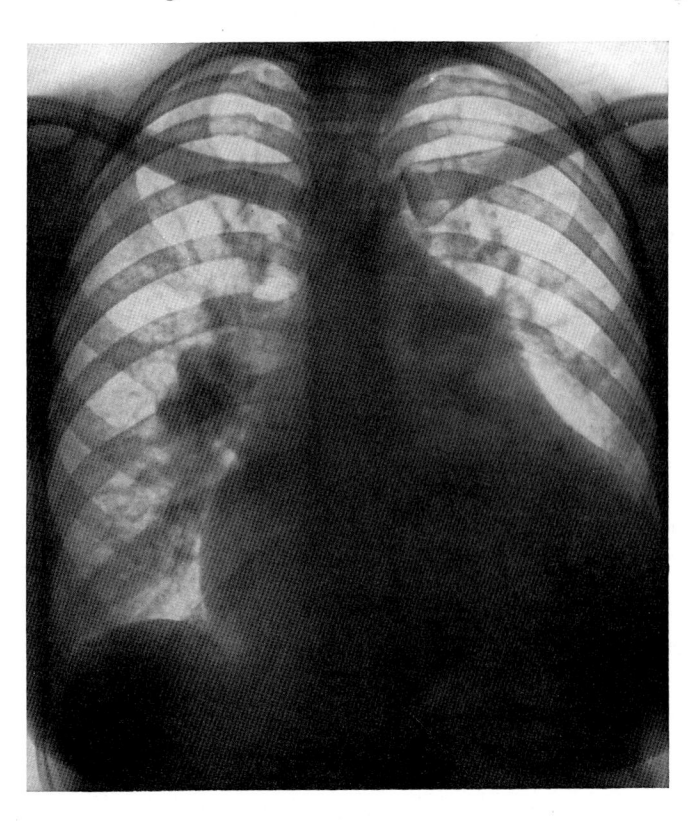

Abb. 12.13. Herzkonfiguration bei *Vorhofseptumdefekt;* bei Durchleuchtung tanzende Hili

12 Zyanose

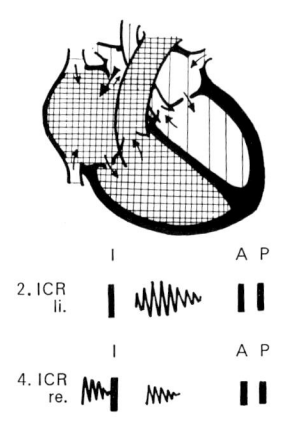

bestehenden großen Links-Rechts-Shunts stark gesteigert. In 200 eigenen katheterisierten Fällen mit Vorhofseptumdefekt fanden sich nur zwei ausgeprägte pulmonale Hypertonien.

Klinisch ist meist ein verstärkter präkordialer Impuls zu tasten. In typischen Fällen kann *röntgenologisch* neben der Dilatation der Pulmonalarterie und ihrer Äste (tanzende Hili!), den wegen der starken Blutfüllung dunklen Lungenfeldern, eine Vergrößerung des rechten Vorhofs und Ventrikels sowie andererseits eine Hypoplasie der Aorta und ein kleiner linker Ventrikel nachgewiesen werden (Abb. 12.13). Der Blutdruck ist entsprechend der unterentwickelten linken Herzseite niedrig.

Auskultatorisch ist ein frühsystolisches Geräusch über der Pulmonalis hörbar. Das systolische Geräusch wird als Ausdruck des gesteigerten Blutdurchtritts durch die Pulmonalklappen, was zu einer relativen Pulmonalstenose führt, gedeutet. Das seltenere diastolische Geräusch über dem unteren Sternum weist auf eine relative Trikuspidalstenose bei der gesteigerten, die Trikuspidalis passierenden Blutfülle hin.

Der zweite Pulmonalton ist nicht akzentuiert, die Basistöne aber im In- und Exspirium *konstant gespalten*, was von entscheidender diagnostischer Bedeutung ist. Die Spaltung der Töne wird weniger deutlich, wenn der pulmonale Druck steigt und verschwindet, wenn er den Wert des arteriellen Druckes erreicht hat. Der *Venenpuls* zeigt eine ausgeprägte, selten zweigipflige präsystolische Welle. Ein auf Mitralinsuffizienz hinweisendes systolisches Geräusch an der Herzspitze ist auf Endokardkissen-Defekt verdächtig. Bei diesem ist das Mitral- und manchmal auch das Trikuspidalsegel gespalten (endocardial cushion defect).

Die Farbstoffkurve zeigt oft einen ganz geringgradigen Rechts-Links-Shunt und als Ausdruck des Links-Rechts-Shunts besonders verzögerte Verdünnungszeiten. Je größer

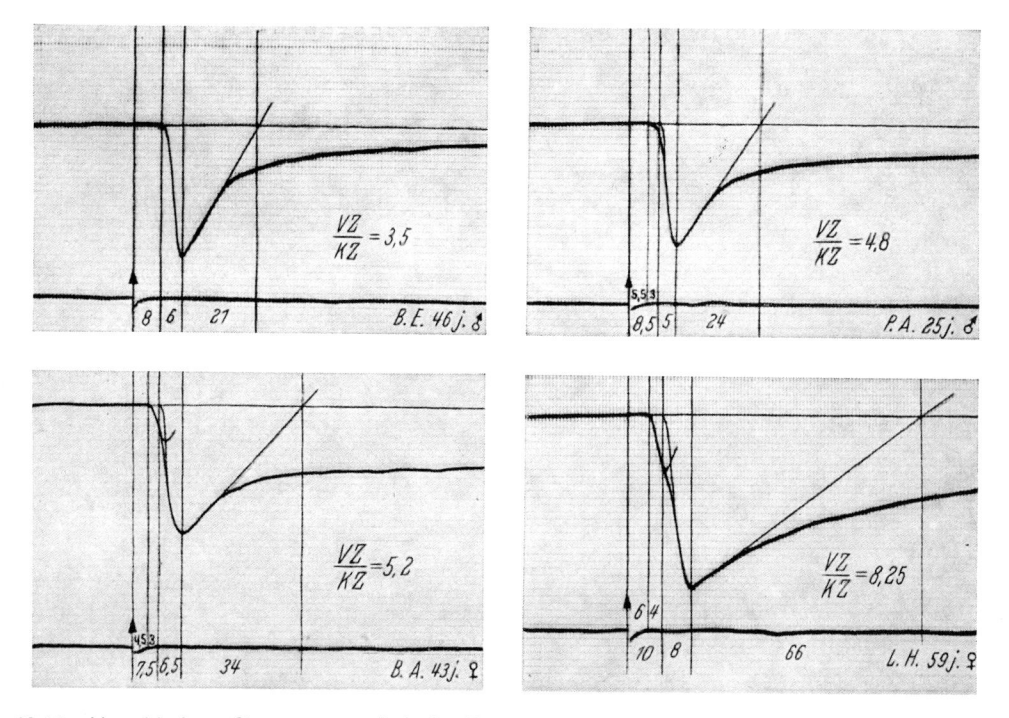

Abb. 12.14. Verschiedene Shuntmengen bei vier Patienten mit *Vorhotseptumdefekt*. Das Verhältnis Verdünnungszeit (aufsteigender Schenkel) zu Konzentrationszeit (absteigender Schenkel) wird mit zunehmendem Shunt größer. Bei Links-Rechts-Shunt wird das am Ohr vorbeifließende Blut nur verzögert vom beigemischten Farbstoff gereinigt, weil Farbstoff mit dem Shuntblut immer wieder zugeführt wird

der Shunt, um so schwerer sind im allgemeinen die klinischen Symptome. Die Shuntgröße kann durch intrakardiale Sauerstoffsättigungsmessung oder durch die Farbstoffverdünnungskurven ermittelt werden (Abb. 12.14).

Das Ekg zeigt in 95% der Fälle einen partiellen oder vollständigen rechtsseitigen Schenkelblock, häufig finden sich abnorme P-Zacken, in 10–20% liegt beim älteren Patienten Vorhofflimmern vor.

Diese Tendenz zu Arrhythmie wird bei den kongenitalen Herzfehlern häufig bei Vorhofseptumdefekt beobachtet. Das Ekg erlaubt in den meisten Fällen die Differenzierung der häufigeren Ostium-secundum-Defekte vom etwa 10mal selteneren Ostium-primum-Defekt (welcher chirurgisch anders angegangen werden muß und eine wesentlich schlechtere Prognose hat). Beim Ostium-primum-Defekt und beim Endokardkissendefekt liegt ein sog. überdrehter Linkstyp vor (Momentanvektor von QRS über −30° nach links gerichtet und in der Frontalebene im Gegenuhrzeigersinn drehend).

Für die Sicherung der Diagnose sind die modernen Untersuchungsmethoden sehr wertvoll. Beim Herzkatheterismus gelingt es in der Regel, die Sonde vom rechten direkt in den linken Vorhof vorzustoßen. Gegenüber den Hohlvenen ist die Sauerstoffsättigung im rechten Vorhof im Bereich des Shunts besonders hoch; sie steigt z. B. von 70% auf 90% und höher an. Durch bessere Vermischung mit dem venösen Blut fällt sie im Ventrikel und in der Pulmonalis auf etwas niedrigere Werte ab, bleibt aber gegenüber der mittleren Sättigung in den Hohlvenen immer noch deutlich erhöht. Bei der Druckmessung finden sich normale oder leicht gesteigerte Druckwerte im rechten Herzen.

Im Gegensatz zu anderen kongenitalen Herzfehlern pfropft sich eine Endocarditis lenta nur äußerst selten auf.

Es bestehen gewisse Beziehungen zu Deformitäten an anderen Organen (Arachnodaktylie, Linsenverschiebungen, hoher Gaumen, Hühnerbrust, siehe Marfan-Syndrom S. 65).

Lutembacher-Syndrom

Beim sehr seltenen **Lutembacher-Syndrom** ist der *Vorhofseptumdefekt mit erworbener oder angeborener Mitralstenose* kombiniert.

Bei Frauen scheint das Syndrom etwas häufiger ausgebildet als bei Männern. Die Zyanose tritt erst im Spätstadium auf. Die *subjektiven Klagen* sind Kurzatmigkeit und häufig anfallsweises Herzklopfen. *Vorhofflimmern* ist ein nicht seltener Befund. *Auskultatorisch* läßt sich in den meisten Fällen die Mitralstenose durch die typischen Erscheinungen nachweisen.

Das *Röntgenbild* zeigt ein vergrößertes Herz mit stark erweitertem rechten Vorhof und Conus pulmonalis, erweiterten Pulmonalisästen (tanzende Hili beim Durchleuchten!), starker Rechtshypertrophie, verstärkter Hiluszeichnung, einem kleinen und engen Aortenbogen. Im Gegensatz zur gewöhnlichen Mitralstenose ist der linke Vorhof – wegen Ausweichmöglichkeiten des Blutes in den rechten Vorhof – nicht oder nur unbedeutend erweitert.

Im Ekg kann ein Rechtstyp ausgeprägt sein, aber auch fehlen. Große P-Zacken in Abl. I und II sind typisch. Oft liegt ein kompletter oder inkompletter Rechtsschenkelblock vor.

Die Hautfarbe ist in der Regel blaß. Die häufig beobachtete Akrozyanose ist Ausdruck einer vermehrten Sauerstoffausschöpfung in der Peripherie bei dem – infolge der Mitralstenose – herabgesetzten Zeitvolumen im großen Kreislauf. Eine Mischblutzyanose kommt höchstens terminal zustande, wenn der rechte Ventrikel versagt.

Eine über 5,5 Sekunden verlängerte Lungen-Ohrzeit kann bei nachgewiesenem Vorhofseptumdefekt den Verdacht auf eine begleitende Mitralstenose erwecken. Beim unkomplizierten Vorhofseptumdefekt sind die Kreislaufzeiten eher verkürzt.

Die Diagnose bietet stets Schwierigkeiten, da die Zeichen der Mitralstenose vorherrschen können. Gelegentlich kann an einem kleinen Vorhofseptumdefekt ein kontinuierliches Geräusch entstehen.

Ebsteinsche Anomalie

Selten ist auch die **Ebsteinsche Anomalie**, bei welcher die Trikuspidalklappen abnorm tief im rechten Ventrikel entspringen. Dadurch kommt es zu einer Zweiteilung des rechten Ventrikels mit einem atrialisierten Ventrikelanteil. Meist besteht auch eine breite Verbindung zwischen den beiden Vorhöfen. $^2/_3$ der Fälle sind zyanotisch. Für die Diagnose sind eine mehr oder weniger ausgeprägte Zyanose und linkssternal unten ein systolisches, seltener diastolisches Geräusch über der verlagerten Trikuspidalauskultationsstelle, ein vergrößertes Herz, helle Lungenfelder, Rechtsschenkelblock im Ekg sowie Neigung zu paroxysmaler Tachykardie wesentlich. Die Diagnose ist schwierig und kann im Herzkatheterismus durch Nachweis eines atrialisierten Ventrikelanteils bei gleichzeitiger Registrierung von Druck und intrakardialem Ekg gestellt werden.

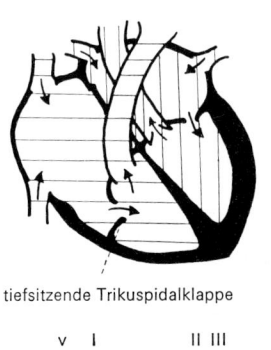

tiefsitzende Trikuspidalklappe

4. ICR

Offener Ductus arteriosus Botalli

Beim offenen Ductus Botalli liegt ein Links-Rechts-Shunt vor, welcher im Gegensatz zum Vorhofseptumdefekt mit einer abnormen Volumenbelastung des linken Ventrikels verbunden ist und im Gegensatz zum Ventrikelseptumdefekt anfänglich keine Überlastung des rechten Ventrikels nach sich zieht. Erst als Folge einer pulmonalen Hypertonie kommt die vermehrte Druckarbeit des rechten Ventrikels hinzu. Die pulmonale Hypertonie kann auch zu Shuntumkehr führen.

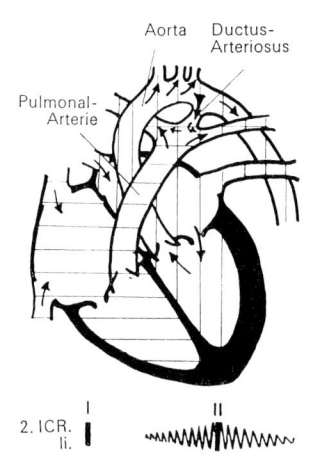

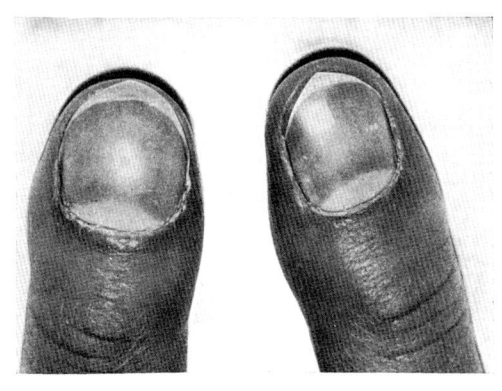

Abb. 12.15. *Einseitige Uhrglasnägel* links bei Shuntumkehr des offenen Ductus Botalli

Der offene Ductus Botalli macht beim Erwachsenen gewöhnlich ein typisches Krankheitsbild, das in ausgeprägten Fällen differentialdiagnostisch leicht abgetrennt werden kann. Infolge des höheren Druckes innerhalb der Aorta fließt arterialisiertes Blut sowohl in der Systole wie in der Diastole zurück in die A. pulmonalis. Zur Zyanose kommt es nur bei starkem Widerstandsanstieg in der pulmonalen Strombahn (Shuntumkehr). Bei der Shuntumkehr infolge Steigerung des Pulmonalarteriendrucks (etwa 10% der Fälle mit offenem Ductus Botalli) ist die Zyanose, besonders nach Belastung, an der linken Hand wie an den unteren Extremitäten stärker ausgebildet als an der rechten Hand, weil die linke A. subclavia unmittelbar oberhalb der Ductusmündung abgeht und daher noch ungesättigtes Blut erhält. Die Fingernägel der linken Hand zeigen (ebenso wie die Zehennägel) gelegentlich stärkere Uhrglasnägelbildung. Einseitige Uhrglasnägel sind daher auf offenen Ductus Botalli mit Shuntumkehr sehr verdächtig (Abb. 12.15). Der *Spätzyanose* geht in der Regel die *Belastungszyanose* voraus.

Auf einem ähnlichen Mechanismus beruht die eigenartige Zyanose nur der unteren Extremitäten bei der Isthmusstenose, wenn die Stenose oberhalb der Einmündung des Ductus Botalli liegt und dieser offen bleibt (sog. infantiler Typus): Infolge starken Druckabfalles peripher der Stenose kann ein erhöhter Pulmonalisdruck überwiegen, was ebenfalls zu Shuntumkehr führt.

Frauen sind häufiger befallen als Männer (3:1). Subjektiv empfinden die meisten Fälle während längerer Zeit keine Beschwerden; im Stadium der Dekompensation stehen Kurzatmigkeit und Herzklopfen im Vordergrund.

Ein wichtiges diagnostisches Zeichen ist das *während Systole* und *Diastole* hörbare *Geräusch* über der Pulmonalis (souffle continu). Das Geräusch beginnt kurz nach dem 1. Ton und erstreckt sich bis spät in die Diastole. Es ist in der Regel im zweiten Interkostalraum links vom Sternum am deutlichsten und auch im Rücken gut wahrzunehmen. Es sind auch Beobachtungen mit nur systolischem oder diastolischem Geräusch beschrieben. Auch ein Schwirren ist gelegentlich vorhanden. Der 2. Pulmonalton ist nicht selten akzentuiert. In seltenen Fällen gibt ein funktionelles Mitralstenosegeräusch (infolge des während der Diastole vermehrt durch die Mitralis fließenden Blutes) zur Fehldiagnose eines Mitralvitiums Veranlassung.

Der *Blutdruck* ist in allen Fällen mit größerem Duktus typisch: Der systolische Druck ist normal oder leicht erhöht, der diastolische stark erniedrigt. Dadurch kommt es zur typischen großen Pulsamplitude und den anderen wie bei der Aorteninsuffizienz typischen peripheren Erscheinungen. Eine Aorteninsuffizienz läßt sich aber durch den Charakter des Geräusches in der Regel leicht ausschließen.

Röntgenologisch ist der offene Ductus Botalli durch die Verbreiterung und starke Pulsation der Aorta und fehlende Stufe zwischen Aorta und Pulmonalarterie, welche in typischer Weise vorspringt, die Überfüllung der Lungengefäße und eine Erweiterung des linken Ventrikels gekennzeichnet (Abb. 12.16).

Das *Elektrokardiogramm* ist linkstypisch umgeformt oder normal, zeigt gelegentlich Rechtsschenkelblock.

Der Herzkatheterismus erlaubt eine sichere Diagnosestellung: die normale mittlere Sauerstoffsättigung von etwa 75% im rechten Herzen steigt plötzlich auf arterielle Sättigungswerte an, wenn die Sondenspitze in der A. pulmonalis auf die Einmündung des Duktus trifft.

Die Darstellung des Ductus Botalli mit Kontrastmittel im Röntgenbild gelingt am besten, wenn der Katheter arteriell eingeführt und bis zum Aortenbogen vorgeschoben wird. Von dieser Lage aus lassen sich der Duktus und die A. pulmonalis darstellen.

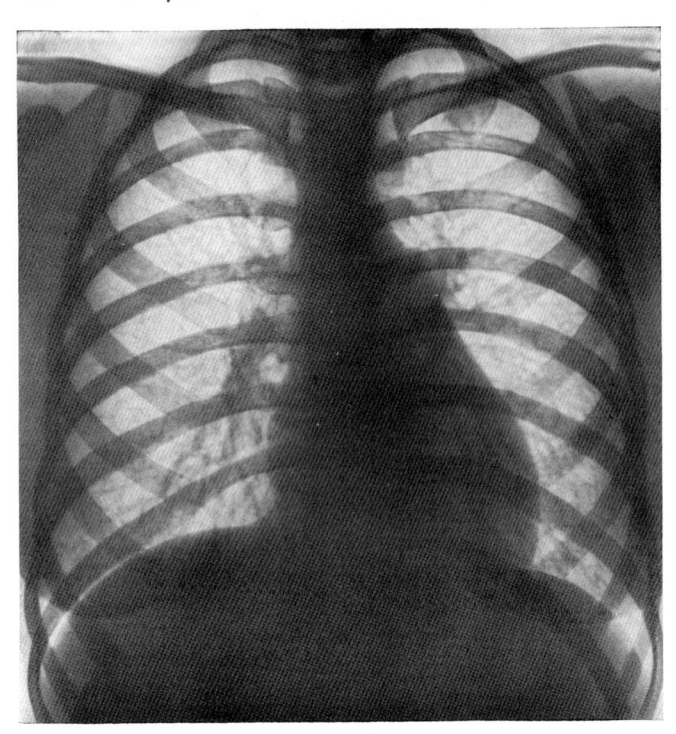

Abb. 12.16. Herzkonfiguration mit vorspringendem Pulmonalisbogen bei kleinem offenem Ductus Botalli

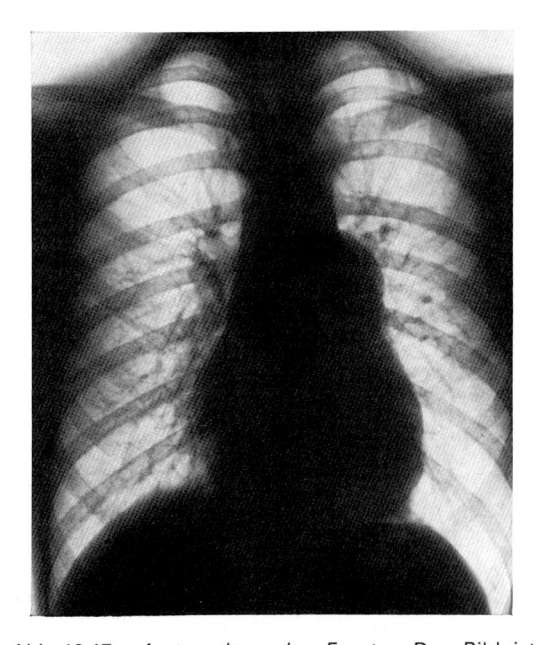

Abb. 12.17. *Aorto-pulmonales Fenster*. Das Bild ist allerdings nicht nur für aorto-pulmonales Fenster typisch, sondern für jede *pulmonale Hypertonie* bei *Rechts-Links-Shunt* (vorspringender Pulmonalisbogen, überfüllte zentrale Lungenfelder, leere Peripherie, Abbruch der Lungengefäße im äußeren Drittel der Lungenfelder)

Die Farbstoffmethode weist den Links-Rechts-Shunt nach.

Anatomisch werden verschiedene Formen des offenen Duktus unterschieden: zylindrischer, trichterförmiger, aneurysmatischer und fensterförmiger.

Das aorto-pulmonale Fenster
(aorto-pulmonaler Septumdefekt)

Weil beim aorto-pulmonalen Fenster hämodynamisch im Prinzip die gleichen Verhältnisse vorliegen wie beim offenen Ductus Botalli, nämlich eine Verbindung des großen und kleinen Kreislaufs kurz nach den Semilunarklappen, sind auch die Symptome dieser beiden Vitien sehr ähnlich.

Folgende Symptome lassen daher an das seltene aorto-pulmonale Fenster denken:

1. Das Geräusch ist in etwa 50% kontinuierlich, aber etwas tiefer und mehr medial als beim offenen Ductus Botalli. Oft ist es nur systolisch.
2. Der 2. Pulmonalton ist in der Regel wegen der häufigen, pulmonalen Hypertonie verstärkt.
3. Radiologisch ist das Vorspringen des Pulmonalisbogens besonders akzentuiert, aber nicht pathognomonisch. Diese Konfiguration kommt in gleicher Weise auch bei andern Vitien mit Rechts-Links-Shunt und pulmonaler Hypertonie vor (Abb. 12.17).

4. Dyspnoe und Zyanose sind in der Regel ausgesprochener als beim offenen Ductus Botalli.
5. Das Ekg ist rechts- und linkshypertrophisch umgeformt.

Herzkatheterismus und Angiokardiographie sichern die Diagnose.

Kardiale Zyanose ohne Mischblut

Die Pulmonalstenose

Die reine *Pulmonalstenose* galt früher als sehr selten; mit den heutigen diagnostischen Methoden zeigt es sich, daß sie etwa 3–5% aller angeborenen Herzfehler ausmacht.

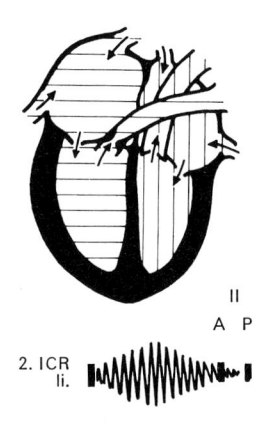

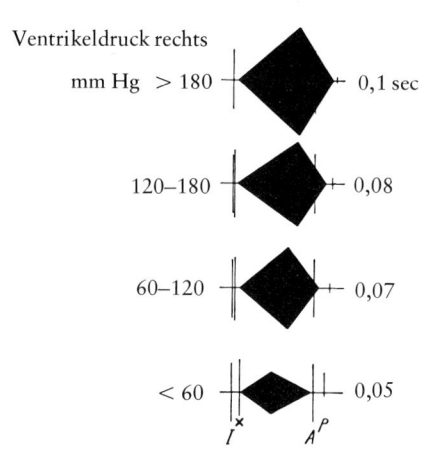

Abb. 12.18. Pulmonalstenose: Geräuschcharakter und Weite der Spaltung des 2. Tones (in sec) zwischen Aorten (A)- und Pulmonalis (P)-Anteil geben einen Hinweis auf die Höhe des rechtsseitigen Ventrikeldruckes und damit die Schwere der Stenose

Anatomisch handelt es sich entweder um eine reine Klappenstenose, um eine Infundibulum-(Konus-)Stenose, oder um kombinierte Formen. Diese Unterscheidung, welche klinisch nur durch die Druckmessung beim Herzkatheterismus sicher möglich ist, hat praktisches Interesse, weil die operative Behandlung der Klappenstenose und der Infundibulumstenose verschieden ist. Bei der valvulären Form findet sich eine *poststenotische Erweiterung der Pulmonalis*.

Die Zyanose wird bei Kindern immer vermißt; sie tritt erst, wenn überhaupt, in einer späteren Krankheitsphase auf und hängt mit einer rechtsseitigen Herzinsuffizienz mit folglicher vermehrter peripherer Ausschöpfung zusammen.

Polyglobulie und Trommelschlegelfinger fehlen meist. Palpatorisch fehlt ein systolisches Schwirren selten und auskultatorisch ein lautes systolisches Geräusch über der Pulmonalis nie. Dieses Geräusch führt in der Regel bei Routineuntersuchungen schon frühzeitig zur Diagnose, meist lange bevor irgendwelche subjektiven Erscheinungen auftreten. Geräuschmaximum gegen Ende der Systole spricht für schwere, Geräuschmaximum im ersten Teil der Systole für leichte Verengerung der Pulmonalisöffnung. Der zweite Pulmonalton ist häufig gespalten und in schweren Fällen gegenüber dem Aortenton weniger laut oder fehlend. Je größer phonokardiographisch das Intervall zwischen 2. Aorten- und Pulmonalton (durch gleichzeitige Registrierung der Karotispulskurve sind die beiden Tonsegmente leicht festzustellen), um so schwerer ist die Stenose. Ein Intervall über 0,1 Sek. findet sich nur bei schwersten Stenosen (Abb. 12.18) (VOGELPOEL u. SCHRIRE 1960). Die Pulmonalarterie ist röntgenologisch erweitert (poststenotische Erweiterung), sie kann auch pulsieren, während die mittleren Lungenarterien sich nicht bewegen. Diese Diskrepanz zwischen pulsierendem Pulmonalisstamm und stummen mittleren Lungenarterien ist für die Pulmonalstenose besonders typisch. Die Aorta ist oft hypoplastisch, der linke Ventrikel klein. Wegen der geringen Lungendurchblutung sind die Lungenfelder hell. Im Elektrokardiogramm (Druckbelastung) ist der Rechtstyp ausgesprochen, und zwar ist nicht nur die Initialschwankung rechtstypisch umgeformt, sondern die Nachschwankung ist ebenfalls verändert. Negatives T in V_1–V_4 ist sehr charakteristisch, immerhin liegt eine strenge Beziehung dieser Ekg-Veränderungen zur Höhe des Ventrikeldruckes nicht vor. Die Elektrokardiogrammveränderungen müssen allerdings in leichteren Fällen keineswegs ausgebildet sein.

Durch den Herzkatheterismus läßt sich als Folge der starken peripheren Sauerstoffausschöpfung eine niedrige venöse O_2-Sättigung nachweisen. Der intrakardiale Druck ist in typischer Weise verändert; im Vorhof entspricht er der Norm; im Ventrikel steigt er auf 100–200 mm Hg an (normal 25 mm Hg) und fällt in der A. pulmonalis bei ausgeprägter Stenosierung stark ab (s. Abb. 12.20). Aus der Art des Drucküberganges von der A. pulmonalis zum rechten Ventrikel können Rückschlüsse auf die Lokalisation der Stenose gezogen werden. Erfolgt der Druckabfall abrupt, liegt eine *valvuläre Stenose* vor; bei einer zusätzlichen *infundibulären Stenose* ändern sich die Druckverhältnisse in zwei Stufen.

Die *Prognose* (Abb. 12.11) hängt vom Grade der Stenose ab; meistens kommt es schließlich zur Rechtsinsuffizienz. Die nicht operierten Fälle starben meist im 3. Lebensjahrzehnt. Es sind aber auch Fälle mitgeteilt

Tabelle 12.3. Differentialdiagnose der wichtigsten im Erwachsenenalter vorkommenden kongenitalen Herzfehler

	Zyanose	Klinische Befunde	Auskultation	Thoraxbild	Ekg	Farbstoffkurve
Tetralogie von Fallot hoher Ventrikelseptumdefekt, Pulmonalstenose, reitende Aorta, Rechtshypertrophie	mehr oder weniger ausgeprägt, stets *vorhanden*	Trommelschlegelfinger und -zehen, Polyglobulie, „Squatting"	Systolikum III/IV ICR links, 2. Pulmonalton leise, oft Schwirren	Holzschuhform des Herzens, oft nicht vergrößert, Hili klein, Lungenfelder hell	Rechtstyp, Rechtsschenkelblock, P pulmonale	Arm-Ohrzeit verkürzt (Stufe), Rechts-Links-Shunt (Kurve s. S. 293) schwankende O$_2$-Sättigung am Ohr
Pentalogie v. Fallot = Tetralogie + Vorhofseptumdefekt	mehr oder weniger ausgeprägt, stets *vorhanden*	Trommelschlegelfinger und -zehen, Polyglobulie, „Squatting"	Systolikum III/IV ICR links, 2. Pulmonalton leise, oft Schwirren	Herz oft vergrößert	Rechtstyp, Rechtsschenkelblock, P pulmonale	Arm-Ohrzeit verkürzt (Stufe), Rechts-Links-Shunt, schwankende O$_2$-Sättigung am Ohr
Eisenmenger-Komplex hoher Ventrikelseptumdefekt, reitende Aorta, Rechtshypertrophie	anfänglich keine, nach Zunahme des Pulmonalwiderstandes (meist in Pubertät oder später) + bis + + +	gelegentlich Voussure	pulmonaler Austreibungston 2. Pulmonalton verstärkt und fusioniert mit 2. Aortenton	Herz vergrößert, Pulmonalisbogen vorspringend, Hili vergrößert, Lungenperipherie hell	Rechtstyp, Rechtsschenkelblock, P pulmonale	Arm-Ohrzeit verkürzt (Stufe), Rechts-Links-Shunt, schwankende O$_2$-Sättigung am Ohr
Isolierte Pulmonalstenose	fehlt, oft nur bei Belastung, später auch dauernd	leichte Fälle symptomlos, in schweren Fällen Rechtsdekompensation, Ohnmachtsanfälle	rauhes Systolikum II/III ICR, Schwirren, 2. Pulmonalton normal oder leise, oft weit gespalten	poststenotische Erweiterung der Pulmonalis häufig, Lungenfelder oft hell	Rechtstyp	uncharakteristisch, normal
Trilogie v. Fallot Pulmonalstenose Vorhofseptumdefekt Rechtshypertrophie	oft nur bei Belastung, später auch dauernd	Dyspnoe vorherrschend	rauhes Systolikum II/III ICR, Schwirren, 2. Pulmonalton normal oder leise, oft gespalten	Herz etwas vergrößert	Rechtstyp	wie Vorhofseptumdefekt
Vorhofseptumdefekt	erst in späteren Stadien und nicht sehr ausgesprochen	keine Trommelschlegelfinger, Belastungsdyspnoe, Herzklopfen, arterielles System unterentwickelt (graziler Körperbau), im Spätstadium Rechtsinsuffizienz	konstant gespaltener 2. Ton Systolikum li. Sternalrand (gesteigertes Blutvolumen durch Pulmonalis), oft Diastolikum wegen gesteigertem Blutdurchfluß durch Trikuspidalis (relative Trikuspidalstenose)	Pulmonalarterie vorspringend, Aortenknopf klein, Hilus vergrößert mit Hilustanzen, rechter Vorhof und rechter Ventrikel vergrößert	Rechtstyp, inkompletter Rechtsschenkelblock	oft kleiner Rechts-Links-Shunt, immer mehr oder weniger ausgesprochener Links-Rechts-Shunt

Tabelle 12.3. (Fortsetzung)

	Zyanose	Klinische Befunde	Auskultation	Thoraxbild	Ekg	Farbstoffkurve
Kammerseptumdefekt	fehlt	keine Entwicklungsstörungen	oft Schwirren, systolisches Preßstrahlgeräusch III/IV ICR li., Diastolikum selten (relative Mitralstenose), 2. Pulmonalton verstärkt, oft gespalten	bei kleinem Shunt Herz normal, Vergrößerung des linken Ventrikels bei großem Shunt	normal oder inkompletter Rechtsschenkelblock, oft tiefes S in V_1 (Ausdruck der Linkshypertrophie), kombinierte Rechts- und Linkshypertrophie	Links-Rechts-Shunt
Offener Ductus Botalli	fehlt oder nur angedeutet, Spätzyanose (Shuntumkehr)	Belastungsdyspnoe, Herzklopfen, manchmal Unterentwicklung	durchgehendes systolisches und diastolisches Geräusch (*kontinuierliches Geräusch*) II. ICR links, 2. Pulmonalton verstärkt	Herz normal oder vergrößert, Pulmonalisbogen vorgewölbt	normal oder gelegentlich auch Rechtsschenkelblock	Links-Rechts-Shunt
Aortenisthmusstenose (Erwachsenentypus, d. h. Ductus Botalli geschlossen)	fehlt	Hypertonie der oberen Körperhälfte mit entsprechenden Komplikationen (Linksinsuffizienz, Aortenruptur, Enzephalorrhagie) Diskrepanz der Pulse und Blutdruck an oberer und unterer Extremität, Kollateralkreislauf	Systolikum II/III ICR links, auch deutlich am Rücken, erst nach einem Intervall nach 1. Ton einsetzend und den 2. Ton überdauernd (Verspätungsphänomen)	Herz unwesentlich vergrößert, Aorta ascendens und Bogen erweitert, Rippenerosionen	normal, oft Linkstyp	uncharakteristisch

worden, welche ein Lebensalter über 70 Jahre erreichten. Über kombinierte Pulmonalstenose und Vorhofseptumdefekt (Trilogie von Fallot) s. S. 300. Als häufige Komplikation sind Lungentuberkulose und Endocarditis lenta bekannt.

Liegt eine Zyanose mit Rechts-Links-Shunt und entsprechenden klinischen Symptomen ohne kardiales Vitium, dagegen einer oder mehreren Verschattungen in der Lunge vor, ist ein **arteriovenöses Lungenaneurysma** anzunehmen (Kurzschlußverbindung zwischen arteriellem und venösem Schenkel des Lungenkreislaufs, was zu einer Umgehung des Lungenkapillargebietes führt). Das arteriovenöse Lungenaneurysma ist gelegentlich Ausdruck eines Morbus Osler mit besonderer Lokalisation (Abb. 16.65).

Die **Lungenvenentransposition** (abnorm einmündende Lungenvenen) führt zur Überlastung des rechten Herzens, wenn ein Teil des normalerweise in den linken Vorhof einmündenden Blutes in den rechten Vorhof zurückfließt. Es entsteht ein Links-Rechts-Shunt mit ähnlichen Folgen wie beim Vorhofseptumdefekt. Bei einem ungeklärten systolischen Geräusch links parasternal und entsprechenden Erscheinungen eines Links-Rechts-Shunts (Lungenüberfüllung, Farbstoffkurven) muß man an die Möglichkeit von *aberrierenden Lungenvenen* denken, welche zudem häufig mit Vorhofseptumdefekt kombiniert sind.

Das Röntgenbild kann bei abnormer Einmündung rechtsseitiger Lungenvenen in die untere Hohlvene Verschattungen (komma-, sichel- oder halbmondförmig, **Scimitarsyndrom**, entsprechend einem Türkensäbel) im rechten medialen Lungenfeld zeigen.

In sehr seltenen Fällen mündet die obere oder untere Hohlvene direkt in den linken Vorhof ein. Dadurch entsteht Frühzyanose mit Linkshypertrophie, welche Kombination sonst nur noch bei der sehr seltenen Trikuspidalatresie (s. S. 296) mit Vorhofseptumdefekt vorkommt.

Diagnosesicherung durch Herzkatheterismus (Sondierung der Lungenvenen).

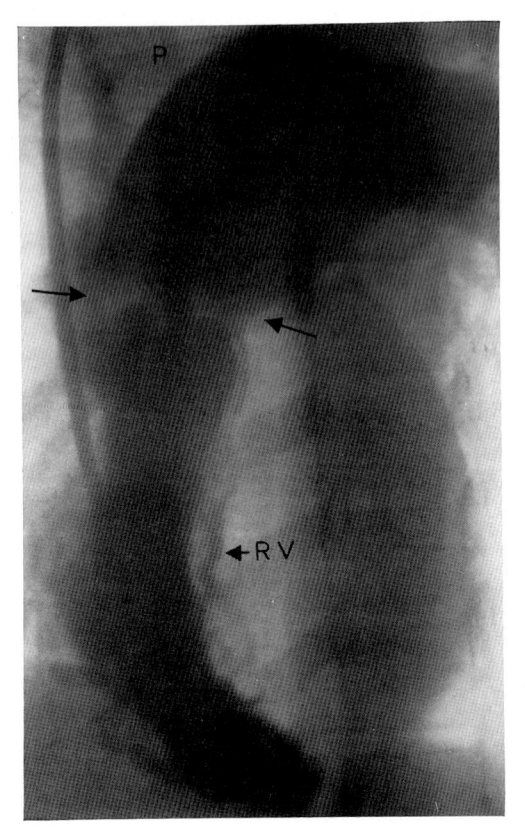

Abb. 12.19. Die Stenose der Pulmonalklappe → kann angiographisch anschaulich gezeigt werden. In dieser Abb. ist auch die poststenotische Erweiterung ← gut sichtbar

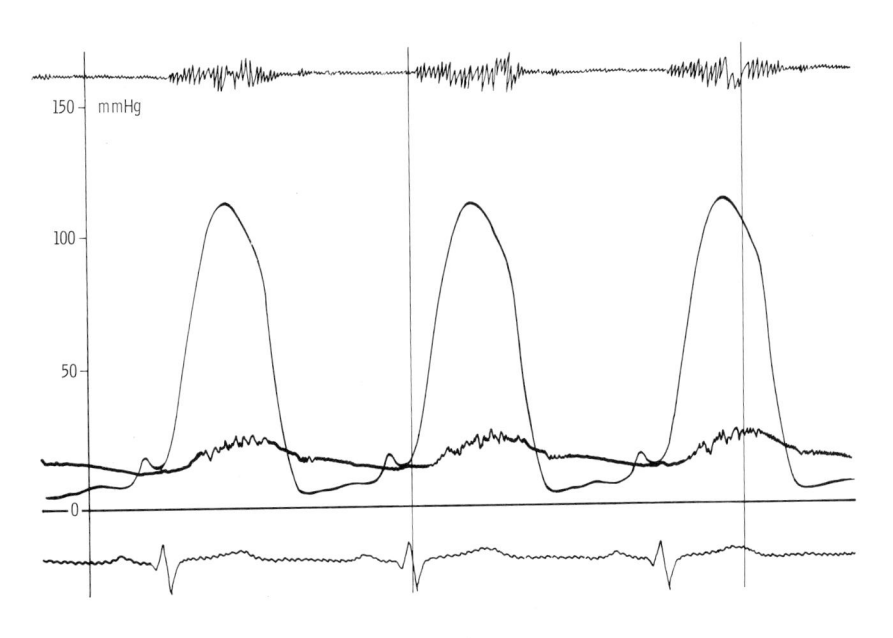

Abb. 12.20. Simultane Druckkurven im rechten Ventrikel und in der A. pulmonalis sowie Phonokardiogramm und Ekg bei valvulärer Pulmonalstenose

abnorme Venenmündung der Lunge

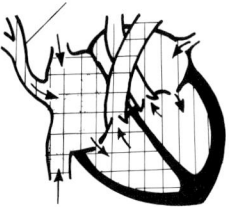

Periphere Zyanose

Sie kommt unter folgenden Bedingungen zustande:

Verlangsamung des venösen Rückflusses. Sie ist bei weitem die häufigste Ursache. Die Zyanose ist Folge einer vermehrten O_2-Ausschöpfung in der Peripherie.
- Allgemeine Verlangsamung des Blutstromes findet sich bei der Herzinsuffizienz (s. S. 220).
- Lokale Behinderung des venösen Rückflusses ist die Folge von Venenveränderungen bei Varikose, Thrombophlebitiden, Stauung infolge Druck auf die Venen, Tumoren.

Ungenügende arterielle Zufuhr macht selten lokale Zyanose. Die Diagnose ist im allgemeinen nicht schwer, wenn man die Symptome der arteriellen Erkrankungen (Arteriosklerose, Arteriitiden, z. B. *Morbus Buerger*) in Betracht zieht. Anamnestisch stehen Schmerzen bei Arbeitsbelastung im Vordergrund (intermittierendes Hinken). Der *Puls* ist palpatorisch schlecht oder nicht zu fühlen. Das *Oszillogramm* zeigt verminderte Ausschläge. Die *Arteriographie* beweist die Arterienveränderungen durch die sichtbaren Lumenverengerungen der Gefäße. Die *Hauttemperatur* ist in der Regel herabgesetzt, was schon durch die Prüfung mit dem Handrücken festgestellt werden kann, bei warmer Außentemperatur aber oft normal. Die betroffene Extremität zeigt ein typisches Verhalten, wenn sie in eisgekühltes Wasser und nachher in ein warmes Bad getaucht wird. Der Wiederanstieg der Hauttemperatur erfolgt dann verzögert und erreicht die Ausgangstemperatur meist gar nicht mehr.

Im allgemeinen zeigen arterielle Durchblutungsstörungen keine oder nur eine ganz geringgradige Zyanose. Bei schwersten Störungen des arteriellen Zuflusses (arterielle Embolie) sind die Extremitäten nicht blau, sondern blutleer, d. h. marmoriert.

Beim *Skalenussyndrom* stehen in der Regel nicht die vaskulären, sondern die neuralen Symptome, d. h. ausstrahlende Schmerzen und seltener Muskelatrophien in den Armen im Vordergrund. Diagnostisch wichtig ist, daß die Symptome bei tiefer Inspiration bei erhobenem Kinn und Drehen des Kopfes nach der entgegengesetzten Seite exazerbieren. Entscheidend ist das Röntgenbild, welches Halsrippen aufdeckt, die beim Skalenussyndrom sehr häufig gefunden werden.

Neurale Einflüsse: Die *Akrozyanose* ist bei der vegetativen Dystonie ein häufiges Symptom. Sie geht mit andern Zeichen vegetativer Überempfindlichkeit (Dermographismus, feuchte Hände, häufig Leukopenie mit Lymphozytose) einher.

Schwere Fälle können in der Abgrenzung gegenüber dem Morbus Raynaud differentialdiagnostische Schwierigkeiten bereiten.

Selten ist eine periphere Zyanose infolge **Blutveränderungen**. Sie ist besonders auffällig bei der *Polyglobulie*, selten bei erhöhtem *Kälteagglutinationstiter* (s. S. 81), welcher bei Kälteexposition zu Erythrozytenzusammenklumpung und Stase im Bereich der Akren (Ohren, Nasenspitze) führt. Auch beim metastasierenden *Dünndarmkarzinoid* (*Cassidy-Scholte-Syndrom*) ist eine periphere Zyanose der Extremitäten, gleichzeitig mit ausgesprochenen Teleangiektasen im Gesicht, oft sehr ausgeprägt.

Literaturauswahl

Bayer, O., H. C. Landen, A. Dortmann, S. Effert, H. Ganter: Zur Diagnostik angeborener Herz- und Gefäßmißbildungen. Arch. Kreisl.-Forsch. 16 (1950) 319

Bayer, O. H., F. Loogen, H. H. Wolter: Der Herzkatheterismus bei angeborenen und erworbenen Herzfehlern. 2. Aufl. Thieme, Stuttgart 1966

Berry, W., W. Roberts, A. Morrow, E. Braunwald: Corrected Transposition of the Aorta and Pulmonary Trunk. Amer. J. Med. 36 (1964) 2

Betke, K., H. Steim, O. Tönz: Untersuchungen einer Familie mit kongenitaler Methämoglobinämie durch Reduktaseinsuffizienz. Dtsch. med. Wschr. 87 (1962) 65

Besterman, E.: Atrial septal defect with pulmonary hypertension. Brit. Heart J. (1961) 587

Bühlmann, A. A., P. H. Rossier: Klinische Pathophysiologie der Atmung. Springer, Berlin 1970

Ellis, F. H. Jr., J. W. Kirklin: Surgical treatment of the tetralogy of Fallot. Fortschr. Kardiol. 2 (1959) 48

Fischbach, E.: Zyanose-Symptom in neuer Sicht. Ärztl. Prax. 12 (1960) 1681

Genovese, P. D., D. Rosenbaum: Pulmonary stenosis with survival to the age of 78 years. Amer. Heart J. 41 (1951) 755

Gerok, W., H. H. Marx, B. Schlegel, P. Schöllmerich, E. Stein, J. G. Schlitter: Venenanomalien bei der Differentialdiagnose kongenitaler Herzfehler. Ärztl. Wschr. 14 (1959) 687

Grey-Dimond, E., J. K. Lin: The clinical picture of pulmonary stenosis (without ventricular septal defect). Ann. intern. Med. 40 (1954) 1108

Grosse-Brockhoff, F.: Möglichkeiten und Grenzen der Diagnostik der wichtigsten operablen Herzfehler mit Hilfe klinischer Untersuchungsmethoden. Dtsch. med. Wschr. 85 (1960) 1

Grosse-Brockhoff, F., F. Loogen: Klinik und Hämodynamik der Pulmonalstenose ohne Ventrikelseptumdefekt. Dtsch. med. Wschr. 84 (1959) 133

Grosse-Brockhoff, F., F. Effert: In: Klinik der angeborenen Vitien. Lb. der inneren Medizin. 7. Aufl. Hrsg. Dennig, H. Thieme, Stuttgart 1966

Hedinger, Ch., W. H. Hitzig, C. Marmier: Über arteriovenöse Lungenaneurysmen und ihre Beziehungen zur Oslerschen Krankheit. Schweiz. med. Wschr. 81 (1951) 367

Hegglin, R., W. Rutishauser: Kreislaufdiagnostik mit der Farbstoffverdünnungsmethode. Thieme, Stuttgart 1962

Kallner, S.: The cyanosis developing during treatment with sulfonamide preparations. Acta med. scand. 130 (1942) (Suppl.)

Keith, J. D., R. D. Rowe, P. Vlad: Heart Disease in Infancy and Childhood. 2. Aufl. Macmillan, New York 1967

Kitlak, W., G. Berger, G. Bellmann: Diagnostische Schwierigkeiten in der Abgrenzung eines offenen Ductus arteriosus Botalli von einem aorta-pulmonalen Septumdefekt. Z. Kreisl.-forsch. 55 (1966) 557

Kjellberg, S. R., E. Mannheimer, G. Ruhde, B. Jonsson: Diagnosis of Congenital Heart Disease. The Year Book Publishers, Chicago 1959

Metianu, Durand, Heim de Balzac: Un nouveau cas de syndrome de Taussig-Bing. diagnostiqué in vivo et verifié anatomiquement. Acta cardiol. (Brux.) 8 (1953) 76

Michel, D.: Angeborene Herzfehler, Auskultation, Phonokardiographie, Differentialdiagnose. Springer, Berlin 1964

Moeschlin S.: Klinik und Therapie der Vergiftungen, 5. Aufl. Thieme, Stuttgart 1972

Rossi, E.: Herzkrankheiten im Säuglingsalter. Thieme, Stuttgart 1954

Rossier, P. H., C. Maier, M. Volkmann: Etude critique de la mesure du débit cardiaque et des shunts d'après le principe de Fick. Cardiologia (Basel) 15 (1949) 147

Rutishauser, W.: Der Gang der Abklärung von Herzfehlern. Praxis 58 (1969) 145

Rutishauser, W., H. P. Krayenbühl, P. Wirz, E. Lüthy: Herz. In: Klinische Pathophysiologie. Hrsg. von W. Siegenthaler. Thieme, Stuttgart 1973

Schad, N., R. Künzler, T. Onat: Differentialdiagnose kongenitaler Herzfehler. Thieme, Stuttgart 1963

Schaede, A.: Zur Differentialdiagnose des Morbus caeruleus. Dtsch. med. Wschr. 74 (1949) 1044

Schindler-Baumann, I.: Hauttemperaturmessungen bei Zirkulationsstörungen in den Extremitäten. Schweiz. med. Wschr. 75 (1954) 636

Schopf, D.: Das Syndrom von Lutembacher. Cardiologia (Basel) 22 (1953) 129

Soulié, P., Y. Bouvrain, A. Sibille: A propos de cinq observations de syndrome de Lutembacher. Arch. Mal. Coeur 47 (1954) 97

Taussig, H.: Congenital Malformation of the Heart. New York 1947

Tönz, O.: Methämoglobinämien im Kindesalter. Praxis 51 (1962) 302

Vannotti, A.: A propos de la méthémoglobinémie. Schweiz. med. Wschr. 78 (1948) 1252

Vogelpoel, L., V. Schrire: Auscultatory and phonocardiographic assessment of Fallot's tetralogy. Circulation 22 (1960) 73

Wenger, R., K. Hupka, E. Kriehuber, H. Mösslacher: Zur Diagnostik abnorm mündender Lungenvenen. Z. Kinderheilk. 85 (1961) 440

Wirz, P.: Primäre vaskuläre pulmonale Hypertonie (in Vorbereitung)

Wood, P.: Diseases of the Heart and Circulation. London 1957

Yu, P. N.: Primary Pulmonary Hypertension (Review). Ann. int. 49 (1958) 1138

13 Schmerzen im Bereich des Thorax

H. Scheu

Bei Schmerzen im Bereich des Thorax denkt der Patient fast immer, der Arzt zu oft, in erster Linie an Schmerzen, die vom Herzen ausgehen. Sämtliche Organe im Thoraxbereich können das Symptom Schmerz verursachen.

Tabelle 13.1. Schmerzen im Bereich des Thorax

Vom Herzen ausgehend	Nicht vom Herzen ausgehend
Angina pectoris bei	Pleuraschmerzen bei
Koronarinsuffizienz	Entzündungen
Hypertonie	Lungeninfarkt und
Vitien	Stauung
Myokardinfarkt	Tumoren
Myokarditis	Spontanpneumothorax
Perikarditis	Hilusaffektionen und
Contusio cordis	Erkrankungen
Rhythmusstörungen	des Mediastinums
Pseudoangina	Knochen- und Gelenkschmerzen
Von Gefäßen ausgehend	Muskelschmerzen inkl. Unterhautfettgewebe
Aortenaneurysma	Interkostalneuralgie
dissezierend	Hiatushernie und andere
verum	Ösophaguserkrankungen
	Erkrankungen im Abdomen

Vom Herzen und den Gefäßen ausgehende Schmerzen

Die meisten Thoraxschmerzen lösen beim Patienten die Angst herzkrank zu sein aus, was als unmittelbar lebensbedrohlich empfunden wird. Eine präzise Anamnese und die klinischen Befunde lassen jedoch einen kardiogenen Schmerz fast immer von andern Schmerzsymptomen abgrenzen.

Angina pectoris

Die Ursache des Angina-pectoris-Schmerzes ist Folge einer Hypoxie des Herzmuskels mit konsekutiver akuter Erhöhung des linksventrikulären diastolischen Druckes. In der Mehrzahl der Fälle ist der Schmerz absolut typisch und seine Beschreibung pathognomonisch. Die ursprüngliche Beschreibung von Heberden kann heute kaum besser formuliert werden; er beschrieb den Schmerz als eigenartiges Unbehagen, begleitet von einem Gefühl der Beengung und Angst. Häufig geben die Patienten nicht Schmerzen an, sondern einen eigentümlichen Druck, ein Gefühl der Beengung, eine Unmöglichkeit durchzuatmen oder ein retrosternales Würgen. Der Schmerz wird stets als dumpf, bohrend oder ziehend beschrieben. Häufig strahlen die Schmerzen in die ulnare Seite des linken Armes oder in die Halsregion aus, seltener in den Oberbauch oder den rechten Arm (s. Abb. 13.1). Die typische Angina pectoris wird durch *körperliche Belastung* ausgelöst, häufig treten die Beschwerden nach dem Essen vermehrt auf, oder werden durch *Nahrungsaufnahme* allein verursacht.

Nahrungsaufnahme bzw. Aufblähung des Magens durch einen Ballon vermindert reflektorisch die Durchblutung des Herzens. Demgegenüber steht das Roemheld-Syndrom, das bei Zwerchfellhochstand (Überblähung des Magens oder der Flexura lienalis) zu ätiologisch unklaren Beschwerden führt, die meist als Herzschmerzen gedeutet werden. Ähnlich sind auch die Schmerzen bei Hiatushernie (siehe unten). Beide Schmerzarten werden im Stehen und beim Gehen gebessert.

Häufig wird die Angina pectoris auch durch *Kälte*, z.B. Wetter, Gehen gegen den Wind etc. verstärkt,

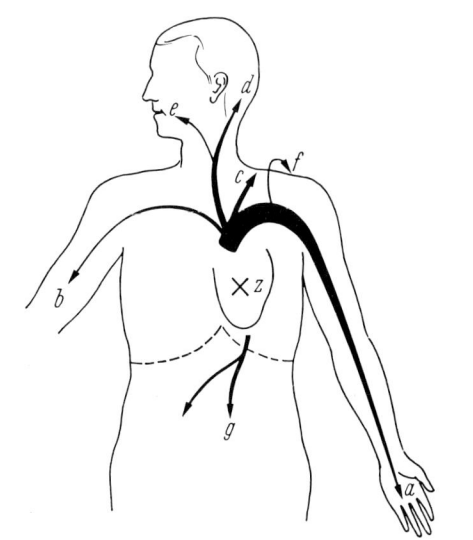

Abb. 13.1. Schmerzausstrahlung bei echter Angina pectoris

was aber auch für die Schmerzen ausgehend von Gelenken und Muskeln, sowie für die sog. Pannikulose (siehe unten) gilt. Ein eigenartiges Phänomen ist, daß die Anfälle zu Beginn der Anstrengung am stärksten sind. Nach kurzem Ausruhen können häufig größere Anstrengungen beschwerdefrei bewältigt werden. Seltener ist das sog. „Walk-through"-Phänomen, bei welchem der Angor bei Fortführen der Anstrengung wieder verschwindet. Das Bestehen dieses Phänomens konnte auch elektrokardiographisch nachgewiesen werden, der Mechanismus ist noch nicht geklärt.
Der typische Angor verschwindet in *Ruhe* innerhalb weniger Minuten. Nach Einnahme von Nitroglycerin ebbt er nach maximal 3 Minuten ab. Gerade der Nitritversuch läßt sich differentialdiagnostisch verwenden; allerdings sprechen auch leichtere Gallekoliken, Schmerzen bei Hiatushernie sowie Magen-Darm-Spasmen auf Nitrite an. Dauert ein anginöser Anfall (mit oder ohne Nitrite) länger als 10–15 Minuten, handelt es sich immer um eine Angina pectoris gravis (HOLZMANN 1965) oder einen Myokardinfarkt.
Neben dieser typischen Angina pectoris gibt es atypische Formen, vor allem die **Angina decubitus**, der Angor bei nächtlicher Ruhe, wobei die Vagotonie im Schlaf die Durchblutung drosselt und zur akuten Hypoxie führt. Nächtliche Angor-Anfälle sind stets Zeichen einer schweren Koronarinsuffizienz. Atypische Schmerzlokalisationen, in den Oberbauch mit Ausstrahlung in den Rücken, oder in den rechten Arm, ähnlich wie bei Gallekoliken, kommen seltener vor, sie gehen gelegentlich einem Hinterwandinfarkt voraus.
Eine spezielle Form von Angor beschrieben PRINZMETAL u. Mitarb. (1959). Es handelt sich um gehäufte Attacken von typischer Angina pectoris, die ohne erkennbare Ursache auftreten und bei Belastung oft verschwinden. Im Anfall zeigt das Ekg Veränderungen wie bei akutem Myokardinfarkt; im Intervall ist das Ekg normal und der Belastungsversuch negativ. OLIVA u. Mitarb. (1973) konnten zeigen, daß für diese **Angina pectoris inversa** Spasmen der Koronararterien verantwortlich sind, während im Intervall die Koronararterien angiographisch völlig intakt sein können.

Die Diagnose einer Angina pectoris läßt sich bei sorgfältiger Befragung in den meisten Fällen aus der Anamnese stellen. Anamnese und angiographische Diagnose stimmen bei ca. 80% aller Patienten überein. Die *klinische Untersuchung* hingegen ist bei Patienten mit reiner Koronarsklerose wenig ergiebig. Im Anfall selbst sind Herzfrequenz und Blutdruck meist erhöht, auskultatorisch hört man in der Regel einen präsystolischen Galopp. Im Intervall ist die Untersuchung häufig noch normal, doch muß nach Hinweisen auf eine verursachende Allgemeinkrankheit gesucht werden (siehe unten). Das Ekg in Ruhe kann völlig normal sein (Abb. 13.2), bei chronischer Koronarinsuffizienz zeigt es häufiger unspezifische Veränderungen, wie Außenschichtschäden oder unspezifische T-Wellenveränderungen, seltener Innenschichtschäden (Abb. 13.3). Nicht selten zeigen sich auch Zeichen durchgemachter Nekrosen, wie R-Zackenverluste, fehlende Initialvektoren etc. (s. Kap. 11: Elektrokardiogrammveränderungen S. 282).
Die elektrokardiographische Diagnose einer Koronarinsuffizienz [nicht gleichbedeutend mit Angina pectoris, siehe unten] wird durch den *Arbeitsversuch* gestellt. Zur Diagnose ist diese Untersuchung nur in Zweifelsfällen oder bei asymptomatischen Patienten sinnvoll, hingegen erlaubt der dosierte Belastungsversuch eine Beurteilung des Schweregrades der Koronarinsuffizienz. Durch die Belastung werden die Koronarreserven beansprucht und bei Erreichen der Grenze eine Hypoxie der Innenschicht verursacht, die typische Ekg-Veränderungen erzeugt. Vor der Durchführung eines Belastungsversuches ist immer abzuklären, ob der Patient Digitalis einnimmt oder eine Hypokaliämie besteht, da diese beiden Zustände bei

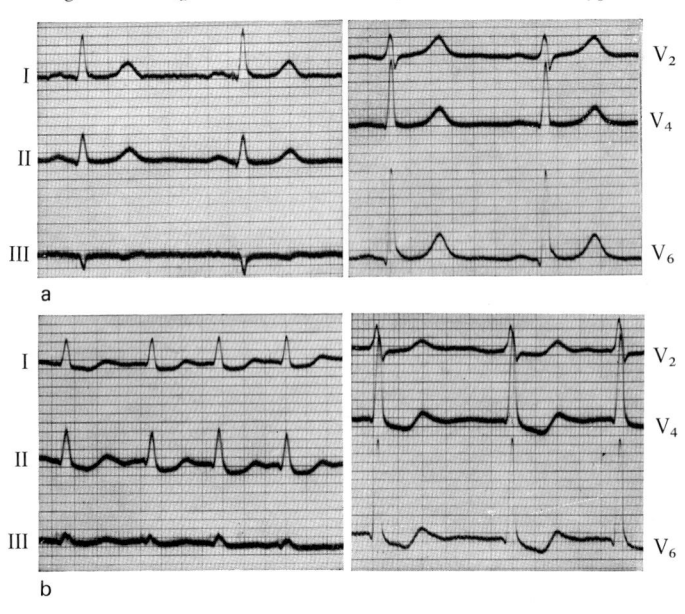

Abb. 13.2. *Positiver Arbeitsversuch bei Koronarsklerose* mit erheblicher Zwischenstücksenkung in allen Ableitungen und Abflachung der T-Wellen; zudem stellte sich Vorhofflimmern ein, a) Ruhe-Ekg, b) nach Ersteigen von 250 Stufen. Im Ruhe-Ekg ist keinerlei „Myokardschädigung" zu diagnostizieren

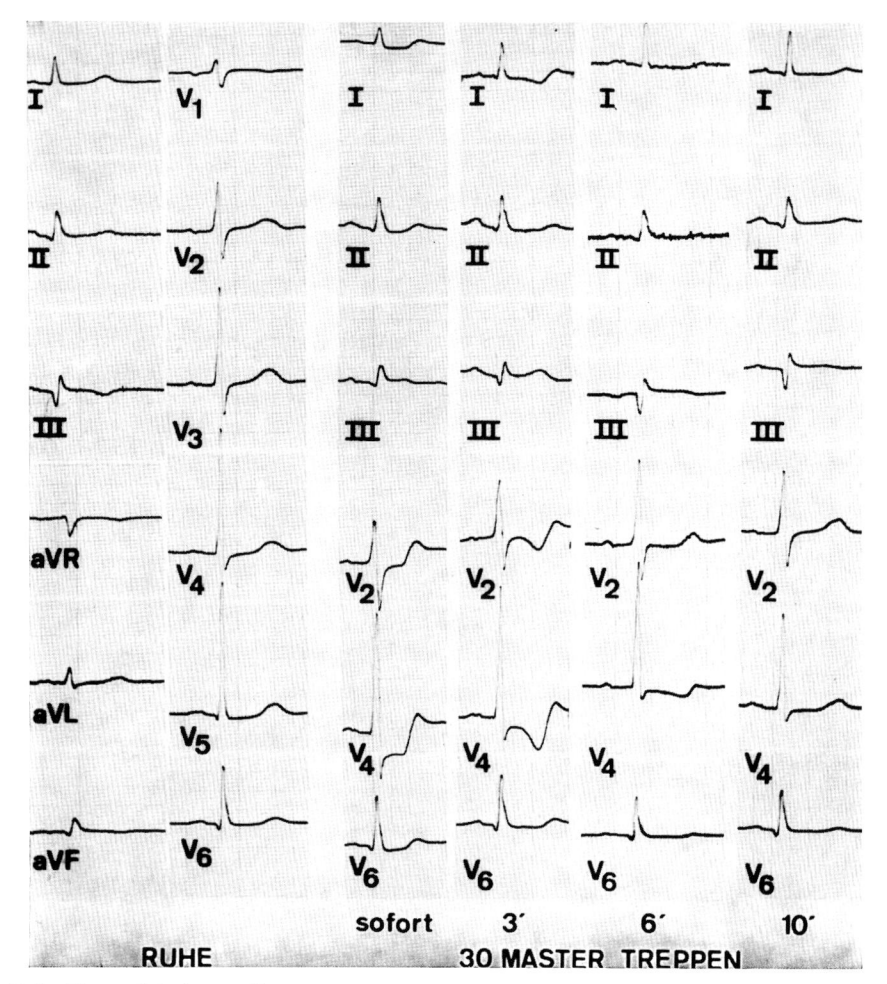

Abb. 13.3. Ruhe-Ekg praktisch unauffällig, nur angedeutete ST-Senkung in Ableitung V_4 und V_5. Sofort und 3 Minuten nach Belastung massive ST-Senkung und T-Inversion in I, V_2, V_4 und V_6. Die Veränderungen haben sich 10 Minuten nach Arbeitsende wieder weitgehend zurückgebildet

Belastung Innenschichtschäden bei intakten Koronarien vortäuschen können.

In der Regel wird heute der *Master-2-Stufen-Test* verwendet, der eine Sollbelastung nach Alter und Geschlecht darstellt. Vor einer schematischen Anwendung ist aber zu warnen. Der Patient soll bei Auftreten von Beschwerden die Belastung sofort abbrechen. Bei Beobachtung dieser Regeln sind kaum Zwischenfälle zu befürchten. Das Ekg wird in Ruhe, so rasch wie möglich nach Belastung, sowie 3 Minuten nach Belastung registriert. Bei positivem Ausfall des Belastungsversuches wird es bis zur Normalisierung der Kurven wiederholt (s. Abb. 13.3). Von einem positiven Arbeitsversuch wird gesprochen bei

- Senkung der ST-Strecke um 1 mm und mehr in Ableitung I und II, um 2 mm und mehr in den Thoraxableitungen.
- Erhebliche Abflachung oder Inversion der T-Wellen.
- Rekonstruktion eines Infarktfrühbildes.

Bei weniger strengen Kriterien für die ST-Senkung werden mehr Patienten mit Koronarinsuffizienz erfaßt, aber auch mehr falsch positive Befunde erhoben. Auch die Form der ST-Strecke ist zu beachten: Eine ST-Senkung nur am Abgang (junctional descent) spricht noch nicht für eine Koronarinsuffizienz. Grenzfälle von normal und pathologisch kommen beim klassischen Belastungsversuch vor und können höchstens als suspekt bezeichnet werden.

Genauer und zuverlässiger ist der submaximale Belastungstest, der allerdings nur unter ständiger Beobachtung des Ekg am Monitor und unter Blutdruckkontrolle durchgeführt werden darf. Man verwendet dazu quantitativ bestimmbare Belastungen mit Ergometer oder mit Stufen variabler Höhe. Das Ekg muß dabei *während* der Belastung dauernd, der Blutdruck in regelmäßigen Abständen kontrolliert werden. Beim submaximalen Belastungstest wird der Patient in mehreren Stufen immer höher belastet (empfohlen wird eine Steigerung um jeweils 25 Watt) bis zum Auftreten von Beschwerden oder bis zum Erreichen der altersentsprechenden, submaximalen Pulsfrequenz.

Der Belastungsversuch muß sofort abgebrochen werden bei
- zunehmender ST-Senkung von mehr als 2 mm (außer bei digitalisierten Patienten)
- Auftreten von Angor
- Auftreten von multiplen Extrasystolen (Gefahr des Kammerflimmerns)
- Auftreten von intraventrikulären Reizleitungsstörungen
- Blutdruckerhöhung auf diastolische Werte von mehr als 120 nach Riva Rocci
- Blutdruckabfall systolisch
- Erschöpfung des Patienten

Ein submaximaler Test darf nur durchgeführt werden, wenn ein Defibrillator, ein Beatmungsgerät und die notwendigen Notfallmedikamente vorhanden sind, obwohl bei Beachtung der obigen Kriterien Zwischenfälle kaum vorkommen.

Mit dem submaximalen Arbeitsversuch werden ca. 80–95% aller Fälle von Koronarinsuffizienz diagnostiziert. Die Anzahl positiver Versuche steigt mit der Anzahl der erkrankten Koronararterien. Bei isolierter Erkrankung der rechten Koronararterie sind falsch negative Befunde häufiger.

Die Diagnose Koronarinsuffizienz ist nicht gleichbedeutend mit Angina pectoris. Seit der Einführung der *Koronarangiographie* ist es offensichtlich geworden, daß massive Einengungen der Koronararterien beschwerdefrei ertragen werden können, während anderseits geringfügige bzw. isolierte Einzelstenosen schwere anginöse Anfälle auslösen können. Auch zwischen subjektiven Beschwerden und Ekg-Veränderungen im Arbeitsversuch bestehen nur lockere Korrelationen. Alle diese Widersprüche zeigen die Wichtigkeit der Koronarangiographie, die allein imstande ist, objektiv den anatomischen Schweregrad der koronaren Herzkrankheit darzustellen (Abb. 13.4). Die Koronarangiographie ist heute vor allem indiziert:
- als eventuell präoperative Abklärung bei therapierefraktärer Angina pectoris
- bei Angina pectoris in jugendlichem Alter
- bei atypischer Angina pectoris

Angina pectoris und Ischämiezeichen im Belastungs-Ekg sind nicht in allen Fällen Ausdruck einer koronaren Herzkrankheit. Andere Ursachen einer ungenügenden Myokarddurchblutung müssen ausgeschlossen werden:
- **Hypertonieherz** (vermehrter O_2-Bedarf trotz leistungsfähiger Koronarien) (s. S. 225). Vor allem dürfen ST-Senkungen im Belastungs-Ekg nicht als Zeichen einer Koronarinsuffizienz gewertet werden, wenn das Ruhe-Ekg bereits Zeichen der Linkshypertrophie oder gar des „Linksschadens" zeigt.
- **Herzvitien,** vor allem die Aortenstenose und -insuffizienz, seltener die Mitralstenose können anginöse Schmerzen und ein positives Belastungs-Ekg zeigen, ohne daß die Koronararterien verändert sind. Die Mangeldurchblutung ist bei Aortenvitien als druckpassive Durchblutungsstörung zu begreifen.
- **Aortitis luica,** bei welcher die Abgänge der Koronargefäße entzündlich eingeengt sind.
- **Koronariitis,** eine sicher seltene Krankheit, die viel zu häufig diagnostiziert wurde und bei der die Sanierung von Streuherden zur Heilung führen soll.

Die *Allgemeinuntersuchung* des Patienten ergibt stützende Hinweise für die Diagnose einer koronaren Herzkrankheit. Bei Vorliegen von einem oder mehreren *Risikofaktoren* (siehe Myokardinfarkt) wird man die Diagnose einer koronaren Herzkrankheit mit größerer Sicherheit stellen. Von besonderer Wichtigkeit ist neben dem Rauchen die Diagnose eines Diabetes, auch eines latenten, sodaß man immer eine Glukosebelastung durchführen soll. Nicht nur sind beim Diabetiker – auch dem nicht manifesten – Koronarsklerosen gehäuft, die Veränderungen sind angiographisch meist diffus und peripher gelegen, so daß eine koronar-chirurgische Intervention selten erfolgsversprechend ist. Neben den bekannten Risikofaktoren kann auch eine **Hypothyreose** zu koronaren Stenosen führen. Auch die **Hyperurikämie** scheint zur koronaren Herzkrankheit zu prädisponieren.

Die *Diagnose* einer Angina pectoris ist in typischen Fällen einfach. In atypischen Fällen, vor allem auch bei fehlenden Ekg-Befunden, kann die Diagnose aber sehr schwierig sein. Man denke in solchen Fällen stets auch an andere Möglichkeiten, zunächst an andere von Herzen und Gefäßen ausgehende Schmerzen:
- *Myokarditis,* bei welcher die Schmerzen oft als dumpfe Oppression beschrieben werden. Die Beschwerden sind aber länger dauernd und nur unwesentlich durch Belastung verstärkt. Wenn akut entzündliche Zeichen (BSR, Blutbild und vor allem Erhöhung der CPK) fehlen, kann die Diagnose schwierig sein.
- *Perikarditis* siehe unten

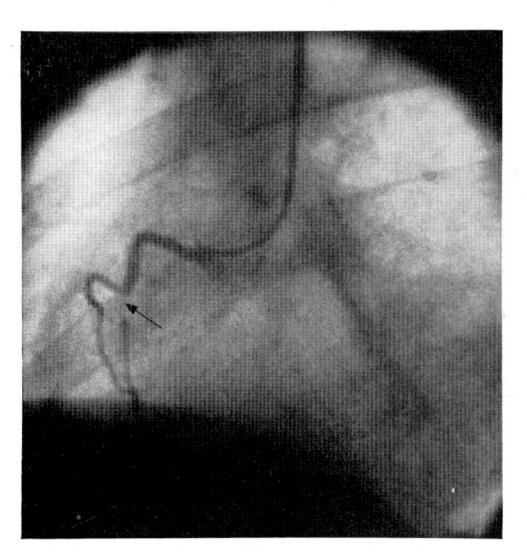

Abb. 13.4. Selektive Angiographie der A. coronaria dextra bei 41j. Mann mit Verschluß der rechten Koronararterie ca. 4 cm nach dem Abgang aus der Aorta (Pfeil). Ausbildung einer Kollateralarterie und fadendünne Rekanalisation (Boxerprojektion)

- *Aneurysmen* der Aorta siehe unten
- *paroxysmale Arrhythmien* s. Kap. Rhythmusstörungen
- *Contusio cordis*
- Pseudoangina (bzw. Kardialgie nach Delius) siehe unten

Auch andere im Bereich des Thorax auftretende Schmerzen können anginöse Beschwerden vortäuschen, so z. B.

- *Degenerativer Rheumatismus:* Arthrosen der verschiedenen Gelenke, Periarthritis humeroscapularis besonders links, Spondylosen, besonders der Halswirbelsäule, Tendinose, Myalgien, Kostoperichondrosen, speziell das Tietze-Syndrom.
- *Hiatushernien* sowie andere Ösophaguserkrankungen, vor allem Achalasie, Gallekoliken, Magenleiden.
- *Erkrankungen des Skeletts,* vor allem Osteoporose und Metastasen.
- *Erkrankungen der Pleura*
- *Interkostalneuralgien* und *Herpes zoster*

Myokardinfarkt

Der akute Herzinfarkt ist eine derjenigen Diagnosen, die man nie verpassen sollte: Lieber einen vermuteten Infarkt unnötigerweise auf einer Intensivstation überwachen lassen, als ein suspektes Ereignis zu banalisieren und einen Patienten wegen vermeidbarer Rhythmusstörungen (der häufigsten Komplikation eines Herzinfarktes) zu verlieren. Die Diagnose wird gestellt:

- Aus dem *Dauerschmerz,* der im allgemeinen durch Nitroglyzerin nicht beeinflußt wird. Die *Schmerzdauer* kann wenige Minuten bis Tage betragen. Der *Schmerzcharakter* ist im wesentlichen ähnlich wie bei der Angina pectoris, jedoch intensiver und noch viel mehr von einem Angst- oder Vernichtungsgefühl begleitet. *Schmerzlokalisation:* Im ganzen Bereich des Thorax, vorwiegend links, aber manchmal auch rechts. Charakteristisch ist aber nicht ein streng lokalisierter, sondern ein zusammenschnürender Schmerz, der wie eine Beengung empfunden wird. Ausstrahlung vorwiegend in die Schultergegend und in die Innenseite des linken Armes. Manchmal ist die Schmerzempfindung im Bereich des ganzen linken Armes spürbar, gelegentlich aber auch nur im Ober- und Vorderarm, oder streng umschrieben im Bereich der Ellenbeuge. Schmerzausstrahlung in beide Arme ist weniger häufig. Noch seltener ist nur der rechte Arm betroffen. In manchen Fällen ist die Ausstrahlung in den Unterkieferbereich typisch, ebenso in den Rücken und auch ins Abdomen. Besonders der Abdominalschmerz gibt gelegentlich zu Fehldiagnosen, wie *perforiertes Ulkus, Cholezystitis, Pankreasfettgewebsnekrose* usw., Veranlassung. Durch *körperliche Bewegung* mag der Schmerz verstärkt werden. Die Zusammenhänge sind aber bei weitem nicht so eindeutig wie bei der einfachen Angina pectoris. Diese Abhängigkeit läßt sich besonders im Stadium des *drohenden Infarktes,* wobei aber wahrscheinlich bereits geringgradige Myokardnekrosen ausgebildet sind, beobachten. Es gibt auch *schmerzlose* Herzinfarktfälle. Sie verlangen stets eine nochmalige Überprüfung der Infarktdiagnose. Im Gegensatz zu früheren Anschauungen sind aber Infarkte ohne Schmerzerscheinungen ausgesprochen selten. Unter 220 Fällen sah ROSEMAN (1954) nur 4,5% ohne Schmerzen. Wenn der Schmerz fehlt, ist die Dyspnoe das Hauptsymptom; auch Kollaps wird beobachtet.

Die Rosemansche Statistik, aus der hervorgeht, daß der Schmerz nur in 4,5% fehlt, kann nur das große, klinisch im übrigen eine typische Symptomatologie zeigende Infarktgeschehen betreffen. Wird diese Frage hingegen postmortal untersucht, sind die schmerzlosen Infarkte, besonders bei älteren Kranken, Diabetikern und Hypertonikern viel häufiger. Weil aber der Schmerz als wichtigstes klinisches Indikatorsymptom gilt, ist die *Schmerzlosigkeit* die häufigste Ursache für die *verpaßte Infarktdiagnose*. Andere Gründe sind: hohes Alter, schlechter Allgemeinzustand, im Vordergrund stehende Zeichen einer Herzinsuffizienz und gleichzeitig zerebral-vaskuläre Insulte oder Lungenembolie.

- *Rhythmusstörungen.* Die häufigste Frühkomplikation des akuten Herzinfarktes sind *Extrasystolie* und *Bradykardie*. Bei suspektem Schmerzereignis sind gehäufte ventrikuläre Extrasystolen und eine Bradykardie von weniger als 60/min für die Infarktdiagnose zu verwerten und erfordern sofortige intensive Überwachung. Kammerflimmern kann vor allem bei R auf T-Extrasystolen (s. Kap. 11: Elektrokardiogrammveränderungen S. 285) jederzeit eintreten; bei Bradykardie kann es durch Ersatzextrasystolen ebenfalls zu Flimmern kommen, gefürchtet ist dann auch der totale AV-Block.
- *Intraventrikuläre Reizleitungsstörungen.* Das akute Auftreten einer intraventrikulären Reizleitungsstörung, speziell eines Hemiblocks oder eines bifaszikulären Blocks im Ekg stellen ebenfalls bedrohliche Symptome dar, die einen Infarktverdacht verstärken und wegen des drohenden trifaszikulären Blocks (= totaler AV-Block) die sofortige Hospitalisierung in einer Intensivpflegestation erfordern.
- *Temperatursteigerung* bis 38°, seltener 39°. Diese Temperatur tritt nach Abklingen des initialen Schockes, also etwa am 2. Tag, auf und dauert je nach der Ausdehnung des Infarktes Tage bis 1–2 Wochen.
- Die *Leukozytose,* welche in den ersten Stunden auftritt und nach 1–2 Tagen wieder abklingt.
- Der *Blutdruckabfall.* Der Grad des Blutdruckabfalles gibt wichtige Hinweise auf die Schwere des Infarktes, was auch von prognostischer Bedeutung ist. Je ausgedehnter der Infarkt ist, desto ausgesprochener pflegt die Hypotonie zu sein. Dem

Symptom kommt ein besonderer Wert zu, wenn die vor dem Infarktereignis gemessenen Blutdruckwerte bekannt sind.

Der *Blutdruckabfall* ist meist erst nach einer Latenzzeit von 12–24 Std. ausgeprägt, bei Klinikeintritt im akuten Stadium dagegen erst in 7,4% nachweisbar.

— *Perikarditisches Reiben* ist diagnostisch sehr wertvoll.
— *Zuckerstoffwechselstörung: Glukoseanstieg im Blut* und, in allerdings selteneren Fällen, *Glykosurie* können beobachtet werden. Die diabetische Störung erreicht aber nie stärkere Grade und geht immer nach wenigen Tagen zurück. Bleibt sie länger bestehen, handelt es sich um einen eigentlichen Diabetes mellitus, der zu Herzinfarkt prädisponiert.
— Die *Blutkörperchensenkungsreaktion:* Die Senkungserhöhung ist erst in der 2. Phase des Infarktgeschehens, also nach 1–2 Tagen, nachzuweisen. Ganz frische Infarkte zeigen noch normale Senkungsgeschwindigkeit der Erythrozyten. Das C-reaktive Protein (dieses Protein reagiert in vitro mit dem C-Polysaccharid der Pneumokokken und präzipiert) ist bei Myokardinfarkt und rheumatischem Fieber nachweisbar, jedoch diagnostisch kaum je entscheidend.
— Die *Transaminase*aktivität im Serum (GOT: Norm 5–13 I.E., GPT: 4–11 I.E.) ist beim Myokardinfarkt 6–12 Stunden nach Beginn des Koronarverschlusses erhöht (auf 2 bis 15 mal Normalwert); höchste Werte werden 24–36 Stunden nach Einsetzen der Erkrankung gefunden. Sie fallen zur Norm am 4. bis 7. Tag. Die Höhe, welche erreicht wird, hat auch prognostische Bedeutung (Abb. 13.5). Die GOT ist in der Regel deutlich höher als die GPT (Ausnahme: begleitende Leberstauung). Erhöhungen werden auch bei anderen Leberaffektionen beobachtet (GPT oft höher als GOT), ferner bei Muskelgangrän, postoperativ, Dermatomyositis. Bei unklaren Fällen kann die Erhöhung der muskelspezifischen *Kreatin-Phosphokinase (CPK)* wertvoll sein.

Die *Serum-Lactatdehydrogenase (LDH)* ist in der Regel vom 2. bis zum 12. Tag erhöht. Ihr Aktivitätsanstieg im Serum ist jedoch ein unspezifisches Symptom, das sich außerdem bei Lungeninfarkt, Perniziosa, hämolytischen Anämien, akuten Myelosen, metastasierenden Malignomen, Muskel- und Leberaffektionen findet.

Diagnostisch wertvoller ist daher der Nachweis der myokardtypischen LDH-Isoenzyme LDH_1 und LDH_2 mittels Elektrophorese, Adsorption an DEAE-Sephadex oder einfacher in Form der Bestimmung der α-HBDH-Aktivität des Serums, die beim Myokardinfarkt gleichfalls vom 2. bis zum 12. bis 14. Tag deutlich erhöhte Werte ergibt.

— Die *Elektrokardiogrammveränderungen:*
Prinzipiell müssen folgende Zeichen beachtet werden:
Nekrosezeichen: a) pathologische Q-Zacken b) R-Verlust in Thoraxableitungen c) tief negative T-Wellen
Ischämiezeichen: Schulterförmige ST-Hebung und gegensinnige ST-Senkung (subendokardiale Ischämie – Ischämie der subepikardialen Schichten).
Beim Infarkt-Ekg müssen prinzipiell die *Früh-* und *Spätveränderungen* unterschieden werden. Die Frühveränderungen können erst einige Stunden *nach* dem Infarktereignis in Erscheinung treten, so daß ganz frische Infarkte (bis 24 Stunden) elektrokardiographisch gelegentlich noch stumm sind. Negativer Ekg-Befund schließt also das Vorliegen eines Infarktes bei Frühfällen nicht aus. Auch ältere kleinere Infarkte, in sog. *stummen Zonen*, können dem Ekg-Nachweis entgehen. Der Ablauf des elektrokardiographischen Bildes, also die Beachtung der Serienbilder, ist für die Beurteilung des Infarktes oft wichtiger als die Momentaufnahme.

Es werden verschiedene *Infarktformen* unterschieden. Die beiden klassischen Formen – der ausgedehnte *Vorderwand-* und *Hinterwandinfarkt* (Abb. 13.6 und 13.7) – zeigen in den Extremitätenableitungen im *frischen Stadium* ein *gegensinniges Bild.*
Beim *Vorderwandspitzeninfarkt* (Abb. 13.6 ist – im 1. Stadium – ST in Ableitung I gehoben, weniger in Ableitung II, dagegen in Ableitung III stärker gesenkt. In den Thoraxableitungen (V_1–V_6) verschwindet R bei gleichzeitiger Hebung der Zwischenstücke. In *späteren Stadien* (schon nach Stunden bis Tagen) bil-

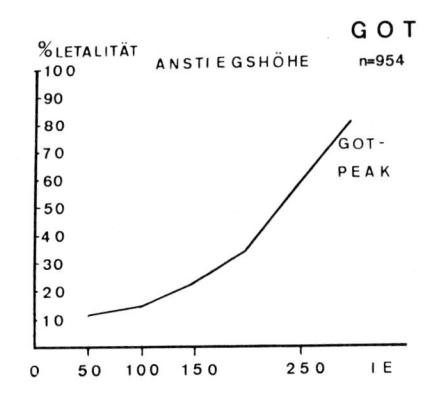

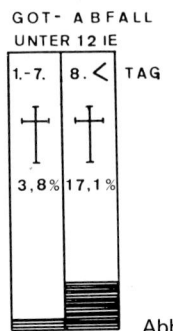

Abb. 13.5. Einfluß der *Höhe* und des *Abfalles* der GOT auf die *Letalität* des Herzinfarktes

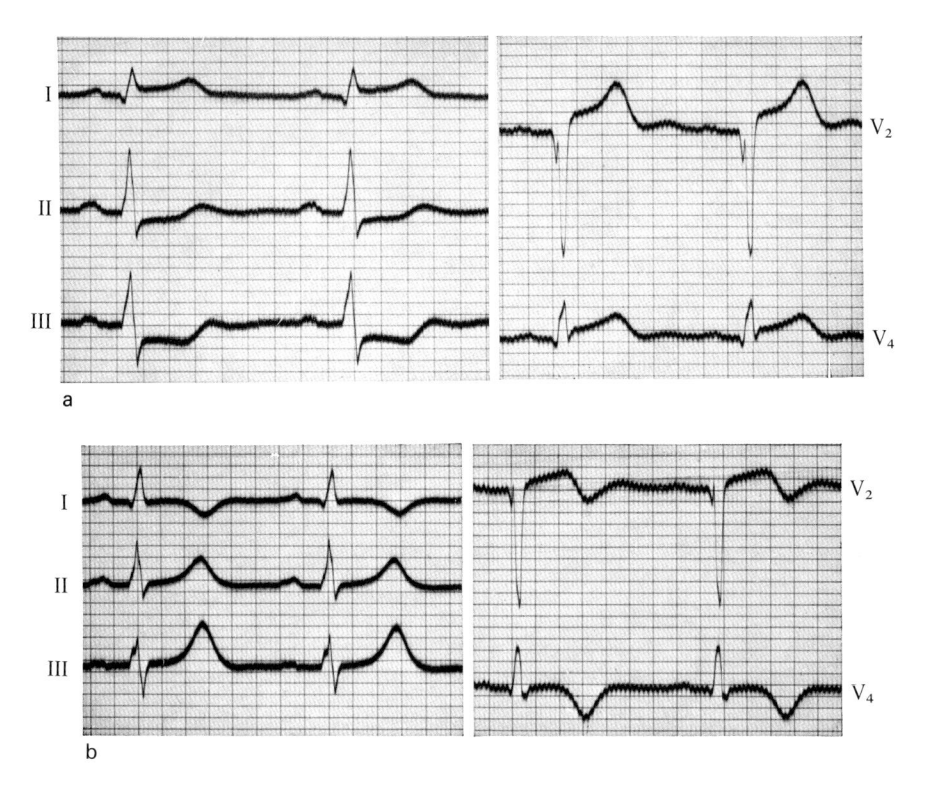

13 Vom Herzen und den Gefäßen ausgehende Schmerzen 319

Abb. 13.6. Klassischer Ablauf eines Vorderwandinfarktes a) Frühveränderungen b) Spätveränderungen 20 Tage später

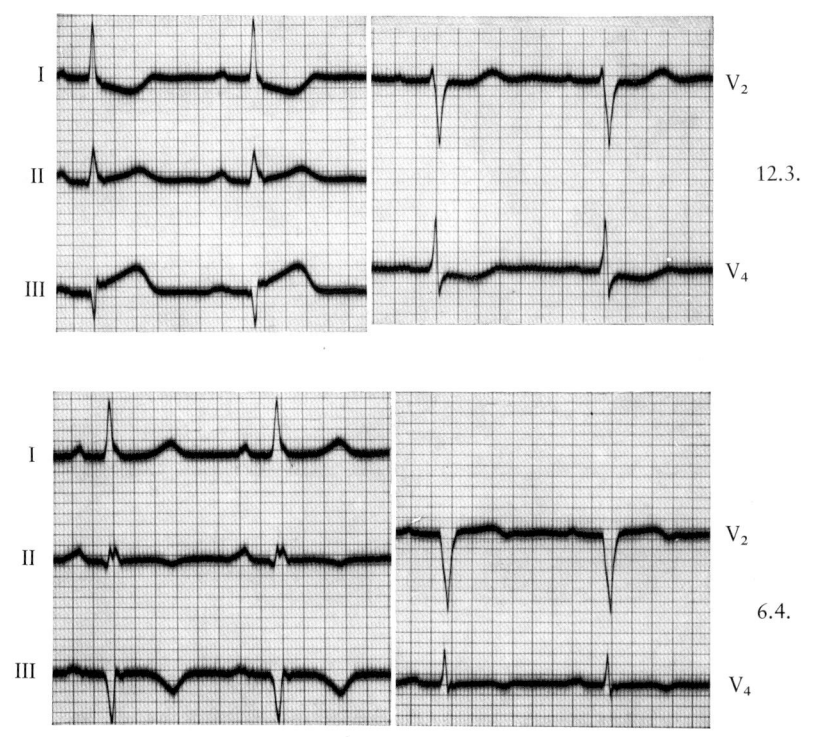

12.3.

6.4.

Abb. 13.7. Klassisches Bild eines ablaufenden Hinterwandinfarktes

det sich in den Ableitungen mit Zwischenstückshebung im akuten Stadium eine Q-Zacke aus, die ST-Hebung geht langsam zurück, dafür tritt eine zunehmende Negativität von T mit Verlängerung der QT-Dauer in Erscheinung.

Die Negativität von T kann über Monate oder auch dauernd bestehen bleiben. Die Veränderung der Kammeranfangsschwankung in den Thoraxableitungen (fehlendes R) bildet sich sozusagen nie mehr zurück. Den Thoraxableitungen kommt eine besondere Bedeutung zu, weil die Extremitätenableitungen gelegentlich stumm sein können und die Diagnose dann nur auf Grund der Thoraxableitungen gestellt werden muß.

Beim *Hinterwandinfarkt* ist umgekehrt im 1. Stadium in den Extremitätenableitungen in Abl. I das ST-Stück gesenkt, in II und III gehoben, während die Thoraxableitungen viel weniger signifikante Zeichen als beim Vorderwandinfarkt ergeben. Lediglich die Zwischenstücke können leicht gesenkt sein und T in V_5 und V_6 negativ werden. Aber auch dieses Zeichen ist oft wenig ausgeprägt. In den *späteren Stadien* tritt ein tiefes Q_{III} (nebst einem meist angedeuteten oder deutlichen Q_{II}) und die T-Negativität in Abl. II und III in Erscheinung. In Abb. 13.6 und 13.7 ist die Entwicklung dieser beiden klassischen Infarktbilder dargestellt.

Differentialdiagnostisch bieten diese Bilder kaum Schwierigkeiten. Ein tiefes Q_I mit kleinem nachfolgendem R entspricht immer einer *Vorderwandläsion*. Ist Q aber nur in den Thoraxableitungen bei fehlendem R ausgesprochen, muß auch eine *Linkshypertrophie* in Erwägung gezogen werden. Beim Linksherz fehlt aber R nur in V_1–V_3, in V_4–V_6 dagegen ist R hoch ausgebildet. Auch eine *Rechtshypertrophie* kann in den Thoraxableitungen mit einer Q-Zacke einhergehen. Die Differenzierung ist aber bei Beachtung der Extremitätenableitungen mit dem pulmonalen P und der von V_2 nach V_6 abnehmenden Amplitude von R nicht schwierig (s. S. 281).

Die *Lungenembolie* kann im akuten Stadium ein dem Hinterwandinfarkt sehr ähnliches elektrokardiographisches Bild hervorrufen (Abb. 13.8). S_I ist aber ausgesprochener als beim Hinterwandinfarkt, und in Abl. II und III ist ein P pulmonale (hohes spitzes P) sichtbar. Die Veränderungen bilden sich in wenigen Stunden bis Tagen zurück.

Die Beachtung der respiratorisch bedingten Pleuraschmerzen (bei Hinterwandinfarkt ist mäßige respiratorische Verstärkung des Schmerzes zu beobachten) und später des blutigen Sputums schützt vor Verwechslung. Lungenembolien sind aber auch eine der häufigsten Komplikationen des Herzinfarktes. Sie können, allerdings selten, auch als Frühkomplikation in Erscheinung treten.

Beim Hinterwandinfarkt spielt die Bewertung des tiefen Q_{III} die größte differentialdiagnostische Rolle. Um eine Q-Zacke in Abl. III als *pathologisch*, d. h. als Ausdruck einer Hinterwandläsion zu werten, müssen folgende Kriterien erfüllt sein:

– Q_{III} muß mehr als $1/4$ der größten Initialschwankung einer Extremitätenableitung betragen.
– Es darf der Q-Zacke keinerlei positive Zacke vorausgehen.
– In Abl. I darf gleichzeitig keine S-Zacke vorliegen.
– Liegt gleichzeitig eine deutliche Q-Zacke in Abl. II vor, so spricht dieses Verhalten für pathologisches Q_{III}.
– Liegt in der *Goldbergerschen unipolaren Extremitätenableitung* aVF (vom linken Fuß) auch eine mindestens $1/4$ von R betragende Q-Zacke vor, ist Q_{III} pathologisch.

Sind diese Kriterien nicht erfüllt, ist Q_{III} wahrscheinlich *lagebedingt* und damit ohne krankhafte Bedeutung.

Außer den klassischen Infarktbildern müssen noch folgende *Infarkte mit besonderer Lokalisation* unterschieden werden. Bei diesen besonders gelagerten Infarkten sind die sog. *direkten Infarktzeichen* – pathologische Q-Zacke, Verschwinden von R, Hebung

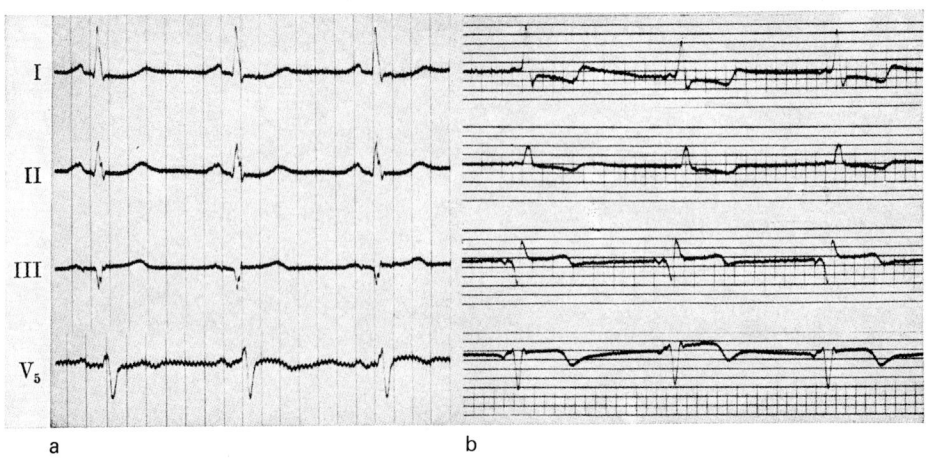

Abb. 13.8. Bild eines Hinterwandinfarkts bei akuter Lungenembolie, a) vor Embolie 6. 11., b) unmittelbar nach Embolie 20.11.

der Zwischenstücke und negative T-Zacke – nur in einzelnen Thoraxableitungen sichtbar, was Rückschlüsse auf Ausdehnung und Lokalisation zu ziehen erlaubt.

– *Der supraapikale oder anteroseptale Vorderwandinfarkt*: Die *Extremitätenableitungen* zeigen häufig keine sicheren Infarktzeichen (häufig nur Abflachung von T in Abl. I), manchmal unterscheiden sie sich aber von dem Bild des Vorderwandinfarktes nicht. In den *Thoraxableitungen* fehlt R nicht durchgehend, sondern meist nur in zwei Ableitungen, etwa V_1 und V_2 oder V_3 und V_4. Die Negativität von T ist in V_1–V_4 ausgebildet. V_5 und V_6 sind dagegen weder in bezug auf QRS noch T verändert.

Die *Differentialdiagnose* muß auch hier vor allem gegenüber den *Linkshypertrophien* und den *Linksschenkelblockbildern* gestellt werden, weil fehlendes R in den Thoraxableitungen von V_1–V_2 diese Zustände begleiten kann. Die Unterscheidung ist durch positive T-Zacken in diesen Ableitungen und die Beachtung des Linkstyps in den Extremitätenableitungen möglich. Die Differenzierung gegenüber dem Rechtstyp ist auf S. 320 besprochen.

– *Der rudimentäre Vorderwandinfarkt* (HOLZMANN 1965) ist durch das *Fehlen einer Veränderung der Kammeranfangsschwankung* in allen Thoraxableitungen charakterisiert (Abb. 13.9). Da es sich nur um kleine Infarkte handelt, fehlt auch die rein monophasische Deformierung der Kammerendschwankung. Man findet also nur in den späteren Stadien eine Negativität von T in der Thoraxableitung V_2 bis V_4. Die Prognose ist gut.

– Beim hohen *anterolateralen Vorderwandinfarkt* sind die Veränderungen nur in Thoraxableitungen im Bereich des 3. und 4. Interkostalraumes sichtbar.

– Beim *posterolateralen Infarkt* sind die Extremitätenableitungen nur wenig verändert. Abl. II und III können kleine Q-Zacken und T-Abflachungen aufweisen. In den Thoraxableitungen dagegen sind V_6 und V_7 sowie weniger auch V_5 verändert (kleine Q- und negative T-Zacken).

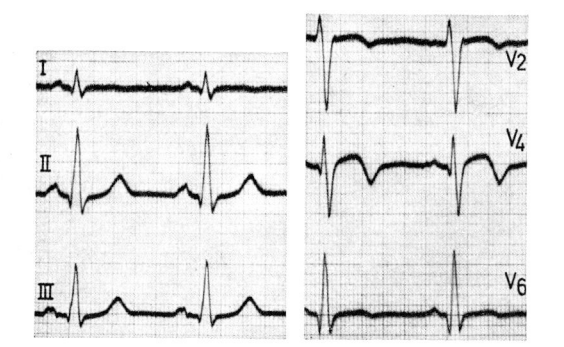

Abb. 13.9. Rudimentärer Vorderwandinfarkt (negative T-Zacken in V_2, V_4, angedeutet in V_6, ohne Änderung der Anfangsschwankung)

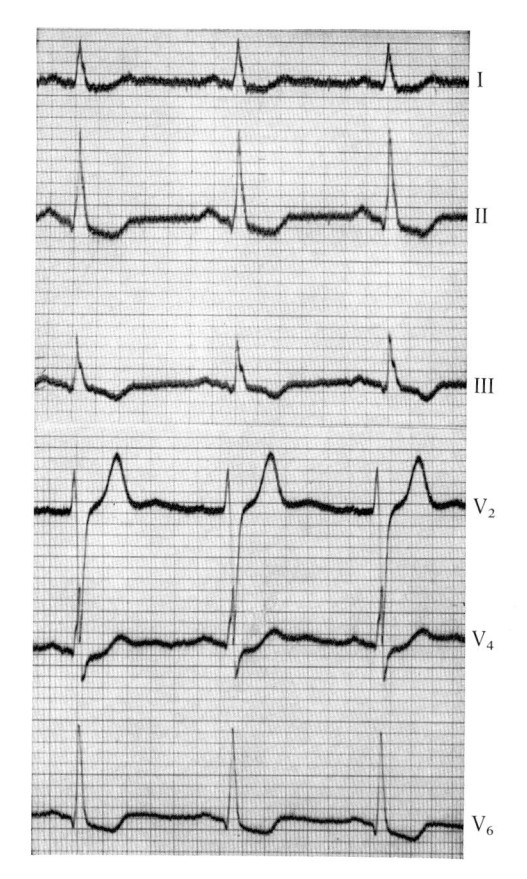

Abb. 13.10. *Innenschichtinfarkt:* muldenförmige Senkung der ST-Strecke. Von Digitalis-Ekg nicht zu unterscheiden

– Der *posteroseptale Infarkt* zeigt sichere Veränderungen nur in den Ösophagusableitungen.

Der Ablauf dieser elektrokardiographischen Infarktbilder läßt in der Regel, wenn die klinischen Erscheinungsformen mitberücksichtigt werden, ohne Schwierigkeiten die Diagnose *Herzinfarkt* zu.

– Der *Septuminfarkt oder anteroposteriore Infarkt* entspricht der ausgedehnten Infarzierung des Septums. Elektrokardiographisch zeigt der *Septuminfarkt* in den *Extremitätenableitungen* die Zeichen der *Hinterwandläsion* und in den *Thoraxableitungen* die Erscheinungen der *Vorderwandinfarzierung*. Die Diagnose wird gestützt durch das Auftreten von vorübergehenden oder dauernden Schenkelblockbildern.

– Der *subendokardiale Infarkt (Innenschichtinfarkt)* hat einen ähnlichen Aspekt wie die Koronarinsuffizienz, d. h., wir finden bogenförmige Senkung der ST-Strecke in den Extremitätenableitungen I und II (Abb. 13.10). Diese Fälle sind besonders auch gegenüber der Digitaliswirkung abzugrenzen, was nur durch die *klinischen Infarktzeichen* gelingt.

Als Komplikation bei frischen Herzinfarkten muß auch an das *Myokardinfarkt-Spätsyndrom* (DRESSLER 1959) gedacht werden. Dabei fallen hohe Temperaturen, pleuroperi-

322   13 Schmerzen im Bereich des Thorax

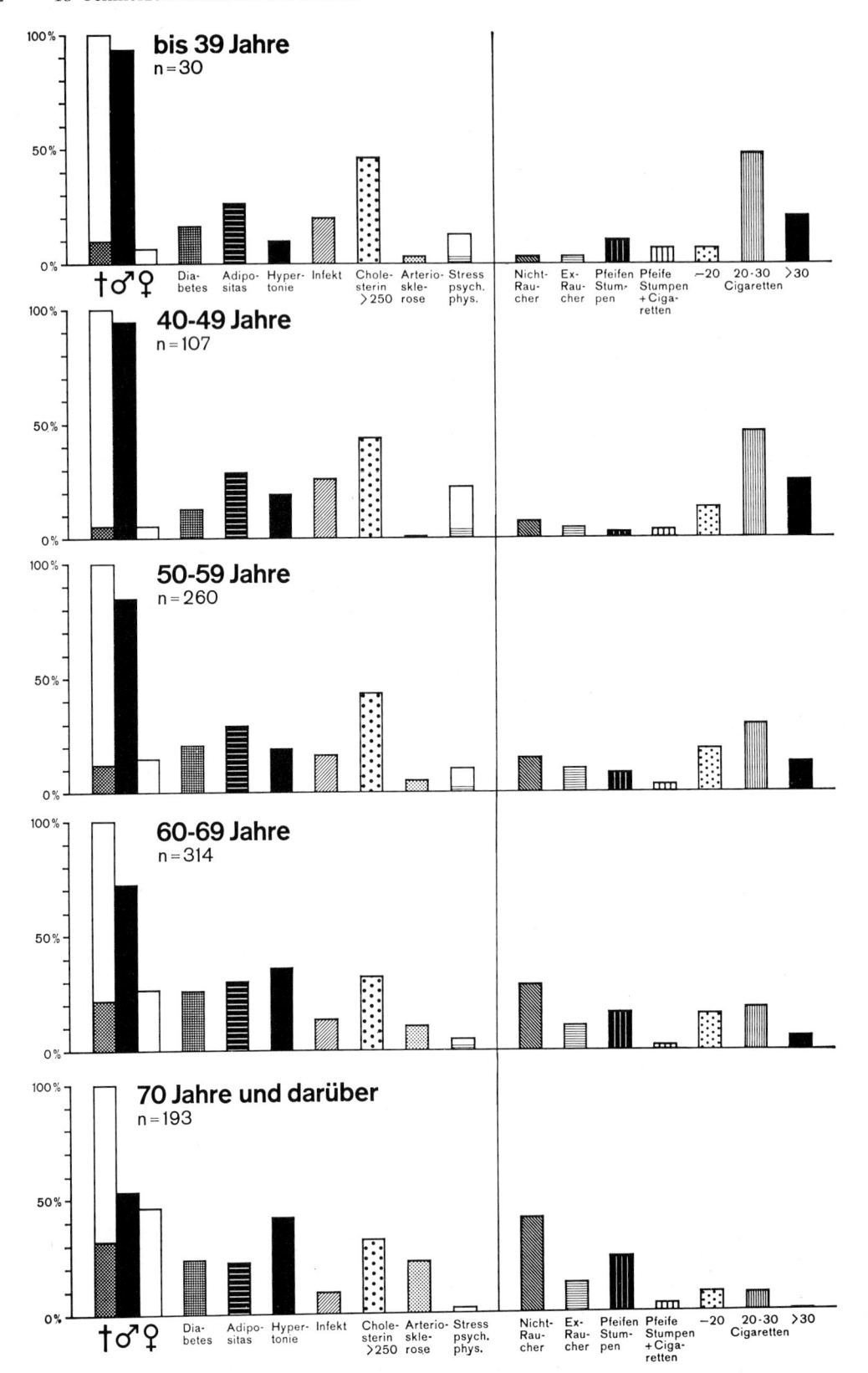

Abb. 13.11. *Ursachen* und *Häufigkeit* der *Herzinfarkte* in den verschiedenen Lebensaltern bei Männern und Frauen. Untersuchungen an 904 Fällen (nach *Forster*)

kardiale Schmerzen, Perikarditis, Pleuritis (gelegentlich auch Erguß) und Pneumonie, welche durch den Myokardinfarkt allein nicht befriedigend erklärt werden können, auf. Am häufigsten setzen die Erscheinungen 3 Wochen nach Beginn des Infarktereignisses ein. Sie können aber zwischen 10. Tag und 2 Jahren auftreten. Pathogenese unklar. Man vermutet Wirkung von Autoantikörpern. Die wichtigste Differentialdiagnose sind ein Myokardinfarktrezidiv, eine Lungenembolie, die beim Myokardinfarkt so häufige Periarthritis humeroscapularis.

Ursachen des Myokardinfarktes

Abb. 13.11 gibt Hinweise auf die möglichen Ursachen bei 904 Beobachteten, welche in unserm Fermentlabor untersucht wurden. Es ist jedoch zu bedenken, wie schwierig z.B. Rauchergewohnheiten zu erfassen sind; außerdem wurde das gleichzeitige Vorkommen mehrerer Risikofaktoren nicht berücksichtigt. Als Hauptrisikofaktoren gelten
- Adipositas
- Diabetes mellitus
- Hyperlipidämie
- Hypertonie und vor allem
- Nikotinabusus

Die *Adipositas* spielt vor allem wegen ihrer Häufigkeit eine enorme Rolle; als einzelner Risikofaktor für den Herzinfarkt wird sie aber möglicherweise überschätzt. Vom Diabetes mellitus wurde schon gesprochen (s. Angina pectoris S. 316). Neben der allgemein bekannten Hypercholesterinämie spielt auch die sogenannte kohlehydratinduzierte Hypertriglyzeridämie eine sichere Rolle als Risikofaktor. Der Nikotinabusus wurde bereits mehrfach erwähnt. Als weiterer Risikofaktor wird der Streß diskutiert, der aber quantitativ kaum erfaßbar und auch qualitativ umstritten ist.

Das Vorhandensein eines oder mehrerer Risikofaktoren spricht für einen Myokardinfarkt bzw. eine Koronarinsuffizienz. Ihr Fehlen schließt aber einen Infarkt keineswegs aus. Einer der wichtigsten Risikofaktoren, die Heredität, ist in ihrer ätiologischen Bedeutung noch nicht erfaßt.

Vorzeitige Myokardinfarkte können auch bei Fabryscher Krankheit (s. S. 47) beobachtet werden.

Perikarditis

Die Schmerzen bei akuter Perikarditis können denen bei Myokardinfarkt sehr ähnlich sein; meist sind sie weniger intensiv. Typischerweise werden die Schmerzen bei Perikarditis im Liegen verstärkt.

Elektrokardiographisch sind bei der *Perikarditis* im *frischen Stadium* die *Zwischenstücke* in allen Ableitungen *gehoben* (Abb. 13.12). Es liegt also in den Extremitätenableitungen keine *Gegensinnigkeit* vor,

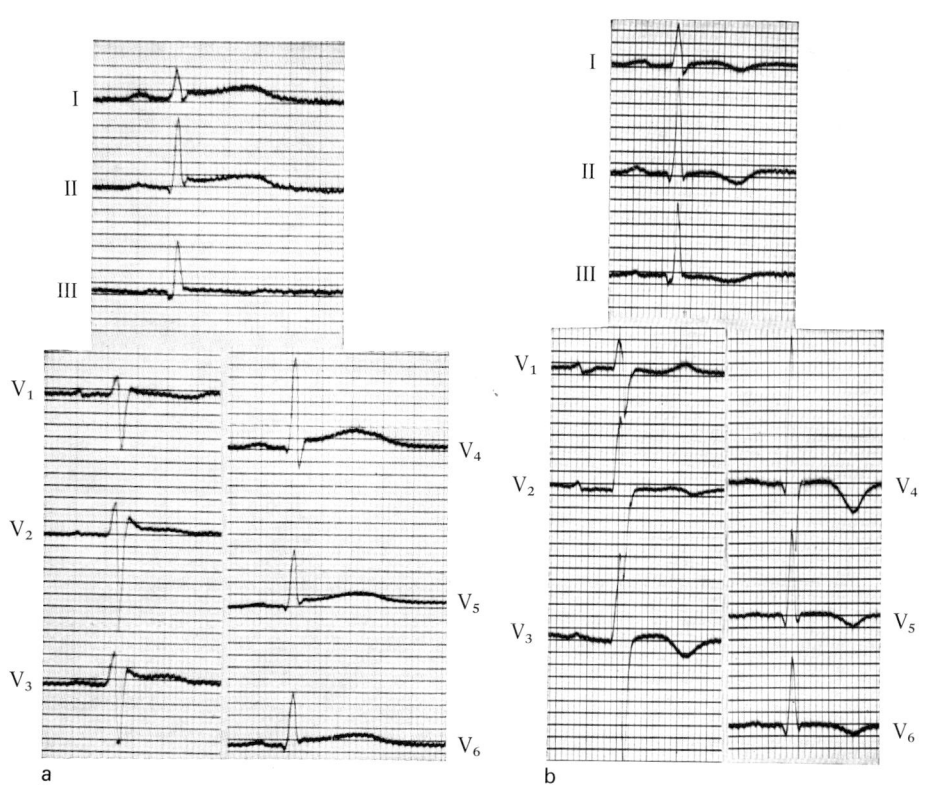

Abb. 13.12. Elektrokardiographische Veränderungen bei *Perikarditis,* a) im frischen Stadium, 29. 6. 54, b) im Spätstadium, 16. 7. 54, 21j. Mann

und der *QRS-Komplex ist nie verändert,* was die Differenzierung gegenüber den Infarktbildern erlaubt. Im *Spätstadium* ist die Perikarditis durch eine T-Negativität in allen Ableitungen charakterisiert, beim Perikarderguß tritt oft low voltage hinzu. Ursache der perikarditischen Ekg-Veränderungen ist die jede Perikarditis begleitende schalenförmige Myokarditis. Das Krankheitsgeschehen nimmt nicht einen solch dramatischen Verlauf wie der Herzinfarkt, die Beschwerden bilden sich innerhalb von Tagen aus. Je nach der *Ätiologie* sind die entzündlichen Erscheinungen im Blut verschieden ausgeprägt (Tuberkulose s.S. 125, Rheumatismus verus s. S. 145, Urämie).

Das *perikarditische Reibegeräusch,* welches mit der Herzaktion synchron geht, kann zweiteilig, d. h. nur systolisch und diastolisch sein oder aber dreiteilig, d. h. präsystolisch, systolisch und diastolisch. Ein *dreiteiliges perikardiales* Reiben spricht stark für eine *diffuse Perikarditis,* weil der präsystolische Anteil von der Vorhofsaktion herrührt (Abb. 13.13). Beim Herzinfarkt ist das Reibegeräusch meist nur zweiteilig. Es ist aber darauf zu achten, daß nicht durch Einbeziehung der Töne ein mehrteiliger Rhythmus vorgetäuscht wird. Perikarditische Reibegeräusche sind stets gegenüber *pleuroperikardialem* Reiben abzugrenzen. Auch pleuroperikardiales Reiben (als Ausdruck eines pleuritischen Prozesses) kann mit der Herzaktion synchron gehen. Bei tiefer Inspiration ist aber auch die *respiratorische Beeinflußbarkeit* festzustellen, was bei rein perikardialen Geräuschen nicht der Fall ist.

Tritt nachweisbarer *perikardialer Erguß* auf, ist ein Herzinfarkt als Ursache des Reibens auszuschließen. Die *Kriterien für den Perikarderguß* sind: *Leiserwerden der Herztöne,* eventuell bei gleichzeitigem Verschwinden des Reibegeräusches, Verbreiterung der *Herzdämpfung,* wobei ein allfällig noch fühlbarer *Spitzenstoß* innerhalb der absoluten Dämpfung palpiert werden kann. In vielen Fällen verschwinden aber trotz reichlichem Perikarderguß die Reibegeräusche nicht, weil am liegenden Patienten im Bereich der Vorderwand zwischen Myo- und Perikard keine Flüssigkeit die beiden reibenden Flächen zu trennen braucht.

Röntgenologisch ist die Perikarditis oft schwierig zu erkennen. Bei kleineren Ergüssen ist die radiologische Veränderung kaum erkennbar. Als typisch gilt die sogenannte *Zelt-* oder *Dreiecksform,* wobei das Dreieck allerdings stark gerundet ist (Abb. 13.14). Etwa gleich häufig ist die diffuse Vergrößerung des Herzschattens, die sog. *Bocksbeutelform.* Weitere Hinweise sind die Einflußstauung rechts mit Darstellung der Vena cava superior, gelegentlich auch die verminderte Lungenzeichnung. Verminderte oder aufgehobene Pulsationen des Herzens sind bei Durchleuchtung nicht immer zu beobachten und außerdem kaum von den kleinen Pulsationen eines vergrößerten Herzens zu unterscheiden. In Zweifelsfällen läßt sich heute ein Perikarderguß durch *Szintigraphie* am leichtesten nachweisen. Das Szintigramm des Herzens nach Markierung des Blutes z.B. durch RIHSA ist bei Erguß im Perikard deutlich kleiner als der röntgenologische Herzschatten. Einen Beweis für die Diagnose ergibt schließlich die *Perikardpunktion.* Die Beurteilung des Punktates entspricht derjenigen des Pleuraergusses (s. S. 329).

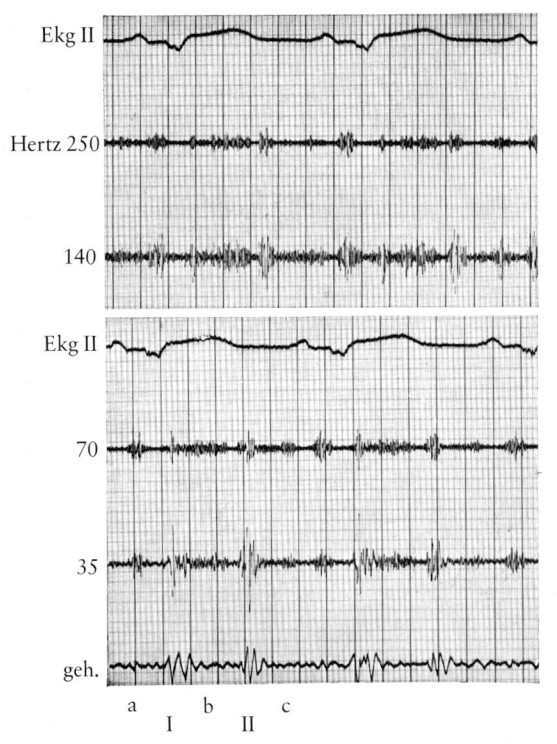

Abb. 13.13. *Perikarditisches Lokomotivgeräusch* bei Herzinfarkt. Man erkennt das dreiteilige Geräusch: a) präsystolisch a-v-Intervall, b) systolisch, c) diastolisch, am besten in den oberen Frequenzbereichen sichtbar (für Herzinfarkt atypisch). I, II = Herztöne

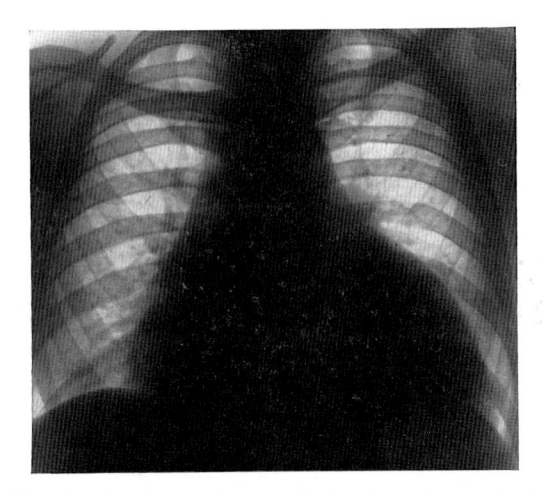

Abb. 13.14. Pericarditis exsudativa. Angedeutete Dreiecksform (s. Text)

Ätiologisch sind außer den häufigsten Formen – *Tuberkulose, Rheumatismus* (inkl. Kollagenosen, bes. Lupus erythematodes) *und Urämie* – stets auch die von *Lungenprozessen per continuitatem* fortgeleiteten bakteriellen oder die *metastatischen Perikarditiden* bei bösartigen Geschwülsten in Erwägung zu ziehen. Die ausgesprochenste Ergußbildung wird bei eitriger und tuberkulöser Perikarditis beobachtet. Pericarditis carcinomatosa verursacht ebenfalls Erguß, die urämische Perikarditis bleibt meist trocken; in einem Fall fanden wir aber bei der Sektion 1,2 Liter Flüssigkeit im Herzbeutel. In einigen Fällen ist auch, besonders bei Frauen, an Ergußbildung im Perikard bei Erythematodes zu denken (s. S. 148). Seltenere Ursachen der chronischen, d. h. während Monaten oder Jahren nachweisbaren serösen Perikarditis sind: Das Myxödem (s. S. 188) (wahrscheinlich bedingt durch die bei Myxödem beobachtete allgemeine Tendenz zu Flüssigkeitsansammlung im Interstitium), Cholesterinablagerung im Perikard (selten, Ursache unbekannt. Cholesterinkristalle im Erguß), Hypertonie (in seltenen Fällen).

Die *Cholesterin-Perikarditis* ist keine Krankheitseinheit, weil bei jeder *chronischen* Perikarditis Cholesterin in der Perikardflüssigkeit gefunden wird. Der Cholesteringehalt sagt höchstens etwas über die Dauer der Perikarditis aus. Der Cholesteringehalt ist deshalb besonders hoch bei der Perikarditis bei Hypothyreose.

Das *Postkardiotomiesyndrom* tritt postoperativ nach Herzoperationen mit sehr unterschiedlicher Latenz (Tage – mehr als 1 Jahr, in der Regel 1 Monat) auf. Symptome: Fieber, pleuraler und perikardialer Erguß, Polyarthritis, Abdominalschmerzen, subkutane Knötchen, psychische Erscheinungen. Ätiologie unbekannt. Die Analogie mit dem *Dressler-Syndrom* drängt sich auf (s. S. 321).

Eine besondere Stellung nimmt wegen ihrer guten Prognose die sog. **akute gutartige Perikarditis** ein. Diese Perikarditisform beginnt im allgemeinen ziemlich plötzlich, ist manchmal sehr schmerzhaft (mit Ausstrahlung in Arme und in den Hals), zeigt frühzeitig erhöhte Temperaturen und perikarditisches Reiben, also Symptome, welche zur Diagnose Herzinfarkt verleiten können. Auch Kollapserscheinungen werden beobachtet, so daß man von „shocklike syndrome" gesprochen hat. Der elektrokardiographische Ablauf läßt aber die Differenzierung stets durchführen (typische Veränderungen der Nachschwankung ohne QRS-Veränderungen; Abb. 13.15) Die Ekg-Veränderungen können aber sehr flüchtig sein (besonders nach Kortisonbehandlung), so daß nicht der typische Ablauf vorkommen muß und eine Normalisierung in jedem Stadium möglich ist. Typisch ist zudem eine rasch zunehmende im Röntgenbild auffallende Herzvergrößerung, welche zum Teil durch Perikarderguß bedingt ist. Diese Herzvergrößerung kann aber auch fehlen. Klinisch werden die Herztöne nicht besonders leise, und Kompressionserscheinungen wurden nicht beschrieben. Von der tuberkulösen Perikarditis unterscheidet sich diese Form durch den plötzlichen Beginn und das rasche Nachlassen der Erscheinungen, meist innerhalb einer Woche (die elektrokardiographischen Veränderungen können aber bis 3 Monate nachweisbar bleiben). Manchmal geht dem Ausbruch der Perikarditis ein sicherer viraler Infekt (etwa 10 Tage) voraus (z. B. Mumps), manchmal ist die Perikarditis das erste Zeichen, und die Erscheinungen einer viralen Infektion folgen nach (Coxsackie, eig. Beob.). Die Beobachtungen sprechen für die virale Ätiologie dieser Perikarditisform. Wie groß der prozentuale Anteil der Coxsackie-Infektion ist, muß noch abgeklärt werden. Es scheint, daß auch diese Perikarditisform in eine Concretio pericardii ausgehen kann.

Bei der *tuberkulösen Perikarditis* tritt der Schmerz in der Regel zurück, der Krankheitsbeginn ist nicht scharf faßbar, Dyspnoe und Husten stehen im Vordergrund. Der Perikarderguß kann bei beiden Formen hämorrhagisch sein, ebenso wie Ergußbildung häufig auch im Pleuraraum beobachtet wird. Die Mantoux-Reaktion hilft nur weiter, wenn sie dauernd negativ bleibt. Gegenüber *rheumatischer Perikarditis* darf verwertet werden: Fehlen jeglicher Gelenkschmerzen, keine Überleitungsstörungen, keine Wirkung der Salizylate oder von Pyramidon, nur mäßig erhöhte Senkungsreaktion.

Hämoperikard

Ist der durch Punktion erhaltene Perikarderguß hämorrhagisch, stellt sich die Differentialdiagnose des Hämoperikards. Die einem Hämoperikard zugrunde liegenden Möglichkeiten sind, der Häufigkeit nach geordnet, folgende:

1. Sekundäre Beteiligung des Perikards bei *Bronchuskarzinom*
2. Ruptur eines *Aneurysma dissecans*, bei Hypertonie, Aortenisthmusstenose, Marfan-Syndrom, Schwangerschaft
3. Ruptur der *Herzwand* bei Myokardinfarkt, Tumoren, Myokardabszeß
4. Ruptur einer *Koronararterie* bei Trauma, Periarteriitis nodosa
5. Ruptur eines *Aneurysma des Sinus Valsalvae*
6. Ruptur eines *Aneurysma der Aorta ascendens* bei Arteriosklerose, Trauma, Lues, mykotischem Aneurysma
7. Hämorrhagische Diathese
8. Primäre Tumoren des Perikards, Angiome, Sarkome.

Aortenaneurysma und Erkrankungen der Aorta ascendens

Erkrankungen und Aneurysmen der Aorta können ebenfalls zu akuten oder chronischen Schmerzzuständen im Thoraxbereich führen. Wichtig ist dabei vor

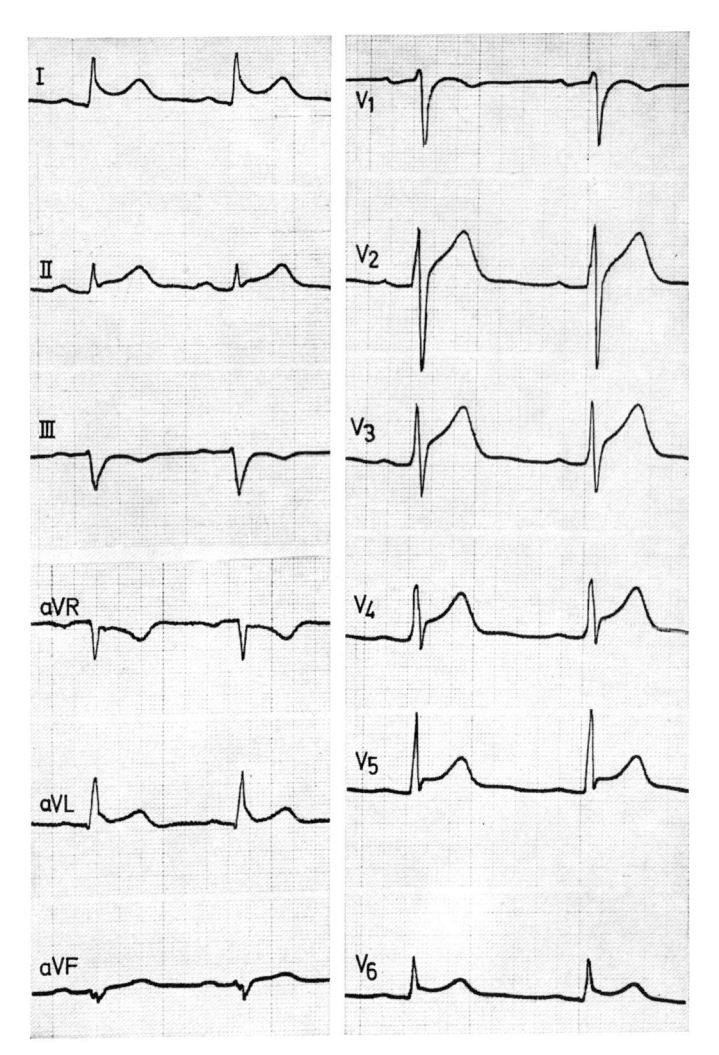

Abb. 13.15. Ekg-Veränderungen bei *akuter gutartiger Perikarditis* (Frühstadium), Hebung der ST-Strecke in den Extremitäten-Ableitungen 1 und 2, sowie in allen Thorax-Ableitungen

allem, ein dissezierendes Aneurysma nicht zu übersehen, das unbehandelt rasch zum Tode führt.

Das **Aneurysma dissecans** kann zu vernichtenden, therapiefraktären Schmerzen führen, die sich vom akuten Myokardinfarkt nur durch die atypische Ausstrahlung ins Genick, in den Rücken, ins Abdomen oder in die Beine unterscheidet. Die *akute oder einzeitige Ruptur* führt meist so rasch zum Tode, daß die Diagnose nicht mehr gestellt werden kann. Schwerer Kollaps bei massiver Blutung in die Thoraxhöhle, bei Herztamponade durch Ruptur ins Perikard, zerebrale Durchblutungsstörungen durch Kompression der großen Halsgefäße sind die terminalen Symptome einer derartigen Katastrophe.

Praktisch bedeutungsvoller ist die *unvollständige oder zweizeitige Ruptur*, die raschestes Handeln erfordert. Die Schmerzen sind gleich wie bei der akuten Ruptur, gelegentlich auch wenig eindrucksvoll. Häufig finden sich initial flüchtige oder dauernde zerebrale Durchblutungsstörungen. Wichtig ist der ungleiche Puls rechts und links, wobei die linksseitigen Pulse meist stärker abgeschwächt sind. Starke Seitenunterschiede des Pulses sind fast pathognomonisch, sie kommen sonst nur bei einseitiger Armarterienembolie und beim Aortenbogensyndrom vor (pulseless disease, *Takayasu-Syndrom* s. S. 660). Fast ebenso wichtig ist das akute Auftreten eines aortalen, diastolischen Rückstromgeräusches bei Dissektion in der proximalen Aorta, das besonders beim Marfan-Syndrom einziges objektiv faßbares Symptom sein kann. Das *Ekg* bleibt in der Regel stumm, hingegen zeigt das *Röntgenbild* oft eine elongierte, gelegentlich eine erweiterte Aorta, eventuell eine lokalisierte Vorwölbung. Gerade beim Marfan-Syndrom bleibt aber das Röntgenbild häufig stumm.

Klinisch wichtig ist die Beziehung des dissezierenden Aortenaneurysmas mit dem *Marfan-Syndrom*. Aber nicht nur Patienten mit voll ausgebildetem Marfan-Syndrom erkranken an dissezierendem Aortenaneurysma, sondern auch Patienten aus Familien, in denen das Marfan-Syndrom gehäuft vorkommt, sowie Patienten mit marfanoiden Skelettanomalien: Hochwuchs, Trichterbrust, Kyposkoliose etc. Die pathogenetisch ursächliche Medianekrose (*Erdheim*) ist von der Aortensklerose zu unterscheiden. Das dissezierende Aneurysma kommt allerdings auch bei Hypertonie gehäuft vor.

Die *Aortitis luica* führt zu echten Aneurysmen der Aorta und ist radiologisch meist durch die borkenartigen Verkalkungen erkennbar. Das Aneurysma entsteht langsam, Schmerzen entstehen durch Knochenarrosion, seltener sind dumpfe Schmerzen, die als *Aortalgie* bezeichnet und durch Druck auf benachbarte Nerven erklärt werden.

Die *mykotischen Aneurysmata* spuria oder fusiforme kommen nur im Rahmen einer bakteriellen Endokarditis vor. Klinisch imponieren sie wie ein dissezierendes Aneurysma.

Die *diffusen Aortenaneurysmen* sind meist schmerzlos.

Die Pseudoangina pectoris

Die Pseudoangina pectoris ist eine Zusammenfassung aller funktionellen Herzbeschwerden, für die keine organische Ursache gefunden werden kann. Diese negative Definition zeigt, daß sie eine Ausschlußdiagnose ist. Trotzdem gibt es einige Formen mit recht typischer Symptomatik. Am klarsten ist das

Syndrom der funktionellen kardiovaskulären Störungen

(Synonyma: soldiers heart, Effort-Syndrom, Da-Costa-Syndrom)
Das 1871 erstmals von Da-Costa beschriebene Syndrom muß vor allem gegen die Angina pectoris vera abgegrenzt werden. Zwei Schmerztypen werden angegeben.
– Dumpfer, über Stunden anhaltender Druck präkordial, „direkt über dem Herzen",
– kurze, sekundenlang dauernde Stiche, die meist mit der Fingerspitze über der Herzgegend lokalisiert werden.

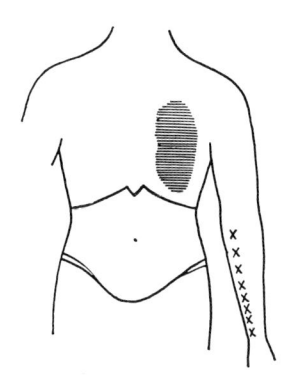

Abb. 13.16. Zonen subjektiver Schmerzempfindung beim Effort-Syndrom

Die Schmerzen können – wie bei Angina pectoris – in den linken Arm ausstrahlen (häufig in die radiale Seite), sie sind in der Regel von körperlicher Belastung unabhängig (Abb. 13.16). Gelegentlich treten sie *nach*, nie aber *während* körperlicher Belastung auf. Im Gegenteil bessert körperliche Anstrengung die Beschwerden häufig.

Tabelle 13.2. (nach MASTER)

	100 Koronarkranke	100 funktionelle Patienten
Beschwerden nach		
körperlicher Anstrengung	91	3
Aufregung	53	25
spontan	31	66
Mahlzeiten	25	10
Kälteeinwirkung	23	3
Koitus	13	2

Eindrucksmäßig würden wir funktionelle Schmerzen bei Aufregung und vor allem bei langdauernden Streßsituationen für häufiger halten.
Die Befragung gibt häufig zusätzliche koordinierte Symptome, die spontan nicht angegeben werden:
– Atembeschwerden, mit dem Gefühl, nicht richtig durchatmen zu können
– Gähnzwang
– Müdigkeit, Schwindelgefühle
– Paraesthesien im Gesicht und den Händen.

Objektiv ist beim Durchleuchten in 80% der Fälle ein tiefstehendes Zwerchfell mit minimalen Exkursionen zu beobachten, was auf die Ätiologie der Beschwerden hinweist. Es handelt sich um eine Fehlsteuerung der Atmung mit Verschiebung der Atemmittellage nach der inspiratorischen Seite hin und eine Hyperventilation, die eine Alkalose nach sich zieht. In schweren Fällen entwickelt sich das Bild der Hyperventilationstetanie, eventuell mit Kollaps. Die übrigen Untersuchungsergebnisse sind spärlich: positive Chvostek und Trousseau kommen vor. Im Ekg findet sich häufig ein vagotones Bild mit hohen T-Wellen (Abb. 13.17).

Die „*Diagnose*" ist in solchen Fällen nur der erste Schritt der Abklärung. Fast immer finden sich psychologische Konflikte (Angst des Soldaten vor der Schlacht = soldiers heart, Eheprobleme, berufliche Zwangssituationen etc.) Der psychische Konflikt wird somatisch ausgetragen. Die Angst vor dem „Herzschlag" wird zur beherrschenden Idee.

Daneben finden sich weitere Formen der Pseudoangina pectoris.
Delius unterscheidet 4 weitere Typen:
– *Vegetative Herzanfälle* (Tachykardie, Rhythmusstörungen wie Extrasystolie, Arrhythmie)
– *Parakardiale Dysästhesie*, ein funktionell empfundenes Mißempfinden über der Brust (manchmal nach links, manchmal nach rechts lokalisiert)

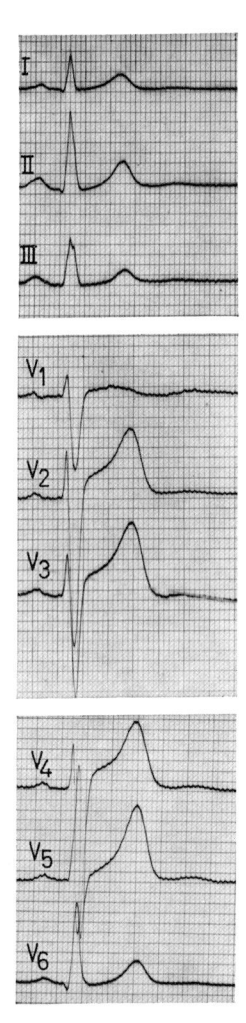

Abb. 13.17. Ekg bei funktionellen kardiovaskulären Störungen mit hohen T-Wellen. 54j. Mann

– *Hyper- und Hypozirkulation.* (Vgl. auch hyperkinetisches Herzsyndrom.)

– *Vasodynamische Systemerkrankungen:* Synkopen, Akrozyanose, Morbus Raynaud.

Alle diese funktionell bedingten Schmerzzustände sind gelegentlich schwierig zu unterscheiden von

Nicht vom Herzen ausgehende Schmerzen

Pleuraschmerzen

Charakteristisch für *Pleuraschmerzen* ist die Verstärkung der Schmerzen bei der Atmung, besonders im tiefen Inspirium. Die Schmerzen sind bei geringgradigem Erguß am stärksten, sie verschwinden mit zunehmender Flüssigkeitsansammlung. Die Schmerzen sind meist auf das Gebiet der Entzündung lokalisiert und strahlen den Interkostalnerven entlang nach dorsal aus. Bei diaphragmatischer Pleuritis kann der Schmerz einerseits nach kranial in die obere Thoraxapertur projiziert werden, häufiger jedoch ins Abdomen, was zu Verwechslungen mit abdominalen Erkrankungen führt.

Objektiv ist das Leitsymptom das *atemsynchrone, pleuritische Reiben,* das sorgfältig gesucht werden muß, bei der diaphragmalen Pleuritis auch fehlen kann. Fehlen alle weiteren Symptome, spricht man von **Pleuritis sicca,** die ein Symptom, keine Diagnose darstellt. Die Pleuritis sicca ist Vorläufer oder eine besonders leichte Form der exsudativen Pleuritis mit den gleichen ätiologischen Ursachen wie diese. Bei Jugendlichen wird pleuritisches Reiben ohne Erguß bei *Coxsackie-Infektionen* beobachtet. Doppelseitigkeit ist auf diese Ätiologie besonders verdächtig. Immer muß bei der Pleuritis sicca nach humoralen Reaktionen (BSR, Blutbild, Agglutinationen etc.) und Lungenveränderungen gesucht werden.

Pleuritis exsudativa. Das Auftreten von Dämpfung, abgeschwächtem, beziehungsweise aufgehobenem Stimmfremitus und abgeschwächtem Atemgeräusch weist auf eine Flüssigkeitsansammlung hin. Die Zwerchfellverschieblichkeit ist aufgehoben. Je größer der Erguß, um so stärker ist das Atemgeräusch abgeschwächt und zeigt bronchialen Charakter. Im Prinzip ist die Perkussion und Auskultation das empfindlichste Kriterium für einen Erguß. Im *Röntgenbild* sind Ergüsse unter 300 ml nicht erkennbar (bei Aufnahmen im Liegen können auch kleinere Ergüsse erfaßt werden). Trotzdem sind Röntgenbilder wichtig, weil intrapulmonale Herde Rückschlüsse auf die Ätiologie erlauben. Bei größeren Ergüssen zeigt das Röntgenbild die typische homogene, nach lateral ansteigende Verschattung. Schwieriger ist die Diagnose bei abgekapselten interlobären Ergüssen.

Ein Erguß ist von einer *Pleuraschwarte* meist leicht zu unterscheiden: der Stimmfremitus ist bei dieser erhalten und radiologisch sieht die Verschattung nicht

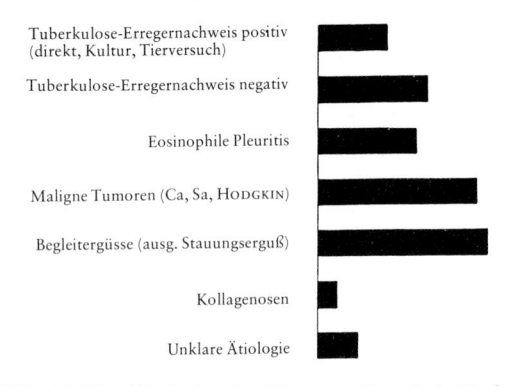

Abb. 13.18. Ätiologie der *Pleuraergüsse* bei 67 eigenen Beobachtungen. Der Anteil der bewiesenen Tuberkulosefälle ist gegenüber früher stark zurückgegangen. Die kardialen Stauungsergüsse sind nicht berücksichtigt

so bogenförmig wie beim Erguß aus. Bei großen Pleuraschwarten muß aber immer angenommen werden, daß sich innerhalb der Schwarte noch abgekapselte Ergüsse finden.
Die differentialdiagnostischen Erwägungen gehen von Klinik und Röntgenbild aus. *Fieber* spricht für entzündliche Ätiologie und der intermittierende Fiebertypus stark für eine *Tuberkulose*. Doch können tuberkulöse Pleuritiden auch afebril verlaufen. *Afebril* verlaufende Ergüsse sind in erster Linie auf *Tumor* verdächtig (s. Abb. 13.18). Überhaupt muß bei Ergüssen jenseits des 40. Lebensjahres in erster Linie an Tumoren gedacht werden. Afebril verlaufen auch Stauungsergüsse, die in der Regel auch keine Schmerzen, sondern *Dyspnoe* verursachen. Die Diagnose ist meist leicht, wenn man andere Zeichen der Herzinsuffizienz findet. Der Erguß bei *Lungeninfarkt* läßt sich meist am Infarktereignis erkennen.
Im *Röntgenbild* weisen pneumonische Infiltrate auf einen von der Lungen ausgehenden *meta- oder postpneumonischen Erguß* hin. Schwierig kann die Unterscheidung von *tuberkulösen Infiltraten* sein. Bei der Alterspleuritis (Pleurabefall im tertiären Stadium) weisen meist alte Spitzen- und Oberfeldherde auf die Ätiologie hin. Bei der Frühpleuritis im Anschluß an ein Primoinfiltrat (juxtaprimäre Pleuritis) ist das Primoinfiltrat oft vom Erguß überdeckt, die eventuell noch sichtbare Hilusschwellung kann zur Verwechslung mit Tumoren führen. Die juxtaprimäre Pleuritis ist jedoch fast immer febril. Hilusnahe, scharf begrenzte Rundherde weisen auf *Tumoren* hin.

Der entscheidende Schritt für die Abklärung der Ätiologie ist jedoch die *Untersuchung des Pleurapunktates*. Die differentialdiagnostischen Erwägungen bei der Beurteilung des Pleuraexsudates zeigt die Tab. 13.3.
Die *Pleurapunktion* soll bei kleinem Exsudat am oberen Rand der Dämpfung, jedenfalls nicht zu tief, ausgeführt werden. Das Punktat gibt wichtige diagnostische Hinweise: *Exsudate* sind eiweißreicher als *Transsudate*. Das spezifische Gewicht des Exsudates liegt über 1015 (Eiweißgehalt über 3,0 g%), ein zugegebener Tropfen Essigsäure erzeugt einen dicken wolkigen Niederschlag (Rivalta-Probe). Im Sediment spricht das Überwiegen von neutrophilen Leukozyten über die Lymphozyten für bakterielle Ätiologie; Vorherrschen der Lymphozyten ist bei tuberkulöser Pleuritis exsudativa, Stauungserguß und Ergüsse bei Tumoren typisch. Die *bakteriologische* Untersuchung läßt bei bakterieller Ätiologie selten im Stich, oft sind Bakterien schon im direkten Giemsa- oder Methylenblaupräparat erkennbar. Das Punktat tuberkulöser Ergüsse bleibt mit den üblichen Methoden steril. Kulturell und im Tierversuch lassen sich aber in einem hohen Prozentsatz Tbc-Bakterien nachweisen. Negative Befunde schließen aber Tuberkulose nicht aus.

Die *zytologische* Untersuchung ist bei Tumorverdacht oft ausschlaggebend. Zwar sind Tumorzellen manchmal schwierig von den Serosazellen (bei Stauung und Infarkten) abzugrenzen. Weisen sie aber die typischen Tumorzellkriterien (s. S. 95) auf, sind sie für die Diagnose entscheidend. *Fermentuntersuchungen* im Pleurapunktat können weitere

Tabelle 13.3. Die Differentialdiagnose der Pleuraergüsse

1. Transsudate
   hellgelb, klar, nur vereinzelte Zellen,
   spez. Gewicht < 1015, Eiweiß < 3,0 g%
   Stauungsinsuffizienz
   Leberzirrhose
   Meigs-Syndrom (s. S. 321)
   Nephritis
   Myxödem

2. Exsudate
   spez. Gewicht > 1015
   Eiweiß   > 3,0 g%
   a) *klar* bis *leicht getrübt*, je nach Anzahl der Leuko- und Erythrozyten
      α) Überwiegen der *Neutrophilen*
         Pneumonie
         Infarkt
         Tuberkulose (Frühstadien)
         Coxsackie
         Begleiterguß bei extrapleuralen eitrigen Prozessen (subphrenischer, perinephritischer Abszeß)
      β) Überwiegen der *Lymphozyten*
         Tuberkulose
         Pilzinfektionen
      γ) Überwiegen der *Eosinophilen*, sog. *eosinophile Pleuritis* (s. S. 330)
         Echinokokkus
         Morbus Hodgkin
         Lungeninfarkt
   b) *stark getrübt*
      α) durch massenhaft Neutrophile
         beginnendes Empyem
      β) durch Cholesterolkristalle
         Cholesterolpleuritis
      γ) *chylös*
         αα) mit Fett-Tropfen
             Obstruktion des Ductus thoracicus (Tumoren, Morbus Hodgkin, Trauma)
         ββ) ohne Fett-Tropfen (*pseudochylös*) *Empyem* und *Cholesterinpleuritis*
   c) *frisch-blutig*
      Lungeninfarkt
      Tumor – inkl. Pleuramesotheliom
      Tuberkulose
      Verletzung
      Hämorrhagische Diathese
   d) *schokoladefarben* (degeneriertes Blut)
      Tumoren
      von Leber durchgebrochener *Amöbenabszeß*
      Tuberkulose (Cholesterin)

Hinweise für Malignität liefern. Zeigt die *Milchsäuredehydrogenase* im Erguß (sofern er nicht hämorrhagisch ist) einen höheren Wert als im Serum, ist ebenfalls Verdacht auf Tumor angebracht. Mehr sagen die Fermentbestimmungen nicht aus.

Wertvolle Ergebnisse können durch die *Pleurabiopsie*, welche bei geeigneter Technik ein harmloser Eingriff ist, erhalten werden. Besonders bei der Pleuritis carcinomatosa und unklaren Fällen mit Pleuritis tuberculosa hat sich diese Untersuchungsmethode bereits bewährt (Abb. 13.19 a und b).

Blutige Ergüsse weisen auf malignen Tumor hin, sie finden sich aber auch bei Lungeninfarkt, seltener bei Tuberkulose. Bei Blutkrankheiten, hämorrhagischer Diathese, Leukämie sind sie häufig.

Vom **Chylothorax** spricht man, wenn der Fettgehalt größer als 400 mg pro 100 ml Flüssigkeit ist. Häufig ist der Chylothorax *traumatisch* bedingt. Von 52 nicht traumatisch verursachten Fällen fanden ROY u. Mitarb. (1967) in 10% den Chylothorax *kongenital*, in 67% durch *Tumoren* (fast ausschließlich maligne), 10% *nach Operationen* und in 13% *unbestimmter Genese*.

Bei den Tumoren überwogen die *malignen Lymphome*. Bei den metastatischen malignen Tumoren war der Ausgangspunkt am häufigsten in den Lungen, dann Pankreas, Prostata und Hoden.

Die Unterscheidung gegenüber der **Cholesterinpleuritis** ist wichtig und mikroskopisch leicht durchzuführen. Die Unterscheidung ist deswegen wichtig, weil die Prognose bei der Cholesterinpleuritis viel besser ist. Bei ihr überwiegt die tuberkulöse oder rheumatische Ätiologie.

Die **Cholesterinpleuritis** (erstmals von Naunyn 1865 beschrieben) ist eine vorwiegend Kranke im mittleren Alter befallende Brustfellentzündung mit hohem Cholesteringehalt des Exsudates mit oder ohne Cholesterinkristalle.

Es handelt sich um chronische Fälle. Die subjektiven Beschwerden sind gering. Thoraxschmerzen mit unklaren Fieberschüben wurden beobachtet. Die Ursache dieser Pleuritisform ist unbekannt. Tuberkulose muß ausgeschlossen werden, weil im langdauernden Exsudat bei Tuberkulose der Cholesteringehalt ebenfalls ansteigen kann > 300 mg%.

Die **eosinophilen Pleuritiden** haben in den letzten Jahren an Häufigkeit zugenommen. Die Kenntnis dieses Krankheitsbildes ist wichtig, weil es sich mit großer Wahrscheinlichkeit nicht um eine tuberkulöse Ätiologie handelt und daher, wie Nachuntersuchungen ergeben haben, tuberkulöse Spätkomplikationen nicht vorkommen. Nur bei etwa 10% mußte eine Tuberkulose angenommen werden. Bei den andern ist das verursachende Agens nicht bekannt. Askariden spielen in manchen Fällen vermutlich eine Rolle. Eingeschränkt wird die im allgemeinen ausgezeichnete Prognose durch die Feststellung von eosinophilen Pleuritiden auch bei Tumoren, vor allem beim Lymphogranulom. Es sind auch im Verlaufe von Jahren mehrfach rezidivierende Verlaufsformen beobachtet worden.

Wenn Pleuritiden mit mehr als 10% eosinophilen Zellen im Exsudat als eosinophile Pleuritiden bezeichnet werden, so kann diese Form in folgenden Krankheitszuständen gefunden werden:
1. Infektionen (Tuberkulose, verschiedene Pneumonieformen, Echinokokken, Askariden, Endocarditis lenta, Febris periodica hyperergica).
2. Allergische Zustände (Asthma bronchiale, eosinophiles Lungeninfiltrat).
3. Tumoren (Hodgkin, Bronchuskarzinom).
4. Verschiedene Ursachen. Stauungserguß, Pneumothorax, Lungeninfarkt, primär-chronische Polyarthritis.

Stauungsergüsse sind, wenn sie nur einseitig angetroffen werden, kaum je links anzutreffen. Das

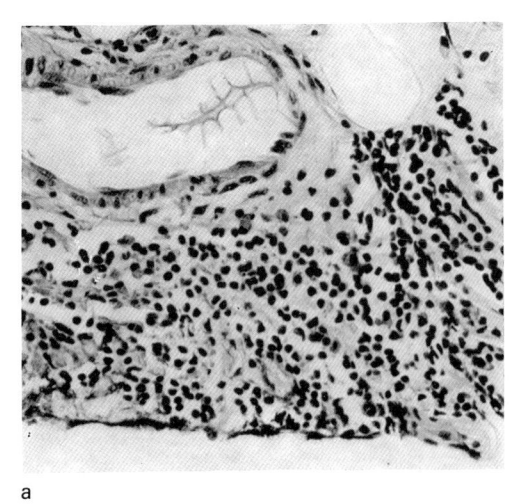

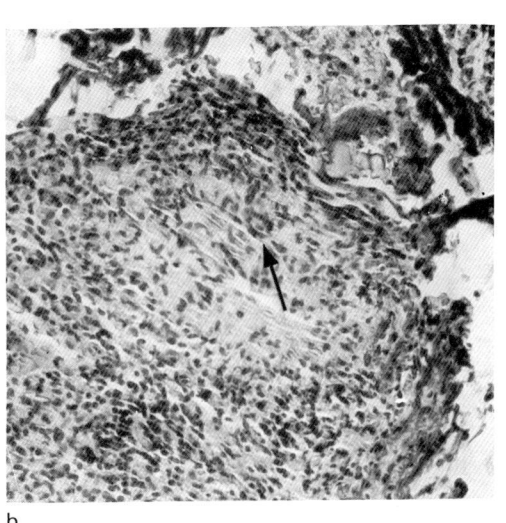

Abb. 13.19. Pleurabiopsie a) kleinzelliges *Bronchus-Ca.* mit Pleurametastasen. 62j. Mann. b) Pleuratuberkulose mit Tuberkeln. 56j. Frau

Transsudat ist eiweißarm, das spezifische Gewicht liegt unter 1015, die Rivalta-Probe ist negativ.
Der **Erguß bei Lungeninfarkt** ist geringgradig bis ausgesprochen hämorrhagisch, steril.
Über die Differentialdiagnose der **Pleuropneumonie mit pleuritischer Manifestation** als Begleitsymptom (s. S. 383).

Pleuraergüsse bei Lupus erythematodes s. S. 148.

Pleuraergüsse bei *primär chronischer Polyarthritis:*

In der Regel treten sie zeitlich mit der Exazerbation koordiniert auf, können aber auch einem rheumatischen Schub vorausgehen.

Konkomittierende Ergüsse können sozusagen alle *pulmonalen,* aber auch viele *abdominelle Prozesse* begleiten, insbesondere Tumoren, Abszesse (besonders subdiaphragmatische und paranephritische), Milzaffektionen, Pankreatitis, Leberzirrhose usw.

Ganz besonders heftige Schmerzen begleiten das **Pleuraendotheliom**. Fast immer suchen die Kranken den Arzt wegen der Schmerzen auf, seltener stehen zu Beginn der Erkrankung schon Kurzatmigkeit, unstillbarer Husten oder schweres Krankheitsgefühl mit Abmagerung im Vordergrund. Die Schmerzen sind aber auch für diese Erkrankung nicht obligat. Später ist die Tachykardie besonders auffällig. Sie ist in der Regel höher, als dem afebrilen oder intermittierendfebrilen Temperaturverlauf entspricht. Die Senkungsreaktion ist stark beschleunigt.

Der *Pleuraerguß* bildet sich beim Pleuraendotheliom sehr rasch aus. Das Punktat ist mit seltenen Ausnahmen schon bei der 1. Punktion *stark hämorrhagisch* (wichtiger diagnostischer Hinweis!). Der Nachweis von Tumorzellen im Pleurapunktat ist, da sie Endothelzellen sehr ähnlich sein können, keineswegs einfach und nur bei sehr geübten Untersuchern zuverlässig. Immerhin kann der Tumorzellnachweis, wenn typische Zellnester zu beobachten sind, für die Diagnose entscheidend sein. Metastasen sind häufig, in der Regel allerdings im späteren Krankheitsverlauf. Sie finden sich besonders in den Hilusdrüsen sowie in Lunge und Pleura der Gegenseite, seltener in Leber, Peritoneum und Knochen. Sehr ausgedehnte Knochenmetastasierung ist aber beobachtet worden.

Pleuraendotheliome können sowohl umschriebene Knoten bilden, welche der röntgenologischen Untersuchung gut zugänglich sind (knotige Form), als auch während längerer Zeit nur unter dem Bild der hämorrhagischen Pleuritis verlaufen. Dabei ist der röntgenologische Befund, abgesehen vom Erguß, nicht auffällig. Diese Fälle werden oft besonders lang nicht richtig gedeutet (Pleurabiopsie!).

Die **sekundäre Pleuritis carcinomatosa** kann ein dem primären Pleuraendotheliom sehr ähnliches Bild hervorrufen. Sie ist daher bei allen hämorrhagischen Ergüssen in erster Linie auszuschließen, besonders wenn die durch Pleuritis carcinomatosa typisch verstärkte, vom Hilus ausgehende netzartige Lungenzeichnung mit eingestreuten knötchenförmigen Verdichtungen vorliegt. Vor allem Mamma-, Magen- und Schilddrüsenkarzinome metastasieren in die Pleura.

Das **Pleurasarkom** ist nur ausnahmsweise von einem Erguß begleitet.

Gutartige Tumoren der Pleura (Fibrome, Lipome, Chondrome, Angiome, Myxome, Neurinome) sind nicht so selten und können uncharakteristische Schmerzsensationen im Bereich der betroffenen Seite verursachen. Sie sind röntgenologisch als scharf begrenzte, dichte Verschattungen charakterisiert. Für die Diagnose ist aber der klinische Verlauf, der in jeder Hinsicht gutartig ist, entscheidend. Hämorrhagische Ergüsse sind selten beobachtet; nur beim Angiom kann, wenn es platzt, eine Blutung in die Pleurahöhle erfolgen.

Stets ist ein **Lymphogranulom** (s. S. 482) in Betracht zu ziehen. Ausgesprochene Hilusvergrößerungen werden bei dieser Krankheit kaum je vermißt.

Bei rascher Nachbildung eines Pleuraergusses wird auch das **Meigs-Syndrom** (Abb. 13.20) in Erwägung gezogen werden müssen (Meigs 1930, aber bereits 1890 von Lawson Tait beschrieben). Das Syndrom besteht aus folgender Trias von Befunden: 1. Benigner Ovarialtumor (Fibrom, Granulosazelltumor etc.), 2. Aszites, 3. Hydrothorax. Gegenüber der Polyserositis entscheidet der geringere Eiweißgehalt des Ergusses (spez. Gewicht 1010–1017, Eiweißgehalt max. 5 g%). Mikroskopisch finden sich im Transsudat Lymphozyten und Endothelzellen, selten ist der Erguß hämorrhagisch. Meist ist der Hydrothorax rechtsseitig, linksseitige oder beidseitige Ergüsse werden aber beobachtet. Manchmal überwiegt der Hydrothorax, manchmal der Aszites. Pathogenetisch wird angenommen, daß der Hydrothorax transdiaphragmal durch nachgewiesene Lymphbahnen in den Pleuraraum gelangt. Der Ovarialtumor kann so klein sein, daß er dem Nachweis entgeht. Man muß danach suchen. Nach Entfernung des Tumors, der die Ergußbildung auf noch nicht abgeklärte Weise unterhält, tritt in allen Fällen Heilung ein (s. Abb. 13.20).

Selten findet sich ein Pleuraerguß mit hohem Eiweißgehalt auch beim *Myxödem,* gleichzeitig mit Perikarderguß.

Das **Pleuraempyem** wird durch das typische *eitrige Punktat,* in welchem in der Regel die verantwortlichen Erreger bakteriologisch leicht nachgewiesen werden können, diagnostiziert. Mit den üblichen Methoden bakteriologisch steril gefundener Empyemeiter ist äußerst tuberkuloseverdächtig (Kultur!). Erschwert wird die Diagnose oftmals durch die Erfahrungstatsache, daß *abgekapselte Empyeme* von der Punktionsnadel schwierig erfaßt werden. Bei klinischem Empyemverdacht (Pleuraschmerzen, hohe intermittierende Temperaturen, Leukozytose, Dämpfung bei zurücktretenden Lungeninfiltrationszeichen, röntgenologisch intensive Verschattung) sind mehrere Punktionsversuche mit dicker Nadel unerläßlich. Eventuell ist die Lokalisation unter Beiziehung wei-

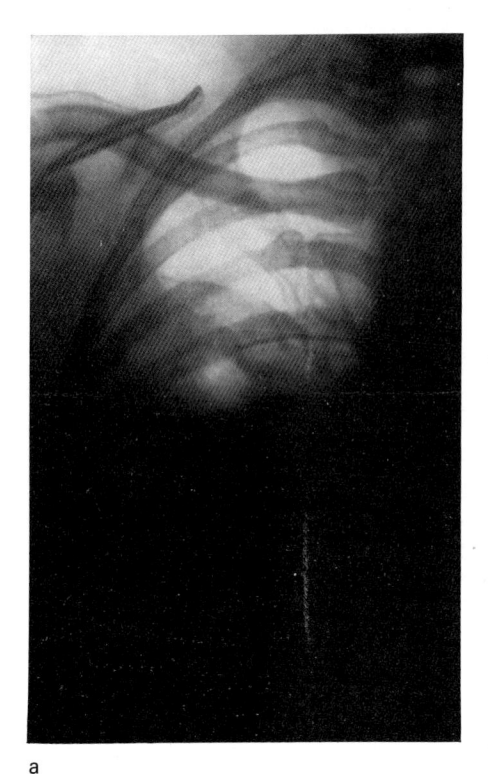

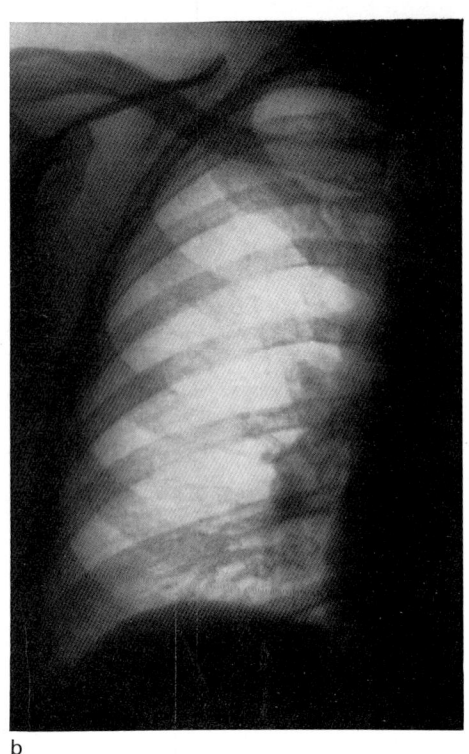

Abb. 13.20. a) Pleuraerguß bei Meigs-Syndrom, b) nach Operation eines Fibroms des rechten Ovars innerhalb weniger Tage spontan völlig resorbiert

terer Untersuchungsmethoden (Tomographie) anzustreben.

Jedem Pleuraempyem liegt eine *Ursache* zugrunde, die in jedem Falle ermittelt werden soll. Am häufigsten sind Empyeme *para-* oder *postpneumonisch*. Sie finden sich zudem als Komplikationen nach sehr vielen Lungenaffektionen, wenn diese sekundär infiziert werden (Tumoren, Zysten, Bronchiektasen usw.). Reiner Pneumokokkeneiter spricht für erstere, mischinfizierter Eiter für letztere Genese. In seltenen Fällen liegt die Ursache in im Abdomen gelegenen Prozessen.

Der Spontanpneumothorax

Beim Spontanpneumothorax sind die Schmerzen – wie bei Pleuritis – meist mit Atemnot kombiniert.

Beim **idiopathischen Spontanpneumothorax** finden sich anamnestisch häufig Angaben über ähnliche Beschwerden, da der Spontanpneumothorax nicht selten rezidiviert.

Die Diagnose ist klinisch oft sehr schwierig zu stellen, weil das Atmungsgeräusch auch bei trockener Pleuritis durch Schmerzhemmung abgeschwächt sein kann und der tympanitische Klopfschall bei dünnem Luftmantel nicht ausgesprochen zu sein braucht. Die *plötzlich* auftretende Dyspnoe ist als Symptom führend. Röntgenologisch ist der Pneu stets ohne Schwierigkeiten zu erkennen, wenn auf die dünne Pleuralinie geachtet wird. Ist das Mediastinum auf die Gegenseite verschoben und nimmt die Dyspnoe zu, muß an einen *Spannungspneumothorax*, welcher durch einen Ventilmechanismus des Pleuraloches zustande kommt, gedacht werden. Der normalerweise leicht negative Pleuradruck (mit der Respiration schwankend zwischen -2 bis -6 cm Wasser) wird dann positiv (bis und über $+12$ cm Wasser) und steigt nach Entlastung durch Absaugen von Luft innerhalb kurzer Zeit (Minuten bis Stunden) wieder an.

Symptomatischer Spontanpneumothorax: Während bei Jugendlichen in der Regel kein zugrunde liegendes Leiden entdeckt werden kann, ist bei über 40jährigen der Spontanpneumothorax häufig Komplikation eines der folgenden Grundleiden: Emphysem, Asthma bronchiale, Lungenfibrose verschiedener Ursache, Pneumokoniose, Bronchiektasen. Seltener ist der *symptomatische Spontanpneumothorax* bei Lungeninfarkten, Sarkoidosen, Mediastinalemphysem und Ösophagusperforation bei Ösophaguserkrankungen (Divertikel, Tumor), noch seltener bei hereditärer Bindegewebsschwäche (z.B. Marfan-Syndrom).

Von Gelenken ausgehende Schmerzen

Arthritis rheumatica (des Schultergelenkes und der Wirbelsäule) tritt meist gleichzeitig mit andern Gelenkslokalisationen als Ausdruck einer Polyarthritis (s. S. 145) auf.

Arthronosis deformans (des Schultergelenkes und der Wirbelsäule). Die Diagnose ist in erster Linie durch den klinischen Befund (Knarren bei Bewegung und Verstärkung der Schmerzhaftigkeit bei Bewegung) zu stellen. Zwischen dem *röntgenologischen Befund* und dem Schweregrad der Beschwerden bestehen nur lokkere Zusammenhänge. Obwohl die arthronotisch bedingten Schmerzen häufig sind, sollte die Diagnose erst nach Ausschluß anderer Möglichkeiten angenommen werden.

Die entzündliche **Spondylarthritis ankylopoetica** (Morbus Bechterew-Strümpell-Pierre-Marie) kann schon frühzeitig heftige ausstrahlende Schmerzen hervorrufen. Die Diagnose ist in fortgeschrittenen Fällen leicht, wenn die meist hochgradige Einschränkung der Beweglichkeit der Wirbelsäule, der Röntgenbefund einer Verkalkung der Längsbänder (Bambusstab), die in der Regel stark erhöhte Senkungsreaktion und seltener auch subfebrile Temperaturen vorliegen. Im Initialstadium wird diese Krankheit häufig verkannt. Als röntgenologisches Frühsymptom kann in manchen Fällen die Feststellung einer Arthritis der Sakroiliakalgelenke wertvoll sein, seltener ist im Frühstadium eine isolierte Arthritis der Claviculo-Sternal-Gelenke (s. Kap. 28: Schmerzen bei Erkrankungen der Gelenke, S. 673ff.).

Die **Scheuermannsche Krankheit** (Osteochondrosis deformans juvenilis) kann seltener ebenfalls ausstrahlende Schmerzen verursachen. Die Beschwerden sind aber in der Regel auf den Bereich der Wirbelsäule lokalisiert. Sie kommen vorwiegend bei Jugendlichen vor. Die Diagnose muß radiologisch bestätigt werden, gerade beim Morbus Scheuermann aber stimmen Klinik und radiologischer Befund selten überein. Auch bei subjektiv beschwerdefreien Patienten können die typischen Impressionen der Grund- und Deckplatten gefunden werden.

Bei **Spondylitis tuberculosa** treten die ausstrahlenden Schmerzen gegenüber den Lokalsymptomen in der Regel zurück. Die Diagnose wird röntgenologisch erhärtet, wobei die Verschmälerung der Zwischenwirbelscheibe und die tomographisch sichtbare Knochenkaverne pathognomonische Symptome sind.

Periarthritis humeroscapularis: Hochgradige Schmerzhaftigkeit besonders bei Bewegung. Besondere Empfindlichkeit der Gelenkskapsel. Die z.B. auch nach Herzinfarkten häufig beobachtete Krankheit scheint mit Bewegungsinaktivität in Zusammenhang zu stehen. Radiologisch typisch sind die *periartikulären Verkalkungen*, die aber nicht obligat sind.

Muskel- und Knochenschmerzen

Von *Muskeln* und *Knochen* ausgehende Schmerzen sind in der Regel durch ihre lokale Druckschmerzhaftigkeit unschwer zu erkennen. Bei *Muskelschmerzen* ist an *Trichinose* (s. S. 138) und *Dermatomyositis* zu denken. Nach starker Muskelbeanspruchung ist die Diagnose *Myalgie* (im Sinne des „Muskelkaters") berechtigt. Dagegen liegt der Myalgie im Sinne des „chronischen Muskelrheumatismus" meist ein anderes Leiden zugrunde. Umschriebene, schmerzhafte Muskelverhärtungen müssen bei der Myalgie palpiert werden (Myogelose). Die französische Schule legt großen Wert auf die Diagnose „*Cellulite*". Die Angelsachsen sprechen von „Fibrositis".

Als **Mondorsche Krankheit** wird eine ätiologisch ungeklärte, vorwiegend im Thorax, aber auch im Abdominalgebiet lokalisierte Affektion bezeichnet, deren Charakteristikum eine unter der Haut gelegene 20–30 cm lange, mit der Haut fixierte, geradlinig verlaufende Strangbildung ist (Abb. 13.21). Die Betroffenen klagen mehr über Spannungsgefühl als über eigentliche Schmerzen. Spontane Rückbildung nach etwa 3 Monaten. In einzelnen Fällen wurde bioptisch eine Endophlebitis festgestellt.

Das *Mammakarzinom* kann geringgradige „schmerzhafte Sensationen" verursachen, häufiger aber verläuft es völlig schmerzlos, die Frauen entdecken eine verhärtete knotige Schwellung zufällig. Manchmal fällt eine eingezogene Brustwarze (sogar gelegentlich als Frühsymptom) auf. Die Diagnose wird aus verschiedenen Gründen oft zu spät gestellt: anfänglich geringe oder überhaupt keine Beschwerden, Übersehen bei Allgemeinuntersuchungen, weil die Mammae häufig nicht mit genügender Sorgfalt palpiert werden, Schwierigkeit der Abgrenzung gegenüber

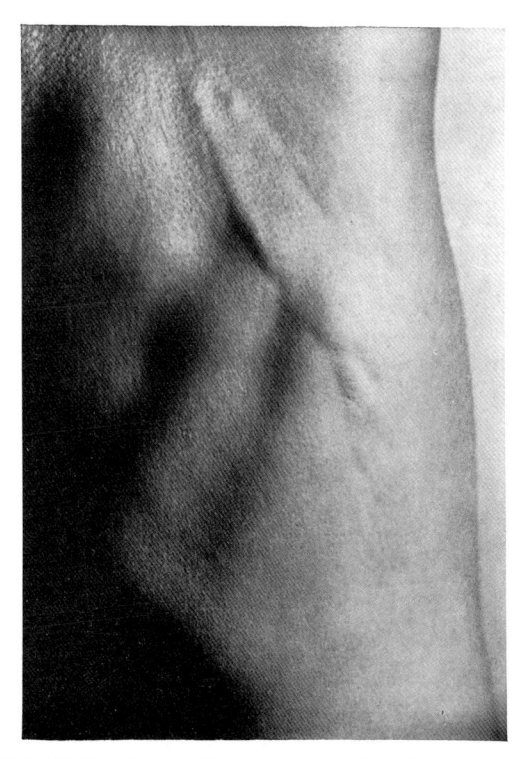

Abb. 13.21. Strangbildung im lateralen Thoraxgebiet bei *Mondorscher Krankheit*

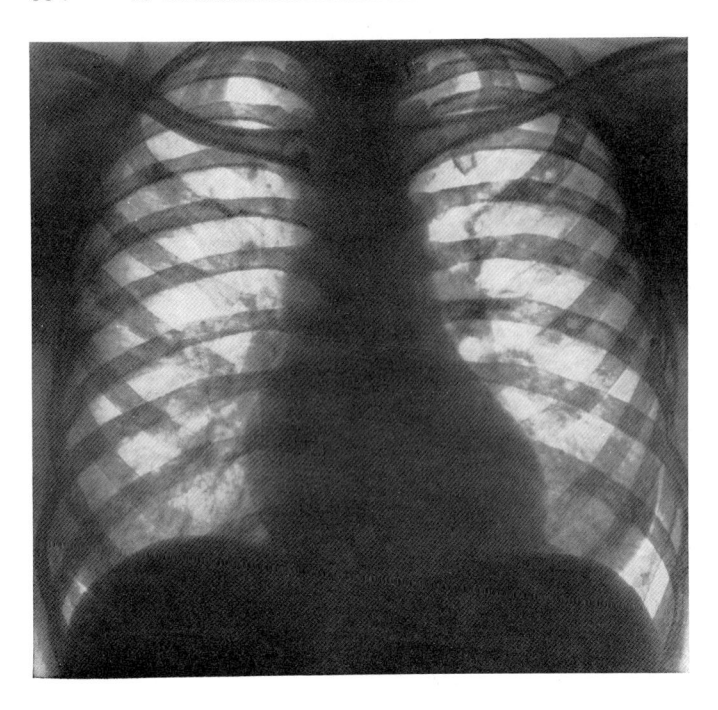

Abb. 13.22. Multiple *Rippenmetastasen* als Ursache heftigster Thoraxschmerzen bei atypischem Retikulosarkom. 54j. Frau

gutartigen Prozessen. In unklaren Fällen leistet die röntgenologische Methode der **Mammographie** heute ausgezeichnete Dienste.

Alle *Knochenprozesse* können gelegentlich vorwiegend im Thoraxbereich lokalisiert sein. Die häufigste Ursache solcher von den Knochen ausgehenden Schmerzen sind Leukämie, ferner Tumoren der Knochen, Knochenmetastasen (Abb. 13.22), Tuberkulose und Osteomyelitis des Sternoklavikulargelenkes, seltener kommt auch das *eosinophile Granulom* in Betracht.

Eine schmerzhafte Schwellung der sternalen Knorpelansätze der 1. und 2., seltener der 3. und 4. Rippe wird als **Tietze-Syndrom** bezeichnet. Es kann isoliert und auch zusammen mit chronischen Lungenprozessen vorkommen. Diese diffuse Verdickung der Rippenknorpel, welche streng auf den Knorpelanteil beschränkt ist (Abb. 13.23), kommt häufiger einseitig, aber auch doppelseitig vor. Subkutis und Kutis sind stets frei. Dauer: Monate bis 3 Jahre.

Die Interkostalneuralgie

Die Interkostalneuralgie ist fast immer ein Symptom und keine Diagnose. Auch die als pathognomonisch geltende Druckschmerzhaftigkeit der *Valleixschen* Druckpunkte in den Interkostalräumen neben der Wirbelsäule können die Diagnose nicht sichern. Eine Überempfindlichkeit in dieser Gegend kommt auch bei vertebragenen Schmerzzuständen sowie als *hyperästhetische Zone* bei Organleiden (Herz, Lunge) vor. Jede *Temperatursteigerung, jede pathologische Blutveränderung (BSR, Blutbild) schließt eine einfache Interkostalneuralgie aus.*

Ein *Herpes zoster* kann im Anfangsstadium eine Interkostalneuralgie vortäuschen. Die Schmerzen sind allerdings meist heftiger. Wenn die charakteristischen Herpesbläschen in segmentaler Anordnung auftreten, ist die Diagnose gesichert. Das Schmerzstadium geht der Bläscheneruption aber um Tage oder sogar Wochen voraus.

Die *Bornholmsche Krankheit* (s. S. 130) wird häufig anfänglich als Interkostalneuralgie, später wegen der meist heftigen Schmerzen in den unteren Thoraxpartien als Pleuritis verkannt. Der charakteristische Fieberverlauf und gruppenweises Auftreten ähnlicher Symptome führen auf die richtige Fährte (s. auch Pleuritis).

Ösophaguserkrankungen

Ösophaguserkrankungen können Beschwerden verursachen, die als Schmerzen im Thoraxbereich impo-

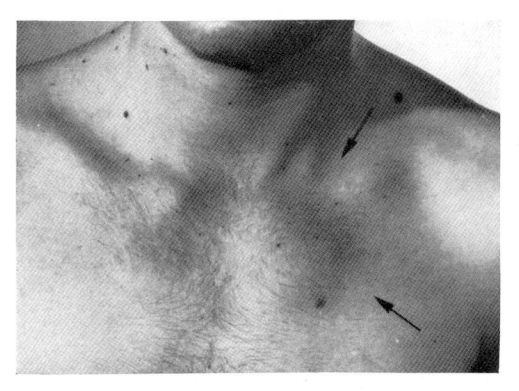

Abb. 13.23. Tietze-Syndrom: Schwellung links vom Sternum im Bereich der sternalen Knorpelansätze auf der Höhe der 2. Rippe

nieren, wenn die typischen Schluckbeschwerden fehlen. Die *Dysphagie* wird dann nicht selten als dumpfer Schmerz hinter dem Sternum geschildert. Relativ häufig werden auch Ausstrahlungen in die obere Thoraxapertur und gegen das Kinn angegeben, was zur Verwechslung mit Angina pectoris führt.

Das Ösophaguskarzinom wird in vielen Fällen mit der typischen Anamnese (Schluckbeschwerden, Druck- und Engegefühl, Steckenbleiben des Bissens auf einer bestimmten Höhe) in der Regel verhältnismäßig frühzeitig erkannt. In den weniger typischen Fällen hingegen, in welchen entweder in die Herzgegenden projizierte Schmerzen mit Angstgefühl oder Husten im Vordergrund stehen, ist die Diagnose schwieriger. Von 35 Fällen der Zürcher Chirurgischen Klinik zeigten 4 überhaupt keine Dysphagie. Beim Verdacht auf das Vorliegen eines Ösophaguskarzinoms denke der Arzt an die Tatsache, daß vorwiegend Alkoholiker (90%), Zigarrenraucher und ältere Männer (Hauptgipfel im 7. Jahrzehnt) befallen werden. Immerhin ist das schmerzhafte Steckenbleiben fester Bissen und Fremdkörpergefühl beim Ösophaguskarzinom führendes Leitsymptom, wobei die Dysphagie anfänglich vorübergehend wieder verschwinden kann. Etwa $^1/_3$ der Patienten haben Erbrechen ohne Nausea. Nicht selten ist eine *gesteigerte Salivation* als Frühsymptom. Die die Diagnose sichernden Methoden sind die *Röntgenuntersuchung und die Ösophagoskopie*. Röntgenologisch sind die *Wandstarre, Füllungsdefekte* und *Ulzerationen* (Abb. 13.24) im Beginn der Erkrankung nicht ausgeprägt und können dem Untersucher entgehen. In allen unklaren Fällen mit dysphagischen Beschwerden ist daher die Ösophagoskopie als ergänzende Untersuchung heranzuziehen.

Erst im Spätstadium treten durch Schädigung der Nachbarorgane weitere Erscheinungen hinzu: *Heiserkeit* und *Aphonie* (Rekurrensschädigung), *Horner-Syndrom* (Sympathikusschädigung), *Dyspnoe* (Kompression der Trachea).

Leiomyome können ebenfalls Schluckbeschwerden verursachen, die allmählich zunehmen. Das Allgemeinbefinden ist aber nicht gestört, eine alkoholische und Raucherovorgeschichte fehlt und röntgenologisch ist die Aussparung *scharf* begrenzt, weil kein ulzeröser Prozeß vorliegt. Im ösophagoskopischen Bild ist ebenfalls kein Geschwür zu erkennen, weil der gutartige Tumor intramural liegt.

Ösophagusdivertikel machen unter Umständen Beschwerden, welche anfänglich als kardial gedeutet werden. Gefühl von Beengtsein, Austrocknung im Hals, Husten und Angaben über Schwierigkeiten beim Schlucken können mißdeutet werden. Wie die Erfahrung zeigt, wird beim Ösophagusdivertikel die korrekte Diagnose durchschnittlich erst $4^1/_2$ Jahre nach Beginn der ersten Symptome gestellt. Das Regurgitieren von Speisen (welches aber oft erst in einem späteren Stadium beobachtet wird) führt beim *Pulsionsdivertikel* auf die richtige Fährte. Die Diagnose ist röntgenologisch eindeutig zu erhärten.

Es ist noch wesentlich, zu wissen, daß Männer dreimal häufiger betroffen werden, die Krankheit nur sehr selten unter 40 Jahren auftritt und bei 82% erst im 7. Lebensjahrzehnt beobachtet wird.

Die *Traktionsdivertikel*, welche kleiner sind, mehr im mittleren Ösophagusabschnitt liegen und viel weniger mit Regurgitation von Speisen einhergehen, entgehen dem röntgenologischen Nachweis leichter. Die unbestimmten brennenden Schmerzen, welche diese Form bedingen kann, werden daher häufiger nicht richtig interpretiert.

Die **Ösophagitis** mit ihren verschiedenen Ursachen scheint wesentlich häufiger zu sein als früher angenommen wurde. Gerade bei der durch Schleimhautatrophie des oberen Ösophagusabschnittes bei Eisenmangel erzeugten *sideropenischen Dysphagie (Plummer-Vinson*-Syndrom), die nur bei Frauen vorkommt, wird der Zusammenhang mit dem Schluckakt relativ häufig vermißt (s. auch Kap. Anämien). *Radiologisch* können in schweren Fällen membranöse Stenosen (zervikal) nachgewiesen werden. Eine ähnliche Symptomatologie ohne organisches Substrat findet sich in Form des *Globus hystericus* bei Neurotikern. Auf eine Schädigung der Muskularis geht die diffuse Ösophagitis, vorwiegend des distalen Ösophagusab-

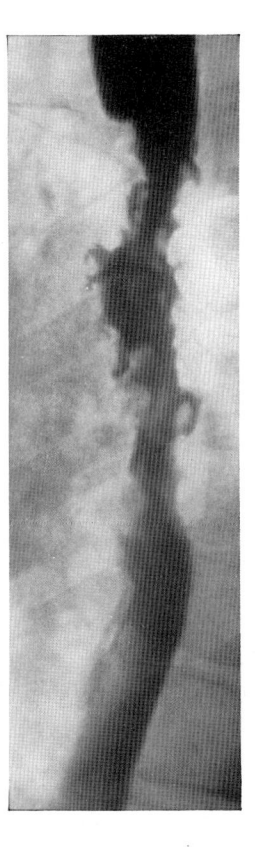

Abb. 13.24. Radiologische Veränderungen bei Ösophaguskarzinom: Einengung des Lumens durch den Tumor, unregelmäßige Begrenzung wegen der Neubildung und wegen Ulzerationen

13 Schmerzen im Bereich des Thorax

schnittes bei der *Sklerodermie* zurück, wobei die schmerzhafte Dysphagie Initialsymptom der Systemerkrankung sein kann. *Radiologisch* und manometrisch läßt sich die fehlende Peristaltik des distalen Ösophagus nachweisen. Die Ösophagitis kann initial oder als Leitsymptom der Systemerkrankung auftreten. Ähnliche Befunde wurden in seltenen Fällen auch beim *Lupus erythematodes disseminatus* gesehen.

In der Regel sind die Ösophagusstenosen bei der *Epidermolysis bullosa dystrophica* sive polydysplastica leicht zu erkennen, weil die Hauterscheinungen das Krankheitsbild beherrschen. Immerhin können die Ösophagusstenosen bei dieser Krankheit das Schicksal der Kranken bestimmen.

Größte Schwierigkeit kann die Diagnose einer *Ösophagitis* auf dem Boden von Magenschleimhautinseln im Ösophagus (*Barrett-Syndrom*) bereiten. Röntgenologisch ist die Ösophaguswand im Bereich der Stenose glatt, es finden sich keine Füllungsdefekte (Abb. 13.25).

Vom **Abdomen** ausgehende Schmerzen. Einem Druckgefühl im linken Oberbauch, das von den Patienten als Angina-pectoris-Schmerz gedeutet wird, liegt nicht selten auch eine stärkere *Aerophagie* mit stark geblähter *Magenblase* oder ein stark luftgefülltes Kolon (besonders die Flexura lienalis) zugrunde. Auch die *Relaxatio diaphragmatica* mit geblähtem Kolon im linken Oberbauch wird häufig als anginöser Schmerz empfunden (Abb. 13.26). Diese Differentialdiagnose stellt sich praktisch recht häufig, weil ängstliche Menschen infolge ihrer Veranlagung sowohl an Aerophagie wie an funktionellen kardiovaskulären Störungen leiden.

Die **Hiatushernie** wurde in ihrer Symptomatologie in den letzten Jahren gut herausgearbeitet.

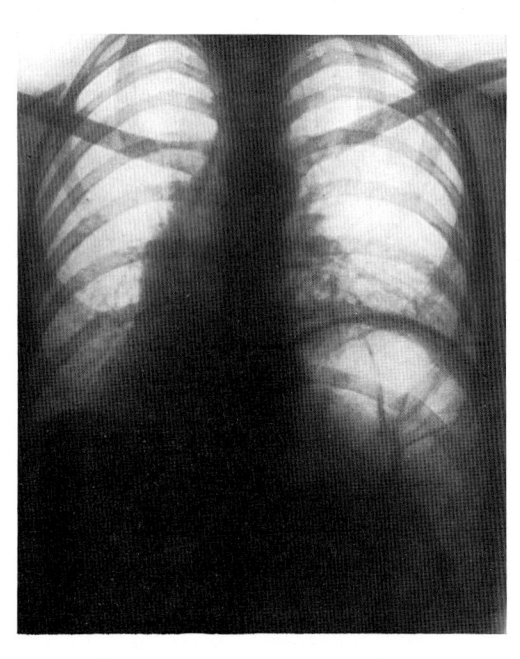

Abb. 13.26. Angina-pectoris-artige Beschwerden bei hochgradiger *Relaxatio diaphragmatica* mit Verdrängung des Herzens. 32j. Mann

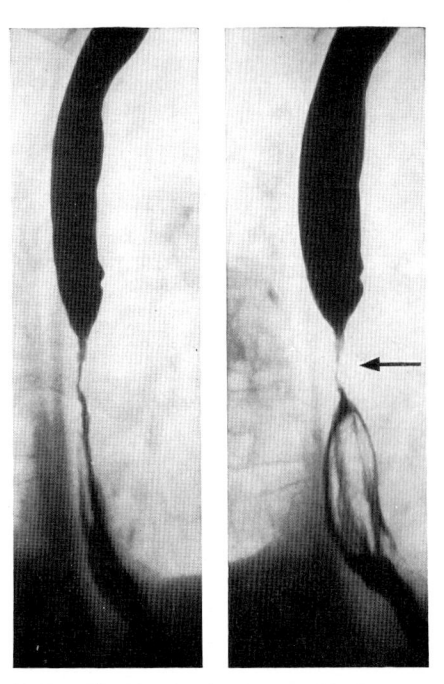

Abb. 13.25. Ösophagitis bei Barrett-Syndrom, welche röntgenologisch ein Ösophagus-Karzinom vortäuscht. 57j. Mann

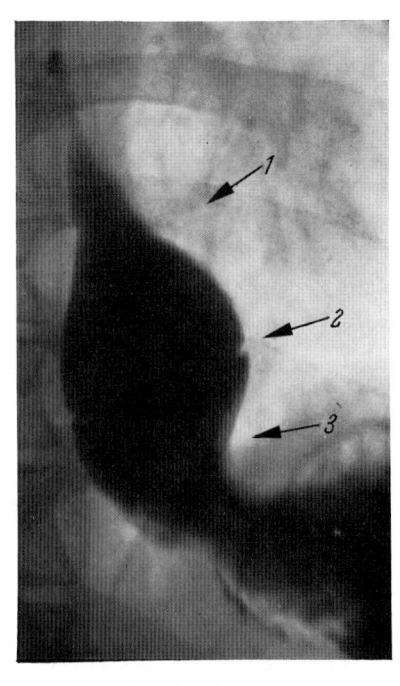

Abb. 13.27. *Hiatushernie* mit den typischen 3 Ringen: 1 → sog. unterer Ösophagussphinkter, 2 → Kardia (diagnostisch am wichtigsten), 3 → Hiatus des Zwerchfells

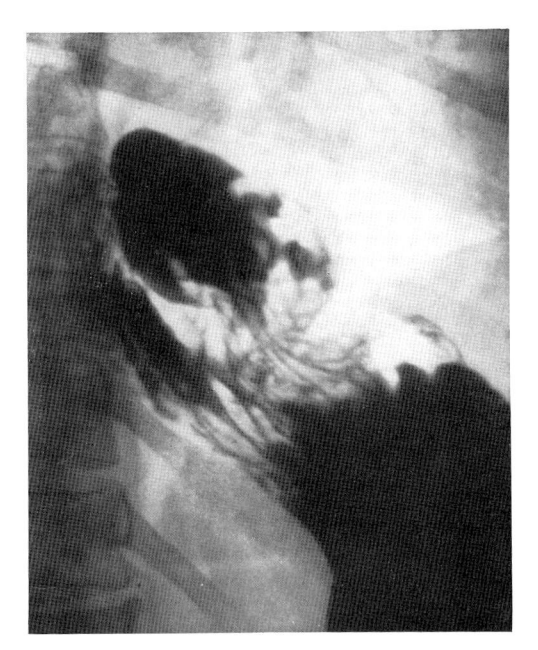

Abb. 13.28. Große *Hiatushernie*, welche eine Angina pectoris vortäuschte. 61j. Frau

Anatomisch können drei Typen unterschieden werden: Typ I, zu kurzer Ösophagus, Typ II, Hernie neben dem Ösophagus gelegen (paraösophageale Hernie), Typ III, Hernie ohne Ösophagusveränderungen = Gleithernie des Magens. Klinisch ist aber diese röntgenologische Unterscheidung ohne große Bedeutung. Als charakteristisch darf betrachtet werden: Im Vordergrund stehen *epigastrische Beschwerden*, welche in der unteren Sternalregion, hinter dem Brustbein oder als Ausstrahlungen auch im Rücken, im oberen Thorax, in Schultern und Armen lokalisiert sind (Abb. 13.28). Die Zuordnung der Beschwerden zu einem der beiden hauptsächlich in Frage kommenden Organe (Herz und Lungen) bereitet Patient und Arzt in der Regel besondere Schwierigkeiten. Die *Abhängigkeit von der Körperlage* wird fast immer hervorgehoben, d.h., die Sensationen verstärken sich beim Liegen (z.B. abends beim Zubettgehen) und verschwinden beim Aufsitzen und Umhergehen. Wenn eine Refluxösophagitis vorliegt, treten Schmerzen bei Nahrungsaufnahme schon während der Mahlzeiten bzw. beim Schluckakt auf. Weitere klinische Symptome sind: Aufstoßen (häufig), Erbrechen (selten), Blutungsanämien, Elektrokardiogrammveränderungen im Sinne der Myokardschädigung, rezidivierende, ungeklärte Thrombophlebitiden. Die röntgenologische Darstellung kann leicht verfehlt werden, wenn nicht mit besonderer Technik nach der Hiatushernie gefahndet wird. Für die röntgenologische Diagnose ist der Nachweis von Schleimhautfalten in dem oberhalb des Zwerchfells gelegenen Gebilde unerläßlich (Abb. 13.27). Nur die Magenschleimhaut läßt die Hiatushernie von der physiologischen Ampulla oesophagi, welche kugelig und glattwandig ist, abgrenzen. Treten Hiatusbeschwerden erstmals in höherem Alter auf, darf sich der Arzt mit dieser Diagnose erst nach sorgfältigem Ausschluß anderer Krankheiten, welche für die Symptome z.T. verantwortlich sein könnten, zufriedengeben. Eine karzinombedingte Abmagerung kann erst die Voraussetzung für die Erweiterung und den Durchtritt des Magens durch den Hiatus schaffen. Kombination der Hiatushernie mit Cholelithiasis (für die Beschwerden oft bedeutungsvoller als die Hiatushernie) und Divertikulosis = *Syndrom von Saint*.

Eine weitere Ursache von retrosternalen Beschwerden ohne eigentliche Dysphagie stellen *Motilitätsstörungen des Ösophagus* dar. Vor allem bei älteren Leuten findet man diffuse Ösophagusspasmen, die röntgenologisch das Bild des Korkzieher-Ösophagus verursachen. Die umgekehrte Störung liegt vor bei der

Achalasie des Ösophagus

Die Achalasie (früher Kardiospasmus genannt), die zum sekundären *Megaösophagus* führt, findet sich bei Frauen häufiger als bei Männern; sie tritt gehäuft im 3.–6. Dezennium auf. Die Ursache dieser Erkrankung ist eine gestörte Relaxation des unteren Ösophagussphinkters, die dazu führt, daß der Speisebrei nur dann in den Magen übertritt, wenn im Stehen die Schwerkraft den Widerstand des Sphinkters überwindet. Es handelt sich nicht, wie früher angenommen wurde, um einen erhöhten Sphinktertonus, sondern um ein Fehlen oder eine Verminderung des vegetativen Auerbachschen Plexus im distalen Ösophagus, was einen Ausfall der Peristaltik nach sich

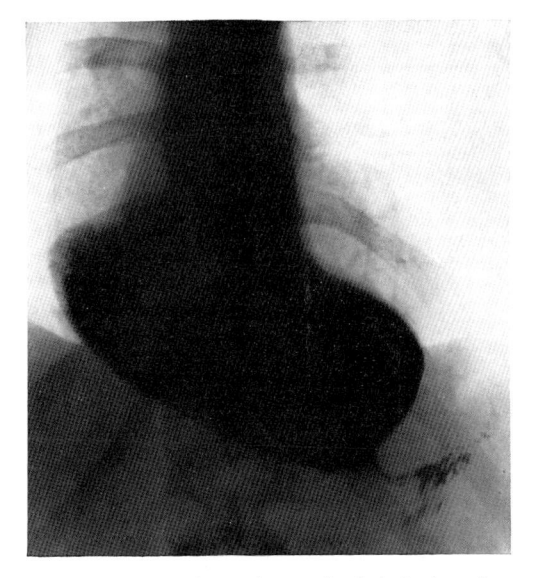

Abb. 13.29. Jahrzehnte dauernde Achalasie mit sekundärem Megaösophagus (56j. Mann). Eine geringe Kontrastmittelmenge tritt eben in den Magen über

zieht. (Eine analoge Erkrankung findet sich bei der entzündlichen Zerstörung der myenterischen Ganglien durch Trypanosomen bei der *Chagaskrankheit*.) Immer muß die Achalasie gegenüber einem Karzinom des Magenfundus und des terminalen Ösophagus abgegrenzt werden. Diese Abgrenzung gelingt röntgenologisch nicht immer und erfordert eine *Ösophagoskopie*.

Retrosternalschmerzen bei Intoxikationen

Ausgesprochener Retrosternalschmerz wird von vielen Kranken bei *Thalliumvergiftung* angegeben.

Literaturauswahl

Baumgartner, W., G. Riva: Panniculitis, die herdförmige Fettgewebsentzündung. Helv. med. Acta 16 (1945) (Suppl.)
Braunsteiner, H. und Mitarb.: Häufigkeit kardiovaskulärer Erkrankungen bei der primär „kohlenhydratinduzierten" Hypertriglyceridämie. Schweiz. med. Wschr. 22 (1968) 828
Brawley, R. K., J. S. Vasko, A. G. Morrow: Cholesterol Pericarditis. Considerations of its pathogenesis and treatment. Amer. J. Med. 41 (1966) 235
Dressler, W.: The postmyocardial infarction syndrome: Report of fourty-four cases. Arch. intern. Med. 103 (1959) 28
Engelhardt, K., W. Delius: Kardialgisches Syndrom. Med. Klin. 61 (1966) 1952
Forster, G.: Die Enzymdiagnostik des Herzinfarktes. Springer, Berlin 1968
Friedberg, Ch. K.: Diseases of the Heart. 3. Aufl. Saunders, Philadelphia 1966
Gold, M., J. Sawyer: Diverticula of the gastro-intestinal tract. Ann. intern. Med. 36 (1952) 956
Grewe, H. E.: Die Mondorsche Krankheit. Dtsch. med. Wschr. 81 (1956) 1058
Grüntzig, A.: Ein Fragebogentest zur Diagnose der koronaren Herzkrankheit. Schweiz. Rundschau Med. (Praxis) 61 (1972) 1068
Hafter, E.: Praktische Gastroenterologie. 5. Aufl. Thieme, Stuttgart 1973
Herman, M. V., R. Gorlin: Premature coronary artery disease and the preclinical diabetic state. Amer. J. Med. 38 (1965) 481
Holzmann, M.: Klinische Elektrokardiographie. Thieme, Stuttgart 1965
Johnson, R. T., B. Portnoy, N. G. Roger, E. L. Buescher: Acute benign pericarditis. Arch. intern. Med. 108 (1961) 823
Kaiser, K.: Zur Klinik der sog. Pleuraendotheliome (Mesotheliome). Schweiz. Z. Tuberk. 5 (1958) 189
Kaltenbach, M., H. Klepzig, B. Tschirdewahn: Die Kletterstufe, eine einfache Vorrichtung für exakt meßbare und reproduzierbare Belastungsuntersuchungen. Med. Klin. 59 (1964) 248
Kühl, I., G. Fricke: Kardiovaskuläre Manifestationen des Marfan Syndroms. Klin. Wschr. 51 (1973) 1129

Laake, H.: Tietze's Syndrom. Nord. Med. 46 (1951) 1793
Mason, H., F. Wroblewski: Serum glutemic oxalacetic transaminase activity in experimental and disease state. Arch. intern. Med. 99 (1957) 245
Master, A. M., H. L. Jaffe, L. Pordy: Cardiac and non-cardiac chest pain. A statistical study of „diagnostic" criteria. Ann. intern. Med. 41 (1954) 315
Oldfield, M. C.: Mondor's disease. A superficial phlebitis of the breast. Lancet 1962/I, 994
Oliva, Ph. B., D. E. Potts, R. G. Pluss: Coronary arterial spasm in Prinzmetal Angina. New England. J. Med. 288 (1973) 745
Pitteloud, J. J.: La détermination de la capacité de travail par le médecin praticien: bases théoriques et applications pratiques. Schweiz. Rundschau Med. (Praxis) 39 (1963) 1173
Prinzmetal, M., R. Kennamer, R. Merlies u. Mitarb.: Angina pectoris I. A variant form of angina pectoris. Amer. J. Med. 27 (1959) 375
Rossier, P. H.: Les artérites nonspécifiques – les syndromes cliniques. Helv. med. Acta 11 (1944) 257
Vanhaelst, L., P. Neve, Chailly, P. A. Bastenie: Coronary-artery disease in hypothyroidism. Observations in clinical myxoedema. Lancet 1967/II, 800
Vultejus, M.: Über das Ösophaguskarzinom. Dissertation, Zürich 1955
Welsch, A., E. Winter: Über das Krankheitsbild der akuten gutartig verlaufenden Perikarditis unbekannter Ätiologie. Dtsch. med. Wschr. 79 (1954) 1291
Wey, W., U. W. Schnyder: Über Ösophagusstenosen bei Epidermolysis bullosa hereditaria und ihre Behandlung. Dermatologia 128 (1964) 173
Wolff, L., O. Grunfeld: Pericarditis. New Engl. J. Med. 268 (1963) 419
Wood, P.: Diseases of the Heart and Circulation. Eyre + Spottiswooder, London 1956

14 Hypertonie

W. Siegenthaler und U. Kuhlmann

Definition der Hypertonie

Gemäß der Definition der WHO spricht man von einer arteriellen Hypertonie, wenn der Blutdruck einen Wert von 160/95 mmHg übersteigt. Da bei Langzeitstudien selbst Patienten mit Blutdruckwerten unter 160/95 mmHg eine größere Komplikationsrate aufweisen als ein Vergleichskollektiv mit deutlich niedrigeren Werten, bedient man sich heute im allgemeinen einer differenzierteren Beurteilung. So spricht man von einem normalen Blutdruck bis zu Werten von 140/90 mmHg, von Grenzwerten zwischen 140/90 und 160/95 mmHg und von einer Hypertonie bei einem Blutdruck über 160/95 mmHg (Tab. 14.1).

Tabelle 14.1. Blutdruckdefinition

Normotonie	< 140/90 mm Hg
Grenzwert	140/90–160/95 mm Hg
Hypertonie	> 160/95 mm Hg

Mehrfache Blutdruckmessungen bei der gleichen Untersuchung und an verschiedenen Tagen sind unbedingt erforderlich, bevor man sich zur Diagnose einer Hypertonie entschließt. Emotionelle Faktoren führen häufig zu einer vorübergehenden Steigerung des Blutdruckwertes, der sich jedoch bei wiederholten Kontrollen oder nach einer 20- bis 30minütigen Ruheperiode normalisiert.

Einteilung und Diagnostik der Hypertonie

Die Hypertonie ist eine häufige Erkrankung, an der ca. 15% aller 18- bis 78jährigen Personen leiden. Es wird unterschieden zwischen dem *primären essentiellen* Hochdruck, dessen Ursache zur Zeit noch nicht eindeutig faßbar ist, und den ätiologisch klaren *sekundären Hypertonien* (Tab. 14.2), welche auf ein

Tabelle 14.2. Einteilung der arteriellen Hypertonie

A. *Primäre oder essentielle Hypertonie* (80%)
B. *Sekundäre symptomatische Hypertonien* (20%)
  1. *Renale Hypertonie* (14%)
     a) *renovaskuläre Hypertonie*
        fibromuskuläre, arteriosklerotische oder entzündliche Veränderungen der großen Nierenarterien oder Segmentarterien
     b) *renal-parenchymatöse Hypertonie*
        akute und chronische Glomerulonephritis (ein-

Tabelle 14.2. (Fortsetzung)

  schließlich Purpura Schönlein-Henoch, Goodpasture-Syndrom
  chronische Pyelonephritis
  chronische interstitielle Nephritis (bei Gicht oder Phenacetinabusus)
  Nierenbeteiligung bei Diabetes mellitus
  Glomerulosklerose Kimmelstiel-Wilson
  Nierentuberkulose
  Nierenbeteiligung bei Kollagenosen (Lupus erythematodes, Periarteriitis nodosa, Sklerodermie, Dermatomyositis)
  Nierenzysten, Nierentumoren
  Niereninfarkt
  Hydronephrose
  Nierenamyloidose
  Bleischrumpfniere
  Strahlenfibrose der Nieren
  2. *Endokrine Hypertonie* (3%)
     primärer Aldosteronismus (Conn-Syndrom)
     Cushing-Syndrom
     Phäochromozytom (Neuroblastom, Ganglioneurom, Phäochromoblastom)
     Enzymdefekte in der Cortisol- bzw. Aldosteronbiosynthese
     Akromegalie
     Hyperthyreose
     Hyperparathyreoidismus
  3. *Kardiovaskuläre Hypertonie* (2%)
     Aortenisthmusstenose
     Aorteninsuffizienz
     totaler atrioventrikulärer Block
     Arteriosklerose (Windkesselhypertonie)
     hyperkinetisches Herzsyndrom
     arteriovenöse Fistel
  4. *Neurogene Hypertonie*
     Hirntumoren
     Hirngefäßleiden
     Infektionskrankheiten (Enzephalitis, Meningitis, Poliomyelitis, Diphtherie)
     Polyneuritis (Porphyrie, Thallium-Intoxikation, Beriberi)
     dienzephales Syndrom
  5. *Schwangerschaftshypertonie*
     Präeklampsie, Eklampsie
  6. *Hypertonie bei Blutkrankheiten*
     Polycythaemia vera, Polyglobulie, Anämie
  7. *Hypertonie durch Medikamente*
     Pseudo-Conn-Syndrom durch Glyzyrrhizinsäure (Lakritze, Carbenoxolon)
     Ovulationshemmer
     Steroide und steroidhaltige Medikamente

Tabelle 14.3. Programm für die Diagnostik der Hypertonie

Minimalprogramm
Anamnese
Untersuchung (inkl. Fundus)
Thoraxaufnahme
Ekg
Elektrolyte
Kreatinin
Serum-Screening (Blutzucker, Lipide, Harnsäure)
Urinstatus
Katecholamine
Urogramm

Maximalprogramm (zusätzliche Untersuchungen zum Minimalprogramm)
Kreatininclearance
Renovasogramm
Aldosteron
Renin (im peripheren Venenblut,
bei spezieller Indikation im seitengetrennt entnommenen Nierenvenenblut)

renales, endokrines, kardiovaskuläres oder neurogenes Grundleiden zurückgeführt werden können. Erst nach Ausschluß einer sekundären Hypertonie, die im Rahmen eines klinischen Hochdruckkrankengutes immerhin bis zu 20% ausmacht, darf eine primäre Hypertonie angenommen werden.
In der *Diagnostik* steht uns ein Minimal- und Maximalprogramm zur Verfügung (Tab. 14.3), wobei das letztere insbesondere bei jungen Patienten zur Anwendung gelangt.
Bei einem Teil der sekundären Hypertonien kann die Ursache meistens bereits aufgrund der *klinischen Befunde* erkannt oder vermutet werden. So wird man die Diagnose *Hypertonie bei* Aortenisthmusstenose, Aorteninsuffizienz, Arteriosklerose, totalem AV-Block, hyperkinetischem Herzsyndrom, Hyperthyreose, Cushing-Syndrom und Akromegalie bereits nach einer gründlichen Untersuchung stellen können und die Bestätigung durch gezielte Spezialuntersuchungen anstreben.
Alle Patienten, bei denen keine dieser klinisch faßbaren Hochdruckformen nachgewiesen werden kann, sollten dem standardisierten Hypertonieabklärungsprogramm (Tab. 14.3) unterzogen werden, welches vor allem zur Diagnostik der renalen Hypertonien und des Hochdrucks bei Phäochromozytom und Hypermineralokortikoidsyndrom dient.

Klinik der Hypertonie

Die Symptome der Hypertoniekrankheit sind recht vielgestaltig und uncharakteristisch. Eine jahrelang bestehende Hypertonie verläuft häufig völlig symptomlos, so daß der hohe Blutdruck zufällig entdeckt wird. Bei den sekundären Hypertonien können *Symptome* der jeweiligen *Grundkrankheit* das klinische Bild beherrschen, so bei Hyperthyreose, Cushing-Syndrom, Phäochromozytom.
Die durch den Hypertonus *selbst* bedingten Beschwerden sind ebenso wie die Hypertoniefolgen und -komplikationen für primäre und sekundäre Hochdruckformen gleich:

Subjektive Beschwerden

Sie sind oft uncharakteristisch. Vegetative Beschwerden, kardiale Symptome, Belastungsdyspnoe, Schwindel und Kopfschmerzen, die vor allem morgens nach dem Erwachen bestehen und im Laufe des Vormittags nachlassen oder verschwinden, werden häufig angegeben (Tab. 14.4).
Visusverschlechterung, schwere Kopfschmerzen, linksmyokardiale Insuffizienz mit rezidivierenden Asthma cardiale-Anfällen, Zeichen der hypertensiven Enzephalopathie, Nasenbluten und gastrointestinale Blutungen, Parästhesien, nächtliche Muskelkrämpfe und Gewichtsabnahme sind alarmierende Symptome und häufig erste Zeichen eines Übergangs in die maligne Verlaufsform der Hypertonie, falls diastolische Werte über 120 mm Hg gemessen werden.

Objektive Befunde

Objektivierbar sind neben der meßbaren Hypertonie und den charakteristischen Zeichen der Grundkrankheit bei sekundären Hypertonien die bei allen Hochdruckformen auftretenden *Veränderungen des arteriellen Gefäßsystems,* die sich vorwiegend an *Herz, Niere, Gehirn* und *Augenhintergrund* auswirken.

Herz

Folge der chronischen Druckbelastung ist die Linkshypertrophie, physikalisch erkennbar am linksverlagerten hebenden Herzspitzenstoß. Auskultatorisch fällt die Akzentuierung des zweiten Aortentons auf. Ein Systolikum über der Spitze ist eventuell Folge einer relativen Mitralinsuffizienz und weist auf eine Linksdilatation des Herzens hin. Der Galopprhythmus kündigt die beginnende linksmyokardiale Insuffizienz an, Vorhofflimmern und -flattern sind In-

Tabelle 14.4. Subjektive Symptome bei 840 Patienten mit essentieller Hypertonie (nach Bechgaard)

Belastungsdyspnoe	42%
Nervosität	35%
Palpitationen	32%
Schwindelgefühl	30%
Beklemmungsgefühl in der Herzgegend	26%
Kopfschmerzen	23%
Angina pectoris	7%
depressive Verstimmungslage	7%
Ruhedyspnoe	4%
Nasenbluten	3%

dizien für eine relative oder absolute Koronarinsuffizienz mit ischämischer Schädigung des Myokards. *Elektrokardiographisch* werden die Folgen der Druckbelastung (Linkshypertrophie, pathologischer Linkstyp) und/oder der Koronarsklerose (Rhythmusstörungen, Ischämiereaktionen) faßbar, und *röntgenologisch* entwickelt sich mit zunehmender Hypertrophie und Dilatation das typische Bild des linksbetonten Hypertonieherzens (Abb. 14.1).

Niere

Über die Nierengefäßveränderungen s. S. 345. Jede maligne verlaufende Hypertonie kann zur Arteriolosklerose und -nekrose der Nierengefäße führen und das Bild einer glomerulären Nephropathie imitieren. Die in die Urämie mündende progrediente Niereninsuffizienz ist eine der Todesursachen maligne verlaufender Hypertonien.

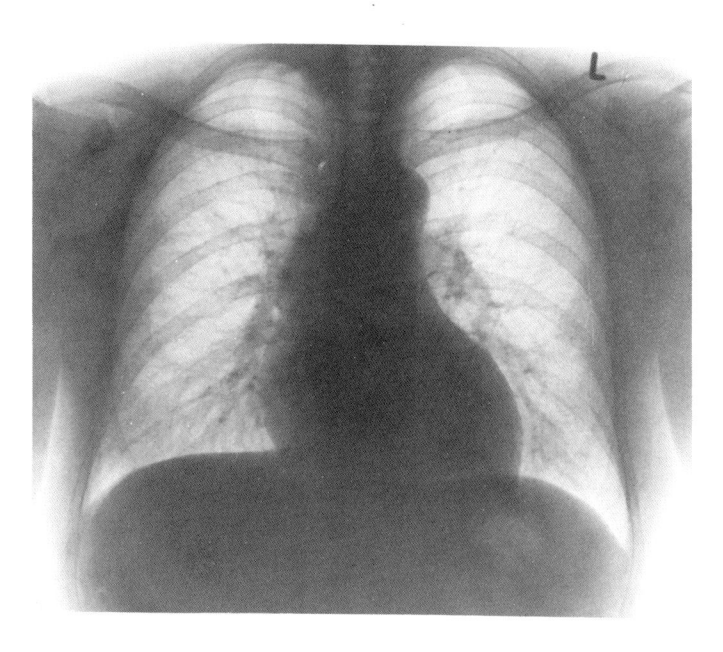

Abb. 14.1a. *Herzkonfiguration bei Hypertonie.* Linksbetontes, aortal konfiguriertes Herz. 31j. Mann

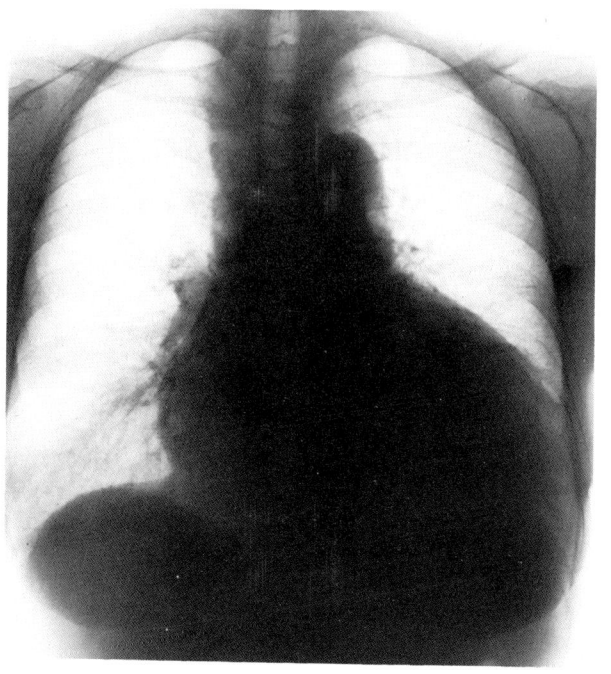

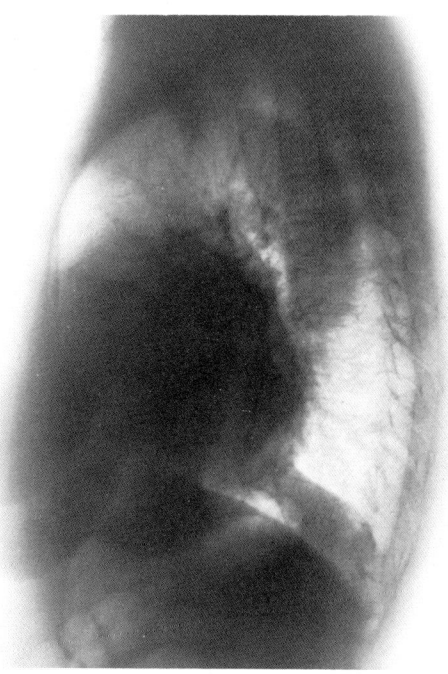

Abb. 14.1b und c. *Herzkonfiguration bei dekompensierter Hypertonie.* Erheblich linksdilatiertes Herz; im Seitenbild ist der Retrokardialraum durch die Linksherzvergrößerung ausgefüllt. 66j. Frau

Zentralnervensystem

Eine Arteriosklerose der mittleren und großen Hirnarterien und die Arteriolosklerose der kleinen Hirngefäße sind Ursache von Hirnblutungen, -infarkten oder intermittierenden zerebralen Ischämien. Wechselnde neurologische Bilder, Persönlichkeitsveränderungen, Sprachstörungen, Sehstörungen, Krämpfe, extrapyramidale Symptome und apoplektische Insulte sind Folge der Gefäßveränderungen. Im neurologischen Status ist nach Abweichungen des Reflexverhaltens und Sensibilitätsstörungen zu suchen.

Die *Hochdruckenzephalopathie* entwickelt sich bei maligne verlaufender Hypertonie. Kopfschmerzen, Erbrechen, epileptiforme Anfälle, Sehstörungen und Verwirrtheit sind die Symptome, die sich bei erfolgreicher antihypertensiver Therapie in wenigen Tagen zurückbilden können.

Augenhintergrund (Abb. 14.2)

Maligne Hypertonie (akzelerierte Hypertonie)

Jede primäre oder sekundäre Hypertonie kann in einen malignen Hochdruck übergehen, der unbehandelt innerhalb von Wochen bis wenigen Jahren zum Tode führt.

Bei Feststellen eines malignen Hypertonus wird man mit allen diagnostischen Möglichkeiten bemüht sein, einen chirurgisch heilbaren sekundären Hypertonus (insbesondere einseitige renale und renovaskuläre Erkrankungen, Phäochromozytom, Conn-Syndrom) auszuschließen.

Folgende Kriterien sprechen definitionsgemäß für das Vorliegen einer malignen Hypertonie:
– diastolischer Blutdruck > 120 mmHg,
– schwerste Augenfundusveränderungen (Abb. 14.2 d–f),
– rasche Progredienz mit organischen Veränderungen an Herz, Gehirn und Nieren.

Vor allem eine länger bestehende diastolische Blutdruckerhöhung über 120 mmHg ist oft erstes Zeichen einer malignen Verlaufsform, die sich zudem häufig durch das Auftreten einer Mikro- oder Makrohämaturie, einer zunehmenden Proteinurie, Visusverschlechterung und die Symptome einer Enzephalopathie ankündigt. Oft steht auch die linksmyokardiale Insuffizienz mit rezidivierenden Asthma cardiale-Anfällen im Vordergrund.

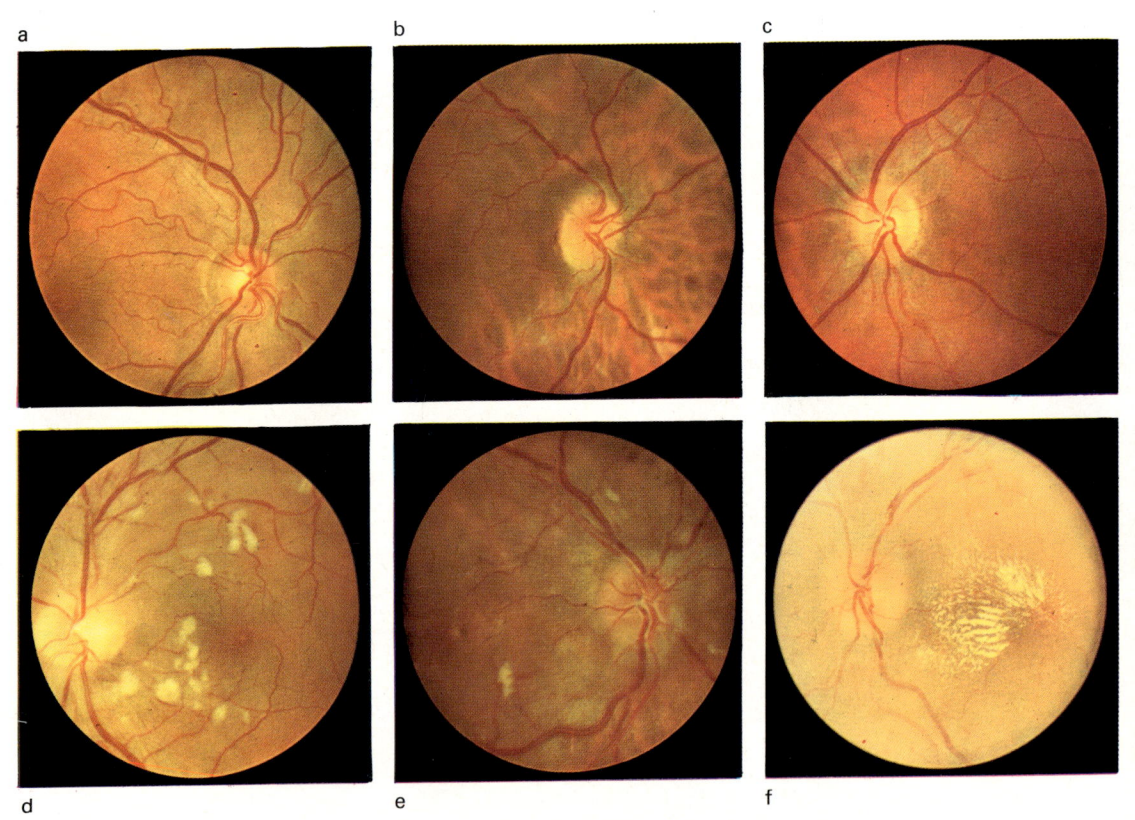

Abb.14.2. *Augenfundusveränderungen bei Hypertonie*
a) *Leichte Hypertonie:* Erweiterung und Schlängelung der Arterien, Omega-Aufzweigungen. b) *Leichte bis mittelschwere Hypertonie:* Beginnende Sklerose der Arterien. c) *Mittelschwere – schwere Hypertonie:* Ausgesprochene Arterienspasmen. d) *Maligne Hypertonie:* Streifige Hämorrhagien, Cotton-wool-Herde. e) *Maligne Hypertonie:* Papillenödem, Blutungen, einzelne Cotton-wool-Herde, feine Lipoideinlagerungen. f) *Maligne Hypertonie:* Netzhautödem, Sternfigur perimakulär, Blutungen

Laborchemisch beobachtet man neben Hämaturie und zunehmender Proteinurie die progrediente Azotämie und eventuell eine renale Anämie. Bildet sich ein sekundärer Hyperaldosteronismus aus, ist das Auftreten einer Hypokaliämie möglich.

Primäre oder essentielle Hypertonie

Eine essentielle Hypertonie darf erst nach Ausschluß eines sekundären Hypertonus diagnostiziert werden. Da nur bei 20–30% aller Hochdruckpatienten zum heutigen Zeitpunkt ein Grundleiden gefunden wird, leiden 70 bis 80% aller Hypertoniker an einer *essentiellen Hypertonie*. Pathophysiologisch steht bei dieser Gruppe die Erhöhung des peripheren Widerstandes im Vordergrund.
Nach dem Ausmaß der Gefäßläsionen und nach dem Verlauf ist eine Einteilung in vier Gruppen möglich:
– *Leichte Hypertonie* (Stadium 1): Labile Hypertonie mit zeitweise normalen Blutdruckwerten. Diastolischer Druck unter 100 mmHg. Leichte Augenfundusveränderungen (Abb. 14.2a).
Keine Sekundärveränderungen an Gehirn, Herz oder Nieren.
– *Mittelschwere Hypertonie* (Stadium 2): Stabile Hypertonie, diastolischer Druck bis 110 mmHg. Mittelschwere Fundusveränderungen (Abb. 14.2b). Zeichen einer Linksherzhypertrophie, einer Nierenschädigung und zerebralen Durchblutungsstörung können vorliegen.
– *Schwere Hypertonie* (Stadium 3): Diastolische Blutdruckwerte 110 bis 120 mmHg. Schwere Fundusveränderungen (Abb. 14.2c). Zunehmende Hypertoniefolgen an Gehirn, Herz und Nieren.
– *Akzelerierte oder maligne Hypertonie* (Stadium 4): s. S. 342.
Die essentielle Hypertonie tritt vorwiegend im 30. bis 60. Lebensjahr auf. Eine familiäre Häufung und das oft zu beobachtende konkordante Blutdruckverhalten bei eineiigen Zwillingen zeugen von der Bedeutung *genetischer Faktoren* bei der Entstehung der essentiellen Hypertonie. Epidemiologische und tierexperimentelle Untersuchungen lassen vermuten, daß übermäßige Natriumzufuhr und bestimmte Umweltfaktoren die Entwicklung des essentiellen Hochdrucks fördern. Ob neurogene Faktoren (verminderte Barorezeptorenfunktion), erhöhte Sympathikusaktivität, angeborene Hyperreaktivität des hypothalamischen Kreislaufzentrums, Veränderungen des Elektrolythaushaltes und Stoffwechsels oder hormonelle Faktoren ätiologisch von wesentlicher Bedeutung sind, muß vorerst offen bleiben.
Neuere Untersuchungen deuten auf die Möglichkeit hin, die große Gruppe der essentiellen Hypertonien weiter aufzugliedern. Entsprechend ihrer *Reninausschüttung* können essentielle Hypertonien mit normaler (50%), tiefer (25%) und hoher (25%) Reninsekretion unterschieden werden. Inwieweit dieser Klassifizierung eine ätiologische, therapeutische oder prognostische Bedeutung zukommt, müssen weitere Untersuchungen zeigen.
Symptome und Befunde bei essentieller Hypertonie s. S. 340 und Tab. 14.4.

Besonderheiten der essentiellen Hypertonie

Familienanamnese

Der essentielle Hypertonus tritt familiär gehäuft auf. Hochdruckerkrankungen der Eltern oder Großeltern und die Angabe von Hypertoniekomplikationen (Herzinfarkt, Apoplexie, Urämie) als Todesursachen sind ein Baustein in der Diagnose „essentielle Hypertonie".
Kombination der primären essentiellen Hypertonie mit anderen Krankheiten
Adipositas, Diabetes mellitus (Arteriosklerose der Pankreasgefäße?) und Hyperurikämie werden bei der essentiellen Hypertonie gehäuft beobachtet, besitzen jedoch keine diagnostische Wertigkeit.

Sekundäre symptomatische Hypertonien

Renale Hypertonien

Alle einseitigen oder doppelseitigen *parenchymatösen* und *renovaskulären* Nierenerkrankungen können in unterschiedlicher Häufigkeit zu einer benigne oder maligne verlaufenden Hypertonie führen. Im Stadium des chronischen terminalen Nierenversagens weisen etwa 80% der Patienten einen erhöhten Blutdruck auf.
Die *Pathogenese* der renalen Hypertonie ist vielschichtig, da die Niere über differente Mechanismen einen Hochdruck auszulösen vermag:
– durch eine Mehrproduktion von vasopressorischen Substanzen (Renin) mit Stimulation des Renin-Angiotensin-Aldosteron-Systems,
– durch eine Beeinflussung der Natrium- und Wasserbilanz
– und eventuell durch eine Minderproduktion vasodepressorischer Substanzen (u. a. Prostaglandine).
Da der renale Hypertonus in seiner Symptomatologie und Hämodynamik häufig nicht von der primären essentiellen Hypertonie zu trennen ist, wird jedes Zusammentreffen von Nephropathie und Hypertonie folgende Fragen aufwerfen:
– Ist die Nephropathie *Ursache* des Hypertonus, liegt also eine renale Hypertonie vor,
– oder ist die Nierenerkrankung *Folge* einer vorbestehenden essentiellen Hypertonie und somit als sekundäre hypertensive Nephropathie (Arteriosklerose, Arteriolonekrose) zu betrachten?
Beide Zustände können in das Stadium der chronischen Niereninsuffizienz münden, in welchem häufig keine ätiologische Differenzierung mehr möglich ist.

Normalerweise ist zu *Beginn* einer essentiellen Hypertonie die Nierenfunktion intakt, die Clearance, das Konzentrationsvermögen und der Urinbefund sind normal. In Abhängigkeit von Schwere und Dauer der essentiellen Hypertonie vermindern sich Clearance und Konzentrationsvermögen, eine Proteinurie tritt auf. Bereits in diesem Stadium kann die Abgrenzung der beginnenden Nephroangiosklerose von einer chronischen Pyelonephritis und Glomerulonephritis schwer sein. Fehlen einer Hämaturie und Leukozyturie und ein normales i.v.-Urogramm sprechen für eine essentielle Hypertonie. Der effektive Plasmastrom (PAH-Clearance) ist im allgemeinen bei der sekundären hypertensiven Nephropathie relativ stärker eingeschränkt als das nur geringgradig verminderte Glomerulumfiltrat (Inulin- oder Kreatininclearance), so daß die Filtrationsfraktion meistens erhöht ist. Als Regel kann gelten, daß die benigne essentielle Hypertonie praktisch nie zu einer vaskulären Schrumpfniere mit Niereninsuffizienz führt. Hingegen gehört definitionsgemäß zu jeder maligne verlaufenden essentiellen Hypertonie die progrediente Niereninsuffizienz, bei der histologisch häufig eine Arterio-, Arteriolosklerose oder Arteriolonekrose (*maligne Nephrosklerose*) der Arteriolae afferentes nachgewiesen werden kann. Zunehmende Nierenfunktionseinschränkung und die Urinbefunde (Proteinurie, Mikrohämaturie, Isosthenurie) können hier durchaus das Bild einer glomerulären Nephropathie imitieren. Schwere Niereninsuffizienz, ausgeprägte Anämie und die anamnestische Angabe von renalen Erkrankungen deuten auf eine chronische Nephropathie hin.

Da im Stadium der chronischen Niereninsuffizienz die Differentialdiagnose zwischen hypertensiver Nephropathie und renaler Hypertonie häufig nicht mehr möglich ist, muß im Frühstadium jeder Hypertonie mit allen Mitteln eine renale Erkrankung ausgeschlossen werden.

Eine renale Hypertonie kann bedingt sein

1. durch **renal parenchymatöse Erkrankungen**

Die chronische Pyelonephritis und Glomerulonephritis sind die häufigsten Ursachen (Tab. 14.2). Die Besprechung der Diagnostik und Differentialdiagnose dieser und weiterer parenchymatöser Nierenerkrankungen erfolgt an anderer Stelle (S. 597ff.).

2. durch **renovaskuläre Erkrankungen.**

Hypertonieauslösend ist hier die renale Ischämie infolge ein- oder doppelseitiger *Einengung der Arteria renalis* und/oder ihrer Äste. Die Lumeneinengung kann erfolgen durch
– arteriosklerotische Plaques,
– fibröse und fibromuskuläre Dysplasie,
– Aortenaneurysma am Abgang der Arteria renalis,
– Thrombose oder Embolie der Nierenarterien,
– Aneurysma und arteriovenöse Fisteln im Bereich der Arteria renalis,
– neurofibromatöse Geschwülste der Arteria renalis beim Morbus Recklinghausen,
– Kompression der Nierenarterien durch Tumoren (Phäochromozytom, Hypernephrom) oder Zysten,
– operativ gesetzte Nierenischämien,
– Angiopathien (Panarteriitis nodosa, Sklerodermie, Lupus erythematodes, Wegenersche Granulomatose, Thrombangiitis obliterans).

Nierenarterienstenose

Es wird angenommen, daß eine diastolische Blutdruckerhöhung in ca. 5% Folge einer renovaskulären Erkrankung ist. Häufigste Ursache der *Nierenarterienstenose* ist die Arteriosklerose (70–80%) der Arteria renalis. Sie bildet sich vor allem im 40. bis 50. Lebensjahr aus, während die fibrösen und fibromuskulären Dysplasien (10 bis 20%) in der ersten Hälfte des Lebens bevorzugt bei Frauen zur renovaskulären Hypertonie führen.

Folgende Befunde müssen bei bestehender Hypertonie den Verdacht auf das Vorliegen einer Nierenarterienstenose lenken:
– fehlende familiäre Hypertoniebelastung,
– der Beginn der Hypertonie vor dem 30. Lebensjahr (fibromuskuläre Dysplasie) oder nach dem 50. Lebensjahr (Arteriosklerose),
– bei jüngeren Patienten das akute Auftreten einer progredient verlaufenden Hypertonie oder die akute Verschlechterung einer leichten Hypertonie,
– arterielle Verschlüsse oder Stenosen anderer Gefäße,
– ein paraumbilikal auskultierbares Stenosegeräusch,
– eine vorausgegangene Niereninfarktsymptomatologie (Schmerzen im Nierenlager, Leukozytose, Fieber, BSG-Beschleunigung, nachgewiesene Emboliequelle),
– die Kombination Neurofibromatose Recklinghausen und Hypertonie (neurofibromatöse Geschwülste der Arteria renalis),
– laborchemisch eine hypokaliämische Alkalose als Folge eines sekundären Hyperaldosteronismus.

Bei jedem jüngeren Hypertoniepatienten muß ein renovaskulärer Hochdruck durch die folgenden, z.T. aufwendigen Untersuchungen ausgeschlossen werden. Auf diese Diagnostik kann jedoch verzichtet werden, falls keine operativ-therapeutische Konsequenzen bei Objektivierung einer Nierenarterienstenose gezogen werden können oder müssen:
– bei Inoperabilität des Patienten aus verschiedenen Gründen,
– bei über 50jährigen Patienten, die auf eine antihypertensive Therapie gut ansprechen,
– bei labiler oder leichter, medikamentös gut zu behandelnder Hypertonie,
– wenn eine nachweisbare Azotämie (oder eingeschränkte Kreatininclearance < 50 ml/Min.) eine Erkrankung der kontralateralen Niere anzeigt. Eine Ausnahme macht die maligne verlaufende Hypertonie, bei der unbedingt nach einer Nierenarterienstenose gesucht werden sollte.

Diagnostik der Nierenarterienstenose
1. Suchtests (Screening-Tests)
a) *i.v. Urogramm* (Abb. 14.3) (intravenöses Minutenpyelogramm) mit Früh- und Spätaufnahmen (1, 2, 3, 7, 15 und 30 Minuten nach Injektion). Als pathologisch gelten

– ein Längenunterschied zwischen beiden Nierenpolen von mehr als 1 cm,
– eine um mindestens 1 Minute verzögerte Anfärbung der betroffenen Seite auf den Frühbildern bzw. ein Kontrastdichteunterschied, wenn nur eine Frühaufnahme angefertigt wird,
– eine erhöhte Kontrastdichte der betroffenen Seite auf den Spätbildern.

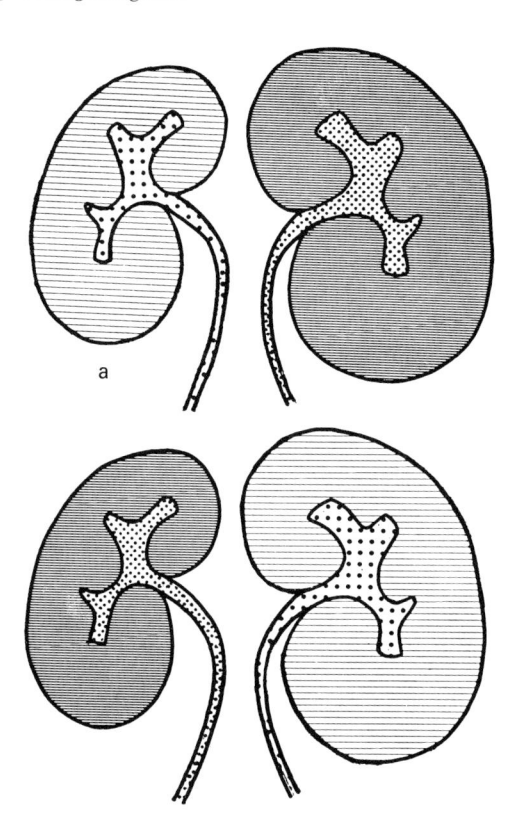

Abb. 14.3. Schematische Darstellung der Veränderungen bei *Urographie* zur Feststellung *einer renovaskulären Hypertonie*. a) Frühbilder (1', 2', 3', 7'), b) Spätbilder (15', 30') (Erklärung s. Text)

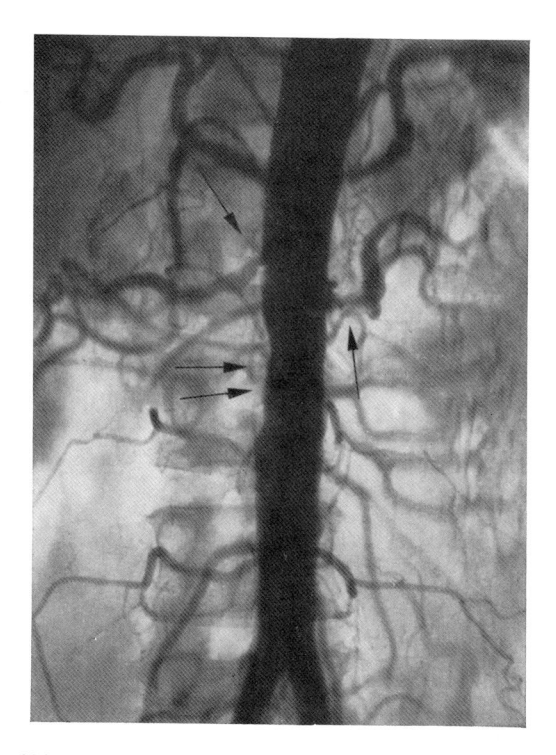

Abb. 14.5. *Aortogramm:* Verengung der Nierenarterie beidseits an den Abgangsstellen (↗) aus einer sklerotisch veränderten Aorta (↗↗) bei Hypertonie 240/140. 60j. Frau

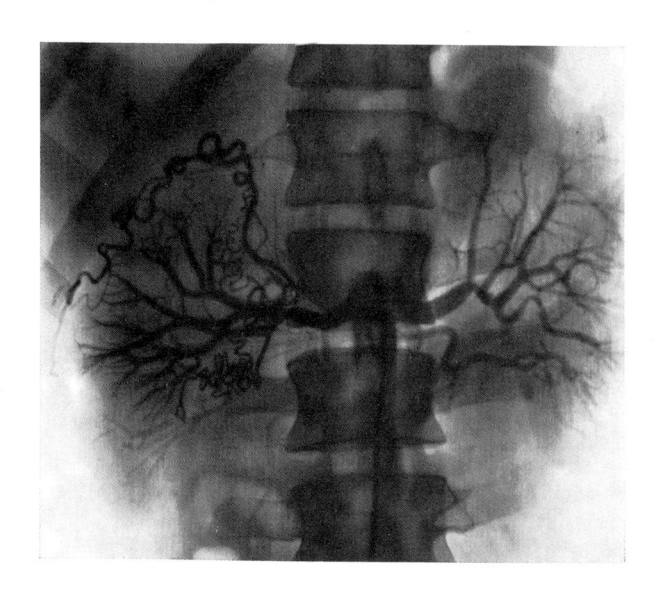

Abb. 14.4. *Arteriogramm* bei *renovaskulärer Hypertonie* als Folge einer Verengung der A. renalis rechts. Daß eine Verengung vorliegt, kann in diesem Fall weniger durch die Stenose selbst als durch den selten stark ausgeprägten *Kollateralkreislauf* rechts, der die Niere koronaartig umschließt (vgl. links), bewiesen werden

Diese Befunde ermöglichen die Verdachtsdiagnose einer einseitigen Nierenarterienstenose in 80–90% der Fälle, während doppelseitige Stenosen nicht faßbar sind.

b) *Isotopennephrographie* mit ^{131}Jod-markiertem Hippuran:
Als suspekte Befunde gelten
– ein verzögerter initialer Anstieg der Radioaktivität
– und das verspätete Auftreten des Sekretionsmaximums auf der minderdurchbluteten Seite.

2. Morphologischer Nachweis der Stenose durch Nierenangiographie (Abb. 14.4 und 14.5)
Damit können allein doppelseitige Stenosen erfaßt werden. Radiologisch kann z. T. die Differentialdiagnose zwischen arteriosklerotischen Stenosen (lokalisiert am Gefäßabgang und im proximalen Drittel der Arteria renalis, häufig kombiniert mit Aortensklerose), fibromuskulären Dysplasien (perlschnurartige multiple Stenosen im mittleren und distalen Drittel der Arteria renalis vor allem bei jüngeren Frauen) und anderen seltenen Ursachen der Lumeneinengung (s. o.) erfolgen.

3. Nachweis der funktionellen Wirksamkeit der Nierenarterienstenose

a) *Seitengetrennte Nierenfunktionsuntersuchungen* (Howard, Stamey- und Rapoport-Test, seitengetrennte Bestimmung der PAH- und Inulin-Clearance) sind aufwendig und mit der Gefahr einer aszendierenden Harnwegsinfektion verbunden, da sie eine Ureterenkatheterisierung voraussetzen. Da zudem die Reninbestimmung im seitengetrennten Nierenvenenblut wesentlich zuverlässigere Aussagen über die funktionelle Bedeutung der Nierenarterienstenose zuläßt, werden diese Teste nur noch selten durchgeführt.

b) *Bestimmung der Reninaktivität im seitengetrennten Nierenvenenblut*
Ist im Vergleich zur gesunden Seite die Reninaktivität im Nierenvenenblut der erkrankten Seite um den Faktor 1,5 oder mehr erhöht, so ist mit großer Wahrscheinlichkeit eine funktionell wirksame Stenose anzunehmen, welche die Hypertonie über Stimulation des Renin-Angiotensin-Aldosteron-Systems unterhält. In diesen Fällen ist eine postoperative Normalisierung oder Besserung des Hypertonus zu erwarten. Eine bereits im *peripheren Venenblut* nachweisbare deutliche Erhöhung der Reninaktivität kann als Hinweis für die funktionelle Wirksamkeit der Nierenarterienstenose gewertet werden.

Endokrine Hypertonien

Hyperaldosteronismus

Ein Hyperaldosteronismus ist entweder Folge einer *erhöhten Aldosteronproduktion* in der Nebennierenrinde oder einer *verminderten metabolischen Clearance-Rate* v. a. in der Leber.

Im Rahmen der Hypertoniedifferentialdiagnose sind folgende Krankheitsbilder zu unterscheiden:
– Der *primäre Hyperaldosteronismus*, der in der Mehrzahl der Fälle (70–80%) durch ein aldosteronproduzierendes *Adenom* (Conn-Syndrom), seltener durch eine *bilaterale Hyperplasie* (20–30%) der Nebennierenrinde oder durch ein *Nebennierenkarzinom* (1%) ausgelöst wird. Da in seltenen Fällen auch vermehrt Aldosteronvorstufen (u. a. Desoxykortikosteron, Kortikosteron) gebildet werden können, ist auch die Bezeichnung *Mineralokortikoid-Exzeß-Syndrom* üblich.
– Die Kombination von Hypertonie und *sekundärem Hyperaldosteronismus*. Bei diesen Krankheitsbildern wird die Aldosteronsynthese durch bekannte Faktoren (Angiotensin II, Natriumentzug, Kaliumzufuhr, ACTH-Überproduktion) stimuliert. Diese Stimulation des Renin-Angiotensin-Aldosteronsystems in Kombination mit einer Hypertonie wird bei einigen renovaskulären und renal-parenchymatösen Erkrankungen, seltener nach Ovulationshemmermedikation, nach längerdauernder Diuretikatherapie einer Hypertonie und bei dekompensierter hydropischer Herzinsuffizienz infolge eines Hypertonus gefunden.

Primärer Hyperaldosteronismus (Conn-Syndrom)

Leitsymptom des primären Hyperaldosteronismus ist die *hypokaliämische Hypertonie* (Tab. 14.5). Die als Folge der pathologisch gesteigerten Aldosteronsekretion erhöhte tubuläre Natriumrückresorption führt zur Hypertonie. Da die Natriumrückresorption im Austausch gegen Kalium- und Wasserstoffionen geschieht, beobachten wir eine Hypokaliämie, Hyperkaliurie und eine metabolische Alkalose. In seltenen Fällen eines Conn-Syndroms kann die Hypokaliämie fehlen, sie ist jedoch in diesen Fällen durch eine mehr-

Tabelle 14.5. Primärer Hyperaldosteronismus (Conn-Syndrom)

Pathophysiologische Korrelation von hormoneller Störung und Klinik

1. *Hypokaliämie*
Muskulär: Muskelschwäche, intermittierende Lähmungen, Muskelschmerzen, Müdigkeit, Ekg-Veränderungen, Obstipation
Neural: Parästhesien
Renal: Hyposthenurie, Isosthenurie, Proteinurie, Polyurie, Nykturie, Polydipsie, verminderte Titrationsazidität, gesteigerte NH_4-Ausscheidung

2. *Hypernatriämie*
Hypertonie (benigne), Kopfschmerzen, Retinopathie, Sehstörungen, Kardiomegalie, (Ödeme)

3. *Alkalose*
Parästhesien, Tetanie

Tabelle 14.6. Symptome bei Patienten mit primärem Hyperaldosteronismus (nach CONN, 145 Fälle)

Symptome	Häufigkeit (%)
Hypertonie	100
Hypokaliämie	90
Proteinurie	85
Hyposthenurie	80
Ekg-Veränderungen	80
Muskelschwäche	73
Polyurie	72
Hypernatriämie	65
Kopfschmerzen	51
Retinopathie	50
Polydipsie	46
Kardiomegalie	41
Parästhesien	24
Sehstörungen	21
Intermittierende Lähmungen	21
Intermittierende Tetanie	21
Müdigkeit	19
Muskelschmerzen	16
Paralysen	4
Ödeme	3

tägige Natriumbelastung (250 mval Natrium/die) induzierbar.
Die *Hypertonie* ist im allgemeinen benigner Art und geht nur selten in eine maligne Verlaufsform über. Über das Stadium II hinausgehende Veränderungen des Augenhintergrundes werden in der Regel nicht beobachtet.
Das zweite Leitsymptom, die *hypokaliämische Alkalose*, verursacht die für den primären Hyperaldosteronismus typischen *muskulären*, *neuralen* und *renalen* Symptome (Tab. 14.5 und 14.6). Folgende Konstellationen müssen somit an das Vorliegen eines primären Hyperaldosteronismus denken lassen:
— Hypertonie + *Hypokaliämie*, Hyperkaliurie (> 30 mval/24 Stunden), Hypomagnesiämie, Alkalose und eventuell Hypernatriämie, falls keine Behandlung des Hochdrucks mit Diuretika oder natriumarmer Kost vorausgegangen ist.
— Hypertonie + auffallende *muskuläre Schwäche*, intermittierende *Lähmungen* und *Parästhesien* (Ursache: Kalium- und Magnesiummangel, Alkalose).
— Hypertonie + Zeichen einer *kaliopenischen Nephropathie*: Polyurie, Nykturie und Polydipsie, Hypo- und Isosthenurie, leichte Proteinurie.
— Hypertonie + *normokalzämische Tetanie*. Klinisch positives Chvostek- und Trousseau-Zeichen (Ursachen: hypokaliämische Alkalose, Hypomagnesiämie).
— Hypertonie + *hypokaliämische Ekg-Veränderungen*: PQ-Verkürzung, ST-Senkung, TU-Verschmelzungswelle.
— Hypertonie mit auffallender *Intoleranz* gegen kurzdauernde oder niedrig dosierte *Diuretika-*

therapie. Muskelschwäche, Paresen, tetanische Symptome sind Folgen der zunehmenden Hypokaliämie.
Bei Vorliegen einer *hypokaliämischen Hypertonie* sollten *Voruntersuchungen* das Vorliegen eines primären Hyperaldosteronismus wahrscheinlich machen, bevor die endgültige Diagnostik mittels Aldosteron- und Reninbestimmung in Spezialkliniken erfolgt:
— Mehrfache *Bestimmung der Elektrolyte im Serum* zum Nachweis von Hypokaliämie, Hypochlorämie, Hypomagnesiämie und eventuell Hypernatriämie (→ erhöhtes Plasmavolumen → erniedrigter Hämatokrit).
— *Untersuchung der Kaliumausscheidung* im 24-Stunden-Urin unter normaler Kochsalzzufuhr (ca. 110 mval Natrium/die), ohne Kaliumsubstitution, nach Absetzen eventuell verabreichter Diuretika:
Kalium-Exkretion < 20 mval/24 Stunden: primärer Hyperaldosteronismus unwahrscheinlich
Kalium-Exkretion 30–50 mval/24 Stunden: primärer Hyperaldosteronismus möglich
Kalium-Exkretion > 50 mval/24 Stunden: primärer Hyperaldosteronismus wahrscheinlich
— *Spironolactontest*: Die Verabreichung des Aldosteronantagonisten Spironolacton (200–400 mg/die über 3–5 Wochen) führt beim primären Hyperaldosteronismus zur Normalisierung von Blutdruck und Elektrolytveränderungen, während beim sekundären Hyperaldosteronismus im Rahmen von Hochdruckkrankheiten lediglich die Elektrolyte normalisiert werden, die Hypertonie jedoch in der Regel nicht anspricht. Allerdings reagieren auch ein Teil der essentiellen Hypertoniker mit niedrigem Reninspiegel (*low renin hypertension*) mit einer Blutdrucksenkung.
Gesichert wird die Verdachtsdiagnose eines primären Hyperaldosteronismus:
— durch radioimmunologischen Nachweis einer *vermehrten Urinexkretion von Aldosteron-18-Glucuronid* und eines *erhöhten Plasmaaldosteronspiegels*, die durch mehrtägige Natriumzufuhr (Cave Hypokaliämie) und/oder Desoxycorticosteron und/oder 9α-Fluoro-Hydrocortison nicht supprimierbar sind,
— durch Bestimmung der Plasmareninaktivität (Radioimmunbestimmung von Angiotensin I) in Ruhe und nach 2stündiger orthostatischer Stimulation. Da die vermehrte Aldosteronsekretion der Nebennierenrinde über die Natriumretention und Hypervolämie eine Suppression der Reninsekretion nach sich zieht, finden sich *erniedrigte Reninspiegel*, die *durch Orthostase nicht* oder nur unwesentlich stimulierbar sind.

Die Messungen müssen unter reichlicher Natriumzufuhr (150 mval/die) durchgeführt werden, Diuretika sind mindestens 5 Tage, Spironolacton sogar 6–8 Wochen zuvor abzusetzen.

Ausgehend von den *diagnostischen Hauptkriterien* eines primären Aldosteronismus:
- Hypertonie,
- Hypokaliämie und Hyperkaliurie,
- gesteigerte autonome, nicht supprimierbare Aldosteronsekretion,
- supprimierte, nicht stimulierbare Reninsekretion

muß die *differentialdiagnostische Abgrenzung* erfolgen gegen:

1. Hypokaliämische Hypertonien mit sekundärem Hyperaldosteronismus

In diese Gruppe gehören vor allem
- ein Teil der renovaskulären Hypertonien,
- die maligne verlaufende essentielle Hypertonie,
- ein Teil der renal parenchymatösen Erkrankungen (v. a. Glomerulonephritis, Pyelonephritis).

In seltenen Fällen vermögen auch *Phäochromozytome* und *Nierentumoren* über den Goldblattmechanismus (Druck des Tumors auf die Nierenarterie) einen sekundären Hyperaldosteronismus hervorzurufen.

Ein *medikamentös* ausgelöster sekundärer Hyperaldosteronismus mit Hypertonie tritt selten nach Einnahme von *Ovulationshemmern* auf. Werden Hypertoniker mit Laxantien oder Diuretika behandelt, kommt es durch diese Substanzen zu einem enteralen bzw. renalen Kaliumverlust, der zusätzlich über einen sich entwickelnden sekundären Hyperaldosteronismus verstärkt wird. Die *häufigste Form* der *hypokaliämischen Hypertonie* ist sicher die diuretisch vorbehandelte essentielle Hypertonie!

Anamnestische Erfassung der Medikamente, Besserung der Hypokaliämie nach Absetzen der Diuretika und Laxantien unter gleichzeitiger Kaliumsubstitution und die Rückbildung der Hypertonie nach Abbruch der Kontrazeptivamedikation ermöglichen die Abgrenzung dieser Gruppe.

Schwieriger gestaltet sich die Differentialdiagnose zwischen primärem Hyperaldosteronismus und den drei oben genannten wichtigsten Krankheitsbildern mit sekundärem Hyperaldosteronismus. Neben Urinsedimentsbefund, Beurteilung der Nierenfunktion, i. v. Urogramm und eventuell Durchführung einer Renovasographie sind folgende zwei biochemischen Kriterien richtungweisend:
- Während beim *sekundären Hyperaldosteronismus* die Natriumkonzentration im Serum praktisch stets unter 140 mval/l beträgt (bedingt durch Wasserretention oder Salzverlust), werden beim *primären Hyperaldosteronismus* im allgemeinen Werte über 140 mval/l gemessen.
- Da bei diesen Formen des sekundären Hyperaldosteronismus eine *vermehrte Reninbildung* in der Niere der auslösende Stimulus für die erhöhte Aldosteronsekretion ist, finden sich im Gegensatz zum primären Hyperaldosteronismus *erhöhte, durch Orthostase z. T. stimulierbare Reninspiegel*.

2. Hypokaliämische Hypertonien mit normaler oder erniedrigter Renin- und Aldosteronsekretion

- Bei seltenen Syndromen mit *Enzymdefekten in der Cortisolsynthese* der Nebennierenrinde kommt es zu einer gesteigerten Produktion von mineralokortikoidwirkenden Substanzen. Infolge der verminderten Cortisolsynthese ist in diesen Fällen die ACTH-Ausschüttung zuweilen gesteigert. Der Nachweis des entsprechenden Steroids ist meistens nicht möglich, doch können supprimierte Renin- und Aldosteronsekretion und eventuell das therapeutische Ansprechen der Hypertonie auf Dexamethason (→ ACTH-Suppression) wertvolle Hinweise geben.
  Möglicherweise gehört auch ein Teil der auf Therapie mit Aldosteronantagonisten häufig gut ansprechenden „essentiellen Hypertonien" mit niedrigem Reninspiegel („low renin hypertension") in diese Gruppe.
- *Nephropathien mit Tubulusschädigungen* (chronische Pyelonephritis, chronisch interstitielle Nephritis) können als Kaliumverlustnieren eine Hypokaliämie bewirken, so daß sich bei gleichzeitig bestehender Hypertonie die Differentialdiagnose zum primären Hyperaldosteronismus stellt. Eine tubuläre Ausscheidungsstörung für H-Ionen führt bei diesen Erkrankungen meistens zur *metabolischen Azidose*.
- Ein exogenes sog. *Pseudo-Conn-Syndrom* mit gelegentlicher Hypertonie, Hyperkaliurie und Hypokaliämie beobachtet man bei langdauernder Einnahme von *Glyzyrrhizinsäure* (Lakritzenabusus, Ulkustherapie mit Carbenoxolon), welches eine dem Aldosteron ähnliche Wirkung entfaltet. Die Aldosteronausscheidung ist vermindert.
- Beim *Cushing-Syndrom* kann die exzessive Produktion von Cortisol eine Natrium- und Volumenretention, eine hypokaliämische Alkalose und Hypertonie verursachen. Vor allem bei malignen Tumoren mit paraneoplastischer Produktion von ACTH-ähnlichen Substanzen können klassische Cushingzeichen fehlen und die hypokaliämische Hypertonie im Vordergrund stehen. Die erhöhte 17-Hydroxysteroidausscheidung bei meistens normaler Aldosteronsekretion und -exkretion wird in diesen Fällen zur weiteren Abklärung veranlassen (Plasmacortisolbestimmung, Tumorsuche usw.).

Bei gesicherter Diagnose eines primären Hyperaldosteronismus dient zur präoperativen **Lokalisationsdiagnostik** eines solitären Adenoms (häufiger in der linken Nebennierenrinde) und zur *Unterscheidung zwischen Adenom und bilateraler Hyperplasie* die Aldosteronbestimmung im seitengetrennt entnommenen Nebennierenvenenblut. Größere Adenome können zudem durch eine Nebennierenvenographie (Abb. 14.6) dargestellt werden (Komplikation dieser Untersuchung: intraadrenale Blutungen).

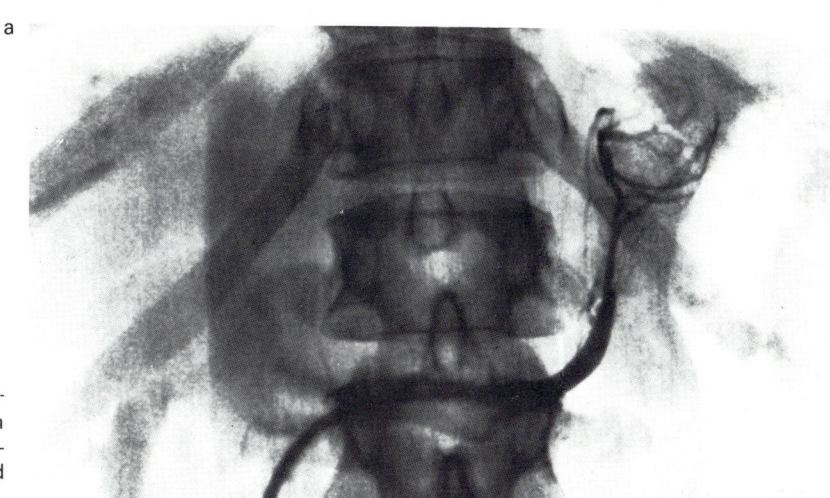

Abb. 14.6a und b. *Conn-Syndrom.* Phlebographisch dargestelltes Nebennierenrindenadenom links und operativ entfernter Tumor

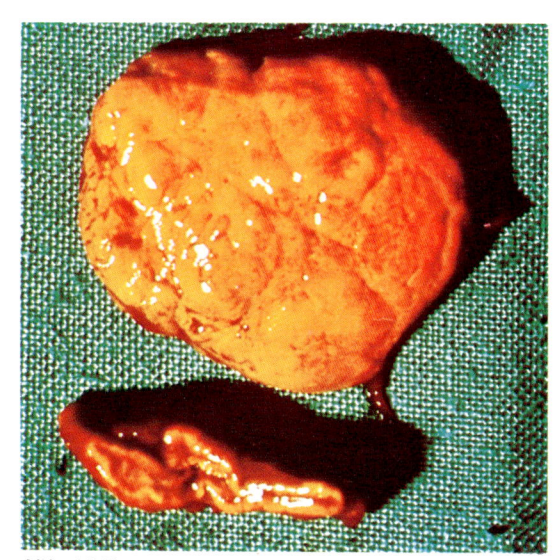

Abb. 14.6b

Cushing-Syndrom (Hypercortisolismus)

Die verhältnismäßig seltene Krankheit betrifft vorwiegend Frauen in mittlerem Alter (Frauen: Männer = 3–4 : 1) und ist in 80–90% der Fälle von einer Hypertonie begleitet.

Pathogenetisch liegt dem Cushing-Syndrom eine chronische *Hypercortisolämie* zugrunde. Die Sekretionsrate von Cortisol ist erheblich gesteigert, der *Plasmaspiegel* des biologisch aktiven, nicht proteingebundenen Cortisols ist erhöht, seine *physiologischen Tagesschwankungen* sind aufgehoben und die renale Cortisolausscheidung ist vermehrt. Die klinischen Auswirkungen des Cortisolüberschusses beruhen vornehmlich auf der *glukokortikoiden Aktivität* des Hormons. Bei beträchtlicher Überfunktion kommen aber auch die *androgenen* und *mineralokortikoiden* Eigenschaften des Cortisols zur Geltung (Tab. 14.7).

Der Hypercortisolismus kann entweder durch eine gesteigerte hypophysäre oder ektope paraneoplastische Produktion von ACTH oder durch ACTH-unabhängige Tumoren der Nebennierenrinde ausgelöst werden. Wir unterscheiden folgende Formen des Cushing-Syndroms:

1. **Primär-adrenales Cushing-Syndrom** (30%) wird durch cortisolbildende *Geschwülste der Nebennierenrinde* (Adenome, Karzinome) hervorgerufen. Der Rückkopplungsmechanismus Nebennieren – Hypothalamus – Hypophyse ist intakt, die ACTH-Ausschüttung durch den erhöhten Plasmacortisolspiegel gebremst, so daß die kontralaterale gesunde Nebennierenrinde atrophiert.

2. **Cushing-Syndrom infolge einer gesteigerten ACTH-Sekretion im Hypophysenvorderlappen,** (60–70%) die morphologisch zu einer beidseitigen Nebennierenrindenhyperplasie führt. Diese *hyperadrenokortikotrope Form* beruht auf einer *Dysfunktion hypothalamischer Zentren* mit vermehrter Inkretion des „corticotropin-releasing-factor" (CRF). Diese Substanz aktiviert den Hypophysenvorderlappen und kann zur Hyperplasie oder Adenombildung (solitäre oder multiple basophile oder chromophobe Adenome) der ACTH-sezernierenden Hypophysenzellen führen. Ursächlich muß man eine verminderte Empfindlichkeit des Hypothalamus auf die feedback-Wirkung des Plasmacortisols annehmen, so daß der Reglerkreis auf ein höheres Cortisolniveau eingestellt ist. Die Existenz autonomer, von hypothalamischen Impulsen unabhängiger Hypophysenvorderlappentumoren wird neuerdings angezweifelt.

3. **Paraneoplastisches Cushing-Syndrom,** hervorgerufen durch ektope, extrahypophysäre ACTH-Produktion in malignen Tumoren. Zur Bildung eines ACTH-ähnlichen Polypeptids sind verschiedene Tumoren befähigt. Vor allem beim Oat-Cell-Karzinom

350 14 Hypertonie

Tabelle 14.7. Überfunktionssyndrome der Nebennierenrinde

```
                          Hypothalamus
                               ↓         corticotropin-releasing-factor (CRF)
                          Adenohypophyse
                               ↓  ACTH
                    ┌ ─ ─  Nebennierenrinde  ─ ─ ─ ─ ─ ┐
                  ↙              ↓                      ↘
```

	Mineralokortikoide	*Glukokortikoide*			*Androgene*
Hormone	Aldosteron Desoxycorticosteron	Cortisol Corticosteron			Dehydroepiandrosteron Androstendion
Wirkung	K-Verlust Na-Retention	Eiweiß-abbau	Gluko-neogenese	Fettspeicherung	Eiweißaufbau Sexualmerkmale

Überfunktionssymptome	Hypokaliämie
	Hypertonie
	metabolische Alkalose
	Hyperkaliurie
	Hypernatriämie
	Polydipsie
	Polyurie
	Tetanie
	schlaffe Paresen
	Salidiuretikaintoleranz
		1. *Kohlenhydratstoffwechsel*
		   Glukoneogenese gesteigert
		   Glukosetoleranz vermindert
		   Folge: Diabetes mellitus, Glukosurie
		2. *Eiweißstoffwechsel*
		   Kataboler, antianaboler Effekt
		   Osteoporose
		   Hautveränderungen
		   Hyperaminoazidurie
		3. *Fettstoffwechsel*
		   Hypercholesterinämie
		   Hypertriglyceridämie
		   Fettumverteilung
		   (Stammfettsucht)
		4. *vermehrte Kalziumausscheidung*
		   ev. Nephrolithiasis
		5. *Verminderung des lymphatischen Gewebes*
		   Lymphopenie
		6. *Blutbildveränderungen*
		   Polyglobulie
		   Leukozytose
		   Lymphopenie
		   Eosinopenie
		7. *Kreislauf*
		   Hypertonie
		   Hypervolämie
		   vermehrtes Ansprechen
		   der Gefäße auf Noradrenalin und Angiotensin
		8. *Salzsäure und Pepsinproduktion*
		   Neigung zu Ulzera
		9. *Psyche:* endokrines Psychosyndrom
		10. *Mineralokortikoide Wirkung*
		    Ödemneigung
		    Hypokaliämie
		    Alkalose
		    Hypertonie
		11. *Antiphlogistische und immunsuppressive Wirkung*
					Hirsutismus
					Virilismus
					Akne
					Oligo-Amenorrhoe
					Klitorishypertrophie
					Tiefwerden der Stimme
					Stirnglatze
					viriler Habitus
					kräftige Muskulatur

Ausscheidung vorwiegend als	Aldosteron-Glucuronid	17-Hydroxysteroide			17-Ketosteroide
Klinisches Bild	Hyperaldosteronismus	Cushing-Syndrom			Adrenogenitales Syndrom

der Lunge und Trachea, beim Bronchuskarzinoid und beim Thymuskarzinom wurde das Auftreten eines paraneoplastischen Cushing-Syndroms beobachtet. In seltenen Fällen vermögen auch Karzinome von Pankreas, Schilddrüse, Ovar, Prostata, Hoden, Mamma und Magen ACTH zu bilden (s. auch paraneoplastische Syndrome). Wie beim primär adrenalen Cushing-Syndrom ist durch die hohen Cortisolspiegel die Funktion des Hypothalamus-Hypophysensystems in diesen Fällen supprimiert.

4. **Exogenes Cushing-Syndrom,** welches sich unter Steroidtherapie entwickelt.

Symptomatologie

In Tab. 14.7 und 14.8 sind die Symptome des Cushing-Syndroms schematisch angeführt.

Der *Aspekt* der Kranken ist typisch: Mäßige *Adipositas* mit Bevorzugung des Stammes (Abb. 14.7), rundes, pausbackiges, gerötetes Gesicht, in dem die individuellen Züge verschwinden (Abb. 14.8), pralles Doppelkinn, Büffelhöcker, oft *Hirsutismus und Akne*. Rotviolettfarbene, breite *Striae* (Abb. 14.9) sind vornehmlich an den seitlichen und vorderen Bauchpartien, an Gesäß und Oberschenkeln und in den Axillen lokalisiert. Sie sind nicht pathognomonisch für den Morbus Cushing, sondern werden auch bei der Adipositas simplex junger Patienten und in der Gravidität gefunden, sind dann jedoch schmal und blaß-hellrot. Ebenso wie die *Atrophie der Haut* sind sie Folge des antianabolen Cortisoleffektes. Die spontan oder nach Venenpunktion vor allem an den

Abb. 14.7. Cushing-Syndrom

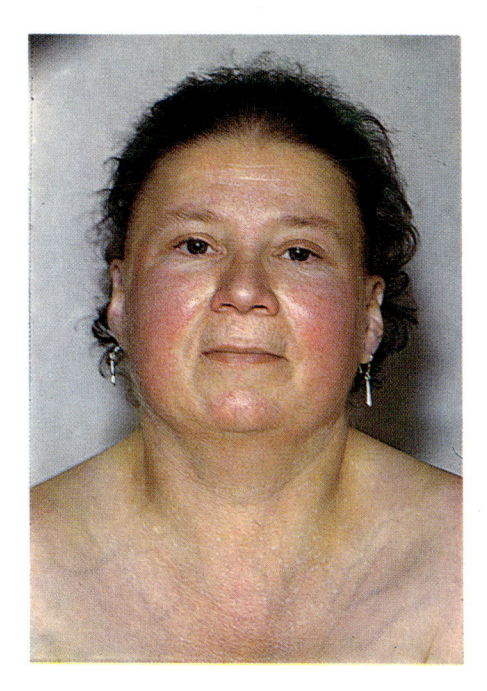

Abb. 14.8. Gesicht bei *Cushing-Syndrom*

Tabelle 14.8. Symptome bei Patienten mit Cushing-Syndrom (nach SOFFER, 450 Fälle)

Symptome	Häufigkeit (%)
Vollmondgesicht	88
Stammfettsucht	86
Hypertonie	85
Diabetes mellitus	85
Amenorrhoe	77
Hirsutismus	73
Adynamie	67
Striae rubrae	60
Ekchymosen	60
Osteoporose	58
Unterschenkelödeme	57
Büffelnacken	54
Akne	54
Endokrines Psychosyndrom	46
Kopfschmerzen	40
Pathologische Frakturen	38
Schlechte Wundheilung	35
Neurologische Symptome	34
Kyphose der Wirbelsäule	25
Polyzythämie	20
Nephrolithiasis	20
Exophthalmus	14

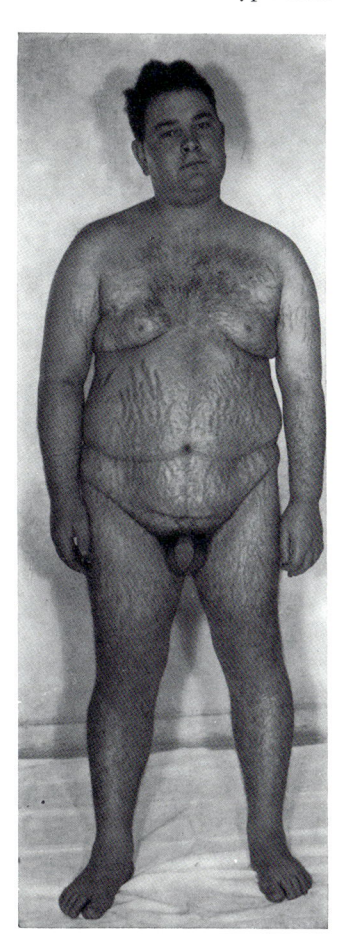

Streckseiten der Vorderarme auftretenden *Suffusionen* (Abb. 14.10) sind auf eine erhöhte Kapillarfragilität zurückzuführen. Das Rumpel-Leede-Zeichen kann positiv sein. Neben der Plethora ist manchmal eine vermehrte *Pigmentierung* der Haut auffällig, *Pyodermien* und *Nagelmykosen* kommen vor.

Bei etwa 80% der Patienten findet sich eine meistens nicht sehr schwere *Hypertonie* mit Werten um 150–180/90–110 mmHg, so daß schwere Fundusveränderungen oder eine Herzinsuffizienz relativ selten auftreten.

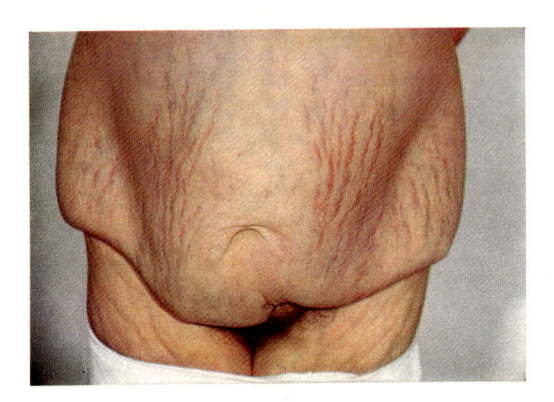

Abb. 14.9. Striae rubrae bei *Cushing-Syndrom*. 36j. Mann

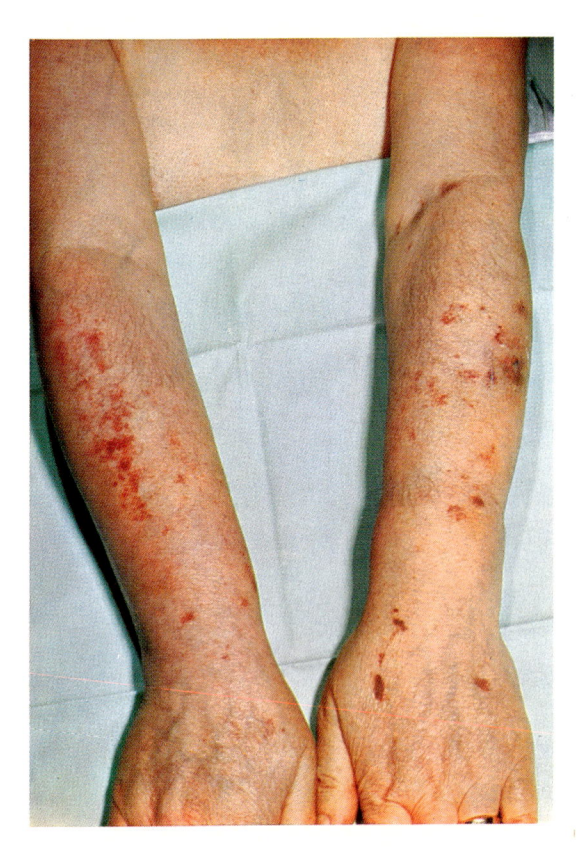

Abb. 14.10. *Cushing-Syndrom*. Suffusionen an den Vorderarmen

Gelegentlich fällt der Umgebung eine psychische Wesensveränderung mit Schwankung von Stimmung und Antrieb auf (endokrines Psychosyndrom).

Oligo- und Amenorrhoe stellen sich häufig ein. Bei Männern ist die Abnahme von Libido und Potenz die Regel, Gynäkomastie oder Pseudogynäkomastie können auftreten.

Leichte Ermüdbarkeit und *muskuläre Schwäche* sind auf eine Verminderung der Muskelmasse zurückzuführen und werden z.T. noch durch eine Hypokaliämie verstärkt. Die durch Muskelatrophie schlank wirkenden Extremitäten stehen in Kontrast zur Stammfettsucht.

Ein zumindest latenter *Diabetes mellitus* ohne Ketoseneigung ist fast immer feststellbar. Eine *Osteoporose* (Abb. 14.11) des Stammskeletts und des Schädels ist ein führender Befund, weshalb das Cushing-Syndrom früher als osteoporotische Fettsucht bezeichnet wurde. Folgen der Osteoporose sind pathologische Frakturen von Rippen und Wirbelkörpern, die gewöhnlich schmerzlos auftreten. Durch Ausbildung einer vermehrten Kyphose und Auftreten von Keil- und Fischwirbeln kann die Körpergröße abnehmen, Kinder zeigen einen Wachstumsstillstand. Die gelegentlich auftretende *Nephrolithiasis* ist auf die Skelettdemineralisierung mit Hyperkalziurie zurückzuführen.

Das Spektrum der *Augensymptome* reicht vom Exophthalmus, der Augenlidschwellung und Chemose der Konjunktiven bis zur Kataraktbildung und diabe-

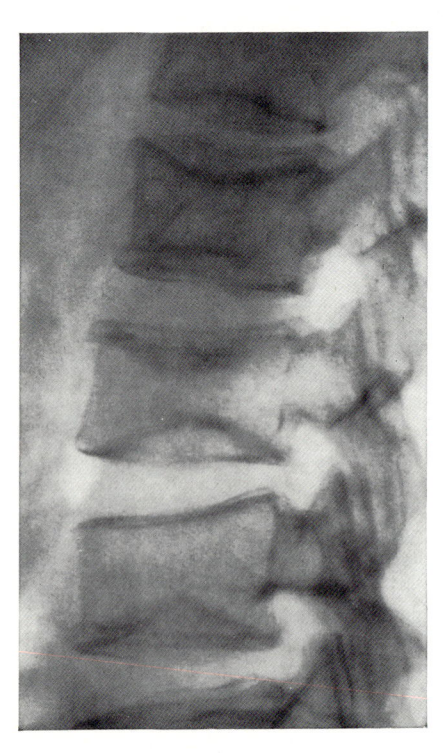

Abb. 14.11. Fischwirbelbildung bei hochgradiger Osteoporose. 27j. Frau mit *Cushing-Syndrom*

tischen Retinopathie. Augenmuskellähmungen und Gesichtsfeldeinschränkungen sind Folge von Hypophysentumoren.
Beim *paraneoplastischen Cushing-Syndrom* fehlen teilweise die beschriebenen klinischen Zeichen. Zunächst tritt es häufiger bei Männern auf, eine Gewichtszunahme und somit Fettverteilungsstörung und Striae können wegen des zugrundeliegenden malignen Prozesses ausbleiben, hingegen werden häufig schwere *hypokaliämische Alkalosen*, die zu ausgeprägter Muskelschwäche führen und Hautpigmentationen beobachtet. Eine Osteoporose bildet sich wegen des meist kurzen Krankheitsverlaufes nicht aus.

Laborbefunde

Der biochemische Nachweis der Diagnose eines Cushing-Syndroms erfolgt durch Bestimmung des Plasmacortisols und seiner Metaboliten im 24-Stunden-Urin.
Folgende Laborbefunde können nur als *Hinweise* verwendet werden:
- *Elektrolytveränderungen*: Durch die mineralocorticoide Wirkung des Cortisols kann es zur *Hypokaliämie, Hypomagnesiämie, Hypochlorämie* und eventuell *Hypernatriämie* kommen. Bei Bestehen einer Hypokaliämie findet sich in der Regel eine *metabolische Alkalose*. Ist die hypokaliämische Alkalose stark ausgeprägt, muß an das Vorliegen eines paraneoplastischen Cushing-Syndroms gedacht werden.
- *Hypertriglyzeridämie* und *Hypercholesterinämie*.
- *Hyperglykämie* oder *pathologische Glukosebelastung*.
- *Blutbildveränderungen*: Polyglobulie, Leukozytose, Lymphopenie, Verminderung der absoluten Eosinophilenzahl unter $100/mm^3$.

Zur *exakten Diagnose* sind folgende Untersuchungen notwendig:
- *Bestimmung der 17-Hydroxy-Kortikosteroide und der freien Kortikoide im 24-Stunden-Urin*
  Die Werte sind fast in allen Fällen erhöht. An der oberen Normgrenze liegende Werte kommen jedoch bei gesichertem Cushing-Syndrom vor, andererseits kann häufig auch bei der Adipositas simplex eine pathologisch erhöhte Exkretion registriert werden. Verläßlichere Aussagen als die Bestimmung der 17-Hydroxysteroide scheint die Messung der freien Kortikoide im Urin zu gestatten (DD: erhöhte Werte auch in der Schwangerschaft).
- Die *17-Ketosteroide* im 24-Stunden-Urin können als vorwiegende Androgenabbauprodukte normal oder leicht erhöht sein. Durch Hemmung der ACTH-Sekretion mit Atrophie der gesunden Nebennierenrindenanteile finden sich beim *Nebennierenrindenadenom* möglicherweise erniedrigte Werte. Hingegen muß eine stark erhöhte 17-Ketosteroidexkretion als Hinweis für das Vorliegen eines *Nebennierenkarzinoms* oder eines *paraneoplastischen Cushing-Syndroms* gewertet werden.
- *Bestimmung des Plasmacortisoltagesprofils (z. B. 8, 12, 18 und 24 Uhr)*
  Der Plasmacortisolspiegel unterliegt einem *zirkadianen Rhythmus* mit höchsten Konzentrationen am Morgen, gefolgt von einem Abfall bis Mitternacht auf weniger als die Hälfte des Morgenwertes, um dann wieder bis in die frühen Morgenstunden anzusteigen.
  Eine einzelne Messung des Plasmacortisolwertes ist somit unzureichend, da sie nicht den 24-Stunden-Rhythmus widerspiegelt und beim Cushing-Syndrom vor allem der Morgenwert im oberen Normbereich liegen kann. Ein *aufgehobener Tag-Nacht-Rhythmus* mit fehlendem Abfall des Cortisolspiegels am späten Nachmittag ist sehr suspekt für das Vorliegen eines Cushing-Syndroms und erlaubt die Abgrenzung der Adipositas simplex. Störungen des Tag-Nacht-Rhythmus kommen allerdings auch bei Herzinsuffizienz und zerebralen Erkrankungen vor.
  Berücksichtigt werden muß ferner der Einfluß von Östrogenen und östrogenhaltigen Kontrazeptiva. Über eine Vermehrung des Transcortins führen sie eventuell zu einer mehrfachen Erhöhung des Plasmacortisolspiegels. Androgene und Diphenylhydantoin hingegen vermögen das cortisolbindende Protein und somit die Plasmacortisolkonzentration zu senken.

Die Klinik und die bisher besprochenen biochemischen Untersuchungen erlauben die Diagnose eines Cushing-Syndroms, das differentialdiagnostisch gegen die *Adipositas simplex, androgen-produzierende Ovarialtumoren, das Stein-Leventhal-Syndrom und das adrenogenitale Syndrom* abgegrenzt werden muß. Nach Ausschluß dieser Krankheiten schließt sich eine weitere *ätiologische Differenzierung* des Hypercortisolismus an.

a) Differentialdiagnose des Cushing-Syndroms zu anderen Krankheitsbildern

Bei der **Adipositas simplex** finden sich ebenfalls gehäuft ein Diabetes mellitus, eine Hyperlipidämie, eine Hypertonie, Striae rubrae und eventuell Hirsutismus und Zyklusstörungen. Es fehlen hingegen die für das Cushing-Syndrom typische Fettverteilung, die Hautveränderungen (Atrophie, Pigmentierung, Ekchymosen) und die Osteoporose. Die 17-Hydroxysteroid-Exkretion kann ebenfalls erhöht sein, hingegen liegt die Ausscheidung des freien Cortisols meistens im Normbereich. Wichtiges differentialdiagnostisches Kriterium ist der bei der Adipositas simplex *erhaltene zirkadiane Plasmacortisol-Rhythmus*. Endgültige Klärung bringt der *2 mg-Dexamethasontest* (Verabreichung von 0,5 mg Dexamethason 6stündlich über 2–3 Tage unter gleichzeitiger täglicher Messung der 17-Hydroxysteroid-Exkretion im 24-Stunden-Urin).

Bei der gewöhnlichen Adipositas sinkt die Cortisolkonzentration im Plasma und im Urin durch die medikamentöse Suppression der ACTH-Ausschüttung auf kaum meßbare Werte ab (auf weniger als 50% der Ausgangswerte). Beim Cushing-Syndrom wird hingegen durch diese kleine Menge Dexamethason nur eine geringe oder gar keine Senkung der 17-Hydroxysteroid-Exkretion erreicht.

Vor allem wenn klinisch Virilisierungszeichen im Vordergrund stehen, ist eine gynäkologische Untersuchung zum Ausschluß von **androgen-produzierenden Ovarialtumoren** (erhöhte 17-Ketosteroid-Ausscheidung) und eines **polyzystischen Ovars (Sonderform: Stein-Leventhal-Syndrom)** angezeigt. Sterilität, Hirsutismus, Amenorrhoe und z. Teil auch die Adipositas sind gemeinsame Symptome des Cushing- und Stein-Leventhal-Syndroms. Da beim Stein-Leventhal-Syndrom die Umwandlung von Androstendion und Testosteron in Östrogene gestört ist, ist der Plasmatestosteronspiegel deutlich erhöht.

Beim **adrenogenitalen Syndrom** werden die androgenen Nebennierenrindenhormone im Übermaß produziert. Die *hereditäre Form* beruht auf einem genetischen Enzymdefekt in der Cortisolsynthese, die *erworbene Form* ist auf Tumoren der Nebennierenrinde zurückzuführen. Bei der erwachsenen, geschlechtsreifen Frau stehen Menstruationsstörungen, männlicher Behaarungstyp und Hirsutismus im Vordergrund. Es finden sich häufig Kombinationstypen mit dem Cushing-Syndrom.

Im Vorpubertätsalter führt die vermehrte Androgenproduktion bei Knaben zu einer Pseudopubertas praecox mit starker Ausbildung der sekundären Geschlechtsmerkmale und Hypogonadismus durch Hemmung der Gonadotropin-Ausschüttung infolge der erhöhten Androgenspiegel. Bei Mädchen kommt es zur Klitorishypertrophie, primären Amenorrhoe und Maskulinisierung.

Biochemisch steht die vermehrte Ausscheidung der 17-Ketosteroide im Vordergrund.

b) Ätiologische Differenzierung des Cushing-Syndroms

Sie soll klären, ob es sich um einen hypothalamisch-hypophysären oder ektopen paraneoplastischen ACTH-Exzeß mit Nebennierenrindenhyperplasie oder um einen primär-adrenal ausgelösten Hypercortisolismus (Nebennierenrindenadenom oder -karzinom) handelt.

– *Der klinische Befund und die Hormonanalysen* helfen nur begrenzt weiter: *Virilisation* wird vor allem beim Nebennierenrindenkarzinom beobachtet. Durch vermehrte Bildung abnormer Steroidhormone kann auch beim Nebennierenrindenkarzinom eine dem primären Hyperaldosteronismus ähnliche Symptomatik mit *hypokaliämischer Hypertonie* auftreten. Eine ausgeprägte *hypokaliämische Alkalose* mit Muskelschwäche, ein rasch progredienter Verlauf und die rudimentäre klinische Cushing-Symptomatik lassen an ein paraneoplastisches Cushing-Syndrom denken. Gewichtszunahme kann ebenfalls beim Nebennierenrindenkarzinom fehlen. *Pigmentierungen* sind Folge einer vermehrten ACTH- (und MSH)-Produktion und somit an die hypothalamisch-hypophysäre und die paraneoplastische Form des Hypercortisolismus gebunden. Ausgeprägte *Kopfschmerzen* und eine objektivierbare *bitemporale Hemianopsie* weisen auf das Vorliegen eines hypophysären Adenoms hin.

– *Biochemisch* fällt beim Nebennierenrindenkarzinom (fast ausschließlich Frauen befallen) und bei der ektopen ACTH-Produktion (häufiger bei Männern) eine vermehrte Ketosteroidausscheidung auf.

– *Radiologisch* sind *Hypophysentumoren* eventuell durch *Sellazielaufnahmen* faßbar. *Nebennierenrindenkarzinome* kommen zum Teil durch Verdrängung der Niere oder infiltratives Wachstum im *i.v.-Urogramm* zur Darstellung, während die meisten kleinen Nebennierenrindenadenome häufig nicht gesehen werden. Ihr Nachweis gelingt manchmal mit Hilfe der *Nebennierenphlebographie*, die mit einer Blutentnahme zur Cortisolbestimmung aus dem seitengetrennt entnommenen Nebennierenvenenblut kombiniert werden kann. Bei der Tomographie der Nebennieren nach retroperitonealer Gasinsufflation (*Retropneumoperitoneum*) lassen sich tumorös veränderte Nebennieren erkennen.

– Die *Nebennierenszintigraphie* mit radioaktiv markiertem ^{131}Jod-Cholesterin ermöglicht teilweise eine Tumordarstellung der Nebennierenrinde. Bei der Differentialdiagnose zwischen primär-adrenalem und hypothalamisch-hypophysärem Cushing-Syndrom spricht ein Verschwinden des szintigraphischen Bildes nach Verabreichung von Dexamethason für einen hypothalamisch-hypophysär bedingten Hypercortisolismus.

– Am aussagekräftigsten bei der ätiologischen Differenzierung des Cushing-Syndroms sind:
die Bestimmung des *Plasma-ACTH-Spiegels*,
der *8 mg-Dexamethason-Suppressionstest*.

Plasma-ACTH-Bestimmung: Der ACTH-Spiegel ist beim hypothalamisch-hypophysären und paraneoplastischen Cushing-Syndrom erhöht, beim primär-adrenalen Hypercortisolismus infolge eines Nebennierenrindentumors hingegen vermindert und oft nicht meßbar.

8 mg-Dexamethason-Suppressionstest (Abb. 14.12) (6stündliche Verabreichung von 2 mg Dexamethason (8 mg/die) über 2 Tage unter gleichzeitiger täglicher Messung der 17-Hydroxy-Steroidausscheidung im 24-Stunden-Urin und eventuell Bestimmung des Plasmacortisolspiegels): Dexamethason führt beim Gesunden zur kräftigen Depression der hypophysären ACTH-Sekretion und beeinflußt aufgrund seiner chemischen Struktur die Steroidmessungen im Urin nur unwesentlich. Ist eine vermehrte hypophysäre ACTH-Sekretion mit konsekutiver Nebennierenrindenhyper-

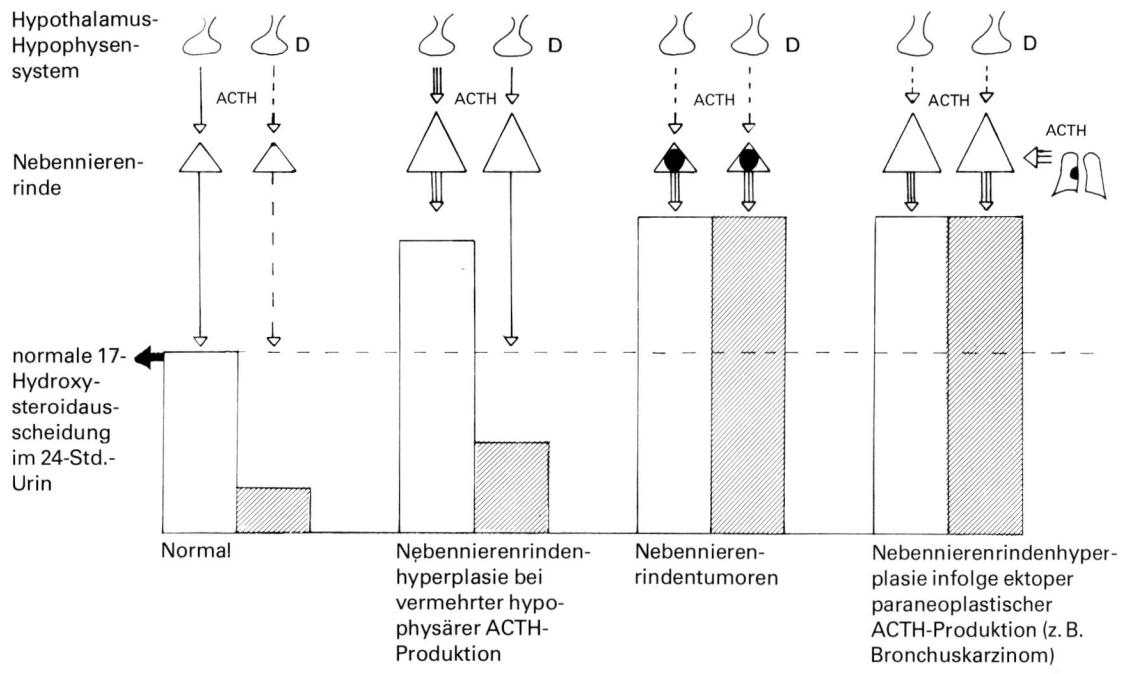

Abb. 14.12. Dexamethasonsuppressionstest zur Differentialdiagnose der verschiedenen Formen des Cushing-Syndroms (Verabreichung von 8 mg Dexamethason (D)/die über 2 Tage)

Tabelle 14.9. Klinische und biochemische Differentialdiagnose der verschiedenen Formen des Cushing-Syndroms

Typ	hypothalamisch-hypophysärer ACTH-Exzeß	ektoper paraneoplastischer ACTH-Exzeß	Primär adrenaler Hypercortisolismus	
			Nebennierenadenom	Nebennierenkarzinom
Fettsucht	vorhanden	*fehlt häufig*	vorhanden	kann fehlen
Pigmentation	*häufig*	*häufig*	fehlt	fehlt
hypokaliämische Alkalose	selten	*häufig*	selten	selten
17-Hydroxysteroidexkretion	erhöht	oft stark erhöht	erhöht	oft stark erhöht
17-Ketosteroidexkretion	normal oder leicht erhöht	*häufig erhöht*	normal, ev. tiefnormal	*oft deutlich erhöht*
ACTH-Spiegel	*hoch*	*sehr hoch*	niedrig	niedrig
17-Hydroxysteroidexkretion nach Gabe von 8 mg Dexamethason/die über 2 Tage	*deutlich vermindert*	unverändert hoch	wechselnde Befunde!!	unverändert hoch
Cortisol im Nebennierenvenenblut	beidseits hoch	beidseits hoch	einseitig hoch	einseitig hoch
Spezielle Befunde	ev. bitemporale Hemianopsie Röntgen: ev. Sellaerweiterung	Primärtumornachweis		ev. Nierenverdrängung im i.v.-Urogramm

plasie Ursache des Cushing-Syndroms, wird in den meisten Fällen (jedoch nicht immer!) durch diese hochdosierte Dexamethasonmedikation die hypophysäre ACTH-Ausschüttung gehemmt und ein Abfall des Plasmacortisols und der 17-Hydroxy-Steroidexkretion um mehr als 50% erreicht. Diese Antwort bleibt aus bei ektoper paraneoplastischer ACTH-Sekretion und bei Nebennierenrindentumoren, da hier die hypophysäre ACTH-Ausschüttung bereits maximal supprimiert ist. Da jedoch in Ausnahmefällen auch beim Nebenierenrindenadenom ein Abfall der 17-Hydroxy-Steroidexkretion nach Dexamethason beobachtet werden kann, bietet der Test keine 100%ige Zuverlässigkeit in der Unterscheidung zwischen ACTH-abhängiger Hyperplasie der Nebennierenrinde und einem Nebennierenrindentumor.

Häufig wird nur unter Berücksichtigung der differenten klinischen Befunde und *aller* bisher beschriebenen radiologischen und biochemischen Untersuchungen eine Lokalisationsdiagnostik beim Cushing-Syndrom möglich sein. Auf den mit einer hohen Fehlerquote belasteten *ACTH-Stimulationstest* und den *Metopirontest* wird man in den meisten Fällen verzichten können.

Phäochromozytom

Phäochromozytome sind *katecholaminproduzierende Tumoren des chromaffinen Gewebes*. Ungefähr 99% entwickeln sich intraabdominell, davon etwa 80% im Nebennierenmark. Weitere Lokalisationsmöglichkeiten sind die Ganglien des thorakalen oder abdominellen Grenzstranges, das Zuckerkandlsche Organ an der Aortenbifurkation (bevorzugte Lokalisation bei familiär vorkommenden Phäochromozytomen), Harnblase (anfallsweise Symptome während und nach der Miktion), Gonaden, Pankreas, Appendix, Glomus jugulare und A. carotis. Insgesamt befinden sich jedoch nur etwa 1% aller Phäochromozytome extraabdominell.

In etwa 7% der Fälle bilden sich Phäochromozytome gleichzeitig an mehreren Orten. Weniger als 5% sind maligne, erkennbar am invasiven Wachstum und am Auftreten von Metastasen. Die Histologie allein gestattet häufig keine sichere Aussage über die Dignität der Tumoren.

Auffallend sind eine familiäre Häufung, das gemeinsame Auftreten mit Phakomatosen in ca. 10% der Fälle und selten die dominant vererbte Kombination multipler Phäochromozytome mit medullärem Schilddrüsenkarzinom (*Sipplesche Krankheit*). Ein Teil der Schilddrüsenkarzinome ist zu einer vermehrten Produktion von Kalzitonin fähig und vermag über eine Senkung des Serumkalziumspiegels einen Hyperparathyreoidismus auszulösen. Möglich ist ebenfalls eine vermehrte Produktion von Prostaglandinen und/oder Serotonin, welche die Durchfälle und flush-Symptome dieser Patienten erklärt. Klinisch imponieren bei dieser Gruppe marfanoide Züge und Neurome im Zungen- und Augenlidbereich.

Auch über das gehäufte Vorkommen von Phäochromozytomen mit Adenomen anderer endokriner Drüsen (z. B. Cushing-Syndrom, Akromegalie) wird berichtet.

An das Vorliegen eines Phäochromozytoms muß gedacht werden bei

- jeder *juvenilen Hypertonie*,
- *Hypertonieanfällen*, insbesondere wenn sie mit Blässe, Schweißausbruch, Herzrhythmusstörungen und Glukosurie einhergehen,
- Normo- und Hypotonikern, die über *unklare Anfälle* berichten (Herzrhythmusstörungen, Lungenödem, Migräne, Sehstörungen),
- *blasser*, tachykarder *Dauerhypertonie* ohne familiäre Hypertoniebelastung,
- *untergewichtigen*, leicht *schwitzenden Hypertonikern*, die klinisch den Eindruck einer Hyperthyreose erwecken,
- Hypertonie mit Neigung zu ausgeprägter *orthostatischer Hypotonie*, die spontan oder nach kleinen Dosen eines Antihypertensivums auftritt,
- *Diabetikern mit Hypertonie* ohne familiäre diabetische Belastung,
- *Kombination von Hochdruck und Phakomatose* (Neurofibromatose von Recklinghausen, von Hippel-Lindausche Erkrankung, tuberöse Sklerose),
- Hypertonikern, in deren Verwandtschaft ein Phäochromozytom festgestellt wurde,
- Auftreten von *hypertensiven Herz- und Kreislaufkomplikationen* bei Einleitung einer *Narkose* und bei intraabdominellen chirurgischen Eingriffen und Beobachtung von Blutdruckkrisen unter antihypertensiver Therapie mit *Guanethidin*.

Die bunte klinische Symptomatik des Phäochromozytompatienten ist durch die permanente oder schubweise Überschwemmung des Organismus mit Adrenalin und/oder Noradrenalin und deren Wirkungen auf *Blutdruck, Herz-, Kreislauf* und *Stoffwechsel* bedingt (Tab. 14.10, 14.11, 14.12). Die adrenalen Geschwülste produzieren wie das normale Nebennierenmark hauptsächlich Adrenalin oder ein Gemisch von Adrenalin und Noradrenalin, während die extraadrenalen Tumoren praktisch ausschließlich Noradrenalin bilden.

Leitsymptom ist die Hypertonie. Eine vorwiegende Noradrenalinfreisetzung führt über eine Alpha-Rezeptorenstimulation zur Erhöhung des peripheren Widerstandes (Widerstandshypertonie) und somit zur systolischen *und* diastolischen Blutdruckerhöhung, bei vorwiegender Adrenalinabgabe erfolgt eine überwiegende Stimulation der kardialen Beta-Rezeptoren mit Erhöhung des Herzminutenvolumens (Minutenvolumenhochdruck), so daß eine systolische Hypertonie mit normalem oder erniedrigtem diastolischen Blutdruck resultiert.

Tabelle 14.10. Pathophysiologie des Phäochromozytoms

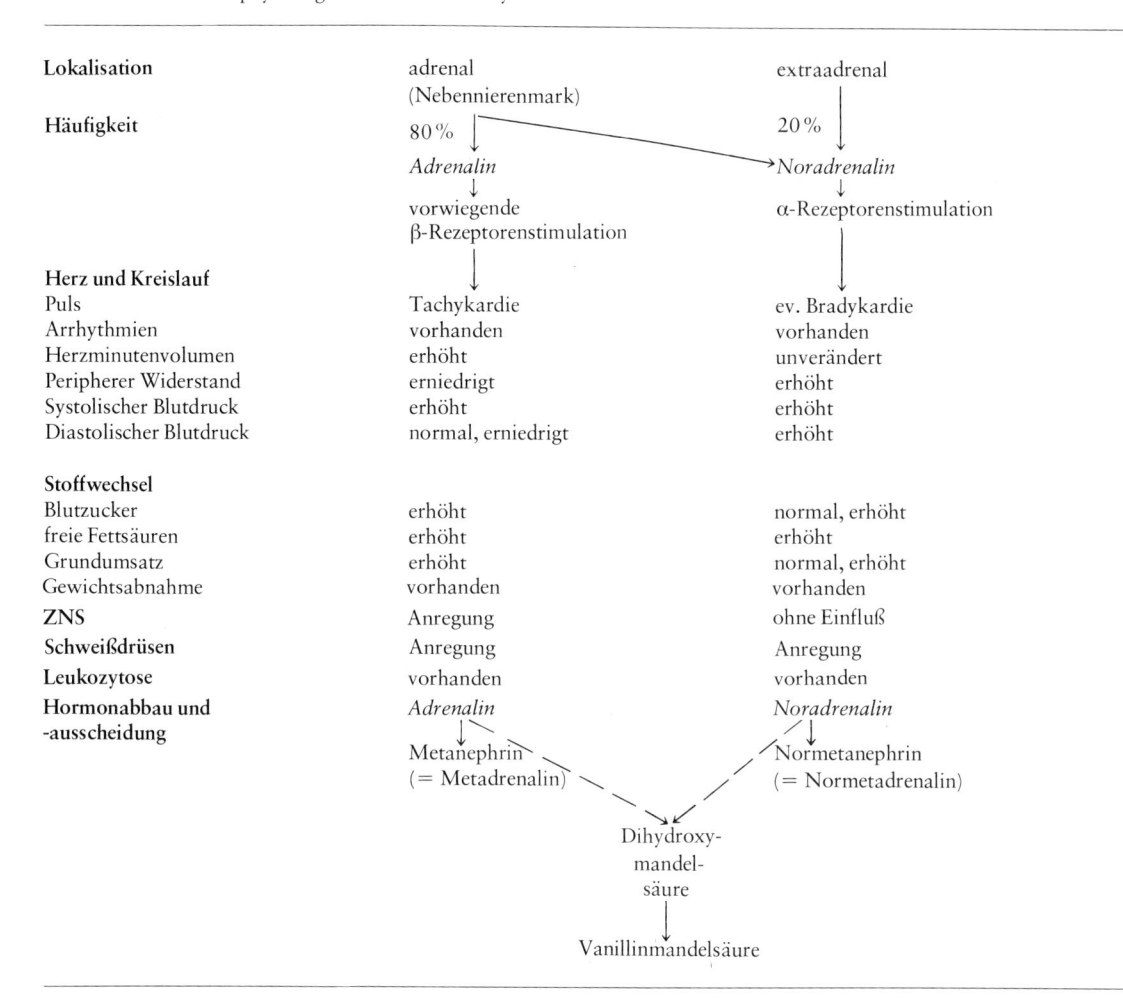

Lokalisation	adrenal (Nebennierenmark)	extraadrenal
Häufigkeit	80%	20%
	Adrenalin	*Noradrenalin*
	vorwiegende β-Rezeptorenstimulation	α-Rezeptorenstimulation
Herz und Kreislauf		
Puls	Tachykardie	ev. Bradykardie
Arrhythmien	vorhanden	vorhanden
Herzminutenvolumen	erhöht	unverändert
Peripherer Widerstand	erniedrigt	erhöht
Systolischer Blutdruck	erhöht	erhöht
Diastolischer Blutdruck	normal, erniedrigt	erhöht
Stoffwechsel		
Blutzucker	erhöht	normal, erhöht
freie Fettsäuren	erhöht	erhöht
Grundumsatz	erhöht	normal, erhöht
Gewichtsabnahme	vorhanden	vorhanden
ZNS	Anregung	ohne Einfluß
Schweißdrüsen	Anregung	Anregung
Leukozytose	vorhanden	vorhanden
Hormonabbau und -ausscheidung	*Adrenalin* → Metanephrin (= Metadrenalin)	*Noradrenalin* → Normetanephrin (= Normetadrenalin)
	→ Dihydroxymandelsäure → Vanillinmandelsäure	

Nach dem Blutdruckverhalten kann man *drei Manifestationstypen* des Phäochromozytoms unterscheiden:

1. Phäochromozytome mit paroxysmaler Hypertonie, bei der Minuten–Stunden dauernde hypertensive Krisen das klinische Bild beherrschen. Schlagartig einsetzende, heftigste pulssynchrone Kopfschmerzen, Tachykardien und Arrhythmien, Sehstörungen, auffallende Blässe, profuse Schweißausbrüche und Hitzeintoleranz, abdominelle Schmerzzustände und neurologische Symptome (Tremor, Visusstörungen apoplektiforme Bilder) sind Folgen der plötzlichen Katecholaminfreisetzung. Bei älteren Patienten kann eine Angina pectoris hinzutreten. Die akute Herzinsuffizienz mit Lungenödem, Herzinfarkte, Kammerflimmern und Apoplexien sind schwerwiegende, eventuell zum Tode führende Komplikationen der akuten Blutdrucksteigerung. Diese hypertensiven Episoden können sich auch auf eine Dauerhypertonie aufpfropfen, häufig sind jedoch die Patienten im anfallsfreien Intervall normoton. Die hypertensiven Krisen werden manchmal durch eine *Steigerung des intraabdominellen Druckes* infolge Palpation des Leibes, Bücken oder Pressen ausgelöst. Auch eine Histamininjektion zur Prüfung der Magenazidität, eine Narkose, die antihypertensive Therapie mit Guanethidin und der Genuß von Orangensaft können zur Katecholaminfreisetzung führen. Bei jungen Frauen treten die ersten Symptome oft in der Schwangerschaft auf und werden dann als Eklampsie fehlgedeutet.

2. Phäochromozytome mit Dauerhypertonie sind häufiger. Hier gestaltet sich die Differentialdiagnose zu anderen Hypertonieformen schwieriger. Die beschriebenen Symptome werden jedoch ebenfalls bei aufgepfropften Blutdruckkrisen beobachtet; zusätzlich ist die Auswirkung der Katecholamine auf den Stoffwechsel faßbar (Hyperglykämie, Hypermetabolismus).

Tabelle 14.11. Subjektive Symptome bei 76 Patienten mit Phäochromozytom (nach GIFFORD u. Mitarb.)

Symptome	paroxysmale Form %	persistierende Form %
Kopfschmerzen	92	72
Schweißausbrüche	65	69
Herzklopfen	73	51
Gesichtsblässe	60	28
Nervosität	60	28
Zittern	51	26
Brechreiz, Erbrechen	43	26
Schwächegefühl	38	15
Brustschmerzen	32	13
Bauchschmerzen	16	15
Sehstörungen	3	21
Gewichtsverlust	14	15
Atemnot	11	18
Hitzegefühl	11	8
Schwindel	11	3
Verstopfung	–	13
Kribbeln in den Armen	11	–
Pulsverlangsamung	8	3
Kälte und Schmerzen in den Fingern	8	3
Hitzeunverträglichkeit	3	8
Krampfanfälle	5	3

Tabelle 14.12. Objektive Symptome bei 18 Patienten mit Phäochromozytom (nach KIRKENDALL u. Mitarb.)

Symptome	Häufigkeit %
Schlanker Habitus	89
Dauerhypertonie	50
Blutdruckkrisen	45
Hämoglobin über 15 g/100 ml	50
Proteinurie	45
Glucosurie	39
Nüchternblutzucker über 100 mg/100 ml	33
Glucose-Intoleranz	28
Cholelithiasis	17
Orthostatische Hypotonie	11
Neurofibromatose	5

3. **Phäochromozytome mit vorwiegendem metabolischen Syndrom** (Diabetes mellitus, Stoffwechselsteigerung), bei denen nur eine leichte permanente oder labile Hypertonie registriert wird. Das metabolische Syndrom tritt bei vorwiegender Adrenalinproduktion auf, während die beiden anderen Varianten mit paroxysmaler oder Dauerhypertonie vor allem durch Noradrenalinfreisetzung bedingt sind.
Im anfallsfreien Intervall fallen die *Hautblässe*, die Neigung zu ungewöhnlichem *Schwitzen* und der *Gewichtsverlust* auf. Bei länger bestehender Symptomatik schließt Übergewicht das Vorliegen eines Phäochromozytoms praktisch aus. Manche Phäochromozytomträger haben eine Kragenschnittnarbe am Hals, weil die häufigen Symptome Tachykardie, Hyperhidrose, Abmagerung, Heißhunger, systolische Blutdrucksteigerung, Erhöhung des Grundumsatzes und eventuell Struma, Tremor und Unruhe zur Diagnose einer Hyperthyreose verleiten.
Zu achten ist auf die Symptome einer *orthostatischen Hypotonie*, die sich bei einem Großteil der Patienten im anfallsfreien Intervall findet. Da etwa 10% der Phäochromozytome kombiniert mit Phakomatosen auftreten, wird man bei jeder Hypertonie gezielt nach *neuroektodermalen Veränderungen* (Café-au-lait-Flecken, Fibrome und Hämangiome) suchen müssen. Weniger bedeutungsvoll ist das gehäufte Auftreten von *Gallensteinen* beim Phäochromozytom.
Bei persistierender Hypertonie und gehäuften Anfällen treten *hypertensive Sekundärerscheinungen* am Herzen, an den Nieren und am Augenfundus auf. Im *Ekg* werden besonders während der Blutdruckkrise zahlreiche Störungen der Reizbildung und -leitung beobachtet, so Extrasystolie, paroxysmale Tachykardie jeden Ursprungs, Knotenrhythmus, Interferenz- und a-v-Dissoziation sowie a-v-Block. Rhythmusstörungen und elektrokardiographische Veränderungen sind z.T. auf eine Stimulation der Beta-Rezeptoren, z.T. auf einen direkten toxischen Effekt der Katecholamine auf den Herzmuskel (Katecholamin-Myokarditis) zurückzuführen.

Laborbefunde

Folgene Laborbefunde können lediglich als *Hinweise* bei der Diagnostik des Phäochromozytoms gewertet werden:
– *Hyperglykämie* und *Glukosurie* während und nach Blutdruckkrisen, eine *pathologische Glukosebelastung* bei bestehender Dauerhypertonie,
– erhöhte Spiegel der *freien Fettsäuren*, des Cholesterins und der Phosphatide,
– *Blutbildveränderungen*: wie Leukozytose, Lymphozytose, Eosinopenie und eventuell Hämatokriterhöhung (durch Hypovolämie und/oder Erythropoetinproduktion im Tumor),
– diskrete *Urinbefunde* im Anfall oder kurze Zeit nach Blutdruckkrisen (Proteinurie, Leuko-, Erythro- und Zylindrurie),

Die Diagnose eines Phäochromozytoms wird gesichert durch den Nachweis einer *vermehrten Ausscheidung von freien Katecholaminen* (Adrenalin, Noradrenalin) *und deren Metaboliten* (Metanephrin, Normetanephrin, Vanillin-Mandelsäure) im 24-Stunden-Urin.
Die Bestimmung der Katecholaminmetaboliten Normetanephrin und Metanephrin scheint zuverlässiger zu sein, als die alleinige Messung der Vanillin-Mandelsäureausscheidung, welche mehrfach bei gesicherten Phäochromozytomen normal oder nur geringgradig erhöht registriert wurde.

Da die Katecholaminexkretion während und nach dem Anfall deutlich ansteigt, sollten ambulanten Patienten für die Urinsammlung präparierte Gefäße (Säurezusatz!) ausgehändigt werden, damit die Urinsammlung mit dem Auftreten der Symptome begonnen werden kann.

Eine vermehrte Ausscheidung von Dopa, Dopamin (Vorstufen von Adrenalin und Noradrenalin) und Homovanillinsäure kann als *Hinweis für eine Malignität des Phäochromozytoms* gewertet werden (erhöhte Ausscheidung jedoch auch bei Neuroblastomen).

Die Untersuchung des 24-Stunden-Urins muß mehrfach erfolgen. Da medikamentöse und diätetische Einflüsse den Katecholaminhaushalt und die Messungen verändern können, sollten *Medikamente* (vor allem Antihypertensiva, insbesondere Alpha-Methyl-Dopa, Tetrazykline, Nalidixinsäure, Chinin, Clofibrat, Isoproterenol) etwa acht Tage zuvor abgesetzt und an *Nahrungs- und Genußmitteln* Mandeln, Bananen, Nüsse, Käse, Vanille, Nikotin, Kaffee und Tee während der Urinsammelperiode vermieden werden.

Ist bei schwerster Hypertonie ein vollständiges Absetzen der antihypertensiven Medikation nicht zu verantworten, scheint die Verabreichung von Clonidin (Catapresan) die Messungen am wenigsten zu beeinflussen.

Provokationstests (Histamin-, Glucagon-, Thyramin- und Cold-Pressure-Test) und *Lysistest* (Regitintest) liefern häufig falsch positive oder negative Ergebnisse. Sie sind somit unzuverlässig und zudem nicht ungefährlich, so daß auf ihre Anwendung bei der Phäochromozytomdiagnostik immer mehr verzichtet wird.

Tumorlokalisation

– *Katecholaminausscheidungsmuster im 24-Stunden-Urin:*
Überwiegende Adrenalinausscheidung weist auf die Nebennieren, vorwiegende oder alleinige Noradrenalinexkretion hingegen auf eine extraadrenale Lokalisation des Tumors hin, da in den sympathischen Nerven und Ganglien die Katecholaminsynthese bereits auf der Noradrenalinstufe endet und nur im Nebennierenmark die Methylierung von Noradrenalin zu Adrenalin möglich ist. (Ausnahme: Tumoren des Zuckerkandlschen Organs vermögen ebenfalls Adrenalin zu produzieren.)

– *Radiologische Untersuchungen:*
Thoraxübersicht (paravertebrale Verschattungen im hinteren Mediastinum?), Abdomenübersichtsaufnahme und i.v. Urogramm mit Nephrotomographie gehören zur Routinediagnostik und gestatten häufig bereits die Tumorlokalisation. Mit der Durchführung einer *retrograden Aortographie* und/oder einer *Nebennierenphlebographie* ist Zurückhaltung geboten, da durch diese Maßnahmen hypertensive Krisen ausgelöst werden können. Eine Vorbehandlung mit Alpha-Rezeptorenblockern (Regitin, Dibenzyline) ist deshalb unbedingt empfehlenswert. Auf ein *Retropneumoperitoneum* wird man in den meisten Fällen verzichten können.

– *Katheterismus der Vena cava:*
Vor allem der Diagnostik extraadrenaler Phäochromozytome dient die Blutentnahme auf verschiedenen Höhen der oberen und unteren Hohlvene (von der V. iliaca bis zur V. subclavia) zur Bestimmung der Katecholaminspiegel. Diese werden an den Einmündungsstellen der Tumorvenen in die V. cava am höchsten sein.

Differentialdiagnose des Phäochromozytoms

a) Bei bestehender *Dauerhypertonie* ohne Anfallssymptomatik ist die klinische Abgrenzung zu Hypertonien anderer Genese häufig nicht möglich. Gewichtsabnahme, Untergewicht und diabetische Stoffwechsellage sprechen für Phäochromozytom. Da zu jedem Abklärungsprogramm einer unklaren Hypertonie die mehrfache Bestimmung der Katecholaminmetaboliten (Vanillin-Mandelsäure, Gesamtmetanephrine) im 24-Stunden-Urin gehört, werden pathologische Ausscheidungswerte zur weiterführenden Diagnostik veranlassen.

Tritt eine Hypertonie in der Schwangerschaft auf, sollte unbedingt ein Phäochromozytom ausgeschlossen werden, bevor man sich zur Diagnose einer Eklampsie entschließt.

b) Bei Bestehen *paroxysmaler Krisen* ist aufgrund der bunten klinischen Symptomatik die Differentialdiagnose schwierig.

Ausgehend von den subjektiven Hauptsymptomen des Phäochromozytoms
– anfallsweise heftigste Kopfschmerzen,
– Schwitzen,
– Herzbeschwerden

sind folgende Fehldiagnosen möglich:
– Schweißausbrüche, Leichenblässe und neurologische Symptome lassen an *hypoglykämischen Schock* denken,
– Gewichtsabnahme, Tachykardie, Hyperhidrose, Tremor, Unruhe, Hyperglykämie und erhöhter Grundumsatz verleiten zur Diagnose einer *Hyperthyreose*,
– die heftigen Kopfschmerzen und neurologischen Symptome vermögen einen hirnorganischen Prozeß, eine Migräne, Epilepsie, Apoplexie, hypertensive Enzephalopathie und ein Menière-Syndrom vorzutäuschen,
– und schließlich imitieren die Herzbeschwerden verschiedene kardiale Erkrankungen (vor allem Rhythmusstörungen, Angina pectoris, linksmyokardiale Insuffizienz mit rezidivierendem Lungenödem).

Stellt man die *paroxysmale hypertensive Krise mit vermehrter Katecholaminausscheidung* ins Zentrum der differentialdiagnostischen Überlegungen, müssen folgende Krankheitsbilder abgegrenzt werden (Tab. 14.13):

Tabelle 14.13. Ursachen einer Hypertonie infolge erhöhter Katecholaminproduktion (nach STURM)

Phäochromozytom bzw. -blastom
Neuroblastoma sympathicum
Pseudophäochromozytom
Erhöhter Sympathikotonus
Polyneuritis, Polyradikulitis
Querschnittssyndrom
Akute Porphyrie
Akrodynie Feer
Karzinoidsyndrom
Frischer Herzinfarkt
Thalliumintoxikation

– Geschwülste des sympathischen Nervensystems. Hier sind es vor allem die malignen *Neuroblastome* (Sympathogoniom, Sympathoblastom), die neben der subjektiven Phäochromozytomsymptomatik auch selten Blutdruckkrisen auslösen können. Typisch sind ausgeprägte Metastasierungstendenz, die vorwiegende Manifestation im Kindesalter und laborchemisch die Exkretion von Dopa, Dopamin und Homovanillinsäure,
– selten können Tumoren des Pankreas und der Nebennierenrinde, Magendivertikel und Lipome Blutdruckkrisen auslösen, indem sie durch mechanischen Druck auf das Nebennierenmark eine erhöhte Katecholaminausschüttung bewirken („Pseudophäochromozytom").
– ein Teil der neurogenen Hypertonien beruht auf einer vermehrten Freisetzung von Noradrenalin an den sympathischen Nervenendigungen. Polyneuritiden, die Polyradikulitis Guillain-Barré und Querschnittsläsionen oberhalb Th 7 (→ Überfüllung der Blase → Noradrenalinausschüttung) müssen hier eingereiht werden.
– Eine geringgradig erhöhte Katecholaminausscheidung und eventuell paroxysmale Hypertonien finden sich ferner bei akut intermittierender Porphyrie, Akrodynie Feer, Karzinoidsyndrom, Hyperthyreose, frischem Herzinfarkt und Thalliumintoxikation.

c) Die *metabolische Form des Phäochromozytoms* kann zur Fehldiagnose eines *Diabetes mellitus* verleiten.

Akromegalie

Bei der *Akromegalie*, welche durch eine Überproduktion des hypophysären Wachstumshormons (STH = somatotropes Hormon, GH = Growth Hormon) bedingt ist, wird in etwa 10% der Fälle eine *Hypertonie* gefunden. Sie wird möglicherweise durch eine Vermehrung des Extrazellulärvolumens infolge der natriumretinierenden Wirkung des STH hervorgerufen.
Die überschießende STH-Sekretion erfolgt in den eosinophilen Zellen des Hypophysenvorderlappens. Meistens finden sich eosinophile Adenome, seltener chromophobe Adenome oder nur eine Hyperplasie der eosinophilen Zellen ohne Adenombildung. Beschrieben ist auch eine ektope paraneoplastische STH-Produktion beim Bronchuskarzinom.
Tritt die STH-Überproduktion vor der Pubertät bei noch offenen Epiphysenfugen auf, resultiert ein *hypophysärer Riesenwuchs (Gigantismus)*, während sich nach Epiphysenschluß das Bild der *Akromegalie* entwickelt.
Die bei der Akromegalie auftretenden *Symptome und Befunde* (Tab. 14.14) sind zurückzuführen auf
– **lokale Auswirkungen des Hypophysenadenoms.** Kopfschmerzen, röntgenologische Sellavergrößerung, Gesichtsfeldausfälle (vor allem bitemporale Hemianopsie) sowie Okulomotorius- und Abduzensparesen sind Folgen des Tumorwachstums in der Hypophyse.
– **Wachstumswirkungen des STH.** Der überaus eindrückliche und charakteristische *Aspekt* mit vermehrtem Wachstum von Gesichtsweichteilen und -skelett, vorspringendem Kinn, Überbiß, Supraorbitalwülsten (Abb. 3.52), die Pratzenhände (Abb. 3.40), die allgemeine, durch Arthrosen oft noch gesteigerte Grobknochigkeit und die vornübergebeugte Haltung verleihen den akromegalen Männern das Aussehen eines „wilden Mannes". In

Tabelle 14.14. Häufigkeit von Symptomen bei Akromegalie (nach DAUGHADAY, DAVIDOFF, SCHWARZ)

	%
Überschuß an Somatotropin	
Weichteilwachstum	100
Akrenwachstum	100
Prognathie	100
Splanchnomegalie	100
Osteoporose	80–100
Stoffwechselsteigerung	40–60
Arthrosen	60
Hypertrichose	50
Pigmentierungen	40
Gewichtszunahme	40
Struma diffusa	25
Verminderte Glucosetoleranz	25
Manifester Diabetes mellitus	10
Hypertonie	10
Lokal-paraselläre Manifestationen	
Sellavergrößerung	90
Kopfschmerz	85
Sehstörungen	60
Endokrine Störungen	
NNR-Insuffizienz	<5
NNR-Überfunktion	<5
Hyperthyreose	<1
Hypothyreose	5–10
Gonadotropindefizit	10
Libidoverlust, ♂	25
Libidosteigerung	35

Frühfällen ist die Diagnose manchmal schwierig und die Vergröberung der Gesichtszüge nur durch Vergleich mit früheren Fotos zu erkennen. Häufig benötigen die Kranken größere Schuhe, Handschuhe oder Hüte. Die Verdickung der Haut, die sich am Hinterkopf in Falten legen kann (Pachydermia plicata), ist typisch. Hirsutismus, Pigmentierungen, vermehrte Talgsekretion und übermäßiges Schwitzen sind Folgen der Überfunktion der Hautanhangsgebilde.

Das gesteigerte Wachstum betrifft auch die inneren Organe und führt zur *Viszeromegalie,* so daß eine große und gefurchte Zunge, Kardio-, Hepato- und Splenomegalie und eine Größenzunahme der Nieren und des Kolons beobachtet werden. Ein Tieferwerden der Stimme ist auf ein Kehlkopfwachstum zurückzuführen, Parästhesien sind Folge einer endo- und perineuralen Bindegewebsproliferation mit Beeinträchtigung der peripheren Nerven. Knorpelwachstum an den Gelenken und Bandscheiben führen zu generalisierten Arthrosen und zur Kyphose der Brustwirbelsäule.

— **Stoffwechselwirkungen des STH:** Die vermehrte Ausschüttung des Wachstumshormons führt zu einer Beeinträchtigung der peripheren Glukoseutilisation und reaktiv zum Hyperinsulinismus, latenten oder manifesten Diabetes mellitus, der dann Ursache der Polyphagie, Polydipsie und Polyurie sein kann. Möglich ist das Auftreten einer Osteoporose durch gesteigerten Kalziumumsatz im Skelett; sie führt mit dem Knorpelwachstum im Bereich der Bandscheiben zur Kyphose der BWS. Ein gesteigerter Grundumsatz ist trotz der häufig nachweisbaren Struma nur ausnahmsweise durch eine Hyperthyreose bedingt, Schilddrüsenfunktionsprüfungen fallen normal aus.

— **Endokrine Begleiterkrankungen:** Störungen der hypophysären Gonadotropinsekretion führen zur *Abnahme von Libido und Potenz* und zur *Amenorrhoe.* Eine vermehrte Prolaktinausschüttung kann in seltenen Fällen eine *Galaktorrhoe* auslösen. Das Auftreten einer *euthyreoten Struma* ist Folge des allgemeinen Weichteilwachstums. In einigen Fällen wurde eine vermehrte Kortikoidexkretion gemessen, auch das gemeinsame Vorkommen von Akromegalie und *Cushing-Syndrom* ist beschrieben worden. Eosinophile Adenome können auch im Rahmen der endokrinen Adenomatose (*Wermer-Syndrom*) auftreten.

Im Spätstadium der Akromegalie ist durch Verdrängung und Ausschaltung des Hypophysengewebes das Auftreten eines *Panhypopituitarismus* möglich, so daß man nach endokrinen Störungen der abhängigen Drüsen suchen muß (Hypothyreose, Nebennierenrindeninsuffizienz, Hypogonadismus).

Röntgenbefunde:

— *Schädel und Sella* (Abb. 14.13): Wichtigster Röntgenbefund ist die Ausweitung der Sella turcica, die

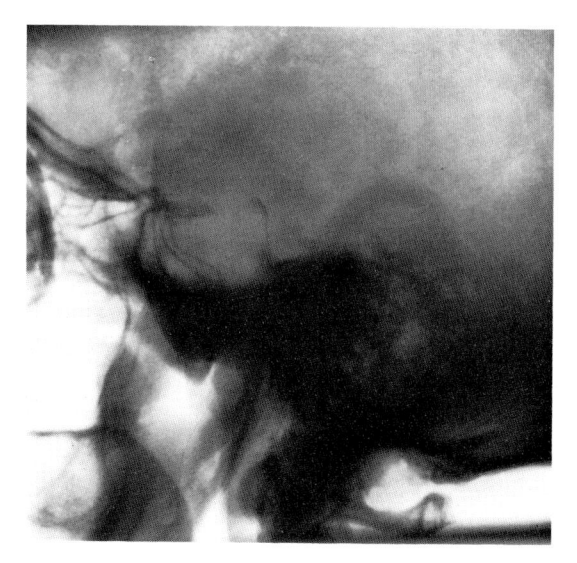

Abb. 14.13. *Akromegalie.* Sellavergrößerung bei Hypophysenadenom

allerdings in 20% der Fälle fehlen kann. Am *Schädelskelett* fallen zudem Hyperostosis frontalis, supraorbitale Wulstbildung, Prognathie und Erweiterung der Nasennebenhöhlen auf.

— *Luftenzephalogramm:* Es gibt präoperativ Auskunft über die intra- und suprasellare Ausdehnung des Hypophysenadenoms.
— *Hände und Füße:* Kortikalisverdickungen der Knochen und Akrolyse der Endphalangen gelten als Hinweise für einen verstärkten Knochenumbau.
— *Thorax:* Auffällig sind Kardiomegalie und ev. Verknöcherungen der Rippenknorpel (akromegaler Rosenkranz).

Laborbefunde

— Ein indirekter Aktivitätshinweis ist der *erhöhte Serumphosphatspiegel* (erhöhte Phosphatrückresorption in der Niere unter STH-Einfluß).
— Latenter oder manifester *Diabetes mellitus.*
— Erhöhte *Hydroxyprolinausscheidung* als Maß für den Kollagenumsatz im Knochen.
— Endokrinologische Befunde s. o.

Die *Sicherung der Diagnose und die Aktivitätsbeurteilung* gelingen durch *radioimmunologische STH-Bestimmung.* Wir unterscheiden

— die Messung der *STH-Basalsekretion:* bei Akromegalie werden normalerweise erhöhte STH-Spiegel gemessen, Werte unter 15 ng/ml stellen eine Seltenheit dar. Erhöhte Werte finden sich allerdings auch nach längerem *Fasten, eiweißreicher Nahrungszufuhr, Streß* und *Arbeit.*
— Den *STH-Suppressionstest:* die Verabreichung von 100 g Glukose per os führt beim Gesunden innerhalb von 90 Minuten zu einem Abfall des STH-Spiegels auf mehr als die Hälfte des Ausgangswertes, in der Regel auf Werte unter 15 ng/ml. Bei der Akromegalie ist das *Fehlen dieser Supprimierbar-*

keit nach Glukosegabe das wichtigste diagnostische Symptom.
- Die *Stimulationstests:* Insulin-Hypoglykämietest, l-Dopa-, Arginin- und Glukagon-Stimulationstest spielen bei der Akromegalie-Diagnostik keine wesentliche Rolle. Lediglich in den seltenen Fällen mit normaler oder niedriger STH-Basalsekretion kann durch diese Teste eine abnorme STH-Ausschüttung provoziert werden.

Aktivitätsbeurteilung der Akromegalie

Spontanheilungen der Akromegalie („Ausbrennen" durch regressive Veränderungen im Adenom) sind nicht so selten. Kriterien für ein *aktives Adenom* sind: zunehmende Vergrößerung der Akren, progressive Einschränkung des Gesichtsfeldes, anhaltende Kopfschmerzen und starkes Schwitzen, Auftreten oder Verschlechterung der Kohlenhydratstoffwechselstörung, Erhöhung des anorganischen Phosphates im Serum und schließlich die deutlich erhöhten STH-Spiegel, die sich durch Glukosegabe nicht supprimieren lassen.

Weitere endokrine Hypertonien

Hyperthyreose (S. 190)

Hyperparathyreoidismus (S. 704)

Kardiovaskuläre Hypertonien

Sie können bedingt sein durch
- Elastizitätsverlust von Aorta und großen Gefäßen infolge einer Arteriosklerose
- kongenitale Einengung des Aortenisthmus (Aortenisthmusstenose)
- Zunahme des Schlagvolumens oder Herzminutenvolumens
- Herzinsuffizienz

Aortensklerose

Der sklerotisch bedingte Elastizitätsverlust der Aorta führt bei älteren Menschen häufig zur *systolischen Hypertonie* mit Werten um 170–200 mmHg. Da der diastolische Blutdruck unverändert oder erniedrigt ist, resultiert eine Vergrößerung der Blutdruckamplitude.
Klinisch findet man einen akzentuierten zweiten Aortenton und häufig ein systolisches Austreibungsgeräusch über der Herzbasis, da es beim Bluteinstrom in die erweiterte Aorta zu Wirbelbildungen kommt. Oft läßt sich zusätzlich ein aortaler Austreibungston („Ejection-click") auskultieren.
Röntgenologisch sieht man häufig Kalkeinlagerungen in der meistens verbreiterten Aorta.

Aortenisthmusstenose (Coarctatio aortae)

Die Aortenisthmusstenose gehört zu den *angeborenen kardiovaskulären Mißbildungen.* Je nach Lokalisation der Stenose und ihrer Beziehung zum Ductus Botalli (bzw. Ligamentum Botalli) wird unterschieden zwischen
- **präduktaler Stenose** (infantile Form)
  mit ausgedehnter Verengung der Aorta zwischen Truncus brachiocephalicus und Ductus Botalli. Da diese Form bereits im Säuglings- oder Kindesalter zu Symptomen und unbehandelt häufig zum Tode führt, spricht man auch von einem *infantilen Typ.* Oft bestehen zusätzliche andere kardiovaskuläre Mißbildungen. Der Ductus Botalli liegt distal der Stenose und ist häufig offen. Ist der Druck in der Arteria pulmonalis höher als im poststenotischen Aortenabschnitt, kommt es über den offenen Ductus Botalli zu einem Rechts-Links-Shunt, so daß in schweren Fällen eine Zyanose der unteren Körperabschnitte auftreten kann;
- **postduktaler Stenose** (Erwachsenentyp)
  Diese Form wird im Erwachsenenalter angetroffen. Es ist ein kurzer Bereich der Aorta distal des Abganges der Arteria subclavia sinistra eingeengt. Der Ductus Botalli oder das Ligamentum Botalli liegen im oder proximal vom stenotischen Bezirk. Ist der Ductus offen, resultiert ein Links-Rechts-Shunt mit vermehrter Lungendurchblutung.

Durch die Stenosierung der Aorta kommt es im *proximal* von der Einengung gelegenen Gefäßsystem zur *Hypertonie,* deren Schweregrad vom Ausmaß der Stenose, der Kollateralbildung und der Kontraktionskraft des linken Ventrikels abhängig ist. *Distal* der Stenose werden *hypotone Blutdruckwerte* gemessen. Liegt der Abgang der linken Arteria subclavia im stenosierten Aortenbereich, ist nur auf der rechten Armseite eine Hypertonie meßbar und das Auftreten eines linksseitigen *Subclavian-Steal-Syndroms* möglich.

Die Aortenisthmusstenose kommt bei Männern etwa 3–4mal häufiger vor als bei Frauen.
Symptome treten meistens erst nach der Pubertät auf: Kopfschmerzen, Schwindel, Pulsationen im Halsbereich, Belastungsdyspnoe und Stenokardien sind *Folgen der Hypertonie,* kalte Füße, Schwäche in den unteren Extremitäten und ev. eine Claudicatio intermittens beruhen auf der *Mangeldurchblutung der unteren Extremitäten.* Eine Claudicatio intermittens tritt jedoch sehr selten auf und muß an das Vorliegen zusätzlicher Stenosen im Bereich der Bauchaorta denken lassen.

Bei jeder juvenilen Hypertonie muß nach einer Aortenisthmusstenose gesucht werden. Durch Blutdruckmessungen an den oberen und unteren Extremitäten, Pulspalpation und Auskultation ist die *klinische Diagnose* möglich:
- *Vergleichende Pulspalpation* zwischen den oberen und unteren Extremitäten: kräftiger, gespannter Ra-

dialispuls, abgeschwächte, häufig kaum tastbare Femoralis- und/oder Fußpulse. Der Befund kann durch die vergleichende Oszillometrie objektiviert werden.
- *Vergleichende Blutdruckmessungen* an beiden Armen und den unteren Extremitäten. Normalerweise ist der systolische Blutdruck an den unteren Extremitäten bei unblutiger Messung etwa 20 mmHg höher als an den Armen. Bei der Aortenisthmusstenose werden hypertone Blutdruckwerte an den Armen gemessen, während der Blutdruck an den unteren Extremitäten erniedrigt ist. Diese Druckdifferenz nimmt unter Belastung zu. Ist der Blutdruck am linken Arm deutlich niedriger als am rechten, kann man den Abgang der Arteria subclavia sinistra aus der Aorta im stenosierten Bezirk vermuten.
- *Suche nach Gefäßkollateralen:* auffallend sind supraklavikuläre und im Jugulum lokalisierte Pulsationen. Oft sind die Interkostalarterien im seitlichen Thoraxbereich und die Aa. thoracicae laterales beidseits in der hinteren Axillarlinie am seitlichen Rand des Musculus serratus lateralis tastbar. Durch Druck der erweiterten Interkostalarterien entstehen röntgenologisch nachweisbare Rippenusuren im hinteren Anteil der 3.–8. Rippe (an den Unterkanten! Abb. 14.14).
- Der *Auskultationsbefund* beruht auf den an der Stenose und im Kollateralkreislauf entstehenden Geräuschphänomenen und wird durch gehäuft vorkommende zusätzliche kardiovaskuläre Mißbildungen (valvuläre Aortenstenose oder Aorteninsuffizienz bei bikuspiden Aortenklappen, offener Ductus Botalli) modifiziert.

Der 2. Aortenton ist laut. Ein spätsystolisches, spindelförmiges, vom 1. Herzton abgesetztes (Wegstrecke Herz – Isthmus) Geräusch, welches in den Beginn der Diastole hineinreichen kann, gilt als typisch. Es ist am lautesten auskultierbar im 3. ICR links parasternal und insbesondere am Rücken interskapulär links paravertebral. Völlig fehlen kann dieser Auskultationsbefund bei kompletter Atresie der Aorta. Spätsystolische und selten auch systolisch-diastolische am Rücken auskultierbare Geräusche können zusätzlich vom Kollateralkreislauf ausgehen. Ein kontinuierliches, systolisch-diastolisches Geräusch muß auch an einen offenen Ductus Botalli denken lassen; das Punctum maximum ist in diesem Fall jedoch vorne im 2.–3. ICR links parasternal zu finden.

Ein gießendes Sofort-Diastolikum über der Aorta weist auf eine zusätzlich bestehende Aorteninsuffizienz hin, die durch weitere kongenitale Fehlbildungen an der Aortenklappe (bikuspide Klappen), eine erworbene Ausweitung des Aortenklappenringes bei schwerer Hypertonie, eine abgelaufene bakterielle Endokarditis und ein Aneurysma der Aorta oder des Sinus valsalvae bedingt sein kann. Die gehäuft bei Aortenisthmusstenose vorkommenden bikuspiden

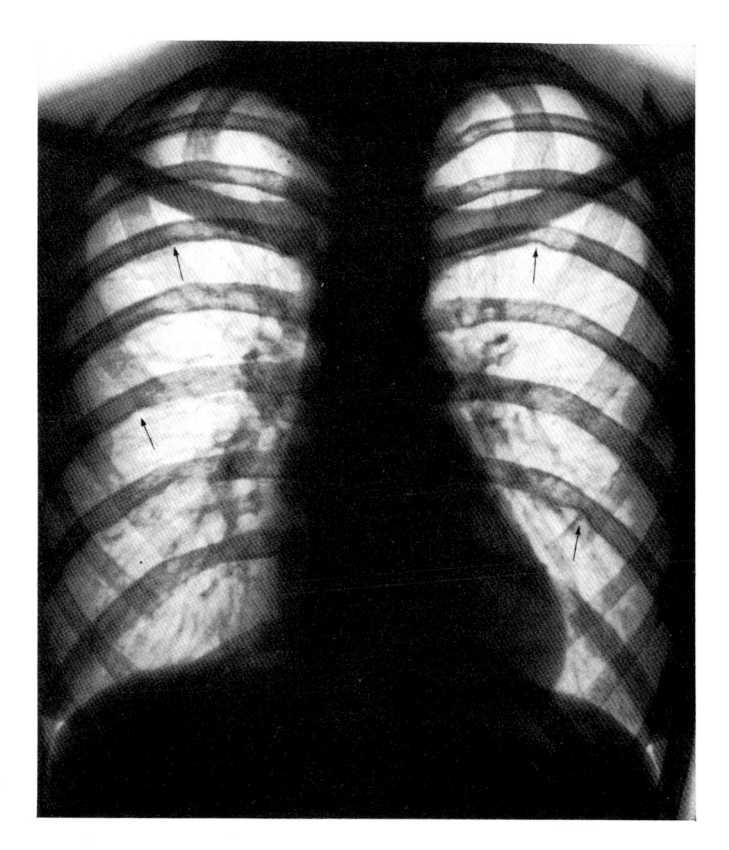

Abb. 14.14. Rippenusuren bei *Aortenisthmusstenose*. 33j. Mann

Aortenklappen führen jedoch vor allem zur Aortenstenose, die am Schwirren und lauten systolischen Austreibungsgeräusch über der Aorta mit Ausstrahlung in die Karotiden erkennbar ist.

Röntgenbefunde

- nach links verbreitertes, aortalkonfiguriertes Herz,
- Erweiterung der bei Durchleuchtung stark pulsierenden Aorta ascendens, verminderte Pulsationen im poststenotischen Aortenbereich,
- fehlender oder kleiner Aortenknopf,
- gelegentlich sichtbare Einkerbungen an der Aorta descendens unterhalb des Aortenbogens (linkes Schrägbild!),
- Rippenusuren s. o. (Abb. 14.14).

Die Sicherung der Diagnose und präoperative Beurteilung der Ausdehnung und des Schweregrades der Aortenisthmusstenose erfolgen durch *Herzkatheterismus* und *Aortographie*.

Hypertonie infolge eines erhöhten Schlag- oder Herzminutenvolumens

In diese Gruppe gehören folgende, an anderer Stelle abgehandelte Krankheitsbilder
- **Aorteninsuffizienz** (S. 236).
  Der nur systolisch erhöhte Druck, der erniedrigte diastolische Druck und die vergrößerte Blutdruckamplitude, der Pulsus celer et altus und das diastolische Geräusch über der Herzbasis oder im Bereich des Erbschen Punktes führen zur Diagnose.
- **Totaler atrioventrikulärer Block** (S. 266).
  Bradykardie und Ekg-Befund sind wegweisend. Die Hypertonie kann bei gleichzeitig bestehender Herzinsuffizienz fehlen.
- **AV-Aneurysma** (S. 662) und **offener Ductus Botalli** (S. 305).
- **Hyperkinetisches Herzsyndrom** (S. 262).

Hypertonie bei Herzinsuffizienz

Die bei schwerer dekompensierter Herzinsuffizienz gelegentlich beobachtete Tendenz zu leicht erhöhten Blutdruckwerten ist wahrscheinlich auf die Hypervolämie zurückzuführen. Da sich nach Digitalisierung und Rekompensation der Blutdruck normalisiert, ist die Abgrenzung gegenüber einer dekompensierten Hypertonie möglich.

Neurogene Hypertonien

Erkrankungen des *zentralen* und *vegetativen Nervensystems* können mit einer Hypertonie einhergehen. Diagnostisch wichtig ist das zeitliche Auftreten des Hochdrucks im Rahmen der neurogenen Grundkrankheit. So werden Blutdruckerhöhungen bei Enzephalitis, Meningitis, Poliomyelitis, Polyneuritis oder bei Hirntumoren beobachtet. Auch durch eine mechanische, entzündliche, toxische oder degenerative Schädigung der Barorezeptoren kann eine Hypertonie ausgelöst werden (Entzügelungshochdruck), die dann meistens von einer Tachykardie begleitet ist.

Schwangerschaftshypertonie

Bei einer im Verlaufe der Schwangerschaft auftretenden Hypertonie muß unterschieden werden zwischen
- **der primären Gestose** (Eklampsie, Spätgestose, Schwangerschaftstoxikose, Nephropathia gravidarum, EPH-Gestose, s. S. 603 u. 615), die vor allem bei Erstgebärenden im letzten Drittel der Schwangerschaft auftritt und durch die Trias *Ödeme, Proteinurie* und *Hypertonie* charakterisiert ist. Beim Auftreten generalisierter Krampfanfälle spricht man von einer Eklampsie, die sich durch Kopfschmerzen, Übelkeit, Erbrechen und Sehstörungen ankündigt (Präklampsie). Betroffen sind gesunde Frauen, alle Symptome bessern und normalisieren sich nach der Entbindung. Komplikationen sind neben der Eklampsie zerebrale Blutungen, Lungenödem, Ikterus und Leberkoma und schließlich Oligurie-Anurie durch hypoxämische Tubulus- oder Nierenrindennekrosen,
- den **Aufpfropfgestosen**, die differentialdiagnostisch schwer abzugrenzen sind. Hier erfolgt durch die Schwangerschaft eine Demaskierung einer vorbestehenden *renalen Grundkrankheit* oder einer *familiären Hypertoniedisposition*. Jede bereits vor dem fünften Schwangerschaftsmonat auftretende Proteinurie und Hypertonie ist sehr verdächtig auf eine zugrundeliegende Nierenerkrankung oder essentielle Hypertonie und kann nicht durch eine primäre Gestose erklärt werden. Bei den Aufpfropfgestosen bilden sich die Symptome nach der Entbindung nicht vollständig zurück, Hypertonie und eventuell ein pathologischer Harnsedimentsbefund bleiben nachweisbar,
- da selten die Erstmanifestation eines *Phäochromozytoms* in der Schwangerschaft erfolgt, sollte durch Katecholaminbestimmung im 24-Stunden-Urin diese endokrine Hypertonie stets ausgeschlossen werden.

Hypertonie bei Blutkrankheiten

Bei der *Polycythaemia vera* und auch bei *Polyglobulien* kann durch eine Vermehrung des extrazellulären Flüssigkeitsvolumens und durch eine Erhöhung der Blutviskosität vor allem eine systolische Hypertonie auftreten.

Bei schweren *Anämien* wird die selten zu beobachtende Hypertonie durch eine frequenzbedingte Erhöhung des Herzminutenvolumens ausgelöst.

Hypertonie durch Medikamente

Durch den mineralokortikoiden Effekt von *Glyzyrrhizinsäure* kann sich unter Einnahme dieser in *Lakritzen* und im *Carbenoxolon* (Anwendung bei Ulkustherapie) vorkommenden Substanz eine Hypertonie ausbilden. Da auch eine hypokaliämische Alkalose auftreten kann und somit biochemische Ähnlichkeiten mit dem Conn-Syndrom bestehen, ist auch die Bezeichnung *Pseudo-Conn-Syndrom* üblich. Die Aldosteronproduktion ist jedoch im Gegensatz zum Conn-Syndrom nicht erhöht, das Renin-Angiotensin-Aldosteron-System infolge Natrium- und Wasserretention supprimiert.

Eine seltene Nebenwirkung der Einnahme von *Ovulationshemmern* ist die arterielle Hypertonie. Wegen der weiten Verbreitung dieser Medikamente muß jedoch dieser Hypertonieform vermehrte Beachtung geschenkt werden. Die Pathogenese ist nicht geklärt. Reninaktivität und Aldosteron steigen bei normotonen und hypertensiven Patientinnen unterschiedslos an. Möglich ist, daß bei ererbter Hochdruckdisposition durch Einnahme von Ovulationshemmern eine Hypertonie rascher manifest wird. Der Zusammenhang zwischen Hypertonie und Einnahme von Ovulationshemmern kann dadurch gezeigt werden, daß sich nach Absetzen der Medikamente der Blutdruck wieder normalisiert.

Dasselbe gilt für den durch Zufuhr von *Steroiden* oder *steroidhaltigen Medikamenten* (z.B. Nasentropfen) erzeugten Hochdruck.

Literaturauswahl

Bartelheimer, H.: Klinische Funktionsdiagnostik, 4. Aufl. Thieme, Stuttgart 1973

Beckerhoff, R., W. Siegenthaler: Ovulationshemmer und Hypertonie. Schweiz. med. Wschr. 103 (1973) 743

Beckerhoff, R., W. Vetter, H. Armbruster, J. A. Luetscher, W. Siegenthaler: Plasma aldosterone during oral contraceptive therapy. Lancet (1973) I, 1218

Beechgaard, P.: Der Spontanverlauf der benignen Hypertonie. In: Essentielle Hypertonie (Hrsg. K. D. Bock, P. Cottier). Springer, Berlin 1960

Biglieri, E. G., J. R. Stockigt, M. Schambelan: Adrenal mineralocorticoids causing hypertension. Amer. J. Med. 52, (1972) 623

Biglieri, E. G.: Primary aldosteronism. Clinician 1 S. 61., A Searle monography

Bock, K. D.: Hochdruck. Thieme, Stuttgart 1969

Boeminghaus, F., W. Herms, E. Schröder, W. Eberl: Blutdruck und Nierenfunktion bei nephrogener und essentieller Hypertonie. Dtsch. med. Wschr. 98 (1973) 98

Bolte, H. D., B. Lüderitz, B. E. Strauer: Kardiovaskuläre Formen der arteriellen Hypertonie. Internist 15 (1974) 139

Brod, J.: The Kidney: Butterworth, London, 1973

Brunner, H. R., J. E. Sealy, J. H. Laragh: Renin subgroups in essential hypertension. Further analysis of their pathophysiological and epidemiological characteristics. Circ. Res. 32–33, Suppl. 1 (1973) 99

Carey, R. M., J. G. Douglas, J. R. Schweikert, G. W. Liddle: Normalisation of blood pressure with Spironolactone in patients with the syndrome of „essential hypertension and suppressed plasma renin activity". Arch. int. Med. 130 (1972) 849

Conn, J. W., E. L. Cohen, D. R. Rovner: Suppression of plasma renin activity in primary aldosteronism. Distinguishing primary from secondary aldosteronism in hypertensive disease. J. Amer. med. Ass. 190 (1964) 213

Conn, J. W., R. F. Knopf, R. M. Nesbit: Clinical characteristics of primary aldosteronism. Amer. J. Surg. 107 (1964) 159

Conn, J. W.: Primary aldosteronism: diagnostic criteria and methods of tumor localisation. Research on Steroids VI

Daughaday, W. H.: The adenohypophysis, in: Textbook of endocrinology, 4. Aufl. (Hrsg. R. H. Williams) Saunders, Philadelphia 1968 (S. 27)

de Wardener, H. E.: The Kidney. Churchill, Livingstone 1973

Dieterle, P., P. Bottermann, E. Dirr, R. Fahlbusch, H. Hamelmann, F. Kluge, K. Schwarz, P. C. Scriba: Akutes Auftreten eines Cushing-Syndroms bei Akromegalie. Verh. dtsch. Ges. inn. Med. 76 (1970) 911

Distler, A.: Ist die essentielle Hypertonie noch eine Krankheitseinheit? Internist 15 (1974) 146

Dustan, H. P., I. H. Page: Renovaskulärer Hochdruck. Internist 9 (1968) 110

Eddy, R. L., A. L. Jones, P. F. Gilliland, J. D. Ibarra, J. Q. Thompson, J. F. McMurry: Cushing's Syndrome: A prospective study of diagnostic methods. Amer. J. Med. 55 (1973) 621

Endres, P., W. Siegenthaler, K. Baumann, E. Gysling, M. Schönbeck, P. Weidmann, C. Werning, P. Wirz: Die Plasmareninaktivität im peripheren und Nierenvenenblut bei der Diagnostik der renalen Hypertonie. Schweiz. med. Wschr. 98 (1968) 1959

Engelsman, K., A. Sjoerdsma: The adrenal medulla. Clinician 1 S. 109. A Searle monograph

Fellmann, H.: Die kardiovaskuläre Hypertonie. Schweiz. Rundschau Med. (Praxis) 63 (1974) 584

Flury, A., J. Müller, E. R. Froesch, A. Labhart: Das Cushing-Syndrom. Schweiz. med. Wschr. 101 (1971) 313

Frawley, E. E., B. H. Feldman: Renal hypertension. New Engl. J. Med. 287 (1972) 550

Frawley, T. F.: Cushing's-Syndrome. Clinician 1, S. 38. A Searle monograph

Friedberg, V.: Schwangerschaftshochdruck. In: Arterielle Hypertonie (Hrsg. R. Heintz, H. Losse). Thieme, Stuttgart 1969

Gifford jr. R. W., W. V. Kvale, F. T. Mahler, G. M. Roth, J. T. Priestley: Clinical features, diagnosis and treatment of pheochromocytoma: a review of 76 cases. Proc. Mayo Clin. 39 (1964) 281

Hayduk, K., W. Kaufmann: Ektope paraneoplastische Endokrinopathien mit Störungen des Wasser- und Elektrolythaushaltes. Klin. Wschr. 51, (1973) 361

Heintz, R.: Nierenfibel. Thieme, Stuttgart 1968

Heintz, R., H. Losse: Arterielle Hypertonie. Thieme, Stuttgart 1969

Hornbostel, H., W. Kaufmann, W. Siegenthaler: Innere Medizin in Praxis und Klinik. Thieme, Stuttgart 1973

Horton, R., E. Finck: Diagnosis and localization in primary aldosteronism. Ann. int. Med. 76 (1972) 885

Illig, R., W. Zachmann, A. Prader: Menschliches Wachstumshormon. Klin. Wschr. 47, (1969) 117

Jahnecke, J.: Leistungsfähigkeit und Grenzen diagnostischer Verfahren bei der Hypertonie. Internist 15, (1974) 132

Kirkendall, W. M., R. D. Liechty, D. A. Culp: Diagnosis and treatment of patients with pheochromocytoma. Arch. intern. Med. 115, (1965) 529

Labhart, A.: Klinik der inneren Sekretion, 2. Aufl. Springer, Berlin 1971

Ledingham, J. M.: Ätiologie und Pathogenese der Hypertonie. Internist 15, (1974) 114

Liddle, G. W.: Pathogenesis of glucocorticoid disorders. Amer. J. Med. 53 (1972) 638

Losse, H., R. Heintz: Aktuelle Hypertonieprobleme. Thieme, Stuttgart 1973

Losse, H., E. Wetzels: Rationelle Diagnostik in der inneren Medizin. Thieme, Stuttgart 1973

Mathys, S., W. H. Ziegler, Chr. Francke: Bilaterales Phäochromocytom – medulläres Schilddrüsenkarzinom mit Cushing-Syndrom. Schweiz. med. Wschr. 102, (1972) 798

Maxwell, M. H., H. V. Gonick, R. Wiita, J. J. Kaufmann: Use of the rapid-sequence intravenous pyelogram in the diagnosis of renovascular hypertension. New Engl. J. Med. 270, (1964) 213

Pfeiffer, E. F., F. Melani: Menschliches Wachstumshormon. Dtsch. med. Wschr. 93 (1968) 846

Pickering, G.: Hypertension. Churchill, London 1970

Reck, G., W. Vetter, H. Armbruster, R. Beckerhoff, W. Siegenthaler: Endokrine Hypertonie. Schweiz. Rundschau Med. (Praxis) 63 (1974) 589

Reubi, F.: Nierenkrankheiten. Huber, Bern 1970

Saeger, W., H. Mitschke: Zur Pathologie des Cushing-Syndroms. Dtsch. med. Wschr. 98 (1973) 1272

Sambhi, M. P.: Mechanism of hypertension. Excerpta medica, Amsterdam 1973

Sarre, H. (Hrsg.): Hypertonie. Pathogenese, Klinik und Therapie, 3. Rothenburger Gespräch 28./29. 6. 1968. Schattauer, Stuttgart 1969

Schrunike, N. R., W. H. Hartmann: Familial amyloid-producing medullary Thyroid carcinoma and Pheochromozytoma, a distinct genetive entity. Ann. int. Med. 63, (1965) 1027

Siegenthaler, W., G. Siegenthaler, P. Weidmann: Der endokrine Hochdruck. M. kurse ärztl. Fortb. 20 (1970) 388

Siegenthaler, W., P. Endres, P. Weidmann, M. Schönbeck, J. Möhring, E. Gysling, K. Baumann: Zur Diagnostik der renovaskulären Hypertonie. Dtsch. med. Wschr. 93 (1968) 820

Siegenthaler, W., C. Werning, R. Beckerhoff, W. Vetter: Primärer Hyperaldosteronismus. Diagnostik 6 (1973) 15

Siegenthaler, W., K. G. Zimmermann, G. Siegenthaler: Hormonaktive Tumoren. Langenbecks Arch. Chir., 329, 407 (1971)

Siegenthaler, W., U. Veragut, C. Werning: Blutdruck. In: Klinische Pathophysiologie (Hgb. W. Siegenthaler). Thieme, Stuttgart 1973, 572

Siegenthaler, W., C. Werning: Essentielle Hypertonie. In: Innere Medizin in Praxis und Klinik (Hgb. H. Hornbostel, W. Kaufmann, W. Siegenthaler). Bd. I. Thieme, Stuttgart 1973 (S. 1–202)

Siegenthaler, W., P. Endres: Nebennierenmark. In: Klinische Pathophysiologie (Hgb. W. Siegenthaler). Thieme, Stuttgart 1973 (S. 342)

Siegenthaler, W., C. Werning: Nebennierenrinde. In: Klinische Pathophysiologie (Hgb. W. Siegenthaler). Thieme, Stuttgart 1973 (S. 316)

Siegenthaler, W.: Die Behandlung der essentiellen Hypertonie. Schweiz. med. Wschr. 1404 (1974) (im Druck)

Simon, N., S. S. Franklin, K. H. Bleifer, M. H. Maxwell: Clinical characteristics of renovascular hypertension. J. Amer. med. Ass. 220 (1972) 1209

Soffer, L. J., A. Jannocoone, J. L. Gabrilove: Cushing's-Syndrome: a study of fifty patients. Amer. J. Med. 30 (1961) 129

Soffer, L. J., R. I. Dorfman, J. L. Gabrilove: The human adrenal gland. Lea and Febiger, Philadelphia 1961

Souadjian, J. V., A. Schirager: Hypertension in acromegaly. Amer. J. med. Sci. 254 (1967) 629

Spark, R. F., J. C. Melby: Hypertension and low plasma renin activity: Presumptive evidence for mineralocorticoid excess. Ann. int. Med. 75, (1971) 831

Spark, R. F.: The adrenal cortex. New Engl. J. Med. 287 (1972) 343

Steiner, H., K. O. Dahlbäck, J. Waldenström: Ectopic growth hormone production and osteoarthropathia in carcinoma of the bronchus. Lancet 1968/I, 783

Sturm, A. jr.: Arterielle Hochdruckerkrankungen. Steinkopf, Darmstadt 1970

Sturm, A. jr.: Paroxysmale, krisenhafte Blutdrucksteigerungen. Dtsch. med. Wschr. 93 (1968) 1259

Sturm, A. jr., H. W. Scheja, F. Puentes: Differentialdiagnose der erhöhten Katecholaminausscheidung bei arteriellen Hypertonien. Dtsch. med. Wschr. 95 (1970) 886

Truniger, B.: Niere und Hypertonie. Schweiz. Rundschau Med. (Praxis) 63 (1974) 579

Van Vliet, P. D., H. B. Burchell, J. L. Titus: Focal myocarditis associated with pheochromocytoma. New Engl. J. Med. 274 (1966) 1102

Vetter, H., N. Fischer, J. M. Bayer, Th. E. Schmitz, C. Werning, W. Vetter: Aldosteron, Cortisol und Plasma-Renin Aktivität beim Phäochromocytom. (im Druck) 1974

Vetter, W., W. Siegenthaler: Diagnose und Seitenlokalisation bei primärem Hyperaldosteronismus. Dtsch. med. Wschr. 98 (1973) 506

Weidmann, P., C. Werning, U. Schweikert, D. Stiel, W. Vetter, W. Siegenthaler: Diagnostisches Vorgehen bei arterieller Hypertonie. Schweiz. Rundschau Med. (Praxis) 59 (1970) 738

Weidmann, P., W. Siegenthaler: Das Renin-Angiotensin-Aldosteron-System bei hypertensiven Zuständen. Dtsch. med. Wschr. 92 (1967) 1953

Werning, C., W. H. Ziegler, K. Baumann, P. Endres, E. Gysling, P. Weidmann, W. Siegenthaler: Die Plasma-Renin-Aktivität beim Phäochromocytom. Dtsch. med. Wschr. 95 (1970) 117

Werning, C., W. Siegenthaler: Diagnostische Maßnahmen bei arterieller Hypertonie. Dtsch. med. Wschr. 95 (1970) 2082

Werning, C., W. Siegenthaler: Zur Pathogenese der essentiellen Hypertonie. Schweiz. Rundschau Med. (Praxis) 59 (1970) 1451

Werning, C., W. Siegenthaler: Diagnostik des Phäochromocytoms. Dtsch. med. Wschr. 96 (1971) 121

Werning, C., W. Siegenthaler: Erkrankungen der Nebennierenrinde. In: Klinik der Gegenwart. (im Druck) 1974

Winkelmann, W., H. Bethge, H. Schmidt, H. G. Solbach, D. Vorster, Z. Zimmermann: Cortisol- und Corticosteronsekretion bei der Akromegalie. Klin. Wschr. 46 (1968) 1008

# 15 Hypotonie

U. KUHLMANN und W. SIEGENTHALER

Eine *Hypotonie* liegt vor, wenn der systolische Druck weniger als 105 mm Hg beträgt. In Analogie zur Hochdruckeinteilung ist nach ätiologischen Gesichtspunkten eine Untergliederung in *essentielle* und *symptomatische* Hypotonieformen möglich.

Einteilung der Hypotonien
1. Primäre oder essentielle Hypotonie
2. Sekundäre symptomatische Hypotonien
 a) endokrine Hypotonien
  Nebennierenrindeninsuffizienz
  Hypophysenvorderlappeninsuffizienz
  Hypothyreose
  Adrenogenitales Syndrom
  Hyperparathyreoidismus
  Phäochromozytom
  Bartter-Syndrom
 b) kardiovaskuläre Hypotonien
  – akute kardiovaskuläre Hypotonien
   kardiogener Schock
   Karotissinussyndrom
   Adams-Stokes-Anfälle
   vago-vasales Syndrom
   Pericarditis exsudativa
  – chronische kardiovaskuläre Hypotonien
   Aortenstenose
   Mitralstenose
   Aortenbogensyndrom
   Pericarditis constrictiva
 c) neurogene Hypotonien (Positionshypotonie)
  – idiopathisch
  – symptomatisch
 d) infektiös-toxische Hypotonien
 e) hypovolämische Hypotonien
 f) therapeutisch bedingte Hypotonien
  chirurgisch: Sympathektomie
  medikamentös: Antihypertensiva, α-Rezeptorenblocker, Sympathikolytika, Phenothiazine, l-Dopa.

Primäre oder essentielle Hypotonie

Die Diagnose einer primären essentiellen konstitutionellen Hypotonie kann erst nach Ausschluß einer symptomatischen Hypotonie gestellt werden. Betroffen sind vorwiegend jugendliche Patienten mit leptosomem Habitus und den Zeichen einer gesteigerten sympathischen Aktivität (kalte, feuchte Akren, Tachykardie). Hingegen ist die bei Sportlern häufig bestehende Hypotonie mit einer Bradykardie verbunden und auf einen erhöhten Ruhevagotonus zurückzuführen.

Bei der konstitutionellen Hypotonie findet sich auch im Liegen ein abnorm niedriger Blutdruck, der jedoch meistens keinerlei Beschwerden verursacht und somit klinisch häufig belanglos ist.

Gelegentlich besteht jedoch bei diesen Patienten ein *orthostatisches Syndrom* (konstitutionelles Orthostasesyndrom) mit Blutdruckabfall beim Übergang vom Liegen zum Stehen. Ursache ist eine Dysfunktion der Kreislaufregulation. Die bei Lagewechsel auftretenden Symptome sind einerseits auf die vorübergehende *zerebrale Minderdurchblutung* zurückzuführen (Schwindel, Flimmern vor den Augen, Ohrensausen, Kollaps), anderseits finden sich Zeichen einer *überschießenden sympathikotonen Gegenregulation* (Tachykardie, Schweißausbruch). Die Beschwerden sind typischerweise lageabhängig, bessern sich im Liegen und sind morgens stärker als am Abend.

Objektiviert wird die Diagnose eines orthostatischen Syndroms durch Registrierung des Puls- und Blutdruckverhaltens beim Wechsel vom Liegen zum Stehen, anschließend erfolgt die Messung dieser Parameter im Stehen über 5 bis 10 Minuten (Schellong-Test). Auftreten einer orthostatischen Tachykardie, starke Schwankungen des systolischen und diastolischen Blutdruckes und die Verringerung der Blutdruckamplitude um 30% oder mehr sind führende Symptome. Das im Stehen aufgenommene Ekg kann Senkungen der ST-Strecke mit Abflachung oder Inversion der T-Zacke zeigen.

Differentialdiagnostisch muß das konstitutionelle orthostatische Syndrom vor allem abgegrenzt werden von einer hypotonen Regulationsstörung im Rahmen einer sekundären Hypotonie, insbesondere von der orthostatischen Hypotonie infolge einer organischen Schädigung des sympathischen Nervensystems (neurogene Hypotonie, „postural hypotension", Positionshypotonie S. 378). Bei diesen Positionshypotonien ist typischerweise der Blutdruckabfall im Stehen nicht von vegetativen Reaktionen begleitet, es fehlen Tachykardie und Schweißausbruch.

Sekundäre symptomatische Hypotonien

Endokrine Hypotonien

Endokrin bedingte Hypotonien finden sich v. a. bei der primären und sekundären Nebennierenrindeninsuffizienz und beim Hypopituitarismus.
Hypothyreose, adrenogenitales Syndrom, Hyperparathyreoidismus, Phäochromozytom und Bartter-Syndrom führen ebenfalls in seltenen Fällen zur Hypotonie.

Primäre und sekundäre Nebennierenrindeninsuffizienz

Der *Morbus Addison* ist Folge eines primären chronischen Versagens der Nebennierenrindenfunktion. Die *sekundäre Nebennierenrindeninsuffizienz* beruht hingegen auf einer Unterfunktion des Hypophysenvorderlappens und/oder des Hypothalamus. Sie ist häufig vergesellschaftet mit einer sekundären Hypothyreose und einem sekundären Hypogonadismus (*Simmonds bzw. Sheehan-Syndrom*).

Morbus Addison

Die Symptome des *Morbus Addison* (chronische primäre Nebennierenrindeninsuffizienz) leiten sich von der physiologischen Wirkung der Nebennierenhormone (Tab. 15.1) und von der Reaktion der Hypophyse auf den Cortisolmangel ab.
Die Abnahme der Cortisolproduktion infolge Destruktion oder primärer Atrophie der Nebennie-

Tabelle 15.1. Physiologische Wirkungen der Nebennierenrindenhormone; laborchemische und klinische Folgen der chronischen, primären Nebennierenrindeninsuffizienz (Morbus Addison)

	Hauptsächliche Vertreter	Physiol. Wirkung	Laborbefunde beim Morbus Addison	Klinik des Morbus Addison
Mineralokortikoide	Aldosteron	renale Na^+- u. Cl^--Retention, renale Exkretion von K^+-, H^+-, NH_4^+-Ionen	erniedrigter Plasmaaldosteronspiegel verminderte Exkretion von Aldosteronmetaboliten im Urin Hyponatriämie Hypernatriurie – extrazelluläre Hypovolämie – extrarenale Azotämie – Hämokonzentration (Hämatokritanstieg) Hypochlorämie Hyperkaliämie metabolische Azidose	*Hypovolämiesymptome:* – Hypotonie – Tachykardie – Kollapsneigung – Exsikkose – Gewichtsabnahme – Müdigkeit, Schwäche *Hyperkaliämiesymptome:* – Muskelkrämpfe – Arrhythmien – Ekg-Veränderungen *Azidosesymptome* – Hyperventilation – Bewußtseinsstörungen
Glucokortikoide	Cortisol Kortikosteron	Förderung der Gluconeogenese Hemmung der Gluceseverwertung → Erhöhung des Blutzuckerspiegels Förderung des Eiweißkatabolismus Hemmung der Eiweißsynthese Hemmung der ACTH- u. MSH-Sekretion im Hypophysenvorderlappen eosinopenische lympholytische antiphlogistische } Wirkung immunsuppressive	erniedrigter Plasmacortisolspiegel verminderte renale Exkretion von freiem Cortisol u. 17-OH-Steroiden Hypoglykämie ACTH ↑ MSH ↑ absolute Eosinophilie Lymphozytose	*Hypogklykämiesymptome* – Tremor – Hunger – Schweiß – Bewußtseinsstörungen – Krämpfe *Pigmentierung von Haut und Schleimhäuten*
Androgene	Dehydroepiandrosteron, 11-β-Hydroxy-Androstendion	Ausbildung der Sexualbehaarung bei der Frau, virilisierende und anabole Wirkung bei Überproduktion	17-Ketosteroide im Urin vermindert (bei Frauen)	Amenorrhoe Impotenz Verlust der sekundären Geschlechtsbehaarung bei der Frau

renrinde führt zu einer reaktiven, auf Kompensation gerichteten Stimulation der gekoppelt sezernierten und strukturell nahe verwandten Vorderlappenpeptide ACTH (adrenokortikotropes Hormon) und MSH (Melanozyten stimulierendes Hormon) (Abb. 15.1–15.4). Eine *Zunahme der Melaninpigmentierung* der Haut und Schleimhäute ist das klinische Korrelat und das Hauptzeichen für die primäre Nebennierenrindeninsuffizienz. Die abnorme Hautbräunung bildet sich unter adäquater Therapie mit Glukokortikoiden zurück (Hemmung der ACTH-Ausschüttung im Hypophysenvorderlappen).

Die *Pigmentation* ist in der Regel bei konstitutionell pigmentreichen Typen ausgeprägter als bei Blonden, im übrigen abhängig von der Dauer der Krankheit und vom Ausmaß der Exsikkose. Vermehrte Bräunung ist im allgemeinen ein *Frühzeichen*, das den anderen Krankheitserscheinungen um Jahre vorausgeht, es ist in 95–98% der Fälle festzustellen. Die Haut ist im ganzen schmutzig gebräunt oder aber nur braun gefleckt, besonders an licht- und druckexponierten Stellen, weiterhin in den Falten der Hohlhand (Abb. 15.2) und im Bereich frischer Narben. *Vitiligo* ist relativ häufig. Die Nägel können kupferfarben erscheinen. Blaubraune *Schleimhautpigmentierungen* (Abb. 15.3) (70–80%) sind hauptsächlich in fleckiger Anordnung im Mund (Wange, Zahnfleisch, Zunge, Lippen), im Bereich des Genitales und der Brustwarzenhöfe (Abb. 15.4) festzustellen. Pigmentflecken in der Mukosa sind stets sehr verdächtig auf das Vorliegen eines Morbus Addison, haben jedoch keine pathognomonische Bedeutung. Sie finden sich gelegentlich schon physiologisch bei Negern und anderen dunklen Rassen, auch bei Hämosiderose, interstitieller Nephritis und Peutz-Jeghers-Syndrom (s. S. 44, Pigmentationen).

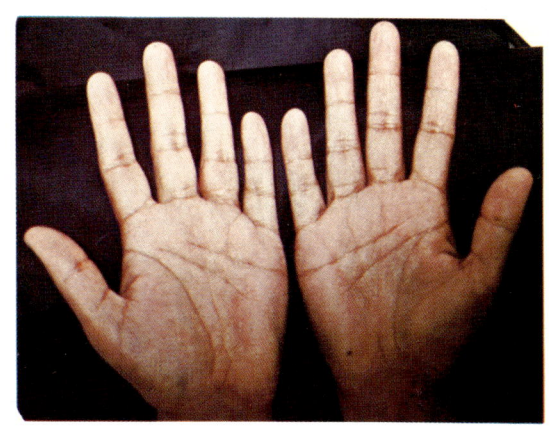

Abb. 15.2. *Morbus Addison* mit Pigmentierung der Handlinien

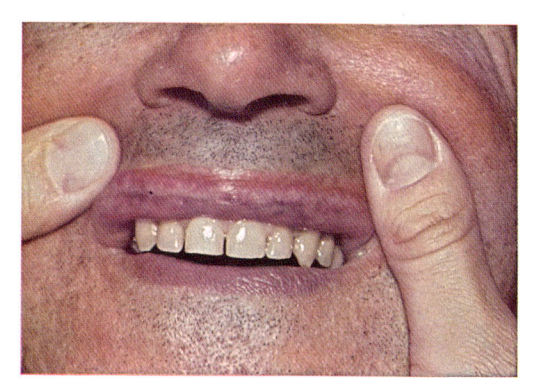

Abb. 15.3. Schleimhautpigmentierung bei *Morbus Addison*. Auch die Gesichtshaut ist im Vergleich zur Hautfarbe eines Gesunden (Daumen!) bräunlich pigmentiert. 50j. Mann

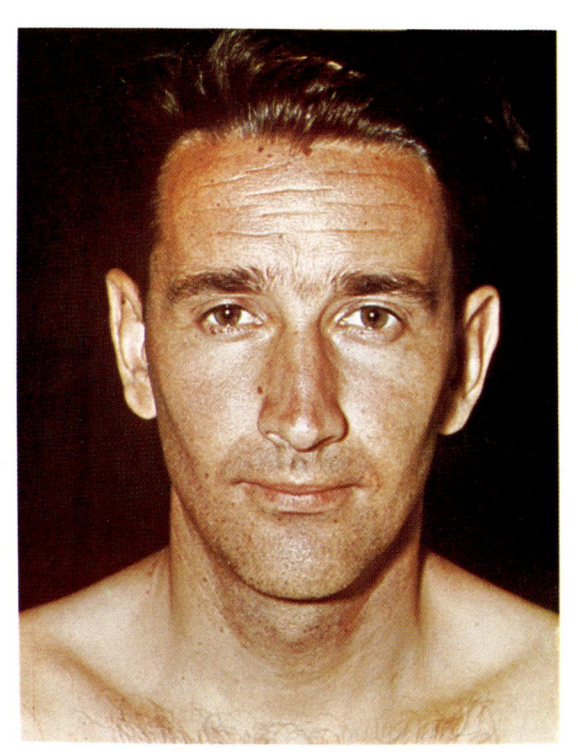

Abb. 15.1. *Morbus Addison* mit Hautpigmentierung, 49j. Mann

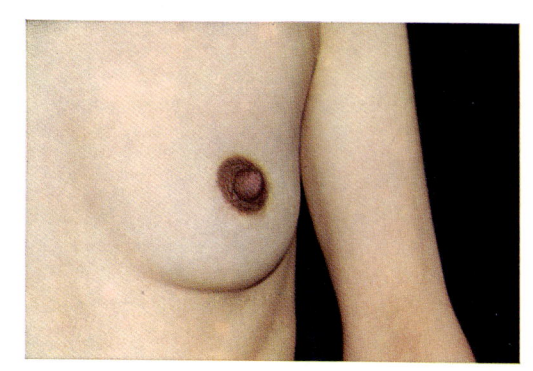

Abb. 15.4. Pigmentierung der Mamille bei *Morbus Addison*

Die *Hypotonie* disponiert zu Kollaps im Stehen und bei Flüssigkeitsverlust. Ihr Ausmaß steht in Beziehung zum Blutdruckausgangswert vor Einsetzen der Krankheit, so daß bei vorbestehender Hypertonie eine Hypotonie fehlen kann. Systolische Blutdruckwerte über 110 mm Hg sind jedoch eine Seltenheit (10%). Folge der Hypotonie und der Exsikkose ist das röntgenologisch schlanke, oft tropfenförmige Herz. Diese *Mikrokardie* ist so charakteristisch, daß die Diagnose des Morbus Addison bei großem Herzen sehr unwahrscheinlich wird. *Elektrokardiographische Veränderungen* (ST-Veränderungen, PQ- und QT-Verlängerung) sind z.T. durch myokardiale Schädigung, z.T. durch Elektrolytverschiebungen bedingt.

Abnahme der körperlichen und geistigen Leistungsfähigkeit, *Schwäche (Adynamie)* und leichte *Ermüdbarkeit* sind fast stets vorhanden, sie steigern sich im Laufe des Tages im Gegensatz zur Morgenmüdigkeit der Neurastheniker. Veränderungen der Persönlichkeit sind häufig. Markanter *Gewichtsverlust* als Folge der Dehydration, Inappetenz und gelegentlich auftretenden Diarrhoe ist führendes Symptom und in nahezu allen Fällen nachzuweisen. In etwa 90% bestehen *Anorexie*, Übelkeit und Erbrechen, nicht selten Salzhunger, in je einem Viertel der Fälle Verstopfung oder Durchfall. Muskelkrämpfe oder *hyperkaliämische Paresen* sind Spätzeichen. *Hypoglykämische Symptome* wie Kopfweh, Schwitzen, Zittern, psychische und neurologische Störungen treten in 50–70% der Fälle auf und können sich schon bei relativ leichtem Abfall des Blutzuckerspiegels einstellen. *Hypoglykämien* sind in der Regel frühmorgens, tagsüber bei Nahrungskarenz oder einige Stunden nach kohlenhydratreicher Mahlzeit zu beobachten.

Der Ausfall der Androgene bewirkt bei der Frau, bei der die Nebennieren die einzige Androgenquelle sind, einen *Verlust der Axillar-, Körper- und Pubesbehaarung*. Die Gonadenfunktion (Zyklus, Potenz, Libido) bleibt hingegen lange Zeit intakt, sie leidet erst im Zustand der Entkräftung (wichtiges Differenzierungssymptom gegenüber der sekundären Nebenniereninsuffizienz). Genitalatrophie fehlt, die Gonadotropinausscheidung liegt meistens im Normbereich. Der Grundumsatz ist in der Regel mäßig herabgesetzt, die spezifischen Schilddrüsentests ergeben aber keine Funktionseinbuße.

Aus der Häufigkeit der *klinischen Symptome* ergeben sich bereits die Krankheiten, gegen welche der Morbus Addison abgegrenzt werden muß.

Die **Differentialdiagnose** stellt sich daher:

1. Gegenüber allen Zuständen mit **vermehrter Pigmentation:** Hierzu gehören Hämochromatose (s. Hepatomegalie, Diabetes mellitus), Leberzirrhose, chronisch interstitielle Nephritis (anamnestisch Phenacetinabusus, Tendenz zur Hypokaliämie, Hypo- und Isosthenurie), Sprue (schmutziggraues Hautkolorit, Mundschleimhaut und Handlinien nicht pigmentiert), Peutz-Jeghers- und Cronkhite-Canada-Syndrom (= Syndrome mit intestinaler Polyposis), Gravidität und Ovulationshemmermedikation, Hyperthyreose (→ gesteigerter Cortisolabbau → vermehrte ACTH- und MSH-Freisetzung → Melaninbildung), Vitaminmangel (Pellagra), metastasierendes Melanom, chronische Vergiftungen mit Blei, Quecksilber, Wismut, Arsen, Gold und Silber. Einnahme von Medikamenten (Hydantoine, Zytostatika) und exogene Anwendung von Salben und Ölen (Riehlsche Melanose) können ebenfalls Pigmentverschiebungen auslösen.

2. Muß die Abgrenzung gegenüber allen Zuständen mit **Hypotonie** erfolgen. Hier spielt die konstitutionelle Hypotonie die größte Rolle.

3. Können alle **asthenischen Erscheinungen** einen Morbus Addison vortäuschen, so daß sich die Differentialdiagnose zur Sprue, Anorexia mentalis, Myasthenia gravis (s. rasche Besserung nach Prostigminmedikation), thyreotoxischen Myopathie, schweren chronischen Infektionskrankheit und vegetativen Neurose mit neurasthenischen Symptomen stellt.

4. Sind **primäre und sekundäre NNR-Insuffizienz** voneinander abzugrenzen (Tab. 15.3): Auffallende Blässe, Fehlen der Elektrolytstörungen (da die Mineralokortikoidsekretion v.a. der Steuerung durch das Renin-Angiotensin-System und weniger dem ACTH-Einfluß unterliegt), Mitbeteiligung anderer endokriner Drüsen (sekundäre Hypothyreose, sekundärer Hypogonadismus), und die Stimulierbarkeit der NNR im verlängerten iv-ACTH-Text (Abb. 15.5) lassen eher an eine sekundäre, hypophysär oder hypothalamisch bedingte NNR-Insuffizienz denken.

Laborbefunde

Das Vorliegen eines klinisch vermuteten Morbus Addison muß durch quantitative Bestimmung der Nebennierenrindenhormone und ihrer Metaboliten in Blut und Urin bestätigt werden.

Die übrigen Laborbefunde sind nur als *Hinweise* zu verwerten:

– Veränderungen der *Serumelektrolyte* sind im allgemeinen erst beim klinischen Vollbild zu erwarten:

Tabelle 15.2. Häufigkeit der Symptome bei Morbus Addison (125 Fälle modifiziert nach LAULER, WILLIAMS, THORN)

	%
Asthenie	99
Pigmentierung der Haut	98
Pigmentierung der Schleimhäute	82
Gewichtsreduktion	97
Anorexie, Nausea, Erbrechen	90
Hypotension < 110/70	87
Spontanhypoglykämie	50
Abdominalschmerz	34
Salzhunger	22
Diarrhoe	20
Obstipation	19
Synkopen	16
Vitiligo	6

Tabelle 15.3. Differentialdiagnose zwischen primärer und sekundärer Nebennierenrindeninsuffizienz

	Primäre Nebennierenrindeninsuffizienz (Morbus Addison)	Sekundäre Nebennierenrindeninsuffizienz
Haut und Schleimhäute	pigmentiert	blass
sekundäre Geschlechtsbehaarung	leicht vermindert	stets spärlich
Elektrolytstörungen (Hyperkaliämie, Hyponatriämie)	häufig	selten
Urinsteroide	vermindert	vermindert
Plasmacortisol	erniedrigt	erniedrigt
ACTH-Spiegel	erhöht	erniedrigt
Plasmaaldosteron und renale Aldosteronexkretion	erniedrigt	normal
ACTH-Infusionstest über 3–4 Tage	fehlender oder unzureichender Anstieg des Plasmacortisols und der Urinsteroide	täglich zunehmender Anstieg des Plasmacortisols und der Urinsteroide
Mitbeteiligung anderer endokriner Organe	selten möglich (Schmidt-Syndrom)	häufig

Hyperkaliämie, Hyponatriämie und *Hypochlorämie*. Die Hyponatriämie ist besonders typisch. Der die gesteigerte Natriurese begleitende Wasserverlust mit konsekutiver Hämokonzentration und auch eine salzreiche Ernährung sind geeignet, diesen Befund zu verdecken. Eindeutiger ist der *Na/K-Quotient* (Ionen in mval/l), der sich gegen 20 verschiebt (normalerweise um 30). In einem Teil der Fälle (35%) wird eine mäßiggradige *Hyperkalzämie* festgestellt.
- *Hämatologische Befunde*: beim manifesten Morbus Addison bestehen häufig eine meist normochrome *Anämie* und eine leichte Leukopenie mit relativer *Lymphozytose*. Die absolute *Eosinophilenzahl* ist in der Regel normal bis hochnormal (150–400/mm^3). Der unzureichende Abfall der Eosinophilenzahl unter ACTH-Infusion bei der primären Nebennierenrindeninsuffizienz wurde früher als indirekter Funktionstest der Nebennierenrinde angewandt (*Thorn-Test*).
- *Hypoglykämien* werden vor allem morgens sowie ein bis zwei Stunden nach kohlenhydratreichen Mahlzeiten beobachtet.
- Die *Azotämie* mit Harnstoff- und Kreatininanstieg ist prärenaler Genese und Folge der verminderten Nierendurchblutung bei Exsikkose und Hypotonie.

Zu den *indirekten Testmethoden* gehören die Prüfung der beim Morbus Addison gestörten renalen Wasserexkretion mit dem Wassertoleranztest nach Robinson-Power-Kepler und dem Wasserversuch nach Soffer-Gabrilove, der Eosinophilentest nach Thorn, die Erzeugung einer Fastenhypoglykämie und der iv-Glukosetoleranztest. Diese Untersuchungen erübrigen sich, da zur *exakten Diagnose* folgende Untersuchungen notwendig werden:
- Bestimmung des *freien Cortisols*, der Cortisolmetaboliten *(17-Hydroxysteroide)* und der Androgenabbauprodukte *(17-Ketosteroide)* im 24-Stunden-Urin. Die Werte sind bei der primären und sekundären Nebennierenrindeninsuffizienz vermindert; grenzwertige, eventuell noch normale Befunde finden sich manchmal bei der partiellen Nebennierenrindeninsuffizienz. Die Bestimmung der 17-Ketosteroide ergibt beim Mann wegen der testikulären Androgenproduktion weniger eindeutige Werte und ist somit nicht nebennierenrindenspezifisch. Tiefe Werte der 17-Ketosteroide und der 17-Hydroxysteroide können sich auch bei *Hungerzuständen, zehrenden Krankheiten, Leberzirrhose, Hypothyreose* und bei *Niereninsuffizienz* finden.

Bei ambulanten Untersuchungen des 24-Stunden-Urins ist die simultane Messung der Kreatininausscheidung im Urin empfehlenswert, um Fehler durch unvollständiges Sammeln des Urins zu erfassen.
- Bestimmung der *Plasmacortisolkonzentration im Serum*: Der Plasmacortisolspiegel unterliegt einem circadianen Rhythmus mit höchsten Konzentrationen in den Morgenstunden, gefolgt von einem Abfall bis Mitternacht auf weniger als die Hälfte des Morgenwertes, um dann wieder bis in die frühen Morgenstunden anzusteigen. Bei fortgeschrittener Destruktion der Nebennierenrinde fehlt dieser circadiane Rhythmus der Cortisolsekretion, oder es sind nur noch geringfügige Tagesschwankungen bei extrem niedrigen Ausgangswerten meßbar. Wichtig ist vor allem die Messung des Morgenwertes (8 Uhr) als Ausgangsmaß vor Beginn des ACTH-Stimulationstestes (s. u.).

Nach Vorliegen dieser „basalen Ausgangswerte" als Bezugsgrößen ist zur sicheren Diagnostik einer primären Nebennierenrindeninsuffizienz und zur Unterscheidung zwischen einer primären und sekundären Unterfunktion der Nebenniere die Prüfung der Funktionsreserve der Nebennierenrinde durch Stimulation mit ACTH notwendig:
- *ACTH-Stimulations-Test*: (Abb. 15.5) Die Infusion von je 50 E ACTH in 500 ml isotoner NaCl oder 5%iger Glucoselösung über 8 Stunden (8–16 Uhr) an zwei aufeinanderfolgenden Tagen führt bei *normaler Nebennierenrindenfunktion* zu einem deutlichen Anstieg des simultan bestimmten Plasmacortisols und der Harnsteroide auf das 2–5fache der Ausgangswerte.

Beim *Morbus Addison* (auch bei latenten Formen mit grenzwertigen basalen Meßgrößen) bleiben hingegen Plasmacortisolspiegel und Steroidexkretion im Urin niedrig oder steigen nur sehr gering-

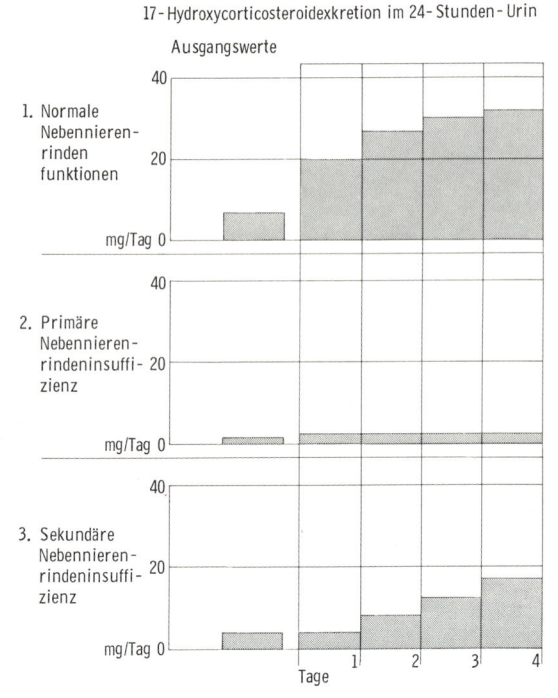

Abb. 15.5. *Diagnose eines Morbus Addison und Differentialdiagnose zwischen primärer und sekundärer Nebennierenrindeninsuffizienz mit dem ACTH-Stimulationstest.* ACTH-Stimulation der Nebennierenrinde über vier Tage mit 50 E ACTH täglich i. v. von 8–16 Uhr

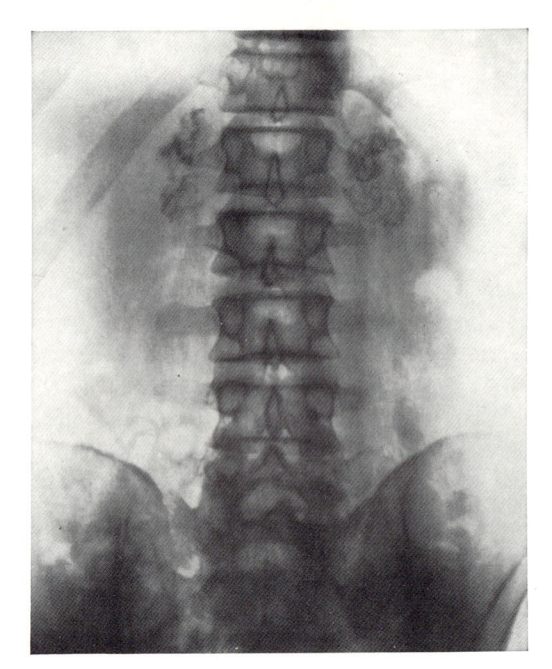

Abb. 15.6. Doppelseitige Nebennierenverkalkungen bei *Morbus Addison* als Folge einer Nebennierentuberkulose

fügig am ersten Testtag an. Vermutet man aufgrund der klinischen Befunde das Vorliegen einer *sekundären* hypophysär oder hypothalamisch bedingten *Nebennierenrindeninsuffizienz,* muß der ACTH-Infusionstest eventuell noch um weitere 1–2 Tage verlängert werden, um die täglich zunehmende Plasmacortisolsekretion und ansteigende renale Steroidexkretion erfassen zu können (Abb. 15.5) (= *wiederholter 8-Stunden-ACTH-Test*).
Bei Kranken, die unbedingt der Substitutionstherapie bedürfen, kann der ACTH-Test unter Dexamethasonmedikation (3 × 0,5 mg) durchgeführt werden. Diese kleinen Kortikoidmengen vergrößern die 17-Hydroxykortikoidausscheidung nur unwesentlich.

Partielle Nebenniereninsuffizienz

Die Krankheitszeichen des Morbus Addison werden erst voll manifest, wenn der Rindenparenchymausfall mehr als etwa 90% beträgt. Vorher wird ein Frühstadium durchlaufen, in welchem die Nebennierenleistung für basale Anforderungen noch genügt und die Ausscheidung der Kortikoidmetaboliten im Harn noch im Normbereich liegt. Bei dieser *inkompletten (partiellen) Nebenniereninsuffizienz* steht das noch funktionstüchtige Gewebe unter maximaler endogener ACTH-Stimulation. Deshalb stellt man in der Regel auch bei diesen Fällen eine eindeutige Hyperpigmentierung fest. Abmagerung kann hingegen fehlen und die Serumelektrolyte sind meistens normal.

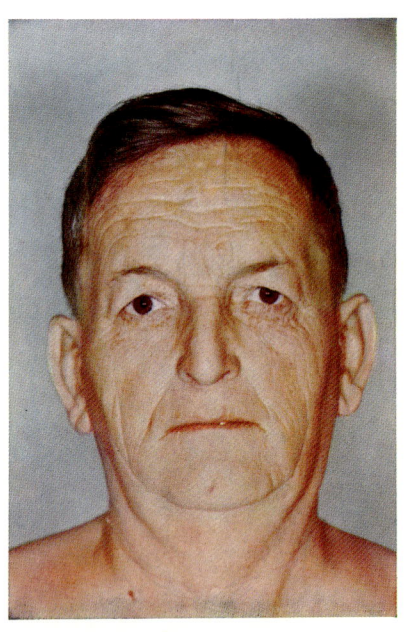

Abb. 15.7. Gesicht bei *Panhypopituitarismus* (blaß, pigmentlos, wächsern, alabasterartig gefältelte Haut, Fehlen der lateralen Augenbrauen). „Weißer Addison"

Erst der ACTH-Test zeigt den *Verlust der Leistungsreserve* an, indem die Kortikoide im Harn von einem normalen Ausgangswert nach 2–4tägiger Stimulation nicht merklich zunehmen.

jodaufnahme in die Schilddrüse und die Normalisierbarkeit dieser Befunde durch exogene TSH-Stimulation sind diagnostisch wegweisend.
- Die *sekundäre Nebennierenrindeninsuffizienz* bedingt vor allem Adynamie und hypoglykämische Symptome, die durch gleichzeitigen Mangel an Somatotropin (STH) verstärkt werden. Hypotonie und Elektrolytstörungen sind nicht so ausgeprägt wie bei der primären Nebennierenrindeninsuffizienz, da die Aldosteronsekretion weitgehend unabhängig vom ACTH-Einfluß der Steuerung durch das Renin-Angiotensin-System unterliegt und somit nicht wesentlich gestört ist. Plasmacortisol und renale Steroidexkretion (17-Hydroxysteroide, 17-Ketosteroide, freies Cortisol) sind erniedrigt, alle Befunde zeigen jedoch im mehrtägigen Stimulationstest mit ACTH eine Tendenz zu Normalisierung (Abb. 15.5).
- Der Ausfall des *Somatotropins (STH)* kommt nur im Wachstumsalter (proportionierter Zwergwuchs), der *Prolaktinmangel* nur im Wochenbett (Hypo- und Agalaktie) zu faßbarer Auswirkung.
- Selten kann durch Störung der Adiuretin-(ADH-) Sekretion im Hypophysenhinterlappen ein *Diabetes insipidus* hinzutreten.

In allen schweren Fällen von Panhypopituitarismus ist die Psyche im Sinne des *endokrinen Psychosyndroms* (BLEULER 1972) alteriert: Verlangsamung, Konzentrationsschwäche, Antriebslosigkeit, Indifferenz, Halluzinationen und Depressionen werden beobachtet.

Ist durch den Nachweis einer sekundären Unterfunktion von Gonaden, Nebennierenrinde und Schilddrüse die Diagnose eines Panhypopituitarismus erbracht, folgen zur **Lokalisationsdiagnostik:**
- Der *neurologische und ophthalmologische Status* zum Nachweis von Gesichtsfeldausfällen, Optikusatrophien, Stauungspapillen, Okulomotorius- und Abduzensparesen,
- die röntgenologische Beurteilung der *Sellagröße*,
- eventuell *Luftenzephalographie* mit Darstellung der basalen Zisterne,
- *die endokrinologische Differentialdiagnose zwischen hypothalamisch und hypophysär gelegener Störung:* diese ist aufwendig, jedoch im Prinzip möglich durch Stimulation des Hypophysenvorderlappens mit hypothalamischen releasing-factors (TRF, LRF, Lysin-Vasopressin als CRF). Ist durch diese Substanzen keine Funktionsanregung der peripheren endokrinen Organe zu erreichen, muß die Störung in den Hypophysenvorderlappen lokalisiert werden. Durch Verabreichung der glandotropen Hypophysenvorderlappenhormone (ACTH, TSH) ist in diesem Fall eine Stimulation der Nebennierenrinde und der Schilddrüse und somit die endgültige Abgrenzung von einer primären Unterfunktion dieser Organe möglich.

Einfache Hinweise für eine eher hypothalamische Lokalisation sind zudem das Auftreten neurologischer Symptome (s.o.) und das Hinzutreten eines fast immer hypothalamisch bedingten Diabetes insipidus.

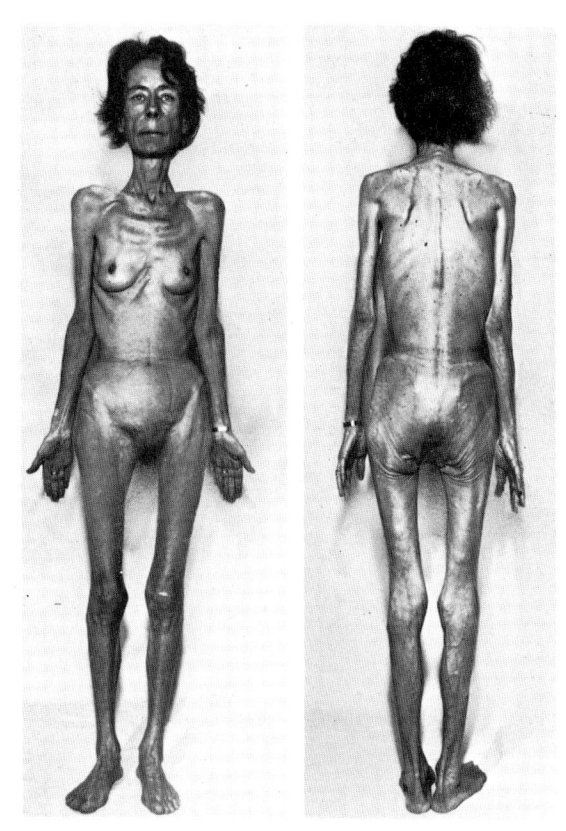

Abb. 15.10. *Anorexia mentalis.* 48j. Frau (Gewicht 29,5 kg, Größe 163 cm)

Vom Panhypopituitarismus müssen **differentialdiagnostisch** abgegrenzt werden:
- die *Anorexia mentalis*
- die *Sprue*
- die *primäre Insuffizienz einzelner endokriner Organe,* insbesondere das primäre Myxödem und der primäre Hypogonadismus des Mannes
- die *postpartuale Amenorrhoe*

Der Ernährungszustand variiert bei der Hypophysenvorderlappeninsuffizienz. Drei Viertel aller Patienten sind normalgewichtig, erst im fortgeschrittenen Stadium kann eine Abmagerung bis zur Kachexie in Erscheinung treten. Früher wurden unter der Diagnose Simmondssche „Kachexie" Beobachtungen beschrieben, die retrospektiv als **Anorexia mentalis (nervosa)** zu deuten sind (Abb. 15.10). Hier ist das Primärsymptom die psychogene Inappetenz. Die Krankheit befällt vorzugsweise junge Mädchen (Pubertäts-Magersucht) und kinderlose Frauen von leptosomem Habitus und ist nach dem 30. Lebensjahr selten. Manchmal schließt sie sich an eine Abmagerungskur an. Der chronische Hungerzustand,

Erbrechen und der häufig zusätzlich betriebene Laxantienabusus führen zu progredienter, oft extremer Abmagerung, wie sie beim Panhypopituitarismus praktisch nie beobachtet wird.

Sekundäre Amenorrhoe, Hypotonie, Asthenie, Bradykardie, Kälteempfindlichkeit, tiefe Körpertemperatur, Hypometabolismus, hypoplastisches Genitale und Neigung zu Hypoglykämien finden sich bei beiden Krankheitsbildern.

Der *somatische Befund* (Abb. 15.10) zeigt im Gegensatz zum *Morbus Simmonds* häufig eine normale Axillar- und Pubesbehaarung, es fehlen die wächserne Blässe der Haut und die Mammaatrophie des Panhypopituitarismus. Die extreme Magerkeit spricht für das Vorliegen einer Anorexia mentalis.

Psychisch bestehen grundlegende Unterschiede: Indifferenz und Apathie beim Hypopituitarismus, Verschlossenheit, demonstratives Verhalten, gespannte und komplex-geladene Atmosphäre bei der Anorexie. Der zur Abmagerung führende eigentliche Konflikt der Anorexiepatientinnen ist häufig schwer faßbar.

Laborchemisch kann als Folge des jahrelangen Laxantienabusus eine Hypokaliämie auftreten, erniedrigte Nüchternblutzuckerwerte und ein flacher Kurvenverlauf bei der oralen Glukosebelastung sind typisch, pathogenetisch ungeklärte Hypercholesterinämien kommen vor.

Endokrinologisch sind wie beim Panhypopituitarismus die Gonadotropin- und Östrogenausscheidung eindeutig herabgesetzt, so daß bei beiden Krankheitsbildern eine sekundäre Amenorrhoe vorliegt. Eine verminderte 17-Ketosteroidexkretion deutet auf eine gestörte Androgenbildung in den Nebennierenrinden hin, in schweren Fällen kann auch die Glukokortikoidausscheidung herabgesetzt sein. Hingegen werden wohl als Folge der intravasalen Hypovolämie häufig hohe Aldosteronspiegel gemessen. Die endokrinologischen Ausfallserscheinungen sind jedoch bei der Anorexia mentalis nie so schwer wie bei der Hypophysenvorderlappeninsuffizienz, die Schilddrüsenfunktion ist normal, Metopiron-, ACTH- und TSH-Test ergeben normale Funktionsreserven von Hypophyse, Nebennieren und Thyreoidea.

Anämie, Adynamie, Ausfall der sekundären Geschlechtsbehaarung, eventuell Amenorrhoe und verminderte Ketosteroidausscheidung im Urin sind gemeinsame Symptome von **Sprue** und Hypophysenvorderlappeninsuffizienz. Der Spruekranke ist jedoch häufig vermehrt pigmentiert, ihm fehlt die für den Panhypopituitarismus typische Blässe. Der Nachweis einer Malabsorption (Steatorrhoe, erniedrigter Spontanquick, Sideropenie, pathologischer Xylose- und Schillingtest) und fehlende endokrinologische Befunde (Ausnahme: verminderte 17-Ketosteroidausscheidung) machen die Unterscheidung dieser beiden Krankheitsbilder jedoch leicht.

Aspektmäßig ähneln das **primäre Myxödem** und der **primäre Hypogonadismus des Mannes** dem Bild der Hypophysenvorderlappeninsuffizienz. Der TSH-Test (fehlende Stimulierbarkeit der Schilddrüse beim primären Myxödem), die erhöhte Gonadotropinausscheidung beim primären Hypogonadismus und der isolierte Befall nur eines endokrinen Organs sind diagnostisch wegweisend.

Bei der **postpartualen Amenorrhoe** ist durch das Fehlen endokrinologischer Befunde die Abgrenzung zum Sheehan-Syndrom leicht.

Ursachen der Hypophysenvorderlappeninsuffizienz. Die Hypophysenvorderlappeninsuffizienz ist fast immer eine erworbene progrediente Krankheit. Häufigste Ursache ist die postpartuale Nekrose des Vorderlappens, die als *Sheehan-Syndrom* bekannt ist. Die Nekrose ist bedingt durch einen schweren Schockzustand unter der Geburt mit oder ohne bedrohliche uterine Blutung. In typischen Fällen kommt es zum klassischen Frühsyndrom: Agalaktie, Amenorrhoe, langsames oder bald gänzlich aufhörendes Nachwachsen der rasierten Pubes. Bei jedem Fall von Panhypopituitarismus der Frau ist eine genaue Geburts- und Wochenbettanamnese unerläßlich.

Alle schweren Schockzustände, Stoffwechselerkrankungen (Diabetes und Hämochromatose) und therapeutischen Eingriffe an der Hypophyse (Bestrahlung oder Inplantation radioaktiver Substanzen) können ebenfalls zur Nekrose des Hypophysenvorderlappens führen.

Die Zerstörung der Hypophyse ist weiterhin durch Tumoren (Kraniopharyngeom, chromophobe, eosinophile und basophile Adenome, Metastasen) oder durch diffuse und granulomatöse Entzündungen (Tbc, Sarkoidose, Pilzerkrankungen, tuberkuloides Riesenzellgranulom) möglich.

Seltene endokrine Hypotonien

Volumenmangel und Abnahme der myokardialen Förderleistung führen über eine Verminderung des Herzminutenvolumens in bis zu 30% der **Hypothyreosefälle** zur Hypotonie (S. 188).

Bei gewissen Formen des **adrenogenitalen Syndroms** kommt es durch einen Cortisolmangel (3β-Dehydrogenase- und 21-Hydroxylase-Defekt) oder eine verminderte Aldosteronsynthese (18-Hydroxylase und 18-Dehydrogenase-Defekt) zu einem Salzverlust mit Hypovolämie und dadurch zu einer Hypotonie. Häufiger ist jedoch das Auftreten einer Hypertonie (S. 354).

Die Ursache der sehr seltenen Hypotonie beim **Hyperparathyreoidismus** ist ein durch eine Polyurie (Hyperkalziurie) bedingter intravasaler Volumenmangel. Viel häufiger kommt es jedoch durch die hyperkalzämische Nierenschädigung zur Hypertonie (S. 621).

Nach hypertensiven Krisen und operativer Sanierung werden gelegentlich beim **Phäochromozytom** (S. 356) erniedrigte Blutdruckwerte gemessen.

Eine Verminderung des peripheren Widerstandes infolge einer vasalen Angiotensinresistenz wird u. a. als Ursache der Hypotonie beim **Bartter-Syndrom** angenommen.

Kardiovaskuläre Hypotonien

Eine primäre kardial bedingte Verminderung des Herzminutenvolumens (HMV) mit Hypotonie wird beobachtet bei
- myokardialem Funktionsausfall mit herabgesetzter Kontraktilität des Herzmuskels (kardiogener Schock bei Herzinfarkt, schwere Herzinsuffizienz),
- tachykarden und bradykarden Rhythmusstörungen (Adams-Stokes-Anfall, Karotissinussyndrom),
- einer Behinderung der diastolischen Herzfüllung (Pericarditis constrictiva, Perikarderguß, Lungenembolie),
- Klappenvitien (Mitralstenose, Aortenstenose).

Akute kardiovaskuläre Hypotonien

Häufigste Form der akut auftretenden kardialen Hypotonie ist der **kardiogene Schock** als gefürchtete Komplikation des Myokardinfarktes. Im Rahmen ser Grundkrankheit bietet er keine wesentlichen differentialdiagnostischen Schwierigkeiten.
Neben tachykarden und bradykarden Rhythmusstörungen führt der *myokardiale Funktionsausfall*, kompliziert durch Ventrikelruptur mit Perikardtamponade, Septumperforation oder Papillarmuskelabriß, zur akuten Verminderung des Herzminutenvolumens. Blutdruckabfall mit Verkleinerung der Blutdruckamplitude, schlecht tastbarer, meistens frequenter Puls, kalte, schweißige, blaßzyanotische Haut, getrübtes Sensorium, Herzinsuffizienzzeichen, insbesondere ein Anstieg des zentralen Venendrucks, Oligurie-Anurie und metabolische Azidose sind Folge der akuten Verminderung des Herzminutenvolumens und der regulativ einsetzenden Vasokonstriktion und Zentralisation des Kreislaufes.
Differentialdiagnostisch muß das **vagovasale Syndrom** abgegrenzt werden, welches spontan oder induziert durch Morphinapplikation auftreten kann. Durch eine Verminderung des venösen Rückflusses infolge einer Vasodilatation treten auch hier hypotone Blutdruckwerte auf; die im Gegensatz zum kardiogenen Schock trockene warme Haut, die Bradykardie und die rasche Besserung nach Atropinmedikation erlauben die Unterscheidung.
Oft gehen die akut auftretenden kardiovaskulären Hypotonien mit einem *Bewußtseinsverlust* (S. 752) einher: Das **Karotissinussyndrom** (S. 753) und der durch *tachykarde oder bradykarde Rhythmusstörungen* ausgelöste **Adams-Stokes-Anfall** werden deshalb an anderer Stelle behandelt (S. 753).
Die *Behinderung der diastolischen Herzfüllung* durch eine Herzbeuteltamponade, eine Pericarditis exsudativa und durch eine Lungenembolie sind weitere Ursachen der akuten kardiovaskulären Hypotonie. Die Ausbildung eines *Perikardergusses* in der akuten Phase des Herzinfarktes ist zwar selten, muß jedoch wegen unterschiedlicher therapeutischer Konsequenzen vom kardiogenen Schock abgegrenzt werden. Häufiger wird im Rahmen eines Postinfarktsyndroms (DRESSLER) eine *Pericarditis exsudativa* beobachtet.
Für die Ausbildung eines **Perikardergusses** sprechen folgende Kriterien:
- Tachykardie,
- Auftreten einer Hypotonie mit Kleinerwerden der Blutdruckamplitude,
- zunehmende Leber- und Halsvenenstauung mit inspiratorischer Füllung der Halsvenen,
- ansteigender zentraler Venendruck,
- Pulsus paradoxus (Blutdruckabfall bei Inspiration mehr als 10 mmHg),
- Leiserwerden der Herztöne,
- für eine Perikarditis typische elektrokardiographische Veränderungen (S. 323),
- röntgenologische Größenzunahme des Herzens (Bocksbeutelform), wobei die häufig stauungsfreie helle, transparente Lunge im Kontrast zur „Kardiomegalie" steht (Abb. 15.11),
- übermäßige Differenz zwischen szintigraphisch ermittelter Größe des Herzinnenraumes und der Herzgröße im Röntgenthoraxbild (Abb. 15.11),
- normale oder nur geringgradig verlängerte Kreislaufzeiten bei röntgenologisch großem Herzen.

Chronische kardiovaskuläre Hypotonien

Hier müssen folgende, an anderer Stelle besprochene Krankheitsbilder eingereiht werden:
- die **Aortenstenose** (S. 237),
- die **Mitralstenose** (S. 241),
- das **Aortenbogensyndrom** (S. 660),
- die **Pericarditis constrictiva** (S. 251).

Neurogene Hypotonien (Positionshypotonie, postural hypotension, asympathikotones Syndrom)

Bei der *Positionshypotonie* ist eine organische zentralnervöse Schädigung mit Unterbrechung der Kreislaufreflexe für das Ausbleiben einer sympathikotonen Gegenregulation bei Lagewechsel verantwortlich (asympathikotone Form der orthostatischen Kreislaufregulationsstörung).
Charakteristisch ist das Zusammentreffen von neurologischen Symptomen und einem orthostatischen Syndrom für die
- *primär idiopathische Positionshypotonie* (Shy-Drager-Krankheit) und die
- *sekundäre Positionshypotonie*

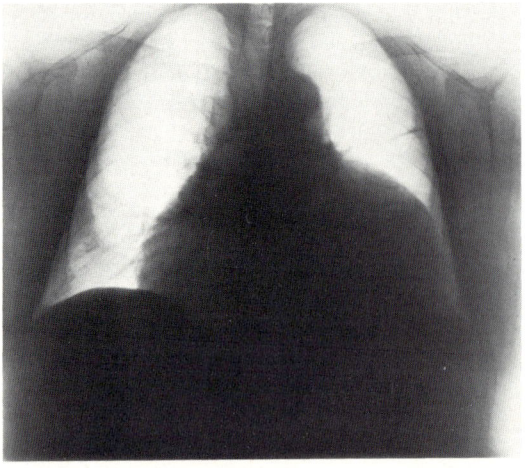

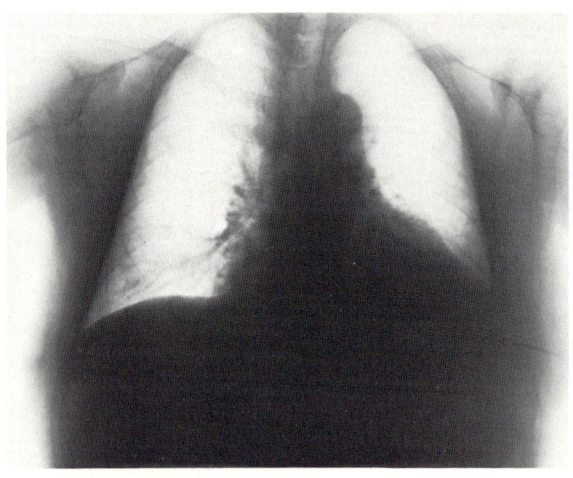

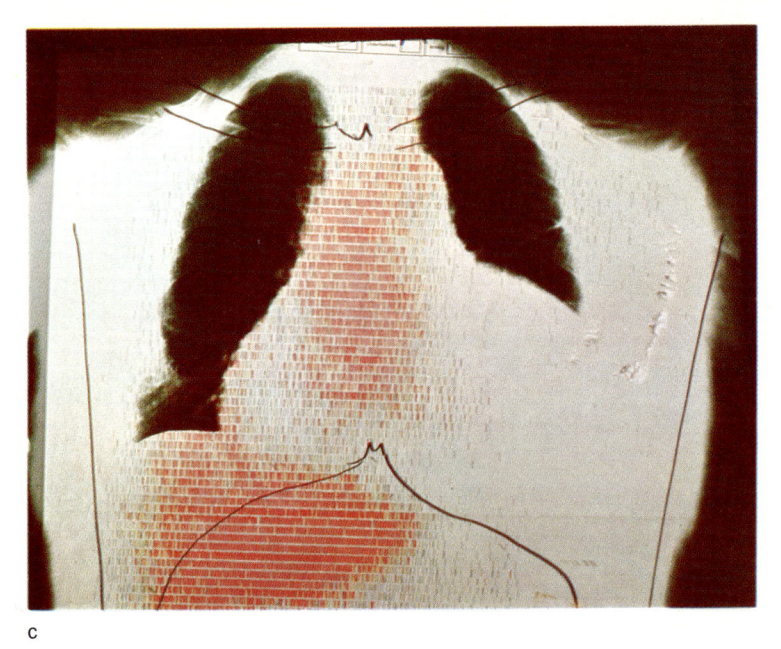

Abb. 15.11 a–d. Herzkonfiguration bei *Perikarderguß* vor und nach Punktion (a u. b), Herzszintigramm (c) und Perikardpunktat (d) bei Cholesterinperikarditis, 57j. Mann

Die **sekundäre Positionshypotonie** kommt im Rahmen verschiedenster neurologischer Erkrankungen vor und ist durch die Symptome des Grundleidens geprägt: Polyneuropathien, Guillain-Barré-Syndrom, Querschnittsläsionen, Syringomyelie und Tabes dorsalis, Morbus Parkinson und multiple zerebrale Insulte können ebenso wie chirurgische Eingriffe (Chordotomie, Sympathektomie) und medikamentöse Sympathikusblockade (Guanacline, Monoaminoxydasehemmer, Neuroleptika) zur sekundären Positionshypotonie führen.

Fehlen Hinweise für ein neurologisches Grundleiden, muß bei dem Zusammentreffen von orthostatischer Hypotonie und neurologischen Symptomen an das Vorliegen einer **primär idiopathischen Positionshypotonie** (**postural hypotension**) gedacht werden. Diese Erkrankung betrifft überwiegend Männer nach dem 50. Lebensjahr. Symptome von seiten des *vegetativen Nervensystems*, wie Impotenz, Blasenstörungen (anamnestisch häufig Prostatektomie), Anhidrose und gastrointestinale Beschwerden können am Beginn der Erkrankung stehen. Das Hinzutreten eines *orthostatischen Syndroms* äußert sich durch Blutdruckabfall, Sehstörungen, Kollaps- und Schwindelzustände im Stehen ohne Tachykardie und Schweißausbruch (wichtig bei der Differentialdiagnose zum funktionellen orthostatischen Syndrom). Spätsymptome dieses progredienten, wahrscheinlich degenerativen Leidens des Nervensystems sind *pyramidale und extrapyramidale Ausfälle*.

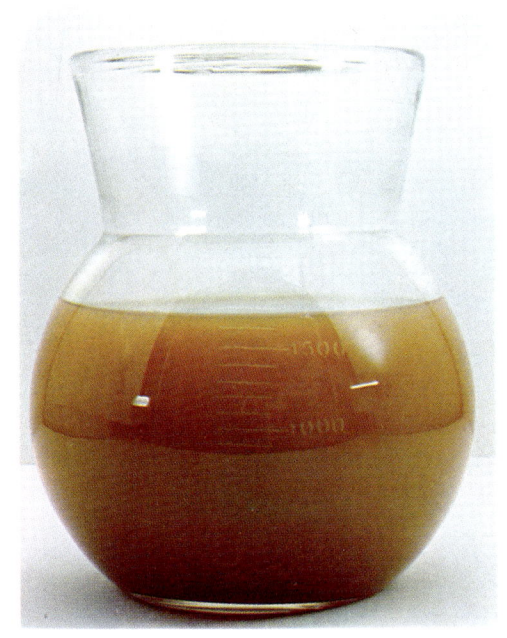

Abb. 15.11d

Bei der Differentialdiagnose gegenüber einer funktionellen Schädigung der orthostatischen Regulation sprechen folgende Kriterien für das Vorliegen einer neurogenen Positionshypotonie:
– Eine hypodyname Regulationsstörung im Stehversuch nach Schellong mit systolischem *und* diastolischem Blutdruckabfall,
– das Fehlen der Symptome einer sympathikotonen Gegenregulation: kein Schwitzen, keine Tachykardie,
– ein faßbares neurologisches Grundleiden bei der sekundären Positionshypotonie und neurologische Symptome bei der primären Positionshypotonie: Impotenz, Anhidrose, gestörte Pilomotorik, Sphinkterstörungen von Blase und Enddarm, gastrointestinale und später pyramidale und extrapyramidale Symptome.

Infektiös-toxische Hypotonien

Das Auftreten des niedrigen Blutdrucks in zeitlicher Koinzidenz mit der Grundkrankheit oder dem Intoxikationsbeginn läßt das Vorliegen einer infektiös-toxischen Hypotonie vermuten.
Akut auftretende infektiös-toxische Hypotonien begegnen uns beim septischen und anaphylaktischen Schock und nach schweren Intoxikationen.
Chronische infektiös-toxische Hypotonien treten im Anschluß an Infektionskrankheiten, in der Rekonvaleszenz nach schweren Krankheitszuständen und nach Intoxikationen (Alkohol, Schlafmittel, Sedativa, Antihypertensiva) auf. Häufig besteht ein sekundäres Orthostasesyndrom als Zeichen einer funktionellen Störung der orthostatischen Regulation. Ursächlich muß weiterhin das Vorliegen einer Hypovolämie oder einer infektiös-toxischen Herzschädigung angenommen werden.

Hypovolämische Hypotonien

Eine Abnahme des Herzminutenvolumens durch ein ungenügendes venöses Angebot zum Herzen findet sich bei allen Formen der Hypovolämie, die bedingt sein kann durch
– eine Dehydration,
– Blut- oder Plasmaverlust.
Bei einem Teil der besprochenen endokrinen Hypotonien spielt die Hypovolämie ursächlich eine bedeutende Rolle.
Chronische Hypotonien ausgelöst durch eine Hypovolämie finden wir in der inneren Medizin vorwiegend bei *Dehydrationszuständen:* chronisches Erbrechen, Durchfälle, diuretische Therapie, chronische Nephropathien, Diabetes mellitus und – insipidus sowie Salzverlustsyndrome können zur Dehydration führen (s. S. 640).
Blutverluste (Ulkus- und Ösophagusvarizenblutungen, Antikoagulantienblutungen, hämorrhagische Diathese) führen meistens unter dem Bild eines hypovolämischen Schocks zu akutem Blutdruckabfall.
Plasmaverluste können bedingt sein durch eine Peritonitis, Pleuritis, Pankreatitis und durch einen Ileus.

Therapeutisch bedingte Hypotonien

Nach Sympathektomie und unter Therapie mit Antihypertensiva, Alpha-Rezeptorenblockern, Sympathikolytika, Phenothiazinen und l-Dopa kann sich eine Hypotonie ausbilden. Die gezielte Anamnese erlaubt die Abgrenzung dieser Formen.

Zusammenfassung der differentialdiagnostischen Überlegungen beim Vorliegen einer chronischen Hypotonie

Ähnlich wie bei der Hypertonie muß beim Vorliegen einer chronischen Hypotonie eine Grundkrankheit ausgeschlossen werden, bevor man sich zur Diagnose der zweifellos am häufigsten vorkommenden primären essentiellen Hypotonie entschließt.
Die *Anamnese* bietet häufig wertvolle Hinweise: Der akute Gelenkrheumatismus als Ursache der Aorten- und Mitralstenose, die vor Jahren durchgemachte Tuberkulose beim Morbus Addison und der Pericarditis constrictiva, das Auftreten von Pigmentationen, die Asthenie und der Gewichtsverlust bei der primären Nebennierenrindeninsuffizienz.
Potenzstörungen, Ausfall der sekundären Geschlechtsbehaarung, Nachlassen des Bartwuchses,

Veränderungen der Sprache, Kälteempfindlichkeit und Gesichtsfeldausfälle lassen an hypophysäre oder hypothalamische Prozesse mit beginnendem Panhypopituitarismus denken. Die Geburts- und Wochenbettanamnese führt eventuell in diesem Zusammenhang zur Verdachtsdiagnose eines Sheehan-Syndroms.

Anhidrose, Impotenz und orthostatische Beschwerden sind die typische Trias der idiopathischen neurogenen Positionshypotonie. Hinzutretende Blasensphinkterstörungen haben bei dieser Erkrankung mitunter zur Prostatektomie geführt.

Ein Medikamentenabusus als Ursache einer Hypotonie muß ausgeschlossen werden; die gerade abgelaufene Infektionskrankheit läßt bei gleichzeitig auftretender Hypotonie an eine infektiös-toxische Ursache denken.

Der *klinische Befund*: Eine Blickdiagnose ist häufig beim Morbus Addison (Pigmentationen) und beim Panhypopituitarismus (wächserne Blässe, fehlende Sekundärbehaarung) möglich. Auch die primäre Hypothyreose läßt sich vermuten, wenn man die trockene, kühle, schuppende Haut und die typische Facies mit fast fehlender Mimik sieht und die heisere Stimme der bewegungsarmen Patienten hört. All diese Befunde müssen zu gezielter endokrinologischer Abklärung veranlassen.

Das Zusammentreffen eines orthostatischen Syndroms mit neurologischen Symptomen ist typisch für die Positionshypotonie, die fehlende Tachykardie und die Anhidrose trotz ausgeprägtem systolischen und diastolischen Blutdruckabfall im Schellong-Stehversuch erhärten diese Verdachtsdiagnose.

Der kardiale Auskultationsbefund läßt Aorten- und Mitralstenose diagnostizieren und die obere und untere Einflußstauung bei häufig nicht vergrößertem Herz an eine Pericarditis constrictiva denken.

Werden hypotone Blutdruckwerte nur an einem Arm gemessen, ist das Vorliegen eines Aortenbogensyndroms sehr wahrscheinlich.

In allen Fällen werden weiterführende Untersuchungen zur endgültigen Bestätigung der klinischen Verdachtsdiagnose notwendig sein.

Literaturauswahl

van Arsdel, P., R. Williams: Simmonds'disease. Evaluation of certain laboratory tests used in diagnosis. Amer. J. Med. 20 (1956) 4

Bannister, R.: Degeneration of the autonomic nervous system. Lancet 1971/II, 175

Bleuler, E.: Lehrbuch der Psychiatrie (Neubearb. M. Bleuler). 12. Aufl. Springer, Berlin 1972

Blizzard, R. M., M. A. Kyle, R. W. Chandler, W. Hung: Adrenal antibodies in Addison's disease. Lancet 1962/II, 901 und: Studies of adrenal antigenantibodies in Addison's disease. J. clin. Invest. 42 (1963) 1653

Böhm, C.: Hypotonie und orthostatisches Syndrom. Krankheitswert und Therapie aus der Sicht der Praxis. Internist 14 (1973) 511

Bradbury, S., C. Egglestone: Postural hypotension, a report of three cases. Amer. Heart J. 1 (1925) 73

Carpenter, Ch. C. J., N. Solomon, St. G. Silverberg, T. Blecsoe, R. C. Northcutt, J. R. Klinenberg, I. L. Bennett, A. McGehee Harvey: Schmidt's syndrome (thyroid and adrenal insufficiency) a review of the literature and a report of fifteen new cases including ten instances of coexistent diabetes mellitus. Medicine 43 (1964) 153

Diamond, M. A., H. M. Raymond, P. G. Schmid: Idiopathic postural hypotension: Physiologic observations and report of a new mode of therapy. J. clin. Invest. 49 (1970) 1341

Dressler, W.: The post-myocardial infarction syndrome Arch. int. Med. 103, (1959) 28

Dunlop, D.: Eighty-six cases of Addison's disease. Brit. med. J. 1963/II 887

Federkin, K.: Autoimmunphänomene bei Erkrankungen endokriner Drüsen. Klin. Wschr. 47 (1969) 337

Garnier, B., P. Imhof, U. Bürki, B. Steinmann: Formen und Vorkommen der sekundären Positionshypotonie (postural hypotension). Schweiz. med. Wschr. 100 (1970) 158

Goodall, McC., W. R. Harlan jr, H. Altan: Noradrenaline release and metabolism in orthostatic (postural) hypotension. Circulation 36 (1967) 489

Goudie, R. B., J. R. Anderson, K. K. Gray, W. G. Whythe: Autoantibody in Addison's disease. Lancet 1966/I, 1173

Goudie, R. B., D. A. Stuart-Smith, I. T. Boyle, A. Ferguson: Serological diagnosis of idiopathic Addison's disease in patients on prolonged prednisolone therapy for steatorrhoea. Lancet 1961/I 186

Gurtner, B., F. Lüthy: Orthostatische Hypotonie als Teilsymptom eines primär neurologischen Leidens. Schweiz. med. Wschr. 94 (1964) 296

Harsoulis, P., J. C. Marshall, S. F. Kuku, C. W. Burke, D. R. London, T. R. Fraser: Combined test for assessment of anterior pituitary function. Brit. med. J. 4 (1973) 326

Haydar, N. A., J. R. St. Marc, W. J. Reddy, J. C. Laidlaw, G. W. Thorn: Adrenocortical insufficiency with normal basal levels of urinary 17-OHCS, diagnostic implications. J. clin. Endocr. 18 (1958) 121

Hegglin, R.: Über das Wesen der essentiellen Hypotonie. Regensburg, Jb. ärztl. Fortbild. 9 (1961) 1

Kastin, A. J., A. V. Schally, C. Gual, A. R. Midgley jr., M. C. Miller, III, F. Flores: Increased release of LH after administration of LH-RH to men pretreated with clomiphene. J. clin. Endocr. 31 (1970) 689

Kaufmann, W., K. Hayduk, A. Helber, K. A. Meurer: Nebennierenerkrankungen in: Rationelle Diagnostik in der inneren Medizin (Hrsg. Losse, H., E. Wetzels), Thieme, Stuttgart 1973 (S. 180 ff.)

Koller, F., W. Siegenthaler: Die Schilddrüsenfunktion beim Klinefelter-Syndrom. Schweiz. med. Wschr. 85 (1955) 8

Krüskemper, H. L.: Krankheiten der Hypophyse in: Innere Medizin in Praxis und Klinik (Hrsg. Hornbostel, H., W. Kaufmann, W. Siegenthaler), Thieme, Stuttgart 1973 (S. 4/3)

Labhart, A.: Klinik der inneren Sekretion, 2. Aufl. Springer, Berlin 1971

Landon, J., V. H. T. James, D. J. Stoker: Plasma-Cortisol response to Lysine-Vasopressin, comparison with other tests of human pituitary-adrenocortical function. Lancet 1965/II, 1156

Lauler, D. P., G. H. Williams, W. Thorn: Diseases of the adrenal cortex in: Principles of internal Medicine (Hrsg. Harrison u. Mitarbeiter), 6. Aufl. Mc Graw Hill, New York, 1970 (S. 477 ff.)

De Lorme, André: Hypercalcaemie bei Morbus Addison, Diss. Zürich 1965

Lutomirsky, C.: Pathophysiologische Mechanismen bei der Hypotonie endokriner Störungen. Schweiz. Rundschau Med. (Praxis) 58 (1969) 791

Pickardt, C. R., K. Horn, P. C. Scriba: Moderne Aspekte der Schilddrüsenfunktionsdiagnostik. Serum T3-Spiegel und TRH-Stimulationstest mit radioimmunologischer TSH-Bestimmung. Internist 13 (1972) 133

Pickardt, C. R., W. Geiger, R. Fahlbusch, P. C. Scriba: Stimulation der TSH-Sekretion durch TRF-Belastung bei hypothalamischen und hypophysären Krankheitsbildern. Klin. Wschr. 50 (1972) 42

Retiene, K.: Erkrankungen des Hypothalamus-Hypophysen-Systems in: Rationelle Diagnostik in der inneren Medizin (Hrsg. Losse, H., E. Wetzels), Thieme, Stuttgart 1973 (S. 227 ff.)

Roessmann, U., Stanley van den Noort, D. E. Mc. Farland: Idiopathic orthostatic hypotension. Arch. Neurol. 24 (1971) 503

Rose, J. L., G. H. Williams, P. J. Jagger, D. P. Lauler: The 48 hour adrenocorticotrophin infusion test for adrenocortical insufficiency. Ann. intern. Med. 73 (1970) 49

Ruedi, B., J.-P. Felber, M. Aubert: Syndromes hypophysaires d'origine diencéphalique. Application clinique des épreuves de stimulation hypophysaire. Schweiz. med. Wschr. 95 (1968) 144

Schatz, J., St. Podolsky, B. Frame: Idiopathic orthostatic Hypotension. J. Amer. med. Ass. 186 (1963) 537

Schirger, A., E. A. Hines, G. D. Molnar, J. E. Thomas: Orthostatic hypotension. Proc. Mayo Clin. 36 (1961) 239

Schulz, F., K. Retiene: Klinik und Therapie des Morbus Addison. Internist. Prax. 13 (1973) 441

Schwarz, G. A.: The orthostatic hypotension syndrome of Shy-Drager. A clinicopathologic report. Arch. Neurol. (Chic.) 16 (1967) 123

Schweikert, H. U., A. R. Schweikert, C. Werning, W. Vetter, D. Stiel: Biochemie, Physiologie und klinische Anwendung des Cortisols und der Corticoide. Schweiz. Apoth. Ztg. 109 (1971) 128

Scriba, P. C., K. von Werder, K. Schwarz: Hypothalamus und Hypophyse in: Klin. Pathophysiologie 2. Aufl. (Hrsg. W. Siegenthaler). Thieme, Stuttgart 1973 (S. 266 ff.)

Shy, G. M., G. A. Drager: A neurological syndrome associated with orthostatic hypotension. Arch. Neurol. (Chic.) 2 (1960) 511

Siegenthaler, W., C. Werning: Nebenniere in: Klin. Pathophysiologie 2. Aufl. (Hrsg. W. Siegenthaler), Thieme, Stuttgart 1973 (S. 316 ff.)

Siegenthaler, W., U. Veragut, C. Werning: Blutdruck in: Klinische Pathophysiologie 2. Aufl. (Hrsg. W. Siegenthaler) Thieme, Stuttgart 1973 (S. 572 ff.)

Stuart Mason, A., T. W. Meade, J. A. H. Lee, J. N. Morris: Epidemiologic and clinical picture of Addison's disease. Lancet 1968/II, 744

Stumpe, K. O., F. Krück: Morbus Addison. Klinik, Pathophysiologie und Therapie der chronischen Nebennierenrindeninsuffizienz. 5. Aufl. Schwarzeck Verlag, München 1973

Tamm, Z.: Hypothalamus-Hypophysenvorderlappen, Nebenniere in: Klinische Funktionsdiagnostik (Hrsg. H. Bartelheimer). Thieme, Stuttgart 1973 (S. 1 ff., 53 ff.)

Thorn, G. W.: Adrenal cortical hypofunction in: The adrenal gland. Clinician 1, a Searle monograph

Tucci, J. R., E. A. Espiner, P. I. Jagger, D. P. Lauler, G. W. Thorn: Vasopressin in the evaluation of pituitary-adrenal function. Ann. int. Med. 69 (1968) 191

Turkington, R. W., H. E. Lebovitz: Extra-adrenal endocrine deficiencies in Addison's disease. Amer. J. Med. 43 (1967) 499

Werning, C., W. Siegenthaler: Erkrankungen der Nebennierenrinde in: Klinik der Gegenwart (im Druck 1974)

Westermann, K. W.: Pathophysiologische Grundlagen der Hypotonie. Internist 14 (1973) 483

Williams, R. H.: Textbook of Endocrinology. Philadelphia 1968

16 Lungenverschattungen

T. C. Medici und W. Siegenthaler

Das Symptom „Lungeninfiltrat" wird sowohl durch klinische Untersuchungsmethoden als auch röntgenologisch festgestellt. *Klinisch* sprechen für Infiltrat: Dämpfung, verstärkter Stimmfremitus, Bronchialatmen und klingende Rasselgeräusche. Gegenüber der *Röntgenmethode* haben die Auskultation und Perkussion bei der Erkennung und Beurteilung von Lungenverschattungen viel an Bedeutung eingebüßt. Der infiltrative Prozeß kann aber nie nach dem Röntgenbild allein, sondern nur unter Berücksichtigung aller klinischen Befunde *differenziert* werden.
Die erste Frage nach Feststellung eines Lungeninfiltrates ist auch heute noch:
1. handelt es sich um ein Karzinom
2. um eine Tuberkulose
3. um ein unspezifisches Infiltrat
4. um eine seltenere Lungenaffektion?

Die Differentialdiagnose des tuberkulösen Infiltrats

Die Diagnose einer Tuberkulose kann, besonders wenn die Klinik keine deutlichen Hinweise gibt, sehr schwierig sein. Oft kann eine sichere Diagnose erst aus dem Verlauf gestellt werden. Gerade deswegen darf das Prinzip gelten, daß jeder Lungenprozeß so lange als tuberkulös betrachtet wird, bis er eindeutig als zu einer anderen Krankheitsgruppe gehörig erkannt ist.
Ein sicherer Beweis für die tuberkulöse Ätiologie ist nur der Nachweis von Tuberkelbakterien im Sputum (Ausstrich und Kultur). Der *Tuberkelbakterienbefund ist differentialdiagnostisch von überragender Bedeutung.* Mehrfache Untersuchungen von Sputum, Magensaft, bronchoskopisch entnommenen Bronchialsekret oder Larynxabstrichen auf Tuberkelbakterien müssen wenn notwendig wiederholt werden.
Andere *positiv beweisende Kriterien* für die Spezifität eines Lungeninfiltrates gibt es nicht. Leider versagen gerade in manchen differentialdiagnostisch schwierigen, langdauernden Krankheitsfällen die *allgemeinklinischen*, für eine Tuberkulose sprechenden *Kriterien*, wie allmählicher Beginn, Hüsteln, Abmagerung, Nachtschweiße. Diese Symptome werden auch bei vielen nichttuberkulösen Lungenerkrankungen beobachtet. Der Ausfall der Kutanreaktion auf Tuberkulin (Moroprobe, Tine Test oder Mantoux-Reaktion in ihren verschiedenen Modifikationen) besagt, ob ein Patient mit Tuberkulose infiziert wurde oder nicht (BCG-Impfung!). Der positive Befund läßt keinen Schluß auf die Aktivität der Krankheit zu! Wohl nimmt die Zahl der positiv Reagierenden in den letzten Jahren allmählich ab, aber auch heute noch reagieren ca. 40% der gesamten Bevölkerung positiv entsprechend einer Durchseuchung, welche für die Jahre 1966–1970 42,3% der Zürcher Gesamtbevölkerung betrug.
Die serologischen Tests sind nicht sehr spezifisch und geben sowohl falsch positive wie falsch negative Resultate. Favez u. Mitarb. (1964) haben eine passive Hämagglutinationsprobe angegeben, die zirkulierende Antikörper gegen Tuberkulin nachweist. Die Mehrzahl der aktiven Tuberkulosen haben hohe Antikörpertiter. Die serologischen Tests können in Zweifelsfällen nützlich sein.
Da die indirekte Labordiagnostik und die Klinik so häufig im Stiche lassen, ist die genaue Kenntnis der einzelnen Verlaufsformen der Lungentuberkulose besonders wichtig. Wir unterscheiden zwischen *primärer* und *postprimärer* Tuberkulose, welche in Form

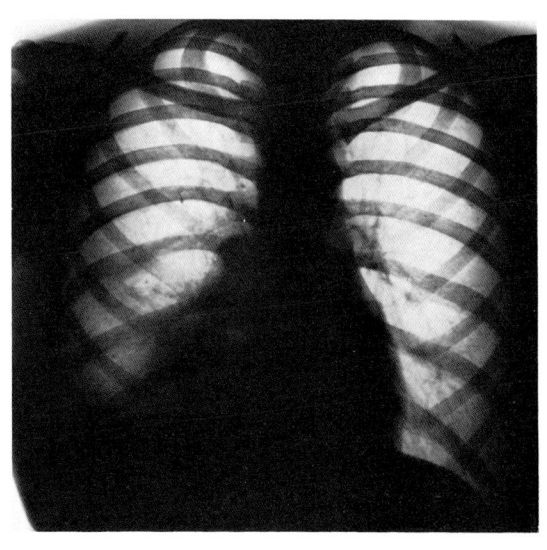

Abb. 16.1. Primärtuberkulose im rechten Unterfeld mit rechtsseitiger Hilusschwellung und exsudativer Pleuritis

von akut- (vor allem die Primärtuberkulose) und chronisch-tuberkulösen Infiltraten auftreten kann.
Die Einteilung nach Ranke in Primär-, Sekundär- und Tertiärtuberkulose ist mit Ausnahme der Primärtuberkulose, welche alle Phänomene der Erstinfektion umfaßt, verlassen. Oft wird auch eine rein deskriptive Klassifikation, basierend auf dem klinischen Zustand und dem radiologischen sowie bakteriologischen Befund angewandt.

Primärtuberkulose

Sie kann heute bis in das mittlere Lebensalter beobachtet werden. Sie zeigt *klinisch* ein durchaus uncharakteristisches Bild. Subfebrile Temperaturen, selten über 38°, mögen vorkommen; sie können aber auch fehlen. Der Auskultationsbefund ist in der Regel sehr gering, entspricht etwa einer Crepitatio indux. Das *Blutbild* zeigt höchstens eine mäßige Linksverschiebung, in fast der Hälfte der Fälle eine Monozytose. Toxische Veränderungen fehlen oder sind höchstens angedeutet. Toxische Neutrophile treten bei der Tuberkulose erst auf, wenn sich Sekundärinfektionen einstellen (Kavernen und vor allem Darmtuberkulose). Eine auffallende Lymphozytose oder -penie liegt nicht vor. Die Senkungsreaktion ist nur mäßig beschleunigt. Sie geht selten über 30 mm in der ersten Stunde hinaus. Sie braucht aber überhaupt nicht erhöht zu sein. Die *kutanen Tuberkulinreaktionen* sind in der Regel stark positiv, was differentialdiagnostisch verwendet werden kann. Eine mäßig positive Reaktion kann differentialdiagnostisch weder für noch gegen die tuberkulöse Ätiologie verwertet werden. Eine negative Tuberkulinreaktion hingegen kommt bei einer Primärtuberkulose nur ausnahmsweise vor (zu Beginn der Infektion, veränderte zelluläre Immunität [Hodgkin], Viruserkrankungen [Masern], Sarkoidose). Recht häufig ist eine Primärtuberkulose auch von einem *Erythema nodosum* begleitet.
Röntgenologisch können die Bilder recht vielfältig sein, zum Teil wohl deshalb, weil die Entdeckung zu ganz verschiedenen Zeitpunkten der Erkrankung geschieht. Klassischerweise handelt es sich um einen *bipolaren Herd* mit einem mehr oder weniger unscharf begrenzten (exsudativen) Lungenherd und einer lymphogen entstandenen Lymphknotenschwellung auf der gleichen Seite (Abb. 16.1). Die Infiltrate können sehr groß und in allen Lungenlappen lokalisiert (beide Oberlappen sind etwas mehr betroffen) sein oder aber sie können sehr diskret sein oder gar nur in Abheilung als kleine Infiltratreste imponieren. Die Hilusvergrößerung kann das Bild absolut beherrschen, andererseits muß keine Hilusvergrößerung erkennbar sein. Die Primärtuberkulose läuft nicht während Tagen, sondern während Wochen oder Monaten ab. Die meisten Fälle verlaufen inapperzept, doch kommt es andererseits (selten) zur Einschmelzung des Primärherdes (**Primärherdphthise**), zu Komplikationen durch Bronchuskompression (**Epituberkulose**) oder zu **Lymphknotendurchbruch** mit bronchogener Streuung.

Postprimäre Tuberkulose

Das Frühinfiltrat (Assmann)

Als *Frühinfiltrat* bezeichnen wir einen akuttuberkulösen Herd in der Lunge eines schon früher tuberkulös infizierten Organismus – als Folge einer exogenen Reinfektion oder endogenen Reaktivierung. Das Frühinfiltrat entwickelt sich meist infraklavikulär, zeigt starke Neigung zu Zerfall (Abb. 16.2). Wenn der Umschlag von negativer zu positiver Tuberkulinprobe – welcher für Primärtuberkulose beweisend ist – nicht beobachtet werden kann, so wird das Frühinfiltrat aus dem Vorliegen von bereits älteren tuberkulösen Manifestationen diagnostiziert. Die Symptomatologie unterscheidet sich von derjenigen der Primärtuberkulose kaum.

Akute exsudative Herdbildungen bei chronischer Lungentuberkulose

werden auf Grund der chronischen Lungenveränderungen kaum je Schwierigkeiten bereiten. Dagegen ist das Bild der sog. *käsigen Pneumonie,* wenn keine typisch tuberkulösen Spitzenherde vorliegen, röntgenologisch nur zu vermuten (Abb. 16.4). Die übrigen Befunde, insbesondere der oft erst nach mehrmaliger Untersuchung geglückte Tuberkelbakteriennachweis im Sputum, sind entscheidend.

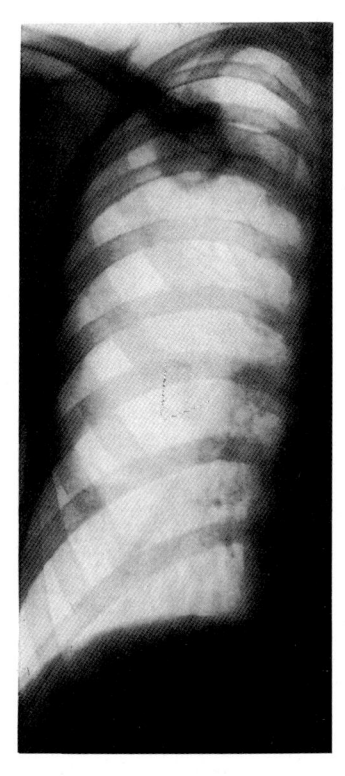

Abb. 16.2. *Einschmelzende Tuberkulose* im rechten Oberfeld

Chronische Form der Lungentuberkulose

Sie kann außerordentlich vielfältige röntgenologische Formenbilder hervorrufen. Im Gegensatz zu den akuten Formen beherrschen nicht die diffusen weichen Infiltratschatten das Bild, sondern *strängige Prozesse mit Tendenz zu Verziehungen* und teilweisen Verkalkungen, vorwiegend lokalisiert in Ober- und Mittelfeldern (Abb. 16.3). Bei diesen Formen, welche gegenüber den weiter unten aufgeführten Krankheitsprozessen abgegrenzt werden müssen, ist der röntgenologische Aspekt meist eindeutig und der Sputumbefund positiv, so daß in der Regel keine differentialdiagnostischen Zweifel bestehen. Werden aber im Sputum, Magensaft und eventuell bronchoskopisch entnommenen Bronchialsekret sowie postbronchoskopischem Reizsputum keine Tuberkelbakterien nachgewiesen, müssen stets auch die selteneren Affektionen in Erwägung gezogen werden. Die Diagnose kann sich unter diesen Umständen sehr schwierig gestalten. Über chronische Miliartuberkulose s. S. 126. Eine besondere tuberkulöse Manifestation ist das sog. *Tuberkulom*, welches sich röntgenologisch als mäßig dichter Rundschatten äußert (Abb. 16.59). Tuberkulome sind als eine potentiell aktive Tuberkuloseform zu betrachten.

Mit der *Feststellung einer Lungentuberkulose* ist die Differentialdiagnose nicht erschöpft. Es ist immer weiter abzuklären, ob es sich um einen *ruhenden inaktiven* oder *aktiven Prozeß* handelt.

Für Aktivität sprechen:
- *Positiver Bakterienbefund* (im Sputum, nötigenfalls im Magensaft).
- *Röntgenologisch* innerhalb einiger Wochen nachweisbare Veränderungen, sei es Zunahme oder Rückbildung des Prozesses.
- *Erhöhte Senkungsreaktion*. Dieses Symptom ist aber nur positivenfalls zu verwerten. Eine niedrige Senkungsreaktion schließt Aktivität einer Tuberkulose nicht aus.
- Die *Blutbildveränderungen* im Sinne der Linksverschiebung kommen meist erst vor, wenn auf Grund anderer Zeichen an der Aktivität nicht gezweifelt werden kann.

Metatuberkulose

Unter Metatuberkulose werden die Folgezustände einer nicht mehr aktiven Tuberkulose zusammengefaßt, welche den Verlauf weitgehend bestimmen („sekundärer Phthisentod").

Differentialdiagnose von Infiltraten mit Höhlenbildung

Die Kaverne gilt als typisches Zeichen einer postprimären Tuberkulose. Nur selten ist sie durch Perkussion oder Auskultation zu diagnostizieren (Gerhartscher Schallwechsel, bruit du pot fêlé, amphorisches Atemgeräusch und Kavernenknarren oder -jauchzen, usw.).

Tabelle 16.1. Wege zur **Metatuberkulose** (z.T. nach PETER).

Aktive ausgedehnte Lungentuberkulose

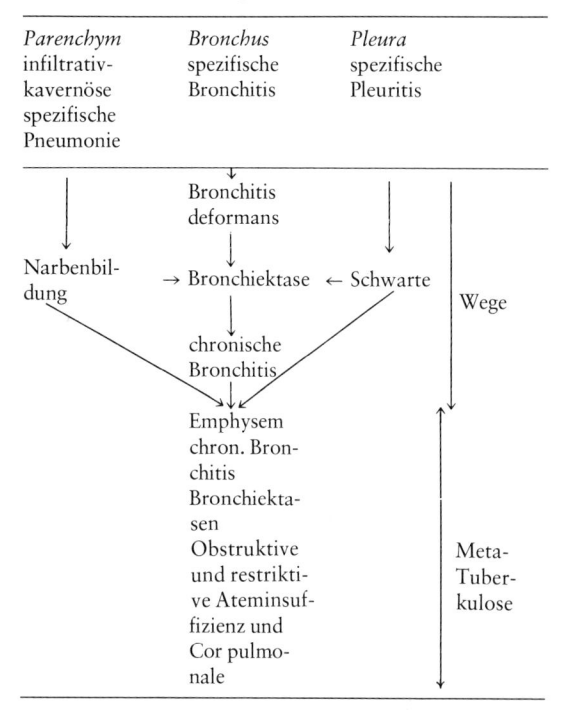

Parenchym	Bronchus	Pleura
infiltrativ-kavernöse spezifische Pneumonie	spezifische Bronchitis	spezifische Pleuritis

Narbenbildung → Bronchitis deformans → Bronchiektase ← Schwarte → chronische Bronchitis → Emphysem chron. Bronchitis Bronchiektasen Obstruktive und restriktive Ateminsuffizienz und Cor pulmonale

Wege → Meta-Tuberkulose

Auch röntgenologisch ist die Diagnose „Kaverne" nicht immer eindeutig. Rundliche Aufhellung im Lungenparenchym *mit* deutlicher Randbildung wird auch bei *Pseudokavernen*, bei denen es sich in der Regel um eine rundliche, zentrale Resorptionszone in einem Infiltratschatten oder einfach besondere Felderung der normalen Lungenzeichnung handelt, beobachtet. *Basaler Flüssigkeitsspiegel* in der suspekten Höhlenbildung darf im Sinne einer Kaverne verwertet werden. Die *Schichtaufnahme* (Tomogramm) vermag in den allermeisten Fällen die eindeutige Entscheidung zu bringen.

Liegt eine **tuberkulöse Kaverne** (Abb. 16.5) vor, lassen sich im Sputum meistens Tuberkelbakterien nachweisen. Mehrfach ausgeführte, in bezug auf Tuberkelbakterien negative Sputum- und Magensaftuntersuchung spricht diagnostisch fast absolut gegen tuberkulöse Kaverne. Eine Ausnahme stellen ältere „gereinigte" Kavernen ohne Ausscheidung von Mykobakterien dar. Allerdings darf man sich nicht zu rasch zufriedengeben. Bei negativen Sputum- und Magensaftbefunden gelingt der Nachweis von Tuberkelbakterien oft erst im bronchoskopisch entnommenen Bronchialsekret und vor allem im postbronchoskopischen Reizsputum. Neben den tuberkulösen gibt es eine Reihe *nichttuberkulöser* Höhlenbildungen.

Der **Lungenabszeß** (Abb. 16.6) entsteht als Komplikation bei Staphylokokken- und Friedländer Pneumonie (s. S. 393), nur selten bei Pneumokokkenpneumonien.

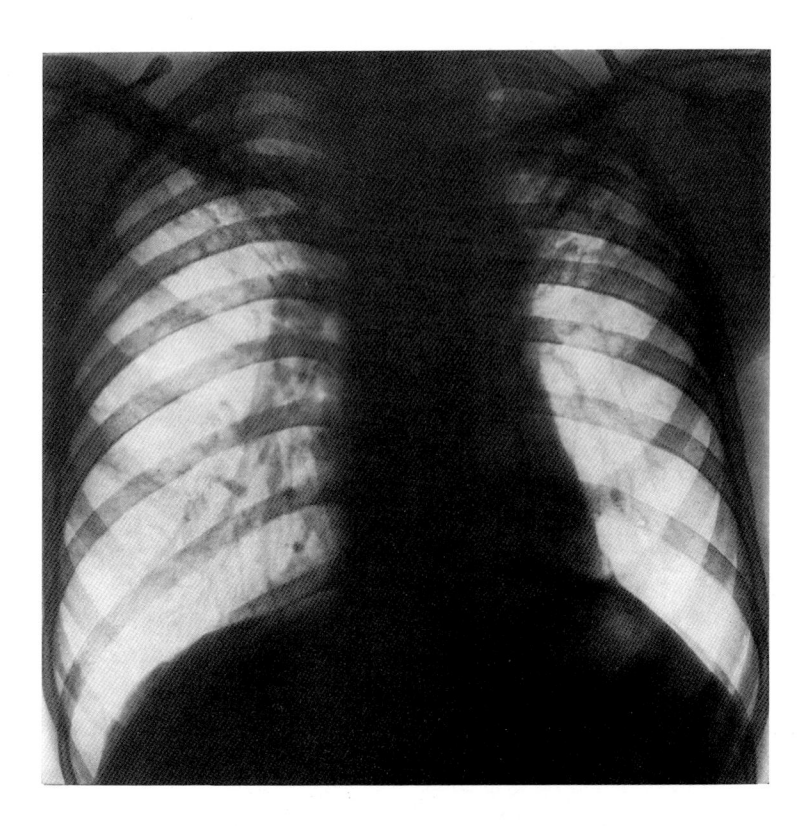

Abb. 16.3. Beidseitige, chronische, offene Lungentuberkulose. Dieser Aspekt ist für chronisch-tuberkulösen Prozeß außerordentlich typisch

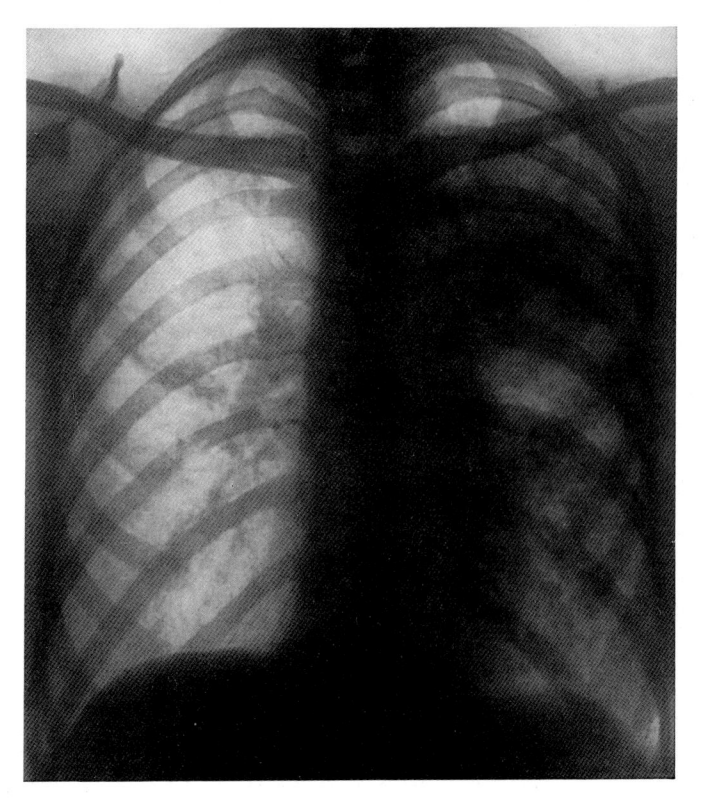

Abb. 16.4. Exsudative Lungentuberkulose der ganzen linken Lunge, 40j. Frau, verlief auch klinisch anfänglich unter dem Bild einer bakteriellen Pneumonie. Erst nach zwei Wochen Tbc-Bakterien im Sputum mehrfach positiv

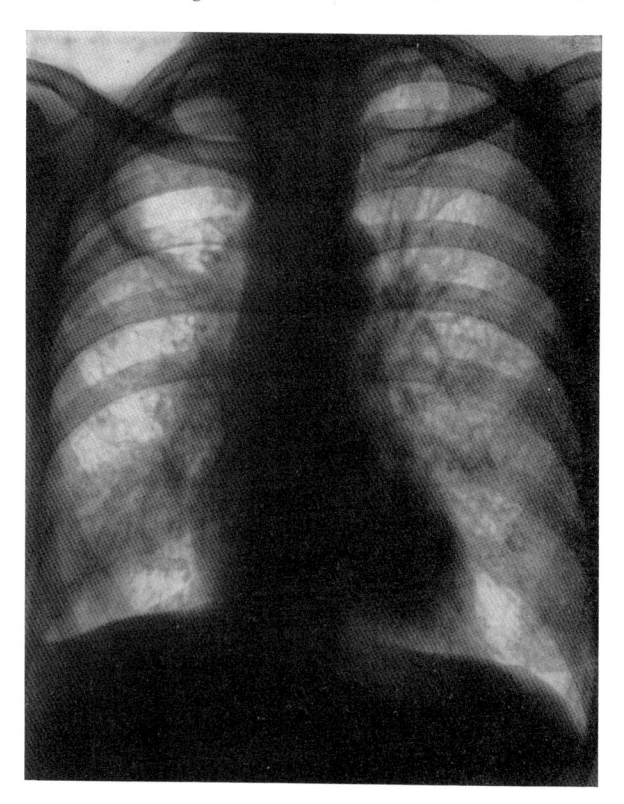

16 Die Differentialdiagnose des tuberkulösen Infiltrats 387

Abb. 16.5. Große *tuberkulöse Kaverne* im Bereich des rechten Oberfeldes. Tuberkelbakterien positiv. 54j. Frau

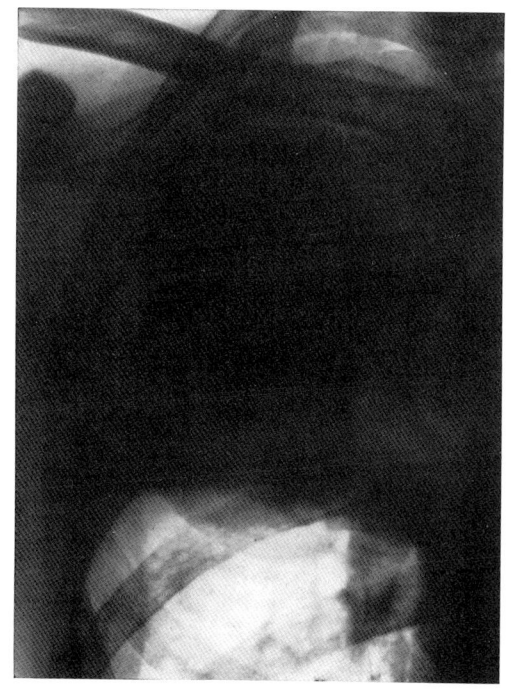

Abb. 16.6. Lungenabszeß. a) dichte Verschattung, 10.9.

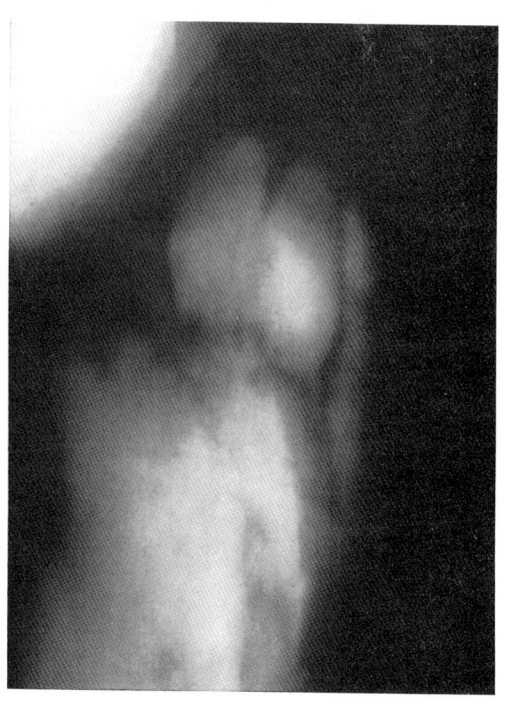

Abb. 16.6b. Die Abszeßhöhle ist erst im Tomogramm erkennbar, 10.9.

Die Differenzierung eines Lungenabszesses von einer tuberkulösen Kaverne erfolgt in der Regel durch den Tuberkelbakteriennachweis leicht.

Klinisch lassen sich meist die Symptome der Grundkrankheit nachweisen, d. h., es bestehen Husten und Auswurf, intermittierendes Fieber, Leukozytose mit toxischen Veränderungen der Neutrophilen, hohe Senkungsreaktion (infolge der Sekundärinfektion zeigen auch tuberkulöse Kavernen gleiche Blutveränderungen). Das *Sputum* ist mehrschichtig, eitrig, übelriechend; *elastische Fasern* sind für Lungengewebszerfall beweisend; sie kommen kaum bei tuberkulösen Kavernen vor.

Die physikalischen Zeichen sind immer sehr spärlich, d. h., Kavernensymptome lassen sich nie nachweisen. Die Diagnose wird daher aus den allgemeinen klinischen Erscheinungen (besonders Sputum) und dem Röntgenbild gestellt.

Röntgenologisch ist die Abszeßhöhle, welche sich durch eine Aufhellung auszeichnet, von breiten Rändern umgeben. Je nach Ursache der Abszeßbildung sind entweder die Ober- oder Unterlappen vermehrt befallen (nach Friedländer-Pneumonie die Oberlappen; nach Aspirationspneumonie Unterlappen, rechts zu links 2 : 1). Fast immer ist ein Flüssigkeitsspiegel nachzuweisen. Die größten differentialdiagnostischen Schwierigkeiten liegen röntgenologisch in der Abgrenzung gegenüber *interlobären Empyemen und darüberliegender Luftblase*. Bei Beachtung der klinischen Symptomatologie und Lokalisierung durch

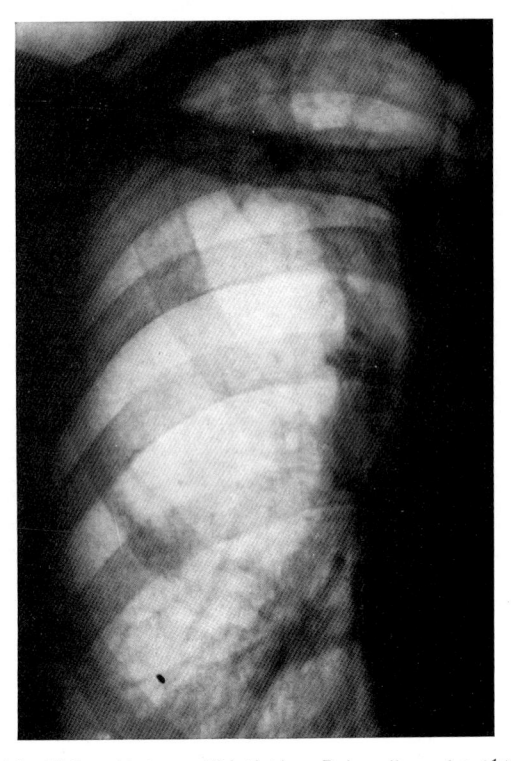

Abb. 16.6c. Unter antibiotischer Behandlung ist $2^1/_2$ Monate später der Abszeß geheilt. Alte spezifische Spitzenherde rechts kommen deutlicher zum Vorschein

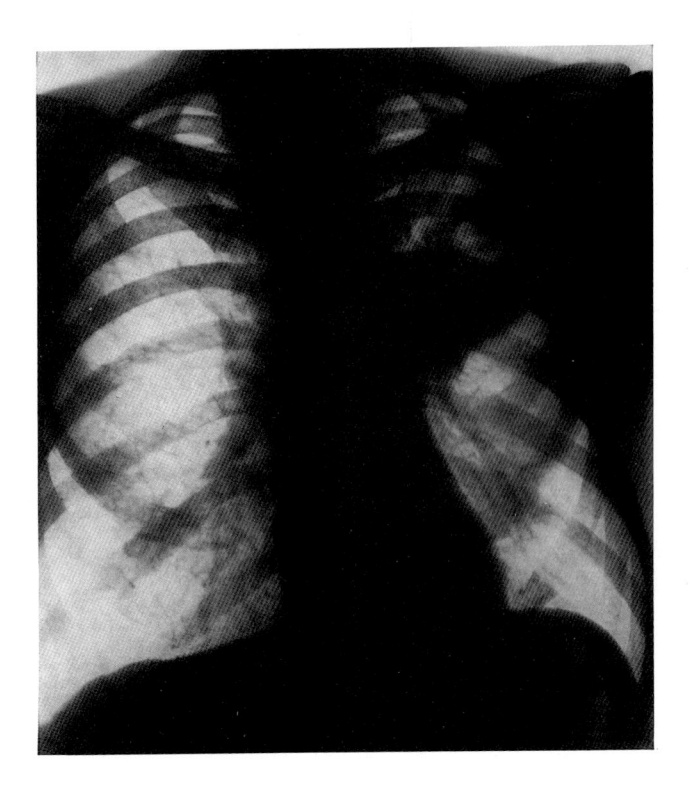

Abb. 16.7. *Bronchialkarzinom* mit *Gangrän*. Man erkennt deutlich im linken Oberfeld eine unregelmäßig begrenzte Aufhellung. Die Differenzierung gegenüber Lungenabszeß war schwierig, weil bronchoskopisch kein Karzinom gefunden wurde. Das Tomogramm sprach aber stark für Ca

Tomogramme in einem Lungenlappen ist die Differenzierung aber wohl stets durchzuführen. Immerhin ist daran zu denken, daß auch Empyeme, nicht nur Abszesse, bei innerer Fistel in das Bronchialsystem Eiter entleeren können. Häufiger als die Lungenabszesse in der Folge primärer Pneumonien sind sie sekundäre Komplikationen.

Lungenabszeß bei Bronchialobstruktion: ca. 10% aller Lungenabszesse sind Folge einer Bronchialobstruktion vor allem durch **Karzinom** (Abb. 16.7). Gerade diese Möglichkeit muß in jedem Fall von Lungenabszeß (speziell auch bei atypischer Lokalisation) ausgeschlossen werden. Eine Bronchoskopie ist deswegen in jedem Fall von Lungenabszeß durchzuführen; damit wird gleichzeitig auch die Möglichkeit eines **Fremdkörpers** in den Bronchien ausgeschlossen.

Metastatische Lungenabszesse kommen durch Embolien *infizierter Beckenvenenthrombosen* und bei *rechtsseitiger Endokarditis* vor. Neuerdings sind sie eine typische Komplikation der *chronischen Dialyse* mit arteriovenösem Shunt. Sie sind zu unterscheiden von **Infarktkavernen**, die in der Regel nicht diagnostiziert werden. Wenn an die Diagnose gedacht wird und vor allem, wenn ein Lungeninfarkt in der Anamnese vermutet werden kann, ist die Feststellung aber nicht schwierig (Abb. 16.8).

Bronchiektatische Kavernen und bronchogener Lungenabszeß: Die Diagnose stellt sich vor allem aus der typischen Bronchiektasenanamnese und den typischen klinischen Bronchiektasenbefunden (Abb. 16.9). Im Zweifelsfall klärt die *Bronchographie* die Diagnose.

Als Komplikation der Inhalationstherapie kann es zu gramnegativer Pneumonie mit Abszeßbildung kommen.

Lungenzysten: Es handelt sich meist um kongenitale Hohlräume in der Lunge, die pathogenetisch nur zum Teil von Bronchialzysten ausgehen, vornehmlich in den Unterlappen bei gleichmäßiger Links-Rechts-Verteilung vorkommen und nicht mit dem Bronchialbaum kommunizieren. Unkomplizierte, solitäre oder multiple Zysten machen klinisch keine Symptome und stellen in der Regel röntgenologische Zufallsbefunde dar. Sie sind durch ihre äußerst zarte Wandung ohne umgebendes Infiltrat gekennzeichnet. Selten sind sie mit Flüssigkeit gefüllt und imponieren als Rundherde, noch seltener kann die Wandung verdickt sein. Sie sind vom **bullösen Emphysem** zu differenzieren, welches die Oberlappen bevorzugt. Bei großen Blasen tritt eine restriktive und obstruktive Ventilationsstörung auf.

Werden die Zysten infiziert, pflegen vor allem gegenüber Lungenabszessen und bronchiektatischen Kavernen sehr große differentialdiagnostische Schwierigkeiten zu entstehen. Die Beachtung von anderen im Röntgenbild gleichzeitig sichtbaren Zysten führt auf die richtige Fährte.

Das pneumonische Infiltrat

Einteilung der Pneumonien nach ätiologischen Gesichtspunkten

Bei den *primären* Pneumonien unterscheiden wir bakterielle und nicht bakterielle Formen. Von *sekundärer* Pneumonie sprechen wir, wenn sich Infekte auf eine vorbestehende pulmonale Affektion aufpfropfen. Die *chronische* Pneumonie ist durch den Verlauf gekennzeichnet.

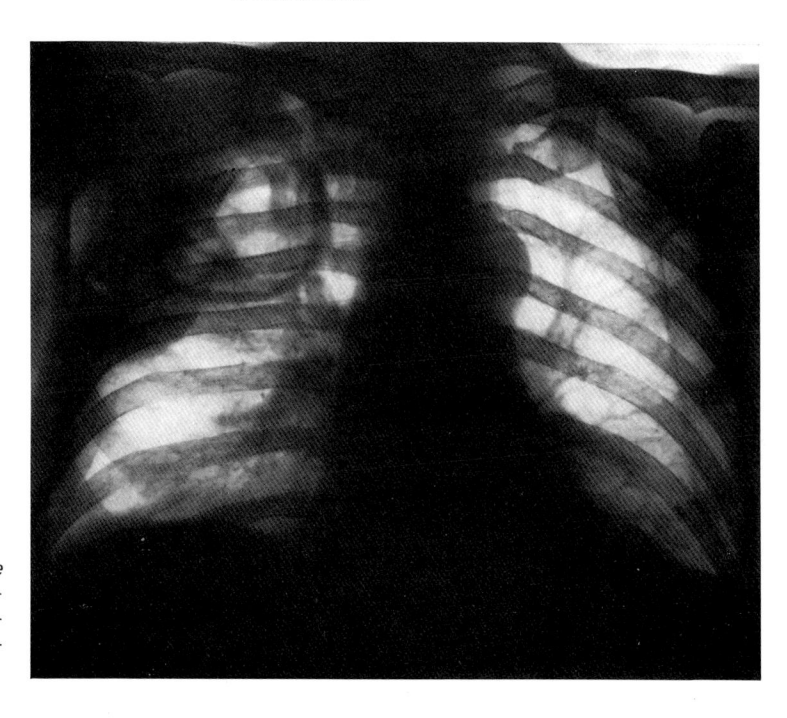

Abb. 16.8. Große *Infarktkaverne* im Bereich des rechten Oberfeldes, bei primärem Pankreaskarzinom. 61j. Mann (autoptisch verifiziert)

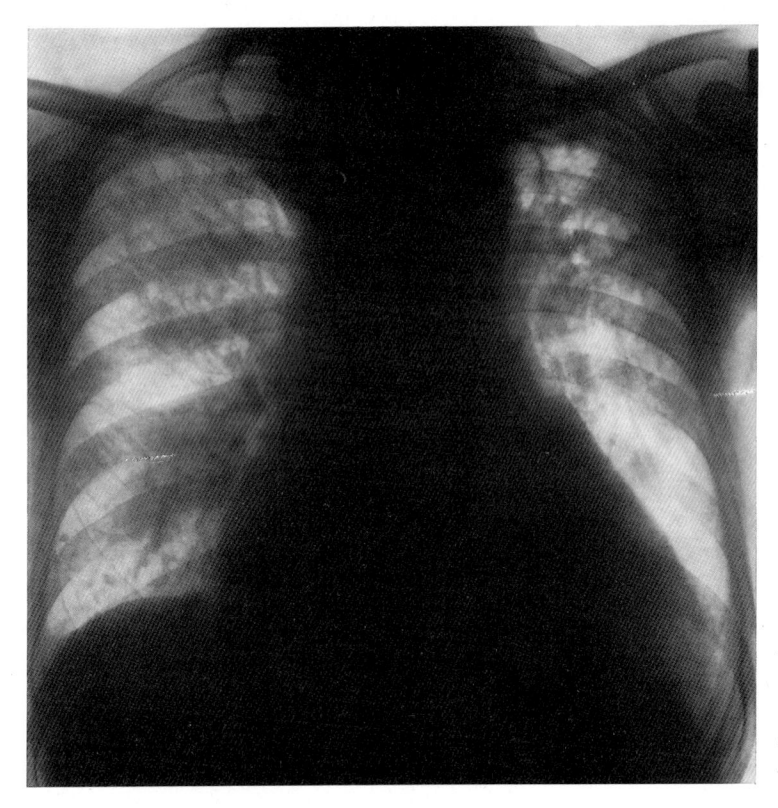

Abb. 16.9. *Bronchiektatische Kaverne* im linken Oberlappen. Auch im rechten Oberfeld fanden sich reichlich Bronchiektasen, keine Tuberkulose, 64j. Mann (autoptisch verifiziert)

Primäre Pneumonien

Bakterielle Pneumonien

- Pneumokokken Typ 1–83
- Klebsiellen (Friedländer)
- Pseudomonas
- Staphylokokken
- Streptokokken
- Enterokokken
- Rickettsien (Q-Fieber)
- Brucellen (Bangpneumonien)
- Spirochäten (Treponema pallidum [Lues])
- Aktinomyzeten

Nicht bakterielle, sogenannte atypische Pneumonien

Viren

I. *RNS-haltige Viren*

1. *Picornaviren*
   - Rhinoviren
     53 Typen
   - Polioviren
     Typ 1 (Brunhilde)
     Typ 2 (Lansing)
     Typ 3 (Leon)
   - Coxsackieviren
     A-Typen (1–22, 24)
     B-Typen (1–6)
   - Echoviren
     *e*nteric *c*ytopathogenic
     *H*uman *o*rphan virus
     (32 Typen)
2. *Reoviren*
   *r*espiratory *e*nteric
   *o*rphan virus
   (3 Typen)
3. *Myxoviren*
   Influenzaviren
   Typ A
   Typ B
   Typ C
4. *Paramyxoviren*
   - Parainfluenzaviren: 7 Typen
   - Mumpsvirus
   - Masernvirus
   - RS-Virus: *r*espiratory *s*yncytial virus

II. *DNS-haltige Viren*
   Adenoviren: 31 Typen

PLT-Gruppe (RNS/DNS)

(*P*sittakose – *L*ymphogranulom – *T*rachom)
Synonyma: Bedsonia
           Clamydien
           Miyagawanella

Mykoplasmen (RNS/DNS)

– M. pneumoniae

Pilze

– Candidiasis (Moniliasis),
– Kryptokokkose (Torulose)
– Aspergillose
– Geotrichose, Mucormykose
– Blastomykose,
  Histoplasmose } nicht europäisch
– Kokzidioidomykose

Parasiten

– Askariden usw.
– Pneumocystis carinii

Eosinophile Pneumonien

– Löfflersches flüchtiges eosinophiles Infiltrat
– chronische eosinophile Pneumonie
– tropisches eosinophiles Infiltrat
– eosinophiles Infiltrat bei Asthma bronchiale
– eosinophiles Infiltrat bei parasitären Erkrankungen
– eosinophiles Infiltrat bei Periarteriitis nodosa
– allergische exogene Alveolitis
– allergische Granulomatose (Churg-Strauß)

Sekundäre Pneumonien

Als Folge von Kreislaufstörungen

– Stauungspneumonie bzw. Lungenödem
– Infarktpneumonie

Als Folge von Bronchusveränderungen

– Bronchiektasen (peribronchiektatische Pneumonie)
– Bronchostenosen
– Bronchuskarzinom

Nach toxischen Einflüssen

– Nitrosegas, Kohlenoxyd
– Urämie

Bakterielle Superinfektionen bei verschiedenen Erkrankungen

– Pertussis
– Grippe
– Typhus, Paratyphus
– Leptospirosen
– Malaria
– Leukämie, überhaupt bei sehr vielen schweren Allgemeinerkrankungen
– Aspiration usw.

Lipoidpneumonie

(nach Aspiration von Paraffin, Öl usw.)

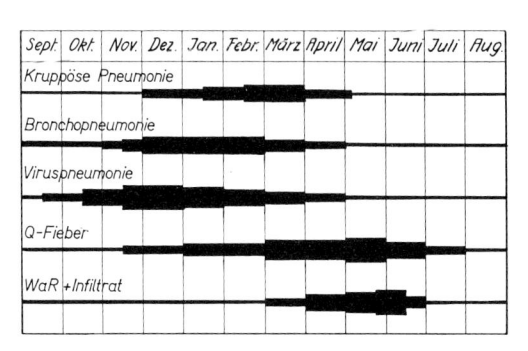

Abb. 16.10. Jahreszeitliche Abhängigkeit einiger ätiologisch verschiedener *Pneumonieformen*

In Abb. 16.10 ist die diagnostisch bedeutungsvolle Abhängigkeit einiger Pneumonieformen von den Jahreszeiten dargestellt.

Die primären Pneumonien

Die bakteriellen Pneumonien

Pneumokokkenpneumonie

Noch immer häufig werden Pneumonien durch *Pneumokokken* hervorgerufen, oft nach einem Virusinfekt mit Abschwächung der endogenen Abwehrmechanismen der Lunge (zeitliche Parallelität von viralen Respirationstraktinfekten und Pneumokokkenpneumonie im Winter). Im Gegensatz zur Auffassung von Gundel können alle 83 Pneumokokkentypen, vor allem aber Typ I, III, IV, V, VII, VIII und XII, welche für 3/4 aller Pneumokokkenpneumonien verantwortlich sind, sowohl lobäre als auch lobuläre Pneumonieformen erzeugen. Die *Pneumonieform* ist offenbar nicht durch den Erreger, sondern durch die Reaktion des Makroorganismus bedingt.

Klinisch entspricht das Krankheitsbild der *Pneumokokkenpneumonie* der klassischen lehrbuchmäßigen Beschreibung: Beginn mit Schüttelfrost, hochrotem Gesicht, anfänglich oft pleuritischen Reizerscheinungen. Eine besondere Bedeutung ist diagnostisch dem Nasenflügelatmen beizumessen. Die Milz ist nicht palpabel. In unbehandelten Fällen ist die Temperatur nur wenig remittierend um 39–40°. Die Pulsfrequenz ist der Temperatur entsprechend gesteigert.
Perkutorisch: Dämpfung, verstärkter Stimmfremitus.
Auskultatorisch: Crepitatio indux, oft noch bei nicht verändertem Atemgeräusch oder höchstens unbestimmtem Exspirium, später Bronchialatmen und klingende Rasselgeräusche. Herpes labialis sehr häufig, rostfarbenes Sputum (für Pneumonie beweisend), Leukozytose bis 30000 mit starker Linksverschiebung, Lymphopenie und ausgesprochen toxische Veränderungen der Neutrophilen. Im Urin finden sich mikroskopisch nicht selten massenhaft

granulierte Zylinder als Ausdruck einer Nierenschädigung. *Sehr reichlich Zylinder* bei febrilen Erscheinungen sind tatsächlich stets auf Pneumonie verdächtig.

Röntgenologisch ist das Infiltrat *dicht* (Abb. 16.11), gleichmäßig, in der Regel ziemlich scharf begrenzt mit positivem „airbronchogram" (Darstellung der offenen Atemwege); es kann ganze Lappen befallen (lobäre Form) (Abb. 16.12) oder auch nur einzelne Herde hervorrufen (lobuläre Form); seltener sind multiple zerstreute Herde.

Im *Sputum* finden sich grampositive Diplokokken meist schon im Ausstrichpräparat („Neufeldsche Kapselquellung" mit Pneumokokken-spezifischem „Omniserum" erleichtert wesentlich den Nachweis), oder sie sind kulturell nachweisbar. Kommen sie in sehr großen Mengen vor, sind sie wohl für die Ätiologie beweisend; vereinzelt lassen sie keine diagnostischen Schlüsse zu, weil die Pneumokokken saprophytäre Bewohner des Nasen-Rachen-Raumes sind. Hier entscheidet ätiologisch der Nachweis typenspezifischer, zirkulierender Antikörper (nach 5–10 Tagen positiv) und ev. die Kutanreaktion mit dem aus dem Sputum isolierten Pneumokokkentyp, doch sind diese früher notwendigen Verfahren im Zeitalter der Antibiotika nicht mehr erforderlich. Zur raschen Sicherung der Diagnose aber immer noch wichtig sind Blutkulturen, da mehr als die Hälfte der Patienten bakteriämisch sind.

Die *Resorption* des Infiltrates vollzieht sich innerhalb 1–4 Wochen. Länger dauernde Resorptionszeiten sind auf andere Affektionen (Tuberkulose, sekundäre Pneumonieformen, Tumoren usw.) verdächtig. Bei Personen mit geschwächtem Allgemeinzustand kann die Resorption aber auch erst nach 2–3 Monaten beendet sein. Besonders Alkoholiker zeigen diese Verlaufsform. Unter den Pneumokokkenpneumonien kommt wegen ihrer schlechteren Prognose einzig der Pneumokokkentyp-III-Pneumonie eine besondere Bedeutung zu. Klinisch kann ein besonders schleimiges, fadenziehendes Sputum auf diese Ätiologie hinweisen.

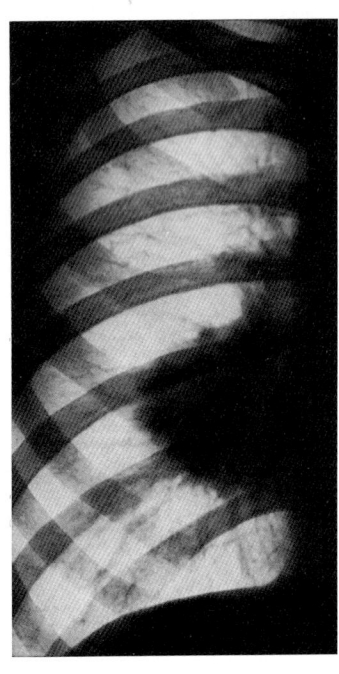

Abb. 16.11. Sog. zentrale Pneumonie (Pneumokokkentyp-I-Pneumonie)

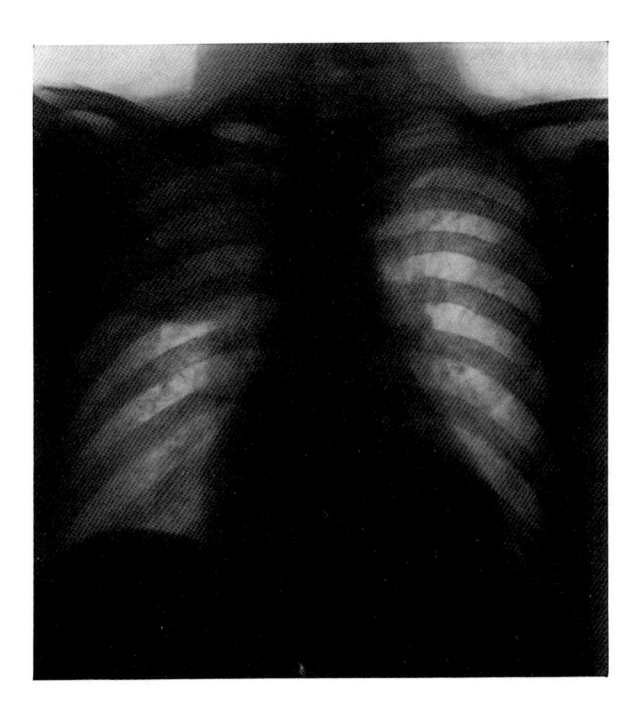

Abb. 16.12. Bakterielle, lobäre Pneumonie des rechten Oberlappens

Klebsiellen-Pneumonie (Friedländer)

Sie war früher selten, scheint aber in den letzten Jahren wie andere Pneumonien durch gramnegative Erreger häufiger zu werden vor allem infolge Therapie mit Breitbandantibiotika und vermehrter Anwendung von Respiratoren und Inhalationsgeräten, welche oft mit diesen Keimen kontaminiert sind; sie unterscheidet sich klinisch kaum von der Pneumokokkenpneumonie Typ III. Die Diagnose erfolgt bakteriologisch durch den Nachweis von Klebsiella pneumoniae (gramnegativer, bekapselter Diplobazillus) im Sputum oder im Blut (50 bis 70% positiv).

Streptokokken- und Staphylokokkenpneumonien

Sie weisen die allgemeinen klinischen Erscheinungen der bakteriellen Pneumonien auf. Sie verlaufen besonders schwer und waren prognostisch bis zur Penicillinära sehr ernst. *Röntgenologisch* zeigen sie aber kein homogenes dichtes Infiltrat, sondern multiple diffuse, fein- bis grobfleckige Infiltratschatten, über alle Lungenlappen verteilt (Abb. 16.13 und 16.14). Die Diagnose ist selten einwandfrei zu erbringen. Bei Reinkultur dieser Mikroorganismen im Sputum und wenn das beschriebene klinische Bild vorliegt, darf sie angenommen werden. Diagnostisch entscheidend sind positive Blutkulturen.
Staphylokokkeninfektionen der Lunge werden in der Antibiotikaära zunehmend bei allgemeinen Staphylokokkeninfektionen als Teilerscheinung beobachtet. Wohl immer sind die extrapulmonalen Lokalisationen auffällig und erlauben durch Entnahme von Eiter die bakteriologische Diagnose.
Die Staphylokokkenpneumonie ist besonders als Grippepneumonie (s. S. 395) gefürchtet.

Rickettsienpneumonien

Praktisch kommt nur das durch die Rickettsia *burneti* hervorgerufene **Q-Fever** in Frage. Das Q-Fieber wurde zwar in Queensland erstmals beschrieben, erhielt aber seinen Namen von Derrick als „queryfever" (fragliches Fieber), da er zuerst nicht wußte, um was es sich handle. Die *Häufigkeit* ist stark wechselnd. Im Jahre 1957 war die Mehrzahl aller primären Lungenentzündungen in der St. Galler Medizinischen Klinik Q-Fieber-Pneumonien. Pathologisch-anatomisch handelt es sich um eine interstitielle Pneumonie mit Beteiligung der Alveolen, welche von einem zellulären Exsudat (mononukleäre Zellen und Erythrozyten) ausgefüllt sind. Die Differenzierung gegenüber der Mykoplasmenpneumonie ist nach dem klinischen Bild, dem röntgenologischen und dem histologischen Befund oft nicht möglich (Abb. 16.15). Segmentale Parenchymkonsolidierungen vornehmlich der Unterlappen kommen häufig vor; doch werden auch fleckförmig konfluierende Infiltrate sowie milchglasartige Verschattungen beobachtet. Die Milz ist häufig vergrößert; auch Lymph-

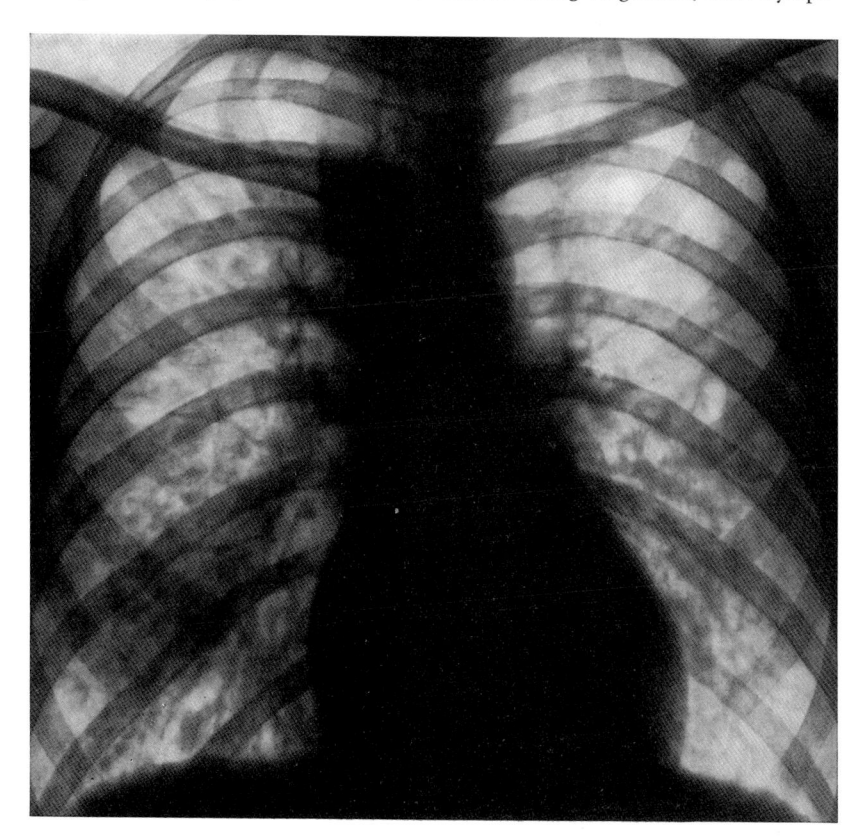

Abb. 16.13. Streptokokkenpneumonie (25j. Mann)

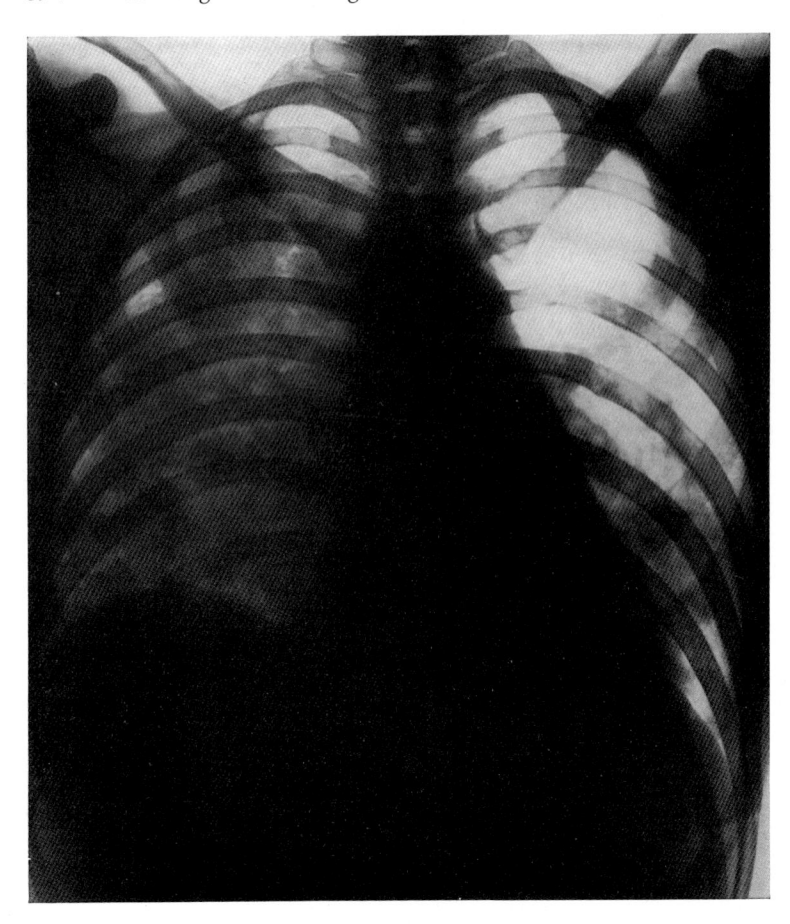

Abb. 16.14. *Grippenpneumonie* (sek. Pneumonie mit Staphylococcus aureus), 37j. Frau

knotenschwellungen am Hals, die leicht druckschmerzhaft sind, werden beobachtet. Bei unklarem Status febrilis muß daher gelegentlich eine Mononucleosis infectiosa ausgeschlossen werden. Weil der Auskultationsbefund ganz zurücktreten kann, wird das Lungeninfiltrat oft erst röntgenologisch entdeckt. Die Symptomatologie der Rickettsiosen ist eingehender auf S. 124 besprochen. Es gibt sicher auch Q-Fieber-Infektionen ohne Lungeninfiltrate oder mit nur sehr diskreter Lungenmitbeteiligung. Auch der Fieberverlauf kann stark wechselnden Charakter zeigen. Im allgemeinen ist ein remittierender Fiebertypus zwischen 38 und 39° zu beobachten. Auch pleurale Ergüsse können vorkommen. Oft besteht ein wenig produktiver, irritierender Husten. Das Sputum ist schleimig, ev. blutig tingiert. Die Infiltratresorption ist langsam und nimmt in der Regel mehrere Wochen in Anspruch. Während dieser Zeit bleibt auch die Senkungsreaktion hoch. Die Q-Fieber-Diagnose wird also klinisch gestellt aus: Lungeninfiltrat mit meist geringem auskultatorischem Befund, gleichzeitig gut palpabler Milz, normalen Leukozytenzahlen oder nur mäßiger Leukozytose. Ein wenn auch nur sehr loser Kontakt mit Schafen stützt die Diagnose. Beweisend ist der Nachweis komplementfixierender Antikörper, welche ungefähr 10 Tage nach der Infektion auftreten und über Monate bis Jahre feststellbar sind.

Die Brucellosenpneumonien

Die spezifischen Infiltrate beim *Morbus Bang* sind selten. Sie zeigen keinen typischen Aspekt. Mit Vorliebe sind sie im Bereich des Hilus lokalisiert. Die Diagnose wird aus dem positiven Ausfall der Agglutination gesichert, *Bang-Symptomatologie* s. S. 123.

Durch Spirochäten bedingte Lungenverschattungen

Lungenlues

Die *Lungenlues* bei tertiärer Syphilis ist sehr viel seltener, als früher angenommen wurde. Die Diagnose Lungenlues darf nicht mehr aus dem positiven Ausfall der Wassermann-Reaktion allein gestellt werden, seitdem wir wissen, daß es eine besondere, nichtluische, Wassermann-positive, wahrscheinlich durch Ornithose-Miyagawanellen und Adenoviren verursachte Bronchopneumonie gibt (s. S. 397).
Alle in der Literatur mitgeteilten Fälle von Lungenlues sind zu überprüfen. Eine Lungenlues darf nur als gesichert betrachtet werden, wenn katarrhalische Erscheinungen fehlen, die positiven Luesreaktionen während *mehrerer Monate* unverändert beobachtet werden und nach dieser Zeit auf antiluische Behandlung Rückbildung eintritt. *Röntgenologisch* kann sich die Lungenlues von der pseudoluischen, *Wassermann-*

positiven Pneumonie durch viel größere Dichtigkeit (Gummata) unterscheiden (Abb. 16.16).

Lungenaktinomykose

Klinisch ist die *Lungenaktinomykose* durch den besonders langwierigen Verlauf von sekundärpneumonischen Prozessen mit Temperatursteigerungen, schleimig-eitrigem Auswurf, oft mit Leukozytose, ausgezeichnet. Die isolierte Lungenaktinomykose ist selten, häufiger finden sich auch andere Lokalisationen, besonders im Bereich der Mundhöhle und des Kiefers.

Die Diagnose stellt sich aus dem Erregernachweis im Sputum (schwefelgelbe Granula [Drusen] = Actinomyceskolonien), welcher bei wiederholten Untersuchungen in fast allen Fällen möglich ist.

Die atypischen Pneumonien

Der Begriff der atypischen Pneumonien hat einige Wandlungen durchgemacht. Anfänglich wurde unter atypischer Pneumonie die frühere sog. Viruspneumonie verstanden, jetzt werden unter diesem Begriff, der 1928 von COLE eingeführt wurde, *alle nicht bakteriellen Pneumonien* zusammengefaßt, deren Symptomatologie also von den klassischen Erscheinungen der primären Pneumonie abweicht (Abb. 16.17). Man muß sich aber darüber klar sein, daß auch manche bakteriellen Pneumonien atypisch verlaufen können.

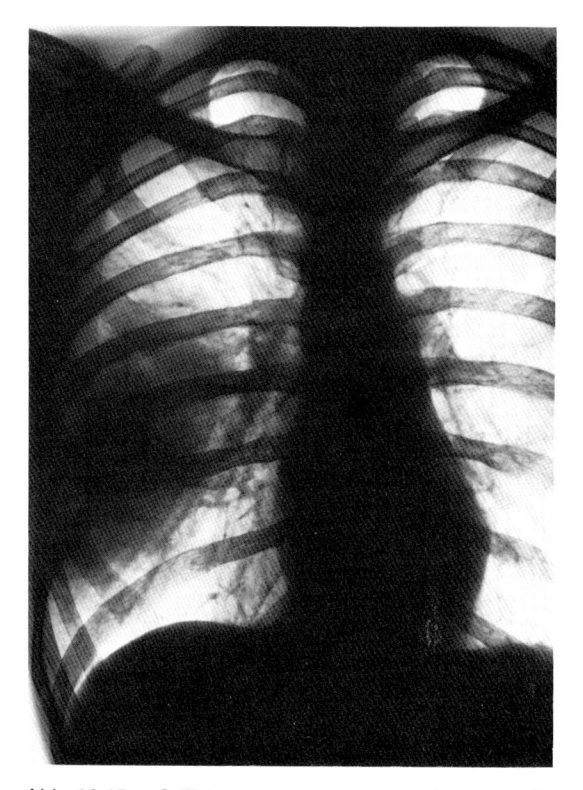

Abb. 16.15. *Q-Fieber-Pneumonie.* Man beachte die sehr fein granulierte Zeichnung an der Peripherie des Infiltrates

Viruspneumonien

Grippeviruspneumonie

Die eigentliche durch das **Influenzavirus** (Myxoviren, deren Kapsid DNS enthält [Stämme A, B, C; Untertypen A_0, A_1, A_2]) bedingte Pneumonie ist nicht so selten. Perakut tödlich verlaufende Grippepneumonien werden beschrieben, bei denen die Autopsie keinen Bakterienbefund gibt, die Pneumonie also durch das Virus selbst verursacht sein muß. Häufig ist das Virus aber nur Wegbereiter für eine **sekundäre bakterielle Pneumonie** mit Pneumokokken, Staphylo- oder Streptokokken. Am häufigsten kommt es in Epidemiezeiten zu Staphylokokkenpneumonien (z.B. 1957).

Pneumonien durch Paramyxoviren (Parainfluenza-, Mumps-, Masern- und RS-Viren) sind recht häufig bei Kindern, beim Erwachsenen aber selten. **REO-Viren** machen beim Erwachsenen kaum Pneumonien, sie verlaufen unter dem Bild der „banalen Erkältung" (common cold infection).

Adenovirusinfektionen

Sie macht in etwa 10–20% pneumonische Infiltrate. Für die Diagnose geben die allgemeinen Symptome der Adenovirusinfektionen (bisher 30 verschiedene Typen, von welcher aber nur 10 Typen [1–8, 14, 21] Erkrankungen beim Menschen verursachen, die klinisch nicht differenziert werden können) den wichtigsten Hinweis. Besonders bei Rekruten ist die Adenoviruspneumonie häufig, weil erfahrungsgemäß etwa

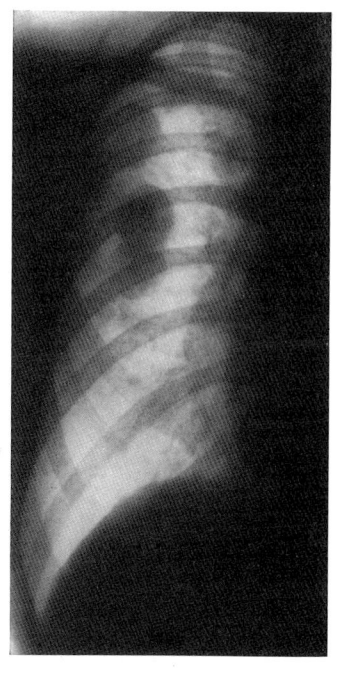

Abb. 16.16. *Lungenlues.* (Wa.-R. und Nelson-Test). Histologisch Axillarlymphknoten-Bild der Lues. Seit 4 Jahren trotz Behandlung Lungenherde und Lymphknoten stationär (starke Fibrosierung), 40j. Mann

396 16 Lungenverschattungen

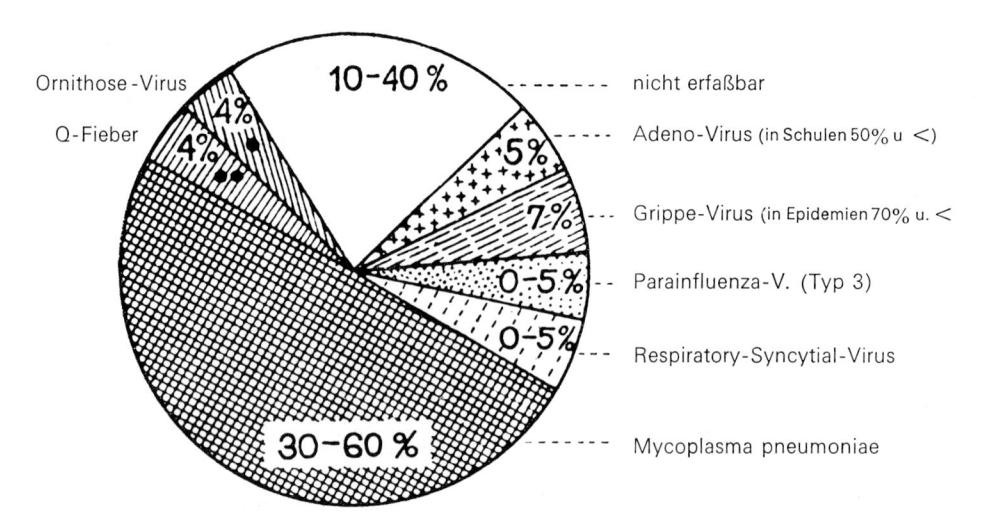

Abb. 16.17. Häufigkeit der Erreger atypischer Pneumonien bei Erwachsenen nach Untersuchungen 1957–1961 in Washington (nach *Parrot* aus *Gsell*)

50% der Militärpersonen in militärischen Ausbildungszentren eine Adenovirusinfektion durchmachen. Akut auftretende Fieber um 39°, Kopfschmerzen, Erbrechen, Meningismus (scheint ausgesprochener als bei andern Pneumonieformen), Pharyngitis, oft Konjunktivitis, Lymphknotenschwellungen (früher daher adenoidal-pharyngeal-conjunctival [APC] fever genannt) gehen dem pneumonischen Infiltrat voraus. Durchfälle wurden beobachtet, Husten nicht auffällig. Leukozytose um 10000, Senkung mäßig beschleunigt. Dauer des Fiebers durchschnittlich 2–3 Tage. Diagnose: positiver Ausfall der Komplementbindungsreaktion mit Titeranstieg (nicht vor 2. Krankheitswoche mit Maximum zwischen 2. und 3. Woche). Virusnachweis im Sputum und Stuhl. Das Infiltrat ist flau, meist nicht sehr dicht, der Auskultationsbefund im allgemeinen wenig ausgesprochen.

Pneumonien durch primär nicht pneumotrope Viren

Auch nicht pneumotrope Viren können gelegentlich Pneumonien verursachen. Bekannt ist die *Masernpneumonie*. Sie ist beim Beachten des typischen Exanthems in der Regel einfach zu diagnostizieren. Schwieriger sind die *Mononucleosis infectiosa-Pneumonie* und die Lungenentzündungen bei *Erythema exsudativum multiforme, Hepatitis epidemica* und

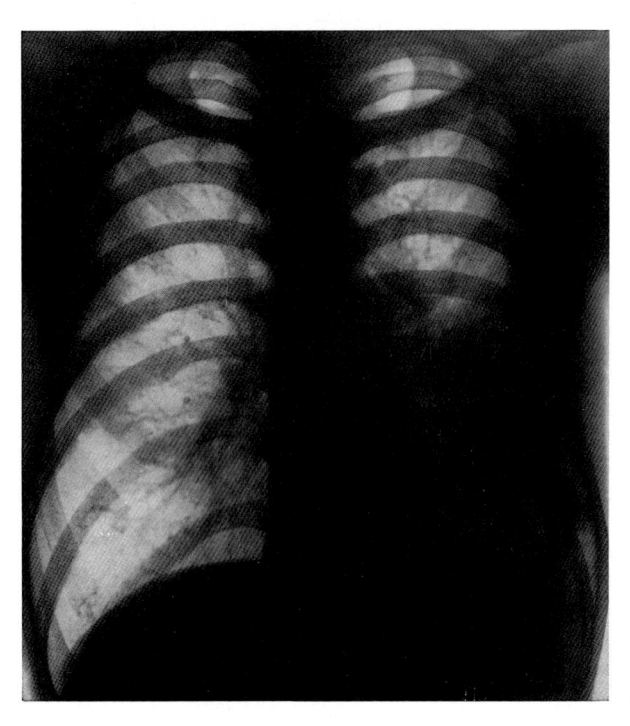

Abb. 16.18. *Psittakose*. Die Diagnose ist nach dem Röntgenbild allein nicht zu stellen. 36j. Mann

Choriomeningitis zu erkennen, wenn man nicht an die Grundkrankheit denkt.

Psittakose – Ornithose

Diese Erkrankung wird durch kleinste Bakterien (250–400 μm), die Miyagawanella psittaci oder ornithosi, welche der Familie der Chlamydiaceae (Erreger des Lymphogranuloma venereum, Trachom und Einschlußkonjunktivitis) angehört, hervorgerufen. Dieser und ähnliche Erreger können nicht nur beim Papagei und Wellensittich (*Psittakose*), sondern auch bei vielen andern Vogelarten wie Hühnern, Tauben etc. nachgewiesen werden, was dazu führte, daß die Krankheit als *Ornithose* bezeichnet wurde. Obwohl anscheinend die Psittakose schwerer verläuft als die Ornithose, besteht kein Grund, diese beiden Krankheitsbilder von einander zu trennen.
Asymptomatische Infektionen mit positivem Antikörpernachweis sind häufig, vor allem bei Personen mit wiederholter Exposition (chronisch erhöhter Antikörpertiter von 1 : 16 bis 1 : 32). Ebenfalls kommen leichte Atemwegsinfekte und grippeähnliche Erkrankungen vor.
Bei den durch Papageienarten vermittelten Erkrankungen sind die Verlaufsformen meistens besonders schwer, das Allgemeinbefinden stark beeinträchtigt: Kopfschmerzen sind besonders heftig. Keine Leukozytose. Die Diagnose wird durch die Übertragungsmöglichkeit mit Wellensittichen auf die richtige Fährte gelenkt und durch den positiven Ausfall der Komplementbindungsreaktion erhärtet. Die Erreger können zudem im Blut, Sputum und infizierten Gewebe während der ersten Woche der Infektion nachgewiesen werden.
Die durch andere Vogelarten übertragene Erkrankung ist im allgemeinen gutartig.
Es sind auffallenderweise fast nur sporadische Fälle bekanntgeworden, obwohl die Bedingungen zu Endemien gegeben scheinen. Inkubation 10–14 Tage. Heftige Kopfschmerzen sind häufig in den ersten Tagen, in 25% wird Nasenbluten beobachtet. Die Temperaturen schwanken in der Regel um 39°. Die auskultatorischen Zeichen der Lungeninfiltration können erst nach einigen Tagen wahrgenommen werden. Röntgenologisch sind dichte, unregelmäßige Verschattungen beschrieben (Abb. 16.18). Die Leukozytenzahl ist in der Regel nur mäßig erhöht, nach wenigen Tagen ist Leukopenie häufiger, die Linksverschiebung ist dagegen ausgesprochen. Die Senkung ist mäßig beschleunigt. Je nach dem klinischen Bild werden die grippöse, typhöse und pneumonische Form unterschieden. Die Diagnose beruht auf der anamnestischen Erfassung der Ansteckungsmöglichkeiten und vor allem dem positiven Ausfall des Komplementfixationstestes (1 : 16 oder mehr). Dieser Test ist aber erst 10–14 Tage nach Beginn der Erkrankung zu verwerten. Brand fand in 28% von 144 Ornithosefällen auch die Wassermann-Reaktion positiv. Wahrscheinlich entspricht die *Wassermann-positive pseudoluetische Bronchopneumonie* (Fanconi-Hegglin) einer Ornithose, da in 11 typischen Fällen die Komplementbindungsreaktion auf Ornithose positiv war und in 3 Fällen der Erreger aus dem Sputum gezüchtet werden konnte.

Mykoplasmenpneumonie
(Primär atypische Pneumonie)

Sie ist wahrscheinlich die häufigste Ursache der Pneumonien bei Rekruten. In einer amerikanischen Untersuchung wurden in 44% serologisch nachweisbare Antikörper gefunden und 1,5% der Rekruten machte klinisch eine Pneumonie durch.
Sie hat eine viel größere Bedeutung erlangt, als bei ihrer ersten Differenzierung Ende der dreißiger Jahre vermutet werden konnte. Es steht jetzt fest, daß der Erreger nicht ein Virus, sondern das *Mycoplasma pneumoniae* (Eaton agent) ist. Mycoplasma pneumoniae-Infektionen können einerseits asymptomatisch verlaufen, andererseits verschiedene respiratorische Erkrankungen, angefangen von der leichten Bronchitis bis zur schweren Pneumonie, verursachen. Differentialdiagnostisch ist die Mykoplasmapneumonie gegenüber den bakteriellen Pneumonieformen verhältnismäßig einfach, gegenüber den akuten atypischen Tuberkulosen oftmals schwieriger abzugrenzen.
Der Krankheitsbeginn ist nicht abrupt, eher allmählich (oftmals Entwicklung im Verlaufe von Tagen), nie mit Schüttelfrost, nur vereinzelt mit Herpes, das „pneumonische" rote Gesicht ist nicht zu beobachten, der auskultatorische Befund viel weniger ausgesprochen, eine Dämpfung anfänglich kaum je nachzuweisen. Klingende Rasselgeräusche werden oft vermißt, was nicht an Pneumonie denken läßt und zu Fehldiagnosen führt. Anfänglich besteht ein trockener Reizhusten, der später produktiv wird (schleimiges,

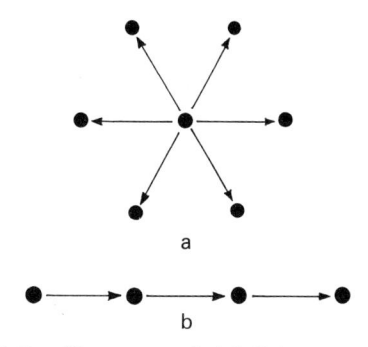

Abb. 16.19. Übertragung bei Q-Fieber und Mykoplasmenpneumonie. a) Bei Q-Fieber gehen die Krankheitsfälle in der Regel von *einem* Infektionsherd aus; b) bei Mykoplasmenpneumonie erfolgt die Ansteckung von Mensch zu Mensch

in 10% der Fälle blutig tingiertes Sputum). Eine stärkere Leukozytose fehlt. Es werden selten Leukozytenzahlen über 10000–12000 erreicht, und die toxischen Granulationen sind höchstens angedeutet, aber sie erreichen niemals den Grad wie bei den eigentlichen bakteriellen Pneumonien. Die Senkungsreaktion ist mäßig beschleunigt. Die Milz wird gelegentlich palpabel. Die Temperaturen können einer Continua entsprechen, aber auch mehr intermittierenden Charakter zeigen. Ein makulopapulöses Exanthem wird bei ungefähr 10% der Patienten beobachtet. *Röntgenologisch* ist das Infiltrat nicht sehr dicht, mehr schleierförmig, aber meist zusammenhängend. Man sieht es beim Durchleuchten in bestimmten Positionen manchmal besser als auf dem Röntgenbild. Die Mykoplasmenpneumonie läuft innerhalb *von 5–10 Tagen* ab. *Pathologisch-anatomisch* kann eine interstitielle Pneumonie vorliegen, oft mit Befall der Alveolen, welche angeschoppt sind. Hinsichtlich der Übertragungsart s. Abb. 16.19. Entscheidend für die Diagnose ist heute der Ausfall der Komplementbindungsreaktion auf Mycoplasma pneumoniae. Neben den komplementfixierenden, gegen ein Oberflächenantigen gerichteten speziesspezifischen Antikörpern treten auch Kälteagglutinine sowie Agglutinine gegen hämolytische Streptokokken auf.

Pilzpneumonie

Die Pilzerkrankungen können ein sehr buntes röntgenologisches Bild machen, das am ehesten mit chronisch-tuberkulösen Prozessen, Karzinom und Lymphogranulom verwechselt werden kann. Bei allen chronischen, auf die übliche Antibiotikatherapie nicht reagierenden, unklaren Prozessen sind Pilze ätiologisch in Erwägung zu ziehen.
Es scheint, daß sie bei massiver, langdauernder antibiotischer Behandlung häufiger zur Beobachtung gelangen. Man wird an diese Diagnose denken, wenn nach antibiotischer Therapie sich der Lungenbefund verschlechtert, intermittierende Temperaturen persistieren und die häufigsten Ursachen nicht in Frage kommen. Die Diagnose wird ebenfalls durch den Pilznachweis im Sputum wahrscheinlich. Pilznachweis und durch die übliche antibiotische Therapie unbeeinflußbarer Verlauf sind die Grundpfeiler der Diagnose, da es keinen typischen Verlauf gibt.
Bei uns am häufigsten ist die **Kandidiasis (Moniliasis)**, die besonders bei konsumierenden Krankheiten als Komplikation auftritt. In Nordamerika haben die **Blastomykose**, die **Kokzidioidomykose** und die **Histoplasmose** eine große Bedeutung. Bei der Histoplasmose verkalken die Herde in der Lunge (Abb. 16.20) und müssen von tuberkulösen Streuungen differenziert werden. Antigenreaktion mit lokalen und Allgemeinerscheinungen sowie positive Komplementbindungsreaktionen können die Diagnose stützen, wenn der Pilznachweis nicht gelingt (s. S. 135).

Pilzerkrankungen können sich auch sekundär auf dem Boden einer vorbestehenden Lungenerkrankung (Bronchiektasen, Höhlenbildungen) aufpfropfen. Bei mit *Aspergillus fumigatus* infizierter Lungenzyste werden doppelt konturierte Wandungen beobachtet.

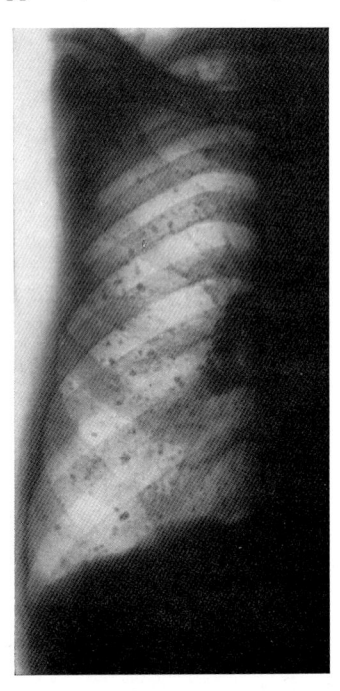

Abb. 16.20. *Histoplasmose.* Über beiden Lungenfeldern zerstreut kalkdichte, scharf begrenzte Herde

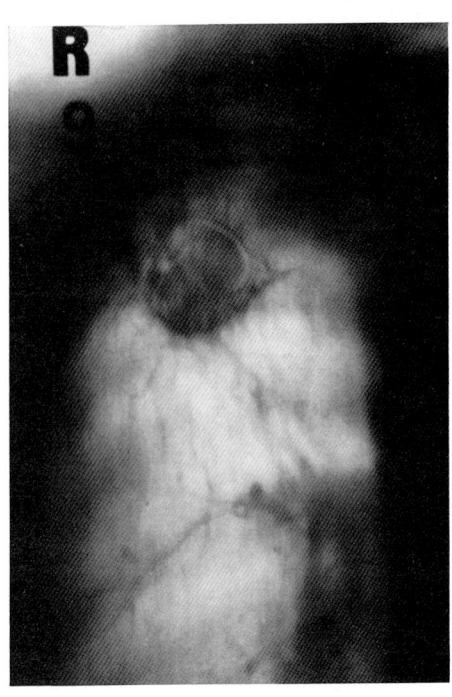

Abb. 16.21. *Aspergillom* (op.). Die doppelkonturale Linie am medialen Rand der Verschattung stützt die Diagnose

Das *Aspergillom* kann aber scheinbar auch ohne zugrundeliegende Lungenerkrankung beobachtet werden. Man wird an diese Diagnose denken, wenn langdauernde (Monate bis Jahre) Verschattungen bei gutem Allgemeinbefinden beobachtet werden und eine andere Ursache nicht nachgewiesen werden kann. Pilzkulturen aus dem durch Bronchoskopie entnommenen Bronchialsekret und ein positiver Präzipitationstest sichern die Diagnose. Sekundäre Pilzpneumonien sind bei längerdauernder Cortisontherapie (Leukämie, Lymphogranulom) eine nicht seltene Komplikationen (s. Abb. 16.22).
Rundschatten mit „**Lufthaube**" oder „**Luftrahmen**" (Abb. 16.21) sind für Aspergillom nicht pathognomonisch. Ein gleicher radiologischer Aspekt kann auch bei tuberkulösem Lungenabszeß, Bronchialkarzinom, Dermoidzysten, Hämatom usw. beobachtet werden.

Parasitäre Pneumonien

Parasitäre Pneumonien können u.a. durch Askariden oder Pneumocystis carinii (interstitielle Pneumonie) hervorgerufen werden. Rasch zunehmende Dyspnoe und fleckige Infiltrate, die auf Therapie nicht ansprechen, erwecken den Verdacht auf das Vorliegen einer Pneumocystis carinii-Pneumonie. Sie wird bei Erwachsenen vor allem bei Malignomen und bei immunsuppressiver Therapie beobachtet. Der direkte Nachweis der Pneumocystis carinii, welche frei in den Alveolen oder phagozytiert in den Alveolarmakrophagen vorkommen, gelingt selten im Sputum, Trachealaspirat oder Magensaft. Die besten Resultate liefert die histologische Untersuchung von Lungenbiopsiematerial.

Eosinophile Pneumonien
(eosinophile Lungeninfiltrate; s. auch unten)

Eosinophile Pneumonien treten sowohl in Form von *flüchtigen* als auch *chronischen* Lungeninfiltraten auf, welche meistens, aber nicht immer, mit einer Bluteosinophilie einhergehen. Sie stellen Hypersensitivitätsreaktionen der Lunge dar, welche durch mannigfaltige antigene Substanzen wie *Parasiten* (Askaris, Ankylostoma, Filarien), *Pflanzen* (Liguster, Löwenzahn), *Pilze* (Aspergillus fumigatus) und *chemische Substanzen* sowie *Pharmaka* (Nickel, Penicillin, Paraaminosalizylsäure, Hydralazin, Furadantin, Sulfonamide, Hydrochlorothiazid) verursacht werden. Es ist aber zu bedenken, daß in den meisten Fällen die Ursache nicht feststellbar ist (Tab. 16.2).

Löfflersches flüchtiges eosinophiles Infiltrat

Bei der Diagnose des *eosinophilen Infiltrates* (Löffler) sind die folgenden Charakteristika zu beachten:

- *Flüchtigkeit:* Das klassische eosinophile Infiltrat darf nach einigen, höchstens 10 Tagen nicht mehr nachweisbar sein (Abb. 16.23 und 16.24). Bei längerdauernden Infiltraten ist mit dieser Diagnose Vorsicht am Platze.
- Die *Eosinophilie* kann zwischen 7 und 70% schwanken, bei normalen oder sehr wenig erhöhten Gesamtleukozytenzahlen. Die Eosinophilie ist oft nicht während der größten Infiltratdichte am ausgesprochensten, sondern hinkt dem Röntgenbefund um einige Tage nach (Phasenverschiebung Abb. 16.25). Es ist also unter Umständen notwendig, die Eosinophilie durch Serienblutbilder zu suchen.
- *Klinisch* kann das Infiltrat völlig symptomlos verlaufen und nur als Zufallsbefund entdeckt werden. In andern Fällen besteht mäßiges, unbestimmtes Krankheitsgefühl; besonders wird häufig während einiger Tage pleuritischer Schmerz, welcher beim Atmen verstärkt wird, subjektiv empfunden. Etwas Hustenreiz ist nicht selten.
- Die *Lokalisation des Infiltrates* zeigt keine Prädilektionsstellen. Es können alle Lungenteile befallen werden, vor allem aber die Peripherie. Meistens ist das Infiltrat solitär, es tritt aber auch multipel und in einzelnen Fällen in Schüben auf.
- Die *Laborbefunde* zeigen außer der Eosinophilie oft eine geringe Erhöhung der Senkungsreaktion. Es werden aber auch ganz normale Blutsenkungswerte beobachtet.
- Da es sich bei den flüchtigen Infiltraten weitaus am

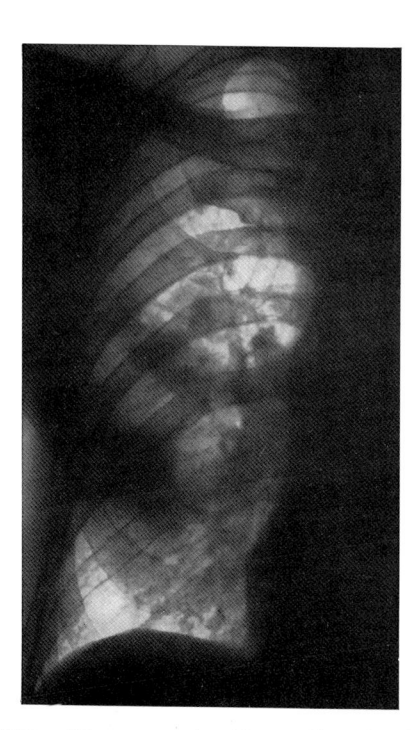

Abb. 16.22. Pilzpneumonie (Aspergillus fumigatus) bei mit Steroiden und Antibiotika behandelter Myelose (autoptisch verifiziert). 51j. Mann

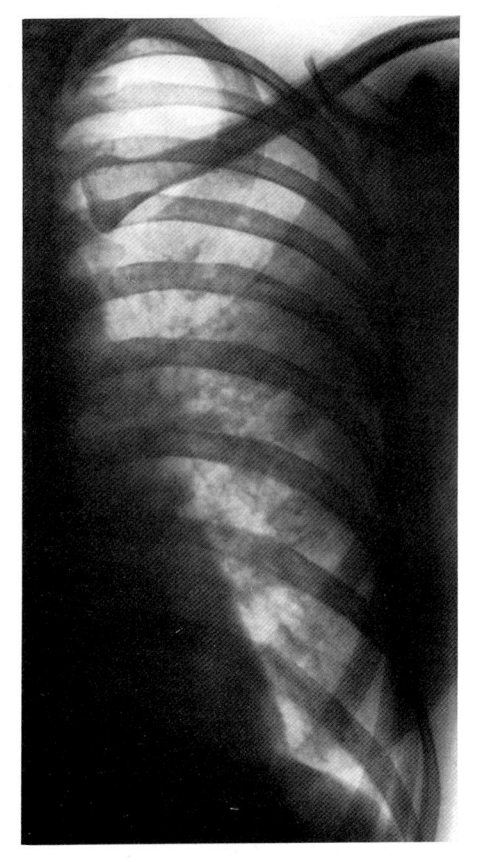

Abb. 16.23. Eosinophiles Infiltrat (11. 12. 50)

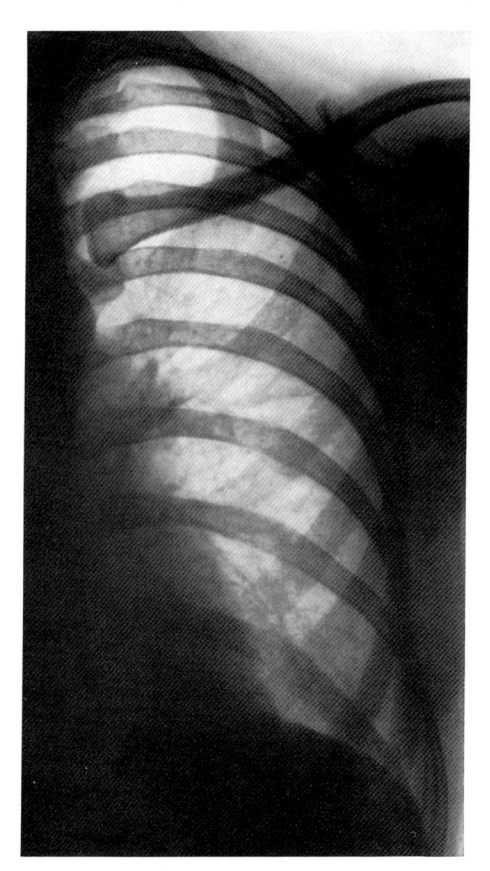

Abb. 16.24. 7 Tage später findet sich ein kleines Restinfiltrat (18. 12. 50)

häufigsten um *Askarisinfektionen* handelt, sollte man im Stuhl Wurmeier erwarten. Sie sind jedoch während der Infiltratdauer nicht nachweisbar, erscheinen aber in über 50% der Fälle *zwei Monate* später, wenn die Askarislarve ihren Entwicklungszyklus beendet hat.
Tuberkulöse Infiltrate können gelegentlich mit einer geringgradigen Eosinophilie einhergehen. Sie sind jedoch nicht so flüchtig und kommen nur im Verein mit anderen tuberkulösen Manifestationen vor.

Chronische eosinophile Pneumonien

Die klinischen, funktionellen und pathologisch-anatomischen Befunde wurden 1969 von LIEBOW und CARRINGTON beschrieben. Es handelt sich dabei um eine chronische Erkrankung, welche klinisch durch Fieber, Nachtschweiße, Gewichtsverlust, wenig produktiven Husten und schwere Dyspnoe gekennzeichnet ist. *Radiologisch* finden sich unter Aussparung der zentralen Abschnitte progrediente, dichte, peripher gelegene Infiltrate ohne segmentale Begrenzung. Bei der Lungenfunktionsuntersuchung sind die Volumina, die Atem- und Diffusionskapazität eingeschränkt, und es besteht eine Hypoxämie infolge vermehrter venöser Beimischung. *Pathologisch-anatomisch* sind sowohl das Interstitium wie die Alveolen mit Histiozyten, Lymphozyten und vor allem Eosinophilen infiltriert und ausgefüllt. Das periphere Blutbild zeigt oft eine *Eosinophilie*. Unter Steroidbehandlung verschwinden sowohl die Symptome als auch die Störungen der Lungenfunktion sowie die radiologischen Befunde. Typisch für die Erkrankung ist das Wiederauftreten der Infiltrate genau an derselben Stelle nach Absetzen der Therapie.
Differentialdiagnostisch kommt vornehmlich eine Tuberkulose, eine desquamative interstitielle Pneu-

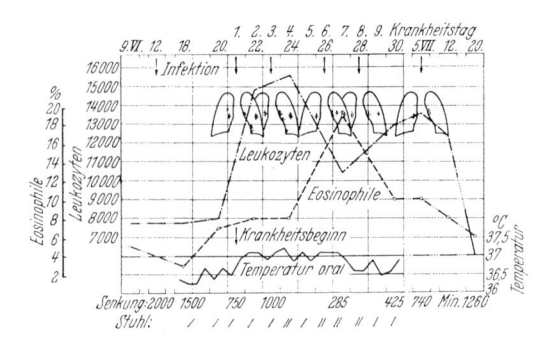

Abb. 16.25. Zeitliches Verhalten von Infiltrat und Bluteosinophilie beim eosinophilen Lungeninfiltrat. Die Phasenverschiebung ist typisch (nach *Löffler* und *Maier*)

monie und das eosinophile Granulom der Lunge infrage.

Tropische eosinophile Lungeninfiltrate (pulmonary eosinophilosis oder tropical eosinophilia)

kommen endemisch in tropischen und subtropischen Ländern, vor allem in Indien und Afrika, vor. Wahrscheinlich handelt es sich um eine Infektion mit verschiedenen Parasiten wie Filarien, Ankylostoma duodenale, Strongyloides, Toxacara, Schistosomen und eventuell Milben. Es werden eine *akute* und eine *chronisch rezidivierende* Verlaufsform mit schubweise auftretenden, zahlreichen, verstreuten, kleineren und bis handtellergroßen, vorwiegend in den Mittel- und Unterfeldern lokalisierten Lungeninfiltraten beschrieben. Die Infiltrate sind aber nicht so flüchtig wie beim Löffler-Syndrom. Es besteht immer eine Leukozytose, welche sehr hohe Werte erreichen kann, und eine mehr oder weniger hohe (bis 80% betragende) Eosinophilie (Abb. 16.25). Häufig ist der *Kälteagglutinationstiter* erhöht, und in einem hohen Prozentsatz ist die *Wassermann-Reaktion* positiv. Beweisend für eine Filarieninfektion ist der direkte Nachweis der Filarien im Blut (nachts) oder eine positive Komplementbindungsreaktion. Die Krankheit wird mit Diaethylcarbamazin erfolgreich behandelt.

Asthma bronchiale

Es wird gelegentlich gleichzeitig ein Lungeninfiltrat beobachtet.

Parasiten

Bei allen länger dauernden Infiltraten mit Eosinophilie sind *Parasiten* als Ursache auszuschließen: Echinokokken, Toxacara canis (Hundeaskaris, deren Larven in die Lunge einwandern, fast ausschließlich bei Kindern, aber auch jüngeren Erwachsenen beschrieben), Fasciola hepatica, Entamoeba histolytica, Taenia saginata, Schistosomiasis, Filarien, Ankylostoma.

Periarteriitis nodosa

Längerdauernde Eosinophilie bei persistierenden Lungenveränderungen erweckt den Verdacht auf Periarteriitis nodosa (s. S. 149).

Tumoren

Morbus Hodgkin, eosinophile Leukämie.

Allergische exogene Alveolitis („extrinsic allergic alveolitis")

Von den eosinophilen Pneumonien sind die Hypersensitivitätsreaktionen der Lunge, welche durch Inhalation von organischen Substanzen verursacht werden, zu differenzieren. Grundsätzlich kann nach PEPYS (1969) die Inhalation solcher Substanzen zu allen Formen von Hypersensitivitätsreaktionen führen: Anaphylaktische Sofortreaktion vom Reagintyp (Typ-I-Reaktion), Sofortreaktion vom Arthustyp (Typ-III-Reaktion) und Reaktion vom verzögerten Reaktionstyp (Spätreaktion). Welche dieser Formen auftritt, ist u. a. abhängig von der chemischen Zusammensetzung und Größe des Antigens, dem Depositionsort desselben in der Lunge und dem immunologischen Status des Patienten. So entwickelt sich bsw. bei allergischen Patienten nach Exposition mit Aspergillus fumigatus sowohl eine Typ-I- als auch Typ-III-Reaktion, während beim Nichtallergiker nur eine Typ-III-Reaktion auftritt. Die Reaktion vom Typ I, deren klinisches Korrelat das Asthma darstellt, wird durch das Auftreten von nicht präzipitierenden Antikörpern vom IgE-Typ, welche sich an den Mastzellen fixieren, verursacht, während die Reaktion vom Typ III durch präzipitierende Antikörper vom IgG-Typ vermittelt wird und zur allergischen Alveolitis führt.

Die Inhalation folgender Substanzen (u. a.) führt zu den nachstehenden Krankheitsbildern.

1. Thermophile Aktinomyzeten (Micropolyspora faeni, Micromonospora vulgaris): Farmerlunge, Champignonzüchterlunge, Bagassose, „Befeuchterlunge"
2. Aspergillus fumigatus und clavatus: allergische Aspergillose, Malzarbeiterlunge
3. Penicillium casei : Käsewäscherlunge
4. Cryptostroma corticale : Sägearbeiterlunge
5. Mucor stolonifer : Paprikaspalterlunge
6. Vogelexkremente : Vogelzüchterlunge
7. Pituitrin : Pituitrin-Schnupferlunge
8. Bacillus subtilis-Enzyme: „Befeuchterlunge"
9. Korkstaub : Suberosis

Tabelle 16.2. Eosinophile Lungeninfiltrate und Milzvergrößerung (synoptische Darstellung)

Löfflers flüchtiges Infiltrat	Askariden	keine Splenomegalie
Parasiten	Filarien, Toxacara, Schistosomen, Echinokokken, Fasciola hepatica	bei allgemeiner Parasitose: Splenomegalie
Infektion	Tuberkulose, Bang, verschiedene Pneumonieformen	gelegentlich Splenomegalie
Neoplastisch	Morbus Hodgkin, eosinophiles Granulom, eosinophile Leukämie	Splenomegalie
Kollagenkrankheit	Periarteriitis nodosa, selten andere Formen	gelegentlich Splenomegalie
Allergisch	Asthma bronchiale, Heufieber, Serumkrankheit	keine Splenomegalie
Tropische Eosinophilie	verschiedene Ursachen	Splenomegalie oft
Allergische Granulomatose (Engfeldt-Zetterström)	Asthma bronchiale, verschiedene Organe Fieber und Eosinophilie	Splenomegalie oft

Die *klinischen* Manifestationen sind bei allen diesen Krankheitsbildern gleich:
Allmählicher Beginn der Krankheit mit Dyspnoe, Husten verbunden mit schleimigem Auswurf, Gewichtsverlust, Fieber und Kopfweh. Nur in einem Drittel der Fälle wird der typische akute Beginn 6–8 Std. nach Exposition mit Schüttelfrost, Fieber, Atemnot und Husten beobachtet. Über den Lungen sind wenige, feine Rasselgeräusche auskultierbar. Bei überempfindlichen Patienten steht die asthmatische Symptomatologie im Vordergrund. Im Blutbild kann eine Leukozytose bestehen. Oft fehlt eine Eosinophilie. Die *Lungenfunktion* zeigt eine restriktive Ventilationsstörung mit Herabsetzung der Diffusionskapazität und der Compliance. Radiologisch findet man weiche konfluierende, miliare bis noduläre Infiltrate in den Mittel- und Untergeschossen der Lunge. *Pathologisch-anatomisch* sind die Arthusläsionen zentrilobulär lokalisiert mit Befall der Bronchioli respiratorii, der Alveolen und der Gefäße. In frühen Stadien sind die Alveolen von Neutrophilen, Histiozyten, Lymphozyten und Eosinophilen infiltriert. Die Gefäße weisen eine akute Vaskulitis auf. In späteren Stadien treten ausgeprägte interstitielle, mononukleäre Infiltrate und nicht verkäsende Granulome mit Riesenzellen auf. Oft besteht eine obliterierende Bronchiolitis. Das Endstadium stellt eine Fibrose mit Wabenbildung dar.

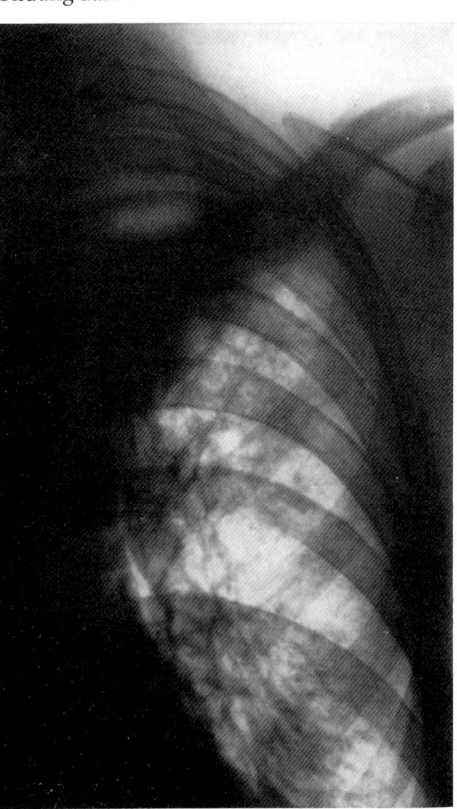

Die Diagnose wird durch den Nachweis präzipitierender Antikörper mittels Ouchterlony-Technik bestätigt. Unter der Therapie mit Steroiden kommt es zu einer völligen Rückbildung des Krankheitsbildes. Besonders wichtig ist aber die Verhinderung weiterer Expositionen. *Differentialdiagnostisch* sind diese Erkrankungen von Asthma bronchiale, Sarkoidose, Silofüllerkrankheit und den anderen interstitiellen Prozessen abzugrenzen. Die Erhebung einer sorgfältigen Anamnese führt auf den richtigen Weg.

Allergische Granulomatose

CHURG und STRAUSS beschrieben 1951 eine granulomatöse Erkrankung, welche im Gegensatz zur *Wegenerschen Granulomatose* (s. S. 409) nicht nur die Lunge, sondern auch das Herz und den Gastrointestinaltrakt befiel, eine ausgesprochene Gewebs- und Bluteosinophilie aufwies und bei Patienten mit Asthma vorkam. Wahrscheinlich ist sie mit der von Engfeldt-Zetterström beobachteten Erkrankung identisch.

Chronische Pneumonie

Mit der Diagnose: primäre chronische Pneumonie wird man stets äußerst zurückhaltend sein. Es kann sich dabei um bakterielle Pneumonien mit abnorm langer, d.h. Wochen bis Monate währender Resorptionsdauer handeln. In sehr seltenen Fällen kann sich

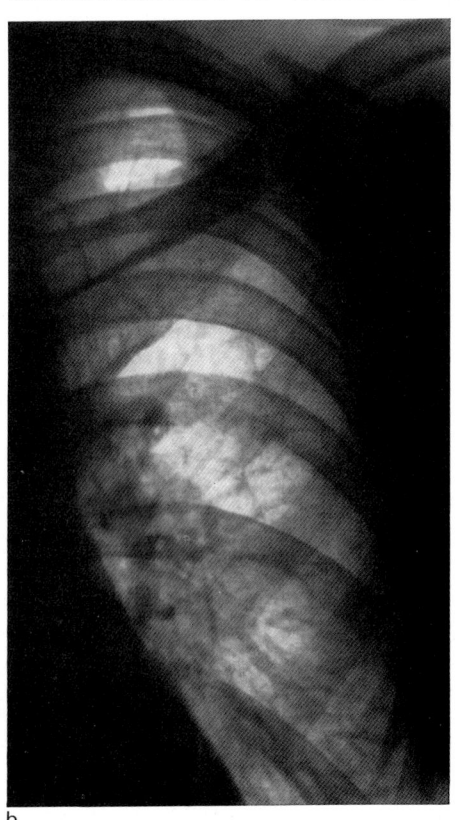

Abb. 16.26a und b. Chronische Pneumonie. 40j. Mann. Verschattung linke Spitze, welche auf Karzinom oder Tbc verdächtig ist. Nach antibiotischer Therapie 3 Wochen später Resorption des Infiltrates

infolge Karnifikation eine Lungenschrumpfung anschließen. Verantwortlich für dieses besondere Verhalten ist nicht der Erreger, sondern die Reaktion des Organismus. Man trifft diese Reaktionsweise besonders bei geschwächten Individuen, vor allem bei Alkoholikern. Liegen keine Ursachen für eine verzögerte Resorption vor, versteckt sich unter dem Bild der chronischen Pneumonie in der Regel ein ernsteres Grundleiden (Tumor, Lymphogranulom, Tuberkulose, Bronchiektasen usw.) oder es liegt eine *Pneumoniekomplikation* vor (Empyem, Lungenabszeß). Es bleibt bei unklaren Fällen eine Ermessensfrage, wie lange der Therapietest mit Breitspektrum-Antibiotika fortgeführt werden darf, um eine evtl. Rückbildung zu beobachten, damit aber auch die Erfolgschancen bei einem versteckten Karzinom zu schmälern (Abb. 16.26a und b).

Cholesterinpneumonie. ROBBINS u. Mitarb. (1949) haben einen akuten und chronischen Verlaufstyp einer chronischen Cholesterinpneumonie, welche nur bioptisch verifiziert werden kann, beschrieben. Typisch sind Husten, Fehlen von Temperaturen und vor allem, daß im Sputum kulturell keine Erreger nachgewiesen werden können. Röntgenologisch klein- bis grobfleckige Verschattung. Der Verlauf ist außerordentlich chronisch. Ausgang in Fibrosebildung, aber auch Bronchiektasen und Abszesse können die Folge sein.

Die sekundären Pneumonien

Die sekundären Pneumonien weisen keine allgemeine charakteristische Symptomatologie auf.
Stauungspneumonien und *Lungeninfarkte* dürften – wenn man nicht vergißt, das Augenmerk stets auf den gesamten Organismus zu richten – differentialdiagnostisch immer leicht gegenüber andern Infiltraten abzugrenzen sein (Abb. 16.27 und 16.28).

Stauungspneumonie

Sie ist vorwiegend rechts lokalisiert, kann aber auch beidseits gefunden werden (Abb. 16.28) und entspricht einem interstitiellen und alveolären Lungenödem infolge postkapillärer pulmonaler Hypertension. Weitere radiologische Zeichen der linksseitigen Stauung sind Verengerungen und Erweiterungen der Pulmonalvenen in den untern resp. obern Lungenzonen („redistribution") sowie Auftreten von Kerley A und -B Linien (Lungenkapillardruck über 17 mm). Eine ausschließlich linksseitige Pneumonie ist dagegen selten allein stauungsbedingt. Ein abgekapselter interlobärer Stauungserguß kann einen Rundschatten anderer Genese (Tumor) vortäuschen (Abb. 16.29). Eine seitliche Aufnahme klärt die Situation sofort. Auskultatorisch werden bei Stauungspneumonie immer auch die Zeichen einer *Stauungsbronchitis* mit grobblasigen Rasselgeräuschen festzustellen sein. Im Sputum lassen sich mit der Berliner-Blau-Färbung hämosiderinhaltige sog. *Herzfehlerzellen* nachweisen.

Von andern Zeichen der hämodynamischen Herzinsuffizienz ist besonders die *Dyspnoe* als Ausdruck einer Linksinsuffizienz stets ausgesprochen, dagegen können die Symptome der Rechtsinsuffizienz (Leberstauung, Ödeme usw.) zurücktreten. Am Kreislauf selbst finden sich Erscheinungen, welche eine Überlastung des linken Ventrikels (Hypertonie, Aorteninsuffizienz usw.) bedingen, Mitralfehler oder die Zeichen einer Koronarsklerose. Das Herz ist demnach sozusagen immer pathologisch vergrößert und konfiguriert (s. S. 225), und im Elektrokardiogramm

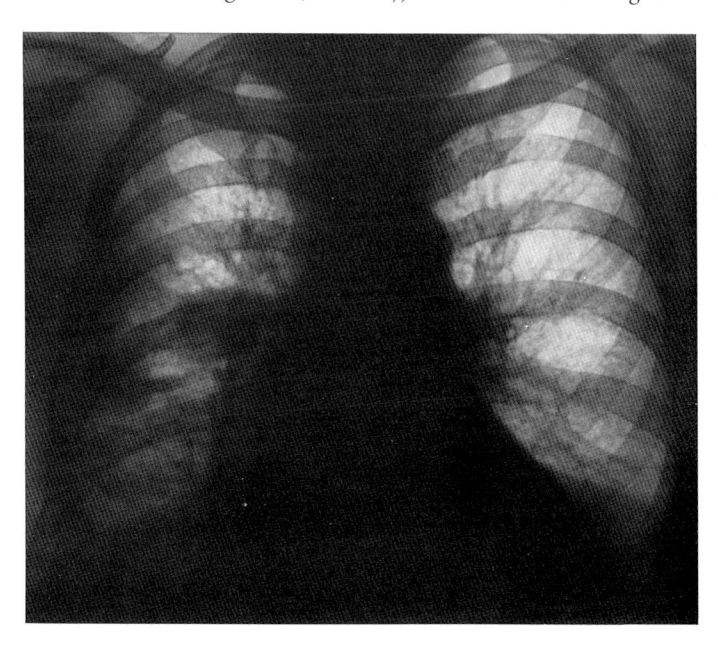

Abb. 16.27. Lungeninfarkt rechts mit interlobärem Begleiterguß. 62j. Frau

404   16 Lungenverschattungen

lassen sich die Zeichen von Myokardschädigung nachweisen.

Lungeninfarkt

Beim ausgedehnten Lungeninfarkt fehlt selten der initiale *Pleuraschmerz,* der respiratorisch verstärkt wird; er ist ebenso häufig links wie rechts. Wegen der Schonung der betroffenen Thoraxseite bei der Atmung lassen sich die klassischen Auskultationszeichen einer Infiltration und pleuritisches Reiben meist erst in späteren Stadien feststellen. Der Pleuraschmerz ist in der Regel viel intensiver als bei Pneumonien. Im Vordergrund steht aber in der Regel eine plötzlich einsetzende *Dyspnoe* mit einem *Oppressions-* und *Angstgefühl.*
Die Herzfrequenz ist tachykard, der 2. Pulmonalton gelegentlich verstärkt, Galopprhythmus häufig. In schweren Fällen sinkt der Blutdruck ab, die Kranken sehen blaßzyanotisch aus.
Im Ekg können infarktähnliche Bilder erscheinen. Wird helles bis dunkelrotes *rein blutiges Sputum* expektoriert, stützt dies die Diagnose. Das blutige Infarktsputum läßt sich leicht vom rostfarbenen Pneumoniesputum unterscheiden. Häufig infizieren sich die Infarkte sekundär. Der röntgenologische Aspekt läßt fast immer den lehrbuchmäßig typischen keilförmigen Schatten mit hilusnaher Spitze und peripher gelegener breiter Basis vermissen. Die Verschattung kann röntgenologisch in der Regel kaum von einer gewöhnlichen Bronchopneumonie unterschieden werden.

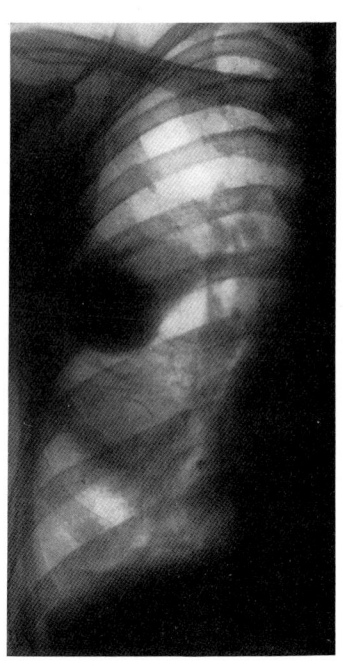

Abb. 16.29. Rundherd durch einen interlobären Erguß an typischer Stelle. Solche Ergüsse haben große Tendenz zur Resorption: „vanishing tumor"

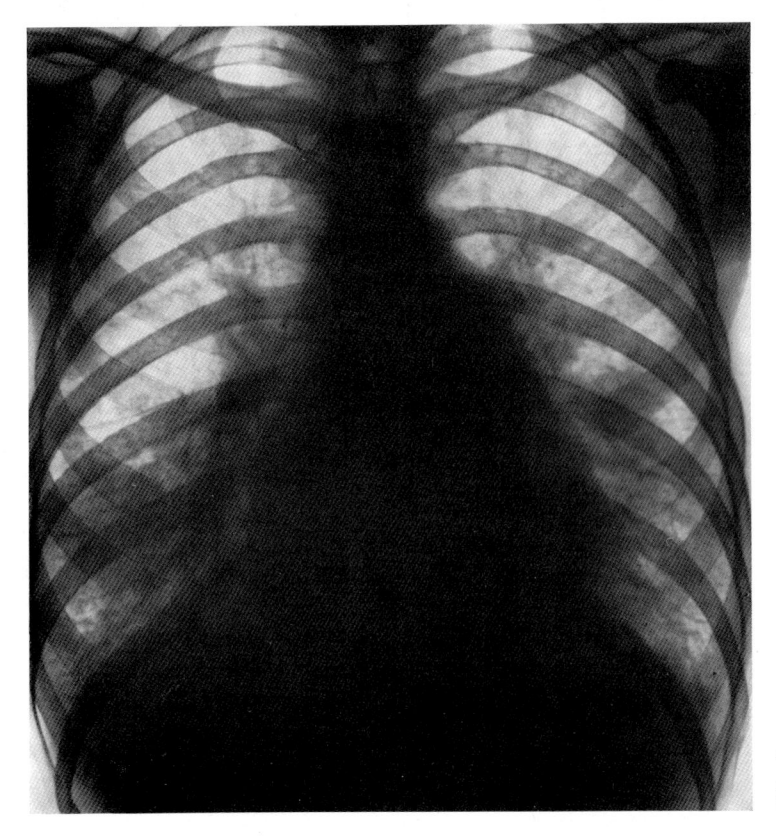

Abb. 16.28. Beidseitige *Stauungspneumonie* bei *Mitralstenose.* 35j. Frau

Die großen Lungeninfarkte, welche das vollausgebildete klinische Bild zeigen, werden in der Regel diagnostiziert, dagegen werden die kleineren Infarkte, bei denen der dramatische Beginn fehlt, sehr häufig nicht erkannt. Wenn die Voraussetzungen für ein Emboliegeschehen vorliegen (Bettlägerigkeit, postoperativ), müssen unklare Pleuraschmerzen, Infiltrationen, Blutverluste, Ergüsse, Tachykardie, Fieberschübe, Leukozytosen oder vorübergehende Dyspnoe als infarktverdächtig gedeutet werden. Viel zu häufig wird bei dieser vieldeutigen Symptomatologie eine Stauungspneumonie diagnostiziert. Kleine, rezidivierende Infarkte lassen sich klinisch nicht diagnostizieren. Sie führen zu einem Bild, das von der primär vaskulären, präkapillären, *pulmonalen Hypertonie* nicht zu unterscheiden ist.

Blutchemisch sind bei größeren Infarkten Bilirubin und Laktatdehydrogenase erhöht, während die Transaminasen (SGOT und SGPT) nur selten erhöht sind. Diese Veränderungen scheinen nicht die direkten Folgen des Lungeninfiltrats zu sein, sondern eher das Resultat einer Leberstauung. Die Lungenfunktionstests ergeben eine Restriktion mit Einschränkung der Lungenvolumina, der Compliance und der Diffusionskapazität, sowie eine Erhöhung der Resistance. Die Untersuchung der Blutgase ergibt eine durch Sauerstoff (100%) nicht korrigierbare Hypoxämie und respiratorische Alkalose infolge Hyperventilation.

Die *Lungenembolie* kann heute auch mit ^{131}J-Albuminpartikeln durch ein *Szintigramm* nachgewiesen werden. Eine Herabsetzung der ^{131}J-Albuminfixation (oder ^{51}Cr- ^{99M}Tc- oder ^{113M}In-Albuminpartikeln) im Bereich der Lungen spricht für Pulmonalinfarkt.

Der *Lungeninfarkt* ist Folge eines Embolus. Ohne nachweisbare phlebitische Prozesse sei man daher mit der Diagnose bei vor dem Eintreten dieser Krankheit Gesunden zurückhaltend. Dagegen wird die Infarktdiagnose bei Bettlägerigen und besonders postoperativ zu wenig gestellt. Venenveränderungen sind dann oft nicht auf den ersten Blick sichtbar, sondern müssen besonders gesucht werden. Beckenvenenthrombosen können dem klinischen Nachweis überhaupt entgehen. Thrombosen in den tiefen Wadenvenen sind auf Druck in der Regel schmerzhaft. Gelegentlich äußern sie sich nur durch eine meßbare Zunahme des Wadenumfanges. Fast alle Thrombosen nehmen ihren Anfang in diesen Venenbezirken. Da der Lungeninfarkt eine typische Zweiterkrankung ist, verlangt dessen Feststellung die Suche nach der Grundkrankheit. Abb. 16.30 zeigt die Häufigkeit der Grundkrankheiten bei während eines Jahres im Pathologisch-Anatomischen Institut St. Gallen autoptisch nachgewiesenen Lungenembolien. Die Herzinsuffizienz steht also, gefolgt von den Malignomen, weit voran.

Fehlt eine erkennbare Emboliequelle, soll bei rezidivierenden Lungeninfiltraten auch an die Möglichkeit eines linksseitigen *Vorhoftumors* gedacht werden.

Die häufigsten Fehldiagnosen sind *Herzinfarkt* (bei welchem die Dyspnoe und der von der Respiration abhängige Pleuraschmerz das klinische Bild nicht beherrschen), *Lungenödem* (das nicht mit rein blutigem, sondern schaumig-hellrotem Sputum einhergeht), *Bronchopneumonie, Atelektase, Perikarditis*.

Peribronchiektatische Pneumonie

Sie zeichnet sich durch *Tendenz zu Rezidiven* an gleicher Stelle aus. Auskultatorisch lassen sich neben den pneumonischen Befunden meist noch die grobblasigen, in den **Bronchiektasen** entstehenden Rasselgeräusche nachweisen. Das Atmungsgeräusch ist selten rein bronchial, sondern gemischt. *Röntgenologisch* besteht kein diffuses homogenes Infiltrat, es liegen mehr streifige Verschattungen vor (Abb. 16.31a). Die Kontrastmittelfüllung der Bronchien klärt die Ätiologie in der Regel eindeutig (Abb. 16.31b). Die röntgenologische Unterscheidung in *zylindrische, variköse*, und *sackförmige* Bronchiektasen aufgrund vergleichender bronchographischer und anatomisch-pathologischer Untersuchungen von Reid ist klinisch von geringer Bedeutung. Es sind aber in den meisten

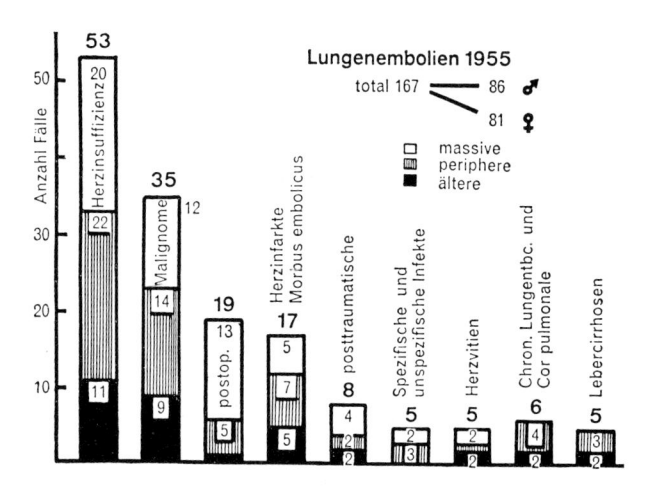

Abb. 16.30. Ursachen der Lungenembolien (167 Fälle des Pathologisch-Anatomischen Institutes St. Gallen nach *Koegel-Zollinger*)

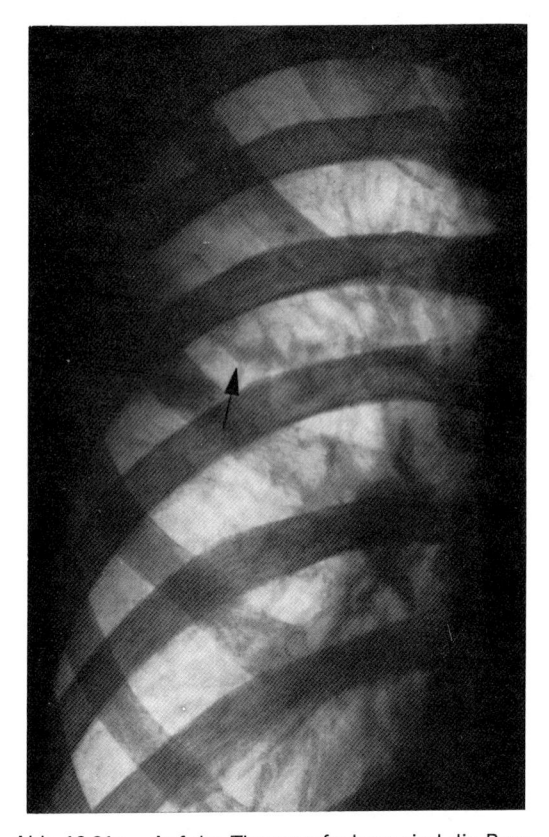

Abb. 16.31a. Auf der Thoraxaufnahme sind die Bronchiektasen in der Regel durch strangförmige interstitielle Verdichtungen erkennbar

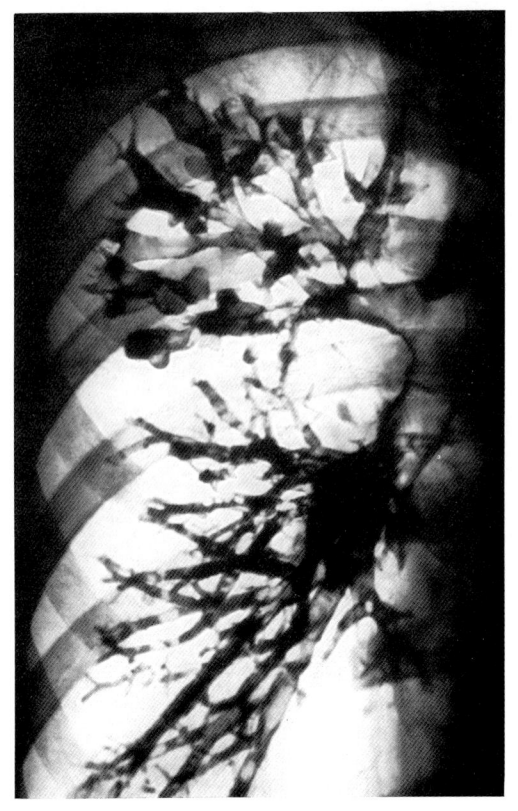

Abb. 16.31b. Gleicher Patient wie 16.31a: Die Bronchographie stellt die stark erweiterten Bronchien mit den zylinderförmigen Ausbuchtungen gut dar. Der Befund ist im rechten Oberlappen besonders deutlich

Fällen oft schon im gewöhnlichen Thoraxbild streifige Verdichtungen, vor allem in den basalen Segmenten der Unterlappen sichtbar, welche den Verdacht auf Bronchiektasen erwecken. Das Schlagwort „Die Tuberkulose sieht man; die Bronchiektasen hört man" gilt immer nur cum grano salis. Die für Bronchiektasen typische, *maulvolle morgendliche Expektoration* sowie die Drei- bis Vierschichtigkeit des Auswurfes sind nur in schwersten Fällen vorhanden (Abb. 16.32). Bei isolierten Bronchiektasen der Oberlappen fehlt das Sputum vollständig (ungehinderte Drainage). Dagegen kann es zur massiven (sogar letalen) Hämoptoe kommen. Das Sputum von Bronchiektasepatienten enthält bakteriologisch stets eine Mischflora; von den nachweisbaren Keimen sind Haemophilus influenzae, Diplococcus pneumoniae, Pseudomonas aeruginosa, Klebsiella pneumoniae sowie Staphylococcus aureus pathogen. Zwei weitere nicht pulmonale Symptome können Hinweise geben:

- *Trommelschlegelfinger* sind in den meisten Fällen vorhanden. Außer bei Bronchiektasen finden sich Trommelschlegelfinger auch noch bei anderen chronischen Lungenveränderungen (Tumoren, Fibromen), ferner bei der zyanotischen Gruppe der angeborenen Vitien (s. auch S. 292).

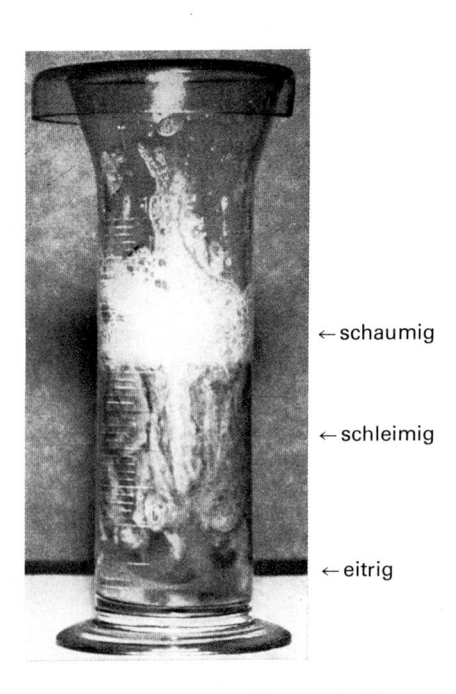

← schaumig

← schleimig

← eitrig

Abb. 16.32. Typisches 3schichtiges Sputum bei Bronchiektasen. 38j. Mann

– Häufig sind röntgenologisch *abnorme Stirnhöhlen* zu erkennen. Als Kartagener-Trias wird das oft gleichzeitige Vorkommen von Bronchiektasen, Polyposis nasi oder chronische Sinusitis (bzw. Hypoplasie oder Aplasie des Sinus frontalis) und Situs inversus bezeichnet.

Anamnestisch lassen sich meistens auch in den pneumoniefreien Perioden Tendenz zu Husten und morgendlicher Auswurf eruieren. Das in der Pädiatrie gut bekannte Zusammentreffen von **Bronchiektasen** und **Pankreasfibrose** ist auf eine gemeinsame Ursache zurückzuführen, nämlich auf eine **Mukoviszidose**, d.h. eine rezessiv vererbte Erkrankung der exokrinen Drüsen mit Produktion eines physikochemisch abnormen Sekrets, welches zu Veränderungen der Schleimviskosität mit folglicher Abflußstörung der sezernierten Säfte und dadurch bedingter sekundärer Erkrankung der Organe (Bronchiektasen, Pankreasfibrose) führt. Nach FANCONI 1967 beträgt die Inzidenz der manifest erkrankten Neugeborenen (homozygoten) 0,1–0,2%, während diejenige der gesunden heterozygoten Genträger 2–5% der Gesamtbevölkerung ausmacht. Inwieweit die heterozygoten Genträger im Erwachsenenalter vermehrt an chronischen bronchialen Erkrankungen leiden, ist ungewiß, da diese mit keinem der diagnostischen Routinetests (Schweißtest, Enzymbestimmung des Pankreassaftes) erfaßt werden (Ausnahme der sehr aufwendige Fibroblasten-Test).

Es ist sicher, daß es *angeborene Bronchiektasen* gibt, was schon aus dem Zusammentreffen mit andern kongenitalen Veränderungen (Kartagener-Trias) hervorgeht, und auch bei der Mukoviszidose liegt der Bronchiektasenbildung ein angeborener (Enzym-) Defekt zugrunde. Die Streitfrage, in welchem Ausmaß auch frühkindliche virale (Masern) und bakterielle (Pertussis) Pneumonien zu Bronchiektasen führen können, ist diagnostisch im Erwachsenenalter nicht bedeutungsvoll, hingegen ist es wichtig, sich daran zu erinnern, daß unter dem Bild der Bronchiektasen, besonders der oberen Lungenlappen, eine *Tuberkulose* versteckt sein kann (Bakteriennachweis!) und Bronchiektasen gelegentlich hinter einer *Bronchusstenose* (mit und ohne Tumor oder Tuberkulose), welche nur *bronchoskopisch* erfaßbar ist, sich ausbilden können.

Gegenüber der *chronischen Bronchitis* gibt es alle Übergänge, da sich Bronchiektasen, d.h. dilatierte Bronchien infizieren und während langer Zeit entzündete Bronchien sich wahrscheinlich geringgradig erweitern können.

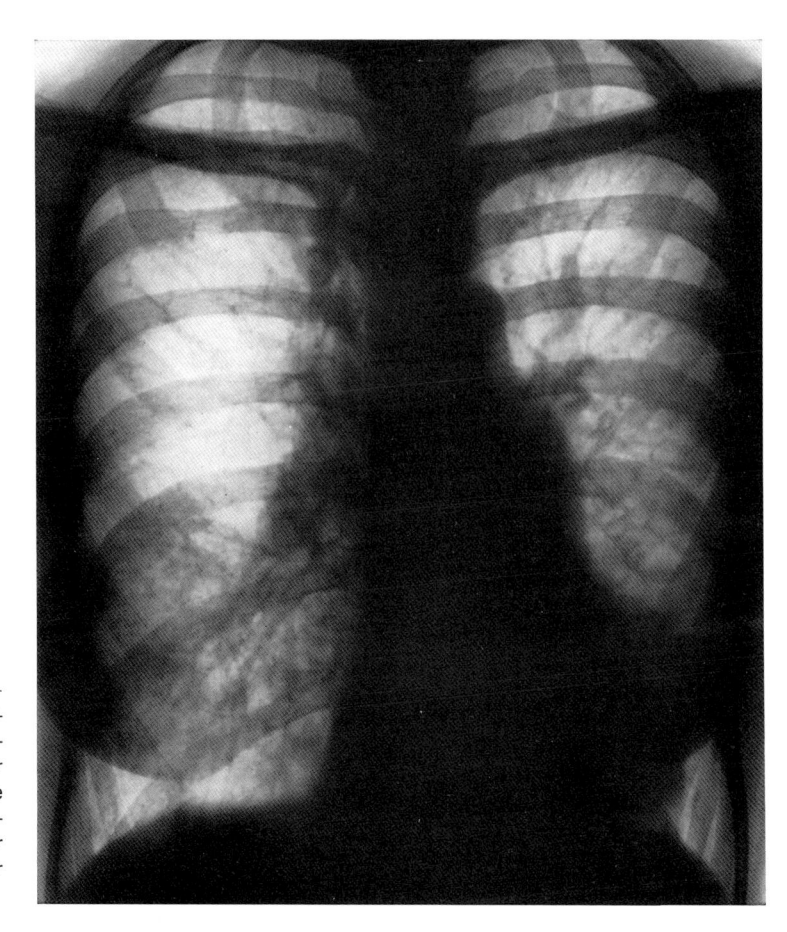

Abb. 16.33. *Wabenlunge* mit sekundärem Cor pulmonale. Man erkennt deutlich die wabige Zeichnung. Solche Fälle wurden früher meist als kongenitale Zystenlunge bezeichnet. In diesem Fall Ätiologie: Mukoviszidose mit erhöhter Natriumkonzentration bei der Schweißelektrolytbestimmung

Die Wabenlunge („honeycomb lung"), deren kleine Zysten (Durchmesser 5 mm oder mehr) von Bronchialepithel ausgekleidet sind, stellt das Spätstadium einer Lungenfibrose verschiedenster Ätiologie dar (Sklerodermie, Berylliose, eosinophiles Granulom) (Abb. 16.33).

Toxische Pneumonie

Bei allen Pneumonien, welche ätiologisch nicht eindeutig durch den Sputumbefund oder durch die Agglutination geklärt sind, müssen stets verschiedene endogene oder exogene **toxische Ursachen** in Betracht gezogen werden. Als *exogene Ursache* kommen verschiedene *Metalle* (wie Mangan, Aluminium) und vor allem *Nitrosegase* (Betriebsunfälle) in Betracht. Die *Kampfgase* (Phosgen, Chlorgas und manche Arsenverbindungen) verursachen ebenfalls schwere sekundärpneumonische Prozesse.
Endogen entstandene toxische Substanzen, welche Pneumonien hervorrufen können, die allerdings z.T. auch stauungsbedingt sein dürften, finden sich bei der *Urämie.*

Pneumonie durch bakterielle Superinfektion

Ganz allgemein muß bei jedem unklaren pneumonischen Prozeß stets die Frage aufgeworfen werden, ob nicht eine *bakterielle Superinfektion bei irgendeiner Infektionskrankheit* vorliegt. Pneumonische Infiltrate werden bei sehr vielen Infektionskrankheiten beobachtet. Sie sind besonders häufig bei Typhus, Paratyphus, Masern, Rotz, allgemeiner Sepsis, Malaria, Pest usw. (Grippepneumonie s. S. 395). Diese Grundkrankheiten müssen durch entsprechende Untersuchungen (s. S. 115ff.) ausgeschlossen werden. Jeder schwere Allgemeinzustand überhaupt prädisponiert zu pneumonischen Infiltrationen. In diese Gruppe gehört auch die Pneumonie bei *Leukämie.*

Schluck- bzw. Aspirationspneumonie

Sie verursacht kaum differentialdiagnostische Schwierigkeiten. Man findet sie entweder bei Schluckstörungen auf Grund *neurologischer Krankheiten* oder bei *schwerem Allgemeinzustand* (terminale Pneumonie). Sie ist auch häufig nach *Operationen im Bereich des Rachenraumes* (z.B. Tonsillektomie) und zeigt oft *segmentäre Anordnung.* Je nach Körperlage sind entweder die posterioren Segmente der Ober- und Unterlappen (bei liegenden Patienten) oder die basalen Segmente der Unterlappen, vor allem des rechten, befallen (bei sitzenden Patienten). Massive Aspiration von Magensaft bei Intubationsnarkosen führt zum Mendelson-Syndrom, wobei die Patienten in einen Schock geraten. Der radiologische Befund ist rasch veränderlich.

Lipoidpneumonie

Häufiger bei Kindern, aber auch bei Erwachsenen führt der chronische Gebrauch von öligen Substanzen in der Behandlung von Affektionen der oberen Luftwege zu bronchopneumonischen Prozessen, die in den Unterlappen lokalisiert sind.
Die Diagnose stellt sich aus der *Anamnese* und dem *Sputumbefund mit Fetttropfen,* welcher auch noch wochenlang nach Absetzen der Medikation nachweisbar sein kann.

Nichttuberkulöse und nichtpneumonische Lungenverschattungen

Lungenmanifestationen verschiedener Allgemeinkrankheiten

vor allem bei:
  Kollagenkrankheiten
  Lymphogranulom
  Atelektase
  Lungenhämosiderose
  Echinokokkus
  Tumoren (primäre und Metastasen)
  Verschattungen im rechten Herzzwerchfellwinkel
  Pneumokoniosen (Silikose-, Mangan-, Aluminium-, Beryllium- usw.)

sind bei jeder Lungenverschattung in Betracht zu ziehen.
Manche Verschattungen, welche als primäre Lungeninfiltrate gedeutet werden könnten, sind *koordinierte Organmanifestationen* bei *allgemeinen Krankheiten,* z.B. bei *Speicherkrankheiten, Amyloidose.*
Kollagenkrankheiten. Unter den Kollagenkrankheiten sind die *Lungenfibrosen* bei *Sklerodermie* (Abb. 16.34) am bekanntesten, aber auch der *Lupus erythematodes,* die *Periarteriitis nodosa* und die primär chronische *Polyarthritis rheumatica* können mit Lungenmanifestationen einhergehen. Pathologisch-anatomisch kann es sich sowohl um eine chronische, diffuse, interstitielle Pneumonie oder Lungenfibrose (Lupus erythematodes, primär chronische Polyarthritis) handeln, oder es sind die Gefäße in Form der Arteriitis (Periarteriitis nodosa) betroffen.
Aus der Anordnung der Lungenherde sind gewisse diagnostische Rückschlüsse möglich: Führt die Kollagenkrankheit zu einer Lungenfibrose, so findet sich radiologisch ein diffuser, nodulärer, mittel- bis grobretikulärer Prozeß, welcher oft in den basalen Lungenabschnitten ausgeprägter ist. Auskultatorisch ist bei den Lungenfibrosen ein ohrnahes, rauhes, nur im Inspirium hörbares Geräusch recht typisch (sog. Sklerosiphonie). Sind von der Kollagenkrankheit vorwiegend die *Gefäße* betroffen (Periarteriitis nodosa), sind diffus verstreute, unscharf begrenzte Herde typisch (Abb. 6.24).

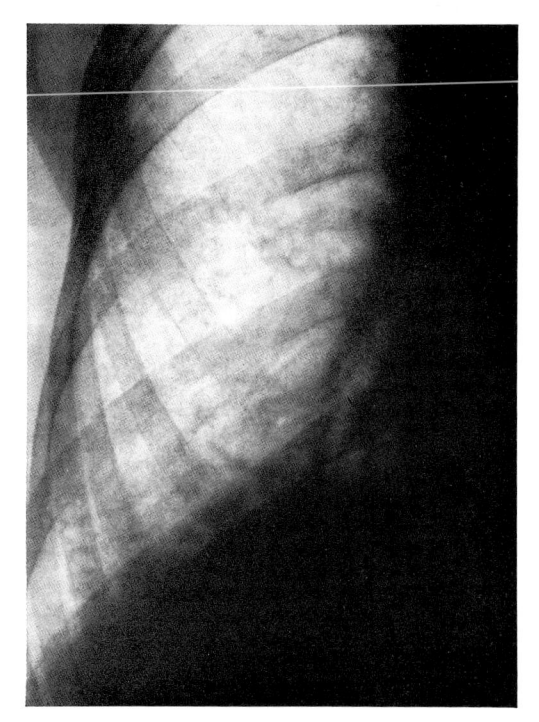

Abb. 16.34. Lunge bei Sklerodermie. Charakteristisch ist der interstitielle Befall vorwiegend in den Unterfeldern

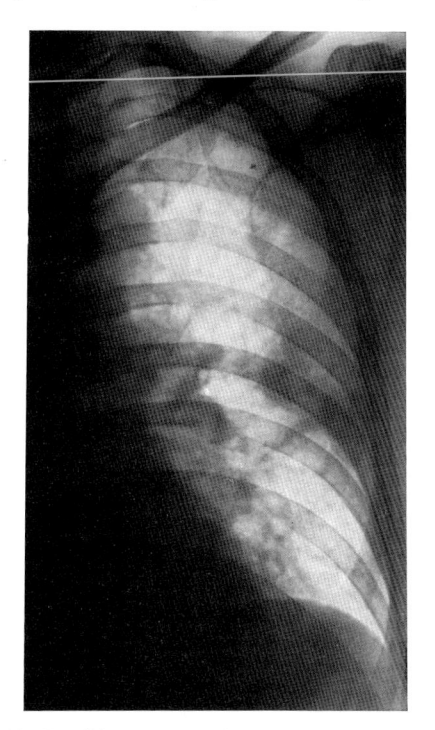

Abb. 16.35. *Wegenersche Granulomatose*

Die „*rheumatische Pneumonie*", welche bei schweren Formen der Polyarthritis rheumatica acuta mit ausgedehnter bronchialer Beteiligung vorkommt, ist als Prozeß auf die hilusnahen Abschnitte konzentriert, was die Unterscheidung gegenüber einer gleichzeitigen Lungenstauung sehr erschweren kann. Es ist nicht klar, ob es sich dabei um eine für die Erkrankung spezifische Lungenveränderung oder um ein „subakutes" Lungenödem handelt.

Zu dieser Gruppe kann auch im weitern Sinne (Autoimmunopathien ungeklärter Genese) die sehr seltene **Wegenersche Granulomatose** gezählt werden, welche durch *nekrotisierende Granulome* des *oberen Respirationstraktes* (meist als erstes Symptom chronischer Schnupfen), mehr oder weniger große, meist doppelseitige *Lungenherde* (Abb. 16.35), *Hautulzerationen* und *Nierensymptome* im Sinne der Glomerulonephritis charakterisiert ist. Die Erkrankung kann auch generalisierte Formen zeigen (Haut: kleine gerötete makulo-papulöse Eruptionen als Ausdruck der Vaskulitis, Neuropathie, Pleuraerguß). Fieberschübe sind häufig. Dieser Symptomatologie liegt wahrscheinlich ein der Periarteriitis nodosa nahestehender Gefäßprozeß zugrunde. Die Diagnose wird in den meisten Fällen durch eine Biopsie der Nasenschleimhaut oder der Haut, welche eine nekrotisierende Arteriitis ergibt, gestellt.

LIEBOW (1973) unterscheidet aufgrund klinischer und pathologisch-anatomischer Befunde 5 pulmonale, aseptische Granulomatosen und Angiitiden. Neben der klassischen *Wegenerschen Granulomatose* kommt eine „*limitierte We-*

genersche Granulomatose" vor, welche keinen Befall des obern Respirationstraktes und auch keine fokale Glomerulonephritis aufweist. Die „*lymphomatoide Granulomatose*", gekennzeichnet durch eine ausgeprägte lymphoretikuläre Proliferation, befällt Lunge, Niere, Haut und das ZNS. Die „*nekrotisierende, sarkoidähnliche Granulomatose*" und die „*bronchozentrische Granulomatose*" als weitere „formes frustes" scheinen nur die Lunge zu befallen.

Besonders auch das **Lymphogranulom** macht Lungenverschattungen, welche sowohl einem tuberkulösen Prozeß als auch sekundärpneumonischen Infiltratbildungen sehr ähnlich sein können (Abb. 16.36). Auch gegenüber Tumoren mit sekundären Lungenveränderungen kann die Abgrenzung Schwierigkeiten bereiten. Erleichtert wird die Diagnose in der Regel durch die Tatsache, daß sich beim Lymphogranulom nur *sehr selten isolierte* Lungenprozesse finden. Meist lassen sich auch andere Lokalisationen (Hiluslymphknotenvergrößerung, Mediastinaltumoren, s. S. 449) und der Biopsie leichter zugängliche *Lymphknotenpakete* nachweisen. Über die klinische Symptomatologie des Lymphogranuloms s. S. 482.

In seltenen Fällen ist eine Lungenverschattung durch ein **arteriovenöses Aneurysma** bedingt. Zyanose (ohne Herzklappenfehler), Polyglobulie, Trommelschlegelfinger sind im allgemeinen die wichtigsten Begleitsymptome. Die Zyanose ist aber keineswegs obligat. Röntgenologisch sind 2 Aspekte bekannt, a) die umschriebenen Rundschatten (Abb. 16.65) und b)

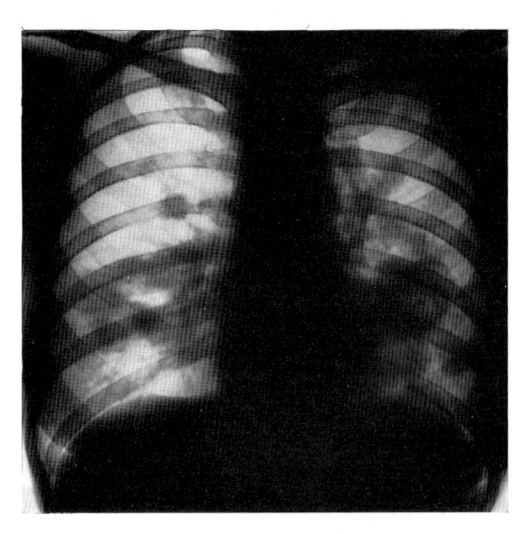

Abb. 16.36. Lymphogranulomatöse Lungenveränderungen in beiden Lungen

streifenförmige diffuse Verschattungen. Tomographisch sind sichtbare Gefäßschatten für die Diagnose wertvoll. Es sind auch völlig symptomlose Fälle beschrieben.

Manchmal ist das arteriovenöse Lungenaneurysma Teilerscheinung der *familiären, hereditären Teleangiektasie* (Rendu-Osler-Weber), in anderen Fällen lassen sich keine Erscheinungen an anderen Organen auffinden.

Die allgemeine Differentialdiagnose der Lungenfibrose

Obwohl der Diagnose **Lungenfibrose** ein pathologisch-anatomischer Befund, nämlich die Verstärkung des Lungengerüstes durch neugebildetes Bindegewebe, zugrunde liegt, hat sie sich auch klinisch wegen ihrer gleichartigen Symptomatologie, dem charakteristischen Ausfall der Lungenfunktionsprüfung, dem röntgenologischen Bild und dem Krankheitsverlauf als *Übersichtsdiagnose*, der die Differenzierung in die verschiedenen ätiologischen Möglichkeiten folgen muß, eingebürgert.

Die Lungenfibrose stellt nach LIEBOW (1965) und GAENSLER (1972) ein spätes Stadium der *chronischen interstitiellen* Pneumonie dar, welche sich symptomen- und funktionsmäßig sowie radiologisch kaum von der Fibrose unterscheidet und welche eine *unspezifische* Reaktionsform der Lunge auf verschiedenste Schädigungen darstellt. Sie wird durch Virusinfekte (Viruspneumonien sind interstitielle Pneumonien!), Bestrahlung (Strahlenpneumonie), Pharmaka (Hexamethonium, Furadantin, Busulfan, Diphenylhydantoin, Methotrexat, Bleomycin), Inhalation von Metalldämpfen und Gasen (Hg, Cd, NO_2, SO_2) sowie verschiedenster Staubarten (Pneumokoniosen) und durch Kollagenosen verursacht. In 50% der Fälle ist die Ätiologie unklar. Außerdem kommt sie als familiäre, autosomal dominant vererbte Erkrankung vor (familiäre, fibrozystische pulmonale Dysplasie, familiäres Hamman-Rich-Syndrom).

Pathologisch-anatomisch ist die chronische interstitielle Pneumonie durch ein Ödem und eine monozytär-lymphozytäre Infiltration des Interstitiums wie auch z.T. der Alveolen gekennzeichnet. Regenerierende Alveolarepithelien, Auftreten von Fibroblasten im Interstitium und Alveolarexsudat sowie von kollagenen Fasern kennzeichnen die späteren Stadien. Das Endstadium ist oft die Wabenlunge („honeycomb lung").

Von dieser Form, welche von LIEBOW und GAENSLER als „usual interstitial pneumonia" (UIP) bezeichnet wird (Synonyme sind interstitielle Lungenfibrose, Hamman-Rich-Syndrom, „fibrosing alveolitis") ist die von den gleichen Autoren beschriebene *desquamative interstitielle Pneumonie* („desquamative interstitial pneumonia = DIP) abzugrenzen, welche sich durch radiologische Befunde, die Histologie und die Beeinflußbarkeit durch Steroide von der chronischen interstitiellen Pneumonie unterscheiden soll (s. S. 412). Nach SCADDING und HINSON (1967) handelt es sich nicht um eine selbständige Krankheit, sondern um ein Frühstadium der chronischen interstitiellen Lungenfibrose.

Klinisch stehen bei fortgeschrittenen Fällen von *Lungenfibrose* die Atemnot und der *trockene Husten* im Vordergrund. Bei Frühfällen kann das stark pathologische Röntgenbild mit dem subjektiven Wohlbefinden kontrastieren. *Zyanose, Trommelschlegelfinger* und *Rechtsüberlastung* des Herzens bis zum Bild des *Cor pulmonale* sind Zeichen des fortgeschrittenen Leidens. Im terminalen Stadium bestehen also Ähnlichkeiten mit dem Lungenemphysem. Die *Atmung* ist bei der Lungenfibrose oberflächlich-rasch und zeigt das sog. „doorstop"-Syndrom (bei tiefer Inspiration tritt plötzlicher Atemstopp ein), bei Lungenemphysem dagegen eher langsam und tief mit exspiratorischer Atembehinderung. Auskultatorisch finden sich bei abgeschwächtem Vesikuläratmen bei der Fibrose auf das Inspirium beschränkte, ohrnahe Rasselgeräusche (Sklerosiphonie), während beim Lungenemphysem das trockene Giemen vorwiegend im Exspirium typisch ist. Die Lungengrenzen sind bei der Fibrose eher hoch-, beim Emphysem tiefgestellt. Beweisend sind die Resultate der Lungenfunktionsprüfung. Im Gegensatz zum Lungenemphysem, das eine obstruktive Komponente aufweist (Tiffeneau vermindert), findet man bei Lungenfibrosen im Frühstadium lediglich eine verminderte Diffusionskapazität und eine leicht erhöhte Compliance. Später sind die Vitalkapazität und die Totalkapazität bei normalem Sekundenvolumen und normalen Blutgaswerten vermindert. Erst bei massiven Fibrosen kommt es zur Hypoxämie und im Gegensatz zum Lungenemphysem erst spät zu einer Hyperkapnie.

Die *Thoraxaufnahme* gibt den entscheidenden Befund für die Diagnose. Es sind meist symmetrische, streifige und knötchenförmige Verschattungen in einer retikulonodulären, auch wabigen Lungenzeichnung. Diese verstärkte Lungenzeichnung als Ausdruck der Gerüstveränderungen ist sowohl im Zentrum wie im Lungenmantel sichtbar und erlaubt keine sichere Differenzierung des ätiologischen Faktors. Die Lungenspitzen sind in der Regel frei, der Hilus jedoch oft vergrößert. Die Symmetrie ist in Spätstadien durch sich verschieden intensiv bildende Narbenprozesse oft gestört. Das radiologische Bild ist sehr variabel.

Dem Syndrom der Lungenfibrose liegen hauptsächlich folgende Krankheiten zugrunde:

Diffuse, idiopathische, interstitielle Lungenfibrose (Hamman-Rich-Syndrom)

Sie wird selten diagnostiziert werden müssen, da bisher nur wenige Fälle bekannt sind: oft ziemlich akuter, gelegentlich auch ausgesprochen chronischer Beginn mit Husten, Auswurf, Dyspnoe, Zyanose, Hämoptoe. Es besteht in der Regel eine auffallende Diskrepanz zwischen objektiv feststellbarem Befund und der Schwere des Krankheitszustandes. Röntgenologisch sind Bilder von miliaren und größeren, über beide Lungen verteilten Flecken bis diffuseren Infiltrationsherden beschrieben (Abb. 16.37). Die Krankheitsdauer beträgt Monate bis Jahre. Die endgültige Diagnose kann nur histologisch gestellt werden. Klinisch müssen die anderen möglichen Erkrankungen, vor allem der Morbus Boeck und Zystenlungen, ausgeschlossen werden.

Es ist zu beachten, daß es bei der von HAMANN und RICH (1935) beschriebenen Erkrankung um die akute, innerhalb von 1 bis 6 Monaten zum Exitus führende Form handelt.

Lungenfibrose nach exogener Schädigung

Pneumokoniosen (Silikosen s. S. 421, Silikatosen s. S. 424). Bei dieser Fibroseform ist die Anamnese von besonderem Wert, gegenüber andern Formen treten die Zyanose und die Ausbildung von Trommelschlegelfingern (mit Ausnahme der Asbestose) zurück. Der *Strahlenfibrose* ist eine entsprechende Röntgenbestrahlung vorangegangen, sie ist lokalisiert. Die pathogenetisch völlig ungeklärte Hexamethoniumfibrose nach Hypertoniebehandlung tritt einige Monate nach Beginn der Medikation auf. Weitere Pharmaka, welche eine Lungenfibrose verursachen, sind Furadantin, Busulfan, Diphenylhydantoin, Methysergid, Mecamylamin.

Lungenfibrose verschiedener Ätiologie

Der *Lungenboeck* ist selten auf die Lungen beschränkt. Andere Lokalisationen der Krankheit helfen diagnostisch entscheidend. Die röntgenologischen Lungenveränderungen sind erheblich stärker als die subjektiven Beschwerden (Dyspnoe). Beim *Hamman-Rich-Syndrom* ist der Kontrast der Lungenveränderungen zur Dyspnoe gerade umgekehrt. Die Dyspnoe ist viel intensiver als der radiologische Befund erwarten läßt (s. Abb. 16.37).

Lungenfibrosen als Teilerscheinung bei Allgemeinerkrankungen

Weitaus am häufigsten ist die Lungenfibrose bei *Kollagenosen* und davon wieder am häufigsten bei der *Sklerodermie*. Gleichzeitige Gelenk- oder Hauterscheinungen weisen in der Regel auf diese Ätiologie hin. Schluckbeschwerden sprechen für Sklerodermie. Die Blutsenkungsreaktion ist mit Ausnahme der Sklerodermie sehr stark erhöht. Die „Sklerosiphonie" (s. S. 408) ist wiederum besonders deutlich.

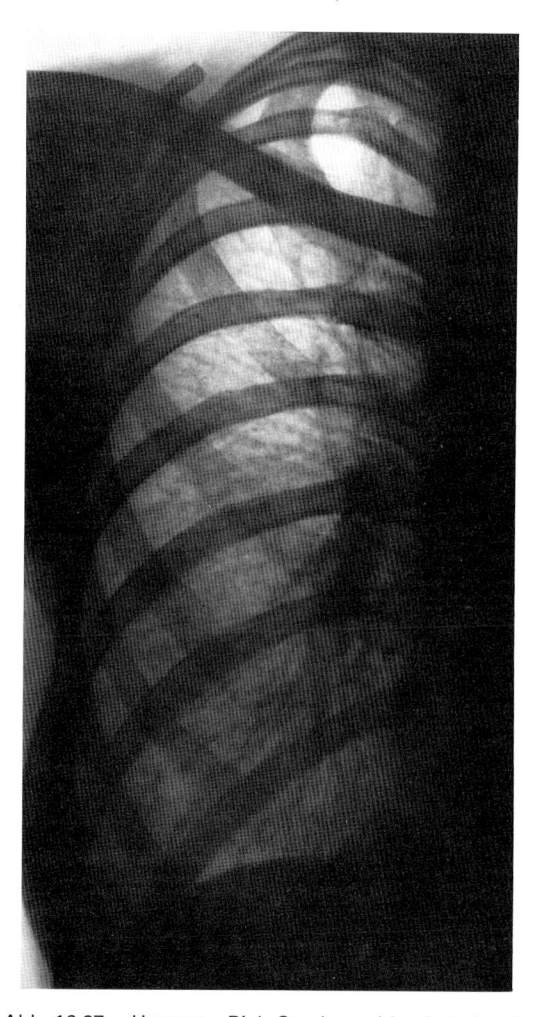

Abb. 16.37. Hamman-Rich-Syndrom, bioptisch bestätigt. Nicht bei allen Patienten ist der interstitielle Befall so diskret; es werden auch ausgesprochenere Veränderungen beobachtet

Lungenfibrose bei tuberöser Sklerose und *nichtcholesterinämischer Xanthomatose* (eosinophiles Granulom, Morbus Hand-Schüller-Christian) ist sehr selten. Die **desquamative interstitielle Pneumonie** (DIP), welche nach GAENSLER 1972 die zweithäufigste chronisch interstitielle Pneumonie ist, unterscheidet sich weder *klinisch* noch *lungenfunktionsmäßig* von der chronischen interstitiellen Pneumonie oder Lungenfibrose. *Radiologisch* hingegen sind milchglasartige Infiltrate, welche doppelseitig, symmetrisch in dreieckiger Form vom Hilus zur Lungenbasis mit Aussparung der kostophrenischen Winkel ziehen, typisch.

Pathologisch-anatomisch findet sich ein diskretes interstitielles Infiltrat von Lymphozyten, Monozyten, Plasmazellen und Eosinophilen. Im Gegensatz zur chronisch interstitiellen Pneumonie ist die mikroskopische Lungenarchitektur wenig verändert: Der Verlust an Alveolen, die Fibrose und die Wabenbildung sind wenig ausgeprägt. Dagegen sind die Alveolen mit mononukleären Zellen (Pneumozyten Typ II und Alveolarmakrophagen) ausgefüllt. *Therapeutisch* spricht die desquamative interstitielle Pneumonie gut auf Steroide an, im Gegensatz zur chronisch interstitiellen Pneumonie oder Lungenfibrose. Die Ätiologie ist unbekannt; Tendenz für familiäres Vorkommen besteht nicht.

Wabenlunge

Bei der *Zysten-* oder *Wabenlunge* ist das normale Lungengewebe durch dünnwandige Hohlräume ersetzt (einkammerige und multiple, mehrere Millimeter messende Zysten).

Die beiden Begriffe *Zysten* und *Waben* sind im deutschen Sprachgebrauch nicht scharf voneinander abgegrenzt. Entscheidend ist die Größe der Höhlenbildung. Die Zysten sind größer, die Waben kleiner. Im amerikanischen Sprachgebrauch werden die *Wabenlungen*, „honeycomb"-Lungen, nur für die sekundären Formen gebraucht (der Begriff wurde zum ersten Mal zur Beschreibung der Spätstadien der Histiocytosis X benutzt), während sie im deutschen Sprachgebrauch sowohl für die sekundären wie für die kongenitalen verwendet werden.

Die meisten Zysten werden als kongenital bedingt angesehen, manche werden aber auch sekundär nach Entzündungen mit Sekretstauungen entstehen (Bronchiolitis). Differentialdiagnostisch sind Einzelzysten (sog. bronchogene Zysten) ohne klinische Symptome (oft als Zufallsbefund bei Reihenuntersuchungen entdeckt) von ernsteren Lungenaffektionen abzugrenzen (gleichbleibender Befund) oder bei ausgedehnter Zystenbildung mit aufgepfropften Entzündungen oder Ateminsuffizienz mit Cor pulmonale (hauptsächlichstes klinisches Symptom: Dyspnoe) als den klinischen Krankheitserscheinungen zugrundeliegende ursächliche Störung zu erkennen (Abb. 16.33). In der Thoraxaufnahme sich undeutlich abzeichnende Höhlenbildungen werden tomographisch gut dargestellt.

Die Diagnose **Wabenlunge** („honeycomb lung") stützt sich klinisch auf den (in der Regel tomographischen) Nachweis multipler Zysten. Eine weitergehende ätiologische Abklärung ist oft nicht möglich. Beim Erwachsenen ist die Differenzierung (kongenitale oder sekundäre Wabenlunge) nicht mehr möglich. Eine sekundäre Wabenlunge kann nach den verschiedensten Grundkrankheiten auftreten. Die Zystenbildung hat offenbar keine pathognomonische Bedeutung. Wahrscheinlich können die Lungenfibrosen bei Kollagenkrankheiten und das Hamman-Rich-Syndrom in eine Wabenlunge übergehen, ebenso wie die *chronische Bronchiolitis obliterans* und auch die *Mukoviszidose*. Ob die bei solchen Bildern von den Pathologen diagnostizierte *muskuläre Lungenzirrhose* (weil die glatte Bronchialmuskulatur hyperplastisch wird) als primär oder sekundär anzusehen ist, ist noch nicht entschieden). Als selbständige Erkrankung ist die *pulmonale* Myomatose wahrscheinlich eine „forme fruste" der tuberösen Sklerose ohne zerebrale und Hautmanifestationen.

Atelektasen

Luftleeres Lungengewebe ohne entzündliche Veränderungen (*Atelektase*) kommt auf Grund zweier Ursachen zustande:
– durch Resorption von Luft in nicht oder schlecht durchlüftetem Lungengewebe (meist als Folge eines Bronchialverschlusses, *Resorptionsatelektase*) und
– infolge Kompression von Lungengewebe durch

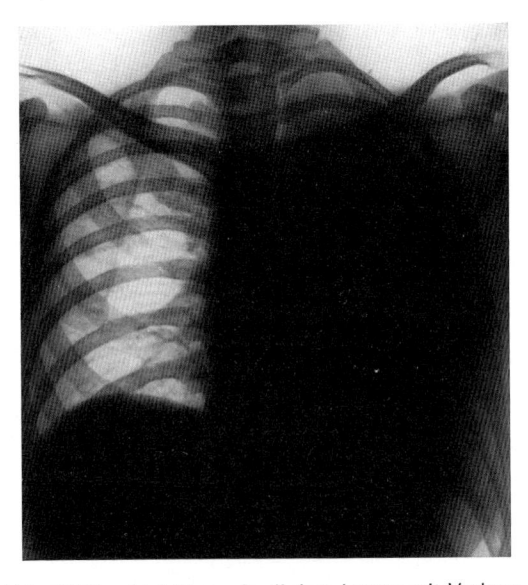

Abb. 16.38. Atelektase der linken Lunge mit Verlagerung des Mediastinums auf die Seite der Atelektase. Bei Erguß wird das Mediastinum auf die Gegenseite verlagert

raumbeengende Prozesse von außen (*Kompressionsatelektase*).

Die Atelektase ist daher keine primäre Erkrankung, sondern weist immer auf einen Grundprozeß hin, welcher differentialdiagnostisch abzuklären ist.

Durch die physikalisch-klinischen Untersuchungsmethoden kann die Diagnose Atelektase nur gestellt werden, wenn *große* Lungenbezirke betroffen sind. Dämpfung, verstärkter Stimmfremitus, Bronchophonie, reines Bronchialatmen ohne Rasselgeräusche (wichtiger physikalischer Befund) sind die kennzeichnenden Merkmale.

Röntgenologisch unterscheiden wir direkte und indirekte Zeichen der Atelektase. Die direkten Zeichen sind 1. die lokale Verschattung und 2. die Verlagerung der interlobären Fissuren. Die indirekten Zeichen umfassen: 1. Elevation des Zwerchfells, 2. Verlagerung des Mediastinums inkl. Trachea, 3. kompensatorische Überblähung, 4. Verlagerung des Hilus, 5. Verminderung des interkostalen Abstandes und 6. Fehlen eines „Airbronchogramms". Auch das *Holzknecht-Symptom* (inspiratorisch Ansaugung des Mediastinums beim Durchleuchten oder durch die Kymographie erkennbar) ist ein wertvolles Kriterium. Das innerhalb weniger Stunden zu beobachtende Verschwinden von Verschattungen darf ebenfalls im Sinne von Atelektasen verwertet werden.

Massive Atelektasen zeichnen sich im Röntgenbild in der Regel durch eine *homogene Verschattung* aus, die sich aber durch die Art der Schattenbildung nicht von anderen Prozessen abgrenzen läßt (Abb. 16.38).

Die meist in den basalen Lungenabschnitten auftretenden sog. *Streifenatelektasen* (Abb. 16.39) sind nur röntgenologisch erkennbar. Differenzierung gegenüber den eine pulmonale Stauung beweisenden Kerley-Linien (s. S. 403).

Resorptionsatelektasen treten bei folgenden Erkrankungen auf:

Bei *allen wuchernden Prozessen in den Bronchien* (am häufigsten Bronchialkarzinom [s. S. 441], auch Adenom [Abb. 16.40 u. S. 445]) und Bronchusstenose. Resorptionsatelektasen treten ferner auf: Bei *Verstopfung* der Bronchien durch einen *Schleimpfropf* (s. „mucoid impaction" S. 211). Massiver Lungenkollaps wird gelegentlich *postoperativ* beobachtet. Stauungsbronchitis führt selten zu massiver Atelektase. Aber auch dieser Entstehungsmechanismus kommt ausnahmsweise vor.

Bei *Verstopfung* der Bronchien durch *Fremdkörper* (auch Blutung):

Fremdkörper als Ursache einer Atelektase sind in jedem Fall sorgfältig auszuschließen. Diese Ursache ist verhältnismäßig häufig. Die Anamnese läßt oft im Stich, ebenso das Röntgenbild. Lokalisatorisch sind die meisten Fremdkörper im rechten Bronchialbaum zu finden. Bronchoskopische Untersuchung ist unerläßlich.

Bei *Stauung* sind Streifenatelektasen dagegen ein gewöhnlicher Befund. Streifenatelektasen in den basalen Abschnitten müssen an ungenügende Durchlüftung denken lassen. Liegt eine Stauung nicht vor, sind sie häufig durch *mangelnde Zwerchfellexkursionen*

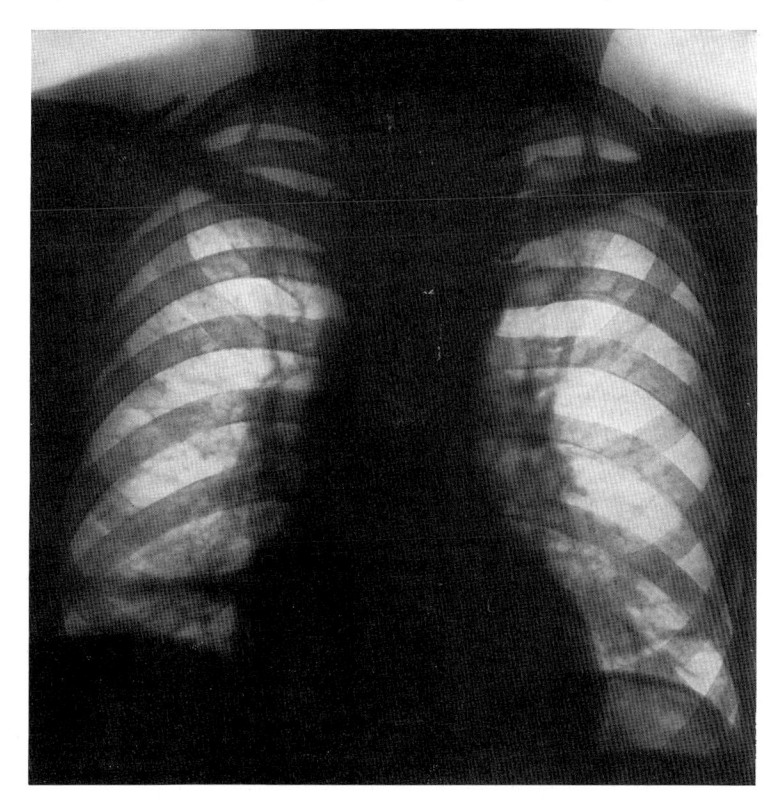

Abb. 16.39. *Atelektasen:* Streifenatelektasen in beiden Unterfeldern (vorwiegend rechts)

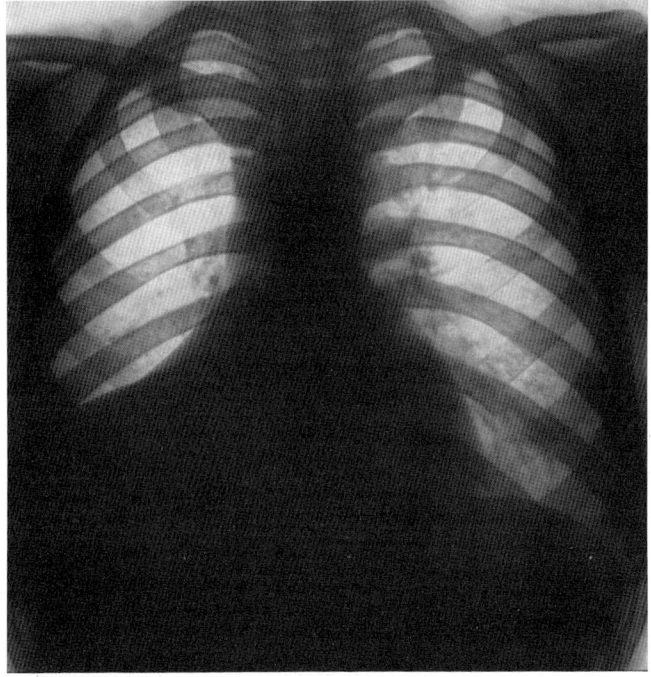

Abb. 16.40. Atelektase bei *Bronchusadenom* des rechten Unterlappens

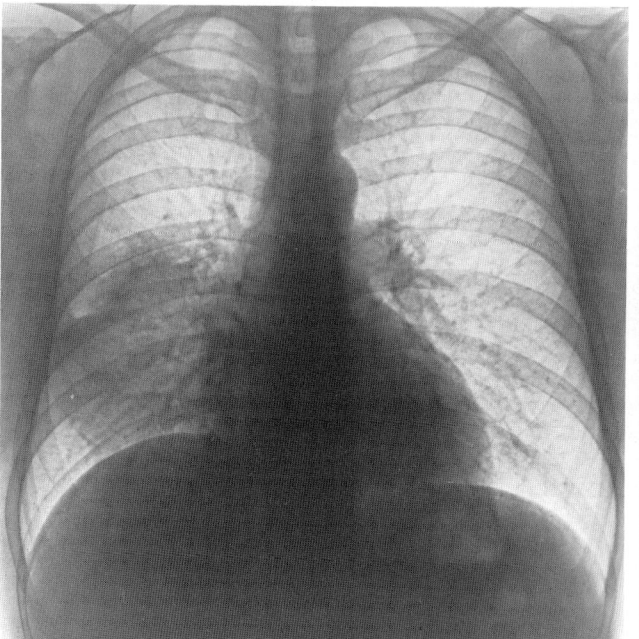

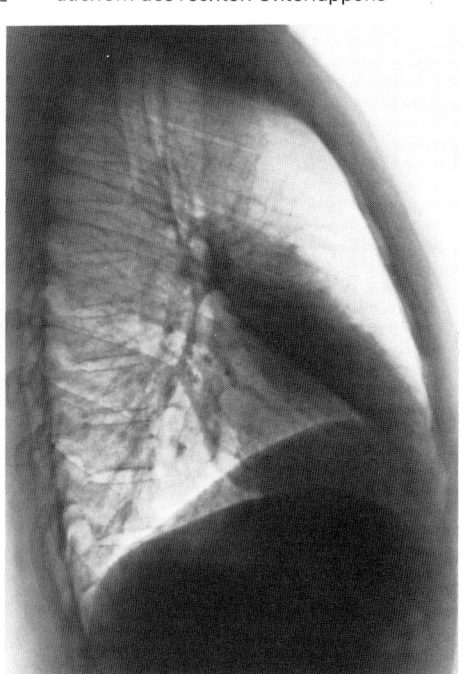

a
b
Abb. 16.41a und b. Mittellappensyndrom bei Pneumonie des Mittellappens. 40j. Mann

bedingt. Ursache sind oft nicht kardiale oder pulmonale Erkrankungen, sondern *abdominale Prozesse* (Peritonitis, Pankreatitis, Leber- und Milzerkrankungen, selten aber auch Pyelitis).
Bei *Zwerchfellhernie* gibt eine atelektaseähnliche Verschattung manchmal zu schweren diagnostischen Irrtümern Veranlassung. Durch Darstellung des Darmes mit Kontrastbrei läßt sich die Art der Verschattung leicht aufklären (Abb. 16.42a und b).

Kompressionsatelektasen spielen diagnostisch eine geringere Rolle, da der Grundprozeß das Bild in der Regel beherrscht.

Mittellappen-Syndrom

Eine Sonderstellung nimmt das sog. *Mittellappensyndrom* ein (Abb. 16.41). Die Verschattung im Bereich des rechten Mittelfeldes kommt offenbar fast immer teilweise durch Atelektasen, zum anderen Teil durch eine Schrumpfung des Mittellappens zustande. Die Ätiologie ist uneinheitlich. Neben akuten Lymphknotenschwellungen und der Bronchitis deformans mußte früher in erster Linie an eine Tuberkulose gedacht werden, während man heute in etwa einem Drittel aller Fälle ein Bronchialkarzinom findet. Symptomatisch werden während Monaten bis Jahren subfebrile Temperaturen, hartnäckiger Husten, eventuell mit eitrigem Auswurf, beobachtet. Die röntgenologischen Veränderungen können auch als Zufallsbefund entdeckt werden. Spätkomplikationen: Abszeß, Empyem.

Intralobäre Sequestration

Bei Jugendlichen soll, wenn eine längere Anamnese entzündlicher Erscheinungen mit schwierig deutbarer Verschattung vor allem im posterobasalen-mediastinalen Unterlappenabschnitt vorliegt, auch an die **intralobäre Sequestration der Lunge** gedacht werden. Bei dieser Fehlentwicklung üben primär persistierende viszerale Äste der Aorta dorsalis einen Zug an einem Teil der primitiven Lungenknospe aus, was zu einer Abspaltung eines Unterlappenteiles mit vollständiger Trennung vom Bronchialbaum und der arteriellen Versorgung führt. Dieses funktionsuntüchtige, als Nebenlunge angesprochene Lungengewebe wird oft sekundär infiziert, was zu entsprechenden klinischen Symptomen mit Fieberschüben und eitrigem Sputum führen kann.

Oft ist die Lungensequestration allerdings röntgenologischer Nebenbefund; eine streifige oder grobfleckige, von Aufhellungen durchsetzte Verschattung in posterobasalen Lungenbezirken ist typisch. Eine genaue Abklärung erfordert den angiographischen Nachweis der abnormen Gefäßversorgung aus der Aorta. Manchmal kann die Diagnose erst auf dem Operationstisch gestellt werden. Von der intralobären Sequestration ist die *extralobäre Form* zu unterscheiden. In diesem Falle entwickelt sich ein Lungensegment vollständig ektopisch und steht in 90% der Fälle mit dem linken Hemidiaphragma in Beziehung. Im Gegensatz zur intralobären Form erfolgt die venöse Drainage via systemische und nicht pulmonale Venen.

Seltene Lungenverschattungen

Die **idiopathische Lungenhämosiderose** (Abb. 16.43) ist eine seltene Krankheit unbekannter Ätiologie, die vorwiegend bei Kindern, aber auch bei Erwachsenen (Männer bevorzugt) vorkommt. Sie verläuft schubweise oder akut mit Hämoptoe und pneumonischen Symptomen, sowie regelmäßig mit einer hypochromen Anämie. Sie führt zur Hämosiderose der Lungen und schließlich zur Lungenfibrose. Radiologisch ist die kleinfleckige (miliare) Lungenverschattung typisch. Das Leiden ist differentialdiagnostisch von der **sekundären Lungenhämosiderose** bei kardialer Stauung und vom **Goodpasture-Syndrom** (Kombination mit Glomerulonephritis) abzugrenzen, welches in den Formenkreis der Autoimmunkrankheiten gehört (s. S. 444).

An die **alveoläre Lungenproteinose** muß als seltenes, 1958 erstmals beschriebenes Krankheitsbild gedacht werden, wenn eine fortschreitende Dyspnoe mit Veränderungen

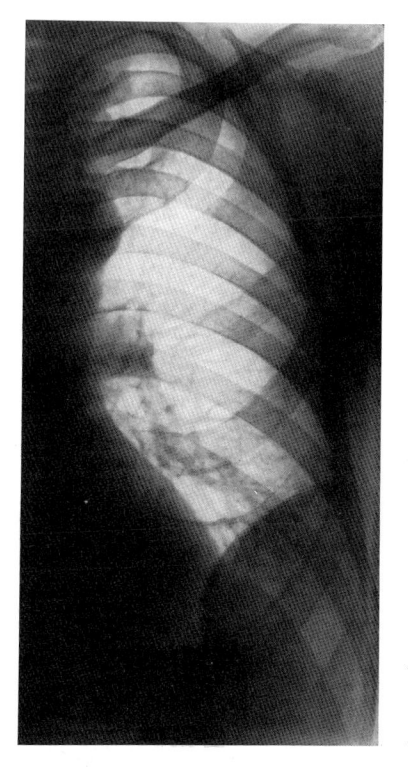

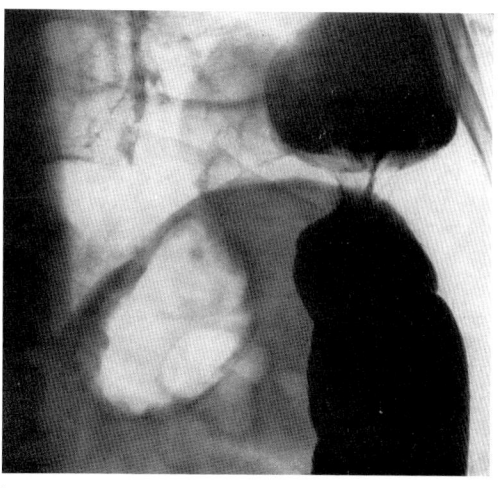

Abb. 16.42 a und b. Unklarer Lungenherd (Zufallsbefund bei Durchleuchtung, der sich bei der Abklärung als durch Zwerchfellhernie bedingt erweist). a) Thoraxaufnahme, b) Holzknechteinlauf

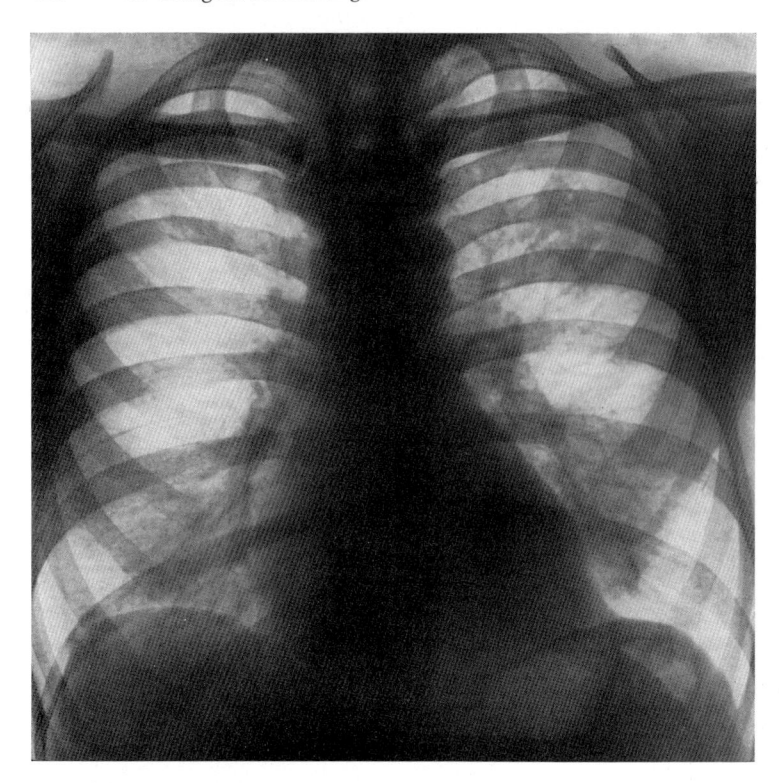

Abb. 16.43. Lungenhämosiderose mit Purpura Schönlein-Henoch. 34j. Mann

im Lungenbild besteht, welche an ein Lungenödem erinnern, doch fehlen Rasselgeräusche. Oft besteht Husten mit gelatinösem Auswurf, in welchem mit speziellen Färbemethoden das die Alveolen ausfüllende Mukoprotein nachgewiesen werden kann. Die Diagnose kann klinisch nur vermutet werden, die Ursache ist unbekannt. Therapeutisch führt die Tracheobronchiallavage mit 0,9%iger NaCl-Lösung, Heparin und N-Azetylcystein zum Erfolg.

Histiocytosis X

Unter diesem Begriff wurden 1953 von LICHTENSTEIN die Abt-Letterer-Siwe-Krankheit, die Hand-Schüller-Christian-Krankheit und das eosinophile Granulom zusammengefaßt als Retikuloendotheliosen unbekannter Ätiologie. Beim *eosinophilen Granulom* der Lunge sind pathologisch-anatomisch chronische Infiltrate mit Eosinophilen bei gleichzeitigem Bestehen von eosinophilen Knochengranulomen gefunden worden. Es ist deshalb berechtigt, auch an ein sog. eosinophiles Granulom der Lunge zu denken. Die klinische Diagnose dürfte nur gestellt werden, wenn gleichzeitig Knochenveränderungen nachgewiesen werden können. Eine Bluteosinophilie fehlt.
Über Mikrolithiasis alveolaris s. S. 425.

Echinokokkus

Scharf umschriebene größere Knoten erwecken bei unbestimmten Beschwerden über der Brust (Druckgefühl, Husten, Pleuraschmerzen) Verdacht auf Echinokokkus. Formänderung der Verschattung während des Inspiriums spricht für Echinokokkus. Auch eine schmale, schalenförmige Aufhellung oberhalb der Verdichtung wird selten bei Echinokokkus beobachtet. Bleibt nach Aushusten ein rundlicher luftgefüllter Hohlraum zurück, ist die Echinokokkusdiagnose höchst wahrscheinlich (Abb. 16.44 und 16.45). Bei Ruptur einer Zyste kommt es oft infolge Antigenaussaat zu anaphylaktischen Reaktionen mit schwerer Bluteosinophilie (cave Punktion!). Nach dem Röntgenbild müssen durch klinische Befunde *gutartige Tumoren* (Dermoidzysten, Teratome usw.), welche aber keine Beschwerden machen, und *metastasierende maligne Geschwülste* (vor allem Sarkome), bei denen die Allgemeinsymptome aber in der Regel bereits stark fortgeschritten sind, ausgeschlossen werden. Bei *verkalkten* Echinokokken kommt differentialdiagnostisch auch ein großer tuberkulöser Herd in Frage.
Klinisch sprechen für Echinokokkus: *Eosinophilie* (nur in etwa 20–25% der Fälle) und *positive Weinbergsche Reaktion* (Komplementfixationstest). Auch diese Reaktion hat große Fehlerquellen; am eindeutigsten ist der *positive Ausfall der Kutanprobe* (Casoni-Test) mit Echinokokkenantigen, sofern einwandfreies Antigen zur Verfügung steht (60–65% positiv). Bewiesen wird der Echinokokkus durch den Nachweis von charakteristischen Echinokokkushäkchen im Sputum (Abb. 16.46), welcher aber äußerst selten gelingt. Beim Aushusten von Membranen läßt sich durch Beigabe von 10% Kalilauge unter dem Mikroskop die charakteristische Parallelstreifung nachweisen.

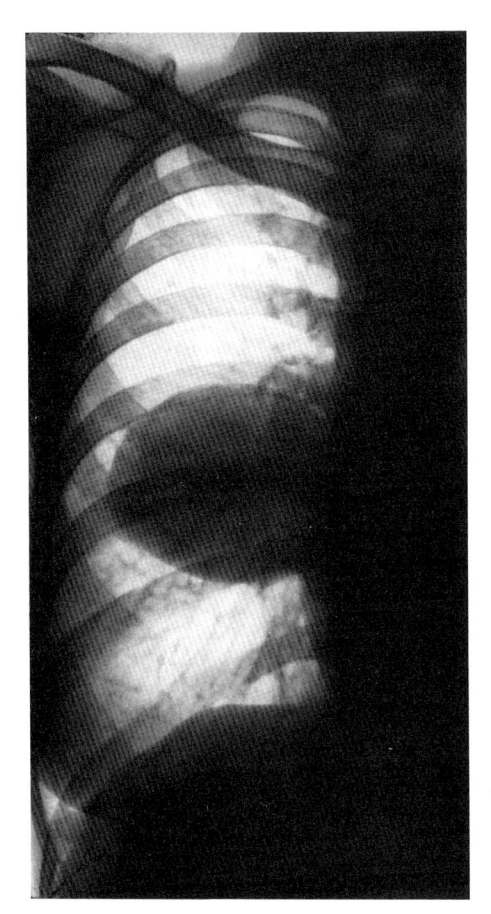

Abb. 16.44. *Lungenechinokokkus.* 45j. Frau (s. Abb. 16.45)

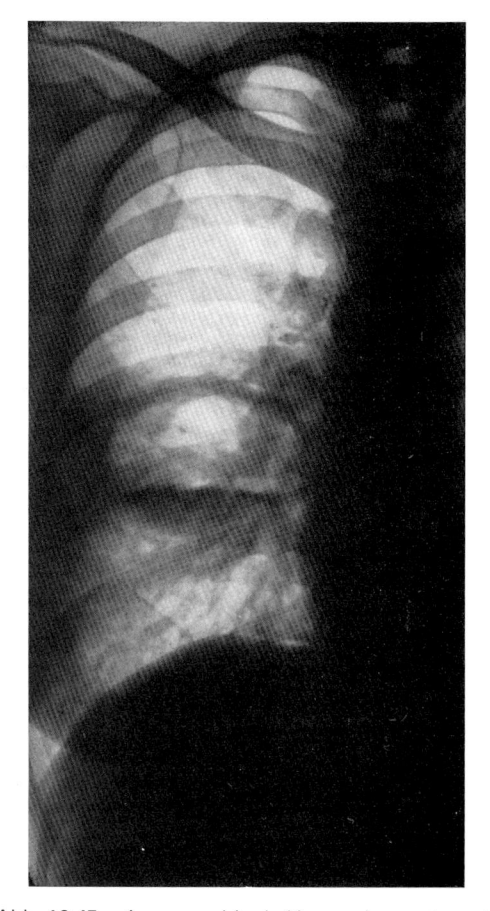

Abb. 16.45. *Lungenechinokokkus* nach spontaner Entleerung durch Aushusten (gleicher Fall wie Abb. 16.44)

Tumoren

Die häufigeren, von den *Bronchien ausgehenden Geschwülste* sind S. 441 und die *Mediastinaltumoren* S. 449 besprochen.

Gutartige Lungentumoren

Sie verlaufen symptomlos und werden meist als Zufallsbefund bei Röntgenuntersuchungen entdeckt. *Fibrome, Lipome, Chondrome, Osteome, Hamartome* (Chondrome, welche aber mikroskopisch auch andere Gewebe nachweisen lassen, also embryonale Aberration anzeigen) zeichnen sich durch scharf begrenzte Schattenbildungen aus. Sie haben ihren Ausgangspunkt in der Regel peripher, während die *Neurinome* vom hinteren, *Dermoide* und *Teratome* vom vorderen Mediastinum ausgehen und beträchtliche Größe erreichen können. Kontrolle des Größenwachstums, völliges Wohlbefinden und Fehlen aller humoralen Veränderungen erlauben in den meisten Fällen die Diagnose auf benignen Tumor. Die Art der Geschwulstbildung kann allerdings meist nur vermutet werden.

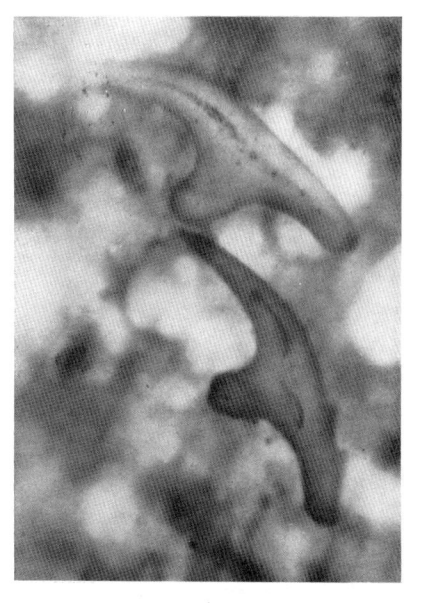

Abb. 16.46. *Echinokokkenhäkchen* nach Aushusten im Sputum (gleicher Fall wie Abb. 16.44, 16.45)

Manche gutartigen Tumoren wachsen endobronchial und verursachen Husten, Atelektasen und Eiterungen. Selten sind gutartige oder semimaligne Lungentumoren Ursache endokrinologischer Krankheitsbilder a) *Karzinoid-Syndrom* bei Bronchialkarzinoiden, und b) *Hypoglykämien* bei intrathorakalen mesodermalen Tumoren.

Primär bösartige Lungentumoren

Sie gehen überwiegend von den Bronchien in Hilusnähe aus (s. S. 441); seltener entstehen sie mehr peripherwärts und können als Lungentumor ohne hervortretende Hilusbeteiligung beobachtet werden. Die Symptomatologie entspricht im wesentlichen derjenigen der Bronchialkarzinome.

Pancoast-Tumoren: Geschwülste der oberen Lungenfurche machen besonders kennzeichnende Erscheinungen, nämlich Schultergürtelschmerzen, in späteren Stadien Lähmung der Hand mit Muskelatrophie und den Hornerschen Symptomenkomplex. Histologisch handelt es sich beim Pancoast-Tumor um alle Formen der Bronchialkarzinome, nämlich Plattenepithel-, Adeno-, groß- und kleinzellige Karzinome. Röntgenologisch ist die verschattete Lungenspitze nach kaudal scharf begrenzt (Abb. 16.47). Sehr oft zeigen sich Rippenzerstörungen. Das Pancoast-Syndrom wird manchmal durch ein von Resten des 5. Kiemenganges ausgehendes Karzinom und selten von hochsitzenden Neurinomen verursacht.

Selten ist das isolierte *pulmonale Lymphosarkom*. Die Differentialdiagnose, die sich nach dem klinischen Verlauf vorwiegend zwischen Bronchuskarzinom und chronischer Pneumonie stellt, wird erst durch den bioptischen Befund ermöglicht, wobei histologisch die Abgrenzung zwischen Lymphosarkom und kleinzelligem Bronchuskarzinom ebenfalls Schwierigkeiten bereiten kann. Husten, Schmerzen, Hämoptoe, Oppressionsgefühl bei wenig hervortretenden Allgemeinsymptomen sind die wichtigsten klinischen Erscheinungen. Radiologisch ist das Lymphosarkom der Lungen am häufigsten als isolierte, mit dem Mediastinum nicht in Verbindung stehende Verschattung, welche mehr oder weniger scharf begrenzt ist, gekennzeichnet.

Metastasierende bösartige Tumoren

Sie treten unter zwei Formen auf:

Lymphangitis carcinomatosa

die als über alle Lungenfelder, in der Regel aber nicht gleichmäßig verteilte, sondern vorwiegend die Basis betreffende, *kleinfleckige Verschattungen* sichtbar wird. Diese kleinfleckigen Verschattungen sind aber meist nicht aus kugeligen Knötchen zusammengesetzt, sondern streifenförmig. Durch häufige Kreuzung solcher Streifenbildung entsteht der Eindruck einer *netzförmigen* Tüpfelung (Abb. 16.48, 16.49). Differentialdiagnostisch ist die Lymphangiitis carcinomatosa gegenüber *miliarer tuberkulöser Aussaat* (s. S. 125), den *Pneumokoniosen* (s. S. 421), dem *Boeckschen Sarkoid* (s. S. 435), den miliaren *bronchopneumonischen Prozessen* und sekundär-pneumonischen Prozessen bei Stauung (Abb. 16.28) abzugrenzen.

Umschriebene Metastasen

sind vielgestaltig, sie können einzeln (Abb. 16.64) und in großer Zahl auftreten (Abb. 16.57). Sie sind meist ausgesprochen umschrieben, wobei die Sarkommetastasen in der Regel größer und schärfer, die von Karzinomen kleiner und weniger scharf gezeichnet sind.

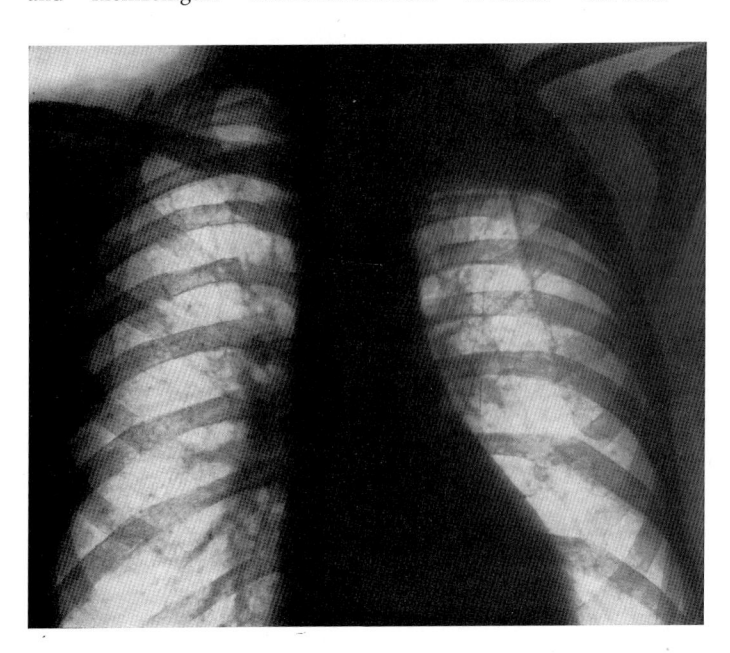

Abb. 16.47. Pancoast-Tumor (Karzinom) in der linken Spitze (operativ bestätigt)

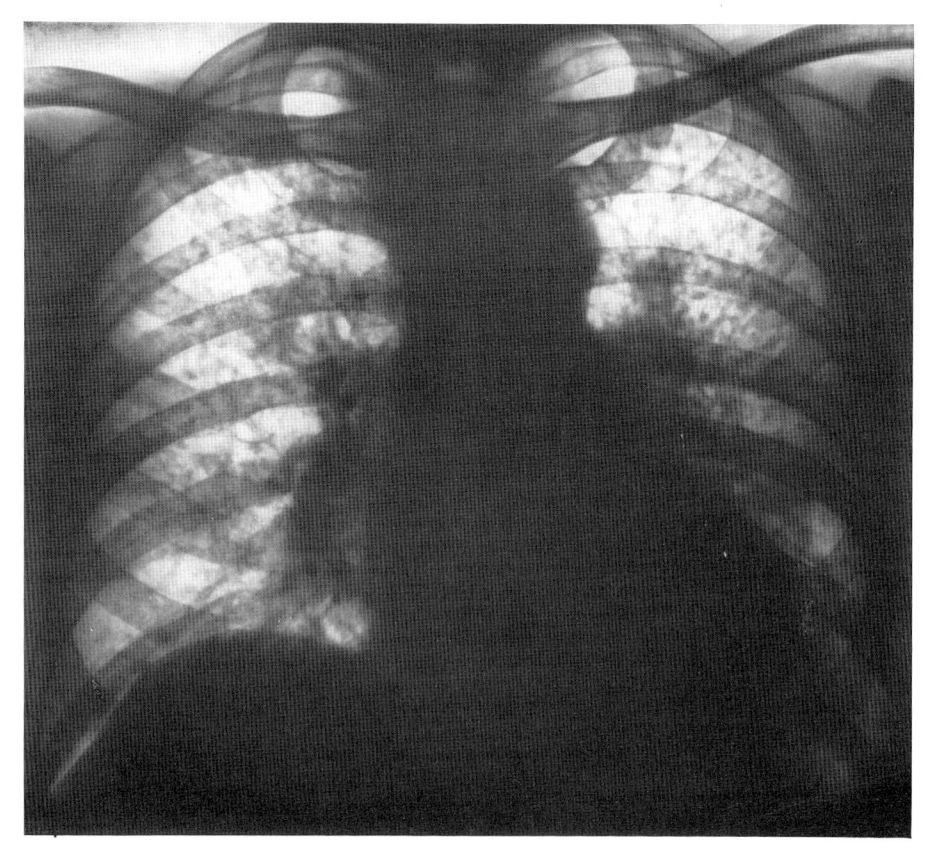

Abb. 16.48. Doppelseitige, diffuse kleinfleckige Lungenverschattungen: *Karzinose* der Lunge, ausgehend von einem Bronchuskarzinom links (histologisch verifiziert). 58j. Mann

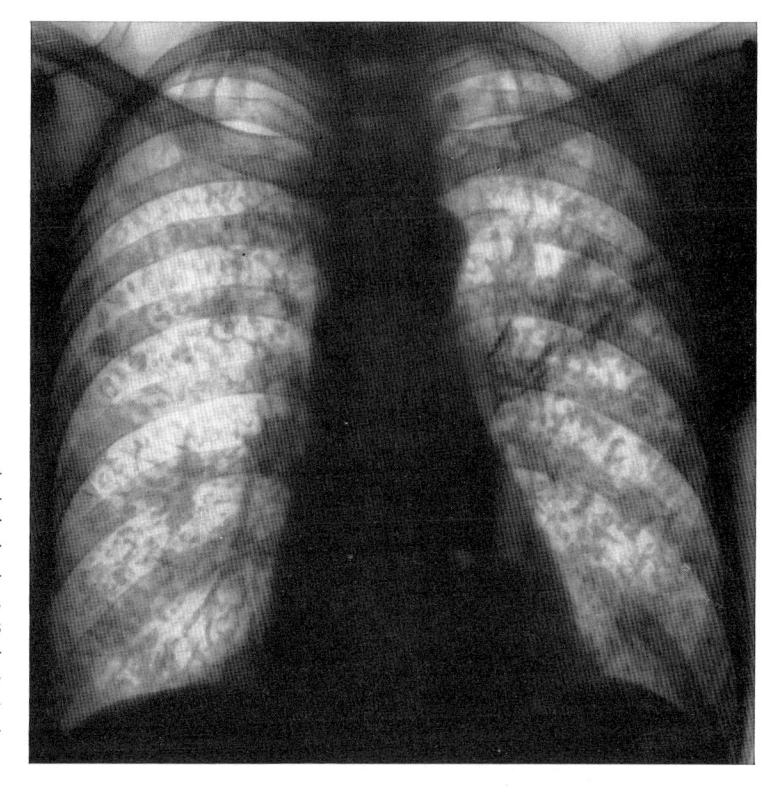

Abb. 16.49. Doppelseitige, diffuse kleinfleckige Lungenverschattungen; zur Illustration der Schwierigkeit der Abgrenzung der Lungenkarzinose von Lungentuberkulose; ähnliches Bild wie Abb. 16.48. In diesem Falle handelt es sich aber um eine *Lungentuberkulose* mit positivem Bakterienbefund. Die Art der Verschattung (fibrös-zirrhotisch) spricht für Tuberkulose

Klinisch tritt der Befund von seiten der Lungenmetastasen gegenüber dem Grundleiden zurück. Besonders häufig finden sich Lungenmetastasen bei *Hypernephrom, Seminom, Chorionepitheliom, Knochensarkomen, lymphoretikulärem Sarkom, Mamma-, Prostata-, Thyreoidea-, Pankreas-, Kolon- und Magenkarzinom.*

Besonders scharf abgegrenzte und über Jahre nur langsam wachsende Rundschatten werden bei den Zylindromen (schleimsezernierendes Adenom im Bereich des Nasenrachenraumes) beobachtet (2 eigene Beobachtungen).

Bronchioalveoläres Karzinom

(Alveolarzellkarzinom, bronchioläres Karzinom, Lungenadenomatose)

Das bronchioalveoläre Karzinom ist eine seltene Krankheit, an welche bei langdauernden Lungenverschattungen gedacht werden muß (1–6,5 % aller pulmonalen Neoplasien sind bronchioalveoläre Karzinome). Die Krankheit verläuft während Monaten, häufiger Jahren. Sie zeigt einige charakteristische Erscheinungen, welche die Diagnose zu stellen erlauben: Das subjektive Befinden ist anfänglich im Vergleich zum schweren röntgenologischen Befund in der Regel auffallend wenig gestört. In späteren Stadien ist infolge der starken Schleimsekretion allerdings eine besonders hartnäckige Dyspnoe häufig. Die produzierten Schleimmengen können – andere Patienten haben nur unproduktiven Husten – zu Sputummengen von über einem Liter täglich führen (Abb. 16.50). Im Sputum bzw. im durch Bronchoskopie entnommenen Bronchialsekret lassen sich Tumorzellen (unter dem Bild von ziemlich einförmigen, etwas ovalen Adenomzellen, welche sich histologisch nicht von Lungenmetastasen eines primären Adenokarzinoms [Kolon, Pankreas] unterscheiden) nachweisen. Husten und respiratorische Insuffizienz sind regelmäßige Begleiterscheinungen. Das Röntgenbild ist nicht typisch. Von linearen bis linsengroßen Schattenflecken können alle Übergänge bis zur diffusen Verschattung vorkommen. Am häufigsten ist eine großfleckige bis diffuse Verschattung mit unscharfer Herdbegrenzung in einer oder beiden Lungen (Abb. 16.56).

Pathologisch-anatomisch handelt es sich um eine maligne Entartung des Epithels der Bronchiolen mit lokaler fortschreitender Metastasierung in die Alveolen. Wahrscheinlich entsteht es unizentrisch, obwohl es sich oft multizentrisch präsentiert. Die Prognose der solitären Form ist weit besser als diejenige der multifokalen Form.

Verschattungen im Bereich des rechten Herzzwerchfellwinkels

Bei Verschattungen im Bereich des rechten Herzzwerchfellwinkels lassen sich die *streifenförmigen* Schattenbildungen von den *homogenen* Verschattungen mit *scharfer* Begrenzung unterscheiden.

Eine *vermehrte* Zeichnung in diesem Bereich ist ein sehr häufiger Befund. Es kommen praktisch alle Möglichkeiten, wie sie auch in den anderen Lungenabschnitten besprochen wurden, in Frage, besonders häufig weist sie jedoch auf *Lungenstauung* und *peribronchiektatische Infiltrierung* hin.

Bei den *homogenen, scharf begrenzten Verschattungen* muß die Differenzierung zwischen *neoplastischen* Prozessen, welche ihren Ausgangspunkt sowohl von der Lunge, den Bronchien, dem Mediastinum, dem Perikard, der Pleura und dem Zwerchfell (sehr selten) nehmen können, und *zystischen* Gebilden oder *Hernien* versucht werden.

Träger einer **Serosazyste,** welche wegen der bei der Punktion sich unter Druck entleerenden Flüssigkeit auch „springwater cyst" genannt wird, zeigen in der Regel keinerlei klinische Symptome. Die Verschattung wird oft als Zufallsbefund entdeckt (Abb. 16.51 a und b).

Bei den *Hernien* läßt sich in der Regel in der Anamnese ein schweres *Trauma* nachweisen. Durch die Bronchographie (Abgrenzung gegenüber der Lunge) und das Pneumoperitoneum (Nachweis eines Zusammenhanges der Verschattung mit der Leber) kann röntgenologisch ein Leberprolaps erfaßt werden.

Die seltene rechtsseitige *parasternale* Hernie (MORGAGNI) ist nicht traumatisch bedingt. Sie ist parakardial ganz ventral gelegen. Enthält sie Luft oder Spiegelbildungen, ist die Diagnose verhältnismäßig einfach, ist sie aber homogen (wenn z. B. nur Netz im Bruchsack ist), sehr schwierig. Das Pneumoperitoneum gibt auch bei dieser Form wichtige Hin-

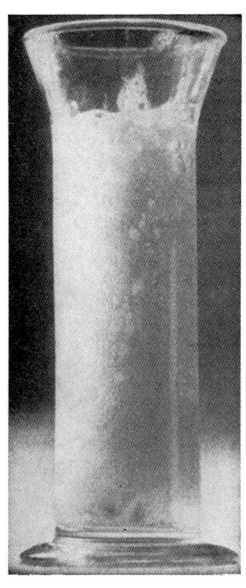

Abb. 16.50. Schaumiges Sputum ohne Schichtung bei bronchioalveolärem Karzinom

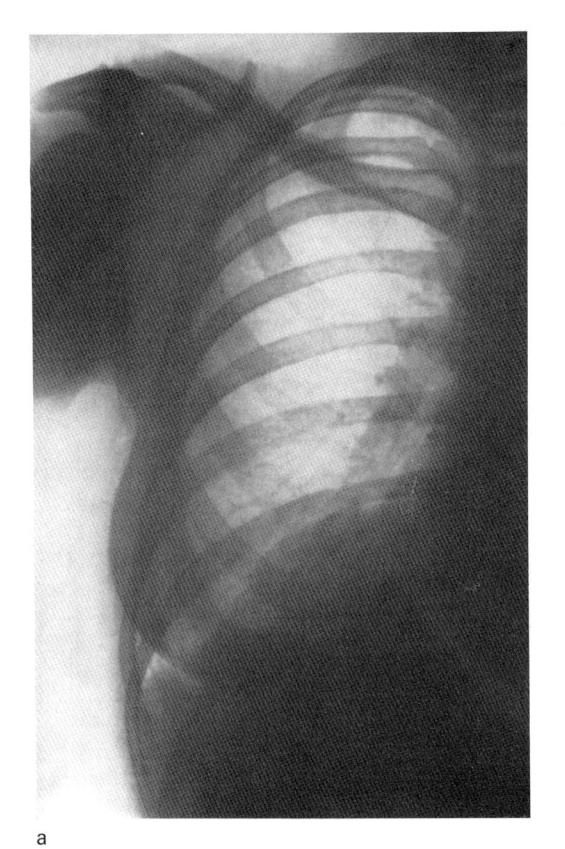

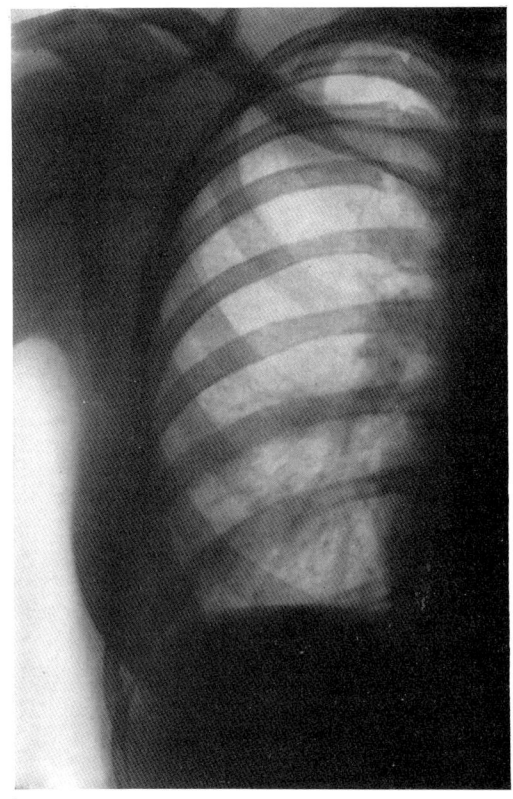

Abb. 16.51a und b. *Serosazyste* (sog. springwater cyst) im rechten Herzzwerchfellwinkel. a) gefüllt, b) nach Punktion ist die Verschattung nicht mehr zu erkennen. 31j. Frau

weise. Ganz allgemein lassen sich mit dem Pneumoperitoneum vom Abdomen ausgehende Gebilde mit Sicherheit von den oberhalb des Zwerchfells ausgehenden Prozessen abgrenzen.

Der häufige, klinisch belanglose *Zwerchfellbuckel* als Formanomalie der Zwerchfellwölbung kann einen pathologischen Prozeß vortäuschen. Über *Lungensequestration* s. S. 415).

Pneumokoniosen
Silikose

Für die Diagnose einer Silikose ist die Möglichkeit der Einatmung von *freier Kieselsäure*, welche allein geeignet ist, silikotische Lungenveränderungen hervorzurufen, von entscheidender Bedeutung. Der Inspiration von freier Kieselsäure, vorwiegend in quarzhaltigem Material, sind nach Lang folgende Berufsarten besonders ausgesetzt:

Stollen- und Tunnelarbeiter
Bergwerksarbeiter
Sandstrahler
Steinbrucharbeiter
Gußputzer, Former, Kernmacher
Gießer
Sandsteinhauer
Arbeiter der keramischen Industrie (Porzellan und Steingut)
Feilenschleifer in Natursandstein
Arbeiter der Putzmittelindustrie
Ofenarbeiter

Der Gehalt des Staubes an Quarz (SiO_2) bedingt die fibroplastische Reizwirkung, welche zum silikotischen Granulom führt. Bei Mineuren und Sandstrahlern können die Lungenveränderungen schon nach 2–4 Jahren auftreten, und sie schreiten bei diesen Berufen auch besonders rasch fort. Bei Steinhauern und Modellschleifern betragen die Latenzzeiten für Grad I über 5 Jahre.

Häufig wird die *Silikose* zufällig bei röntgenologischen Reihenuntersuchungen entdeckt, Krankheitssymptome werden vom Träger nicht empfunden.

In der Regel verlaufen die Silikosen während Jahren bis Jahrzehnten langsam fortschreitend (auch nach Herausnahme aus dem gefährdenden Milieu). Es kommen aber auch akut verlaufende Silikosen vor, welche im Verlauf von Monaten bis höchstens 1–2 Jahren zum Tode führen. Diese seltene, nur bei einer massiven SiO_2-Exposition (Mineurtätigkeit oder Sandstrahlen ohne Schutzvorrichtung) vorkommende Silikose ist funktionell durch eine schwere Restriktion mit einer massiven Einschränkung der Volumina,

Compliance und der Diffusionskapazität, sowie durch eine pulmonale Hypertonie gekennzeichnet. Die bronchialen Widerstände sind in diesen Fällen oft normal. Lungenfunktionsmäßig entsprechen die Befunde einer diffusen Fibrose mit Schrumpfung.

Bei den langsam fortschreitenden Silikosen, wie sie bei Steinhauern und Gießereiarbeitern beobachtet werden, ist das erste Zeichen oft eine chronische *Bronchitis* mit Giemen und Pfeifen, die also obstruktiven Charakter zeigt und sich durch Bronchodilatatoren günstig beeinflussen läßt. Die Prüfung der Lungenfunktion zeigt vor allem die typischen Befunde eines obstruktiven Lungenemphysems verschiedenen Schweregrades, während die Restriktion in den Hintergrund tritt.

Die *Beteiligung des Herzens* tritt erst in fortgeschrittenen Fällen hinzu. Sie zeichnet sich durch Überlastung des rechten Herzens aus. Bei jüngeren Kranken ist im Ekg der Rechtstyp oft ausgeprägt, bei älteren dagegen weniger. Ein klinisch oft schwer zu diagnostizierendes Emphysem begleitet praktisch jede Silikose. Subjektiv beherrscht die *Dyspnoe*, welche vorwiegend pulmonal, in späteren Stadien auch kardial bedingt sein kann, besonders nach Arbeitsbelastung, das Bild. *Röntgenologisch* wird die Silikose je nach der Schwere in 3 Stadien eingeteilt, wobei die Übergänge fließend sind und die Beurteilung daher etwas willkürlich erscheint.

Silikosegrad I : Vergrößerung der Hiluslymphknoten mit eventuell feiner, fleckig-retikulärer Zeichnung in der Peripherie
Silikosegrad II : Dichtstehende, noduläre Verschattungen in beiden Lungen, vor allem in der Peripherie und Intermediärzone der Mittelfelder (Schneegestöber)
Silikosegrad III: Konfluierende, homogene Verschattungen, harte Streifen, kleinfleckige Knötchen. Schrumpfungen und Verziehungen. Überhelle Zonen (Emphysem). Pleurale Adhäsionen. Ballungen.

Diese Einteilung erlaubt, obschon sie nicht sehr genau ist, für praktische Zwecke eine erste Übersicht.

Im allgemeinen sind die Silikosen *doppelseitig* und weitgehend symmetrisch (Abb. 16.52, 16.54). Es sind aber auch sichere *einseitige* Fälle von Silikose beschrieben. Die Randpartien und Hilusgegend sind vorwiegend betroffen, so daß eine relative perihiläre Aufhellung resultieren mag, was gegenüber der Miliartuberkulose verwertet werden kann. Auch sind die über dem Zwerchfell gelegenen Partien infolge eines vikariierenden Emphysems hell (Unterschied gegenüber der Asbestose). Aber auch dieses Symptom ist keineswegs pathognomonisch. Man hat von Schneeflockenfall beim Silikosebild der Lunge gesprochen.

Bei langdauernder Silikose, bei welcher die Herde verkalkt sind, entsteht das Bild der sog. *Schrotlunge*. Die *Hilusvergrößerung* ist in den meisten Fällen besonders ausgeprägt und kann so stark in den Vordergrund treten, daß die Abgrenzung gegenüber den Hiluserkrankungen (s. S. 433) durchgeführt werden muß.

Bei jeder Silikose ist differentialdiagnostisch die Frage

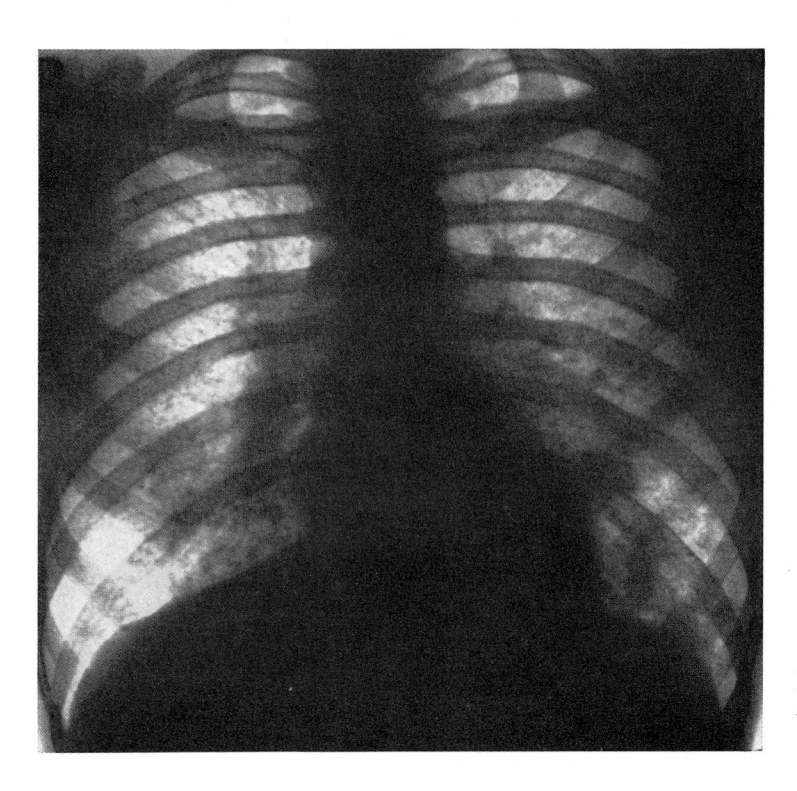

Abb. 16.52. Doppelseitige, diffuse kleinfleckige Lungenverschattungen: *Silikose* Grad II–III mit starker Hilusbeteiligung. 32j. Mann

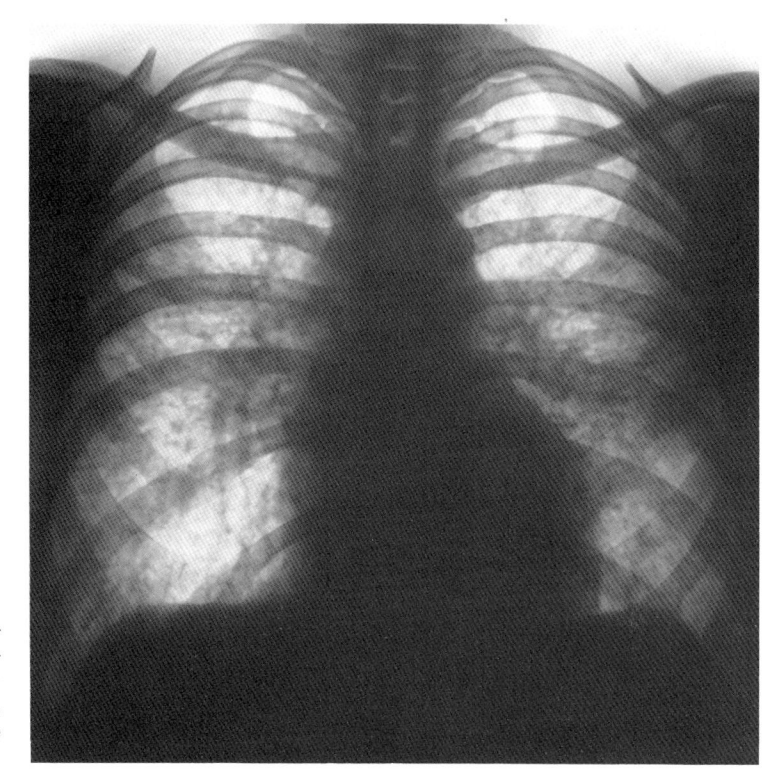

Abb. 16.53. Doppelseitige, diffuse kleinfleckige Lungenverschattungen: *Morbus Boeck* mit Hilus- und Lungenbeteiligung. 36j. Frau. Dieses Bild sieht einer Silikose sehr ähnlich

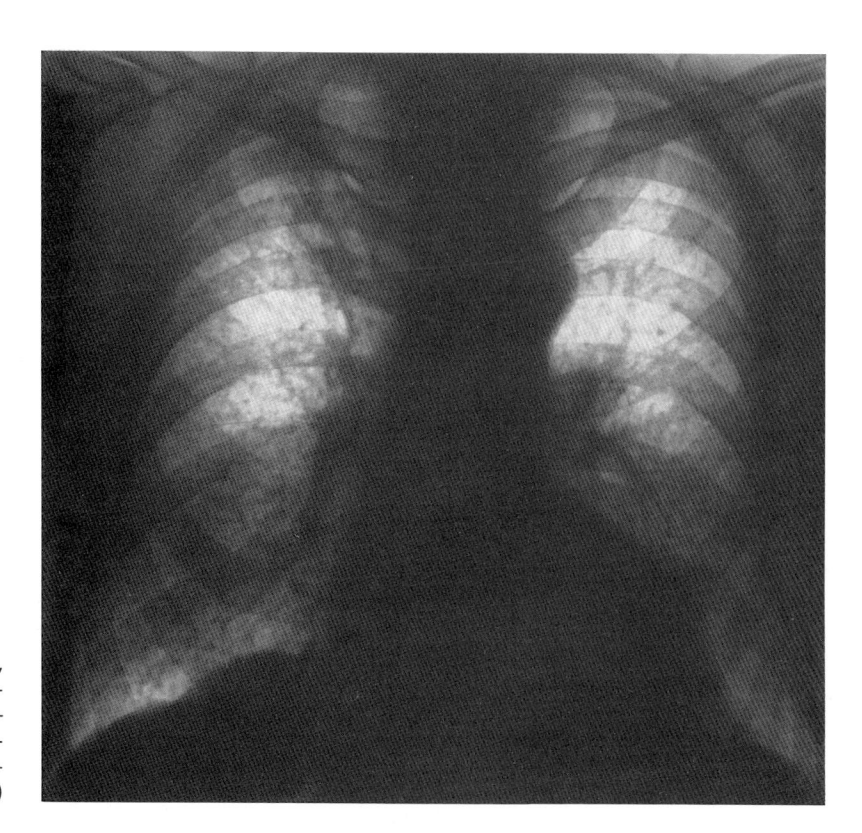

Abb. 16.54. Doppelseitige, diffuse kleinfleckige Lungenverschattungen: *Gießerlunge.* (Sidero-Siliko-Anthrakose) 58j. Mann (arbeitete 25 Jahre als Gießer)

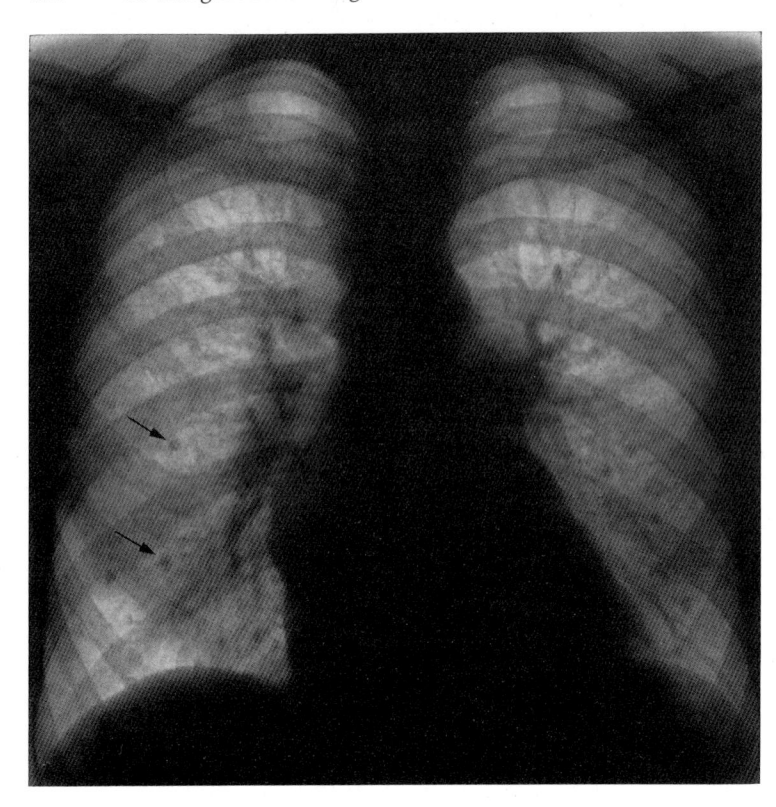

Abb. 16.55. Doppelseitige, diffuse kleinfleckige Lungenverschattungen: Miliare Stauungsherde bei *Mitralstenose*. Für diese kleinfleckige Stauungslunge sind die eingestreuten größeren Rundherde, welche orthograd getroffene, bei Stauung erweiterte Lungengefäße zeigen, typisch. Hili vergrößert, Mitralkonfiguration

nach einer *aufgepfropften Tuberkulose* aufzuwerfen. Röntgenologisch sprechen massivere Ballungen, besonders Kavernen, für Tuberkulose. Entscheidend ist der Tuberkelbakteriennachweis in Sputum oder Magensaft.

Die Diagnose wird auf Grund der anamnestisch eruierten Exposition und des Röntgenbildes gestellt. In Zweifelsfällen kann die Diagnose im bioptisch entnommenen Lungengewebe oder Lymphknoten (Skalenus- oder mediastinale Lymphknoten) durch den Nachweis der Kieselsäure mittels Veraschung oder der Quarzkristalle mittels Polarisationsmikroskopie bestätigt werden. Die übrigen Befunde geben lediglich Anhaltspunkte für die Schwere der Krankheit.

Sehr eigenartig sind die bei grobknotiger Lungenveränderung (hauptsächlich Kohlenarbeiter) gleichzeitig beobachteten **rheumatischen Erscheinungen an den Extremitäten (Caplan-Syndrom)**. Außer den Gelenkschwellungen sind auch rheumatische Knötchen typisch, so daß die Frage erhoben wurde, ob es sich nicht in den Lungen um eine koordinierte (dem rheumatischen Knoten an den Extremitäten analoge) Reaktion handeln könnte.

Als **Gießersilikose** wird die Staublungenerkrankung der Gießereiarbeiter bezeichnet. Es handelt sich dabei um eine sog. *Mischstaubsilikose*, d. h. um Lungenveränderungen nach Inhalation von kristalliner Kieselsäure, Eisen- und Kohlepartikeln, also um eine sog. *Sidero-Siliko-Anthrakose*. Die Prognose ist wesentlich günstiger als bei der reinen Silikose. Die *röntgenologischen* Veränderungen (s. Abb. 16.54) sind recht charakteristisch im Sinne von feinfleckigen, weichen, symmetrisch über die Ober- und Mittelfelder verteilten Verschattungen. Die Hilusvergrößerungen bleiben ebenso wie die Ballungstendenz im Gegensatz zu der eigentlichen Silikose gering. Die mittlere Expositionszeit beträgt über 30 Jahre. Zusatztuberkulose ist verhältnismäßig häufig.

Silikatosen

Der Silikose ähnliche Erkrankungen, die aber nicht durch freie Kieselsäure hervorgerufen werden, sind die *Silikatosen*, worunter die *Asbestose* und die *Siderose* (bei Schweißern und Walzwerkarbeitern), die *Aluminiumlunge*, die *Talkumlunge*, die *Berylliose* (s. unten) und die *Ockerstaublunge* zu erwähnen sind. Die *Talkumlunge* kommt ganz vorwiegend bei Gummiarbeitern vor.

Die Silikatosen unterscheiden sich funktionell nicht von den Silikosen. *Röntgenologisch* unterscheidet sich die *Talkumlunge* nicht wesentlich von den Silikosen, während die *Asbestose* vor allem streifige Schattenbilder hervorruft, besonders in den Unterfeldern und parakardial. Differentialdiagnostisch kommen bei den Bildern der Asbestose eher die Stauungslunge oder Bronchiektasen in Frage. Im Gegensatz zu anderen Staublungenerkrankungen prädisponiert die *Asbestose* nicht zu Tuberkulose, wohl aber zu Lungenkarzinom.

Im Sputum von Patienten mit Asbestose können sog. „Asbestkörperchen" nachgewiesen werden, deren Anzahl anscheinend mit der Expositionsdauer und Konzentration korrelieren soll. Bei diesen Strukturen handelt es sich um Asbestfasern, an welche nach Phagozytose durch die Makrophagen Ferritin angelagert wurde und welche deshalb leicht durch Eisenfärbungen nachweisbar sind („ferruginous bodies"). Solche „ferruginous bodies" kommen nicht nur bei Asbestose, sondern bei den verschiedensten Pneumokoniosen vor. Die zentrale Faser variiert chemisch je nach Staubart.

Die *Berylliose* macht röntgenologisch den Eindruck einer Sarkoidose oder Kollagenkrankheit. Betroffen sind Arbeiter der Fluoreszenzlampenfabrikation und der Atomenergieindustrie. Je nach klinischem Verlauf wird eine akute von einer chronischen Form unterschieden.

Differentialdiagnostisch sind die Staublungenerkrankungen vor allem von mit **kleinfleckigen Lungenveränderungen** einhergehenden Affektionen abzugrenzen, also von:
Miliartuberkulose (s. S. 125) (Abb. 6.10). Besonders die *chronische Miliartuberkulose*, welche auf S. 126 eingehender beschrieben ist, kann Schwierigkeiten verursachen, weil sie symptomarm verläuft;
Morbus Boeck (s. S. 435) (Abb. 16.53, 17.4 bis 17.6);
Lymphangiitis carcinomatosa (s. Abb. 16.48), miliaren pneumonischen Formen (inkl. Stauung) (s. Abb. 16.55) und selteneren Speicherkrankheiten (Gaucher, Niemann-Pick, Amyloidose).

Eigenartig und selten ist das (häufig familiäre) Krankheitsbild der *Mikrolithiasis alveolaris miliaris pulmonum*, bei welchem bis zu 80% aller Lungenalveolen mit Mikrolithen (kalziumhaltige Lungensteine) ausgefüllt sind. Manchmal sind solche Mikrolithen im Sputum nachweisbar. Dyspnoe und Zyanose sind nach jahrelangem Verlauf die wichtigsten klinischen Symptome. Die Lungenfunktionsanalysen zeigen eine restriktive Ventilationsstörung. Im Endstadium, nach Jahren (jüngste Fälle mit 25 Jahren gestorben) oder erst Jahrzehnten (älteste Beobachtung 72j.) Auftreten eines Cor pulmonale (Abb. 16.66).

Diagnostische Überlegungen erfordern, wenn eine Pneumokoniose vermutet wird, auch die *Farmerlunge* (oder Drescherlunge) durch Inhalation von Getreidestaub (s. S. 401), die *Bagassose* (Inhalation von Rückständen nach der Extraktion von Zucker in der Zuckerindustrie) und die *Byssinose* (Inhalation von Baumwollstaub) in Betracht zu ziehen. Bei all diesen Formen steht die *Dyspnoe* im Vordergrund und verlangt eine Abklärung hinsichtlich einer Inhalation der erwähnten Stoffe als möglicher Ursache.

Im Prinzip kann die Inhalation von sehr vielen exogenen Reizstoffen, wenn sie lange genug fortgesetzt wird, zu einer chronischen Bronchitis, einem Emphysem und auch einer Lungenfibrose führen. Wenn sie mit einem der oben erwähnten Namen belegt sind, sind sie diagnostisch klassifizierbar (und sie werden von den Sozialversicherungen anerkannt), andernfalls werden sie als Emphysem oder Lungenfibrose unbekannter Ätiologie diagnostiziert.

Zusammenfassende *Übersicht* über die *häufigsten Ursachen*, welche einem miliaren oder retikulären Lungenbild zugrunde liegen können:

1. Kalkdichte oder vorgetäuscht kalkdichte Herde

orthograd (axial) getroffene *Gefäßabzweigungen* (häufigste Fehldiagnose gegenüber Primärkomplex)
abgeheilte tuberkulöse Streuherde
Pneumokoniose
Histoplasmose
Mikrolithiasis alveolaris unbekannter Ätiologie

2. Nicht kalkdichte miliare und retikuläre Herde

Lungen-Boeck
Pneumokoniosen
chronische Bronchitis
Lymphangiitis carcinomatosa
bronchioalveoläres Karzinom
Morbus Hodgkin
Bronchiektasen – Wabenlunge
Stauungslunge
Urämielunge
Hämosiderose bei Mitralstenose
idiopathische Hämosiderose
multiple Embolien
Kollagenosen, vor allem Sklerodermie
chronisch interstitielle Pneumonien (Lungenfibrosen)
Tuberkulose (Miliaris, granulie froide)
Viruspneumonie
Aspirationspneumonie

Differentialdiagnose multipler Rundherde

Finden sich multiple, nicht verkalkte, scharf begrenzte Rundherde (3 mm–6 cm im Durchmesser), handelt es sich sozusagen immer um Metastasen eines malignen Tumors, und zwar vorwiegend ausgehend von einer malignen Struma, einem Hypernephrom, einem Zylindrom, einem Chorionepitheliom oder einem Sarkom. Multiple Rundherdmetastasen anderer maligner Tumoren kommen ebenfalls vor, sind aber seltener (Abb. 15.57).

Da das Vorhandensein eines **Chorionepithelioms** in der Regel klinisch zuerst durch die Lungenmetastasen entdeckt wird, sei an dieser Stelle daran erinnert, daß es sich um die *Wucherung chorialer* Elemente, also um einen fetalen Tumor handelt. Die wuchernden Zellen können auch keimplasmatischen Ursprungs sein, finden sich daher auch im Hoden des Mannes und in der nichtgraviden Frau oder beim Kind. Das mittlere Alter beträgt 34 Jahre. Auf etwa 50 000 Schwangerschaften wird 1 Chorionepitheliom beobachtet, das manchmal durch eine Korpus-Ca-ähnliche Blutung in der Spätschwangerschaft sich anzeigt. Der klinische Ausbruch kann von der Schwangerschaft auch durch eine monate- bis jahrelange Latenz getrennt sein. Die übrigen klinischen Symptome sind sehr uncharakteristisch: Unbestimmte Schmerzen meist im Unterbauch, Allgemein-

426 16 Lungenverschattungen

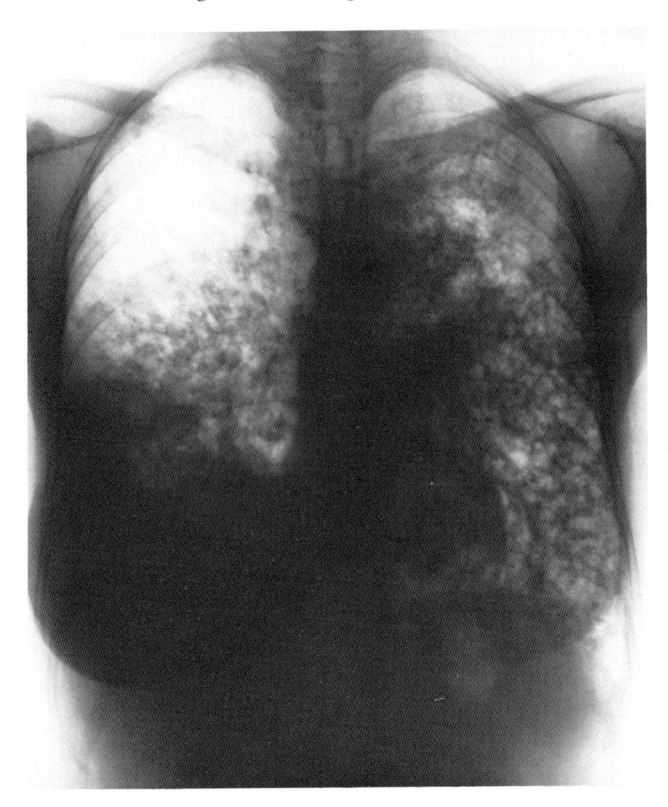

Abb. 16.56. Multiple Rundherde: Bronchioalveoläres Karzinom (Lungenadenomatose) beidseits, bioptisch bestätigt. Sämtliche Lungenfelder, mit Ausnahme des rechten Oberfeldes, sind von zahllosen mittelgroßen, sich überlagernden und konfluierenden Herden durchsetzt

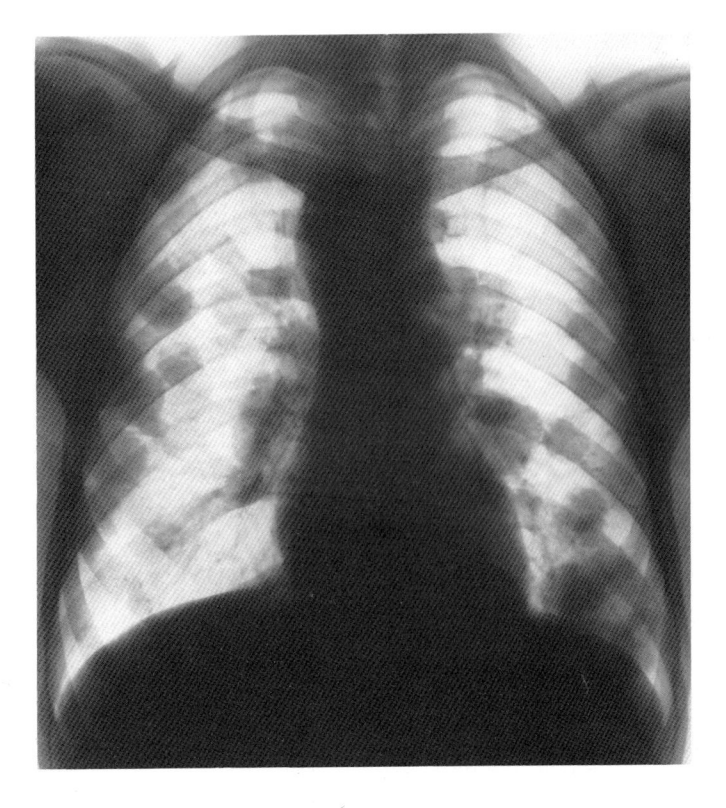

Abb. 16.57. *Multiple Rundherde:* Lungenmetastasen bei Embryonalkarzinom des rechten Hodens (Aschheim-Zondek positiv). Kreisrunde scharf begrenzte Herde

symptome, Fieber, Blutarmut, gelegentlich Hodenschwellung. Die klinische Diagnose wird gestellt durch den Nachweis einer Vermehrung der Choriongonadotropine im Ascheim-Zondek-Test bzw. seiner modernen Verbesserungen. Bei *Chorionepitheliom* ergibt die Bestimmung des Choriongonadotropins (H [*human*] C G) im Serum wertvolle Hinweise.

Differentialdiagnose einzelner Rundherde

Bei *einem solitären Rundherd* (1 cm–6 cm im Durchmesser) im Röntgenbild sind folgende Möglichkeiten in Betracht zu ziehen. Sie lassen sich in vier Gruppen ordnen, deren Häufigkeit nach Angaben der Literatur und auf Grund von Operationspräparaten, ermittelt wurde (LINDER und JAGDSCHIAN 1959):

Entzündliche Erkrankungen 53,6%
Maligne Tumoren 31,9%
Gutartige und semimaligne Tumoren 14,5%
Mißbildungen vereinzelt

Nach STEELE 1963 beträgt die Verteilung ungefähr 40% Malignome, ungefähr 40% Granulome und die restlichen 20% benigne Läsionen verschiedenster Ätiologie.

Die *entzündlichen* Rundherde betreffen in fast 90% *Tuberkulome,* d.h. einen spezifischen von einer Bindegewebskapsel umgebenen Herd (Abb. 16.59). Die *Diagnose* stützt sich auf die Lokalisation in den Oberlappen, die aber keineswegs bindende Schlüsse zuläßt, im Tomogramm eventuell nachweisbare Einschmelzung (Abb. 16.58), Nachweis von Kalk (ein starkes, aber ebenfalls nicht pathognomonisches Argument), in der Regel fehlende Wachstumstendenz, eine Regel, welche auch durchbrochen werden kann, sowie „Satellitenläsionen", d.h. kleine, diskrete Veränderungen in der Umgebung des Tuberkuloms (in 80% der Fälle). Die Tuberkulinprobe ist meistens positiv. Je größer das Tuberkulom, desto größer ist die Möglichkeit, daß es noch aktiv ist. Tuberkulome mit einem Durchmesser von 3 oder mehr Zentimeter sollten reseziert werden.

In dieser Gruppe ist auch zu denken an *Echinokokkus* (besonders bei südländischen Fremdarbeitern), Aspergillom (charakterisiert durch eine randständige Luftsichel, weil der Pilzballen in einem Hohlraum liegt, und Doppelkontur), Pneumonie, Lungenabszeß,

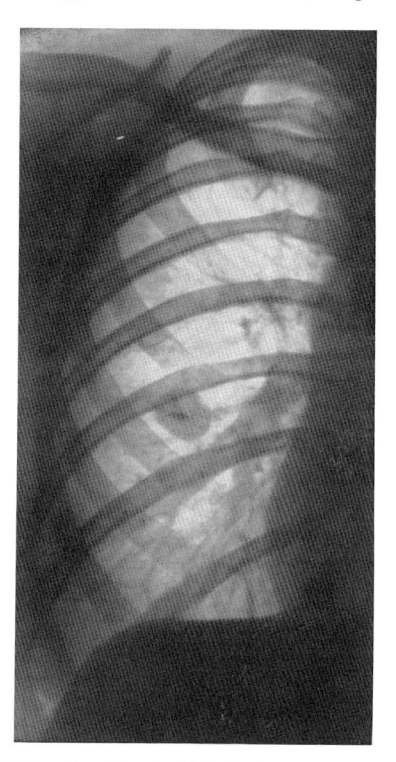

Abb. 16.59. *Rundherd:* Tuberkulom. Der Herd zeigt Verkalkung

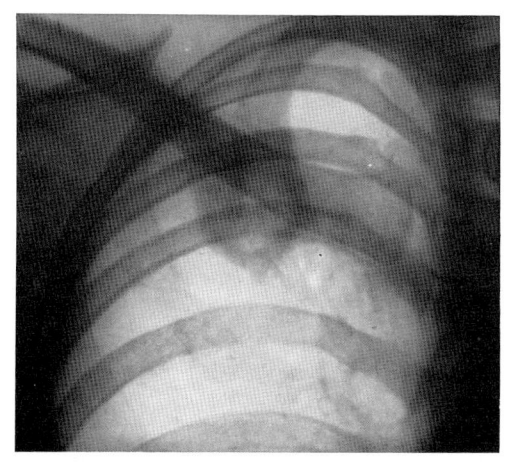

Abb. 16.58. *Rundherd:* Einschmelzendes tuberkulöses Frühinfiltrat

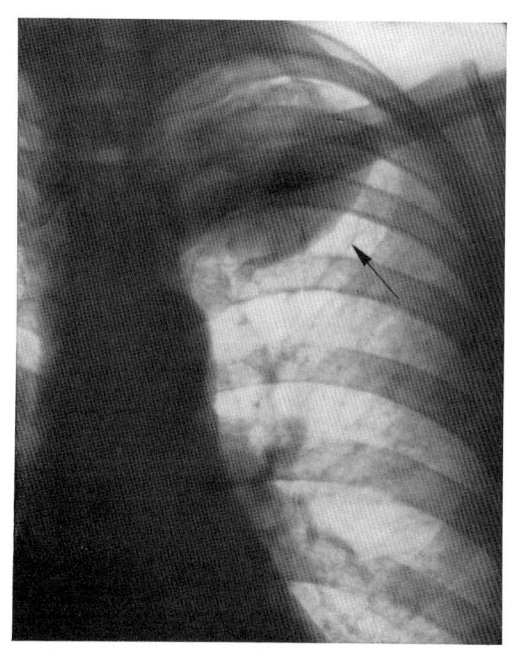

Abb. 16.60. *Rundherd:* Chondrom. Auch das Chondrom kann, wie in diesem Falle, Verkalkungen zeigen

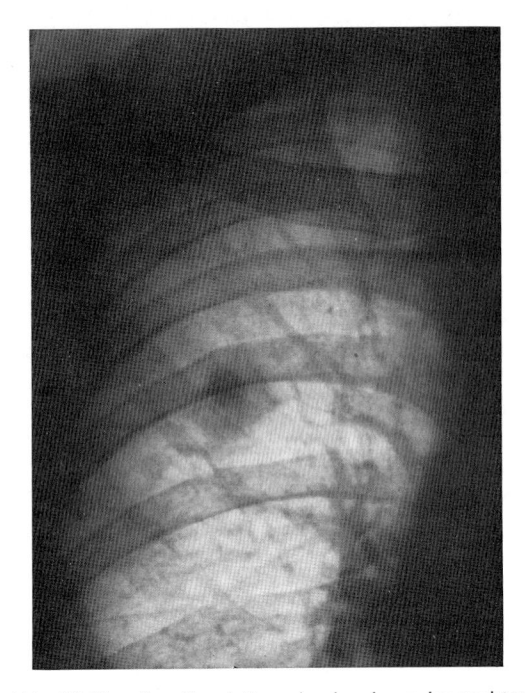

Abb. 16.61. *Rundherd:* Bronchuskarzinom im rechten Oberfeld (Zufallsbefund)

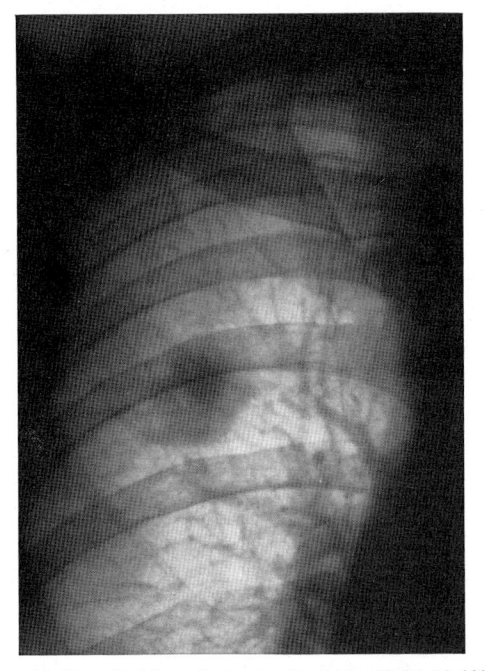

Abb. 16.62. Gleicher Patient wie Abb. 16.61. 6 Wochen später hat sich die Verschattung deutlich vergrößert

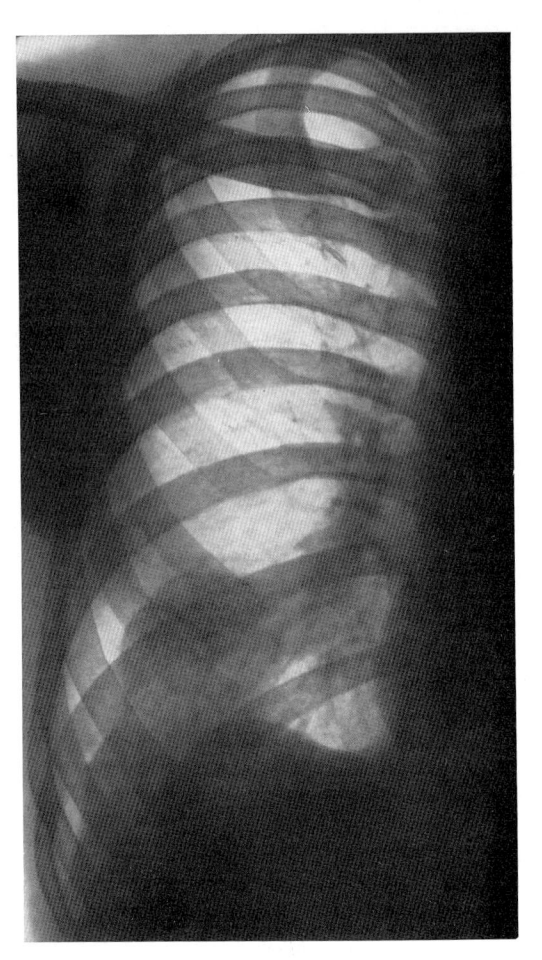

Abb. 16.63. *Rundherd:* Bronchuskarzinom im rechten Unterfeld

Lungeninfarkte (multiple Infarkte bei rechtsseitigem Vorhofstumor) und selten Lues.
Da es sich oft um abgekapselte Herde handelt, sind entzündliche Erscheinungen im Blut durchaus nicht obligat.
Bei den *malignen Tumoren* überwiegt das *Bronchialkarzinom* mit über 80% bei weitem, dann folgen die *Metastasen* und seltener die *Lungensarkome* (Abb. 16.61–16.64). Diagnostisch entscheidende Gesichtspunkte sind die Anamnese, die innerhalb kurzer Zeit zu beobachtende Wachstumstendenz (daher bei Verdacht vierwöchentliche Kontrolle mit Tomogramm), Feststellung allfälliger Metastasen (Lymphknoten, Leber), erhöhte Blutsenkung, die Bronchoskopie, Zytologie der bei der Bronchoskopie entnommenen Sekrete. Einschränkend ist zu betonen, daß Karzinome gelegentlich eine außerordentlich langsame Wachstumstendenz zeigen, auch mit normaler Blutsenkung einhergehen und, wenn sie unter dem Bild eines Rundherdes auftreten, in der Regel bronchoskopisch ein negatives Resultat ergeben. Maligne Rundherde sind vor allem in den Oberlappen lokalisiert, weisen eine unscharfe Begrenzung auf (gelappt), zeigen in 2–10% Einschmelzungen (vor allem Plattenepithelkarzinom), verkalken jedoch äußerst selten.
Die *Lymphknotenbiopsie* nach Daniels hilft in diesen Fällen kaum weiter, die *Mediastinoskopie* kann in einzelnen Fällen eine Klärung bringen. Das beste diagnostische Prozedere bei Verdacht auf Malignität

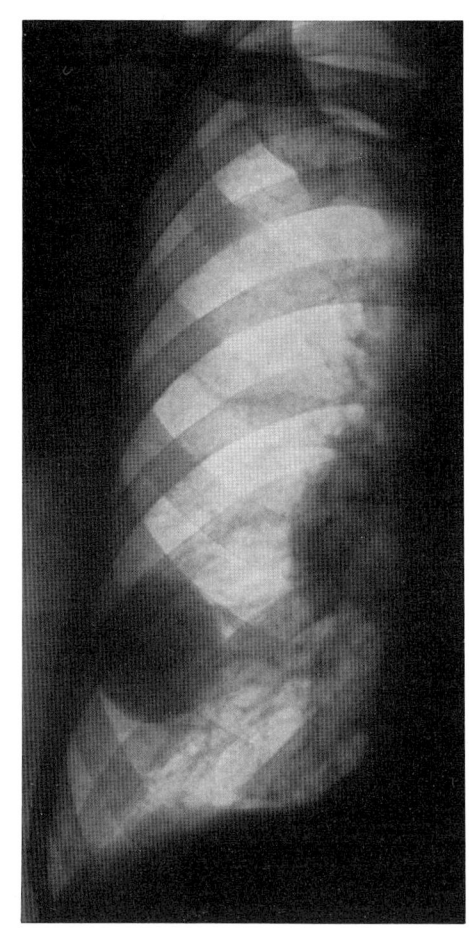

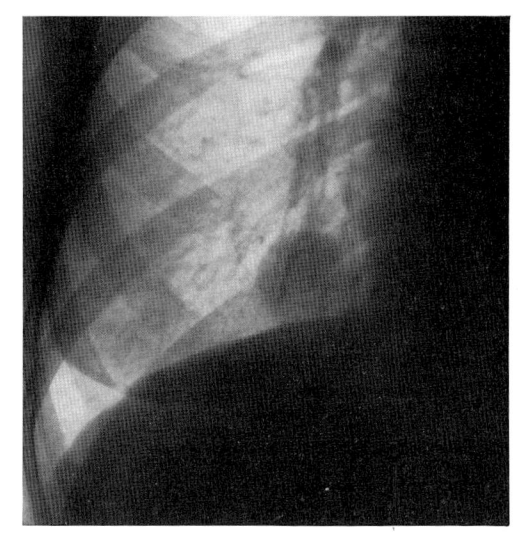

16 Nichttuberkulöse und nichtpneumonische Lungenverschattungen

Abb. 16.65. Rundherd bei *Morbus Osler* (arteriovenöses Lungenaneurysma). Kein Geräusch hörbar, aber typische Teleangiektasien an Haut und Schleimhäuten (operativ bestätigt)

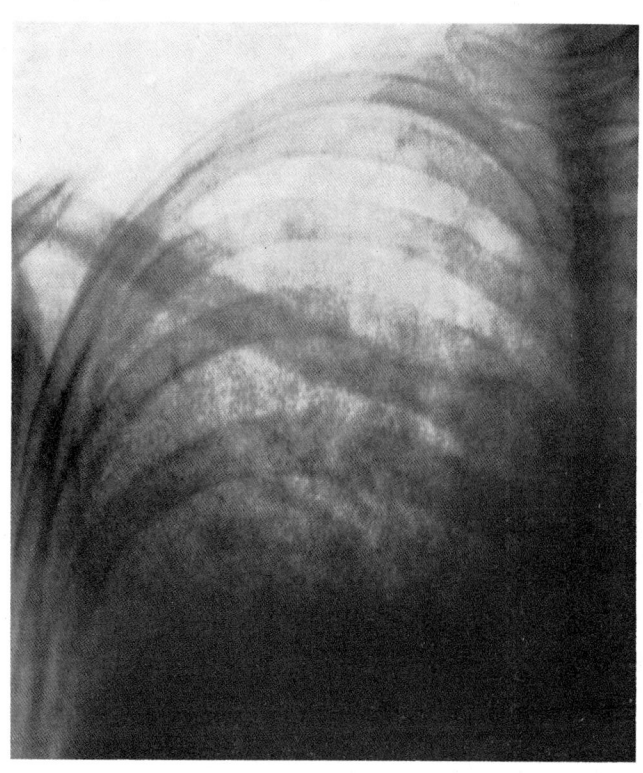

Abb. 16.64. *Rundherd:* Lungenmetastase bei Rektumkarzinom. Hiluslymphknoten ebenfalls vergrößert

Abb. 16.66. *Microlithiasis alveolaris miliaris pulmonum.* Charakteristisch sind die stecknadelkopfgroßen, z. T. scharf begrenzten, z. T. konfluierenden kalkdichten Herdchen

eines solitären Rundherdes stellt die geschlossene oder offene Lungenbiopsie dar. Karzinom und Tuberkulose sind zudem nicht selten kombiniert.
Bei den *gutartigen* und *semimalignen Tumoren* sind die *Chondrome* (Hämatochondrome) am häufigsten (Abb. 16.60). Sie wachsen außerordentlich langsam (während Jahren) und zeigen ebenfalls recht häufig Kalkherde. Rundherde mit Verkalkungen, welche stationär bleiben, sprechen für Tuberkulose, solche mit langsamem Wachstum für Chondrom, Bronchusadenome, Mesotheliome, Neurofibrome, Lipome und Hämangiome sind weitere gutartige oder semimaligne Tumoren, welche sich unter dem Bild eines Rundherdes darstellen können.

Die Gruppe der *Mißbildungen* umfaßt die Lungensequestration, die Lungen mit Bronchialzysten, arteriovenöse Aneurysmen der A. pulmonalis (Abb. 16.65).

Literaturauswahl

Abrantes, P., R. Avila: Scolex antigens in the laboratory diagnosis of hydatid disease. Lancet 1968/II, 432

American Thoracic Society: The tuberculin skin test. Amer. Rev. Resp. Dis. 104 (1971) 769

American Thoracic Society: Definitions and classifications of infectious reactions of the lung. Amer. Rev. Resp. Dis. 101 (1970) 116

Austrian, R., J. Gold: Pneumococcic bacteremia with special reference to bacteremic pneumococcic pneumonia. Ann. intern. Med. 60 (1964) 759

Beaudry, C., L. Laplante: Severe allergic pneumonitis from hydrochlorothiazide. Ann. intern. Med. 78 (1973) 257

Brouet G., J. Marche, J. Chrétien, T. Hugues: Les lymphosarcomes pulmonaires isolés. Journ. franç. Méd. Chir. thor. 17 (1963) 342

Carrington, C.B., W.W. Addington, A.M. Goft, I.M. Madoff, A. Marks, J.R. Schwaber, E.A. Gaensler: Chronic eosionphilic pneumonia. New Engl. J. Med. 280 (1969) 787

Clarysse, A.M., W.J. Cathey, G.E. Cartwright, M.M. Wintrobe: Pulmonary disease complicating intermittent therapy with methotrexate J. Amer. med. Ass. 209 (1969) 861

Cohen, M.L., E.B. Weiss: Pneumocystis carinii pneumonia: Percutanous lung biopsy and review of literature. Chest 60 (1971) 195

Eisenberg, H., E.L. Dubois, R.P. Sherwin, O.J. Balchum: Diffuse interstitial lung disease in systemic lupus erythematosus. Ann. intern. Med. 79 (1973) 37

Engfeldt, B., R. Zetterström: Disseminated eosinophilic collagen disease. Acta med. scand. 153 (1956) 337

Fanconi, G.: Old and new aspects of cystic fibrosis. Mod. Probl. Pädiat. 10 (1967) 6

Favez, G., S. Jéquier, P. Vulliémoz: Détection d'anticorps spécifiques chez les tuberculeux évolutifs. Schweiz. med. Wschr. 94 (1964) 1251

Foreman, Sp., H. Weill, R. Duke, R. George, M. Ziskind: Bullous disease of the lung. Ann. intern. Med. 69 (1968) 757

Fraser, R.G., J.A.P. Pare: Diagnosis of Diseases of the Chest. An integrated study based on the abnormal roentgenogram. Saunders, Philadelphia, 1970

Gaensler, E.A., W.W. Addington: Asbestos or ferruginous bodies. New Engl. J. Med. 280 (1969) 488

Gaensler, E.A., C.B. Carrington, R.E. Coutu: Chronic interstitial pneumonias. Clin. Notes Resp. Dis. 10 (1972) 3

Gaensler, E.A., A.M. Goff, C.M. Prowse: Desquamative interstitial pneumonia. New Engl. J. Med. 274 (1966) 113

Galofré, M., W.S. Payne, L.B. Woolner, O.T. Clagett, R.T. Gage: Pathologic classification and surgical treatment of bronchogenic carcinoma. Surg. Gynec. Obstet. 119 (1964) 51

Geissler, L.: Zum Krankheitsbild der Microlithiasis alveolaris miliaris pulmonum. Med. Klin. 60 (1965) 945

Gsell, O.: Atypische Pneumonien, ihre klinische und ätiologische Differenzierung. Regensb. ärztl. Fortb. 13 (1965) 1

Haefliger, E.: Tuberculose. Internist 14 (1973) 73

Hamman, L., A.R. Rich: Fulminating diffuse interstitial fibrosis of the lungs. Trans. Amer. Clin. Climat. Ass. 51 (1935) 154

Hegglin, R.: Die Pneumonien. In Hdb. der inneren Medizin, Bd. IV, Hrsg. Bergmann, G. von, W. Frey, H. Schwiegk. Springer, Berlin 1956

Hegglin, R., H. Löffler: Ornithose. Schweiz. med. Wschr. 88 (1958) 64

International Labor Office (ILO): International classification of radiographs of pneumoconiosis. ILO U/G Classification 1971 ILO Genf

Jensen, E.: Tuberkulinuntersuchungen bei der Bundeswehr. Prax. Pneumol. 22 (1968) 792

Johnson, R.M., G.E. Lindskog: 100 cases of tumor metastatic to the lung and mediastinum. J. Amer. med. Ass. 202 (1967) 94

Koegel, R.: Zusammenstellung der Lungenembolien im pathologisch-anatomischen Beobachtungsgut eines Jahres. Schweiz. med. Wschr. 86 (1956) 507

Larson, R.K., R. Gordinier: Pulmonary Alveolar Proteinosis report of 6 cases, review of the literature and formulation of a new theory. Ann. intern. Med. 62 (1965) 292

Lichtenstein, L.: Histiocytosis X: Integration of eosinophilic granuloma of bone, „Letterer Siwe disease" and „Schüller-Christian disease" as related manifestation of a single nosologic entity. Arch. Path. 56 (1953) 84

Liebow, A.A., A. Steer, J.G. Billingsley: Desquamative interstitial pneumonia. Amer. J. Med. 39 (1965) 369

Liebow, A.A., C.B. Carrington: The eosinophilic pneumonias. Medicine 48 (1969) 251

Liebow, A.A.: The J. Burns Amberson Lecture. Pulmonary angiitis and granulomatosis. Amer. Rev. Resp. Dis. 108 (1973) 1

Linder, F., V. Jagdschian: Rundherde der Lunge. Langenbecks Arch. klin. Chir. 292 (1959) 371

Marcq, M., P. Galy: Bronchioalveolar carcinoma. Amer. Rev. Resp. Dis. 107 (1973) 621

Mertz, J.J., L. Scharer, J.H. Mc Clement: A hospital outbreak of Klebsiella pneumonia from inhalation therapy with contaminated aerosol solutions. Amer. Rev. Resp. Dis. 95 (1967) 454

Morgan, W.K.C.: Caplan's syndrome. An interesting clinicopathological occurrence. Ann. intern. Med. 55 (1961) 667

Pepys, J.: Hypersensitivity Diseases of the Lungs due to Fungi and Organic Dusts. Karger, Basel 1969

Peter, J.: Die Metatuberkulose der Lunge. Praxis 56 (1967) 1514

Reimann, H.A.: Viral pneumonias. Bull. N.Y. Acad. Med. 19 (1943) 177

Robbins, L.I., R.C. Sniffen: Correlation between the roentgenologic and pathologic findings in chronic pneumonitis of the cholesterol type. Radiology 53 (1949) 187

Rossier, P.H., A. Bühlmann: Eine Oelpneumonie nach jahrelangem Gebrauch von flüssigem Paraffin als Nasentropfen. Schweiz. med. Wschr. 79 (1949) 685

Rumbaugh, I.F., J.A. Prior: Lung abscess. Ann. intern. Med. 55 (1961) 223

Scadding, J.G., K.F.W. Hinson: Diffuse fibrosing alveolitis (diffuse interstitial fibrosis of the lungs). Correlation of histology at biopsy with prognosis. Thorax 22 (1967) 291

Schaffner, W., D.S. Drutz, G.W. Duncan, M.G. Koenig: The clinical spectrum of endemic psittacosis. Arch. intern. Med. 119 (1968) 433

Schinz, H.R., W.E. Baensch, W. Frommhold, R. Glauner, E. Uehlinger, J. Wellauer: Lehrbuch der Röntgendiagnostik. Band IV, Teil 2: Pleura, Mediastinum und Lunge. Thieme, Stuttgart 1973

Schonell, M.E., B.K. Crompton, J.M. Forshall, L.G. Whitby:

Failure to differentiate pulmonary infarction from pneumonia by biochemical tests. Brit. Med. J. 1 (1966) 1146

Siegenthaler, W., P. Kaegi: Zur Differentialdiagnose des Mittellappensyndroms. Schweiz. med. Wschr. 89 (1959) 915

Siegenthaler, W., R. Hegglin: Die verschiedenen Viruserkrankungen des Respirationstraktes. Internist 6 (1965) 323

Soergel, K. H., S. C. Sommers: Idiopathic pulmonary hemosiderosis and related syndromes. Amer. J. Med. 32 (1962) 499

Spencer, H.: Pathology of the Lung (Excluding Pulmonary Tuberculosis) Pergamon Press Oxford 1962

Starrs, R. A., M. D. Klotz: North American blastomycosis (Gilchrist's disease). Arch. intern. Med. 82 (1948) 1

Steele, J. D.: The solitary pulmonary nodule. Report of a cooperative study of resected asymptomatic solitary pulmonary nodules in males. J. Thorac. Cardiov. Surg. 46 (1963) 21

Swaye, P., H. S. van Ordstrand, L. J. Mc Cormoack, S. E. Wolpaw: Familial Hamman-Rich Syndrome. Dis. Chest 55 (1969) 7

Talbot, Th., J. Silverman: Asymptomatic arteriovenous fistula of the lung. Arch. intern. Med. 90 (1952) 569

Thomford, N. R., L. B. Woolner, O. T. Clagett; Surgical management of metastasic neoplasms in the lung. J. Thorac. Cardiov. Surg. 49 (1965) 357

Tillotson, J. R., A. M. Lerner: Pneumonias caused by gramneg. bacilli. Medicine 45 (1966) 65

Uehlinger, A., W. A. Fuchs, A. Bühlmann, E. Uehlinger: Über Lungenfibrosen. Klinik, Radiologie, Pathophysiologie und pathologische Anatomie. Dtsch. med. Wschr. 85 (1960) 1829

Vadas, G., J. A. P. Paré, W. M. Thurlbeck: Pulmonary and lymph node myomatosis: review of the literature and report of a case. Canad. med. Ass. J. 96 (1967) 420

Watson, W. L., A. Farpour: Terminal bronchiolar or „alveolar cell" cancer of the lung: Two hundred sixty-five cases. Cancer 19 (1966) 776

Wellauer, J.: Die Lungensequestration und der Herz-Zwerchfellwinkel. Radiologe 2 (1962) 74

17 Hilusvergrößerung

T. C. Medici und S. Jenny

Lymphknoten, Gefäße, Bronchien und in geringerem Ausmaße *Lungengewebe* (Interstitium) sind an der Hiluszeichnung beteiligt. Die *Vergrößerung des Hilus* ist daher stets durch eine Veränderung im Bereich eines dieser Gebilde verursacht.

Die *klinischen Kriterien* einer Hilusvergrößerung sind beim *Kind* oft eindeutig, beim *Erwachsenen* aber wenig ausgeprägt: Perkutorisch ist eine abnorme Dämpfung meist nicht nachweisbar, auskultatorisch ist das Atmungsgeräusch nur selten im Sinne eines *Bronchial*atmens verändert. Über den Thorakalwirbeln ist die Bronchophonie, welche normalerweise nur bis zum 2.–3. Wirbel gehört wird, gelegentlich noch bis zum 5. und 6. Wirbel hörbar (*Signe d'Espine*). Aber auch dieses Symptom ist beim Erwachsenen viel weniger deutlich als beim Kind. *Chronischer, bitonaler, unstillbarer Husten* weist – besonders wenn bronchitische und pulmonale Prozesse fehlen und wenn eine Tracheitis ausgeschlossen werden kann – auf Hilusvergrößerung hin.

Die *Diagnose* der Hilusvergrößerung ist daher vorwiegend *röntgenologisch;* die *Differenzierung* ist aber nur unter weitgehender Heranziehung der klinischen Befunde möglich. Auch im *Röntgenbild* ist die Beurteilung, ob ein Hilus noch normal oder pathologisch vergrößert ist, unter Umständen äußerst schwierig. Der *rechte* Hilus ist physiologischerweise ausgeprägter als der *linke*, welcher zum Teil vom Herzschatten überlagert ist.

Differentialdiagnostisch ist eine Einteilung in *einseitige und doppelseitige Hilusvergrößerungen* gerechtfertigt, obwohl manche Krankheiten sowohl mit ein- wie doppelseitiger Verschattung der Hilusgegend einhergehen können, das Kriterium also durchaus nicht absolut ist.

Doppelseitige Hilusvergrößerung

Lungenstauung

Bei den *Stauungshili* (Abb. 17.1) ist die Vergrößerung durch die Erweiterung der Lungenvenen, welche strahlenförmig von der Peripherie gegen den Hilus ziehen, bedingt. Die Abgrenzung des Hilusgebietes vom Lungengewebe ist infolgedessen nicht scharf, was eine Differenzierung gegenüber tumorösem Gewebe fast immer ermöglicht. Die Verdichtung nimmt fächerförmig und allmählich gegen die Peripherie hin ab. Auch sind *beide Seiten* in der Regel *gleichmäßig* betroffen. Bei röntgenologisch ausgeprägten Stauungshili sind fast immer auch *auskultatorisch* die Zeichen einer Lungenstauung nachzuweisen (mittel- bis grobblasige Rasselgeräusche über beiden Lungen, besonders im Bereich der untern Abschnitte und vorwiegend auf der rechten Seite; der rechtsseitige Pleuraerguß [s. S. 329] braucht dagegen noch nicht ausgebildet zu sein).

Die Differentialdiagnose wird erleichtert, wenn auch andere, auf eine Herzerkrankung hinweisende Erscheinungen vorliegen, entweder Herzvergrößerung oder abnorme Konfiguration, auskultatorisch die Zeichen eines Vitiums oder Galopprhythmus und die übrigen Symptome der hämodynamischen Herzinsuffizienz. Die Lungenstauung findet sich naturgemäß vor allem bei einem Versagen des *linken* Ventrikels oder bei einem Hindernis in diesem Herzabschnitt, also der Hypertonie, den Aorten- und Mitralfehlern.

Durch eine Erweiterung der Pulmonalarterien bedingte Hilusvergrößerung

(s. auch Kongenitale Herzfehler im Kap. Zyanose)

Eine Hilusvergrößerung mit scharfen Konturen durch Erweiterung der Pulmonalarterien findet sich bei Vitien mit vermehrtem pulmonalem Durchfluß wegen Links-Rechts-Shunt (Vorhofseptumdefekt, Ventrikelseptumdefekt) und bei pulmonaler Druckerhöhung (pulmonale Hypertonie und vor allem Eisenmenger-Komplex [Abb. 17.2]). Die *Pulsation* der erweiterten A. pulmonalis ist in der Regel sehr deutlich nachweisbar und erlaubt damit eine Differenzierung gegenüber Stauungshili und Lymphomen. Je älter die Kranken sind, um so unwahrscheinlicher wird die Diagnose eines kongenitalen Vitiums. Bei der Aorta unmittelbar aufsitzenden Lymphomen muß allerdings die Möglichkeit einer mitgeteilten Pulsation stets erwogen werden.

Tuberkulöse Hiluslymphknotenvergrößerungen

Die Bilder wechseln, je nachdem, ob es sich um eine floride (primäre oder postprimäre) Tuberkulose handelt oder um alte, vernarbte, oft verkalkte, ausgeheilte Formen. Die floride **Hiluslymphknotentuberkulose**

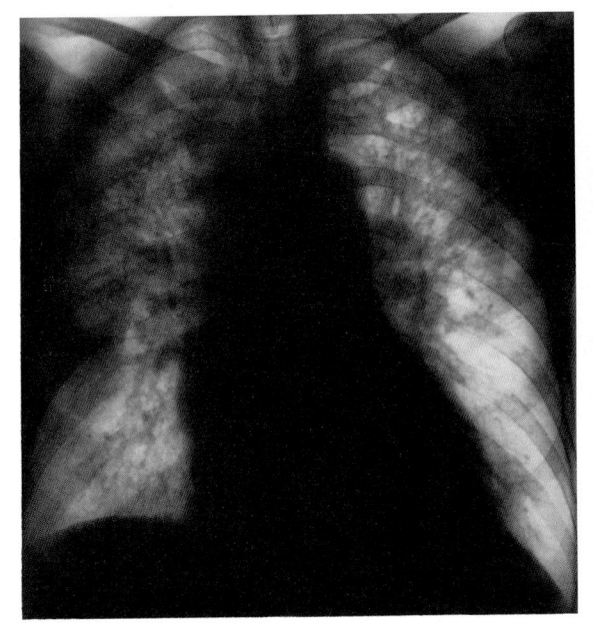

Abb. 17.1. Beidseitige Stauungshili mit Stauungspneumonie bei hämodynamischer Herzinsuffizienz. 61j. Mann

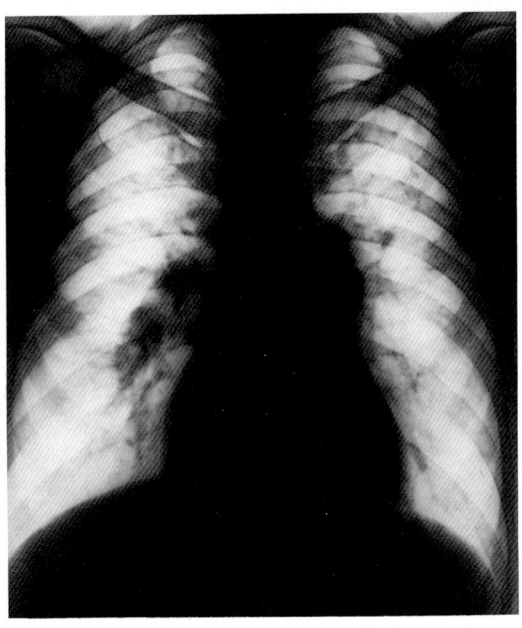

Abb. 17.2. Eisenmenger-Komplex, mit stark vergrößerten, beim Durchleuchten tanzenden Hili. 39j. Mann

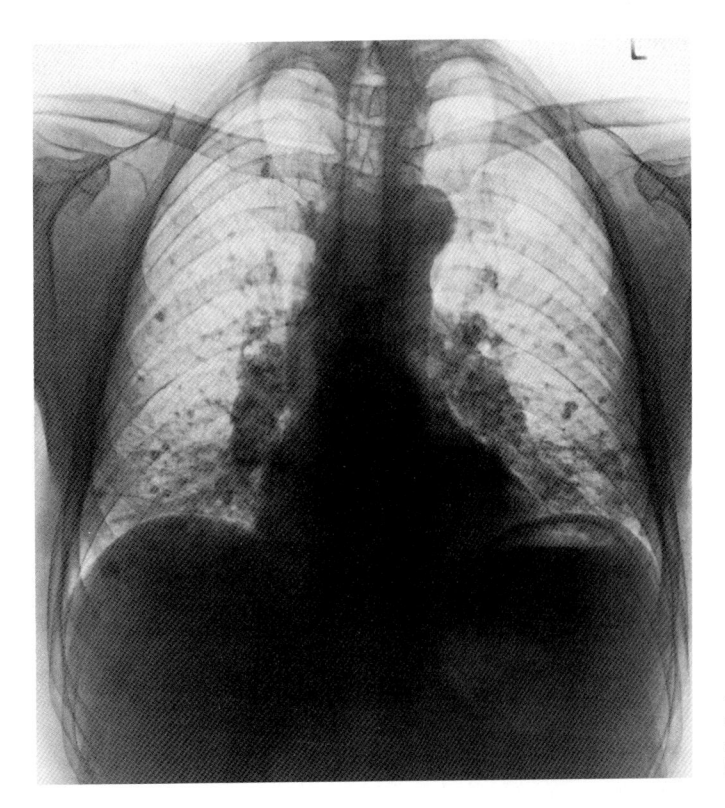

Abb. 17.3. Mittelschwere Silikose mit ausgeprägter Hilusbeteiligung. Verschieden große Knötchen, vorwiegend in den Unterfeldern beidseits

ist durch *knollige, scharf abgegrenzte Hiluslymphknoten* charakterisiert, welche vor allem einseitig, eventuell auch doppelseitig sein können (in der Serie von WEBER [1968] wiesen von 80 Patienten 13 einen doppelseitigen Hilusbefall auf). In manchen Fällen ist der in den Lungen gelegene Primärherd noch sichtbar; oft findet man dagegen an umschriebener Stelle nur noch eine verstärkte Lungenzeichnung vor. In noch anderen Fällen ist der Lungenherd überhaupt nicht mehr nachzuweisen. Diese Beobachtungen sind differentialdiagnostisch manchmal gegenüber dem *Morbus Boeck* (s. S. 435) und, solange der Verlauf nicht bekannt ist, auch gegenüber tumorösen Gebilden, besonders der Lymphogranulomatose, schwer abzugrenzen. Die Diagnose ist dann fast nur per exclusionem zu stellen. Der Nachweis von Tbc-Bakterien gelingt sozusagen nie; die Senkungsreaktion kann mäßig erhöht sein; es finden sich aber auch ganz normale Werte. Das Differentialblutbild braucht nicht verändert zu sein. Die Mantoux-Reaktion ist gegenüber Morbus Boeck zu verwerten. Sie fällt bei aktiver Tuberkulose *positiv* aus, doch ist sie auch beim Morbus Boeck nicht selten ebenfalls positiv.

Ob eine Hiluslymphknotentuberkulose *aktiv* ist, läßt sich in der Regel durch ein *einziges* Röntgenbild und den Ausfall der klinischen Befunde, die meist nur unbedeutende Veränderungen zeigen, nicht entscheiden, sondern nur durch die *Röntgenbildserie*. Verändert sich das Bild innerhalb Wochen oder Monaten, sei es im Sinne der Verschlechterung oder auch Verbesserung, ist der Prozeß auch bei negativem Ausfall der Untersuchungsbefunde als aktiv zu deuten.

Ein gleichzeitig auftretendes *Erythema nodosum* spricht bei vergrößerten Hili eher für Morbus Boeck als für Hiluslymphknotentuberkulose.

Besondere Schwierigkeiten bereiten *ausheilende* oder *abgeheilte* tuberkulöse Hiluslymphknotenveränderungen. Der Hilus zeigt dann in der Regel eine Auffaserung ohne scharfe Begrenzung. Die Differentialdiagnose ist vorwiegend gegenüber chronischen unspezifischen Prozessen durchzuführen. Alle klinischen Krankheitszeichen subjektiver oder objektiver Art können fehlen. Besonders in diesen Fällen kann die Entscheidung über die *Aktivität* des Prozesses nur durch Serienbilder gewonnen werden. Verkalkungen im Hilusbereich sprechen für eine Tuberkulose, können aber auch bei Morbus Boeck (Abb. 17.6b) oder bei Silikosen (Abb. 17.7) vorkommen.

Morbus Boeck (Sarkoidose)

Bei jeder *doppelseitigen Hiluslymphknotenvergrößerung* ist der *Morbus Besnier-Boeck-Schaumann*, eine „benigne" Granulomatose unbekannter Ätiologie, in erster Linie in Erwägung zu ziehen. Von 100 Patienten mit doppelseitiger Hilusvergrößerung litten 74 an einer Sarkoidose, 20 an einem Lymphom, 4 an einem Bronchialkarzinom und 2 an einem extrathorakalen Malignom.

Die Ätiologie ist bis heute noch nicht definitiv gesichert. Früher wurde die Sarkoidose als Ausdruck einer tuberkulösen Erkrankung mit besonderer Immunitätslage des Organismus betrachtet, dann die Ansicht vertreten, daß es sich um eine besondere Reaktion auf verschiedene exogene Noxen wie Kiefernpollen oder Beryllium, das inhaliert sarkoidähnliche Granulome in der Lunge verursacht, handle. Aufgrund von positiven Hauttesten und spezifischen Antikörpern gegen atypische Mykobakterien wurde eine Infektion mit diesen Mikroorganismen angenommen. Diese Hypothese wurde in der Folge von MANCIEWICZ (1966) bestätigt.

Sie stellte fest, daß Patienten mit Sarkoidose keine neutralisierenden Antikörper bilden gegen Mykobakteriophagen, welche sowohl bei der Tuberkulose wie auch der Sarkoidose nachgewiesen werden, im Gegensatz zu Tuberkulosepatienten und Kontrollpersonen. Infolge der fehlenden Produktion von Phagenantikörpern, welche auf die veränderte Immunität zurückzuführen ist, kommt es zur Infektion der Mykobakterien mit Phagen mit Zerstörung derselben oder Bildung von atypischen Varianten, welche die nicht verkäsenden Granulome verursachen sollen.

Als weiterer ursächlicher Faktor erscheint die humorale und vor allem die zelluläre Immunität gegenüber verschiedenen Antigenen verändert zu sein (Vermehrung gewisser Immunglobuline, verminderte antigen- und PHA-bedingte Lymphozytenstimulation bei z.T. erhaltener oder sogar erhöhter Freisetzung von M.I.F., negative Hauttesté). Außerdem besteht aber noch ein lokaler, endogener Hautdefekt, welcher für die negativen Hauttesté verantwortlich ist und welcher durch die gleichzeitige Verabreichung von Antigen und Cortison durchbrochen werden kann („paradoxe Tuberkulinreaktion").

Histologisch liegt beim Morbus Boeck ein Granulom mit Epitheloidzellen und Riesenzellen vor, bei welchem die Verkäsung fehlt. Das Knötchen ist jedoch nicht pathognomonisch; auch eine chronisch produktive Tuberkulose, Histoplasmose, Brucellose oder Fremdkörperriesenzellen (Talkknötchen auf dem Peritoneum nach Operationen!) können ähnlich aussehen.

Röntgenologisch spricht eine völlig symmetrische, polyzyklische Vergrößerung der Hiluslymphknoten für eine Sarkoidose, ohne eine Hiluslymphknotentuberkulose sicher auszuschließen. Zusätzlich schmetterlingsförmig über die Mittelfelder verteilte kleinfleckige Infiltrate eines „Lungen-Boeck" lassen die Diagnose wahrscheinlich werden. Bei den Lungenherden handelt es sich um feine, in beiden Lungen verstreute Fleckschatten, welche differentialdiagnostisch gegenüber der *Silikose* (Abb. 17.3) und der *Miliartuberkulose* abgegrenzt werden müssen. Im Gegensatz zur *Hiluslymphknotentuberkulose* zeichnen sich die Boeckschen Veränderungen durch eine besondere Konstanz aus (Abb. 17.4–17.6). Rückbildung innerhalb Monaten ist aber durchaus möglich.

Die Erscheinungsbilder der thorakalen Sarkoidose werden in verschiedene Stadien eingeteilt. Es ist aber zu beachten, daß die Stadieneinteilung oft nicht der pathophysiologischen Evolution dieser generalisierten Erkrankung entspricht.

Nach Uehlinger soll es sich um eine zweizeitige Erkrankung handeln, wobei die erste initiale Phase, die „primary sarcoidosis" von *Löfgren*, durch bilaterale Hiluslymphknotenschwellung, Erythema nodosum und nichteitrige Polyarthritis gekennzeichnet ist (Löfgren-Syndrom), während in der zweiten Phase, dem Generalisationsstadium, der Sitz der

17 Hilusvergrößerung

Abb. 17.4–17.6 b. Entwicklung eines Morbus Boeck während 34 Jahren ohne Behandlung

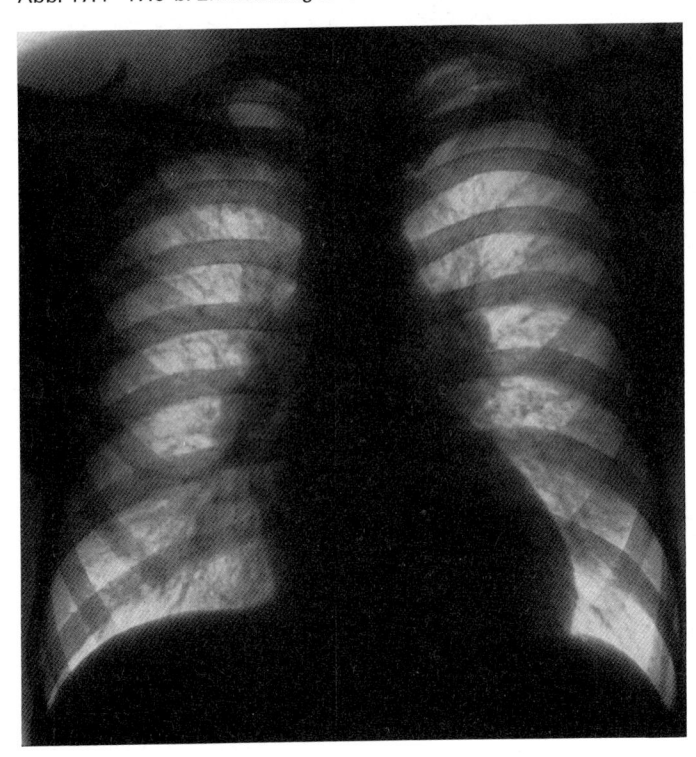

Abb. 17.4. *1934:* Typischer *Hilusboeck* mit nur minimalen Lungenveränderungen

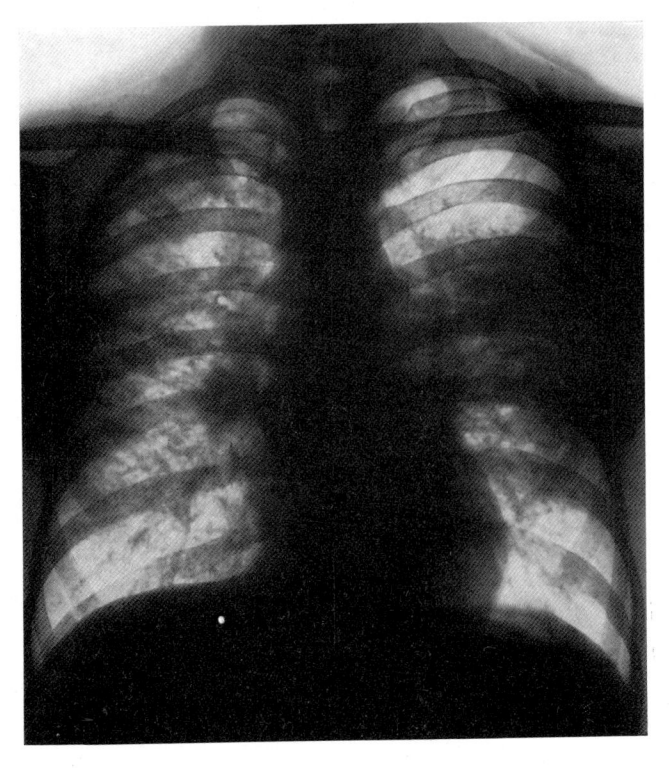

Abb. 17.5. *1938:* Die *Lungenveränderungen* sind ausgesprochen schmetterlingsförmig, aber nicht symmetrisch, von wechselnder Dichte. Beide Spitzen sind frei. Das Lungenfeld rechts infraklavikulär ist beteiligt, was die Abgrenzung von einer Lungentuberkulose schwierig gestaltet

17 Hilusvergrößerung 437

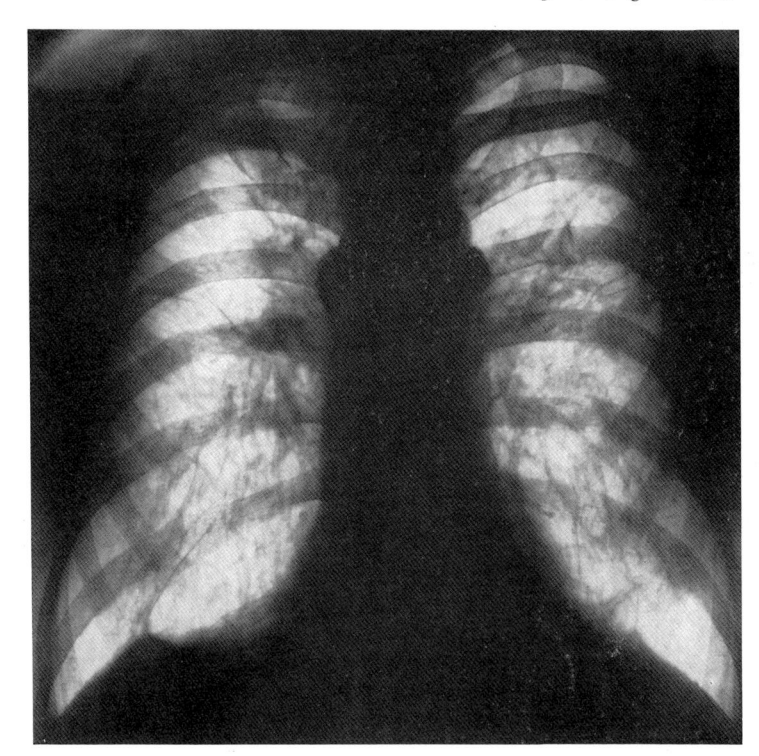

Abb. 17.6a. *1968:* Deutlicher Rückgang der Lungenveränderungen. Die Lungenfelder haben sich wieder aufgehellt. Klinisch besteht jedoch eine *Lungenfibrose* mit erheblichen *Lungenfunktionsstörungen.* Beide Hili sind jetzt schalenförmig *verkalkt* (vgl. mit Abb. 17.5)

Metastasen das klinische Bild bestimmt. Aufgrund klinischer, radiologischer und pathologisch-anatomischer Befunde sowie Lungenfunktionsuntersuchungen, in welchen nachgewiesen wurde, daß schon während der initialen Phase die Lunge, ev. auch andere Organe, diffus befallen sein können – oft bei unauffälligem Thoraxbild! – ist eine Klassifizierung der Erkrankung in verschiedene Stadien fraglich.

Im deutschsprachigen Gebiet wird meist die von WURM u. Mitarb. (1958) eingeführte verlaufsbezogene, radiologische Einteilung in drei Stadien benutzt, während englische und amerikanische Untersucher eine solche in vier Gruppen bevorzugen. Eine weitere, nur auf deskriptiven radiologischen Kriterien beruhende Klassifikation, wie sie von Fraser und Paré angegeben wird, erscheint uns für die Beschreibung des thorakalen Boeck mit seinem verschiedenen Verlauf geeignet.

Einteilung nach WURM, REINDELL u. HEILMEYER *(1958):*
Stadium I: Befall der Hiluslymphknoten; Lunge frei
Stadium II: Befall der Lymphknoten und der Lunge
Stadium III: Lungenfibrose

Einteilung nach JAMES (1959), SMELLIE (1960), SCADDING (1967):
Gruppe I: Befall der Hiluslymphknoten; Lunge frei
Gruppe II: Befall der Hiluslymphknoten und der Lunge
Gruppe III: Befall der Lunge ohne Lymphknotenvergrößerung
Gruppe IV: Lungenfibrose (Lungenbefall von 2 Jahren und mehr)

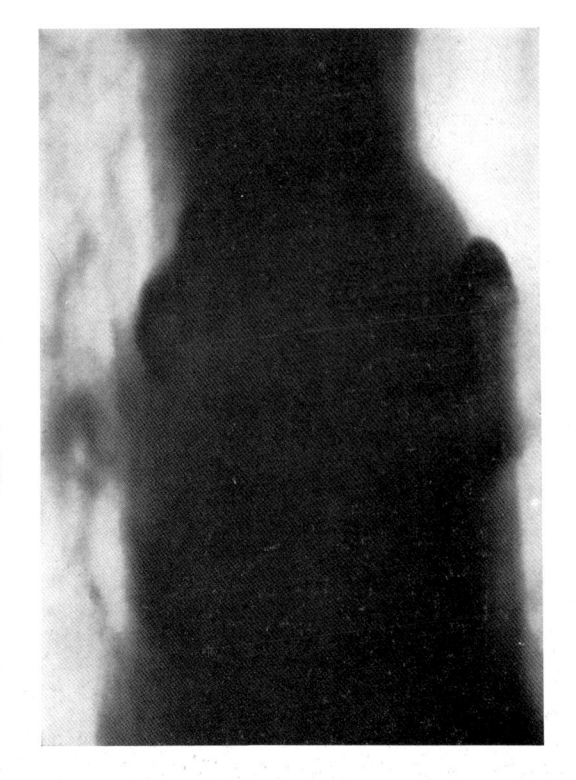

Abb. 17.6b. Tomogramm zu Abb. 17.6a, welche die *schalenförmige Hiluslymphknotenverkalkung* deutlich wiedergibt

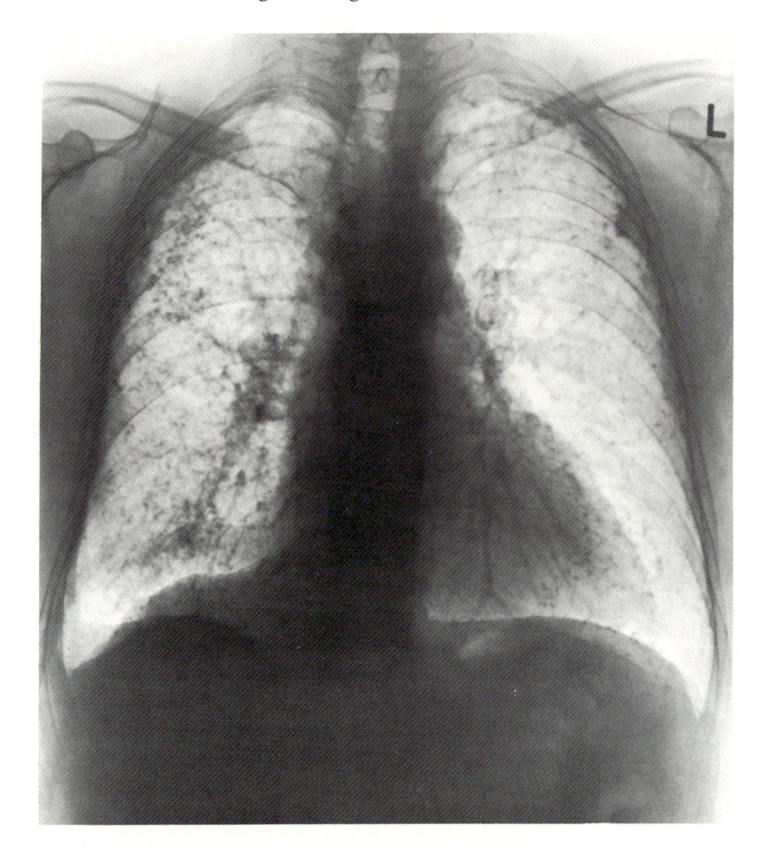

Abb. 17.7. Mittelschwere Silikose mit verkalkten Hili insbesondere links („Eierschalenhili", charakteristisch für Silikose)

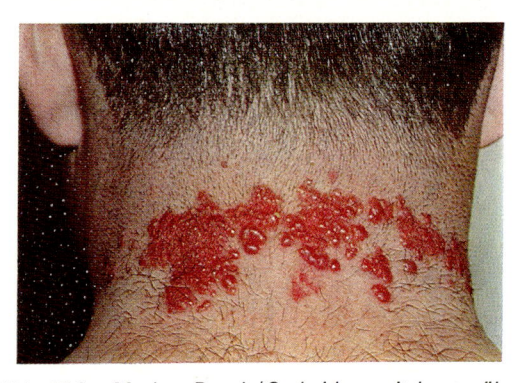

Abb. 17.8. Morbus Boeck (*Sarkoidose* mit *herpesähnlichen* Hautveränderungen)

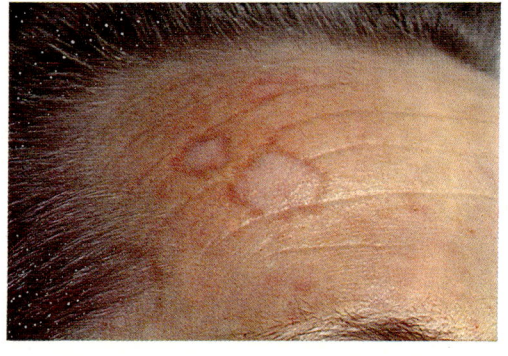

Abb. 17.9. Morbus Boeck mit *atrophischen* Hautveränderungen

Einteilung nach Fraser u. Paré:
Gruppe I: Befall der Hiluslymphknoten; Lunge frei
Gruppe II: Befall der Lunge ohne Lymphknotenvergrößerung
Gruppe III: Befall der Hiluslymphknoten und der Lunge
Gruppe IV: Lungenfibrose (Lungenbefall von 2 Jahren und mehr)

In ungefähr 75–90% von Patienten mit Sarkoidose findet sich eine bilaterale Hilusvergrößerung, welche in ungefähr 50% mit einer radiologisch sichtbaren Lungenbeteiligung vergesellschaftet ist. Von dieser Gruppe kommt es in 70–80% zu einer vollständigen radiologischen Remission, obwohl die Hilusvergrößerung bis zu 15 Jahren lang unverändert bestehen kann.

Ungefähr ein Viertel von Patienten mit Sarkoidose weisen nur einen Lungenbefall ohne Hilusbeteiligung auf. Bestehen die Lungenveränderungen länger als 2 Jahre, so ist eine Remission eher die Ausnahme. Ungefähr 20% von Sarkoidosepatienten entwickeln eine Lungenfibrose, welche sich von den Fibrosen anderer Ätiologie nicht unterscheiden läßt.

Von den *klinischen* Symptomen sind im Sinne eines Morbus Boeck zu verwerten:
Negativer Ausfall der Mantoux-Reaktion bis zu einer Verdünnung von 1:100. Während diesem Symptom

früher eine absolut ausschlaggebende Bedeutung beigemessen wurde, sind in den letzten Jahren auch bioptisch sichergestellte Boeck-Fälle mit positivem Ausfall der Tuberkulinproben beobachtet worden. Die tuberkulinpositiven Boeck-Fälle erreichen sogar nach manchen Statistiken 30 bis 50% aller Beobachtungen. Der pathognomonische Wert der negativen Mantoux-Reaktion wird daher etwas eingeschränkt. Außerdem ist die „paradoxe Tuberkulinreaktion" in ungefähr 50% der primär tuberkulinanergen Sarkoidosepatienten positiv. *Hypergammaglobulinämie* in etwa $^2/_3$ der Fälle. *Hyperkalzämie* mäßigen Ausmaßes (in 2,2%), welche bei langer Dauer über eine *Nephrokalzinose* zur Niereninsuffizienz führen kann. Nierenbeteiligung mit Boeck-Knötchen ist seltener.

Boeck-Manifestationen an anderen Organen (Abb. 17.10). Diese Veränderungen müssen bei Boeck-Verdacht gesucht werden. Bekannt, aber selten, ist die *Ostitis multiplex cystoides* (Jüngling). In besonders ausgeprägten Fällen lassen sich bereits klinisch Auftreibungen an den Fuß- und Hand-Endphalangen beobachten, die einer Spina ventosa ähnlich sein können. *Röntgenologisch* sind die an den Phalangen lokalisierten zystischen Aufhellungen kennzeichnend (Abb. 17.11).

An der *Haut* (in 32%, Abb. 17.8 und 17.9) ist das *Boecksche Sarkoid* Ausdruck der Krankheit (in seltenen Fällen als subkutanes Sarkoid Darier-Roussy), während das sog. *Heerfordt-Syndrom* (Parotitis mit Fazialisparese und Augensymptomen) als *febris uveoparotidea* bekannt ist und auf Befallensein dieser Organe hinweist.

Boecksche Knötchen sind aber auch in fast allen übrigen Organen beschrieben worden (Gehirn 41%, Muskulatur 20%, Herz 20%, Leber 70%, Milz 70%). Die Mitbeteiligung des Nervensystems führt gelegentlich zu Paresen oder Reizerscheinungen (epileptische Anfälle) der Gehirn- oder peripheren Nerven. Die Lebermitbeteiligung ist häufig. Sie ist klinisch meist inapperzept oder verursacht eine geringe Hepatomegalie (in etwa 25%). Ikterus ist selten. Die Diagnose erfolgt mittels Biopsie, ebenso wie aus der Muskulatur, in der in gut 20% aller Fälle Epitheloidzellknötchen gefunden werden. Klinisch spricht eine ausgesprochene Hilusvergrößerung mit nachweisbarer Milz (25%) bei afebrilem Verlauf eher für Morbus Boeck, weil sowohl die tuberkulöse hämatogene Streuung als auch das Lymphogranulom im allgemeinen mit langdauernden Temperaturschüben einhergehen.

Als *Nickerson-Kveim-Reaktion* wird ein Hauttest bezeichnet, bei welchem eine sterile Aufschwemmung von menschlichem Boeck-Gewebe (Lymphknoten oder Milz) verwendet wird. Es entwickelt sich innerhalb eines Monats ein typisches Boeck-Knötchen, welches histologisch verifiziert wird. Die Reaktion ist in 70–84% positiv. Leider bereitet die Beschaffung des Kveim-Antigens noch immer erhebliche Schwierigkeiten.

Die Boecksche Krankheit kann, weil so viele Organe betroffen werden können, ein sehr vielgestaltiges Bild zeigen. Sowohl bei Leberkrankheiten, Hepatomegalie, Splenomegalie, Myokarditiden, Knochenerkrankungen, Nervenkrankheiten und zwar des peri-

Abb. 17.10. Organmanifestation der Sarkoidose

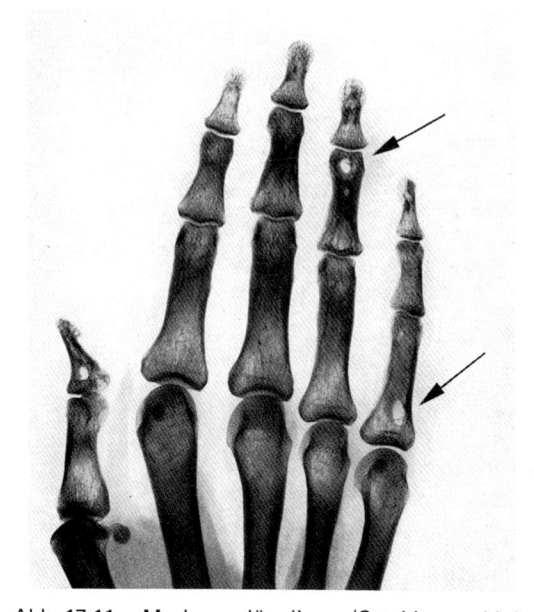

Abb. 17.11. Morbus Jüngling (Osteitis multiplex cystoides) bei Morbus Boeck. Die Zysten liegen periartikulär

pheren wie des zentralen Nervensystems, Hyperparathyreoidismus, Myopathien muß man diese Krankheit in Erwägung ziehen.

Akuter Boeck (Löfgren-Syndrom)

Während das Krankheitsbild des chronisch verlaufenden *Morbus Boeck* allen Ärzten bekannt ist, bereitet der „akute Boeck" viel größere diagnostische Schwierigkeiten. Die akute Verlaufsform kann febril, gelegentlich sogar hochfebril und in Schüben mit Leukozytose verlaufen. Die Blutsenkungsreaktion ist besonders hoch. Die zwei führenden Symptome sind *Gelenkschmerzen* und *-schwellungen,* meist symmetrisch, vorwiegend an den unteren Extremitäten, und ein *Erythema nodosum,* meist doppel-, seltener einseitig. Die doppelseitige Hilusschwellung ist obligat (in 1–3% kann sie einseitig sein [Abb. 17.24]), und man darf nicht eine Hiluslymphknotentuberkulose, welche meistens einen einseitigen Hilusbefall verursacht, mit Poncet-Arthritis diagnostizieren, obwohl die Mantoux-Reaktion beim akuten Boeck positiv sein kann (52,8%).

Die Gelenkbeteiligung bei *Morbus Boeck* äußert sich unter 3 Formen:
1. Klinisch ist die oben beschriebene Form von Schwellungen und Schmerzen an verschiedenen *Gelenken* von einigen Tagen bis 2 Monaten Dauer mit *Erythema nodosum* (vorangehend oder gleichzeitig) und *Hilusschwellung* typisch.
2. *Schubweiser Verlauf* von Gelenkserscheinungen (poly- oder monoartikulär).
3. *Persistierende Poly-* oder seltener *monoartikuläre Gelenkbeteiligung,* möglicherweise mit Gelenkdeformierungen. Die Gelenkslokalisation kann in dieser seltenen Form klinisch am meisten hervortreten und muß dann gegenüber der primär-chronischen Polyarthritis oder auch der Gicht abgegrenzt werden. Weil die „Sarkoid-Arthritis" allen anderen Organbeteiligungen des Morbus Boeck vorausgehen kann, gestaltet sich die Differentialdiagnose in der ersten Phase besonders schwierig und wird meist erst geklärt, wenn andere Organe mitbetroffen werden.

Eine sichere Diagnose der Sarkoidose verlangt neben der typischen Symptomatik eine histologische Verifizierung. Dafür eignen sich vorwiegend periphere Lymphknoten (vor allem die Skalenuslymphknotenbiopsie, die in 75–80% positive Resultate gibt), die Bronchialschleimhaut (bis 50% positive Biopsien) und die Mediastinoskopie zur Gewinnung von Gewebsproben aus mediastinalen Lymphknoten (75–90% positive Befunde). Bei diffusem Befall der Lunge kann mittels perkutaner Lungenbiopsie die Diagnose gesichert werden.

Neoplasien

Malignes Lymphogranulom (Morbus Hodgkin)

Das *Lymphogranulom* des Hilus (Abb. 17.12) tritt vor allem *doppelseitig,* aber *asymmetrisch* auf, was einen einseitigen Befall vortäuscht. Der einseitige Befall ist eher ungewöhnlich (Abb. 17.22). Bei doppelseitiger Lokalisation sind die Lymphknoten beim Morbus Hodgkin aber nicht so symmetrisch befallen wie bei Tuberkulose oder beim Morbus Boeck, so daß bereits die Asymmetrie bei scharf begrenzten Hiluslymphomen an ein Lymphogranulom denken lassen muß. Die Diagnose kann auf Grund des klinischen Bildes besonders schwierig sein, wenn andere Lymphknotenvergrößerungen (axillär, supraklavikulär, entlang dem M. sternocleidomastoideus) oder eine Milzschwellung fehlen. Selbstverständlich wird ein Lymphogranulom besonders dann in Erwägung gezogen werden, wenn ein intermittierender Fiebertypus (Pel-Ebstein) vorliegt (s. Abb. 6.35), im Blutbild eine hochgradige Lymphopenie (eine Lymphozytose schließt ein Lymphogranulom weitgehend aus) und eine Eosinophilie gefunden werden. Sowohl Lymphopenie wie Eosinophilie können aber, wenn nur einzelne Lymphknoten betroffen sind, fehlen. Die *histologische Untersuchung* ist für die Diagnose eines Lymphogranuloms entscheidend. Die *Probeexzision* sollte daher stets durchgeführt werden, wenn ein Lymphknoten leicht zugänglich ist. Falls keine peripheren Lymphknotenvergrößerungen faßbar sind, wird man von einem erfahrenen Chirurgen die *Mediastinoskopie* durchführen lassen.

Leukämien

Leukämien zeigen gelegentlich Hiluslymphknotenvergrößerung. Die Diagnose wird aus dem Blutbild bzw. aus dem Sternalpunktatsbefund gestellt.

Hiluslymphknotenvergrößerungen bei anderen Krankheiten

In selteneren Fällen können Hiluslymphknotenvergrößerungen auch bei allen anderen mit allgemeiner Lymphknotenschwellung einhergehenden Krankhei-

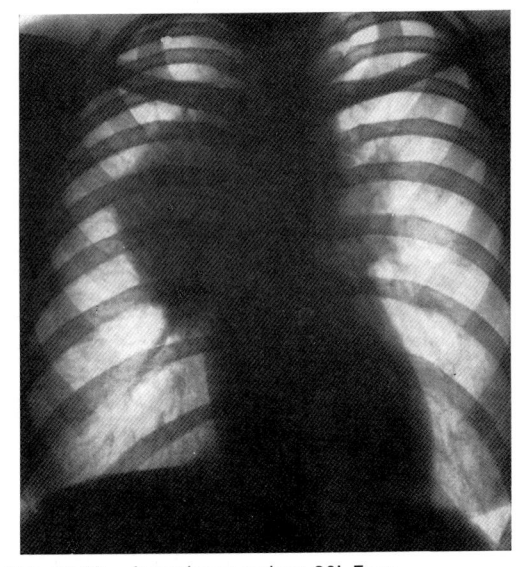

Abb. 17.12. *Lymphogranulom.* 30j. Frau

Tabelle 17.1. Synoptische Darstellung der Differentialdiagnose der wichtigsten knolligen doppelseitigen Hilusvergrößerungen

	Sarkoidose	Tuberkulose	M. Hodgkin	Sarkom
Alter	jugendlich	jugendlich	jugendlich	jedes Alter
Symmetrie der Hilusschwellung (in der Regel)	symmetrisch	asymmetrisch	asymmetrisch	asymmetrisch
Lungenmitbeteiligung	diffus kleinfleckig streifig	gelegentlich umschrieben	gelegentlich grobfleckig (mit zentralen Aufhellungen) (Tomogramm)	selten
Mitbeteiligung des Mediastinums	häufig	selten	häufig	häufig
Fieber	selten (nur bei Löfgren-Syndrom)	subfebril	subfebril bis hochfebril (Pel-Ebstein)	gelegentlich
Allgemeinbefinden	wenig gestört	meist wenig gestört	wenig gestört bis starkes Krankheitsgefühl	unterschiedlich
Andere Lymphknotenlokalisation	in der Regel (nicht vorwiegend supraklavikulär)	selten	in der Regel (vorwiegend supraklavikulär)	möglich
Splenomegalie	oft	selten	oft	selten
Blut a) Senkungsreaktion	normal bis mäßig erhöht (nur bei Löfgren-Syndrom)	normal bis mäßig erhöht	mäßig bis stark erhöht	mäßig bis stark erhöht
b) Blutbild	normal oder Leukopenie (Eosinophilie in 30%)	normal oder Linksverschiebung, Monozytose	Lymphopenie Eosinophilie	uncharakteristisch
Elektrophorese	Hypergammaglobulinämie oder normal	Mischtyp	Mischtyp	Mischtyp
Tuberkulinsensibilität	negativ seltener positiv	stark positiv	in der Regel positiv (durchgemachte Tbc), später negativ wegen Störung der zellulären Immunität.	
Biopsie, evtl. Mediastinoskopie	Lymphknoten	Leberpunktat	Lymphknoten	Lymphknoten

ten, besonders jugendlicher Individuen, beobachtet werden (Morbus Pfeiffer, Rubeolen usw.). Diese Fälle sind aber diagnostisch, sofern an sie gedacht wird, leicht abzugrenzen.
Maligne Geschwülste s. S. 418.

Vorwiegend einseitige Hilusvergrößerung

Bei einseitiger Hilusvergrößerung sind in erster Linie folgende Möglichkeiten in Erwägung zu ziehen:

Tuberkulose

Tuberkulose als Ausdruck einer *Primärtuberkulose*. (Die diagnostischen Kriterien sind auf S. 383 besprochen.)

Bei einseitigen, tuberkulösen Hiluslymphomen ist der Lungenherd meist noch nachweisbar, so daß die für die Primärtuberkulose charakteristische Hantelform vorliegt.

Bronchuskarzinom

Das *Bronchuskarzinom* betrifft fast nur Männer (75–90% sind Männer) und überwiegend chronische *Raucher*. Diese Kriterien sind differentialdiagnostisch stark zu verwerten. Sie treffen aber nur beim *Plattenepithelkarzinom* (nichverhornend, verhornend) und dem *anaplastischen Bronchuskarzinom* (kleinzelliges [oat-cell], Riesenzellkarzinom) zu; beim Adenokarzinom sind diese beiden Faktoren dagegen nicht maßgebend. Die Häufigkeit der Symptome ist auf Grund von 292 Fällen in Abb. 17.13 tabellarisch zusammengefaßt. Bei Bronchus-Karzinom sind fast alle paraneoplastischen Syndrome (s. S. 12) möglich.

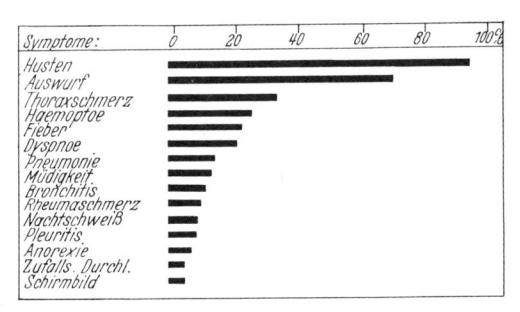

Abb. 17.13. Häufigkeit der Frühsymptome bei *Bronchialkarzinom*. 292 Fälle (nach *Haug*)

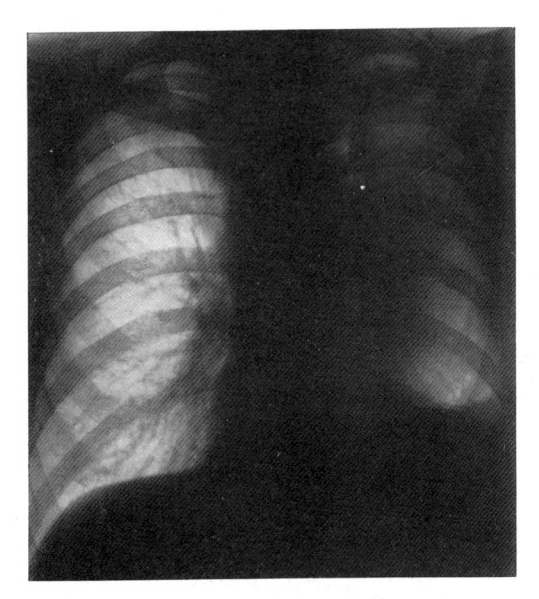

Abb. 17.14. Bronchuskarzinom und Atelektase

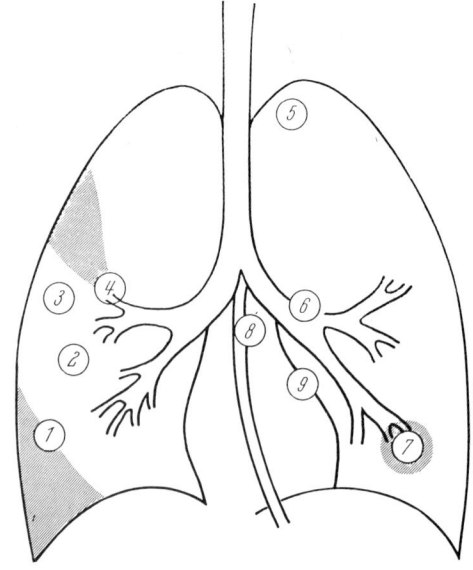

Abb. 17.15. Die verschiedenen Lokalisationen bei *Bronchuskarzinom*, welche häufig zu charakteristischen Fehldiagnosen führen (schematisch dargestellt)

1 = *Pleuraerguß* (statt peripheres Bronchus mit Pleuritis carcinomatosa)
2 = *Tuberkulose* (statt karzinomatöser Rundherd)
3 = *chronische Pneumonie* (statt karzinomatöser Rundherd)
4 = *Atelektase* (statt Bronchusverschluß durch Karzinom)
5 = *Neuritis* (statt Pancoast-Tumor)
6 = *Gutartiger Hilustumor* (statt zentral gelegenes Bronchuskarzinom)
7 = *Lungenabszeß* (statt zerfallendes Bronchuskarzinom)
8 = *Ösophaguskarzinom* (statt in den Ösophagus einwachsendes Bronchuskarzinom)
9 = *Perikarditis* und *Myokarditis* (statt in das Peri- und Myokard eingewachsenes Bronchuskarzinom)

Röntgenologisch lassen sich verschiedene Formen unterscheiden: Ein Teil der Bronchialkarzinome ist *scharf abgegrenzt* und dadurch vom Tuberkulom und dem Lymphogranulom schwer zu unterscheiden; andere *strahlen radiär* ins Parenchym aus (Abb. 17.16). Ein Karzinom kann oft als scharf abgesetzter Tumor beginnen und später in die zweite Form übergehen. Durch Lymphknotenmetastasen kann bereits frühzeitig ein doppelseitiger Prozeß beobachtet werden. Das Bild wird in späteren Stadien sowohl röntgenologisch als auch klinisch fast regelmäßig durch Hinzutreten von *Bronchopneumonien* und *Atelektasen* (Abb. 17.14) verwischt. Jede chronische Pneumonie ist daher auf Bronchialkarzinom verdächtig. Über die Sonderstellung des sog. *Mittellappensyndroms* s. S. 414. Die *klinische Symptomatologie* ist recht charakteristisch. Im Vordergrund stehen *Husten* mit wenig Auswurf, dem manchmal *faserförmige Blutgerinnsel* beigemischt sind. Massive *Hämoptoë* wird ebenfalls beobachtet.

Abmagerung kann lange Zeit fehlen. Die Senkung ist uncharakteristisch, allerdings meistens hoch. Anämie tritt erst in späteren Stadien in Erscheinung. Metastasen geben für die Diagnose selten den Ausschlag. Immerhin sind Rekurrensparesen (durch Lymphknotenmetastasen bedingt) und manchmal supraklavikuläre, seltener am Thorax in den Interkostalräumen rosenkranzartig angeordnete Lymphknotenvergrößerungen wichtige diagnostische Hinweise. Kann kein Lymphknoten exzidiert werden, führt oft die Mediastinoskopie weiter.

Ein sehr großer Prozentsatz der Bronchialkarzinome *metastasiert in die Knochen*. Die Metastasen entgehen dem klinischen Nachweis meist. Im Blutserum ist die alkalische Phosphatase erhöht. Manchmal können Tumorzellen jedoch im Sternalpunktat gefunden werden. In den Tumorzellen ist das Verhältnis Kern: Plasma zugunsten des Kerns verschoben, der Nucleolus tritt oft besonders stark hervor und die Zellgrenzen sind verwischt, so daß die Tumorzellnester ein charakteristisches schummeriges Aussehen gewinnen.

Die Diagnose von Tumorzellen im Sputum kann

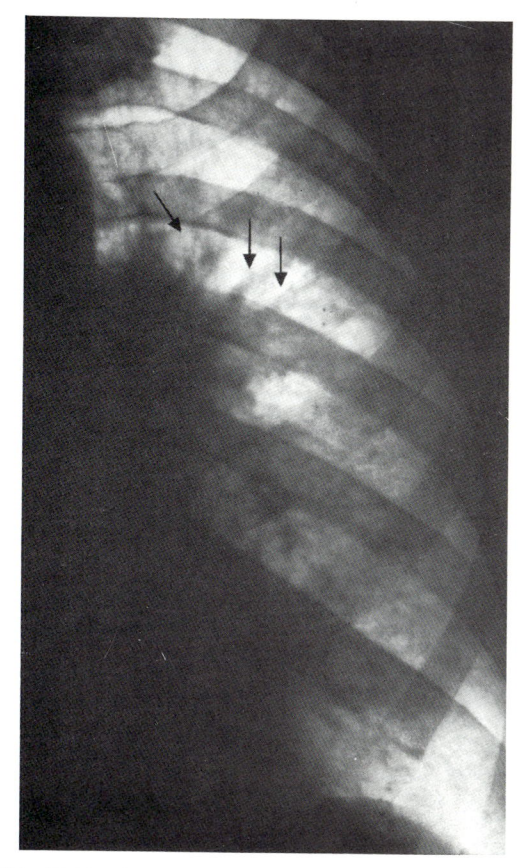

Abb. 17.16. Typische Krähenfüße, welche in das Lungenparenchym hineinragen am Rande eines Bronchuskarzinoms. 68j. Frau

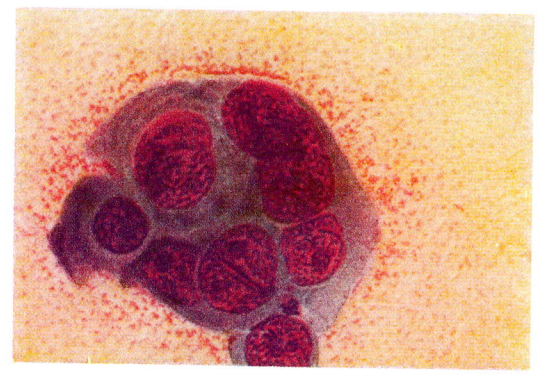

Abb. 17.17. Tumorzellen im Sputum bei histologisch verifiziertem Bronchuskarzinom

durch den geübten Untersucher (Zytologen) leicht gestellt werden. Bei geeigneter Technik (Papanicolaou-Färbung von Sputumausstrichen von mindestens drei zeitlich verschiedenen Sputumproben, Abb. 17.17) ergibt die zytologische Untersuchung bessere Resultate als Bronchoskopie und Skalenusbiopsie zusammen. Sie liefert in 60–90% positive Befunde, bei 2–3% falsch positiven Resultaten. Es wird der *zytologischen* Untersuchung eine immer größere Bedeutung für die Frühdiagnose zukommen. Die häufigsten *Fehldiagnosen* sind in Abb. 17.15 dargestellt.

Diagnostisch wichtig ist der *bronchoskopische Befund*. Die Bronchoskopie sollte in keinem Falle von Bronchuskarzinomverdacht unterlassen werden. Durch eine Exzision aus der Tumormasse kann die Diagnose in fast allen Fällen bioptisch gesichert werden. Mit den heute gebräuchlichen Fiberbronchoskopen sind die Bronchien bis weit in die Peripherie (subsegmentale Bronchien) dieser Methode zugänglich. Das peripher gelegene Bronchuskarzinom kann dabei allerdings nur zytologisch im Bronchialsekret (Lavage) und Sputum, vor allem dem nach Bronchoskopie produzierten „Reizsputum", nachgewiesen werden.

Besteht klinischer und röntgenologischer Verdacht auf ein Bronchuskarzinom, muß, auch wenn die Diagnose nicht gesichert werden kann, wegen des Allgemeinbefindens keine Gegenindikation vorliegt und die Lokalisation günstig ist, operiert werden. Nur bei Nichtrauchern darf während einiger Wochen beobachtet werden, ob sich eine chronische Pneumonie (evtl. mit Abszeß) zurückbildet oder ein Tuberkulosesuspekter Herd auf entsprechende Therapie anspricht.

Für die prognostisch nicht belanglose histopathologische Unterscheidung zwischen dem *Plattenepithelkarzinom*, dem *anaplastischen Karzinom* (prognostisch schlechter) sowie dem *Adenokarzinom* (wovon auch Nichtraucher betroffen werden) gibt es klinisch keine genügenden Hinweise.

Beim Bronchuskarzinom sind die *paraneoplastischen Syndrome* (Neuropathie, Myopathie, Endokrinopathie, metabolisches Syndrom), welche auf S. 12 ausführlicher dargestellt sind, besonders häufig. Sie beherrschen manchmal die klinischen Erscheinungen und werden dadurch *Indikatorsymptome* für das Bronchuskarzinom.

Wohl ebenso häufig komplizieren sie das die Symptomatologie beherrschende Bild des Bronchuskarzinoms.

Die **Hämoptoë** verlangt eine besondere Besprechung:

Von *Hämoptoë* spricht man bei Auswurf von größeren Mengen Blutes, von *Hämoptyse*, wenn dem Sputum nur kleine Blutmengen beigemischt sind.

Sie läßt sich fast stets leicht von der *Hämatemesis* unterscheiden.

Das Blut bei der Hämoptoë wird ausgehustet, ist hellrot, nicht geronnen, von alkalischer Reaktion, meist schaumig, oft dem Sputum beigemischt. Bei der Hämatemesis wird das Blut erbrochen, die Farbe ist dunkel, geronnen, von saurer Reaktion, nicht schaumig, oft mit Speiseresten vermengt, manchmal angedaut („Kaffeesatzerbrechen"), von saurem Geruch.

Folgende Möglichkeiten müssen bei *Hämoptoë* erwogen werden:

Häufige Ursachen
    Abnorm starker Husten (geplatzes Schleimhautgefäß in der Trachea)
    chronische Bronchitis
    Tuberkulose
    Pneumonie
    Lungenabszeß
    Tumor (Bronchuskarzinom, Bronchusadenom)
    Mitralstenose
    Bronchiektasen
    Lungeninfarkt
    Verletzungen
    Teilerscheinung einer hämorrhagischen Diathese
Seltene Ursachen
    Fremdkörper
    Aortenaneurysma
    Bronchuszysten
    Wegener-Granulomatose
    Pneumokoniosen
    Arterio-venöse Fistel
    Lungenendometriose
    abnorme Lungenarterien
    Varixknoten
    idiopathische Lungenhämosiderose
    Goodpasture-Syndrom

Vorgehen bei sichergestellter Hämoptoë

Bei sichergestellter Hämoptoë ist die röntgenologische Untersuchung der Thoraxorgane unerläßlich. Eine Tuberkulose ist meistens durch einen pathologischen Röntgenbefund und positiven Tuberkelbakteriennachweis zu erhärten. Bei älteren Kranken steht außer den Tumoren der Lungeninfarkt ursächlich im Vordergrund, und zwar nicht nur bei Kreislaufkrankheiten, sondern auch bei scheinbar Kreislaufgesunden.
Bei auffallend vielen Kranken (10–45%), welche wegen einmaliger oder auch rezidivierender Blutbeimengungen zum Sputum den Arzt aufsuchen, kann auch die *eingehende* Untersuchung durch Bronchoskopie keine Ursache feststellen, und katamnestische Untersuchungen zeigen, daß sie gesund geblieben sind. Es handelt sich dabei um Blutungen aus dem Zahnfleisch, aus dem Nasen-Rachen-Raum, kleinen stummen Bronchiektasen, Gefäßerweiterungen in Trachea und Bronchien. Selten ist Simulation. Da sich aber diese harmlosen Blutungsquellen von beginnenden ernsteren Erkrankungen (Tumoren) durch die übliche klinische Untersuchung nicht unterscheiden lassen, ist es oft eine belastende Gewissensfrage, ob und wie lange die eingreifenderen Methoden (Bronchoskopie, Bronchoradiographie) unterlassen werden dürfen. In der Regel sind sie durchzuführen, weil besonders Tumoren ohne bronchoskopischen Befund nicht ausgeschlossen werden können.
MOERSCH (1952) fand unter 200 Fällen mit *Hämoptoë* folgende zugrunde liegenden Krankheiten:

Maligne Tumoren	59
Bronchiektasen	53
Chronische Bronchitis	18
Lungentuberkulose	11
Lungenabszeß	10
Kreislaufstörungen (Lungeninfarkt, Mitralstenose, Pulmonalstenose)	2
Vereinzelte Diagnosen	47

Goodpasture-Syndrom
als Ursache einer Hämoptoë

Bei unklaren Lungenblutungen besonders Jugendlicher muß auch an das Goodpasture-Syndrom gedacht werden. Dabei handelt es sich um Lungenblutungen, welche gleichzeitig oder auch vorausgehend bei Glomerulonephritis beobachtet werden. Am häufigsten sind Männer in den 20er Jahren betroffen. Hämoptysen sind das wichtigste Symptom. Schwere hypochrome Anämie und Hyposiderinämie sind die Folgen. Nierensymptome (Proteinurie und Hämaturie) können in Einzelfällen erst Wochen oder Monate nach der Lungensymptomatologie auftreten. Wahrscheinlich liegt eine Autoimmunopathie mit Produktion von Antikörpern, welche gegen die Basalmembranen der Lunge und Niere gerichtet sind, vor. Röntgenologisch sind im frischen Schub perihiläre, miliare Herde, welche sich später vor allem in den Mittel- und Unterfeldern lokalisieren, vorhanden.

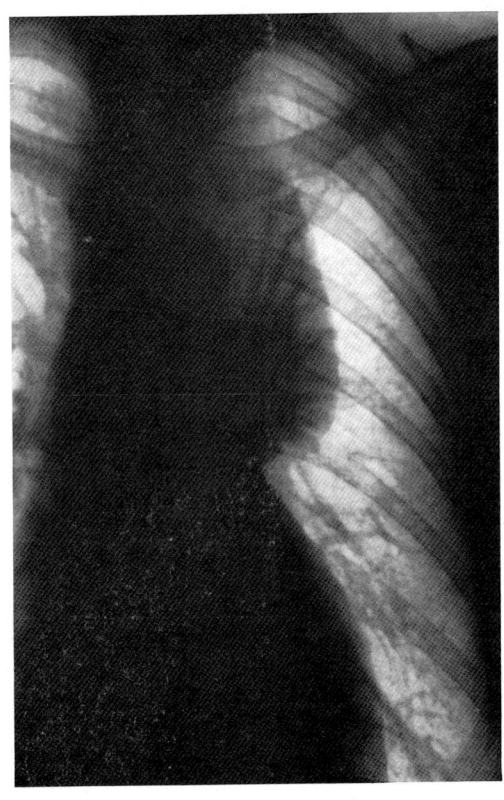

Abb. 17.18. Gutartiger Tumor (Neurinom). 40j. Mann

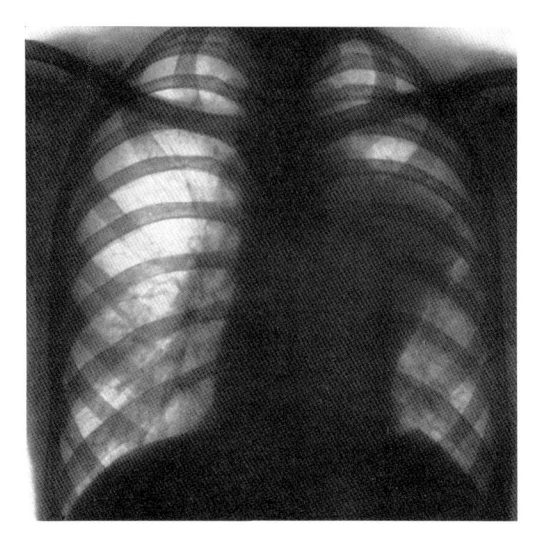

Abb. 17.19. Teratom. 26j. Mann

Bronchusadenom

Das *Bronchusadenom*, bei welchem es sich *pathologisch-anatomisch* entweder um ein Karzinoid oder ein Zylindrom handelt, kann einem initialen Bronchuskarzinom sehr ähnliche Erscheinungen machen, da 80% aller Adenome von den Haupt- oder Segmentbronchien ausgehen und eventuell eine Hilusvergrößerung und Mediastinalerweiterung verursachen können. Hartnäckiger, trockener oft lageabhängiger Reizhusten ist ein wichtiges Frühsymptom. Temporäre Bronchusverlegung, welche subjektiv mit plötzlich auftretender Atemnot und auch Schmerzen einhergehen kann und rezidivierende, flüchtige Atelektasen und Bronchopneumonie verursacht, ist charakteristisch (Abb. 16.40). Bei langdauernder Obstruktion kann es zu poststenotischen Bronchiektasen und Abszeßbildungen kommen. Besonders typisch beim Adenom ist die *Hämoptoë* (in etwa 50%). Betroffen werden vorwiegend jüngere Individuen, hauptsächlich im Alter zwischen 20 und 50 Jahren. Der Beginn der Erscheinungen setzt also im allgemeinen früher ein als beim Bronchuskarzinom. Meist lassen sich Symptome über Jahre zurückverfolgen, bis die richtige Diagnose gestellt wird. Die Krankheit kommt nach größeren Statistiken bei Frauen etwas häufiger als bei Männern vor. Die Diagnose wird bronchoskopisch gestellt, wobei wegen Gefahr massiver Blutung mit der Exzision zurückgehalten werden muß. Röntgenologisch kann in der Mehrzahl der Fälle durch die Tomographie oder das Bronchogramm eine partielle oder totale Verlegung des Bronchiallumens nachgewiesen werden.

Gutartige Tumoren

Gutartige Tumoren, deren Natur klinisch in der Regel nicht festgestellt werden kann, sind scharfrandig (Abb. 17.18) und machen meist keine klinischen Symptome. Sie werden fast immer zufällig bei Reihen-

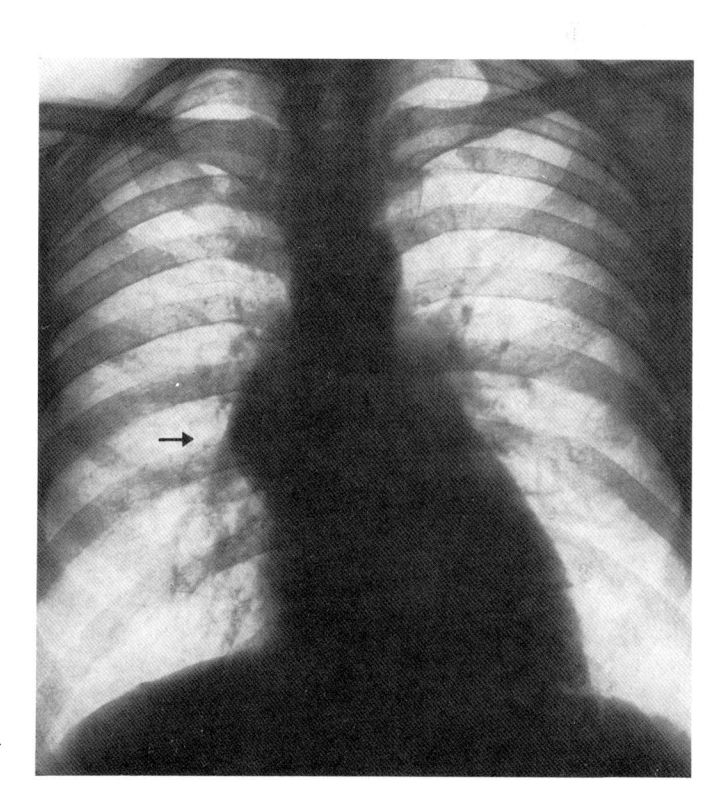

Abb. 17.20. Rechtsseitiges Perikarddivertikel. 33j. Mann

oder Allgemeinuntersuchung entdeckt. Es handelt sich vorwiegend um vom vorderen Mediastinum ausgehende **Teratome** (Abb. 17.19) und **Sympathikusneurinome**, welche vom hinteren Mediastinum ausgehen. Gelegentlich lassen sich unregelmäßige Verkalkungen feststellen, was die *dermoidale* Natur beweist.

Zu wenig bekannt ist, daß **Thymome** nicht nur im vorderen oberen Mediastinum vorkommen, sondern als eigentliche Hilustumoren vorwiegend ein-, aber auch doppelseitig asymmetrisch imponieren können. Sie kommen in jedem Alter vor und können maligne entarten (ungefähr 25%) (Abb. 17.21). Myasthenie wird in etwa 10–50% beobachtet, während bei Patienten mit Myasthenia gravis nur in 8–10% ein Thymom vorgefunden wird. Bei manchen Kranken wird die Geschwulst zufällig entdeckt, andere klagen über Druckgefühle, Husten, Dyspnoe. Auch Einflußstauung wurde beschrieben.

Das **Chondrom** (s. S. 417) ist knollenförmig gelappt und liegt intrapulmonal, was bei der Durchleuchtung durch Drehen festgestellt werden kann. Im Hilusbereich gelegene *Echinokokken* und *Gummata* kommen differentialdiagnostisch selten in Betracht.

Dermoidzysten können schwierige diagnostische Probleme stellen, wenn keine schattengebenden Gebilde (Zähne) nachweisbar sind und eine scharfe Umrandung infolge Atelektasen und Kompression der Lunge fehlt.

Auf der rechten, seltener linken Seite täuscht manchmal ein **Perikarddivertikel** eine Hilusgeschwulst vor. Das Perikarddivertikel ist ebenfalls scharf begrenzt (Abb. 17.20); es liegt aber etwas tiefer, und seine Form ist je nach der Respirationsstellung variabel. Bei Exspiration tritt die Verschattung hervor, während sie bei tiefer Inspiration fast ganz verschwindet. Eine szintigraphische Untersuchung ermöglicht die Abgrenzung gegen Blutgefäße und erlaubt den Ausschluß von aneurysmatischen Gebilden.

Verbreiterung des Mediastinums

Bei Mediastinalverschattungen kommen differentialdiagnostisch verschiedene Prozesse in Frage (s. auch Abb. 17.33):

Struma intrathoracica

In der Regel läßt sich ein Zusammenhang mit einem über der Klavikula gelegenen Gebilde (Struma) verfolgen. Auch Verdrängung und Einengung der Trachea sprechen im Sinne einer Struma thoracica (Abb. 17.23). Trotzdem kann die Diagnose, allein auf Grund des Röntgenbildes, manchmal recht schwierig sein. Der Durchleuchtungsbefund ist sehr wertvoll, wenn beim Schluckakt ein Höhertreten der Verschattung beobachtet werden kann. Entscheidend ist die szintigraphische Radio-Jod-Untersuchung mit ^{131}J. Die klinischen Erscheinungen der intrathorakalen Struma sind so atypisch (Dyspnoe usw.), daß sie keine Differenzierung von den anderen Prozessen erlauben. Durch die Thyreoidea bedingte Stoffwechselstörungen (Hyper- und Hypothyreose) fehlen in der Regel.

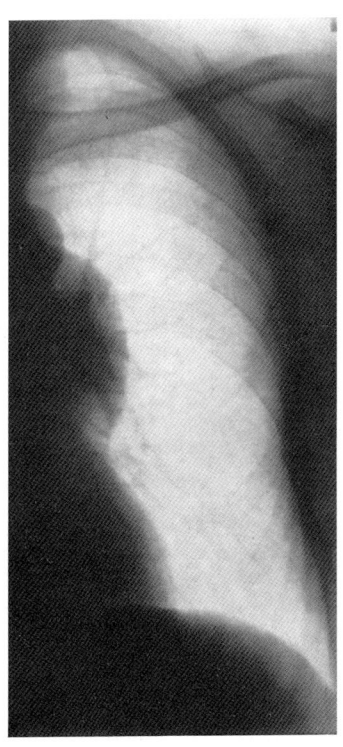

Abb. 17.21. *Thymussarkom*, operativ bestätigt. 57j. Mann

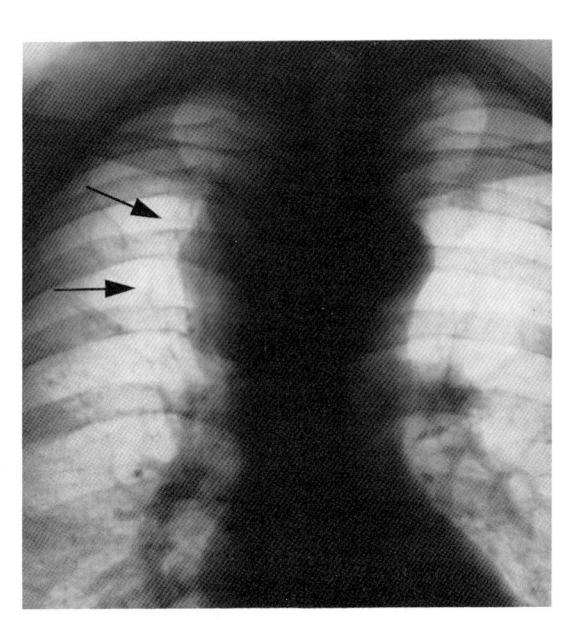

Abb. 17.22. Schwellung der paratrachealen Lymphknoten rechts bei Morbus Hodgkin (s. auch Abb. 17.24)

Aortenaneurysma

Ist das **Aortenaneurysma** nicht an einer Stelle sackförmig ausgebuchtet, sondern diffus, bestehen kaum differentialdiagnostische Schwierigkeiten, weil die Aortenform gewahrt bleibt und dadurch ohne weiteres gegenüber umschriebenen Tumoren charakterisiert ist. Schwieriger wird die Differentialdiagnose gegenüber einem Tumor, wenn *lokale Erweiterungen* vorliegen (Abb. 17.25, 17.26). Die Pulsation ist nur mit Einschränkung zu bewerten, weil einerseits sackförmige Aneurysmen wenig pulsieren können und andererseits der Aorta eng aufliegende Tumoren fortleitend ebenfalls zu pulsieren pflegen.

In der Frontalansicht scheinbar schwierig zu deutende Bilder werden durch die Durchleuchtung oder seitliche Röntgenbilder in der Regel eindeutig geklärt.

Die *Thoma-Kienböck-Regel* besagt, daß umschriebene luische Aortenaneurysmen gewöhnlich auch von Dilatationen im übrigen Verlauf der Aorta begleitet sind, was differentialdiagnostisch verwertet werden darf.

Manchmal kann auch das *Oliver-Cardarelli-Symptom* zur Diagnose beitragen: Ist die Erweiterung im Bereich des Aortenbogens besonders ausgeprägt, kann infolge Reitens der erweiterten Aorta auf dem Bronchialbaum bei jedem Pulsschlag ein Tiefertreten des Kehlkopfes beobachtet werden.

Ätiologisch sind die häufigsten Ursachen:
Lues
Arteriosklerose (mit und ohne Hypertonie)
Zystische Medianekrose
Mykotisches Aneurysma
Marfan-Syndrom
Trauma (selten).

Bei der Diagnose einer *Mesaortitis luica* ist aber zu beachten, daß die Wassermann-Reaktion nicht in allen Fällen positiv gefunden wird. Liegt klinisch eine *Aorteninsuffizienz* oder röntgenologisch ein aortal konfiguriertes Herz vor, spricht dies selbstverständlich im Sinne eines Aneurysmas. Nicht nur luische, sondern im höheren Alter auch *arteriosklerotisch* bedingte Aortenaneurysmen führen aber zu Aorteninsuffizienz!

In Spätfällen können beim Aortenaneurysma *Wirbel-* und *Rippenusuren* röntgenologisch festgehalten und differentialdiagnostisch verwertet werden. Sie finden sich kaum bei anderen Mediastinalprozessen.

Röntgenologisch läßt sich die Differenzierung zwischen sklerotischem Aneurysma (vorwiegend Aorta descendens) und luischer Aortitis (vorwiegend Aortenbogen) aus dem Verhalten der Kalkeinlagerung in vielen Fällen durchführen (Abb. 17.27 und 17.28).

Über Lokalisation des Aortenaneurysmas im sakralen und lumbalen Teil s. Kap. „Abdominalschmerzen".

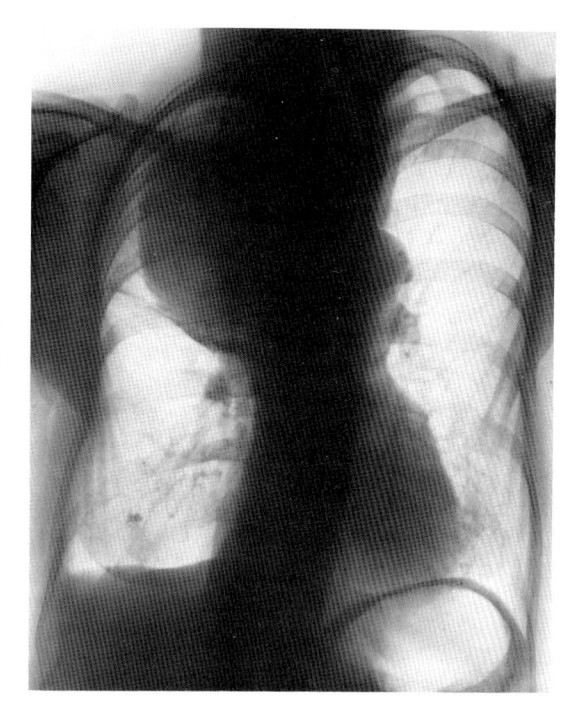

Abb. 17.23. Verkalkte Struma

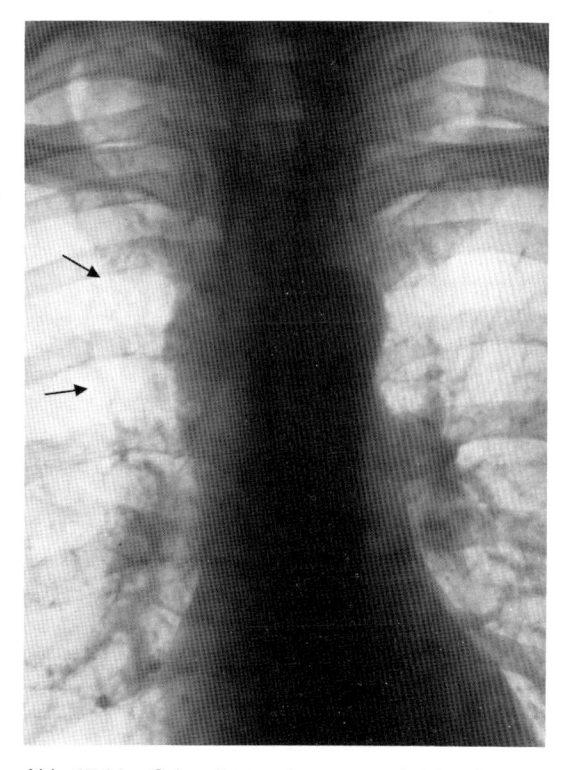

Abb. 17.24. Schwellung der paratrachealen Lymphknoten rechts bei Morbus Boeck. Röntgenologisch ist eine Unterscheidung zwischen Morbus Boeck und Morbus Hodgkin nicht möglich (s. Abb. 17.22)

448   17 Hilusvergrößerung

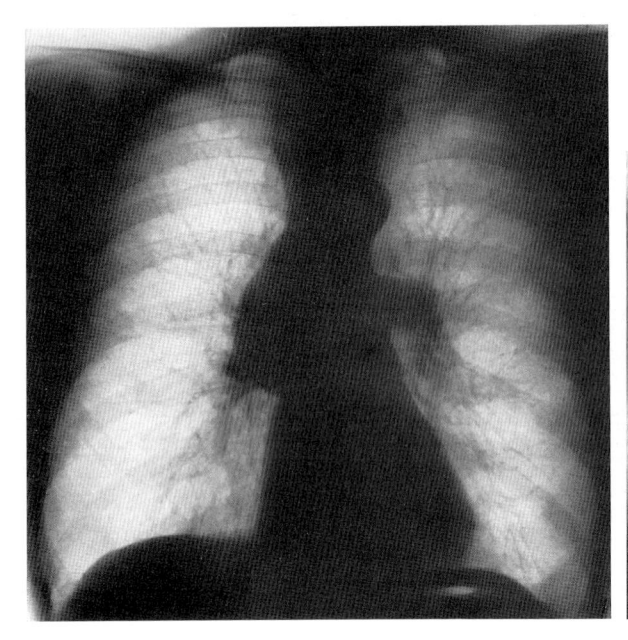

Abb. 17.25. Nach rechts ausladendes Aorta bei Aneurysma täuscht Hilusvergrößerung vor. 52j. Mann

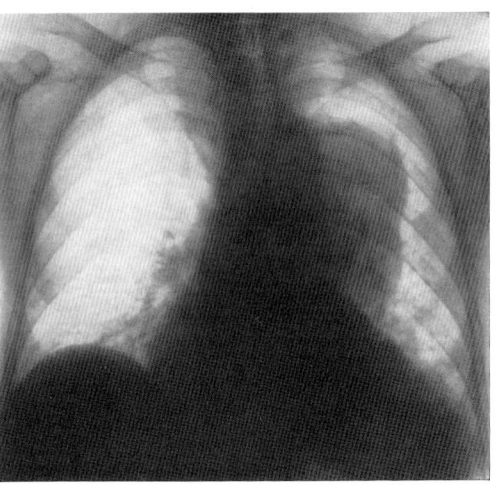

Abb. 17.26. Nach links ausladendes *Aortenaneurysma* mit polygonaler Begrenzung

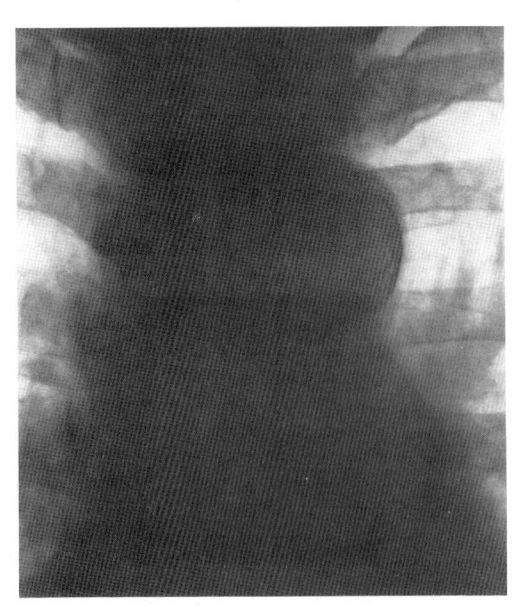

Abb. 17.27. Verkalktes Aortenaneurysma: Aortensklerose. *Scharf* begrenzte Kalkplatten im Aortenbogen

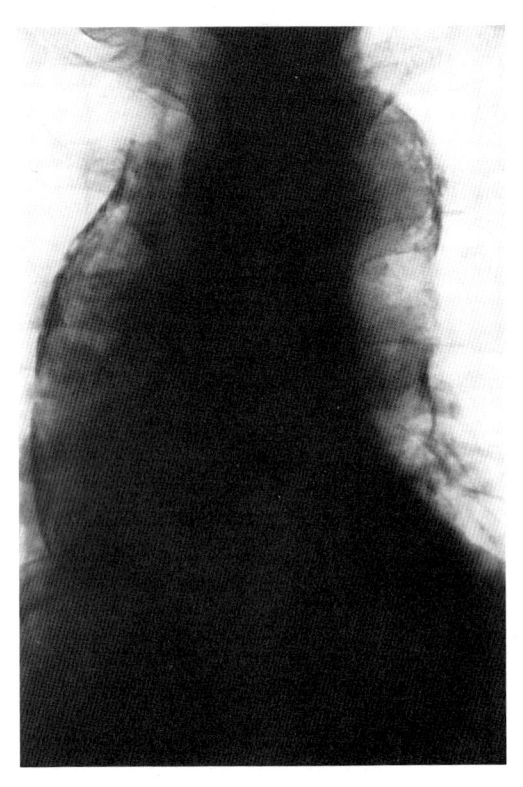

Abb. 17.28. Verkalktes Aortenaneurysma: Aortitis luica mit *unscharf* begrenzten, zum Teil unterbrochenen Verkalkungen, was die pathologisch-anatomische Baumborkenstruktur deutlich wiedergibt. Verkalkung auch im aufsteigenden Teil der Aorta

Mediastinaltumoren

Tumoren des *Mittelfells* (Mediastinum) können nicht immer eindeutig von den Hilustumoren abgegrenzt werden. Hilustumoren sind Mittelfellgeschwülste mit besonderer Lokalisation.

Für die Diagnose eines *Mediastinaltumors* sind außer dem *röntgenologischen* Befund und der *klinischen Symptomatologie* von mit Mediastinaltumoren einhergehenden Allgemeinerkrankungen für die Differentialdiagnose auch Folgen *lokaler Einwirkungen* zu beachten:

- Beeinflussung des *Nervensystems*: Interkostalneuralgie, Rekurrensparese, Vagusbeteiligung, Sympathikusdrucksymptome (Horner-Symptomenkomplex), Anisotonie, Speichelfluß, Halbseitenrötung des Gesichts. Diese Erscheinungen sind sehr auf malignes Wachstum verdächtig.
- *Venöse Abflußbehinderung*. Erhöhung des Armvenendruckes, obere Einflußstauung, Zyanose, Ödeme. Die ödematöse Schwellung kann sich auch auf das Gesicht ausdehnen, die Venen im Gesicht, am Thorax und oberen Abdomen können stark erweitert sein (*V.-cava-superior-Syndrom*, erstmals von Osler beschrieben).
  Liegt das Bild der *oberen* Einflußstauung vor, sind ursächlich *maligne Tumoren* (vorwiegend metastasierendes Bronchuskarzinom) des Mediastinums weitaus am häufigsten. Seltener kommen ein Aortenaneurysma, lokalisierte Thrombophlebitis mit Thrombenbildung und chronische Mediastinitiden verschiedener Ätiologie in Frage.
- Reizhusten, hämorrhagisches Sputum, Dyspnoe, Schluckbeschwerden, Trommelschlegelfinger (Fernwirkung), kardiale Symptome.

Röntgenologische, keineswegs pathognomonische Zeichen, die lediglich Hinweise geben können: *Scharf umschriebene rundliche Herde = gutartig; unregelmäßige Begrenzung = bösartig; vorn gelegen =* Teratome, Thymome, Dermoidzysten, Lymphome; *in der Mitte gelegen:* Lymphome, bronchogene und perikardiale Zysten; *hinten gelegen =* Sympathikusneurinome; *Knochenschatten oder Zähnchen in der Verschattung =* Teratom; *atemsynchrone Verschiebung =* intrathorakale Struma; *Knochenveränderungen* (*Wirbelsäule*, *Rippen*) = Neurinome, Aortenaneurysma oder maligne Tumoren.

Bei jedem Mediastinaltumor muß versucht werden, durch Biopsie die Diagnose zu erzwingen: Perkutane Tumorbiopsie, Mediastinoskopie, Thorakotomie und eventuell Probeexzision nach Daniels eines retrosternalen Lymphknotens.

Einteilung und Häufigkeit

Bei den Mediastinalgeschwülsten können die *echten* Tumoren von den *Pseudotumoren* abgegrenzt werden.
Die *echten* Tumoren gehen entweder vom *Meso-*,

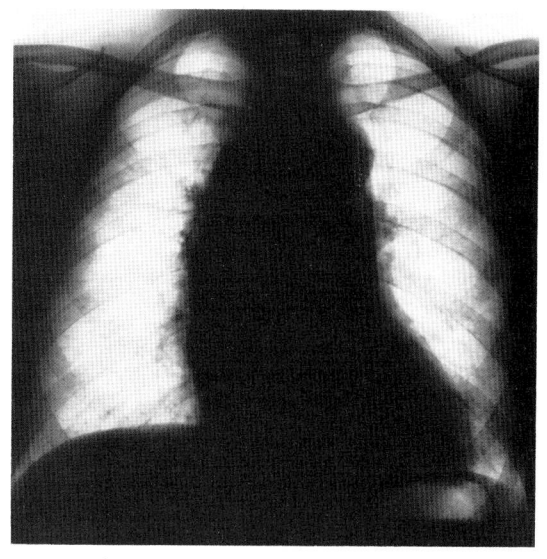

Abb. 17.29. Mediastinalverbreiterung durch *Retothelsarkom* des Thymus

Ekto- oder *Endoblast* (selten) aus oder sind *Mischgeschwülste*.

Von den *Mesoblasttumoren* sind am häufigsten *Sarkome* (Abb. 17.29), dann folgen in weitem Abstand *Lipome, Lymphangiome* und *Myome*. Auch die *Fibrome* sind entgegen früheren Erfahrungen etwa sechsmal weniger häufig als Sarkome.

Beim Lymphosarkom sind die allgemeinen Krankheitssymptome in der Regel bereits so ausgeprägt, daß schon aus dem klinischen Bild das Vorliegen eines malignen Tumors sehr wahrscheinlich ist. Die Senkung ist sehr stark erhöht. Eine leichte Anämie wird bereits in den ersten Stadien beobachtet. Schon frühzeitig besteht die typische *Einflußstauung* im Sinne von stark *erweiterten Venen* im Bereiche des Halses, welche durch den Herzbefund nicht erklärt werden kann.

In seltenen Fällen sind aber die Allgemeinerscheinungen auffallend gering.

Liposarkome können unter dem Bild eines Mediastinaltumors auftreten. Sie unterscheiden sich in ihrer Symptomatologie – Dyspnoe, Husten, Thoraxschmerzen – kaum von anderen Mediastinaltumoren.

Bei den *Ektoblasttumoren* sind die *Neurome* (Neurinom, Ganglioneurom, Neurofibrom) etwa gleich häufig wie die *Thymome*. Persistierender Thymus macht ebenfalls scharfrandige, allerdings meist weniger dichte Verschattungen. *Tumoren des Thymus* (Abb. 17.32) gehen recht oft mit anderen (wahrscheinlich damit irgendwie zusammenhängenden) Erkrankungen einher. Bekannt, aber nicht erklärt ist der Zusammenhang mit der *Myasthenie*, welche durch ihre charakteristischen Lähmungserscheinungen, die auf Prostigmin schlagartig zurückgehen, leicht diagnostiziert werden kann. Weniger bekannt

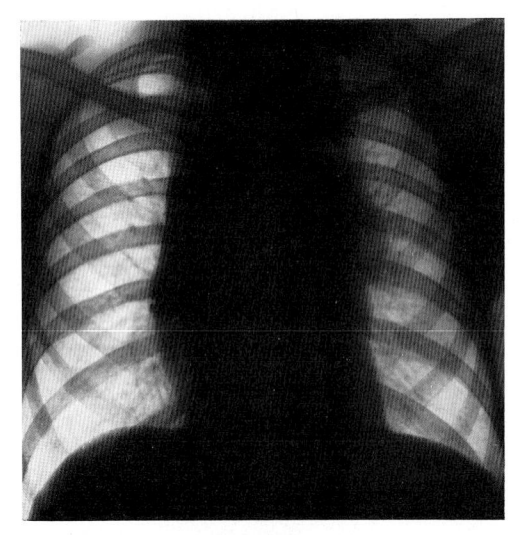

Abb. 17.30. Lymphogranulom

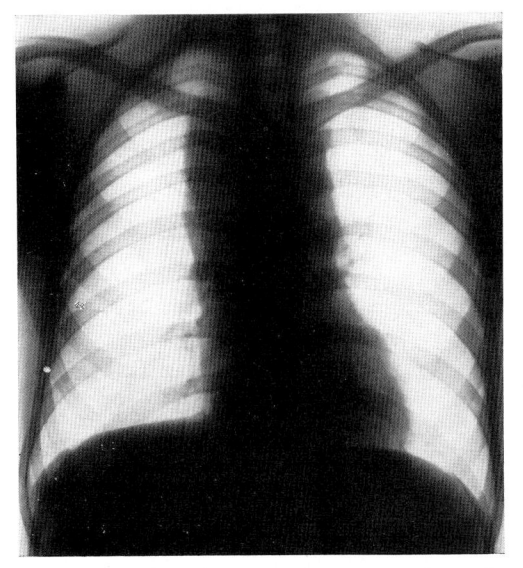

Abb. 17.31. Mediastinalverbreiterung bei akuter *lymphatischer Leukämie*. 20j. Mann, ungewöhnliches Bild

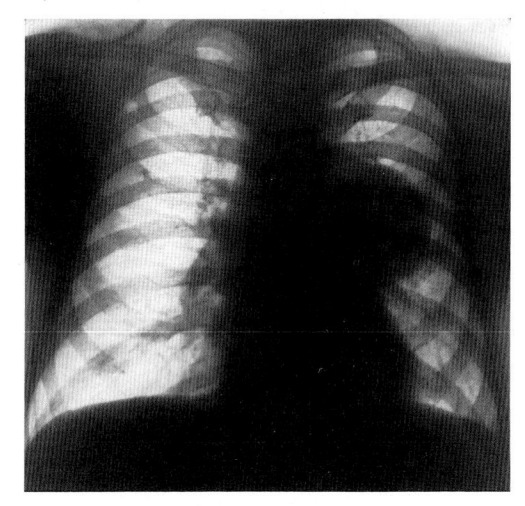

Abb. 17.32. Hilusvergrößerung bei malignem zystischem spindelzelligem Thymon

ist, daß bei Thymustumoren auch aplastische Anämie, Thrombozytopenie oder Leukopenie und Hypogammaglobulinämie gehäuft sind. Außerdem kommen sie zusammen mit dem Cushing-Syndrom vor.
Die im frühkindlichen Alter so wichtige immunologische Funktion des Thymus scheint im Erwachsenenalter bei Thymusgeschwülsten nicht beeinflußt zu sein. *Die Mischgeschwülste* (Dermoidzysten, Teratome) sind verhältnismäßig häufig.
Das *Lymphogranulom* (häufig) (s. S. 482 und Abb. 17.30) läßt sich röntgenologisch nicht von Sarkomen unterscheiden. Der Allgemeinzustand ist aber bei isolierten Formen in der Regel viel weniger beeinträchtigt.
Bei *leukämischen* Mediastinaltumoren (Abb. 17.31) bereitet die Diagnose aus dem Blutbild in der Regel keine Schwierigkeiten, da es sich um chronische Verlaufsformen mit typischen Blutveränderungen handelt. Aber Mediastinaltumoren werden auch bei der akuten Paraleukoblastenleukose, welche viel schwerer zu diagnostizieren ist, beobachtet. Immer denke man auch daran, daß *Metastasen* primäre Mediastinalgeschwülste vortäuschen können.
Bei den **Pseudotumoren** sind die *Zysten* (Perikardzölom – Pleurazölom [sog. Serosaspring-water-Zysten, Abb. 16.51], Bronchial- und Lungenzysten), die *mediastinalen Strumen*, die tuberkulösen *Lymphome*, das *Boecksche Sarkoid* sowie das Aortenaneurysma, der Megaösophagus und Senkungsabszesse und Phlegmonen anzuführen.

Senkungsabszeß, Mediastinalphlegmone

Bei Mediastinaltumoren mit Fieberzuständen sind stets auch ein hochsitzender *Senkungsabszeß* oder eine *Mediastinalphlegmone* in Betracht zu ziehen.
Während die Mediastinalphlegmone ein schweres Krankheitsbild zeigt (im Blutbild Leukozytose mit meist toxisch veränderten Neutrophilen), können Senkungsabszesse unter Umständen gegenüber Tumoren differentialdiagnostisch schwer abgegrenzt werden. Die Feststellung von röntgenologisch nachweisbaren tuberkulösen Wirbelveränderungen wird die Diagnose zu klären erlauben.
Auf das Bild der *abszedierenden Lymphknotentuberkulose* wurde hingewiesen. Die Abszesse entstehen nach der Primärinfektion aus einer Hiluslymphknotentuberkulose, können protrahiert verlaufen oder akut in die umgebenden Organe einbrechen. Da es sich um jugendliche Kranke handelt, wird in der Regel die Fehldiagnose Lymphogranulom gestellt. Es kommen zwar auch Kombinationen Lymphogranulom/Tuberkulose vor, aber beim Lymphogranulom steht die Tuberkulose am Ende einer langen Entwicklung.

Seltene Ursachen einer Mediastinalerkrankung

Als seltener Befund sei ein doppelseitig verbreiteter Mediastinalschatten erwähnt, welcher durch einen **Megaösophagus** vorgetäuscht werden kann (Abb. 17.34a und b). Schluckbeschwerden stehen bei diesem Krankheitsbild, das – wie andere Megaorgane – offenbar konstitutionell bedingt ist, im Vordergrund. Sie können aber auch weitgehend fehlen. Durch die röntgenologische Ösophagusdarstellung wird die Ursache der Mediastinalverschattung stets eindeutig geklärt.

Als *idiopathische mediastinale Fibrose* oder *mediastinale Kollagenose* wird eine der *idiopathischen retroperitonealen Fibrose* (Ormond-Krankheit) analoge Fibrosierung des oberen Mediastinums (gelegentlich gleichzeitig mit der retroperitonealen Fibrose) bezeichnet. Führendes klinisches Symptom ist eine obere Einflußstauung (Obstruktion der V. cava superior). Radiologisch ist das Mediastinum verbreitert. Die Diagnose erfolgt nach Ausschluß der anderen Möglichkeiten oder bioptisch. Spontane oder Cortison-bedingte Rückbildungen möglich.

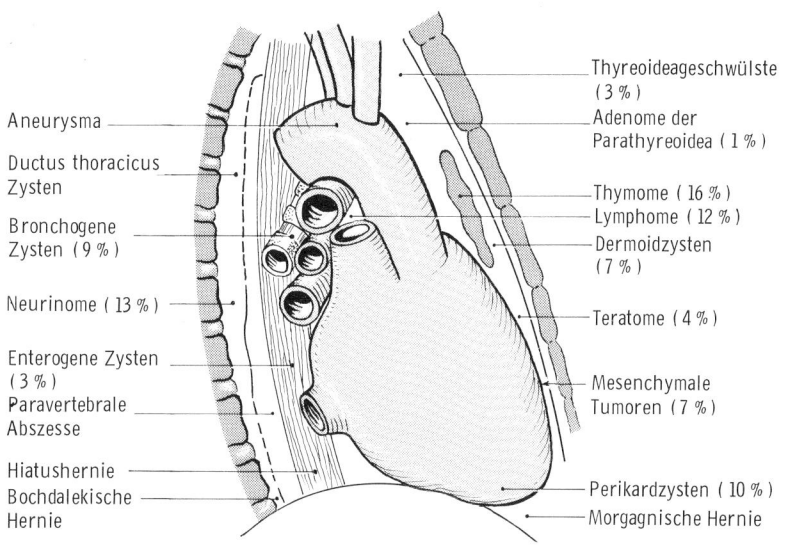

Abb. 17.33. Lokalisation, Art und Inzidenz der Mediastinalverschattungen

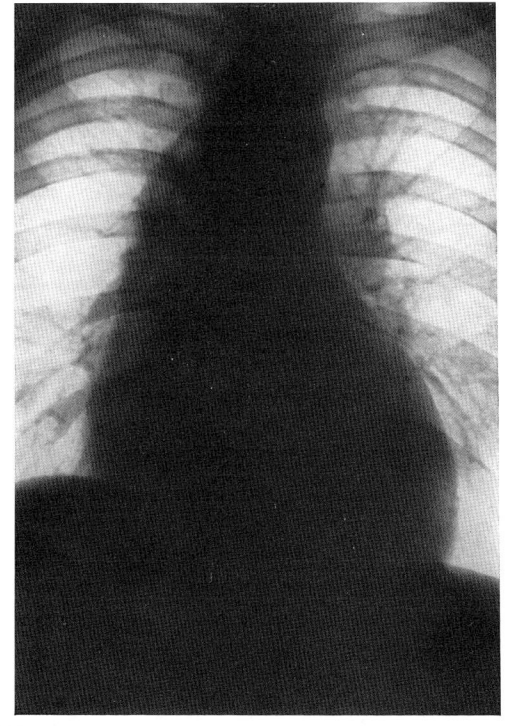

Abb. 17.34a. *Mediastinaltumor,* vorgetäuscht durch Megaösophagus

Abb. 17.34b. *Megaösophagus* mit Bariumbrei gefüllt

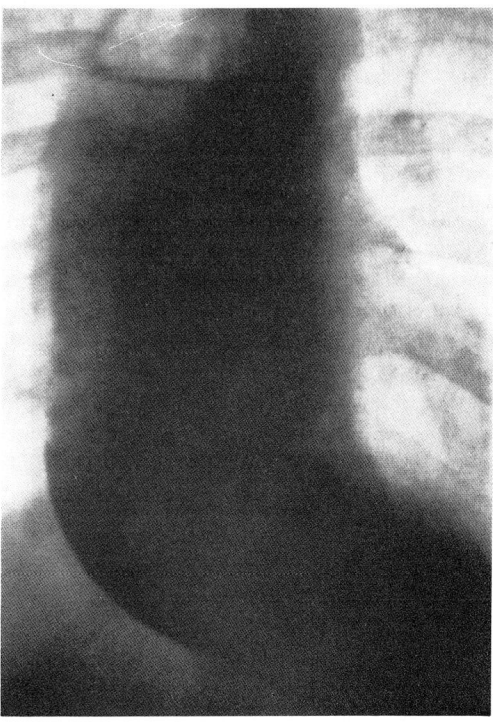

Literaturauswahl

Aeberhard, P., A. Akovbiantz: Bericht über 230 Mediastinoskopien. Helv. chir. Acta 32 (1965) 205

Aisenberg, A.C.: Malignant lymphoma. New Engl. J. Med. 288 (1973) 883

Beirne, G. J., G. L. Octaviano, W. O. Kopp, R. O. Burns: Immunohistology of the lung in Goodpasture's syndrome. Ann. intern. Med. 69 (1968) 1207

Chauvet, M., R. Lasserre: A propos des adénomes bronchiques de Jackson. Schweiz. med. Wschr. 85 (1955) 49

Cohen, J., M.S.A. Hossain: Primary carcinoma of the lung. A review of 417 histologically proved cases. Dis. Chest 49 (1966) 67

Derra, E., W. Irmer: Über Mittelfellgeschwülste, ihre Klinik und Therapie. Dtsch. med. Wschr. 86 (1961) 569

Ellis, K., G. Renthal: Pulmonary sarcoidosis: roentgenographic observations on course of disease. Amer. J. Roentgen. 88 (1962) 1070

Gallopin, Y.: La Sarcoidose particulièrement dans ses localisations extrathoraciques. Rapport du symposium européen de la sarcoidose. Hallwag, Genf 1972

Goldstein, R.A., H.L. Jsrael, K.L. Becker, C.F. Moore: The infrequency of hypercalcemia in sarcoidosis. Amer. J. Med. 51 (1971) 21

Gross, N. J.: The paradoxical skin response in sarcoidosis. A hypothesis. Amer. Rev. Resp. Dis. 107 (1973) 798

James, J.G., A.D. Thomson: The course of sarcoidosis and its modification by treatment. Lancet 1959/I, 1057

Jamplis, R.W., R.L. Cressman: Current concepts of thymomas. Amer. J. Surg. 98 (1959) 202

Kent, D. C.: Recurrent unilateral hilar adenopathy in sarcoidosis. Amer. Rev. Resp. Dis. 91 (1965) 272

Löfgren, S., H. Lundbäck: The bilateral hilar lymphoma syndrome. A study of the relation to tuberculosis and sarcoidosis in 212 cases. Acta med. scand. 142 (1952) 265

Mankiewicz, E.: Le rôle des mycobactéries lysogènes dans l'étiologie de la sarcoidose. La Sarcoidose. Rapport de la 4è Conférence Internationale. Masson, Paris 1966

Martin, J. J.: The Nisbet Symposium: Hodgkin's disease. Radiological aspects of the disease. Aust. Radiol. 11 (1967) 206

Moersch, H.: Clinical significance of hemoptysis. J. Amer. med. Ass. 148 (1952) 1461

Sabiston, D.C.: Diseases of the pleura, mediastinum and diaphragm. In Harrison's Principles of Internal Medicine. Hrsg. Wintrobe, M.M., G.W. Thorn, R.D. Adams, I.L. Bennet Jr., E. Braunwald, K. J. Isselbacher, R. G. Petersdorf, Mc Graw-Hill, New York 1970

Scadding, J.G.: Sarcoidosis. Eyre & Spottiswoode, London 1967

Schinz, H.R., W.E. Baensch, W. Frommhold, R. Glauner, E. Uehlinger, J. Wellauer: Lehrbuch der Röntgendiagnostik. Band IV, Teil 2: Pleura, Mediastinum und Lunge. Thieme, Stuttgart 1973

Smellie, M., L. Hoyle: The natural history of pulmonary sarcoidosis. Quart. J. Med. 29 (1960) 539

Svanborg, N.: Studies on the cardiopulmonary function in sarcoidosis. Acta med. scand., Suppl. 366 (1961)

Topilsky, M., M. Williams, L.E. Siltzbach, P.R. Glade: Lymphocyte response in sarcoidosis. Lancet 1972/I, 117

Umiker, W.D., M.S. De Weese, G.H. Lawrence: Diagnosis of lung cancer by bronchoscopic biopsy, scalene lymphnode biopsy, and cytologic smears. Surg. 41 (1957) 705

Weber, A.L., K.T. Bird, M.L. Janower: Primary tuberculosis in childhood with particular emphasis on changes affecting the tracheobronchial tree. Amer. J. Roentgen. 103 (1968) 123

Wurm, K., H. Reindell, L. Heilmeyer: Der Lungenboeck im Röntgenbild. Thieme, Stuttgart 1958

Young, R.L., R.E. Lordon, R.A. Krumholz, L.E. Harkleroad, G. E. Branam, J. G. Weg: Pulmonary sarcoidosis. 1. Pathophysiologic correlations. Amer. Rev. Resp. Dis. 97 (1968) 997

18 Vergrößerte Lymphknoten – Lymphome

G. KEISER

Den *Lymphknotenvergrößerungen* können mannigfache Ursachen zugrunde liegen. Die differentialdiagnostischen Überlegungen gehen in vielen Beziehungen in die gleiche Richtung wie bei der Feststellung einer palpablen *Milz* oder einer *Hilus*vergrößerung. In anderer Hinsicht sind sie aber doch so abweichend, daß sich eine gesonderte Darstellung rechtfertigt.

Die *Feststellung* einer Lymphknotenvergrößerung erfolgt durch *Inspektion* und *Palpation*. Andere Methoden spielen eine mehr untergeordnete Rolle. Nur selten entstehen Schwierigkeiten bei der Abgrenzung gegenüber andern im Bereich der klassischen Lymphknotenlokalisationen gelegenen Schwellungen (Weichteile, Knochen, Parotis, Submandibularis). Lymphknotenvergrößerungen müssen an folgenden Stellen gesucht werden: retroaurikulär, präaurikulär, vor und hinter dem M. sternocleidomastoideus, im Kieferwinkel, supraklavikulär (im Winkel zwischen dem M. sternocleidomastoideus und der Klavikula), axillär, an den seitlichen Thoraxpartien, inguinal, am Oberarm medial knapp oberhalb der Ellenbeuge.

Jüngere Individuen reagieren auf entzündliche Reize leichter mit einer Lymphknotenschwellung als ältere. Eine Lymphknotenschwellung ist daher bei jüngeren Individuen in erster Linie als *entzündlich*, bei älteren als *tumorös* bedingt zu deuten. Von dieser allgemeinen Regel gibt es aber viele und schwerwiegende Ausnahmen (z. B. Lymphogranulom).

Die Differentialdiagnose geht davon aus, ob es sich um eine streng *lokalisierte*, d. h. auf *eine* Lymphknotenstation beschränkte, oder um eine *allgemeine*, d. h. verschiedene Lymphknoten (eventuell inklusive Milz) ergreifende Erkrankung handelt. Beide Erscheinungsformen können entweder *entzündlich* oder durch *Tumor* bedingt sein.

Entzündliche Lymphknotenschwellungen

Lokalisierte Lymphknotenschwellung
  unspezifisch entzündlich
  tuberkulös
  Lues, Primäraffekt
  Morbus Nicolas-Favre
  Katzenkratzkrankheit
  Toxoplasmose

Allgemeine (generalisierte) Lymphknotenschwellung
  Morbus Boeck
  Lues, Sekundär- und Tertiärstadium
  Virusaffektionen
  Brucellosen
  Tularämie
  Rheumatismus (Kollagenosen)
  medikamentös bedingte Lymphadenopathie
  Castlemansche Lymphadenopathie

Entzündliche Lymphknotenschwellungen

Lokalisierte Lymphknotenschwellungen

Unspezifisch entzündliche Lymphknotenschwellung

Der Lymphknoten ist weich bis mäßig derb, je nachdem es sich um eine akute oder chronische Entzündung handelt. Die Haut über dem Lymphknoten ist in der Regel nur in schweren Fällen gerötet. Die Schwellung ist streng lokalisiert. Manchmal weist ein geröteter *lymphangitischer* Strang auf die peripherwärts gelegene ursächliche Verletzung hin. Man unterlasse aber bei lokalisierten Lymphknotenschwellungen niemals, auch beim Fehlen eines lymphangitischen Stranges, nach einer Eintrittspforte zu suchen. Sie ist in der Regel leicht aufzufinden. Immerhin gibt es Fälle, in denen die Schwellung der regionären Lymphknoten erheblich sein kann, während die entzündliche Reaktion an der Eintrittspforte bereits völlig abgeklungen ist.

Relativ häufig sind schmerzhafte kleine Lymphknotenschwellungen im oberen *Halsgebiet*, die dem Kranken eher auffallen als dem untersuchenden Arzt. Die Suche nach einem möglichen entzündlichen Herd (Pharyngitis, Tonsillitis, Stomatitis aphtosa, Zahnerkrankungen, Eiterung im Bereich der Kopfhaut) ist erste Aufgabe. Von diesen entzündlichen Lymphknotenschwellungen abzugrenzen sind in erster Linie Erkrankungen (wie Tuberkulose, Lymphogranulom), welche weiter unten besprochen werden, und kleine, nicht druckschmerzhafte, mit den umgebenden Strukturen nicht verbackene, mäßig harte Lymphknotenschwellungen, welche fast bei allen Menschen vorkommen und Narbenstadien von durchgemachten entzündlichen Lymphknotenschwellungen darstellen.

Schwellungen der *inguinalen* Lymphknoten sind bei Bettlägerigen oft erstes Symptom einer zugrunde liegenden Phlebitis. Sie sind daher, wenn nicht eine offensichtliche Ursache (Balanitis) vorliegt, stets als ernstes Symptom aufzufassen und dürfen, auch wenn ein peripherer Infektionsherd nicht entdeckt werden kann, nie bagatellisiert werden. Andererseits ist es wichtig zu wissen, daß die Inguinallymphknoten bei den meisten Menschen palpabel sind, manchmal bis haselnußgroß und nicht schmerzhaft. Sie sind als narbig veränderte Lymphknoten anzusprechen, welche besonders häufig akuten Entzündungen im Bereich der Genitalorgane (Balanitis, Vaginitis) ausgesetzt waren.

Lymphknotentuberkulose

Sie kann unter verschiedenen Erscheinungsformen auftreten, am häufigsten ist das *tuberkulöse Halslymphom*. Es ist in der oberen und mittleren Hälfte des Halses lokalisiert, kann auch etwas schmerzhaft sein, läßt sich aber durch die übrige Symptomatologie meist ohne Schwierigkeiten abgrenzen. Dabei handelt es sich in der Regel um einen *oralen Primärkomplex*. Es erkranken demnach vorwiegend Kinder und jüngere Erwachsene bis zu etwa 25 Jahren. Es werden aber auch tuberkulöse Halslymphome als tertiäre Organtuberkulose beobachtet. Früher konnte bei dieser Form der Tuberkulose häufig der *Typus bovinus* festgestellt werden. Heute trifft dies, nachdem in unseren Regionen die Rindertuberkulose weitgehend eliminiert ist, nur noch in Ausnahmefällen zu. Der Primärherd findet sich, wenn man histologisch danach suchen läßt, sehr häufig in den *Tonsillen*, selten in der *Gingiva*. Beim tuberkulösen Halslymphom erkranken vorwiegend die unterhalb des Kieferwinkels gelegenen *Nodi lymphatici cervicales profundi*. Häufig sind aber auch die Lymphknoten der Nachbarschaft, eingeschlossen die supraklavikulären, befallen. In der Regel ist der Prozeß einseitig. Wenn der Primärherd in der Gingiva sitzt, sind nicht die Lymphknoten am Unterkieferwinkel, sondern weiter median gelegene befallen.

Palpatorisch fühlen sich die Lymphknoten beim tuberkulösen Halslymphom anfänglich ziemlich derb an, wenn auch in der Regel nicht so hart wie beim Lymphogranulom. Die Unterscheidung kann aber oft unmöglich sein. Eine meist vorhandene, eindeutige Druckschmerzhaftigkeit erlaubt fast stets die differentialdiagnostische Abgrenzung einer entzündlichen von einer tumorösen Lymphknotenschwellung. Wenn die Lymphknoten rasch wachsen, werden Klagen über Schmerz und Druckempfindlichkeit selten vermißt, eine Angabe, die differentialdiagnostisch sehr wertvoll ist, weil sie den entzündlichen Charakter mit größter Wahrscheinlichkeit sicherstellt. Die Haut kann bei Frühfällen über dem Lymphom ganz reizlos sein. Werden die Lymphknoten größer, d. h. erreichen sie etwa Kirschgröße, erfolgt fast immer Einschmelzung. Es tritt dann über dem Lymphom eine bläuliche Verfärbung auf, die Hautverschieblichkeit wird eingeschränkt, man hat den Eindruck, daß der entzündliche Prozeß auch auf die Umgebung übergegriffen hat. In diesem Stadium ist die Diagnose eindeutig. Schmilzt der Lymphknoten ein, entsteht ein kalter Abszeß, was zur Bildung eines Skrofuloderms führt, das nach außen durchbricht und eine Fistel hinterläßt. Fistelnde Lymphknoten kommen außer bei Tuberkulose eigentlich nur noch bei *Lymphknotenaktinomykose* vor. Die bakteriologische Untersuchung des Eiters führt zur richtigen Diagnose.

Die *Allgemeinreaktionen* sind recht verschieden. Beim jüngeren Erwachsenen wird Fieber selten beobachtet, bei Kindern setzt auch die tonsillogene Primärinfektion oft mit hohem Fieber ein. Die Senkungsreaktion ist geringgradig beschleunigt oder normal. Die *Mantoux-Reaktion* ist sozusagen immer positiv. Es sind aber auch Beobachtungen mit einwandfreiem tuberkulösem Halslymphom (positiver Bakteriennachweis!) und negativer Mantoux-Reaktion (bis 1:100) mitgeteilt worden.

Lymphknotenschwellung bei Primäraffekt (Syphilis)

Beim Primäraffekt sind die inguinalen Lymphknoten angeschwollen. Sie sind mittelgroß, meistens nur wenig schmerzhaft.

Lymphogranuloma inguinale

Beim *Lymphogranuloma inguinale* (Nicolas-Favre), einer Geschlechtskrankheit, sind die Inguinallymphknoten ein- oder beidseitig geschwollen. In den ersten Wochen ist eine herpetiforme Primärläsion am Penis meist noch sichtbar. Die Lymphknoten sind zuerst hart und gespannt, später ist die umgebende Haut gerötet oder blauviolett verfärbt. Die Lymphknoten schmelzen in etwa 50% der Fälle ein. Schwere Allgemeinerscheinungen (remittierendes Fieber, Appetitlosigkeit, Gewichtsverlust) kommen vor, sind aber nicht die Regel. Der Erreger des Lymphogranuloma-inguinale ist die *Miyagawanella lymphogranulomatosis*, ein dem Ornithose-Virus nah verwandtes großes Virus. In einem hohen Prozentsatz der Lymphogranuloma inguinale-Erkrankungen fällt deshalb nicht nur die KBR auf Lymphogranuloma inguinale, sondern auch diejenige auf Ornithose positiv aus. Dies ist diagnostisch wichtig, wenn die Komplementbindungsreaktion auf Lymphogranuloma inguinale nicht durchgeführt werden kann und auch das Antigen (steriler Bubonen-Eiter) für den Freischen *Intrakutantest* nicht zur Verfügung steht. Bei positivem Ausfall tritt bei letzterem nach 48 Stunden Rötung der Haut auf.

Lymphknotenschwellung bei Katzenkratzkrankheit

Bei der Katzenkratzkrankheit (Maladie des griffes de chat) ist die Lymphknotenschwellung oft das einzige Symptom, das den Kranken zum Arzt führt. Die Lymphadenitis ist subakut, auf das Einzugsgebiet entsprechend der Katzenkratzwunde beschränkt, am häufigsten ist die obere Extremität betroffen. Die Kratzwunde zeigt gelegentlich umschriebene Rötung, häufiger sind aber nur reizlose „Kratzer" sichtbar, möglicherweise auch, weil die Kranken erst Tage oder Wochen nach der Inokulation, d.h. beim Auftreten der Lymphknotenschwellung, den Arzt aufsuchen. Die Krankheit ist virusbedingt, auffallende humoralpathologische Veränderungen im Blutbild fehlen. Anfänglich liegt eher eine Granulozytopenie, später, wenn Suppuration besteht, Granulozytose vor. Die Eosinophilen können erheblich vermehrt sein, die Senkung der Erythrozyten ist in der Regel mäßig beschleunigt. Die Milz ist nicht vergrößert. Das Lymphom schmilzt gelegentlich ein und heilt langsam unter Fistelbildung aus (Bild eines indolenten Furunkels). Die Diagnose wird gesichert durch den *Intrakutantest* (aus Eiter abszedierender Lymphknoten hergestelltes Antigen). Pathologisch-anatomisch besteht das Bild einer *retikulozytär abszedierenden Lymphadenitis,* das histologische Bild ist nicht pathognomonisch, kann aber wichtige Hinweise geben.

Lymphadenitis toxoplasmotica

Die erworbene Form der *Toxoplasmose* ist in der klinischen Manifestation mannigfaltig. Am häufigsten ist die *Lymphknotentoxoplasmose*. Nicht selten sind die Lymphknotenschwellungen das erste Symptom. Am häufigsten treten die Lymphknoten zervikal, retroaurikulär, subokzipital oder supraklavikulär auf, weniger häufig inguinal oder axillär. Die Lymphknoten sind ziemlich derb, nicht selten bis walnußgroß, meistens nicht miteinander verbacken. Diagnostisch wertvoll ist die Lymphknotenpunktion, indem nicht selten riesige Makrophagen mit großen, zum Teil halbmondförmigen Zelleinschlüssen nachgewiesen werden können. In einem recht hohen Prozentsatz der Patienten kann histologisch die Diagnose einer Lymphadenopathie Pieringer-Kuchinska gestellt werden; sie ist deshalb stets in hohem Maße auf eine Lymphknotentoxoplasmose verdächtig. Charakteristisch sind dabei kleine Herde von Epitheloidzellen, eine ausgesprochene Histiozytose der Sinus, die gelegentlich auch die Lymphknotenkapsel durchbricht.
Weitere für diese Krankheit typische Symptome s. S. 136.

Allgemeine (generalisierte) Lymphknotenschwellungen

Lymphknotenschwellung bei Morbus Boeck

Sie erreichen (ausgenommen im Hilus) im allgemeinen nicht mehr als höchstens Haselnußgröße. Sie sind derb und mit der Haut nicht verbacken. Es handelt sich nicht um eigentliche Pakete, sondern um einzelstehende Knötchen. Man findet die Boeck-Knoten am Hals, in der Ellenbeuge und axillär. In der Regel sind beim Morbus Boeck die Hiluslymphknoten wesentlich vergrößert und für die Diagnose entscheidend. Weiteres über Morbus Boeck s. S. 435.

Lymphknotenschwellung bei Sekundär- und Tertiär-Lues

Bei der Sekundär-Lues können geringgradige generalisierte Lymphknotenschwellungen auftreten. Im Tertiärstadium können die Lymphknoten bis Taubeneigröße erreichen; sie sind aber eine ausgesprochen seltene Manifestation der Syphilis in diesem Stadium. Histologisch und zytologisch weist der Lymphknoten die Merkmale einer Entzündung mit reichlich Plasmazellen auf, der Befund ist also keineswegs pathognomonisch. Die Diagnose muß mit Hilfe der Dunkelfeldmethode und durch serologische Reaktionen gestellt werden. Bei Lymphknotenvergrößerung ist die Wassermannsche Reaktion nicht zu entbehren.

Lymphknotenschwellung bei Viruskrankheiten

Von den Viruskrankheiten, bei denen allgemeine Lymphknotenschwellungen das Bild beherrschen können, ist besonders die *Mononucleosis infectiosa* oder das *Pfeiffersche Drüsenfieber* zu erwähnen. Die Knoten sind vorwiegend am Hals, bei genauerem Suchen in der Regel auch an andern Körperstellen vergrößert. Weiteres über Mononucleosis infectiosa s. S. 132. An dieser Stelle sei lediglich noch erwähnt, daß es Fälle von Mononucleosis infectiosa gibt, in welchen keine klassischen Blutveränderungen bestehen, der Lymphknotenausstrich jedoch für die Krankheit charakteristische Veränderungen erkennen läßt: es sind besonders große lymphoide Zellen von unregelmäßiger Form, mit blauem Plasma und meist großem scholligem Kern mit 2–3 Nukleolen, die Vorstufen der sogenannten Drüsenfieberzellen im peripheren Blut.
Die *Rubeolen* sind die zweite Viruskrankheit, bei welcher die Lymphknotenschwellung diagnostisch eine große Rolle spielt. Betroffen sind charakteristischerweise die retroaurikulären Lymphknoten, welche als derbe, etwa linsengroße und druckschmerzhafte Knoten dem medialen Teil des Mastoids aufsitzen. Sie sind bei blassem Exanthem oft führendes Symptom, da sie während der ganzen Dauer der Erkrankung tastbar sind.

Auch bei manchen andern Viruskrankheiten, wie der *Hepatitis epidemica* und der *Viruspneumonie*, sind gelegentlich Lymphknoten tastbar. Sie treten aber im Krankheitsbild nie besonders hervor. Bei der durch Adenoviren hervorgerufenen Krankheit (s. S. 128) ist eine generalisierte Lymphknotenschwellung neben der Konjunktivitis führendes Symptom.

Lymphknotenschwellungen bei Brucellosen

Die *Brucellosen* gehen eher selten mit Lymphknotenbeteiligung einher. Am häufigsten ist eine *Polyadenie* mit kleinen schmerzhaften Lymphknoten. SIGUIER 1954 erwähnt auch eine solitäre Lymphknotenschwellung, welche vereitern kann. Dieser Befund ist bei Brucellose aber extrem selten.

Lymphknotenschwellungen bei Tularämie (s. S. 122)

Lymphknotenschwellung bei rheumatischen Erkrankungen

Bei den *rheumatischen Erkrankungen* sind es die gleichen Formen, welche mit einer Splenomegalie einhergehen, die auch geringgradige Lymphknotenschwellungen machen können, also der Morbus Still und Felty, als seltene Erkrankung auch der *Lupus erythematodes*.

Generalisierte medikamentöse Lymphadenopathie

Manche Medikamente (vor allem Hydantoine, selten Paraaminosalizylsäure) verursachen bei längerem Gebrauch reaktive Lymphknotenschwellungen, welche mit Morbus Hodgkin und Lymphosarkom verwechselt werden können. Für eine reaktive Lymphadenopathie sprechen gleichzeitige hämatologische Manifestationen, wie sie bei Hydantoinmedikation vorkommen (megaloblastäre Anämie, selten Thrombozytopenie) und vor allem die endgültige Rückbildung der Lymphknotenschwellung nach Absetzen des Medikamentes.

Lymphknotenhyperplasie
plasmazelluläre (Castleman)

Bei *Lymphknotenhyperplasien* hilär, paratracheal und vor allem retroperitoneal, welche verkalkte pararenale Rundschatten und Verkalkungen der Nieren bzw. der Harnleiter hervorrufen können, muß man auch an die angioplasmazelluläre Lymphknotenhyperplasie Castleman denken. Ein charakteristisches Krankheitsbild zeigen diese seltenen Lymphknotenhyperplasien nicht. Die Diagnose ist nur durch die histologische Untersuchung möglich. Immerhin weist bei der Angiographie ein dichtes Netz arteriovenöser Anastomosen in einem feinnetzig verkalkten Rundschatten auf die gutartige angioplasmazelluläre Lymphknotenhyperplasie hin.

Durch Tumor bedingte Lymphknotenschwellungen

Regionäre Lymphknotenmetastasen

Bei *einzelnen* Lymphknotenschwellungen sind stets mögliche Metastasierungen eines okkulten Primärtumors auszuschließen. Solche Lymphknoten sind sehr *derb* und können durch diesen wichtigen Tastbefund oft schon richtig gedeutet werden. Die praktisch bedeutsamste Rolle spielen wahrscheinlich die gut tastbaren Halslymphknoten bei einem *Karzinom* im *Bereich* des *Rachenraumes* und die Axillarlymphknoten beim *Mammakarzinom*. Am bekanntesten ist der Virchow-Lymphknoten über der linken Klavikula in der Nähe des Ansatzes des M. sternocleidomastoideus. Man muß diesen Lymphknoten suchen, manchmal ist er hinter der Klavikula versteckt, er ist selten über erbsengroß, aber sehr derb und mit der Oberfläche nie verwachsen. Er kommt bei *Magenkarzinom* in 10 bis 20% der Fälle vor, findet sich aber auch bei Tumoren anderer Lokalisation (Bronchus).
Karzinomatöse Inguinallymphknoten werden bei Karzinom im Bereich des Urogenitaltraktes beobachtet.
Massive metastatische Lymphknotenschwellungen, wie sie bei den malignen Lymphomen die Regel sind, werden beim Karzinom selten beobachtet.

Maligne Lymphome und Erkrankungen mit generalisierter Lymphknotenschwellung

Prinzipiell können die folgenden Krankheiten mit Lymphomen einhergehen, wobei die Reihenfolge der Häufigkeit entspricht:
– Lymphogranuloma Hodgkin
– Lymphoretikuläre Sarkome, inkl. Morbus Brill-Symmers
– Leukämien
– Retikulosen
– Paraproteinämien

Lymphknotenvergrößerungen sind bei diesen Affektionen fakultativ. Andererseits gehen diese Erkrankungen häufig mit *Splenomegalie* oder mit erheblichen *Veränderungen des Blutstatus* einher. Ihre Differentialdiagnose wird im Kapitel Splenomegalie unter Neoplasien des hämatopoietischen und retikuloendothelialen Systems s. S. 466ff. besprochen.

Literaturauswahl

Bachmann, F., G. Keiser, A.C. Martenet: Die erworbene Erwachsenentoxoplasmose. Helv. med. Acta 29 (1962) 74

Franke, H.: Toxoplasmose. Klinik Gegenw. 1 (1967) 1

Heilmeyer, L., H. Begemann: Blut und Blutkrankheiten. In: Hdb. der inneren Medizin; Hrsg. Bergmann, G. von, W. Frey, H. Schwiegk, Springer, Berlin 1951

Joseph, R.R., R.V. Cohen: Sarcoidosis: an exercise in differential diagnosis. Dis. Chest 52 (1967) 458

Lennert, K.: Lymphknoten. Diagnostik in Schnitt und Ausstrich. Springer, Berlin 1961

Pietra, G.: Die angio-plasmazelluläre Lymphknotenhyperplasie Castleman im Röntgenbild. Fortschr. Röntgenstr. 101 (1964) 665

Pietra, G.: Hyalinisierende plasmazelluläre Lymphknotenhyperplasie (Castleman). Schweiz. med. Wschr. 94 (1964) 1755

Saltzstein, S.L., L.V. Ackermann: Lymphadenopathy induced by anticonvulsant drugs and mimicking clinically and pathologically malignant lymphomas. Cancer 12 (1959) 164

Saltzstein, S.L.: in Clinicopathologic Conference. Lymphoma or drug reaction occurring during hydantoin therapy for Epilepsy. Amer. J. Med. 32 (1962) 286

Siguier, F.: A propos de deux cas de fièvre prolongée avec adénopathie. Presse méd. 62 (1954) 404

Szweda, J.A., J.P. Abraham, G. Fine, R.K. Nixon, C.E. Rupe: Systemic Mast Cell Disease. Amer. J. Med. 32 (1962) 227

Tobler, M.: Das tuberkulöse Halslymphom. Praxis 42 (1953) 858

Wilkinson, J.F.: Modern Trends in Blood Diseases. London 1955

19 Splenomegalie

G. KEISER

Feststellung und Charakteristika der vergrößerten Milz

Die normale Milz mißt perkutorisch in der Diagonalen höchstens 7 cm. Eine Milzvergrößerung liegt vor, wenn

dieses *Maß* überschritten wird,
die *Milzdämpfung* abnorm intensiv ist,
das Organ *palpiert* werden kann.

Die nicht vergrößerte Milz ist nur unter besonderen Umständen (sehr weiche Bauchdecken, Magersucht) zu fühlen. Am besten wird die Milz von links palpiert; der Patient liegt auf der rechten Seite und hat die Beine hochgezogen (Abb. 19.1). Bei entsprechender Übung wird man fast gleiche Resultate auch bei auf dem Rücken liegenden Kranken oder bei der Untersuchung von der rechten Seite aus erhalten. Kann der *Milzrand* bei tiefster Inspiration mit den palpierenden Fingern nicht *umgriffen* werden, schlägt also die Milz nur gegen die Fingerkuppen des Untersuchers an, ist stets das Vorliegen eines *Muskelwulstes*, welcher eine Milzvergrößerung vortäuschen kann, auszuschließen.

Die vergrößerte Milz ist in der Regel *respiratorisch* verschieblich. Sie verschiebt sich bei der Inspiration von *lateral außen nach medial innen*. Bei Beachtung dieses Verhaltens ist die Abgrenzung des Milztumors gegenüber einem *vergrößerten linken Leberlappen* fast immer möglich. Bei der Leber ist die Verschieblichkeit stets *vertikal* (Abb. 19.3).

Andere im Milzbereich liegende Tumoren (ausgehend von Pankreas, linker Niere, Retroperitoneum oder Ovarium) zeigen *keine* oder doch nur sehr *geringe respiratorische Verschieblichkeit*. Es gibt allerdings Fälle, bei denen die von der Atmung abhängige Verschieblichkeit recht gut ist. Auch kann bei sehr großer Milz die respiratorische Verschieblichkeit vermißt werden.

Eine palpable Milz läßt sich aufgrund der *Größe* und *Beschaffenheit* charakterisieren. Die Größe kann wertvolle differentialdiagnostische Hinweise liefern, welche in Abb. 19.34 zusammengestellt sind. Damit die Größe der Milz im Verlauf einer Erkrankung vergli-

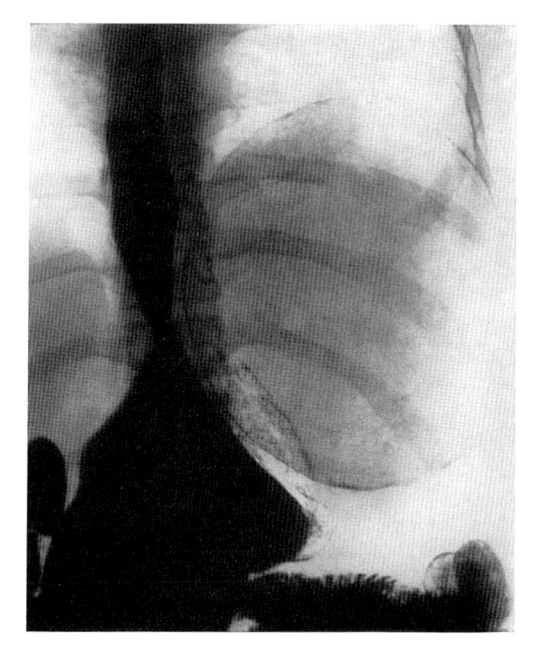

Abb. 19.2. Milzzyste mit verkalkter Schale, operativ bestätigt. 54j. Frau

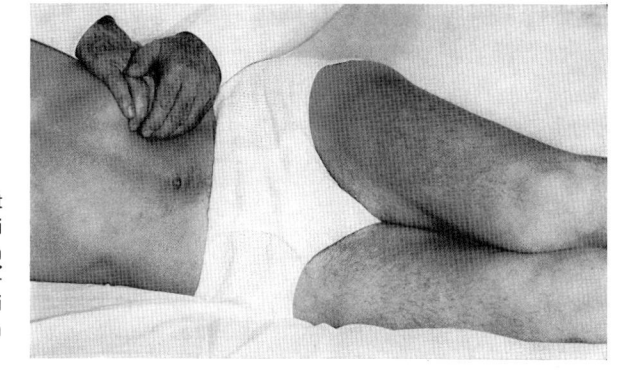

Abb. 19.1. *Milzpalpation*. Jeder erfahrene Arzt fühlt die Milz mit *seiner* Methode am besten. Bei der Palpation mit beiden Händen über dem linken Rippenbogen in rechter Seitenlage mit angezogenen Knien, möglichst entspannt, läßt sich bei tiefer Inspiration die Kuppe der Milz am sichersten fühlen

Milzverschieblichkeit von außen nach innen

Leberverschieblichkeit senkrecht

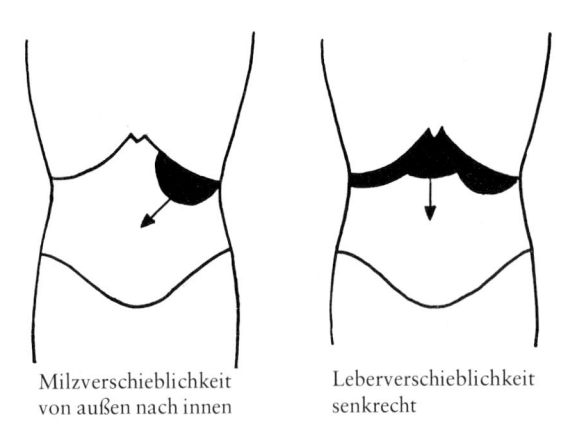

Abb. 19.3. Respiratorische Verschieblichkeit von Leber und Milz

chen werden kann, muß sie stets auf die gleiche Weise gemessen werden, z.B. von der Mitte des linken Rippenbogens (Medioklavikularlinie) bis zum am weitesten kaudal gelegenen Punkt der palpablen Milz.
Auch die *Beschaffenheit* der Milz ist differentialdiagnostisch wichtig. Eine harte Milz spricht für einen langdauernden Prozeß, z.B. chronische *Leukose, Lymphogranulom, Kala-Azar* oder *Malaria*.
Bei akut entzündlichen Prozessen, vor allem bei der *Sepsis*, ist dagegen die Milz weich. Eine Zwischenstellung nimmt die Milz bei hämolytischen Prozessen und bei hepatolienalen Affektionen ein. Einkerbungen der Milz, sog. *Milzcrenae*, sind typisch für die chronische Myelose und Osteomyelosklerose. Sie fehlen dagegen praktisch immer bei Hämolyse, Endokarditis lenta und Typhus.
Auskultatorisch kann über der Milz *Reiben* festgestellt werden, wenn eine Perisplenitis vorliegt. Letztere ist am häufigsten Ausdruck eines *Milzinfarktes*. Ein Milzinfarkt kann prinzipiell bei jeder großen Milz auftreten, ist aber besonders typisch bei der Leukämie und bei Endokarditiden.
Häufig gelingt es, die Milzgröße röntgenologisch mit Hilfe eines Brausepulvers, das möglichst wenig verdünnt peroral eingegeben wird, zu bestimmen. Der Milzschatten hebt sich vom mit CO_2 gefüllten Magen deutlich ab. Zuverlässiger ist die Szintigraphie mit Technecium oder Gold. Sehr große Milztumoren zeigen zudem röntgenologisch feststellbare Verdrängungserscheinungen der Nachbarorgane (Magen Abb. 19.2, Darm, seltener Nieren).

Einteilung der Milzvergrößerungen

Entzündliche Milzvergrößerung
akut entzündliche
chronisch entzündliche

Nicht-entzündlich bedingte Milzvergrößerung
hepatolienal (Pfortaderhochdruck)
bei Hämolyse
Hypersplenismus
Differentialdiagnose der Panzytopenie
Milzvergrößerung bei Speicherkrankheiten

Durch Neoplasie bedingte Milzvergrößerung

generalisierte = Hämoblastosen
medulläre Hämoblastosen
retikuläre Hämoblastosen
lymphatische Hämoblastosen
lokalisiert
Retikulosarkom
Lymphosarkom
Lymphogranulom Hodgkin

Lokalisierte Milzgeschwülste und Zysten.

Entzündliche Milzvergrößerung

Es gibt Infektionskrankheiten, welche *obligat*, d.h. praktisch immer mit einer Milzvergrößerung einhergehen und solche, bei welchen die Splenomegalie fakultativ ist. Zur ersten Gruppe gehören:
Typhus
Paratyphus
Bang
Mononukleose
Hepatitis
Rubeolen
Rickettsiosen
Leptospirosen
Malaria
Kala-Azar
Endocarditis lenta
Bilharziose (hepatolienale Form)

Im allgemeinen weisen jene Infektionskrankheiten, welche mit Leukopenie einhergehen eine Milzvergrößerung auf. Von den Viruskrankheiten zeigen jene eine Splenomegalie, welche in spätern Stadien der Erkrankung zu einer *lymphatisch-monozytoiden Reaktion* führen, besonders ausgesprochen also *Mononucleosis infectiosa, Hepatitis epidemica*. Im allgemeinen ist die Milz bei diesen Krankheiten schon in den ersten Tagen des febrilen Zustandes fühlbar, so daß die Milzschwellung bei Infektionskrankheiten als besonders wichtiges differentialdiagnostisches Symptom bewertet werden muß. Im Gegensatz zur relativ harten, meist nicht ausgesprochen druckschmerzhaften Milz bei den erwähnten Infektionen ist die septische Milz weich und besonders schwierig zu palpieren.

Schistosomiasis (Bilharziose) ist eine Wurmkrankheit, welche nur bei einer Infektionsmöglichkeit in tropischen Ländern (hauptsächlich Ägypten) durch Berührung mit aus einer Wirtschnecke in warme Gewässer ausschwärmenden Larven entstehen kann. Es ist vorwiegend die einheimische Landbevölkerung betroffen. Das klinische Bild ist außerordentlich vielfältig, weil sozusagen alle Organe befallen werden können. Urogenital-, Darm-, pulmonale und kardio-

pulmonale sowie Gehirnbilharziose verursachen die wichtigsten Krankheitszeichen.
Die Erscheinungen bei Krankheitsbeginn (30–50 Tage nach Infektion) müssen von denjenigen des Spätstadiums unterschieden werden. Die Symptome des *Initialstadiums* sind Fieber, Mattigkeit, Kopf- und Gliederschmerzen, Urticaria. Das *Spätstadium* ist bei den 3 Haupttypen der Bilharziose, der *intestinalen* Bilharziose *(Schistosoma Mansoni),* der *Katayamas-Krankheit (Schistosoma japonicum)* und der *urogenitalen* Bilharziose *(Schistosoma haematobium)* verschieden. Bei der Infektion mit *Schistosoma haematobium* sind die Erscheinungen von Seiten des Urogenitaltraktes (Miktionsbeschwerden, Hämaturie) führend. Die *hepatolienale Bilharziose* kommt durch Infarzierung dieser Organe infolge enormen Eierbefalles zustande und ist vor allem für die *Katayamas-Krankheit* typisch, kommt aber auch bei *Schistosoma Mansoni* vor. Die chronisch entzündlichen Veränderungen führen zu portaler Hypertension und damit zur Splenomegalie, ev. über die Splenomegalie zur splenogenen Markhemmung.
Die Diagnose wird aufgrund des Eiernachweises im Stuhl bzw. im Urin gestellt, wobei nur Eier mit sich bewegenden *Mirazidien* beweisend sind. In Speziallaboratorien werden eine Komplementbindungsreaktion und Präzipitations-Reaktionen ausgeführt. Auch ein flüssiges Antigen zur Hautreaktion steht zur Verfügung. Das Blutbild zeigt bei der Bilharziose häufig eine Eosinophilie. Splenomegalie und Eosinophilie erwecken deshalb in Ländern mit endemischer Bilharziose Verdacht auf eine derartige Infektion.
Milzabszesse: Abszesse in der Milz sind selten. Besteht eine konstante, scharf umschriebene *lokalisierte Spontan-* und *Druckschmerzhaftigkeit,* kommt diese Diagnose in Frage. Da der Milzabszeß meist als Komplikation einer entzündlichen Milzschwellung auftritt, sind die allgemeinen, auf eine Infektion hinweisenden Symptome (Leukozytose usw.) nicht eindeutig. Der Milzabszeß muß gelegentlich gegenüber dem viel häufigeren Milzinfarkt abgegrenzt werden, welcher ebenfalls sehr schmerzhaft verlaufen kann.

Zu der zweiten Gruppe, d.h. den *Infektionskrankheiten* mit *fakultativer Vergrößerung* der Milz gehören:
Virusaffektionen (Viruspneumonie),
Tuberkulose (Milztuberkulose, Miliartuberkulose).
Tuberkulöse Streuung: Die isolierte Milztuberkulose ist selten. Sie geht fast immer mit einer Leukopenie, selten mit einer Panzytopenie einher (s. S. 463). Röntgenologisch lassen sich manchmal Verkalkungen nachweisen (Differentialdiagnose gegenüber Histoplasmose s. S. 398). Bei Verdacht auf Milztuberkulose ist die Milzpunktion gerechtfertigt. In einem technisch genügenden Präparat lassen sich in der Regel Epitheloidzellen, ev. auch Langhans-Riesenzellen nachweisen. Bei der *akuten hämatogenen tuberkulösen Streuung* ist eine Milzvergrößerung recht häufig.

Diese kann ebenfalls mit einer Panzytopenie einhergehen s. S. 463).
Bei den folgenden Infektionskrankheiten findet sich *keine Milzvergrößerung:*
  Bakterielle Pneumonie
  Meningitis epidemica
  Grippe
  Pyelitis
  Masern, Scharlach
  Pocken
  Gelbfieber
  Pappatacifieber
  Ruhr
  Cholera
  Diphtherie

Hepatolienale Affektionen – Pfortaderhochdruck

Zu einem *Pfortaderhochdruck* kommt es, wenn die Strombahn im Bereich der Pfort*ader,* der *Leber* oder der *Lebervenen* eingeengt oder verlegt ist. Diese Einengung, die zu einer Abflußbehinderung führt, wird als Block bezeichnet. In Abb. 19.4 sind die Lokalisationsmöglichkeiten der Obstruktion bei portalem Hochdruck schematisch dargestellt. Angelpunkt für die Einteilung bilden, entsprechend den neuesten Erkenntnissen, die Sinusoide des Leberläppchens. Aufgrund der Leberhistologie, Splenoportographie, selektiven Zöliakographie, hämodynamischer Untersuchungen (intrasplenischer Druck, freier und geblockter Lebervenendruck) und der Leberfunktionsproben lassen sich folgende Formen der portalen Hypertonie oder des Blockes nachweisen:

Die extrahepatisch bedingte portale Hypertension

Das Hindernis liegt entweder prähepatisch im Bereich der Pfortader oder posthepatisch im Bereich der Lebervenen bzw. der Vena cava inferior.
Extrahepatischer präsinusoidaler (prähepatischer) Block. Das Hindernis bzw. der Block liegt in der Pfortader. Die Obstruktion ist meistens durch eine

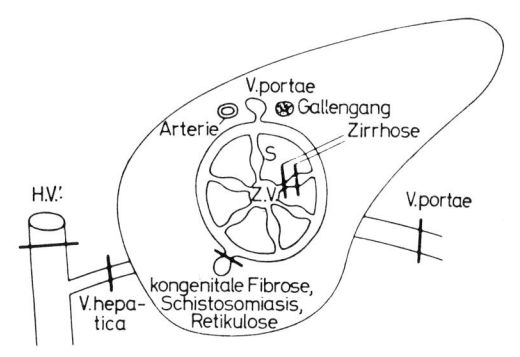

Abb. 19.4. Lokalisationsmöglichkeiten der Blockierung bei portalem Hochdruck (nach *Schmid*)

Pfortaderthrombose bedingt. Diese entsteht im Kindesalter am häufigsten als Folge einer Umbilikalsepsis und führt zur kavernösen Umwandlung der Pfortader. Relativ selten kommt der präsinusoidale extrahepatische Block durch *Pfortaderkompression*, z.B. infolge von Lymphknoten im Bereich der Leberpforte, bei Lymphgranulom usw. oder infolge entzündlicher Prozesse, z.B. Perivisceritis subhepatica oder kongenitaler Anomalien zustande. Die Druckbestimmung (erhöhter intrasplenischer Druck bei normalem blockierten und freien Lebervenendruck) ergibt die Konstellation des präsinusoidalen Blockes. Die Leberbiopsie ist von untergeordneter Bedeutung.

Extrahepatischer postsinusoidaler Block. Der extrahepatische postsinusoidale Block entspricht einem *Verschluß* der größeren *Lebervenenäste* (Budd-Chiari-Syndrom) oder kommt durch eine *konstriktive Pericarditis* (Friedl-Pick-Pseudoleberzirrhose) oder Insuffizienz des rechten Herzens zustande. Die Druckbestimmungen ergeben mit einem erhöhten intrasplenischen und einem gesteigerten geblockten Lebervenendruck die Konstellation des postsinusoidalen Blockes. Die Klinik ist sehr charakteristisch (s. S. 587). Die Leberbiopsie ist wegen Blutungsgefahr nur während der ersten Tage möglich. Pathologisch-anatomisch bestehen die Zeichen einer schweren chronischen Leberstauung.

Die intrahepatisch bedingte portale Hypertension

Intrahepatischer postsinusoidaler Block. Sowohl der intrasplenische Druck wie auch der geblockte Lebervenendruck sind signifikant erhöht. Die häufigste Ursache dieses Blockes ist die Leberzirrhose. Der hohe Druck ist bedingt durch eine Behinderung des venösen Abflusses der Leber, deren Ursache allerdings noch nicht restlos geklärt ist. Dieser Block geht in der Regel mit den schwersten Funktionsstörungen der Leber einher. Symptomatologie der Leberzirrhose s. S. 575.

Intrahepatischer präsinusoidaler Block. Bei dieser Form des Blockes ist die Ursache auf dem Niveau der portalen Felder zu suchen. Der intrasplenische Druck ist erhöht, der geblockte Lebervenendruck normal; die Konstellation ist durch eine Verminderung des Gefäßquerschnittes der kleinen und kleinsten intrahepatischen Pfortaderäste bedingt. Als Ursache kommen in Frage (nach SCHMID):

Krankheit	*Morphologisches Substrat*
Schistosomiasis	Endophlebitis portae durch Parasiteneier (s. auch Bilharziose S. 460)
Kongenitale Leberfibrose	Hypoplasie oder Obliteration der präsinusoidalen Venulen
Osteomyelosklerose	Faserbildende portale Infiltrate mit Kompression der Venulen
Lymphogranuloma Hodgkin	Portale Granulome mit Kompression der Venulen
Boecksches Sarkoid	Portale Granulome mit Kompression der Venulen
Primäre portale Hypertension	Phlebosklerose? Endoplebitis der intrahepatischen Pfortaderäste?
Morbus Wilson	Leberzirrhose. Präsinusoidaler Block ungeklärt

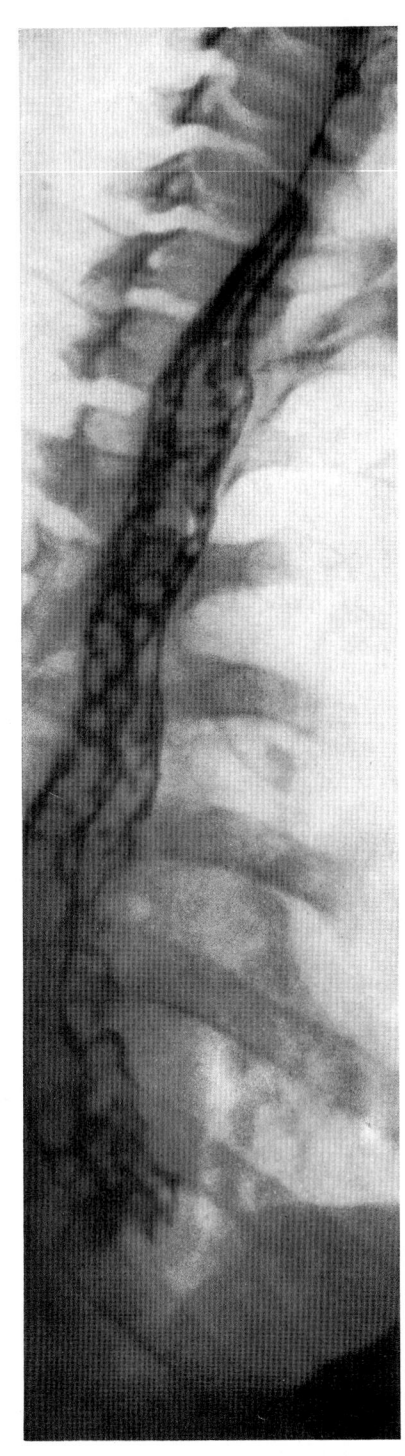

Abb. 19.5. *Varicosis oesophagi bei Pfortaderthrombose,* 10 Tage nach massiver Hämatemesis. 19j. Mädchen

Durch Behandlung der ursächlichen Grundkrankheit kann die portale Hypertension gebessert werden. Eine besondere Stellung nimmt die *kongenitale Leberfibrose* ein. Obwohl sie sehr selten ist, bildet sie während der ersten zwei Dekaden in 7% die Ursache der portalen Hypertension. Im Unterschied zur Leberzirrhose sind die Leberfunktionen kaum gestört. Die Klinik wird in erster Linie beherrscht von Ösophagusvarizenblutungen und Splenomegalie. Die Diagnose ist wichtig, da das Schicksal dieser Patienten nicht wie bei der Leberzirrhose durch Leberversagen, sondern allein durch die portale Hypertension bestimmt wird. Durch portokavalen Shunt kann das Leiden erheblich gebessert oder sogar Heilung erreicht werden.

Der primäre oder idiopathische Pfortaderhochdruck

Der sog. *primäre Pfortaderhochdruck* ist in seiner Ätiologie und Pathogenese noch völlig ungeklärt. Ein grobmechanisches Hindernis im Pfortaderbereich kann weder angiographisch noch pathologisch-anatomisch nachgewiesen werden. Das Leiden wird entweder anläßlich einer Ösophagusvarizenblutung oder öfters durch die Splenomegalie entdeckt. Die Splenomegalie geht in der Regel mit einem ausgeprägten Hyperspleniesyndrom im Blutbild einher (s. unten). Nach SCHMID 1968 entspricht die Evolution dieses Krankheitsbildes, welches mit zunehmender periportaler Fibrose einhergeht, und zur Ausbildung bindegewebiger Septen im Leberparenchym führt, wahrscheinlich dem Banti-Syndrom. Andererseits dürften die meisten von anderen Autoren beschriebenen Fälle von „lienaler Form des prähepatischen Blocks" mit diesem Krankheitsbild identisch sein. Die exklusive Milzvenenthrombose dürfte sehr selten sein. Die hämodynamischen Untersuchungen ergeben die Konstellation eines präsinusoidalen Blockes. Die meisten Beobachtungen stammen aus Indien, wobei nicht selten eine Endophlebitis portalis nachgewiesen werden kann. Auch Aneurysmen im Bereich der Porta hepatis wurden gefunden. Da eine eindeutige Zuordnung zum prä- oder intrahepatischen Block nicht immer möglich ist, erscheint es zweckmäßig, den primären oder idiopathischen Pfortaderhochdruck als Krankheitsbild sui generis abzugrenzen (s. Abb. 19.5).

Alle drei Formen des Pfortaderhochdrucks gehen mit drei klinischen Hauptsymptomen einher:
  Milztumor,
  abdominothorakale Kollateralkreislaufbildung,
  Aszites.

Diese Symptome sind je nach dem Sitz der Blockierung verschieden stark ausgebildet. Der *Milztumor* ist besonders ausgeprägt beim extrahepatischen präsinusoidalen Block und beim idiopathischen Pfortaderhochdruck, weniger groß beim intrahepatischen postsinusoidalen Block. Aus der Größe des Milztumors läßt sich aber keine Differentialdiagnose stellen.

Die Entwicklung eines *abdominothorakalen Kollateralkreislaufes* mit Erweiterung oder Neubildung von venösen Gefäßbezirken im Bereich des Abdomens (Medusenhaupt), des Rektums (Hämorrhoiden), des Magens und vor allem des Ösophagus (Varizenbildung) wird bei allen Formen beobachtet.

Der *Aszites* findet sich beim intrahepatischen postsinusoidalen Block (Leberzirrhose) verhältnismäßig früh, beim intrahepatischen präsinusoidalen Block relativ spät, meist erst nach massiver Ösophagusvarizenblutung.

Bei allen Formen des portalen Hochdrucks können uncharakteristische Symptome wie über Jahre dauernde unbestimmte Verdauungsbeschwerden, diffuse Abdominalbeschwerden, Subileuserscheinungen usw. beobachtet werden.

Milzvergrößerung bei Hämolyse

Milzvergrößerung infolge gesteigerten Zerfalls der Erythrozyten. Die Differentialdiagnose ist eingehend auf S. 73 ff. dargestellt.

Hypersplenismus – Differentialdiagnose der Panzytopenien

Der Hypersplenismus ist die Bezeichnung für ein klinisches Syndrom mit *Splenomegalie* verschiedener Ätiologie und *peripherer Panzytopenie* bei normaler bis gesteigerter Zellularität des Knochenmarks. Durch Splenektomie kann die Panzytopenie beseitigt oder gebessert werden. Man spricht von primärem oder idiopathischem Hypersplenismus, wenn es nicht gelingt, eine Ursache für die Splenomegalie zu eruieren, von sekundärem Hypersplenismus, wenn die Ursache der Splenomegalie bekannt ist. Als Ursache des Hypersplenismus kommen fast alle Formen der Splenomegalie in Frage, z.B. chronische Infekte (Milz-Tuberkulose usw.), Erkrankungen mit portaler Hypertension, hyperplastische Milzerkrankungen oder Tumoren der Milz, Speicherkrankheiten usw. Als Grundsatz soll für alle diagnostischen Überlegungen bei Milzvergrößerung gelten, daß die Splenomegalie im Prinzip nicht als primäre Milzerkrankung betrachtet werden darf, sondern meistens Ausdruck einer allgemeinen Erkrankung mit sekundärer Beteiligung dieses Organs ist. Andererseits müssen bei jeder Panzytopenie mit oder ohne Splenomegalie die verschiedenen differentialdiagnostischen Möglichkeiten erwogen werden. Diese sollen im folgenden kurz besprochen werden:

Differentialdiagnose der Panzytopenien (s. a. S. 94)

Die Panzytopenie kann durch folgende Krankheiten verursacht sein:

Aplastische Anämie: Die aplastische Anämie ist eine mit Thrombopenie und Leukopenie einhergehende refraktäre Anämie, d.h. eine Anämie, welche durch die übliche Therapie mit Eisen, Vitamin B_{12} usw. nicht gebessert werden kann. Man unterscheidet im wesentlichen 2 Formen der aplastischen Anämie:
a) die idiopathische aplastische Anämie: die Ätiologie dieser Anämie ist unbekannt;

b) die medikamentös bedingte aplastische Anämie. Eigene Untersuchungen haben ergeben, daß neben Röntgenstrahlen, radioaktiven Substanzen, Zytostatika, das Chloramphenicol die häufigste Ursache dieser aplastischen Anämie ist. Als weitere Knochenmarksnoxen folgen das Phenylbutazon, Antikonvulsiva, Gold und Tolbutamid. Auch an seltene Medikamente und Substanzen z.B. Insektizide muß beim Vorliegen einer aplastischen Anämie gedacht werden (s. auch Kap. Anämien S. 69ff.).

Osteosklerosen, Marmorknochenkrankheit: Es gibt Osteosklerosen, welche die Leitsymptome (s. S. 706) vermissen lassen und deren Symptome sich auf eine Osteosklerose und Panzytopenie evtl. mit mäßiger Splenomegalie beschränken. Die Diagnose stützt sich in derartigen Fällen im wesentlichen auf die Knochenmarksbiopsie.

Retikulosen: s. S. 476

Unreifzellige Leukosen: Die Panzytopenie kann Vorstadium einer Leukose sein. Andererseits muß darauf hingewiesen werden, daß aleukämische Formen der Leukämie nicht selten sind (s. S. 468).

Diffuse Knochenmarksneoplasie, Speicherkrankheiten: s. unten

Immunologische Reaktionen: Immunologische Reaktionen können zur Panzytopenie führen. Da der *Thymus* das zentrale immunologische Organ ist, liegt wohl der durch **Thymustumor** bedingten Panzytopenie ein immunologischer Mechanismus zugrunde. In den meisten Fällen verursacht zwar der Thymustumor eine „pure red cell aplasia", sekundär können sich jedoch eine Leuko- und Thrombopenie entwickeln. Auch der Lupus erythematodes kann mit einer Panzytopenie einhergehen, häufiger ist allerdings eine isolierte Thrombopenie.

Mangelzustände: Im Kapitel Anämie wurde darauf hingewiesen, daß Mangelzustände, z.B. von Vitamin B_{12} recht häufig zum Vollbild der Panzytopenie führen.

Marchiafava: Eine besondere Stellung nimmt die nächtliche Hämoglobulinurie Marchiafava ein. Dacie nimmt auf Grund statistischer Untersuchungen an, daß einem hohen Prozentsatz aller aplastischen Anämien primär eine nächtliche Hämoglobinurie Marchiafava zugrunde liegt oder sich eine solche im Verlauf der Krankheit entwickeln kann. Bemerkenswert ist dabei die Tatsache, daß auch Fälle von medikamentös bedingter aplastischer Anämie schließlich in einen Marchiafava übergehen können. Die alkalische Leukozytenphosphatase ist beim Marchiafava im Gegensatz zu den übrigen Panzytopenien in der Regel extrem niedrig (Norm 20–80). Über Marchiafava s. auch S. 79.

Kongenitale Panzytopenie: s. Fanconi-Anämie S. 94.

Milzvergrößerungen bei Speicherkrankheiten

Bei den *Lipoidosen* ist der *Lipoidstoffwechsel* gestört, wobei Cerebroside (Gaucher), Phosphatide (Niemann-Pick) und Cholesterine (Christian-Schüller) in Retikulumzellen gespeichert werden.

An **Morbus Gaucher**, der wegen seiner verhältnismäßigen Häufigkeit das größte klinische Interesse beansprucht, muß gedacht werden, wenn vornehmlich, aber keineswegs ausschließlich, bei Jüdinnen ein langsam wachsender, oft enorme Größe erreichender *Milztumor* vorliegt und unbestimmte Krankheitserscheinungen bestehen (Müdigkeit, leichte Lymphknotenvergrößerungen, gelbe bis bronzefarbene Hautfärbung, besonders im Bereich der Unterschenkel und an den belichteten Stellen, Hyperspleniesymptome im peripheren Blut im Sinne der Leukopenie, Thrombozytopenie und einer hypochromen Anämie, Knochenschmerzen, Knochenverbiegungen und Spontanfrakturen). Die Thrombozytopenie geht oft mit Blutungsneigung (Nasenbluten) einher. Dieses Symptom findet sich in der Hälfte aller Fälle. Häufig finden sich Pingueculae in den Konjunktiven, keilförmige Verdickung und Pigmentierung der Konjunktiven, medial und lateral der Iris. Im Thoraxbild ist die Lungenzeichnung netzartig verstärkt. Die Diagnose kann entweder aus dem Sternal- oder Milzpunktat durch den Nachweis der typischen *Gaucher-Zellen* gestellt werden. Diese Gaucher-Zellen sind außerordentlich große (bis 40 μm betragende) Zellen, welche durch ein breitleibiges, je nach dem Reifungsgrad basophiles, körniges oder infolge der Speicherung fast farbloses Plasma ausgezeichnet sind (*Schaumzellen*). Die Kerne sind rund oder sternförmig.

Während die **Niemann-Pick-Erkrankung** nur Kinder betrifft, kommt der **Morbus Hand-Schüller-Christian** auch bei Erwachsenen vor. Die Splenomegalie ist nicht so vorherrschend wie beim Morbus Gaucher. Auch bei dieser Affektion werden in Milz- und Knochenmark ähnliche Speicherzellen beobachtet. Im

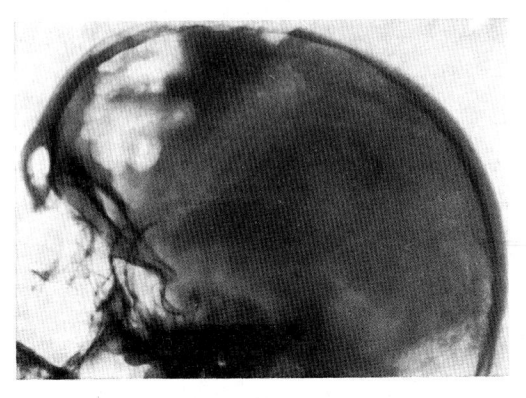

Abb. 19.6. Knochendefekte im Schädel bei Morbus Hand-Schüller-Christian. 26j. Mann

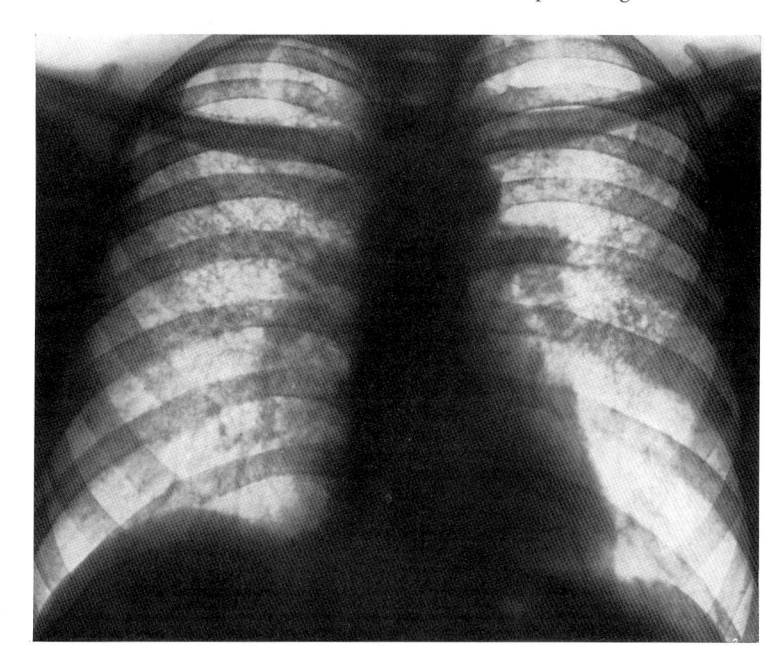

Abb. 19.7. Lungenveränderungen bei Morbus Hand-Schüller-Christian. Gleicher Fall wie Abb. 19.6

Vordergrund sind *Skelettveränderungen*, vorwiegend im Bereich der Schädelknochen, welche röntgenologisch in multiplen, unregelmäßigen Defekten zur Darstellung kommen (Abb. 19.6). Durch direkten Druck auf Hypophyse und Zwischenhirn sind *innersekretorische Störungen* (Wachstumsstörungen, Diabetes insipidus, Dystrophia adiposogenitalis) häufig. Die klinische Trias ist durch Diabetes insipidus, Exophthalmus und Schädeldefekte charakterisiert. Das Plasmacholesterin ist stets normal. Ähnliche Lungenveränderungen wie bei andern Speicherkrankheiten (Abb. 19.7).

Typisch ist die Bildung eines Granulationsgewebes mit Einlagerung von Cholesterin in die Retikulumzelle, was histologisch die Diagnose ermöglicht. Knochen, Lymphknoten, Leber und Milz sind befallen.

Über Beziehungen zum langsam verlaufenden monosymptomatischen *eosinophilen Knochengranulom* und dem besonders bösartig akut verlaufenden *Letterer-Siwe-Syndrom* s. S. 696.

Über *hepato-splenomegale Lipidämie* (familiäre Hypertriglyzeridämie) s. S. 680.

Milzvergrößerung bei rheumatischen und anderen Erkrankungen

Der Vollständigkeit halber sei hier erwähnt, daß auch Erkrankungen aus dem rheumatischen Formenkreis, z.B. der Morbus Still, Felty, der Lupus erythematodes und die Polyarthritis rheumatica, ferner auch

Tabelle 19.1. Neoplasien des hämatopoietischen und retikuloendothelialen Systems

	medullär	retikulär	lymphatisch
generalisiert = Hämoblastosen	1) Myelosen — chronisch / akut 2) Erythrämien 1) + 2) Erythroleukämie 3) Megakaryozytenleukämie 1) + 2) + 3) Polycythaemia vera 4) plasmazellulär (Myelom, Morbus Waldenström)	neoplastische Retikulose leukämisch = Monozytenleukämie Typ Schilling aleukämisch	Lymphadenose akute lymph. Leukämie (tumorförmig = Lymphosarkomatose) chronische
	⎧―――――― Osteomyelosklerose ――――――⎫		
lokalisiert	1) Chlorom 4) Plasmozytom	Retikulosarkom	Lymphosarkom Morbus Brill-Symmers Lymphogranuloma Hodgkin
		⎧―――――――― malignes Lymphom ――――――――⎫	

die Amyloidose (Milz besonders hart; Amyloidablagerungen in anderen Organen) mit einer Milzvergrößerung einhergehen kann.

Milzvergrößerungen bei Neoplasien

Die *Splenomegalie* ist nicht in allen Fällen führendes Symptom der Neoplasien des hämatopoietischen und retikuloendothelialen Systems. Oft stehen *vergrößerte Lymphknoten,* oft die Folgen der Anämie, Thrombopenie oder der fehlenden Infektabwehr im Vordergrund. Der Übersicht halber werden alle diese Affektionen, gleichgültig ob eine Splenomegalie besteht oder nicht, hier abgehandelt.

Differentialdiagnose der Neoplasien des hämatopoietischen und retikuloendothelialen Systems

Die Neoplasien des **hämatopoietischen Systems** (HPS) und des **retikuloendothelialen Systems** (RES) gliedern sich in zwei große Hauptgruppen (s. Tab. 19.1), nämlich in die *generalisierten* und *lokalisierten Neoplasien.*

Die generalisierten Neoplasien werden auch Hämoblastosen genannt. Sie können entweder vom Knochenmark (medullär), vom RES (Retikulosen) oder vom lymphatischen Gewebe (Lymphadenosen) ausgehen. Zu den medullären und lymphatischen Hämoblastosen gehören in erster Linie die Leukosen. Eine Sonderstellung innerhalb der medullären Hämoblastosen nimmt einerseits die Polyzythämia vera, andererseits die Osteomyelosklerose ein. Die Ätiologie und Pathogenese dieser Erkrankungen liegen noch im Dunkeln, die Zuordnung zu den Neoplasien des HPS und RES erscheint deshalb vielen Autoren recht fragwürdig.

Die lokalisierten Neoplasien des RES und HPS sind praktisch gleichbedeutend mit den malignen Lymphomen. Das Chlorom und das isolierte Plasmozytom sind ausgesprochen selten. Leitsymptom aller malignen Lymphome sind in der Regel vergrößerte Lymphknoten. Eine Sonderstellung innerhalb der malignen Lymphome nimmt das Lymphogranulom ein, indem dieser Tumor aus einem Granulationsgewebe aufgebaut ist und auch andere Befunde für ein primär reaktives Geschehen sprechen. Die biologische Wertigkeit des Lymphogranuloms Hodgkin rechtfertigt jedoch die Einreihung unter die malignen Lymphome.

Generalisierte Neoplasien des HPS und RES-Hämoblastosen

Die generelle Einteilung der Hämoblastosen ist in Tab. 19.1 wiedergegeben. Aufgrund der Morphologie unterscheiden wir medulläre, retikuläre und lymphatische Hämoblastosen. Prinzipiell kann jede Form der Leukose in eine *akute* oder *unreifzellige* und *chronische* oder *reifzellige* Form unterteilt werden. Akute Leukosen kommen mehr bei Kindern und jugendlichen Erwachsenen vor und führen ohne Behandlung in wenigen Wochen zum Tode. Patienten mit chronischer Leukose – meistens handelt es sich um ältere Patienten – können dagegen auch ohne Behandlung mehrere Jahre überleben. Dies gilt vor allem für die chronische Lymphadenose, weniger für die chronische Myelose. Das Prädilektionsalter der einzelnen Leukosen ist in Abb. 19.8 dargestellt.

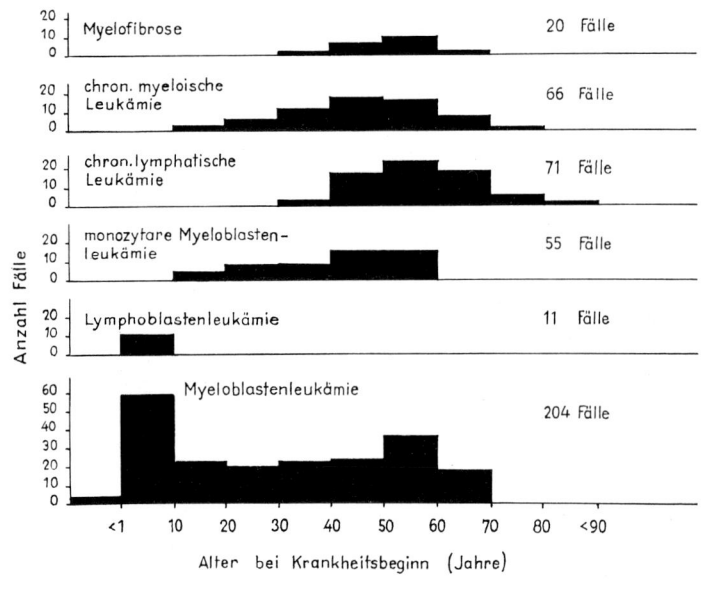

Abb. 19.8. Altersverteilung der Leukämien (nach *Rosenthal*)

Medulläre Hämoblastosen (s. Tab. 19.2)

1. Myelosen

Chronische Myelose = chronisch myeloische Leukämie

Die *Splenomegalie*, ein Milztumor von erheblicher Größe, ist klinisches Leitsymptom der chronischen Myelose. Der Milztumor zeigt recht häufig die für die Krankheit charakteristischen Crenae. Die Leber kann ebenfalls vergrößert sein, dagegen sind die Lymphknoten höchstens im Terminalstadium angeschwollen. Klinisch erwähnenswert sind die nicht selten auftretenden Infiltrate der Haut und Gingiva. Letztere führen recht häufig zu fast unstillbaren Schleimhautblutungen, z. B. nach Zahnextraktionen.
Labor: Die Diagnose aus dem *Blutbild* ist in der Regel nicht schwierig. Die Leukozytenzahl ist erhöht, übersteigt nicht selten 100 000. Sämtliche unreifen Formen der myeloischen Zellreihe werden ins Blut ausgeschwemmt (Abb. 19.9). Die Verdrängung der Erythro- und Megakaryopoese führt im Verlauf der Krankheit zu Anämie und Thrombopenie. Es muß jedoch erwähnt werden, daß im Anfangsstadium der Krankheit nicht selten eine Thrombozytose besteht. Gerade in diesem Stadium ist deshalb die alkalische Leukozytenphosphatase von entscheidender diagnostischer Bedeutung, indem sie in einem recht hohen Prozentsatz deutlich erniedrigt ist. Die Granulozyten der Patienten mit chronischer Myelose scheinen demnach einen enzymatischen Defekt aufzuweisen. Sie sind nicht mit den üblichen Reaktionsmöglichkeiten der Granulozyten ausgestattet, obwohl sie morphologisch von normalen Granulozyten nicht abgegrenzt

Tabelle 19.2. Medulläre Hämoblastosen

1) myeloisch		
	chronisch	akut
	chronische Myelose	– Myeloblastenleukämie
		– Paramyeloblastenleukämie
		– Monozytenleukämie Typ Naegeli
		– Promyelozytenleukämie
2) erythroblastär		
	Erythraemie (di Guglielmo, Heilmeyer)	
1) + 2) Erythroleukämie		
3) megakaryozytär		
	Megakaryozytenleukämie = Thrombocythaemia haemorrhagica	
1) + 2) + 3) Polycythaemia vera		
4) plasmazellulär		
	multiples Myelom / Morbus Waldenström } Paraproteinämien	
5) medullär + retikulär		
	Osteomyelosklerose	

werden können. In der Mehrzahl der chronischen Myelosen läßt sich auch das für die Krankheit typische sog. *Philadelphia-Chromosom*, ein außerordentlich kleines akrozentrisches Chromosom an der Stelle 21 der Denver-Klassierung nachweisen.

Eosinophile Leukose: Eine besondere Form der chronischen Myelose stellt die eosinophile Leukose dar. Sie ist ausgesprochen selten. Boussé postuliert für diese Krankheit, daß unreife myeloische eosinophile Zellen bis zum Promyelozyten ausgeschwemmt werden und daß die Patienten im Myeloblastenschub ad exitum kommen. Die Krankheit muß in erster Linie vom sog. *hypereosinophilen Syndrom* abgegrenzt werden. Es handelt sich dabei um ein Syndrom, welches charakterisiert ist durch eine exzessiv hohe Eosinophilenzahl, eine Endocarditis parietalis eosinophilica Löffler und nicht selten eine diffuse intravasale Gerinnung der kleineren Gefäße, insbesondere des Gehirns.
Ätiopathogenetisch sind die meisten Fälle von hypereosinophilem Syndrom unklar. Wir selber haben dagegen erst kürzlich einen Fall beobachtet, welchem ätiologisch eindeutig ein Lymphogranulom Hodgkin zugrunde lag. Bei persistierender Eosinophilie muß ferner stets an folgende Krankheiten gedacht werden:
– Lymphogranuloma Hodgkin,
– Periarteriitis nodosa,
– Wurmerkrankungen (Filariose, Strongyloides stercoralis, Bilharziose usw.),
– Eosinophile Retikulose oder persistierende Eosinophilie mit Splenomegalie (Giffin-Cremer).
– Engefeldt-Zetterström-Syndrom oder collagénose disseminée éosinophilique, eine Affektion aus dem Formenkreis der Kollagenosen, die aber fast nur bei Kindern vorkommt.

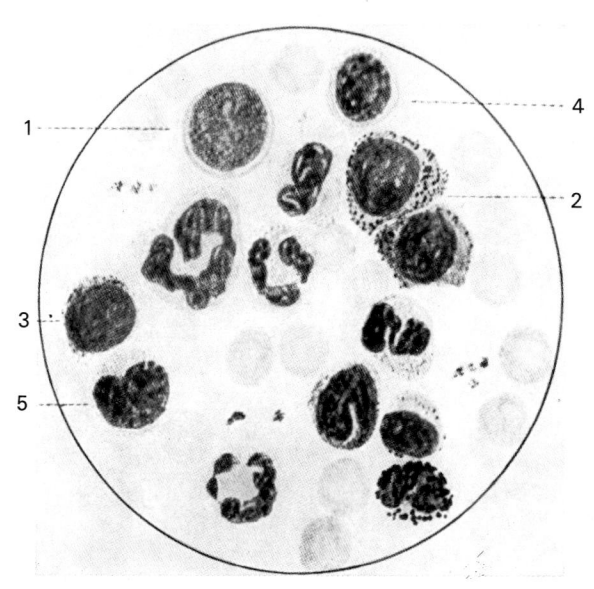

Abb. 19.9. Blutausstrich bei *chronisch-myeloischer Leukose*. 1 Myeloblast, 2 unreifer Myelozyt, 3 halbreifer Myelozyt, 4 reifer Myelozyt, 5 Metamyelozyt

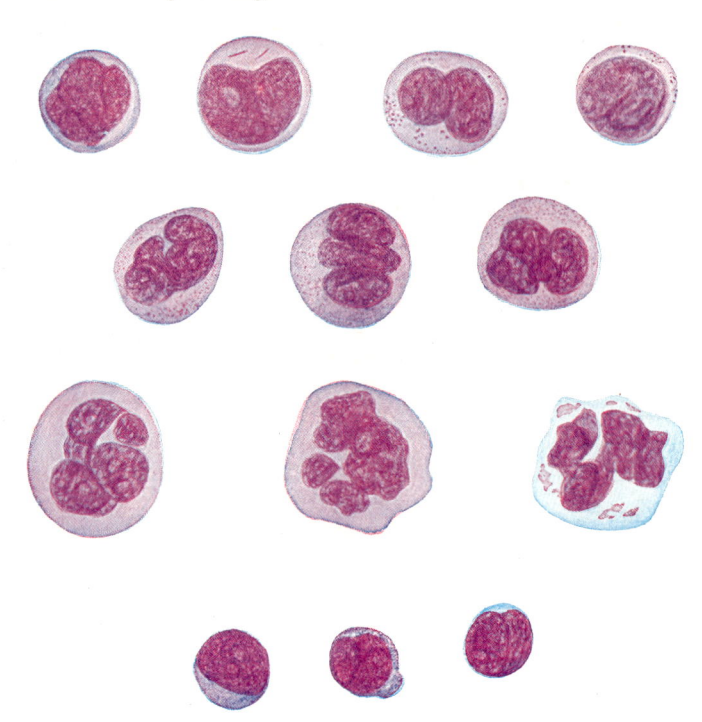

Abb. 19.10. Verschiedene Formen von *Paramyeloblasten* bei *akuten Leukosen* (aus *Frick/Schudel*). Auer-Stäbchen in Zelle der obersten Reihe (2. Zelle von links)

Akute oder unreifzellige Myelose

Während bei den chronischen Formen der Leukose die Splenomegalie und eventuell vergrößerte Lymphknoten Leitsymptom darstellen, stehen bei der akuten Leukämie die Folgeerscheinungen der *Thrombo-* und *Leukopenie (Granulozytopenie)*, nämlich die hämorrhagische Diathese und schwere Infektionen im Vordergrund. Hämorrhagische Diathese erweckt vor allem bei Kindern zusammen mit schlechtem Allgemeinzustand und Blässe Verdacht auf eine akute Leukämie, während bei Erwachsenen die Krankheit nicht selten mit einem Infekt z.B. der Mundhöhle (Angina) beginnt. Bei allen Formen der akuten Leukämie besteht bereits zur Zeit der Entdeckung der Krankheit eine erhebliche Anämie. Erst im Spätstadium treten Symptome des zentralen Nervensystems z.B. Meningosis leucaemica, oder des Magen-Darm-Traktes mit resistenten Durchfällen in den Vordergrund.

Labor: Die akute unreifzellige Myelose kann *leukämisch* oder *aleukämisch* verlaufen. Bei der leukämischen Form ist die Leukozytenzahl mäßig oder erheblich erhöht, bei der aleukämischen Form erniedrigt. Das Blutbild wird bei der leukämischen Form beherrscht von Blasten, welche sich aufgrund ihrer Morphologie und besonderer zytochemischer Charakteristika weiter differenzieren lassen (s. Tab. 19.3). Überwiegen typische Myeloblasten, spricht man von **Myeloblastenleukämie**. Für Myelosen mit atypischen Myeloblasten wurde der Name **Paramyeloblastenleukämie** geprägt. Gleichen die Zellen Monozyten, wird der Name **Monozytenleukämie** gebraucht. Schließlich gibt es einen promyelozytären Typ der akuten Myelose. Die Diagnose unreifzellige Myelose ist bei der leukämischen Form aufgrund des Blutbefundes fast immer möglich (s. Abb. 19.10). Schwierigkeiten bereitet allerdings gelegentlich die Abgrenzung der *akuten kindlichen Leukämie* gegenüber Virusinfekten, insbesondere dem Morbus Pfeiffer, indem die Pfeiffer-Zellen ganz erhebliche morphologische, den Leukämiezellen sehr ähnliche Atypien aufweisen können. *Die Diagnose gelingt jedoch in der Regel auch in diesen Fällen aus dem Knochenmark*, das bei der leukämischen Form der Leukämie dicht durchsetzt ist von Blasten; Erythro-, Myelo- und Megakaryopoese sind vollständig oder weitgehend verdrängt.

In den meisten Fällen ist es auch möglich, die akute Myelose aufgrund der Klinik, der Blutbefunde und der Morphologie der Zellen in Blut und Knochenmark (s. Tab. 19.3). weiter zu differenzieren. Im Zweifelsfall beschränkt man sich auf die Diagnose *unreifzellige Leukose*. Da die Stammzellen bis heute morphologisch nicht identifiziert werden konnten, erscheint es unzweckmäßig, in solchen Fällen den Namen *Stammzelleukämie* zu gebrauchen. Es sei an dieser Stelle erwähnt, daß die Differentialdiagnose zwischen akuter Paramyeloblastenleukämie und akuter lymphatischer Leukämie auch mit Hilfe von Spezialfärbungen (Peroxydase usw.) nicht immer getroffen werden kann. Nicht selten erlaubt erst das Ansprechen oder Nichtansprechen der Leukämie auf Kortikoide und Zytostatika die weitere Differenzierung.

Für alle Formen der akuten Leukämie gilt, daß sowohl im Blut wie im Knochenmark nur ganz unreife Zellen, d.h. Blasten einerseits und wenige ganz reife

Tabelle 19.3. Charakteristika der akuten Leukosen

	Milz	Lymphknoten	Blut- und Knochenmarksbefunde
akute lymphatische Leukose	(o)–↑	(↑)	Leukozyten ↑–↑↑ Lymphoblasten klein, feiner Kern, wenig Plasma, wenig Nukleolen
unreifzellige Myelosen Myeloblastenleukämie	o–(↑)	o–(↑)	Leukozyten (↑)–↑↑ Myeloblasten mittelgroß, Plasma mäßig breit, perinukleärer Hof, Nukleolen, Auer-Stäbchen
Paramyeloblastenleukämie	o–(↑)	o–(↑)	Leukozyten ↑–↑↑ atypische Myeloblasten, mittelgroß, Polymorphie! Nukleolen, Auer-Stäbchen
Monozytenleukämie Typ Naegeli	↑	o–↑	Leukozyten ↑–↑↑ monozytoide Zellen in Blut und Knochenmark und **Promyelozyten** im Knochenmark; subakute Formen, fehlender Hiatus leucaemicus!!
Promyelozytenleukämie	(↑)	o–↑	Leukozyten ↑↑ Promyelozyten in Blut und Knochenmark, Gerinnungsstörung!

Zellen andererseits vorkommen, die Zwischenstufen fehlen. Naegeli hat dieses Verhalten als *Hiatus leucaemicus* bezeichnet und für die akute Myelose als besonders kennzeichnend hervorgehoben. Es muß allerdings betont werden, daß wir heute mehr und mehr subakute unreifzellige Formen der Leukämie sehen, bei welchen vereinzelt auch die Zwischenstadien der Zellreihe nachgewiesen werden können. Dies gilt vor allem für die monozytoiden Formen der Leukose, die dementsprechend auch häufig einen subakuten Verlauf nehmen, d. h. auch ohne Therapie eine Überlebenszeit von 2–3 Jahren aufweisen können. Ein solcher Verlauf ist bei der klassischen akuten Myeloblasten- oder Paramyeloblastenleukose kaum bekannt. Auch mit der heute zur Verfügung stehenden Therapie übersteigt die Lebensdauer dieser Leukosen selten 1–2 Jahre. Besonders schlecht ist die Prognose der **Promyelozytenleukämie**; die Patienten sterben innert weniger Wochen, meist an profusen Blutungen. Nicht selten kann eine der Verbrauchskoagulopathie sehr ähnliche Gerinnungsstörung nachgewiesen werden.

Viel Anlaß zu Verwirrung geben immer wieder die **Monozytenleukämien**. Seit der Beweis für die myeloische Abstammung der Monozyten erbracht werden konnte, erscheint die Existenz einer *Monozytenleukämie Typ Naegeli* sichergestellt. Die Leukämie ist dadurch gekennzeichnet, daß im peripheren Blut vor allem monozytoide Zellen vorkommen, während im Knochenmark nebeneinander monozytoide und promyelozytäre Zellen nachgewiesen werden können. Letztere weisen auf die myelozytäre Abstammung der Monozyten hin. Klinisch zeigen Patienten mit Monozytenleukämie recht häufig *Schleimhautinfiltrate* des Mundes. Die *Monozytenleukämie Typ Schilling* ist gleichbedeutend mit der *leukämischen Retikulose* und soll deshalb im Abschnitt Retikulose abgehandelt werden.

Bei den *aleukämischen* Formen der unreifzelligen

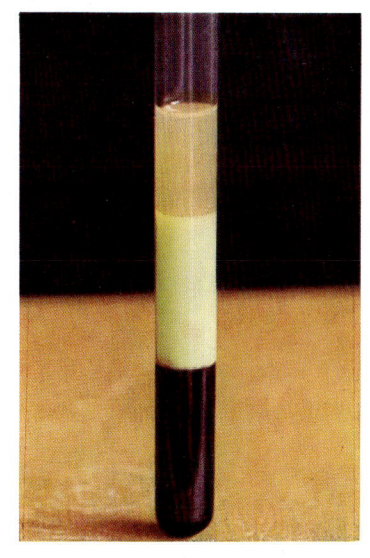

Abb. 19.11. Blutsenkungsreaktion bei chronischer myeloischer Leukose. Durch das gegenüber den Erythrozyten langsamere Absetzen der reichlichen Leukozyten wird über der *Erythrozyten*säule eine weißliche *Leukozyten*säule sichtbar

Leukämie ist die Zellzahl erniedrigt. Es besteht eine relative Lymphozytose und nur wenige Blasten weisen auf die Diagnose Leukämie hin. Das Erkennen dieser Zellen ist außerordentlich wichtig. Genaue Beobachtung der Blutbilder wird in den meisten Fällen die Abgrenzung gegenüber der aplastischen Anämie erlauben. Gelegentlich kann aber bei der aleukämischen Form selbst die Interpretation des Knochenmarks wegen Zellarmut diagnostische Schwierigkeiten bereiten.

Erythrämie und Erythroleukämie

Erythrämie und Erythroleukämie sind ausgesprochen seltene Erkrankungen. Man unterscheidet drei Formen der Leukose mit pathologischer Wucherung des roten Systems:
1. Die **akute Erythrämie** (akute Erythroblastose des Erwachsenen, di Guglielmo),
2. Die **chronische Erythrämie** (chronische Erythroblastose des Erwachsenen, Typ Heilmeyer-Schöner 1941),
3. Die **akute Erythroleukämie** (akute erythroleukämische Myelose di Guglielmo 1947).

Erythrämien sind reine Wucherungen des roten Systems. Es gibt eine akute und eine chronische Form. Bei beiden besteht in der Regel eine hämorrhagische Diathese. Bei der akuten Form sind Mundinfiltrate typisch. *Leber* und *Milz* sind bei beiden Formen vergrößert. Der Milztumor kann recht erheblich sein. Beide Formen der Erythrämie führen relativ rasch zum Tode.
Labor: Die Gesamtleukozytenzahl ist infolge vieler z.T. atypischer Erythroblasten erhöht (bis 100000), das Knochenmark ist durchsetzt von vielen z.T. atypischen nicht selten mehrkernigen Erythroblasten.
Im Unterschied zur Erythrämie liegt bei der Erythroleukämie eine Wucherung des roten und weißen Systems vor. Dementsprechend zeigt das Blutbild Erythroblasten und Myeloblasten, im Knochenmark besteht eine Wucherung des roten und weißen Zellsystems. Zahlreiche Beobachtungen sprechen dafür, daß zwischen den drei Formen fließende Übergänge bestehen.

Megakaryozytenleukämie
(Megakaryozytensplenomegalie)

Das Knochenmark enthält bei dieser seltenen Form der Leukämie reichlich Megakaryozyten und Thrombozyten. Die Thrombocyten sind auch im Blut erheblich vermehrt (bis 2000000). Nicht selten bilden sich eigentliche Thrombozytenrasen mit pathologischen Formen. Trotz der hohen Thrombozytenzahl treten paradoxerweise gelegentlich Haut- und Schleimhautblutungen auf, so daß das klinische Bild der hämorrhagischen Thrombozythämie oder der „primary hemorrhagic thrombocytemia" zustande kommt. Diese Krankheit, – in vielen Fällen sicher identisch mit der Megakaryozytenleukämie – wird von vielen Autoren zusammen mit Polyzythaemia vera, der Osteomyelosklerose und chronischen Myelose zum myeloproliferativen Syndrom gerechnet. Innerhalb dieses Syndroms kann es fließende Übergänge geben.

Polycythaemia vera

Die primäre Polyzythämie geht mit einer Hyperplasie aller zellulären Elemente einher. Dementsprechend sind der Hämatokrit (60–80%), die Erythrozyten-, die Leukozyten- und Thrombozytenzahl wesentlich erhöht. Die Polycythaemia vera ist von der *Streß-Erythrozytose*, der *anoxämischen Erythrozytose* und der *Tumor-Erythrozytose* oder *-Polyglobulie* abzugrenzen. Erstere kommt bei Leuten unter dauerndem Streß (Manager-Typ) und Cushing-Syndrom, und auch bei Alkoholikern vor. Die anoxämische Polyglobulie findet man vor allem bei Individuen, welche in höheren Lagen leben, bei Herzfehlern und Lungenkrankheiten; die arterielle O_2-Sättigung ist bei dieser Form der Polyglobulie herabgesetzt. Tumor-Polyglobulie ist bekannt bei Tumoren der Niere (Hypernephrom), subtentoriellen Hirntumoren (Kleinhirntumor), und beim Hepatom. Im Unterschied zur Polycythaemia vera sind bei den drei Formen der Polyglobulie die weißen Blutzellen und Thrombozyten nicht oder nur unwesentlich erhöht. Es werden auch keine unreifen Zellen ins Blut ausgeschwemmt. Bei allen drei Formen ist nur die Erythrozytenzellmasse, dagegen nicht das Plasmavolumen erhöht. Die Senkung ist bei der Polycythaemia vera extrem niedrig, die alkalische Leukozytenphosphatase deutlich erhöht und erreicht Werte bis zu 400, während sie bei den anderen Formen der Polyglobulie normal (20–80) ausfällt.
In der Krankengeschichte der Patienten mit Polycythaemia vera finden sich nicht selten *Ulzera, Thrombosen, Gicht*. 50% der Patienten geben *Pruritus* nach einem warmen Bad an, dieses Symptom wird mit der Vermehrung der Basophilen in Zusammenhang gebracht und fehlt bei den sekundären Formen der Polyglobulie.
Als differentialdiagnostische klinische Zeichen können angeführt werden: Bei der Polycythaemia vera *Plethora* von *Haut* und *Schleimhäuten*. Dieses Symptom kann auch bei der Streß-Polyglobulie vorhanden sein, während bei der anoxischen Polyglobulie eine Zyanose vorhanden ist und Trommelschlegelfinger und Uhrglasnägel auf die Genese der Polyglobulie hinweisen. Für die Polycythaemia vera typisch sind ebenfalls die sehr *dicken Augenfundusvenen* mit sehr *langsamem Blutstrom*, die *Hepatomegalie* (50%) und *Splenomegalie* (75%). Diese wichtigen drei Symptome fehlen bei den sekundären Polyglobulien. Dagegen können bei allen Formen beobachtet werden: Schwindel, Kopfdruck, abnorme Ermüdbarkeit.

Paraproteinämien

Multiples Myelom

Das *Myelom* (Plasmozytom) ist eine verhältnismäßig häufige Erkrankung. Es ist charakterisiert durch Plasmazellwucherung im Knochenmark. Diagnostisch entscheidend sind nicht typische Plasmazellen mit exzentrischem Kern, – diese kommen auch bei reaktiver Plasmozytose vor – sondern der Nachweis von atypischen unreifen Zellen mit zentralem Kern und erheblicher Größenpolymorphie. Nicht selten finden sich mehrkernige Zellen. Auch Plasmazellen mit reichlich Vakuolen oder roten Granula (flammende Plasmazellen) kommen vor (Abb. 19.12). Nur in etwa $1/4$ der Fälle sind Plasmazellen im Blut zu beobachten. Treten sie gehäuft auf, liegt eine **Plasmazellenleukämie** = leukämische Form des Myeloms vor. Während eine eindeutig positive Sternalpunktion die Diagnose Myelom sichert, läßt sich diese Krankheit durch einen negativen Befund nicht ausschließen. Differentialdiagnostisch können manche *chronischen Infekte*, die *Leberzirrhose* und *rheumatische Erkrankungen* mit starker Plasmazellvermehrung im Knochenmark einhergehen. Diese Krankheitsbilder sind also durch andere Kriterien auszuschließen. Auch bei toxischer Knochenmarksschädigung (Agranulozytose, aplastische Anämie etc.) können die Plasmazellen im Knochenmark vermehrt erscheinen, die Plasmazellen sind dann, zusammen mit den Lymphozyten, die einzigen überlebenden Zellen.

Weitere Symptome bei Myelom:
Da die Plasmazellen Eiweißbildner sind, kommt es bei der für Myelom typischen starken Vermehrung dieser Zellen mit großer Regelmäßigkeit zu einer *Hyperproteinämie*. Gesamteiweißwerte von 8–10 g% – es sind aber bis zu 20 g% beschrieben – sind die Regel. Die Hyperproteinämie kann zwar auch fehlen oder wenig ausgeprägt sein, besonders wenn es sich nicht um die diffuse Myelomform oder multiple Herde, sondern *isolierte Myelome* handelt. Diese Fälle sind aber doch selten, so daß für die Myelomdiagnose neben dem Sternalpunktionsbefund die Hyperproteinämie ganz in den Vordergrund zu stellen ist. Immer sind Paraproteine vermittels der elektrophoretischen und immunoelektrophoretischen Untersuchung nachzuweisen. Charakteristisch ist ein schmaler, hoher M-Gradient (Riva-M-Gradient), wie er sich bei mit M beginnenden Krankheiten (Myelom und Makroglobulinämie) findet (Abb. 19.13 und

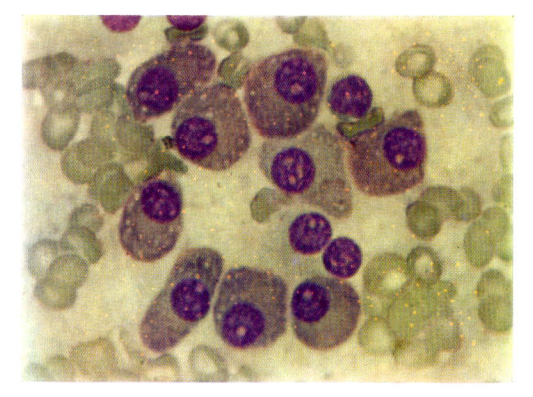

Abb. 19.12. Sternalpunktat bei *multiplem Myelom* mit typischen plasmareichen Myelomzellen

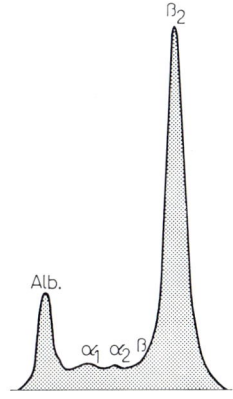

Abb. 19.14. Urinelektrophorese bei β_2-*Myelom*. Es besteht, gleichsinnig wie im Serum, ein hoher β_2-Gipfel (Abb. 1913b) (im Gegensatz zum spiegelbildlichen Verhalten bei Nephrose)

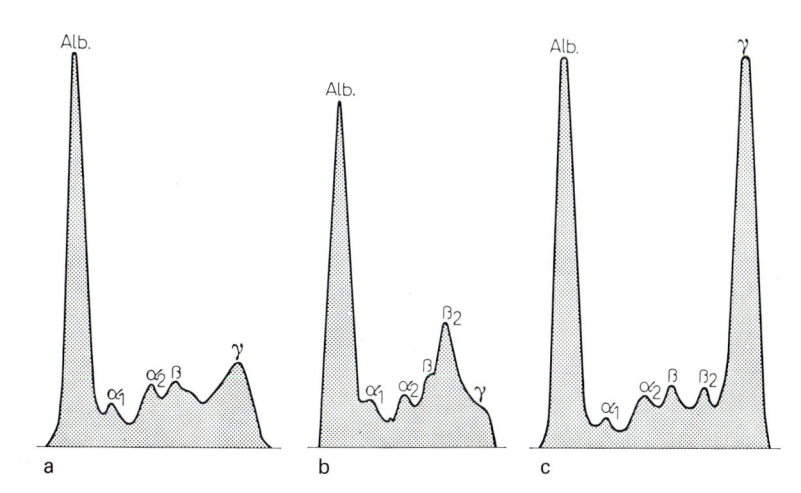

Abb. 19.13. Serumelektrophorese, a) beim Normalen, b) bei β_2- und c) bei γ-Myelom (schmaler M-Gradient)

19.14). Man unterschied früher einen β- und γ-Typus. Diese Unterscheidung ist aber, seitdem es möglich ist, die Paraproteine immunologisch zu charakterisieren, überholt. Die Myelome werden jetzt nach dem Typ des Paraproteins bezeichnet. Die immunoelektrophoretische Aufspaltung ist auch wichtig für die Abgrenzung gegenüber der *Makroglobulinämie* (Waldenström).

Auch bei gesichertem Myelom kann die Elektrophorese gelegentlich ganz normal ausfallen, wenn die Paraproteine im Urin, wo sie dann gefunden werden, auslaufen. Die L-Ketten-Peptide sind als Bence-Jones-Proteine harnfähig. Sind die Paraproteine vorwiegend aus L-Ketten gebildet, können sie auf diese Weise aus dem Serum verschwinden (sog. mikromolekulares Myelom). Da also bei diesen Fällen der charakteristische M-Gradient vermißt wird, die γ-Globulinfraktion eher vermindert und die Blutkörperchensenkungsreaktion nicht besonders hoch ist, entgehen diese Fälle leicht der Diagnose.

Die *Eiweißveränderungen* sind für die folgenden klinisch leicht nachweisbaren Symptome verantwortlich:

— Eine besonders stark ausgeprägte *Senkungsbeschleunigung* (nach $1/2$ Stunde kann schon der maximale Wert erreicht werden).
— In etwa der Hälfte der Fälle kann im Urin der *Bence-Jones-Eiweißkörper* nachgewiesen werden. Der Bence-Jones-Eiweißkörper fällt beim Kochen des Urins nur bei einer Temperatur von 60–70° aus und löst sich bei höheren und tieferen Temperaturen wieder auf. Diese Proteinurie wird am besten vermittels der Sandkühler-Ringprobe (Abb. 19.15) festgestellt. Die Empfindlichkeit der Probe kann durch Zusatz von 1–2 Tropfen Pandyreagens pro ml Urin erheblich gesteigert werden.
— Bei hochgradigen Hyperproteinämien zeigt das normalerweise nach May-Grünwald gefärbte Blutpräparat einen blauen Schimmer, der mit schwacher mikroskopischer Vergrößerung leicht erkennbar ist.
— *Hyperphosphatämie* und *Hyperkalzämie* sowie unspezifische positive Wassermann-Reaktion.

Die klinischen Symptome können wegen ihrer uncharakteristischen Erscheinungen nur den Verdacht auf das Vorliegen eines Myeloms lenken; allgemeine Müdigkeit, Schwächegefühl, unbestimmte, aber *hartnäckige rheumatische Schmerzen, Knochenschmer-*

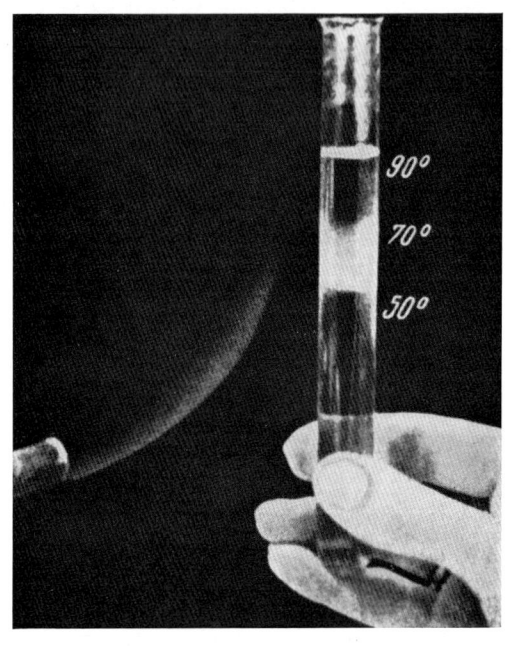

Abb. 19.15. Nachweis des Bence-Jones-Eiweißkörpers

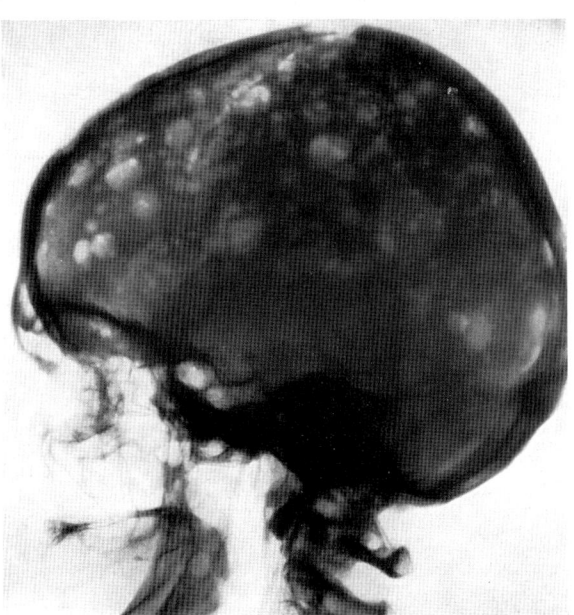

Abb. 19.16. *Myelomschädel.* Scharf ausgestanzte Knochendefekte. 57j. Mann

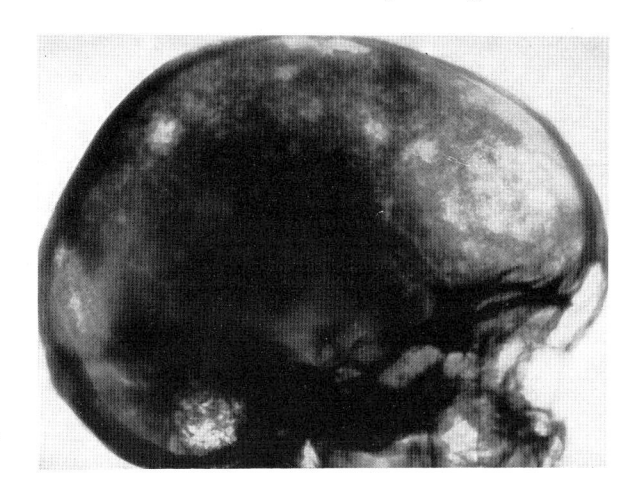

Abb. 19.17. *Myelomschädel* mit Mottenfraß-aspekt

zen, welche sich allerdings an besonders befallenen Stellen (häufig Wirbelsäule) lokalisieren können, *Leber-* und *Milzschwellung.* Nicht selten stehen Symptome von Seiten der Niere im Vordergrund. Plasmazelluläre Infiltrate der Nierenrinde können zum akuten Nierenversagen führen, währenddessen die terminale Urämie meistens auf eine tubuläre Schädigung zurückzuführen ist.
Die *Serumphosphatase* ist in der Regel nicht erhöht. Dieser negative Befund kann differentialdiagnostisch gegenüber der Ostitis fibrosa Recklinghausen, Metastasen, Osteomalazie etc. wichtig sein. Erhöhungen mäßigen Grades finden sich aber auch bei Myelom.
Röntgenologisch stellt sich das Myelom unter drei verschiedenen Aspekten dar:
– Die rein *osteolytische* Form mit scharf begrenzten hellen, erbsen- bis orangegroßen Zonen (sog. Schrotschuß-Schädel) (Abb. 19.16 und 19.17). Solche osteolytischen Prozesse sind aber für Myelom nicht pathognomonisch.
– Die *zystisch-trabekuläre* Form (Seifenblasenaspekt).
– Die *diffuse Osteoporose.*

Die Häufigkeit der einzelnen Symptome auf Grund 61 bewiesener Fälle ist in Abb. 19.18 dargestellt.
Beim **extramedullären Myelom** ohne nachweisbare Knochenveränderungen, welches mit Vorliebe an den Schleimhäuten der oberen Luftwege lokalisiert ist, sichert der *bioptische Befund* die Diagnose.
Besondere Schwierigkeiten macht die Diagnose des **isolierten Myeloms,** weil in solchen Fällen zwei der wesentlichsten diagnostischen Kriterien (Sternalpunktat und röntgenologischer Nachweis von Myelomherden im Schädeldach) versagen. Auch bei umschriebenen Knochenherden muß daher stets an Myelom gedacht werden. Die Tumorpunktion er-

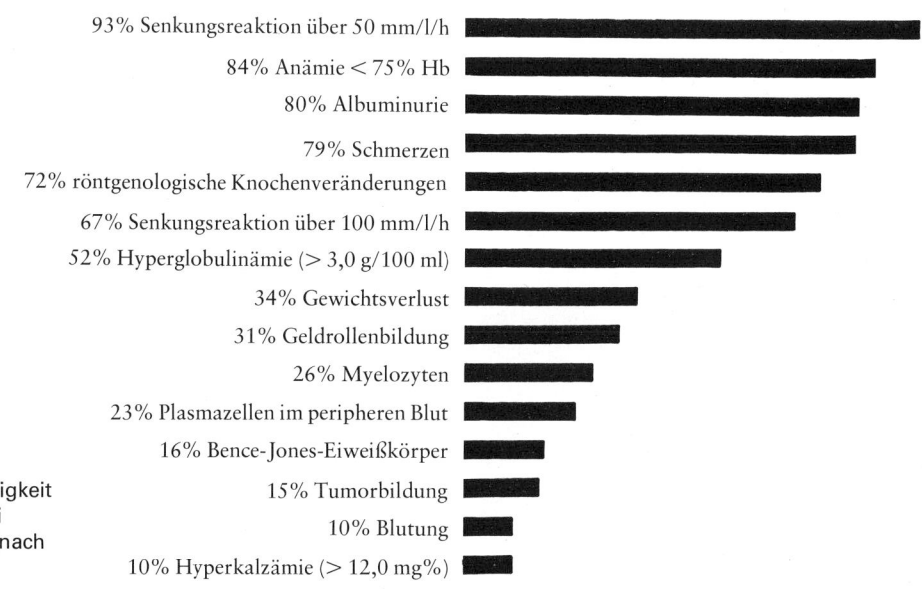

Abb. 19.18. Häufigkeit der Symptome bei *Myelom.* 61 Fälle (nach *Brownell*)

- 93% Senkungsreaktion über 50 mm/l/h
- 84% Anämie < 75% Hb
- 80% Albuminurie
- 79% Schmerzen
- 72% röntgenologische Knochenveränderungen
- 67% Senkungsreaktion über 100 mm/l/h
- 52% Hyperglobulinämie (> 3,0 g/100 ml)
- 34% Gewichtsverlust
- 31% Geldrollenbildung
- 26% Myelozyten
- 23% Plasmazellen im peripheren Blut
- 16% Bence-Jones-Eiweißkörper
- 15% Tumorbildung
- 10% Blutung
- 10% Hyperkalzämie (> 12,0 mg%)

Makroglobulinämie Waldenström

Vom Myelom nicht immer einfach abzugrenzen ist die *Makroglobulinämie* Waldenström (Reticulosis Waldenström). Betroffen sind vorwiegend Männer in höherem Alter. Die Anamnese geht auf längere Zeit zurück: Schleimhautblutungen, mehr oder weniger generalisierte Lymphknotenschwellungen. Die Untersuchung zeigt eine (nicht obligate) Hepatosplenomegalie, mäßige bis ausgeprägte normochrome Anämie, leicht erhöhte Leukozytenzahlen mit Lymphozytose. Hautveränderungen sind beim Morbus Waldenström selten, kommen aber in Form purpuriformer Dermatosen, nodulärer Infiltrate und exophytisch wachsender Tumoren vor. Thrombozyten, Blutungs- und Gerinnungszeit sowie Prothrombinkonzentration sind normal (trotz hämorrhagischer Diathese). Die hämorrhagische Diathese kommt offenbar dadurch zustande, daß die Makroglobuline über die Thrombozyten einen Überzug legen und sie dadurch funktionsuntüchtig machen. Sternalmark: In der Regel überwiegen von lymphoiden Zellformen und Vermehrung von Plasmazellen und Gewebsmastzellen. Die Gewebsmastzellen sind auch im Lymphknotenpunktat vermehrt. Blutsenkung: hochgradig beschleunigt. Elektrophoretisch: schmale, hohe Zacke im β- oder γ-Globulinbereich. Keine Skelettschmerzen und keine röntgenologischen Skelettveränderungen, im Gegensatz zum Myelom, das in etwa 70% Knochenherde zeigt. Nur in vereinzelten Fällen sind röntgenologisch faßbare Knochenherde beschrieben. Diagnostisch entscheidend ist der Nachweis von Makroglobulinen (Sedimentskonstante 12–26 S) vermittels der Ultrazentrifugation.

Man kann heute in der Regel auf die komplizierte Bestimmung der Makroglobuline für die Diagnose verzichten, weil die *Immunoelektrophorese* eine eindeutige Diagnose besser erlaubt. Der Nachweis von γM- (früher β_2M-)Globulinen durch die Immunoelektrophorese sichert die Diagnose.

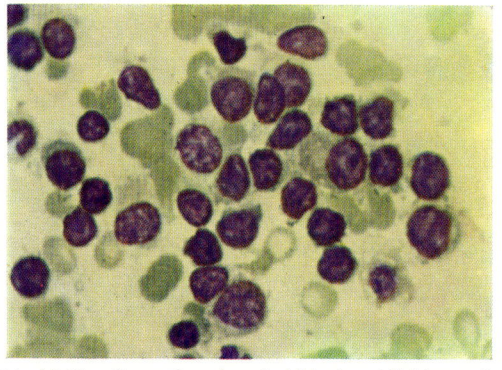

Abb. 19.19. Sternalpunktat bei Morbus Waldenström mit (fast) nacktkernigen lymphoiden Retikulumzellen

Mit der einfachen *Sia-Reaktion* kann schon der praktische Arzt die abnormen Eiweißkörper nachweisen und die Vermutungsdiagnose stellen: Einige Tropfen Serum fällen, wenn sie in ein mit destilliertem Wasser halbgefülltes Reagenzglas gebracht werden, sofort flockig aus. Üblicherweise tritt erst nach etwa 15 Sek. eine schwache Trübung auf. Noch empfindlicher ist der Latex-Fixationstest, welcher bei Anwesenheit von Makroglobulinen (im Gegensatz zu den Myelom-Globulinen) positiv ausfällt.

In letzter Zeit wurde die Franklin-Krankheit entdeckt, bei welcher Retikulum und Plasmazellen in Lymphknoten und Milz proliferieren und große Mengen von *schweren Polypeptidketten* (heavy chains) produzieren, wobei die Synthese des normalen γ-Globulins vermindert ist. Diagnose durch Immunoelektrophorese (Heavy-Chain-Disease).

Differentialdiagnostische Bedeutung der Paraproteine

Verschiedene Typen von γ-Globulinen, welche der Infektabwehr dienen (s. Immundefekt-Syndrom, S. 157) werden in der Gruppe der Immunglobuline (Ig) zusammengefaßt. Die Nomenklatur wurde neuerdings vereinfacht. Es werden unterschieden:

IgG (= γG)
IgA (= γA)
IgM (= γM)
IgD (= γD)

Jeder dieser γ-Globulin-Typen kann unter pathologischen Bedingungen vermehrt produziert werden. Die Paraproteine sind aber nicht, wie man früher glaubte, pathologische, normalerweise nicht vorkommende Proteine. Bei der Paraproteinämie ist lediglich die Menge einzelner Immunglobuline vermehrt.

Da diese Immunglobuline das Stoffwechselprodukt *einer* monoklonal ($\varkappa\lambda\grave{\omega}\nu$ = der äußerste Zweig an Bäumen) proliferierenden Zellrasse sind, sind sie besonders homogen, d.h., aus identischen Molekülen zusammengesetzt (während die normalen Globuline aus verschiedenen Peptidketten bestehen), was sich auch im schmalen M-Gradienten ausdrückt (während sich die normalen γ-Globuline durch einen breitbasigen Gradienten darstellen). Bei der Paraproteinämie ist also das *quantitative* Verhältnis der Immunglobuline gestört, weshalb die Paraproteinämie als *M-Dysgammaglobulinämie* bezeichnet werden kann. (M bedeutet Myelom, Makroglobulinämie oder monoklonal, d.h. Proliferation nur eines Zweiges aus einer Vielfalt von Zweigen bzw. Zellen.)

Papierelektrophoretisch treten die Paraproteine als schmales Band (M-Gradient) im α-, β_2- oder γ-Globulin-Bereich auf. Die frühere Typenbezeichnung der Paraproteine je nach der Lage des M-Gradienten (z.B. β-Typ, γ-Typ) ist bedeutungslos und verlassen worden, da neuerdings die Immunoelektrophorese eine klare Typendifferenzierung (γG, γA-, γM- und neuerdings γD-Typ) erlaubt.

Diese vier Paraproteine werden aus schweren Polypeptid-Ketten (heavy chains, H-Ketten) mit einem Molekulargewicht um 60 000 und leichten Polypeptid-Ketten (light chains, L-Ketten) mit einem Molekulargewicht um 20 000 gebildet. Durch die Ausbildung von Polymeren unterscheiden sie sich in ihrem Molekulargewicht sowie u. a. durch ihren verschiedenen Kohlenhydratgehalt.

Neben den erwähnten vier Haupttypen können differentialdiagnostisch noch – je nachdem, welche Polypeptid-Ketten überwiegen – unterschieden werden:
a) Die heavy-chain-disease, *Franklin-Krankheit* (s. S. 474).
b) Das *Bence-Jones-Paraprotein*, welches bei überschießender Bildung freier L-Ketten vorwiegend im Urin nachzuweisen ist (*mikromolekulares Plasmazytom*, s. S. 472).

Wird in der Elektrophorese ein M-Typ, der in der Immunoelektrophorese als Paraprotein verifiziert ist, festgestellt, denkt der Arzt in erster Linie an die drei häufigsten mit Paraproteinen einhergehenden Krankheitsgruppen:
1. Krankheiten mit *obligatem* Vorhandensein von Paraproteinen: Myelom (γG- oder γA-Typ), Makroglobulinämie (γM-Typ).
2. Krankheiten mit *fakultativem* Vorhandensein von Paraproteinen: Chronische Lymphadenose, Retikulose, Retikulosarkom, Osteomyelosklerose.
3. Krankheiten mit *rudimentären* Paraproteinämien, bei denen scheinbar keinerlei Beziehung zu Erkrankungen des lymphoplasmoretikulären Systems besteht: Idiopathische oder noch nicht faßbare Vorstufen der unter 1. und 2. genannten Affektionen, ferner Leberkrankheiten, Karzinome, chronisch-entzündliche Prozesse, Kollagenosen, Autoimmunerkrankungen.

Osteomyelosklerose

Unter den *Hämoblastosen* ist die nosologische Stellung der **Osteomyelosklerose** am unklarsten. Es handelt sich dabei um eine Krankheit, die charakterisiert ist durch eine gleichzeitige Wucherung von hämatopoietischen Zellen in extramedullären Herden, vor allem in der *Milz*, und solchen des *Knochenstromas*, der Retikulumzellen, Fibrozyten, des Endosts, Periosts, die schließlich zu einer Fibrose und Sklerose des Knochens führen.

ROHR (1956) spricht von einer Wucherung der Zellen des aktiven Mesenchyms, aus welchem sich embryonal einerseits die Blutbildungszellen, andererseits diejenigen des retikulohistiozytären Systems entwickeln. Diese Erklärung erlaubt die klinischen Symptome als Folge der Wucherung eines Zellsystems hinzustellen, in welchem die Tochterzellen des embryonalen Mesenchyms, die Blutzellen einerseits, die retikulohistiozytären Systeme andererseits gleichzeitig eine pathologisch proliferative Tätigkeit aufweisen. Die Splenomegalie ist nach dieser Auffassung nicht als sekundäre Erscheinung der destruktiven Knochenmarkserkrankung aufzufassen.

Die *Osteomyelosklerose* ist charakterisiert durch die Trias *Osteosklerose/-Fibrose*, *Splenomegalie* und Ausschwemmung von *unreifen Zellen* ins periphere Blut. Als Folge der Osteosklerose ist das Knochenmark aplastisch, es gelingt deshalb bei der Sternalpunktion in der Regel nicht, Zellmaterial zu aspirieren, – die punctio sicca ist für die Krankheit typisch, im Gegensatz zur chronischen Myelose, bei welcher in der Regel reichlich Zellmaterial gewonnen werden kann. Im Unterschied zur chronischen Myelose, gegenüber welcher die Krankheit in erster Linie abgegrenzt werden muß, ist die alkalische Leukozytenphosphatase stark erhöht. Bei der chronischen Myelose fehlt zudem die *Osteosklerose*. Diese ist *röntgenologisch*, vor allem in den zentral gelegenen Knochen, charakterisiert durch eine typische Watte-Struktur der Knochen, die bedingt ist durch eine unregelmäßige Verdickung der Spongiosabälkchen und eine unscharfe Grenze der Kortikalis (Abb. 19.20). Der Schädel ist als einziger Knochen in der Regel nicht betroffen. Ein negativer Röntgenbefund des Knochens darf bei im übrigen typischer Symptomatologie die Diagnose nicht umstürzen. Entscheidend ist in diesen Fällen der Befund der Knochenmarksbiopsie. Morphologen haben auch auf die sog. tear drops-Erythrozyten und die Megakaryozytenkernreste im Blut, sowie die pathologischen Thrombozyten bei Osteomyelosklerose hingewiesen.

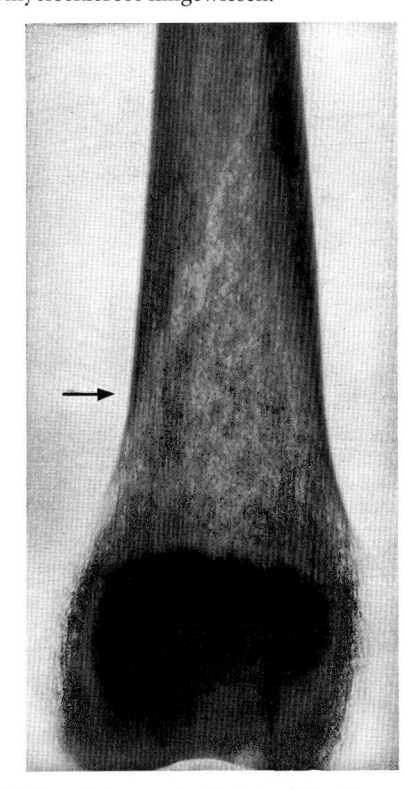

Abb. 19.20. *Osteomyelosklerose* (53j. Mann, Oberschenkel). Unregelmäßige Dichte der Spongiosa mit sklerotischen Inseln, unregelmäßiger innerer Rand der Kortikalis

476   19 Splenomegalie

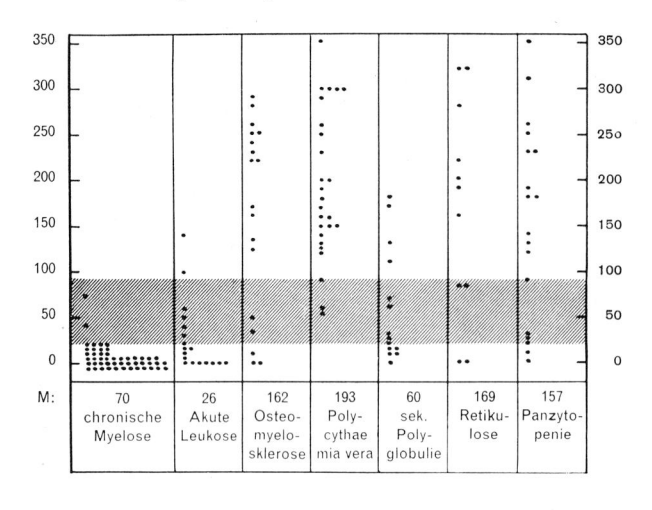

Abb. 19.21. Hämoblastosen: Verhalten der alkalischen Leukozytenphosphatase

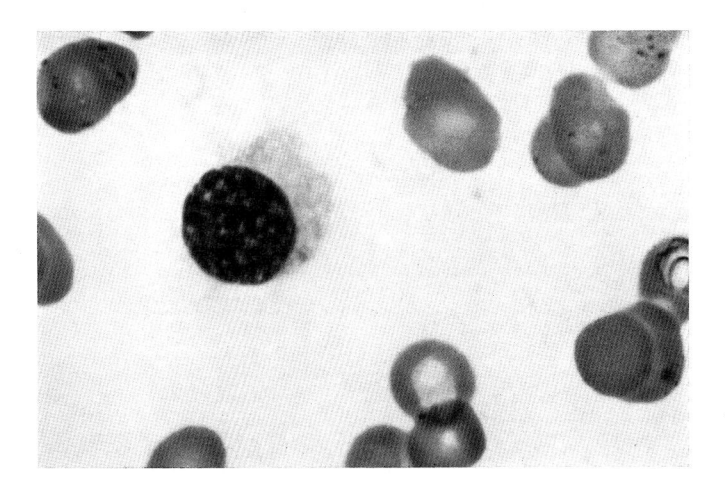

Abb. 19.22. Neoplastische Retikulose: Retikulumzelle im Blut (heller, schmaler, unscharf begrenzter Plasmasaum)

Neben der *idiopathischen Osteomyelosklerose* gibt es *sekundäre Formen* der Osteomyelosklerose, z. B. bei *chronischer Myelose* infolge langjähriger zytostatischer Therapie, bei Phosphor-, Vitamin B_2- und *Fluor-Intoxikation* (sehr selten), schließlich müssen die angeborenen Formen von Osteosklerose (*Marmorknochenkrankheit* usw.) von der Osteomyelosklerose abgegrenzt werden.

Der *Verlauf* der Osteomyelosklerose erstreckt sich meistens über Jahre. Von der Osteomyelosklerose gibt es fließende Übergänge zur *Polycythaemia* vera, chronischen Myelose und Thrombocythaemia hämorrhagica, d.h. jenen Krankheiten, welche von DAMESHEK (1964) im Begriffe des myeloproliferativen Syndroms zusammengefaßt wurden. Die Patienten kommen schließlich entweder in der Aplasie (ausgebrannte Osteomyelosklerose) oder im akuten Schub einer Leukämie ad exitum.

Das Verhalten der alkalischen Leukozytenphosphatase, welche differentialdiagnostisch wichtig sein kann, bei den verschiedenen Hämoblastosen, ist in Abb. 19.21 zusammengefaßt.

Retikuläre Hämoblastosen = Retikulosen

Unter *Retikulosen* verstehen wir eine *Proliferation* von *undifferenzierten Retikulumzellen* im ganzen RES, d.h. in Lymphknoten, Milz, Leber und Knochenmark. Die Retikulosen lassen sich vom klinischen und pathologisch-anatomischen Standpunkt aus in zwei große Gruppen einteilen:

Reaktive Retikulosen = Begleitretikulosen = Réticulose associée.

Neoplastische Retikulosen = blastomatöse Retikulosen = maligne Retikulosen.

Die Differenzierung der 2 Gruppen ist vom prognostischen und therapeutischen Standpunkt aus sehr wichtig. Die reaktive Retikulose ist *keine* Hämoblastose, die verantwortliche Grundkrankheit muß behandelt werden. Die neoplastische Retikulose ist eine Hämoblastose, eine zytostatische Therapie kann zumindest versucht werden.

Die **reaktive Retikulose** ist eine retikuläre Zellproliferation als Reaktion auf irgendein schädigendes Agens oder eine Noxe; als Noxe kommen in Frage die Tuberkulose (Tuberkulosepsis Landouzy, 5 eigene Beobachtungen), Viruserkrankungen, rheumatische Erkrankungen, gelegentlich Medikamente wie Analgetika, Phenothiazine usw. Die klinische Symptomatologie ist wenig charakteristisch. Leitsymptom ist in der Regel eine erhebliche *Splenomegalie*, die *Leber* ist ebenfalls häufig vergrößert. Dagegen besteht in der Regel keine Lymphknotenvergrößerung. Leukopenie, relative Lymphozytose, Anämie und Thrombopenie sind mehr oder weniger stark ausgeprägt, die γ-Globuline nicht oder nur wenig erhöht.

Es ist möglich, daß als unmittelbare Reaktion auf die oben genannten Noxen zunächst die Knochenmarksparenchymzellen zugrunde gehen, d.h. das Bild der aplastischen Anämie entsteht und erst sekundär eine retikuläre Zellproliferation einsetzt. Dies weist darauf hin, wie nahe verwandt die beiden Affektionen sind. Häufig unterscheidet sich die reaktive Retikulose einzig durch die Splenomegalie von der aplastischen Anämie. Wir haben deshalb Verständnis für die Autoren, welche den Begriff der reaktiven Retikulose ablehnen und ihn rein deskriptiv durch den Begriff aplastische Anämie mit Splenomegalie ersetzen. Dieser Standpunkt wird vor allem von den Pathologen vertreten, da sie weder im Knochenmark noch im übrigen RES eine echte Proliferation von Retikulumzellen nachweisen können.

Die Differenzierung der **neoplastischen Retikulosen** gegenüber der reaktiven Retikulose ist nicht immer möglich, da die klinischen Befunde, die Laborbefunde und die Zytologie sehr ähnlich sein können. Mögliche Differenzierungspunkte sind folgende für neoplastische Retikulose sprechende Befunde: *Häufigere Retikulumzellen* im Blut (diese weisen charakteristischerweise einen hellen schmalen unscharf begrenzten Plasmasaum auf (Abb. 19.22). Fast pathognomonisch sind die sog. hairy cells (Haarzellen), d.h. kleine lymphoide Zellen mit sehr feinen, haarartigen Plasmafortsätzen), ausgeprägte *retikuläre Proliferation* im Knochenmark, stärkere γ-Globulin-Ver-

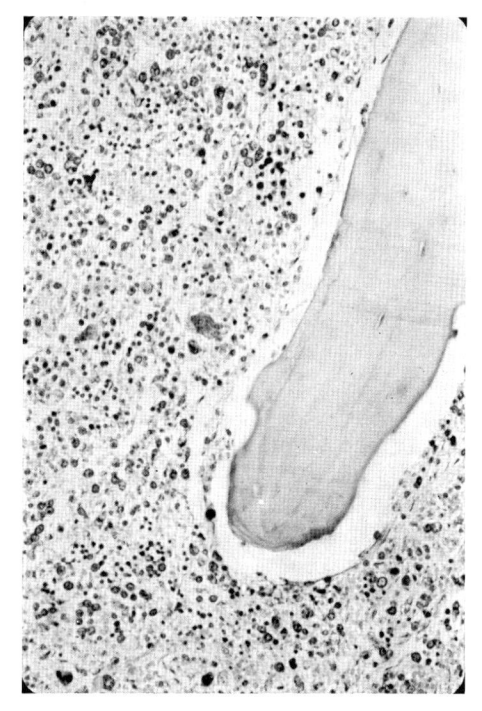

Abb. 19.23. Histologischer Befund bei neoplastischer Retikulose. Durchsetzung des Markraumes mit verschieden großen Retikulumzellen

Tabelle 19.4. Charakteristika der Hämoblastosen

Leukämieart	Milz	Lymphknoten	Leber	Blut und Knochenmark	ALP
chronische Myelose	↑↑↑↑	−↑	o−↑↑	Leukozyten ↑↑ myeloische Zellen aller Altersstufen in Blut und Knochenmark	o− niedrig
Erythrämie	↑↑−↑↑↑	−	↑↑	Leukozyten o−↑↑ Erythroblasten, z.T. atypisch (mehrkernig) im Knochenmark und fakultativ im Blut	uncharakteristisch
Megakaryozytenleukose	↑−o	−	o−↑	Leukozyten normal Thrombozyten im Blut ↑↑ Megakaryozyten im Knochenmark ↑↑	normal
Polycythaemia vera	(o)−↑↑	−	o−↑	Polyglobulie (Erythro-, Leuko-, Thrombozyten)	↑↑↑↑
Myelom	(o)−(↑)	o−(↑)	(↑)	Leukozyten normal Plasmazellen im Knochenmark ↑ (atypische)	uncharakteristisch
Osteomyelosklerose	↑↑↑↑	o−↑	↑↑	unreife myeloische Zellen, Erythroblasten, Megakaryozytenkernreste im Blut, Punctio sicca	↑↑↑↑

neoplastische Retikulose	↑↑−↑↑↑	o−↑	↑−↑↑	aleukämisch: Panzytopenie
				  lymphoide Zellen im Knochenmark
				leukämisch:
				  Leukozyten ↑ = Monozytenleukämie Typ Schilling
					↑↑↑ (meist)

chronische Lymphadenose	↑↑	↑↑↑	↑−↑↑	Lymphozytose, Gumprechtsche Schollen!	uncharakteristisch

mehrung. Die *Anamnese* ist kürzer. Die neoplastische Form der Retikulose kann aufgrund des pathologisch-anatomischen Befundes von der reaktiven abgegrenzt werden. Das Knochenmark ist bei der ersteren dicht durchsetzt von proliferierenden retikulären Zellen, die reichlich Retikulinfasern bilden. Eine solche Proliferation läßt sich bei der reaktiven Retikulose nicht nachweisen. Die Knochenmarksbiopsie ist allgemein, wenn es um die Differentialdiagnose einer Panzytopenie geht, absolut notwendig.

Einige Formen der Retikulose gehen mit Hautveränderungen (über den ganzen Körper zerstreute kleine Knötchen, papelartige Gebilde) einher, z.B. die réticulose histiomonocytaire von Casal, deren nosologische Stellung nicht ganz klar ist.

Bei der aleukämischen Form der Retikulose besteht eine Leukopenie. Es werden relativ wenig pathologische Zellen ins Blut ausgeschwemmt. Bei der leukämischen Form ist die Leukozytenzahl erhöht, der Prozentsatz der pathologischen einkernigen Zellen ganz erheblich. Im übrigen unterscheiden sich aleukämische und leukämische Retikulose nicht voneinander. Die *leukämische Retikulose* ist identisch mit der **Monozytenleukämie** Typ Schilling und der *leucemic reticulosis* der Anglosachsen. Gegenüber der *Monozytenleukämie* Typ Naegeli unterscheidet sie sich durch eine größere Milz, die Art der ausgeschwemmten Zellen (selten monozytoide Zellen), den Knochenmarksbefund (beim Typ Naegeli finden sich häufig nebeneinander monozytoide und promyelozytäre Zellen) und die γ-Globulin-Vermehrung.

Die **Mastozytose** (s. S. 44), die mit Lymphknotenschwellungen, Splenomegalie und Hepatomegalie einhergeht, wird auch unter die Retikuloendotheliosen eingereiht.

Lymphatische Hämoblastosen

Chronische Lymphadenose

Wie Tab. 19.4 zeigt, geht die chronische *lymphatische Leukämie* (besser *chronische Lymphadenose*) mit einer mäßigen *Splenomegalie* einher. Die Milz ist derb und weist in der Regel keine Crenae auf. In den meisten Fällen sind, wie bereits erwähnt, auch die *Lymphknoten* erheblich vergrößert. Sie können eigentliche Pakete bilden, sind mäßig derb, nicht schmerzhaft und nicht verbacken untereinander. Sie fühlen sich gelegentlich an wie Nüsse in einem Sack. In 50% der Fälle ist auch die *Leber* wesentlich vergrößert. Nur in relativ wenigen Fällen ist die Haut befallen (Lymphozyteninfiltration vor allem im Gesicht), was zum klinischen Bild der Facies leontina führt (Abb. 19.24). Differentialdiagnostisch wichtig ist, daß wenigen Fällen der Erythrodermie eine chronische Lymphadenose zugrunde liegen kann. Andere Organe sind, wie Abb. 19.25 zeigt, nur selten betroffen.

Laborbefunde. Weißes Blutbild: Die Gesamtleukozytenzahl ist stets erhöht, dies ist auf eine absolute Vermehrung der Lymphozyten zurückzuführen. In der Mehrzahl handelt es sich um morphologisch typische, kleine Lymphozyten; die jungen Zellformen mit feinstrukturiertem Kern und Nukleolen können zahlenmäßig erheblich variieren. Typisch für die chronische Lymphadenose sind lädierte Lymphozyten, sog. Kernschatten oder Gumprechtsche Schollen (Abb. 19.26). BEGEMANN (1970) hat außerdem darauf hingewiesen, daß bei der chronischen Lymphadenose die meisten Lymphozyten PAS-positiv sind (Stockinger-Kellnersche-PAS-Färbung), d.h. Follikel-Lymphozyten entsprechen. Differentialdiagnostisch ist dieser Befund wichtig, indem bei der reaktiven Lymphozytose, auch bei anderen Krankheiten, die meisten Zellen PAS-negativ sind, d.h. Sinus-Lymphozyten entsprechen.

Folgende Krankheiten und Zustände können ebenfalls mit erheblicher *Lymphozytose* einhergehen und müssen deshalb von der chronischen Lymphadenose abgegrenzt werden:

- *Postinfektiöse Lymphozytose:* Sie erreicht selten hohe Werte. Sie ist vorübergehend; häufig zeigen die Neutrophilen toxische Veränderungen, welche bei chronischer Lymphadenose stets fehlen.
- *Mononucleosis infectiosa:* Sie ist außer dem typischen Krankheitsbild durch besondere Zellformen (Riederzellen) gekennzeichnet. Letztere können Leukämiezellen (Blasten) sehr ähnlich sein. Die Differentialdiagnose ist deshalb häufiger zwischen

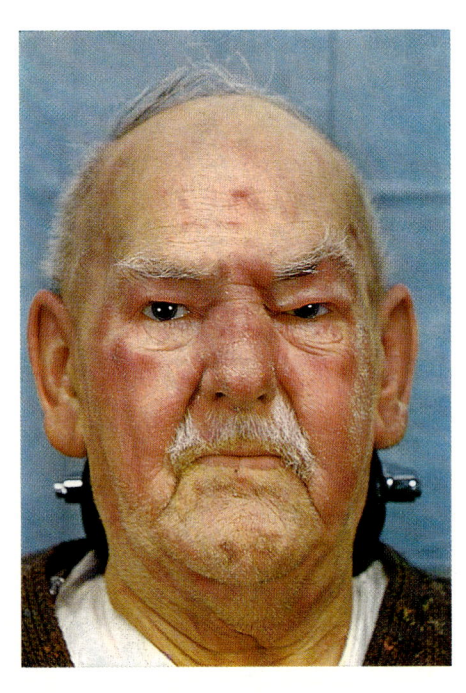

Abb. 19.24. Facies leontina, typisch für lymphatische Leukämie (im vorliegenden Fall Mykosis fungoides)

19 Splenomegalie

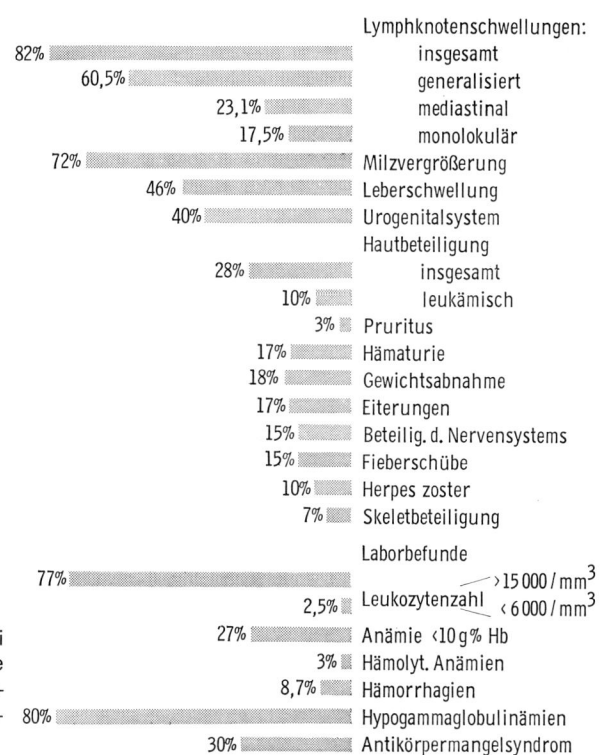

	Lymphknotenschwellungen:
82%	insgesamt
60,5%	generalisiert
23,1%	mediastinal
17,5%	monolokulär
72%	Milzvergrößerung
46%	Leberschwellung
40%	Urogenitalsystem
	Hautbeteiligung
28%	insgesamt
10%	leukämisch
3%	Pruritus
17%	Hämaturie
18%	Gewichtsabnahme
17%	Eiterungen
15%	Beteilig. d. Nervensystems
15%	Fieberschübe
10%	Herpes zoster
7%	Skeletbeteiligung
	Laborbefunde
77%	Leukozytenzahl $>15000/mm^3$
2,5%	Leukozytenzahl $<6000/mm^3$
27%	Anämie <10 g% Hb
3%	Hämolyt. Anämien
8,7%	Hämorrhagien
80%	Hypogammaglobulinämien
30%	Antikörpermangelsyndrom

Abb. 19.25. Häufigkeit wichtiger Symptome bei der chronischen lymphatischen Leukämie. (Eigene Beobachtungen und Literaturangaben aus *H. Begemann, J. Rastetter, W. Kaboth:* Klinische Hämatologie. Thieme. Stuttgart 1970)

Mononucleosis infectiosa und akuter, insbesondere kindlicher Leukämie zu stellen.
— Viele *Viruserkrankungen* zeigen hohe Lymphozytenwerte, meistens aber auch Tendenz zu Leukopenie.
— Auch andere mit Splenomegalie einhergehende *Infektionskrankheiten*, Typhus, Paratyphus, vor allem aber der Morbus Bang, zeichnen sich durch eine erhebliche Lymphozytose aus.
— *Aplastische Anämie, Retikulose, Hyperspleniesyndrom.* Bei diesen Affektionen ist jedoch die Gesamtzahl der Leukozyten meistens erniedrigt (s. S. 463).
— Die *konstitutionelle Lymphozytose* bei Vagotonie geht mit Leukopenie einher.

Die *Sternalpunktion* zeigt bei der chronischen Lymphadenose ein mit lymphatischen Zellen dicht durchsetztes Knochenmark, sofern im Blut hohe Lymphozytenwerte bestehen. In leichteren Fällen kann der Lymphozytenprozentsatz im Knochenmark nur wenig erhöht sein. Es gibt auch Fälle von chronischer Lymphadenose mit vollständig normalem Knochenmark.

In fortgeschrittenen Stadien der Krankheit besteht praktisch immer eine *Anämie* und *Thrombopenie.* Beide können entweder durch Verdrängung der Erythro- bzw. Thrombopoese im Mark oder immunologisch bedingt sein. Ungefähr 30% der chronischen Lymphadenosen gehen mit einer *hämolytischen Anämie* einher. Diese kann manifest sein, d.h. durch eine Retikulozytose und einen positiven Coombs-

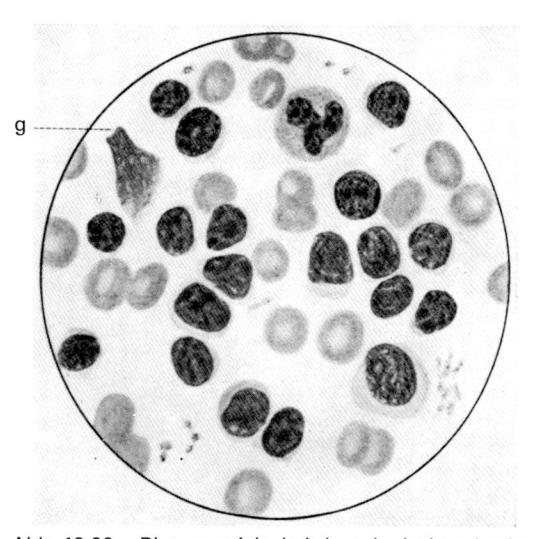

Abb. 19.26. Blutausstrich bei lymphatischer Leukämie, g = Gumprecht-Kernschatten

test charakterisiert sein, oder okkult, und ist dann nur aufgrund einer vermehrten Urobilinogenausscheidung im Stuhl und die verkürzte Überlebenszeit der Erythrozyten nachzuweisen.

Die Lymphozyten der chronischen Lymphadenose sind immunologisch nicht kompetent, d.h. nicht in der Lage in der Phytohämagglutinin-Kultur in sog. transitional cells und Plasmazellen überzugehen. Es ist deshalb nicht erstaunlich, daß ein recht hoher Prozentsatz der chronischen Lymphadenosen ein *Anti-*

körpermangelsyndrom und deshalb eine sehr große Anfälligkeit für Infekte aufweist.

Akute Lymphadenose = akute lymphatische Leukämie = Lymphoblastenleukämie

Die *akute lymphatische* Leukämie kommt wie bereits erwähnt vor allem bei *Kindern* vor. Im Unterschied zu den akuten Myelosen sind *Lymphknotenvergrößerungen* bei dieser Form der akuten Leukämie nicht selten. Bei Kindern können sich sogar im Verlauf der Krankheit Lymphknotentumoren entwickeln, man spricht dann von tumorbildender Leukämie. Die Fälle imponieren dann wie ein generalisiertes Lymphosarkom und weisen auf die nahe Verwandtschaft zwischen akuter lymphatischer Leukämie und Lymphosarkomatose hin. Im übrigen ist die akute Lymphadenose durch die gleichen Charakteristika wie die akuten Myelosen geprägt.

Lokalisierte Neoplasien des hämatopoetischen und retikuloendothelialen Systems

Die lokalisierten Neoplasien der medullären Hämoblastosen, das *Chlorom* und das *Plasmozytom*, sind ausgesprochen selten. Wir beschränken uns deshalb im folgenden auf die lokalisierten Hämoblastosen des retikulären und lymphatischen Systems, die sog. *malignen Lymphome*.

Tabelle 19.5. Einteilung der malignen Lymphome

Klinische Einteilung (alte Terminologie)	Pathologisch-anatomische Einteilung (moderne Terminologie in Anlehnung an LUKES, RAPPAPORT, LENNERT und RÜTTNER)	
	Malignes Lymphom	
	nodulär	diffus
1. Lymphosarkom	lymphozytärer Typ	differenziert wenig differenziert
2. Retikulosarkom 3. Lymphoretikuläres Sarkom	Stammzelltyp histiozytärer Typ (Rappaport) gemischter Zelltyp	
4. Morbus Brill-Symmers = großfollikuläres Lymphoblastom	Germinoblastom (Lennert)	
5. Lymphogranulom Hodgkin	Lymphogranulom Hodgkin (Paragranulom, Granulom, Sarkom)	

Maligne Lymphome

Sofern es sich nicht um Lymphome bei Leukosen handelt, ist eine einwandfrei Differenzierung der Lymphome aufgrund der Klinik und der Laborbefunde nicht möglich. Wegleitend für die Einteilung der malignen Lymphome im engeren Sinne ist die Morphologie (Histologie und Zytologie). Verschiedene Autoren haben um eine vernünftige Einteilung der malignen Lymphome gerungen. In den letzten Jahren haben sich die Klassierungen von LUKES 1963, RAPPAPORT, LENNERT und RÜTTNER 1964, die nur unwesentlich voneinander abweichen, durchgesetzt. Die im folgenden wiedergegebene Einteilung lehnt sich an die genannten Autoren an, sie soll gleichzeitig eine Brücke zwischen der althergebrachten mehr klinischen und der modernen pathologisch-anatomischen Terminologie schlagen.

Lymphosarkom und Retikulosarkom

Klinik und Laborbefunde sind bei den zwei Formen des *malignen Lymphoms* sehr ähnlich. Sie können deshalb zusammen besprochen werden. **Retikulo-** und **Lymphosarkom** sind in der Regel Erkrankungen des mittleren und höheren Alters. Sie sind nicht so häufig wie das bei jüngeren Individuen vorkommende *Lymphogranulom Hodgkin*. Beim Vorliegen tumoröser Lymphknotenschwellungen wird man deshalb beim älteren Patienten in erster Linie an diese zwei Erkrankungen, beim jüngeren Individuum an einen Morbus Hodgkin denken. Das Verhältnis Männer zu Frauen beträgt ca. 2:1.

Klinik: Wenn der Patient den Arzt aufsucht, bestehen meistens schon erhebliche *Lymphknotenschwellungen*. Am häufigsten betroffen ist die *Halsregion*, es folgen der Häufigkeit nach Lymphknoten des *Mediastinums*, der *Leisten* und der *Axilla*. Das Retikulosarkom nimmt seinen Ursprung nicht selten von den Tonsillen oder vom Retropharynx, während das Lymphosarkom gelegentlich vom Gastrointestinaltrakt ausgeht, und dann eine exsudative Enteropathie verursachen kann. Die Lymphknotenschwellungen betreffen nicht selten gleich vom Beginn der Krankheit an viele Stationen, d.h. der Prozeß ist primär generalisiert, man spricht in derartigen Fällen von *Lympho-* bzw. *Retikulosarkomatose*. Im Unterschied zum Morbus Hodgkin sind die einzelnen Lymphknoten relativ weich, bei raschem Wachstum nicht selten schmerzhaft. Im Lauf des Wachstums können größere Lymphknotenpakete entstehen (s. Abb. 19.27), die untereinander und mit der Umgebung verwachsen sein können. Beim Lympho- und Retikulosarkom sind *Milz* und *Leber* häufig am proliferativen Prozeß beteiligt, es besteht also eine *Hepato-* oder/und *Splenomegalie*. Es führt deshalb gelegentlich nicht der Primärtumor, sondern die Metastasen zu den ersten Symptomen.

Beim *Retikulosarkom* erfolgt relativ häufig Metasta-

19 Splenomegalie

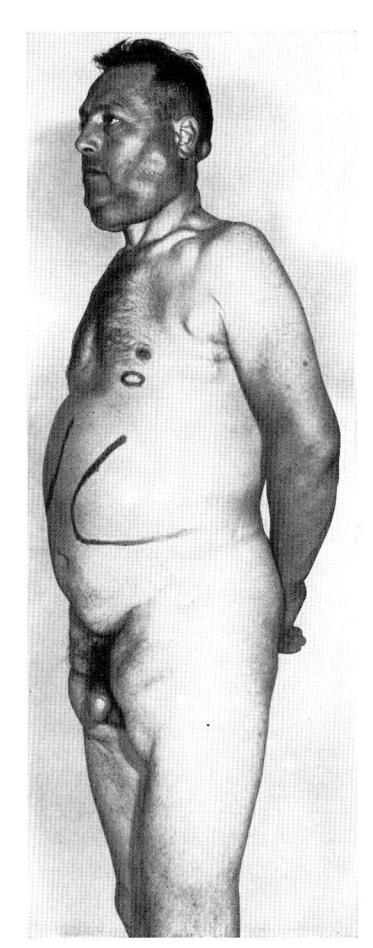

Abb. 19.27. *Lymphosarkom:* Besonders ausgesprochene Schwellung fast aller Lymphknotenstationen. Der Befund ist ungewöhnlich

sierung in die Schädelbasis, was in einigen Fällen zu Abducens-Facialis- oder Hypopharynxparese führt. Im Bereich des Halses nachweisbare, relativ weiche Lymphknoten, mit gleichzeitig bestehender Hirnnervenparese, sind deshalb auf Retikulosarkom verdächtig. Andererseits muß in Erinnerung gerufen werden, daß es ein vom Knochenmark ausgehendes Retikulosarkom gibt, das einerseits in andere Knochen, prinzipiell in das ganze RES metastasieren kann. Dieses **Knochenretikulosarkom** muß vom **Ewing-Sarkom** abgegrenzt werden, das eine Sonderstellung einnimmt und praktisch nur bei Kindern von 5–10 Jahren vorkommt. Differentialdiagnostisch steht bei dieser Erkrankung die *Osteomyelitis* im Vordergrund, beide Erkrankungen sind charakterisiert durch eine schmerzhafte Knochenschwellung, Fieberschübe und Leukozytose. Die Diagnose kann nur mit Hilfe der Biopsie gestellt werden. Pleura- und perikardiale Beteiligung sind vor allem für das Lymphosarkom typisch. Schließlich darf nicht vergessen werden, daß sowohl beim Lympho- wie beim Retikulosarkom auch die *Haut* befallen sein kann (Abb. 19.28). Die Metastasen können die Hautveränderungen bei Mycosis fungoides oder bei Retikulose imitieren. In der Regel sind die Hautinfiltrate rötlich, etwas erhaben, unregelmäßig begrenzt; sie imponieren zunächst wie ein Exanthem und können den ganzen Körper bedecken. In den Hautexzisionen finden sich die gleichen pathologischen Zellen wie in den Lymphknoten. Die Hautinfiltrate sind oft von Juckreiz begleitet. Bei Kratzeffekten und vereinzelten Lymphknotenschwellungen stellt sich deshalb prinzipiell die Differentialdiagnose zwischen Sarkom und sekundär entzündlicher Lymphknotenschwellung bei infizierten Kratzeffekten.

Blutbefunde: Der Blutbefund ist meistens uncharakteristisch. Häufig besteht eine *Anämie*, welche hypo-

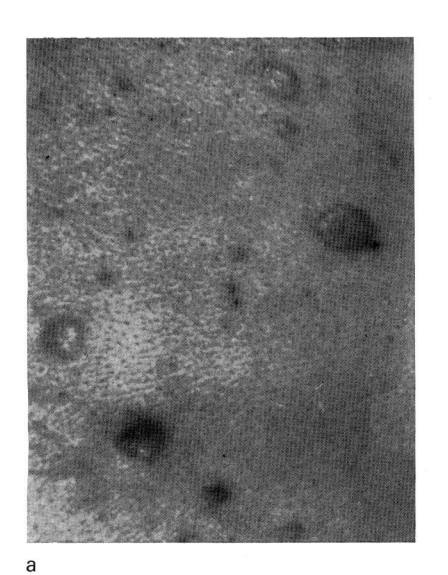

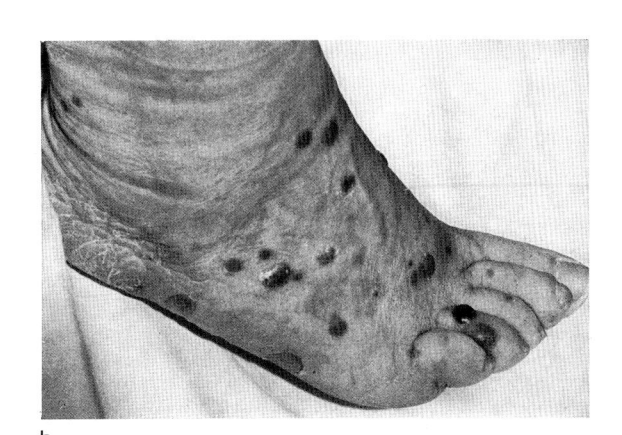

a b

Abb. 19.28a und b. Hautmetastasen bei lymphoretikulärem Sarkom. 56j. Mann

chromen Charakter aufweist und zudem durch ein *niedriges Serumeisen* und eine niedrige Serumeisenbindungskapazität charakterisiert ist. Die *Leukozytenwerte* sind uncharakteristisch. Einzig das Ewing-Sarkom kann, wie bereits erwähnt, mit einer *Leukozytose* einhergehen. Gelegentlich, vor allem in den terminalen Phasen der Krankheit, werden *Tumorzellen* ins Blut ausgeschwemmt. Die Entdeckung derartiger Tumorzellen im Blut kann diagnostisch wertvoll, ihr Erscheinen aber auch ein signum mali ominis sein. Gelegentlich, vor allem bei Kindern, werden diese Zellen leukämieartig ausgeschwemmt, man spricht dann von Leukosarkomatose oder tumorbildender Leukämie. Diese Fälle illustrieren, wie nahe verwandt die malignen Lymphome und die unreifzelligen Leukosen und Retikulosen sind, daß sie im Grunde genommen nur verschiedene Erscheinungsformen derselben Krankheit darstellen.

Eine große diagnostische Hilfe ist beim Lympho- und Retikulosarkom die *Lymphknotenpunktion*, bei Invasion des Knochenmarks auch das *Sternalmark*. Aus dem Punktat gelingt immer die Diagnose Sarkom, indem der Prozentsatz der pathologischen Zellen meist über 80% beträgt, diese aber im Unterschied zum Karzinom keine straffen Zellverbände bilden. Der Kundige ist auch in der Lage, die Differenzierung zwischen Lympho- und Retikulosarkom zu treffen. Beim Retikulosarkom sind die Zellen relativ groß, die Polymorphie im Unterschied zum Lymphosarkom sehr ausgeprägt, das zytologische Bild dementsprechend sehr unruhig. Die locker siebförmig oder weitmaschig gebauten Kerne des Retikulosarkoms enthalten in der Regel große basophile Nukleolen, beim Lymphosarkom sind die Nukleolen viel weniger auffällig, sie können auch vollständig fehlen.

Entscheidend für die Diagnose ist die *Histologie*. Der moderne Pathologe wird anstelle des Lymphosarkoms die Diagnose *malignes Lymphom lymphozytärer Typ,* wobei eine differenzierte und wenig differenzierte Form unterschieden werden kann, stellen. Das maligne Lymphom Stammzelltyp entspricht dem Retikulosarkom. Schließlich gibt es nach Rappaport ein malignes Lymphom vom gemischtzelligen bzw. histiozytären Typ, womit angedeutet ist, daß lymphatische und retikuläre Elemente am Aufbau des Tumors beteiligt sind. Bei allen drei Formen des malignen Lymphoms kann ein nodulärer und diffuser Typ unterschieden werden. Die noduläre Form kann im Verlauf der Erkrankung in die diffuse übergehen. Im allgemeinen ist die Prognose der nodulären Form etwas besser.

Eine Sonderform eines nodulären malignen Lymphoms stellt das **großfollikuläre Lymphoblastom** Brill-Symmers *(Germinoblastom Lennert)* dar. Vom klinischen Standpunkt aus gibt es eine Form von malignem Lymphom mit ausgesprochen schleichendem Verlauf; in diesen Fällen wird vom Pathologen nicht selten die Diagnose *großfollikuläres Lymphoblastom* gestellt. Die Erfahrung hat aber gezeigt, daß sich die Krankheit nicht in allen diesen Fällen über Jahre erstreckt und daß nicht selten relativ früh eine Exazerbation auftritt und der Pathologe dann einen Übergang in ein Lympho- oder Retikulosarkom feststellen kann. Der Begriff der Brill-Symmerschen Krankheit ist deshalb – und damit auch die prognostische Bedeutung des großfollikulären Lymphoblastoms – höchst fragwürdig geworden.

Bei Knochenlokalisation ist die Differentialdiagnose gegenüber dem eosinophilen Granulom durchzuführen. Das **eosinophile Granulom** befällt vorwiegend Kinder und jugendliche Individuen. Typisch sind solitäre, seltener multiple, osteolytische Prozesse in den Knochen (Abb. 19.29), welche rasche Progredienz zeigen und sich röntgenologisch als ovale, oder polyzyklische Defekte mit unscharfer Begrenzung darstellen.

Die klinischen Allgemeinerscheinungen sind in der Regel gering, insbesondere ist der Blutbefund nicht typisch. Geringgradige Eosinophilie und Monozytose kommen vor. Es sind auch subfebrile Verlaufsformen beschrieben. Serumphosphatase, Kalzium und Phosphor sind nicht verändert.

Lymphogranulom Hodgkin

Das *Lymphogranuloma Hodgkin* nimmt innerhalb der malignen Lymphome eine Sonderstellung ein. Es ist eine häufig mit *Fieberschüben* verlaufende Erkrankung unbekannter Ätiologie, die vorwiegend das lymphatische Gewebe betrifft, zytologisch durch das Vorhandensein von einkernigen Hodgkin- und mehrkernigen Sternbergschen Riesenzellen, histologisch durch ein typisches Granulationsgewebe gekennzeichnet ist. Das *Lymphogranulom* ist vorwiegend eine Erkrankung des *jüngeren* und *mittleren Lebens-*

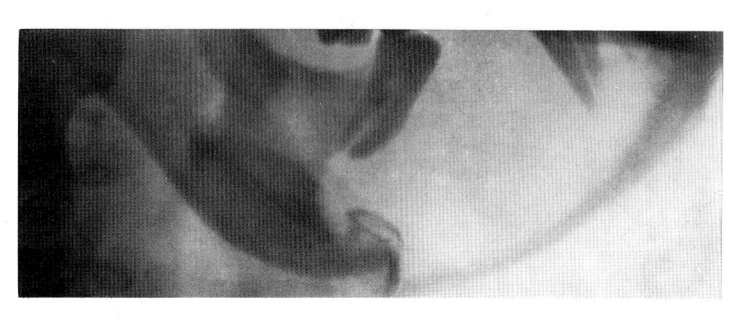

Abb. 19.29. *Eosionophiles Granulom* mit weitgehender Zerstörung des Unterkiefers. Einige Zähne sind in der Osteolyse erkennbar. 26j. Mann

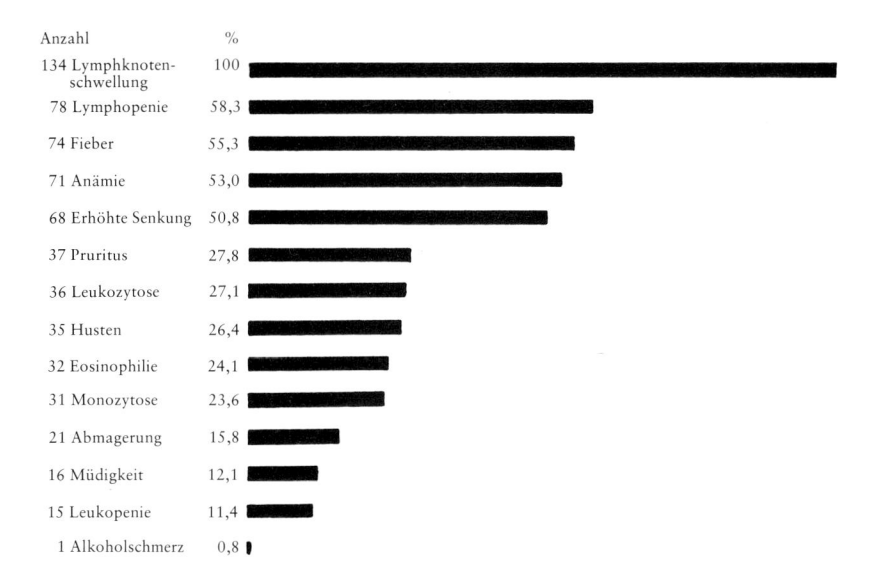

Anzahl		%	
134	Lymphknotenschwellung	100	████████████████████████
78	Lymphopenie	58,3	██████████████
74	Fieber	55,3	█████████████
71	Anämie	53,0	█████████████
68	Erhöhte Senkung	50,8	████████████
37	Pruritus	27,8	███████
36	Leukozytose	27,1	███████
35	Husten	26,4	██████
32	Eosinophilie	24,1	██████
31	Monozytose	23,6	██████
21	Abmagerung	15,8	████
16	Müdigkeit	12,1	███
15	Leukopenie	11,4	███
1	Alkoholschmerz	0,8	▏

Abb. 19.30. *Lymphogranulom:* Häufigkeit der Symptome bei erster Untersuchung. Der niedrige Prozentsatz des Alkoholschmerzes beruht darauf, daß früher auf dieses Symptom zu wenig geachtet wurde (nach *Winterhalter*)

alters, muß aber in jeder Altersstufe in Erwägung gezogen werden. *Männer* sind häufiger betroffen.
Die diagnostisch wegleitende Trias ist: *Lymphknotenvergrößerung, Fieber* und *Pruritus.* Bei einem Krankheitstyp stehen die Lymphknotenschwellungen ganz im Vordergrund. Die Kranken bemerken oft ganz zufällig an irgendeiner Körperstelle, aber in der Regel im Bereich des *Halses,* eine schmerzlose, langsam zunehmende Schwellung. Der Arzt stellt mäßig derbe, nicht druckschmerzhafte, einzelstehende oder auch multiple, zu Paketen verbackene Lymphknoten fest, über denen die Haut in der Regel gut verschieblich ist. Am häufigsten ist die erste Manifestation im Bereich der *zervikalen,* dann *mediastinalen* und *axillären* Lymphknoten zu finden. Die abdominalen und inguinalen Lymphknoten sind seltener primär befallen. Die Betroffenen können sich im übrigen subjektiv ganz wohl fühlen, und sämtliche Laboratoriumsbefunde können ein völlig negatives Resultat ergeben. In *anderen* Fällen werden die Lymphknotenschwellungen erst im Verlaufe einer schweren Krankheit mit stark mitgenommenem Allgemeinbefinden, wellenförmigem Fieber vom Pel-Ebstein-Typ, Leukozytose, sozusagen als Zufallsbefund entdeckt. Dann ist aber selten nur eine Lymphknotenstation befallen; in der Regel handelt es sich um ein generalisiertes Leiden mit Erkrankung verschiedener Lymphknoten und Organe. Man findet daher klinisch in der Regel beim Abtasten Hals- und Axillärlymphknoten, seltener auch die *Inguinallymphknoten* vergrößert. Erst seit die *Lymphographie* häufiger durchgeführt wird, ist bekannt geworden, daß die abdominalen Lymphknoten sehr oft beteiligt sind (Abb. 19.31). Diese Untersuchungsmethode ist daher für die Lokalisation und Aufdeckung von Hodgkinherden unentbehrlich geworden. Pathologisch-anatomisch finden JACKSON und PARKER (1947) bei der Lymphogranulomatose die Milz in

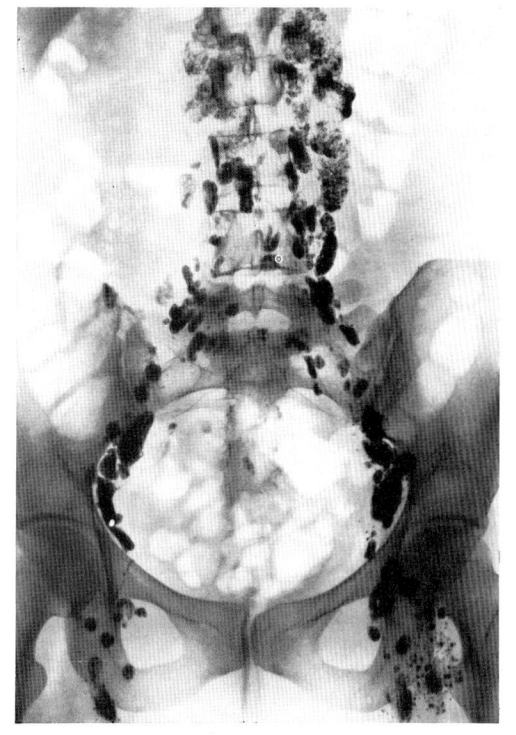

Abb. 19.31. Lymphogramm bei Morbus Hodgkin (Speicherbild). Geschwollene Lymphknoten beidseits, besonders links, mit deutlicher streifiger Auflockerung der Speicherstruktur. Die Lymphknoten im Bereich des Beckens sind im Gegensatz dazu unauffällig und zeigen eine intensive Kontrastspeicherung

56%, die Leber in 30%, die Haut in 30%, Knochen in 23%, die Lungen in 41% und den Magen-Darm-Trakt in 5% betroffen.
Ein noch nicht erklärtes, aber sehr häufig beobach-

tetes Phänomen ist eine nach Alkoholgenuß recht *schmerzhafte Sensation* im Bereich des Hodgkin-Lymphknotens. Dieser diagnostisch wertvolle, gelegentlich sogar für die Lokalisation versteckter Knoten brauchbare *Alkoholschmerz* ist daher stets anamnestisch zu erfragen oder zu provozieren.

Manchmal treten die Lymphknotenschwellungen in dem klinischen Erscheinungsbild ganz zurück, und es stehen durch die Knoten bedingte lokale Stauungserscheinungen im Vordergrund (beidseitige, vorwiegend rechts gelegene Pleuraergüsse, chylöse Pleuraergüsse, Aszites).

Klinisch sind die Fälle, in denen ausschließlich die *Hilus-* oder *mediastinalen Lymphknoten (mediastinale Form)*, die Lymphknoten im Bereich der Lunge (*pulmonale Form*, eventuell miliare oder kavernöse Lymphogranulomatose) oder im Bereich des Abdomens (*abdominale Form*) erkranken, ausgesprochen selten. Auch die ausschließlich lienale Form, bei welcher einzig ein Milztumor vorliegt, ist eine Rarität. Sozusagen immer sind auch andere Lymphknoten erkrankt, was die Diagnose erleichtert.

Zu wenig bekannt ist, daß das Lymphogranulom Hodgkin recht häufig Zeichen von *Rückenmarkskompression* bis zur vollständigen Paraplegie verursacht. Röntgenologisch sind Knochenherde nur in einem Teil nachweisbar, weil paravertebrale Lymphome direkt durch die Foramina epidural wachsen können oder auch die Blutversorgung unterbrechen. Das Nervensystem ist jedoch das einzige

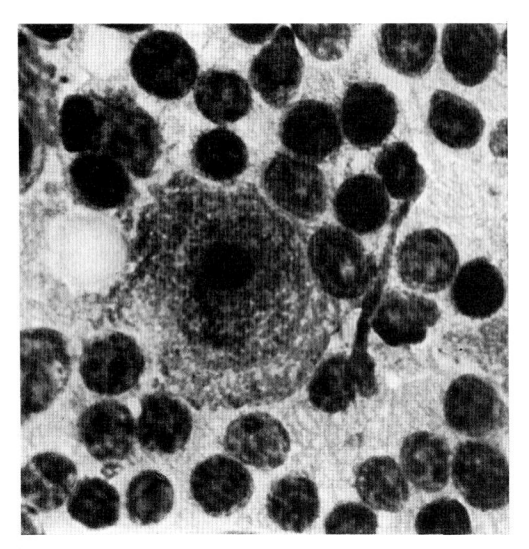

Abb. 19.32. Lymphknotenpunktat mit großer Zelle (Hodgkin-Zelle) bei Lymphogranulom

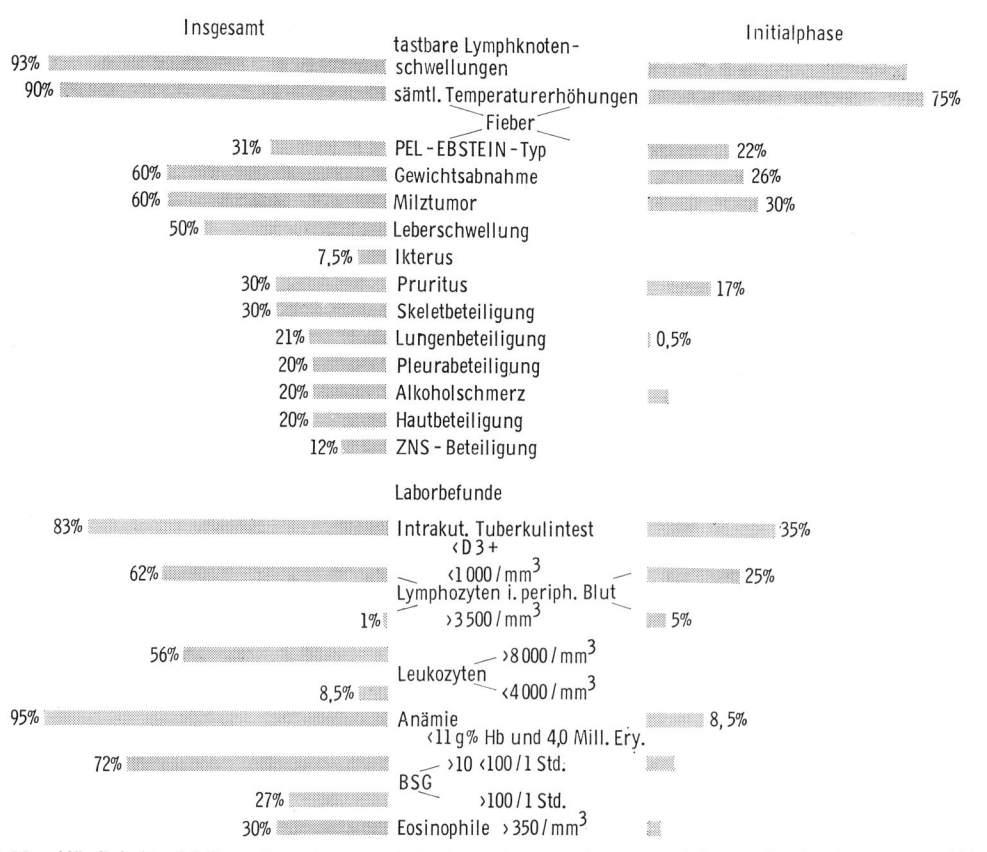

Abb. 19.33. Häufigkeit wichtiger Symptome bei der Lymphogranulomatose (eigene Beobachtungen und Literaturangaben) (nach *Begemann, Rastetter* und *Kapoth*). Die Angaben über die Häufigkeit der einzelnen Symptome, speziell in der Initialphase wechseln stark

Organ, das von der Lymphogranulomatose nicht direkt betroffen ist. Alle neurologisch faßbaren Krankheitserscheinungen sind Folge eines Druckes von außen.

Herpes zoster wird in 3% der Hodgkin-Patienten beobachtet, periphere Neuropathie ist selten.

Laborbefunde: Zunächst muß hervorgehoben werden, daß die Laborbefunde, insbesondere bei der asymptomatischen Form des Morbus Hodgkin völlig im Stiche lassen können. Bei fortgeschrittenem Morbus Hodgkin sind wohl die *Lymphopenie,* die *erhöhte Senkungsreaktion* und *Anämie* die zuverlässigsten Befunde. Im Schub besteht auch meistens eine Leukozytose, auch die alkalische Leukozytenphosphatase ist häufig erhöht. Dagegen wird die lehrbuchmäßig typische Eosinophilie häufig vermißt. Da Patienten mit aktivem Morbus Hodgkin erhebliche Immundefekte aufweisen, können verschiedene immunologische Reaktionen negativ oder verzögert ausfallen, so kann z.B. die Tuberkulinprobe bei gleichzeitig bestehender florider Tbc. negativ sein.

Das *Knochenmarkspunktat* trägt selten zur Diagnose Morbus Hodgkin bei. Nur in vereinzelten Fällen kann man im Sternalmark Hodgkin- und Sternbergsche Riesenzellen feststellen. Dagegen kommt der *Lymphknotenpunktion* große diagnostische Bedeutung zu. Das Punktat ist in ca. 80% positiv und dann absolut eindeutig. Charakteristisch ist das Nebeneinander von reichlich Lymphozyten, Eosinophilen, Retikulumzellen, Epitheloidzellen und den unverkennbaren großen einkernigen Hodgkin-Zellen und mehrkernigen Sternbergschen Riesenzellen. Pathognomonisch für die Hodgkin- und Sternbergsche Riesenzelle sind der locker gebaute, z.T. schollige Kern, der große tiefblaue kraterartige Nukleolen enthält (Abb. 19.32). Wird die Untersuchung von einem Fachkundigen durchgeführt, erübrigt sich in vielen Fällen die Histologie.

Neben der Zytologie ist der einzige sichere Weg zur Diagnose die *histologische Untersuchung* eines exzidierten Lymphknotens. Die Histologie ist charakterisiert durch ein Granulationsgewebe, bestehend aus Lymphozyten, Eosinophilen, Histiozyten, Epitheloidzellen, Retikulumzellen, schließlich den typischen Hodgkinzellen und Sternbergschen Riesenzellen; das Granulationsgewebe wird abgelöst von Nekrosen und hyalinen Feldern.

Die Häufigkeit der wichtigsten Symptome beim Lymphogranulom während der Initialphase und späteren Krankheit, wird in Abb. 19.33 dargestellt.

Schließlich sei darauf hingewiesen, daß das *Lymphogranulom* nicht mehr zu den tödlich verlaufenden Krankheiten gehört. Die Aussichten auf Heilung und längere Überlebenszeit sind durch eine lege artis durchgeführte Röntgen- und Zytostatika-Therapie recht groß geworden. Prognostisch wichtig ist jedoch der Grad der Ausbreitung der Erkrankung bei Therapiebeginn. Die modifizierte, von PETERS gegebene Einteilung ist allgemein anerkannt, sie umfaßt vier Stadien:

I Befall einer einzigen Lymphknotengruppe oder Ausbildung eines einzigen Krankheitsherdes.

Leichte Vergrößerung:

akute und chronische Infektionen
hämolytische Anämie
akute Leukämie
Leberzirrhose

Ausgesprochene Vergrößerung:

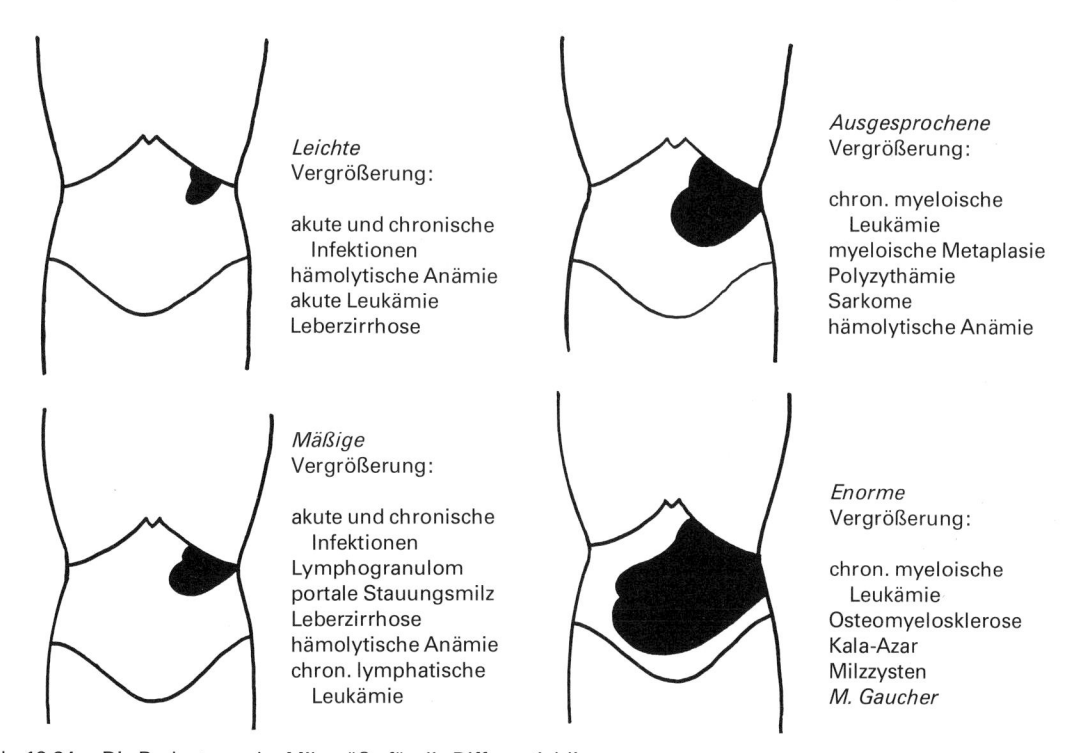

chron. myeloische Leukämie
myeloische Metaplasie
Polyzythämie
Sarkome
hämolytische Anämie

Mäßige Vergrößerung:

akute und chronische Infektionen
Lymphogranulom
portale Stauungsmilz
Leberzirrhose
hämolytische Anämie
chron. lymphatische Leukämie

Enorme Vergrößerung:

chron. myeloische Leukämie
Osteomyelosklerose
Kala-Azar
Milzzysten
M. Gaucher

Abb. 19.34. Die Bedeutung der Milzgröße für die Differentialdiagnose

II Befall von zwei oder mehreren Lymphknotengruppen oberhalb oder unterhalb des Zwerchfells.
III Befall von zwei oder mehreren Lymphknotengruppen oberhalb und unterhalb des Zwerchfells inklusive Milz.
IV Organbefall von Knochen, Lunge, Darm, Leber, Nieren usw.

Lokalisierte Milzgeschwülste und -zysten

Die Diagnose dieser seltenen Leiden ist in der Regel sehr schwierig. Es kommen vor: *Lymphangiokavernome, isolierte Milzsarkome, parasitäre* (Echinokokkus s. S. 416 u. 584) und *nicht-parasitäre Milzzysten*. Die Punktion ergibt in diesen Fällen eiweißreiches Exsudat. Selten ist bei der Palpation Fluktuation nachweisbar.

Die primäre, nicht parasitäre, wahrscheinlich neoplastische **Milzzyste** ist selten. Man muß an diese Krankheit denken, wenn eine palpatorisch als zystischer benigner Tumor imponierende Splenomegalie vorliegt, über deren Pathogenese nichts Sicheres ausgesagt werden kann (s. Abb. 19.2).

Literaturauswahl

Adner, P.L., G. Wallenius, I. Werner: Macroglobulinemia and myelomatosis. Acta med. scand. 168 (1960), 431

von Albertini, A.: Histologische Geschwulstdiagnostik. Thieme, Stuttgart 1955

Becker, I., F. Gauwerky: Maligne Lymphome (Interdisziplinäre Diskussionen Deutscher Röntgenkongreß 1968). Urban & Schwarzenberg, München 1969

Becker, J., E. Wolfert: Beitrag zur Klinik und Differentialdiagnose des Retothelsarkoms. Z. klin. Med. 148 (1952), 360

Begemann, H., H. Rastetter, U. Fink: Zur Klassifizierung der Lymphocyten. Med. Klin. (1963), 706

Begemann, H., J. Rastetter, W. Kapoth: Klinische Hämatologie. Thieme, Stuttgart 1970

Bilger, R.: Das großfollikuläre Lymphoblastom (Brill-Symmersche Krankheit). Ergebn. inn. Med. Kinderheilk. 5 (1954), 642

Bouroncle, B.A., B.K. Wiseman, Ch. A. Doan: Leucemic Reticuloendotheliosis. Blood 13 (1958), 609

Casal, P.: Considérations générales sur les hémoblastoses. La Réticulose histomonocytaire et les leucémies à monocytes. Sem. Hôp. Paris 24 (1948), 803

Cassileth, P.A., G.A. Hyman: Benign familial erythrocytosis. Report of three cases and a review of the literature. Amer. J. med. Sci. 251 (1966), 98/692

Charache, S., D.J. Weatherall, J.B. Clegg: Polycythemia associated with a hemoglobinopathy. J. clin. Invest. 45 (1966), 813

Dameshek, W., F. Gunz: Leukemia. Grune & Stratton, New York 1964

Dameshek, W., S. Estren: The spleen and hypersplenism. Grune & Stratton, New York 1947

Dittrich, H.: Zur Frage der eosinophilen Leukämie. Acta haemat. (Basel) 7 (1952), 230

Doan, Ch.A.: Hypersplenism. Bull. N.Y. Acad. Med. 25, (1949), 625

Eppinger, H.: Die hepatolienalen Erkrankungen. Springer, Berlin 1920

Fischer, J., R. Wolf: Grundlagen und Technik der Milzszintigraphie. Acta hepato-splenol. 10 (1963), 209

Franklin, E.C., J. Lowenstein, B. Bigelow, M. Meltzer: Heavy Chain Disease – A New Disorder of Serum-Globulin. Amer. J. Med. 37 (1964), 332

Gunz, F.: Hemorrhagic Thrombocytemia, a critical revue. Blood 15 (1960), 706

Hartmann, G.: Diagnostische Maßnahmen bei tropischen Erkrankungen. Internist 7 (1966), 606

Heilmeyer, L., H. Begemann: Blut und Blutkrankheiten. In: Hdb. der inneren Medizin; Hrsg. G. von Bergmann, W. Frey, H. Schwiegk, Springer, Berlin 1943

Heilmeyer, L., A. Hittmair: Hdb. der gesamten Hämatologie, spezielle Hämatologie Bd. III, Urban & Schwarzenberg, München 1960

Israels, M.C.G.: The reticulosis. In: Modern Trends in Blood Diseases; Hrsg. J.F. Wilkinson. London 1955

Jackson, H., F. Parker: Hodgkin's Disease and Allied Disorders. Oxford University Press, New York 1947

James, A.H.: Hodgkin's disease with and without alcoholinduced pain. A clinical and histological comparison. Quart. J. Med. 29 (1960), 46

Kappeler, R., A. Krebs, G. Riva: Klinik der Makroglobulinämie Waldenström. Helv. med. Acta 25 (1958), 45

Keiser, G.: Bilharziose, Praxis 56 (1967), 1554

Keiser, G.: Tumorzellausschwemmung bei malignen Tumoren des lymphatischen und retikulären Systems. Acta haemat. 23 (1960), 29

Keiser, G.: Retikulosen. Z. Klin. Med. 157 (1961), 14

Keiser, G.: Die Bedeutung der alkalischen Leukocytenphosphatase. Schweiz. med. Wschr. 97 (1967), 245

Keiser, G.: Die Panmyelopathien. Helv. med. Acta, 37 (1973) 265

Keiser, G., H.R. Walder: Die idiopathische und die medikamentös bedingte erworbene aplastische Anämie. Schweiz. med. Wschr. 100 (1970), 697

Keiser, G., J. Rüttner, H. Wacker, O. Meienberg und A. Luz: Hypereosinophiles Syndrom mit Endocarditis parietalis fibroplastica Löffler bei Lymphogranuloma Hodgkin. Dtsch. med. Wschr. 99 (1974) 1820

Kril, C.E., H.O. Smith, A. Mauer: Chronic idiopathic granulocytopenia. New Engl. J. Med. 270 (1964), 973

Loew, M., K. Lennert: Ist die klinische Unterscheidung eines Lymphogranuloms und eines Paraganglioms möglich? Dtsch. med. Wschr. 80 (1955), 405

Lukes, R.J.: The american concept of malignant Lymphoma. Symp. Japan. Cancer Soc. Sendai, Japan (1963)

Märki, H.H., F. Wuhrmann: Dysproteinämien und Paraproteinämien. Schwabe, Basel 1963

Markoff, N.: Klinik des portalen Hochdrucks. Helv. med. Acta 21 (1954), 348

Markoff, N.: The Therapy of Portal Hypertension. International Symposium Bad Ragaz. Thieme, Stuttgart 1968

Marti, H.R.: Die Paraproteinämien. Schweiz. med. Wschr. 95 (1965), 381

Medoff, A.S., E.D. Bayrd: Gaucher's disease in 29 cases: Hematologic complications and effect of splenectomy. Ann. intern. Med. 40 (1954), 481

Moeschlin, S.: Die Milzpunktion. Schwabe, Basel 1947

Mundt, E.: Das Retothelsarkom und die Retothelsarkomatose. Ergebn. inn. Med. Kinderheilk. 3 (1952), 365

Munk, K.: Beitrag zum Wesen der osteosklerotischen Myelopathie. Acta haemat. (Basel) 3 (1950), 293

Naegeli, O.: Differentialdiagnose in der inneren Medizin. Leipzig 1943

Orfanos, C., G.K. Steigleider: Die tumorbildende kutane Form des Morbus Waldenström. Dtsch. med. Wschr. 92 (1967), 1449

Ossermann, E., K. Takatsuki: Clinical and immunochemical studies of four cases of heavy (H^2) chain disease. Amer. J. Med. 37 (1964), 332

Ozer, F.L., W.E. Truax, D.C. Miesch, V.C. Levin: Primary Hemorrhagic Thrombocytemia. Amer. J. Med. 28 (1960), 807

Rädl, J., J. Masopust: Idiopathische Paraproteinämie. Schweiz. med. Wschr. 94 (1964), 961

Reiss, O.: Leukemoid reaction due to hypernephroma. J. Amer. med. Ass. 180 (1962), 100

Rilliet, B., J. F. Rougemont: Reflexions à propos de quatre observations de réticulosarcome. Rev. méd. Suisse rom. 73 (1953), 113

Riva, G.: Das Serumeiweißbild. Praxis 40 (1951), 65

Riva, G.: Idiopathische Begleitparaproteinämien. Helv. med. Acta 31 (1964), 285

Rohr, K.: Das menschliche Knochenmark. 3. Aufl. Thieme, Stuttgart 1960

Rohr, K.: Myelofibrose und Osteomyelosklerose (Osteomyeloretikulose-Syndrom). Acta haemat. (Basel) 15 (1956), 209

Rosenthal, N.: The lymphomas and leukemias. Bull. N. Y. Acad. Med. 30 (1954), 583

Roth, A., P. Frick: Linksseitiger Oberbauchtumor. Praxis 54 (1965), 1323

Rüttimann, A.: Progress in lymphology. Int. Symp. Lymphology. Thieme, Stuttgart 1967

Rüttner, J. R.: Die pathologische Anatomie der Leukosen. Path. Microbiol. 27 (1964), 723

Rüttner, J. R.: On the Classification of Neoplastic Proliferations of the Reticulo-Endothelial System. Symp. Lymph. Tumors in Africa, Paris 1963. Karger, Basel 1964, 410

Schaub, F.: Zum Krankheitsbild und zur Differentialdiagnose der Makroglubulinämie Waldenström. Schweiz. med. Wschr. 82 (1952), 890

Scheuerlen, P. G.: Klinik und Diagnose des Bence-Jones-Plasmozytoms. Dtsch. med. Wschr. 90 (1965), 1389

Schmid, M.: Zur Leberhistologie der verschiedenen Formen des portalen Hochdruckes. International Symposium Bad Ragaz. Thieme, Stuttgart (1968)

Schulten, H., V. Kanzow: Makroglobulinämie. Folia haemat. (Frankf.) 1 (1956), 1

Schwarz, G., W. Hoffmeister, K. R. Loewe: Ein bisher unbekannter Mechanismus der Entstehung von Hypercalciämien bei der Leukämie. Dtsch. med. Wschr. 91 (1966), 2153

Winterhalter, K. H.: Verlauf und Prognose der Lymphogranulomatose anhand von 140 Fällen. Dissertation. Zürich 1961

Wuhrmann, F., Ch. Wunderly: Die Bluteiweißkörper des Menschen. Schwabe, Basel 1957

20 Schmerzen im Bereich des Abdomens

R. AMMANN

Allgemeine Bemerkungen zum Abdominalschmerz

Unterscheidung zwischen viszeralen und somatischen Schmerzen

Die Abdominalorgane werden auf zweifache Weise sensibel versorgt. Aus Eingeweiden und Peritoneum viscerale entspringen Fasern des vegetativen Nervensystems („viszeraler Schmerz"), aus Bauchwand inkl. Peritoneum parietale und Mesenterialansatz solche des zentralen Nervensystems („somatischer Schmerz"). Die charakteristische Symptomatik von viszeralem und somatischem Schmerz ist schematisch in Tab. 20.1 zusammengestellt. Hauptursache für viszerale Schmerzen sind v.a. rasche, massive Druckerhöhung in Hohlorganen, Kapselspannung sowie intensive Muskelkontraktionen. Typischerweise wird der viszerale Schmerz in oder nahe der Mittellinie des Abdomens verspürt (Tab. 20.1). Somatischer Schmerz entsteht vor allem bei Reizung des parietalen Peritoneums (z.B. Peritonitis) oder des Mesenterialansatzes. Dieser Schmerz ist lokalisiert am Ort der maximalen Entzündung (z.B. rechter Unterbauch bei Appendizitis). Die Schmerzausstrahlung bei viszeralem Schmerz erfolgt in Gebiete, die dem gleichen Neurosegment angehören wie das erkrankte Organ (Tab. 20.2).

Tabelle 20.1. Differentialdiagnose zwischen viszeralem und somatischem Schmerz

Charakteristika	Viszeraler Schmerz	Somatischer Schmerz
Ausgangsort	V.a. abdominale Hohlorgane	V.a. Peritoneum parietale inkl. Bauchwand u. Retroperitoneum
Leitung	Nn. splanchnici bilat.	Segmentale sensible Fasern unilateral
Auslösung	V.a. Dehnung und Spasmus	Alle Formen von Gewebeschädigung
Empfindung	Krämpfe, bohrender oder nagender Schmerz	Dumpfer bis scharfer Dauerschmerz
Lokalisation	Unbestimmt, symmetrisch, nahe der Mittellinie	Umschrieben, asymmetrisch, oft seitlich
Nebenerscheinungen	Unruhe, Nausea, Erbrechen, Blässe, Schwitzen	Lage- und Bewegungsabhängigkeit
Erleichterung	Herumgehen, sich winden	Bettruhe, in Schonhaltung
Verschlimmerung	Ruhe	Erschütterung, Husten, Niesen, Bewegungen

Tabelle 20.2. Segmentale Lokalisation viszeraler Schmerzen

Organ	Segment	Dermatom
Zwerchfell	C_{3-5}	Hals bis Deltoidgegend
Herz	$C_5 - Th_6$	Arm bis Xiphoid
Ösophagus	$Th_1 - Th_6$	Kleinfinger bis Xiphoid
Oberbauchorgane	$Th_6 - Th_8$	Xiphoid bis Epigastrium, untere Scapulagegend
Dünndarm und rechtes Kolon	$Th_9 - Th_{10}$	Periumbilikal
Linkes Kolon	$Th_{11} - Th_{12}$	Unterbauch

Bei abdominellen Schmerzen sind hauptsächlich folgende Möglichkeiten in Betracht zu ziehen:

Tabelle 20.3. Ursachen für Abdominalschmerzen

I. Intraabdominale Prozesse
  A. *Mit generalisierter Peritonitis* (s. S. 497).
    1. Perforation eines Hohlorgans (z.B. Ulkus, Gallenblase, Appendix, Divertikel)
    2. Primär bakterielle Peritonitis (z.B. Pneumokokken, Tuberkulose)
    3. Nichtbakterielle Peritonitis (z.B. gallige Peritonitis, Ruptur einer Ovarialzyste, Hämoperitoneum)
    4. Familiäres Mittelmeerfieber
  B. *Lokalisierte Peritonitis*
     Appendizitis (s. S. 495)
     Cholezystitis (s. S. 524)
     Ulkus (s. S. 516)
     Meckel-Divertikel (s. S. 594)
     Morbus Crohn (s. S. 545)

Tabelle 20.3. (Fortsetzung)

      Kolon-Divertikulose (s. S. 544)
      Kolitis (ulzeröse, bazilläre, Amöben) (s. S. 539)
      Abdominaler Abszeß
      Pankreatitis (s. S. 527)
      Hepatitis (viral, toxisch) (s. S. 568, 574)
      Pelvoperitonitis / Mittelschmerz
      Perihepatitis gonorrhoica
      Lymphadenitis (s. S. 496)
  C. *Schmerzen bei massiver Druckerhöhung* (Hohlorgane, Kapselspannung)
      Mechanischer Ileus (s. S. 493)
      Intestinale Hypermotilität (z. B. Gastro-Enterokolitis, Reizkolon) (s. S. 504)
      Biliäre Obstruktion (s. S. 521)
      Ureterobstruktion / Nierenkapselspannung
      Leberkapselspannung (s. S. 498, 526)
      Uterusobstruktion
      Aortenaneurysma (s. S. 501)
  D. *Ischämieschmerz*
      Inkarzeration einer Hernie
      Angina abdominalis (s. S. 500)
      Thromboembolische Gefäßverschlüsse (mesenterial, Milz, Leber) (s. S. 500)
      Torsion von Organen (z. B. Gallenblase, Ovarialzyste, Appendices epiploicae, Dünndarmvolvulus)
      Darmwandblutung
      Tumornekrose
  E. *Retroperitonealprozeß* (z. B. Neoplasma, Hämatom, Aortenaneurysma) (s. S. 502)
II. **Extraabdominale Prozesse**
  A. *Thorakal*
      Pneumonie / Pleuritis (s. S. 328)
      Embolie (s. S. 404)
      Empyem (s. S. 331)
      Herzinfarkt (s. S. 314)
      Myokarditis, Perikarditis (s. S. 257, 323)
      Ösophagitis, Ösophagusruptur (s. S. 335)
      Ösophagusspasmus / Achalasie (s. S. 337)
  B. *Neurogen*
      Neuritiden / Neuralgien (s. S. 499, 711)
      Radikuläre Schmerzen bei Wirbelsäulenaffektionen (s. S. 712)
      Herpes zoster (s. S. 499)
      Tabes (s. S. 499)
  C. *Metabolische Störungen* (s. S. 497)
      Porphyrie (s. S. 85)
      Endokrine Leiden (z. B. Diabetes, M. Addison, Phäochromozytom) (s. S. 497)
      Hämochromatose (s. S. 579)
      Hyperlipämie (s. S. 497)
  D. *Intoxikationen* (s. S. 497)
      Urämie (s. S. 614)
      Blei, Arsen, Thallium (s. S. 497)
  E. *Verschiedenes*
      Hypersensitivitätsreaktion (z. B. Serumkrankheit) (s. S. 499)
      Trauma
      Muskelaffektion (z. B. M. Bornholm) (s. S. 499)
      Neurosen, Psychosen (s. S. 499)
      Pellagra
      Kollagenosen (s. S. 498)
      Akute Hämolyse (s. S. 499)
      Purpura Schönlein-Henoch (s. S. 499)

Schmerzen mit akutem Beginn

Beginn und Intensität der Abdominalschmerzen einerseits, Lokalbefund und Allgemeinsymptome andererseits sind entscheidend für die erste notfallmäßige Beurteilung von Patienten mit akuten Abdominalschmerzen. Vor allem wichtig sind diese Kriterien für die Unterscheidung von primär chirurgisch zu behandelnden Fällen („akutes chirurgisches Abdomen") und klinisch ähnlichen Schmerzzuständen, die konservativ anzugehen sind („akutes internistisches Abdomen"). Diese Differentialdiagnose stellt eine schwierige, verantwortungsvolle Aufgabe des Arztes dar, die in vielen Fällen nur durch enge Zusammenarbeit zwischen internistisch und chirurgisch tätigen Ärzten gelöst werden kann.

Von diesen perakuten Abdominalschmerzen abzugrenzen sind chronische und in Schüben rezidivierende Abdominalschmerzen mit weniger intensiven Allgemein- und Lokalsymptomen und ohne entsprechende Hinweise auf eine chirurgische Notfallsituation (s. S. 503).

Akutes Abdomen

Als „akutes Abdomen" bezeichnen wir im Verlaufe weniger Stunden einsetzende, heftige *Abdominalschmerzen*, die wegen des Lokalbefundes und der Beeinträchtigung des Allgemeinzustandes als chirurgischer Notfall imponieren. Hauptsymptom ist der Spontanschmerz, der entweder als Kolik- oder Dauerschmerz verspürt wird. Beim „chirurgischen Abdomen" sind häufig umschriebene oder diffuse peritoneale Reizerscheinungen resp. Zeichen von Ileus nachweisbar, während diese beim „internistischen akuten Abdomen" in der Regel fehlen. Im Gegensatz zu kolikartigen (viszeralen) Schmerzen, z. B. Cholelithiasis, mechanischem Ileus usw., bei denen sich die Patienten vor Schmerzen krümmen und unruhig im Bett herumwerfen, verharren Patienten mit somatischem Dauerschmerz (z. B. akute Peritonitis) infolge peritonealer Reizerscheinungen völlig immobil in Rückenlage und vermeiden jede Art von Erschütterung. Besonders wichtige Zeichen peritonealer Reizung sind die Défense musculaire, der Loslaßschmerz, d. h. kurzdauernde, aber intensive Schmerzzunahme nach plötzlichem Abheben der palpierenden Hand und der Klopfschmerz im Bereich der stärksten peritonealen Reizung. Bei der physikalischen Untersuchung nicht zu vergessen sind die Perkussion der Leberdämpfung (fehlt i. a. bei Pneumoperitoneum), die Auskultation der Darmgeräusche („Totenstille" bei Peritonitis; hohe metallische Töne bei mechanischem Ileus) und die digitale rektale Untersuchung.

Diese lokalen Symptome werden oft von Allgemeinreaktionen begleitet, welche einerseits differentialdiagnostische Rückschlüsse auf die *Art* der zugrunde liegenden Erkrankung und andererseits auf die Ausdehnung und die *Schwere* des Prozesses zu ziehen erlauben: wie *Fieber, Leukozytose* mit oder ohne toxische Veränderungen, *Erbrechen, Wind-* und *Stuhlverhaltung, Tachykardie, fadenförmiger Puls, trockene Zunge, fleckige Rötung des Gesichts* mit *eingefallenen Wangen* und *spitzer Nase* (sog. *Facies hippocratica*), *Unruhe, kalter Schweiß, Blutdruckabfall, quälender Durst.*

Folgende Ursachen sind bei „akutem Abdomen" in Betracht zu ziehen:

a) *Intraabdominale Leiden i.a. mit dringender Operationsindikation*
  1. Akute Appendizitis (s. S. 495)
  2. Akuter mechanischer Ileus (s. S. 493)
     – inkarzerierte Hernie
     – Briden nach Abdominaloperationen
     – Tumoren, entzündliche Stenosen
     – Invagination, Volvulus
     – Fremdkörperobstruktion v. a. Gallensteine
  3. Perforation v. a. Magen-Duodenalulkus, Divertikel, ulzeröse Darmleiden
  4. Akute Cholezystitis mit Peritonitis (s. S. 524)
  5. Torsion (Ovarialzyste, Genitaltumor, Omentum)
  6. Ruptur der Tube bei Extrauteringravidität
  7. Vaskuläre Leiden (Mesenterialgefäßverschluß, Aortenaneurysma, Embolie der Aortenbifurkation (s. S. 500)

b) *Abdominalleiden, die ein akutes Abdomen simulieren, i.a. ohne Operationsindikation*
  1. Akute Pankreatitis (s. S. 527)
  2. Akute Entzündungen oder Koliken
     – des Magens (akute Gastritis) (s. S. 506)
     – des Darms (akute Enterocolitis, Diverticulitis, akute Enteritis regionalis, Colon irritabile) (s. S. 504f., 539ff.)
     – der Gallenblase (Cholelithiasis) (s. S. 521)
     – der Leber (akute Hepatitis, alkoholische Hepatitis, Hämochromatose, akute Leberstauung) (s. S. 568)
     – der Urogenitalorgane (Nephrolithiasis, Zystopyelitis, Salpingitis, Mittelschmerz)
  3. Mesenteriale Lymphadenitis (s. S. 496)
  4. Idiopathische, intestinale Pseudoobstruktion (s. S. 494)
  5. Allergische Abdominalkrise (s. S. 499)
  6. Familiäre, rezidivierende Polyserositis (s. S. 497)
  7. Perihepatitis acuta gonorrhoica (Fitz-Hugh-Curtis-Syndrom)

c) *Internistische Leiden, die ein akutes Abdomen simulieren können*
  s. Tab. 20.3, II A–E

Differentialdiagnose des „akuten Abdomens" auf Grund von Schmerzlokalisation und Hauptbefund

In nachstehender synoptischer Darstellung sind die Möglichkeiten nochmals aufgeführt, an welche bei einem akuten Abdomen *in erster Linie* gedacht werden muß. Praktisch wird der Arzt seine Vermutungsdiagnose auf Grund 1. der *Lokalisation* und 2. der *Hauptbefunde* des akuten Bauches stellen (Abb. 20.1).

Haupt- oder **Grundsymptome** (SAEGESSER 1972) sind
starke Schmerzen
Erbrechen
lokaler Druckschmerz
muskuläre Abwehrspannung (défense)
Loslaßschmerz
aufgetriebener Bauch
Schock und Kollaps

Lokalisationen

Sind nun *zwei* oder *mehrere* Hauptsymptome in einer der genannten Bauchregionen lokalisiert, so sind folgende Erkrankungen wahrscheinlich: (Abb. 20.2)

1. In der Regio epigastrica

mit Loslaßschmerz:
epigastrische Peritonitis als Folge einer freien *Ulkusperforation* (Bauch bretthart) oder einer *akuten Pankreatitis* (weiche défense)

ohne Loslaßschmerz:
akute Gastritis, Pankreatitis, akute Appendizitis (im Verlauf der nächsten 4 Stunden wird möglicherweise erst die Appendixgegend druckschmerzhaft), Koronarthrombose, Pneumonie, Pleuritis, Aneurysma dissecans, Coma diabeticum.

2. Nabelgegend

akute Appendizitis, eingeklemmte epigastrische oder Nabelhernie, akute Enterokolitis, mechanischer Ileus.

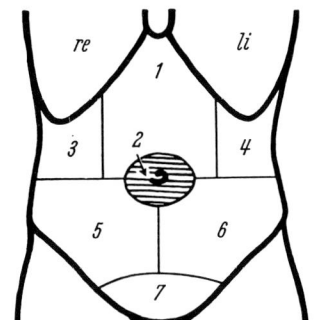

1. Epigastrium
2. Nabelgegend
3. rechtes Hypochondrium
4. linkes Hypochondrium
5. rechte Fossa iliaca
6. linke Fossa iliaca
7. Regio suprasymphysica

Abb. 20.1. Die *anatomischen Regionen*, in welchen sich die *Hauptsymptome* lokalisieren (nach *Saegesser* 1972)

Gallensteineinklemmung
Akute Cholezystitis
Perforiertes Ulcus duodeni

Perforiertes Magengeschwür

Akute Pankreatitis

Eingeklemmter Nabelbruch

Briden-Ileus-Divertikulitis

Akute Appendizitis
Eingeklemmter Schenkelbruch

Dickdarmkarzinom
Eingeklemmter Leistenbruch

Abb. 20.2. Die *wichtigsten Ursachen* des akuten Abdomens, die vom Arzt in erster Linie in Betracht gezogen werden müssen (*Saegesser* 1972). Erst nach Ausschluß dieser Möglichkeiten müssen die selteneren Ursachen (s. unten) überdacht werden

3. Rechtes Hypochondrium

mit starkem *Druck-*, aber ohne *Loslaßschmerz:*
Cholelithiasis mit Steineinklemmung
Pankreatitis (Kopf-)
mit *Loslaßschmerz:*
akute Cholezystitis,
Ulcus duodeni mit Penetration oder Perforation,
akute Appendizitis
Perihepatitis acuta gonorrhoica
ohne *Loslaßschmerz* und ohne scharf begrenzten Druckschmerz:
Nierenkolik
Pleuraschmerz (Pneumonie, Pleuritis)
Leberaffektion (akute Hepatitis, Stauung, Abszeß)
Porphyrie
Kollagenose

4. Linkes Hypochondrium

mit *Loslaßschmerz:*
Ulkusperforation
Pankreatitis
ohne *Loslaßschmerz:*
Hyperlipämie
Milz-Nieren-Affektion, z.B. Infarkt
Pankreasaffektion
Herzinfarkt
Pleuraschmerz (z.B. Pleuritis)
inkarzerierte Hiatushernie
Ösophagusruptur

5. Rechte Fossa iliaca

mit *Loslaßschmerz:*
Appendizitis
Adnexitis, Tubenruptur,
stielgedrehte Ovarialzyste

ohne *Loslaßschmerz:*
Zystopyelitis
Uretersteinkolik
Enteritis regionalis
basale Pleuritis
Lymphadenopathie
Beckenvenenthrombose
Adnexerkrankung (z.B. Mittelschmerz)

6. Linke Fossa iliaca

mit *Loslaßschmerz:*
akute Divertikulitis
ohne *Loslaßschmerz:*
Uretersteinkolik, Niereninfarkt
Kolondivertikulose, -itis,
Colon irritabile
bei Frauen wie unter 5.

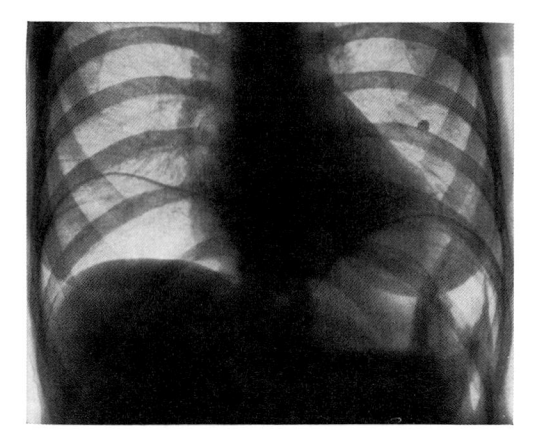

Abb. 20.3. Luftsichel unter dem rechten und linken Zwerchfell bei perforiertem Ulcus duodeni. 43j. Mann

kann mit intensiven Schmerzen, welche vorwiegend im linken oder rechten Unterbauch lokalisiert sind, einhergehen. Der „cordon iliaque" (walzenförmig kontrahierter Kolonabschnitt) und vor allem Fehlen jeder peritonealen Spannung sowie die Entleerung von Schleim und Membranen weisen auf diese Diagnose, die aber – wie das Colon irritabile – eine Diagnose per exclusionem darstellt. Vor allem bei Patienten über 40 Jahren denke man an Kolonkarzinom und Divertikulitis.

Peritonitis

Die *diffuse*, durch Bakterien bedingte *Peritonitis* bereitet kaum je differentialdiagnostische Schwierigkeiten. Das stark druckempfindliche, aufgeblähte Abdomen, das schon bei der geringsten Berührung schmerzhaft ist und einen ausgeprägten Entlastungsschmerz zeigt, führt stets zur richtigen Diagnose. Die Facies abdominalis ist bei diesen Fällen besonders ausgesprochen. Kranke mit Peritonitis vermeiden sorgfältig jede Bewegung; sie atmen oberflächlich; sie versuchen nicht, durch Eindrücken des Abdomens mit der Faust die Schmerzen zu verringern. Die Beine sind oft angezogen und bewegungslos. Dieses Bild unterscheidet sich in charakteristischer Weise von dem Verhalten beim Abdominalschmerz infolge *Spasmen* viszeraler Organe (Cholelithiasis, Nephrolithiasis, beginnender Obstruktionsileus). Auskultatorisch sind keine Darmgeräusche hörbar (ominöse Totenstille). Die Temperatur ist regelmäßig erhöht, und zwar rektal etwa 1–2° höher als axillär. Die Leukozytose erreicht hohe Werte.

Die häufigste *Ursache* der diffusen Peritonitis ist die *Magen-* oder *Zwölffingerdarmperforation*. Seltener sind *Darmperforationen* bei ulzerösen Prozessen (Typhus, Tuberkulose, Karzinom und Appendizitis). Weniger dramatisch verlaufen die *Pneumokokken-* und *Gonokokkenperitonitiden*, welche nicht primär, sondern im Anschluß an eine Pneumokokkenbakteriämie meist bei Pneumonie oder Nephrose auftreten. Betroffen sind vorwiegend Kinder. Bei alten resistenzlosen Patienten können die Symptome einer Pneumokokkenperitonitis so zurücktreten, daß sie gegenüber den Symptomen des Grundleidens nicht beachtet werden.

Eine „chemische" Peritonitis mit ähnlichem klinischen Bild wie die eitrige Peritonitis wird ausgelöst durch Austritt von Galle ins Peritoneum (nach Biopsie größerer Gallengänge u.a. bei Verschlußikterus, der Gallenblase, posttraumatisch, nach Perforation der Gallenblase) oder durch Bariumaustritt in die freie Bauchhöhle. Selten kann die Ruptur einer Ovarialzyste oder eine intraperitoneale Blutung (z.B. Hepatom, Gefäßruptur, extrauterine Gravidität) das Bild einer Peritonitis hervorrufen. Peritonitis tuberculosa s. S. 587.

Differentialdiagnostisch ist auch das seltene *familiäre Mittelmeerfieber* (= familiäre, paroxysmale Polyserositis oder periodisches Fieber) zu erwähnen (s. periodisches Fieber S. 158).

Abdominalkrämpfe bei Intoxikationen und Stoffwechselstörungen

Am bekanntesten sind die heftigen, kolikartigen, diffusen Abdominalkrämpfe bei *Bleiintoxikation*. Das Abdomen kann gespannt sein, bleibt aber doch eindrückbar und ist auf Druck nicht wesentlich schmerzhaft. Losłaßschmerz fehlt. Über die übrigen Symptome bei Bleiintoxikation s. S. 87. Alle Schwermetalle sind im Prinzip geeignet, Abdominalbeschwerden zu verursachen. Bei den heutigen gewerbehygienischen Vorschriften werden die bekanntesten, wie Antimon, Arsen und Zink nur noch selten in Frage kommen.

Die Abdominalkoliken bei *Porphyrie* haben zu mancher Fehldiagnose und auch Fehlindikation zu operativem Vorgehen geführt. Für die Porphyriekoliken ist der intermittierende Charakter typisch, d.h. Krampfperioden von einigen Tagen können mit längerdauernden beschwerdefreien Intervallen wechseln. Eingehendere Beschreibung der Porphyrie s. S. 85.

Die Abdominalkrämpfe bei *Thalliumvergiftung* zeigen ein ähnliches Verhalten wie bei der Bleiintoxikation. Wegen der gleichzeitigen, hartnäckigen Obstipation ist die Verwechslung auch mit Porphyrie leicht möglich, wenn nicht die anderen, eine Unterscheidung zulassenden Symptome beachtet werden.

Im *präkomatösen* Stadium wird das *Coma diabeticum* nicht selten mit heftigen, vorwiegend im Oberbauch lokalisierten Bauchkrämpfen eingeleitet. Da heftiges Erbrechen diesen Zustand begleitet, stehen – wenn die Vorgeschichte des Patienten und der meist intensive Azetongeruch nicht richtig gewertet werden – die Diagnosen „perforiertes Ulkus, Cholezystitis, akute Pankreatitis" im Vordergrund. Eine hohe Leukozytose ist allen Zuständen gemeinsam.

Manche Kranke mit Störungen der endokrinen Drüsen weisen in akuten Phasen der Krankheit nicht selten unklare Bauchkrämpfe, oft verbunden mit Erbrechen oder Durchfall auf; solche Beschwerden werden beobachtet z.B. bei Thyreotoxikose, akutem Hyperparathyreoidismus, akuter Nebenniereninsuffizienz, diabetischer Azidose und bei Phäochromozytom. Diese Krankheiten müssen bei der Differenzierung abdomineller Krämpfe stets in Erwägung gezogen werden; sie sind wahrscheinlich durch eine Dysfunktion des vegetativen Nervensystems bedingt.

Sehr heftige Abdominalschmerzen werden auch bei der *essentiellen Hyperlipämie* beobachtet. Ist bei einem „chirurgischen Abdomen" diese Diagnose wahrscheinlich, wird man nach weiteren Erscheinungen dieser seltenen Krankheit suchen: Xanthomatose, lipämische Retinitis und selten Hepato-Splenomega-

lie. Im Blutserum, welches durch seine milchige Beschaffenheit auffällt, sind die Blutfette erheblich vermehrt. Die Vermehrung betrifft vor allem die Triglyzeride (Chylomikronen).
Vorübergehende Hyperlipämie bei Alkoholikern gleichzeitig mit Gelbsucht und hämolytischer Anämie (*Zieve-Syndrom*, s. S. 576) kann mit heftigen Schmerzen im Epigastrium, z.T. krampfartig, z.T. kontinuierlich, einhergehen. Schmerzursache ist wie beim hyperlipämischen Schmerz überhaupt nicht genügend bekannt (Pankreas?, Zirkulationsbehinderung durch Fettemulsionen in den Gefäßen?, neurogen?). Ähnliche akute Schmerzzustände werden u. U. bei alkoholischer Hepatitis beobachtet (s. S. 576).
Abdominalschmerzen treten ferner auf bei anderen Stoffwechselkrankheiten, z.B. Hämochromatose, (SHERLOCK) (s. S. 579) und bei familiärer, rezidivierender Polyserositis (BOCKUS 1963/65).

Abdominalschmerzen bei Allgemeinerkrankungen

Der Arzt und besonders der Chirurg denken zu wenig daran, daß Schmerzen im Abdomen nicht nur bei lokalen krankhaften Prozessen, sondern als Teilerscheinung bei sehr vielen Allgemeinerkrankungen, nicht selten sogar als führendes Symptom zu beobachten sind. Es ist ausgeschlossen, *alle* möglichen Ursachen zu beschreiben, weil damit ein großer Teil der klinischen Symptomatologie überhaupt abgehandelt werden müßte. Auf S. 490 sind die Ursachen des akuten Abdomens aufgeführt. Fast alle Allgemeinerkrankungen, welche ein akutes Abdomen verursachen können, müssen auch bei mehr chronischen Beschwerden ausgeschlossen werden.
Die häufigsten Allgemeinerkrankungen, an welche gedacht werden muß, sind folgende:

Kreislaufkrankheiten

Herzinfarkt

In den Oberbauch ausstrahlende Schmerzen sind bei Herzinfarkt keineswegs selten. Die Diagnose wird leicht gestellt, wenn der Infarktschmerz gleichzeitig auch im Thorax empfunden wird; sie wird dagegen fast immer verpaßt, wenn der Schmerz *ausschließlich* im Oberbauch lokalisiert ist. Sobald diese Diagnose aber in Erwägung gezogen wird, läßt sie sich durch das Ekg in der Regel ohne Schwierigkeiten ausschließen oder bestätigen.
Lungeninfarkt (s. S. 404).
Arterielle und venöse Gefäßerkrankungen
(s. S. 500)

Leberkrankheiten

Die klassischen „chirurgischen" Leber- und Gallenwegserkrankungen werden bei jedem „Bauchfall" abgeklärt. Daß auch bei anikterischen Leberparenchymerkrankungen, Hepatom oder Lebermetastasen unbestimmte Abdominalbeschwerden mit Blähungen, Schmerzen usw. die Kranken zum Arzt führen und – weil die physikalische Untersuchung oft keinen faßbaren Befund ergibt – nicht diagnostiziert werden, wird oft übersehen.

Akute Leberstauung

Die Kapselspannung bei akuter Leberstauung kann sehr schmerzhaft sein. Die vergrößerte Leber bei anderen Zeichen der Stauungsinsuffizienz weist die Richtung. Beim *Budd-Chiari-Syndrom* (s. S. 587) stehen zwar die Schmerzen in der Regel nicht im Vordergrund, dagegen die stark vergrößerte Leber, welche als Metastasenleber imponiert.

Kollagenkrankheiten

Kollagenkrankheiten können vor allem durch Befall kleiner und mittelgroßer Gefäße Abdominalschmerzen hervorrufen. Gefäßverschlüsse bei *Lupus erythematodes oder Periarteriitis nodosa* führen entweder zu Infarktbildung (z.B. Milz, Pankreas) oder zu ulzerösen Schleimhautprozessen im Magen-Darm-Trakt und zu entsprechenden Komplikationen (Blutung, Perforation oder Darmstenosen). Bei *Sklerodermie* treten schmerzhafte Zustände im Abdominalbereich kaum auf, dagegen Dysphagie, Ösophagitis resp. ein Malabsorptionssyndrom vorwiegend infolge motorischer Störungen.

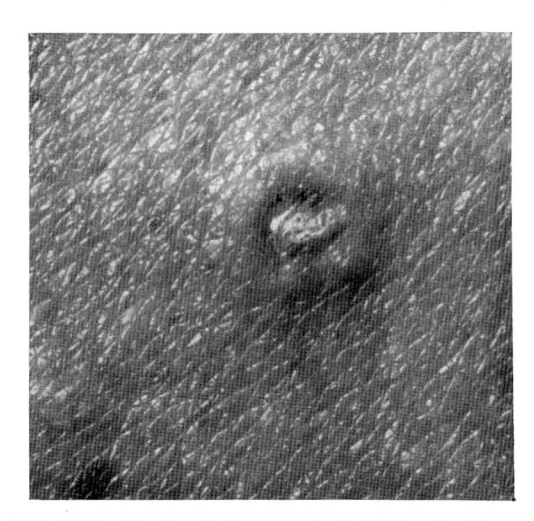

Abb. 20.6. Hautveränderung bei Köhlmeier-Degosscher Krankheit (am Rumpf), spätes Stadium mit bereits abgeblaßtem Zentrum und deutlich sichtbarer erhabener Umrandung (Prof. *U. Schnyder*, Heidelberg)

Abdominalschmerzen sind auch bei verschiedenen Krankheiten, die in enger Beziehung zum rheumatisch-allergischen Formenkreis stehen, zu beobachten, z. B. bei der *Purpura Schönlein-Henoch* (s. S. 109), beim Behçet-Syndrom (s. S. 156) und bei der seltenen malignen, atrophischen Papulose (Köhlmeier-Degos-Krankheit).

Unbestimmte gastrointestinale Beschwerden sowie ein schwerstes abdominales Bild mit Zeichen von Ileus, Perforation und Peritonitis können vorwiegend bei jungen Männern bei der *letalen gastrointestinalen arteriolären Thrombose mit Hauterscheinungen* (**Köhlmeier-Degos-Krankheit**) beobachtet werden. Diagnostisch führend sind die Hautveränderungen, welche meist den gastrointestinalen Symptomen vorausgehen. Die rötlichen Papeln erscheinen am Rumpf und den proximalen Teilen der Extremitäten im Verlauf von Tagen bis Wochen, sie blassen in der Mitte ab und sind von einem leicht erhabenen violetten Ring mit Teleangiektasien umrandet (Abb. 20.6). Die Ursache der zugrunde liegenden *obliterierenden endothelialen Reaktion* der kleinen Arterien, Arteriolen und Venen ist nicht bekannt.

Blutkrankheiten

Die Abdominalbeschwerden bei Blutkrankheiten haben in der Regel ihre Ursache in lokalen Störungen bei Komplikationen, z. B. Kugelzellanämie und Cholelithiasis, myeloische Leukämie und Myelom, besondere Knochenbeteiligung, Leukämie mit Nierenstein, Polyzythämie mit Milzinfarkt, Leukämie mit akuter Milzschwellung, Gerinnungsstörungen mit retroperitonealem Hämatom, Sichelzellanämie mit Thrombose, akute intravasale Hämolyse mit Hämoglobinurie. Bei diesen Krankheiten läßt sich in der Regel die den Schmerz erklärende Komplikation erfassen.

Neurologische Krankheiten

Alle neurologischen Krankheiten mit Beteiligung eines abdominalen Segmentes (evtl. radikuläres Syndrom bei Wirbelsäulenerkrankungen) können eine primäre abdominale Erkrankung vortäuschen (Diskushernie, Spondylarthrose, Morbus Bechterew, Wirbelmetastasen, primäre Knochenerkrankungen, Osteoporose usw.). Der Kranke ist oft nicht fähig anzugeben, ob der Schmerz im Abdomen oder im Rücken zu lokalisieren sei. Die Differenzierung gegenüber Erkrankungen im Abdomen, welche in den Rücken ausstrahlen, kann besonders bei Kranken, welche nicht scharf beobachten und sich nicht klar ausdrücken, nicht gemacht werden.

Früher war die jetzt selten gewordene *tabische Krise* das Schulbeispiel für die Problematik neurologischer Krankheiten mit vorwiegend abdominaler Symptomatologie. Der plötzliche Beginn, die heftigen, kolikartigen Oberbauchschmerzen, unstillbares Erbrechen (auch bluthaltiger Massen), Blässe, Tachykardie mit oder ohne Blutdruckkrisen, Leukozytose erinnern sehr an eine Perforation. Das Argyll-Robertson-Pupillensymptom und die fehlenden Patellarsehnenreflexe führen auf die richtige Fährte. Lokal ist die Bauchdeckenspannung wenig ausgesprochen oder fehlt ganz. Mit der Diagnose *abdominale Migräne* und *abdominale Epilepsie*, welche gelegentlich als Verlegenheitserklärung für *anfallsweise* auftretende Abdominalschmerzen gebraucht werden, sei man äußerst zurückhaltend, besonders wenn übrige typische Befunde fehlen. Immerhin sind abdominale Beschwerden, welche gegenüber allen anderen Symptomen im Vordergrund stehen können, bei diesen beiden neurologischen Erkrankungen bekannt.

Herpes zoster macht differentialdiagnostische Schwierigkeiten, wenn die Schmerzen der Bläscheneruption vorausgehen, was nicht selten beobachtet wird. Auch bei dieser Schmerzursache fehlt die Bauchdeckenspannung, der Schmerz ist an der Mittellinie scharf begrenzt. Im Lumbalpunktat ist häufig eine mäßige Zellvermehrung anzutreffen.

Daß *psychoneurotische* Ursachen an unbestimmten Abdominalbeschwerden maßgeblich beteiligt sein können und daß diese Ursachen nicht immer richtig eingeschätzt werden, beweisen die häufigen Operationsnarben, welche bei der Inspektion des Abdomens solcher Patienten zu sehen sind. Aber wenn man sich an den gleichen Befund auch bei der Porphyrie erinnert, wird die besondere Verantwortung und Schwierigkeit bei der Abklärung solcher Fälle offensichtlich.

Allergische Erkrankungen

Bei starken allergischen Reaktionen wie der Serumkrankheit können abdominale Schmerzen entweder als heftige andauernde Schmerzen in der Nierengegend oder als krampfartige Schmerzen über dem Epi- und Hypogastrium allen anderen auf eine allergische Erkrankung hinweisenden Symptomen (Hauterscheinungen) vorausgehen. Bei der *Schönlein-Henoch-Purpura* werden krampfartige Bauchbeschwerden auch empfunden, wenn keine blutige Stuhlentleerung sich einstellt.

Infektionen und Parasiten

Bei den meisten akuten Infektionen sind Abdominalbeschwerden, welche von Appetitlosigkeit bis zu erheblichen Schmerzen gehen können, die Regel. Die Schmerzen bei *Bornholmscher Krankheit* können gelegentlich vorwiegend im Abdominalbereich lokalisiert sein (s. S. 130). Bei verschiedenen Parasitosen, vor allem Trichinose, Askaridiasis, Trichiuriasis und Bandwurmbefall können leichte bis heftige Bauchschmerzen auftreten (s. S. 138, 537).

Gefäßbedingte Schmerzen

Arterielles System

Die heftigsten Abdominalschmerzen überhaupt werden durch einen **akuten arteriellen Gefäßverschluß** der Mesenterialgefäße (**Mesenterialinfarkt**) verursacht. Der Schmerz ist kontinuierlich, zeigt aber in der Regel deutliche, kolikartige Exazerbationen. Je nach der Lokalisation werden die Beschwerden mehr im Ober-, Mittel- oder Unterbauch empfunden; sie sind im allgemeinen aber diffus und weniger lokalisierbar als der Cholelithiasis-, Nephrolithiasis- oder Ulkusschmerz. Das Abdomen ist anfänglich zwar gespannt, aber gut eindrückbar, ohne besonderen Entlastungsschmerz. Während der ersten Stunden besteht in der Regel Bradykardie, nachher Tachykardie. Später beherrschen die Auswirkungen der Gangrän der nicht ernährten Darmabschnitte das Bild: Es treten Leukozytose, Temperaturen, peritonitische Reizerscheinungen, Darmatonie, blutige Durchfälle hinzu. Röntgenologisch sind die geblähten Darmschlingen in Serienaufnahmen auffallend wenig beweglich.

Der arterielle Gefäßverschluß ist am häufigsten *embolisch* (vorbestehende Klappenfehler, Vorhofflimmern, Cor bovinum, Status nach Herzinfarkt mit Wandthrombosen, Endocarditis lenta), seltener arteriosklerotisch bedingt. Ausnahmsweise kann eine Amyloidose mit akutem Arterienverschluß einhergehen. Weniger dramatisch verlaufen arterielle Gefäßverschlüsse, welche die *Milz-* und die *Nierenarterie* betreffen.

Nichtthrombotischer Mesenterialinfarkt bei Herzkranken

Das Bild eines Mesenterialinfarktes kann bei schwerer Herz- und Kreislaufinsuffizienz allerdings auch auftreten, ohne daß die Mesenterialarterien thrombotisch verschlossen sind. Hauptursache ist offenbar der kardiale oder zirkulatorische Schock. Die klinischen Symptome sind: Abdominalschmerzen, Erbrechen, Diarrhöe, Meteorismus, verminderte oder fehlende Peristaltik, Leukozytose und eventuell Blut im Stuhl (makroskopisch oder okkult).

Das Krankheitsbild zu kennen ist vor allem wichtig, weil die chirurgische Intervention eine ultima ratio (Darmgangrän) darstellt.

Bei Arteriosklerose der Bauchgefäße hat Ortner die **Dyspragia intermittens angiosclerotica intestinalis** beschrieben (Parallelerscheinung zu intermittierendem Hinken). Die Beschwerden treten besonders nach opulenten Mahlzeiten, aber auch ohne sichere exogene Ursache auf. Die Schmerzen stellen sich 20–30 Minuten nach den Mahlzeiten ein und dauern 1–2 Stunden. Diese Symptomatologie lenkt daher die Aufmerksamkeit in erster Linie auf eine Magenerkrankung. Das Alter der Patienten (v. a. über 50 Jahre), zusätzliche vaskuläre Manifestationen (Herz, Beingefäße), eine früher negative Magenanamnese und negative Befunde am Magendarmtrakt (mit Ausnahme von reichlich Stuhlfett und okkultem Blut sowie manchmal gestörter Darmmotilität röntgenologisch) können trotzdem den Verdacht auf eine *Angina abdominalis* lenken. Sie ist durch *Aortographie*, welche Verschlüsse der Aa. mesenterica superior und coeliaca zeigt, zu beweisen. Ähnliche Schmerzanfälle werden bei der *Periarteriitis nodosa* (Kussmaul-Maier) beobachtet. Sie stehen bei dieser Krankheit nicht selten im Vordergrund der Erscheinungen (s. S. 149).

Aorto-iliakales Steal-(Anzapf-)Syndrom

Treten unbestimmte Abdominalbeschwerden nach Gehen auf, muß die Möglichkeit dieses Syndroms in Erwägung gezogen werden. Ursache ist ein obliterierender Prozeß der Beckenarterien und der kaudalen Aorta distal des Abganges der A. mesenterica inf. Verlangen durch Gehen die Beinarterien mehr Blut, kann dieses Blut den Mesenterialarterien entzogen und durch die A. iliaca interna der A. iliaca externa zugeleitet werden, wodurch es zu einer Hypoxämie der von der unteren Mesenterialarterie versorgten Organgebiete mit entsprechenden hypoxämisch bedingten Schmerzen kommt (Abb. 20.7). Typisch ist,

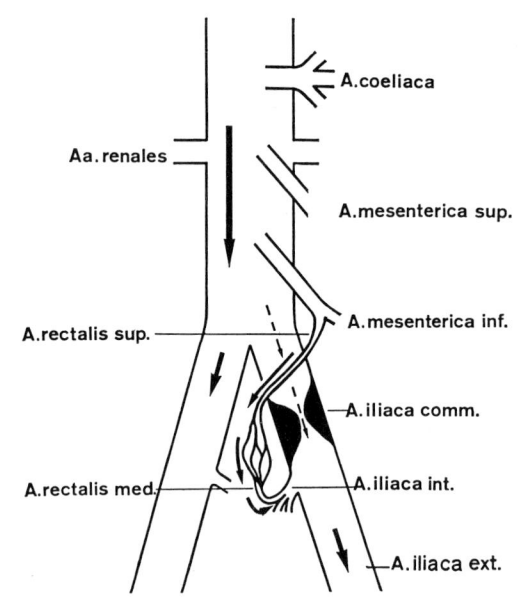

Abb. 20.7. Schematische Darstellung des *A.-mesenterica-Steal-Syndroms* bei Stenose der A. iliaca communis *unterhalb* des Abganges der A. mesenterica inf. Kann der Blutbedarf des Versorgungsgebietes der A. iliaca externa infolge der Stenose nicht befriedigt werden, kann Blut von der A. mesenterica inferior über die A. rectalis superior, A. rectalis media und die A. iliaca interna in die A. iliaca externa gelangen, was zu einem Hypoxämiesyndrom im Versorgungsgebiet der A. mesenterica inferior führen kann

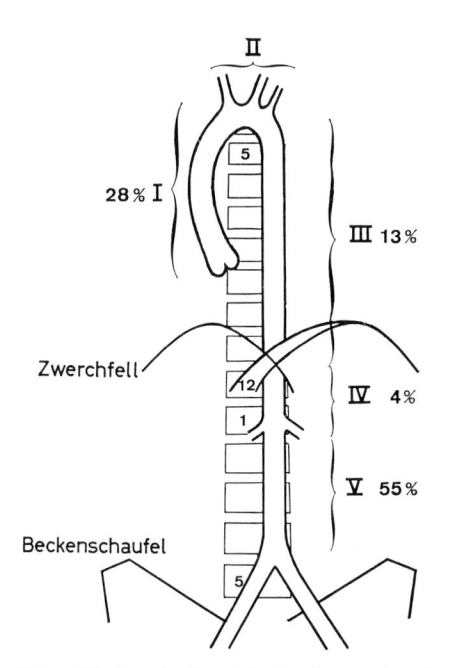

Abb. 20.8. Häufigkeit der *Lokalisationen* der *Aortenaneurysmata* (eingeteilt in 5 Aortenabschnitte). Überwiegend finden sich die Aneurysmata (55%) im Schlußteil der Aorta zwischen Abgang der Aa. renalis und der Teilung in die Beinarterien

daß die Abdominalbeschwerden *vor* der Claudicatio der unteren Extremitäten sich einstellen (im Gegensatz zum *Ortner-Syndrom*). Nach Sympathektomie können die Beschwerden infolge größeren Blutbedarfs der Extremitäten verstärkt werden.

Aneurysma der Aorta

Das *umschriebene Aneurysma der Aorta abdominalis* kann sehr heftige Schmerzen verursachen. In manchen Fällen läßt sich eine pulsierende, mit der Aorta in Zusammenhang stehende, bis kleinfaustgroße Vorwölbung im Bereich des linken Mittelbauches palpieren. Häufigste Lokalisation s. Abb. 20.8. Bei tieferer Palpation können die gleichen vom Patienten spontan empfundenen Beschwerden ausgelöst werden. *Auskultatorisch* ist ein gelegentlich hörbares systolisches Schwirren über dem Tumor ein wertvolles Kriterium. Da die Beschwerden sich plötzlich einstellen, kommt differentialdiagnostisch am häufigsten eine Pankreasaffektion in Frage. Das Röntgenbild hilft zur Diagnose, wenn Verkalkungen der Aorta abdominalis die Ausbuchtung anzeigen (Abb. 20.9).

Das **Aneurysma dissecans** macht in etwa 25% abdominelle Symptome. Die Art wechselt nach der Lokalisation. Hoher Blutdruck (trotz eines schockähnlichen Zustandes) und akuter Oberbauchschmerz sind auf Aneurysma dissecans verdächtig. Kommen Erbrechen, ileusartige Bilder, Fieber, Leukozytose, Schmerzausstrahlung in die oberen und unteren Extremitäten mit Verschwinden des Pulses an einzelnen Extremitäten bei uncharakteristischem Elektrokardiogramm (Myokardinfarkt? Perikarditis? Linkshypertrophie?) hinzu, wird die Diagnose sehr wahrscheinlich. Gegenüber dem Myokardinfarkt beginnt der Schmerz meist mit stärkster Intensität, während er beim Infarkt in der Regel *allmählich* anschwillt. Auch die Ausstrahlung in die Beine spricht für Aneurysma dissecans und gegen Myokardinfarkt. Kann das Verschwinden des Pulses an den Beinen innerhalb Stunden beobachtet werden, ist ein Aneurysma dissecans viel wahrscheinlicher als ein Myokardinfarkt, weil sich beim Myokardinfarkt ein Embolus frühestens nach Tagen löst. In 10% ist über der Aorta ein diastolisches Geräusch hörbar. Gelegentlich pulsiert ein Sternoklavikulargelenk. Angina-pectoris-Schmerzen mit Parese der unteren Extremitäten (infolge Ischämie des Rückenmarks) sind sehr auf Aneurysma dissecans verdächtig. Koma, Hemiplegie und Sehstörungen sind weitere neurologische Erscheinungen. Bei großen Aneurysmen sind Anämie und geringgradiger Ikterus die Regel. Bauchdeckenspannung ist vorhanden, aber doch nicht so ausgesprochen wie bei Peritonitis. Die Erkennung eines Aneurysma disse-

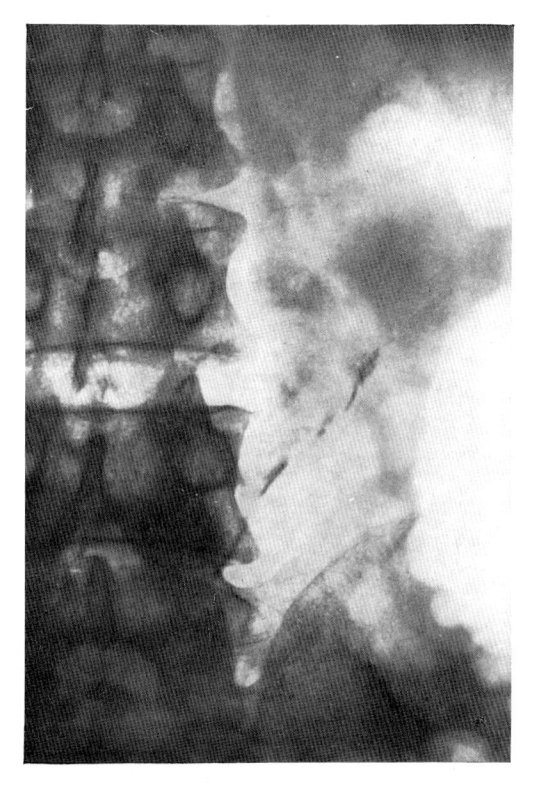

Abb. 20.9. Arteriosklerotisches Aneurysma der Bauchaorta. 63j. Frau. In der Abdomenleeraufnahme $1/2$ Jahr vor dem Tode erkennt man die Erweiterung der Bauchaorta mit Wandverkalkungen, die den 4. Lendenwirbel kreuzen (Röntgenaufnahme Stadtspital Waid, Zürich). Autoptisch: apfelgroßes, partiell disseziertes Aneurysma spurium der Bauchaorta

cans gehört zu den schwierigsten Diagnosen. Weitere Symptome s. S. 325.

Am häufigsten ist mit zunehmender längerer Lebenserwartung der Menschen das Aortenaneurysma im untersten Aortenteil (Abb. 20.8). Bei Männern ist es 3mal häufiger als bei Frauen.

Symptome sind unbestimmt: Palpationsbefund in manchen Fällen, unklare Rückenschmerzen.

Wichtigste *Komplikation* ist Ruptur mit Blutung in die Bauchhöhle oder in den Darmtrakt, vor allem in pars III des Duodenums.

Während man früher von *mykotischen Aneurysmen* nur bei der Komplikation einer bakteriellen subakuten Endokarditis sprach, wird heute auch von **primärem mykotischen Aneurysma** bei infiziertem Aortenaneurysma durch verschiedene Erreger gesprochen. Diese Erreger sind meist von geringer Virulenz. Sie können in die vorgeschädigte Aortenwand vom Blutstrom aus eindringen, manchmal sogar die Aortenwand durchdringen und neben ihr einen *paraaortalen Abszeß* verursachen.

Klinische Symptome: Fieber, Schmerzhaftigkeit. Nachweis des Erregers im Blutstrom.

Venöses System

Allmählicher als bei arteriellem Verschluß ist der Schmerzbeginn bei *Mesenterialvenenthrombose*. Der kolikartige Charakter ist weniger ausgeprägt. Die Schmerzen sind kontinuierlich, können aber ebenfalls sehr heftig werden. Erst nach einigen Tagen treten die Symptome von seiten der Darmnekrose in den Vordergrund. Dagegen erscheint die Melaena sofort, also früher als beim Arterienverschluß. MAYER und POORE (1964) haben eine scheinbar charakteristische röntgenologische Veränderung im Sinne von „Fingereindrücken", welche reversibel sind, beschrieben. Die Diagnose wird vorwiegend per exclusionem und häufig erst intra operationem gestellt.

Die akute **Pfortaderthrombose** ist eine seltene Komplikation, fast immer in der Folge von vorausgegangenen abdominalen Erkrankungen (chirurgische Eingriffe, Appendizitis, Typhus, Pankreatitis etc.) Sie macht in der Regel ein hochfieberhaftes Bild und ist durch heftige, uncharakteristische Bauchschmerzen, vorwiegend im Bereich des rechten Oberbauches, geringgradige Défense, blutige Durchfälle und durch Entwicklung eines Milztumors charakterisiert. In späteren Stadien Entwicklung des klassischen Kollateralkreislaufes (Caput Medusae).

Über *Milzvenenthrombose* s. Kap. Splenomegalie (S. 463).

Von der Milz ausgehende Schmerzen

Von der Milz ausgehende Schmerzen werden vor allem bei Splenomegalien beobachtet. Das große, gut palpierbare Organ weist diagnostisch auf die richtige Fährte. Es sind weniger akute Schmerzanfälle, als unbestimmtes lästiges Druckgefühl im Oberbauch, das bei diesen Riesenmilzen empfunden wird. Besonders die Milz bei Leukämie und bei Morbus Gaucher zeigt häufig diesen Schmerzcharakter.

Akute abdominelle Erscheinungen werden beim *Milzinfarkt,* wie er bei *Endocarditis lenta,* aber auch bei *Vorhofflimmern* als Teilerscheinung des Morbus embolicus auftritt, beobachtet. Der plötzlich einsetzende Schmerz im linken Oberbauch, eine mäßige Spannung der Bauchdecken im linken Epigastrium mit mehr oder weniger starker Einschränkung der Atemexkursionen weisen in diese Richtung. Umschriebene Druckschmerzhaftigkeit und nach 1–2 Tagen auftretendes perisplenitisches Reiben sind wertvolle diagnostische Kriterien.

Vom Retroperitoneum ausgehende Schmerzen

Schmerzen, welche ihren Ursprung in retroperitoneal gelegenen krankhaften Prozessen haben, werden im allgemeinen im Rücken in der Lumbalgegend beidseits der Wirbelsäule, seltener seitlich und vorn, aber ausstrahlend in die Oberschenkel empfunden. Sie können sehr heftig, aber auch nur von geringer Intensität sein. Lageabhängigkeit wird beobachtet, meist ist der Schmerz von konstantem bohrendem Charakter.

In erster Linie müssen Wirbelsäulenerkrankungen ausgeschlossen werden.

Man kann die **retroperitonealen Schmerzen**
1. in *akute* und *chronische,*
2. von *gutartigen* oder *bösartigen* Prozessen ausgehende, und
3. durch *renale* und *extrarenale* Krankheiten bedingte einteilen.

Die Übergänge sind fließend, besonders weil die Ureterstauung eine sehr häufige Ursache von retroperitonealen Schmerzen ist und die Ureterstauung sowohl von einer Nierenerkrankung wie auch einem extrarenalen Prozeß ihren Ausgang nehmen und akut wie chronisch verlaufen kann.

Dieser so häufigen *Ureterstauung,* welche in der Regel ohne Schwierigkeiten mit einem intravenösen Pyelogramm diagnostiziert werden kann (ein intravenöses Pyelogramm gehört daher bei retroperitonealen Schmerzen zur ersten Maßnahme, die durchzuführen ist), können folgende Ursachen zugrunde liegen:
1. Nierensteine. In der Regel treten die Beschwerden akut auf. Nierensteine können aber auch jahrelang den Urinabfluß behindern. In der Anamnese ist meist, aber keinesfalls immer, ein akutes Ereignis zu eruieren.
2. Papillennekrose, die oft unter dem klinischen Bild der Nephrolithiasis verläuft (s. S. 610).
3. Hydronephrose verschiedener Ätiologie.

4. Hufeisenniere und Doppelniere mit Verlegung eines Ureters.
5. Ein Krankheitsbild, welches heftige tiefliegende Rückenschmerzen verursachen kann, ist die **retroperitoneale Fibrose** (ORMOND 1960).

Sie kann unterteilt werden in
a) die idiopathische Form, wobei die Ursache der Fibrose unbekannt ist (eigentliche *Ormondsche Krankheit*) und
b) die symptomatische retroperitoneale Fibrose. Mit diesem Ausdruck werden entsprechende Veränderungen bezeichnet:
   α) nach *entzündlichen* Prozessen
      (Pankreatitis, Ileitis regionalis, Divertikulitis, Spondylitis tuberculosa, Appendizitis, Prostatitis, Colitis ulcerosa und bei
   β) *tumorösen Prozessen*
      (Lymphosarkom, Retothelsarkom, Hodgkin)

Die Fibrose kann einseitige oder doppelseitige Ureterenverschlüsse mit den entsprechenden Folgen nach sich ziehen. Die Diagnose läßt sich nur bioptisch sichern.

In den letzten Jahren wurde auf ein gehäuftes Auftreten der Ormond-Krankheit nach Deserilbehandlung hingewiesen.

6. *Maligne Tumoren* (ohne besondere Fibrose)
   a) Retroperitonealsarkom
   b) Hypernephrom
   c) Seminom
   d) Metastasen von verschiedenen primären Organtumoren (Magen, Sigmoid, Testis, Bronchien).

Liegt keine Ureterenobstruktion vor, müssen bei retroperitonealen Schmerzen folgende Möglichkeiten in Betracht gezogen werden:
1. Retroperitoneale Appendix mit appendizitischem Abszeß
2. Renaler Infarkt (besonders bei Herzkrankheit)
3. Retroperitoneales Hämatom (bei Antikoagulantientherapie)
4. Wilms-Tumoren (bei Kindern)
5. Zystennieren
6. Retrokaval verlaufender Ureter
7. Pankreaszysten, Pankreaskarzinom
8. Milzzysten
9. Dissezierendes Aortenaneurysma
10. Diskopathie, Spondylitis
11. Gynäkologische Erkrankungen.

Auch Krankheiten, bei denen eine Ureterkonstriktion als typisch beschrieben wurde, können in manchen Fällen ohne Ureterenverlegung einhergehen. Sie müssen also immer ebenfalls beachtet werden.

Chronische und chronisch-rezidivierende Abdominalschmerzen

Etwa die Hälfte aller Patienten mit chronischen Abdominalschmerzen leidet an sog. funktionellen Störungen, d.h. Beschwerden ohne objektiven Befund, v.a. Colon irritabile. Jahrelange, intermittierende Abdominalbeschwerden bei ausgezeichnetem Allgemeinzustand, meist kombiniert mit zahlreichen andern „funktionellen" Störungen (z.B. kardiovaskuläre Beschwerden) ergeben Verdacht auf diese Diagnose, vor allem bei jüngeren Patienten. Früher häufig verwendete klinische Begriffe wie chronische Appendizitis, chronische Gastritis, chronische Enterokolitis, Adhäsionsbeschwerden nach erfolglosen Operationen usw. müssen im Licht neuerer Erkenntnisse vorwiegend im Rahmen der „funktionellen" Störungen zusammengefaßt werden. Voraussetzung für diese Diagnose ist aber stets der Ausschluß eines organischen Leidens.

Allgemeine Überlegungen zum Schmerzcharakter bei längerdauernden Oberbauchschmerzen

Die sorgfältige Erhebung der Anamnese führt in der Mehrzahl der Fälle zur richtigen Vermutungsdiagnose. Eine vollständige Schmerzanalyse umfaßt immer die 4 Kardinalfragen nach dem Wo, Wie, Wann, Warum.

Einer Unterteilung in Ober-, Mittel- und Unterbauchschmerzen ist häufig nicht möglich. In gewissen Fällen lassen sich aber aus der Lokalisation und der Art der Schmerzen entscheidende Rückschlüsse ziehen (s. S. 491 ff.). Der Schmerz organischer Leiden wie z.B. Ulkus, Cholelithiasis, Pankreatitis ist im Gegensatz zu „funktionellen" Störungen in der Regel schärfer lokalisiert und umschrieben. Die Ausstrahlung der Schmerzen z.B. in die Schulter bei Cholelithiasis, in die Leisten- und Genitalgegend bei Nephrolithiasis oder in den Rücken bei Pankreasaffektionen, Aortenaneurysma und Ulkuspenetration ist diagnostisch wegweisend. Typische Lageabhängigkeit mit Verstärkung der Schmerzen im Liegen findet sich z.B. bei Hiatushernie und Pankreasaffektionen oder Schmerzintensivierung im Stehen bei Hernien. Verstärken sich die Schmerzen in Abhängigkeit zu Körperbewegungen, ist an Bauchwandprozesse (z.B. Trauma), vertebragene Schmerzen (z.B. Discopathie) oder Hiatushernie („signe du soulier") zu denken. Akzentuation der Schmerzen nach Nahrungszufuhr ist typisch für Cholelithiasis, Pankreatitis, Angina abdominalis, Reizkolon sowie organische Stenosen im Magendarmtrakt.

Von besonderer Bedeutung für die Differentialdiagnose ist der *Schmerzcharakter in zeitlicher Hinsicht*. Die typische *Schmerzperiodik* der häufigsten Ursachen ist in Abb. 20.10 zusammengefaßt.

Bei Ulkusleiden und Reizkolon ist ein typischer *Tages-Rhythmus* häufig vorhanden:

Charakteristisch für Ulkusschmerz sind:
– Auftreten 1–2 Stunden postprandial

504   20 Schmerzen im Bereich des Abdomens

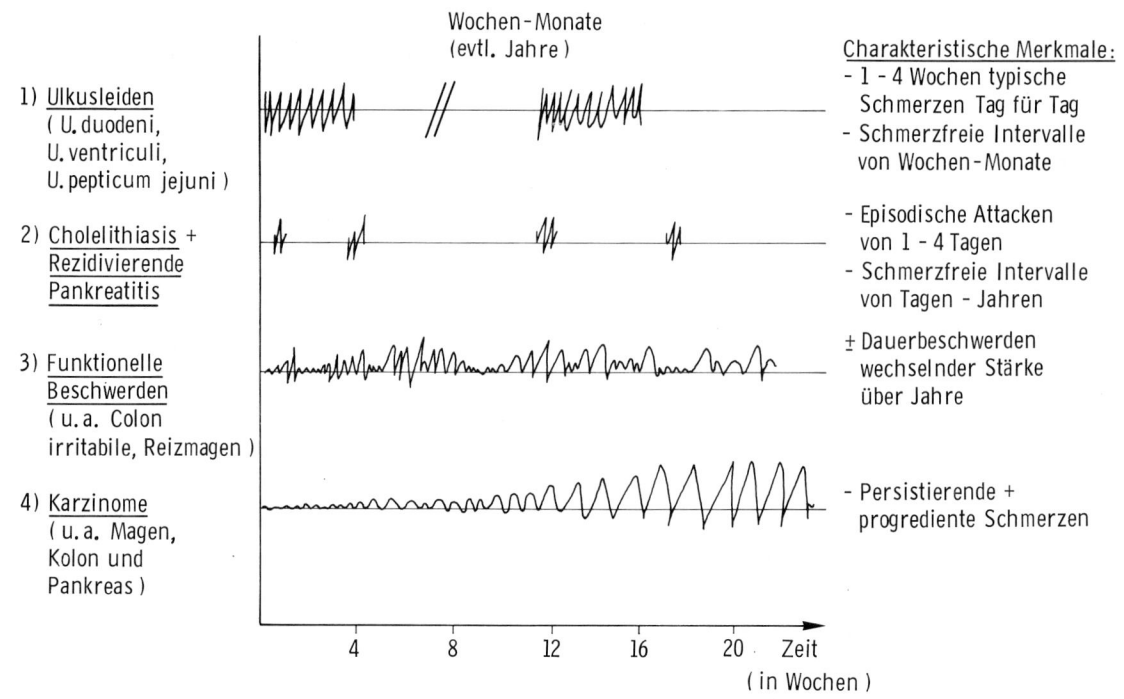

Abb. 20.10. Typische Periodik der häufigsten Ursachen von chronischen (rezidivierenden) Oberbauchschmerzen

– Spontanschmerz um Mitternacht
– Nie morgens nüchtern
– Rasche Besserung auf Milch, Antazida oder Nahrung („food-relief")

Charakteristisch für Reizkolon sind Schmerzen:
– Sofort postprandial
– Nie nachts
– Oft morgens nüchtern beim Aufstehen
– Keine bei Nahrungskarenz

„Reizkolon" (Colon irritabile)

Über 50% aller Patienten mit chronisch-rezidivierenden Abdominalschmerzen leiden an einem Reizkolon. Das Colon irritabile ist ein Syndrom mit ungeklärter Ätiologie, charakterisiert durch a) gestörte Motilität und Sekretion vorwiegend des Kolons und b) das Fehlen einer faßbaren organischen Ursache. Eine vermehrte individuelle Reaktivität (erniedrigte Schmerzschwelle) im Rahmen des vegetativen Psychosyndroms ist ein wichtiger Teilfaktor am Zustandekommen des Beschwerdebildes.

Klinisch stehen intermittierende Abdominalschmerzen variabler Intensität und wechselnder Lokalisation verbunden mit Stuhlregulationsstörungen (Diarrhoe, Verstopfung oder Alternation von beidem) im Vordergrund (Abb. 20.11). Chronische Verstopfung, resp. chronische Diarrhoe ohne faßbare organische Ursache können als Varianten des Reizkolons angesehen werden. Sie unterscheiden sich vom Reizkolon durch das Fehlen von Schmerzen.

Die Schmerzen beim Reizkolon variieren von unangenehmen Druck- und Blähungsbeschwerden bis zu heftigen Abdominalkoliken. Sie werden bald vorwiegend im Unter-Mittelbauch, bald im Oberbauch,

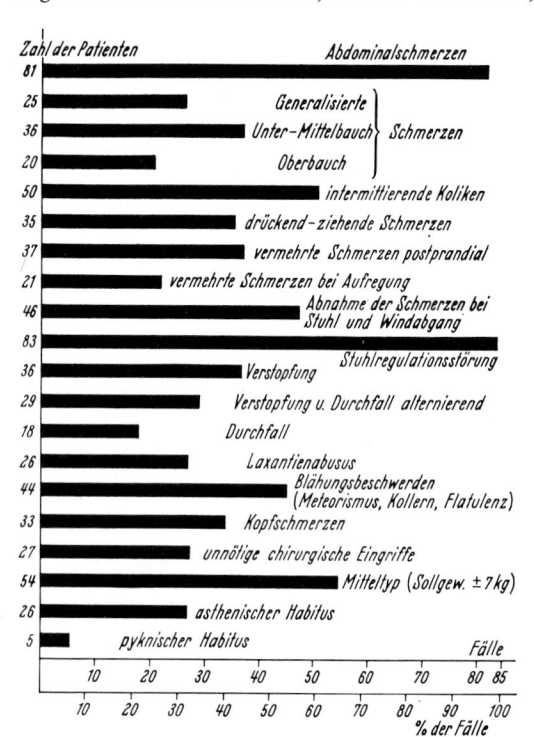

Abb. 20.11. Klinische Befunde bei 85 Patienten mit Colon irritabile (nach Ammann)

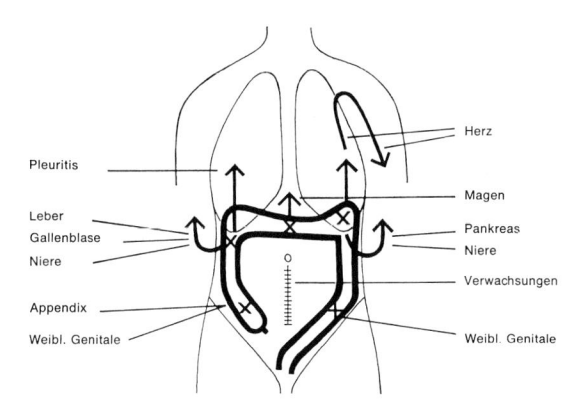

Abb. 20.12. Typische Fehlinterpretationen der Schmerzen bei Reizkolon (nach *Fahrländer*)

teils rechts, teils links oder diffus im ganzen Abdomen angegeben und imitieren dadurch die Mehrzahl der verschiedenen schmerzhaften Leiden im Bereich des Abdomens und bei Ausstrahlung in den Thorax Herz- resp. Lungenleiden (Abb. 20.12). Eine lange Vorgeschichte mit ähnlichen Schmerzschüben, fehlende Schmerzperiodik und typischer Tagesrhythmus der Beschwerden (s. S. 504) sind wichtige diagnostische Hinweise. Gelegentlich steigern sich die Schmerzen derart, daß ein akutes Abdomen vorgetäuscht wird. Chirurgische Eingriffe werden häufig durchgeführt, weniger in diesem akuten Stadium als in Schmerzintervallen unter „Verlegenheitsdiagnosen" wie z.B. chronische Appendizitis. Patienten mit Reizkolon sind daher in einem hohen Prozentsatz appendektomiert und gelegentlich sogar ohne exakte Diagnose wiederholt „ungezielt" laparotomiert worden (Abb. 20.11).

Dyspeptische Beschwerden wie Nausea, Völlegefühl, hauptsächlich postprandial, Meteorismus und Flatulenz sind häufige Klagen.

Die Mehrzahl der Patienten leidet gleichzeitig an multiplen andern funktionellen Störungen (Cephalea, kardiovaskulären etc.). Laxantienabusus ist häufig.

Wegen der Stuhlregulationsstörungen (Verstopfung ∓ Durchfall) und Schmerzen erinnert die Symptomatologie des Colon irritabile an diejenige des Kolonkarzinoms. Das jugendliche Alter mit der bekannten Häufung von Colon irritabile schließt ein Kolonkarzinom nicht aus. Wir haben kürzlich zwei Knaben unter 20 Jahren mit Kolonkarzinom beobachtet, bei denen anfänglich, vor allem wegen des Alters, ein Reizkolon diagnostiziert wurde. In beiden Fällen war der Tumor bei Stellung der Diagnose inoperabel.

Abnorme Schleimbeimengungen zum Stuhl oder isolierte Entleerung von wursthautähnlichen Membranen (Hypersekretion von Schleim) verbunden mit Abdominalkoliken gehören zum Bild der *Colica mucosa*, die heute als Untergruppe dem Colon irritabile zugeordnet wird.

Auch die *Proctalgia fugax* ist wahrscheinlich eine Sondergruppe des Reizkolons. Es handelt sich um ein Syndrom, charakterisiert durch episodische Attacken sehr heftiger krampfartiger Schmerzen im Rektumbereich, die wenige Minuten bis eine Stunde dauern und tags, häufiger aber nachts auftreten (HAFTER 1973). Auch hier ist die Ursache unklar und ein organischer Befund nicht zu erheben.

Die objektive Untersuchung ergibt beim Colon irritabile wenig positive Befunde. Der Allgemeinzustand ist gut. Die Laboruntersuchungen fallen normal aus. Im Stuhl ist kein okkultes Blut nachweisbar und Parasiten fehlen (wiederholte Kontrollen!). Eine Amöbiasis muß bei entsprechender Exposition ausgeschlossen werden. Das Kolon läßt sich im linken Unterbauch als etwas druckschmerzhafter, kontrahierter Strang (Cordon iliaque) meist palpieren. Nur der Unerfahrene deutet diesen häufigen Palpationsbefund als Tumor. Proktoskopisch ist manchmal eine etwas mit Schleim bedeckte, leicht gerötete Schleimhaut zu sehen. Das Einführen des Rektoskops löst nicht selten krampfartige Beschwerden aus. Röntgenologisch läßt sich meist nichts Abnormes erkennen, manchmal fallen Spasmen, welche eine rasche Füllung des Darmes verhindern, auf; sie sind dann auch im Bereich des ganzen Kolons erkennbar.

Das Reizkolon ist eine Diagnose per exclusionem (Karzinom, Ulkus, Divertikulitis, Cholelithiasis, Nephrolithiasis, gynäkologische Leiden, Morbus Crohn etc.). Auch eine Lungentuberkulose kann sich gelegentlich unter dem Bild eines Reizkolons mani-

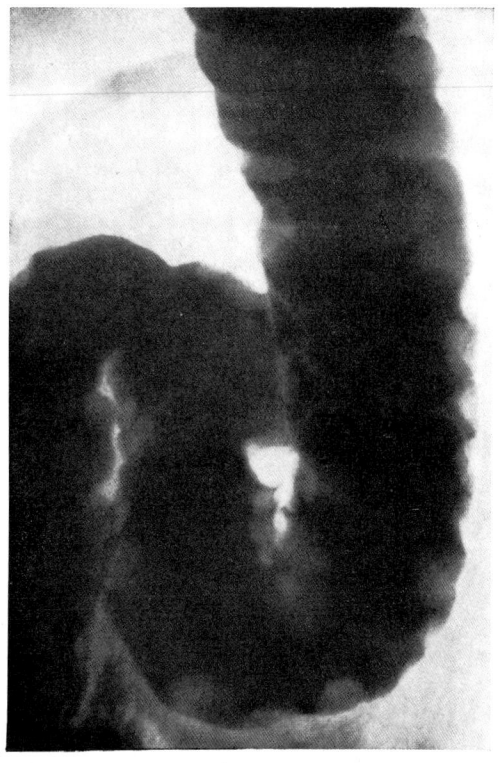

Abb. 20.13. Pneumatosis cystoides intestinalis. 38j. Mann

festieren, weshalb eine radiologische Thoraxuntersuchung obligat ist. Jahrelange Vorgeschichte ähnlicher Beschwerden bei gutem Ernährungs- und Allgemeinzustand und negative Befunde nach gründlicher internistischer Durchuntersuchung machen die Diagnose eines Reizkolons wahrscheinlich, vor allem, wenn es sich um Patienten unter 40 Jahren handelt. Durch Therapieversuch unter Kontrolle kann die Diagnose weiter erhärtet werden.

Pneumatosis cystoides intestinalis ist durch subseröse oder submuköse gasgefüllte Zysten im Gastrointestinaltrakt charakterisiert. Alle Darmabschnitte können betroffen werden. In 85% ist die Pneumatosis mit anderen Magen-Darm-Erkrankungen vergesellschaftet (Pylorusstenose, Appendizitis, Enteritis regionalis, Kolitis, Analfistel). Die klinische Symptomatologie ist unbestimmt, sie entspricht am ehesten derjenigen des Colon irritabile. Blutungen sind nicht selten. Die Diagnose ist vorwiegend eine röntgenologische durch den Nachweis von multiplen, scharf begrenzten Füllungsdefekten, wobei der äußere Rand der Zysten über die Bariumsäule hinausreicht (Abb. 20.13).

Magen- und Zwölffingerdarmerkrankungen

Grosso modo ergibt sich folgende Einteilung der Magen- und Zwölffingerdarmerkrankungen:
- Funktionelle Störungen
- Gastritis
- Ulcus ventriculi und duodeni
- Karzinom
- Seltene Affektionen
- Magenbeschwerden als sekundäre Begleiterscheinungen von Allgemeinerkrankungen.

Funktionelle Beschwerden, Gastritis, Ulkus, Karzinom

Die Differentialdiagnose wird erstens durch die *Anamnese*, zweitens durch den *lokalen Befund* und drittens durch die morphologischen Untersuchungsmethoden (Röntgenuntersuchung, Endoskopie, Biopsie, Zytologie) ermöglicht.

Die Bedeutung der Anamnese

Über den Wert der *Anamnese* zur Differenzierung sind die Meinungen geteilt. Nach den Erfahrungen der älteren Kliniker war für die Differentialdiagnose der Magenerkrankungen die Anamnese alles, der Befund nichts. Wenn man auch nicht mehr so rigoros sein darf, ist doch einer sorgfältigen Anamnese bei den Magenkrankheiten eine besondere Beachtung zu schenken. Sie ist zweifellos von größerer Bedeutung als bei manchen anderen Krankheitsgruppen.

Die Beschwerden bei *funktionellen Magenleiden* zeichnen sich durch ihren wenig definierten Charakter aus. Sie sind zeitlich weitgehend regellos und lassen vor allem eine Periodik vermissen (s. S. 504). Sofort nach der Nahrungsaufnahme erfolgt häufig eine Akzentuation der Beschwerden.

Die **akute Gastritis,** bei welcher in der Regel die Einnahme eines schädigenden Agens eruiert werden kann, bietet kaum differentialdiagnostische Schwierigkeiten. Das Bild wird beherrscht von einem diffusen Druck, der sich bis zu intensivem Schmerz in der Magengegend steigern kann. Nahrungsaufnahme verstärkt die Beschwerden. Nach Erbrechen tritt meist Linderung ein. Im Verlauf weniger Stunden bis Tage klingen die Beschwerden ab. Häufig werden die Magensymptome von intestinalen Erscheinungen (Meteorismus, Durchfälle) begleitet. Die erosive Gastritis ist eine wichtige Ursache der Hämatemesis (s. S. 510).

Die Ursachen der akuten Gastritis sind neben Infektion, Nahrungsmittelintoxikation (z.B. Staphylokokken-Nahrungsmittelintoxikation s. S. 536), Alkohol, Streßsituationen (Operation, schweres Trauma, Schock) besonders Medikamente, vor allem Salizylate, Phenylbutazon, Indometazin, Kortikosteroide und Zytostatika.

Sekundäre „Gastritis"-Formen

Eine Gastritis wird oft als primär vorgetäuscht, obwohl sie nur der *sekundäre* Ausdruck einer *allgemeineren Grundkrankheit* ist. Differentialdiagnostisch müssen daher diese Grundkrankheiten, welche mit gastritischen Beschwerden einherzugehen pflegen, stets in Erwägung gezogen werden:
- *Jede schwere Allgemeinerkrankung* zeigt Symptome, welche auf eine Magenerkrankung bezogen werden können, wie Aufstoßen, Appetitmangel, eventuell Erbrechen.
- Besonders häufig finden sich solche Erscheinungen bei der *chronischen Urämie.*
- Akute oder chronische Leberkrankheiten gehen häufig einher mit „Gastritis"-Beschwerden.
- Die *Stauungsgastritis* als Ausdruck einer Herzinsuffizienz ist bei Beachtung der *kardialen Symptome* nicht schwer abzugrenzen. Von den Medikamenten ist besonders die *Digitalis*wirkung auf den Magen bekannt, und manche unklare „Gastritis" bei Herzpatienten klingt nach Aussetzen der Digitalismedikation nach wenigen Tagen ab.
- Reichliche Einnahme von *Medikamenten* ist nicht selten ursächlich an „Magensymptomen" beteiligt.
- Die *allergische Gastritis,* als Folge von Überempfindlichkeitsreaktionen auf Nahrungsmittel, vor allem Milch, Eier, Schokolade, Hefe, Nüsse, Citrusfrüchte, Erdbeeren, Hummer, Muscheln etc. tritt vorwiegend auf als Teil einer generalisierten

gastrointestinalen Reaktion mit Brechdurchfall, Schmerzen, unter Umständen kombiniert mit Allgemeinsymptomen wie Tachykardie, Blutdruckabfall, Asthma, Kopfschmerzen, Urtikaria.

Besteht zudem Übersäuerung, ist die entweder durch Entzündung oder Medikamente geschädigte Schleimhaut weniger resistent, was den Zusammenhang zwischen Gastritis und Ulzera erklärt. Auf diese Weise entstandene kleine Ulzera haben eine ausgezeichnete Heilungstendenz, wenn das verursachende Agens weggelassen wird.

Chronische Gastropathie

Seitdem die Magenbiopsie routinemäßig durchgeführt werden kann und die histologische Untersuchung der Magenschleimhaut erlaubt, ist die Verwirrung, welche im letzten Jahrzehnt herrschte, weitgehend geklärt.

Die *klinische Symptomatologie* der **chronischen Gastritis** ist sehr schwierig zu beschreiben, seitdem an diese Diagnose die Kriterien der *Entzündung* in der Magenschleimhaut, welche nur durch die Magenbiopsie (sehr einfacher, ambulant durchführbarer Eingriff) gesichert werden kann, gefordert werden. Es hat sich nämlich gezeigt, daß eine Gastritis überhaupt keine Beschwerden verursachen muß und andererseits Patienten mit erheblichen Beschwerden keine Gastritis haben.

Viele einer Gastritis zugeschriebenen Beschwerden haben eine andere Ursache, so daß als typisches Zeichen einer chronischen Gastritis – von manchen – nur noch der auf gewisse Speisen *empfindliche Magen*, der mit Druckgefühl und Appetitlosigkeit reagiert, übrig geblieben ist. Aber auch dieses Symptom erlaubt die Diagnose ohne Biopsie nicht. Nausea, Erbrechen, Sodbrennen, Aufstoßen, Druckgefühl nach den Mahlzeiten sind meist nicht durch eine Gastritis bedingt. Sie sind entweder psychogen oder Ausdruck einer *Reflux-Ösophagitis*, einer *Aerophagie*, einer *Achalasie* oder von ebenfalls schlecht definierten *Entleerungsstörungen* des Magens.

Besonders häufig werden sog. „gastritische Beschwerden" mit einer Cholelithiasis, Koronarinsuffizienz und dem irritablen Kolon verwechselt.

Die chronische Gastritis wird vor allem bei Frauen und mit zunehmendem Alter häufiger angetroffen. Beschwerden davon sind aber selten. Da über die Ursachen der chronischen Gastritis nur Vermutungen bestehen, ist eine Prophylaxe schwierig. Zur Zeit steht die Theorie, daß die chronische Gastritis eine Autoimmunerkrankung sei, im Vordergrund, weil bei der Perniziosa Autoantikörper gegen Belegzellen und Intrinsic factor gefunden werden. Die chronische Gastritis wird auch gehäuft bei Diabetes, Schilddrüsenleiden (Hyperthyreose, Thyreoiditis Hashimoto, Myxödem), idiopathischem Morbus Addison und Eisenmangelanämie beobachtet.

Der **Reizmagen** mit gesteigerter motorischer und sekretorischer Aktivität zeigt gewisse Beziehungen zum Ulkus. Epigastrische Dauerschmerzen, Inappetenz, Nausea und gehäuftes Erbrechen sind die Hauptsymptome. Nahrungsaufnahme pflegt die Beschwerden zu verstärken, Periodizität und Tagesrhythmus fehlen in der Regel. Diese anamnestischen Angaben gestatten meistens die Abgrenzung gegenüber dem Ulkus. Entscheidend für die Differentialdiagnose ist das Fehlen typischer radiologischer und endoskopischer Veränderungen beim Reizmagen.

Beim **Ulkus** *ist der streng lokalisierte, auf den Umkreis einer Fingerkuppe beschränkte Schmerz außerordentlich charakteristisch*, während beim Reizmagen und der Gastritis ein diffuser Schmerz die Regel ist. Dieser *scharf umschriebene* Schmerz ist bei *Ulcus ventriculi* meist in der Medianlinie oder auch etwas *links* und seltener rechts davon anzutreffen, während er bei *Ulcus duodeni* im allgemeinen *rechts* unter dem Rippenbogen angegeben wird. Schmerzausstrahlung in die linke und rechte Abdominalseite kommt vor, ist aber nicht sehr typisch, wie auch eine Ausstrahlung in die Schulter sozusagen immer fehlt (wichtiges Unterscheidungsmerkmal gegenüber Gallenblasenaffektionen!). Der Schmerz bei Ulcus duodeni strahlt nach rechts, bei Ulcus ventriculi öfters nach links aus. Bei penetrierendem Ulkus, besonders bei Penetration in das Pankreas, ist ein durchdringender und anhaltender Schmerz im Rücken typisch.

Der *Schmerzcharakter* gibt wichtige differentialdiagnostische Unterscheidungsmöglichkeiten gegenüber der Gallenkolik (Periodik und Tagesrhythmus der Schmerzen s. S. 503).

Der Ulkusschmerz beginnt selten ganz plötzlich. Er steigert sich im Verlauf von 5–15 Minuten oder noch langsamer bis zum Maximum, während der Cholelithiasisschmerz oft schon innerhalb von 2–3 Minuten die Klimax erreicht. Der Ulkusschmerz ebbt auch im Gegensatz zur Cholelithiasis langsamer ab. Die *Schmerzintensität* läßt kaum differentialdiagnostische Rückschlüsse zu, wenn auch die Cholelithiasisschmerzen in der Regel intensiver sind als die Ulkusbeschwerden. Die unmittelbare Ursache für die *Schmerzauslösung* ist beim *Ulkus* in der Regel nicht eindeutig erkennbar, während bei der *Cholelithiasis* gewöhnlich enge zeitliche Beziehungen zur Einnahme fettreicher schwerverdaulicher Speisen eruiert werden können. Der *Ulkus*schmerz ist fast nie von Nausea begleitet, während Übelkeitsgefühl eine sehr häufige Begleiterscheinung von Gallenblasenerkrankungen ist. Besonders wichtig ist auch die *Dauer* der einzelnen *Schmerzepisoden* zur Unterscheidung beider Erkrankungen: Die Cholelithiasisepisode dauert 1–3 Tage, die Ulkusperiode 3–5 Wochen. Nach Nahrungsaufnahme verschwindet der Ulkusschmerz in der Regel nach wenigen Minuten, der Cholelithiasisschmerz dagegen nicht!

Der *Appetit* ist im Gegensatz zur Gastritis und zum Karzinom nicht gestört. Ist trotz anderer Ulkuszeichen der Schmerzcharakter nicht typisch, muß das

Vorliegen von Komplikationen in Erwägung gezogen werden:
- Dauer- und Rückenschmerz: Penetration des Geschwürs,
- Nausea und Erbrechen mit Druckgefühl: Stenose.

Ein Ulkusschub kann wie die akute Gastritis ausgelöst werden durch Streßsituation (Operation, schweres Trauma), Alkoholabusus oder Medikamente (u. a. Antirheumatika).

Im Gegensatz zum Ulkus ist die Vorgeschichte des *Magenkarzinoms* viel weniger typisch. Die Beschwerden beginnen langsam, sind uncharakteristisch und weisen keine Periodik auf. Die Vorgeschichte ist hinsichtlich Magenbeschwerden meistens stumm. Das einzige typische Merkmal ist die Persistenz und Progredienz der Beschwerden sowie früher oder später das Auftreten von Allgemeinsymptomen, vor allem Schwäche (Anämie!) und Gewichtsabnahme. Anämiesymptome infolge Eisenmangelanämie gehen nicht selten den Lokalbeschwerden um Wochen bis Monate voraus. Fast die Hälfte der Fälle klagen aber doch über Magen*schmerzen,* die als Druckgefühl, Brennen, manchmal auch krampfartig angegeben werden. Eine deutliche Abhängigkeit von der Nahrungsaufnahme fehlt. Gegenüber Ulkusbeschwerden lassen die Karzinomschmerzen eine Besserung nach Antazida und eine deutliche Periodik vermissen. Etwa in einem Viertel der Fälle werden keine Schmerzen, sondern unbestimmte Beschwerden wie Völlegefühl, Unbehagen, Aufstoßen, auch Nausea, empfunden. In andern Fällen sind die Beschwerden oft mehr allgemeiner Natur: *Appetitmangel* und *Gewichtsverlust* stehen nicht selten im Vordergrund. Die Kranken haben weniger Freude am Essen, sie spüren, daß sie einen Magen haben. Diese Symptome lassen sich oft besonders schwer von denjenigen bei *depressiven* Patienten abgrenzen.

Ein auffallender *Gewichtsverlust* spricht eher für Karzinom und gegen Ulkus, wenn nicht ein stenosierendes Ulkus vorliegt. Der Gewichtsverlust ist aber als differentialdiagnostisches Symptom nicht hoch einzuschätzen, weil manche Ulkuskranke während der Schübe infolge mangelnder Nahrungsaufnahme ebenfalls stark an Gewicht abnehmen können.

Besondere diagnostische Schwierigkeiten bereiten die Magenkarzinome mit *ulkusartigen Beschwerden*. Pathologisch-anatomisch liegt diesem Verlauf ein ulzerierendes Karzinom (sog. *Ringwallkarzinom*) zugrunde.

„*Ringwallkarzinome*" und exophytisch-polypös wachsende Tumoren sind prognostisch im allgemeinen günstiger als flach-ulzerierte oder flächenhaft-infiltrative Tumoren, da die ersteren wegen ihrer besseren lokalen Begrenzung durch Resektion häufig vollständig entfernt werden können.

Die Bedeutung der Befunde

Konstitution

Die *Ulkuskrankheit* findet sich besonders beim *leptosomen* Konstitutionstypus. Es sind hochgewachsene, schlanke, meist intelligente, ehrgeizige und eher erfolgreiche Menschen mit geringem Fettpolster, die von dieser Affektion betroffen werden. Allerdings darf die Konstitution differentialdiagnostisch nur mit Zurückhaltung bewertet werden. Auch typische Pykniker können ulkuskrank sein.

Das Magenkarzinom findet sich gehäuft bei Patienten mit Blutgruppe A (LANGMANN 1973). Patienten mit Ulcus ventriculi sive duodeni weisen anderseits prozentual häufiger die Blutgruppe 0 auf. Die Bedeutung dieser Befunde ist unklar.

Alter

Die *Ulkuskrankheit* kommt nach der Pubertät in allen Lebensaltern vor; das *Karzinom* häuft sich nach dem 50. Lebensjahr, kann aber schon bei 20- bis 30jährigen beobachtet werden (Abb. 20.14).

Lokalbefund

Bei der akuten *Gastritis* ist in der Regel ein diffuser Druckschmerz im ganzen Oberbauch vorhanden. Die Zunge ist belegt. Viele *Ulkuskranke* können selbst den scharf begrenzten *Druckschmerzpunkt*, der weitgehend dem Spontanschmerzbereich entspricht, bezeichnen. Diese druckschmerzhafte Stelle ist beim Ulcus ventriculi links, beim Ulcus duodeni rechts von der Mittellinie gelegen. Sie ist auch noch etwa 1–2 Wochen nachweisbar, nachdem der Spontanschmerz abgeklungen ist. Das *Karzinom* ist meist nur in termi-

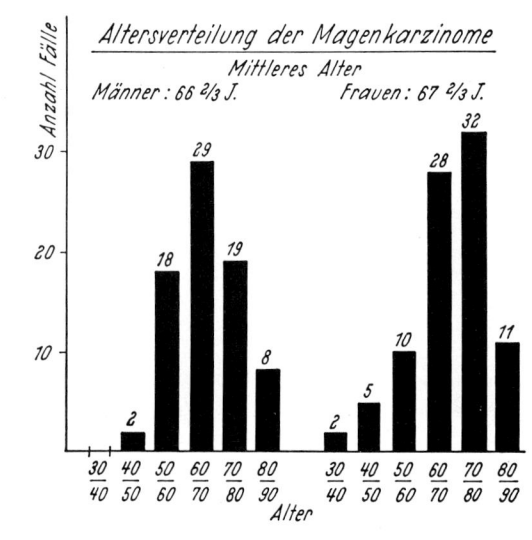

Abb. 20.14. Altersverteilung der *Magenkarzinome* (164 eigene Beobachtungen)

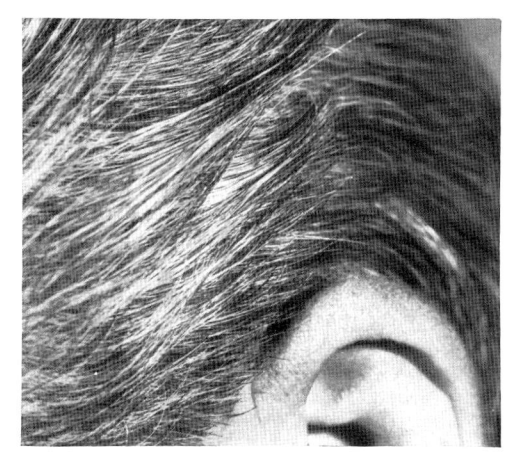

Abb. 20.15. *Konstitution* und Ulcus duodeni. Wie das häufigere Vorkommen der Blutgruppe 0 bei 40% *Ulcus duodeni* auf einen konstitutionellen Faktor hinweist, ist auch das vorzeitig angegraute dichte Haar bei Trägern von Duodenalgeschwüren auffällig häufig. Zusammenhänge allerdings nicht bekannt. 45j. Mann

nalen Fällen, die differentialdiagnostisch leicht abzugrenzen sind, palpabel. Die Frühfälle sind entweder bei der Palpation schmerzunempfindlich oder zeigen eine *diffuse Schmerzhaftigkeit*. Auch Metastasen sind in der großen Mehrzahl der Fälle nicht nachweisbar. Die Virchow-Drüse über der Klavikula links kann nur in einem verhältnismäßig geringen Prozentsatz der Fälle von Magenkarzinom in fortgeschrittenem Stadium gefunden werden. Bei der *Palpation* des Oberbauches läßt sich sehr oft links von der Mittellinie die druckschmerzhafte Aorta nachweisen. Diese bei Kranken mit geringem Fettpolster normale Resistenz wird gelegentlich mit einem karzinomatösen Tumor verwechselt.

Fraktionierte Magensaftuntersuchung

Die quantitative Bestimmung der Magensekretion mittels der fraktionierten Magenaushebung ist nur in Ausnahmefällen diagnostisch entscheidend, nämlich bei perniziöser Anämie (Achlorhydrie trotz maximaler Stimulation), zum Ausschuß eines benignen Ulkus (ohne Säure kein Ulkus) und zur Diagnose eines Zollinger-Ellison-Syndroms (exzessiv hohe Basalsekretion).
Beim **Ulcus ventriculi** findet sich in der Regel eine Normo- bis Hypochlorhydrie. Beim **Ulcus duodeni** besteht häufig eine Hyperchlorhydrie. Beim **Karzinom** wird die Hypo- oder Achlorhydrie mit Recht immer wieder hervorgehoben; sie kann in der Mehrzahl der Fälle nachgewiesen werden. Es ist aber zu betonen, daß normale Azididätsverhältnisse ein Karzinom keineswegs ausschließen und daß die Resultate der Magensekretionsprüfung im Einzelfall nicht verwertbar sind für die Abgrenzung zwischen Ulcus ventriculi, Ulcus duodeni und Karzinom.
Die früher gebräuchlichen Stimulatoren wie Histamin, resp. Betazol, sind in neuester Zeit weitgehend verdrängt worden durch Pentagastrin, das in der Dosis von 6 µg/kg Körpergewicht s.c. eine maximale Säuresekretion bewirkt (Technik s. HAFTER 1973).
Die Titration der Säurekonzentration in den einzelnen Fraktionen erfolgt mittels N/10 NaOH bis pH 7,4 unter Verwendung eines pH-Meters oder von Phenolrot als Indikator. Das Resultat wird ausgedrückt in HCl-Ausscheidung pro Stunde.
Gesammelt werden in der Regel Magensaftfraktionen von 10 Minuten und zwar während 30 bis 60 Minuten unter basalen Bedingungen (basale Säureausscheidung = BAO, normal unter 5 mval pro Stunde) und anschließend über 60 Minuten nach Pentagastrinstimulation. Die beiden benachbarten 10-Minuten-Fraktionen mit höchster HCl-Sekretion, multipliziert mit 3 ergeben die sog. Gipfelsekretion (PAO oder peak acid output), normal 15–35 mval pro Stunde.
Eine Achlorhydrie liegt vor, wenn nach maximaler Stimulation das pH nie unter 6 absinkt und weniger als 0,25 mval HCl pro Stunde sezerniert werden. Typisch für das *Zollinger-Ellison-Syndrom* ist eine sehr hohe Basalsekretion (über 15 mval pro Stunde), die durch Pentagastrin nur unwesentlich gesteigert werden kann (BAO mehr als 60% der PAO).

Chemischer Blutnachweis im Stuhl (Benzidinreaktion)

Positiven Ausfall der Benzidinreaktion im Stuhl geben das Ulkus und das Karzinom. Die Reaktion ist beim Ulkus kurz, intermittierend und beim Karzinom in der Regel konstant positiv. Die Angaben über die Häufigkeit des positiven Blutnachweises im Stuhl schwanken beim Magenkarzinom zwischen 50 und 90%. Von 132 eigenen Beobachtungen war Benzidin 99mal positiv, 33mal negativ. Auch eine mehrfach negative Benzidinprobe schließt ein Magenkarzinom niemals aus, besonders beim *Magenskirrhus* ist der Nachweis von okkultem Blut im Stuhl häufig negativ. Fällt die Reaktion positiv aus, ist andererseits stets die Möglichkeit von Fehlerquellen in Betracht zu ziehen.
Die Benzidinprobe soll zuerst ohne Diät durchgeführt werden. Fällt sie positiv aus, ist eine Wiederholung nach dreitägiger fleischloser Kost indiziert. Ähnliche Resultate wie die Benzidinprobe ergibt der Occulttest.
Die *Blutsenkungsreaktion* ist beim Ulcus ventriculi häufig geringgradig bis mäßig beschleunigt, beim Ulcus duodeni normal oder, wie bei vegetativen Dystonikern, abnorm niedrig. Von 163 Magenkarzinomfällen (eigene Beobachtung) war sie 78mal mehr als 25 mm in der 1. Stunde beschleunigt, bei den übrigen Fällen leicht oder auch gar nicht beschleunigt.
Die Hämoglobinwerte sind besonders für die Diagnose des Magenkarzinoms aufschlußreich. Sie sind mehr oder weniger stark vermindert, nur selten normal (Abb. 20.16).

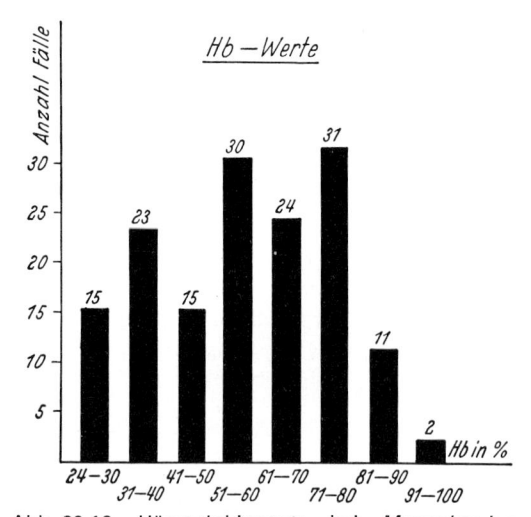

Abb. 20.16. Hämoglobinwerte bei *Magenkarzinom* (151 eigene Beobachtungen)

Melaena

Bei massiven Teerstühlen sind im Prinzip die gleichen Ursachen in Betracht zu ziehen wie bei Hämatemesis (Tab. 20.6).
Es sind dies vor allem
- Peptische Ulzera
- Erosive Gastritis und Mallory-Weiss-Syndrom
- Ösophagusvarizen
- Tumoren.

Im allgemeinen dürfen die differentialdiagnostischen Überlegungen, besonders wenn gleichzeitig eine **Hämatemesis** vorliegt, in erster Linie auf diese vier Krankheitsgruppen beschränkt werden. Eine Hämatemesis weist darauf hin, daß die Blutungsquelle oberhalb des Jejunums gelegen sein muß.
In der Cortisonära wird auch an die Möglichkeit gedacht werden müssen, daß ein akutes Ulkus durch Cortisonderivate oder Pyrazolonpräparate (z.B. Butazolidin), Indometazin sowie auch Salizylate ausgelöst wurde und zu einer Blutung geführt hat. Diese Medikamente sind besonders geeignet, alte Ulzera zu reaktivieren. In manchen Fällen wird aber in der Anamnese jeder Hinweis auf ein Magengeschwür vermißt. **Streßulzera** (besonders nach chirurgischen Eingriffen), Verbrennungen und eine Antikoagulantien-Blutung sind zu bedenken.
Liegt nur Melaena und keine Hämatemesis vor, müssen auch alle selteneren, unterhalb des Jejunumbeginns gelegenen Blutungsquellen in die differentialdiagnostischen Überlegungen eingeschlossen werden. Da auch von oberhalb des Jejunums ausgehende Blutungen nicht immer eine Hämatemesis zeigen, sind auch die üblichen mit Bluterbrechen einhergehenden Ursachen ebenfalls zu überdenken.
Einnahme gewisser Medikamente, vor allem Fe-Präparate, Wismut-, Kohlenpräparate oder von Pflanzenstoffen in größeren Mengen (z.B. Randen, Heidelbeeren) täuscht u.U. eine Melaena vor. Rektalblutungen mit hellrotem Blut sprechen für eine Blutungsquelle im Kolon oder distalen Dünndarm (v.a. Tumoren, Divertikel, Morbus Crohn, Colitis ulcerosa). Eine massive Blutung im obern Magen-Darm-Trakt kann aber bei beschleunigter Darmpassage gelegentlich mit hellroter Rektalblutung einhergehen. Teerstühle werden anderseits außer bei obern Magendarmblutungen unter Umständen bei Blutungsquellen im proximalen Kolon beobachtet, vor allem infolge verlangsamter Darmpassage.
Die notfallmäßige Endoskopie mit fiberoptischen Instrumenten stellt heute ein unentbehrliches Hilfsmittel zur raschen Erfassung der Blutungsquelle dar. In allen Fällen empfiehlt es sich, zuerst eine Panendoskopie und falls notwendig anschließend eine Koloskopie auszuführen. Die Anwendung der notfallmäßigen abdominalen Angiographie zur Erfassung ungeklärter abdominaler Blutungsquellen ist dagegen beschränkt auf Fälle mit kontinuierlichem Blutverlust von 0,5 bis 2 ml pro Minute.
Besonders schwierig zu erfassen sind jedoch die nicht zu seltenen **Dünndarmtumoren**. Wiederholte Darmblutungen mit wiederholt negativem röntgenologischen und endoskopischen Magen-Darmuntersuchungsbefund bleiben auf Dünndarmtumoren verdächtig. Bei besonders sorgfältiger Palpation sind sie jedoch nicht selten palpabel. Es handelt sich um *Neurinome*, *Schwannome* (von der Schwannschen Scheide ausgehend), Leiomyome, *Lymphosarkome* und Karzinome. Gleichzeitige Blutung aus Darm und Blase sind besonders für *Schwannome* verdächtig (neben malignen, vom Urogenitalapparat ausgehenden Tumoren).
Alle Formen *hämorrhagischer Diathese, Mesenterialarterien- und -Venenthrombosen*, andere *Gefäßerkrankungen (Aneurysmen, Kavernome, Hämangiome)* können Darmblutungen verursachen.

Hämatemesis

Hämatemesis, die ein Hauptsyndrom der akuten obern Magendarmblutung darstellt, deutet auf eine blutende Schleimhautläsion oberhalb der Flexura duodenojejunalis. Mit Hilfe der fiberoptischen Panendoskopie ist es heute möglich, in einem Untersuchungsgang Ösophagus, Magen und Duodenum im Hinblick auf die Blutungsquelle abzuklären. Die relative Häufigkeit der Blutungsursachen solcher Notfall-Endoskopiestatistiken (s. Tab. 20.6) unterscheidet sich gegenüber früheren Statistiken, die allein auf radiologischen Abklärungsuntersuchungen beruhten. Die Aussagekraft radiologischer Statistiken ist beschränkt, vor allem wegen der bekannten Schwierigkeiten der technischen Durchführung der Untersuchung bei akuter Haemorrhagie, der fehlenden Präzision in der Erfassung oberflächlicher Schleimhautprozesse (z.B. Erosionen, Ösophagitis, Mallory-Weiß) und der Unmöglichkeit, bei gleichzeitigem Vorliegen mehrerer Läsionen (z.B. Ulkus

Tabelle 20.6. Ursachen der akuten oberen Magendarmblutung (Endoskopiestatistiken)

Autoren:	Palmer 1969	Knoblauch 1973	Katon 1973
Zahl der Fälle:	14000	92	100
	%	%	%
Ulcus duodeni	28	25	26
Ulcus ventriculi	12	24	15
Erosive Gastritis	12	15	9
Ösophagusvarizen	19	10	16
Mallory-Weiss	5	8	8
Ulcus pepticum jejuni	3	6	6
Ösophagitis	7	4	13
Magenkarzinom	–	1	2
Diverse Ursachen	7	5	1
Ungeklärt	7	2	4

und Ösophagusvarizen) den für die Blutung verantwortlichen Prozeß sicher zu erfassen.
Der Vergleich von 3 größeren Endoskopiestatistiken in Tab. 20.6 ergibt eine weitgehende Übereinstimmung in bezug auf die Häufigkeit der wichtigsten Blutungsursachen.
Hauptursache der akuten obern Magendarmblutung sind neben den *peptischen Ulzera* (45–55%) vor allem die *erosive Gastritis*, das *Mallory-Weiß-Syndrom* und die *Ösophagusvarizen*. 80–90% aller Fälle weisen eines dieser vier Leiden auf.
Beim **Mallory-Weiß-Syndrom** handelt es sich um Schleimhautrisse im Kardiabereich nahe am gastroösophagealen Übergang, die meistens in der Folge von massivem, krampfartigem Erbrechen auftreten. Häufig findet sich gleichzeitig eine Hiatushernie.
Weitere seltenere Ursachen der Hämatemesis sind:
– Ösophagitis
– Magenpolypen
– Tumoren des Magen-Duodenal-Bereichs
– Hämorrhagische Diathese
– Hämobilie
– Pankreatitis
– Hämangiome
– Morbus Osler
– Aortointestinale Fistel
– Mesenterialgefäßverschluß
– Pseudoxanthoma elasticum.

Eine *Hämobilie* muß vor allem vermutet werden bei Hämatemesis im Anschluß an „Gallenkolik" und Ikterus. Hauptursache ist oft ein schweres Abdominaltrauma mit zentraler oder subkapsulärer Leberruptur. Die Hämobilie kann u.U. erst Monate nach dem Trauma auftreten. Leberabszesse, Echinokokkus, Gefäßanomalien, Lebertumoren, Gallensteindurchbruch sind weitere mögliche Ursachen einer Hämobilie.

Die Bedeutung der Röntgenmethode und der Endoskopie

Für die Objektivierung der Ursache unklarer Oberbauchschmerzen, von Dysphagie, Sodbrennen und Magendarmblutungen sind Röntgenuntersuchung und Endoskopie die beiden wichtigsten Untersuchungsmethoden.
Im Gegensatz zu den früher gebräuchlichen halbstarren Gastroskopen gibt es für die Fiberendoskopie praktisch keine „blinden Winkel" in Ösophagus, Magen und Duodenum. Die Möglichkeit, mit diesen Instrumenten geringe Oberflächenveränderungen zu erfassen und gleichzeitig gezielt Material zur histologischen und zytologischen Untersuchung zu entnehmen, stellt einen entscheidenden Fortschritt in der Frühdiagnose des Karzinoms dar.
In der Regel dient die Endoskopie als Zweituntersuchung der genaueren Abklärung von radiologisch verdächtigen Befunden. Vor allem muß bei jedem *Ulcus ventriculi* oder bei starkem radiologischen oder

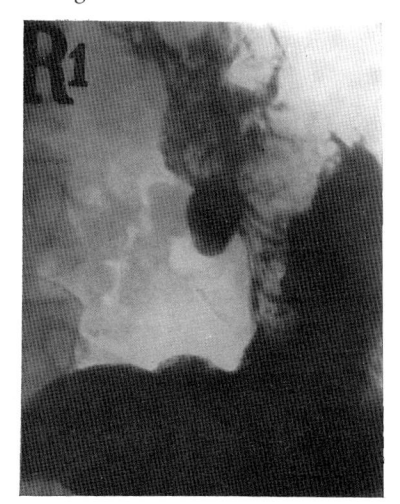

Abb. 20.17. Großes Ulcus ventriculi, 62j. Frau

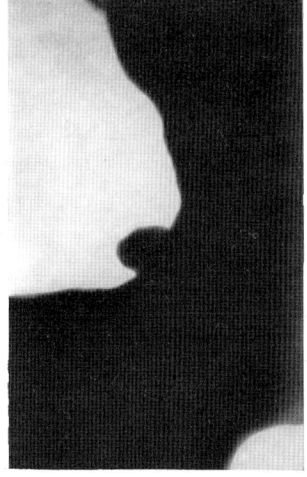

Abb. 20.18. Ulcus ventriculi mit typischer Einschnürung (operativ bestätigt), 47j. Mann

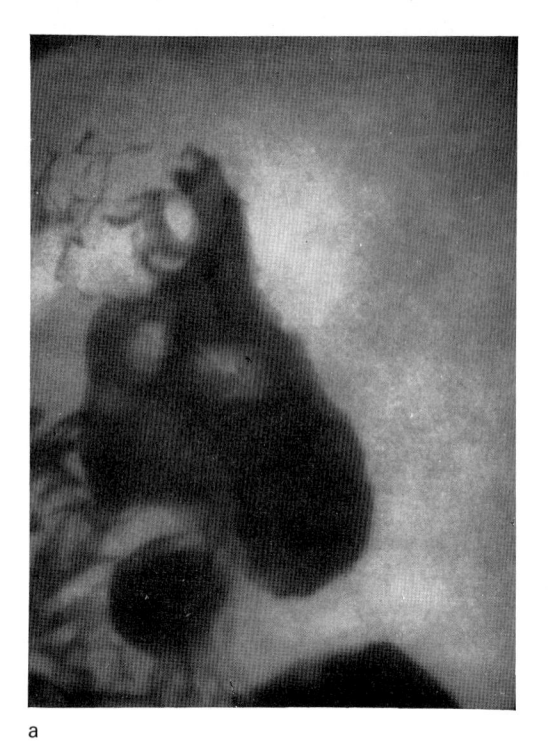

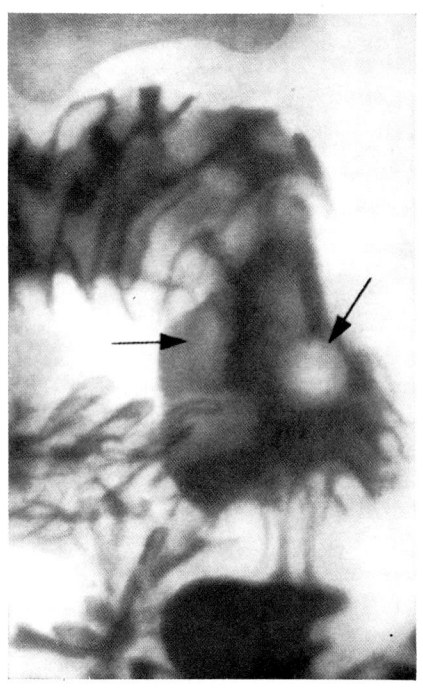

Abb. 20.19. Auch im Duodenum (nicht nur im Magen) können ↗ gelegentlich rundliche Füllungsdefekte beobachtet werden. Es handelt sich dann in der Regel (wie beim abgebildeten 53j. Mann) um von den Brunnerschen Drüsen ausgehende Adenome

klinischen *Karzinomverdacht* eine Gastroskopie mit multiplen gezielten Biopsien durchgeführt werden. Die Abheilung des Ulcus ventriculi wird besser endoskopisch als radiologisch kontrolliert. Bei frischen obern Magen-Darm-Blutungen und beim operierten Magen dient die Endoskopie als Erstuntersuchung und die radiologische Abklärung erübrigt sich in der Regel. Auch bei persistierenden Oberbauchbeschwerden ohne radiologisch erkennbaren Befund empfiehlt sich eine endoskopische Untersuchung.

Die Hauptindikationen für die Endoskopie von Ösophagus, Magen und Duodenum sind somit vor allem die folgenden:
– Akute Magen-Darm-Blutungen
– Eisenmangelanämie bei unbekannter Blutungsquelle
– Differentialdiagnose radiologisch auf Malignom verdächtiger Magenwandprozesse
– Erkennung des „early cancer"
– Differentialdiagnose ulzeröser Magenprozesse und Verlaufskontrolle
– Abklärung von Beschwerden nach Magenoperation
– Verdacht auf Ulcus duodeni bei unklarem radiologischen Befund oder bei therapieresistentem Verlauf
– Abklärung von Dysphagie und Sodbrennen
– Persistierende Oberbauchbeschwerden bei radiologisch negativem Befund

Die Endoskopie ist eine Methode des Spezialisten, die entsprechende Kenntnisse und Erfahrungen voraussetzt. Im Rahmen dieser praktischen Differentialdiagnose wird im folgenden vorwiegend auf die radiologischen Befunde eingegangen.

Gastritis

Die **chronische Gastritis** kann radiologisch nicht diagnostiziert werden. Die Diagnose basiert auf der Schleimhautbiopsie.

Der Morbus Ménétrier (Riesenfalten-Gastropathie) ist radiologisch und gastroskopisch gekennzeichnet durch wulstige, „hirnwindungsartige" Magenfalten, die auch bei maximaler Magendilatation nicht verstreichen. Pathogenetisch liegt diesem seltenen Krankheitsbild wahrscheinlich eher eine Hyperplasie als eine Gastritis zugrunde. Häufig bestehen jedoch sekundär entzündliche Veränderungen. Die Ursache der Krankheit ist unbekannt. In vielen Fällen entwickelt sich eine exsudative Enteropathie. Die Abgrenzung von einem intramural wachsenden Tumor kann schwierig sein.

Ulcus ventriculi

Beim Ulkus unterscheiden wir röntgenologisch die *direkten* und die *indirekten Zeichen*.

Direktes Zeichen

Das sicherste röntgenologische Ulkussymptom ist die *Geschwürsnische*, welche bei tangentialer Einstellung als Ausstülpung im Bereich der Magenkontur sichtbar ist (Abb. 20.17 und 20.18). Bei der Enface-Einstellung kommt die Nische als *persistierender Kontrastfleck* zur Darstellung. Die Geschwürsnischen finden sich in etwa 85% an der *kleinen Kurvatur*. Die restlichen 15% verteilen sich auf *Ulzera der großen Kurvatur*, *Ulzera der Hinterwand* (besonders bei alten Leuten, Rückenschmerzen sind im Vordergrund stehendes klinisches Symptom), *Ulzera im Pylorusgebiet*. Auch Magenkarzinome können Nischen bilden (s. Abb. 20.20, 20.21)!

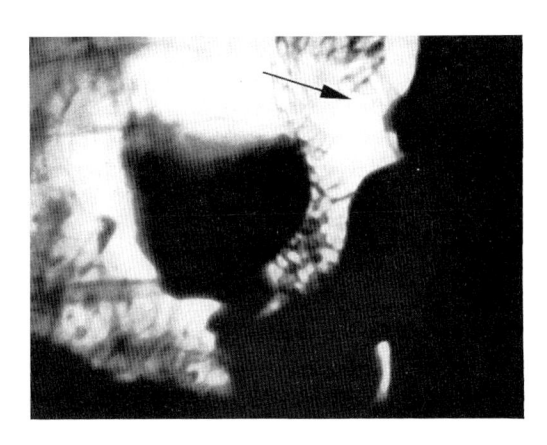

Abb. 20.20. Das *Ulkus bei Anazidität* ist immer auf Malignität verdächtig. Auch in diesem Fall wurde 6 Monate später ein inoperables Karzinom festgestellt

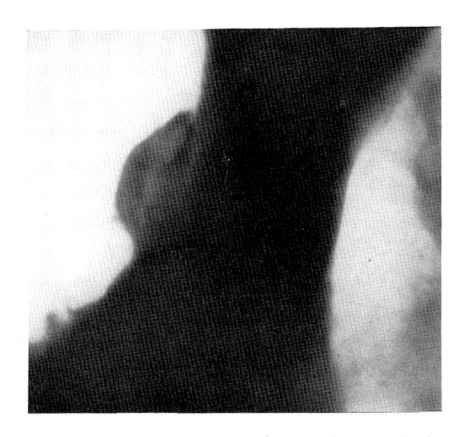

Abb. 20.21. *Ulcus ventriculi* (scheinbar) mit Anazidität, in Wirklichkeit lag bereits ein Karzinom vor (s. Abb. 20.22)

Indirekte Zeichen

Die spastischen Einziehungen an der dem Ulkus gegenüberliegenden Wand, die als *Ulkusfinger* bezeichnet werden, sind für Ulkus nicht beweisend, weil sie auch bei Verwachsungen verschiedener Genese beobachtet werden können.

Bei abgeheilten Prozessen kann es zum Bild des *Sanduhrmagens* kommen, welcher die Folge einer narbigen Schrumpfung der kleinen Kurvatur und einer spastischen Einziehung der großen Kurvatur ist.

Das *Schleimhautrelief* zeigt gelegentlich *konzentrisch zum Geschwür laufende Schleimhautfalten*.

Ferner kann auch eine *Hemmung der Peristaltik* im Ulkusbereich beobachtet werden. Dieses Symptom kann also nicht ohne weiteres als für Karzinom pathognomonisch angesehen werden.

Retraktion der kleinen Kurvatur und dadurch bedingte Verlagerung des Pylorus nach links ist Folge eines chronischen Ulkus an der kleinen Kurvatur.

Grenzen der Röntgendiagnose: Manche Geschwüre können dem röntgenologischen Nachweis entgehen; besonders frische, blutende Ulzera sowie Ulzera im Bereich der Kardia oder der Magenhinterwand.

Ein Ulkus bei Anazidität muß immer den Verdacht auf Karzinom erwecken (Abb. 20.20, 20.21). Daher sollte, wie oben betont, jeder Patient mit radiologisch nachgewiesenem Ulcus ventriculi resp. mit klinischem oder radiologischem Verdacht auf Magenulkus gastroskopiert werden. Die Entnahme multipler

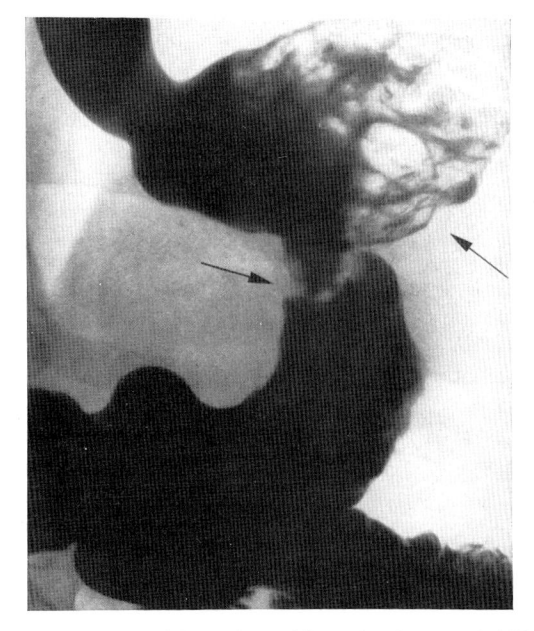

Abb. 20.22. 1 Jahr später: Magenkarzinom mit Füllungsdefekten (gleicher Fall wie Abb. 20.21).

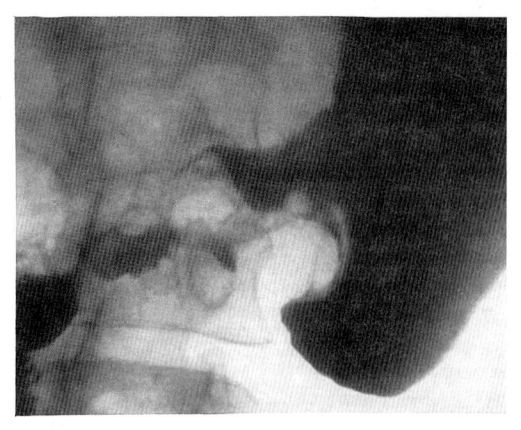

Abb. 20.23. Präpylorische Füllungsdefekte bei Carcinoma ventriculi

Biopsien aus dem Ulkusbezirk und die engmaschige endoskopisch-bioptische Verlaufskontrolle bilden die wesentliche Voraussetzung für eine frühzeitige und sichere Differentialdiagnose zwischen benignen und malignen Magenulzera.

Karzinom

Die drei radiologischen Kardinalbefunde des Karzinoms sind a) *Nische* (Ulkus), b) *Füllungsdefekt* (Tumoraussparung), c) *starre Wandpartien* (Infiltration) resp. deren Kombination (Abb. 20.20–20.28). Für die Diagnose muß gefordert werden, daß der Befund konstant, also auf verschiedenen Aufnahmen erkennbar ist. Die Zerstörung des Schleimhautreliefs und das Fehlen einer durchgehenden Peristaltik im Bereich des Befunds sind weitere, wichtige Hinweise.
Von den drei möglichen radiologischen Kardinalbefunden ist die *Wandstarre* radiologisch am schwierigsten zu erfassen und richtig zu interpretieren. Die präpylorische Infiltration ergibt häufig den charakteristischen Aspekt des Zuckerstocks (Abb. 20.24 und 20.27). Bei Infiltration der kleinen Kurvatur im Angulusbereich entsteht das Bild des sog. „offenen Magenwinkels" (Abb. 20.28). Konstante, „wellblechartige" Konturunregelmäßigkeiten der Magenwand sind ein weiteres Merkmal für Karzinominfiltration.

Eine maligne Entartung eines ursprünglich benignen Ulkus bildet nach heutiger Auffassung eine relativ seltene Ausnahme. Obschon es im Einzelfall ohne entsprechende vorgängige Endoskopie- und Biopsiekontrolle häufig nicht sicher zu entscheiden ist, dürfte die Mehrzahl der Ulzera primär entweder eine benigne oder maligne Entstehung aufweisen.
Lokalisation, Größe und Art der radiologischen Veränderung sind diagnostisch wichtige Anhaltspunkte für die Unterscheidung von benignen und malignen Prozessen. Entscheidend für die Artdiagnose ist aber die Endoskopie in Kombination mit multiplen gezielten Biopsien. Bei endoskopischem Verdacht auf Magenkarzinom ist *nur der positive Biopsiebefund* verwertbar, eine negative Biopsie schließt ein Karzinom nicht aus. Die engmaschige endoskopisch-bioptische Kontrolle solcher Fälle ist notwendig, um ein Magenkarzinom nicht zu verpassen. Fehlende Heilung eines Ulkus nach 4–8 Wochen konservativer Therapie oder kurzfristiges Rezidiv sind Hinweise auf ein malignes oder ein kompliziertes Ulkus.
In diesen Fällen stellt sich die Frage nach operativem Vorgehen.
Eine wesentliche Verbesserung der Prognose bringt die Erfassung des *Oberflächenkarzinoms („early cancer")* mittels verfeinerter kombinierter radiologisch-endoskopisch-bioptischer Technik (Schleimhautrelief resp. Doppelkontrastmethode). Unter „early cancer" versteht man ein auf Mukosa und Submukosa beschränktes Karzinom (Abb. 20.26). Nach erfolgreicher Operation solcher Karzinome kann mit einer Dauerheilung gerechnet werden. Das Oberflächenkarzinom erscheint morphologisch unter dem gleichen Aspekt wie das gewöhnliche Karzinom, allerdings in „mini"-Form mit Läsionen von etwa 1 cm^2 oder mehr. Kleinste, umschriebene Schleim-

Infiltrierende Formen

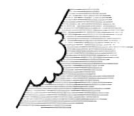

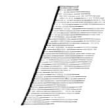

| Füllungsdefekt | Starre Wand (im Serienbild sichtbar) | Versenktes Bild (aspect encastré) | Einengung des Pylorus (Zuckerstockpylorus) |

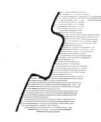

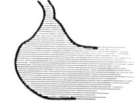

Ulzerierende Formen

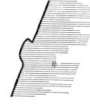

| Niche en plateau | Eingefensterte Nische | Nische mit Meniskus | Nische mit unregelmäßiger Kontur | Nische auf flachem Grund |

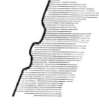

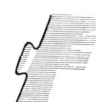

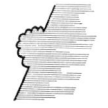

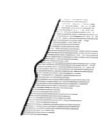

Abb. 20.24. Die wichtigsten röntgenologischen Zeichen bei Carcinoma ventriculi

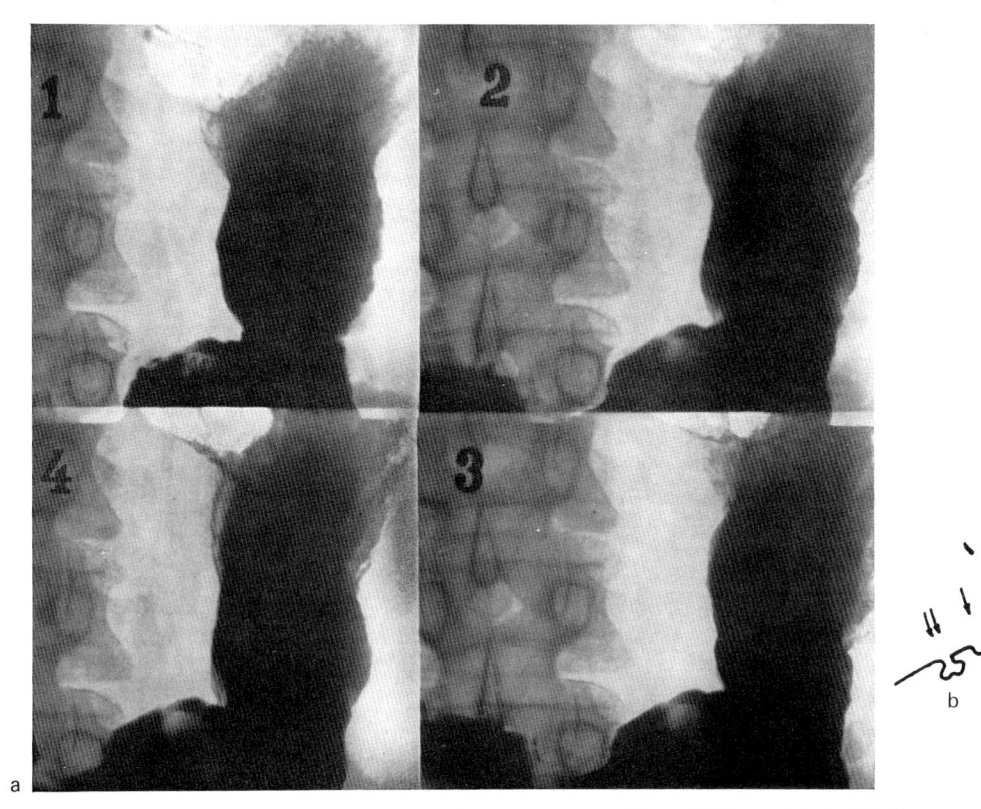

Abb. 20.25. a) Carcinoma ventriculi mit versenktem Bild („aspect encastré") und Füllungsdefekt, 69j. Mann.
b) Schematische Skizze zu Abb. 20.25 a. ↓ sog. versenkter Aspekt, ↓↓ Füllungsdefekt

Abb. 20.26. Makroskopische Klassifikation des Oberflächen-Karzinoms („early cancer") (nach Japanischer Endoskopiegesellschaft)

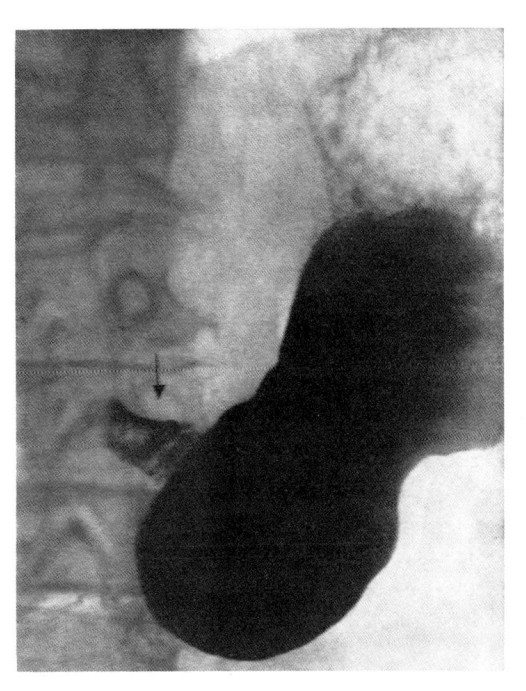

Abb. 20.27. Carcinoma ventriculi mit Zuckerstockbild des Pylorus ↓ (81j. Mann)

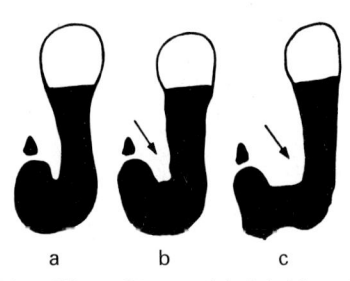

Abb. 20.28. *Offener Magenwinkel* als Hinweis auf *karzinomatöse* Veränderungen. a) normal, b) beginnendes Karzinom, c) ausgedehntes Karzinom (bei stehendem Patienten)

hautunregelmäßigkeiten (Schleimhautdefekte, polypöse Erhabenheiten, Faltenunregelmäßigkeiten) sind somit radiologisch und endoskopisch zu suchen und bioptisch abzuklären, um ein Oberflächenkarzinom rechtzeitig zu erfassen.

Ein weiteres Hilfsmittel zur Früherkennung des Karzinoms ist die *Zytologie*. Die konventionelle Zytologie (blinde Magenspülmethode) wird heute ergänzt durch die endoskopisch gezielte Gewinnung von zytologischem Material. Die erzielten Resultate in der Hand eines geübten Untersuchers sind vielversprechend.

Zusammenfassung der differentialdiagnostischen Überlegungen für die Unterscheidung Ulkus und Karzinom

Die Differenzierung zwischen Ulkus und Karzinom ist so wichtig, daß die Überlegungen, welche vom Arzt bei jedem Kranken gemacht werden müssen, zusammengefaßt seien:

- Die *Vorgeschichte:* Periodizität spricht für Ulkus, schließt aber ein Karzinom (Ulkuskarzinom!) nicht aus. Die *Dauer* der Beschwerden gibt wenig Hinweise. Erstmaliges Auftreten eines Ulkus bei Patienten über 50 Jahre ist für Malignom suspekt. Es gibt Karzinome im 2. Lebensjahrzehnt und Ulzera bei 80jährigen.
- Die *physikalische Untersuchung* und die Allgemeinsymptome (Anämie, Abmagerung, Senkung) können in Frühfällen die Entscheidung nicht beeinflussen.
- Der *Palpationsbefund* kann in Frühfällen, worauf es ja ankommt, niemals verwertet werden.
- *Konstanter* Nachweis von Blut im Stuhl spricht für Malignität.
- *Wichtigste*, aber nicht immer entscheidende Hinweise geben die *Röntgenbefunde*.
- *Lokalisation:* Ulzera an der großen Kurvatur und distal vom Magenwinkel im Antrumbereich sind häufig maligne; an der kleinen Kurvatur oberhalb des Angulus ist das benigne Ulkus viel häufiger.
- *Multiple* Ulzera sind eher gutartig.
- *Anazidität* bedeutet starken Malignomverdacht.

Gastroskopie und *Zytologie:* müssen bei allen radiologisch verdächtigen Schleimhautunregelmäßigkeiten und bei umschriebener Wandstarre erfolgen. Die Gastroskopie ist die Methode der Wahl zur Kontrolle des Heilungsverlaufs eines Ulcus ventriculi. Klinischer Karzinomverdacht bei negativem Röntgenbefund ist eine Indikation zur Gastroskopie. Gezielte Biopsie und Zytologie unter endoskopischer Sicht sind wichtige Hilfsmittel zur Früherfassung von Ulkuskarzinom und „early cancer".

- Gutartiges Ulkus zeigt nach strenger konservativer Behandlung (Ruhe, 2stündliche Nahrungseinnahme, Antazida, Sedativa) in 2–4 Wochen endoskopisch nachweisbare Heilungstendenz, ein Malignom bleibt fast immer unbeeinflußt. Das Ulkus muß bis zur völligen Abheilung endoskopisch kontrolliert werden. Bei fehlender Abheilung innert 8 Wochen ist eine Operation wegen Malignomverdacht zu erwägen.

Ulcus duodeni

Bei der röntgenologischen Erfassung eines Ulcus duodeni (Abb. 20.30 bis 20.35) wird man versuchen, eine *Ulkusnische* darzustellen, was am besten im ersten schrägen Durchmesser gelingt, weil die Duodenalgeschwüre fast ausschließlich an der Vorder- und Hinterwand liegen. Für den Nischennachweis ist es notwendig, daß eine genügende Füllung des Bulbus mit Kontrastbrei erreicht wird. Manchmal muß man sich mit der Darstellung eines *Restfleckes* begnügen. Röntgenologisch sind beim Ulcus duodeni die *narbigen Veränderungen* besser zu erfassen als am Magen. Sie äußern sich in *Deformierungen des Bulbus*, die je nach dem Grad der Deformation besser bei stärkerer oder schwächerer Füllung zur Darstellung kommen.

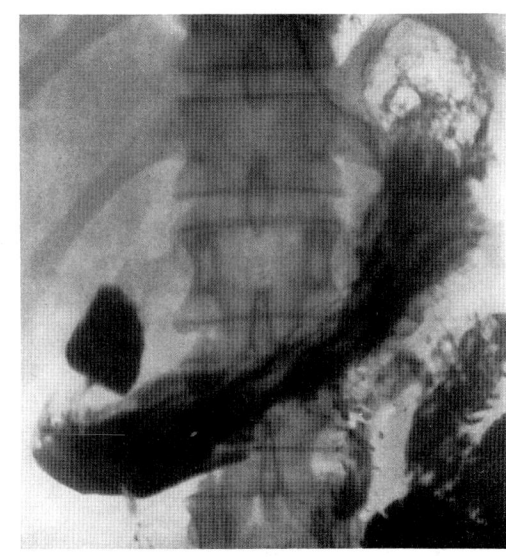

Abb. 20.29. Normaler Bulbus duodeni (Bischofsmützenform)

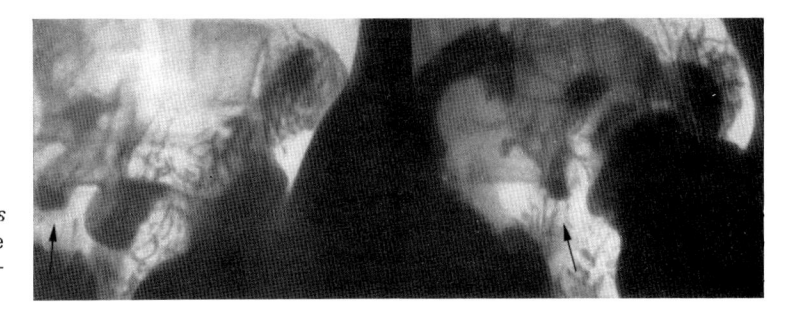

20 Chronische und chronisch-rezidivierende Abdominalschmerzen 517

Abb. 20.30. Deformierter *Bulbus* bei *Ulcus duodeni* mit Ulkusnische in zwei aufeinanderfolgenden Aufnahmen

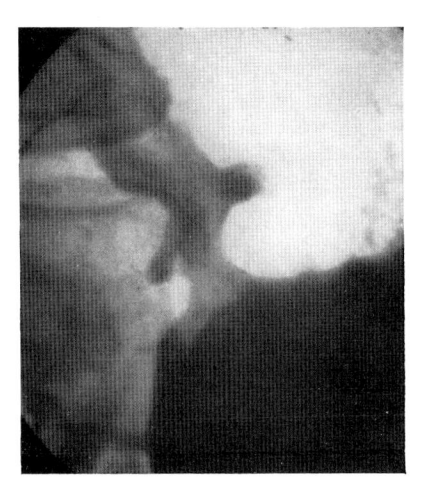

Abb. 20.31. Kleeblattförmiger Bulbus

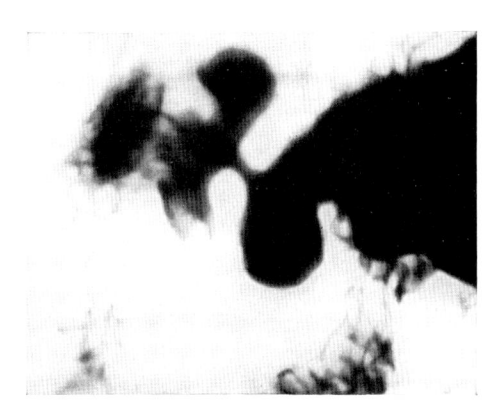

Abb. 20.32. Eingeschnürter Bulbus

a

b

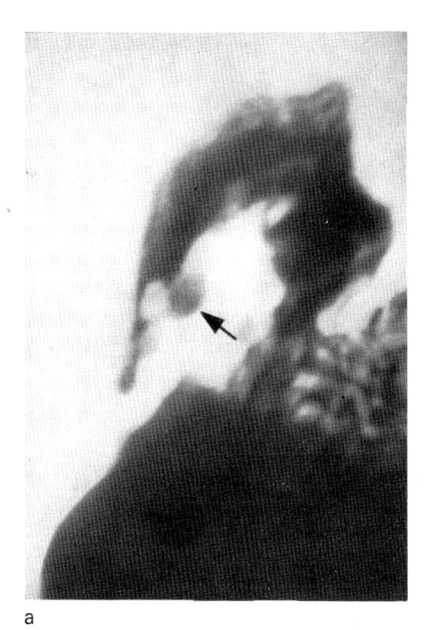

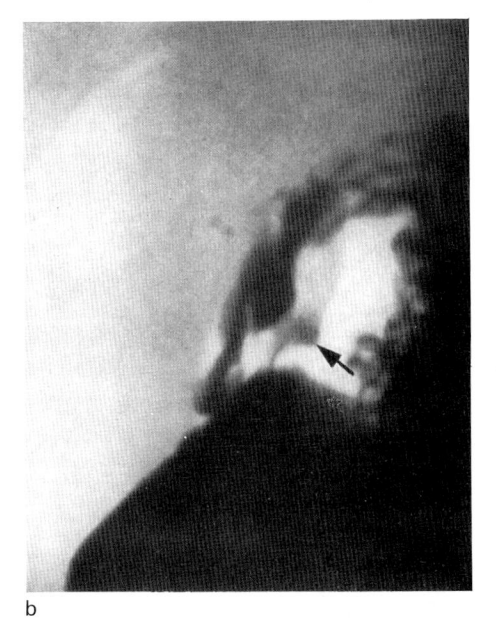

Abb. 20.33a und b. *Ulcus duodeni* mit Nische an der Hinterwand des Bulbus

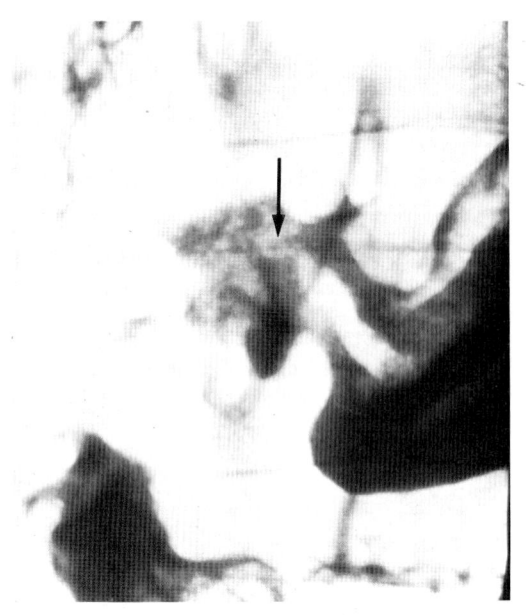

Abb. 20.34. *Ulcus duodeni* mit Nische und radiärer Faltenbildung

Man hat die Bulbusdeformierungen im ersten schrägen Durchmesser je nach ihrem Aussehen als *Kleeblatt-* oder *Schmetterlingsformen* bezeichnet. Je nach Lage des Ulkus und nach dem Grad der narbigen Verziehung können verschiedene charakteristische Röntgenaspekte des Ulcus duodeni beobachtet werden. Sie sind in Abb. 20.35 dargestellt. Tritt eine narbige Veränderung auf der Höhe des Geschwürs ein, entsteht vor der Enge im Bereich des Rezessus die sog. *Taschenbildung*.

Im deformierten Bulbus duodeni kann eine frische Ulkusnische radiologisch häufig nicht mit Sicherheit erkannt werden oder eine narbige Taschenbildung wird fälschlicherweise als frische Nische interpretiert. Die Diagnose eines Ulkusschubes resp. der Abheilung eines Schubes wird daher bei deformiertem Bulbus in erster Linie aufgrund der klinischen Symptome und unter Umständen zusätzlich mittels der Gastroduodenoskopie erfolgen. Vor allem bei atypischer Symptomatologie oder bei Duodenalulzera, die unter Therapie über länger als vier Wochen Beschwerden verursachen, ist eine endoskopische Kontrolle indiziert.

Das postbulbäre Ulkus ist selten, die klinische Symptomatologie entspricht dem klassischen Ulcus duodeni, aber das postbulbäre Ulkus blutet zweimal häufiger.

Die Pylorusstenose

Die *Pylorusstenose* ist eine Spätkomplikation des chronischen Ulkus. Nach ihren Symptomen muß bei jedem Ulkus, besonders Ulcus duodeni, gefahndet werden: der Ulkusschmerzcharakter ist verändert, Appetitlosigkeit tritt hinzu; Völle und Unbehagen nach den Mahlzeiten, welche beim unkomplizierten Ulkus fehlen, zeigen an, daß sich gegenüber früher etwas geändert hat. Durch Erbrechen gelinderter oder beseitigter Spätschmerz sowie morgendliches Erbrechen mit Speiseresten vom Vortag machen die Stenosediagnose fast sicher. Werden bei der fraktionierten Aushebung über 40 ml Nüchternsekret und Speisereste nach 12stündiger Karenz gefunden, wird die Diagnose weiter gestützt.

Röntgenologisch wird sie durch die stark verzögerte Pyloruspassage, die Dilatation des Magens und die starke Verdünnung des Kontrastbreis mit Nüchternsekret und Nahrungsresiduen gesichert. Die Entscheidung, ob die Pylorusstenose gutartiger oder bösartiger Natur ist, läßt sich in der Regel durch die Endoskopie klären.

Das Ulkus als Begleiterscheinung bei anderen Erkrankungen

Das peptische Ulkus ist *gehäuft:* bei
– Leberzirrhose und Status nach portokavalem Shunt,
– chronischem Verschlußikterus und primär biliärer Zirrhose,
– chronischer Pankreatitis,
– chronischer Lungenerkrankung vor allem Emphysem,
– rheumatischer Arthritis,
– Niereninsuffizienz,
– nach Streß (Operationen, Verbrennungen),
– bei Hirnprozessen (inkl. Operationen),
– allgemeiner Arteriosklerose,
– Polycythaemia vera,

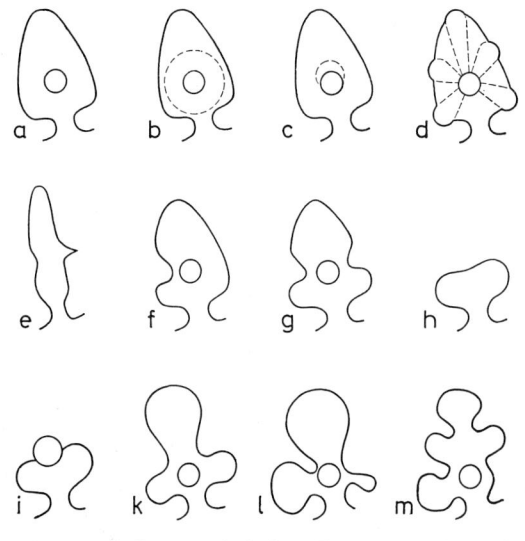

Abb. 20.35. Charakteristische Röntgenaspekte des Ulcus duodeni je nach dem Grad der narbigen Verziehung (nach *Hafter*)

– Hyperparathyreoidismus,
– Zollinger-Ellison-Syndrom,
– polyglandulären Adenomen (familiär).

Das Ulkus als Folgeerkrankung nach Toxinen und Medikamenten

Das peptische Ulkus ist gehäuft zu beobachten nach folgenden Toxinen oder Medikamenten:
– Nikotin
– Alkohol
– Koffein
– Kortisonderivate und ACTH
– Phenylbutazon
– Salizylate
– Indometazin
– Zytostatika

Diese Substanzen steigern einzeln oder in Kombination die Diathese für Ulzera oder erosive Gastritis entweder durch Stimulation der Säuresekretion oder durch Herabsetzung der Schleimhautresistenz.

Das Ulkus als Indikatorkrankheit

Das *Ulkus* ist gelegentlich *Indikatorkrankheit für gewisse endokrine Tumoren* und Allgemeinerkrankungen. Beim *Hyperparathyreoidismus* findet sich in etwa 15% ein peptisches Ulkus, vorwiegend duodenal. Die Ulkusdiathese wird auf eine Säurehypersekretion infolge Hyperkalzämie zurückgeführt.

Das Ulkus ist führendes Symptom für die Diagnose des **Zollinger-Ellison-Syndroms**. Diesem liegt ein Nicht-Betazell-**Pankreasinseltumor** zugrunde, der durch die Bildung von Gastrin die Magensäuresekretion anregt und dadurch für die Ulkusbildung verantwortlich ist. An ein Zollinger-Ellison-Syndrom muß bei folgenden Befunden gedacht werden:

1. Peptische Geschwüre, die in etwa 30% atypisch gelegen sind (Ösophagus, postbulbär, jejunal), zum Teil auch multipel auftreten (ca. in 10%) und sich als weitgehend therapieresistent erweisen.
2. Ungeklärte wässerige Durchfälle mit oder ohne Steatorrhoe sowie mit oder ohne Hypokaliämie mit ihren Folgen.
3. **Hypersekretion des Magensaftes.** Sie wird am besten mit der Messung der Basalsekretion während einer Stunde nachgewiesen.
Eine Basalsekretion von über 15 mval HCl pro Stunde (resp. über 5 mval pro Stunde nach Magenresektion) ergibt Verdacht auf *Zollinger-Ellison-Syndrom* und bedarf der weiteren Abklärung (Serumgastrin-Bestimmung). Der Verdacht wird erhärtet, wenn die Basalsekretion 60% oder mehr der maximal stimulierten Säuresekretion ausmacht.
4. Radiologisch verbreiterte Schleimhautfalten im Sinne der Ménétrierschen Erkrankung. Sie kann sogar einen Füllungsdefekt (Tumor) vortäuschen.
5. Da etwa ein Viertel der Fälle zum **multiplen endokrinen Adenom-Syndrom** (Wermer-Syndrom) gehören, sind Kranke, welche auch noch Zeichen eines Hyperparathyreoidismus, eines Hypophysentumors und einer Hyperkalzämie zeigen, besonders verdächtig. Weil dieses Syndrom familiär auftritt, sind auch in der Verwandtschaft beobachtete Erscheinungen von Adenomen wichtige Hinweise.
6. Der Serum-Gastrinspiegel (Radioimmunassay) im Nüchternzustand ist beim *Zollinger-Ellison-Syndrom* massiv erhöht (300 pg/ml bis 10 ng/ml und höher). Massive Hyperchlorhydrie bei Hypergastrinämie (> 1000 pg/ml) sind für diese Krankheit beweisend. Erhöhte Serum-Gastrinspiegel finden sich aber auch bei *Achlorhydrie* (z.B. *perniziöse Anämie*, fehlende Hemmung der Gastrinausschüttung infolge Achlorhydrie). Der Serum-Gastrinspiegel steigt beim Zollinger-Ellison-Syndrom charakteristischerweise unter Kalziuminfusion stark an und sinkt nicht ab unter Sekretingabe. Diese Provokationstests sind nützlich zur Abgrenzung des Zollinger-Ellison-Syndroms bei fraglich erhöhten Nüchternwerten des Serumgastrins (200–1000 pg/ml).

Eine Dauerheilung des Zollinger-Ellison-Syndroms wird in der Regel nur durch die totale Gastrektomie erreicht (ISENBERG u. Mitarb. 1973). Die Tumorexsision allein ist selten erfolgreich, da Adenome häufig multipel auftreten und in etwa 60% maligne sind.

Seltenere Magenerkrankungen

Leiomyome sind nicht zu selten (etwa 1% aller exzidierten Tumoren). Wichtigstes klinisches Symptom ist eine Blutung. Röntgenologisch kleiner scharfrandiger Tumor mit zentraler Ulzeration.

Das Magensarkom
(Retikulumzell- und Rundzellsarkom)

Das *Magensarkom* (2 Sarkome auf 100 Karzinome) macht klinisch ein dem Magenkarzinom ähnliches Bild. Röntgenologisch sind oft besonders massive knollige Veränderungen zu beobachten (Abb. 20.36).

Die Polyposis ventriculi (Abb. 20.37)

Von den seltneren Magenerkrankungen ist in erster Linie die *Polyposis ventriculi* zu erwähnen. Im Gegensatz zum Morbus Ménétrier („polyadénomes en nappe") zeigt die Magenschleimhaut bei Polyposis ventriculi („polyadénomes polypeux") gastroskopisch einen überwiegend normalen, faltenlosen Aspekt mit verstreuten, einzelnen Schleimhautpolypen.

Die *Ménétriersche Krankheit* ist nicht selten kombiniert mit einer *Polyposis*.

Die Magenpolypose findet sich gehäuft bei chronisch-atrophischer Gastritis, besonders bei perniziöser Anämie. Die Magenpolypose wird im Gegensatz zum

Morbus Ménétrier von vielen Autoren als Präkanzerose betrachtet. Die Beschwerden sind uncharakteristisch. Je nach Ausdehnung und Sitz der Geschwülste kann die Polypose völlig beschwerdefrei verlaufen, ein gastritisähnliches Bild erzeugen oder auch zu plötzlicher Stenosierung führen. Oft *bluten* die Tumoren, so daß eine Anämie das Krankheitsbild beherrschen kann.

Röntgenologisch zeigen alle Fälle vereinzelte oder mehrere scharf umschriebene Füllungsdefekte (s. Abb. 20.37), wobei die Peristaltik auffallend wenig behindert ist.

Die Diagnose ist endoskopisch und mit Hilfe der Schlingenbiopsie einfach zu sichern.

Bei Polyadenomatose des Magens wurde gleichzeitiger Eiweißverlust mit konsekutiven Ödemen, Durchfällen, Hypokalzämie und tetanischen Symptomen beobachtet.

Sehr seltene Magenaffektionen

Die Lues, Tuberkulose, Morbus Boeck, Lymphogranulomatose, eosinophile Gastritis, phlegmonöse Gastritis sind äußerst selten Ursache einer Magenaffektion. Eine Gastroskopie soll durchgeführt werden, doch wird es kaum je möglich sein, die Diagnose aus der isolierten Magenerkrankung zu stellen, sondern nur, wenn von der Krankheit auch andere Organe befallen werden.

Duodenaldivertikel

Das *Duodenaldivertikel* gilt im allgemeinen als harmlose Varietät. Es kann aber zweifellos gelegentlich

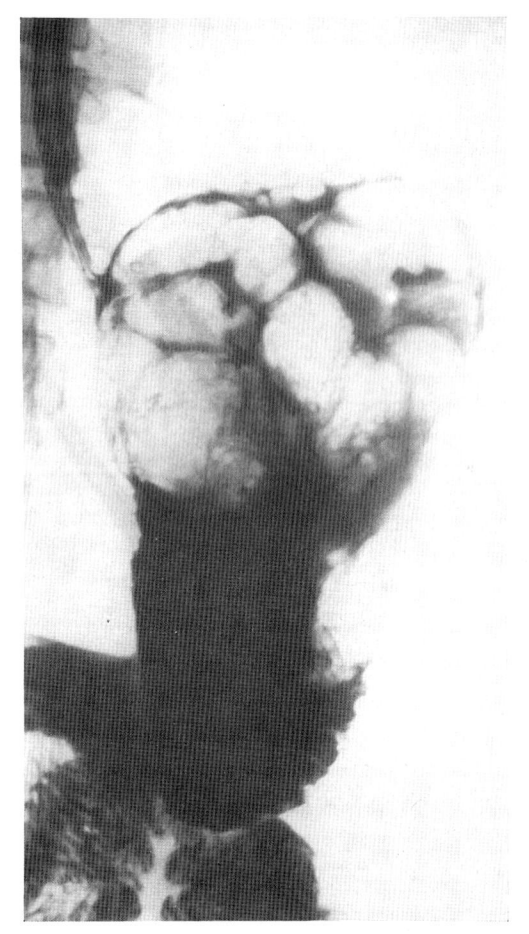

Abb. 20.36. *Magensarkom* (autoptisch verifiziert) 57j. Frau

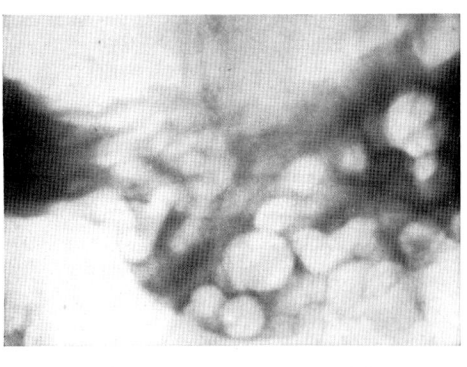

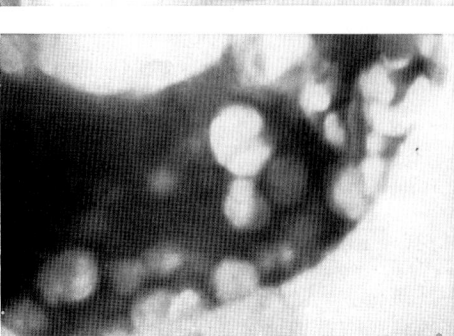

Abb. 20.37. *Polyposis ventriculi*

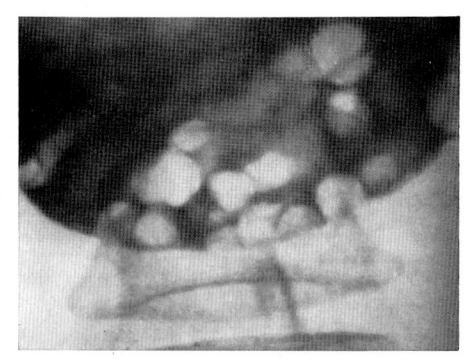

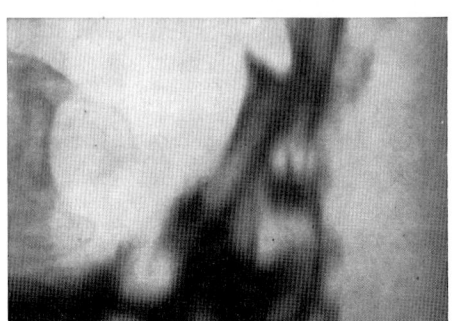

Ursache von Beschwerden sein, welche der Symptomatologie des Zwölffingerdarmgeschwürs weitgehend entsprechen.

Intraduodenale Divertikel und intraduodenale Choledochozele, die mit rezidivierenden Oberbauchschmerzen einhergehen können, treten radiologisch als Füllungsdefekte in Erscheinung. Differentialdiagnostisch muß an das Pankreas anulare gedacht werden.

Zwerchfellhernien und Magenvolvulus

Bei Zwerchfellhernien kann ein Großteil des Magens in den Thoraxraum verlagert sein. Oft ist die Verlagerung mit einem chronischen Magenvolvulus kombiniert. Diese Verlagerungen sind im allgemeinen ohne klinische Bedeutung.

In anderen Fällen können sie Angina pectoris-Erscheinungen imitieren (s. S. 336). Seltener sind sie Ursache von persistierendem Erbrechen, das bei Lagewechsel auftritt oder gebessert wird. Gelegentlich werden Magenblutungen beobachtet. Ein intermittierender oder chronischer Magenvolvulus wird zeitweise auch ohne Zwerchfellhernie, meistens als Zufallsbefund, bei der Röntgenuntersuchung festgestellt. Nur ausnahmsweise bestehen in diesen Fällen stärkere klinische Beschwerden, die eine chirurgische Sanierung rechtfertigen würden.

Beschwerden nach operiertem Magen

Klagen Patienten, bei denen eine Magenoperation vorgenommen worden ist, über Beschwerden, so können folgende Möglichkeiten vorliegen:
- Die vorbestehende Erkrankung wurde nicht erkannt und macht jetzt auch nach der Operation weiter Beschwerden (neurotische Reaktionen, Cholezystopathie, Gastritiden auf der Grundlage von Überempfindlichkeitsreaktionen, Pankreatitiden, Hiatushernie usw.).
- **Ulcus pepticum jejuni.** Die Beschwerden haben anfänglich Ulkuscharakter, d.h., sie sind von der Nahrungsaufnahme abhängig (meist Spätschmerz) und zeigen auch einen schubweisen Verlauf. Die Schmerzen sind vorwiegend links lokalisiert und werden durch Alkalien und Milch wenig gelindert. Dauerschmerz infolge Penetration sowie Blutungen sind häufige Komplikationen. Radiologisch kann die Ulkusnische nur in etwa 50% der Fälle dargestellt werden. Bei Verdacht auf Ulcus pepticum sollte daher immer eine endoskopische Untersuchung durchgeführt werden.
- **Dumping-Syndrom.** Das sog. *frühe Dumping-Syndrom:* Für die Auslösung sind die rasche Magenentleerung (Fehlen der Pylorusfunktion nach Magenoperation) und die hypertonische Nahrung verantwortlich. Die Ansammlung hypertonischer Lösung (vor allem Zucker) im Jejunum führt wegen des osmotischen Gefälles zum *Einströmen von Flüssigkeit* aus dem extrazellulären Raum *ins Jejunum*. Die mechanische Überdehnung des Jejunums löst autonome Reflexe aus und der Abfall der zirkulierenden Plasmamenge von ca. 300–1000 ml, welche ins Jejunum eingeströmt ist, bedingt das Dumping-Syndrom.

Die Erscheinungen beginnen während oder unmittelbar nach der Mahlzeit: Druck im Oberbauch, allgemeines Unbehagen und Zeichen der Hypovolämie, d.h. plötzlich einsetzende Schwäche, Schwindel, Schwitzen, Pulsanstieg, Zittern, Blässe und Herzklopfen. Durch Hinlegen unmittelbar nach den Mahlzeiten, Tragen einer straffen Leibbinde und Vermeiden von hypertonischen Nahrungsmitteln kann das Auftreten der Erscheinungen in der Regel verhindert werden.

- Das sog. *späte Dumping-Syndrom:* Bei den erst 1½ bis 3 Stunden nach den Mahlzeiten beobachteten ähnlichen Erscheinungen handelt es sich um eine reaktive *Hypoglykämie* (nach Magenoperation führt die Sturzentleerung zur postprandialen Hyperglykämie, gefolgt von reaktiver Hypoglykämie). Im Gegensatz zum eigentlichen Dumpingsyndrom werden die Beschwerden durch Nahrungsaufnahme, vor allem Zucker, gebessert.
- Das Syndrom der *zuführenden Schlinge:* Rezidivierende Oberbauchschmerzen kombiniert mit Erbrechen (Galle ± Nahrungsreste) werden bei dieser seltenen postoperativen Komplikation beobachtet.
- *Mangelsymptome* (inkl. *agastrisches Syndrom*) mit den entsprechenden Erscheinungen: Eiweißmangel (als Folge gestörter Verdauung), Eisenmangel (häufig), Fehlen des Perniziosaprinzips (selten), allgemeine Vitaminmangelerscheinungen.

Von Gallenwegen und Leber ausgehende Schmerzen

Bei der Differentialdiagnose der *Schmerzen im Epigastrium* sind stets von den *Gallenwegen* ausgehende Beschwerden zu berücksichtigen.

Die wichtigsten Symptome, welche auf eine Gallenwegserkrankung hinweisen, sind: Schmerzen im Bereich des rechten Epigastriums, mit oder ohne Ausstrahlung in die rechte Schulter, akute Exazerbation dieser Schmerzen während 1–3 Tagen (3-Tage-Krise als Gallensteinanfall), Nausea, Fettintoleranz, gelegentlich Ikterus.

Die Cholelithiasis

Die von einer Gallensteinkrise ausgelösten Schmerzen gehören zu den intensivsten, welche einen Kranken befallen können. Der Gallensteinanfall setzt in der

Regel nach Diätfehlern ein. Der Schmerz erreicht nach wenigen Minuten den Höhepunkt und kann von äußerster Intensität sein, wodurch er sich meist eindeutig vom Ulcus duodeni-Schmerz unterscheidet, welcher allmählicher ansteigt und selten so heftig ist. (Weitere Differenzierungssymptome s. S. 504, 507.) Die Schmerzlokalisation ist nicht streng umschrieben. Meist wird zwar der Schmerz vorwiegend im rechten Epigastrium unterhalb des Rippenbogens am ausgesprochensten empfunden, er mag aber auch in der Mittellinie lokalisiert sein. Fälle mit dieser Schmerzlokalisation werden besonders häufig mit Magenaffektionen verwechselt. Ausstrahlen der Schmerzen in die rechte Rückenseite und rechte Schulter, die rechte Halsseite und in den rechten Arm ist typisch. Nicht immer ist aber bei einer Cholelithiasis der Schmerz so heftig; in nicht seltenen Fällen wird er nur als Druck empfunden. Nausea ist ein fast obligates Begleitsymptom. Wie der Schmerz wird offenbar auch die Nausea durch Drucksteigerung in den Gallenwegen hervorgerufen. Fettintoleranz wird in der Anamnese kaum je vermißt, wobei sich die Fettunverträglichkeit auf durch Braten und Backen denaturiertes Fett, Schokolade, Eierspeisen, Käse und Milch, nicht aber auf frische Butter und kalt gepreßtes Olivenöl erstreckt. Fettintoleranz allein, ohne Schmerzkoliken ist aber allgemein weit verbreitet und ein sehr unspezifisches Symptom.

Die *Untersuchung* während des Schmerzanfalles zeigt eine intensive, manchmal aber auch nur eine geringgradige Druckempfindlichkeit in der Gallenblasengegend und eine geringgradige Défense im Bereiche des rechten Oberbauches. Die Défense und der Entlastungsschmerz, welcher ausgedehnt sein kann, werden in der Regel erst einige Stunden nach Beginn des Anfalles ausgesprochener, d.h., wenn entzündliche Reaktionen von seiten der Gallenblase das Bild komplizieren. Auch die *ikterischen* Erscheinungen (bilirubinhaltiger Urin und Hautikterus) treten erst Stunden nach Anfallsbeginn auf und klingen nach 1–2 Tagen wieder ab. Gallensteinkoliken wiederholen sich in *unregelmäßigen* Zeitabständen, nach monate- oder auch jahrelangen Intervallen. Sie werden durch *Alkalien nicht beeinflußt*, während die Ulcus duodeni-Beschwerden meist eindeutig gebessert werden.

Die Cholelithiasis betrifft Frauen etwa doppelt so häufig wie Männer. Eine Häufung der Cholelithiasis nach Schwangerschaften, bei adipösen Patienten, bei Diabetes und mit zunehmendem Alter ist erwiesen.

Im allgemeinen ist der Gallensteinanfall so typisch, daß er leicht erkannt werden kann. Differentialdiagnostisch sind auszuschließen: rechtsseitige *Nierenkoliken*, *Mesenterialvenen- oder -arterienthrombosen* (s. S.500ff.), seltener akute Entzündung einer nach hinten und oben verlagerten *Appendix*, *Ulcus duodeni*, *Hepatitis* sowie eine *Pankreatitis*, welche allerdings häufig im Gefolge von Gallengangserkrankungen auftritt. *Epigastrische* und *Nabelhernien* sind selten ebenfalls in Erwägung zu ziehen. Von den Er-

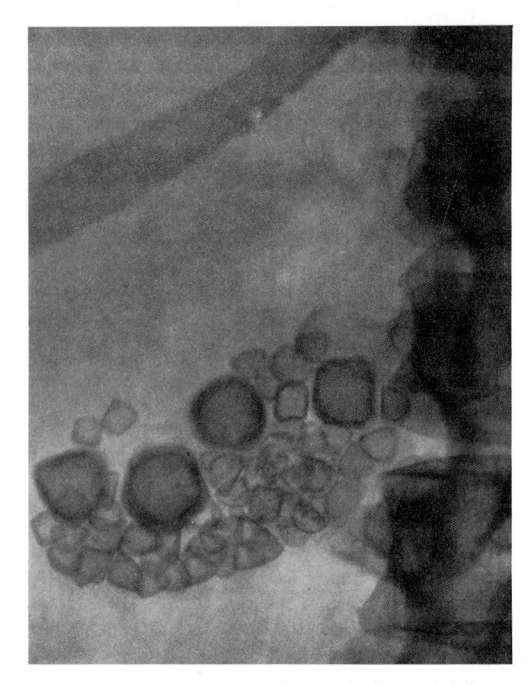

Abb. 20.38. Gallensteine in Leeraufnahme sichtbar

krankungen der Organe, welche *außerhalb des Abdomens gelegen* sind, kann besonders der *Myokardinfarkt* (s. S. 314) und die akute Stauungsleber, hauptsächlich bei Aorteninsuffizienz, mit einem Cholelithiasisanfall verwechselt werden.

Eine *Perihepatitis acuta gonorrhoica*, die vor allem bei jüngeren Frauen zu beobachten ist, kann leicht mit einer Cholelithiasis verwechselt werden.

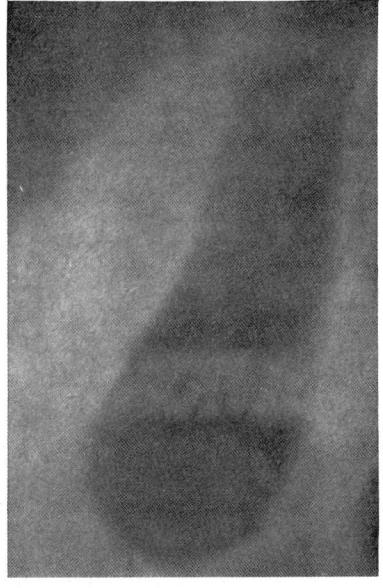

Abb. 20.39. Schwebende Gallensteine, 50 Minuten nach Ei, in peroral gefüllter Gallenblase

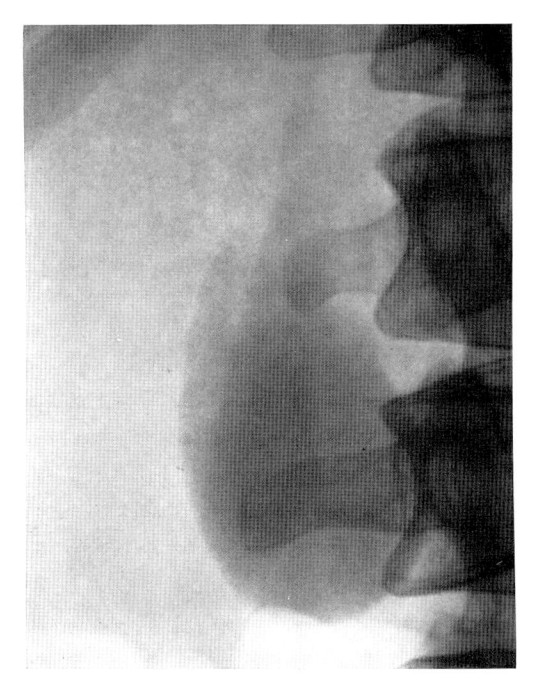

Abb. 20.40. Normales perorales Cholezystogramm, gefüllte Gallenblase

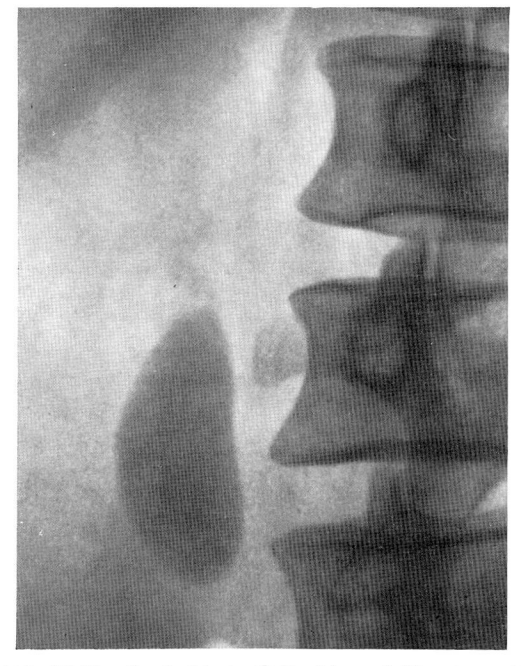

Abb. 20.42. Kontrahierte Gallenblase, 1 Stunde nach Eigelb

Die *Steinblase* kann in der Mehrzahl der Fälle durch den *röntgenologischen Nachweis* von Gallensteinen in der Gallenblase erwiesen werden. In manchen Fällen sind die Steine schon in der Leeraufnahme (Abb. 20.38), meist erst im *Cholezystogramm* (Abb. 20.41) sichtbar (infolge Aussparung der Kontrastmasse durch die Steine). Beim Stehen ordnen sich die Steine manchmal im unteren Drittel der Gallenblase reihenförmig an (Åkkerlund-Zeichen, Abb. 20.39).

Eine normale Cholezystographie schließt eine Cholelithiasis nicht sicher aus. Bei starkem klinischen Verdacht empfiehlt es sich, die Cholezystographie in Intervallen zu wiederholen.

Das *negative Cholezystogramm* (vésicule exclue) ist ebenfalls stark auf das Vorliegen einer Steinblase mit organischem Zystikusverschluß verdächtig. Eine vésicule exclue darf nur diagnostiziert werden, wenn die abführenden Gallenwege radiologisch dargestellt sind. Bei diffusen Lebererkrankungen (Hepatitis, Zirrhose) entfällt die Kontrastmittelausscheidung in die ableitenden Gallenwege.

Choledochussteine lassen sich heute mit der i. v. Kontrastmittelverabreichung in den meisten Fällen gut darstellen (Abb. 20.43 und 20.44). Es hat sich gezeigt, daß sie häufiger sind, als früher vermutet wurde. Man nimmt an, daß in 10% aller Steinträger auch Choledochussteine vorliegen. Die Symptome sind wechselnd.

Typisch sind entweder der intermittierende Verschlußikterus, meistens im Anschluß an einen

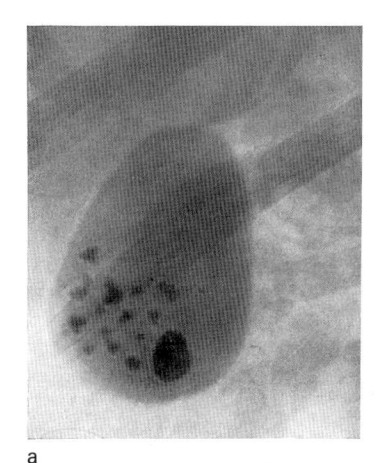

Abb. 20.41 a und b. Verschiedene Formen von *Gallensteinen*, dargestellt im Cholezystogramm

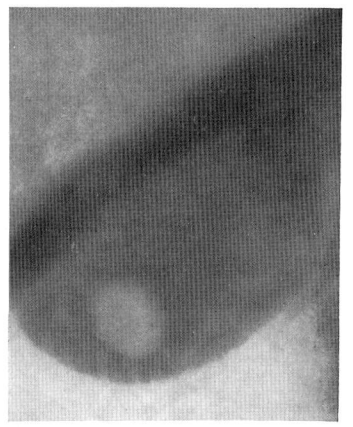

a

b

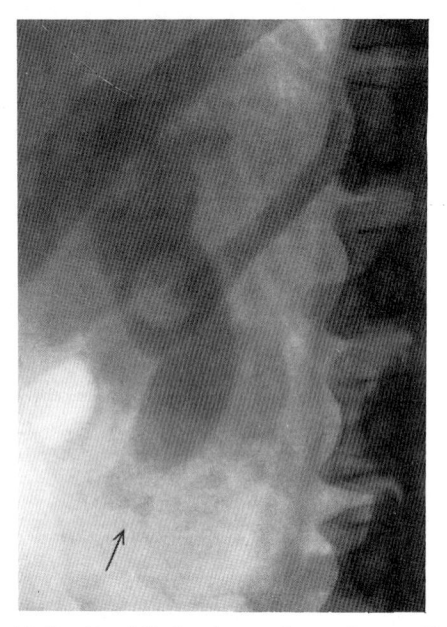

Abb. 20.43. Zwei Steine im stark erweiterten Choledochus (Biligrafin). Der distal gelegene Stein ist durch einen Pfeil bezeichnet. Er verursachte einen Ventilverschluß (operativ bestätigt), 56j. Frau

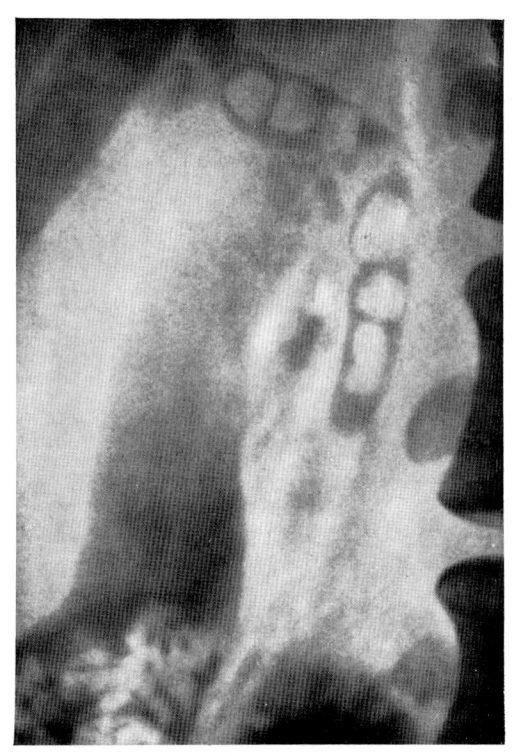

Abb. 20.44. Mehrere Gallensteine im Choledochus (Biligrafinfüllung). 34j. Frau

Schmerzanfall oder der Cholangitisschub (s. S. 581). Manche Kranke zeigen aber keine oder auffallend geringgradige Symptome. Im Gegensatz zur Cholelithiasis ist die Steinkolik bei *Choledocholithiasis* immer verbunden mit Erbrechen. Etwa ³/₄ aller Patienten mit Choledocholithiasis weisen Schmerzkoliken auf, die sich bezüglich Lokalisation, Schwere und Ausstrahlung kaum von der Cholelithiasis unterscheiden.

Die *Duodenalsondierung* ergibt in der Regel bilirubin- oder cholesterinkristallhaltige B-Galle.
Cholesterinkristalle im Duodenalsaft sind ein wichtiges Kriterium für Steinträger.
Pigmentgallensteine finden sich gehäuft in Japan, im Westen mehrheitlich bei Patienten mit *hämolytischer* Anämie, vor allem bei *kongenitaler Sphärozytose* und Sichelzellanämie. Auch Patienten mit Leberzirrhose weisen aus unbekannten Gründen vermehrt Pigmentsteine auf.
In neuester Zeit ist auf eine Häufung von Cholelithiasis bei *Hyperparathyreoidismus* und bei *Enteritis regionalis* hingewiesen worden. Eigene Untersuchungen bestätigen das vermehrte Vorkommen von Cholelithiasis bei Hyperparathyreoidismus (27% von 48 Fällen), während dies für die Enteritis regionalis nicht zutraf (11% von 36 Fällen).

Cholelithiasis als Wegbereiter anderer Leberkrankheiten

Viele Lebererkrankungen sind mit einer vorangegangenen Cholelithiasis, vor allem Choledocholithiasis, ursächlich verknüpft. In Spätstadien dieser Leberleiden kann ihre Symptomatologie diejenige der Cholelithiasis überstrahlen, was erfordert, daß nach der Cholelithiasis gerichtet gesucht wird.
Folgende vier typischen Leberkomplikationen werden beobachtet:
– Cholangitis (s. S. 581)
– Leberabszeß (s. S. 584)
– Sekundäre, biliäre Zirrhose mit Leberversagen (s. S. 579)
– Ösophagusvarizenblutung und portale Hypertonie infolge biliärer Zirrhose (s. S. 578).

Die Cholezystitis

Die *Gallenblasenentzündung* ist in der Regel mit dem *Gallensteinleiden* eng vergesellschaftet.
Eine Cholezystitis bei steinfreier Gallenblase ist sehr selten (etwa 5% aller Fälle) und kommt vor besonders im Anschluß an nichtbiliäre Operationen, nach entzündlichen Darmerkrankungen (z. B. Typhus) oder im Rahmen anderer Infektionen.
Die Diagnose ist beim Bestehen von Gallenkoliken leicht, kann hingegen äußerst schwierig sein, wenn diese Anfälle fehlen. Die Differentialdiagnose ist dann besonders gegenüber Magen-Zwölffingerdarmerkrankungen durchzuführen.
Bei der *akuten Cholezystitis* ist bei der Untersuchung

fast immer ein umschriebener Schmerzpunkt unterhalb des rechten Rippenbogens zwischen Mammillar- und Mittellinie nachzuweisen. Bei tiefer Inspiration und in sitzender Stellung der Kranken werden die Schmerzen verstärkt.

Häufig besteht in diesem Bereich eine Défense mit Loslaßschmerz, in etwa 30% der Fälle läßt sich die entzündete Gallenblase als druckdolente Resistenz palpieren. Fieber, Nausea, Erbrechen, aufgetriebenes Abdomen und abgeschwächte Darmgeräusche deuten auf eine akute, eitrige Cholezystitis. Leukozytose mit Linksverschiebung sowie erhöhte Senkung sind typischerweise vorhanden. Ein Subikterus mit leicht pathologischen Leberfunktionsproben wird auch gelegentlich bei Fehlen einer Choledocholithiasis beobachtet. Auch erhöhte Serumamylasewerte ohne klinische Hinweise auf akute Pankreatitis kommen erfahrungsgemäß bei akuter Cholezystitis vor.

Beweisend für die Cholezystitis ist die fehlende Füllung der Gallenblase bei dargestellten Gallenwegen in der intravenösen Cholangiographie (*vésicule exclue*). Diese Untersuchung soll, vor allem im Hinblick auf therapeutische Konsequenzen, im Zweifelsfall notfallmäßig durchgeführt werden, sofern kein Ikterus (über 5 mg%) besteht.

Gallenwegsbeschwerden bei nicht nachgewiesenen Steinen und fehlender Entzündung

Unter diese Gruppe, welche differentialdiagnostisch schwierige Probleme stellt, fallen Schmerzzustände unterschiedlicher Intensität im rechten Oberbauch mit schubweisem Verlauf, die an eine Cholelithiasis erinnern, ohne daß radiologisch eine Cholelithiasis oder eine Cholezystitis erfaßt werden kann. Wie oben betont, läßt sich eine Cholelithiasis in etwa 90–95% der Fälle radiologisch feststellen, vor allem, wenn die Untersuchung wiederholt durchgeführt wird. Auf den zusätzlichen Wert des Kristallnachweises im Duodenalsaft als Hinweis auf das Vorliegen von Gallenblasenkonkrementen wurde kürzlich erneut hingewiesen. Wurde auf diese Weise eine Cholelithiasis praktisch sicher ausgeschlossen, sind im Prinzip vor allem drei Möglichkeiten in Erwägung zu ziehen:

– Schmerzzustände mit Ursache außerhalb der Gallenblase,
– Schmerzzustände bei Anomalien der steinfreien Gallenblase resp. Gallenwege,
– Dyskinesien der Gallenwege.

Bei Schmerzen im rechten Ober-Mittelbauch sind in erster Linie verschiedene extrabiliäre Ursachen in Betracht zu ziehen. Differentialdiagnostisch ist zu denken an Ulcus duodeni, rezidivierende Pankreatitis (akute und chronische Formen), Hepatopathien (äthylische Hepatitis, Zirrhose, Hepatom, Leberstauung, Echinokokkus), Parasitosen (z. B. Fasciola hepatica), Perihepatitis gonorrhoica, renale Affektionen, Neoplasmen von Leber und Gallenwegen, Pankreas, Duodenum, Nieren oder Kolon, sowie an ein radikuläres Schmerzsyndrom bei Wirbelsäulenveränderungen (z. B. Osteochondrose, Spondylose). Im weitern sind Stoffwechselleiden (s. S. 497), Kollagenosen (s. S. 498) sowie gefäßbedingte Schmerzen (s. S. 500ff.) zu berücksichtigen. Unbestimmtes Druckgefühl findet sich gelegentlich beim seltenen **Chilaiditi-Syndrom**, welches durch die Interposition des Kolonbogens im rechten Hypochondrium zwischen Leber und Zwerchfell charakterisiert ist (s. Abb. 20.45). Differentialdiagnostisch darf dieses Syndrom nicht mit Luft im freien Peritoneum, die sich zwischen Leber und Zwerchfell sichelförmig sammelt, verwechselt werden.

Bei der Cholezystographie werden relativ häufig *Lageanomalien, Formanomalien der Gallenblase* (z. B. Septumbildung, phrygische Mütze, Divertikel) oder *Motilitätsstörungen* (z. B. mangelhafte Kontraktion)

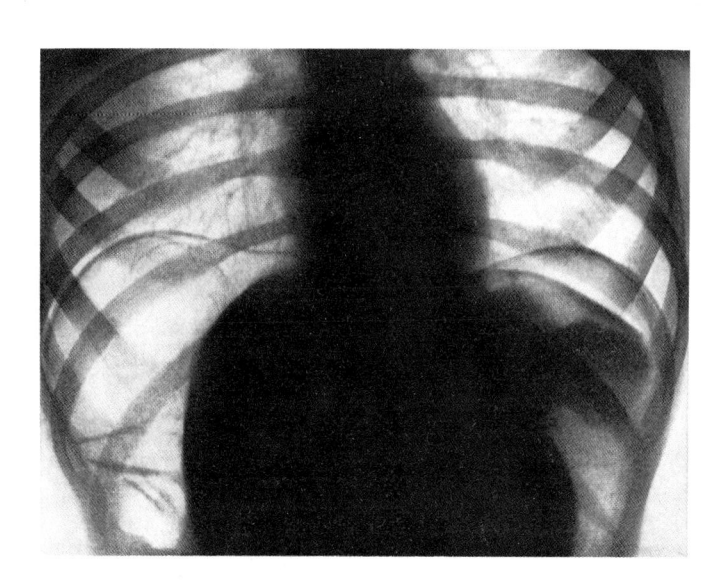

Abb. 20.45. *Chilaiditi-Syndrom.* Die Haustren sind gut erkennbar, was die Differentialdiagnose gegenüber „freier Luft" zwischen Leber und Zwerchfell zu stellen erlaubt. 25j. Mann (s. a. Abb. 20.3)

nachgewiesen. In der Mehrzahl der Fälle handelt es sich um Zufallsbefunde ohne entsprechendes klinisches Korrelat. Es kann aber im Einzelfall bei Vorliegen von Oberbauchbeschwerden sehr schwierig sein, die klinische Bedeutung eines solchen Befundes richtig abzuschätzen. Eine pathogene Bedeutung kommt diesen radiologisch faßbaren Variationen nur ausnahmsweise zu. Erfahrungsgemäß führt daher die Cholezystektomie in solchen Fällen nur selten zu Beschwerdefreiheit.

Die Unterscheidung zwischen **Gallenwegsdyskinesien** (funktionelle Motilitätsstörungen) und organisch bedingten Abflußhindernissen (v. a. Prozesse im Bereich des Gallenblasenhalses) ist auf Grund der klinischen Befunde nicht möglich. Dyskinesien sind wahrscheinlicher bei Vorliegen zahlreicher anderer funktioneller Beschwerden im Rahmen des vegetativen Psychosyndroms. Für eine organische Abflußbehinderung sprechen Entleerungsstörungen der Gallenblase, die bei Kontraktion eine kugelige Form annimmt („schwere, reife Frucht an dünnem Ästchen" – Caroli oder „fighting gall-bladder" der Angelsachsen). In vielen dieser Fälle gelingt es nicht, ein morphologisches Substrat für die subjektiven Beschwerden mit Sicherheit zu finden resp. auszuschließen. Die erfahrungsgemäß schlechten Resultate der Gallenwegschirurgie bei Patienten mit nicht-organischen Cholezystopathien (s. Postcholezystektomiesyndrom) zwingen zu größter Zurückhaltung in der Indikationsstellung zur Operation in zweifelhaften Fällen.

Postcholezystektomie-Syndrom und Papillenstenose

Der Begriff des *Postcholezystektomie-Syndroms* ist vage und sollte mit Vorteil aus dem medizinischen Vokabular eliminiert werden, da sich hinter dem Begriff ganz verschiedenartige Störungen verbergen, die heute diagnostiziert werden können und die zum großen Teil nicht kausal mit der Cholezystektomie zusammenhängen. Wenn nach einer Cholezystektomie weiterhin Beschwerden bestehen oder nach gewisser Zeit erneut auftreten, was in etwa 10–15% der Fälle zutrifft, muß an folgende drei Möglichkeiten gedacht werden:
– Extrabiliäre Ursache der Beschwerden, die im allgemeinen vorbestanden und folglich durch die Cholezystektomie nicht beseitigt wurden,
– Leiden im Bereich der abführenden Gallenwege, die bei der Operation übersehen wurden (z. B. Choledocholithiasis),
– Operative Komplikationen an extrahepatischen Gallenwegen, z. B. postoperative Strikturen, Fisteln, Ligatur oder Durchtrennung von Hepato-Choledochus oder dessen Äste.

Unveränderte Beschwerden nach Cholezystektomie sind in erster Linie verdächtig auf ein extrabiliäres Grundleiden, ein besonders häufiges Vorkommnis nach Entfernung einer steinfreien Gallenblase, z. B. Pankreatitis, Ulkus, Karzinom, Colon irritabile etc. (s. S. 525).

Choledochussteine oder *Papillenstenosen* sind die beiden häufigsten Prozesse im Bereich der Gallenwege, die persistierende Beschwerden nach Cholezystektomie verursachen. Bei den Choledochussteinen handelt es sich vorwiegend um zurückgelassene, bei der Operation verpaßte und nicht um postoperativ neu gebildete Konkremente. Klinisch und funktionell bedeutsame Papillenstenosen sind wesentlich seltener, als früher angenommen wurde. Sie entstehen als Folge entzündlicher Veränderungen, vor allem nach Steindurchtritt oder nach chirurgischer Manipulation.

Für die Diagnose dieser Zustände entscheidend sind vor allem die radiologische Darstellung der Gallenwege (Steinaussparung, deutliche Dilatation des Choledochus über 12 mm) und der biochemische Nachweis eines intermittierenden, partiellen Verschlußsyndroms (v. a. Anstieg von alkalischer Phosphatase, LAP bei normalem Bilirubin), am besten unmittelbar im Anschluß an eine Schmerzattacke. Häufig läßt sich bei papillennahen Prozessen eine passagere Hyperamylasämie (und Lipaseerhöhung) nachweisen.

Neuerdings steht als zusätzliche Methode die endoskopische retrograde Cholangiographie zur Verfügung, mit deren Hilfe eine vorzügliche Darstellung des gesamten extra- und teilweise intrahepatischen Gallengangsystem erreicht wird. Bei Verdacht auf Einengung des Ductus choledochus durch einen Pankreaskopfprozeß (Pankreatitis, Karzinom) ist die gleichzeitige Durchführung einer retrograden Pankreatographie und die gezielte Abklärung der exokrinen Pankreasfunktion diagnostisch entscheidend (Abb. 20.50).

Ein langer *Zystikusstumpf* nach *Cholezystektomie* ist kaum jemals verantwortlich für klinische Beschwerden, es sei denn, es habe sich daraus eine Gallenblasenneubildung mit Steinrezidiv entwickelt.

Die Leberschwellung

Jede akut auftretende Leberschwellung kann infolge der Kapselspannung zu einem sehr schmerzhaften Oberbauchsyndrom führen. In erster Linie ist stets eine äthylische Hepatitis (s. S. 576) und die akute Stauungsleber unter Einschluß des Budd-Chiari-Syndroms (s. S. 587) zu berücksichtigen. Die Leber ist vergrößert, auf Druck hochgradig schmerzhaft, nicht besonders derb. Die Aufdeckung der zugrundeliegenden Ursache klärt die Diagnose. *Entzündliche Leberschwellung* (Hepatitis, Cholangitis, Abszeß, Echinokokkus s. S. 581ff.) kann ebenfalls mit beträchtlichen Schmerzen einhergehen. Sehr intensive Schmerzen an mehr umschriebener Stelle mit besonders hartem, knotigem Palpationsbefund sind auf primäres Leber- oder Gallengangs*karzinom* verdächtig. Metastasen sind in der Regel weniger schmerzhaft.

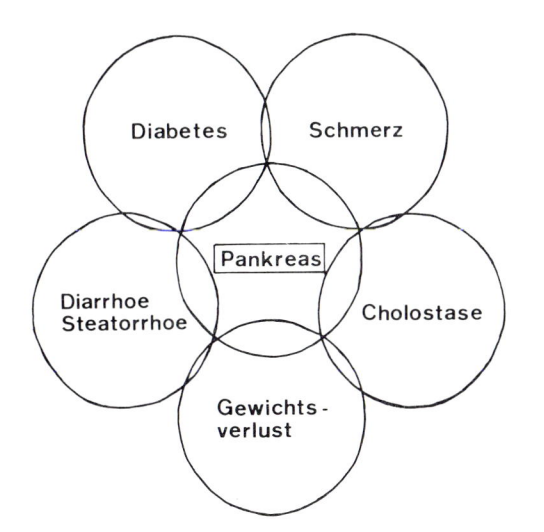

Abb. 20.46. Spektrum der klinischen Symptome bei Pankreasleiden

Pankreasaffektionen

Das Dilemma der Diagnostik der *Pankreasaffektionen* in der täglichen Praxis besteht darin, daß einerseits bei einem breiten Spektrum von klinischen Symptomen unter anderem immer an die relativ seltenen Pankreaserkrankungen gedacht werden muß (Abb. 20.46), anderseits die Diagnose resp. der sichere Ausschluß eines Pankreasleidens meistens sehr aufwendig und schwierig ist.

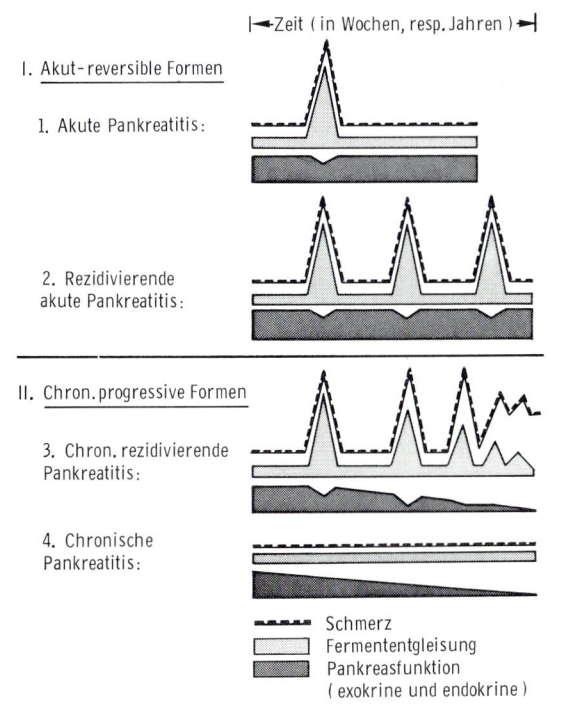

Abb. 20.47. Verlaufsformen der Pankreatitis (nach Klassifikation von *Marseille* 1963) (*Ammann* 1968)

Im Erwachsenenalter sind vor allem folgende drei Erkrankungen des Pankreas von Bedeutung:
1. die akute (rezidivierende) Pankreatitis,
2. die chronische (rezidivierende) Pankreatitis,
3. das Pankreaskarzinom.

Die Pankreatitiden: Einteilung

Nach der Definition von MARSEILLE (1963) werden die Pankreatitiden in folgende 4 Gruppen eingeteilt (Abb. 20.47):
1. Akute Pankreatitis
2. Rezidivierende akute Pankreatitis.
Die *akute* Pankreatitis heilt nach einem Schub aus (z. B. Mumps), während die *rezidivierende akute* Pankreatitis in Schüben verläuft, solange die Ursache persistiert (z. B. Cholelithiasis, Hyperlipämie). Im Gegensatz zu den chronischen Formen erfolgt aber eine restitutio ad integrum nach Ausschaltung der Ursache. Übergang in die chronische Form ist selten.
3. Chronisch-rezidivierende Pankreatitis (schubweise Schmerzen)
4. Chronische Pankreatitis (schmerzlos).
Beiden Formen von chronischer Pankreatitis gemeinsam ist die zunehmende „Zirrhose" des Organs mit progredienter exokriner und endokriner Insuffizienz, die auch nach Ausschaltung der Ursache (z. B. Äthyl) weiterschreitet. Die (schmerzlose) chronische Pankreatitis manifestiert sich klinisch erst im Stadium fortgeschrittener Insuffizienz, im allgemeinen unter dem Bild von Diabetes oder Diarrhoe-Steatorrhoe und Gewichtsverlust.

Akute Pankreatitis

Die akute Pankreatitis zeigt in der Regel ein sehr schweres allgemeines Krankheitsbild, oft mit *peritonitischen Reiz-* und zirkulatorischen *Kollapserscheinungen*. Führend ist der heftige epigastrische Dauerschmerz, der bei biliärer Pankreatitis häufig im rechten Oberbauch verspürt wird. Gürtelförmige Ausstrahlung der Schmerzen beidseits entlang des Rippenbogens und in den Rücken ist die Regel. Differentialdiagnostisch sind daher in erster Linie Ulkus-, Darmperforation, akute Cholezystitis, aber auch der Herzinfarkt in Betracht zu ziehen.

Gegenüber einer Perforation ist zu verwerten, daß das Abdomen meist weniger stark gespannt ist. Es ist selten bretthart, wenn auch eine starke diffuse Druckempfindlichkeit des in späteren Stadien stets hochgradig meteoristischen Abdomens mit Entlastungsschmerz fast immer vorliegt. In den ersten Stunden der Erkrankung kann das Abdomen aber noch durchaus weich sein, und der Entlastungsschmerz kann fehlen. Der Kontrast zwischen der Schwere der Symptome und der Geringfügigkeit physikalischer Befunde ist typisch in diesem Stadium. Da keine eigentliche Peritonitis vorliegt, wälzen sich die Patienten mit akuter

Pankreatitis vor Schmerzen. Es läßt sich in diesem Stadium oftmals eine umschriebene Druckschmerzhaftigkeit des Pankreas nachweisen. Die Facies ist bei *Perforation blaß, verfallen,* bei Pankreatitis dagegen oftmals *gerötet.* Hohe Leukozytose ist fast obligat. Gegenüber dem Herzinfarkt kann die Diagnose erschwert werden, weil auch beim Hinterwandinfarkt ähnliche elektrokardiographische Bilder (s. S. 318) beobachtet werden können (pankreatokardialer Reflex?).

Für die Diagnose der akuten Pankreatitis entscheidend ist der Nachweis von erhöhten Amylase- bzw. *Diastasewerten im Urin* und *Blutserum,* welche im akuten Stadium nie fehlen. Die Serumwerte steigen in den ersten 12 Stunden auf das 4–5fache der Norm und fallen innert 3–5 Tagen in den Normbereich zurück.

Die Bestimmung der Amylasekonzentration im Urin ist diagnostisch weniger zuverlässig, besonders bei Werten im Grenzbereich (Konzentration abhängig vom Urinvolumen). Erhöhte Serumamylasewerte sind charakteristisch, aber nicht beweisend für akute Pankreatitis. Zahlreiche extrapankreatische Leiden können zu einer Fermententgleisung führen, vor allem Magen-Darm-Perforation, Ileus, Mesenterialinfarkt, akute Cholezystitis, Parotitis und Verabreichung von Opiaten. Charakteristisch für die Hyperenzymämie bei Niereninsuffizienz und bei Makroamylasämie ist das Fehlen einer entsprechenden Amylasurie. Selten geht ein Bronchuskarzinom oder ein Tubenprozeß (z.B. Extrauteringravidität) mit einer Hyperamylasämie einher.

Eine passagere Blutzuckererhöhung eventuell mit Glykosurie ist zwar nicht obligat, weist aber, falls vorhanden, auf die akute Pankreaserkrankung. Ein Ikterus tritt selten auf, doch ist eine kurzdauernde Hyperbilirubinämie kombiniert mit Cholostase (erhöhte alkalische Phosphatase) biochemisch häufig nachzuweisen, teilweise erst nach Normalisierung der Amylasewerte.

In seltenen Fällen werden bei der akuten Pankreatitis die Erscheinungen der hypokalzämischen Tetanie beobachtet (abnormer Kalziumverbrauch im nekrotischen Gebiet bei verminderter Resorption?).

Die häufigste Ursache der *akuten Pankreatitis* ist die *Cholelithiasis* (etwa in 40–70% der Fälle). Äthylabusus kann zwar ein klinisch identisches Bild hervorrufen, doch handelt es sich in der Regel um akute Schübe einer chronisch-rezidivierenden Pankreatitis (s. unten). Weitere Ursachen der akuten Pankreatitis sind Infektionen (z.B. Mumps, Salmonellen), Traumen (z.B. stumpfes Abdominaltrauma, Operationen), Stoffwechselleiden (z.B. Hyperlipämie, Hyperparathyreoidismus), vaskuläre Prozesse (z.B. Periarteriitis nodosa), Papillenprozesse (z.B. Pankreaskopf-Karzinom) und Medikamente (z.B. Steroide, Sulfonamide, Diuretika) (s. Tab. 20.7). In etwa 10–20% der Fälle ist keine Ursache eruierbar. 30–50% der Pankreatitiden rezidivieren in Schüben.

Tabelle 20.7. Wichtigste Ursachen der Pankreatitis

a) *Akute nicht-rezidivierende Pankreatitis*
  Infektiös (Mumps, Hepatitis, Salmonellose)
  Traumatisch (abdominal)
  Medikamentös (v.a. Steroide, Diuretika, Sulfonamide, Antikonzeptiva, Zytostatika)
  Gravidität
  Vaskulär (z.B. Periarteiitis nodosa, Herzinfarkt)
  (+ alle unter b angeführten Faktoren)
b) *Rezidivierende Pankreatitis* (akut oder chronisch)
  Biliär (v.a. Cholelithiasis)
  Äthylisch
  Metabolisch v.a. Hyperlipämie
                 Hyperparathyreoidismus
  Papillenobstruktion (z.B. Papillenstenose, Karzinom, Duodenalobstruktion, Parasiten)
  Hereditär
  Kwashiorkor
  Idiopathisch

Differentialdiagnose zwischen rezidivierender akuter und chronisch-rezidivierender Pankreatitis

Die klinische Unterscheidung der beiden Formen ist sehr schwierig, vor allem zu Beginn des Leidens. Beiden gemeinsam sind klinisch-biochemisch identische Schübe von Pankreatitis und das gehäufte Auftreten gleicher lokaler Komplikationen, vor allem Pseudozysten. Der entscheidende Unterschied liegt in der progredienten exokrinen und endokrinen Pankreasinsuffizienz, die nur bei der chronisch-rezidivierenden Pankreatitis auftritt, in der Regel aber durchschnittlich erst 5 Jahre nach Beginn des Leidens nachweisbar ist (Abb. 20.47). Geschlecht, Alter und Ätiologie ergeben aber bereits im Frühstadium wichtige Hinweise für die Differentialdiagnose:

	Akute rezidivierende Pankreatitis	*Chronische* rezidivierende Pankreatitis
1. Geschlecht	♀ ≥ ♂	♂ >>> ♀
2. Alter bei Beginn	v.a. > 50 J.	v.a. < 45 J.
3. Ätiologie	v.a. Cholelithiasis	v.a. Äthylabusus

Chronische Pankreatitis

Die Diagnose der chronischen Pankreatitis basiert auf einem oder mehreren der folgenden drei Kriterien:

1. Pankreasverkalkungen (radiologisch)
2. Diabetes und/oder Steatorrhoe bei persistierender schwerer exokriner Pankreasinsuffizienz
3. Typische histologische Befunde bei persistierender exokriner Pankreasinsuffizienz

Äthylabusus ist in etwa 70% der Fälle die Hauptursache der chronischen Pankreatitis. In den restlichen 30% liegen keine faßbaren oder seltene Ursachen dem Leiden zugrunde, vor allem *Pankreasgangobstruktion, Hyperparathyreoidismus, Hyperlipämie,* Trauma oder Heredität. Eine Cholelithiasis führt nur ausnahmsweise zu einer chronischen Pankreatitis (Tab. 20.8).

Tabelle 20.8. Klinische Daten bei 136 eigenen Fällen von chronischer Pankreatitis

	N	%
Männer	119	88
Frauen	17	12
Äthylabusus	92	70
Idiopathisch oder seltene Ursachen	42	30
Cholelithiasis	2	(1,5)
Pankreasverkalkungen	86	63
Alter bei Beginn im Mittel	43 J.	(20–73 J.)

Männer werden ungefähr siebenmal häufiger befallen als Frauen. Die Leberzirrhose ist aus unbekannten Gründen nur sehr selten mit chronischer Pankreatitis vergesellschaftet (5 von 136 eigenen Fällen).

Ungefähr 10–20% der *chronischen Pankreatitiden* verlaufen schmerzfrei. Diabetes mellitus oder Steatorrhoe sind in der Regel die ersten klinischen Manifestationen bei diesen Fällen. Selten führen lokale Komplikationen (z.B. Verschlußikterus) zur Erfassung der schmerzlosen chronischen Pankreatitis.

Die wesentlich häufigere *chronisch-rezidivierende Pankreatitis* ist gekennzeichnet durch schubweise auftretende Oberbauchschmerzattacken und wochen- bis monatelange schmerzfreie Intervalle. Kontinuierliche, vor allem postprandial verstärkte Schmerzen über Wochen kommen vor, bilden aber die Ausnahme (5% im eigenen Krankengut). Kontinuierliche oder in kurzen Intervallen rezidivierende Schmerzen ergeben Verdacht auf lokale Komplikationen, vor allem Pseudozysten, Gallengangsobstruktion oder Magen-Duodenalulzera.

Der Schmerzschub der chronisch-redizivierenden Pankreatitis unterscheidet sich klinisch und biochemisch kaum vom Schub bei rezidivierender akuter Pankreatitis. Charakteristisch ist der spontane Dauerschmerz im Epigastrium, der plötzlich einsetzt, während Stunden bis wenige Tage persistiert und oft einhergeht mit Erbrechen und Subileus. Die Intensität des Schmerzes ist sehr variabel und umfaßt ein breites Spektrum von „leichter Magenverstimmung" bis zu heftigsten Schmerzen mit Vernichtungsgefühl.

Eine Gewichtsabnahme von 5–10 kg oder mehr ist fast obligat bei chronischer Pankreatitis und tritt in der Regel bereits in der Frühphase der Erkrankung auf d.h. vor Einsetzen von Diabetes oder Steatorrhoe.

Die chronische Pankreatitis führt zwangsläufig zu einem *Diabetes mellitus*, der im allgemeinen erst 3–5 Jahre nach Beginn des Leidens mittels Glukosetoleranztest nachweisbar ist und progredient verläuft (Abb. 20.48). Ein *pankreatogener Diabetes* ist vor allem in Erwägung zu ziehen bei relativ jugendlichem Alter des Patienten ohne entsprechende Familienanamnese und ohne Adipositas, sowie bei rezidivierenden Abdominalschmerzen oder chronischem Äthylabusus in der Vorgeschichte.

Hartnäckiger *Meteorismus* ist unter anderem auf chronische Pankreatitis verdächtig. Später stellen sich meistens Diarrhoe und Steatorrhoe ein. Pathognomonisch für die pankreatogene Steatorrhoe sind ölige Stuhlentleerungen, die bei keiner andern Art von Steatorrhoe vorkommen. *Steatorrhoe* ist ein ausgesprochenes Spätzeichen.

In Frühstadien ist die *exokrine Pankreasinsuffizienz* nur mittels der relativ aufwendigen Funktionstests zu erfassen (Stuhlenzymmethode, Pankreozymin-Sekretintest s. S. 532). Röntgenologisch können in über 60% der Fälle im Verlaufe des Leidens Pankreasverkalkungen festgestellt werden (Abb. 20.49), sofern systematisch Abdomenleeraufnahmen in drei Projektionen (a–p, Boxer und Fechter) angefertigt werden. Die Kalkkonkremente liegen vorwiegend im Pankreasgangsystem. Nach neuerer Erfahrung läßt sich die Diagnose von Pankreassteinen als separates Krankheitsbild nicht halten, da einer Pankreatolithiasis offenbar immer eine chronische Pankreatitis zugrunde liegt.

Die Aussagekraft der endoskopischen, retrograden Pankreatographie für die Diagnose und Differentialdiagnose der chronischen Pankreatitis, vor allem im Frühstadium des Leidens, ist beschränkt.

Eine sichere Differentialdiagnose zwischen *chronischer Pankreatitis* und *Pankreaskopf-Karzinom* ist häufig weder mit der Pankreatographie noch mit den übrigen Untersuchungsmethoden zu treffen. Bekanntlich ist es bei Fehlen von Metastasen selbst bei der Operation oft nicht möglich zu entscheiden, ob ein

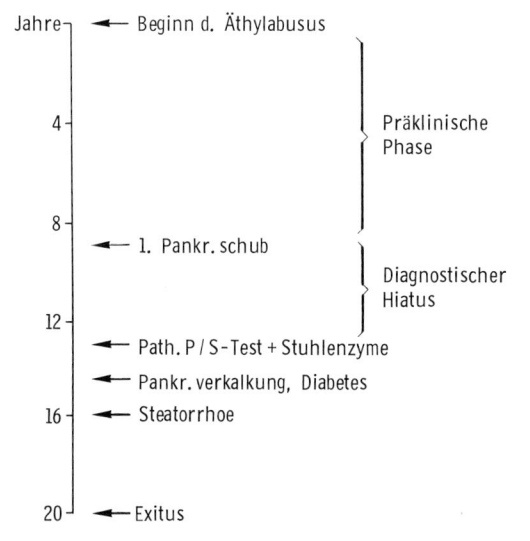

Abb. 20.48. Schema des typischen Verlaufs der chronischen (äthylischen) Pankreatitis

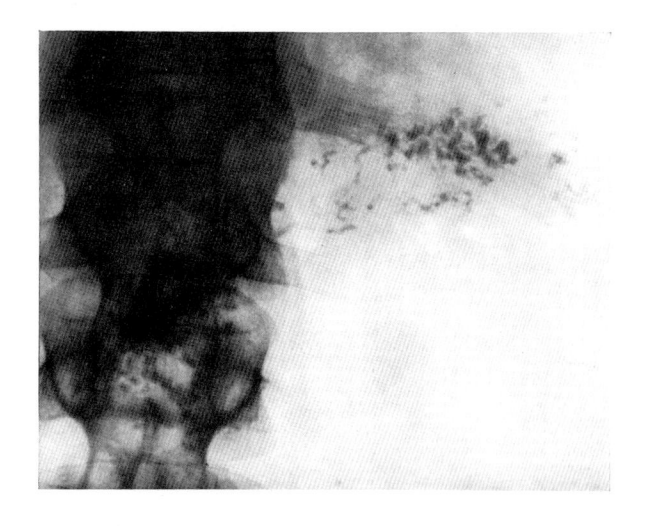

Abb. 20.49. Verkalkungen im Bereich des Pankreas. Klinisch kolikartige Schmerzen. Pankreasinsuffizienz. 39j. Mann

kleines Pankreaskarzinom mit Begleitpankreatitis oder eine chronische Pankreatitis vorliegt. Mit Ausnahme der papillennahen Karzinome, die früh zum Verschlußikterus führen und bei Radikaloperation Aussicht auf Heilung aufweisen, ist die Prognose der Pankreaskarzinome sehr schlecht, so daß gewisse Chirurgen in diesen Fällen Palliativeingriffe (bilidigestive Fisteln) vorziehen. Hinsichtlich der therapeutischen Konsequenzen ist die Differentialdiagnose somit von untergeordneter Bedeutung.

Pankreasgeschwülste

Bei den Pankreasgeschwülsten mag ebenfalls der Schmerz im Epigastrium, oft kombiniert mit Rückenschmerz, im Vordergrund der Beschwerden stehen oder aber die Tumorexpansion macht sich bemerkbar durch Kompressionserscheinungen an den Nachbarorganen (z.B. Verschlußikterus, Duodenalobstruktion).
Klinisch ist ein runder, prall-elastischer, scharf begrenzter Tumor im Oberbauch oft palpabel.
Röntgenologisch werden Verdrängungserscheinungen am Magen, Duodenum und Kolon nachgewiesen. Das Schicksal der Kranken wird durch die Malignität entschieden.

Pankreaszysten

Bei den Pankreaszysten unterscheiden wir:
– *Kongenitale Pankreaszysten*, z.T. mit Nierenzysten vergesellschaftet (sehr selten),
– *Zystadenome* (s. S. 532),
– *Retentionszysten* (Erweiterung des präformierten drüsigen Hohlraumsystems infolge Gangobstruktion) und
– *Pseudozysten* (Folge einer lokalen Pankreasgewebseinschmelzung, keine Epithelauskleidung).
Zwischen Retentions- und Pseudozysten bestehen fließende Übergänge, so daß diese Unterscheidung von geringer praktischer Bedeutung ist.
Zysten und Pseudozysten sind eine häufige Komplikation der akuten wie der chronischen Pankreatitis, wobei allerdings der Grundprozeß gelegentlich asymptomatisch verläuft. Persistierende Hyperamylasämie über 10 Tage oder länger nach Beginn einer Pankreatitis, oft verbunden mit entzündlichen Begleiterschei-

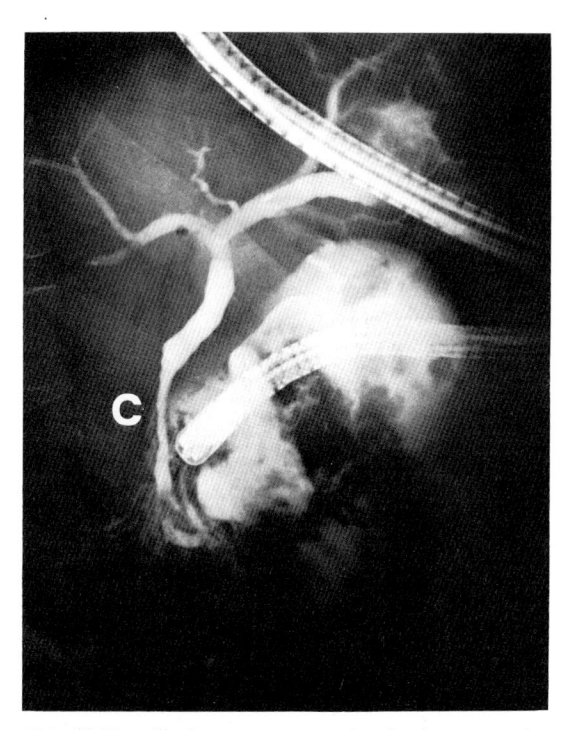

Abb. 20.50. Große, retrogastrische Pankreaspseudozyste (operativ bestätigt) bei Stat. nach akuter Pankreatitis (+ Stat. nach Cholezystektomie). Endoskopische retrograde Cholangio-Pankreatographie. D. choledochus (C) leicht eingeengt, D. pancreaticus, nur auf kurze Strecke dargestellt, mündet in die Pseudozyste, die z.B. Nekrosemassen enthält (Fallbeschreibung s. *Ammann* u. Mitarb. 1973)

nungen wie Schmerzschübe, Fieber, Leukozytose und hoher Senkung sind häufig ein Hinweis auf eine *Pseudozyste*. Diese Pseudozysten neigen zu Komplikationen wie z.B. Abszeßbildung, Blutung in die Zyste, Durchbruch in die Nachbarorgane mit Magendarmblutung, Verschlußikterus, Duodenalstenose oder Milzvenenthrombose. Treten Aszites oder Pleuraerguß (hoher Eiweiß- und Amylasegehalt) im Anschluß an eine Pankreatitis auf, liegt wahrscheinlich eine Pseudozyste vor (CARAVATI u. Mitarb. 1966). Selten einmal können sich Pseudozysten über die Grenzen des Abdomens (z.B. via das Mediastinum in den Supraklavikularbereich) ausdehnen und dabei variable, rätselhafte klinische und radiologische Erscheinungen im Thoraxbereich hervorrufen (Mediastinal-, Herz- und Lungenveränderungen, Ergüsse). Größere Pseudozysten lassen sich als prallelastischen Tumor palpieren, kleinere können nicht selten radiologisch aufgrund von Verdrängungserscheinungen an Magen oder Duodenum resp. mit Hilfe der selektiven Angiographie lokalisiert werden. Mittels retrograder peroraler Pankreatographie ist es oft möglich, präoperativ auch kleinere Zysten darzustellen, falls diese mit dem Gangsystem in Verbindung stehen (Abb. 20.50). Diese Untersuchung ist jedoch bei frischen Pseudozysten mit Zeichen aktiver Entzündung gefährlich, wie eigene Untersuchungen mit tödlichem Zwischenfall beweisen.

Bei Wachstum oder Persistenz einer Zyste muß in der Regel operiert werden. Spontane Rückbildung der Zyste ist nicht selten zu beobachten.

Pankreaskarzinom

Die Beschwerden bei Pankreaskarzinom sind sehr vieldeutig, so daß diese Diagnose stets in Betracht zu ziehen ist, wenn die Untersuchung bei Abdominalbeschwerden und älteren Patienten (Durchschnittsalter 55 Jahre, Männer doppelt so häufig befallen wie Frauen) für eine Erkrankung hauptsächlich von Magen und Leber keine Anhaltspunkte gibt.
Auffallend häufig gehen psychische Alterationen, vor allem depressive Verstimmungen den Tumorsymptomen voraus. Klinische Erscheinungen des Tumors wie Inappetenz, Gewichtsabnahme und unbestimmte Abdominalbeschwerden werden daher nicht selten als Folge einer Depression fehlinterpretiert.
Das Pankreaskarzinom hat in den letzten 20 Jahren fast um das Doppelte zugenommen; es entsteht in etwa 70% der Fälle im Pankreaskopf, in 20% im Korpus und selten im Pankreasschwanz. Je nach Größe und Lage des Tumors variieren die klinischen Symptome (s. auch S. 583).
Beim *Pankreaskopf-*, vor allem bei *periampullärem Karzinom*, weist die klassische Trias von *Schmerz*, *Gewichtsabnahme* und progredientem *Verschlußikterus* mit Pruritus auf die Grundkrankheit. Hepatomegalie und eine vergrößerte, palpable Gallenblase

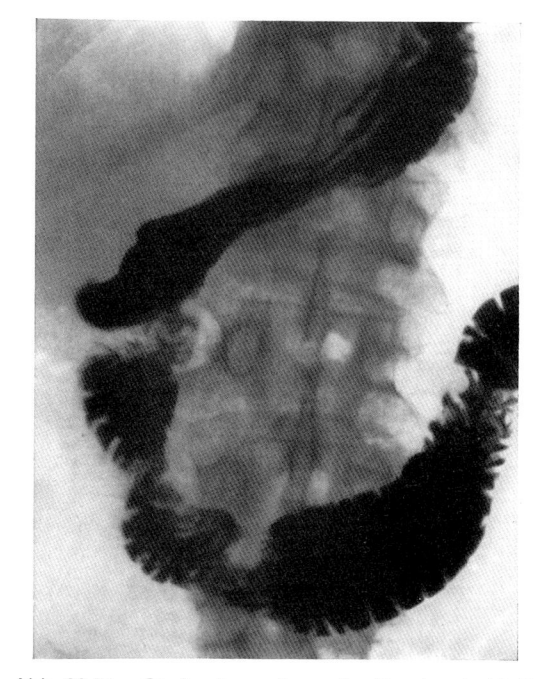

Abb. 20.51. Starke Ausweitung der Duodenalschleife bei *Pankreaskarzinom*

(Courvoisier-Zeichen) (etwa in 50% der Fälle) sprechen für extrahepatischen Tumorverschluß. Ein sog. schmerzloser Ikterus findet sich nur in etwa 25% der Fälle. Eine radiologisch nachweisbare Ausweitung oder Deformation der Duodenalschleife (Abb. 20.51 u. 20.52) ist nur in fortgeschrittenen Fällen zu beobachten. Art und Lokalisation der Gallengangobstruktion lassen sich mit Hilfe der endoskopischen retrograden Cholangiopankreatographie oder der perkutanen transhepatischen Cholangiographie (unmittelbar präoperativ) erkennen.

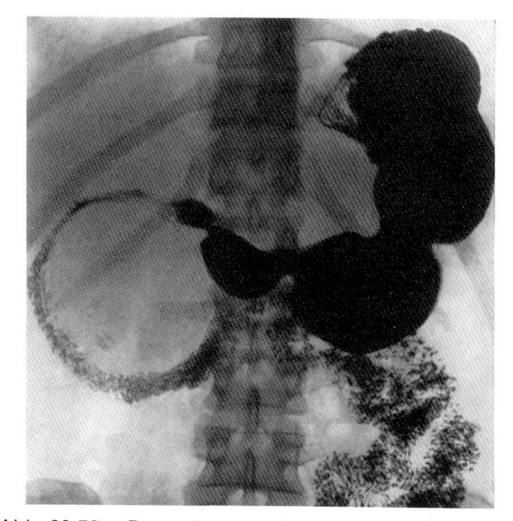

Abb. 20.52. Besonders stark ausgeprägte Erweiterung der Duodenalschleife durch maligne entartetes Pankreaskopfzystadenom (inkretorisch nicht aktiv), (autoptisch verifiziert), 50j. Frau

Schmerz und Gewichtsabnahme ohne Ikterus sind initiale Symptome für papillenferne Karzinome. Der Schmerz, zu Beginn intermittierend, später andauernd, lokalisiert sich im Oberbauch, vorwiegend links und strahlt typischerweise in den Rücken aus. Verstärkung der Schmerzen im Liegen und Besserung beim Aufstehen ist typisch, wird aber auch bei chronischer Pankreatitis beobachtet. Zeichen von Malabsorption, vor allem Diarrhöe, Steatorrhöe und Gewichtsverlust können gelegentlich andern Tumormanifestationen um Monate vorausgehen.

Im Gegensatz zu den intestinalen Karzinomen (v.a. Magen, Kolon) fehlt beim Pankreaskarzinom eine schwere *Eisenmangelanämie* außer bei schwerer Schleimhautinfiltration duodenal. Eine Thrombophlebitis migrans ist in weniger als 10% der Fälle vorhanden.

Die *Serumenzyme* (Amylase, Lipase) liegen praktisch immer im Normbereich außer in den seltenen Fällen, die sich unter dem Bild einer Pankreatitis manifestieren. Eine *pathologische Glukosetoleranz* findet sich in 30–50% aller Fälle. Eine exokrine *Pankreasinsuffizienz* ist in der Regel bei Pankreaskopf-Karzinom nachweisbar.

Der diagnostische Wert verschiedener moderner morphologischer Untersuchungsmethoden wie Angiographie, Szintigraphie, Ultraschall und Endoskopie des Pankreas für die Tumordiagnostik ist umstritten.

Die seltenen *Zystadenome* und *Zystadenokarzinome* kommen vor allem bei Frauen im mittleren Alter vor. Das Hauptsymptom ist ein palpabler Tumor im Oberbauch.

Zusammenfassende Beurteilung der funktionellen **Pankreastests**

Die Diagnose der Pankreasaffektionen beruht in erster Linie auf 3 Arten von biochemischen Funktionstests:
1. Serum-(Urin-)Enzymdiagnostik
2. Exokrine Funktionsdiagnostik
   a) Stuhlenzymmethode
   b) Pankreozymin-Sekretintest
   c) Steatorrhoe
3. Endokrine Funktionsdiagnostik
   (Glukosetoleranztest)

In Tab. 20.9 sind typische biochemische Laborkonstellationen für die 3 hauptsächlichen Pankreasleiden schematisch dargestellt. Daraus ist ersichtlich, daß die „Batterie" der Pankreastests im Gegensatz zum „Leberprofil" differentialdiagnostisch nicht annähernd so aussagekräftig ist. In Verbindung mit dem klinischen Bild gelingt es aber in der Mehrzahl der Fälle, die biochemischen Befunde richtig zu interpretieren.

Erhöhte Enzymwerte (Amylase, Lipase) in Blut und Urin sind für die akute Pankreatitis kennzeichnend (Tab. 20.9). Ein Enzymanstieg auf das 4–5fache der Norm mit nachfolgender Normalisierung der Werte charakterisiert den Verlauf der akuten Pankreatitis. Eine Hyperenzymämie kann aber auch durch eine Vielzahl extrapankreatischer Faktoren hervorgerufen werden (vor allem Perforation im obern Magen-Darm-Trakt, Ileus, Mesenterialinfarkt, nach Verabreichung von Opiaten, Niereninsuffizienz).

Normale Serumenzymwerte liegen meistens vor bei Pankreaskarzinom, bei chronischer Pankreatitis (im schubfreien Intervall) und einige Tage nach durchgemachter Pankreatitis. Die Serumenzymwerte können daher nur unter Berücksichtigung der Gesamtheit der klinischen Befunde richtig interpretiert werden.

Die sicherste Methode zur Erfassung einer chronischen Pankreatopathie ist der Pankreozymin-Sekretintest. Eine exokrine Pankreasinsuffizienz ist immer Hinweis auf ein schweres Pankreasleiden (vor allem chronische Pankreatitis, Pankreaskopfkarzinom s. Tab. 20.9). Eine normale Pankreasfunktion schließt andererseits ein Pankreasleiden nicht aus. Ein normaler Pankreozymin-Sekretintest ist z.B. zu erwarten bei distaler Pankreatektomie von 50%, bei umschrie-

Tabelle 20.9. Laboratoriumsbefunde bei diversen Pankreatopathien (Pankreastests)

	1. Ferment-Entgleisung*	2. Exokrine P. insuff.	3. Endokrine P. insuff.
I. Akute Pankreatitis	+ + (2–3 Tage)	± (1–3 Wochen evtl. länger)	± (ca. 1 Woche)
II. Chron. Pankreatitis A) Frühstadien – im Schub	+ +	± (oft passager)	± (oft passager)
B) Spätstadien – im Schub – im Intervall	+ –	+ + + +	+ + + +
III. Pankreaskarzinom	±	+ + (v.a. Kopf-Ca)	+ (in 30–50%)

* Serum-(Urin-)Enzymdiagnostik (Amylase, Lipase)

benen Läsionen der distalen Pankreashälfte und ein bis vier Wochen nach akuter Pankreatitis.

Pankreozymin-Sekretintest: Fraktionierte Duodenalsaftuntersuchung bei kontinuierlicher, getrennter Aspiration von Magen- und Duodenal-Saft vor und nach Stimulation des Pankreas mit den Hormonen Pankreozymin (Stimulation der Enzymsekretion) und Sekretin (Stimulation der Wasser- und Bikarbonat-Sekretion). Eine Verminderung der maximalen Bikarbonatkonzentration nach Sekretin und der totalen Enzymsekretion nach Pankreozymin spricht für eine exokrine Pankreasinsuffizienz (u. a. chronische Pankreatitis oder Pankreaskopfkarzinom).

Stuhlenzymmethode: Die quantitative Bestimmung von Chymotrypsin und Trypsin im Stuhl (spezifische, synthetische Substrate, Titrationsmethode) ist ein einfacher, zuverlässiger Suchtest. Kontrollpersonen weisen in 90% normale fäkale Chymotrypsinwerte auf (über 120 µg/g). Bei exokriner Pankreasinsuffizienz liegen die Stuhl-Chymotrypsinwerte in 90% der Fälle tiefpathologisch (unter 120 µg/g). Die Stuhlenzymmethode eignet sich vor allem zu:
1. Ausschluß einer exokrinen Pankreasinsuffizienz (konstant hochnormale Chymotrypsinwerte),
2. Selektion der Patienten für den aufwendigen Pankreozymin-Sekretintest (konstant erniedrigte Chymotrypsinwerte),
3. Verlaufskontrolle der exokrinen Pankreasfunktion. Diese ist besonders wichtig für die Unterscheidung von akut-reversiblen und chronisch-progressiven Pankreatitiden.

Eine gestörte Fettverdauung (*Steatorrhoe*) tritt erst bei fortgeschrittener exokriner Pankreasinsuffizienz auf. Der mikroskopische Nachweis einer gestörten Fett- (Sudanfärbung) und Eiweißverdauung (quergestreifte Muskelfasern) im Stuhl gelingt nur bei schwerer Pankreasinsuffizienz. Wesentlich empfindlicher ist die quantitative Bestimmung der Stuhlfettausscheidung nach VAN DE KAMER (Normalwert unter 7 g/24 h).

Bei einer Vielzahl von Pankreasleiden ist eine gestörte *Glukosetoleranz* nachweisbar, die entweder kurzdauernd (z. B. akute Pankreatitis, Pseudozysten) oder langsam progredient (chronische Pankreatitis, Pankreaskarzinom) verläuft. Die Prüfung der Glukosetoleranz ist daher bei allen auf Pankreasaffektion verdächtigen Fällen angezeigt.

Literaturauswahl

Allgemeine Werke über Gastroenterologie
Bockus, H. L.: Gastroenterology. 2. Aufl. Saunders, Philadelphia 1963/65
Demling, L.: Klinische Gastroenterologie. Thieme, Stuttgart 1973
Hafter, E.: Praktische Gastroenterologie. 5. Aufl. Thieme, Stuttgart 1973
Saegesser, M.: Spezielle chirurgische Therapie. 8. Aufl. Huber, Bern 1972
Schiff, L.: Diseases of the liver. 3. Aufl. Lippincott, Philadelphia 1972
Sherlock, Sh.: Diseases of the liver and biliary system. 4. Aufl. Blackwell, Oxford 1968
Sleisenger, M. H., J. S. Fordtran: Gastrointestinal disease. Saunders, Philadelphia 1973
Spiro, H. M.: Clinical gastroenterology. Collier-MacMillan, London 1970

Akovbiantz, A., A. Ziegler: Der Gallensteinileus. Praxis 27 (1965) 802
Ammann, R.: Das Colon irritabile. Schweiz. med. Wschr. 91 (1961) 1347
Ammann, R.: Enzymdiagnostik der Pankreaserkrankungen. Schweiz. med. Wschr. 99 (1969) 504
Ammann, R.: Die chronische Pankreatitis. Dtsch. med. Wschr. 95 (1970) 1
Ammann, R., O. Zehender, S. Jenny, G. Bass: Die Perihepatitis acuta gonorrhoica. Dtsch. med. Wschr. 96 (1971) 1515
Ammann, R., J. E. Berk, L. Fridhandler, M. Ueda, W. Wegmann: Hyperamylasemia with carcinoma of the lung. Ann. intern. Med. 78 (1973) 521
Ammann, R. W., P. Deyhle, E. Butikofer: Fatal necrotizing pancreatitis after peroral cholangiopancreatography. Gastroenterology 64 (1973) 320
Ammann, R., P. Deyhle, I. Fumagalli, K. Hoffmann: Diagnostischer Wert der endoskopischen Pankreatographie bei Pankreatitis. Korrelation mit exokriner Funktionsdiagnostik. Zschr. f. Gastroenterologie 12 (1974) 20
Braganza, J. M., H. T. Howat: Cancer of the pancreas. Clinics in Gastroenterology 1 (1972) 219
Bücheler, E., A. Düx, H. Rohr: Mesenteric-Steal-Syndrom, Fortschr. Röntgenstr. 106 (1967) 313

Cotton, P. B.: Cannulation of the papilla of Vater by endoscopy and retrograde cholangiopancreatography. Gut 12 (1972) 1014
Crile, G.: Advantages of by-pass operations over radical pancreatoduodenectomy in treatment of pancreatic cancer. Surg., Gynec. and Obstet. 130 (1970) 1049
Deucher, F., A. Alder, R. Moser, F. Noethiger: Ileus. In: Klinische Gastroenterologie. Thieme, Stuttgart 1973
Deyhle, P., I. Fumagalli, C. Paez, S. Jenny, B. Preter, M. Jenny, R. Ammann: Klinischer Wert der endoskopischen retrograden Pankreato-Cholangiographie. Dtsch. med. Wschr. 97 (1972) 1139
Deyhle, P., P. Schnaars, H. J. Meyer, H. J. Nuesch, A. Akovbiantz: Perorale endoskopische Abtragung einer Choledochocele. Dtsch. med. Wschr. 99 (1974a) 71
Deyhle, P., R. Ottenjann, M. Classen, E. Seiffert, H. Saeuberli: Endoskopische Schlingenbiopsie im Magen. Dtsch. med. Wschr. 99 (1974b) 464
Elkind, A. H., A. P. Friedman, A. Bachman, St. S. Siegelman, O. W. Sacks: Silent retroperitoneal fibrosis associated with Methysergide therapy. J. Amer. med. Ass. 206 (1968) 1041
Fahrlaender, H.: Irritables Kolon. In: Klinische Gastroenterologie. Thieme, Stuttgart 1973, S. 516
Farrar, J. T.: Underdiagnosis of biliary tract disorders. Gastroenterology 51 (1966) 1074
Filippini, L., R. Ammann: Klinisch-funktionelle Diagnostik des Pankreaskarzinoms. Schweiz. med. Wschr. 97 (1967) 803
Fras, I., E. M. Litin, L. G. Bartholomew: Mental symptoms as an aid in the early diagnosis of carcinoma of the pancreas. Gastroenterology 55 (1968) 191
Fumagalli, I., B. Hammer, W. Wirth, R. Ammann: Klinische und radiologische Befunde bei der chronischen verkalkenden Pankreatitis. Schweiz. med. Wschr. 102 (1972) 1316
Funk, Ch., u. Mitarb.: Cholelithiasis bei primärem Hyperparathyreoidismus. Schweiz. med. Wschr. 104 (1974) 1060
Gambill, E. E.: Pancreatitis associated with pancreatic carcinoma: A study of 26 cases. Mayo Clin. Proc. 46 (1971) 174
Hafter, E.: Erkrankungen der steinfreien Gallenblase. Dtsch. med. Wschr. 86 (1961) 2043
Hegglin, R., H. Zollinger: Zur Differentialdiagnose kugeliger Gebilde im Abdomen. Gastroenterologia 89 (1958) 205
Horsburgh, D. S., H. N. Metzger, H. J. Tumen: Diagnostic biliary

drainage. A plea for a seldom used diagnostic procedure. Amer. J. digest Dis. 18 (1973) 966

Isenberg, J. I., J. H. Walsh, M. I. Grossman: Zollinger-Ellison-Syndrome. Gastroenterology 65 (1973) 140

Kabelitz, H. J.: Abdominelle Symptome bei postnatal erworbener Toxoplasmose. Dtsch. med. Wschr. 84 (1959) 1379

Kaiser, E.: Diagnose und Differentialdiagnose des Ileus. Bibl. gastroent. (Basel) 3 (1961) 1

Kaiser, E.: Indikationen zur Cholezystektomie. Dtsch. med. Wschr. 90 (1965) 396

Katon, R. M., F. W. Smith: Panendoscopy in the early diagnosis of acute upper gastrointestinal bleeding. Gastroenterology 65 (1973) 728

Knoblauch, M., P. Seiler, S. Jenny, P. Deyhle, E. Lindner: Notfallendoskopie bei der akuten oberen Gastrointestinalblutung. Schweiz. med. Wschr. 103 (1973) 731

Koller, A., I. Fumagalli, R. Ammann: Rezidivierende Rektalblutungen bei Endometriose des Rektosigmoids. Schweiz. med. Wschr. 101 (1971) 1148

Kopp, E., J. M. Bivetti: Die arteriomesenteriale Duodenalstenose. Schweiz. med. Wschr. 87 (1957) 230

Labhart, A.: Klinik der inneren Sekretion. 2. Aufl. Springer, Berlin 1971

Langman, M. J. S.: Blood groups and alimentary disorders. In: Clinics in Gastroenterology 2 (1973) 497

Lindberg, E. F., G. L. B. Grinnan, L. Smith: Acalculous cholecystitis in Vietnam casualities. Amer. Surg. 171 (1970) 152

Maldonado, J. E., J. A. Gregg, P. A. Green, A. L. Brown: Chronic idiopathic intestinal pseudoobstruction. Amer. J. Med. 49 (1970) 203

Markoff, N.: Das Hämobiliesyndrom. In: Klinische Gastroenterologie. Thieme, Stuttgart 1973, S. 848

Martini, G. A., W. Doelle: Ménétrier-Syndrom. Dtsch. med. Wschr. 86 (1961) 2524

Ormond, J. K.: Idiopathic retroperitoneal fibrosis, an established clinical entity. J. Amer. med. Ass. 174 (1960) 1561

Ottenjann, R., Fl. Gall, K. Elster: Tumorförmige Hyperplasie der Magenschleimhaut bei Zollinger-Ellision-Syndrom. Dtsch. med. Wschr. 92 (1967) 1538

Palmer, E. D.: The vigorous diagnostic approach to upper gastrointestinal tract hemorrhage. A 23 years prospective study of 14 000 patients. J. Amer. med. Ass. 207 (1969) 1477

Pincus, I. J.: Anomalies of the pancreas. In: Gastroenterology. H. L. Bockus, 2. Auflage, Vol. III, S. 888 Saunders, Philadelphia 1965

Renton, C. J. C.: Non-occlusive intestinal infarction. In: Clinics in Gastroenterology 1 (1972) 655

Ritchie, J.: The irritable colon syndrome. In: Topics in Gastroenterology 1, 269. S. C. Truelove and D. P. Jewell, Blackwell Scientific Publications, Oxford 1973

Sarles, H., A. Gerolami-Santandrea: Chronic pancreatitis. In: Clinics in Gastroenterology 1 (1972) 167

Seiler, P. et al: Cholelithiasis bei Morbus Crohn. Schweiz. med. Wschr. 104 (1974) 927

Sikora, J., A. Maeder, M. Hefti, A. Akovbiantz: Intraduodenales Divertikel. Schweiz. med. Wschr. 103 (1973) 389

Siurala, M.: Gastritis. In: Klinische Gastroenterologie. Thieme, Stuttgart 1973 183

Weber, J., N. B. Finlayson, J. B. D. Mark: Mesenteric lymphadenitis and terminal ileitis due to Yersinia pseudotuberculosis. New Engl. J. Med. 283 (1970) 172

Weidmann, P., W. Rutishauser, W. Siegenthaler, A. Senning: Mediastinal pseudocyst of the pancreas. Amer. J. Med. 46 (1969) 459

Witte, S.: Gastroscopic cytology. Endoscopy 2 (1970) 88

21 Diarrhöen

R. Ammann

Bei der Diarrhöe ist zu unterscheiden
a) die richtige Diarrhöe, d.h. „zu häufig, zu flüssig und mengenmäßig zu viel" (über 250 bis 300 g täglich),
b) die „falsche Diarrhöe", d.h. zu häufige, flüssige, aber wenig voluminöse Stuhlentleerungen, vorwiegend bei stenosierenden Prozessen im distalen Kolon mit Koprostase und sekundärer Verflüssigung des Stuhles,
c) die gehäufte Entleerung von vorwiegend normal geformten Stuhlfraktionen (z.B. Colon irritabile, Proktitis).
Vom Laien werden alle drei Formen als Diarrhöe bezeichnet. Durch gezielte Anamnese muß der Arzt die drei Formen differenzieren, da die „falsche Diarrhöe" pathogenetisch eine spezielle Gruppe darstellt und häufig mit akuter Obstipation kombiniert auftritt (s. S. 555) und die Gruppe c) entweder eine Variation im physiologischen Rahmen darstellt oder auf einen krankhaften Prozeß im Rektosigmoid hinweist.
Trotz großer Fortschritte im Verständnis der Pathophysiologie der Durchfalleiden ist eine Klassifikation nach pathogenetischen Prinzipien vorläufig nicht möglich, da bei zahlreichen Durchfalleiden pathogenetisch verschiedene Mechanismen mitspielen oder die diesbezüglichen Kenntnisse lückenhaft sind. Die wichtigsten Ursachen der Diarrhöe sind in Tabelle 21.1 angeführt.
In der klinischen Praxis unterscheiden wir mit Vorteil die **akute** (Tage bis Wochen) und die **chronische** resp. **chronisch-rezidivierende** Diarrhöe (mehr als vier Wochen). Die Zeitspanne von vier Wochen ist arbiträr und muß im Einzelfall cum grano salis interpretiert werden.

Akute Diarrhöen

Bei akuten Durchfallkrankheiten sind vor allem infektiöse, parasitäre, toxische, medikamentöse und allergische Ursachen in Betracht zu ziehen.

Enterogene Infektionskrankheiten

Enteropathogene Keime verursachen Diarrhöe dank der Fähigkeit, entweder in die Mukosa einzudringen oder Enterotoxine zu produzieren resp. durch Kombination der beiden.

Tabelle 21.1. Ursachen der Diarrhöe

I. *Akute Diarrhöe* (Tage bis ca. 4 Wochen)
  1. Infektion (Erreger der Enteritisgruppe)
     v.a. Salmonellose, Shigellose, E. coli, Cholera
  2. Nahrungsmittelvergiftung
     v.a. Staphylokokken, Clostridium perfringens
  3. Parasitosen
     v.a. Amöben, Lamblien, Schistosomiasis, Würmer
  4. „Darmgrippe" (d.h. ohne „nachweisbare Erreger" und virale Infekte)
  5. Toxisch
     – endogen v.a. Urämie
     – exogen v.a. Pilze, Arsen, Quecksilber
  6. Medikamentös (z.B. Biguanide, Zytostatika, Eisenpräparate, Laxantien)
  7. Alimentär-allergisch

II. *Chronische Diarrhöe* (Wochen bis Monate [Jahre])
  1. Funktionell-nervös (s. S. 546)
  2. Neoplastisch (v.a. Kolonkarzinom) (s. S. 542)
  3. Entzündlich (v.a. Colitis ulcerosa, Morbus Crohn, Divertikulitis) (s. S. 539ff., 545)
  4. Spruesyndrom (Maldigestion oder Malabsorption) (s. S. 547ff.)
  5. Endokrin-humoral (v.a. Hyperthyreose, Diabetes, Karzinoid, ZES) (s. S. 550)
  6. Diverses (z.B. Parasitosen, Laxantien, Laktoseintoleranz, Äthylabusus, mesenteriale Ischämie, z.T. Ursachen wie unter I/5–7.)

Mit Durchfällen einhergehende Infektionskrankheiten:
Typhus und Paratyphuserkrankungen s. S. 120f.

Andere Salmonelleninfektionen

Salmonelleninfektionen können unter einem *typhösen* oder *enteritischen* Bilde verlaufen. Die Differentialdiagnose gegenüber Typhus oder anderen Enteritiden ist klinisch meist nicht möglich. Entscheidend ist der bakteriologische Befund aus Stuhl oder Blut. Es sind zur Zeit über 800 Salmonellenserotypen bekannt (Salmonella suipestifer, S. newport, S. typhimurium [Mäusetyphus] und viele andere). Salmonelleninfektionen kommen, mit Ausnahme der S. choleraesuis (S. suipestifer), vorwiegend im Sommer vor. Sie sind meist Nahrungsmittelinfektionen, daher oft Gruppenerkrankungen.

Bazillendysenterie (Shigellosen)

Die Bazillendysenterie ist eine weltweit verbreitete Schmutz-Schmierinfektion, die von Mensch auf Mensch übertragen wird und unter schlechten sanitären Bedingungen, vor allem im warmen, feuchten Klima, epidemisch auftritt. Es können vier Untergruppen unterschieden werden:

S. dysenteriae
S. flexneri
S. Byodii
S. Sonnei
} alle mit verschiedenen Untergruppen

Die Bazillenruhr verläuft klinisch ähnlich wie eine **unspezifische Enteritis**. Nach variabler Inkubationszeit (evtl. nur 24 Std.) beginnt die Krankheit mit *Abdominalkoliken*, gefolgt von *Fieber, Durchfall* und *Tenesmen*. Die Durchfälle sind wässerig, schleimig, z.T. sanguinolent oder eitrig. Blutige Stühle werden vor allem zu Beginn der Erkrankung beobachtet („rote Ruhr"), in späteren Stadien wird eitriger Stuhl entleert („weiße Ruhr").

Der rektoskopische Aspekt entspricht demjenigen bei akuter **Colitis ulcerosa**, die Biopsie ergibt nur unspezifisch entzündliche Schleimhautveränderungen. Die Diagnose wird bakteriologisch durch Erregernachweis im Stuhl oder im Rektalabstrich gesichert. Rasches Anlegen der Kultur ist Voraussetzung für den Erregernachweis, falsch negative Resultate sind sonst häufig. Im Blut ist der Erreger nicht nachweisbar.

Das Spektrum klinischer Symptome ist breit und variiert von milder Durchfallkrankheit bis zum schweren toxischen Bild, das unter Umständen zu Kollaps und Tod führt. Die Mehrzahl der Fälle weist einen milden Verlauf auf mit Spontanheilung innerhalb einer Woche. Bekannte Komplikationen sind Darmperforation, Abszeßbildung, Peritonitis resp. Leberabszeß. Ferner werden gelegentlich Polyarthritis, Nephritis mit Hämaturie und Nierenversagen, Pneumonie und Hautausschläge beobachtet. Als Spätkomplikationen werden Dickdarmstenosen, periphere Neuropathien und das Reitersche Syndrom (s. S. 155) angeführt. Ein kausaler Zusammenhang ist jedoch sehr fraglich.

Cholera *(Vibrio cholerae)*

Die Cholera setzt im allgemeinen viel rascher ein als die Ruhr, d.h., innerhalb Stunden erreicht der Choleraanfall den Höhepunkt. Das klinische Bild verläuft viel stürmischer, unterscheidet sich aber sonst nicht wesentlich von der schweren Dysenterie. Erbrechen ist häufig, Tenesmen und Fieber fehlen. Die Durchfälle sind nicht blutig, reiswasserähnlich, von normaler oder alkalischer Reaktion und fast geruchlos, was den Cholerastuhl vom Ruhrstuhl unterscheidet. Der schwere Wasserverlust, der bis zu 1 l pro Stunde beträgt, führt rasch zur hochgradigen Dehydratation, Azidose, Kollaps und ohne adäquate Therapie oft zum Tode.

Die Krankheit tritt fast immer epidemisch auf (z.B. Epidemie in Neapel im Spätsommer 1973). Die Übertragung erfolgt durch Schmierinfektion, fäzesverschmutztes Wasser und Lebensmittel. Die Inkubationszeit beträgt Stunden bis 5 Tage. Der Erreger ist bakteriologisch in Stuhl und Erbrochenem nachzuweisen (mikroskopisch und kulturell).

Escherichia coli

Gewisse Stämme dieser zur normalen Kolonflora gehörenden Bakterien können pathogen sein und vor allem bei Kindern zu unter Umständen tödlichen Durchfällen führen. Zur Zeit sind etwa 12 verschiedene enteropathogene Serotypen bekannt. Es bestehen Hinweise, daß gewisse Stämme u.a. für die „Touristendiarrhöe" Erwachsener verantwortlich sind. Plötzlicher Beginn, Abdominalschmerzen, profuse, wässerige, nichtblutige Durchfälle und fieberloser Verlauf, selten länger als 2–5 Tage, sind charakteristisch.

Clostridium perfringens

Unter dem Bild der Nahrungsmittelvergiftung entwickelt sich diese durch Enterotoxine des Clostridium perfringens induzierte, akute Enterokolitis innert 8–15 Stunden nach Genuß der infizierten Nahrung (vor allem Fleisch, Geflügel).

Eine Untergruppe bildet die sehr seltene, oft tödlich verlaufende **Enteritis necroticans**, die hervorgerufen wird durch den Typ C des Clostridium perfringens. Dieses Leiden trat 1946/48 in Lübeck endemisch auf und wurde u.a. auch in Neu-Guinea beobachtet. Die Krankheit befällt vorwiegend Kinder und verläuft unter einem ähnlichen klinischen Bild wie die bazilläre Dysenterie.

Staphylokokken

Eine relativ häufige Ursache der Nahrungsmittelvergiftung sind Enterotoxine des hämolytischen, koagulasepositiven Staphylococcus aureus, die 4–8 Stunden nach Genuß von infizierten, eiweißreichen, ungenügend gekochten Lebensmitteln zu einer kurzdauernden Gastroenteritis mit Brechdurchfall führen.

Seltener ist die *pseudomembranöse Staphylokokkenenterokolitis*, die vorwiegend nach Abdominaloperationen oder nach Verabreichung von Breitspektrumantibiotika, vor allem bei ältern, hospitalisierten, schwerkranken Patienten zur Beobachtung kommt. In diesen Fällen sind im Stuhl mikroskopisch und bakteriologisch reichlich Staphylokokken nachweisbar. Diese Krankheit, die in der Regel schlagartig einsetzt mit wässerigen Durchfällen, Fieber und Zeichen von Kreislaufkollaps, verläuft tödlich, falls sie nicht rechtzeitig erkannt und behandelt wird.

Diarrhöe bei Darmparasiten

Amöbendysenterie

Die **akute Amöbendysenterie** wird praktisch ausschließlich in den Tropen und Subtropen beobachtet und verläuft unter einem ähnlichen klinischen Bild wie die *akute Colitis ulcerosa* oder die *Bazillendysenterie*, d.h. mit kolikartigen Abdominalschmerzen, blutigschleimigen Durchfällen (rund 5–10 pro Tag) und Tenesmen. Die fehlende Eiter- bzw. Leukozytenbeimengung führt zur himbeergeleeartigen Stuhlbeschaffenheit, welche eine bazilläre Ruhr ausschließt. Rektoskopisch sieht man multiple typische stecknadelkopfgroße Ulzera in reaktionsloser Umgebung. Fieber fehlt in unkomplizierten Fällen. Unbehandelt kann es zur Ausbildung eines toxischen Megakolons kommen, zu Erbrechen, Dehydratation und Kreislaufkollaps. Häufige und gefürchtete Komplikation ist die Darmperforation mit Peritonitis, Sepsis und Tod. Seltener sind massive Darmblutungen oder die Ausbildung von Amöbomen, d.h. granulomatösen Wandprozessen im Verlauf des Kolons mit Obstruktion des Darmlumens. Systembefall kann zu Amöbenabszessen in Leber (s. S. 584), oder aber Hirn, Lunge oder Perikard führen, die oft erst Jahre nach durchgemachter Amöbiasis auftreten.

Neben der akuten Amöbendysenterie der warmen Länder gibt es in der gemäßigten Zone viel häufiger die *chronischen Amöbiasisformen*, die entweder klinisch asymptomatisch sind (Amöbenausscheider) oder intermittierend Beschwerden verursachen wie beim Colon irritabile mit zeitweisen Abdominalschmerzen, abwechslungsweise Durchfall und Verstopfung, allgemeinem Unwohlsein, Nausea und Inappetenz. Es empfiehlt sich, bei allen Patienten mit solchen Beschwerden nach Aufenthalt in den Tropen oder in warmen Ländern (v.a. Balkan, Italien, Frankreich und Spanien) nach Amöben zu suchen. Falls kein Durchfall besteht, soll nach Provokation (Magnesiumsalz) in 10 bis 15 verschiedenen, noch körperwarmen dünnflüssigen Stuhlentleerungen (Schleimflocken!) im Nativpräparat nach vegetativen Formen gesucht werden. Die Erkennung und Differenzierung der pathogenen Entamoeba histolytica von Epithelien und apathogenen Amöben erfordert große Erfahrung.

Der Versuch, Amöben kulturell nachzuweisen, hat sich nicht bewährt. Dagegen leisten serologische Tests (Immundiagnostik) auf Amöben wertvollen Dienst, allerdings vorwiegend nur bei Gewebsbefall (Leberabszeß, Amöbom).

Balantidienruhr

Diese seltene Protozoenkrankheit vorwiegend der Tropen, hervorgerufen durch das Balantidium coli, kann unter ähnlichem Bild wie die Amöbenruhr verlaufen. Sie gilt als seltene Berufskrankheit der Metzger und Schweinehirten. Der rektoskopische Aspekt gleicht weitgehend demjenigen der Amöbendysenterie. Die Diagnose wird gestellt durch Erregernachweis im Abstrich der Rektalulzera, der Rektumbiopsie, seltener im Stuhl.

Dysenterie-ähnliche Erkrankungen werden auch gelegentlich beobachtet bei Infestationen durch *primär extraintestinale Protozoen*, v.a. Plasmodium falciparum (Malaria), Leishmania donovani (Kala-Azar), Trypanosoma cruzi (Chagaskrankheit) und Toxoplasmose.

Schistosomiasis

Die Bilharziose kann bei massivem Befall mit blutigen Durchfällen und Abdominalschmerzen einhergehen. Die Schistosomeneier können im Stuhl oder in der Rektalschleimhautbiopsie nachgewiesen werden. Typischerweise besteht eine Bluteosinophilie.

Trichocephalus (Trichiuris trichiura)

Die Mehrzahl der Träger von Trichocephalus in unsern Gegenden haben wenig oder keine Beschwerden. Bei massivem Befall sind Abdominalschmerzen, Meteorismus, teilweise blutig tingierte Durchfälle, Schwäche und Anämie zu beobachten. Die Diagnose basiert auf dem Eiernachweis im Stuhl.

Die Mehrzahl der **Darmparasiten** kann u.a. Abdominalschmerzen und Diarrhöe hervorrufen, vor allem gilt dies für *Lamblien, Askariden, Strongyloides, Ankylostomen, Taenien* und *Kokzidien*. Auch die vorwiegend extraintestinale **Trichinose** beginnt innerhalb etwa 24 Stunden nach Einnahme von Trichinella spiralis mit Durchfällen und Abdominalschmerzen.

Mit Ausnahme von *Trichinose* und *Strongyloidiasis* beruht die Diagnose der Darmparasiten vorwiegend auf dem Eiernachweis im Stuhl Abb. 21.1. Immunbiologische Verfahren müssen zur Diagnose der Trichinose angewandt werden. Bei Strongyloidiasis sind Larven im Stuhl oder noch besser im Duodenalsaft zu finden. Taenien manifestieren sich häufig durch Abgang von Proglottiden. Oxyuren geben kaum je Anlaß zu Diarrhöe (Eiernachweis am besten mit Hilfe von Cellophanklebestreifen, der morgens vor dem Waschen perianal appliziert wird).

Diarrhöe ohne nachweisbare Erreger und viral bedingte Durchfälle

Die Mehrzahl der „banalen" Durchfälle verläuft, oft in kleinen Endemien auftretend, als selbstlimitierende Krankheit und ohne nachweisbare Erreger. Das in allen diesen Fällen ähnliche klinische Bild ist gekennzeichnet durch Krankheitsgefühl, Mattigkeit, Übelkeit, eventuell Erbrechen, Abdominalkoliken und explosionsartige, schleimig-wässerige Durchfälle. Auch Allgemeinerscheinungen mit Kollapszuständen und den Folgen des Flüssigkeitsverlusts (Dehydrata-

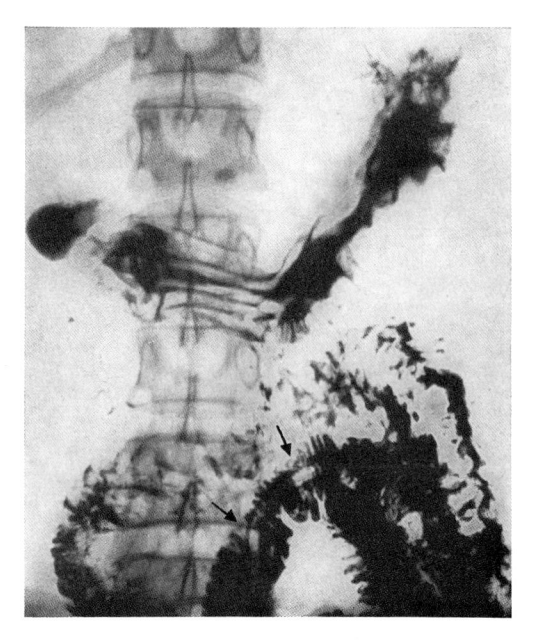

Abb. 21.1. Enteritisches Schleimhautrelief des Dünndarms. An der mit ↓ bezeichneten Stelle stellt sich eine Askaris dar. Schleimhautrelief des Dünndarms im Sinne der Malabsorption

tion, Wadenkrämpfe) kommen, wenn auch selten, vor.
Im Stuhl können bakteriologisch keine Erreger der bekannten Enteritisgruppe und keine Parasiten nachgewiesen werden. Die Frage bleibt sehr häufig offen, ob es sich um eine durch Enterotoxine (z.B. Staphylokokken, Clostridien) bedingte Nahrungsmittelvergiftung (typischerweise Erkrankung einer Tischgemeinschaft) oder um eine viral bedingte Diarrhöe (typischerweise in Arbeitsgemeinschaft) gehandelt hat.
Verschiedene Viren können unter bestimmten, nicht näher bekannten Umständen, vor allem bei Kindern, Durchfälle auslösen, obschon manche dieser Viren schon normalerweise den Darm besiedeln. Folgende Erreger kommen infrage: Poliomyelitis, Coxsackie A und B und Echoviren. Bekannte virale Erkrankungen können anderseits mit gastrointestinalen Symptomen, vor allem Durchfall, beginnen, so Masern, Virushepatitis, Mumps und Influenza. Bei Infektionen mit Reoviren und Adenoviren ist die Diarrhöe meistens verbunden mit Kopfschmerzen, Fieber, Myalgien, Inappetenz, Erbrechen und schwerem allgemeinem Krankheitsgefühl.

Toxisch bedingte Durchfälle

Die *toxisch* bedingten Durchfälle können durch endogene und exogene Substanzen verursacht sein. *Endogene Toxine* führen vor allem bei der *Urämie* zu Diarrhöe (Ausscheidungskolitis). Die bei schweren *Infektionskrankheiten* sehr häufig zu beobachtenden Durchfälle beruhen z.T. ebenfalls auf diesem Mechanismus.
Von den *exogenen Giften* sind die Arsen- und Quecksilberintoxikationen am häufigsten Ursache von massiven Durchfällen.
Die *Arsenvergiftung* ist in ihrer *akuten Form* durch Trockenheit im Rachen (trotz Speichelfluß), Erbrechen, heftige Tenesmen, Wadenkrämpfe, Exsikkose infolge der profusen Durchfälle charakterisiert. Exitus nach 1–2 Tagen im Kollaps. In ihrer *chronischen Form* kommen zu den wesentlich weniger ausgesprochenen gastrointestinalen Erscheinungen Veränderungen der Haut und Schleimhäute (Katarrh), Arsenmelanose, sog. Mees-Linien an den Fingernägeln (weiße Querstreifen wie bei Thalliumintoxikation), Lähmungen, hypochrome Anämie, Inanition hinzu.
Wenn man an die Möglichkeit einer Arsenintoxikation bei unklaren Durchfällen denkt, ist die Diagnose durch den chemischen Arsennachweis in Haaren und Nägeln einfach zu erbringen. Bei akuten Fällen weist manchmal der grüne Farbstoff im Erbrochenen und Knoblauchgeruch die Richtung.
Bei der *Quecksilber*intoxikation geht vor allem die *akute Vergiftung* mit häufigen und oft blutigen, durch HgS schwarz gefärbten, diarrhoischen Stühlen einher. Diese Durchfälle sind im Beginn nur typisch bei peroraler Zufuhr des Quecksilbers. Sonst treten blutig-schleimige Durchfälle erst später als Ausdruck einer Ausscheidungskolitis auf. Als weitere Symptome sind zu erwähnen: die *Quecksilbernephrose, Anurie, Urämie* und die *Quecksilberstomatitis*. Der Quecksilbernachweis im Harn und Blut ist für die Diagnose wertvoll.
Pilzvergiftungen sind bei akutem Brechdurchfall in Betracht zu ziehen. Treten die Symptome innert 1–3 Stunden nach Pilzgenuß auf, handelt es sich um eine harmlose Intoxikation durch verdorbene Pilze oder die seltene Trehalose-Intoleranz. Lebensgefährlich ist jedoch die Vergiftung mit Amanita phalloides (Knollenblätterpilz), die 6–10 Stunden nach Pilzgenuß einsetzt, mit Abdominalkoliken und Brechdurchfall einhergeht und zu einer akuten, oft tödlichen Lebernekrose führt (s. S. 588).
Auch viele Medikamente führen zu Durchfällen (z.B. Eisenpräparate, Colchizin, Zytostatika, Biguanide, Ganglienblocker). Man muß die medikamentös bedingten Durchfälle bei allen unklaren Fällen stets vermuten.
Toxisch bedingte Durchfälle werden auch bei *chronischem Alkoholabusus* beobachtet.
Nie soll auch unterlassen werden, eingehend nach Einnahme von Abführmitteln zu fragen. Abführmittel sind, so paradox es klingt, heute eine häufige Ursache von Diarrhöe bei medikamentengläubigen Menschen, welche wegen ihrer Durchfälle den Arzt aufsuchen.

Anaphylaktische Durchfälle

Wie andere Organe wird auch der Darm bei *Allergien* betroffen (Darmasthma). Bei entsprechender Überempfindlichkeit treten nach Einnahme mancher Speisen (Hummer, Krebse, Erdbeeren, Milch, Eier, aber auch vieler anderer Nahrungsmittel) profuse Diarrhöen auf. Die schleimigen Stühle enthalten meist eosinophile Zellen und Charcot-Leyden-Kristalle. Sie sind meist mit Manifestationen an anderen Organen gepaart (Quincke-Ödem, Konjunktivitis, Urtikaria). Durch die Beachtung der allergischen Hauterscheinungen und durch das wiederholte zeitliche Zusammentreffen mit Einnahme bestimmter Nahrungsmittel ist die Diagnose in der Regel zu stellen. Auch das Ansprechen auf die modernen Antihistaminika oder Adrenalin ($^1/_2$ mg subkutan) ist von diagnostischem Wert. Antihistaminika sind aber auch bei sicher anaphylaktischen Durchfällen häufig wirkungslos.

Abdominalschmerzen verbunden mit blutigen Durchfällen werden gelegentlich bei der Purpura Schönlein-Henoch beobachtet (s. S. 109).

Chronische Diarrhöen

Chronische Durchfälle sind nie infektiös-bakteriell bedingt. Vor der Diagnose einer chronischen Enterokolitis soll man sich hüten, da sich hinter diesem vagen Begriff ätiologisch verschiedene Leiden verstecken.

Bei chronischen Durchfalleiden sind vor allem folgende Hauptursachen in Betracht zu ziehen:
1. Funktionelle Diarrhöen (z. B. Colon irritabile).
2. Organische Diarrhöen
   – Entzündliche Prozesse (z. B. Colitis ulcerosa, Morbus Crohn, Divertikulitis, Tuberkulose)
   – Neoplasma (Diarrhöe oft wechselnd mit Obstipation)
   – Spruesyndrom (Maldigestion und Malabsorption)
   – Endokrine Leiden (z. B. Hyperthyreose, Karzinoid)
   – Diverse Ursachen, vor allem Parasitosen, Laxantienabusus, Laktoseintoleranz.

Die gezielte Anamnese gestattet in der Regel eine erste, grobe Orientierung und vorläufige Unterteilung des Kollektivs in funktionelle und organische Diarrhöen (s. Tab. 21.2).

Durchfälle, die auch nachts auftreten, mit Gewichtsverlust einhergehen oder Blutbeimengungen aufweisen, bedürfen in allen Fällen einer raschen, eingehenden Abklärung.

Die Vermutungsdiagnose von funktioneller Diarrhöe ist anderseits sehr wahrscheinlich, falls es sich um jugendliche Patienten (unter 40 Jahren) mit sehr langer Vorgeschichte, in gutem Allgemein- und Ernährungszustand handelt und die klinische Abklärung inklusive Rektosigmoidoskopie und Laborroutineuntersuchung (Blutsenkung, Hämoglobin, Leukozyten, Benzidinprobe, Stuhl auf Darmparasiten) normal ausfällt.

Colitis ulcerosa

Die Colitis ulcerosa kann in Frühstadien besonders gegenüber der Ruhr schwierig abzugrenzen sein, da Durchfälle von blutig-schleimigem Charakter und intermittierende Temperaturen die führenden Symptome sein können (Bakteriologie!). Später bietet die Differenzierung kaum Schwierigkeiten. Betroffen werden vor allem Patienten zwischen dem 15. und 50. Lebensjahr, Frauen etwas häufiger als Männer. Die Stühle werden unter heftigen Tenesmen entleert (bis 30mal täglich). In manchen Fällen allerdings bereiten die Durchfälle bei Colitis ulcerosa auffallend wenig Beschwerden. Rektaler Blutabgang ist ein obligates Symptom, Schleim und Eiter werden häufig mit Blut vermischt, oft auch ohne Stuhlbeimengung ausgeschieden. Bei ausschließlichem Befall des Rektums besteht keine Diarrhöe. In diesen Fällen wird geformter Stuhl mit Blutauflagerung entleert (Cave: Verwechslung mit Hämorrhoiden!) Die Untersuchung ergibt manchmal, aber durchaus nicht immer, eine starke Druckschmerzhaftigkeit im Bereich des Kolons. In den meisten Fällen besteht eine Anämie von hypochromem Charakter, eine Senkungserhöhung und Leukozytose oder eine deutliche Linksverschiebung (außer bei ausschließlichem Rektumbefall). Bei ausgedehntem Kolonbefall fehlt selten der Status febrilis und meistens tritt beträchtliche Abmagerung ein.

Der Verlauf ist oft ausgesprochen schubweise. Neben perakuten Fällen mit plötzlichem Beginn, hohen septischen Temperaturen und massiven Durchfällen werden verhältnismäßig mild verlaufende Formen, bei denen ohne besondere Beschwerden abgesetzte schleimig-blutige Stühle das einzige Symptom bilden, beobachtet.

An allgemeinen Komplikationen werden Episkleritis, Iridozyklitis, Arthritis, Stomatitis, Pericholangitis, thromboembolische Zwischenfälle, Erythema nodosum und Pyoderma gangraenosum beobachtet.

Die eigenartige psychische Konstitution der meisten Kranken (egozentrisch, liebebedürftig bei gut ausgebildeter Intelligenz) und eine im Schub fast stets nachweisbare Konfliktsituation dürfen auch diagnostisch verwertet werden.

Tabelle 21.2. Unterteilung der chronischen Diarrhöen aufgrund der Anamnese

Anamnese	Funktionelle Diarrhöe	Organische Diarrhöe
Dauer	Jahrelang, oft intermittierend	Im allg. Wochen bis Monate
Rhythmus	vor allem morgens und postprandial	Tag und Nacht
Gewicht	stabil	absinkend
Stuhlbeschaffenheit	breiig, flüssig, oft mit zähem Schleim	eventuell blutig-eitrig, oder massig-fettig

Die wichtigste diagnostische Methode zur Feststellung einer Colitis ulcerosa ist die Rektosigmoidoskopie, da die Krankheit im Gegensatz zum Morbus Crohn immer primär das Rektum befällt und Tendenz hat, sich von distal nach proximal auszudehnen. Die Endoskopie zeigt je nach dem Stadium der Krankheit eine gequollene, tiefrote, samtartige bis feingranulierte, glanzlose Schleimhaut ohne Gefäßzeichnung, welche schon bei geringster Berührung mit dem Rektoskop oder einem Tupfer blutet. Tiefe Ulzera sind rektoskopisch nicht zu sehen, dagegen Erosionen wechselnder Größe, die in der Regel von gelblichem, schleimig-eitrigem Exsudat bedeckt sind. Sie sind nicht immer leicht zu erkennen.

Im Zweifelsfall kann eine Schleimhautbiopsie entnommen werden. Gestörtes, rarefiziertes Drüsenmuster und ausgeprägte unspezifische entzündliche Infiltration der Mukosa sind typische Befunde. In Remission verschwinden Rötung, Schwellung und vermehrte Lädierbarkeit der Schleimhaut. Es lassen sich teilweise fingerförmige Pseudopolypen nachweisen.

Die Ausdehnung des Prozesses wird entweder röntgenologisch oder fiberendoskopisch festgestellt. Radiologisch sind die Wandkonturen im akuten Stadium unscharf und fein gezähnelt, oft ein sehr diskreter Befund, der leicht zu übersehen ist. Endoskopisch (Sigma und höher) lassen sich im Gegensatz zur Rektoskopie deutliche Ulzerationen in der diffus veränderten Schleimhaut des befallenen Kolonabschnitts nachweisen. Mit zunehmender Dauer der Krankheit kommt es zu einer zunehmenden Schrumpfung des Organs mit Verschmälerung und Verkürzung des befallenen Kolonteils. Am eindrücklichsten ist die Schrumpfung in der Seitenaufnahme am Abstand zwischen Sakrum und Rektum zu erkennen (normal unter 2 cm).

Gefürchtete lokale Komplikationen sind Perforation, massive Blutungen und das toxische Megakolon. Das Risiko der Karzinomentwicklung ist deutlich erhöht, vor allem bei Patienten mit diffusem Kolonbefall und über 10jährigem Verlauf (Karzinomrisiko bei 15jährigem Verlauf etwa 5–8%, bei 20jährigem Verlauf etwa 12%). Prophylaktische Kolektomie bei diffusem Befall wird von gewissen Autoren gefordert, andere empfehlen in diesen Fällen regelmäßige endoskopische Kontrollen.

Massive Dilatation des Kolons (über 6 cm Breite) in der Abdomenleeraufnahme weist auf ein **toxisches Megakolon**, das mit klinisch schwersten Krankheitszeichen, aufgetriebenem Abdomen und Subileuserscheinungen einhergeht und eine lebensbedrohliche Komplikation der Colitis ulcerosa darstellt. Perforation ist eine häufige Komplikation des Megakolons.

Die differentialdiagnostische Abgrenzung der Colitis ulcerosa von funktionellen Störungen (Reizkolon), bakteriell-parasitären Entzündungen (bazilläre, Amöbenruhr, Tuberkulose, ischämischer Kolitis, Irradiationskolitis, pseudomembranöser Kolitis und venerischer Proktitis (Gonorrhoe, Lymphogranuloma venereum) bereitet selten Schwierigkeiten. Gelegentlich verursacht eine „banale" infektiöse Enterokolitis kurzfristig das Bild einer hämorrhagischen Kolitis.

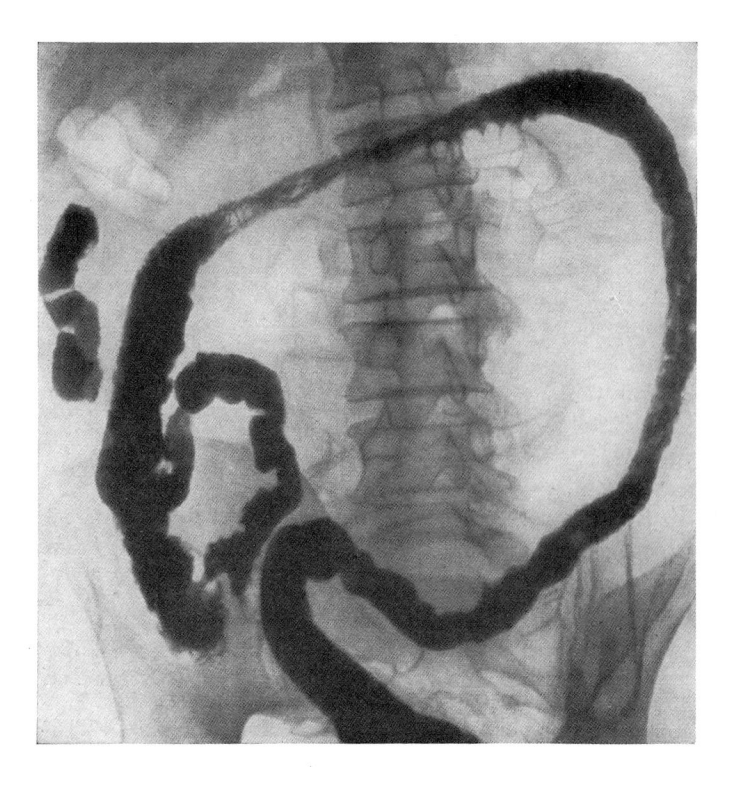

Abb. 21.2. Colitis ulcerosa mit diffuser Schrumpfung des Dickdarms und unregelmäßigem Schleimhautrelief. 73j. Mann

Proktosigmoiditis

Die chronische Proktosigmoiditis ist eine häufige, auf das Rektosigmoid begrenzte Form der Colitis ulcerosa. Sie äußert sich in Abgang von Schleim und Blut, oft begleitet von lästigen Tenesmen. Diarrhöe ist selten. Der rektoskopische Befund entspricht demjenigen der Colitis ulcerosa. Differentialdiagnostisch ist wesentlich, daß man sich mit der Vermutungsdiagnose Proctitis chronica nicht begnügt, sondern immer versucht, eine Ursache aufzudecken (Karzinom, Gonorrhoe, Lymphogranuloma inguinale, Tuberkulose, innere Hämorrhoiden).

Gonorrhoische Proktitis

Selten sind gonorrhoische Veränderungen der Rektumschleimhaut Ursache proktitischer Beschwerden (Gonokokkennachweis mikroskopisch im Rektalabstrich!).

Lymphogranuloma venereum (s. a. S. 454)

Das Lymphogranuloma venereum (inguinale), eine seltene Geschlechtskrankheit, kann sich in Einzelfällen ausschließlich rektal manifestieren (analer Geschlechtsverkehr?). Die Proktitis mit nodulären, ulzerogranulomatösen Veränderungen steht im Vordergrund, die inguinalen Lymphknoten können fehlen. Die Entzündung bleibt im allgemeinen auf das Rektum limitiert und zeigt, falls nicht adäquat behandelt, ausgesprochene Neigung zu Schrumpfung mit Ausbildung von Strikturen 4–5 cm oberhalb des Analrings. Die Schleimhautbiopsie ergibt unspezifische granulomatös-entzündliche Veränderungen.
Differentialdiagnostisch sind vor allem Karzinom, Morbus Crohn und Tuberkulose auszuschließen. Diagnostisch wichtig ist der Ausfall des Intrakutantests mit Freischem Antigen und der Komplement-Fixationstest. Der Freische Hauttest wird nach 1–6 Wochen positiv und bleibt es lebenslänglich. Kreuzreaktionen mit den Erregern der nahe verwandten Ornithosegruppe kommen vor.

Ischämische Kolitis

Durchfälle werden auch beobachtet bei **ischämischer Kolitis**, welche Folge von *obliterierender Angiopathie* der den Darm versorgenden Gefäße (A. coeliaca, A. mesenterica superior, A. mesenterica inferior) und deren Verbindung ist Abb. 21.3. Die Diagnose ist verhältnismäßig leicht, wenn gleichzeitig eine **Dyspragia abdominalis** Ortner mit **postprandialen Schmerzen** im Abdomen besteht. Nach Graft-Operation wegen Aorta- bzw. A. iliaca-Verschlüssen, bei welcher die A. mesenterica inferior geopfert wird, sind ebenfalls Durchfälle beschrieben, wenn die verbleibenden Abdominalgefäße insuffizient werden. Auch beim *A.-iliaca-Steal-Syndrom* (s. S. 500) wurden entsprechende Beobachtungen gemacht.

Ileokolitis Crohn (granulomatöse segmentäre Kolitis)

Von der Colitis ulcerosa wird neuerdings die Ileokolitis Crohn abgegrenzt, die vorwiegend segmentär die rechte Colonhälfte unter Einschluß des Ileums befällt. Gelegentlich dehnt sich der Krankheitsprozeß auf das ganze Kolon aus. In der Mehrzahl der Fälle bleibt das Rektum verschont. Klinisch, radiologisch und pathologisch-anatomisch bestehen enge Beziehungen zur Enteritis regionalis, so daß sich die Bezeichnung Crohnsche **Krankheit des Kolons** durchgesetzt hat, obschon Ätiologie und Pathogenese auch dieser Krankheit ungeklärt sind.

Das Krankheitsbild gleicht demjenigen der Colitis ulcerosa mit der wesentlichen Ausnahme, daß die Durchfälle in der Regel nicht blutig sind. Abdominalschmerzen, Fieber und Gewichtsabnahme sind neben den Durchfällen die Hauptsymptome. Perianale Komplikationen, vor allem *Fisteln*, werden in ungefähr 30 bis 50% der Fälle beobachtet. Gelegentlich treten Systemmanifestationen, vor allem Polyarthralgien und Morbus Bechterew, Hautveränderungen (Erythema nodosum) und Augensymptome (Iridozyklitis) auf. Erhöhte Blutsenkung, Linksverschiebung, toxische Granulationen bei normalen oder leicht erhöhten

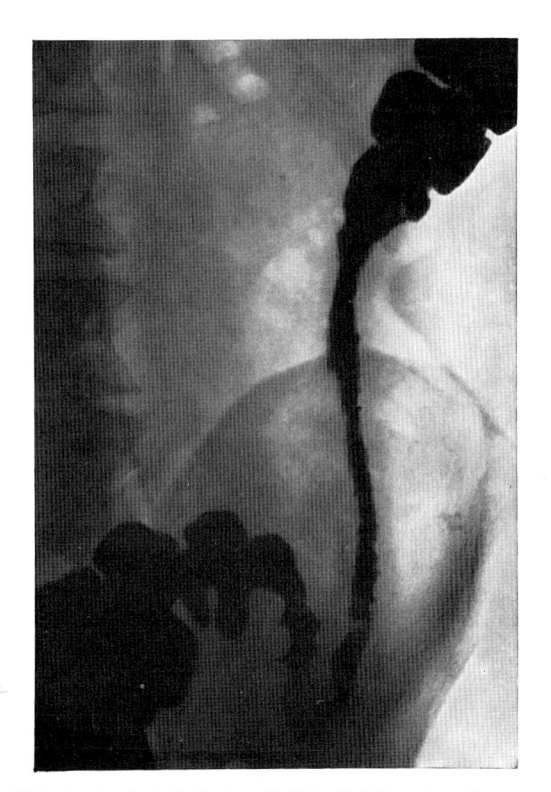

Abb. 21.3. *Ischämische Kolitis* (infolge Arterienverschluß), 70j. Mann. Einengung des Lumens mit Erweiterung proximal davon. Die Dickdarmkonturen sind unregelmäßig (wellenförmig wie durch Fingerabdrücke hervorgerufen), Pseudodivertikel stellen sich dar. Typisch ist die Lokalisation im Descendens

Leukozytenzahlen und eine mäßige Infektanämie fehlen selten. Hypoproteinämie infolge exsudativer Enteropathie und Hinweise auf eine Malabsorption (Steatorrhoe, Vitamin-B_{12}-Mangel) sind bei großer Ausdehnung des Prozesses zu beobachten.

Die Rektoskopie ergibt im Gegensatz zur Colitis ulcerosa meistens einen unauffälligen Befund. Die wichtigsten diagnostischen Hilfsmittel sind die Röntgenuntersuchung von Kolon und Dünndarm sowie die Fiberendoskopie des Kolons. Typische Veränderungen im Ileum wie bei der Enteritis regionalis (s. S. 545), diskontinuierliche, segmentär unterschiedliche Ausbreitung des Prozesses im Kolon, interne Fistelbildungen, große, tiefe, lineare Ulzera und Pflastersteinbildung sprechen für eine Ileokolitis Crohn. In Fällen ohne Ileumbeteiligung oder bei fortgeschrittenen chronischen Formen mit Befall des Rektums ist eine radiologische und endoskopische Differenzierung gegenüber der Colitis ulcerosa nicht sicher möglich.

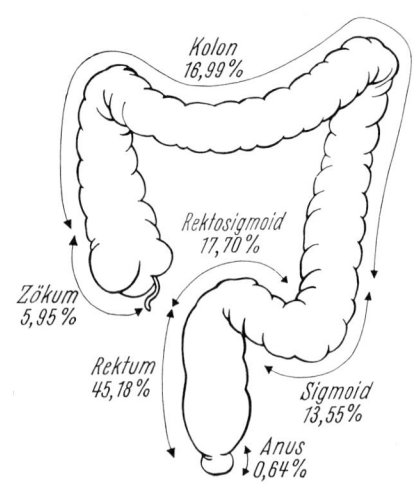

Abb. 21.4. Prozentuale Verteilung der *Kolonkarzinome* in bezug auf ihre Lokalisation (nach *Deucher*)

Umschriebene Veränderungen der Darmwand, welche zu Durchfällen führen

Darmtuberkulose

Bei der Darmtuberkulose, die vorzugsweise in der Ileozökalgegend sitzt, sind Durchfälle, Abdominalschmerzen und Gewichtsverlust die Regel. Die Darmtuberkulose kommt im Westen kaum je als isolierte Erkrankung, sondern fast nur als Komplikation einer schweren Lungentuberkulose zur Beobachtung. Mit der Einführung der Tuberkulostatika ist sie in weiten Teilen der Welt praktisch verschwunden. Bei der Untersuchung läßt sich oft eine Resistenz im rechten Unterbauch palpieren. Anämie, toxisches Blutbild, benzidinpositive Stühle fehlen selten. Für die Diagnose zu verwerten sind in erster Linie die Lungenveränderungen mit positivem Sputum-(oder Magensaft-)Befund und radiologische Veränderungen mit Schrumpfung von Zökum und Colon ascendens, Wandinfiltration, Ulzeration und Deformation des Schleimhautreliefs. Differentialdiagnostisch muß das Leiden vor allem von der Ileokolitis Crohn abgegrenzt werden (Lungenbefund!).

Darmkarzinome

Der *Sitz* der *Darmkarzinome* verteilt sich folgendermaßen: 40–50 % *Rektum*, es folgen das *Sigmoid*, *Zökum* und die *Flexuren* (Abb. 21.4). *Dünndarmkarzinome* kommen sehr selten vor (Abb. 21.5), sie sind am häufigsten im Duodenum und nehmen im Gegensatz zu den Sarkomen im Verlauf des Dünndarms an Häufigkeit ab. Nach KUEMMERLE u. SCHIER (1973) fanden sich unter total 1062 bösartigen Dünndarmtumoren 463 Karzinome, 349 Sarkome und 250 Karzinoide. Die Symptomatologie der Dünndarmkarzinome (und anderer Dünndarmtumoren) unterscheidet sich nicht wesentlich von derjenigen des Kolonkarzinoms. Die Krankheitserscheinungen sind durch
– Ileussymptome
– Blutung (Anämie) und
– Perforation

gekennzeichnet. Es muß betont werden, daß die Beschwerden oft wochen- oder sogar intermittierend jahrelang bestehen können. Am häufigsten sind Schmerzen im rechten Oberbauch, krampfartige um den Nabel lokalisierte Schmerzen werden bei Tumoren des unteren Ileums beobachtet. Begleitende Nausea und Erbrechen sind häufig.

Die korrekte röntgenologische Untersuchung vermag in sehr vielen Fällen durch den Nachweis einer oberhalb der Stenose gelegenen Darmerweiterung eine richtige Diagnose zu stellen. Dank der Fiberoptikinstrumente können heute vor allem Duodenaltumoren unter Sicht biopsiert werden. Die Intestinoskopie ist dagegen noch nicht als Routinemethode zu betrachten, obschon Dünndarmtumoren die hauptsächlichste klinische Indikation für die Untersuchung darstellen.

Art der *Dünndarmtumoren*. Über die Hälfte aller Dünndarmtumoren sind gutartig (vor allem Adenome, Leiomyome, Lipome, selten Angiome und Fibrome). Ein Großteil verläuft asymptomatisch und wird zufällig bei der Autopsie entdeckt (Karzinoidsyndrom s. S. 551ff.).

Kolonkarzinome entwickeln sich häufig in Verbindung mit Polypen, selten auf dem Boden einer chronischen Colitis ulcerosa. Eine entsprechende Vorgeschichte muß daher das Kolonkarzinom in Erwägung ziehen.

Das *Kolonkarzinom* kann sowohl mit Erscheinungen der *Obstipation* wie von *Durchfällen* beginnen. Jede Stuhlunregelmäßigkeit in fortgeschrittenem Alter muß, wenn andere Ursachen nicht vorliegen, den Verdacht auf ein Kolonkarzinom lenken. Ein guter Allgemeinzustand und jugendliches Alter schließen ein Kolonkarzinom im Beginn keineswegs aus! Beim *Kolon-*

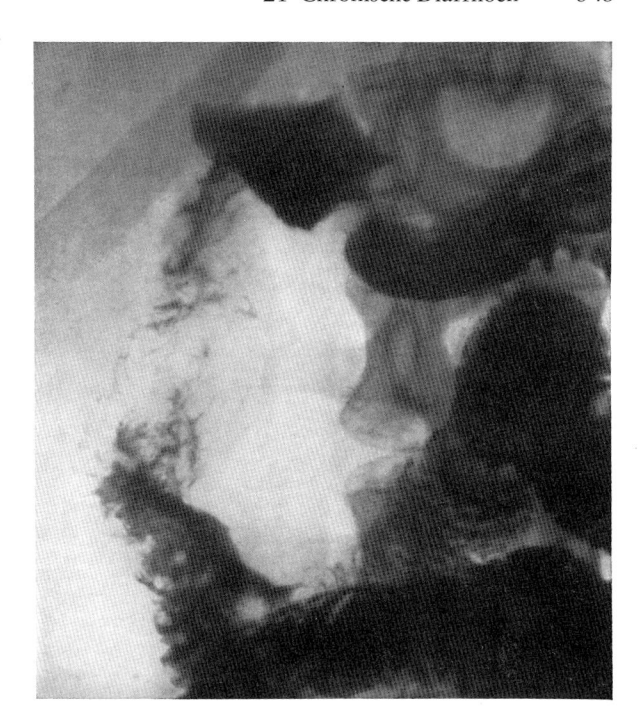

Abb. 21.5. Unregelmäßiges Schleimhautrelief in der Pars descendens des Duodenums durch langsam wachsendes Karzinom (Ausgangspunkt Duodenum?), operativ bestätigt

karzinom ist die Differenzierung der rechts- und der linksseitigen Lokalisation aus den klinischen Symptomen in der Regel möglich.

Das *rechtsseitige* Kolonkarzinom macht über sehr lange Zeit wenig oder überhaupt keine gastrointestinalen Beschwerden, weil sich der Tumor gegenüber dem an dieser Stelle noch nicht geformten, sondern weichen Stuhl nicht als Hindernis auswirkt. Immerhin wird manchmal ein von den Mahlzeiten abhängiger lokalisierter Schmerz empfunden. Der Blutabgang wird in der Regel nicht bemerkt. Die *Anämie*beschwerden stehen häufig ganz im Vordergrund. Die Stuhlgewohnheiten sind nicht verändert.

Demgegenüber stehen beim *linksseitigen Kolonkarzinom* die veränderten Stuhlgewohnheiten mit abwechslungsweise Verstopfung und gehäuft kleinen, flüssigen Stuhlentleerungen sowie bei tief sitzenden Tumoren das Symptom des „falschen Freundes" (Stuhlabgang anstelle von vermeintlichem Windabgang) ganz im Vordergrund. Diese Symptome finden sich sowohl beim Rektum- wie Sigmoid-Ca. Die Anamnese ist in der Regel kurz (wenige Wochen), weil der Abgang von Schleim und Blut vom Kranken bemerkt wird. Beim Karzinom des Colon descendens und des linken Transversum ist der Blutabgang nur in 10% zu eruieren, der Wechsel von Wind- und Stuhlabgang fehlt.

Im Vordergrund stehen die Bauchschmerzen, weil an dieser Stelle der schon geformte Stuhl Schwierigkeit hat, das Tumorhindernis zu passieren. Zu einem eigentlichen Obstruktionsileus kommt es in 20%.

Ein wichtiges Frühsymptom sind *ungeklärte Temperaturen*, welche sehr oft bei Darmkarzinom beobachtet werden. Lokale Symptome und ausgesprochene Allgemeinerscheinungen können während Monaten fehlen, so daß die Diagnose, solange nur unbestimmte Verdauungsstörungen bestehen, häufig verfehlt wird.

In *fortgeschrittenen Fällen* stehen die *Stenoseerscheinungen* mit Meteorismus, Darmsteifungen, Kolikschmerzen, kollernden Darmgeräuschen im Vordergrund. In diesem Stadium ist die Diagnose einfach. In etwa 50% ist nun auch die Geschwulst als derbe, sehr harte, oftmals noch verschiebliche Resistenz palpabel. Manchmal beherrschen aber die Erscheinungen von seiten der Metastasen bereits frühzeitig das Bild (derbe, vergrößerte Leber, Aszites mit Tumorzellen!). Diese Kolikanfälle treten intermittierend auf, auch wochenlange Intervalle schließen ein Darmkarzinom nicht aus.

Die wichtigsten Methoden zur frühzeitigen Feststellung eines Kolonkarzinoms sind die Rektoskopie, die Fiberkoloskopie und die Röntgenuntersuchung (Kontrast- bzw. Holzknecht-Einlauf). Typische radiologische Befunde sind kurze segmentäre Stenosen mit manschettenförmig überhängenden Randpartien resp. Füllungsdefekte (Abb. 21.6). Kleine Karzinome und karzinomatös entartete Polypen können dem röntgenologischen Nachweis entgehen, werden aber durch die Koloskopie sicher erfaßt.

Die Methode der Wahl zur Feststellung eines Rektumkarzinoms ist die *digitale Untersuchung* des Rektums, die in keinem Fall von Karzinomverdacht unterlassen werden darf. Der palpierende Finger kann auch kleine Karzinome als derbe, mit der Schleimhaut verwachsene, meist unverschiebliche Tumoren, welche manchmal eine deutliche Kraterbildung fühlen lassen, feststellen. Mit Rektoskopie und gezielter Biopsie wird

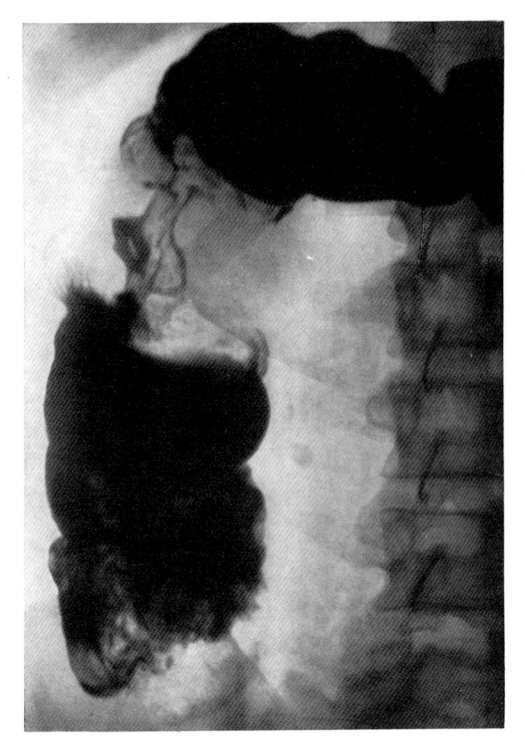

Abb. 21.6. Stenose im Bereich des Ascendens durch ein Karzinom, operativ bestätigt

die Diagnose gesichert. Da etwa 60–70 % aller Dickdarmkarzinome im rektoskopisch einsehbaren Bezirk auftreten, ist bei jedem Karzinomverdacht, vor allem bei jeder rektalen Blutung die Rektoskopie durchzuführen. Von besonderer Bedeutung ist die Rektoskopie für die Diagnose von Karzinomen in den distalen 20 cm des Dickdarms, die dem röntgenologischen Nachweis leicht entgehen.

Dickdarmpolypen

Rektum- und Kolonpolypen müssen differentialdiagnostisch gegenüber dem Karzinom abgegrenzt werden, da große Polypen eine dem Karzinom sehr ähnliche Symptomatologie hervorrufen können. Jeder Polyp mit einem Durchmesser von über etwa 1 cm ist malignomverdächtig und sollte abgetragen werden. Mit Hilfe der Fiberendoskopie ist es heute möglich, gestielte Polypen im Bereich des ganzen Kolons elektrochirurgisch abzutragen. Damit zeichnet sich für die Zukunft eine Lösung ab für das viel diskutierte Problem des richtigen Vorgehens (Operation oder engmaschige Kontrollen) bei Vorliegen einzelner oder mehrerer Polypen im Kolon. Bei jedem Patienten mit Kolonpolypen ist nach weiteren Polypen und vor allem nach einem Kolonkarzinom zu suchen, da Polypen und Karzinome gehäuft zusammen auftreten. Eine maligne Entartung solitärer benigner Kolonpolypen ist, – außer beim villösen Adenom – nicht erwiesen. Dagegen führt die familiäre Kolonpolypose (s. unten) regelmäßig zu Kolonkarzinomen (Folgerung: totale Kolektomie!).

Die **familiäre Polyposis coli** wird dominant vererbt. Es finden sich vom Zökum bis zum Rektum unzählige kleine Adenome. Sie verursachen Durchfall, Blutung, Gewichtsverlust und Anämie. Diagnose durch Endoskopie und Radiologie (ganze Familie untersuchen!). Ohne Kolektomie sterben diese Patienten in der Regel zwischen 30 und 45 Jahren an einem Kolonkarzinom.

Ebenfalls familiär tritt das *Gardner-Syndrom* auf (disseminierte Kolonpolypose, kombiniert mit mesenchymalen Tumoren, vor allem Fibrome, Lipome, Epidermoidzysten, Osteome). Auch in diesen Fällen besteht eine erhöhte Häufung von Kolonkarzinomen; allerdings sind in einzelnen dieser Familien auch Karzinome im Duodenalbereich gehäuft zu beobachten.

Nicht zu verwechseln sind diese beiden Arten von familiärer, potentiell maligner Kolonpolypose mit der juvenilen, benignen, reversiblen Kolonpolypose (histologisch: Retentionspolyp), dem Peutz-Jegher-Syndrom (s. S. 44) und dem Cronkhite-Canada-Syndrom (Polyposis, Pigmentierung, Alopezie, Onychodystrophie, Diarrhöe und hypoproteinämische Ödeme), die alle 3 keine sichere Tendenz zu maligner Entartung aufweisen.

Divertikulitis

Die Divertikulitis, die vorwiegend im Sigmoid vorkommt, ist die Folge einer oft symptomlos verlaufenden Divertikulose (Abb. 21.7 und 21.8). Der Divertikulitis liegen Mikroperforationen einzelner oder mehrerer Divertikel zugrunde, d.h. die Divertikulitis ist

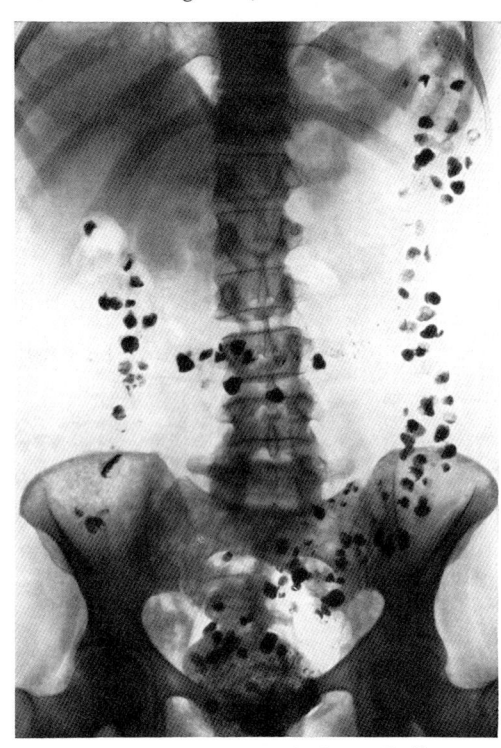

Abb. 21.7. Divertikulose. Aufnahme 5 Tage nach Holzknecht-Einlauf. 59j. Frau

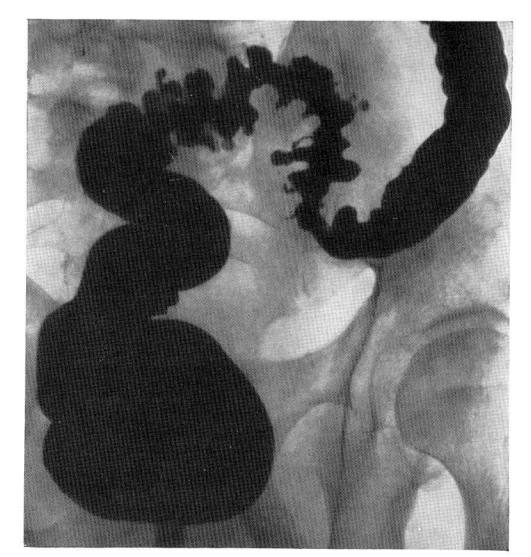

Abb. 21.8. Divertikulose mit Hypertonus der Sigmawände. 75j. Mann

immer bereits eine Peridivertikulitis. Intermittierende Schmerzen im linken Unterbauch, Fieber und Stuhlunregelmäßigkeiten besonders bei älteren Patienten sind klinisch verdächtig auf diese Komplikation. Gelegentlich führt die Divertikulitis zu einer rektalen Massenblutung, praktisch nie wird eine Anämie infolge okkultem Blutverlust beobachtet.

In fortgeschrittenen Fällen kann es zu intestinaler Stenose, Kolikschmerzen, ileusartigen Erscheinungen, Abszeßbildung, Perforation ins Abdomen oder Fistelbildung z. B. in die Blase kommen. Die Divertikulitis im Sigmoid kann auch akut zu erheblichen Beschwerden mit Peritonealreizung führen. Man spricht dann von *linksseitiger Appendizitis*, da das Bild durchaus demjenigen einer perforierten Appendizitis entsprechen kann und – da die Divertikulitis eine Krankheit des höheren Alters ist – von der „Appendizitis der Greise". Häufiger ist das Bild einer gedeckten Perforation mit Spontan- und Druckschmerzhaftigkeit im linken Hypogastrium, subfebrilen Temperaturen, Leukozytose, Durchfällen oder Obstipation. Die Diagnose ist meist nicht schwierig. Am wichtigsten ist der röntgenologische Nachweis von Divertikeln. Im akuten Entzündungsstadium darf aber nicht geröntgt werden (Perforation, Bariumaustritt ins Gewebe!). Die radiologische Differentialdiagnose zwischen unkomplizierter Divertikulose und Divertikulitis ist schwierig außer bei Nachweis von Barium außerhalb eines Divertikels, einer Fistelbildung oder einer extrakolischen Masse.

Liegen Divertikel in der Nähe der Blase, können sie bei entzündlicher Komplikation Schmerzen beim Urinieren verursachen, auch ein Durchtritt von Darmgasen in die Blase ist möglich = *Pneumaturie*. Ebenso ist eine linksseitige Hydronephrose als Komplikation einer akuten Divertikulitis des Sigmas beschrieben. Kombination von Divertikulose, Hiatushernie und Cholelithiasis (FOSTER u. KNUTSON 1958) sind nicht selten (Trias von Saint), aber wahrscheinlich eher zufälliger Natur und ohne Hinweis auf inneren Zusammenhang.

Aktinomykose

Die *Aktinomykose* des Darmes findet sich vorwiegend im Bereich der Ileozökalgegend. Sie neigt zu Fistelbildung durch die Haut. Die Diagnose wird aus der Untersuchung des Eiters (Drusen) gestellt.

Enteritis regionalis (Morbus Crohn des Dünndarms)

Die ätiologisch unklare Enteritis regionalis (Ileitis terminalis) wurde 1932 von Crohn wiederentdeckt und bezeichnet geschwürige und stenosierende Veränderungen vorwiegend im Bereich des terminalen Ileums, welche aber auch das Kolon (s. S. 541) oder disseminiert kürzere und längere umschriebene Segmente des ganzen Dünndarms mitbetreffen können.

Die Krankheit scheint in den letzten Jahren weltweit an Häufigkeit zuzunehmen. Differentialdiagnostisch muß die Enteritis regionalis vor allem gegenüber Appendizitis, Tuberkulose, Colitis ulcerosa, Aktinomykose, aber auch malignen Tumoren abgegrenzt werden. Klinisch manifestiert sich die Enteritis regionalis ähnlich wie der Morbus Crohn des Kolons (s. S. 541) vor allem mit chronischer Diarrhöe, Abdominalschmerzen, Gewichtsverlust, Fieber und entzündlichen Blutveränderungen (Anämie, hohe Senkung, Leukozytose resp. Linksverschiebung und toxischer Granulation der Leukozyten). Ileuserscheinungen sind häufiger als beim Morbus Crohn des Kolons, gelegentlich beherrschen Abdominalschmerzen und Verstopfung das klinische Bild. Häufig ist ein entzündlicher Tumor im rechten Unterbauch palpabel. Hypoproteinämie (exsudative Enteropathie s. S. 633), Steatorrhoe und Vitamin-B_{12}-Malabsorption werden bei langdauernder Krankheit häufig beobachtet. Anale Komplikationen (vor allem Fisteln) sind wie beim Morbus Crohn des Kolons in 30–50% der Fälle vorhanden und gehen den andern gastrointestinalen Symptomen teilweise um Jahre voraus. Als Allgemeinsymptome sind vor allem Iridozyklitis, Arthritis, Spondylarthritis ankylopoetica, Erythema nodosum und Uhrglasnägel zu erwähnen. Die von andern Autoren nachgewiesene Häufung von Cholelithiasis konnte im eigenen Krankengut nicht bestätigt werden.

Die Diagnose basiert auf dem Nachweis der typischen radiologischen Veränderungen vor allem im Ileumbereich (Abb. 21.9). Innere Fisteln sind häufig. Die klinische Diagnose der regionären Enteritis ist manchmal nicht möglich, da ein ähnliches Bild auch bei der *Endangiitis obliterans, Panarteriitis nodosa,* der *ischämischen Enteritis bei akuter Herzinsuffizienz* und auch bei Retikulosarkomatose beobachtet werden kann. Diese Diagnosen werden aber in der Regel erst bioptisch gestellt.

546   21 Diarrhöen

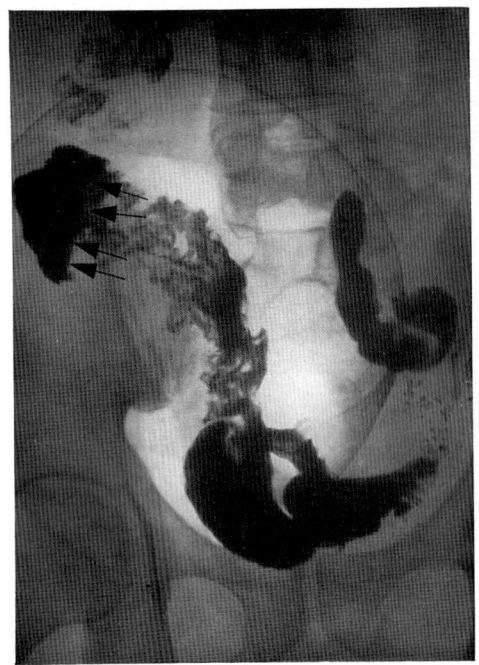

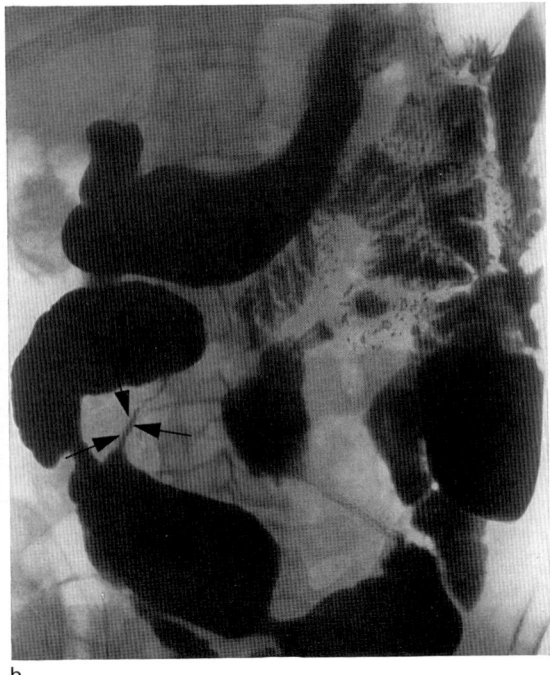

Abb. 21.9a und b. Verschiedene Stadien einer Ileitis regionalis. a) Sog. Pflastersteinileum mit unregelmäßiger Schleimhaut, Ulzerationen. Ödematöse Ileozökalklappe (Pfeile). b) Einengung und Erweiterung der Dünndarmschlingen. Eine Fistel hat sich dargestellt (Pfeile). Die Dünndarmschlingen liegen weit auseinander wegen der mesenterialen Infiltration

Von der stenosierenden Ileitis terminalis läßt sich die vor allem bei Kindern und Jugendlichen häufige *nicht-stenosierende Ileitis follicularis* abgrenzen, die akut unter einem appendizitisähnlichen Bild verlaufen kann (Lymphadenitis mesenterialis bei Pasteurella pseudotuberculosis) oder einen subakut-chronischen Verlauf aufweist mit Fieber, Schmerzen und Diarrhöe. Bei dieser Krankheit lassen sich im nicht-stenosierten Ileum radiologisch rundliche Aussparungen erkennen, die auf Vergrößerung der Lymphfollikel zurückzuführen sind.

Diarrhöe bei Darmparasiten s. S. 537

Enzymal bedingte Durchfälle

Laktasemangel der Dünndarmmukosa

Bei unklaren Durchfällen ist auch die Möglichkeit eines *Laktasemangels* in Erwägung zu ziehen. Beim Säugling ist ein kongenitaler Laktasemangel seit 1959 bekannt.
HAEMMERLI, KISTLER, AMMANN u. Mitarb. beschrieben 1963 auch eine *erworbene Milchintoleranz beim Erwachsenen* als Folge eines erworbenen intestinalen Laktasedefizits. Bei einer erworbenen Milchintoleranz treten (bei guter Verträglichkeit in der Kindheit) nach Milchgenuß unbestimmte Bauchbeschwerden, Flatulenz, Meteorismus, Krämpfe, Durchfälle auf. Als Test wird eine perorale Laktosebelastung mit 50 g Laktose gegeben. Tritt innert 2–4 Stunden Durchfall mit einem pH unter 5 auf, ist das Vorliegen eines Laktasemangels im Dünndarm praktisch gesichert. Nach Elimination der Milch aus der Nahrung tritt Beschwerdefreiheit ein.
Außer dieser idiopathischen Form wird Laktoseintoleranz relativ häufig als Sekundärerscheinung bei verschiedenen Erkrankungen im Darmbereich z.B. nicht-tropischer Sprue, Enteritis regionalis und Colitis ulcerosa beobachtet.

Nervös bedingte Durchfälle

Durchfälle als Ausdruck eines *Angstzustandes* bzw. einer Angstneurose sind ein bekanntes Vorkommnis und gelangen auch sprachlich im Volksmund zum Ausdruck (Examensangst usw.).
Betroffen sind meist Individuen, welche auch sonst sensibel auf äußere Reize reagieren, vorwiegend von leptosomem Habitus. Die nervösen Diarrhöen sind ein besonders eindrückliches Beispiel gestörter psychosomatischer Regulationen. Manchmal läßt sich bei genauerem Befragen feststellen, daß Durchfälle von chronischer Obstipation abgelöst werden. Die „nervöse" Diarrhöe gehört in den gleichen Formenkreis wie das Reizkolon (S. 504). Im Gegensatz zum Reizkolon fehlen Abdominalschmerzen.

Das Spruesyndrom

Chronische, unblutige Diarrhöe und Gewichtsverlust sind vor allem dann auf ein Spruesyndrom verdächtig, wenn zusätzlich typische Mangelsymptome nachzuweisen sind, z.B. makrozytäre, hypochrome Anämie, Ödeme (Hypoproteinämie), Tetanie, Knochenschmerzen (Kalzium- resp. Vit.-D-Malabsorption), hämorrhagische Diathese (Vitamin-K-Mangel), Glossitis und periphere Neuropathie (Vitamin-B-Komplex-Mangel).

Das Spruesyndrom (Malassimilationssyndrom) kann bedingt sein durch eine Vielzahl verschiedener Störungen im Verdauungsprozeß. Die Auswirkungen sind für alle Formen des Spruesyndroms identisch und beruhen auf dem mehr oder weniger massiven Verlust peroral zugeführter lebenswichtiger Nahrungsstoffe mit dem Stuhl. Die verschiedenen Ursachen des Spruesyndroms können in zwei Hauptgruppen (Maldigestion und Malabsorption) und verschiedene Untergruppen eingeteilt werden (s. Tab. 21.4). *Maldigestion* resultiert bei mangelhafter Enzym- und/oder Gallensekretion (Störung der Hydrolyse von Kohlenhydrat, Eiweiß, Fett in niedermolekulare Spaltprodukte resp. der Emulgierung der Fette). Die Hauptursachen sind a) gastrisch (z.B. nach Magenresektion), b) hepatobiliär (z.B. Cholostase), c) Gallensäureverlustsyndrom (z.B. Ileumerkrankung) und d) pankreatisch (z.B. chronische Pankreatitis). Charakteristisch für die *Malabsorption* ist eine Störung der Aufnahme der Spaltprodukte der Nahrung aus dem Darmlumen in die Blut- und Lymphbahnen. Hauptursachen sind gestörte Digestion, Schleimhauterkrankung (z.B. Zöliakie, Morbus Crohn), verminderte Absorptionsfläche (z.B. Dünndarmresektion), verminderte Kontaktzeit (z.B. Karzinoidsyndrom) oder gestörter Blut- resp. Lymphabfluß mesenterial (z.B. Angina abdominalis resp. Mesenteriallymphknotenprozeß, z.B. Tuberkulose, malignes Lymphom).

Das sicherste faßbare Kriterium des Spruesyndroms ist die Steatorrhoe, d.h. eine Stuhlfettausscheidung von mehr als 7 g pro 24 Stunden (Methode nach van de Kamer) bei einer täglichen Fettzufuhr von 50–150 g. Die seltenen Malabsorptionsleiden mit isolierter Aufnahmestörung einzelner Nahrungsbestandteile vor allem bei angeborenen Defekten der Dünndarmschleimhaut werden auf diese Weise nicht erfaßt (z.B. Disaccharidasemangel, Aminosäure-Malabsorption, z.B. Hartnup-Erkrankung, Glukose-Galaktose- resp. Chloridtransportstörung etc.) (Lit. s. FANCONI 1972).

Steatorrhoe ist sehr wahrscheinlich bei voluminösen Stuhlentleerungen von über 300 g pro die. Große, massige, übelriechende und fettglänzende Stühle sind, falls vorhanden, ein wichtiger Hinweis (s. Abb. 21.10). Wenig zuverlässig ist die mikroskopische Stuhlauswertung auf Fett, die zwar bei schwerer Steatorrhoe pathologisch ausfällt, aber zum Teil auch falsch positive Resultate liefert.

Bei Verdacht auf Spruesyndrom ist das diagnostische Vorgehen im Spital auf folgende zwei Fragen ausgerichtet:
1. Liegt ein Spruesyndrom vor? (Biochemischer Nachweis oder Ausschluß der Steatorrhoe.)
2. Wenn ja, was ist seine Ursache? (Vor allem morphologische Abklärung des Dünndarms mittels Radiologie und Biopsie, sowie eventuell Pankreasabklärung.)

Für die Diagnose und Differentialdiagnose des Spruesyndroms wichtig sind Blutbild und „Dünndarmprofil". Beim primären Spruesyndrom (z.B. Zöliakie, nicht-tropische Sprue) fehlt die Anämie fast nie, in oligosymptomatischen Formen kann die Anämie sogar das einzige Krankheitssymptom darstellen. Das primäre Spruesyndrom zeigt typischerweise eine perniziosiforme Anämie, kombiniert mit Zeichen von Eisenmangel (s. S. 95) (Malabsorption von Eisen, Folsäure und eventuell Vitamin B_{12}.). Die Differentialdiagnose zur primären perniziösen Anämie ist einfach (bei Sprue: Magensäure vorhanden, Schillingtest pathologisch, auch nach Zufuhr von intrinsic factor: D-Xylose-Test pathologisch). Als Ausdruck einer Milzatrophie finden sich in etwa 50% der Fälle mit primärem Spruesyndrom Howell-Jolly-Körperchen. Das Dünndarmprofil umfaßt die wichtigsten biochemischen Parameter, die bei Malabsorption häufig pathologisch ausfallen, vor allem Verminderung von Serumeiweiß, Kalzium, Phosphat, Eisen, Cholesterin,

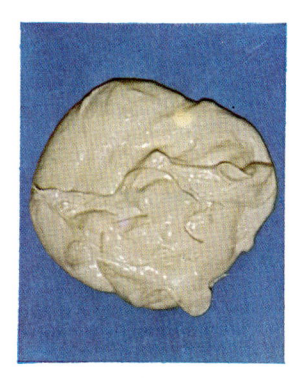

Abb. 21.10. Fettstuhl bei *Sprue*

Tabelle 21.3. Differentialdiagnose von Malabsorption und Maldigestion

	Steatorrhoe	D-Xylose pathologisch	Schilling pathologisch
Malabsorption:			
Ausfall des Jejunums	+	+	−
Ausfall des Ileums	+	−	+
Maldigestion: (z.B. chronische Pankreatitis, Magenresektion)	+	−	−

Prothrombin, sowie eine Erhöhung der alkalischen Phosphatase (Osteomalazie). Bei Maldigestion fehlen in der Regel ausgeprägte Veränderungen von Blutbild und Dünndarmprofil.

D-Xylosetest, Schillingtest (nur bei normaler Nierenfunktion verwertbar!) und Dünndarmbiopsie ergeben zusammen weitere wichtige Aufschlüsse (Tab. 21.3).

Primäres Spruesyndrom

Nicht-tropische Sprue (idiopathische Steatorrhoe)

Der nicht-tropischen Sprue des Erwachsenen liegt pathogenetisch wie bei der Zöliakie der Kinder eine gluteninduzierte Enteropathie zugrunde (Gluten resp. Gliadin = Polypeptid verschiedener Getreidearten, vor allem Weizen, Roggen, Gerste). Gluten führt bei entsprechend empfindlichen Individuen auf unbekannte Weise zu einer schweren Schleimhautschädigung des Dünndarms (allergisch? toxisch?), die unter Glutenentzug vollständig reversibel ist. In etwa 10–20 % der Erwachsenenfälle bestehen entweder Hinweise auf eine früher durchgemachte Zöliakie oder auf familiäre Häufung der Krankheit. Sie befällt gleichermaßen beide Geschlechter vorwiegend im mittleren Lebensalter und es besteht Tendenz zu schubweisem Verlauf.

Bei voll ausgebildetem Krankheitsbild mit schwerer Diarrhöe, massiver Gewichtsabnahme, allgemeiner Schwäche und typischen Mangelsymptomen drängt sich die Diagnose auf. Sie findet bei gezielter Abklärung rasch ihre Bestätigung. Bei kurzer Vorgeschichte kann das klinische Bild vor allem im schweren Schub als Neoplasie verkannt werden. Das Spruesyndrom ist durch entsprechende Abklärung differentialdiagnostisch von einer Hyperthyreose, Anorexia mentalis, schwerem Laxantienabusus, Morbus Addison, Morbus Crohn und von der Leberzirrhose abzugrenzen.

Oligosymptomatische Krankheitsverläufe einer nicht-tropischen Sprue sind nicht allzu selten. Sie werden oft lange Zeit als Eisenmangelanämie oder Osteomalazie ungeklärter Ursache klassifiziert, bis eine Malabsorption erwogen und bewiesen wird. Etwa 5–10 % der Fälle von nicht-tropischer Sprue weisen keine Durchfälle auf; gelegentlich besteht sogar Tendenz zu Obstipation.

Bei der körperlichen Untersuchung fallen neben der Kachexie vor allem das aufgetriebene, „teigige" Abdomen, Beinödeme, Hypotonie und vermehrte Hautpigmentation (kein Schleimhautbefall im Gegensatz zu Morbus Addison) auf. Im schubfreien Intervall fehlen diese Hinweise.

Die Diagnose wird gesichert radiologisch (Abb. 21.11) und mit Hilfe der Dünndarmbiopsie (Abb. 21.12 b). Der diffuse, partielle bis subtotale Zottenschwund in Verbindung mit den typischen biochemischen Ausfallserscheinungen ist für eine nicht-tropische Sprue beweisend, falls zusätzlich unter glutenfreier Kost eine restitutio ad integrum eintritt. Sprue-ähnliche Biopsiebefunde lassen sich zwar bei einer Reihe anderer intestinaler Störungen nachweisen (z. B. nach Magen-

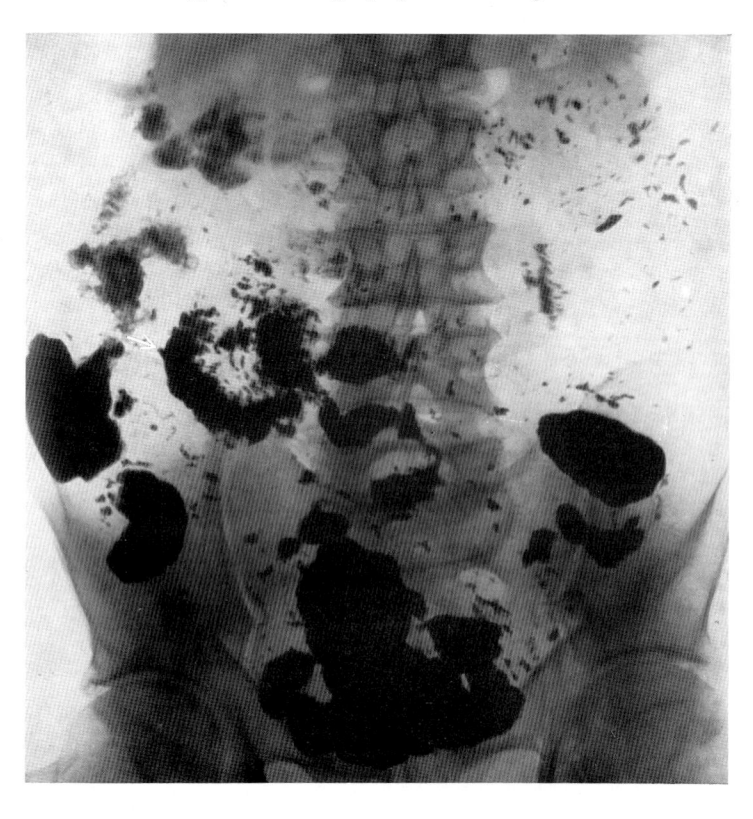

Abb. 21.11. Dünndarmrelief bei nicht-tropischer Sprue. Typisch sind:
– Hypotonie der Dünndarmschlingen
– Vergröbertes Schleimhautrelief („Zahnradphänomen")
– Auseinanderbrechen der Bariumsäule (Segmentation sowie Flokulation, sog. Schneeflockenphänomen)
– Moulagezeichen (plumpe Schlingen ohne Schleimhautzeichnung wie Wachsklumpen deformierbar)

resektion, bei verschiedenen Parasitosen, nach gewissen Medikamenten), doch sind diese in der Regel herdförmig, nicht so diffus und homogen wie bei der nicht-tropischen Sprue. Bei den andern Ursachen des Spruesyndroms ergibt die Dünndarmbiopsie entweder einen normalen Befund (vor allem Maldigestion, postoperative resp. humoral-endokrine Spruesyndrome) oder aber andersartige typische Veränderungen wie z.B. bei Morbus Whipple, Amyloidose, intestinale Lymphangiektasie, A-beta-lipoproteinämie (Lit. s. RUBIN u. Mitarb. 1970, AMMANN 1971).

Die **tropische Sprue** wird vor allem im Fernen Osten, Indien, Zentralamerika und Puerto Rico beobachtet. Das klinische Bild unterscheidet sich nur unwesentlich von der nicht-tropischen Sprue. Gutes Ansprechen auf Antibiotika!

Maldigestion und sekundäres Spruesyndrom

Steatorrhoe ohne die oben erwähnten typischen radiologischen und bioptischen Befunde im Dünndarm ergibt Verdacht auf ein sekundäres Spruesyndrom oder auf Maldigestion (s. Tab. 21.4). Man muß also bei Vorliegen eines Spruesyndroms auf entsprechende

Tabelle 21.4. Ursachen des Sprue-Syndroms

I. Maldigestion	II. Malabsorption	
Gastrisch (z.B. Status n. Magenresektion)	A. *Primär*	B. *Sekundär*
	Zoeliakie	*postoperativ*
Hepatobiliär (z.B. Cholestase)	Nicht-tropische Sprue	Dünndarmresektion
Gallensäureverlust (s. S. 549)	tropische Sprue	Kurzschlüsse, z.B. gastrokolische Fistel, Gastroileostomie
Pankreatisch (z.B. chronische Pankreatitis)		Strikturen
		Blindsack-Syndrom
		Vagotomie
		Entzündlicher oder neoplastischer Befall von Darm oder Mesenterium
		M. Whipple
		M. Crohn
		Infektiöse Enteritis (temporär)
		Parasitosen
		„Kollagen-Sprue"
		Stat. n. Röntgenbestrahlung
		Eosinophile (allergische) Gastroenteritis
		Malignes Lymphom oder Tuberkulose
		Endokrin-humoral (selten)
		Hyperthyreose
		Diabetische Enteropathie
		M. Addison
		Hypoparathyreoidismus
		Karzinoid
		Zollinger-Ellison-Syndrom
		Verner-Morrison-Syndrom
		Medulläres Thyreoidea-Ca
		Ganglioneuroma
		Generalisierte Mastozytose
		Verschiedenes (sehr selten)
		Amyloidose
		Sklerodermie
		Divertikulose des Dünndarms
		A-beta-Lipoproteinämie
		Hypogammaglobulinämie
		Intestinale Lymphangiektasie
		Mesenteriale Durchblutungsstörung
		Medikamente (z.B. Laxanthien, Cholestyramin, Neomycin, Cholchizin)
		Idiopathische intestinale Pseudoobstruktion
		Makroamylasämie

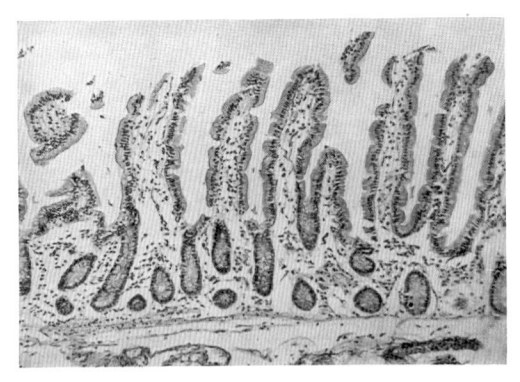

Abb. 21.12a. Histologisches Bild der mit Dünndarmsonde entnommenen Dünndarmschleimhaut bei *Normalen*

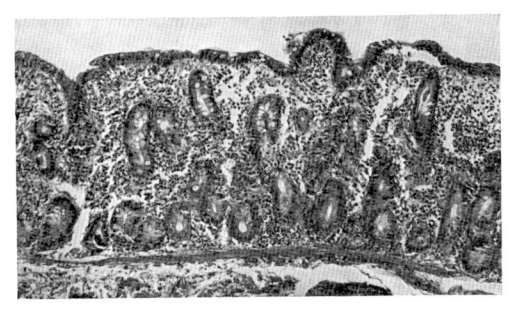

Abb. 21.12b. Bei *Sprue:* die Dünndarmzotten fehlen, Lymphozyteninfiltrate

Grundleiden fahnden. Ein sekundäres Spruesyndrom wird beobachtet nach ausgedehnten Dünndarm- oder Magenresektion, Magen-Kolonfisteln (Darstellung am besten durch Kolonkontrasteinlauf), Divertikulose des Jejunums, postoperative Strikturen und Blindsackbildungen, mechanischer Verlegung der abführenden Lymphwege bei Befall der mesenterialen Lymphknoten (z.B. Tuberkulose, malignes Lymphom), bei Insuffizienz der mesenterialen Blutversorgung, bei Darmparasitosen, vor allem Lamblien, Strongyloides, Ankylostomen, Taenien, bei Morbus Whipple, Morbus Crohn, Sklerodermie und bei zahlreichen, vorwiegend seltenen endokrin-humoralen Störungen (s. Tab. 21.4).

Die acholische Steatorrhoe bei Gallenwegsverschluß ist durch den gleichzeitigen Ikterus stets leicht zu erkennen. Typisch für die pankreatogene Steatorrhoe infolge chronischer Pankreatitis sind diabetische Glukosetoleranzkurve, normale Resultate im D-Xylose- und Schilling-Test und bei der Dünndarmbiopsie sowie der Nachweis der exokrinen Pankreasinsuffizienz (s. S. 528ff.).

Steatorrhoe bei Gallensäureverlustsyndrom
(Lit. s. BLUM, AMMANN u. Mitarb. 1974)

Voraussetzung für die Fettabsorption im Darm ist die Emulgierung der Fette mit Hilfe der Gallensäuren (Mizellen-Bildung). Die Fettabsorption ist daher eng gekoppelt mit dem Gallensäurenmetabolismus (Abb. 21.13). Gallensäuren werden in der Leber gebildet, über die Gallenwege ins Duodenum ausgeschieden und im Ileum größtenteils absorbiert (sog. enterohepatischer Kreislauf). Der Gallensäurepool von etwa 4 g durchläuft diesen Kreislauf durchschnittlich 6mal täglich. Der physiologische Gallensäureverlust ins Kolon von etwa 0,5 g täglich wird normalerweise ersetzt durch entsprechende Synthese in der Leber.

Ausfall eines Teils oder des gesamten Ileums (Morbus Crohn, Status nach Ileumresektion) führt zu einem Gallensäureverlustsyndrom. Bei umschriebenem Ileumausfall (weniger als 100 cm) treten reichlich Gallensäuren ins Kolon über, die wie Laxantien wirken und Diarrhöen induzieren. Die Leber kann aber diesen Verlust durch vermehrte Synthese von Gallensäuren weitgehend kompensieren. Damit bleibt die für eine adaequate Fettemulgierung kritische Gallensäurenkonzentration im Duodenum erhalten und es resultiert nur eine geringgradige Steatorrhoe (unter 20 g Fett pro 24 Stunden) (Abb. 21.13/II) (Kompensiertes Gallensäureverlustsyndrom). Bei ausgedehnter Ileumresektion (über 100 cm) oder -erkrankung kann der Gallensäureverlust durch die Leber nicht mehr kompensiert werden. Das Absinken der Gallensäurekonzentration im Duodenum unter das kritische Minimum führt zu einer massiven Steatorrhoe (Abb. 21.13/III) (Therapie: mittelkangkettige Triglyzeride (MKT) und Vitaminsubstitution). Eine dritte Art von Störung resultiert bei massiver bakterieller Besiedelung des Dünndarms (z.B. Dünndarmdivertikulose, Blindsacksyndrom, Motilitätsstörungen des Dünndarms), die zu einer Dekonjugation der Gallensäuren führt. Damit entfällt die Fähigkeit der Gallensäuren zur Mizellenbildung und es resultiert eine Steatorrhoe, die durch Antibiotikatherapie rückgängig gemacht werden kann (Abb. 21.13/IV).

Die intestinale Lipodystrophie
(Morbus Whipple)

Die intestinale Lipodystrophie (Whipple-Krankheit) ist eine äußerst seltene Krankheit aus dem Formenkreis des sekundären Spruesyndroms. Sie befällt vor allem Männer mittleren Alters. Den klinischen Manifestationen des Spruesyndroms gehen typischerweise polyarthritische Beschwerden oft um Jahre voraus. Die Diagnose basiert auf dem Nachweis der pathognomonischen PAS-positiven Makrophagen in der Dünndarmschleimhaut. Bei der Laparotomie fallen vor allem die deutlich vergrößerten mesenterialen Lymphknoten auf.

Die Ursache des Morbus Whipple ist unbekannt. Neuerdings sind mittels Elektronenmikroskopie bakterienartige Strukturen in der Dünndarmschleimhaut nachgewiesen worden. Bisher gelang es aber nicht, die

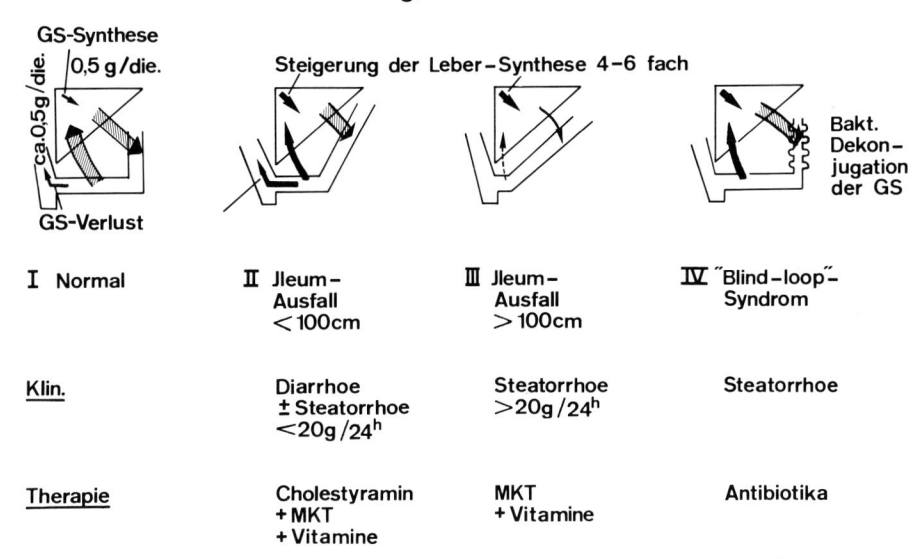

Abb. 21.13. Schema des enterohepatischen Kreislaufs der Gallensäuren unter normalen (I) und verschiedenen krankhaften Bedingungen (II–IV) (s. Text) (GS = Gallensäuren; MKT = mittellangkettige Triglyzeride)

Bakterien zu isolieren oder die Krankheit auf Tiere zu übertragen. Durch Antibiotikatherapie können langdauernde Remissionen erzielt werden.

Gastro-jejuno-kolische Fistel

Treten beim operierten Magen, oft nach Schmerzen, welche auf ein gastrojejunales Ulkus hinweisen, heftige unstillbare Durchfälle auf, so ist die Diagnose einer *Ulkusperforation in das Kolon* sehr wahrscheinlich. Die Diagnose wird durch starke Gasentwicklung, fäkalen Mundgeruch, Gewichtsverlust, Hypoproteinämie, Dehydratation, allgemeinen Kräftezerfall gestützt und durch den röntgenologischen Nachweis einer direkten Magen-Kolonverbindung bewiesen.

Der Röntgennachweis gelingt allerdings oft nur nach Füllung des Dickdarms (direkter Durchfluß in den Magen) und nicht bei der Magenuntersuchung (kein Durchfluß des Bariums in den Dickdarm).

Wenn auch die gastrojejunokolische Fistel am häufigsten bei Ulcus pepticum (also operiertem Magen) vorkommt, so ist eine vorangehende Operation doch nicht in allen Fällen notwendig. Gelegentlich tritt die gastrojejunokolische Fistel auch bei *Magenkarzinom*, das ins Kolon perforiert oder bei *Perforation eines Ulcus duodeni* auf. Ulcus ventriculi führt kaum zu einer gastrojejunokolischen Fistel.

Endokrin bedingte Durchfälle

Als Ausdruck *hormonaler Störungen* sind Durchfälle bei *Hyperthyreose* ein besonders häufiges Symptom (Hyperthyreose s. S. 191). Gelegentlich findet sich Steatorrhoe.
Nebenschilddrüseninsuffizienz führt ebenfalls gelegentlich zu Durchfällen, vermutlich als Ausdruck einer erhöhten Empfindlichkeit des vegetativen Nervensystems bei der Hypokalzämie. Bei Durchfällen mit Hypokalzämie wird aber immer in erster Linie eine Sprue ausgeschlossen werden müssen (Dünndarmbiopsie), welche ebenfalls mit starker Verminderung des Kalziumspiegels einhergehen kann (s. S. 547).

Durchfälle sind auch ein häufig beobachtetes Symptom bei der *Nebenniereninsuffizienz (Addisonkrankheit s. S. 368).* Verzar führt die Fettstühle auf eine gestörte Phosphorylierung und damit verhinderte selektive Resorption zurück.

Auch bei *Diabetes mellitus* sind zeitweise auftretende Durchfälle beschrieben. Sie sind offenbar nicht pankreatogen bedingt, sondern Folge einer diabetischen Neuropathie mit Befall des autonomen Nervensystems. Meistens finden sich in diesen Fällen außer einer peripheren Neuropathie weitere Hinweise auf eine Dysregulation des vegetativen Nervensystems (z.B. Impotenz, Blasenatonie, Orthostase, gestörte Schweißsekretion).

Die *diabetische Enteropathie* zeigt keine deutliche Abhängigkeit von der Schwere des Diabetes.

Beim **Karzinoidsyndrom** (Cassidy-Scholte-Syndrom) treten *Durchfälle* oft als erstes, den übrigen Erscheinungen jahrelang vorausgehendes Symptom auf, im späteren Verlauf bei $3/4$ der Fälle. Anfangs sind sie in der Regel intermittierend und von spastischen Leibschmerzen begleitet. Die Aufmerksamkeit des Arztes wird aber meistens erst durch den *Flush* (Abb. 21.14 a und b) auf die Möglichkeit eines Karzinoidsyndroms gelenkt. Beim Flush breitet sich unter Hitzegefühl und Brennen innerhalb weniger Sekunden eine fleckige Rötung über Gesicht und Oberkörper aus. Der vasomotorische Anfall ist oft von Diarrhöe, Darmspasmen und asthmatischer Beklem-

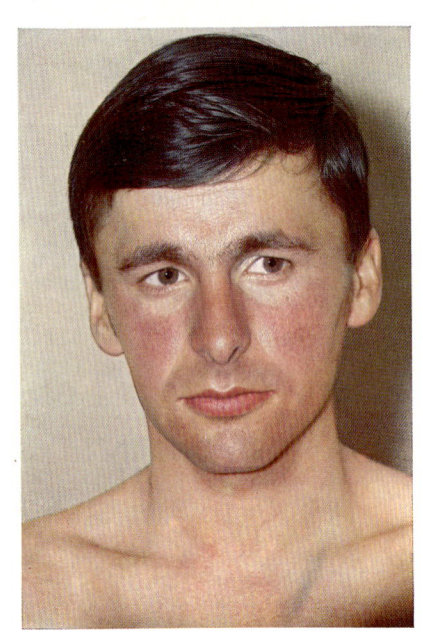

Abb. 21.14a. Teleangiektasen bei *metastasierendem Dünndarmkarzinoid.* Gleicher Patient wie Abb. 21.14b

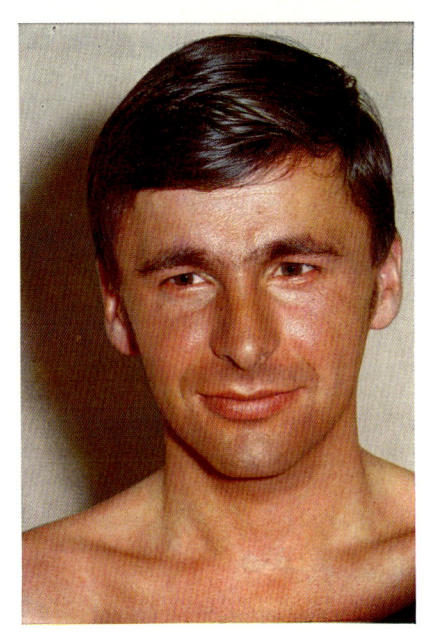

Abb. 21.14b. *Metastasierendes Dünndarmkarzinoid* gleicher Patient wie Abb. 21.14a während *Flush*

mung begleitet und wird durch alimentäre oder emotionale Reize ausgelöst. Diagnostisch verwertbar ist die Flushprovokation durch Alkoholgenuß, Druck auf die Leber und intravenöse Adrenalininjektion. Der Flush ist für das Syndrom pathognomonisch und wird kaum je vermißt. Bei fortgeschrittenen Fällen stellen sich oft *stationäre Hautveränderungen* („stehender Flush") ein: plethorisches Gesicht mit Teleangiektasien, Zyanose von Armen und Beinen, bräunliche Pigmentierung, pellagroide Dermatose. Ein weiteres typisches Spätsymptom ist die *fibröse Endokardose* mit valvulärer Insuffizienz oder Stenose, ausschließlich das rechte Herz betreffend (*Hedinger-Syndrom*).

Manche Karzinoidträger haben als hervorstechendes Symptom *Asthma-bronchiale*-Beschwerden.

Das Karzinoidsyndrom wird verursacht durch sekretorisch aktive, metastasierende Karzinoide des Magendarmkanals, die sich von den enterochromaffinen Zellen der Schleimhaut herleiten, selten durch Gonadenkarzinoide (zystische Ovarial- und Hodenteratome mit Karzinoidgewebe) oder hilusnahe Bronchuskarzinoide (in diesem Fall können die Endokardveränderungen das linke Herz erfassen). Gelegentlich treten Karzinoidsymptome im Rahmen eines paraneoplastischen Syndroms bei Karzinomen von Lungen, Pankreas, Magen, Leber auf. Bei den gastrointestinalen und bronchialen Karzinoiden treten die charakteristischen klinischen Erscheinungen wie der Flush erst auf, wenn *Lebermetastasen* vorhanden sind. Einen Lebertumor kann man bei 60% fühlen. Die Metastasen enthalten reichlich Serotonin, das die Darmmotorik anregt (Durchfall, Krämpfe) und zudem Kallikrein (-ogen), das unter Einfluß z.B. von Äthylalkohol,

Adrenalin oder Noradrenalin die Freisetzung von Bradykinin aus dem im Serum zirkulierenden Kininogen katalysiert. Das Bradykinin hat vor allem vasoaktive (Flush) und broncho-konstriktorische Eigenschaften. Das im Karzinoidgewebe gebildete *5-Hydroxytryptamin* oder Serotonin (auch Enteramin genannt) ist auch für die Diagnostik bedeutsam. Meistens ist der 5-Hydroxytryptaminspiegel im Blut erhöht. Einfacher ist aber die Bestimmung der *5-Hydroxyindolessigsäure* (Endprodukt des Serotoninabbaus) im 24-Std.-Urin, die bei wiederholter Prüfung fast stets stark vermehrt gefunden wird.

Urinportionen im Kühlschrank aufbewahren, 7 ml 10% HCl zugeben, 100 ml der Tagesmenge als Eilgut einsenden, 24-Std.-Menge angeben.

Der *Primärtumor*, einzeln oder multipel, liegt meistens im *terminalen Ileum*, kann sich aber im ganzen Magendarmtrakt von der Kardia bis zum Rektum und auch im Pankreas entwickeln. Die Dünndarmkarzinoide geben gelegentlich Anlaß zu Stenosen mit Ileuserscheinungen, sehr selten zu okkulter Blutung. Viele Karzinoidfälle werden daher operiert. Die Diagnose wird bioptisch gestellt.

Nur bei den sehr seltenen (4%), aber operativ sanierbaren *Gonadenkarzinoiden* (zystische Ovarial- und Hodenteratome mit Karzinoidgewebe) kann das Syndrom des Hyperserotonismus schon vor der Tumoraussaat beobachtet werden. Das Karzinoidsyndrom befällt überwiegend 40- bis 70jährige (75%), ohne Prädilektion für ein Geschlecht. FRANK u. LIEBERTHAL (1963) beschrieben 9 Fälle, bei denen das Karzinoid-Syndrom bei Bronchialadenom beobachtet wurde. Bei Karzinoid-Syndrom muß aber immer auch noch ein möglicherweise zugrunde liegendes Bronchialkarzinom gesucht werden.

Wahrscheinlich sind auch die Durchfälle beim seltenen nicht-insulinsezernierenden Pankreas-Adenom (Verner-Morrison-Syndrom) durch ein Gewebshormon bedingt. Dieses Syndrom (WDHA-Syndrom) ist charakterisiert durch jahrelange massive wässerige Durchfälle (10 l und mehr), Hypokaliämie und Achlorhydrie (trotz histologisch normaler Magenschleimhaut). Häufig ist eine diabetische Glukosetoleranz vorhanden. Wie beim Zollinger-Ellison-Syndrom finden sich im Pankreas ein oder mehrere Nicht-Betazell-Adenome oder eine diffuse Inselzellhyperplasie, deren operative Entfernung zur Heilung des Leidens führt. Auch diese Tumoren können aber benigne oder maligne sein. Die Abgrenzung gegenüber dem Zollinger-Ellison-Syndrom ist einfach (Magensekretion, Serumgastrinspiegel). Cave: Hypokaliämie und Diarrhöe sind viel häufiger bedingt durch Laxantienabusus.

Bei generalisierter Mastozytose (s. S. 44) werden gelegentlich Durchfälle und selten Steatorrhoe beobachtet, die eventuell mit der vermehrten Freisetzung von Histamin in der Dünndarmschleimhaut in Zusammenhang stehen (AMMANN, SPYCHER 1972).

Literaturauswahl

Allgemeine Werke über Gastroenterologie s. Kap. Schmerzen im Abdomen S. 533
Ammann, R.: Celiac and celiac-like mucosal changes of the small intestine. Gastroenterologia (Basel) 103 (1965) 295
Ammann, R.: 10 Jahre perorale Dünndarmbiopsie bei ambulanten Patienten. Schweiz. med. Wschr. 101 (1971) 1004
Ammann, R.: Morbus Whipple. In: Klinische Gastroenterologie. Thieme, Stuttgart 1973 S. 366
Ammann, R., Ch. Spycher: Malabsorptionssyndrom bei generalisierter Mastozytose. Schweiz. med. Wschr. 102 (1972) 213
Bergoz, R.: Trehalose malabsorption causing intolerance to mushrooms. Gastroenterology 60 (1971) 909
Bloom, S. R., J. M. Polack, A. G. E. Pearse: Vasoactive intestinal peptide and watery-diarrhea syndrome. Lancet 1973/II, 14
Blum, A., M. Knoblauch, G. J. Krejs, H. H. Braendli, R. Ammann: Durchfall und Gallensäuren. Dtsch. med. Wschr. 99 (1974) 300
Deyhle, P., L. Demling: Coloscopy. Endoscopy 3 (1971) 143
Deyhle, P., S. Jenny, I. Fumagalli, E. Linder, R. Ammann: Endoscopy of the whole small intestine. Endoscopy 4 (1972) 155
Deyhle, P.: Koloskopie. Med. Klin. 68 (1973) 1684
Dobbins, W. O.: Drug-induced steatorrhea. Gastroenterology 54 (1968) 1193
Dombrowski, H.: Die Röntgendiagnostik der entzündlichen Dickdarmerkrankungen. Internist 9 (1968) 343
Donaldson, M. H., P. Taylor, R. Rawitscher, J. B. Sewell: Colon carcinoma in childhood. Pediatrics 48 (1971) 307
Engel, A., T. Larsson: Regional enteritis (Crohn's disease). Nordiska Bokhandels Förlag, Stockholm 1971
Fahrlaender, H., F. Gloor: Akute regionäre Enteritis. Dtsch. med. Wschr. 92 (1967) 1891
Fanconi, G., A. Wallgren: Lehrbuch der Pädiatrie. 9. Aufl. Schwabe, Basel 1972
Foster, J. J., D. L. Knutson: Association of cholelithiasis, hiatus hernia and diverticulosis coli. J. Amer. med. Ass. 168 (1958) 257
Frank, D., M. Lieberthal: Carcinoid Syndrome originating in Bronchial Adenoma. Arch. int. Med. 111 (1963) 796
Grady, G. F., G. T. Keusch: Pathogenesis of bacterial diarrhea. New Engl. J. Med. 285 (1971) 831
Haemmerli, U. P., R. Ammann: Malabsorptionssyndrom. Moderne Untersuchungsmethoden und Differentialdiagnose. Schweiz. med. Wschr. 93 (1963) 1517
Haemmerli, U. P., H. Kistler, R. Ammann, S. Auricchio, A. Prader: Laktasemangel der Dünndarmmukosa als Ursache gewisser Formen erworbener Milchintoleranz beim Erwachsenen. Helv. med. Acta 30 (1963) 693
Haslock, I., V. Wright: The musculo-skeletal complication of Crohn's disease. Medicine 52 (1973) 217
Hedinger, Ch., P. Isler: Metastasierendes Dünndarmkarzinoid mit schweren, vorwiegend das rechte Herz betreffenden Klappenfehlern und Pulmonalstenose – ein eigenartiger Symptomenkomplex? Schweiz. med. Wschr. 83 (1953) 4
Hersch, R., A. Schwabe: Left hydronephrosis as a complication of acute sigmoid diverticulitis. Gastroenterology 45 (1963) 269

Kaehler, H. J.: Laboratoriumsbefunde beim Karzinoidsyndrom. Dtsch. med. Wschr. 93 (1968) 959
Keel, H. J., A. Akovbiantz: Diagnose der toxischen Kolondilatation. Dtsch. med. Wschr. 93 (1968) 2392
Kuemmerle, F., J. Schier: Dünndarmtumoren. In: Klinische Gastroenterologie. Thieme, Stuttgart 1973 418
Labhart, A.: Klinik der innern Sekretion. 2. Aufl. Springer, Berlin 1971
Levine, St. M., J. F. Stover, J. G. Warren, R. Cheppelka, E. L. Burke: Ameboma, the forgotten granuloma. J. Amer. med. Ass. 215 (1971) 1461
Maldonado, J. E., J. A. Gregg, P. A. Green, A. L. Brown: Chronic idiopathic intestinal pseudoobstruction. Amer. J. Med. 49 (1970) 203
Melmed, R. N., I. A. D. Bouchier: Duodenal involvement in Gardner's syndrome. Gut 13 (1972) 524
Morrison, A. B., A. J. Rawson, W. T. Fitts: The syndrome of refractory watery diarrhea and hypokalemia in patients with a non-insulin-secreting islet cell tumor. Amer. J. Med. 32 (1962) 119
Moss, J. D., C. M. Knauer: Tuberculosis enteritis. Gastroenterology 65 (1973) 959
Murell, T. G. C., L. Roth, J. Egerton et al: Pig-bel: Enteritis necroticans. Lancet 1966/I, 217
Oates, J. A., K. Melmon, A. Sjoerdsma, L. Gillespie, D. T. Mason: Release of a kinin peptide in the carcinoid syndrome. Lancet 1964/I, 514
Phillips, S. F.: Diarrhea: A current view of pathophysiology. Gastroenterology 63 (1972) 495
Piekarski, G.: Parasitäre Erkrankungen des Darmes. In: Klinische Gastroenterologie. Thieme, Stuttgart 1973 S. 348
Roesch, W.: Gastrointestinale Polyposis. Fortschr. Med. 88 (1970) 11
Rowe, B., J. A. Taylor, K. A. Bettelheim: An investigation of traveller's diarrhea. Lancet 1970/I, 1
Rubin, D. E., S. Eidelman, W. M. Weinstein: Sprue by any other name. Gastroenterology 58 (1970) 409
Ruffin, J. M.: Intestinal lipodystrophy (Whipple's disease). J. Amer. med. Ass. 195 (1966) 476
Seiler, P. et al.: Cholelithiasis bei Morbus Crohn. Schweiz. med. Wschr. 104 (1974) 927
Siebner, H., D. Klaus: Lactose-Intoleranz beim Erwachsenen. Dtsch. med. Wschr. 91 (1966) 2149
Spiegel, M., O. Oelz, M. Knob, U. Binswanger: Makroamylase als seltene Ursache der Hyperamylasämie. Klin. Wschr. 50 (1972) 548
Trier, J. S.: Isolation of enterococci in Whipple's disease. Gastroenterology 53 (1967) 333
Vandenbroucke, J.: Die Ileocolitis Crohn. Internist 9 (1968) 335
Weber, J., N. B. Finlayson, J. B. D. Mark: Mesenteric lymphadenitis and terminal ileitis due to Yersinia pseudotuberculosis. New Engl. J. Med. 283 (1970) 172
Weinstein, W. M., J. R. Saunders, G. N. Tytgat, C. E. Rubin: Collagenous sprue – an unrecognized type of malabsorption. New Engl. J. Med. 283 (1970) 1297

22 Obstipation

R. Ammann

„Zu selten, zu wenig, zu hart" sind die Stuhlentleerungen des verängstigten Patienten, der den Arzt wegen Verstopfung aufsucht. Bei der Definition der Obstipation muß berücksichtigt werden, daß seltene, z. B. 1–3 Stuhlentleerungen pro Woche resp. kleine Stuhlmengen durchaus physiologisch sein können, unter anderm abhängig von Art und Menge der zugeführten Nahrung. Das subjektive Moment des Patienten über seine Stuhlgewohnheiten gehört somit zum Begriff der Verstopfung.

Klinisch muß zwischen der akut einsetzenden, anhaltenden und der chronischen (habituellen) Obstipation unterschieden werden. Jede anhaltende, akut einsetzende Störung der Stuhlregulation gehört in die Gruppe der „akuten" Obstipation und bedarf dringend einer raschen, eingehenden Abklärung. Dazu ist auch die „falsche Diarrhöe (s. S. 535) oder „getarnte" Obstipation zu zählen, die durch Stagnation und sekundäre Verflüssigung des Stuhles in der distalen Kolonhälfte zustande kommt.

Pathophysiologisch gibt es im Prinzip folgende Möglichkeiten, die zur Verzögerung der Stuhlentleerung führen können:
1. Mechanisches Hindernis, z.B. Kolonkarzinom, Divertikulitis, Pylorusstenose.
2. Störung des Defäkationsrhythmus, z.B. schmerzhafte Defäkation.
3. Massive Kolondilatation, z.B. Megakolon.
4. Störung der Motorik des Kolons, z.B. Medikamente, Hypokaliämie, Myxödem, Reizkolon, Blei.
5. Schlackenlose Ernährung oder Nahrungskarenz, z.B. zelluloseearme Diät, Anorexia mentalis, schwere Erkrankung.

Mechanisches Hindernis

Bei „akuter" Obstipation muß in erster Linie nach einem stenosierenden Kolonprozeß gesucht werden, vor allem Kolonkarzinom (s. S. 542) und Divertikulitis (s. S. 544). Abdominalschmerzen und zunehmender Meteorismus sind zusätzliche Hinweise auf eine Stenose im Kolonbereich. Auch größere Kolonpolypen können ähnliche Beschwerden verursachen. Selten kann einmal eine Endometriose des Kolons zu Obstruktionssymptomen führen, wobei typischerweise die Beschwerden sich zyklisch während der Menstruation verstärken. Extraintestinale Prozesse, vor allem Urogenitaltumoren, sowie Strikturen, Fremdkörper im Rektum sind weitere mögliche Ursachen. Gelegentlich sucht ein Patient mit Pylorusstenose den Arzt auf mit akuter Obstipation als Hauptsymptom. In unklaren Fällen ist auch diese Möglichkeit differentialdiagnostisch in Betracht zu ziehen. Im übrigen sind bei allen Fällen von akuter Obstipation zusätzlich banale Ursachen, vor allem akute anale Erkrankungen (z.B. Analfissur, Hämorrhoidalthrombose), Medikamente (z.B. Opiate, Anticholinergika, Ca-haltige Antazida, Ganglienblocker) und plötzliche Änderung der Lebensgewohnheiten (Reise, Militärdienst) resp. der Ernährung (Krankheit) durch gezielte Anamnese auszuschließen (s. auch vorübergehende Obstipation S. 556).

Chronische (habituelle) Obstipation

Die sehr häufige chronische Obstipation ist das Resultat einer Kombination verschiedener pathophysiologischer Mechanismen, wobei Störungen der Darmmotorik (wie bei Reizkolon s. S. 504), des Defäkationsrhythmus und der Ernährung sich gegenseitig verstärken. Eine Unterteilung in „Rechts"- und „Links"-Obstipation oder in „atonische" und „spastische" Obstipation ist schlechthin nicht möglich.

Der Transport der Stuhlmasse im Kolon erfolgt schubweise durch phasische Massenbewegungen, die sich über den Tag verteilt in größeren Zeitabständen wiederholen. Die Transitzeit vom Zökum bis zum Anus beträgt normalerweise etwa 12 Stunden. Diese unwillkürlichen Massenbewegungen werden durch interne Reflexe ausgelöst, in erster Linie durch den gastrokolischen Reflex. Gelangt die Stuhlmasse in den Rektosigmoidbereich, kommt normalerweise das Gefühl des Stuhldrangs zustande („call of nature"). Wiederholt willkürliche Unterdrückung dieses Defäkationssignals ist eine der wichtigsten Ursachen der chronischen Obstipation. Als weitere Faktoren hemmen zelluloseearme Ernährung, mangelnde körperliche Betätigung und Streßfaktoren des Alltags wie Angst, hektische Lebensweise, emotionelle Labilität die normale Kolonmotorik und begünstigen die Entwicklung einer chronischen Obstipation. Zwischen habitueller Obstipation, funktioneller Diarrhöe (beide schmerzlos) und Reizkolon (s. S. 504) bestehen enge Beziehungen. Die chronische Obstipation ist wie das Reizkolon eine typische „Zivilisationskrankheit", die weder bei den sogenannten Primitiven noch beim Tier beobachtet wird. Im Einzelfall ist es schwierig, einen isolierten Faktor ursächlich für die chronische Obstipation verantwortlich zu machen. Die Therapie ist daher darauf ausgerichtet, alle Faktoren gleichzeitig zu beeinflussen, vor allem durch Wiedererziehung des Defäkationsrhythmus, Vergrößerung der Stuhlmenge (zellulosereiche Ernährung, Verabreichung von Füll- und Quellstoffen) und ausgiebige körperliche Betätigung.

Vorübergehende Obstipation

Neben dieser ausgesprochen chronischen, jahre- bis jahrzehntelang andauernden Obstipation gibt es vorübergehende Formen, welche meist mit anderen Krankheiten als Begleiterscheinung im Zusammenhang stehen. Hormonale Faktoren werden für die chronische Obstipation bei Gravidität und bei Hypothyreose verantwortlich gemacht. Häufig ist die Obstipation wahrscheinlich reflektorisch bedingt. Nach Gallenstein- und hauptsächlich Nierensteinkoliken, bei Ulkus und Pankreatitis ist eine oft sehr hartnäckige, passagere Verstopfung eine übliche Begleiterscheinung. Peritonitis, Meningitis, Parkinsonismus, Arteriosclerosis cerebri, Hirn- und Rückenmarksläsionen, akute Depression sind oft mit einer Verstopfung vergesellschaftet. Sehr häufig ist die hartnäckige Verstopfung bei exogener (z.B. Blei, Opiate) und endogener Intoxikation (z.B. Prophyrie). Verschiedene Medikamente, vor allem Opiate, Anticholinergika, Antazida, Eisenpräparate, Tranquilizers und Ganglienblocker können Ursache von Verstopfung sein.

Megakolon

Bei Megakolon ist die Verstopfung das wichtigste klinische Symptom. Von der kongenitalen aganglionären Hirschsprung-Krankheit sind die erworbenen Formen von Megakolon mit normalen Ganglienplexus abzugrenzen.
Die Hirschsprung-Krankheit läßt sich als eine mehr oder weniger akute, in den ersten Lebenstagen in Erscheinung tretende Obstruktion, die mit Obstipation und der Entwicklung einer permanenten Vergrößerung des Abdomens einhergeht, definieren. Die *Ursache* der Obstruktion liegt in einer durch das Fehlen der intramuralen Ganglienzellen im Bereich des Rektums oder Rektosigmoids bedingten Spastizität und Dyskinesie dieses Abschnittes.
Röntgenologisch ist das Rektum segmentär verengt. Diese Obstruktion führt sekundär zur Dilatation der proximalen Kolonabschnitte. Die Therapie der Wahl ist eine chirurgische Resektion des verengten Darmabschnitts.
Bei den erworbenen Formen von Megakolon fehlt das verengte, aganglionäre Darmsegment. Diese Form von

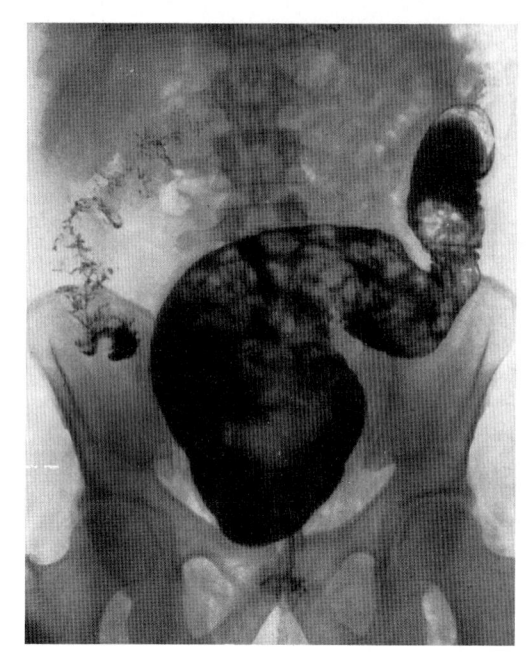

Abb. 22.1. Sog. terminales Reservoir bei *idiopathischem Megakolon*, 46j. Mann

Megakolon kann entweder psychogen bedingt oder Folge verschiedener Grundkrankheiten sein. Das „psychogene" Megakolon wird schon im Kindesalter beobachtet und wird mit einer Störung der emotionellen Entwicklung des Kindes in Zusammenhang gebracht. Im Prinzip handelt es sich um eine spezielle Frühform von habitueller Obstipation mit sekundärer Entwicklung eines Megakolons. Im Erwachsenenalter beobachtet man zusätzlich gelegentlich ein Megakolon bei psychotischen Patienten (vor allem bei Schizophrenie, Depression). Eine Reihe verschiedener Grundleiden kann im Erwachsenenalter zu einem Megakolon führen, vor allem Chagaskrankheit, Sklerodermie, Myotonien (Myotonia congenita Thompson s. S. 746, resp. Myotonia atrophicans s. S. 746), Amyloidose, Myxödem, Porphyrie. Selbstverständlich muß bei jedem Megakolon im Erwachsenenalter ein stenosierender, entzündlicher oder neoplastischer Prozeß im Rektosigmoidbereich ausgeschlossen werden. Toxisches Megakolon s. S. 540.

Literaturauswahl

Allgemeine Werke über Gastroenterologie s. Kap. „Schmerzen im Abdomen" S. 533

Burkitt, D.P., A.R.P. Walker, N.S. Painter: Effect of dietary fibre on stools and transit time, and its role in the causation of disease. Lancet 1972/II, 1408
Cummings, J.H.: Dietary fibre. Gut 14 (1973) 69
Koller, A., I. Fumagalli, R. Ammann: Rezidivierende Rektalblutungen bei Endometriose des Rektosigmoids. Schweiz. med. Wschr. 101 (1971) 1148
Meier, W., R. Morger: Neue Gesichtspunkte zur Pathogenese und Klinik des Morbus Hirschsprung. Schweiz. med. Wschr. 98 (1968) 209

23 Ikterus

R. AMMANN

Unter *Ikterus* versteht man die Gelbfärbung von Haut, Skleren und Schleimhäuten infolge von Bilirubinablagerung im Gewebe, wobei auch im Blutserum der Bilirubingehalt in der Regel über 1,5 mg% erhöht ist. Die Gelbfärbung kann gewöhnlich leicht erkannt werden, wenn man sich daran erinnert, daß bei künstlichem Licht auch schwerere Grade übersehen werden können.

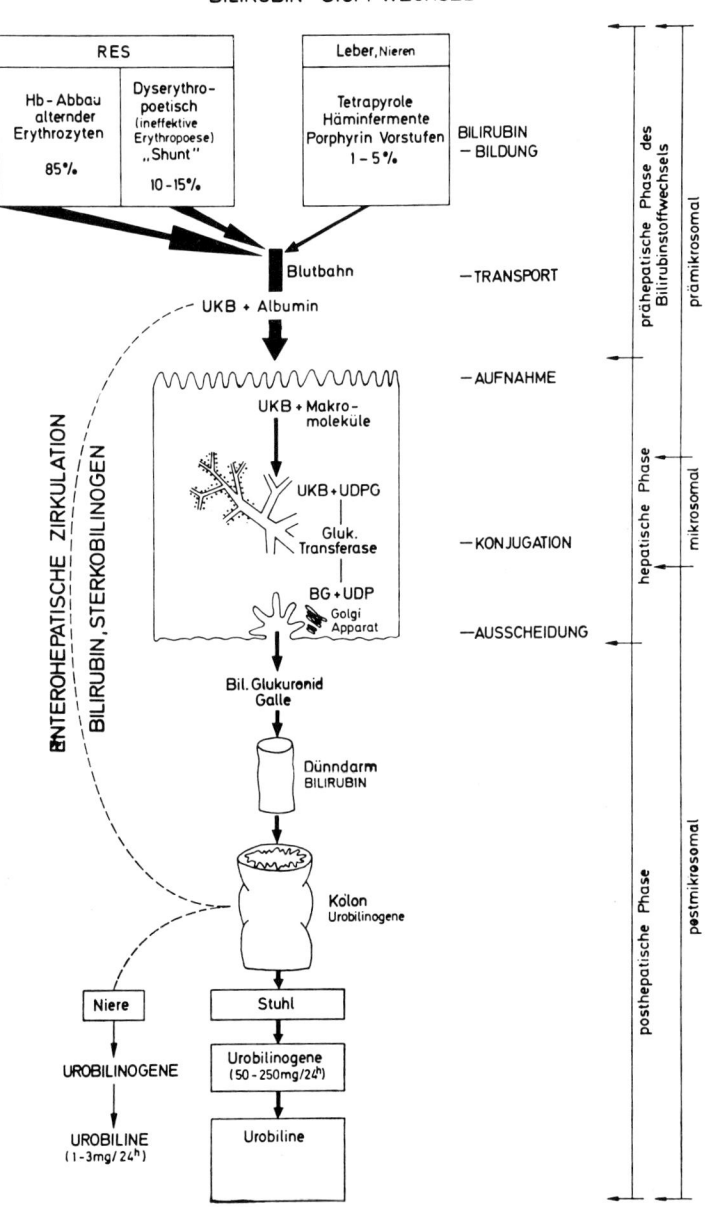

Abb. 23.1. Herkunft und Stoffwechsel des Bilirubins (nach *Eisenburg*)

UKB = unkonjugiertes Bilirubin
BG = Bilirubin-Glukuronid
UDP = Uridin-Diphosphat

Vom *echten* Ikterus muß der *falsche* Ikterus abgegrenzt werden. Er ist fast ausschließlich medikamentös (z.B. Atebrin, Pikrinsäure) bedingt. Immerhin kann bei besonders reichlicher vegetarischer Ernährung das gelbliche Xanthophyll zu einer gewissen Gelbfärbung der Haut führen (Abmagerungskuren, monatelanger, exzessiver Karottengenuß). Die Skleren und Schleimhäute sind aber dabei nie betroffen, der Urin bleibt hell und die Serumbilirubinerhöhung fehlt.

Pathophysiologie

Um die verschiedenen Ikterusformen klassifizieren zu können, ist die Kenntnis der Grundprinzipien des Bilirubinstoffwechsels unerläßlich (Abb. 23.1).

Täglich werden etwa 300 mg Bilirubin gebildet; ungefähr 80% des Bilirubins stammt normalerweise aus Abbauprodukten des Hämoglobins, das beim Abbau der reifen Erythrozyten im RES freigesetzt wird (etwa 6 g täglich). Aus 1 g Hämoglobin entstehen 35 mg Bilirubin. Ein kleiner Bruchteil von Bilirubin kommt aus anderen Quellen, vor allem Zytochromen der Leber resp. Haeminvorstufen im Knochenmark. Krankheiten mit vermehrter ineffektiver Haematopoese (z.B. Perniziosa, Thalassämie) führen zur sog. Shunthyperbilirubinämie, d.h. erhöhter intramedullärer Bilirubinbildung.

Das *unkonjugierte, wasserunlösliche Bilirubin* (nichtharnfähig, sog. indirekte van den Bergh-Reaktion), das an Albumin gebunden im Plasma zirkuliert, wird von den Leberzellen aufgenommen. In der Leberzelle wird das Bilirubin an zytoplasmatische Trägerproteine (X und Y) gebunden, im glatten endoplasmatischen Retikulum durch Bindung an Glukuronsäure wasserlöslich (verantwortliches Enzym: Glukuronyl-Transferase) und durch aktiven Transport in die Gallenkapillaren ausgeschieden (*konjugiertes, harnfähiges Bilirubin*, sog. direkte van den Bergh-Reaktion).

Das wasserlösliche Bilirubinglukuronid wird im Darm schlecht absorbiert, von Darmbakterien vor allem im Kolon dekonjugiert und in Urobilinogen abgebaut. Ein Teil des Urobilinogens wird absorbiert (enterohepatischer Kreislauf), größtenteils von der Leber aufgenommen und zu einem kleinen Teil durch die Niere ausgeschieden (weniger als 4 mg täglich). Ungefähr 100–200 mg Urobilinogen (Sterkobilinogen) werden täglich mit dem Stuhl ausgeschieden (Braunfärbung des Stuhls resp. acholischer Stuhl bei Verschlußikterus).

In Abb. 23.2a bis c sind die verschiedenen Grundtypen des Ikterus schematisch dargestellt. Beim *hämolytischen Ikterus* (Abb. 23.2b) wird die Kapazität der Leber zur Bilirubinglukuronidbildung infolge Überangebot an unkonjugiertem Bilirubin überschritten, so daß dieses in größeren Mengen im Blut kreist. Die gesunde Leber vermag allerdings die Bilirubinverwertung zu steigern, so daß das Serumbilirubin in diesen Fällen kaum Werte von 3–4 mg% übersteigt. Serumbili-

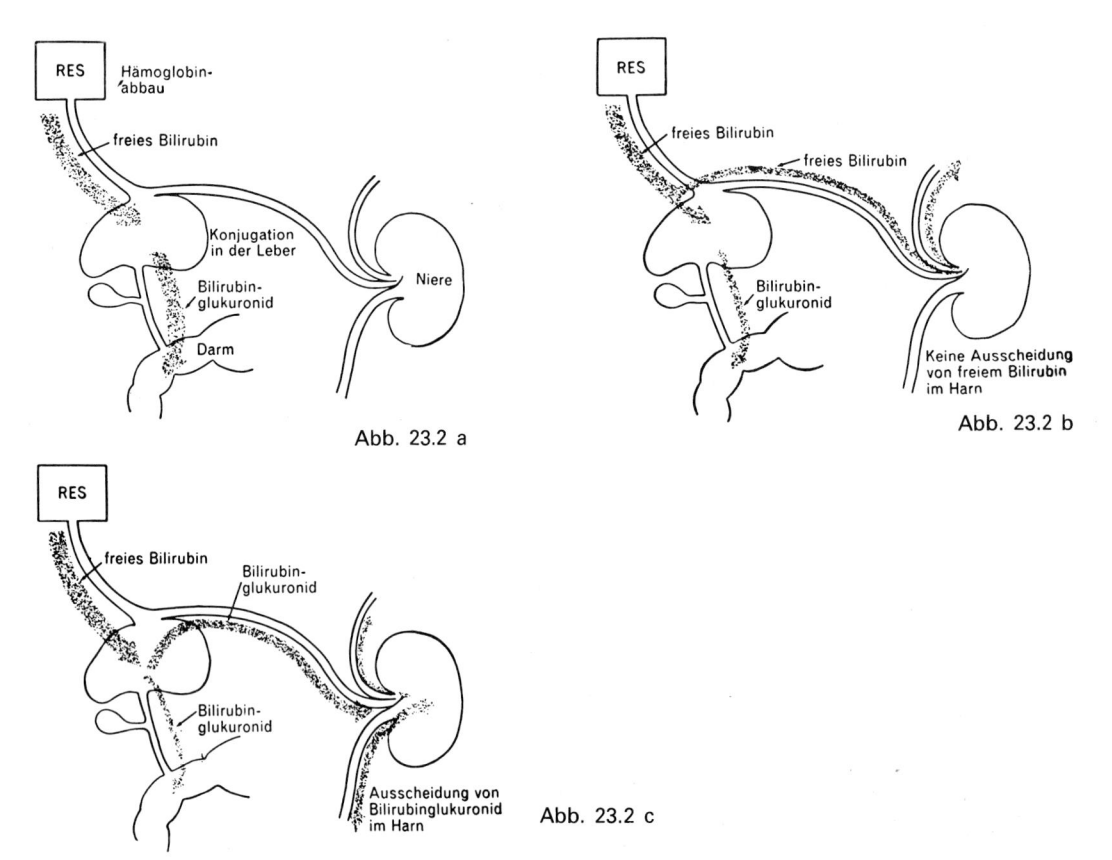

Abb. 23.2. a) Schema der Bilirubinausscheidung beim Gesunden (nach *R. Schmid*). b) Schema der Bilirubinausscheidung bei hämolytischem Ikterus. c) Schema der Bilirubinausscheidung bei unvollständiger Obstruktion

rubinwerte über 5 mg% bei hämolytischem Ikterus weisen auf eine gleichzeitige Leberzellschädigung oder Gallenabflußbehinderung. Unkonjugiertes Bilirubin ist wasserunlöslich und damit nicht harnfähig. Urobilinogen wird bei hämolytischem Ikterus sowohl im Stuhl wie im Urin vermehrt ausgeschieden.

Beim *cholostatischen Ikterus*, gleichgültig ob intra- oder extrahepatisch, tritt das in der Leber gebildete Bilirubinglukuronid, welches infolge Verlegung der Gallenwege nicht in den Darm abfließen kann, nach rückwärts ins Blut über. Bilirubinglukuronid ist wasserlöslich und damit harnfähig (Abb. 23.2c). Bei vollständigem Verschluß der Gallenwege verschwindet Urobilinogen im Urin und Stuhl (acholischer Stuhl).

Beim *parenchymatösen Ikterus* spielt auf der Höhe der Erkrankung im Stadium des totalen Verschlusses der gleiche Mechanismus als Folge des intrahepatischen Verschlusses eine Rolle. Die Fähigkeit zur Bilirubinglukuronidbildung ist offenbar beim parenchymatösen Ikterus noch erhalten. Auch bei nicht vollständigem Verschluß tritt das Bilirubinglukuronid als Folge der Entzündung (Permeabilitätsänderung?) in die Blutbahn und wird als das harnfähige Bilirubinglukuronid im Urin ausgeschieden.

Die Einteilung der Ikterusformen

Gegenüber der früher üblichen Unterteilung in prähepatischen, intrahepatischen und posthepatischen Ikterus ziehen wir die folgende, pathophysiologisch und klinisch-therapeutisch sinnvollere Einteilung vor:

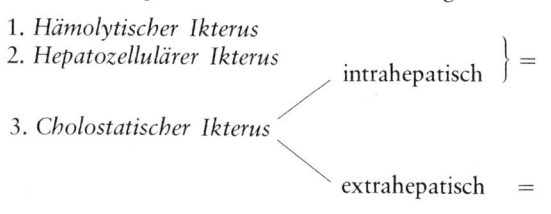

1. *Hämolytischer Ikterus*
2. *Hepatozellulärer Ikterus* ⎫
                     intrahepatisch ⎬ = medizinischer Ikterus
3. *Cholostatischer Ikterus* ⎭

                     extrahepatisch = chirurgischer Ikterus

Die allgemeine Differentialdiagnose des Ikterus

Die folgenden Krankheitsbilder müssen unterschieden werden (s. Tab. 23.1):

Der hämolytische Ikterus (*„prähepatischer Ikterus"*)

Zu dieser Form gehören
a) die mit Hyperbilirubinämie einhergehenden hämolytischen Anämien (s. S. 73)
b) auch bei massivem Blutabbau (etwa Lungeninfarkt, Hämatom) kann gelegentlich eine flüchtige Hyperbilirubinämie entstehen.

Differenzierung des hämolytischen Ikterus aufgrund der wichtigsten Befunde:
– *Grad des Ikterus*: Der hämolytische Ikterus ist leicht und übersteigt nur ausnahmsweise 5 mg% (überwiegend unkonjugiertes Bilirubin)
– *Bilirubinurie*: fehlt (außer bei Sichelzellanämie)
– *Urobilinogenurie*: vorhanden, oft vermehrt
– Hämoglobin: oft erniedrigt
– Verminderte Erythrozyten-Überlebenszeit
– Retikulozyten in der Regel deutlich erhöht
– Leberfunktionstests: normal (LDH erhöht).

Der hepatozelluläre Ikterus (*„hepatischer", parenchymatöser Ikterus*)

Die Pathogenese dieser Ikterusformen, deren typische Beispiele die Virushepatitis und die Leberzirrhose sind, ist komplex. Sowohl Bilirubinaufnahme in die Leberzelle, wie gestörte Konjugation und gehemmte Bilirubinausscheidung durch die geschädigte Leberzelle und die Gallenkapillaren sind für die Hyperbilirubinämie in wechselndem Ausmaß gleicherweise verantwortlich.

Eine Sondergruppe bilden die nicht-hämolytischen, vorwiegend *familiären Hyperbilirubinämien* (s. S. 566) mit isolierter hepatozellulärer Störung der Bilirubinelimination. Bei allen andern Leberleiden unterschiedlicher Genese (vor allem infektiös, toxisch, medikamentös) bildet die Hyperbilirubinämie nur Teilerscheinung einer allgemeinen Störung der Leberfunktion und -morphologie (Tab. 23.3, s. S. 567ff.).

Der cholostatische Ikterus

a) *Intrahepatische Cholostase* (s. S. 571). Sie entsteht durch Störung des Bilirubin- und Gallenabflusses aus der Leberzelle über die Gallenkapillaren in die Ductuli („Cholangiolen") und größeren hepatischen Gallengänge bei normal durchgängigen *extrahepatischen Gallengängen*. Intrahepatische Cholostase wird u.a. beobachtet bei viraler Hepatitis, Drogenikterus, Schwangerschaftsikterus und bei primär biliärer Zirrhose.

b) *Extrahepatische (*„posthepatische"*) Cholostase* (s. S. 581ff.). Sie ist Folge der Behinderung des Gallenabflusses in den extrahepatischen Gallengängen vor allem bei Steinleiden, Tumoren, Strikturen, Parasiten und Pankreatitis.

Typische Merkmale jeder Cholostase sind vor allem Pruritus, deutliche Vermehrung der „cholostatischen" *Enzyme* im Serum (v.a. alkalische Phosphatase und

Tabelle 23.1. Wichtigste Ursachen des Ikterus

I. *Hämolytischer Ikterus*

II. *Hepatozellulärer Ikterus*
  1. *Infektiöse Hepatitis* (s. S. 568)
     a) Akute Formen (v. a. Hepatitis epidemica, Mononukleosis infectiosa, Leptospirosis ictero-haemorrhagica, Q-fieber, Leberbefall bei andern Viruserkrankungen)
     b) Chronische Formen: Subakut-nekrotisierende Hepatitis (s. S. 570)
        Chronisch-persistierende Hepatitis (s. S. 574)
        Chronisch-aggressive Hepatitis (s. S. 573)
  2. *Toxische Hepatitis* (s. S. 574)
     v. a. äthylische Fettleber-Hepatitis
        Amanita phalloides
        Phosphor, Tannin, Chloroform
        Gewerbliche Gifte z. B. Tetrachlorkohlenstoff
  3. *„Drogen"-Hepatitis* (s. S. 572, 575)
     – toxisch z. B. Zytostatika
     – allergisch z. B. Oxyphenisatin, Halothan, Tuberkulostatika
  4. *Stauungsleber* (s. S. 581)
     v. a. Rechtsinsuffizienz, Pericarditis constrictiva, Budd-Chiari
  5. *Leberzirrhose* (s. S. 575)
     – makronoduläre (postnekrotische) Zirrhose
     – mikronoduläre (portale) Zirrhose
     – biliäre Zirrhose
     Zirrhose bei Stoffwechselleiden, vorwiegend familiär v. a. Hämochromatose, M. Wilson, Speicherkrankheiten, angeborene Enzymdefekte (z. B. Galaktosämie, Fruktoseintoleranz, Tyrosinose, Mukoviszidose)
     Kongenitale Leberfibrose
  6. *Nicht-hämolytische, vorwiegend familiäre Hyperbilirubinämien* (s. S. 567)
     a) „Indirekte" Hyperbilirubinämien (z. B. Shunt-Hyperbilirubinämie, Crigler-Najjar, Morbus Meulengracht)
     b) „Direkte" Hyperbilirubinämien (Dubin-Johnson-, Rotor-Syndrom)

III. *Cholostatischer Ikterus*
  1. *intrahepatische Formen* (s. S. 571) v. a.
     – Hepatozellulär (z. B. Virushepatitis, aethylische Hepatitis, schwere bakterielle Infekte, postoperativer Ikterus)
     – medikamentös
        – toxisch z. B. Methyltestosteron
        – allergisch z. B. Largactil
     – Schwangerschaftsikterus
     – Primär biliäre Zirrhose
     – Benigne (familiäre), rezidivierende Cholostase
     – Biliäre Atresie
     – Sklerosierende Cholangitis
     – Cholangiokarzinom
  2. *extrahepatische Formen* v. a.
     – Stein
     – Karzinom (periampullär, Gallenwege)
     – Striktur
     – Pankreaskopfkarzinom
     – Pankreatitis (akute oder chron. P.)
     – Parasiten

Leuzinaminopeptidase) und nur geringe Zeichen von hepatozellulärer Schädigung.

Bewertung der klinischen Symptome

Schmerzen im Bereich der Lebergegend kommen beim prähepatischen Ikterus kaum (ausgenommen bei der eine Hämolyse komplizierenden Cholelithiasis), dagegen sozusagen bei allen intrahepatischen Lebererkrankungen vor. Kolikartig ist er besonders bei der Cholelithiasis, aber ein ähnlicher Charakter kann auch bei den andern Lebererkrankungen beobachtet werden. Außer dem Kolikschmerz kommt besonders dem schmerzlos sich entwickelnden Ikterus bei Tumorverschluß differentialdiagnostische Bedeutung zu. Gerade das Pankreaskopfkarzinom läßt den für das Korpus- und Schwanzkarzinom typischen Pankreasschmerz in etwa 30% der Fälle vermissen.

Der parenchymatöse Ikterus wird mehr als *rubiginös*, der mechanische als *verdiginös* bezeichnet. Dieses Symptom ist aber durchaus unzuverlässig. Jeder länger bestehende Ikterus pflegt in einen Verdinikterus überzugehen. Der Rubinikterus entspricht eher einem erst seit kürzerer Zeit (1 bis 3 Wochen dauernden Ikterus), der Verdinikterus ist Ausdruck einer seit Wochen bestehenden Gelbsucht.

Die *Leberpalpation* versagt als differential-diagnostisches Kriterium oft. Sowohl beim parenchymatösen wie beim mechanischen Ikterus pflegt die Leber vergrößert und verhärtet zu sein. Allerdings ist die Leber bei extrahepatischer Cholostase immer, bei intrahepatischer Cholostase meistens nicht vergrößert. Man kann die Leber in vier Härtegrade einteilen. Härtegrad 2 bis 3 (Hepatitis bis Leberzirrhose) werden beim *parenchymatösen Ikterus,* Härtegrad 4 meist bei einem Karzinom beobachtet. Können *umschriebene Knoten* palpiert werden, so spricht diese Tatsache stark *gegen* parenchymatösen Ikterus. Starke Druckdolenz der Leber findet sich vor allem bei Hepatitis, extrahepatischer Cholostase, Stauungsleber, äthylischer Fettleber und bei Leberabszeß.

Das Courvoisier-Zeichen (vergrößerte, als Tumor imponierende, mäßig derbe Gallenblase) muß gegenüber einer eigentlichen Tumorresistenz abgegrenzt werden, was bei Beachtung der geringeren Härte, der Lokalisation und dem gut umschriebenen prall-elastischen Charakter, der gelegentlich auch in der Größe wechselnden „Geschwulst" in der Regel möglich ist (spricht für Tumorverschluß).

Das Verhalten der *Milz* ist wichtigstes klinisches Differenzierungssymptom. *Beim parenchymatösen Ikterus ist die Milz* (entzündlich und durch Stauung bedingt) *sehr oft palpabel.* Man wird sich aber daran erinnern, daß bei *älteren* Personen die Milzschwellung weniger ausgesprochen ist als bei Jugendlichen. Dadurch wird die Bedeutung dieses Symptoms für die Differentialdiagnose etwas eingeschränkt.

Beim hämolytischen Ikterus ist ein Milztumor häufig nachweisbar.

Bei Cholostase fehlt ein palpabler Milztumor. *Ein palpabler Milztumor spricht fast mit Sicherheit gegen einen extrahepatischen cholostatischen Ikterus.*
Lymphknoten kommen bei Hepatitis epidemica und Morbus Pfeiffer vor; sie sind klein, vorwiegend nuchal, gelegentlich druckempfindlich. Bei jüngeren und im mittleren Lebensalter stehenden Kranken ist bei auffallenden Lymphknotenschwellungen immer auch an Lymphogranulom zu denken.
Fieber ist uncharakteristisch, kommt bei Hepatitis epidemica und den anderen infektiösen Ikterusformen oft *vor* Beginn oder gleichzeitig mit Auftreten des Ikterus vor.
Auch der *Drogenikterus* beginnt gelegentlich mit einem Fieberschub von 1 bis 2 Tagen, bei der *Zirrhose* werden geringgradige Temperaturzacken oft beobachtet. *Cholangitis* macht oft intermittierende Temperatursteigerungen. Können Temperaturen bei Leberkrankheiten nicht genügend erklärt werden, denke man auch an die eine Leberzirrhose gelegentlich begleitende Pylephlebitis (= eitrige Pfortaderentzündung), tuberkulöse Peritonitis, eine Pfortaderthrombose oder eine intestinale Blutung.
Bei *Verschlußikterus* setzt Fieber eher später als Ausdruck einer *Begleitcholangitis* und Teilerscheinung der Charcot-Trias (Fieber, Schmerzen, Gelbsucht) oder als Tumorfieber bei primärem Leberkarzinom ein. Bei *Cholelithiasis* ist die Temperatursteigerung mit dem Gallensteinanfall zeitlich verknüpft.
Aszites kommt mit Ausnahme des hämolytischen Ikterus bei allen Formen vor, am häufigsten bei der Zirrhose. Bei schweren Fällen von hepatozellulärem Ikterus wird ebenfalls Aszitesbildung beobachtet.
Von den *Hauterscheinungen* kommt vor allem dem *Juckreiz* große Bedeutung zu. Juckreiz ist typisches Zeichen des Verschlußikterus, wenn er der Ausbildung des Ikterus, oft während Wochen, vorausgeht. Dagegen sagt der Juckreiz nichts über die Natur des Verschlusses aus. Auch die cholostatische Hepatitis geht mit Juckreiz einher. Bei der epidemischen Hepatitis folgt der Juckreiz der bereits entwickelten Gelbsucht eher nach.
Die für Leberkrankheiten charakteristischen *Hauterscheinungen* (fehlende männliche Sekundärbehaarung, Palmarerythem, sternförmige Teleangiektasien, Akne vulgaris, Weißfleckung) sprechen vor allem für ein *chronisches* Leberleiden; immerhin können die Sternnävi gelegentlich innerhalb weniger Tage bei parenchymatösem Ikterus aufschießen. Dupuytren-Kontraktur scheint vorwiegend bei alkoholischer Leberzirrhose vorzukommen; Uhrglasnägel (mäßigen Grades) werden bei Zirrhosen häufig beobachtet.
Anämie deutet entweder auf prähepatischen, chronisch intrazellulären oder Verschlußikterus durch Tumor hin.
Gewichtsverlust wird vorwiegend bei Verschlußikterus (vor allem Pankreaskarzinom) und besonders rapid beim Leberabszeß beobachtet.
Allgemeinsymptome einer „fieberhaften grippeartigen Erkrankung" mit Kopfschmerzen, Arthralgien, dyspeptischen Erscheinungen, Nikotinintoleranz, Müdigkeit und Abgeschlagenheit sprechen für *Hepatitis*, ganz unbestimmte, mehrere Wochen zurückgehende allgemeine Beschwerden mit im Vordergrund stehender Appetitlosigkeit und Gewichtsabnahme für *Tumorverschluß*.
Weitere Symptome, wie Ausbildung eines *venösen Kollateralkreislaufes* (Caput Medusae, Ösophagusvarizen), kommen bei subakut-nekrotisierender Hepatitis und bei chronischen Hepatopathien mit zirrhöser Umwandlung und damit mechanischer Behinderung des Blutkreislaufes vor.

Bewertung der Laboratoriumsbefunde
Serumbilirubin, s. S. 557 ff.

Urinbefunde
Bilirubinurie schließt den hämolytischen Ikterus aus. Dagegen ist Bilirubin im Urin nachweisbar bei hepatozellulärem und cholostatischem Ikterus, sowie beim seltenen Dubin-Johnson- und Rotor-Syndrom.
Urobilinogen und *Urobilin* im Urin: Diese Bestimmungen sind als Suchtest wertvoll (s. S. 558). Schwach positive Reaktionen auf diese Stoffe sind physiologisch. Als noch normal kann die Menge Urobilinogen betrachtet werden, welche in Verdünnung 1:20 positive Reaktion mit dem Ehrlich-Aldehydreagens gibt.
Fehlen bei positiver Bilirubinprobe im Urin die Urobilinkörper, darf ein vollständiger Verschluß der abführenden Gallenwege angenommen werden. Dieses Symptom ist aber keineswegs für mechanischen Verschluß beweisend.
Auch der parenchymatöse Ikterus kann in gewissen Stadien einen entsprechenden Befund zeigen. Abb. 23.3 zeigt das Verhalten der Gallenfarbstoffe im Urin bei schwerer Hepatitis epidemica. Während des 15. bis 25. Krankheitstages pflegt bei stark positiven Bilirubinreaktionen Urobilinogen und Urobilin negativ zu sein. *Erstes Zeichen der Besserung ist das Wiederauftreten von Urobilinogen und Urobilin im Urin.* Erst einige Tage, seltener Wochen später wird die Bilirubinreaktion negativ. Die Gallenfarbstoffe im Urin haben damit nicht nur *differentialdiagnostische*, sondern auch *prognostische* Bedeutung.

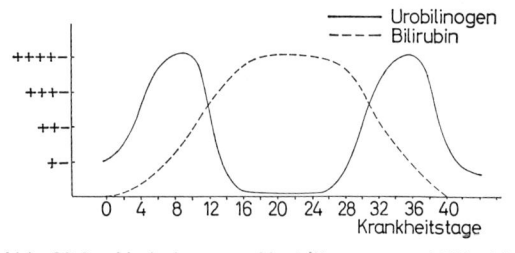

Abb. 23.3. Verhalten von Urobilinogen- und Bilirubinausscheidung im Urin im Ablauf der *Hepatitis epidemica*

Bedeutung der weiteren Leberfunktionsprüfungen

Die nicht auf Störungen des Bilirubinstoffwechsels beruhenden Leberfunktionsprüfungen haben in den letzten Jahrzehnten ein ungeheures Ausmaß angenommen. Es sind mehr als 500 Tests zur Prüfung der Leberfunktion mitgeteilt worden. Da die Leber das *Stoffwechselzentrum* mit sehr vielen Partialfunktionen darstellt, gibt es keine Methode, welche die Prüfung der Leberfunktion global ermöglicht. Alle Tests prüfen mehr oder weniger wichtige physiologische Partialfunktionen. Immerhin können praktisch alle Tests auf die Prüfung einiger weniger Funktionen zurückgeführt werden. Bei vielen Methoden handelt es sich einfach um methodische Abweichungen. Wenn sich auch manche Tests voneinander durch unbedeutende Abweichungen unterscheiden, so ist es doch nicht notwendig, daß in der Praxis möglichst viele Leberfunktionsproben durchgeführt werden, um ein erschöpfendes Bild der Lebererkrankung zu erhalten. Die Tests können auf die Prüfung der prinzipiellen Funktionen des Stoffwechsels und der Zellmembran beschränkt werden.

Eiweißstoffwechsel

Die Plasmaproteine mit Ausnahme der Immunglobuline werden in der Leber gebildet. Die Immunglobuline (IgA, IgG, IgM), die vorwiegend mit der γ-Globulinfraktion wandern, entstammen dem lymphoplasmoretikulären System (Knochenmark, lymphatische Organe) und den Uferzellen der Sinusoide der Leber. Bei diffuser, schwerer Leberschädigung wird vor allem die Synthese der *Albumine* beeinträchtigt. Manche subakut-chronischen Leberleiden (z. B. subakute Leberdystrophie, alkoholische Fettleber, Zirrhose) bewirken ein deutliches Absinken der von der Leberzelle gebildeten Plasmaproteine, vor allem der Albumine (unter 3,5 g%). Chronisch-entzündliche Leberaffektionen, vor allem chronisch-aggressive Hepatitis, aktive Zirrhose gehen mit einer Vermehrung der *Immunglobuline* einher (polyklonal, breitbasige γ-Globulinvermehrung, im Gegensatz zu den monoklonalen, schmalbasigen Globulingradienten bei Paraproteinen s. S. 574). Die γ-Globulinvermehrung wird in der klinischen Leberdiagnostik als Ausdruck der mesenchymalen Reaktion (Proliferation der Kupfferschen Sternzellen, lympho-plasmazelluläre Infiltration) gewertet.

Für die Bestimmung der Eiweißfraktionen ist die *Serumelektrophorese* die Methode der Wahl. Demgegenüber sind die ungenauen Serumlabilitätsproben heute weitgehend aus der Diagnostik verdrängt.

Die Elektrophorese zeigt bei Leberkrankheiten folgende Veränderungen an:
Bei *umschriebenen, herdförmigen* Affektionen, bei Fettleber, toxischen Hepatopathien, sowie bei akuter und chronisch-persistierender Hepatitis ist die Elektrophorese meistens unauffällig. Eine konstante, deutliche Vermehrung der γ-Globuline (über 1,5 g%) ist charakteristisch für die chronisch-aggressive Hepatitis und die aktive Leberzirrhose. Vermehrung der α- und β-Fraktionen wird bei entzündlichen und malignen Prozessen gesehen.

In neuester Zeit wird der quantitativen Bestimmung der einzelnen Immunglobuline (IgA, IgG, IgM) (keine Immunelektrophorese notwendig) zunehmend Beachtung geschenkt. Bei diffusen chronischen Hepatopathien finden sich regelmäßig Veränderungen, wobei vor allem IgG und IgM bei chronisch-aggressiver Hepatitis, IgM bei primär biliärer Zirrhose und IgA vor allem bei alkoholischer Zirrhose vermehrt sind. Beträchtliche Überschneidungen der Ig-Veränderungen in den einzelnen Gruppen beeinträchtigen den diagnostischen Wert dieser Methode.

Bei chronischen, diffusen Hepatopathien finden sich verschiedene immunologische Abnormitäten, die mit

Tabelle 23.2. Häufigkeit immunologischer Reaktionen bei verschiedenen Leberkrankheiten (nach POPPER-ORR)

	Chron. aggress. Hepatitis	Idiopath. Zirrhose	Primäre biliäre Zirrhose	Virale + alkoholische Leberkrankh.	Drogenikterus	Extrahepat. Verschlußikterus
Antimitochondriale Antikörper	+	0	+++	±	±	0
Antikörper gegen glatte Muskulatur	+++	+	+	0	±	0
Unspezifische antinukleäre Antikörper	+++	±	++	±	0	0
LE-Phänomen	+	0	0	0	0	0
Serologische Luesreaktion	++	0	+	0	0	0
Stark positiver Rheumafaktor	++	0	++	0	0	0
Antiglomeruläre Antikörper	++	0	0	0	0	0
Lymphozytäre Transformation mit autologem Lebergewebe	+++	0	+++	0	++	0

einer Reihe von Tests erfaßt werden können (Tab. 23.2). Den sog. Rheumafaktoren fällt bei den Leberkrankheiten diagnostisch keine besondere Bedeutung zu. Dagegen hat sich die Bestimmung der antimitochondrialen Antikörper für die Diagnose der primären biliären Zirrhose als wertvoll erwiesen.

Gerinnungsfaktoren

Eine Feststellung der eiweißbildenden Funktion der Leber kann auch durch die Bestimmung der *Gerinnungsfaktoren* erfolgen.

Die *Prothrombinkonzentration* (gemessen nach Quick) ist bei gestörter Leberfunktion *erniedrigt*. Für normale Prothrombinkonzentration sind zwei Faktoren notwendig, nämlich eine ungestörte Funktion der Leberzellen und eine genügende Menge von Vitamin K. Die Prothrombin*konzentration* im Serum ist herabgesetzt, wenn *einer* dieser Faktoren gestört ist. Vitamin-K-Mangel infolge Malabsorption z.B. bei Verschlußikterus wird durch Zufuhr von wasserlöslichem Vitamin K (z.B. Konakion) rasch behoben. Auf dieser Überlegung basiert der *Koller-Test* (Abb. 23.4). Rascher Anstieg bzw. Normalisierung der Prothrombinkonzentration innert 12 bis 24 Stunden nach Verabreichung von Konakion (2 mg i.v. oder i.m.) bestätigt die Vermutung. Fehlen oder unwesentlicher Anstieg der Prothrombinkonzentration, selbst auf eine erhöhte Konakiondosis (z.B. 10 mg) spricht für eine schwere hepatozelluläre Schädigung, z.B. Hepatitis oder Leberzirrhose.

Bei akuter Leberdystrophie sinken zuerst die Vitamin-K-abhängigen Faktoren (II, VII, IX, X) ab. Eine zusätzliche Verminderung der Vitamin-K-unabhängigen Faktoren (Fibrinogen und V) ist prognostisch ein schlechtes Zeichen.

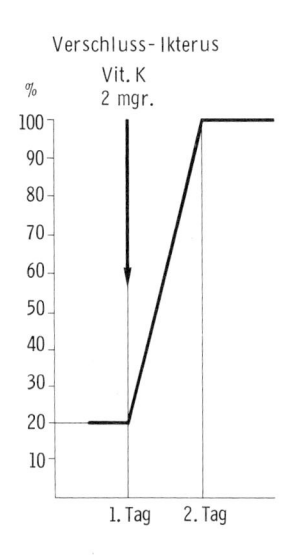

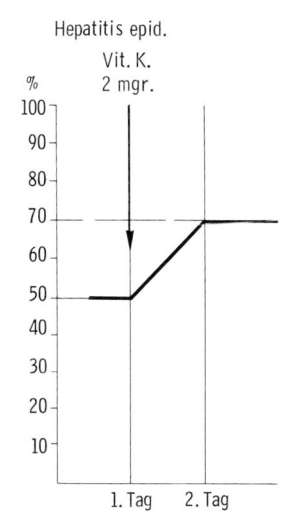

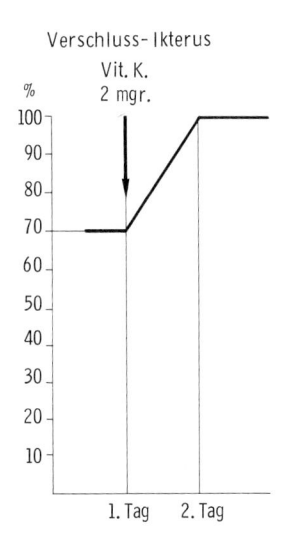

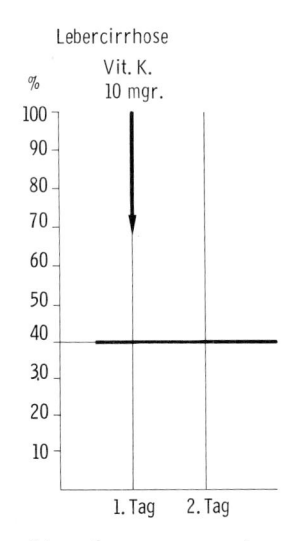

Abb. 23.4. Verhalten der Prothrombinkonzentration bei verschiedenen Ikterusformen vor und nach Vitamin K (nach *Koller*)

Kohlenhydratstoffwechsel

Trotz vieler anderwertiger Versuche zur Prüfung der Kohlenhydratstoffwechselfunktion der Leber hat nur der schon 1906 von Bauer eingeführte *Galaktosetest* zuverlässige Resultate ergeben. Dieser Test wird heute meistens mit parenteraler Verabreichung und Bestimmung des Blutgalaktosespiegels durchgeführt.

Lipidstoffwechsel

Das Serumcholesterin kann bei cholostatischem Ikterus stark erhöht sein, was unter Umständen zur Ausbildung von Hautxanthomen führt, vor allem bei der primär biliären Zirrhose. Dagegen ist die Verminderung der Cholesterinester nicht, wie früher angenommen wurde, ein Kriterium für hepatozelluläre Schädigung.

Enzymdiagnostik

Die *Enzymdiagnostik* hat für die Differentialdiagnose der Leberkrankheiten eine zunehmende und beherrschende Stellung gewonnen. Man kann drei Gruppen von Enzymen unterscheiden:

1. *Sekretionsenzyme*: Sie werden in der Leberzelle gebildet und ins Plasma abgegeben, z.B. die *Cholinesterase* und die *Gerinnungsfaktoren*. Absinken dieser Enzyme deutet auf eine schwere, diffuse Leberzellschädigung.
2. *Exkretionsenzyme*: Sie werden in der Leberzelle gebildet (z.B. LAP = *Leuzinaminopeptidase*, 5-NT = *5-Neukleotidase*) und in die Galle ausgeschieden. Die alkalische Phosphatase wird im Gegensatz zur LAP zusätzlich in andern Organen (vor allem Osteoblasten) gebildet. Die gleichzeitige Erhöhung beider Enzyme deutet auf Cholostase im intra- oder extrahepatischen Gallengangsystem.
3. *Indikatorenzyme*: Diese Enzyme liegen z.T. gelöst im Zytoplasma vor und treten bei erhöhter Zellpermeabilität ins Blutplasma über. Fermente dieser Art sind die GOT (*Glutamat-Oxalazetat-Transaminase*), die GPT (*Glutamat-Pyruvat-Transaminase*), die *Aldolase, Sorbitdehydrogenase* und andere. Im Gegensatz zur zytoplasmatisch gelösten GPT, deren Erhöhung im Serum nur eine Permeabilitätsstörung der Zellen anzeigt, ist der Anstieg der zellstrukturgebundenen Enzyme im Serum Hinweis auf eine Zellnekrose (z.B. GLDH = Glutamatdehydrogenase und z.T. auch die GOT). GLDH und GOT sind aber auch bei akutem Verschlußikterus mäßig deutlich erhöht.

Bei *erhöhten Transaminasen* müssen Herzinfarkt (Normalisierung innert weniger Tage), Lungeninfarkt, Muskelerkrankungen, bei Vermehrung der Laktatdehydrogenase (LDH) vor allem Herzinfarkt, hämolytische Anämien, Perniziosa, Neoplasien und schwere diabetische Stoffwechselentgleisungen ausgeschlossen werden.

Außer diesen erwähnten gibt es eine große Zahl weiterer Enzymbestimmungen. Es wäre jedoch sinnlos anzunehmen, die Genauigkeit der Diagnostik erhöhe sich parallel mit der Zahl der durchgeführten Enzymbestimmungen, da zahlreiche Enzyme Parameter gleicher Aussagekraft darstellen. Aus der Vielzahl der Möglichkeiten haben sich in der Praxis die oben diskutierten, in 3 Gruppen gegliederten Enzyme bewährt.

Nach Ausschluß extrahepatischer Leiden deuten erhöhte Indikatorenzyme (vor allem GOT, GPT) ganz generell auf eine hepatozelluläre Schädigung. Sehr viele verschiedene Ursachen sind zu berücksichtigen.

Tabelle 23.3. Laborbefunde bei verschiedenen Leberleiden

	Meulengracht*	Dubin-Johnson	Hepatitis acuta (initial)	Chronisch persist. Hepatitis**	Chronisch aggressive Hepatitis	Zirrhose	Cholostat. Ikterus	Leber-Metastasen Leber-Abszeß
Serumbilirubin	indirekt	direkt u. indirekt	direkt u. indirekt	direkt u. indirekt	direkt u. indirekt	direkt u. indirekt	direkt u. indirekt	direkt u. indirekt
Urin:								
Bilirubin	−	±	+	(+)	±	±	+	(+)
Urobilinogen	−	±	−	(+)	±	±	−	(+)
Alkalische Phosphatase	normal	normal	leicht ↗	normal od. mäßig ↗	normal bis mäßig ↗	normal bis mäßig ↗	stark ↗	deutlich ↗
Serumtransaminasen	normal	normal	stark ↗	leicht bis mäßig ↗	leicht bis mäßig ↗	normal bis leicht ↗	leicht bis mäßig ↗	normal bis leicht ↗
γ-Globulinvermehrung	−	−	−	−	++	++	−	−
Bromsulphaleintest	normal	path. nach 60–120′	path.	path.	path.	path.	path.	path.

* Leberfunktion praktisch identisch bei hämolytischem Ikterus
** Leberfunktion praktisch identisch bei Morbus Pfeiffer

Die höchsten Werte finden sich bei akuter Hepatitis (initial GPT und GOT mindestens > 250 IE), sowie bei toxischen und medikamentösen Leberschäden. Bei akutem Verschlußikterus steigen die Transaminasen immer an, bleiben aber in der Regel auf Werten unter 250 IE. Leicht bis mäßig erhöhte Transaminasen (<250 IE) müssen an eine Reihe verschiedener Störungen denken lassen (Tab. 23.3). Außer bei intra- und extrahepatischen cholostatischen Prozessen finden sich leicht bis mäßig erhöhte Transaminasen vor allem bei toxischen Leberschäden (vor allem Alkohol), M. Pfeiffer, reaktiver Hepatitis (z.B. schwere Infektionskrankheit), Drogenikterus, chronischer Hepatitis, Zirrhose, kardialer Stauungsleber, akuter Hepatitis im Ablauf. Vor dem häufigen Kurzschluß, alle leicht erhöhten Transaminasewerte auf eine Virushepatitis zurückzuführen, kann nicht genügend gewarnt werden.

Die *alkalische Serumphosphatase* ist ein Gemisch von Isoenzymen verschiedenen Ursprungs. Diagnostisch von Bedeutung sind vor allem die osteogene Phosphatase (Bildungsort die *Osteoblasten*), die bei verschiedenen Knochenprozessen im Serum vermehrt ist (Osteomalazie, Knochen-Paget, Knochenmetastasen, Hyperparathyreoidismus), sowie die Gallengangsphosphatase. Zur Unterscheidung zwischen osteogener und biliärer Phosphataseerhöhung dienen LAP, 5-NT sowie der Bromsulphaleintest, die nur bei hepatobiliären Prozessen erhöht sind. Deutliche Erhöhung des letzteren findet sich bei gestörtem Gallenabfluß durch Verlegung der intra- oder extrahepatischen Gallenwege. Sehr hohe Werte werden vor allem bei intrahepatischer Cholostase beobachtet. Geringgradige und mäßige Erhöhungen kommen bei Leberparenchymschaden vor.

Normales Serumbilirubin bei erhöhter alkalischer Phosphatase (und LAP, 5-NT, Bromsulphaleintest) ist Hinweis auf ein *partielles Verschlußsyndrom* (z.B. umschriebene, herdförmige Leberprozesse, vor allem Lebermetastasen) oder inkomplete extrahepatische Cholostase (vor allem Pankreatitis, Tumor). Erhöhtes Serumbilirubin bei stark erhöhter alkalischer Phosphatase spricht für ein *vollständiges Verschlußsyndrom* extra- oder intrahepatischer Genese (z.B. primär biliäre Zirrhose oder Choledochusobstruktion).

Serumeisen

Das *Serumeisen* ist bei akutem, diffusen Leberparenchymschaden erhöht, weil Eisen normalerweise durch die Leberzellen gespeichert wird. Hohe Serumeisenspiegel sind somit typisch für die akute Hepatitis, finden sich aber auch bei Hämolyse, z.B. beim hämolytischen Ikterus. Charakteristisch für die *Hämochromatose*, die gleichfalls mit erhöhten Serumeisenwerten einhergeht, ist die stark erhöhte Transferrinsättigung (über 80%).

Farbstoffdiagnostik

Die **Bromsulphaleinprobe** ist die bekannteste Methode, welche mittels *Chromodiagnostik* die Eliminierung eines eingeführten Farbstoffes aus dem Blut durch das retikuloendotheliale System und die Ausscheidung durch die Leber mißt. Zu diesem Zweck sind zwei Blutentnahmen (vor und 45 Minuten nach der Injektion von 5 mg Farbstoff [Bromsulphalein] pro kg Körpergewicht) notwendig. Vergleich der Konzentrationen mit Hilfe der Stufenphotometrie. Nach 45 Minuten dürfen im Serum nicht mehr als 6% vorhanden sein. Höhere Werte (positives Resultat) finden sich im allgemeinen bei den Fällen mit diffusem Leberzellschaden. Besonders geeignet ist die Bromsulphaleinprobe zur Erfassung von Residualzuständen nach Hepatiden. Der Test ist leberspezifisch, mißt aber nicht nur die eigentliche Leberzellfunktion, sondern fällt auch bei gestörtem Gallenabfluß pathologisch aus (Elimination des Farbstoffs erfolgt normalerweise über die Galle). Eine ungenügende Leberdurchblutung (Herzinsuffizienz, Schock, Blutverlust, portokavale Anastomosen) geht ebenfalls mit einer Bromsulphaleinretention einher. Bei Ikterus kann Bromsulphalein wegen Interferenz mit Bilirubin kolorimetrisch nicht bestimmt werden.

Der *intraduodenale Bromsulphaleintest* ermittelt die Erscheinungszeit des intravenös injizierten Bromsulphaleins im Duodenalsaft. Eine verzögerte Erscheinungszeit duodenal deutet auf Cholostase, die sowohl intra- wie extrahepatisch bedingt sein kann. Der Test ist heute kaum mehr im Gebrauch.

Die diagnostische Bedeutung der **Laparoskopie** *und der* **Leberpunktion**

In unklaren Fällen bringt dem Geübten die *Laparoskopie* weitere Möglichkeiten zur Erkennung von Lebererkrankungen. Lebertumoren, Zystenleber, unklare Ikterusformen, Aszites und atypische Gallenblasen- sowie Gallengangserkrankungen stellen die Indikation zur laparoskopischen Untersuchung. Wichtige Aufschlüsse liefert die Laparoskopie in der Differentialdiagnose zwischen intra- und extrahepatischer Cholostase, für die genaue Differenzierung und Verlaufskontrolle von subakut-chronischen Hepatopathien. Die gezielte Leberbiopsie unter laparoskopischer Kontrolle gestattet manche Fehldiagnose der blinden Leberbiopsie (sog. „sampling error") zu verhindern, vor allem bei herdförmigen Leberveränderungen (wie z.B. Metastasen) und bei Zirrhosen (z.B. makronodulärer Zirrhose).

Die wichtigsten Indikationen der blinden *Leberpunktion* sind alle vermutlich diffusen Hepatopathien, wie z.B. Folgezustände nach Hepatitis, chronische Hepatitis, Fettleber, Hämochromatose etc.

Kontraindikationen: hämorrhagische Diathese (Quick unter 50%, akute, eitrige Prozesse der Leber, Echinokokkus und Spätstadien des Verschlußikterus).

Die *Leberpunktion* hat unsere Kenntnisse der Leberkrankheiten außerordentlich bereichert, es konnte besonders auch der Wert der Leberfunktionstests überprüft werden. Die früher mit der blinden Leberpunktion bestehenden Gefahren sind seit der Einführung der feineren Menghini-Nadel sehr stark vermindert worden.

Leberfunktionstests, Au-Antigen und morphologische Untersuchungsmethoden

Die Kombination der Leberfunktionsproben (sog. Leberprofil) und der verschiedenen morphologischen Untersuchungsmethoden, vor allem Laparoskopie, Biopsie, Szintigraphie, Angiographie, Splenoportographie, Cholangiographie, retrograde endoskopische Cholangiographie (ERC) und perkutane transhepatische Cholangiographie (PTC) bilden zusammen ein großes Arsenal diagnostischer Hilfsmittel, die sinnvoll und gezielt angewendet, in der Mehrzahl der Fälle eine genaue Diagnose ermöglichen. Anamnese und klinische Befunde stellen zusammen mit dem Leberprofil die entscheidende Grundlage dar für die richtige Auswahl der geeignetsten morphologischen Untersuchungsmethoden.

Mit Hilfe des Leberprofils lassen sich im Prinzip *vier Grundsyndrome*, welche für bestimmte Lebererkrankungen typisch sind, unterscheiden.

– Syndrom der *Parenchyminsuffizienz*:
  Verminderung der Albumine, von Prothrombin und Cholinesterase, eventuell Anstieg des Bilirubins und Abfall der Transaminasen. Typische Beispiele: Leberzirrhose, akute Leberdystrophie. Morphologische Bestätigung oft nicht möglich (tiefer Quick!), eventuell Laparoskopie.

– Syndrom der *mesenchymalen Reaktion*:
  Vermehrung der γ-Globuline und der Ig-Globuline. Typische Beispiele: chronisch-aggressive Hepatitis, Zirrhose. Morphologische Bestätigung durch Laparoskopie und Biopsie.

– Syndrom der *Cholestase*:
  Erhöhung von alkalischer Phosphatase, LAP, 5-NT, Bromsulphaleintest, später von Bilirubin und eventuell Cholesterin.
  Typische Beispiele: Intra- und extrahepatische Gallengangsobstruktion. Morphologische Bestätigung: bei normalem Bilirubin: Cholangiographie, eventuell Laparoskopie; bei Ikterus: Laparoskopie, ERC, PTC, eventuell Szintigraphie und Angiographie.

– Syndrom der *hepatozellulären Schädigung*: Anstieg vor allem der Transaminasen und eventuell des Bilirubins.
  Typische Beispiele: Hepatitis, akute, subakute und chronische Form, toxische oder medikamentöse Hepatopathie. Morphologische Bestätigung: Leberpunktion und Laparoskopie (vor allem bei subakut-chronischem Verlauf).

Australia-Antigen

Der serologische Nachweis des Australia-(Au-) Antigens ist ein neuer wichtiger Test zur Erfassung der *Virushepatitis* und deren *Folgezustände* (Typ B) und zur Angrenzung von anderen Leberleiden mit vorwiegend hepatozellulärer Schädigung.

Die Diagnose einer akuten Virushepatitis basierte bisher auf typischer Laborkonstellation in Verbindung mit Klinik und charakteristischen Befunden der Leberbiopsie. Toxische und medikamentöse Leberschädigungen mit ähnlichen Veränderungen konnten trotz genauer Anamnese nicht immer sicher gegenüber der Virushepatitis abgegrenzt werden. Bisher ist der Nachweis des Hepatitisvirus nicht gelungen. Kürzlich konnte jedoch BLUMBERG serologisch ein spezifisches Antigen erfassen, das sog. Au- (= Australia) Antigen oder SH- (Serumhepatitis-) Antigen, das dem Hepatitisvirus sehr nahe steht und wahrscheinlich aus Virusanteilen besteht. Es tritt regelmäßig im Frühstadium der Serum- (Typ B) Hepatitis auf (in 80–100%), fehlt jedoch bei der infektiösen (Typ A) Hepatitis. In gewissen Fällen persistiert das Au-Antigen im Blut über Monate und Jahre, z.T. in Verbindung mit chronisch-persistierender und chronisch-aggressiver Hepatitis, z.T. bei klinisch asymptomatischen Individuen mit normaler Leberfunktion und -morphologie (z.B. Dialysepatienten, Mongolismus, Lepra).

Der positive Au-Antigenbefund in Verbindung mit den entsprechenden biochemischen und morphologischen Befunden spricht für eine Virus-B-Infektion.

Die spezielle Differentialdiagnose des Ikterus

Hämolytische und nicht-hämolytische, isolierte Hyperbilirubinämien (vorwiegend familiär)

Allgemeines

Ist ein echter Ikterus, d.h. eine Bilirubinvermehrung im Serum festgestellt, muß in erster Linie die *hämolytische Form* nach den Kriterien, welche auf S. 559 angeführt sind, ausgeschlossen werden. Klinisch wegleitend ist meist die Erfahrung, daß der hämolytische Ikterus nicht schwere Grade erreicht (selten über 5 mg%) und die *fehlende Bilirubinurie*.

Von den hämolytischen und den hepatozellulären Bilirubinämien abzugrenzen ist eine besondere Krankheitsgruppe, welche charakteristischerweise ebenfalls mit einer Hyperbilirubinämie einhergeht, deren Bilirubin vorwiegend indirekt reagiert, die aber nicht durch Hämolyse entsteht (z.B. Morbus Meulengracht).

Gegenüber dieser Krankheitsgruppe stellt sich die Differentialdiagnose der hämolytischen Anämie daher in erster Linie.

Sog. idiopathische nicht-hämolytische Hyperbilirubinämien (Lit. s. R. SCHMID 1972).

Eine Reihe von Störungen des *intrazellulären Bilirubintransportes* ohne Hinweise für Hämolyse oder

Erkrankung der Leber gehören in diese Gruppe der vorwiegend familiären, idiopathischen Hyperbilirubinämien (z. B. Meulengracht, Dubin-Johnson-, Rotor-Syndrom).
Sie zeigen alle (mit Ausnahme des Crigler-Najjar) einen gutartigen Verlauf. Die Kenntnis dieser Leiden ist vor allem wichtig, um Verwechslungen mit bekannten Leberleiden zu vermeiden.
Diese Hyperbilirubinämien können unterteilt werden in a) indirekte und b) direkte Bilirubinerhöhungen.

a) *Indirekte (unkonjugierte) Hyperbilirubinämien*
– *Primäre Shunthyperbilirubinämie:* sehr selten, wahrscheinlich familiär bedingt durch intramedulläre Destruktion der Erythrozytenvorläufer. Klinisch normale Hämoglobinwerte, erhöhte Retikulozyten, erhöhter Plasmaeisenturnover, vermehrte Urobilinogenausscheidung in Stuhl und Urin und normale Lebensdauer der Erythrozyten (Lit. s. ISRAELS 1959; KLAUS 1965).
– Crigler-Najjar: familiär, sehr selten, verläuft häufig tödlich unter dem Bild des Kernikterus im allgemeinen im Verlauf des 1. Lebensjahres. Ursache: *Defekt der Glukuronyltransferase*.
Der häufige Icterus neonatorum beruht ebenfalls auf einer passageren Reifungsstörung des Konjugationssystems.
– *Lucey-Driscoll-Syndrom:* familiäre Form von *passagerer neonataler Hyperbilirubinämie*, wahrscheinlich infolge von Serumfaktor der Mutter (Steroidkörper?), der die Bilirubinkonjugation hemmt.
– „*Brustmilch*"-*Ikterus*: nicht-familiärer, protrahierter, neonataler Ikterus, wahrscheinlich infolge eines Milchfaktors der Mutter, der die Bilirubinkonjugation hemmt.
– *Meulengracht (Gilbert-Syndrom)*: häufigste familiäre Form von Hyperbilirubinämie, wahrscheinlich bedingt durch eine *Störung in der Aufnahme* und im *intra-zellulären Transport* von Bilirubin. Serumbilirubin unter 5 mg%, nur unkonjugiertes Bilirubin erhöht; die Prognose ist ausgezeichnet.
Die sog. *posthepatitische Hyperbilirubinämie* ist wahrscheinlich identisch mit dem Gilbert-Syndrom.

b) *Direkte (konjugierte) Hyperbilirubinämien*
Dubin-Johnson- und Rotor-Syndrom: Zwei ähnliche, seltene familiäre Störungen, die wegen des gutartigen chronischen Verlaufs auch im Erwachsenenalter zur Beobachtung gelangen. Typisch ist die intermittierende Vermehrung des konjugierten Bilirubins im Serum (+ Bilirubinurie). Beim Dubin-Johnson-Syndrom ist die Leber, im Gegensatz zum Rotorsyndrom, auffallend braun-schwarz pigmentiert (Pigment nicht identifiziert, nicht eisenhaltig). Bei beiden Syndromen besteht eine Ausscheidungsstörung für Kontrastmittel (negatives p.o. Cholangiogramm) und für Bromsulphalein. Nach initialem Abfall steigt der Bromsulphaleinwert im Serum erneut an und übertrifft nach 90 und 120 Minuten den 45-Minuten-Wert.

Icterus juvenilis intermittens Meulengracht

Beim Erwachsenen spielt außer des seltenen Dubin-Johnson- und Rotor-Syndroms praktisch nur der Morbus Meulengracht eine Rolle, da die sog. posthepatitische Hyperbilirubinämie wahrscheinlich dem Morbus Meulengracht zuzuordnen ist.
Der *Icterus juvenilis intermittens Meulengracht* führt bei Jugendlichen, und besonders häufig bei jugendlichen Intellektuellen, zu einem Beschwerdebild, das sich in abnormer Müdigkeit, Arbeitsunlust, Appetitlosigkeit, verbunden mit geringgradigem Ikterus äußert. Das Leiden ist familiär gehäuft, tritt nach der Pubertät auf und verliert nach dem 4. Lebensjahrzehnt in der Regel an Intensität. Ein schubweiser Verlauf, der zu psychischen Belastungen in zeitlichem Zusammenhang stehen kann, wie auch unmotiviertes Auftreten ist charakteristisch. Kürzlich konnte gezeigt werden, daß bei diesen Patienten das Serumbilirubin unter Fasten ansteigt und bei Nahrungszufuhr wieder absinkt. Die Ursache dieses Mechanismus ist ungeklärt. Neben den erwähnten Hauptsymptomen können oft auch Zeichen allgemeiner vegetativer Übererregbarkeit nachgewiesen werden. Schmerzhafte Sensationen in der Lebergegend werden gelegentlich empfunden.
Der Morbus Meulengracht muß vor allem gegenüber der Hepatitis (akut und chronisch) abgegrenzt werden (Tab. 23.3). Bei nicht ganz eindeutigen Fällen wird eine Leberbiopsie zum Ausschluß anderer Krankheiten wertvoll sein.

Hyperbilirubinämien mit nachweisbarem Leberzellschaden

Hepatozellulärer Ikterus

Bei den Erkrankungen mit *vorwiegender Leberzellschädigung* ist die Differentialdiagnose zwischen der Hepatitis und den toxischen resp. medikamentösen Hepatopathien wichtigstes Anliegen. Während bei toxischen Schädigungen in der Regel ein hepatitisähnliches Bild mit entsprechenden biochemischen Veränderungen besteht, verläuft die medikamentöse Hepatopathie entweder ähnlich wie eine Hepatitis oder wie ein cholostatisches Syndrom (s. S. 572, 575). Unter den Toxinen spielt der *chronische Äthylabusus* bei weitem die wichtigste Rolle. In der klinischen Praxis gilt es daher bei jeder hepatozellulären Schädigung mit oder ohne Ikterus primär zu unterscheiden zwischen aethylischer und nicht-aethylischer Hepatopathie. Das breite Spektrum der diversen Möglichkeiten aethylisch induzierter Hepatopathien von der asymptomatischen Fettleber (Hepatomegalie) über die aethylische Hepatitis, aktive Fettzirrhose zur inaktiven Zirrhose (inklusive Komplikationen) mit den unterschiedlichen klinischen und biochemischen Befunden muß dabei immer vor Augen stehen.

Hepatitis epidemica

Bei den Hepatitiden wird die *infektiöse Hepatitis* (Virus A) mit kurzer Inkubation von der *Serumhepatitis* (Virus B) mit langer Inkubation unterschieden. Die Übertragung bei infektiöser Hepatitis erfolgt vorwiegend durch Schmutz-Schmierinfektion, ist häufiger bei Kindern und Jugendlichen und kann vorwiegend in Gebieten mit schlechten sanitärischen Verhältnissen epidemisch auftreten. Epidemien infolge Kontamination von Wasser oder Nahrungsmitteln sind dokumentiert. Die Infektion kann auch parenteral übertragen werden. Die Inkubationszeit beträgt 14 bis 40 Tage, durchschnittlich 30 Tage für orale wie für parenterale Übertragung.

Die *Serumhepatitis* kann sowohl durch Transfusionen, Applikationen von Blutprodukten, gewöhnliche Injektionen oder nach Hautverletzungen mit einem Erreger tragenden Instrument, z.B. „Hippie-Hepatitis" beobachtet werden. Die zusätzliche Übertragungsmöglichkeit durch Schmutz-Schmier-Infektion (Speichel, Stuhl, Urin, Geschlechtsverkehr) ist gesichert. Die Inkubation beträgt 50 bis 160 Tage.

Der klinische Verlauf erlaubt keine Unterscheidung der beiden Formen, doch verläuft die Serumhepatitis manchmal besonders schwer und die Komplikationsrate ist erhöht. Der Nachweis von Au-Antigen im Serum (s. S. 566) sichert die Diagnose einer B-Virusinfektion.

Die Diagnose der Hepatitis ist in voll entwickelten Fällen nicht schwierig. Klinisch beherrschen mehr oder weniger starker Ikterus, der in den ersten 1 bis 2 Wochen als Rubin-, später auch als Verdinikterus imponiert, eine meist deutliche Leber-, häufig auch eine Milzschwellung, kleine palpable Lymphknoten am Hals, vorübergehende Temperatursteigerung und subjektiv allgemeine Übelkeit das Bild. Das Bilirubin ist direkt und indirekt positiv. Die Bilirubinurie führt zum bekannten bierbraunen Urin und der gestörte Umbau von Sterkobilin im Darm zum hellen entfärbten Stuhl. Im Blutbild sind häufig Plasmazellen nachweisbar, die Leukozytenwerte können von ausgesprochener Leukopenie bis zu mäßiger Leukozytose schwanken. Keine toxischen Veränderungen. Die Blutsenkung ist zu Beginn der Hepatitis normal.

Zeigt die Elektrophorese bei Krankheitsbeginn bereits eine Vermehrung der γ-Globuline, liegt höchst wahrscheinlich ein Ikterusschub bei chronisch-aggressiver Hepatitis resp. Zirrhose vor.

Bei der Hepatitis epidemica oft sehr schwer zu erfassen sind
- das präikterische Stadium
- besondere Verlaufsformen und
- die Folgezustände der Hepatitis.

Die Laboratoriumswerte zeigen die ausgesprochenen Befunde der hepatozellulären Schädigung, vor allem die massiv erhöhten *Transaminasen* (GPT und GOT über 250 I.E.).

Im *präikterischen Stadium* lenken folgende Symptome auf die richtige Fährte: Allgemeine Abgeschlagenheit ohne erkennbare Ursache, Appetitlosigkeit, ungeklärte Temperatursteigerung, gelegentlich leichte, ziehende Schmerzen in der Lebergegend, Milzschwellung bei normaler Blutkörperchensenkungsgeschwindigkeit, Subikterus mit entsprechenden Urin- und Stuhlverfärbungen und vor allem die immer wieder während langer Zeit nicht richtig gedeuteten, mehr oder weniger heftigen *Arthralgien*. Diese Arthralgien entsprechen einer Infektarthritis ohne Schwellung, Rötung oder Funktionseinschränkung. Die Beschwerden sind auch nicht streng auf die Gelenke lokalisiert. Exantheme, vor allem eine *Urtikaria*, werden gelegentlich beobachtet. Bereits in diesem Krankheitsstadium sind die Transaminasen im Serum ausnahmslos erhöht, was die Klärung dieser Fälle erlaubt.

Die *anikterische Hepatitis* verläuft unter einem ähnlichen klinischen Bild wie die ikterische, wird aber häufig wegen des Fehlens des Ikterus verkannt. Vergrößerte, druckdolente Leber und pathologisches Leberprofil sind wie bei der ikterischen Hepatitis die wichtigsten diagnostischen Kriterien.

Hepatitisähnliche Krankheitsbilder bedingt durch andere Erreger

Infektionen mit verschiedenen Viren, Leptospiren oder Rickettsien können das klinische Bild einer Hepatitis hervorrufen.

Mononucleosis infectiosa

Sie verläuft in seltenen Fällen unter einem *ikterischen* Bild. Die Diagnose stellt sich aus dem Blutbild mit den typischen monozytoiden Pfeiffer-Zellen mit breitem Plasma (s. Abb. 6.13). Im Gegensatz zur Hepatitis epidemica ist Leukozytose meistens vorhanden (s. S. 132). Es ist aber dabei zu bedenken, daß schon die gewöhnliche Hepatitis, wie auch andere Viruserkrankungen in bestimmten Phasen (s. S. 165), Pfeiffer-Zellen ähnliche Lymphozyten zeigen können, wenn auch die Veränderungen bei weitem nicht so ausgesprochen sind.

Die *Paul-Bunnell-Reaktion*, welche für Mononucleosis infectiosa weitgehend pathognomonisch ist, fällt auch bei der gewöhnlichen Hepatitis epidemica manchmal schwach positiv aus. Bei beiden Krankheiten findet sich gelegentlich auch eine unspezifisch *positive Wassermann-Reaktion*.

Die Transaminasen sind regelmäßig erhöht, aber selten über 100–150 I.E.; sie sind also weniger hoch als bei Hepatitis epidemica.

Es bestehen sogar sehr enge Beziehungen zwischen diesen Krankheiten, da sie wahrscheinlich durch nah verwandte Virusarten bedingt sind. Die Differenzierung, die meist keine Schwierigkeiten bereitet, kann aber in Einzelfällen unmöglich sein (Au-Antigen!).

Leberbeteiligung bei anderen Viruserkrankungen

Manche Virusinfekte können mit Leberbeteiligung einhergehen, meist unter dem Bild eines leichten Ikterus, Lebervergrößerung und erhöhten Transaminasewerten. Man suche daher nach solchen in Frage kommenden Viruserkrankungen: Herpes zoster, Coxsakkie-B-Infektion, Parotitis epidemica, Varizellen, Pokken.

Leptospirosis icterohaemorrhagica (Weilsche Erkrankung)

Bei dieser hochfebrilen Affektion ist das *hepatorenale* Syndrom besonders ausgeprägt. Es bestehen also neben dem Ikterus Rest-N-Steigerung und ein ausgesprochenes nephritisches Urinsediment mit massenhaft Erythrozyten und einer mäßigen Albuminurie. Heftige *Kopf- und Wadenschmerzen* fehlen sozusagen nie. In der *Anamnese* wird fast immer Baden in verschmutzten Gewässern angegeben. Meist sind die rattenverseuchten Gewässer im lokalen Umkreis bekannt. Wie die Leptospirenerkrankung überhaupt wird der Morbus Weil vorwiegend im *Spätherbst* beobachtet. Die beweisende *Agglutination* wird erst zehn Tage nach Krankheitsbeginn positiv. Im *Urin* lassen sich die Leptospiren in der 2. Krankheitswoche im Dunkelfeld nachweisen, wodurch die Diagnose gesichert werden kann. In der 1. Woche finden sich die Erreger nur im Blut.

Q-Fieber-Hepatitis. Bei unklaren Ikterusformen ist auch an die Möglichkeit einer Rickettsien-Infektion zu denken. In manchen Gegenden, z.B. in Israel, ist der Anteil des Q-Fieber-Ikterus an der Gesamtzahl der Ikterusfälle recht hoch.

Tabelle 23.4. Differentialdiagnose häufiger Ikterusformen

	Extrahepatischer Verschlußikterus durch		Akute Virus-Hepatitis	Intrahepatischer cholostat. „Drogen"-Ikterus
	Stein	Papillen-Ca		
Anamnese	Koliken	keine	Kontakte od. Injektionen, Transfusionen	Medikamenteneinnahme
Schmerzen	Konst. epigastrisch Gallenkolik od. keine	Konst. epigastrisch, ± Rücken od. keine	gering	keine
Pruritus	+	+	evt. passager	±
Entwicklg. d. Ikterus	langsam	langsam	rasch	rasch
Ikterustyp	fluktuiert	meist progredient	rascher Beginn, langsame Normalisierung	variabel, i. a. leicht
Gew. verlust	gering	i. a. progressiv	gering	gering
Arthralgien	−	−	+	±
Fieber	−	−	±	Initialzacke
Hepatomegalie	+	+	±	±
Splenomegalie	∓	−	+	−
Courvoisier	−	+	−	−
Laborbefunde				
Leukozyten	↗ od. norm.	↗ od. norm.	↙ od. normal	normal
Diff. Blutbild	↗ Neutroph	−	↗ Lympho	↗ Eosinph. (initial)
Stuhlfarbe	interm. hell	acholisch	wechselnd hell	hell
Urin-Urobilinogen	+	−	− initial + später	− initial + später
↗ Serumbilir.	i. a. 3–10 mg%	progredient 15–30 mg%	variabel	variabel
↗ Alk. Phosphatase	mäßig	stark	gering	stark
↗ Transaminasen	mäßig	gering	stark	mäßig
↗ Cholesterin	variabel	variabel	gering	deutlich
Röntgen				
ERC* und PTC*	Breiter Choledoch. + Stein	Breiter Choledochus + Stop auf Papillenhöhe	normal	normal

* ERC = endoskopisch retrograde Cholangiographie
PTC = perkutane, transhepatische Cholangiographie

Besondere Verlaufsformen der Hepatitis

Eine *besondere Verlaufsform der Virushepatitis*, welche sehr schwierige differentialdiagnostische Probleme zu stellen pflegt, ist die *Hepatitis mit cholostatischem Einschlag*.
Bei dieser Form der Hepatitis tritt die Leberzellschädigung zurück, d. h. die Transaminasen sind nur anfänglich deutlich erhöht, dagegen stehen die auf Cholostase hinweisenden Symptome (Juckreiz, alkalische Phosphatase) und die histologischen Zeichen der Gallenrückstauung im Vordergrund. Die γ-Globuline können normal oder leicht erhöht sein. Häufig ist die ikterische Phase prolongiert und die Differentialdiagnose gegenüber extrahepatischen Formen von Cholostase schwierig.
Die *subakut-nekrotisierende Hepatitis* ist eine weitere spezielle Verlaufsform der akuten Hepatitis, die gekennzeichnet ist durch einen *protrahierten ikterischen Verlauf* (durchschnittlich etwa 4 Monate) mit stark beeinträchtigtem Allgemeinzustand. Die Leber ist vergrößert, die Transaminasen bleiben über Wochen hoch und es bestehen meistens ausgeprägte Zeichen von Cholostase. In vielen Fällen treten Aszites, Ödeme und Enzephalopathie im Frühstadium auf, was zusammen mit den deutlich erhöhten γ-Globulinen auf eine Zirrhose hinweist. Diagnostisch entscheidend sind Laparoskopie und Biopsie zur Erfassung der typischen herdförmigen (submassiven oder Brücken-) Nekrosen größerer Leberbezirke. In späteren Stadien entwickeln sich häufige einzelne große Regenerationsknoten (sog. *Kartoffel-Leber*).
Die subakut nekrotisierende Hepatitis ist eine *Reaktionsform*, die nicht nur bei Virushepatitis, sondern auch nach medikamentöser Leberschädigung (z.B. nach Oxyphenisatin) beobachtet wird. Bei den meisten Patienten kommt die Krankheit klinisch und biochemisch zum Stillstand, allerdings z.T. mit Defektheilung (inaktive Zirrhose). Einige Patienten sterben im Leberkoma oder entwickeln eine chronisch-aggressive Hepatitis. Differentialdiagnostisch müssen diese Fälle vor allem von der chronisch-aggressiven Hepatitis und bei ausgeprägter Cholostase vom extrahepatischen Verschlußikterus abgegrenzt werden (Laparoskopie, endoskopisch retrograde Cholangiographie!).
In etwa 2–15% von akuter Virushepatitis kommt es 2 bis 6 Wochen oder später (3 bis 6 Monate) zu einem Rezidiv der Hepatitis (sog. *rezidivierende Hepatitis*). Dabei kann sich das Krankheitsbild in seiner vollen Symptomatologie wiederholen. Im allgemeinen erfolgt eine völlige Abheilung des Rezidivs.
Die seltene *fulminante Hepatitis*, die bösartigste Verlaufsform der akuten Virushepatitis führt im allgemeinen innert 10 Tagen zum Tode. Rascher Anstieg des Ikterus, Fieber, schwere Beeinträchtigung des Allgemeinzustandes, Praecoma hepaticum, Kreislaufkollaps und Schrumpfung der Leber deuten auf diesen schweren Verlauf. Biochemisch treten rasch Zeichen des Leberversagens mit Abfall der Blutgerinnungsfaktoren in den Vordergrund (s. S. 588).
Übergang in die *benigne chronisch-persistierende Hepatitis* (s. S. 574) oder in die weniger gutartige *chronisch-aggressive Hepatitis* (s. S. 573) werden in etwa 5–12% der Fälle von Hepatitis epidemica beobachtet, vor allem nach Serumhepatitis.
Cholostatische Hepatopathien (ausführliche Beschreibung s. S.571ff.). Die cholostatischen Verlaufsformen der Hepatitiden (s. oben) sind praktisch vor allem abzugrenzen gegenüber den medikamentösen, cholostatischen Hepatopathien (sog. Drogenikterus) (s. S. 572) und dem extrahepatischen Verschlußikterus (s. S. 581) (Tab. 23.4).

Differenzierung von intra- und extrahepatischer Cholostase

Die Unterscheidung zwischen den beiden wichtigsten Ikterusformen, dem *hepatozellulären Ikterus* und dem *extrahepatischen Verschlußikterus* ist aufgrund von Anamnese, Klinik und biochemischen Befunden in ungefähr 90% der Fälle problemlos. Diagnostische Schwierigkeiten bereitet jedoch in der Regel die sichere Differenzierung der Fälle von intrahepatischer und extrahepatischer *Cholostase* (sog. *chirurgischer Ikterus*).
Diese Unterscheidung ist praktisch wichtig, weil Fälle mit intrahepatischer Cholostase chirurgische Eingriffe erfahrungsgemäß ausgesprochen schlecht ertragen. Als allgemeine klinische Regel mag festgehalten werden: Bei der extrahepatischen Cholostase ist die Leber als Folge der Erweiterung der gestauten intrahepatischen Gallengänge vergrößert, wogegen bei der intrahepatischen Cholostase die Lebervergrößerung gering ist oder fehlt. Schmerz wird bei der intrahepatischen, im Gegensatz zur extrahepatischen Cholostase selten empfunden (s. Tab. 23.4).
Die Möglichkeiten, den intrahepatischen, cholostatischen Ikterus gegenüber dem mechanisch bedingten (extrahepatischen) abzugrenzen, gehen ebenfalls aus Tab. 23.4 hervor. Den klinischen Gesichtspunkten, welche tabellenmäßig nicht dargestellt werden können und deren richtige Bewertung den guten Arzt auszeichnet, ist eine besondere Bedeutung beizumessen. Laboratoriumsmäßig sind beim intrahepatisch cholostatischen Ikterus die auf eine Zellschädigung hinweisenden Befunde eher stärker ausgeprägt. Eine Differenzierung ermöglicht oft auch die Leberbiopsie (mit der dünnen Menghini-Nadel), wenn sie nicht vor der 3. Krankheitswoche ausgeführt wird. Bei der extrahepatischen Cholostaseform sind erst dann die größeren intralobulären Gallengänge erweitert und ihre Epithelien abgeflacht.
In einem kleinen Prozentsatz ist mit den üblichen Methoden keine sichere Differenzierung möglich zwischen intrahepatischer und extrahepatischer Cholostase. In diesen Fällen stehen zwei Methoden zur

Verfügung, die endoskopische retrograde Cholangiographie (Abb. 20.50) vorläufig erst an einigen gastroenterologischen Zentren durchführbar und die perkutane transhepatische Cholangiographie. Mit beiden Methoden können die extrahepatischen Gallenwege dargestellt werden. Der Nachweis normaler extrahepatischer Gallenwege läßt eine extrahepatische Cholostase mit Sicherheit ausschließen.

Intrahepatische Cholostase

Unter diesem Begriff werden alle Formen von Cholostase zusammengefaßt, die ihre Ursache in der Leber haben. Allen gemeinsam ist die *Störung der Ausscheidung* von konjugiertem (direktem) Bilirubin, deren Ursache auf Stufe der Leberzelle (postmikrosomal, d.h. nach der Konjugation zu Bilirubinglukuronid, z.B. Dubin-Johnson), der Gallenkapillaren, der Ductuli oder der größeren intrahepatischen Gallengänge liegen kann (Abb. 23.5).
Allen Formen außer den intrazellulären (Dubin-Johnson) gemeinsam sind deutliche Zeichen klinischer (Pruritus) und biochemischer Cholostase (erhöhte Werte von alkalischer Phosphatase, LAP, 5-NT, Brom, direktem Bilirubin und eventuell Cholesterin). Im Gegensatz zur extrahepatischen Cholostase fehlen Schmerzen, Cholangitis, Hepatomegalie und vor allem eine Erweiterung der extrahepatischen Gallenwege.
Die Mehrzahl der Prozesse, die zu intrahepatischer Cholostase führen, sind selten. Sie können folgendermaßen klassifiziert werden (s. auch Abb. 23.5).
- Familiäre, konjugierte Hyperbilirubinämie (Dubin-Johnson-, Rotor-Syndrom s. S. 567).
- Hepatozelluläre Prozesse (z.B. Virushepatitis s. S. 568, akute aethylische Fettleber s. S. 576, schwere bakterielle Infekte s. S. 572, postoperativer Ikterus s. S. 572, Leberzirrhose s. S. 575).
- Kanalikuläre und perikanalikuläre Cholostase (z.B. C_{17}-alkylierte, anabole Hormone s. S. 572, Morbus Hodgkin, Schwangerschaftsikterus s.u.).
- Duktuläre Cholostase (z.B. „allergische" Form des cholostatischen Drogenikterus s. S. 572 benigne, rezidivierende Cholostase.
- Duktuläre, intralobuläre und septale Gallengänge (z.B. primäre, biliäre Zirrhose s. S. 579, intrahepatische biliäre Atresie.
- Septale und größere intrahepatische Gallengänge (z.B. sklerosierende Cholangitis, primäre oder sekundäre Formen, Cholangiokarzinom (s. S. 581ff.).

Schwangerschaftsikterus

Der *benigne Schwangerschaftsikterus* ist durch eine *Cholostase* mit den typischen Symptomen (der eigentlichen Gelbsucht vorangehender Juckreiz, erhöhte alkalische Serumphosphatase, leicht bis mäßig erhöhte Transaminasen, normale Elektrophorese) gekennzeichnet. Die Gelbsucht, die meistens erst im letzten Drittel der Schwangerschaft einsetzt, ist nicht sehr intensiv (im allgemeinen weniger als 10 mg% Bilirubin), heilt nach der Entbindung spontan aus, hat jedoch bei jeder neuen Gravidität die Tendenz zu rezidivieren (= *rezidivierender, idiopathischer Schwangerschaftsikterus*). Da der rezidivierende Schwangerschaftsikterus (Icterus e graviditate) ein seltenes Leiden darstellt, ist es wahrscheinlicher, daß eine Frau in der Schwangerschaft an einer andern ikterischen Hepatopathie, z.B. Hepatitis epidemica oder Cholezystitis-Cholelithiasis erkrankt (Icterus in graviditate) als an spezifischem Schwangerschaftsikterus.
Selbstverständlich kommen in der Schwangerschaft auch die andern Ikterusformen vor. Besonders gefürchtet ist die glücklicherweise seltene akute Schwangerschaftsfettleber, die unter dem Bild der akuten Lebernekrose im Leberkoma in wenigen Tagen zum Tode führt.

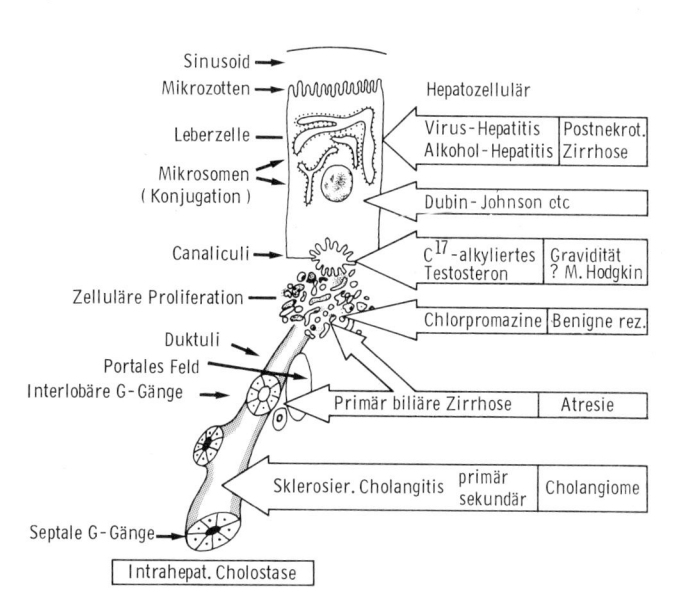

Abb. 23.5. Schematische Klassifikation der intrahepatischen Cholostase nach möglichem Angriffspunkt der verschiedenen Ursachen im Gallenblasensystem (nach *Sherlock*)

Postoperativer Ikterus

Neuerdings wurde auch ein benigner **postoperativer Ikterus** beschrieben. Beginn des Ikterus bereits am 1. oder 2. postoperativen Tag mit Maximum zwischen 4. und 10. Tag und Remission nach 14 bis 18 Tagen. Afebril, ohne Pruritus, ohne Hepatosplenomegalie, dagegen Bilirubinurie, jedoch nicht völlig entfärbter Stuhl. Anstieg des direkten Serumbilirubins auf 5–25 mg%, und normale bis mäßig erhöhte Transaminasewerte (bis 180 IE). Auch alkalische Phosphatasewerte leicht erhöht (im allgemeinen unter 20 BE). Bei Biopsie intrahepatische zentrolobuläre Cholostase. Prognose gut.

Es scheint sich nicht um eine ikterische Hepatopathie nach Anästhesie bzw. durch Narkosemittel (Chloroform oder Halothan) zu handeln, sondern dieser Ikterus steht in direktem Zusammenhang mit der Operationsbelastung.

Intrahepatische Cholostase bei schweren Infektionskrankheiten

Schwere bakterielle Infektionen (z.B. Pneumonie, Leptospirosen, Koliinfekte der Harnwege, Salmonellosen) können vor allem bei Kindern, gelegentlich aber auch bei Erwachsenen mit einem *cholostatischen Ikterus* einhergehen. Im Gegensatz zu den meisten andern Ikterusformen finden sich in diesen Fällen in der Regel ein stark toxisch verändertes Blutbild und zudem Symptome des Grundmorbus.

Medikamentöse cholostatische Hepatopathie (sog. Drogenikterus)

Bei jedem Ikterus ist unter anderm durch gezielte Anamnese nach Einnahme von *Medikamenten* zu fahnden (z.B. oxyphenisatinhaltige Laxantien), die einen „*Drogen*"-*Ikterus* hervorrufen können. Der alte Begriff des „Drogenikterus" (englisch drug = Medikament) darf nicht verwechselt werden mit der Serumhepatitis bei drogenabhängigen Individuen, die wegen unsteriler Injektionstechnik in diesen Kreisen sehr verbreitet ist (sog. Hippiehepatitis).

Der Drogenikterus kann verlaufen unter dem Bild
– einer Hepatitis (s. S. 575) oder
– einer intrahepatischen Cholostase.

Beim *cholostatischen Drogenikterus* werden zwei Formen unterschieden

a) die *toxische* (dosisabhängige) Form vom Typ des *Methyltestosteron*- (C-Atom-17-alkalyierte anabole Hormone) und

b) die „*allergische*" (dosisunabhängige) Form vom Typus des *Chlorpromazin-Ikterus*.

Der „allergische" cholostatische Ikterus kann durch eine große Zahl von Medikamenten hervorgerufen werden. Die bekanntesten sind neben den Phenothiazinderivaten (Largactil) Thyreostatika, Hydantoinpräparate, Antibiotika, vor allem die Erythromycingruppe, Antiarrhythmika (z.B. Ajmalin), Furadantin, Goldpräparate, Antidiabetika (z.B. Tolbutamid), Tofranil, Miltown. Der Ikterus tritt in 90% innerhalb der ersten 4 Wochen nach Behandlung auf. Das Prodromalstadium ist kurz mit Allgemeinerscheinungen wie bei der Hepatitis, aber meist weniger intensiv. 2- bis 3tägige initiale Fieberzacke, nachfolgend oft während 2 bis 3 Wochen subfebril. Pruritus, oft Eosinophilie. Blutchemisch deutliche Zeichen von Cholostase (s. Tab. 23.4).

Der Verlauf ist im allgemeinen kurz, kann aber protrahiert sein, so daß ein extrahepatischer Verschluß vorgetäuscht wird. In der Leberbiopsie finden sich Zeichen von Cholostase und eine entzündliche portale Infiltration mit vorwiegend mononukleären und eosinophilen Leukozyten. Der histologische Befund ist aber beim seltenen chronischen Verlauf schwer zu interpretieren. Ein Übergang in eine primär biliäre Zirrhose wurde in seltenen Fällen beobachtet.

Chronische Hepatitis

Es werden heute vor allem zwei Formen der chronischen Hepatitis unterschieden:

Tabelle 23.5. Bei chronisch-aggressiver *Hepatitis* (Biopsiebefunde) stellt SCHMID 1966 folgende Symptome und Befunde fest:

Subjektiv	%	objektiv	%	Laboratoriumsbefunde	%
Müdigkeit	77	Vergrößerte Leber	76	patholog. Bromsulphaleintest	100
unbestimmte		vergrößerte Milz	40	Transaminasenerhöhung	96
Bauchbeschwerden	65	Gewichtsverlust	33	Gammaglobulinerhöhung	89
Anorexie	40	Ikterus	28	Bilirubinerhöhung	72
dunkler Urin	39	Fieber	24	Senkungsbeschleunigung	72
Fettintoleranz	33	Anämie	19	Latextest positiv	35
heller Stuhl	26	Spider-Nävi	15	alkalische Phosphatase erhöht	24
Pruritus	24	Aszites	8	Thymoltest positiv	24
Rheumatische		Ösophagusvarizen	6	Quick vermindert	24
Beschwerden	24	Palmarerythem	6		
Erbrechen	20				
Kolikartige Oberbauchbeschwerden	12				

— die *chronisch-persistierende Hepatitis*,
— die *chronisch-aggressive Hepatitis*.

Die große medizinische und soziale Bedeutung der **chronischen Hepatitis** ist erst im letzten Jahrzehnt erkannt worden. Die Diagnose ist durch die entsprechenden Untersuchungen eindeutig zu stellen, aber sie wird deswegen während längerer Zeit häufig verpaßt, weil die Symptomatologie als sehr uncharakteristisch imponieren kann und die Kranken häufig auch ihre Beschwerden dissimulieren oder hinter einer depressiven Maske verstecken. Die Ursachen, welche eine Hepatitis chronisch machen, sind noch nicht im einzelnen bekannt. Für die differentialdiagnostischen Überlegungen mag hervorgehoben werden, daß eine Chronizität zu erwarten ist, wenn zwischen Aggression durch das krankmachende Agens (z.B. Au-Antigen) und den immunologischen Abwehrmechanismen des Organismus ein Mißverhältnis besteht (Abb. 23.6). Ob zusätzlich Autoimmunmechanismen am Zustandekommen der chronischen Hepatitis beteiligt sind, ist ungeklärt. Es sind auch viele andere Faktoren vermutet worden, welche die Auslösung einer chronischen Hepatitis begünstigen z.B. Medikamente (s. S. 575).

Als klinische Symptome weisen auf eine chronische Hepatitis hin: Fortbestehen der subjektiven Beschwerden, wie sie bei der akuten Hepatitis typisch sind: Müdigkeit, Inappetenz, Fettintoleranz, Druck und Völlegefühl im rechten Oberbauch. „Vegetative" Symptome wie Schweißausbrüche, allgemeine Schwäche, Kollapsneigung, depressive Verstimmungen stehen gelegentlich im Vordergrund. Objektiv ist der Nachweis einer vergrößerten und indurierten Leber, gelegentlich kombiniert mit Splenomegalie der bei weitem wichtigste klinische Befund. Pathologische Laboratoriumswerte bei normalem Tastbefund kommen vor. Die Hauterscheinungen des chronisch Leberkranken sind fast immer mehr oder weniger ausgeprägt nachweisbar (Abb. 23.7), sind aber bei äthylischer Leberzirrhose viel regelmäßiger und in stärkerem Ausmaß anzutreffen. Ein Ikterus fehlt in einer großen Zahl von Fällen. Von den Laboratori-

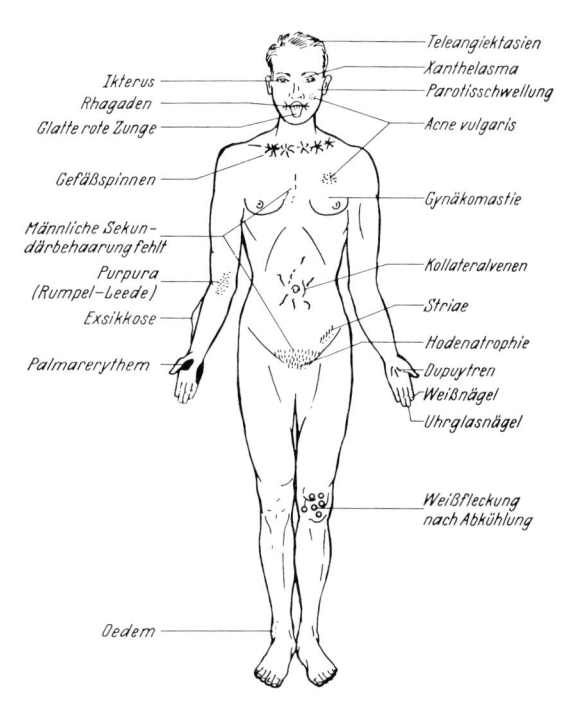

Abb. 23.7. Hautveränderungen bei *chronischen Lebererkrankungen* (nach *Martini*)

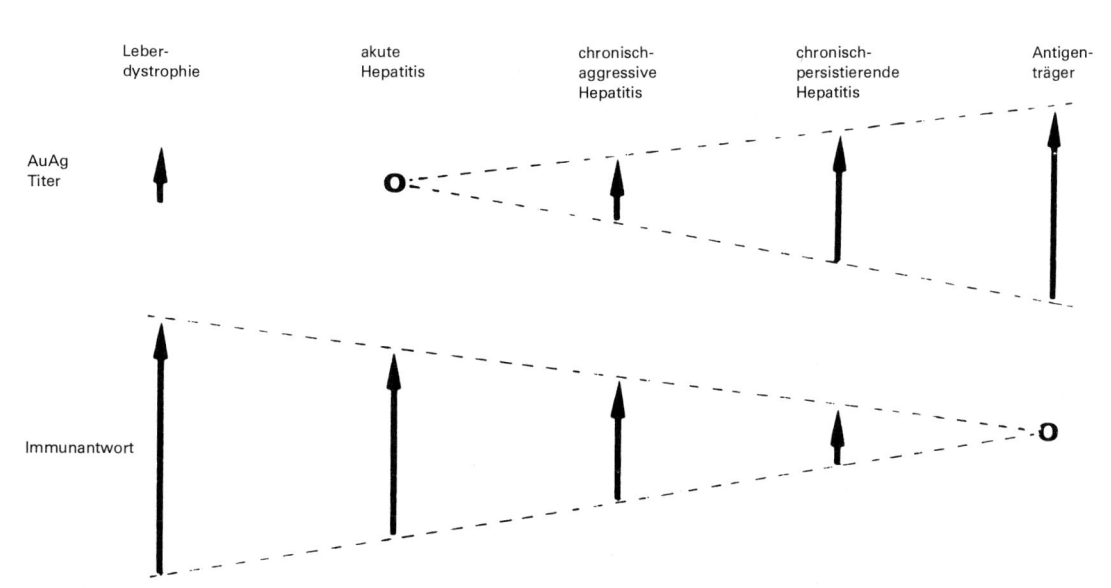

Abb. 23.6. Beziehungen zwischen Au-Antigentiter und Immunitätslage bei akuter und chronischer Hepatitis (nach *Müller*)

umsuntersuchungen sind die *Transaminasenwerte* und die *Elektrophorese* am wichtigsten. Die Transaminasen sind zwar nicht immer, aber doch in der großen Mehrzahl erhöht und können für die Beurteilung des Krankheitsverlaufs führend werden. Das Au-Antigen ist in 30–70% der Fälle nachweisbar. Die absoluten Eiweißwerte und das Verhalten der γ-Globuline geben weitere Hinweise (Abb. 23.8). Gelegentlich sind die Eiweißwerte stark erhöht, so daß eine besondere Form als *chronische Hepatitis mit Hyperproteinämie* abgegrenzt wurde. Es handelt sich aber offenbar um graduelle und nicht prinzipielle Unterschiede gegenüber der chronisch-aggressiven Hepatitis. Die chronisch-aggressive Hepatitis geht im Gegensatz zur chronisch-persistierenden Hepatitis regelmäßig mit einer Hypergammaglobulinämie einher. Erst nach Übergang in eine *inaktive Zirrhose* oder bei Ausheilung kehren die γ-Globulinwerte zur Norm zurück. Die Normalisierung der γ-Globuline im Verlauf der chronisch-aggressiven Hepatitis ist daher nicht gleichbedeutend mit Abheilung, sondern erfordert eine morphologische Kontrolluntersuchung am besten mittels Laparoskopie. Nur auf diese Weise kann die prognostisch wichtige Entscheidung zwischen definitiver Abheilung (mit restitutio ad integrum) und Defektheilung, d. h. Übergang in inaktive Zirrhose getroffen werden.

Nach eigener Erfahrung geht die chronisch-aggressive Hepatitis in etwa 90% in eine Zirrhose über. Im Stadium der inaktiven Zirrhose sind aber diese Patienten oft noch viele Jahre klinisch asymptomatisch und das Leberprofil ergibt praktisch normale Resultate, bis dann terminal die Komplikationen der Leberzirrhose auftreten (vor allem Leberkoma, Aszites, Ösophagusvarizenblutung, Hepatom).

Besonders ausgesprochen werden die Eiweißveränderungen bei der sog. **lupoiden Hepatitis**, welche vor allem, aber nicht ausschließlich, junge Frauen betrifft. Die lupoide Hepatitis ahmt viele Symptome des eigentlichen Lupus erythematodes nach: Fieberschübe, Hypergammaglobulinämie, Arthritis, evtl. positive Luesreaktionen bis zum LE-Zellphänomen im Blut. Hämorrhagische Diathese häufig. Es handelt sich aber nicht um einen eigentlichen Erythematodes, sondern um eine besonders schwere Verlaufsform der chronisch-aggressiven Hepatitis mit Allgemeinsymptomen.

Die Hypergammaglobulinämie bei chronisch-aggressiven Hepatopathien kann gelegentlich differential-diagnostische Schwierigkeiten gegenüber dem *Plasmozytom* bedingen, vor allem weil außer der Hyperproteinämie auch starke Plasmazellvermehrung im Sternalmark bei chronischer Hepatopathie vorkommt. Nachweis von Paraproteinen in der Immunelektrophorese spricht sehr für Plasmozytom, ausnahmsweise können solche auch bei Leberzirrhose vorkommen. Differentialdiagnostisch muß die chronisch-aggressive Hepatitis vor allem gegenüber der subakut-nekrotisierenden Hepatitis (s. S. 570), der chronisch-persistierenden Hepatitis (keine γ-Globulinvermehrung, Leberbiopsie) und der Leberzirrhose (s. S. 575) (Laparoskopie) inkl. Morbus Wilson (s. S. 580) abgegrenzt werden.

Chronisch-persistierende Hepatitis

Es gibt chronische Hepatitiden, welche während jahrelanger Beobachtung einen immer gleichbleibenden Befund zeigen. Die Leber ist oft geringgradig vergrößert und druckdolent, die Transaminasenwerte fluktuieren, sind aber nur selten stark erhöht (im allgemeinen unter 100 IE), der Bromsulphaleintest ist pathologisch, die γ-Globuline sind normal und histologisch bleibt eine portale Rundzellinfiltration ohne Übergreifen auf die Leberläppchen und ohne Ausbildung größerer Narbenzüge auf Kosten des Leberparenchyms bestehen. Das histologische Bild erinnert an eine abheilende Vírushepatitis.

Subjektiv zeigen diese Kranken im Gegensatz zum objektiven Befund in der Regel auffallend wenig Beschwerden. Ein Ikterus fehlt. Diagnostisch wegleitend sind neben der Biopsie die normalen γ-Globuline. Die Prognose ist fast immer gut, selten erfolgt ein Übergang in chronisch-aggressive Hepatitis.

Granulomatöse Hepatitis

Die Häufigkeit der *granulomatösen herdförmigen Hepatitis* bei hämatogener Tuberkulose, Morbus Boeck, Brucellose, Typhus, Lues, Pilzerkrankungen und auch gelegentlich ohne gesicherte Ätiologie ist erst bekannt geworden, seitdem die Leberbiopsie häufig ausgeführt wird. Klinisch macht sie keine Erscheinungen. Die Elektrophorese, die Enzymdiagnostik und die Bromsulphaleinprobe können jedoch geringgradig pathologische Werte ergeben.

Toxische Hepatopathien

Die toxischen Hepatopathien mit ausgeprägten Zeichen einer *Leberzellschädigung* sind mit Ausnahme der aethylisch-induzierten (s. S. 576) und der medikamentös bedingten gegenüber früher viel seltener geworden. Sie sind vor allem durch *exogene Gifte* d.h. Tetrachlorkohlenstoff, Methylchlorid, Tannin, Phos-

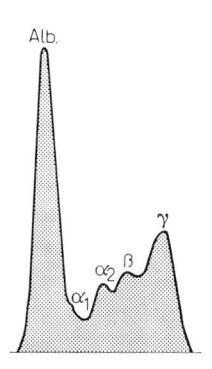

Abb. 23.8. Elektrophorese bei *chronisch-aggressiver Hepatitis* mit typischer γ-Globulinvermehrung (breiter γ-Gipfel im Gegensatz zum schmalen M-Gradienten bei Myelom usw.

phor, Chloroform, Atophan und Pilzgifte (Amanita phalloides usw.) verursacht. Es handelt sich vor allem darum, bei für Hepatitis nicht typischem Verlauf und Befunden nach der Möglichkeit einer toxischen Schädigung durch Einnahme einer lebertoxischen Substanz zu fahnden. Gewerbliche Gifte und Pilzvergiftungen mit Amanita phalloides, wobei sich die Krankheitssymptome 6 bis 10 Stunden nach Pilzgenuß in Form von Durchfall einstellen (s. S. 538), spielen die größte Rolle.

Das klinische Bild der toxischen Hepatopathie hängt natürlich in hohem Maße von der verursachenden toxischen Substanz ab. Der Krankheitsbeginn kann sehr akut sein, unter Umständen begleitet von Nausea, Erbrechen, Durchfällen und Kreislaufkollaps (z.B. nach Vergiftung mit gelbem Phosphor, Trinitrotoluol und Schwefelwasserstoff). In wenigen Tagen ist Übergang in gelbe Leberatrophie mit tödlichem Ausgang im Leberkoma möglich. Bei andern Substanzen ist der Krankheitsbeginn allmählicher. Gegenüber der Hepatitis epidemica darf das Fehlen von Fieber, Arthralgien, den typischen Blutbildveränderungen verwertet werden, während Nausea und Erbrechen bei beiden Zuständen vorkommen können.

Für die *Tetrachlorkohlenstoffvergiftung* (z.B. Teppichreinigen!) ist die Kombination mit *Niereninsuffizienz* (hepato-renales Syndrom) charakteristisch. In der Regel sind die klinischen Zeichen der Leberschädigung (z.B. Ikterus und erhöhte Transaminasewerte) nur ganz vorübergehend (Tage), während die renale Funktionsstörung das Krankheitsbild beherrscht.

Drogenikterus vom „Hepatitis"-Typ

Wie beim cholestatischen Drogenikterus (s. S. 572) unterscheidet man auch hier folgende zwei Formen:
– *Direkte toxische hepatozelluläre Schädigung* (z.B. Zytostatika, Tetrazykline hochdosiert über 2 g/die, Paracetamol, Arsenpräparate),
– *„Allergischer" Drogenikterus* (z.B. Oxyphenisatinpräparate, Halothan, Iproniazid (Marsilid), Isocarboxacid (Marplan), Antiepileptika (Mesantoin, Hydantoinderivate), Tuberkulostatika (PAS, Isoniazid, Pyrizinamid), Methyldopa, Sulfonamide).

Im Gegensatz zum *cholestatischen Drogenikterus* ist der *„allergische" Drogenikterus* vom „Hepatitis"-Typ relativ selten zu beobachten. Die Verbreitung der individuellen allergischen Diathese als Voraussetzung zur Entwicklung dieser Form von Drogenikterus ist offenbar im Verhältnis zur limitierten Anwendung dieser Medikamente beschränkt. Zudem sind verschiedene dieser Medikamente aus dem Handel zurückgezogen worden (z.B. Marplan, Marsilid). Praktisch wichtig ist aber der erst kürzlich entdeckte Zusammenhang zwischen „Hepatitis" und Laxantienabusus (Oxyphenisatinpräparate). In der Schweiz sind z.B. etwa 60 verschiedene Laxative im Handel, die Oxyphenisatin enthalten. Die sog. Oxyphenisatinhepatitis kann alle Formen der viralen Hepatitis imitieren, vor allem die akute, die subakut-nekrotisierende (s. S. 570) und die chronisch-aggressive Hepatitis.

Leberzirrhose

Die Anatomen unterscheiden drei Typen: makronoduläre (postnekrotische), mikronoduläre (septale oder portale), biliäre Zirrhose.

Obwohl das klinische Bild aller drei Formen prinzipiell gleichermaßen bedingt ist durch *Leberfunktionsstörungen*, die terminal in schwerste Leberinsuffizienz übergehen können, und den zirrhotischen Prozeß bedingende, *lokale Stauungserscheinungen*, ist ihre Differenzierung aus prophylaktisch-therapeutischen Gründen wertvoll. Dazu ist die Kenntnis ihrer Ursachen notwendig. Die Beziehungen zwischen den drei wichtigsten Ursachen und den drei Zirrhoseformen sind in Abb. 23.9 schematisch zusammengestellt.

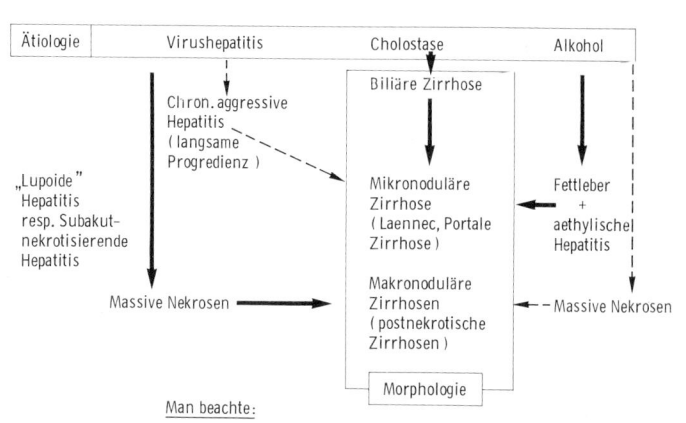

Abb. 23.9. Ätiologie und Morphologie der wichtigsten Zirrhoseformen

Daraus geht hervor, daß von der Ätiologie nicht automatisch auf die Zirrhoseform geschlossen werden kann und umgekehrt Rückschlüsse ebenfalls nicht möglich sind.

Weitere seltene Ursachen der Zirrhose sind schwere kardiale Stauungsleber (Friedl-Pick-Zirrhose s. S. 462), Budd-Chiari-Syndrom s. S. 587, Hämochromatose s. S. 579, Morbus Wilson s. S. 580, kongenetitale Leberfibrose s. S. 580, Malnutrition, kryptogenetische Zirrhose und juvenile Zirrhose bei Stoffwechselkrankheiten z.B. Galaktosämie, Glykogenose etc. (Lit. s. SHERLOCK 1970, BECK 1973, SCHREIER 1973). Die *Häufigkeit* der Ursachen schwankt nach der geographischen Gegend. In Asien ist die Mangelernährung der wichtigste Faktor, in Europa und Amerika spielen dagegen der Alkoholismus und die Hepatitis die Hauptrolle. Alle diese möglichen Ursachen sind bei der Differentialdiagnose mit zu berücksichtigen.

Es wird allerdings nach katamnestischen Untersuchungen auch bestritten, daß es eine posthepatitische Leberzirrhose überhaupt gebe. Das Ergebnis dieser Untersuchungen entspricht jedoch nicht den Erfahrungen der meisten Autoren.

Im *Frühstadium* der Zirrhose sind die klinischen Erscheinungen stets führend. Es hängt von der Persönlichkeit des Zirrhotikers ab, ob er *subjektiv* unbestimmte Oberbauchschmerzen, Appetitlosigkeit, vor allem Blähungen, vegetative Symptome (wie bei der chronischen Hepatitis), depressive Verstimmungen, Durstgefühl (beim Alkoholiker schwierig zu differenzieren), Impotenz empfindet. Manche Kranke sind sehr indolent. Rückschlüsse auf posthepatitische und alkoholische Ätiologie lassen sich daraus nicht ziehen. In diesem Stadium ist die Leber immer vergrößert. Dadurch stellt sich die Differentialdiagnose gegenüber der **Fettleber**. Palpatorisch ist die Fettleber etwas weicher. Durch Funktionsprüfungen ist in diesem Stadium eine Unterscheidung meistens möglich. Für die Zirrhose ist die Vermehrung der γ-Globuline charakteristisch, die bei der Fettleber in der Regel normal ausfallen. Bei beiden Zuständen sind im übrigen keine schweren Funktionsausfälle nachweisbar, bei beiden kann aber die Bromsulphaleinprobe (feinster Test) pathologisch sein. Die „*aktive*" *äthylische Fettleber* oder *akute äthylische Hepatitis* ist meistens charakterisiert durch ein schweres Krankheitsbild mit Schmerzen im Oberbauch, Ikterus, Erbrechen, Fieber, vergrößerter, druckdolenter Leber und Leukozytose. Praedelirium tremens ist nicht selten. Im Leberprofil finden sich Zeichen der hepatozellulären Schädigung mit mäßig erhöhten Transaminasen, kombiniert mit Cholostase (deutlich erhöhte alkalische Phosphatase und LAP). Hyperlipämie (Vermehrung vor allem von Triglyzeriden und Cholesterin) und makrozytäres Blutbild, eventuell Anämie, sind typischerweise vorhanden; gelegentlich besteht zusätzlich eine Thrombopenie. Die äthylische Hepatitis kann perakut zum Tode führen. In der Mehrzahl der Fälle ist der Verlauf subakutchronisch und prognostisch günstig, sofern der Äthylabusus sistiert wird. Andernfalls erfolgt Übergang in Zirrhose.

Ähnliche Erscheinungen macht das **Zieve-Syndrom**, das gekennzeichnet ist durch die Trias Hyperlipämie (vor allem Triglyzeride und Cholesterin), Ikterus und hämolytische Anämie (s. S.84). Viele Autoren bezweifeln die Eigenständigkeit dieses Syndroms, da fließende Übergänge zur äthylischen Hepatitis bestehen.

Die klinische Differentialdiagnose zwischen „inaktiver" (alkoholischer) Fettleber und Zirrhose ist um so schwieriger, weil die gleichen Ursachen der Fettleber und Zirrhose zugrunde liegen können: *Mangelernährung* (am ausgesprochensten bei schwarzen Kleinkindern als *Kwashiorkor*), *toxische Faktoren* (Alkoholismus und Lebergifte sowie *Stoffwechselstörungen* [vor allem der Diabetes mellitus]). Nur die Leberpunktion oder Laparoskopie vermögen in der Regel die Entscheidung zu bringen. Da die alkoholische Fettleber häufig in eine *Fettzirrhose* übergeht, ist sie als **Präzirrhose** zu betrachten. Hauterscheinungen können bereits nachweisbar sein.

Die **diabetische Fettleber** zeigt keine pathologischen Laboratoriumstests, bei der Leberbiopsie außer der Verfettung keine abnormen Veränderungen (Siderose) und auch keine subjektiven Beschwerden. Liegen Beschwerden bei Fettleber vor, handelt es sich um die alkoholische Fettleber.

Folgende Trias ist für eine *beginnende Zirrhose* (1. Stadium) typisch:

Leberanamnese (Alkohol, Hepatitis, Cholangitis),
palpable, derbe Hepatomegalie,
Hypergammaglobulinämie und histologisch Läppchenumbau.

Im 2. Stadium, der *kompensierten Zirrhose*, sind bereits die Zeichen der *Leberinsuffizienz* sowohl durch die klinische Symptomatologie und die Leberfunktionstests (s. S. 560ff.) als auch Erscheinungen der portalen Stauung nachweisbar.

Am Stamm fällt die charakteristische, feine, pergamentartige, unbehaarte *Haut* auf. Die feine Haut der Hände kontrastiert oft auffällig zum massiven Habitus. Es fehlen in spätern Stadien die *Achselhaare*, und der *genitale Behaarungstyp* ist weiblich (als Folge einer gestörten Inaktivierung in der Leber der auch im männlichen Organismus gebildeten weiblichen Sexualhormone und einer verminderten Produktion männlicher Sexualhormone. Hodenatrophie!). Oft in großer Zahl finden sich über den ganzen Stamm verteilt *sternförmige* arterielle Gefäßerweiterungen, welche bei genauer Beobachtung in der Mitte pulsieren. Von diesem pulsierenden zentralen Teil strahlen feine Gefäße wie Spinnenbeine (Spider naevi) nach allen Seiten aus (Abb. 23.11). Sie sind aber für Leberzirrhose nicht pathognomonisch, da sie auch bei andern Leberkrankheiten und gelegentlich bei ganz normalen Individuen gesehen werden. Das *Palmarerythem* (diffuse oder fleckige Rötung des Daumen- und Kleinfingerballens) weist auf eine Leberschädigung hin und findet sich deswegen auch bei der Zirrhose. Es muß aber

23 Die Einteilung der Ikterusformen 577

betont werden, daß das Palmarerythem bei Leberkrankheiten häufig fehlt und andererseits auch bei andern Krankheiten und Gesunden öfters beobachtet wird. Dazu gelegentlich Weißfleckung der Haut nach Abkühlung und Weißnägel (die Lunula sind vergrößert, s. Abb. 23.10).
Der *Palpationsbefund* ergibt eine vergrößerte, derbe, nicht druckempfindliche Leber vom Härtegrad 3. Die *Milz* ist nur in seltenen Fällen nicht zu fühlen.
Im allgemeinen zeigt die Elektrophorese vor allem eine deutliche Hypergammaglobulinämie (über 1,5 g%) und in Spätstadien zusätzlich eine Hypalbuminämie (unter 3,5 g%). In etwa 10% der Leberzirrhosen liegt eine deutlich Hyperproteinämie vor. Da auch die Plas-

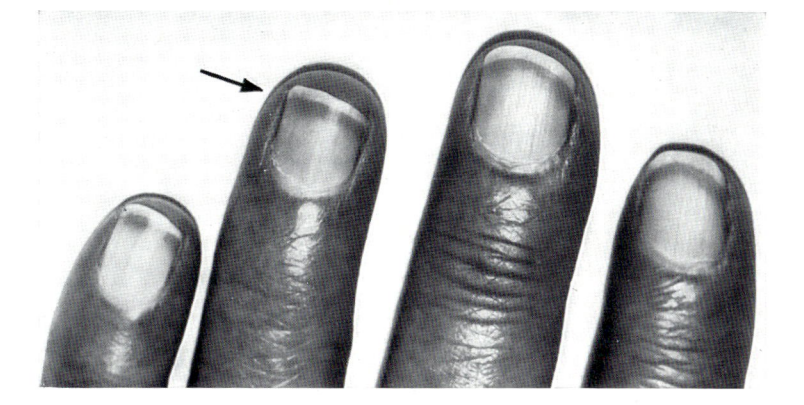

Abb. 23.10. *Weißnägel* bei chronischer Hepatitis. Die weißen Lunula nehmen fast den ganzen Nagelbereich ein, so daß nur eine schmale Randzone mit normal rötlicher Färbung übrigbleibt

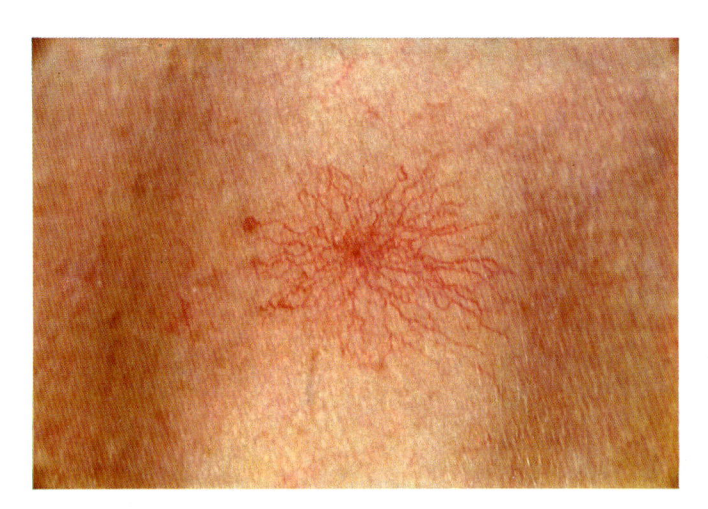

Abb. 23.11. Hauterscheinung bei Leberzirrhose. Sternnävus mit typischer zentraler Arteriole, von welcher die Gefäße sternförmig abgehen. Beim Druck auf den Nävus entleeren sich die Gefäße, sie füllen sich nach Weglassen des Druckes vom Zentrum aus

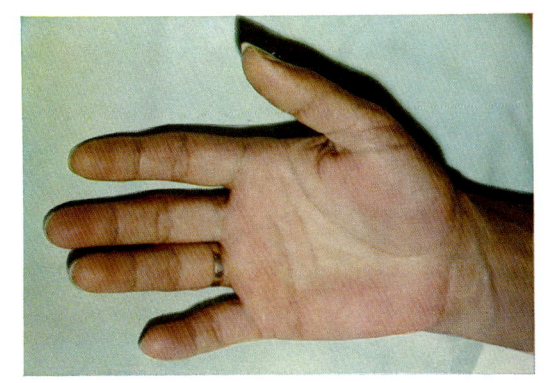

Abb. 23.12. *Hauterscheinung bei Leberzirrhose.* Palmarerythem. 40j. Frau

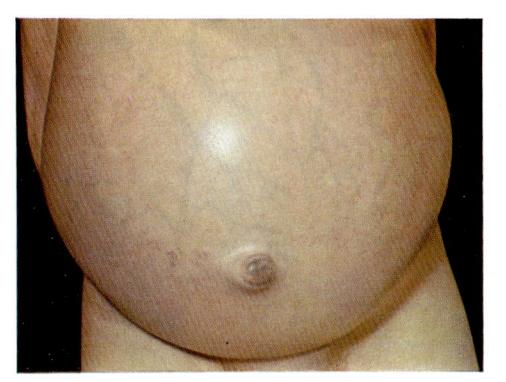

Abb. 23.13. Ausladendes Abdomen bei Leberzirrhose mit Aszites. Man beachte die Abdominalglatze, das ausgedehnte Caput Medusae mit dem vorspringenden Nabel. 67j. Mann

mazellen im Sternalmark vermehrt sind, kann auch bei der Zirrhose die Differenzierung gegenüber einem Myelom recht schwierig sein und manchmal nur durch die Leberbiopsie und die fehlenden Paraproteine eindeutig gesichert werden. Die Transaminasen sind meist normal oder nur unbedeutend erhöht, ebenso die alkalische Phosphatase.

Im 3., *dekompensierten Stadium* tritt die portale Stauung besonders hervor. *Aszites* (Abb. 23.13 und 23.14) und vorausgehend, aber ebenfalls als Stauungssymptom zu deuten, *Meteorismus* («le vent vient avant la pluie») beherrschen das Bild. Aszites kann bei Leberzirrhose oft auffallend rasch (d. h. innerhalb weniger Tage) in Erscheinung treten (s. S. 586). Der *venöse Kollateralkreislauf* wird in ausgeprägten Fällen selten vermißt. Er zeigt sich über dem Abdomen als *Caput Medusae* (Abb. 23.15), im Ösophagus als röntgenologisch oft gut darstellbare *Ösophagusvarizen* und, nur in vereinzelten Fällen, in plötzlich auftretenden *Hämorrhoiden* (Abb. 23.16).

Die *Leber*, welche früher als vergrößertes Organ vom Härtegrad 3 zu palpieren war, ist jetzt verkleinert, aber manchmal auch wegen des Aszites nicht mehr zu fühlen. Die Milz ist groß. Wenn das Ende nicht durch eine Komplikation der portalen Stauung (Ösophagusvarizen) herbeigeführt wird, kann sich aus der kleinen

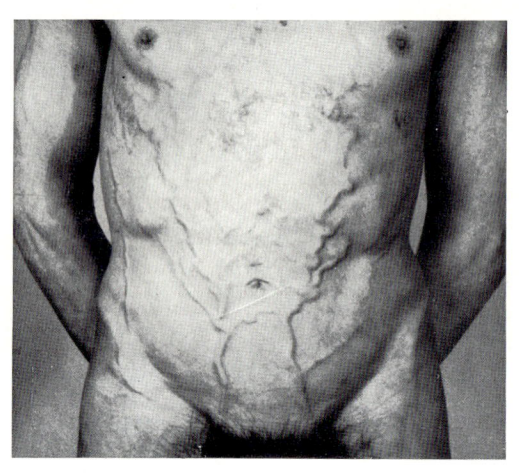

Abb. 23.15. *Caput Medusae*. In diesem Fall führte nicht eine Pfortaderstenose, sondern eine Verlegung der Vena cava sup. (Carcinoma bronchiale) zum ausgesprochenen Caput Medusae mit gegenüber der Leberzirrhose umgekehrter Flußrichtung. Das äußere Bild ist jedoch identisch

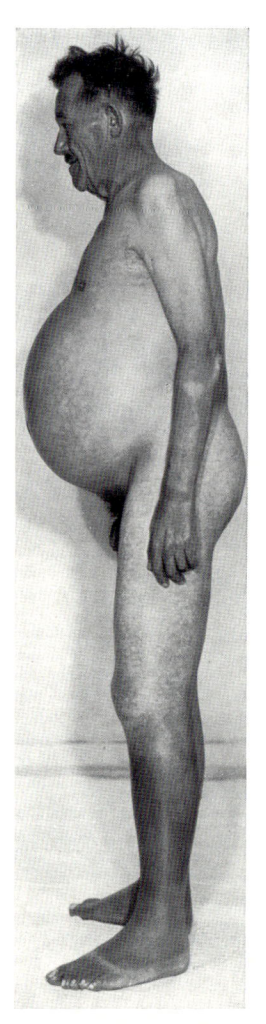

Abb. 23.14. Alkoholische Leberzirrhose mit Aszites, fehlender Behaarung, Ödemen und Zyanose der Unterschenkel

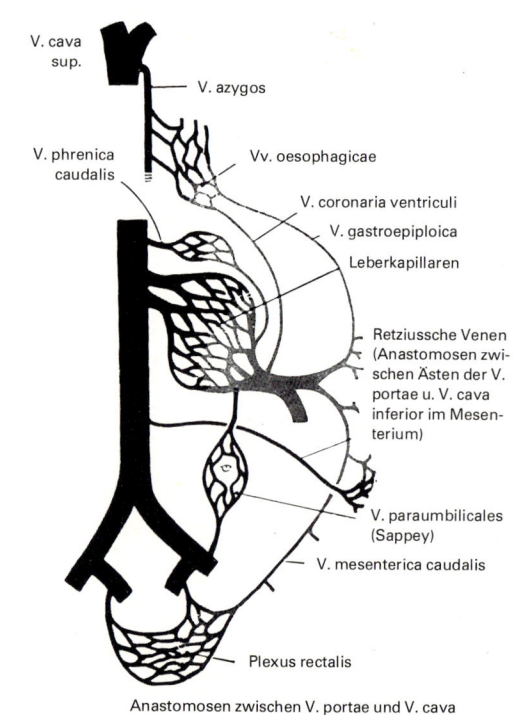

Abb. 23.16. Durch die vorhandenen Anastomosen zwischen V. portae und V. cava werden die als klinisches Syndrom bei Pfortaderhochdruck wichtigen Venenerweiterungen (Ösophagusvarizen, Caput Medusae, Hämorrhoiden) erklärt

die große Leberinsuffizienz entwickeln, und die Kranken sterben im Leberkoma (s. S. 589).
Eine Enzephalopathie, die sich in Verwirrtheitszuständen, Stupor, grobschlägigem Tremor (flapping) äußert, ist bei **Leberzirrhose** häufig und kann lange Zeit andauern, bevor es zu einem Koma kommt. Besonders seitdem bei der portalen Stauung bzw. Ösophagusblutungen Shunt-Operationen gemacht werden, ist die Enzephalopathie häufiger geworden.
Dagegen ist eine *Myelopathie* ausgesprochen selten. Man findet etwa in 1‰ der **Leberzirrhosen** ohne Shunt Pyramidenzeichen (positiver Babinski), aber auch Zeichen von Betroffensein der Hinterstränge (Ataxie). Auch die Myelopathie scheint nach Shunt-Operationen häufiger zu sein.
Differentialdiagnostisch muß sie besonders gegenüber der **funikulären Myelose** (s. S. 89, 739) abgegrenzt werden, was aber, wenn die Zeichen einer vorliegenden **Leberzirrhose** eindeutig sind, nicht schwer ist.
Wegen der Chronizität des Prozesses kommen andere Erscheinungen hinzu, insbesondere die *Leberanämie* (s. S. 84).

Die Anämie bei Leberzirrhose und anderen Lebererkrankungen kann verschiedene Ursachen haben. Sie kann *Blutungsanämie* sein nach Ösophagusvarizenblutung. Vorübergehend erhöhte Retikulozytenwerte verleiten zu dieser Diagnose, wenn die bei Leberzirrhose und ikterischen Krankheitsbildern häufig beobachtete (mit Splenomegalie im Zusammenhang stehende?) *hämolytische Komponente* (Coombs-Test negativ) nicht in Betracht gezogen wird. Weitere Komponenten sind (splenogene?) *Markhemmung* und B_{12}- oder *Folsäuremangelzustände* (Perniziosakomponente).

Biliäre Zirrhose

Bei der *biliären Zirrhose* werden primäre und sekundäre Formen unterschieden. Jede chronische intra- oder extrahepatische Cholestase (s. S. 581) kann sekundär zu einer biliären Zirrhose führen. Davon abgetrennt wird die sog. *primäre biliäre Zirrhose*, eine Krankheit unklarer Genese, der wahrscheinlich ein Autoimmunprozeß zugrundeliegt. Das histologische Bild ist gekennzeichnet durch eine chronische, nichteitrige destruierende Entzündung der Ductuli, der interlobären und septalen Gallengänge (Abb. 23.5).
Die primäre biliäre Zirrhose befällt vorwiegend das weibliche Geschlecht im Alter zwischen 35 und 70 Jahren. Erstes Symptom ist ein hartnäckiger Pruritus, der den anderen Erscheinungen um Jahre vorausgehen kann. Auf gleichzeitige Melanose (braune Pigmentation an den belichteten Hautstellen ohne Relation zum Ikterus), Skeletschmerzen und Arthralgien hat FRIEDLI 1958 hingewiesen. Die Leber ist groß. Kalk betrachtet diese hypertrophische Zirrhose als mit der Hanot-Zirrhose identisch. Die Blutchemie ist entsprechend der Cholestase durch erhöhte alkalische Phosphatase (und LAP) mäßigen Grades, erhöhtes Cholesterin und im späteren Verlauf konstante Hyperbilirubinämie gekennzeichnet. Bei langdauernder schwerer Hypercholesterinämie treten Xanthelasmen und Hautxanthome auf. In der Elektrophorese fehlt initial oft für lange Zeit die für die Zirrhose charakteristische Vermehrung der γ-Globuline. Dagegen sind typischerweise die IgM-Globuline deutlich vermehrt. Der für die Zirrhose typische Läppchenumbau mit nodulären Regenerationsknoten in der Leberpunktion tritt im allgemeinen erst in Spätstadien ein. Die Sicherung der Diagnose durch Leberpunktion kann in Frühphasen schwierig sein. Diese Ikterusform ist vor allem bei Frauen, welche seit Jahren starken Juckreiz empfinden, xanthomatöse Hautveränderungen und Melanose aufweisen und durch keine Therapie nennenswert beeinflußt werden können, in Betracht zu ziehen.
In 95 % der Fälle sind im Serum *antimitochondriale Antikörper* nachzuweisen. Dieser immunologische Test ist zwar nicht spezifisch für die primäre biliäre Zirrhose, da positive Resultate teilweise auch bei chronisch-aggressiver Hepatitis und bei Drogenikterus gefunden werden. Für die Differentialdiagnose gegenüber dem extrahepatischen Verschlußsyndrom mit konstant negativem Resultat erweist er sich jedoch als klinisch wertvoll (Tab. 23.4, S. 569). Selten kann eine chronisch-aggressive Hepatitis das Bild der primären biliären Zirrhose hervorrufen.

Hämochromatose

Bei jeder Leberzirrhose ist die Differentialdiagnose gegenüber der *Hämochromatose*, dem Bronzediabetes, zu stellen. Bei der Hämochromatose ist die Leberzirrhose (als Reaktion auf eine Eisenhepatose) nur Teilerscheinung der allgemeinen Eisenüberladung des Organismus, durch welche viele Organe betroffen und geschädigt werden. Diese Krankheit kommt sechsmal häufiger bei Männern als bei Frauen und hauptsächlich im Alter zwischen 50 und 60 Jahren vor.
Von den betroffenen Organen äußert sich neben der Leberzirrhose klinisch in den ersten Stadien vor allem die *Pankreasbeteiligung* im Sinne einer *diabetischen* Stoffwechselstörung. In der Frühphase ist sie nur durch den Glukosetoleranztest zu erkennen, später sind Glykämie und Glykosurie oft ausgesprochen. Differentialdiagnostisch ist zu berücksichtigen, daß in etwa 10–15% aller Leberzirrhosen (exklusive Hämochromatose) ein sog. *hepatogener Diabetes* nachzuweisen ist. Terminal steht meist die Hämochromatose-Myokardose mit starker Herzvergrößerung und durch Digitalis nicht beeinflußbare Herzinsuffizienzsymptome im Vordergrund. Die Hodenatrophie ist besonders stark ausgeprägt.
Die *Urinzuckerausscheidung* wird meist durch Insulin nur schlecht beeinflußt. Pigmentierung der Haut und Schleimhäute mit typischer rauchgrauer Verfärbung an der Innenfläche der Hände weist auf Hämochromatose hin, aber auch die Laënnec-Leberzirrhose (Cirrhose pigmentaire simple) kann starke Pigmentationen zeigen. *Pathognomonisch für die Hämochro-*

matose ist der Nachweis von eisenhaltigem Pigment in mindestens zwei der Biopsie oder Exzision zugänglichen Organen. Die Leberbiopsie und eine Biopsie der Magenschleimhaut klären die Diagnose in der Regel eindeutig. In einem exzidierten Hautstück (am besten in der Achselhöhle) wird neben eisenhaltigem Pigment (im Bereich der Schweißdrüsen) auch Lipofuscin nachgewiesen. Nur in wenigen Fällen fehlt die Hautpigmentierung, die nicht durch Eisenablagerung, sondern durch Melanineinlagerung zustande kommt. Charakteristisch für die Hämochromatose ist eine stark erhöhte Transferrinsättigung von 80% und mehr.

Heilmeyer fand bei Hämochromatose die Symptome in folgender Häufigkeit: Lebervergrößerung und Plasma-Kolloidreaktionen 100%, Hautpigmentierung 96%, Diabetes (manifest) 64%, Herzbeteiligung 86%, Mitbeteiligung des endokrinen Systems 37% (Abb. 23.17).

Bei der Hämochromatose unterscheidet man die *primäre Form*, die familiär gehäuft auftritt, und sekundär erworbene Formen (bei chronischem Alkoholismus, vermehrter alimentärer Eisenzufuhr, gehäuften Transfusionen und chronischen hämolytischen Anämien). Die primäre Hämochromatose ist in erster Linie eine Ausschlußdiagnose und wird unterstützt durch Familienuntersuchung. Von der Hämochromatose abzugrenzen ist die *Hämosiderose,* bei der eine vermehrte Eisenablagerung vor allem im retikuloendothelialen System (Milz, Leber) ohne gleichzeitige Gewebsschädigung vorliegt.

Diagnostisches Vorgehen bei Verdacht auf *Hämochromatose:*
1. Nachweis der vermehrten Eisenspeicherung mit der Leberbiopsie, die allerdings die Hämochromatose von der Hämosiderose nicht sicher unterscheidet.
2. Nachweis der Eisenspeicherung in der Magenmukosa durch Biopsie.
3. Nachweis der diabetischen Stoffwechsellage.
4. Axilläre Hautbiopsie.
5. Hoher Serumeisenwert, im Mittel 220 mg%.
6. Transferrin häufig etwas vermindert, Transferrinsättigung aber hoch (über 60% suspekt, über 80% praktisch sicher).
7. Leberprofil, vor allem zu Beginn, meist nur geringgradig pathologisch.

Morbus Wilson

Es handelt sich um eine *Kupferstoffwechselstörung,* die familiär auftritt. Der bräunlich-grünliche *Kayser-Fleischer-Kornealring* (Abb. 23.18) (oft nur mittels Spaltlampe nachweisbar) ist beweisend für die Krankheit.

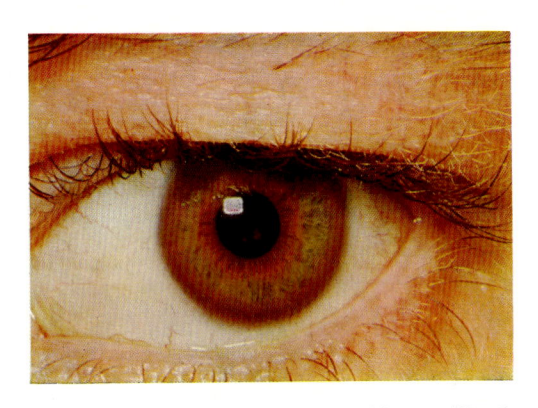

Abb. 23.18. Kayser-Fleischer-Kornealring. (Kupferfärbung bräunlich-grün) bei Wilsonscher Pseudosklerose

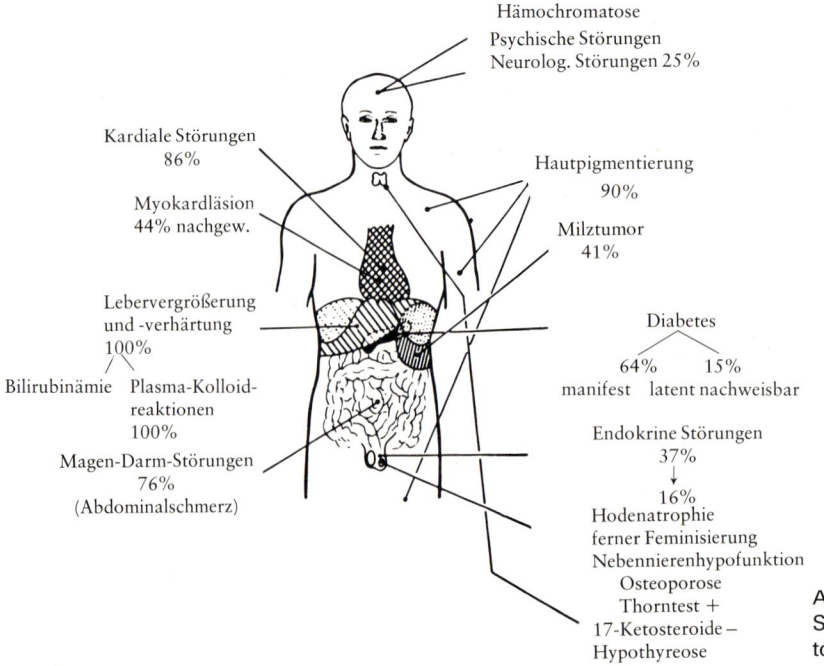

Abb. 23.17. Häufigkeit der Symptome bei Hämochromatose (nach *Heilmeyer*)

Die Diagnose basiert auf der Trias: 1. charakteristische neurologische Störungen bei *Degeneration der Basalganglien* (extrapyramidale Rigidität, Tremor, Ataxie), 2. *Kornealring*, 3. *Leberzirrhose*. Die Symptome treten meist zeitlich gestaffelt auf, Beginn selten vor dem 10. Lebensjahr, im allgemeinen erst in der zweiten oder dritten Lebensdekade. Neurologische Symptome oder Zeichen der Hepatopathie (Ikterus, Aszites oder hämorrhagische Diathese) können erste Hinweise auf das Leiden sein.

Differentialdiagnostisch ist vor allem bei jugendlichen Patienten mit klinischem und biochemischem Verdacht auf chronisch-aggressive Hepatitis an den Morbus Wilson zu denken. Die Diagnose wird gesichert durch

- Nachweis des Kayser-Fleischer-Kornealrings,
- Freies Serumkupfer erhöht,
- Kupferausscheidung im Urin erhöht, vor allem nach D-Penicillinapplikation,
- Kupfergehalt der Leber erhöht.

Cholangitis

Schmerzen, Schüttelfrost und Ikterus, die sog. *Charcot-Trias*, sind die wichtigsten Leitsymptome der Cholangitis, die meistens in Schüben rezidiviert. Häufig besteht nicht das Vollbild und vor allem die Schmerzen können fehlen. Die *bakterielle Cholangitis* entsteht auf dem Boden einer Stauung der extrahepatischen Gallenwege, vor allem Steinverschluß oder Striktur. Sie wird selten beobachtet bei Tumorverschluß, bei Cholostase infolge Pankreatitis oder bei Prozessen oberhalb der Leberpforte. Selten bilden Parasiten die Ursache für eine Cholangitis (z.B. Fasciola hepatica).

Entzündliche Zeichen, vorwiegend Leukozytose, erhöhte Senkung und Zeichen von Cholostase fehlen praktisch nie. Meistens sind auch die Transaminasen mäßig erhöht. Die Leber ist vergrößert und druckdolent. Die Schübe klingen spontan oder unter Antibiotikatherapie innert weniger Tage ab. Rezidive sind die Regel, solange die Ursache der Cholostase weiterbesteht. Komplikationen der Cholangitis sind vor allem *Leberabszesse, Sepsis* und bei chronisch-rezidivierendem Verlauf die Ausbildung einer *sekundären biliären Zirrhose*.

Eine relativ seltene Untergruppe stellt die *sklerosierende Cholangitis* dar, die unterteilt wird in primäre und sekundäre Formen (segmentäre oder diffuse sklerosierende Entzündung der großen Gallenwege). Der sekundäre Typ ist meistens Folge von Gallensteinleiden, Trauma oder operativen Eingriffen am Gallengangsystem. Der primäre Typ mit diffuser Einengung des Hepatocholedochus wird gelegentlich beobachtet bei Colitis ulcerosa und bei Ormondscher Krankheit. Beide Formen sind gekennzeichnet durch Cholostase zum Teil verbunden mit Fieberschüben. Die Diagnose kann vermutet werden aufgrund der endoskopischen retrograden Cholangiographie, bedarf aber der operativen Bestätigung. Vor allem muß ein Karzinom der Gallenwege histologisch ausgeschlossen werden.

Stauungsleber

Die *Stauungsleber* muß differentialdiagnostisch immer wieder gegenüber der Leberzirrhose abgegrenzt werden. Bei gleichzeitiger Herzinsuffizienz ist es oft schwierig, zu unterscheiden, ob die palpabel feststellbare Lebervergrößerung vom Härtegrad 3 Folge einer primären Herzinsuffizienz ist oder ob umgekehrt die Herzinsuffizienz als Folge einer Leberstörung gewertet werden muß. Gerade bei Alkoholikern werden das Leberparenchym und der Herzmuskel koordiniert geschädigt.

Die *akute Stauungsleber* ist wegen der Kapselspannung oft schon spontan, aber stets auf Druck schmerzhaft. Die Leber kann eine sehr starke Größenzunahme aufweisen. Der *hepatojugulare Reflux* ist positiv. Die Transaminasen können recht hohe Werte (mehrere hundert Einheiten) aufweisen. Sie sind auf stauungsbedingte Leberzellnekrosen zurückzuführen. Cave Verwechslung mit akuter Virushepatitis. Gegenüber der Transaminasesteigerung beim Herzinfarkt hält der pathologische Befund bei der Leberstauung eher länger an, und es ist auch das leberspezifische Ferment (GLDH) gesteigert.

Die *chronische Stauungsleber* geht, mit Ausnahme der Pericarditis constrictiva und einiger Fälle isolierter Rechtsinsuffizienz nicht mit einer klinisch faßbaren Milzvergrößerung einher – ein Befund, welcher gegenüber der Leberzirrhose verwertet werden darf. Der Ausfall der Leberfunktionstests läßt – sofern die Befunde für Leberzirrhose nicht sehr ausgesprochen (massive γ-Globulinvermehrung) sind – oft im Stich, weil auch die reinen Stauungslebern in über 50% pathologische Leberfunktionstests aufweisen. Am häufigsten ist die Bromsulphaleinretention erhöht und die Prothrombinkonzentration erniedrigt (80%). Die alkalische Phosphatase ist nur in etwa 10% erhöht.

Der Grad des pathologischen Ausfalls des Bromsulphaleintests hat enge Beziehungen zum rechtsseitigen Vorhofdruck. Eine Bromsulphaleinretention von 30%/45 Min. entspricht etwa 12–15 mmHg im rechten Vorhof.

Extrahepatischer (cholostatischer) Verschlußikterus (= *mechanischer oder chirurgischer Verschlußikterus*)

Allgemeine Symptomatologie

Bei dieser Form wird der Gallenabfluß durch ein mechanisches Hindernis im Bereich der abführenden Gallenwege erschwert oder verunmöglicht. Typisch für den *mechanischen Ikterus* ist die vergrößerte und oft druckdolente Leber. Dieses wichtige klinische Zeichen ist differentialdiagnostisch wertvoll zur Abgrenzung gegenüber der intra-hepatischen Cholostase (s. S. 569 ff.). Dagegen ist die Leber beim hepatozellulären Ikterus gleichfalls druckdolent, im allgemeinen aber weniger vergrößert. Der mechanische Ikterus zeichnet sich im übrigen durch das Fehlen eines Milztumors, häufig durch grünliche Farbe (*Verdinikterus*) und den *Pruritus* aus. Biochemisch überwiegen die Zeichen der Cholostase (mäßig erhöhtes Bilirubin, starke Vermehrung der alkalischen Phosphatase, LAP), die Transaminasen sind häufig leicht bis mäßig erhöht. Die Bilirubinwerte übersteigen beim mechanischen Ikterus kaum 25–30 mg%, das Cholesterin im Serum liegt oft hoch. Eine sichere Unterscheidung zwischen intra- und extrahepatischem cholostatischem Ikterus aufgrund von Leberprofil und -biopsie ist oft nicht möglich. Im Urin sind bei totalem Verschluß Bilirubin positiv, Urobilin und Urobilinogen negativ (Tab. 23.4 und 23.6). Dieses Zeichen darf aber nicht allgemein als Ausdruck eines Stauungsikterus gewertet werden (s. S. 561); bei inkomplettem Verschluß sind sowohl Bilirubin wie Urobilinkörper nachweisbar. Der *Stuhl* ist entfärbt bei vollständigem und heller als gewöhnlich bei inkomplettem Verschluß. Diagnostisch entscheidend ist der Nachweis resp. Ausschluß eines Abflußhindernisses im Bereich der extrahepatischen Gallenwege (iv Cholangiographie bei anikterischen Patienten, sonst endoskopisch retrograde (Abb. 20.50) oder perkutane transhepatische Cholangiographie s. S. 569 ff.).

Steinverschluß

Steinträger sind vorwiegend Frauen, Pyknikerinnen, Multipara und Diabetiker über 40 Jahre. Man darf aber dem Habitus keine zu große Bedeutung zumessen, da jeder *Konstitutionstyp* zur Gallensteinbildung fähig ist. In etwa $^3/_4$ der Fälle gehen einer zu Ikterus führenden Steineinklemmung im Ductus choledochus *Gallensteinkoliken* (s. S. 521) voraus.

Die *Choledocholithiasis* wird meist von einer *Cholezystitis* begleitet, so daß die Gallenblasengegend oft an *typischer, umschriebener Stelle* druckempfindlich ist. Vorübergehende Temperaturen bis 39° und Schüttelfröste sind häufig zu beobachten. Typisch bei Steinverschluß ist die der Schmerzattacke unmittelbar nachfolgende Verstärkung des Ikterus, während bei tumorbedingten Schmerzen ein Einfluß auf die Intensität des Ikterus fehlt. Beim Gallensteinverschluß folgt der Ikterus dem initialen Schmerz oder Schüttelfrost 24 bis 28 Stunden nach, so daß dieser engen zeitlichen Beziehung große differentialdiagnostische Bedeutung zukommt.

Im Gegensatz zum Tumor ist der Steinverschluß selten während längerer Zeit total, so daß die *Urobilinogenprobe im Urin und im Stuhl* in der Regel abwechselnd positiv und negativ ausfällt. Das Serumbilirubin erreicht infolgedessen keine exzessiven Werte, es übersteigt nur in seltenen Fällen 10 mg%. Bei der *Duodenalsondierung* kann häufig etwas Galle erhalten werden, mikroskopisch finden sich zeitweise Cholesterin- und Bilirubinkalkkristalle. Beim klassischen kurzdauernden Gallensteinanfall sind im Urin während einiger Tage sowohl Bilirubin- wie Urobilinkörper nachweisbar (Abb. 23.19).

Dem *Röntgenbild* kommt im ikterischen Stadium nur positivenfalls, d. h. beim direkten Nachweis der Gallensteine (Abb. 20.43 ff.), Bedeutung zu. Ein negatives Cholezystogramm darf nicht bewertet werden, da im ikterischen Stadium das Kontrastmittel schlecht ausgeschieden wird, so daß eine Füllung auch bei normaler Gallenblase nicht zustande kommen kann. In der Regel soll mit der radiologischen Abklärung zugewartet werden, bis der Ikterus abgeklungen ist, falls dieser innert einer Woche Tendenz zur Regression zeigt. Andernfalls muß ein Tumorverschluß vermutet und entsprechend gezielt abgeklärt werden (s. unten).

Tabelle 23.6. Befunde bei extrahepatischem Verschlußsyndrom

Das *Verschlußsyndrom* ist durch folgende Befunde gekennzeichnet:	
Leber	vergrößert
Milz	nicht vergrößert
Juckreiz	stets vorhanden
Serumbilirubin	während längerer Zeit konstant oder ansteigend (i. a. unter 30 mg%)
Urin:	
Bilirubin	positiv
Urobilinogen ⎱ Urobilin ⎰	negativ oder intermittierend positiv
alkalische Phosphatase	deutlich erhöht
Transaminasen	normal oder mäßig erhöht (GOT und GPT im allgemeinen unter 250 IE)
Cholesterin	erhöht
Serumeisen	normal oder erniedrigt
Vitamin-K-Test	Anstieg des Prothrombinspiegels um 30% nach Vitamin K

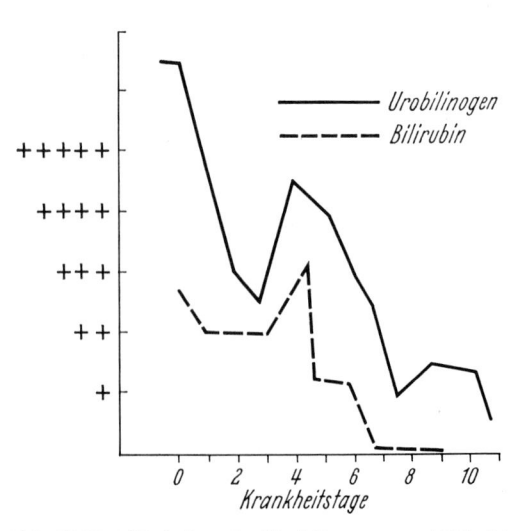

Abb. 23.19. Verhalten der Urobilinogen- und Bilirubinausscheidung bei mechanischem Ikterus durch vorübergehenden Steinverschluß

Tumorverschluß

Da es sich beim Verschluß durch Tumor (Gallengangskarzinom, periampulläres Karzinom [Pankreaskopfkarzinom s. S. 531] häufig um sehr wenig ausgedehnte Tumoren handelt, können die klassischen allgemeinen Tumorsymptome (Abmagerung, Senkungserhöhung usw.) fehlen.

Das Karzinom der Gallenwege und das Karzinom der Papilla Vateri entwickeln sich schleichend und oft, aber keineswegs immer, schmerzlos. Der oft zitierte Leitsatz: „schmerzloser Ikterus = Tumorverschluß" stimmt in praxi nur sehr bedingt, da mindestens ein Drittel der Tumorfälle im Verlaufe des Leidens epigastrische Schmerzen aufweisen. Andererseits verläuft der „Steinikterus" in ca. 25% der Fälle schmerzlos.

Das Papilla-Vateri-Karzinom hat mit dem Steinverschluß den – jedenfalls im Beginn – intermittierenden Charakter gemeinsam, im Gegensatz zum Pankreas- und Choledochuskarzinom mit ihrem in der Regel progredienten vollständigen Verschluß. Positive Benzidinreaktion (evtl. geringgradige sekundäre Anämie) ist bei dieser Symptomatologie für Papilla-Vateri-Karzinom und gegen Steinverschluß zu werten. Auch dieses Zeichen ist aber keineswegs konstant. Männer sind häufiger befallen als Frauen.

Differentialdiagnostisch von großer Wichtigkeit ist das *Courvoisier-Zeichen: Ist die Gallenblase als Tumor palpabel (oder gar sichtbar Abb. 23.20), beruht die Stauung praktisch sicher auf einem Tumorverschluß. Bei Steinverschluß fehlt das Courvoisiersche Zeichen.* Der Grund für dieses Gesetz liegt darin, daß bei einer Cholelithiasis meist auch eine Cholezystitis besteht und sich daher, wenn nach Jahren ein eingeklemmter Stein zu einem Stauungsikterus führt, die entzündlich veränderte, narbig geschrumpfte Gallenblase nicht mehr erweitern kann. Das Fehlen des Courvoisierschen Zeichens schließt aber einen Tumor keinesfalls aus.

Ferner kommt der Stuhl- und Urinkontrolle in Verbindung mit dem ganzen klinischen Bild besondere Bedeutung zu. Bei Steinverschluß ist der Stuhl in der Regel nicht oder nur kurzfristig acholisch im Gegensatz zum Tumorverschluß. Die Gallenfarbstoffe im Urin verhalten sich entsprechend und sollten täglich kontrolliert werden (s. S. 561). Diese einfachen Verlaufskontrollen sind auch heute noch wichtiger für die Differentialdiagnose von Tumor- versus Steinverschluß als die zu häufige unkritische Wiederholung der verschiedenen biochemischen Leberfunktionstests (Abb. 23.19). Das *Serumbilirubin* stabilisiert sich bei Tumorverschluß auf einen Wert von 20–30 mg%. Auch das *Gesamtcholesterin* wird erhöht gefunden. Durch die *Duodenalsondierung* kann in der Regel keine Galle erhalten werden.

Erfahrungsgemäß führen tumorbedingte Stenosen der extrahepatischen Gallenwege nicht zu Cholangitisschüben. Bei Verschlußikterus läßt sich die Gallengangsstenose präoperativ entweder durch die endo-

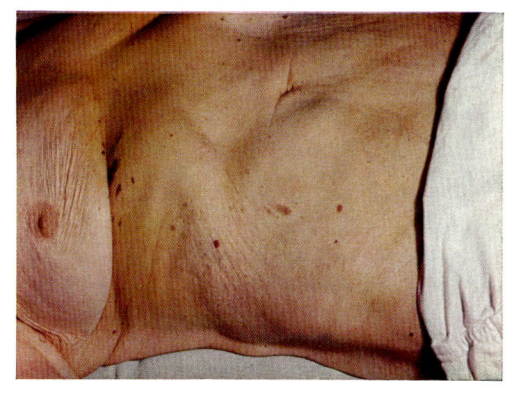

Abb. 23.20. *Courvoisier-Zeichen* (als Tumor palpable und sichtbare Gallenblase) bei Verschlußikterus

kopische retrograde oder die perkutane, transhepatische Cholangiographie lokalisieren. Papillenkarzinome können mit Hilfe der Duodenoskopie eingesehen und biopsiert werden. Selten einmal gelingt es auf diese Weise auch einen Papillenstein darzustellen und eventuell endoskopisch zu extrahieren.

Strikturen der abführenden Gallengänge

Sie machen meist keinen vollständigen, sondern einen Ventilverschluß. Solche Strikturen werden kaum je spontan, dagegen nicht selten als Komplikation nach Gallenblasenoperation beobachtet. Sie zeigen charakteristischerweise als Ausdruck der sekundären Cholangitis die Charcot-Trias mit einem im Abstand von 8 bis 14 Tagen auftretenden Ikterusschub, oft mit Schüttelfrost, Leukozytose und akuter Leberstauung (Schmerzen). Diese Attacken pflegen nach wenigen Stunden abzuklingen.

Verschluß durch Parasiten

In seltenen Fällen kommt es zu einem intrakanalikulären Verschluß durch *Parasiten* (z.B. Askariden, Echinokokkus). Werden bei bestehendem Ikterus Wurmeier im Stuhl nachgewiesen, kann der Befund auf einen Ductus-choledochus-Verschluß durch Askariden hinweisen. Die Bluteosinophilie versagt als diagnostisches Zeichen in der Regel, weil gerade die Cholezystitis oft auch mit einer Eosinophilie einhergeht. Cholostase bei Pankreatitis s. S. 528 ff.

Raumfordernde Prozesse der Leber, die Cholostase verursachen (s. auch S. 565)

Die meisten in der Leber lokalisierten Prozesse können je nach Ausdehnung zu einem partiellen oder vollständigen Verschlußsyndrom führen. Kompletter Verschluß beider Hepatikusäste (z.B. Prozeß in der Leberpforte) führt zu komplettem Verschlußsyndrom (gleichzeitiger Anstieg von Bilirubin und cholostatischen Enzymen). Verschluß eines Hepatikusastes oder dessen Verzweigungen bedingt ein partielles (inkomplettes) Verschlußsyndrom (normales Bilirubin, Erhöhung der cholostatischen Enzyme). Bei komplettem oder partiellem Verschlußsyndrom ist u. a. zu denken an: **Metastasen** (besonders aus dem Gebiet des Intestinaltraktes, vorwiegend Magen und Kolon), seltener *primäres Leberzellkarzinom*, das fast nur auf dem Boden einer Zirrhose entsteht, *Lymphogranulom* (s. S. 482), *Leukämie*, Karzinoide, *tertiäre Lues*, *Leberabszesse*.

Das Problem, ob bei einem partiellen oder kompletten Verschlußsyndrom ein *metastasierender Tumor* vorliegt, stellt sich dem Arzt sehr häufig. Manchmal muß er seinen Verdacht nur auf Grund des Palpationsbefundes eines derben, umschriebenen, meist auf Druck etwas empfindlichen Knotens schöpfen. Die Symptome des Primärtumors können völlig fehlen. Sie fehlen typischerweise beim Pankreaskarzinom im Korpus- oder Schwanzbereich, beim Magen- und beim Kolonkarzinom (rechtes Hemikolon). Oftmals allerdings sind die Lebermetastasen erst *Spätmanifestation* schon seit längerer Zeit bekannter Karzinome (beim Mann: Magen, Lunge, Kolon; bei der Frau: Mamma, Kolon, Magen, Uterus). Bei länger bestehenden Durchfällen denke man nicht nur an Kolonkarzinom, sondern besonders bei negativem röntgenologischen Befund am Magendarmtrakt auch an Karzinoid.

Von den Leberfunktionstests sind besonders eine hohe *alkalische Phosphatase* und eine *Bromsulphaleinretention* verdächtig, wenn die übrigen Proben negativ ausfallen. Die Transaminasen können geringgradig erhöht sein.

Lebermetastasen ohne pathologischen Ausfall der eben erwähnten Leberfunktionsproben sind selten.

Die erhöhte **Leucinaminopeptidase** (LAP) ist ein feinerer Test für den Stauungsikterus und für Lebermetastasen bei anikterischen Patienten als die alkalische Serumphosphatase.

Das **primäre Leberkarzinom** (Hepatom) ist 2mal häufiger beim Mann als bei der Frau. Beim multilokulären Auftreten ist in 80 % eine Zirrhose vorbestehend, bei der monolokulären Form dagegen nur in 20%. Die Symptome sind, geordnet nach der Häufigkeit ihres Auftretens: Lebervergrößerung (oft typische, derbe Karzinomknoten nicht palpabel, besonders verdächtig, wenn die Hepatomegalie innerhalb weniger Tage oder Wochen zunimmt), unbestimmte Schmerzen im Abdomen, besonders in der Lebergegend, gelegentlich in Rücken und Schulter ausstrahlend, Gewichtsverlust, Fieber, portale Stauungserscheinungen (Aszites, Beinödeme, Caput Medusae, Milzvergrößerung), sternförmige Nävi, Ikterus, Darmblutung. Die Leberfunktionstests fallen meist positiv aus. Eine erhöhte oder rasch ansteigende alkalische Phosphatase ist die Regel. Der Nachweis des α_1-Fetoproteins im Serum kann die Diagnose sichern. Diagnostisch entscheidend ist in diesen Fällen meistens die Laparoskopie (eventuell Angiographie und Szintigraphie).

Die **Gallengangskarzinome** (sog. Cholangiome) unterscheiden sich in ihrer Symptomatologie kaum von den Hepatomen. Man wird an diese Lokalisation besonders denken, wenn der Palpationsbefund für einen malignen Lebertumor spricht, keine Zirrhose vorliegt und Anhaltspunkte für einen extra-hepatischen Primärtumor nicht bestehen. Die Laparoskopie oder besser Laparotomie sichert die Tumordiagnose.

Leberechinokokkus

Die Diagnose des Leberechinokokkus bereitet dagegen meist größere Schwierigkeiten. Die Palpation ist uncharakteristisch, erinnert aber bei massivem Echinokokkenbefall an eine Tumor- oder Metastasenleber (**Cave:** blinde Leberbiopsie bei Echinokokkenverdacht: Schockgefahr!). Gleichzeitig kann das Zwerchfell hochgedrängt sein (Abb. 23.21). Anstelle der Weinberg-Probe stehen heute wesentlich empfindlichere *immunologische Bluttests* zur Verfügung, die in jedem parasitologischen oder tropenmedizinischen Institut durchgeführt werden. Sie übertreffen auch den Antigen-Hauttest an diagnostischer Aussagekraft. Die *Bluteosinophilie* kann fehlen. Häufig wird die Diagnose erst durch Laparoskopie oder Probelaparotomie gestellt. Große, resp. verkalkte Echinokokkuszysten können radiologisch (Abb. 23.22) oder szintigraphisch (Abb. 23.23) erfaßt werden. Nach neuesten Untersuchungen werden in der Schweiz jährlich etwa 25 neue Fälle von Echinokokkus beobachtet.

Leberabszeß

Der *Leberabszeß* ist am besten als Komplikation der *Amöbiasis* und der *bakteriellen Cholangitis* bekannt, dagegen als Folgeerscheinung bei septischen Zuständen (hämatogen-arteriell) resp. bei Pylephlebitis (Appendizitis, Colitis, Divertikulitis) selten. Unklare, mehr oder weniger hohe Fieberschübe, oft Schüttelfröste und Schmerzen sind in der Regel die ersten Symptome. Der Patient ist toxisch, schwer krank und klagt meist über Schmerzen im rechten Oberbauch, unter Umständen verbunden mit Schulterschmerz. Rapider

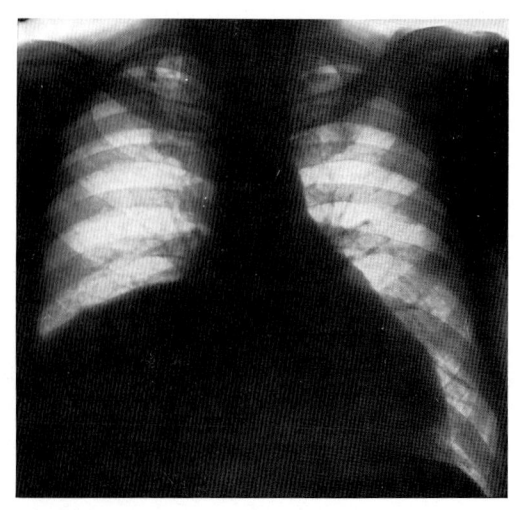

Abb. 23.21. Rechtsseitiger Zwerchfellhochstand bei *Leberechinokokkus* (operativ bestätigt). 40j. Mann

Gewichtsverlust ist häufig vorhanden, die Leber ist vergrößert, deutlich druck- und klopfdolent. Leukozytose ist beim pyogegen Leberabszeß die Regel. Das rechte Zwerchfell steht etwas höher als links oder verschiebt sich im Krankheitsverlauf geringgradig, aber meßbar nach oben. Eine deutliche Einschränkung der Zwerchfellbeweglichkeit spricht eher für subphrenische Abszeßbildung. Sowohl die alkalische Phosphatase wie die Transaminasen sind in der Regel geringgradig gesteigert. Die Senkung ist frühzeitig erhöht. Die *Szintigraphie* hat großen diagnostischen Wert.

Die Unterscheidung eines **Amöbenabszesses** von einem pyogenen Leberabszeß kann sehr schwierig sein. Exposition in den Tropen und vor allem die neuen

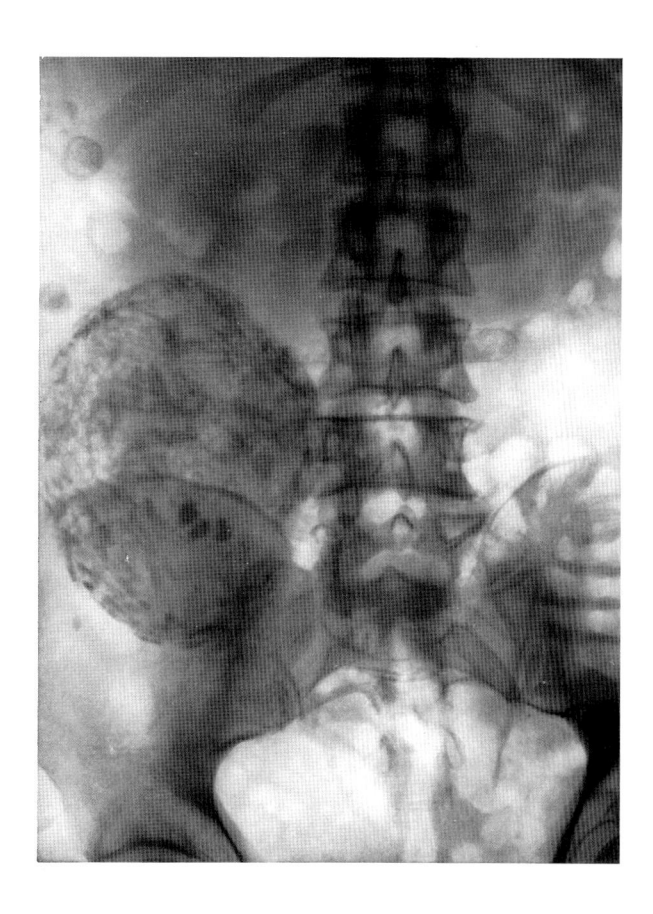

Abb. 23.22. Verkalkte *Echinokokkuszysten* in der stark vergrößerten Leber

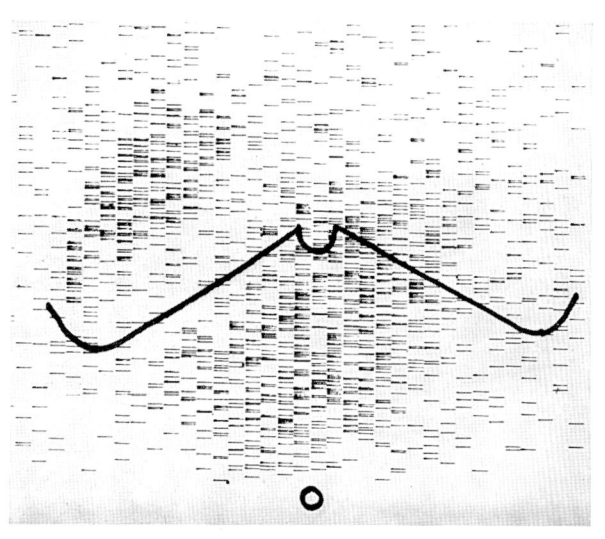

Abb. 23.23. *Szintigramm* des Leberechinokokkus. Man erkennt deutlich an der Stelle der Echinokokkuszyste eine Aussparung der Radioaktivität (op. bestätigt). Es gibt Bilder mit deutlicherer Aussparung, aber gerade diese „diskreten" Veränderungen sind differentialdiagnostisch wichtig

immunologischen Tests mit Nachweis spezifischer zirkulierender Antikörper gegen Amöben sind diagnostisch ausschlaggebend.

Amöbenabszesse sind viel häufiger bei Männern, bei jungen Patienten und vorwiegend einzeln im rechten Teil der Leber lokalisiert. Auch pleuritische Schmerzen, eine Anamnese mit Diarrhoe sprechen für Amöbenabszeß, während klinisch nachweisbare Gelbsucht eher bei einem pyogenen Abszeß beobachtet wird.

Aszites

Bei Aszites sind vor allem folgende Ursachen in Betracht zu ziehen:
1. Entzündung des Peritoneums
   - bakteriell-eitrig (s. S. 497)
   - Tuberkulose
2. Venöse Stauung
   - Pfortaderhochdruck
     prähepatisch: vor allem Pfortaderthrombosen (im Allgemeinen kein Aszites)
     intrahepatisch: vor allem Zirrhose
     posthepatisch: (vor allem Thrombosen, Mißbildungen, Tumoren)
     Budd-Chiari-Syndrom
   - Stauungsinsuffizienz
     alle Formen der Rechtsinsuffizienz (s. S. 228) Pericarditis constrictiva
3. Lymphabflußbehinderung (oft chylöser Aszites)
4. Peritonealkarzinose
5. Biliäre Peritonitis (Gallendurchtritt ins Peritoneum)
6. Hämoperitoneum (z.B. Trauma)
7. Meigs-Syndrom (s. S. 331)
8. Pankreatogener Aszites (bei Pankreatitis oder Pseudozyste: hoher Amylasegehalt des Aszites!)
9. Hypoproteinämie (z.B. nephrotisches Syndrom s. S. 601).

Die aufgezählten Möglichkeiten kommen praktisch in folgender Häufigkeitsskala vor:
Malignome 50 % ⎫ 80 %
Zirrhosen 30 % ⎭
Kardiale Ursachen 10 %
Andere Ursachen 10 %

Gegenüber früher treten jetzt die kardialen und entzündlichen (Tuberkulose!) stark zurück.

Die allgemeinen klinischen Erscheinungen

Sie sind in der Regel entscheidend:
- *Splenomegalie* spricht stark für Zirrhose (selten Pfortaderthrombose), die Milz ist aber wegen des Aszites auch bei erheblicher Vergrößerung nicht immer palpabel.
- Gleichzeitiger *Pleuraerguß* ist häufig und kann bei allen Aszitesursachen vorkommen, weil Aszitesflüssigkeit über direkte lymphogene Verbindungen in den Pleuraraum gelangen kann (wahrscheinlichste Erklärung für das *Meigs-Syndrom*). Am häufigsten ist diese Kombination bei folgenden Ursachen:
  kardial (Stauung)
  Leberzirrhose (Eiweißmangel)
  Kollagenosen (koordinierte Erkrankung des Peritoneums und der Pleura)
  Malignom (bei diffuser Metastasierung)
  Meigs-Syndrom
- Die Kombination *Aszites* mit *peripheren Ödemen* weist auf Stauung (kardial, Vena cava) und Hypalbuminämie verschiedener Ursache hin.

Die Untersuchung der Aszitesflüssigkeit

Man unterscheidet:
Transsudate: (serös, spez. Gewicht 1005–1015, Eiweißgehalt < 2,5 g%, Rivalta neg., zellarm)
Transsudate sprechen für *Stauung* (kardial oder Pfortader [-Zirrhose]). Spez. Gewicht über 1018 und Eiweißgehalt über 3,2 g% schließen kardialen oder zirrhotischen Aszites weitgehend aus. Beim karzinomatösen Aszites liegt in etwa 50% ein Transsudat vor.
Nach *häufigen Punktionen* wird oftmals auch das Transsudat bei der Leberzirrhose eiweißreicher, ohne daß diesem Verhalten eine besondere klinische Bedeutung beizumessen ist. Treten gleichzeitig Temperaturen auf, ist dieser Befund aber auf eine nicht selten aufgepfropfte tuberkulöse Peritonitis verdächtig.
Exsudate: (spez. Gewicht > 1018, Eiweißgehalt > 2,5 g% Rivalta pos., zellreich). Das Exsudat kann serös, fibrinös, *hämorrhagisch* oder *chylös* sein.
Exsudate sprechen für *Malignom* in 50% (dabei Quotient des γ-*Globulingehaltes* von Aszites zu Serum in 87% > 0,357 und Quotient: *Albumingehalt* von Aszites zu Serum in 85% > 0,462), *Infektionen, Kollagenkrankheiten,* pankreatogenen Aszites (hoher Amylasegehalt) oder Budd-Chiari-Syndrom.
Hämorrhagisches Exsudat spricht für Malignom, Tuberkulose, selten Pankreatitis.
Chylöser Aszites zeigt einen behinderten Abfluß des Chylus durch den Ductus thoracicus an, meist als Folge von Kompression durch *vergrößerte Lymphknoten* oder *karzinomatöse Prozesse*; auch *Leukämien* und *Nierenerkrankungen* können mit chylösem Aszites einhergehen, wobei der Mechanismus nicht ganz geklärt ist. In tropischen Gegenden kommt auch die *Filariasis* als ätiologischer Faktor in Betracht.
Vom *echten chylösen Aszites* als Folge einer Unterbrechung des Ductus thoracicus bzw. der intestinalen Lymphgefäße ist der *pseudochylöse Aszites* abzugrenzen. Beim pseudochylösen Aszites kommt die milchige Trübung vorwiegend durch Eiweißveränderungen und nicht durch abnormen Fettgehalt zustande. *Pseudochylöser Aszites* findet sich bei geplatzten Ovarialzysten.
Die Unterscheidung läßt sich durch folgende Kriterien durchführen:
echt chylös
füllt sich rasch nach
gelblich, nicht vollständige Emulsion

spez. Gewicht über 1012
mikroskopisch: Fettkugeln
100mg Sudan III mit 10 g Butter per os eingenommen, erscheint einige Stunden später im Aszites (Rotfärbung).
pseudochylös
füllt langsam nach
weiß, vollständig emulgiert
spez. Gewicht unter 1012
mikroskopisch: wenig Fettkugeln
Sudan-Test ruft keine Rotfärbung des Aszites hervor.

Peritonitis tuberculosa

Schwierige diagnostische Probleme kann die *tuberkulöse Peritonitis* stellen. Die Krankheit beginnt in der Regel akut, in manchen Fällen allerdings allmählich. Es bildet sich rasch Aszites aus. Die abdominellen Symptome sind aber niemals so ausgeprägt wie bei einer bakteriell bedingten Peritonitis; trotz der manchmal enormen Spannung des Abdomens sind der Druck- und Entlastungsschmerz nur wenig ausgeprägt. Auch die Spontanschmerzen sind in der Regel nur geringgradig oder fehlen ganz. Die Senkungsreaktion ist stark beschleunigt. Die Leukozytenzahl bleibt normal oder ist nur geringgradig erhöht. Die Neutrophilen sind nicht toxisch verändert. Das Aszitespunktat ist serös, von gelblicher Farbe, mit positiver Rivalta-Reaktion, mit spez. Gewicht über 1016 und ohne nachweisbare Bakterien. Im Tierversuch und durch kulturelles Verfahren läßt sich die tuberkulöse Genese in über 90% bestätigen.

Bei der *chronisch-produktiven* Form tritt die Aszitesbildung zurück. Es lassen sich wenig schmerzhafte Knoten im ganzen Abdomen palpieren. Erscheinungen eines Obturationsileus stellen sich oft in kürzeren oder längeren Zeitabständen ein. *Eiweißreiches Exsudat* ist außer bei akuter Peritonitis am häufigsten tuberkulöser Genese. Die Laparoskopie bringt die diagnostische Entscheidung.

Peritonealkarzinose

Auch die *Carcinosis peritonei* (bei metastasierendem Tumor) geht mit eiweißreichem Aszites einher, meist ist allerdings das Exsudat hämorrhagisch. Die *Peritonealkarzinose* ist oft sehr schwierig zu diagnostizieren. Die Beschwerden sind in der Regel uncharakteristisch, nicht eindeutig lokalisierbar. Die Schmerzen sind selten intensiv. Das Abdomen ist aufgetrieben, manchmal sind auch größere Knoten (Netz) palpierbar. Typischerweise weichen diese Knoten wegen der guten Beweglichkeit des Netzes dem palpierenden Finger aus. Kann eindeutiger Aszites nachgewiesen werden, ist der Verdacht auf Peritonealkarzinose besonders groß, wenn die beiden häufigsten Ursachen des chronischen, sich langsam entwickelnden Aszites, die Leberzirrhose und die Stauungsleber, ausgeschlossen werden können. Nachweis von Tumorzellen oder Laparoskopie klären die Diagnose. Die Bewertung der Zellen im Aszitespunktat ist nur in der Hand eines Geübten zuverlässig. Über die Kriterien bei der Diagnose von Tumorzellen in Punktaten s. S. 95.

Gallertbauch

Eine besondere Form ist die Peritonitis durch *Pseudomyxome*, welche von Appendix oder Ovarialzysten über das Peritoneum ausgestreut werden. Sehr milde Form, Adhäsionsbildung, geringe Abdominalbeschwerden und Ileuserscheinungen. Charakteristisch ist die schleichende Größenzunahme des Abdomens, häufig ohne sicher palpablen Tumorbefund, unter Bildung von aszitesverdächtigen Erscheinungen. Die Diagnose kann nur laparoskopisch oder bei der Laparotomie durch den Nachweis des typisch schleimigen Bauchinhaltes gestellt werden.

Pseudoaszites

Aszites kann vorgetäuscht werden durch Gravidität, große Ovarialzysten, Retentionsblase oder bei rascher Gewichtszunahme durch starken Fettansatz. Massiver Meteorismus oder das stark aufgetriebene Abdomen bei Zöliakie resp. nicht-tropischer Sprue lassen gelegentlich fälschlicherweise einen Aszites annehmen. Nicht zu übersehen ist die „Pseudogravidität", die gelegentlich auch beim Mann auftritt.

Budd-Chiari-Syndrom

Massive, stark druckdolente Lebervergrößerung mit plötzlich auftretendem, eiweißreichem Aszites, unter Umständen verbunden mit starken Venenerweiterungen vor allem im Bereich des seitlichen Thorax und Abdomens, weniger als Caput Medusae imponierend, wird beim Budd-Chiari-Syndrom (Verschluß der Vv. hepaticae) beobachtet (Abb. 23.24). Beim Budd-Chiari-Syndrom können zwei Formen unterschieden werden:
– eine innerhalb weniger Tage zum Tode führende Form, bei welcher alle oder die meisten hepatischen Venen thrombosiert sind;
– eine sich über Monate bis einige Jahre hinziehende Form, bei welcher die V. cava inferior teilweise verschlossen ist. Dieser Krankheitsverlauf ist, obwohl ebenfalls selten, offenbar häufiger. Der klinische Verdacht wird geweckt, wenn eine starke Lebervergrößerung sich innerhalb kurzer Zeit einstellt, die Leber druckempfindlich ist, die erwähnten Venenerweiterungen am seitlichen Thorax hervortreten und in späteren Stadien die Erscheinungen der portalen Hypertension hinzukommen. Die Transaminasen sind erhöht (akute Stauungsleber). In der Leberbiopsie weisen massive intralobuläre, zentrale Stauungsnekrosen auf die Abflußbehinderung. Durch eine Venographie der V. cava inferior kann ein Stop nachgewiesen werden. In der Regel liegt

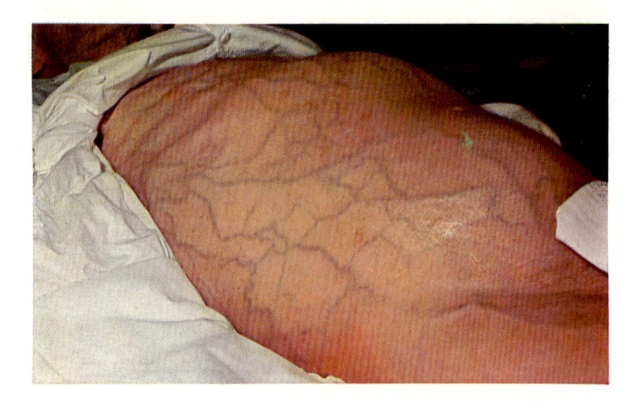

Abb. 23.24. Venenstauung beim Budd-Chiari-Syndrom

dem Venenverschluß eine *Endophlebitis obliterans*, eine Septumbildung oder ein Tumor zugrunde. Polycythaemia vera prädisponiert auch diese Lokalisation zur Thrombosebereitschaft. Eine primäre Thrombose der Vv. hepaticae ist äußerst selten. Differentialdiagnostisch müssen vor allem akute Rechtsinsuffizienz und konstriktive Perikarditis mit den üblichen Methoden ausgeschlossen werden.

Leberinsuffizienz (= akute Leberdystrophie)

Die *Leberinsuffizienz* kann im Prinzip bei jeder *schweren diffusen Leberschädigung* auftreten. Sie ist gekennzeichnet durch einen Zusammenbruch aller Leberfunktionen und geht einher mit *Leberkoma*.

Rasche Verschlechterung des Allgemeinzustandes, Anorexie, Apathie, Verwirrung, Tremor, Foetor hepaticus und hypovolämischer Schock weisen auf eine Leberinsuffizienz. In der Regel tritt Ikterus auf, der sich rasch vertieft, die Transaminasen sinken ab, die Prothrombinkonzentration ist tief, durch Vitamin K-Gabe nicht beeinflußbar.

Hauptursache für die akute Leberinsuffizienz sind virale, toxische, medikamentöse und akute äthylische Hepatitis. Bei fortgeschrittener Leberzirrhose ist der Verlauf mehr schleichend und oft sehr wechselhaft.

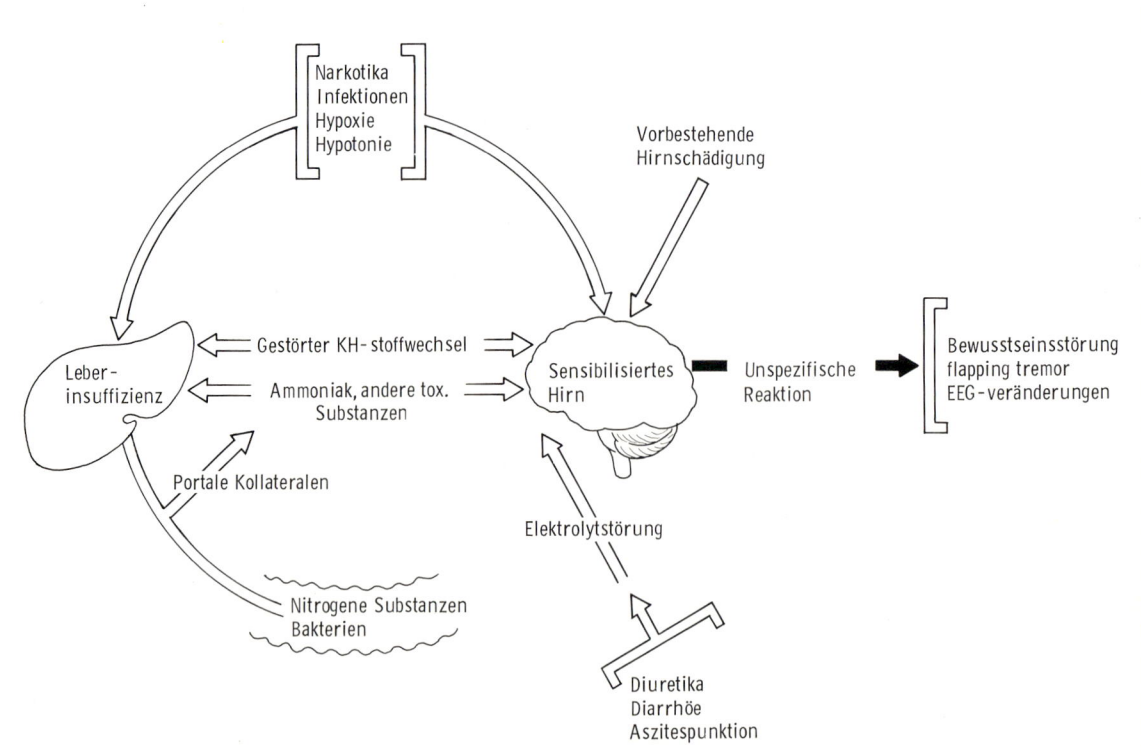

Abb. 23.25. Schema der Pathogenese des Leberkomas. Eine Vielzahl von Faktoren kann potentiell bei schwerer Leberschädigung das klinische Bild eines Komas mitbedingen (nach *Sherlock*)

Leberkoma

Unter diesem Begriff werden sämtliche Veränderungen des Bewußtseinszustandes, die im Verlauf eines schweren Leberleidens auftreten können, zusammengefaßt. Die Pathogenese des Leberkomas ist nur teilweise geklärt (Abb. 23.25). Wahrscheinlich kann eine Vielzahl von Faktoren bei Vorliegen eines schweren Leberleidens und metabolisch entsprechend gestörter Hirnfunktion die unspezifischen Symptome des Leberkomas auslösen. Toxische Substanzen aus dem Intestinaltrakt (vor allem Ammoniak), die durch die insuffiziente Leber nicht entgiftet werden oder via Kollateralkreislauf die Leber umgehen (vor allem nach *portokavalem Shunt*) und ins Hirn gelangen, dürften nur einen, wenn auch wichtigen Teilfaktor darstellen (sog. *portosystemische* oder *portokavale Enzephalopathie*). Diese toxischen Substanzen im Darm entstehen unter Einwirkung der Darmflora (Ureasen) aus eiweißhaltigen Substanzen (vor allem Nahrungseiweiß, Blut) (Therapie: eiweißarme Diät, Antibiotika, salinische Laxantien). Störungen des Elektrolythaushalts (Diuretika!), des Wasserhaushaltes (massive Aszitespunktionen), Applikation von Opiaten können unter anderem ein Leberkoma auslösen (Abb. 23.25).

Das Leberkoma ist charakterisiert durch die Trias: *Bewußtseinsstörung, flapping tremor* und *EEG-Veränderungen*.

Die *psychischen* Veränderungen im *Präkoma* sind Verwirrtheitszustände, Verlangsamung der intellektuellen Funktionen, später treten Delirien, herabgesetzte Ansprechbarkeit und tiefe Bewußtlosigkeit auf. Der *flapping tremor* („Flügelschlagen"), welcher beim Ausstrecken der Arme durch grobschlägige Zitterbewegung beobachtet werden kann, geht den psychischen Veränderungen nicht streng parallel, hingegen ist er fast stets mit stark veränderten *Schriftproben*, welche sich besonders gut eignen, um ein beginnendes Koma zu verfolgen, kombiniert. Das EEG zeigt typische Kurvenveränderungen. Diese Komazeichen gehen mit einer Abnahme der durch die Leberfunktionsprüfungen meßbaren Leberfunktionen einher. Die Prothrombinkonzentration sinkt unter 30% ab und ist durch Zugabe von hohen Vitamin-K-Dosen nicht zu ändern. Im Ekg tritt die charakteristische QT-Verlängerung mit breitem T (hepatokardiales Syndrom) auf. Das Serumcholesterin und der Blutzucker sinken ab, ebenso auffallenderweise das Serumeisen. Auch die vor dem Koma erhöhten Serumtransaminasen gehen auf normale oder subnormale Werte zurück. Im Urin treten Leuzin- und Tyrosinkristalle auf. Die Millon-Probe wird positiv.

Eine *Differentialdiagnose* des *hepatischen Komas* hat *erstens* die bei Alkoholikern zu Bewußtseinstrübungen führenden Zustände auszuschließen, also Delirium tremens, akute alkoholische Halluzinose und das subdurale Hämatom. Nach dem klinischen Bild kann es unmöglich sein, ein Delirium tremens von einem beginnenden Coma hepaticum zu unterscheiden, wenn auch in der Regel Kranke mit einem Delirium tremens aktiver und ängstlicher sind, einen feineren und allgemeineren Tremor aufweisen, eine geordnetere Sprache zeigen und weniger stuporös erscheinen. Diese meist schwierig zu beurteilenden differenzierenden Symptome müssen durch Laboratoriumsbefunde ergänzt werden. Beim Delirium tremens und verwandten Zuständen fehlen die schweren Leberfunktionsstörungen, vor allem der einfach zu prüfende starke Abfall der Prothrombinkonzentration. *Zweitens* sind die bei schweren Leberleiden gelegentlich beobachteten Zustände mit Elektrolytstörungen zu beachten. Für ein *Hypokaliämiesyndrom* ist die Kaliumbestimmung und das prompte Ansprechen auf Kaliumzufuhr entscheidend. Auch das Ekg kann bei ausgeprägten U-Wellen verwertet werden, dagegen kommt eine QT-Verlängerung auch beim hepatischen Koma ohne Hypokaliämie vor. Bei reiner Hypokaliämie sind zudem Verwirrtheitszustände und Muskelzittern nicht vorhanden.

Drittens soll in allen Fällen der ein Koma auslösende Mechanismus gesucht werden. Man kann nach Kalk im Prinzip 2 Formen von Leberkoma unterscheiden:

– Das *Koma durch Leberausfall*, bzw. *exogenes Leberkoma*. Die Leber ist z.T. wegen des Kollateralkreislaufs nicht imstande, vermehrt anfallendes Ammoniak und andere stickstoffhaltige Substanzen im Harnstoffzyklus umzubauen. Ausgesprochene portokavale Anastomosen sind die Voraussetzung zu diesem Komatyp. Das Blutammoniak ist in der Regel deutlich erhöht. Das exogene Koma wird ausgelöst durch Eiweißüberlastung (Nahrung und gastrointestinale Blutung), ammoniakhaltige Medikamente (Ammoniumchlorid usw.), Diuretika, chirurgische Eingriffe, Aszitespunktion. Beim exogenen Koma sind die Leberfunktionsproben nicht so stark verändert wie beim

– *endogenen Koma durch Leberzerfall* (Hepatitis, progrediente Leberzirrhose). Bei dieser Form läßt sich kein exogenes Moment finden und die oben beschriebenen Funktionsstörungen sind vorherrschend.

Hepatomegalie

Da bei der Differentialdiagnose der Gelbsucht die *Hepatomegalie* ein wichtiges Symptom darstellt, sind nachstehend die wichtigsten möglichen Ursachen der Lebervergrößerung aufgezählt. In Klammern beigefügt ist, ob die Krankheit im allgemeinen mit starkem Ikterus (I), Subikterus (S) oder ohne Gelbsucht (a = anikterisch) einhergeht und ob sie von einer palpablen Milz (M +) begleitet ist.

Diffuse Schädigung der Leberzellen
entzündlich
  Hepatitis epidemica (I, M+)
  Subakut-nekrotisierende Hepatitis (I, M+)

Chronisch-aggressive Hepatitis (S, M+)
Chronisch-persistierende Hepatitis (a–S, M ±)
Mononucleosis (a–S, M +)
Hepatitis anderer Genese (S, M±)

Nicht-entzündlich (toxisch, Speicherkrankheit etc.)
Mikronoduläre Zirrhose (S−I, M+)
Makronoduläre Zirrhose (S−I, M+)
Biliäre Zirrhose (S−I, M+)
Äthylische Fettleber, -Hepatitis (S−I, M−)
Fettleber anderer Genese (a, M−)
Mauriac-Syndrom bei Diabetes (a, M−)
Toxische Hepatopathie (S−I, M−)
Oxyphenisatin-Hepatitis (S−I, M−)
Familiär-juvenile Zirrhose bei
Galaktosämie,
Glykogenose
Fruktoseintoleranz
Tyrosinose   } (S−I, M+)
M. Gaucher
M. Niemann-Pick
Mukoviszidose
Morbus Wilson (a − S, M +)
Hämochromatose (S−I, M+)
Osler-Zirrhose (S−I, M+)
Parasitosen v.a. Tropen (a − S, M +)

Amyloidose (a − S, M +)
Leukämien, Myelom (S, M +)
Myelosklerose (a − S, M +)
Generalisierte Mastozytose (a. M+)
Umschriebene Prozesse in der Leber
Primäres Leberzell-Karzinom (S−I, M−)
Gallengangskarzinom (S−I, M−)
Metastasierendes Karzinom, Sa (S−I, M−)
Lymphogranulom (S−I, M+)
Leberabszeß (S, M−)
Echinokokkus (S, M−)
Zystenleber (S, M−)
Umschriebene, außerhalb der Leber gelegene Prozesse, die Hepatomegalie vortäuschen
Subphrenischer Abszeß (a − S, M −)
Tumoren (a − S, M −)
Stauung im Bereich der Venen
Rechts-kardiale Insuffizienz (a − S, M −)
Pericarditis constrictiva (a − S, M +)
Budd-Chiari-Syndrom (a − S, M +)
Stauung im Bereich der Gallengänge durch
Stein (S−I, M−)
Tumor (S−I, M−)
Striktur (S−I, M−)
Pankreatitis (S−I, M−)
Cholangitis (S−I, M−)

Literaturauswahl

(Allgemeine Werke über Gastroenterologie s. S. 533)

Ammann, R., P. Grob, S. Jenny, M. Knoblauch, G. Lupi, M. Schmid: Langzeitstudie des Spontanverlaufs der chronischen Hepatitis. 26. Tagg. Dtsch. Ges. Verdau. und Stoffw. Krankh. Stuttgart 1971

Barbour, G.L., K. Juniper: A clinical comparison of amebic and pyogenic abcess of the liver in 66 patients. Amer. J. Med. 53 (1972) 323

Beck, K.: Die Leber bei Stoffwechselkrankheiten. In: Klinische Gastroenterologie. (Hrsg. L. Demling) Thieme, Stuttgart 1973 (S. 749)

Berk, J.E., J.R. Priest: Tumors of the liver. In: Bockus Gastroenterology, Bd. III, S. 502, 2. Aufl. Saunders, Philadelphia 1965

Berthelot, P.: Mechanisms and prediction of the drug-induced liver disease. Gut 14 (1973) 332

Braganza, J.M., H.T. Howat: Cancer of the pancreas. In: Clinics in Gastroenterology 1 (1972) 219

Brunt, P.W.: Genetics of liver disease. In: Clinics in Gastroenterology 2 (1973) 615

Caroli, J.: Diseases of the intrahepatic biliary tree. In: Clinics in Gastroenterology 2 (1973) 147

De Groote, J., V. Desmet, P. Gedigk, G. Korb, H. Popper, H. Poulsen, P.J. Scheuer, M. Schmid, H. Thaler, E. Uehlinger, W. Wepler: Systematik der chronischen Hepatitis. Dtsch. med. Wschr. 93 (1968) 2101

Deyhle, P., I. Fumagalli, H.J. Nuesch, F. Holdener, G. Siegenthaler: Perorale fiberendoskopische Entfernung von Choledochussteinen. Dtsch. med. Wschr. 98 (1973) 1891

Deyhle, P., P. Schnaars, H.J. Meyer, H.J. Nuesch, A. Akovbiantz: Perorale endoskopisch-elektrochirurgische Abtragung einer Choledochocele. Dtsch. med. Wschr. 99 (1974) 71

Doelle, W.: Herpes simplex – Hepatitis beim Erwachsenen. Internist 13 (1972) 465

Doelle, W.: Suchlisten für potentiell leberschädigende Medikamente. In: Klinische Gastroenterologie. (Hrsg. L. Demling) Thieme, Stuttgart 1973 (S. 646)

Drolshammer, I., E. Wiesmann, J. Eckert: Echinokokkose beim Menschen in der Schweiz 1956–1969. Schweiz. med. Wschr. 103 (1973) 1337

Dudley, F.J., R.A. Fox, S. Sherlock: Cellular immunity and hepatitis-associated Au-antigen liver disease. Lancet 1972/I, 723

Eisenburg, J.: Pathogenese und Klinik der Hyperbilirubinämien. Fortschr. Med. 87 (1969) 441

Fahrlaender, H., F. Huber, F. Gloor: Intrahepatic retention of bile in severe bacterial infections. Gastroenterology 47 (1964) 590

Fatek-Moghadam, A., R. Lamerz, J. Eisenburg, M. Knedel: Die Bedeutung der Immunoglobuline für die Diagnose und Verlaufsbeurteilung von Lebererkrankungen. Klin. Wschr. 47 (1969) 129

French, H.: Index of Differential Diagnosis of the Main Symptoms. 9. Aufl. London 1967

Friedli, B.: Betrachtungen zur primären biliären Leberzirrhose. Helv. med. Acta 25 (1958) 651

George, Ph.: Disorders of the extrahepatic bile ducts. In: Clinics in Gastroenterology 2 (1973) 127

Gjone, E., J.P. Blomhoff, S. Ritland, K. Elgjo, G. Husby: Laxative-induced chronic liver disease. Scand. J. Gastroenterology 7 (1972) 395

Haemmerli, U.P.: Jaundice during pregnancy. Acta med. scand. suppl. 444 To. 1966

Heaton, K.W.: The epidemiology of gallstones and suggested aetiology. In: Clinics in Gastroenterology 2 (1973) 67

Heri, M., J. Bircher: Die Galaktose-Eliminationskapazität, ein zuverlässiger Test zur quantitativen Erfassung der Leberfunktion. Schweiz. med. Wschr. 101 (1971) 735

Hodler, J., R. Mangold, Th. Spoerri: Die muskuläre Bauchauftreibung. Eine beim Mann seltene hysterische Reaktion. Schweiz. med. Wschr. 90 (1960) 748

Knoblauch, M., J. Laemmli, D. Vetter, M. Schmid: Die subakutnekrotisierende Hepatitis. Internist 14 (1973) 596

Krugman, S., J. P. Giles: Viral hepatitis. New lights on an old disease. J. Amer. med. Ass. 212 (1970) 1019

Kühn, A. H., F. Wegener, J. Hahn: Akute Fettleber in der Schwangerschaft mit tödlichem Ausgang. Acta hepatosplenol. 14 (1967) 65

Laemmli, J., B. Cueni, P. Moehr, M. Schmid: Fastenhyperbilirubinämie. Dtsch. med. Wschr. 98 (1973) 1704

Lange, J.: Hepatozerebrale Degeneration. In: Klinische Gastroenterologie, (Hrsg. L. Demling) Thieme, Stuttgart 1973 (S. 709)

Leuschner, U.: Leberabzeß. Dtsch. med. Wschr. 96 (1971) 1476

Lin, T.: Primary cancer of the liver. Scand. J. Gastro. 5 (1970) 223 (Suppl. 6)

Losowsky, M. S., H. Ikram, H. M. Snow, F. E. Hargreave, P. G. F. Nixon: Liver function in advanced heart disease. Brit. Heart. J. 27 (1965) 578

Lupi, G. A.: Das heutige Bild der Peritonealtuberkulose. Arch. klin. Med. 216 (1969) 368

Mühe, E., H. Bünte, L. Bürger, W. Schellerer: Das Budd-Chiari-Syndrom bei membranöser Obstruktion des Lebersegmentes der unteren Hohlvene. Dtsch. med. Wschr. 95 (1970) 1949

Müller, R.: Die Bedeutung des Australia-Antigens für Ätiologie und Pathogenese der chronischen Hepatitis. In: Symposium: Die chronische Hepatitis, Timmendorfer Strand 1972

Pant, S. S., A. N. Bhargava, M. M. Singh, P. C. Dhanda: Myelopathy in hepatic cirrhosis. Brit. med. J. 1963/I, 1064

Parker, G. E.: Occlusion of the hepatic veins in man (Budd-Chiari). Medicine 38 (1959) 368

Pichlmayr, J., W. Stich: Der bilirubinostatische Ikterus, eine neue Ikterusform beim Zusammentreffen von Operation, Narkose und Bluttransfusion. Klin. Wschr. 40 (1962) 665

Popper, H., W. Orr: Current concepts in cirrhosis. Scand. J. Gastroent. Supp. 6 (1970) 203

Popper, H., A. Medline: Morphologische Diagnostik der Leberkrankheiten. In: Klinische Gastroenterologie. (Hrsg. L. Demling) Thieme, Stuttgart 1973 (S. 566)

Prince, A. M.: Role of serum hepatitis virus in chronic liver disease. Gastroenterology 60 (1971) 913

Robbers, H., P. Strohfeldt, Ch. Kruger: Differentialdiagnose der diabetischen und alkoholischen Fettleber. Dtsch. med. Wschr. 93 (1968) 112

Rovelstad, R. A., L. G. Bartholomew, J. C. Cain, E. H. Soulz: Ascites. Gastroenterology 34 (1958) 436

Ruckstuhl, P., B. Cueni, M. Schmid: Chronisch-aggressive Hepatitis in Kombination mit chronisch destruierender, nichteitriger Cholangitis (sog. primäre biliäre Zirrhose). Schweiz. med. Wschr. 101 (1971) 741

Schaefer, J., L. Schiff: Liver function tests in metastatic tumor of the liver: study of 100 cases. Gastroenterology 49 (1965) 360

Schmid, M., M. Hefti, R. Gattiker, H. Kistler, A. Senning: Benign postoperative intrahepatic cholestasis. New Engl. J. Med. 272 (1965) 545

Schmid, M.: Die chronische Hepatitis. Experimentelle Medizin, Pathologie und Klinik, Bd. 18. Springer, Berlin 1966

Schmid, R.: Genetische Defekte des Bilirubinstoffwechsels. Das Medizinische Prisma 1/1972

Schmidt, F. W., E. Wildhirt: Hyperproteinämie und myelomähnliche Serumeiweißbilder bei der Leberzirrhose. Klin. Wschr. 35 (1957) 1139

Schreier, K.: Die wichtigsten Lebererkrankungen im Kindesalter. In: Klinische Gastroenterologie. (Hrsg. L. Demling) Thieme, Stuttgart 1973 (S. 785)

Sherlock, Sh.,: Causes and effects of acute liver damage. Scand. J. Gastro. 5, Suppl. 6 (1970) 187

Sternlieb, I., I. H. Scheinberg: Chronic hepatitis as a first manifestation of Wilson's disease. Ann. intern. Med. 76 (1972) 59

Takita, H., F. Iwanami: Anomalien der Gallenblase und Gallenwege. In: Klinische Gastroenterologie. (Hrsg. L. Demling) Thieme, Stuttgart 1973

Thaler, H.: Die Fettleber und ihre klinische Bedeutung. In: Klinische Gastroenterologie. (Hrsg. L. Demling) Thieme, Stuttgart 1973 (S. 621)

Tengström, B.: An intravenous galactose tolerance test and its use in hepatobiliary diseases. Acta med. scand. 183 (1968) 31

Tschumi, A., J. P. Colombo, R. Moser: Die Wilsonsche Krankheit in der Schweiz. Schweiz. med. Wschr. 103 (1973) 89/140

Whelton, M. J.: Sclerosing cholangitis. In: Clinics in Gastroenterology 2 (1973) 1973

Williams, R., M. Cartter, S. Sherlock, P. J. Scheuer, K. R. Hill: Idiopathic recurrent cholostasis: a study of the functional and pathological lesions in 4 cases. Quart. J. Med. 33 (1964) 387

Zawadzki, Z. A., G. A. Edwards: Dysimmunglobulinemia associated with hepatobiliary disease. Amer. J. Med. 48 (1970) 196

24 Hämaturie, Pyurie, Proteinurie und Störungen der Diurese

B. TRUNIGER

Die ersten Fragen, welche sich bei jedem pathologischen Urinbefund stellen, sind:
1. Stammen die krankhaften Urinbestandteile aus den *Nieren* oder aus *extrarenalen* Teilen des Urogenitaltraktes (Nierenbecken, Harnleiter, Blase usw.)?
2. Liegt eine *einseitige* oder eine *doppelseitige* Nierenerkrankung vor?
Entsprechend ist bei Störungen der Diurese nach deren Ursachen – *prärenalen*, *renalen* und *postrenalen* – zu suchen.

Physiologische Grundlagen

Die Kenntnis der *Nierenphysiologie* erleichtert auch das Verständnis für die krankhaften Vorgänge.
Arbeitseinheit der Nieren ist das *Nephron*, das aus Glomerulum und Tubulus besteht. Jede menschliche Niere zählt an die 1,2 Millionen Nephronen. Das Blut erreicht die Glomerulumkapillaren über die afferenten Arteriolen, Äste der angiographisch unter besten Bedingungen eben noch sichtbaren interlobulären Arterien. Die efferenten Arteriolen verzweigen sich in ein dichtes, peritubuläres Kapillarnetz oder bilden (im juxtamedullären Bereich) die dichten Gefäßbündel des Nierenmarks. Dank einer ausgeprägten *Autoregulationsfähigkeit* vermögen die renalen Gefäße selbst bei erheblichen Schwankungen des Perfusionsdrucks Durchblutung und glomeruläre Filtration konstant zu halten.
Die Glomeruli – in den blind endenden Tubulus invaginierte Kapillarknäuel – scheiden durch Ultrafiltration einen Primärharn ab, der mit Ausnahme der kolloidalen Bestandteile (Eiweißkörper) weitgehend dieselbe Zusammensetzung aufweist wie das Blutplasma. Täglich werden – als Ausdruck und Maß der glomerulären Filtration – ca. 180 Liter Primärharn produziert. Durch diese enorme Filtrationsleistung ist eine genügende Elimination der Abbauprodukte, welche im intermediären Stoffwechsel entstehen, gewährleistet. Sinkt die Nierendurchblutung und mit ihr die glomeruläre Filtration aus irgendwelchen Gründen, kommt es zu einem Anstieg der Schlackenprodukte im Blut.
Während normalerweise die Filtrationsrate von Serum-Albumin lediglich zirka 1% derjenigen von Kreatinin beträgt, kommt es bei Schädigung der Glomeruluskapillaren zum Durchtritt von Eiweiß und/oder Erythrozyten in den Primärharn. Klinisch von Bedeutung ist dabei die Tatsache, daß kleinere Eiweißmoleküle – etwa das Myoglobin oder das Bence-Jones-Protein gewisser Myelome – schon bei intaktem glomerulärem Filter eine Filtrationsrate aufweisen, die derjenigen von Inulin (oder Harnstoff, Glukose etc.) sehr nahe kommt.
Die *Tubuli* modifizieren den von den Glomeruli gebildeten Primärharn durch Rückresorption und Sekretion bestimmter Bestandteile. Im *proximalen Abschnitt* werden durch aktiven Natriumtransport rund 80% des Primärharn-Volumens, Glukose, Aminosäuren, alles filtrierte Kalium, Harnsäure, Phosphat, Sulfat und Ketokörper (Azetessigsäure und Beta-Oxy-Buttersäure) rückresorbiert. Unter den vom proximalen Tubulus sezernierten Substanzen spielt das H^+-Ion eine besondere Rolle: Die proximal-tubuläre Sekretion von H^+-Ionen ermöglicht die Rückresorption des größten Teils des filtrierten Bikarbonats. Daneben sind unter den vom proximalen Tubulus sezernierten Substanzen aus klinischer Sicht vor allem das PAH (Paraaminohippursäure, verwendet zur Bestimmung der effektiven renalen Plasmadurchströmung) und das Penicillin von Interesse.
In den *distalen Tubulusabschnitten* erfolgt eine weitere Reabsorption von Natrium und Wasser, während unter den sezernierten Substanzen einerseits das Kalium, andererseits erneut die H^+-Ionen eine Rolle spielen. Diese H^+-Ionen werden, vorwiegend durch Phosphate gepuffert, als titrierbare Säure oder in Verbindung mit NH_3 als Ammonium-Ion (NH_4^+) und zum kleinsten Teil in freier Form (saures pH des Endharns) ausgeschieden. Harnstoff wird im distalen wie im proximalen Tubulus, überwiegend passiv, rückresorbiert.
In den *Henleschen Schleifen* wird auf der Basis des Gegenstromprinzips der für die Konzentrierung des Endharns wichtige osmotische Gradient erzeugt. Neueste Untersuchungen weisen dabei einem aktiven Chloridtransport im dicken Teil des aufsteigenden Schenkels die entscheidende Rolle zu. In Abhängigkeit vom antidiuretischen Hormon (ADH) läuft in der inneren Markzone die Equilibration des Sammelrohrinhaltes mit dem hypertonen Interstitium und damit der Konzentrationsprozeß des Urins ab.

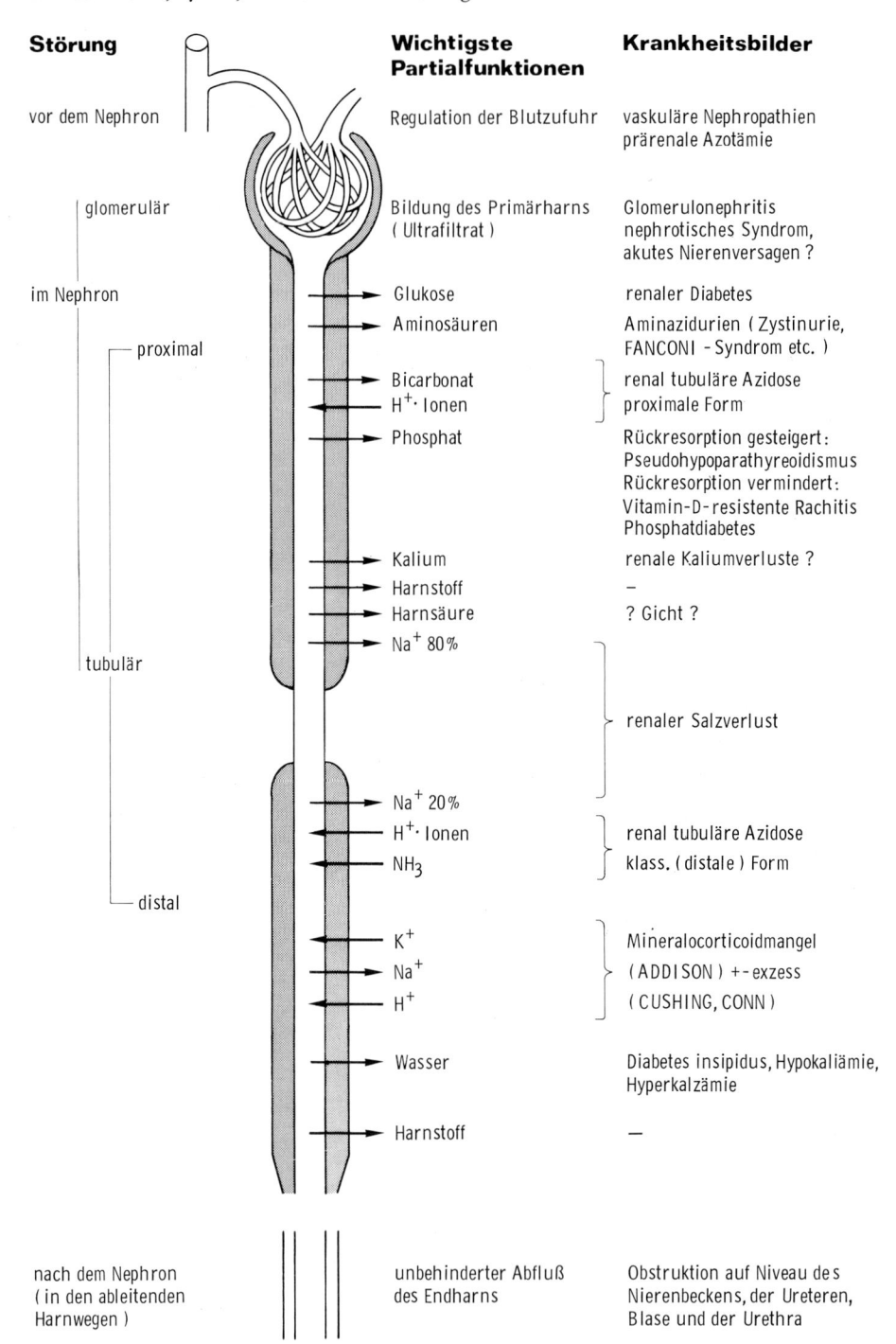

594 24 Hämaturie, Pyurie, Proteinurie und Störungen der Diurese

Störung	Wichtigste Partialfunktionen	Krankheitsbilder
vor dem Nephron	Regulation der Blutzufuhr	vaskuläre Nephropathien, prärenale Azotämie
im Nephron – glomerulär	Bildung des Primärharns (Ultrafiltrat)	Glomerulonephritis, nephrotisches Syndrom, akutes Nierenversagen?
im Nephron – tubulär, proximal	Glukose	renaler Diabetes
	Aminosäuren	Aminazidurien (Zystinurie, FANCONI-Syndrom etc.)
	Bicarbonat	renal tubuläre Azidose, proximale Form
	H^+-Ionen	
	Phosphat	Rückresorption gesteigert: Pseudohypoparathyreoidismus. Rückresorption vermindert: Vitamin-D-resistente Rachitis, Phosphatdiabetes
	Kalium	renale Kaliumverluste ?
	Harnstoff	–
	Harnsäure	? Gicht ?
	Na^+ 80%	renaler Salzverlust
tubulär – distal	Na^+ 20%	
	H^+-Ionen	renal tubuläre Azidose, klass. (distale) Form
	NH_3	
	K^+	Mineralocorticoidmangel (ADDISON) +–exzess (CUSHING, CONN)
	Na^+	
	H^+	
	Wasser	Diabetes insipidus, Hypokaliämie, Hyperkalzämie
	Harnstoff	–
nach dem Nephron (in den ableitenden Harnwegen)	unbehinderter Abfluß des Endharns	Obstruktion auf Niveau des Nierenbeckens, der Ureteren, Blase und der Urethra

Abb. 24.1. Schematische Darstellung des Einteilungsversuches der Nierenkrankheiten nach dem primären *Sitz* der Störung (für die Erklärung der Funktionen s. auch S. 593)

Die doppelseitigen Nierenerkrankungen

Normal funktionierende Harnwege ermöglichen einen stauungsfreien Abfluß des gebildeten Harns, wobei dank der weitgehenden Impermeabilität der Epithelien keine weitere Modifikation des Endharns zustandekommt.

Aus den Störungsmöglichkeiten der Partialfunktionen lassen sich die *klinischen* Krankheitsbilder ableiten. Der Arzt muß dabei aber immer bedenken, daß die einzelnen Partialfunktionen selten isoliert gestört sind, weil einerseits erworbene Störungen renaler Funktion die einzelnen Abschnitte und funktionellen Einheiten wenig selektiv erfassen, und weil andererseits angeborene tubuläre Störungen oft bestimmte, mehr oder weniger fixe Störungskombinationen mit sich bringen. Die klinischen Bilder sind daher, besonders beim Erwachsenen, selten rein, sondern *gemischt,* was die besonderen differentialdiagnostischen Schwierigkeiten der Nierenkrankheiten bedingt.

Die klinische Differentialdiagnose muß stets von dem Gedanken an die Möglichkeiten therapeutischen Eingreifens ausgehen. Das Wissen um die *primäre* Lokalisation der Störung ist deshalb nicht nur pathophysiologisch, sondern auch therapeutisch von grundlegender Bedeutung.

Jeder Einteilungsversuch der Nephropathien stößt auf fast unüberwindbare Schwierigkeiten. Kein Einteilungsschema vermag ganz zu befriedigen. Unser Versuch ist von *klinischen* Gesichtspunkten geleitet, wobei nach Möglichkeit pathologisch-anatomische und pathophysiologische Gesichtspunkte mitberücksichtigt sind, da ja beide für die Beurteilung von Funktionsprüfungen und Biopsieresultaten eine wesentliche Rolle spielen.

Demnach lassen sich die doppelseitigen Nierenkrankheiten folgendermaßen einteilen (Abb. 24.1).

Einteilung der Nierenkrankheiten

1. Störungen vor dem Nephron

Nierenarterienstenosen (arteriosklerotisch-bedingte und fibromuskuläre, anlagebedingte)
Embolische und atheroembolische Nephropathie
Nierenrindennekrosen
Benigne arterioläre Nephrosklerose
Maligne Nephrosklerose (Fahr)
Arteriitiden und Mikroangiopathien der Nierengefäße (Periarteriitis nodosa, Sklerodermie, thrombotische Mikroangiopathie)
Funktionelle Störungen: verminderte renale Durchblutung bei Hypotension, extrazellulärem Volumendefizit, Herzinsuffizienz etc.

2. Störungen im Bereiche des Nephrons

Entzündliche glomeruläre Nephropathien
Diffuse Glomerulonephritiden
  Akute und perakute Formen (oft Zusammenhang mit Streptokokkeninfekten)
  Subakute und chronische Formen (inkonstanter, fraglicher oder fehlender Zusammenhang mit Streptokokkeninfekten)
Herdförmige Glomerulonephritiden und Glomerulitiden
  (Lupus erythematodes, Schönlein-Henoch, akute parainfektiöse Herdnephritis, Löhleinsche Herdnephritis bei Sepsis lenta etc.)

Nicht-entzündliche glomeruläre Nephropathien
Glomerulosklerose (Kimmelstiel-Wilson)
Amyloidose/Myelom
Gicht
Schwangerschaftsnephropathie
Unspezifische Karzinomproteinurie
Nierenvenenthrombose

Tubuläre Funktionsstörungen
Angeborene: renale Glukosurie
  Phosphatdiabetes
  Pseudohypoparathyreoidismus
  Renal-tubuläre Azidose (RTA)
  Aminazidurien
  Renaler Diabetes insipidus
  Kombinierte Störungen (Fanconi, Lowe-Syndrom)
Erworbene: Tubulopathie bei Hyperkalzämie und Hypokaliämie
„toxische": Quecksilber, Tetrazykline, Myelom- und andere Proteine
  Amphoterizin
  Methoxyfluran etc.

Interstitielle Nephropathien (mit sekundären glomerulären und tubulären Schäden)
Akute, nicht-eitrige interstitielle Nephritis (allergischer Genese bei Sulfonamiden, Methicillin, Phenylbutazon, Phenindion; Scharlach-Frühnephritis, Leptospirosen)
Chronisch-interstitielle Nephritis („Analgetica-Nephropathie")
Akute, eitrige Pyelonephritis
Rezidivierende/chronische eitrige (destruierende) Pyelonephritis
Spezifische Pyelonephritis (Tuberkulose)

Störung im Nephron, Lokalisation noch unklar
Akutes Nierenversagen (auch ATN = akute tubuläre Nekrose) bei Schock, Verbrennung, Sepsis, Crush, Transfusionszwischenfällen etc.

Störungen durch primäre Reduktion der funktionierenden Nephronen
Zystennieren
Markzystenkrankheit
Oligomeganephronie

3. Störungen vorwiegend nach dem Nephron

Obstruktion im Bereiche des Nierenbeckens (Ausgußsteine, Tbc, Mißbildung)
Obstruktion im Bereiche der Ureteren (Tbc, Steine, Tumoren)
Blasenentleerungsstörungen (Tbc, Schrumpfung, Paraplegie resp. isolierte Blaseninnervationsstörung (Bsp. multiple Sklerose))
Obstruktion im Bereich der Urethra (Prostata, Strikturen)

Die Differentialdiagnose der Erkrankungen der einzelnen Abschnitte auf Grund der Funktionsdiagnostik

Theoretisch wäre auf Grund der Verteilung der Partialfunktionen zu erwarten, daß jeder Störung in einem bestimmten Abschnitt ein *klinisches Syndrom* entspricht. In Wirklichkeit lassen sich diese Syndrome klinisch oft nicht scharf trennen. Das heißt nicht, daß nicht auch bei den Nierenerkrankungen der Versuch in jedem Einzelfall unternommen werden soll – denn die Entwicklung geht zweifellos in dieser Richtung. Vor allem in Spätstadien ist indessen die Funktion in allen oder fast allen Abschnitten gestört, so daß es nicht mehr gelingt, Glomerulonephritiden, Nephrosklerosen und interstitielle Entzündungen zu unterscheiden. Es läßt sich dann oft nur noch die Diagnose einer Brightschen Erkrankung – einer bilateralen, chronisch progressiven Nephropathie mit beginnender oder fortgeschrittener Niereninsuffizienz – stellen.

Die präglomeruläre Funktionsstörung

Diese erste Gruppe umfaßt einerseits die strikt prärenalen, meist mehr oder weniger akuten Funktionsstörungen (sogenannte *prärenale Insuffizienz* oder funktionelle Nephropathie) bei akuter Kreislaufinsuffizienz, extrazellulärem Volumendefizit etc. Diese Störungen werden auf S. 616 besprochen. Andererseits sind die rein *vaskulären Nephropathien* ebenso den präglomerulären Funktionsstörungen zuzuordnen. Beiden Formen gemeinsam ist eine Drosselung der renalen Durchblutung und der glomerulären Filtration. In der Mehrzahl der Fälle entwickelt sich die vaskuläre Nephropathie auf dem Boden einer Hypertonie oder einer generalisierten Arteriosklerose, während arteriitische Veränderungen die Ausnahme darstellen. Langdauernde Blutdrucksteigerung schädigt in erster Linie die Arteriolen, führt zu einer Zunahme des renalen Strömungswiderstandes, zu einer Abnahme der renalen Durchblutung und damit möglicherweise zu einer zusätzlichen Verstärkung der Hypertonie. **Arteriosklerotische** Veränderungen der größeren Nierenarterien führen – mit Ausnahmen gelegentlicher funktionell bedeutsamer Nierenarterienstenosen – kaum je zu einer nennenswerten Beeinträchtigung der Nierenfunktion. Auch bei der **benignen arteriolären Nephrosklerose** sind Durchblutung und glomeruläre Filtration in der Regel nicht so stark gestört, daß die Ausscheidungsfunktion darunter leidet. Meist beschränken sich die feststellbaren Anomalien auf eine leichte Proteinurie und vereinzelte hyaline oder granulierte Zylinder (denen generell differentialdiagnostisch wenig Bedeutung zukommt). In den wenigsten Fällen liegt eine Azotämie vor, d. h. die Kranken mit dieser allgemeinen Gefäßstörung erleben meist die urämische Phase nicht mehr. Sie kommen an anderen Komplikationen (hauptsächlich Enzephalorrhagie, Herzversagen) vorher ad exitum.

Durch eine deutlich ansteigende Azotämie im Rahmen einer vorbestehenden, akzelerierten Hypertonie zeigt sich in einem kleinen Prozentsatz der Hypertoniker die Entwicklung einer **malignen Nephrosklerose** (Fahr) an. Meist leiten zunehmende Kopfschmerzen, Nackensteife, verwaschenes Sehen, Anorexie und abdominale Schmerzen, Gewichtsverlust, ein rascher Senkungsanstieg und eine auffallende Zunahme von Proteinurie und Hämaturie die maligne Phase ein.

Die vaskulären Nephropathien werden auch im Kap. Hypertonie (S. 343) besprochen.

Das glomeruläre Syndrom

Funktionsstörungen im Bereiche des Glomerulus äußern sich durch
gesteigerte Durchlässigkeit der Glomeruli (Abb. 24.2)
Hämaturie
Proteinurie
Zylindrurie (intratubuläre Eiweißausfällung. *Erythrozytenzylinder* beweisen den glomerulären Ursprung der Hämaturie. Den anderen Zylinderformen kommt differentialdiagnostisch eine geringere Bedeutung zu.)

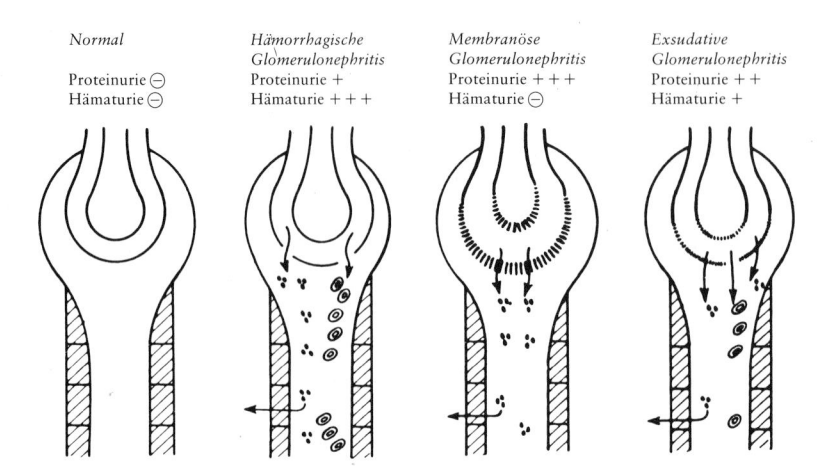

Abb. 24.2. Schematische Darstellung des Entstehungsmechanismus der Proteinurie und der Hämaturie bei *glomerulären Erkrankungen* (nach *Reubi*)

verminderte und ungenügende glomeruläre Filtration:
Retention von Endprodukten des Eiweiß-Stoffwechsels (Azotämie, erhöhtes Serum-Kreatinin),
Retention von Phosphaten, Kalium, Natrium und Wasser (Ödeme, Lungenödem, Überwässerung).

Hypertonie (durch Salzretention, Reninmechanismus?).

Dieses Syndrom kommt in seiner vollen Ausprägung nur bei *diffusen* glomerulären Nephropathien zustande, während bei fokalen Formen die Urinbefunde im Vordergrund stehen.

Die glomeruläre Filtration – klassischerweise durch die Inulinclearance, in der Klinik häufiger mit Hilfe der endogenen Kreatininclearance bestimmt – ist bei diffusen glomerulären Prozessen in der Regel vermindert (Ausnahme: reines nephrotisches Syndrom). Erst bei Filtratwerten unter 50% der Norm kommt eine nachweisbare Retention von Ausscheidungsprodukten zustande (Harnstoff, Kreatinin; Abb. 24.13). Während die glomeruläre Durchblutung durch Perfusionsdruck und renalen Widerstand (arteriolärer Tonus und organische Verengung der Strombahn) bestimmt wird, sind für die Filtrationsleistung in erster Linie intrakapillärer Druck und filtrierende Oberfläche verantwortlich. Aus der Reduktion funktionierender Nephronen resultiert bei fortgeschrittener Nephropathie zunächst eine **Isothenurie** mit mehr oder weniger fixierten, relativ großen Urinmengen, während erst die weitere Reduktion des Glomerulusfiltrates in schwereren Fällen zu **Oligurie** und **Anurie** führen kann.

Die tubulären Syndrome s. S. 604.

Nierenkrankheiten mit primärer Störung der Glomerulusfunktion

In Abb. 24.3 werden – ausgehend von den klinischen Kardinalsymptomen **Hämaturie, Blutdrucksteigerung** und **Proteinurie** – vier große Krankheitsgruppen abgegrenzt. Die drei Hauptsymptome erlauben mit einfachen Mitteln eine große Zahl von Fällen den entsprechenden Krankheitsgruppen zuzuordnen.
Umgekehrt können, vor allem bei den diffusen Glomerulonephritiden, einzelne oder mehrere der sonst typischen Symptome vermißt werden. Während bei den **Herdnephritiden** der Sedimentsbefund (Hämaturie) im Vordergrund steht und beim (reinen) *nephrotischen Syndrom* Proteinurie, Hypoproteinämie und Ödeme vor allem imponieren, kennzeichnen Hypertonie und Proteinurie die *nicht-entzündlichen glomerulären Läsionen* der Glomerulosklerose und der Schwangerschaftsnephropathie. Die Vereinigung aller drei Kardinalsymptome – mitunter in sehr ungleicher Ausprägung – weist auf das Vorliegen einer *diffusen Glomerulonephritis* hin.
Aus pathogenetischer Sicht sind die nicht-entzündlichen glomerulären Nephropathien von den Glomerulonephritiden abzugrenzen.

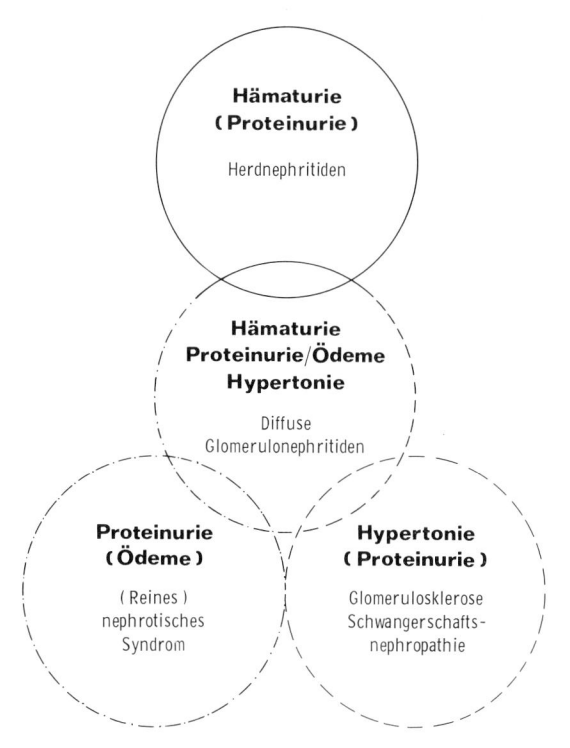

Abb. 24.3. Differentialdiagnostische Bedeutung der Symptome Hämaturie, Hypertonie, Proteinurie und Ödeme

Nicht-entzündliche glomeruläre Nephropathien

Die *Glomerulosklerose Kimmelstiel-Wilson* ist Teil einer meist generalisierten diabetischen Mikroangiopathie (Retina!). Neben einer Hyalinose der afferenten Arteriolen ist sie gekennzeichnet durch das Auftreten nodulärer oder diffuser Einlagerungen und Verdickungen im Bereich des Mesangiums der Glomeruli. *Klinisch* stehen zunächst Albuminurie und eine meist deutliche *Ödembereitschaft* im Vordergrund. Im Augenhintergrund führen gleichzeitig diabetische und angiospastische Veränderungen zu einer besonders schwerwiegenden Beeinträchtigung des Sehvermögens. Die zunehmende *Hypertonie* folgt im allgemeinen als drittes Stadium der Retinopathie und der Albuminurie nach. Mit fortschreitender Niereninsuffizienz, Anämie und Zeichen kardialer Insuffizienz ist das terminale Stadium erreicht.
Die klassische Form des Kimmelstiel findet sich typischerweise bei Patienten unter 40 Jahren, die seit 10–15 Jahren an ihrem Diabetes leiden: Die Glomerulosklerose ist weniger abhängig von der Schwere des Diabetes als von dessen Dauer. Bei älteren Diabetikern sind die Symptome renaler Beteiligung weniger ausgeprägt. Sie beschränken sich zumeist auf eine geringe Hypertonie und eine geringgradige bis mäßige Proteinurie.

Die Glomerulonephritiden

Akute diffuse Glomerulonephritis

Vier Kardinalsymptome sichern die Diagnose dieser Krankheit. Als direkte Folge der entzündlichen Schädigung der glomerulären Kapillarschlingen treten *Hämaturie* und *Proteinurie* auf. Die *Ödeme* werden in erster Linie als Resultat renaler Natrium- und Wasserretention betrachtet – obwohl anscheinend keine strenge Parallele zwischen dem Ausmaß der *renalen Funktionsstörung* und demjenigen der Ödeme besteht. Ob eine generalisierte Erhöhung der Kapillarpermeabilität oder kardiale Faktoren mitverantwortlich sind, bleibt vorerst umstritten. Als viertes Kardinalsymptom besteht eine *Hypertonie*, deren Mechanismus ebenfalls noch nicht eindeutig geklärt ist. Proteinurie-Hämaturie finden sich in 88%, Ödeme in 82%, Hypertonie in 73% der Fälle Reubis.

Betroffen sind vorwiegend Kinder und jugendliche Erwachsene, häufiger Männer als Frauen (2:1). Wegen des oft atypischen Erscheinungsbildes und Verlaufs dürfte die Diagnose einer akuten Glomerulonephritis öfters verpaßt werden. Dennoch ist die akute hämorrhagische Glomerulonephritis nach dem 30. Lebensjahr (wenn nicht besondere Umstände vorliegen, Feldnephritis!) eher selten und prognostisch ungünstiger.

Urinbefunde: Bei starker Hämaturie ist das Blut an der schmutzig-dunklen Farbe des Urins schon *makroskopisch* zu erkennen. Die Benzidinprobe fällt positiv aus. Die Hämaturie kann auch makroskopisch während Wochen andauern; *mikroskopisch* können Erythrozyten auch bei sonst fehlenden Zeichen von Aktivität des Grundprozesses während Monaten nachgewiesen werden. Da die Hämaturie unter allen Nierenerkrankungen ein so häufiges und unspezifisches Symptom ist, kommt ihr diagnostisch geringere Bedeutung zu als dem Nachweis von *Erythrozytenzylindern*. Hyaline, granulierte und Wachszylinder ergänzen das Bild, ohne daß ihnen besondere Bedeutung zuzumessen wäre. Die Leukozyten treten gegenüber den übrigen Sedimentsbefunden zurück. Wesentlich ist die Beobachtung, daß mitunter die Sedimentsbefunde bei sonst floriden Krankheitszeichen sehr spärlich ausfallen oder völlig fehlen können. Die *Urinmenge* ist in der akuten Phase oft spärlich; gelegentlich findet sich eine *passagere Anurie*. In leichten und mittelschweren Fällen ist das *spezifische Gewicht* des Urins (auch nach Korrektur für Albumen) hoch, d. h. über 1020.

Das Ausmaß der *Proteinurie* ist unterschiedlich und schwankt zwischen Spuren und 20 g/24 Stunden. Meist liegt die Eiweißausscheidung indessen unter 3 g täglich.

Ödeme werden nicht nur an den abhängigen Körperpartien beobachtet. Gesichtsödeme sind diagnostisch oft führend. Der *Bluteiweißgehalt* ist bei der akuten Nephritis oft nicht verändert.

Eine *leichte Anämie* ist vor allem bei ausgeprägt ödematösen Fällen nicht ungewöhnlich („Verdünnung" durch extrazelluläre Flüssigkeitszunahme?). Dagegen sind schwerere Grade einer Anämie selten und pathogenetisch heterogen (Hämolyse, Verdünnung).

Die *Senkung* steigt im allgemeinen vor allem in der initialen Phase deutlich bis stark an. Ihr Verlauf ist ohne prognostische Bedeutung.

Ein *Hirnödem* ist wahrscheinlich die Ursache der in manchen Fällen beobachteten, ziemlich plötzlich einsetzenden Amaurose mit oder ohne Bewußtseinsverlust. Häufiger sind Kopfschmerzen, Erbrechen, Übelkeit.

Der *Blutdruck* übersteigt systolisch selten 200 mmHg; auch die diastolischen Werte sind meist nur mäßig (zwischen 100–120 mmHg) erhöht. Das *Ekg* ist bei akuten Fällen in einem hohen Prozentsatz verändert (T-Negativität und QT-Verlängerung ohne Veränderung der Initialschwankung). Eine Herzvergrößerung stellt sich in kurzer Zeit (innerhalb von Tagen) ein. Fast regelmäßig findet sich eine ausgesprochene *Bradykardie* (zwischen 40–50/min).

Der Augenhintergrund ist gewöhnlich normal oder zeigt allenfalls auffallend starke Reflexe (sogenannter retinal sheen). Enggestellte Arterien und Flammenblutungen finden sich gelegentlich. Bestehen indessen schwere Retinaveränderungen, so liegt der Verdacht nahe, daß es sich um einen akuten Schub einer chronischen Glomerulonephritis handelt.

Die *Clearanceuntersuchungen* ergeben typischerweise eine Verminderung des Glomerulusfiltrates bei normaler oder erhöhter Plasmadurchströmung. Die Filtrationsfraktion (FF = C_{Inulin}/C_{PAH}) fällt demnach in den meisten Fällen abnorm tief aus und erlaubt in Zweifelsfällen differentialdiagnostische Rückschlüsse.

Im *akuten Stadium* stehen gelegentlich *Allgemeinerscheinungen* mit Müdigkeit, Abgeschlagenheit, geringgradigem Fieber, Abdominalschmerzen und Schmerzen in den Nierenlogen im Vordergrund. Die akute diffuse Glomerulonephritis tritt meist im Anschluß an eine *Streptokokkeninfektion* (einige Tage bis 3 Wochen nach Anginen, Scharlach, Pharyngitis, Sinusitis, Zahnabszeß, Impetigo) auf. Es handelt sich vor allem um Streptokokken vom Typ 12, 49 und 4, die gelegentlich noch im Pharynx gefunden werden können. Obwohl in der Mehrzahl der Fälle der Streptokokkeninfekt pathogenetisch eine entscheidende Rolle spielen dürfte, läßt sich heute der Erregernachweis oft nicht mehr erbringen; bei der üblichen frühen antibiotischen Behandlung von Streptokokkeninfekten sind lediglich noch 10–15% erhöhte ASO-Titer zu erwarten. Dem Antistreptolysin-O (ASO), dem am leichtesten meßbaren Antikörper gegen extrazelluläre Streptokokkenantigene, kommt damit nur noch eine relativ geringe diagnostische Bedeutung zu. Die Beziehungen zwischen rheumatischem Fieber und Streptokokkennephritis bleiben vorerst unklar. Klinisch bedeutsam ist die Tatsache, daß rheumatisches Fieber

und akute Glomerulonephritis äußerst selten gleichzeitig und beim selben Patienten auftreten (STOLLERMAN 1971).
Neben den Streptokokken sind akute Glomerulonephritiden bei und nach Staphylokokkeninfekten bei ventrikulo-atrialem Shunt, aber auch nach viralen Infekten (Varizellen, Parotitis, Mononukleose, Hepatitis) beobachtet worden.
Je nach den im Vordergrund stehenden Symptomen kann man verschiedene Typen unterscheiden, die indessen keine prognostischen Schlüsse zulassen:
Klassische Form mit Urinsymptomen, Ödemen und Blutdrucksteigerung.
Anhypertone Form mit Ödemen und Urinbefunden.
Renale Form ausschließlich mit pathologischen Urinbefunden.
Periphere Form mit Blutdrucksteigerung ohne Proteinurie oder Erythrozyturie mit oder ohne Ödeme.
Die Kenntnis dieser verschiedenen Typen ist aber bei der diagnostischen Bewertung der Symptome für die Erkennung einer Glomerulonephritis sehr wertvoll.
Im Gegensatz zu den bisherigen prognostisch wenig aussagekräftigen Kriterien scheint die *Anurie, bzw. ausgeprägte Oligurie im Erwachsenenalter für den weiteren Verlauf der akuten Glomerulonephritis im allgemeinen von ungünstiger Bedeutung zu sein.*

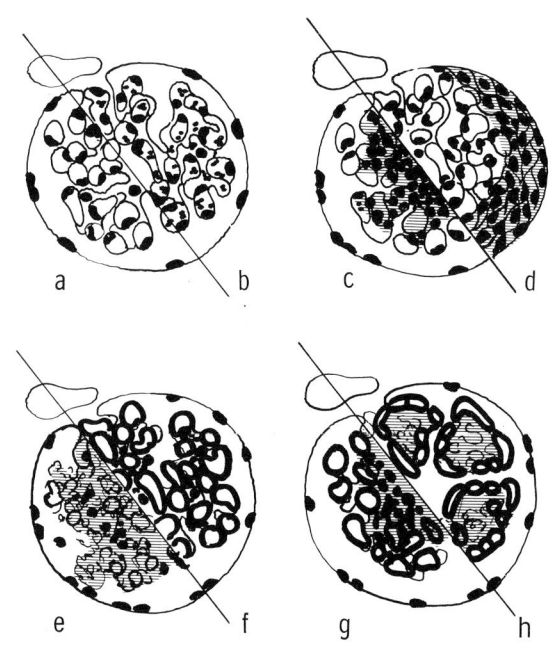

Abb. 24.4. Die verschiedenen Typen von *Glomerulonephritiden:* a) normaler Glomerulus, b) akute exsudative Glomerulonephritis (GN), c) intrakapilläre proliferative GN, d) extrakapilläre proliferative GN, e) akute nekrotisierende GN, f) (chronisch) membranöse GN, g) membranoproliferative GN, h) lobuläre GN

Verlaufsformen der diffusen Glomerulonephritis

Rund 50% der Erwachsenen und die überwiegende Mehrzahl der Kinder verlieren innerhalb von 4–6 Monaten alle Zeichen ihrer Nephropathie. Innerhalb eines Jahres ist der *Heilungsprozeß* in den meisten Fällen vollzogen und dauert nur ausnahmsweise länger an. Nur in 1–2% aller Fälle stellt sich im akuten Stadium ein *irreversibles Nierenversagen* ein – meist als Ausdruck schwerer *nekrotisierender* Glomerulonephritiden (Abb. 24.4e).
Heilt die akute Glomerulonephritis in ihrem ersten Stadium nicht aus, so sind 3 verschiedene Verlaufsformen möglich.

Latente Glomerulonephritis

Eine noch unbekannte Anzahl von Patienten tritt in ein Stadium ein, das mit inkonstanter und leichter *Mikrohämaturie, Zylindrurie* und *Proteinurie* als latente Glomerulonephritis bezeichnet wird, über Jahre unverändert anhalten oder allmählich unter dem Bild einer chronischen Glomerulonephritis in eine zunehmende renale Insuffizienz führen kann.

Subakute Glomerulonephritis

In einzelnen Fällen persistieren die initialen Zeichen der akuten Glomerulonephritis. Bald entwickelt sich ein massives *nephrotisches Syndrom*, in andern Fällen tritt eine rasch zunehmende *renale Funktionseinbuße* in den Vordergrund. Die Krankheit gleitet in ein subakutes Stadium ab, aus dem heraus sich die terminale Niereninsuffizienz innerhalb von spätestens 2 Jahren einstellt. Diese Fälle zeichnen sich pathologisch-anatomisch vor allem durch „*extrakapilläre*" Deckzellproliferation (Halbmonde) oder aber durch eine vorwiegend „*intrakapilläre*" (= mesangiale) Proliferation aus (Abb. 24.4c und d).
Seltener findet sich nur eine Verdickung der Kapillarwand ohne wesentliche entzündliche Veränderungen. Proteinurie und Ödeme sind bei dieser Entwicklung oft besonders ausgeprägt, und die urämischen Symptome verstärken sich meist rasch, während die Hypertonie im allgemeinen mäßig bleibt. Für die Diagnose hat sich in frühen Stadien – solange noch keine Gegenindikation in Form von signifikanter Hypertonie oder fortgeschrittener renaler Funktionseinbuße besteht – die *Biopsie* als wichtigste Methode erwiesen. Dabei ist zu bedenken, daß das histologische Bild im Einzelfall keine absolut verläßliche Aussage über die Prognose erlaubt (vgl. Abb. 24.4).

Chronische sklerosierende Glomerulonephritis

Die chronische Glomerulonephritis umfaßt ein prognostisch weites Spektrum, das von der rasch verlaufenden subakuten Verlaufsform bis zu jenen glücklicheren Patienten reicht, deren Krankheitsverlauf sich kaum progredient über 30–40 Jahre erstreckt. In den letzteren Fällen stellt sich immer wieder die Frage, ob die Krankheit nicht in ein Stadium der *Defektheilung* übergetreten ist.

Im Anschluß an das akute Stadium tritt in den nichtausheilenden Fällen eine Phase der *Latenz* ein, bis nach Monaten oder Jahren die ersten Zeichen der Funktionsstörung faßbar werden. Im allgemeinen sind in diesem Moment wieder alle Kardinalsymptome der diffusen Glomerulonephritis vorhanden, wenngleich Ödembereitschaft und Hämaturie oft nicht sehr ausgesprochen sind. Treten Proteinurie und Ödembereitschaft mit Hypoproteinämie in den Vordergrund, so wird das Krankheitsbild oft als *„Glomerulonephritis mit nephrotischem Einschlag"* bezeichnet. Vom reinen nephrotischen Syndrom unterscheidet sich dieses Krankheitsbild bald durch Blutdrucksteigerung, bald durch Hämaturie oder Niereninsuffizienz. Proteinurie und Zylindrurie (hyaline, granulierte, vereinzelte Erythrozyten- und Wachszylinder) sind konstante Befunde der chronischen Glomerulonephritis.

Die *Hypertonie* ist zunächst gering bis mäßig ausgeprägt. Wegen der zunehmend verengten und obliterierten Glomerulusschlingen, zu denen arterioläre Läsionen kommen, nehmen renale Durchblutung und Glomerulusfiltrat stetig ab, und die *urämischen Symptome* treten in den Vordergrund.

Im weiteren Verlauf können die chronischen Glomerulonephritiden wiederum zwei Wege einschlagen; dabei sind die Faktoren unbekannt, die diesen weiteren Verlauf bestimmen.

Durchschnittlich entwickelt sich die *fortschreitende chronische Glomerulonephritis* nach Monaten und Jahren aus einem latenten Stadium heraus. Zunächst fällt auf, daß sich die Urinbefunde nach dem akuten Stadium nie ganz normalisieren, ohne daß eine Hypertonie, Ödeme oder renale Funktionseinbuße eine evolutive Nephropathie vermuten ließen. Allmählich – oft nach wiederholten akuten Exazerbationen mit vorübergehender Verschlechterung von Proteinurie und Sedimentsbefund, Senkungsanstieg, passagerer Hypertonie, Ödemen oder Einschränkung der Ausscheidungsfunktion – stellt sich eine definitive renale Funktionseinbuße, gelegentlich zunehmende arterielle Hypertonie, oder eine Phase mit vermehrten Zeichen des nephrotischen Syndroms ein. Die fortschreitende, chronische Glomerulonephritis wird manifest, und es verlaufen *selten mehr als einige Jahre*, ehe der Patient die terminale Niereninsuffizienz erreicht. Diese Entwicklung aus der akuten Glomerulonephritis heraus wird auch als „ELLIS Typ 1" der chronischen Glomerulonephritis bezeichnet.

Die Diagnose kann vor allem in frühen Stadien Schwierigkeiten bereiten. Die persistierenden pathologischen Urinbefunde allein beweisen noch nicht die chronische Glomerulonephritis. Umgekehrt kann die Hypertonie auch bei gesicherter chronischer Glomerulonephritis fehlen. Dies gilt vor allem für die „mit nephrotischem Einschlag" verlaufenden chronischen Glomerulonephritiden. Entsprechend darf die Diagnose auch nicht von einem pathologischen Augenhintergrundsbefund abhängig gemacht werden. Klinisch auffallend ist mitunter eine durch die Anämie nicht erklärte, möglicherweise durch periphere Vasokonstriktion bedingte *Blässe* des Patienten. Von besonderem Werte für die Beurteilung der evolutiven chronischen Glomerulonephritiden (wie auch anderer langsam fortschreitender Nephropathien) sind die *Clearanceuntersuchungen*. Eine allmähliche, aber *stete Verminderung des Glomerulusfiltrats und der Nierendurchblutung dürfen als sichere Zeichen eines fortschreitenden Prozesses gewertet werden*. Wenngleich sich der Verlauf über Jahre bis Jahrzehnte hinziehen kann, erreichen doch die meisten dieser Patienten, deren in der Kindheit durchgemachte akute Glomerulonephritis in eine chronische Glomerulonephritis übergegangen ist, die fortgeschrittene oder terminale Niereninsuffizienz im dritten Lebensjahrzehnt. Tritt erst einmal eine deutliche Azotämie ein, so hat die Krankheit meist ihre letzte Phase erreicht.

Glücklicher sind jene Patienten, die nach durchgemachter akuter Glomerulonephritis über Jahre, ja Jahrzehnte in einem latenten oder stationären Stadium „stecken bleiben" *(nicht-fortschreitende chronische Glomerulonephritis)*. Meist beschränken sich die Befunde auf eine minimale Proteinurie und Zylindrurie. Der weitere Verlauf mit genauen renalen Funktionskontrollen (Clearanceuntersuchungen in regelmäßigen, größeren Abständen) muß zeigen, ob es sich um eine vorübergehend stationäre/latente Phase der Glomerulonephritis, oder aber um eine unter *Restdefekten* abgeheilte Glomerulonephritis handelt. Generell ist die Prognose bei einer „Restproteinurie" von weniger als 500 mg/24 Stunden und ohne Sediment günstiger als bei stärkeren Urinbefunden.

Primär subakute oder chronische Glomerulonephritis

Bei manchen subakuten oder chronischen Glomerulonephritiden kann kein akuter Beginn nachgewiesen werden. Die Krankheit beginnt schleichend, oft im Erwachsenenalter, und oft stellen sich schon in frühen Stadien massive *Ödeme* ein. Diese Entwicklungsform mit fehlender Beziehung zu einer vorausgehenden akuten Nierenerkrankung oder einem Streptokokkeninfekt wird auch als „ELLIS Typ 2" der chronischen Glomerulonephritis bezeichnet. Die Patienten suchen den Arzt auf wegen geringer Allgemeinbeschwerden (Müdigkeit, Kopfschmerzen, Lendenschmerzen), mitunter bereits wegen der ersten Ödeme – oder aber die Proteinurie wird zufällig entdeckt. Im allgemeinen steht das nephrotische Syndrom (mit und ohne pathologischen Sedimentsbefund) zunächst im Vordergrund. *Hypertonie* und schließlich zunehmende Funktionseinbuße und *Azotämie* folgen meist innerhalb einiger Jahre. In der Mehrzahl der Fälle ist die terminale Niereninsuffizienz innerhalb von 10 Jahren nach Krankheitsbeginn erreicht. Spontane oder medikamentös induzierte Heilung bildet die Ausnahme.

In frühen Stadien erleichtern Clearanceuntersuchungen und Biopsie bei negativer Vorgeschichte in bezug auf infektiöse Vorkrankheiten oder akute Glomerulonephritis die Diagnose. Wichtig ist dabei aber, daß sich die beiden Typen 1 + 2 der chronischen Glomerulonephritis auf Grund der histologischen Befunde *allein* nicht mit Sicherheit identifizieren lassen.

Geht den nephritischen Erscheinungen eine Hämoptoe, eventuell Fieber oder eine auffallende Anämie voraus, so ist der Befund auf ein Goodpasture-Syndrom verdächtig (s. S. 444).

Die Herdnephritiden

Subjektiv werden von seiten der Niere kaum irgendwelche Beschwerden, allenfalls recht unspezifische Lendenschmerzen angegeben. Die Erkrankung setzt *während* eines infektiösen Geschehens (daher auch als „akute parainfektiöse Herdnephritis" bezeichnet) oder im Rahmen einer anderweitigen Allgemeinerkrankung ein. Unter den auslösenden Infekten spielen Anginen, Pharyngitis, Pneumonie, Septikämie, eventuell auch Rickettsiosen und Viruserkrankungen eine Rolle.
Eine Gruppe für sich bilden die fokal-embolischen Herdnephritiden (Löhlein) bei subakut bakterieller Endokarditis (E. lenta). Unter den Allgemeinerkrankungen mit oft fokaler Nierenbeteiligung spielen vor allem die sogenannten *Kollagenosen* (Periarteriitis nodosa, Lupus erythematodes disseminatus, vgl. S. 145 f.), das Schönlein-Henoch-Syndrom, das Goodpasture-Syndrom, einzelne Fälle von hereditärer Nephritis (Alport) und das unklar definierte Krankheitsbild der „rezidivierenden Hämaturie" eine Rolle.
Die *Hämaturie* ist das wichtigste Symptom, geringgradige *Proteinurie* und *Zylindrurie* begleiten das Bild. Dagegen fehlen Blutdrucksteigerung und Ödeme. Die Nierenfunktionsprüfungen fallen normal aus. Oft treten die renalen Symptome hinter den anderen Krankheitszeichen zurück. Die Prognose ist günstig, solange es bei einem herdförmigen Befall der Glomeruli bleibt. Subakute und chronische Verlaufsformen sind bekannt. In seltenen Fällen kann es durch den Befall immer weiterer Glomeruli zum Bild einer *diffusen* Glomerulonephritis mit entsprechend ungünstiger Prognose kommen.
Differentialdiagnostisch muß die Herdnephritis gegenüber einer diffusen hämorrhagischen Glomerulonephritis (Fehlen von Funktionseinschränkung, Hypertonie oder Ödemen, im allgemeinen geringe Proteinurie), gegenüber der primär chronischen Glomerulonephritis (Voraus- oder Begleitkrankheit, keine Ödeme, geringere Proteinurie, keine Funktionseinbuße, keine Hypertonie, eventuell Biopsie), gegenüber einer einseitigen Nierenerkrankung (Pyelogramm, Tbc-Abklärung) oder auch gegenüber Erkrankungen der Harnwege abgegrenzt werden.

Das nephrotische Syndrom

Auch bei dieser Krankheitsgruppe liegt die Störung im Bereiche der Glomeruli und nicht – wie früher angenommen wurde – in den Tubuli. Pathologisch-anatomisch und pathogenetisch handelt es sich um eine heterogene Gruppe, doch spielen auch hier bestimmte entzündliche Veränderungen der Glomeruli eine wichtige Rolle. Die pathologisch-anatomisch nachweisbaren Veränderungen der Tubuli kommen sekundär, wahrscheinlich durch die Rückresorption der Eiweißkörper zustande.
Ebensowenig liegt die primäre Störung bei der Dysproteinämie oder Lipidämie. Mit Ausnahme des nephrotischen Syndroms bei Paraproteinämien sind Dysproteinämie und Lipämie sekundäre Erscheinungen, d. h. Folge des chronischen renalen Eiweißverlustes.

Die Diskussion über den primären Sitz der nephrotischen Erkrankung war deshalb so heftig, weil sich in manchen Fällen die glomerulären Veränderungen dem lichtmikroskopischen Nachweis entziehen und lediglich elektronenoptisch oder mit Hilfe der Immunfluoreszenztechnik nachweisbar werden, während die tubulären (sekundären) Veränderungen „in die Augen springen".

Das **reine nephrotische Syndrom** ist durch folgende Symptome gekennzeichnet:
Ödeme sind irgendwann in der Krankheitsentwicklung fast obligat. Sie sind zwar, wie die statischen Ödeme, vorwiegend auf die unteren Extremitäten beschränkt, können aber, vor allem nach Bettruhe, auch im Gesicht und an den Händen hervortreten (Abb. 24.5 und 24.6) und sich auch als Körperhöhlenergüsse äußern. Sie sind auffallend weich und verschieblich. Pathogenetisch spielt die Hypalbuminämie und die renale Natrium-Retention eine wesentliche Rolle. Neben dem renalen Eiweißverlust sind enterale Verluste und eine beeinträchtigte Eiweißsynthese am Zustandekommen der Hypoproteinämie beteiligt. Als Faustregel ist mit manifesten Ödemen zu rechnen, wenn das Serum-Albumin 1,6 g% unterschreitet. Eine generalisierte Kapillarschädigung kann für das Zustandekommen der Ödeme nicht länger verantwortlich ge-

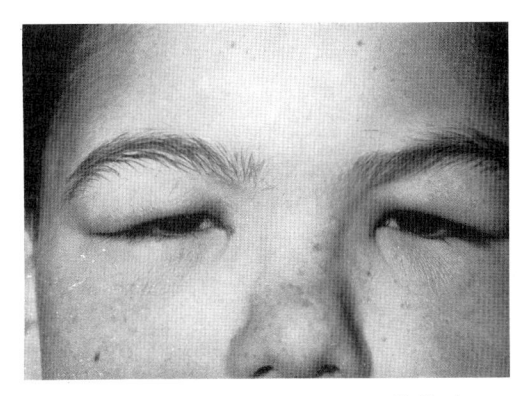

Abb. 24.5. Gesicht bei *Lipoidnephrose*. 9j. Knabe

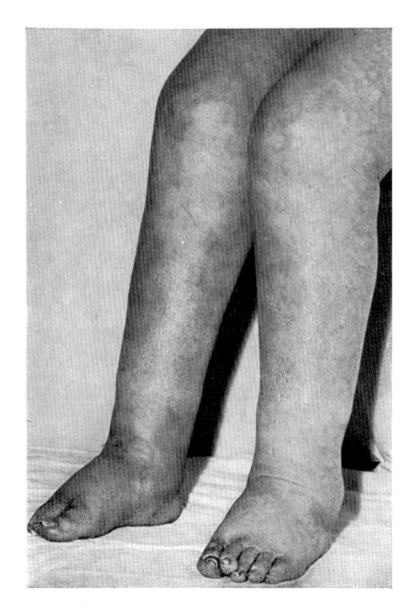

Abb. 24.6. Nephrotische Ödeme (Quecksilbernephrose nach langdauernder Ödembehandlung). 67j. Mann

macht werden (nephrotische Ödemflüssigkeit ist ausgesprochen eiweißarm). Ödeme sind in der Regel das erste Symptom, das dem Kranken auffällt. Die rasche Ödementstehung ist sowohl für den Durst, wie für die eingeschränkten Urinmengen (mit hohem spezifischen Gewicht) verantwortlich.

Urinbefunde. Die Proteinurie wird im allgemeinen 3 g pro Tag deutlich überschreiten. Gelegentlich fallen allerdings die täglichen Eiweißmengen im Urin bei extremer Hypoproteinämie und zunehmender Einschränkung der glomerulären Filtration wieder auf geringere Werte ab, ohne daß dieser Rückgang der Proteinurie eine Verbesserung der Situation anzeigt. Das spezifische Gewicht ist hoch (um 1035), der Urin schäumt. Eine geringgradige Mikrohämaturie ist gelegentlich auch beim reinen nephrotischen Syndrom

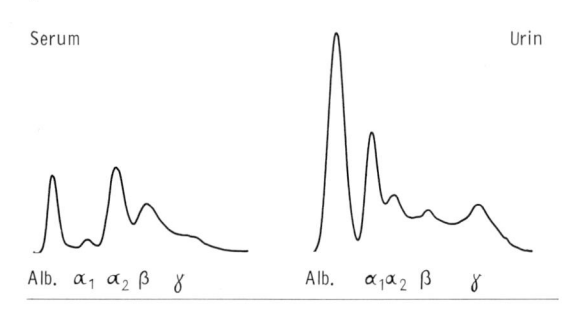

Abb. 24.8. Serum- und Urinelektrophorese bei nephrotischem Syndrom. Extreme Verminderung des Serumalbumins. Gesamteiweiß 4,5 g%. (45j. Patient, epimembranöse Glomerulonephritis)

nachweisbar, gehört indessen nicht zum typischen Bild. Wesentlich ist der Nachweis von *doppelbrechenden Substanzen* (Lipoide) im Sediment: Malteserkreuze (Lipoidtröpfchen, Abb. 24.7), Fettkörperchen und Lipoidzylinder (mit Malteserkreuzen belegte hyaline und granulierte Zylinder). Erythrozytenzylinder gehören nicht zum Bild des reinen nephrotischen Syndroms.

Die *Elektrophorese des Urins* ergibt im allgemeinen (und mit Ausnahme der Myelomfälle) reichlich Albumine und wenig α_2- und β-Globuline (spiegelbildliches Verhalten zum Serum-Elektrophoresemuster). Bei Paraproteinämien findet sich neben den Albuminen im allgemeinen das aus der Serum-Elektrophorese bekannte Paraprotein oder das mit den β-Globulinen laufende Bence-Jones-Protein, das im Serum seiner hohen Clearance wegen elektrophoretisch nicht nachweisbar ist (Abb. 24.9).

Blutdrucksteigerung fehlt. Die *Hypoproteinämie* erreicht Werte bis 4 g% und weniger. Besonders ausgeprägt ist dabei die Verminderung der *Albumine*, während die α_2- und β-Globuline oft vermehrt sind. Die Gammaglobuline sind normal oder vermindert, was möglicherweise die besondere *Infektanfälligkeit* dieser Patienten erklärt (Abb. 24.8). Als Folge

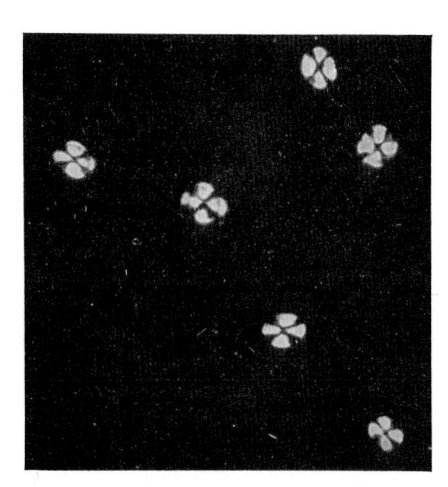

Abb. 24.7. Malteserkreuze

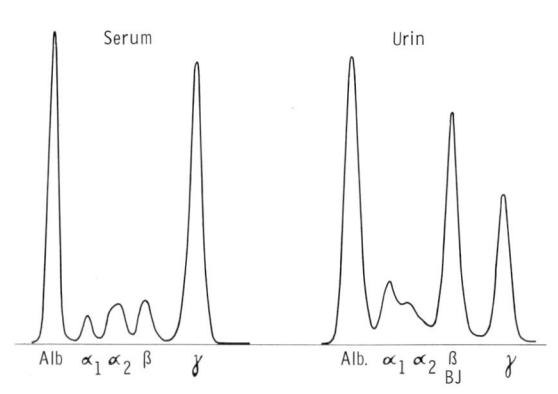

Abb. 24.9. Serum- und Urinelektrophorese bei γ-Plasmozytom. Serum-Gesamteiweiß 9,4 g%. Ausgeprägte Bence-Jones-Proteinurie (BJ) bei charakteristischem Serumprotein in Serum und Urin (62j. Patient)

der Eiweißveränderungen findet sich regelmäßig eine beträchtliche Senkungsbeschleunigung.
Die *Lipämie* ist verantwortlich für milchige Trübung und Opaleszenz des Serums. Cholesterinwerte bis 500 mg% und höher werden selten vermißt. Auch Phospholipide und Neutralfette sind erhöht. Die Ursache der Hyperlipämie ist noch unklar (direkte Beziehung zur Hypalbuminämie? Ausfall eines Clearingfaktors? Störung der gastrointestinalen Fettresorption? Störung der Interkonversion von Lipoproteinen? Vermehrte Lipidsynthese, eventuell durch die Niere selbst?).
Hypokalzämie geht der Verminderung des Serum-Eiweißes parallel.
Die *renale Ausscheidungsfunktion*, gemessen mit Clearancemethoden, ist im allgemeinen intakt, die Kreatinin-Clearance mitunter sogar auffallend erhöht. Findet sich bei einem nephrotischen Syndrom eine deutliche Einschränkung der Nierenfunktion (auf Grund der Clearanceuntersuchungen oder gar einer Erhöhung des Serum-Harnstoffs, bzw. Kreatinins), so handelt es sich definitionsgemäß nicht mehr um ein **reines nephrotisches Syndrom**. Das Krankheitsbild erhält pathogenetisch und prognostisch eine ganz andere Wertigkeit.
Das nephrotische Syndrom ist oft lediglich eine Begleiterscheinung einer anderen Grundkrankheit. Als solche ist es gerade im Erwachsenenalter keineswegs selten. Man soll nie versäumen, in allen Fällen mit den Symptomen eines nephrotischen Syndroms allfälligen weiteren Grundursachen nachzuspüren und sich nicht mit der Diagnose „nephrotisches Syndrom" begnügen.

Ursachen des nephrotischen Syndroms

In erster Linie sind folgende Ursachen in Betracht zu ziehen:
- *Glomerulonephritiden*
  Minimal changes (Lipoidnephrose)
  Membranöse Glomerulonephritis
  Proliferative Glomerulonephritis
  Lobuläre Glomerulonephritis
- *Metabolische Störungen*
  Glomerulosklerose
  Myelom
  Amyloidose
- *Systemerkrankungen*
  Kollagenosen (Erythematodes disseminatus, Periarteriitis, Goodpasture-Syndrom)
  Malignome (maligne Lymphome, Karzinome)
- *Zirkulatorische Ursachen*
  Nierenvenenthrombose
  Kavathrombose
  (Nierenarterienstenose)
- *Infektiöse Ursachen* (Lues, Malaria, Zytomegalie)
- *Toxische Schädigung*
  Quecksilber, Gold, Tridione, Penicillamin
- *Kongenitales nephrotisches Syndrom*
- *Schwangerschaftsnephropathie* (Edema-Proteinuria-Hypertensio, sog. EPH-Gestose)

Die Einordnung der **Lipoidnephrose** (die fast nur bei Kindern und Jugendlichen beobachtet wird) bereitet erhebliche Schwierigkeiten. Heute wird dieses Krankheitsbild allgemein unter die Glomerulonephritiden eingeordnet („minimal-changes"-Glomerulonephritis; minimal-proliferierende intra- oder interkapilläre Glomerulonephritis). Dabei ist die Zellproliferation außerordentlich diskret, die Mesangiumverbreiterung nur angedeutet und die Membranveränderung lediglich elektronenmikroskopisch nachweisbar. Die Prognose ist um so günstiger, je diskreter die anatomischen Veränderungen sind und je selektiver die geschädigten Glomeruli nur gerade die relativ klein-molekularen Proteine passieren lassen. Unter Steroid-Medikation, mit oder ohne zytostatische Immunsuppression ist mit einer Remission in 50–70% der Fälle zu rechnen. In schweren Fällen hat namentlich die antibiotische Behandlung dieser besonders infektanfälligen Patienten die Prognose verbessert.

Häufiger ist im Erwachsenenalter die (chronische) **membranöse Glomerulonephritis**. Auch hier verläuft die Proteinurie oft in Schüben, doch wechselt das Bild unter Auftreten einer Hypertonie und langsamer Reduktion der Clearancewerte bald einmal in das eines komplizierten nephrotischen Syndroms. In diesen Fällen zeigen sich im Biopsiepräparat lichtmikroskopisch eine deutlich erkennbare Verdickung der Schlingenwand und epimembranöse Auflagerungen auf der Basalmembran (vgl. Abb. 24.4f). Schließlich können sich hinter einem (allerdings nicht reinen) nephrotischen Syndrom **proliferative Glomerulonephritiden** verbergen, wobei als zusätzliches Element zum reinen nephrotischen Syndrom Hämaturie und Erythrozytenzylinder, gelegentlich Hypertonie und mehr oder weniger rasch abnehmende Nierenfunktionswerte treten. Selbstverständlich existieren alle Stufen *membranoproliferativer Mischformen*. Unter den **chronisch-sklerosierenden Glomerulonephritiden**, die mit deutlichem „nephrotischen Einschlag" verlaufen, ist als Sonderform die **lobuläre Glomerulonephritis** zu erwähnen. Die Differenzierung der verschiedenen Typen gelingt nur mit Hilfe der Nierenbiopsie. Die Schlußfolgerungen, die sich aus einer solchen Differenzierung für Prognose und Differential-Therapie des Einzelfalles ergeben, sind allerdings noch recht begrenzt.

Der disseminierte **Lupus erythematodes** ist eine der relativ seltenen, aber typischen Ursachen eines nephrotischen Syndroms. Rund 20% der Patienten entwickeln im Ablauf ihrer Lupus-Nephritis ein nephrotisches Syndrom, hinter dem bald proliferative, bald schwere membranöse Veränderungen („wire loops") stecken. Meist werden anderweitige Systemmanifestationen (vgl. S. 148) auf die richtige Fährte führen, doch sollte generell immunologisch und zytologisch der Lupus erythematodes gesucht werden, ehe der Patient einer Steroid- oder immunosuppressiven Behandlung zugeführt wird.

Die Proteinurie beim **multiplen Myelom** wird in mehr als 50% aller Fälle beobachtet. Trotz starker und anhaltender Eiweißausscheidung (Paraproteine, Bence-Jones-Protein) kommt es bei meist *erhöhtem Serum-Eiweiß* kaum je zur Entwicklung von Ödemen. Vielmehr entwickelt sich oft eine rasch zunehmende Niereninsuffizienz, an der verminderte renale Durchblutung durch erhöhte Plasmaviskosität, Verstopfung der Tubuli durch Eiweißzylinder, Nephrokalzinose bei Hyperkalzämie und vor allem sekundäre pyelonephritische Veränderungen pathogenetisch wesentlich beteiligt sind.

Recht schwierig kann die Diagnose einer **Amyloidnephrose** sein, besonders, wenn andere Organe nicht mitbeteiligt sind (Lebervergrößerung und Milztumor), eine chronische Eiterung, eine progressiv-chronische Polyarthritis oder periodisches Fieber mit Gelenkerscheinungen (s. S. 146 und S. 158) nicht vorliegen. Bisweilen beschränken sich die Symptome auf ein reines nephrotisches Syndrom, nicht selten kompliziert durch Hypertonie und eingeschränkte Nierenfunktion bei *röntgenologischer großer Niere*. Die Leberbiopsie ist wegen der Blutungsgefahr bei Amyloid nicht ungefährlich, dagegen können rektale Schleimhautbiopsie und Nierenbiopsie durch den direkten Amyloidnachweis wertvolle Dienste leisten. Kongorotprobe und Evans-Blau-Test sind weitgehend verlassen worden.

Erhöhter Nierenvenendruck kann Ursache einer verstärkten Proteinurie sein (*Stauungsproteinurie* bei Herzinsuffizienz, Pericarditis constrictiva). Die **Thrombose der Nierenvenen** kommt hauptsächlich beim Kind, gelegentlich auch beim Erwachsenen vor. Charakteristisch sind einseitige Lendenschmerzen und das Auftreten eines dolenten, palpablen „Tumors" (beim Kleinkind), im Falle der Cava-inferior-Thrombose Ödeme der unteren Extremitäten, sowie eine Erweiterung der oberflächlichen Venen des Abdomen. Die röntgenologische Darstellung der Nierenvenen kann die diagnostische Entscheidung bringen.

Mit zunehmender Häufigkeit wird über *membranöse und membranoproliferative Glomerulonephritiden bei Malignomen* und Hämoblastosen (maligne Lymphome, akute Leukämien, chronische Lymphadenose, solide Karzinome) berichtet. Es scheint, daß Tumorspezifische Antigene Immunkomplexnephritiden auszulösen vermögen, die sich klinisch unter dem Bild des nephrotischen Syndroms manifestieren (SUTHERLAND 1973).

Die sogenannte einfache Nephrose Fahrs, Proteinurie und Zylindrurie ohne Bluteiweißstörungen oder Ödeme, ist eine geläufige Erscheinung bei den meisten infektiösen Erkrankungen. Sie läuft heute meist unter der Bezeichnung der *febrilen Proteinurie*.

Die tubulären Syndrome (s. auch S. 594)

Auch die Einteilung der tubulären Syndrome bereitet Schwierigkeiten, da wir einerseits über die genaue Lokalisation der Partialfunktionen, andererseits über die pathogenetischen Mechanismen nicht hinreichend im klaren sind. Wenn wir dennoch die didaktisch vorteilhafte lokalisatorische Einteilung gewählt haben, so sind wir uns bewußt, daß die Lokalisation einzelner Störungen noch Verschiebungen erfahren könnte.

Als **tubuläre Funktionsstörungen** bezeichnen wir Krankheitsbilder, die sich in ihren frühen Stadien durch den isolierten Ausfall einzelner oder mehrerer tubulärer Partialfunktionen bei vorerst fehlender oder unbedeutender glomerulärer Schädigung auszeichnen. In späteren Stadien entwickelt sich meist eine zusätzliche Einschränkung der glomerulären Funktion. Ätiologisch handelt es sich vor allem um hereditäre Defekte oder Störungen, die auf exo- oder endogene Toxine zurückzuführen sind. Im Kindesalter sind die einzelnen Syndrome (die in Abb. 24.1 schematisch zusammengestellt sind) im allgemeinen in reinerer Form anzutreffen als beim Erwachsenen.

Störungen der proximalen Tubulusfunktion

Von den im Kindesalter beobachteten Störungen der *proximalen* Tubulusfunktion renale Glucosurie und Hypo- und Hyperphosphatämie, Aminazidurien und proximale renal-tubuläre Azidose – finden wir beim Erwachsenen praktisch nur den renalen Diabetes (renale Glucosurie), den als Folge einer zu intensiven Tubulusaktivität und Nicht-ansprechen auf Parathormon mit Hyperphosphatämie einhergehenden Pseudohypoparathyreoidismus Albright und selten das Fanconi-Syndrom.

Der renale Diabetes, bzw. die **renale Glucosurie**, eine dominant vererbte Störung der proximalen Tubulusfunktion (ca. 1‰ der Bevölkerung), zeichnet sich durch eine Glucosurie bei normalem Blutzucker ohne andere Nierenfunktionsstörung aus. Außer Durstgefühl bei reichlicher Zuckerausscheidung fehlen alle Symptome des Diabtes mellitus. Bei den Zuckerbelastungsproben kommt keine diabetische Blutzuckerkurve zustande, und ein Zusammenhang zwischen Urinzuckerausscheidung und Blutzuckerwert ist nicht ersichtlich. Der häufigere Typ der renalen Glucosurie ist auf eine abnorme Heterogenität der Nephronen in bezug auf Glucose-Reabsorptionsvermögen zurückzuführen. Wichtig ist die Abgrenzung dieser Störung gegenüber *anderen Mellitiurien* (Fruktosurie, Pentosurien, Galaktosämie) durch Verwendung glucosespezifischer Nachweismethoden (Glucoseoxydase-Methoden und -Teststreifen).

Neben der *konstitutionellen* renalen Glucosurie finden sich renale Glucosurien auch bei verschiedenen erworbenen Nephropathien. Häufiger bildet die renale Glucosurie Teilsymptom einer komplexeren proximal-tubulären Störung (Lignac-Fanconi- und Fanconi-Syndrom, Morbus Wilson etc.).

Als *Störung des tubulären Phosphattransportes* spielen hereditäre Vitamin-D-resistente Rachitis (Phosphatdiabetes) und Pseudohypoparathyreoidismus vor allem in der Pädiatrie eine Rolle. Eine erworbene Vitamin-D-Resistenz mit Glyzinurie ist selten.

Die dritte Gruppe proximal-tubulärer Defekte umfaßt eine Reihe von **Aminazidurien,** unter denen die **Zystinurie** als spezifischer Defekt, die Zystinose (Lignac-Fanconi), das Fanconi-Syndrom und das Lowe-Syndrom als unspezifische Transportdefekte die wichtigsten sind.

Bei der Zystinurie werden vor allem Zystin, aber auch Arginin, Ornithin und Lysin ausgeschieden. Rezidivierende Zystinsteine (röntgennegativ oder nur schwach schattendicht) lassen sich durch direkte Analyse, oder aber über den Befund typischer hexagonaler Kristalle im Urinsediment diagnostizieren.

Das Lignac-Fanconi-Syndrom umfaßt im Rahmen einer Zystinose eine renale Glucosurie, eine unspezifische Aminazidurie und einen Phosphatdiabetes. Als angeborener Defekt führt das Syndrom zu schwersten Entwicklungsstörungen.

Das Syndrom von Fanconi-De Toni-Debré (Aminazidurie, renale Glucosurie, Phosphatdiabetes) findet sich sowohl beim Kind wie beim Erwachsenen. Neben der idiopathischen Form wurde das gleiche Syndrom als *sekundäre Störung* bei Morbus Wilson, Glykogenosen, hereditärer Fruktoseintoleranz, bei nephrotischem Syndrom mit massiver Proteinurie, bei Myelom und nach Intoxikationen mit Blei, Vitamin D und verfallenen Tetrazyklinpräparaten beschrieben.

Ein Krankheitsbild mit unbestritten vorwiegend *tubulärer Schädigung* wird durch die **Sublimatvergiftung** erzeugt. Bei dieser Erkrankung liegt auch das entsprechende pathologisch-anatomische Substrat vor. Obwohl theoretisch als Folge der gestörten hauptsächlichsten Funktion der Tubuli, welche in der Rückresorption von Wasser und Elektrolyten aus dem Primärharn besteht, eine Polyurie erwartet werden sollte, steht bei der Sublimatvergiftung klinisch die *Anurie* ganz im Vordergrund. Von den drei pathogenetischen Möglichkeiten verminderter glomerulärer Filtration, Rückdiffusion des Primärharns durch die geschädigten Tubuli (Tubulorrhexis von Oliver) und Rückstau von Primärharn durch Tubulusverschluß (Detritus- und Chromoproteinzylinder) scheint auf Grund neuerer Untersuchungen eine maximale Verminderung der glomerulären Filtration hauptsächlich für die Anurie verantwortlich zu sein. Die klinische Symptomatologie gleicht damit weitgehend derjenigen des akuten Nierenversagens irgendwelcher Genese und ist im wesentlichen durch die Komplikationen der Anurie gegeben.

Störung der **distalen** *Tubulusfunktion*

Der *distale Tubulusabschnitt* ist *exogenen* Schädigungen, vor allem aszendierenden Infektionen gegenüber besonders anfällig. Gleichzeitig ermöglicht die zunehmende Harnkonzentrierung in den distalen Tubulusabschnitten die Ausfällung schwerlöslicher Substanzen (Sulfonamide, Kalziumsalze usw.), die zu sekundären tubulären Schädigungen führen können. Aus unbekannten Gründen scheinen distale Tubulusabschnitte in besonderer Weise auf Störungen des Kalium- und Kalziumstoffwechsels zu reagieren. Entsprechend der Verteilung tubulärer Funktionen werden sich Störungen des distalen Tubulus vor allem im Wasser- und Elektrolythaushalt abzeichnen.

Neben den erworbenen distal-tubulären Schädigungen spielen angeborene Störungen eine Rolle.

Unter den Störungen der **Wasserrückresorption** finden sich der nephrogene Diabetes insipidus als vererbte Störung, Konzentrationsschwäche bei Hyperkalzämie und Hypokaliämie, bei Amyloidose, Sichelzellanämie und Infekten der oberen Harnwege als erworbene Formen.

Gestörtes Natrium-Konservationsvermögen bis zur eigentlichen **salt-losing nephritis** findet sich bei chronischen Pyelonephritiden, bei Nephrokalzinose und Markzystenkrankheit (resp. familiärer iuveniler Nephronophthise Fanconi). Diese seltene, eigentliche **Salzverlustniere** mit oft sehr großen täglichen renalen Salzverlusten ist abzugrenzen gegenüber dem viel häufigeren Kochsalz- und extrazellulären Volumenmangel, der sich bei verschiedenen chronischen Nephropathien (vor allem bei Pyelonephritiden und Zystennieren) einstellt infolge relativ fixierter renaler Kochsalzverluste und der *Unfähigkeit* der erkrankten Niere, angesichts verminderter Kochsalzzufuhr oder extrarenaler Verluste (akute Gastroenteritiden, salzlose Diät) vermehrt *Kochsalz zu retinieren*. Über das extrazelluläre Volumendefizit entwickelt sich in diesen Fällen eine zusätzliche Verschlechterung der Nierenfunktion im Sinne einer prärenalen Insuffizienz. Eine eigentliche Hyponatriämie entwickelt sich erst nach fortgeschrittener Natriumverarmung oder unter dem Einfluß massiver Flüssigkeits- (Wasser-) Zufuhr. Klinisch handelt es sich um Kranke jeden Alters, mit oft fehlender Nierenanamnese, bei welchen hochgradige allgemeine Schwäche, Blutdruckabfall oder orthostatische Hypotonie und Dehydration im Vordergrund stehen. Sorgfältige Beurteilung des extrazellulären Volumens (Füllung der Jugularvenen beim flach liegenden Patienten, pulmonaler Befund) helfen, die besondere Situation zu erkennen. Der pathologische Urinsedimentsbefund ist oft nicht eindrücklich, dagegen ergibt die chemische Analyse des Urins selbst unter den Bedingungen eines ausgeprägten Salzmangels beträchtliche Mengen von Natrium. Therapeutisch reagieren diese Patienten auf Zufuhr von NaCl (oral oder parenteral) ausgezeichnet. Der oft stark angestiegene Harnstoff geht nach kurzer Zeit zurück. Differentialdiagnostisch sind diese Fälle vom *suprarenal bedingten Salzverlust* (chronische Nebennierenrindeninsuffizienz, Morbus Addison) abzugrenzen. Das Verhalten des Kaliums ist uneinheitlich. Hypo- und Hyperkaliämie werden beschrieben je nach dem Ausmaß der gleichzeitigen Störung des Säurebasenhaushaltes und der glomerulären Funktion.

Die klassische Form der **renal-tubulären Azidose (RTA)** ist auf eine Störung der distal-tubulären Ansäuerungsvorgänge zurückzuführen. Der Urin kann selbst bei manifester metabolischer Azidose nicht unter ein pH von 5,4 angesäuert werden. Als sekundäre Störungen sind mit der RTA verbundene *Kalium- und Kalziumverluste* zu werten (vgl. a. Elektrolytkapitel). Neben dieser klassischen, distalen Form existiert eine durch Bikarbonatverlust charakterisierte *proximaltubuläre* Form der RTA. Im Gegensatz zur klassischen Form ist in dieser zweiten Gruppe die Fähigkeit, titrierbare Säure, Ammonium und einen sauren Urin zu bilden, erhalten. Die *distale* RTA findet sich auch als erworbene Störung in einer Reihe renaler und Systemerkrankungen, wie Hyperparathyreoidismus, Hyperthyreose, Phenacetinnephropathie, in Nierentransplantaten, bei Hyperglobulinämie verschiedenster Genese etc.

Die Einordnung der *Kalium-verlierenden Nephropathie* ist nach wie vor unklar: nachgewiesene renale Kaliumverluste weisen möglicherweise auf einen *Mineralokortikoidüberschuß* hin (Cushing, S. 349; Conn, S. 346). In Einzelfällen sind eigentliche renal bedingte Kaliumverluste bei Pyelonephritiden, Zystinose, beim Bartter-Syndrom (S. 377) und vor allem im Rahmen der RTA bekannt geworden.

Zu den tubulären Syndromen können auch die **Nephrokalzinosen** gezählt werden. Es lassen sich primäre (Verkalkung intakten Gewebes) und sekundäre (Verkalkung geschädigten, nekrotischen Gewebes) Nephrokalzinosen unterscheiden.

1. Zu einer *primären* Verkalkung kommt es bei langdauernd vermehrter Kalziumausscheidung im Urin. Dementsprechend wird die primäre Nephrokalzinose beobachtet bei

   Hyperparathyreoidismus
   Milch-Alkalisyndrom (Burnett)
   Morbus Boeck
   Vitamin-D-Intoxikation
   Tubulärer Azidose
   Oxalose

Das **Milch-Alkalisyndrom** (Burnett) ist die Folge einer jahrelangen Milchdiät (kalziumreich) bei alkalisierender Therapie mit Natriumbikarbonat, wie sie bei Ulkuskrankheiten gelegentlich noch verordnet wird. Anorexie, Erbrechen, Durst, Polyurie, Isosthenurie sind die Folgen der Nierenschädigung. Hyperkalzämie, Alkalose mit Hypochlorämie und leichte Harnstoff-, bzw. Kreatinin-Steigerung sind die Befunde.

Auch die **Oxalose** erzeugt primäre Verkalkungen der Niere. Es handelt sich um eine angeborene Stoffwechselstörung, die zu stark vermehrter Oxalurie und damit schon im frühen Kindesalter zu Nephrokalzinose und fortschreitender Nierenschädigung, oft mit auffallendem sekundärem Hyperparathyreoidismus führt.

Klinisch kann dieses Syndrom vermutet werden, wenn Nephrokalzinose (röntgenologisch nachweisbar) vorliegt, gehäuft Kalziumoxalatsteine gebildet werden und im Knochenmark Kalziumoxalatkristalle zu beobachten sind.

2. *Sekundäre* Verkalkungen treten im Markbereich nach *Papillennekrosen* (Abb. 24.11), vorwiegend kortikal und subkapsulär nach Quecksilberintoxikation und in den Spätstadien nach Nierenrindennekrose auf.

Das akute Nierenversagen

Eine Reihe verschiedener Ursachen führen zum *akuten Versagen der Nierenfunktion,* gekennzeichnet durch zunehmende Retention harnpflichtiger Substanzen, mit und ohne Einschränkung des Urinzeitvolumens. Drei mögliche Typen werden anderswo besprochen: das akute Nierenversagen bei akuter Glomerulonephritis, akuter interstitieller Nephritis und akuter Pyelonephritis. Bleibt eine pathogenetisch bunte Gruppe, die sich durch recht einheitlichen und gesetzmäßigen Verlauf auszeichnet. Je nach den pathogenetischen Besonderheiten oder auch je nach pathophysiologischen Vorstellungen der Autoren wird das Syndrom bald als ATN (acute tubular necrosis, vor allem in der angelsächsischen Literatur), Schockniere, Crushniere, Chromoproteinniere (Zollinger), akutes tubuläres Syndrom, früher auch als „lower nephron nephrosis" bezeichnet. Auslösend finden sich am häufigsten Schock und schwere Hypotension, Hämolyse (chemischer oder immunbiologischer Genese), Myolyse (Crush, Starkstrom), Verbrennung, schwere und septische Infekte, septischer Abort, exogene Gifte etc. Pathogenetisch scheint bei den meisten Formen eine rasch einsetzende und anhaltende, massive *Verminderung glomerulärer Filtration* Hauptgrund für die charakteristische *Oligo-* bis *Anurie* zu sein. Rückdiffusion des gebildeten Primärharns durch die schwer geschädigten Tubuli oder Rückstau der Tubulusflüssigkeit durch Blockierung der Tubuli mit Zylindern (Chromoproteinniere, Sulfonamide) scheinen demgegenüber von sekundärer Bedeutung. Die Nierendurchblutung ist stark vermindert. Die Anurie setzt im allgemeinen kurz nach der verursachenden Schädigung abrupt, in selteneren Fällen langsam progredient ein. Typischerweise werden geringe Mengen von Urin produziert (100–400 ml/24 Stunden). Dieser Urin ist charakterisiert durch ein *niedriges spezifisches Gewicht* (um 1008–1012, Urinosmolarität wenig über 300 mosm/l) und relativ *hohen Natriumgehalt* (über 40 mval/l). Das Urinsediment ist im allgemeinen unauffällig. Verlauf und weitere Symptomatologie sind bestimmt durch die anhaltende Anurie: In dieser Phase drohen dem Patienten Lungenstauung/Lungenödem, periphere Ödeme, Wasserintoxikation, Hyperkaliämie, Hypertonie und Herzinsuffizienz, Urämie. Die Dauer der Anurie variiert in breiten Grenzen (normale Nierenfunktion nach 3–4wöchiger Anurie ist nicht selten). Über eine *diuretische Phase* mit oft beträchtlichem Kaliumverlust kehrt die Nierenfunktion im allgemeinen wieder zur Norm zurück. Die anurische Phase muß durch sorgfältige konservative Behandlung (Flüssigkeit- und Elektrolytbilanz), peritoneale und Hämodialyse überbrückt werden. In seltenen, abortiven Fällen fehlt die typische Oligo-Anurie: Unter mehr oder weniger unveränderten Urinmengen kommt es nach dem auslösenden Ereignis (postoperativ oder posttraumatisch) zu einem mitunter bedrohlichen akuten Nierenversagen.

Ein ganz ähnliches Bild – sowohl in seiner renalen Symptomatik wie in seinem charakteristischen Ablauf – resultiert bei Vergiftung mit Schwermetallionen, unter denen die **Sublimatvergiftung** und die **Bichromatvergiftung** im Vordergrund stehen. In den letzten Jahren sind entsprechende Krankheitsbilder nach Tetrachlorkohlenstoff- und Äthylenglykol-Vergiftungen bekannt geworden.

Interstitielle Nephropathien

Akute interstitielle Nephritis

Die akute interstitielle Nephritis ist eine seltene Erkrankung. Früher standen als Ursachen Scharlach („Scharlach-Frühnephritis") und andere *akute Infekte* (Puerperalfieber etc.) im Vordergrund. Heute spielen unter den infektiösen Ursachen wohl nur noch *Leptospirosen* ernsthaft eine Rolle. Dagegen gewinnt die akute interstitielle Nephritis als Ausdruck zunehmender *Medikamentenallergien* an Bedeutung (Penicillin, Meticillin, Sulfonamide, Hydantoinderivate, Phenylbutazon, Phenindion und Phenacetin). Klinisch laufen diese Nephritiden unter dem Bild eines wechselnd stark ausgeprägten akuten Nierenversagens: Die Vorgeschichte mit positiver Medikamentenanamnese, Fehlen von Ereignissen, die üblicherweise dem akuten Nierenversagen vom Typus der Schockniere vorangehen, eventuell anderweitige Zeichen einer Medikamentenüberempfindlichkeit (Exanthem, Eosinophilie, Drogenfieber), oft eine ausgeprägte Hämaturie und Proteinurie geben wichtige Hinweise. Röntgenologisch sind die Nierenschatten typischerweise bilateral *vergrößert* (Abdomen-Leeraufnahme, Tomogramme). In Zweifelsfällen muß die Biopsie mit dichten lympho-plasmozytären, interstitiellen Infiltraten und reichlich Eosinophilen und einem interstitiellen Ödem die Diagnose bringen. Die Abgrenzung dieser Fälle ist deshalb von besonderer Bedeutung, weil Absetzen der auslösenden Medikamente und eventuell Steroidtherapie zu spektakulären Heilungserfolgen führen kann.

Chronisch-interstitielle Nephritis und Pyelonephritis

Das Problem der chronisch interstitiellen Nephropathien ist noch nicht endgültig gelöst. Für die Praxis stellt sich in jedem Falle die wesentliche Frage, ob die Symptome einer interstitiellen Nephropathie Folge einer *obstruktiven* oder *nicht-obstruktiven* Pyelonephritis sind. Die Beantwortung dieser Frage ist entscheidend für die Therapie. Bei der nicht-obstruktiven Form unterscheiden THIEL u. Mitarb. (1964) pathologisch-anatomisch eine *sklerosierende, d.h. auf das Interstitium beschränkte*, chronisch-interstitielle Nephritis (6%), eine *destruierende*, d.h. mit *Zerstörung der Nierenstrukturen* einhergehende, chronisch-interstitielle Nephritis (81%) und eine *sklerosierende und*

Tabelle 24.1. *Ursachen der chronischen Pyelonephritis.* Bei der allgemeinen Symptomatologie der chronischen Pyelonephritis sind folgende ursächlichen Möglichkeiten in Betracht zu ziehen

chronische Pyelonephritis		
„abakteriell"*	bakteriell	
(ohne Obstruktion ohne Uropathie)	infolge Obstruktion Uropathie	ohne Obstruktion
= *chronische interstitielle Nephritis* im eigentlichen Sinn	Urethra: Striktur Prostata: Hypertrophie Karzinom Prostatitis	Diabetes mellitus Hypokaliämie Katheter/Instrumentation
Phenacetin Myelom Kollagenosen Amyloidose Nephrokalzinose Balkannephritis Strahlen	Blase: Tumoren Steine Blasenlähmung Zystozele Ureter und Nierenkelche: Steine Stenosen, Ureterozele aberrierende Gefäße Tumoren Mißbildungen: Zystennieren Kongenitale Hydronephrose Doppelniere Hufeisenniere Kompression von außen:	
* Rolle bakterieller Infekte ungewiß oder negiert	Tumoren Schwangerschaft	

destruierende chronisch-interstitelle Nephritis (Mischtyp, 13%). Die Rolle der Infektion ist vor allem bei den sklerosierenden und Mischformen nicht mit Sicherheit geklärt. Klinisch lassen sich die verschiedenen Typen oft nicht unterscheiden. Die sklerosierenden Formen verursachen meist bis ins terminale Stadium hinein keinerlei Beschwerden. Umgekehrt läßt sich eine sklerosierende chronisch-interstitielle Nephritis bei einer Vorgeschichte mit pyelonephritischen Schüben und Zeichen rezidivierender Harnwegsinfekte fast mit Sicherheit ausschließen (THIEL u. Mitarb. 1964).

Für die auf die therapeutischen Möglichkeiten ausgerichteten Bedürfnisse des praktischen Arztes kann eine Einteilung der chronischen Pyelonephritis nach Tab. 24.1 erfolgen. Sie stellt bewußt die Pathogenese in den Vordergrund, wenn auch die Bedeutung der einzelnen Faktoren noch durchaus nicht festgelegt ist.

Allgemeine Symptomatologie der chronischen Pyelonephritis

Auffallend viele Kranke sind subjektiv völlig symptomfrei und die Erkrankung läßt sich nur durch einen oder mehrere objektive Befunde fassen.

Subjektive Befunde sind:
Müdigkeit (sehr häufig), *Lendenschmerzen* (dauernd oder intermittierend), *kolikartige Schmerzen* (bei Papillennekrose einseitig), Blasenbrennen beim Urinieren (Dysurie) und Pollakisurie, *intermittierendes Fiebergefühl* und „Frösteln".

Objektive Befunde sind:
Abmagerung, Hautpigmentation.
Harnwegsinfektion: Fieberschübe (selten kontinuierlich), beschleunigte Blutsenkung (sehr wichtiges und fast obligates Zeichen). Pyurie, Hämaturie, Bakteriurie (oft nur intermittierend, gelegentlich überhaupt nicht nachweisbar).
Anämie.
Azidose (in Frühfällen selten bedrohlich; eines der ersten Symptome gelegentlich bei der sklerosierenden chronisch-interstitiellen Nephritis).
Urämie (in fortgeschrittenen Fällen).
Hypertonie und deren Folgen (erst in fortgeschrittenen Stadien).
Röntgenologisch: Oft asymmetrische Verkleinerung des Nierenschattens; bei den sklerosierenden Formen symmetrisch kleine Nieren; narbige Einziehungen der Nierenoberfläche, plumpes und verzogenes Nierenbecken, gebüschelte Nierenkelche, Papillennekrosen (eventuell verkalkt).
Gestörte Nierenfunktion: in Frühfällen durch pathologische Clearancewerte erfaßbar.

Chronisch-interstitielle Nephritis

Wegleitend für die Diagnostik ist in den meisten Fällen der *Aspekt* des Patienten, bzw. der Patientinnen, ihr müdes, oft „eingetrocknetes" Aussehen, ihre aus an-

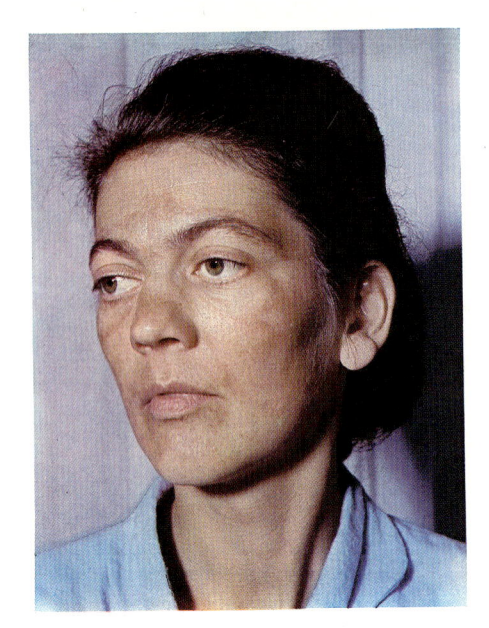

Abb. 24.10. Hautpigmentierung bei *chronisch-interstitieller Nephritis*

ämischer Bleichsucht und braungelblicher Pigmentation geprägte Hautfarbe, die sich oft schmutzig-fleckig über Stirne und Schläfen akzentuiert (Abb. 24.10). Wo sich ein chronischer und signifikanter *Analgeticaabusus* (Phenacetin) hinter dem Krankheitsbild verbirgt, gesellt sich zu dieser Pigmentierung eine lavendelfarbene *Zyanose*, die vor allem an den Lippen deutlich wird. Es handelt sich dabei um eine direkte, phenacetinbedingte Erythrozytenschädigung mit Bildung von Met- und Sulfhämoglobin und Auftreten von Innenkörpern. Mitunter führt die meist normochrome *Anämie*, eventuell unter Nachweis von Innenkörpern oder gesteigerter Retikulozytenzahl den Arzt auf die Spur. Eine Folge der chronischen, leichten Hämolyse ist offenbar auch die in manchen Fällen vergrößerte, *palpable Milz*. Der pathologische *Urinbefund* kann ganz zurücktreten: Eine mehr oder weniger ausgeprägte Proteinurie, eine mäßige Mikrohämaturie und vereinzelte Leukozyten im Sediment sind in der Regel der einzige, aber vieldeutige Befund. Lediglich während Phasen der Papillennekrose pflegt das Urinsediment etwas lebhafter zu werden: Zeichen akuter Entzündung, Leukozyturie, verstärkte Hämaturie. Der geringgradige Urinbefund ist mit ein Grund, daß die chronisch-interstitielle Nephritis oft übersehen oder erst spät diagnostiziert wird.

Isosthenurie mit spezifischem Gewicht zwischen 1008–1012, bzw. einer Urinosmolarität um 300 mosm/l wird selten vermißt.

Der *Blutdruck* bleibt oft bis in die fortgeschrittene Azotämie hinein normal. Dies hängt möglicherweise mit der Neigung des Pyelonephritis-Patienten zu chronischem extrazellulärem Volumendefizit (leere Halsvenen, „trockene" Lungenbasen), und seinem häufi-

gen Unvermögen, Kochsalz zu retinieren, zusammen. Mit der terminalen Niereninsuffizienz stellen sich allerdings auch bei diesen Patienten Kochsalz- und Flüssigkeitsretention und renale Hypertonie ein.
Entsprechend einer zunächst relativ wenig beeinträchtigten glomerulären Filtrationsrate bleiben Serum-Harnstoff und -Kreatinin oft über lange Zeit tief oder kaum erhöht und steigen erst terminal oder aber im Rahmen einer zusätzlichen prärenalen Azotämie (interkurrente Gastroenteritis mit Durchfall und Erbrechen) deutlich an. Die *Nierenfunktionsproben* fallen deutlich pathologisch aus: Neben den *Clearanceuntersuchungen* zeigt der *Phenolrottest* früh eine deutliche Einschränkung der Ausscheidungsfunktion. Das Konzentrationsvermögen ist frühzeitig, d. h. oft vor Einschränkung der glomerulären Filtration, eingeschränkt. Das Verhalten von Elektrolyten und Säure-Basen-Haushalt ist uneinheitlich. Im Zusammenhang mit einer deutlichen, mitunter massiven *metabolischen Azidose* (bedingt durch zunehmende glomeruläre Insuffizienz und möglicherweise spezifische tubuläre Defekte) entwickelt sich oft eine mäßige Hyperchlorämie. Als seltene Erscheinung werden renaler Kaliumverlust und Hypokaliämie beobachtet. Mit zunehmender Niereninsuffizienz steigt die Tendenz zur *Hyperkaliämie*. Verminderte Serum-Kalziumwerte sind wohl in erster Linie auf eine relative Vitamin-D-Resistenz des chronisch-nierenkranken Patienten zurückzuführen. Normale oder gar leicht erhöhte Serum-Kalziumwerte erwecken den Verdacht auf *sekundären Hyperparathyreoidismus*. In langdauernden Fällen kommt es zudem zu einer renalen Osteodystrophie, welche sich aus der Fibroosteoklasie, der Osteomalazie und der Osteoporose zusammensetzt. Sie läßt sich röntgenologisch bisweilen nachweisen, am eindeutigsten in Form Looserscher Umbauzonen im Bereiche der Scham- und Sitzbeinäste (Milkman-Syndrom, vgl. Abb. 30.27a und b, S. 701). Renale Kalziumverluste werden im Gegensatz zur eigentlichen renal-tubulären Azidose (Lightwood-Butler-Albright) nicht beobachtet.
Die chronisch-interstitielle Nephritis ist in der Regel nicht eine primäre Erkrankung, sondern findet sich im Gefolge von irgendwelchen *Grundkrankheiten* (Kollagenosen), aber auch zahlreicher nichtinfektiöser Erkrankungen (Myelom, hereditäre Nephritiden, Balkannephritis, Strahlennephritis usw.). Die weitaus *häufigste Ursache* ist aber chronischer, jahrelanger *Abusus von Analgetika,* wobei der Phenacetinkomponente offenbar entscheidende Bedeutung zukommt. Die typische Erscheinungsform der Analgetika-Nephropathie scheint die rein sklerosierende interstitielle Nephritis zu sein, doch werden häufiger auch destruierende chronische Pyelonephritiden bei Patienten mit Analgetika-Abusus gefunden. Von unseren während eines Jahres beobachteten 21 Fällen waren alle analgetikasüchtig (Saridon, Sanalgin, Spalt, Kafa, Kontraschmerz u. a. m.) (Tab. 24.1).
Unabhängig von ihrer Genese vergesellschaftet sich die chronisch-interstitielle Nephritis häufig mit (aufsteigenden?) *Infekten*. Klinisch äußern sich letztere als rezidivierende, akut bis subakut verlaufende, durch Antibiotika beeinflußbare Fieberschübe, mitunter verbunden mit Schüttelfrösten. Die Rolle des Infektes für die Pathogenese und den Verlauf des Krankheitsbildes ist bis heute im Detail ebensowenig geklärt wie diejenige der Analgetika. Gesichert ist die Rolle des Infektes indessen beim Zustandekommen der für die chronisch-interstitielle Nephritis typischen *Papillennekrosen.*
Der Verlauf ist ausgesprochen langwierig (jahrelang). Die üblichen Funktionsprüfungen lassen bei Analgetikasüchtigen oft schon frühzeitig eine Einschränkung der Nierenfunktion nachweisen. Erstaunlich sind oft die schwer pathologischen Resultate objektiver Funktionstests bei recht gutem Allgemeinbefinden.

Chronische bakterielle Pyelonephritis

Sie ist eine viel häufigere Krankheit, als früher vermutet wurde. Eine Mitbeteiligung des Nierenparenchyms muß bei jeder Pyelitis angenommen werden. Im jüngeren Lebensalter überwiegen daher die Frauen. Später, wenn durch Prostataerkrankungen die Harnstauung als ursächliches Moment hinzutritt, ist kein signifikanter Geschlechtsunterschied mehr festzustellen.
Pathogenetisch ist neben den *organischen Ursachen* der Harnstauung (Prostatahypertrophie, Tumor, Steinbildung, Gravidität, Strikturen) an *funktionelle Störungen* der Harnableitung zu denken. Unter diesen scheint der Reflux von Urin aus der Blase in die Ureteren eine besondere Rolle zu spielen. Die Symptome erlauben keine Differenzierung hämatogener von aszendierenden Formen, da beide zu denselben entzündlichen Erscheinungen an Niere und Harnwegen führen. Auch die Anamnese mit „vorangegangener" Sepsis oder Bakteriämie läßt keine sichere Unterscheidung zu und wirft höchstens die Frage auf, ob nicht die septische Erkrankung von der Pyelonephritis ihren Ausgang nahm *(Urosepsis).*
Die Trias: Leukozyturie, Bakteriurie und Senkungsbeschleunigung ist führend. *Leukozytenzylinder* sind ein besonders zuverlässiges Zeichen. Sie sind im ungefärbten Sediment leicht erkennbar und lassen sich allenfalls durch Färbung des Harnsediments gut darstellen (Peroxydasefärbung, Methylenblaufärbung etc.). Bei Verdacht muß das Urinsediment wiederholt untersucht werden, weil die Befunde stark wechseln. Die Bewertung der Sternheimer-Malbin-Zellen ist umstritten. Bakteriologisch hat sich in den letzten Jahren die *Keimzählung* im frischen und sauber entnommenen Mittelstrahlurin durchgesetzt. Sie erlaubt in der Mehrzahl der Fälle, Kontamination von tatsächlicher Infektion abzugrenzen (Signifikanzgrenze bei 10^5 Keimen pro ml). *Hypertonie* ist als Spätsymptom in über der Hälfte der Fälle vorhanden, fehlt aber oft in den frühen Stadien. Bei jeder hypertonischen Nierener-

krankung muß dennoch die Pyelonephritis in Erwägung gezogen werden (eventuell *einseitige*, schwere Pyelonephritis – Hypertonie ohne Erhöhung von Harnstoff oder Kreatinin!). Die Höhe des Blutdrucks erlaubt keine Unterscheidung gegenüber der Glomerulonephritis und der Nephrosklerose. Ödeme gehören nicht zum Bild der chronischen (resp. chronisch-rezidivierenden) Pyelonephritis. Fieber wird nur während der akuten Schübe beobachtet.

Eine wertvolle Hilfe kann die *Pyelographie* sein, wenn die herabgesetzte Nierenfunktion deren Durchführung noch erlaubt. Die Nieren sind meist mehr oder weniger verkleinert. Das Nierenbecken ist deformiert, die Kelche sind ausgeweitet und abgerundet, es können leicht hydronephrotische Erweiterungen und Dilatation des oberen Ureterteils zustande kommen. Gelegentlich zeichnen sich auf der Leeraufnahme verkalkte Papillen (Abb. 24.11), pyelographisch abgestoßene Papillen in Nierenbecken und -kelchen, resp. das „leere Papillenbett" im Bereiche der Kelche ab.

Einziehungen der Nierenoberfläche gegenüber von Defekten des Binnensystems kennzeichnen Rindennarben. Wertvolle Hinweise gibt die *Asymmetrie des pyelographischen Befundes* – ein Kriterium, das oft auch dann noch verwertbar ist, wenn die Kontrastmittelausscheidung zu keiner beurteilbaren Darstellung des Binnensystems mehr führt.

Fehlen Veränderungen im Bereiche der Harnwege, so gestatten auch urographische Kriterien nicht die Unterscheidung aszendierender von hämatogenen Pyelonephritiden.

Papillitis necroticans

Eine besondere Komplikation stellt die *Papillennekrose* dar, welche vorwiegend bei *Diabetikern*, aber auch bei jeder chronischen Pyelonephritis und *chronisch-interstitiellen Nephritis* im Rahmen eines interkurrenten, akuten Harnwegsinfektes auftreten kann. Es handelt sich dabei um die Demarkation und Abstoßung einer Papillenspitze, die unter dem Bild einer Steinkolik abgehen oder in situ verkalken kann (Abb. 24.11). Gelegentlich bilden sich in diesem Zusammenhang Abszesse innerhalb oder außerhalb der Niere (Paranephritis). Man wird klinisch an die Möglichkeit einer Papillitis necroticans denken, wenn bei einer Nephropathie ein durch keine andere Herde erklärter febriler Zustand, eventuell zusammen mit einer Hämaturie oder Ureterkolik und Schmerzen, bzw. Druckempfindlichkeit auf der betroffenen Seite auftritt. Der Allgemeinzustand des Patienten ist dabei meist deutlich bis stark beeinträchtigt. Auch die Entwicklung eines diabetischen Komas ohne anderweitige Ursache ist verdächtig. Pyelographisch sind die Nierenkelche im akuten Stadium unverändert, die Papillen eventuell unregelmäßig begrenzt, die Funktion der betroffenen Seite ist beeinträchtigt.

Die Papillennekrose spricht gegen das Vorliegen einer rein glomerulären oder vaskulären Nierenaffektion.

Kongenitale hypoplastische Niere

Die differentialdiagnostische Abgrenzung von Fällen (frühkindlicher) atrophischer Pyelonephritis gegenüber ein- oder doppelseitig hypoplastischen Nieren kann erhebliche Schwierigkeiten bereiten, um so mehr, als hypoplastische Nieren anscheinend besonders zu sekundären Infekten neigen. Süchtigkeit oder die Befunde einer primären Uropathie vermögen in einzelnen Fällen das diagnostische Dilemma zu lösen.

Hydronephrotische Schrumpfniere

An sich gehören Hydronephrose und hydronephrotische Schrumpfniere bereits zu den „Störungen nach dem Nephron". Die obstruktive Uropathie wird dort auch besprochen. Die recht häufige sekundäre Infektion rechtfertigt ihre Erwähnung an dieser Stelle. Hydronephrosen treten – mit Ausnahme schwerer angeborener Mißbildungen der Harnwege – vorwiegend

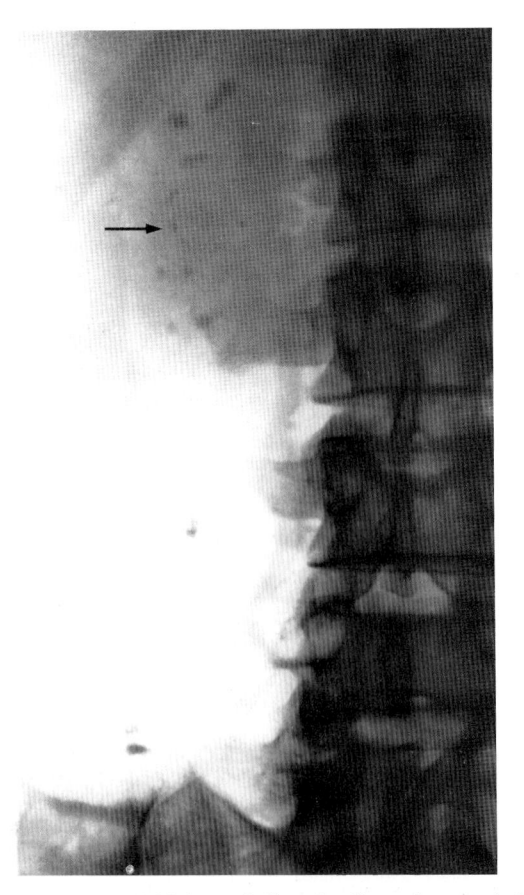

Abb. 24.11. Multiple verkalkte Papillennekrosen bei interstitieller Nephritis nach langjährigem Phenacetinabusus. Wiederholte Papillenabgänge, histologisch verifiziert

einseitig auf. Dementsprechend können schwere Hydronephrosen durchaus normale Harnstoffwerte aufweisen, bzw. eine bestehende Harnstofferhöhung weist bereits auf eine bilaterale Schädigung hin. Gelegentlich deutet eine ausgeprägte *Leukozyturie* in die richtige Richtung. Pyelographisch ausschlaggebend sind *Spätaufnahmen*, in denen oft erst die ganze Ausdehnung der Hydronephrose zur Darstellung kommt. Bisweilen, vor allem bei Kindern, werden große Hydronephrosen als einseitige „fluktuierende" oder aber pralle *Resistenzen in der Flanke* palbabel. Kolikartige Schmerzen kommen vor und treten vor allem zusammen mit Fieber bei sekundärer Infektion auf. Angesichts der besonderen Bereitschaft der obstruktiven Nephropathie zu sekundärer Infizierung sind alle Abklärungsmaßnahmen mit besonderer Sorgfalt durchzuführen. – Merkwürdigerweise sind tubuläre Syndrome bei der obstruktiven Nephropathie selten. *Polyurische Zustände* und *Kochsalzverlust* sind bei unvollständiger Obstruktion beschrieben.

Hereditäre Nephritis

Die *hereditäre chronische Nephritis* (Alport-Syndrom) ist eine durch das Geschlecht beeinflußte, dominant vererbbare Nierenerkrankung, welche beim männlichen Geschlecht schwer verläuft (Männer überleben selten das dritte Dezennium), während Frauen eine normale Lebenserwartung haben, aber in milderer Form ebenfalls betroffen sein können. Die Nephritis ist mit *angeborener Taubheit* (eventuell nur im Audiogramm feststellbar) kombiniert. Seltener sind Anomalien im Bereiche der Augen. Die Krankheit verläuft bald unter dem Bilde glomerulärer Nephropathien, bald stehen interstitielle oder vaskuläre Schädigungen im Vordergrund. Die klinischen Symptome variieren von rezidivierender Hämaturie, Proteinurie (selten nephrotisches Syndrom), intermittierenden pyelonephritischen Schüben zu progredierter Einschränkung der Nierenfunktion. Bioptisch auffällig ist eine Häufung interstitieller *Schaumzellen*, vor allem im Bereich der Rindenmarkgrenze. Bedeutsamer scheint der elektronenmikroskopische Befund *aufgesplitterter glomerulärer Basalmembranen* (HINGLAIS 1972). Die Krankheit ist selten. Eine Variante der Erkrankung geht mit *Makrothrombozytopathie* einher.

Ebenso selten sind zwei weitere hereditäre Nephropathien:

Die **Fabrysche Krankheit** beruht auf einer Fett-Stoffwechsel-Störung mit Ablagerung eines Glycolipids (Ceramid-Trihexosid) in verschiedenen Organen. Nahe Verwandtschaft zur Tay-Sachs- und Niemann-Pickschen Erkrankung. Die Krankheit verläuft in drei Phasen: 1. In der Kindheit und Adoleszenz febrile Krisen mit brennenden Schmerzen in den Extremitäten, Abdominalschmerzen, Parästhesien an Händen und Füßen, Aufblühen vaskulärer Hautefflorescenzen (Angiokeratoma corporis diffusum). 2. Ruhige Phase, Zunahme der Hautmanifestationen, Auftreten einer Proteinurie. 3. Hypertonie, progressive Niereninsuffizienz und Tod, meist vor dem 45. Altersjahr. Die Krankheit wird geschlechtsgebunden vererbt. Konstante Penetranz bei homozygoten Männern, inkonstante Penetranz bei heterozygoten Frauen.

Die renale Manifestation beim **Nagel-Patella-**(Nail-Patella)-**Syndrom** besteht in einer Proteinurie (konstant oder orthostatisch), Hämaturie, Zylindrurie. Mikroskopisch sind glomeruläre und tubuläre Veränderungen nachgewiesen (SILVERMAN 1967). Außer den Nierenveränderungen gehören zum Syndrom die seit 1957 bekannten Nagelveränderungen (dünn, zersplitternd, kurz und nur das halbe Nagelbett ausfüllend) und abnorme Patellae (unvollständig entwickelt oder fehlend, disloziert), sowie Ellbogenabnormitäten (Bewegungseinschränkung). Vererbung autosomal dominant.

Die doppelseitigen Zystennieren

Unter den primär zu einem Verlust funktionstüchtiger Nephronen führenden Störungen spielen die *Zystennieren* eine wichtige Rolle. Entscheidend für die Diagnose ist meist der *palpatorische Nierenbefund*: große, derbe, meist bilaterale, höckerige Resistenzen, eventuell kombiniert mit grobhöckeriger *Lebervergrößerung*. Die Zystennieren sind bei bimanueller Palpation

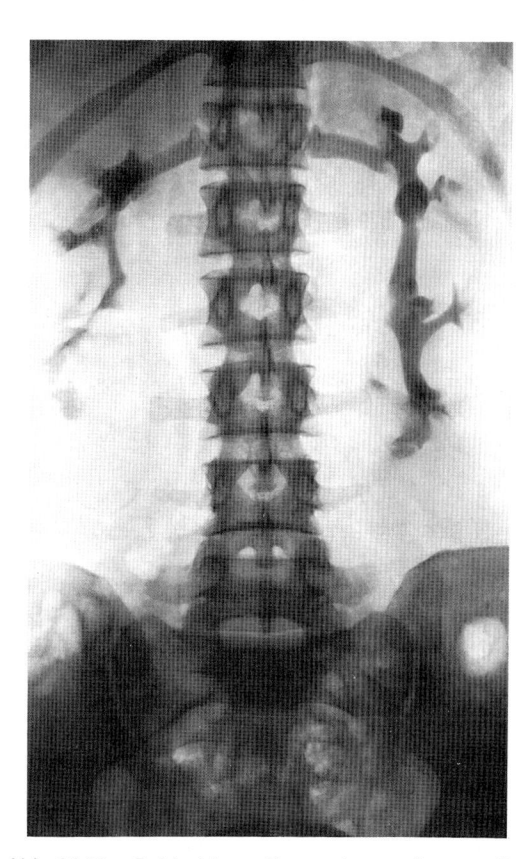

Abb. 24.12. Beidseitige Zystennieren (intravenöse Pyelographie 34' nach Injektion von Urografin). 40j. Frau

oft rechts deutlicher zu fühlen als links (ein bei bimanueller Palpation tastbarer Tumor gehört fast stets der Niere an. Bei mageren Individuen kann gelegentlich ein vergrößerter Leberlappen oder ein sogenannter „Riedellappen", seltener auch einmal ein ausgedehntes Kolonkarzinom bimanuell besser tastbar sein).

Der *Urinbefund* ist ganz uncharakteristisch und wenig ausgeprägt. Die *Konzentrationsschwäche* war in eigenen Fällen ein frühes und wichtiges Symptom (in rund 60% der Fälle Higgins erreichte die Konzentrationsfähigkeit nicht 1015). Durst, Polydipsie und Polyurie sind dementsprechend häufige Klagen in frühen Stadien. Der *Blutdruck* kann normal bis (seltener) stark erhöht sein. Eine leichte *Ausscheidungsinsuffizienz* (Harnstoff unter 80 mg%) läßt sich mitunter über mehrere Jahre beobachten. Durchschnittlich aber liegt die Prognose im Moment der beginnenden Niereninsuffizienz bei 2 Jahren.

Der *pyelographische Befund* ist charakteristisch: Vergrößerung der Nierenschatten, polyzyklische Nierenkontur und Verbreiterung des Parenchyms sind wertvolle, wenn auch weder konstante noch pathognomonische Zeichen. Die Kelchhälse sind ausgezogen, die Kelche verdrängt und deformiert (Schlüssel-, Flaschen- und Halbmondformen). Gelegentlich zeichnen sich einzelne Zysten als kreisrunde Impressionen im Nierenbecken ab (Abb. 24.12).

Obwohl *konstitutionell* verankert, macht sich die Störung meist erst *im frühen Erwachsenenalter* bemerkbar (gelegentliche plötzliche, einseitige Nierenschmerzen; intermittierende Makrohämaturie; hartnäckiger Harnwegsinfekt) und führt in der Mehrzahl der Fälle im 5. oder 6. Lebensjahrzehnt zu den Zeichen terminaler Niereninsuffizienz.

Zystennieren werden *dominant* vererbt. Dementsprechend ist in der Regel, aber durchaus nicht immer, eine positive Familienanamnese zu erheben. In etwa 10% der Patienten sind Zystennieren mit *intrakraniellen Aneurysmen* kombiniert. Zerebrale Erscheinungen bei Trägern von Zystennieren sind daher auf eine subarachnoidale Aneurysmablutung verdächtig. *Einseitige* Zystennieren sind selten, dagegen finden sich in rund einem Drittel aller Patienten mit Zystennieren mehr oder weniger ausgeprägte Zystenlebern.

Von den doppelseitigen Zystennieren sind zwei weitere zystische Nephropathien abzugrenzen:
Bei der sogenannten **Markzystenkrankheit** (medullary cystic disease, wahrscheinlich identisch mit der familiären juvenilen Nephronophthise Fanconi) stellt sich spätestens im jugendlichen Erwachsenenalter eine ausgeprägte renale Anämie als Ausdruck einer stillen, fortgeschrittenen Niereninsuffizienz ein. Anamnestisch weisen gelegentlich Angaben über Durst, Polyurie und Nykturie auf bedeutsame renale Salzverluste hin. Mit Ausnahme der chronischen Niereninsuffizienz und der Anämie ist der klinische Befund unauffällig. Pathologisch-anatomisch charakteristisch ist der Befund multipler bis 1 cm großer Zysten im Bereich der Rinden-Markgrenze. Die Entwicklung ist unbeeinflußbar. Die Ursache ist unklar.

Im Gegensatz dazu stellt die sogenannte **Schwammniere** zunächst einen pyelographischen Zufallsbefund dar, gewissermaßen einen Schönheitsfehler: Auf dem Leerbild leicht vergrößerte Nieren, im Markbereich meist multiple kleine Konkremente „in Häufchen"; im Ausscheidungspyelogramm multiple kontrastmittelgefüllte, kleine und kleinste Hohlräume im Bereich der Papillenspitzen (vgl. Abb. 24.20). Pathologisch-anatomisch handelt es sich um zystische Veränderungen im Bereich der Papillen. Die Nierenfunktion ist durch den Prozeß zunächst kaum je beeinträchtigt, doch sind rezidivierende *Steinabgänge* und sekundäre *Pyelonephritiden* beschrieben.

Niereninsuffizienz als Folge eines behinderten Harnabflusses

Unter den „*Störungen nach dem Nephron*" spielen die Harnabflußstörungen die wichtigste Rolle. Diese Gruppe produziert kein charakteristisches Syndrom. *Oligurie* oder *Anurie*, bisweilen auch *Polyurie, Azotämie*, Hyperphosphatämie, *Einschränkung der Konzentrationsfähigkeit*, unauffälliger Urinbefund sind die wichtigsten Symptome. Da nur die Abflußbehinderung aus beiden Nieren zu einer Einschränkung der Nierenfunktion führen kann, muß das Hindernis entweder beide Ureteren betreffen oder im Bereiche der Blase, bzw. Urethra gelegen sein. Doppelseitige *Steinverschlüsse* zeigen sich in der Regel durch Koliken an; die *Ureterenkompression* durch Karzinom (vom Genitale ausgehend?) ist schmerzlos, wobei aber die Grundkrankheit meist zuvor schon zu Krankheitserscheinungen geführt hat; *Blasenabflußbehinderung* durch schrumpfende spezifisch-tuberkulöse Prozesse stellen sich nur nach entsprechenden Blasensymptomen ein. Die Diagnose einer doppelseitigen Ureterkompression oder -obstruktion ist daher auf Grund der längere Zeit vorangegangenen Beschwerden kaum zu verfehlen. Seltener und klinisch oft symptomlos kommt es zu doppelseitigem Ureterenverschluß im Rahmen der *retroperitonealen Fibrose*. Liegt das Hindernis *unterhalb* der Blase, so erlaubt in erster Linie die sorgfältige Palpation des Abdomens die Diagnose („Blasentumor"), während die Katheterisierung die Bestätigung und eventuelle genaue Lokalisation des Hindernisses bringt (*Prostata, Urethrastrikturen*). Häufig ist die reine Abflußbehinderung durch eine zusätzliche Infektion kompliziert.

Hochgradige Behinderung des Harnabflusses führt mitunter zu schwerer *Oligurie* bis totaler *Anurie*. Solange etwas Urin fließt, erlaubt die Bestimmung der *Osmolarität* (resp. des spezifischen Gewichtes) eine Abgrenzung gegenüber der Oligurie bei prärenaler Azotämie: Während bei der Harnwegsobstruktion wie bei der akuten Niereninsuffizienz ein vermindertes Konzentrationsvermögen vorliegt, finden sich bei der prärenalen Insuffizienz typischerweise Werte über 1016, bzw. über 400 mosm/l. Gefürchtet ist die bisweilen bedrohliche Polyurie mit Natriumverlust nach Entlastung und Behebung der Obstruktion.

Tabelle 24.2. Schematische Zusammenfassung der Symptome, welche bei der Differenzierung der chronisch-interstitiellen Nephritis, der chronischen Pyelonephritis, der Gomerulonephritis und der malignen Nephrosklerose wichtig sind

	Alter	Geschlecht	Lendenschmerz	Dysurie, Pollakisurie	Ödeme	Hautpigmentation	Splenomegalie	Hypertonie	Urin: Pyurie	Hämaturie	Proteinurie	Bakteriurie	Senkungsbeschleunigung	Anämie	hämolytische Symptome Retikulozytose Innenkörper	Dauer des azotämischen Stadiums	Azidose	Phenolrottest	glomeruläre Filtration Thiosulfatclearance	Nierendurchblutung PAH-Clearance	Filtrierter Plasmaanteil
interstitielle Nephritis	40–70	♀ bevorzugt	⊙	(+)	⊙	+	+	⊙ (+) erst im Spätstadium	(+)	⊙ – +	(+)	(+)	+	++	++	jahrelang	++	hochgradig pathologisch	erniedrigt	erniedrigt	N bis erhöht
Pyelonephritis	alle Lebensalter	♀ bevorzugt	+	+	⊙	+	(+)	(+) – +	++	(+)	(+)	+	++	++	(+)	jahrelang	++	hochgradig pathologisch	erniedrigt	erniedrigt	N bis erhöht
chronische Glomerulonephritis	junge Erwachsene	⊙	⊙	⊙	+	⊙	⊙	+	⊙	+	++	⊙	⊢	+	⊙	monatebis jahrelang	(+)	pathologisch	erniedrigt	erniedrigt vermindert	
maligne Nephrosklerose	vorwiegend 40–60	♂ eher bevorzugt	⊙	⊙	⊢	⊙	⊙	++	⊙	+	+	⊙	+	(+)	⊙ – ++	Monate	(+)	pathologisch	erniedrigt	stark erniedrigt	N bis erhöht

Prostata-Karzinom

Bei Männern über 50 Jahren verlangt eine *Hämaturie* immer eine eingehende Abklärung in bezug auf ein beginnendes Prostatakarzinom. *Subjektiv* werden oft dysurische Beschwerden, Pollakisurie, Nachlassen der Projektionskraft des Harnstrahls angegeben. Die wichtigsten *objektiven* Untersuchungen sind die rektale Palpation (holzharte, höckerige, vergrößerte Prostata, welche oft die beiden Hälften nicht mehr abgrenzen läßt) und die Bestimmung der sauren Phosphatase. Die saure Phosphatase, spezifischer die *saure Prostataphosphatase*, ist vor allem bei nicht-mehr-lokalisierten Prostatakarzinomen erhöht. Im Zweifelsfall hilft oft die Prostatabiopsie (perineal oder transrektal), mit histologischer und/oder zytologischer Untersuchung des Materials. Liegen bereits Metastasen vor, können unbestimmte, von den Knochen ausgehende Schmerzen, welche überall, aber vorwiegend in der Wirbelsäule, den Beckenknochen auftreten und ischiasähnlich in die Beine ausstrahlen, sowie Stauungserscheinungen mit vorwiegend einseitigen Ödemen in den unteren Extremitäten die Diagnose stützen (Knochenröntgenbild zur Erfassung der osteoplastischen Metastasen, s. Abb. 30.1, S. 688).

Das klinische Bild der Urämie

Harnstoffsteigerung und Retention anderer Endprodukte des Stickstoffmetabolismus leiten im allgemeinen die terminale Niereninsuffizienz ein und führen früher oder später zum Bild der *Urämie*. Nicht jede Steigerung harnpflichtiger Substanzen im Blut ist umgekehrt Ausdruck einer terminalen Niereninsuffizienz. Auch extrarenale Faktoren können zu einer *funktionellen Niereninsuffizienz* führen (Hypovolämie, extrazelluläres Volumendefizit, chronische Nebennierenrinden-Insuffizienz, Kreislaufversagen; gastrointestinale Blutungen etc.) (Tab. 24.3). Immerhin vermag sich die völlig gesunde Niere den veränderten Kreislaufbedingungen über einen weiten Bereich auffallend gut anzupassen. Diese Anpassungsfähigkeit nimmt mit zunehmendem Alter ab.

Die Übergänge von Niereninsuffizienz mit geringgradigen Krankheitszeichen in das Vollbild der *echten oder stillen Urämie* sind fließend. Eine ganze Reihe klinischer Zeichen und Symptome sind als Intoxikationserscheinungen aufzufassen (unter den endogenen Giften sind Methylguanidin, Phenole, Kreatinin bekannt): *Durchfälle, Inappetenz, Neuropathie* und Muskelschwund; als Ausdruck des *Hirnödems* Zuckungen, Krämpfe und Koma. Für die letzteren Symptome sind von Fall zu Fall auch die *Hypokalzämie* oder eine *hypertensive Enzephalopathie* mitverantwortlich. Ähnlich müssen die *hämatologischen Erscheinungen* (Verkürzung der Erythrozytenüberlebenszeit, Thrombozytenstörungen und Gefäßschäden, abnorme Blutungsneigung etc.) als Ausdruck urämischer Intoxikation gewertet werden. Neben der hämolytischen Komponente spielt für die *renale Anämie* eine Hyporegeneration, bedingt durch Ausfall des Erythropoietins, eine wichtige Rolle.

In anderen Fällen steht die durch die *metabolische Azidose* (tiefes pH und tiefes Standardbikarbonat) bedingte tiefe urämische Kussmaulsche Atmung im Vordergrund (s. S. 765). Letztere erfordert Abgrenzung gegenüber der diabetischen Ketoazidose. Aus den übrigen Symptomen ist aber die differentialdiagnostische Abgrenzung gegenüber der diabetischen Atmung leicht (s. S. 764), wobei klinisch der urinöse Foetor uraemicus und bisweilen die mit Harnstoffkristallen überkrustete Haut Hilfe leisten können. Eine besonders ausgeprägte Azidose findet sich – im Vergleich zu anderen Nephropathien – bei einzelnen *Pyelonephritiden*. Die in chronischen Fällen fast stets beobachtete Hypokalzämie ist als Folge einer erworbenen „*Vitamin-D-Resistenz*" zu deuten: Die geschädigte Niere synthetisiert ungenügende Mengen des metabolisch besonders aktiven Vitamin-D-Metaboliten 1,25-Hydroxycholecalciferol. Diese Störung ist direkt mitverantwortlich für das Zustandekommen der renalen Osteopathie.

Natrium- und *Flüssigkeitsretention* führen schrittweise zur Kreislaufüberlastung, zu Lungenödem und peripheren Ödemen. Die zunehmende Hyperkalämie schließlich wird zur Ursache schwerer Muskelparesen und kardialer Zwischenfälle. Hyperkalämie und EKG s. S. 645.

Die Pseudourämie

Von der echten Urämie ist die *Pseudo- oder Krampfurämie* Volhards zu unterscheiden. Bei der Pseudo-Urämie ist die Nierenfunktion *intakt*. Eine Harnstoff- oder Kreatininerhöhung liegt nicht vor. Sie wird also nicht durch Anhäufung harnpflichtiger Substanzen ausgelöst. Die Symptome sind Folge eines intra- und extrazellulären Hirnödems und einer Liquordrucksteigerung. Pathogenetisch spielen generelle *Ödemneigung* (beispielsweise bei schwerem nephrotischem Syndrom), wie *schwere Hypertonie* (hypertensive Enzephalopathie) eine wesentliche Rolle.

Die Pseudo-Urämie äußert sich in Kopfschmerzen, Erbrechen, Pulsverlangsamung, epileptiformen Krämpfen, gelegentlich plötzlicher Amaurose und vorübergehender Bewußtlosigkeit. Es kommen auch Kombinationsformen vor. Die Pseudo-Urämie wird besonders im Anfangsstadium der akuten Nephritis beobachtet.

Das extrarenale Nierensyndrom

Urämische Symptome sind – wie bereits oben erwähnt – nicht immer auf eine primäre Nierenfunktionsstörung zurückzuführen. Letztere tritt nicht selten *sekundär* (und meist reversibel) bei verschiedenen Grundkrankheiten auf. Die Azotämie, eventuell Hyperkaliämie können aber das Bild weitgehend beherrschen. Immerhin fehlen klinisch beim extrarenalen Nierensyndrom – da es sich meist um ein akutes Geschehen handelt – die Zeichen der *chronischen* Niereninsuffizienz: Anämie, Perikarditis, Magen-Darm-Störungen, Neuropathie. Auch Hypokalzämie und Azidose fallen im allgemeinen dahin oder bleiben geringgradig. Es ist daher in den meisten Fällen nicht gerechtfertigt, von einer Urämie zu sprechen. Bei jeder Azotämie ist indessen zu prüfen, wieweit sie sekundär bedingt sein könnte.

Tabelle 24.3. *Urämie:* Mögliche Ursachen und deren wichtigste Symptome für die Differentialdiagnose (z. T. nach BARNES 1951)

Internmedizinische Nierenerkrankungen	Kopfschmerz, Erbrechen (in der Regel ohne lokale Schmerzhaftigkeit)
	Müdigkeit (eventuell Somnolenz, Zuckungen)
	Urin: Eiweiß +, Zylinder +, Isosthenurie
	Renale Anämie häufig vorhanden
	Blutdruck häufig erhöht
	Augenhintergrund häufig verändert
I. Primär *glomerulär*	
A. *Diffuse Glomerulonephritis*	
a) akute	vorwiegend in jugendlichem Alter
	Streptokokkeninfekt? (Antistreptolysin-O Titer) nephritische Ödeme
	Urin: Protein +, Erythrozyten ++, spez. Gewicht hoch, echte Urämie selten, Pseudourämie rel. häufig
b) chronische	Urin: Protein +, Erythrozyten +, isosthenurisch, Anämie
	Blutdruck meist erhöht.
B. *Nephrotisches Syndrom* (reines)	vorwiegend bei Kindern (Lipoidnephrose)
	Ödeme sehr stark ausgeprägt
	Urin: Protein +++, Erythrozyten ∅, doppelbrechende Substanzen +
	Hypoproteinämie, Lipämie
	Blutdruck normal
	Urämie gehört nicht zum reinen nephrotischen Syndrom, Pseudourämie kommt vor
C. Eklampsie (Schwangerschaftstoxikose, EPH-Gestose	Ödeme
	Pseudourämie (Krämpfe)
	Urin: Protein +++, Blutdruck erhöht
D. Amyloidniere	Urin: Protein ++, Zylinder ++
	Blut: Hypoproteinämie
	Blutdruck normal oder mäßig erhöht
	Im i.v. Pyelogramm relativ große Nieren, verminderte Kontrastmittelausscheidung
E. Myelomniere	Urin: Protein ++ (Bence-Jones-Protein), Hyperproteinämie. Sternalmark: Plasmazellrasen. Elektrophorese. Röntgenologischer Skelettbefund. Oft gleichzeitig pyelonephritische Zeichen.
F. Kimmelstiel-Wilson-Glomerulosklerose	Nur bei Diabetes mellitus
	Urin: Protein ++++, Zucker pos., keine oder wenig Erythrozyten
	Ödeme
	Blutdruck erhöht
	Augenhintergrundsveränderungen
II. Primär *vaskulär*	
A. Maligne Nephrosklerose	Blutdruck erhöht, Urin: Protein +
	Augenhintergrund: Retinitis angiospastica
	Urinveränderungen nicht im Vordergrund
B. Periarteriitis nodosa	Systemaffektion!
	vielfältige renale Symptomatik
C. Sklerodermie	Hautmanifestationen!
	Hypertonie ++
D. Verschluß der *Nierenarterie* durch Embolie (selten), (Niereninfarkte)	Urin: Erythrozyten +++
	Schmerzen, Hypertonie +

Tabelle 24.3. (Fortsetzung)

III.	*Interstitielle Nierenerkrankungen ohne periphere Abflußbehinderung*	
	a) chronische (bakterielle) Pyelonephritis	Urin: Leuko + − + +, Erythrozyten (+), Bakteriologie + (ev. intermittierend)
		Blutdruck spät erhöht
		Senkungsreaktion erhöht
	b) chronische interstitielle Nephritis	Urin: Leuko (+), Bakteriologie (+), Erythrozyten (+)
	c) Tuberkulöse Pyonephrose	Urin: Leukozyten + +, Erythrozyten neg. − + +
		Bakteriologie neg., ZIEHL/Tbc Kultur pos.
IV.	*Nierenverkalkung*	
	Hyperparathyreoidismus	erhöhte Kalziurie, Serumkalzium, Phosphat!
	nach Rindennekrose, Hg-Intoxikation	Vorgeschichte!
	Nephrocalcinose bei RTA	vorwiegend Kinder. Urin. pH hoch (> 6) ev. andere tubul. Funktionsstörungen
V.	*Interstitielle Erkrankungen mit Abflußbehinderung* (obstruktive Uropathie)	
	Prostata, Blase, Urethra	wenig Allgemeinsymptome, keine Hypertonie, normaler Fundus. Stille Urämie.
		Urin: Protein (+), keine Zylinder
		Leukozyten je nach Infekt + +.
		Lokale Schmerzen, Miktionsbeschwerden. (Rel. geringe Beschwerden sind bei Prostatahypertrophie nicht ungewöhnlich, so daß bei Männern über 50 Jahre mit Azotämie an Prostata zu denken ist).
VI.	*Bilaterale kongenitale Mißbildungen*	
	a) Zystennieren	Palpationsbefund!
		Urinbefund uncharakteristisch, interkurrente Hämaturien, BD normal oder erhöht, typischer pyelographischer Befund
	b) Hypoplasie	Blutdruck normal oder erhöht
		Urinbefund geringfügig, ev. Infekt. Röntgenbefund!
VII.	*Akutes Nierenversagen*	
	„Schockniere"	Oligurie / Anurie, Röntg: normal große Nieren
	Intoxikation	tiefes spezif. Gewicht, Urinnatrium > 30 mval
		Vorgeschichte: Transfusionszwischenfälle, Schock, Crush, Verbrennungen; sept. Abort; Intoxikation mit Sublimat, Bichromat usw.
	akute interstit. Nephritis	große Nieren; Drogenanamnese,
		Leptospiren? andere bakt. Infekte, andere allerg. Symptome.
VIII.	*Prärenale Azotämie*	
	Salzmangel	Oligo-Anurie, hohes spezif. Gewicht, tiefe Urinnatriumkonzentration.
	Herzinsuffizienz	Negatives oder uncharakteristisches Urinsediment; Blutdruck normal. Zeichen des extrazellulären Volumendefizits oder der Herzinsuffizienz.

Azotämie bei extrazellulärem Volumendefizit

(Sogenannte „*Salzmangel-Urämie*", *prärenale Azotämie* oder prärenale Insuffizienz.) Einzelheiten vgl. S. 606.
Bei Hypovolämie verschiedenster Genese kann eine Nierenfunktionsstörung auftreten. Diese Funktionsstörung ist vornehmlich durch verminderte Nierendurchblutung bedingt. Folge davon ist eine Einschränkung der glomerulären Filtration und damit die Retention harnpflichtiger Substanzen. Die auslösende *Hypovolämie* kann Folge eines generellen extrazellulären Volumendefizits oder aber Folge von Blut- oder Plasmaverlusten sein. Beim *Salzmangel* kommt es dank funktionierender Osmoregulation zunächst zu einer Abnahme des extrazellulären Flüssigkeitsvolumens, da nur so der normale Natriumspiegel und damit die Osmolarität gewahrt werden können. Parallel zur Verminderung des extrazellulären Volumens stellt sich alsdann eine entsprechende Hypovolämie ein.

Salzverluste, eventuell kombiniert mit metabolischer Alkalose, kommen vor allem im Anschluß an Operationen im Bereiche des Magen-Darm-Traktes zustande. Sie sind also im Grunde iatrogener Natur, bedingt durch ungenügenden oder falschen Ersatz der durch Sonden abgesaugten oder durch Fisteln verlustigen Magen- resp. Darmflüssigkeit. Unter den *intestinalen Verlusten* besonders eindrücklich und kritisch für den Patienten sind Salz- und Volumenverluste bei Cholera und anderen profusen Durchfallerkrankungen. Diagnostisch und therapeutisch besondere Schwierigkeiten bereiten Salz- und Volumenverluste, die durch *Flüssigkeitssequestration* im Körper entstehen (sogenannte Third-Space-Probleme: Ileus, Verbrennungen, akute Höhlenergüsse etc.).

Nicht selten werden Salzmangelzustände auch bei *chronischen Nephritiden* (vor allem chronisch-interstitielle und chronische Pyelonephritiden) beobachtet, vor allem dann, wenn die Patienten *salzarm* ernährt werden und die renale Natriumretention beeinträchtigt ist.

Eine außerordentlich typische Situation liefert der entgleiste Diabetes mellitus, resp. das *Coma diabeticum*: Der Entwicklung der diabetischen Azidose voraus geht eine Periode zunehmender renaler Flüssigkeitsverluste, die bei dem erhöhten Blutzucker als *osmotische Diurese* zu deuten sind. Daher das oft exzessive extrazelluläre Flüssigkeitsdefizit im Coma diabeticum (flache Halsvenen am flachliegenden Patienten, orthostatischer Blutdruckabfall, Kreislaufkollaps, thorakale und abdominale Schmerzsyndrome, Wadenkrämpfe). Die letzteren Symptome sind typisch für alle Formen **prärenaler** Insuffizienz.

Die Urämie, resp. Azotämie bei Salzmangel zeigt keine absolut charakteristischen *chemischen Blutserumwerte*. Der Salzmangel wird sich im allgemeinen weder in Hyponaträmie noch in Hypochlorämie abzeichnen, da es sich um eine *isotone Hypovolämie* handelt. Nur unter extremen Bedingungen tritt eine Hyponaträmie auf. Diagnostisch wertvoll ist das Ansprechen auf die Kochsalzzufuhr durch intravenösen Dauertropf oder per os. Die Harnstoffwerte sinken innerhalb von Stunden bis Tagen zur Norm ab. Während der prärenalen Insuffizienz werden meist spärliche Urinmengen, bei zuvor gesunder Niere mit relativ hohem spezifischen Gewicht und geringem Natriumgehalt ausgeschieden.

Das hepatorenale Syndrom

Bei schwerer Leberfunktionsstörung führt eine sekundäre Nierenfunktionsstörung zum *hepatorenalen Syndrom* (Nonnenbruch). Die pathogenetischen Zusammenhänge sind völlig ungeklärt, und der Begriff wird im allgemeinen allzu leichtfertig verwendet. In der beschriebenen Form (primäre Leberinsuffizienz mit sekundärer Niereninsuffizienz) findet sich das Syndrom bei:
 terminaler Leberzirrhose,
 schwerster Hepatitis epidemica,
 nach Operationen im Bereiche der Leber und Gallenwege (MARTINI 1962).

Bei einer zweiten Form des hepatorenalen Syndroms werden beide Organe (Leber und Niere) durch eine *gemeinsame* Noxe *gleichzeitig* geschädigt, was zu einer koordinierten Leber- und Nierenfunktionsstörung führt.

Die häufigsten Ursachen sind:
 Tetrachlorkohlenstoff CCl_4 (rascher Transaminaseanstieg, starke Nierenschmerzen),
 Morbus Weil (Transaminase nie höher als 70 IE GOT, weil keine Nekrosen),
 Pilzvergiftung,
 (Verbrennung),
 (Gelbfieber),
 (Diphtherie).

Es liegt auf der Hand, daß unter diese zweite Form eine ganze Menge von Störungen fallen. Eine klare Bezeichnung des ursächlichen Krankheitsbildes („mit akutem Nierenversagen" etc.) ist vorzuziehen.

Die einseitigen Nierenerkrankungen

Bei pathologischem Sedimentsbefund kommen folgende *einseitige* Nierenerkrankungen in Betracht:
Nierentuberkulose,
Nierengeschwülste,
 maligne: Hypernephrom, Sarkom,
 benigne: tuberöse Sklerose (Angiomyolipom),
 Tumoren des Nierenbeckens und der Ureteren,
Nephrolithiasis,
Pyonephrose,
Pyelonephritis,
vaskuläre Insulte (Niereninfarkt, einseitige Nierenvenenthrombose),
Trauma.

Nierentuberkulose

Führendes Symptom sind im Erwachsenenalter (neben der tuberkulösen **Epididymitis**, die in einem Drittel aller Fälle den Patienten zum Arzt bringt) die zystitischen Beschwerden (Pollakisurie und Dysurie, vor allem untertags, bei „negativem" bakteriologischem Befund). Schmerzlose Hämaturie, zufällig entdeckte Pyurie oder einseitiger Nierenschmerz sind die nächst häufigsten Symptome. Dagegen sind ausgeprägtere Allgemeinsymptome (Müdigkeit, Fieber, Krankheitsgefühl) eher selten und in rund 10% aller Fälle verläuft die Krankheit inapperzept, bis der röntgenologische Zufallsbefund einer „Kittniere" (partiell verkalkte tuberkulöse Pyonephrose) die Diagnose ermöglicht.

Zystitische Beschwerden bei Männern bis 50 Jahren sind immer auf Tuberkulose verdächtig, während in höherem Alter dieselben Symptome eher auf ein Prostataleiden hindeuten.

Eine besondere Bedeutung für die Diagnose kommt dem Urinbefund zu: Leukozyturie, Mikro- bis Makrohämaturie, geringe Proteinurie, selten Zylinder; Bakterien können mit der gewöhnlichen Gram- oder Methylenblaufärbung nicht nachgewiesen werden.

Die *Senkungsreaktion* kann erhöht, aber auch normal gefunden werden. Die *Leukozytenzahl* ist normal, ohne wesentliche Veränderung des Differentialbildes.

Die Diagnose wird erhärtet durch den Nachweis von Tuberkelbakterien im Urin mit der Ziehl-Neelsen-Färbung des Nativpräparates. *In 80% aller Fälle von Nierentuberkulose* kann mit dieser Methode die Diagnose eindeutig festgelegt werden. Wie auch beim Sputum können die Bakterien oft erst nach längerem Suchen aufgefunden werden. Wegen der möglichen Verwechslung mit Smegmabazillen ist für die Untersuchung nur sauber gelöster *Morgenurin* (Reinigung, Mittelstrahl) zu verwenden, und als Tuberkelbakterien sind nur zopfförmig angeordnete (nicht einzelne plumpe) Stäbchen anzusprechen. Nur in 20% der Fälle läßt sich die Diagnose erst durch die Kultur stellen.

Ist die Diagnose *Nierentuberkulose* durch den Nachweis von Tuberkelbakterien, sei es direkt oder im Tierversuch, gesichert, so muß die Seitendiagnose durch speziellere *urologische Untersuchungen* erreicht werden. Mittels der *Zystoskopie* (Blasentuberkulose, besonders im Bereich der Ureterenmündung, verminderte Blauausscheidung der erkrankten Seite, Untersuchung auf Tuberkelbakterien aus dem separat entnommenen Ureterenurin) und durch das *intravenöse Pyelogramm* (Veränderungen der Nierenkelche) (Abb. 24.13) wird die Seitendiagnose meist sicher ermöglicht. Kleine Nierenherde können aber dem Nachweis auch durch diese Methoden entgehen. Die Diagnose kann unterstützt werden, wenn auch Veränderungen im übrigen Urogenitaltrakt beobachtet werden (Epididymis, Prostata, Samenblase). Der Röntgenbefund kann nur eine – allerdings in etwa 80% gültige – *Verdachtsdiagnose* liefern. Der wichtigste röntgenologische Befund sind die *Kelchveränderungen*, die auch eine *Stadieneinteilung* (ELKE u. Mitarb. 1967) der **Nierentuberkulose** erlauben:

Stadium I (parenchymatöse Nierentuberkulose) ist röntgenologisch negativ.

Stadium II zeigt Veränderungen an einzelnen Calices minores. Maximal ist eine Kelchgruppe befallen.

Stadium III. Schwere Destruktion an 2 bis 3 Kelchgruppen (Calices maiores).

Diese Stadieneinteilung, die geringgradig von der in der angelsächsischen Literatur verwendeten Einteilung abweicht, hat therapeutische Konsequenzen. Stadium I wird immer konservativ, Stadium II versuchsweise konservativ behandelt, ev. ergänzt durch organerhaltende chirurgische Maßnahmen (Beseitigung von Ureterstenosen etc.). Bei Stadium III bleibt im allgemeinen nur die Nephrektomie nach medikamentöser Vorbehandlung.

Differentialdiagnostisch kann die Abgrenzung der Nierentuberkulose gegenüber bakterieller Pyelonephritis, in Frühstadien gegenüber Herdnephritiden, Schwierigkeiten bereiten.

Manifeste tuberkulöse Erkrankungen anderer Organe können vollständig fehlen, dagegen läßt sich anamnestisch sehr häufig eine Pleuritis, welche 10–15 Jahre zurückzuliegen pflegt, nachweisen. Die Annahme, daß die Nierentuberkulose bereits damals ihren Anfang genommen hat, ist begründet.

Bösartige Nierengeschwülste

Während sich maligne Tumoren der Nieren in rund der Hälfte der Fälle durch eine (meist schmerzlose) *Hämaturie* erstmals bemerkbar machen, führen *Schmerzen* rund ein Viertel, eine palpable abdominale Resistenz oder ein Status febrilis nur jeden zehnten Patienten zum Arzt.

Hämaturie, Schmerzen und Palpationsbefund (bimanuell) finden sich allerdings auch beim einzigen klinisch bedeutsamen *benignen* Nierentumor: der *Angiomyolipomatose* im Rahmen der *tuberösen Sklerose*, welche aber differentialdiagnostisch oft durch gleichzeitig vorhandene sebazeische Adenome des Gesichts abgegrenzt werden kann.

Sarkome sind selten, kommen fast nur bei Kindern oder Jugendlichen vor. Sie sind oft *doppelseitig* und können meist so leicht palpiert werden, daß die Diagnose „maligne Nierengeschwulst" mit größter

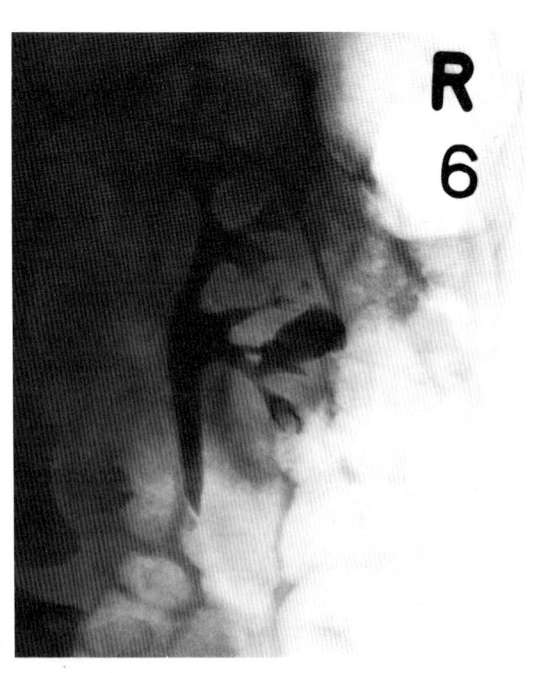

Abb. 24.13. Nierentuberkulose links mit Befall der mittleren und unteren Kelchgruppe (ulzerokavernöse Form)

Wahrscheinlichkeit klinisch gestellt werden kann. Im Gegensatz zu den epithelialen Tumoren tritt der pathologische Urinbefund ganz zurück, dagegen der *Palpationsbefund* in den Vordergrund.

Im Kindesalter sind besonders die bösartigen *Nephroblastome*, sog. *embryonale Mischgeschwülste* (Wilms-Tumoren) einseitig.

Meist handelt es sich dabei um zufällig entdeckte, derbe, einseitige Resistenzen im Abdomen, die differentialdiagnostisch gegenüber Hydronephrose, Nierenzysten und Neuroblastom abgegrenzt werden müssen.

Hypernephrom

Massive *Hämaturien* aus völligem Wohlbefinden mit Remissionen sind immer auf *Hypernephrom* äußerst verdächtig. Diese am häufigsten zu beobachtende epitheliale Nierengeschwulst kommt häufiger bei Männern vor. Durch Gerinnselbildung kommt es bisweilen zu einseitiger Kolik, in seltenen Fällen zu völliger Urinretention.

Im Gegensatz zur Nierentuberkulose fehlt beim Nierentumor eine Pyurie vollständig. Eine Erhöhung der LDH (Milchsäuredehydrogenase) im Urin wird mancherorts als Ausdruck einer Neoplasie der Harnwege, resp. der Niere gewertet. Das Hypernephrom kann in der Regel als Tumor bimanuell *palpiert* werden. Wenn die typische höckerige Resistenz und eine besonders derbe Konsistenz fehlen, ist die Abgrenzung gegenüber einer normalen Niere, besonders auf der rechten Seite, manchmal recht schwierig. Links ist die normale Niere viel seltener zu fühlen. Außer der Niere läßt sich bei bimanueller Palpation *rechts* bei mageren Individuen gelegentlich auch eine vergrößerte Leber fühlen. Die Abgrenzung gegenüber Nierentumor kann aber in der Regel ohne große Schwierigkeiten durchgeführt werden, weil der Leberrand unter dem Rippenbogen auch bei einfacher Palpation tastbar ist. Links kann eine große Milz bimanuell palpabel werden oder große, im Schwanz lokalisierte *Pankreaszysten* (eigene Beobachtung). Retroperitoneal gelegene Tumoren sind ebenfalls oft nur durch bimanuelle Palpation erfaßbar. Außer den *Nierenkoliken*, die nur vorübergehend sind, wird beim Hypernephrom ein anhaltender dumpfer Schmerz in der Nierengegend beobachtet, welcher bei Druck auf Nervenstämme recht heftig werden kann. Die Metastasierung ist in der Regel relativ spät, aber sehr ausgedehnt, so daß bei allen Metastasen von unklarem Ausgangsort in erster Linie an Hypernephrom gedacht werden muß. Intermittierende, langdauernde Temperatursteigerung erlaubt keine Abgrenzung gegenüber Pyonephrose, *weil Temperaturschübe* das Hypernephrom häufig begleiten. Bei jedem Kranken über 40 Jahren mit ungeklärten Temperatursteigerungen muß in erster Linie an ein Hypernephrom gedacht werden. In etwa 5% liegt bei malignen Nierengeschwülsten eine **Polyglobulie** vor (ohne Leukozytose, ohne Thrombozytose, BENNINGTON).

Schließlich tritt beim Hypernephrom mitunter eine *Hyperkalzämie* im Sinne einer paraneoplastischen Endokrinopathie (Produktion eines Parathyreoideahormon-ähnlichen Stoffes durch den Tumor) auf. Auch ein paraneoplastisches Schwarz-Bartter-Syndrom (inadäquate ADH-Produktion) mit entsprechender Hyponaträmie wurde gelegentlich beobachtet.

Die *Diagnose* kann durch das *Pyelogramm* (Abb. 24.15) in der Regel gesichert werden (Veränderung der Nierenform, plattgedrücktes oder in Sichelform längsgedrücktes Nierenbecken, deformierte Kelche, Verdrängung des Harnleiters aus seiner normalen Lage). Gelegentlich ist aber das Pyelogramm ganz normal trotz des Vorliegens eines Hypernephroms von erheblicher Größe. Ein negativer Pyelogrammbefund schließt also ein Hypernephrom keineswegs aus. Nur selten sind die Konturen der Geschwulst oder Verkalkungen im Tumor selbst im Röntgenbild sichtbar (Abb. 24.14). In unklaren Fällen führt die *Angiographie* weiter, welche tumorbedingte Veränderungen der Gefäßverteilung in den Nieren erkennen läßt (Abb. 24.16).

Auch eine *normale Niere*, besonders auf der rechten Seite, kann bei mageren Patienten gelegentlich gut palpiert werden und verleitet zur Fehldiagnose eines Tumors. Ist die Niere abnorm beweglich, spricht man von *„Wanderniere"*, liegt sie tiefer als üblich, von *ptotischer Niere*. Bei derartigen Befunden ist lediglich die nachgewiesene Abflußbehinderung als Indikation für einen operativen Eingriff zu werten. Alle andern Fälle sind klinisch belanglos.

Schwierig und meist nur pyelographisch oder angiographisch nachzuweisen sind *Nierenbeckenkarzinome*, die bei Analgetika-Süchtigen und Analgetika-Nephropathie gehäuft vorkommen sollen. Chronische Schmerzen, Beeinträchtigung des Allgemeinbefindens, Gewichtsabnahme und vor allem der *zytologische Urinbefund* können in die richtige Richtung weisen.

Nephrolithiasis

Bei jeder Hämaturie ist die *Nephrolithiasis* differentialdiagnostisch in Erwägung zu ziehen (Oxalat-, Phosphat-, Urat- und Cystinsteine; 80–90% der Steine sind kalziumhaltig). Die *klinische Symptomatologie* wird durch die zwei Symptome *Steinkolik* und *Hämaturie* charakterisiert. Der kolikartige Schmerz pflegt plötzlich einzusetzen und im Verlauf einiger Stunden auch ohne Behandlung wieder abzuklingen. Je nach Sitz wird er in der Nierengegend vorwiegend im Rücken oder auch im Abdomen oder, bei tiefsitzendem Ureterstein, ausstrahlend in die Hoden, die Glans penis bzw. Schamlippen empfunden. Der hochsitzende Nieren- bzw. Ureterstein kann auch in die Schulter ausstrahlen. Der Schulterschmerz ist also kein differentialdiagnostisches Kriterium gegenüber der Gallensteinkolik. Er ist immerhin bei Nephrolithiasis seltener. Vor oder nach dem Anfall wird häufig ein

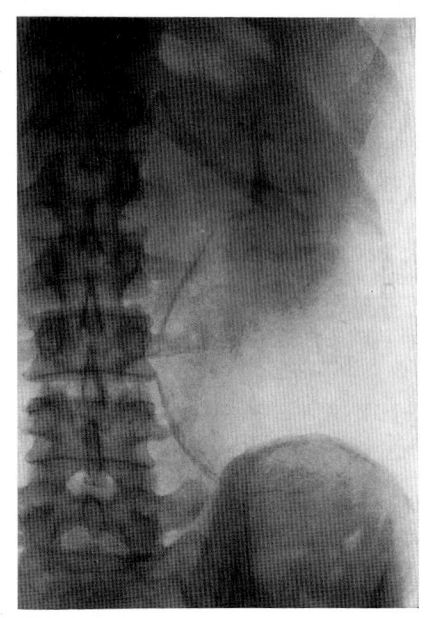

620   24 Hämaturie, Pyurie, Proteinurie und Störungen der Diurese

Abb. 24.14

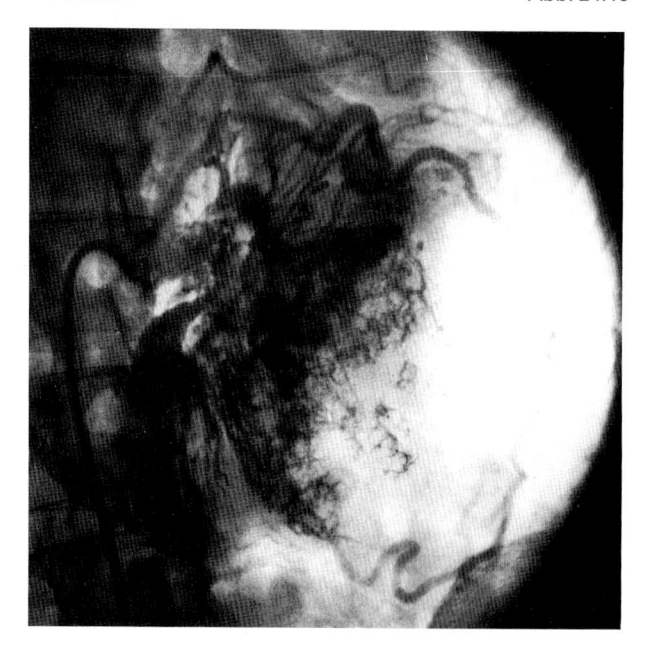

Abb. 24.15

Abb. 24.14. Metastasierendes, atypisches, hypernephroides Nierenkarzinom mit verkalkender Schale (Tumornekrosen in alter Tumorkapsel, autoptisch verifiziert). 60j. Mann

Abb. 24.15. Rechtsseitiges *Hypernephrom* mit starker Deformation des Nierenbeckens (sichelförmig, durch Druck von lateral her), (intravenöse Pyelographie). 58j. Mann

Abb. 24.16. Selektives Nierenangiogramm links mit Darstellung pathologischer tumoreigener Gefäße bei *Hypernephrom*

dumpfer Schmerz in der betroffenen Nierengegend empfunden. Fast immer ist die Harnentleerung gestört: Während des Anfalls geht meist unter Tenesmen nur wenig Urin ab.

Der *Urin* zeigt massenhaft frische Erythrozyten, fast immer finden sich auch ausgelaugte rote Blutkörperchen, vereinzelte Zylinder und Leukozyten. Zu Beginn des Anfalls können reichlich Kristalle dem Sediment beigemischt sein, was differentialdiagnostisch einen wichtigen Hinweis gibt. Charakteristisch ist eine Verstärkung der Hämaturie nach Körperbewegung. Die Hämaturie bei Nephrolithiasis ist nie so massiv wie bei Tumoren.

Man darf sich mit der Diagnose Nierensteine auch bei typischen Anfällen so lange nicht zufriedengeben, bis der Stein *radiologisch* oder *zystoskopisch* sichergestellt ist. Oxalatsteine werden im *Röntgenbild* leicht erkannt. Weniger deutliche Schatten geben Phosphat- und Karbonatsteine; die Uratsteine können, da sie nicht schattenbildend sind, dem radiologischen Hinweis leicht entgehen.

Zystinsteine sind dagegen wegen ihres Schwefelgehaltes, z. T. auch wegen sekundärer kalziumhaltiger Inkrustationen auf der Röntgenleeraufnahme bei sorgfältiger Suche nachweisbar.

Im intravenösen Pyelogramm stellt sich der Stein mit

proximal erweitertem Ureter manchmal sehr schön dar (Abb. 24.17). Typisch ist, auch bei nicht direkt erkennbarem Konkrement, die Darstellung eines Ureters in seiner ganzen Länge. Auch nach Steinabgang stellt sich der Ureter infolge einer Atonie oft leicht erweitert und über seine ganze Länge dar. Die Diagnose kann auch durch den Ureterenkatheterismus erhärtet werden.

Klassische *Nierenkoliken* werden, wie bereits erwähnt, auch durch die *Nierentuberkulose* (Abgang von Detritus), *Nierentumoren* (große Blutgerinnsel), bei *Antikoagulantienblutungen*, bei *Hydronephrose* und bei *Papillennekrosen* ausgelöst.

Gehäufte Nierensteinanfälle oder besonders rasche Bildung von Nierensteinen müssen stets den Verdacht auf eine *allgemeine Stoffwechselstörung* lenken, wobei das **Adenom der Parathyreoidea (primärer Hyperparathyreoidismus)** in erster Linie in Betracht zu ziehen ist. Bei dieser Krankheit ist die Nephrolithiasis nicht selten führendes Symptom. *Weitere Erscheinungen* sind Gewichtsverlust, Müdigkeit, unbestimmte Abdominalbeschwerden, Polyurie, Nykturie und Polydipsie, Nervosität und depressive Verstimmung. In schweren Fällen tritt die **Ostitis fibrosa Recklinghausen** mit schweren Knochenschmerzen, Spontanfrakturen, mitunter braunen Tumoren (Osteoklastome) in den Vordergrund. *Blutchemisch* findet sich charakteristischerweise eine *Hyperkalzämie, Hypophosphatämie*. Die Erhöhung der *alkalischen Phosphatase* ist dagegen nicht obligat. Dazu kommt eine *Hyperphosphaturie* und *Hyperkalziurie*. (Eingehende Beschreibung s. Extremitätenkapitel.)

Die *Hyperkalziurie* wurde früher mit Hilfe der Sulkovitch-Probe nachgewiesen. Der Test ist zwar einfach, jedoch wenig selektiv und vor allem von Diurese und Urinkonzentration abhängig. Er ist deshalb weitgehend verlassen. An seine Stelle tritt die quantitative Bestimmung der in 24 Stunden ausgeschiedenen Kalziummenge. Als Screeningtest kommt zudem den

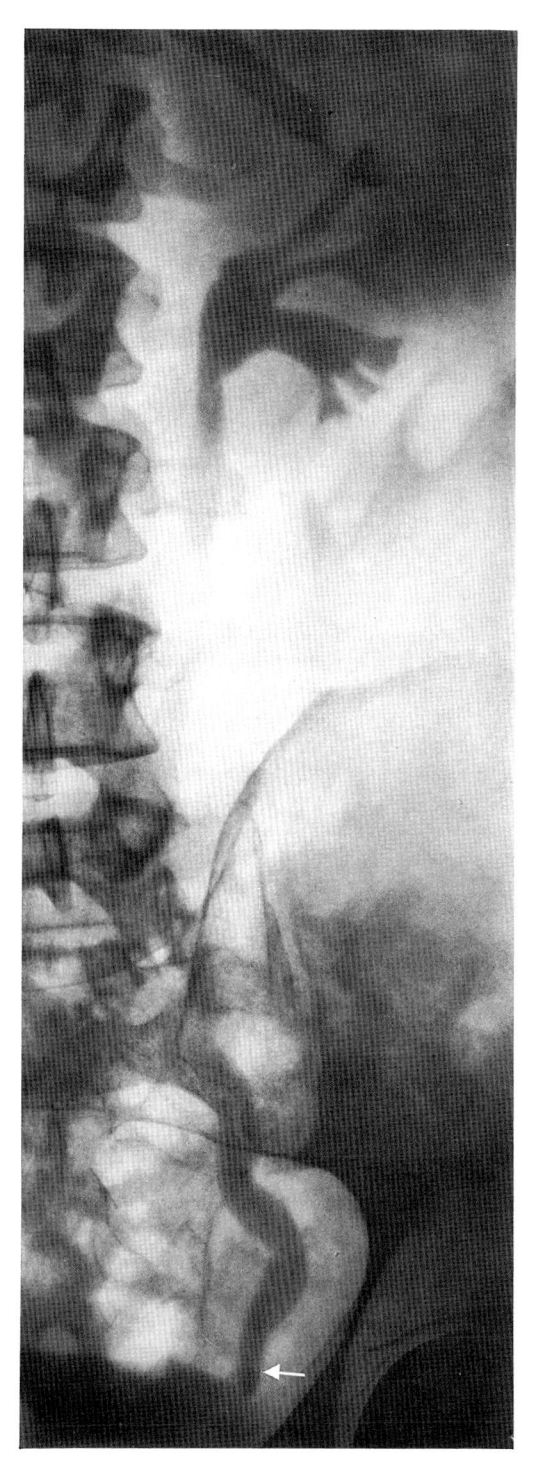

Abb. 24.17. *Ureterstein* vor Uretereinmündung in die Blase mit Rückstauung, als Ursache einseitiger Rückenschmerzen. 55j. Mann

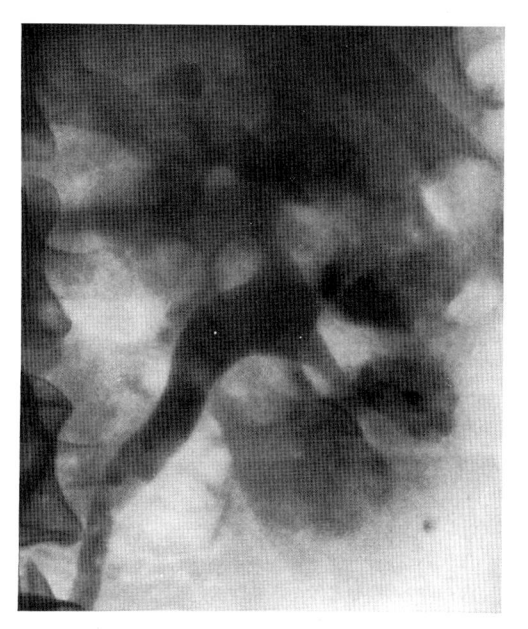

Abb. 24.18. Schwammniere, 38j. Mann

Serumwerten größere Bedeutung zu, als der Kalziurie.
Röntgenologisch zeigen sich Knochenveränderungen im Sinne einer hochgradigen Osteoporose, seltener sind Zysten. Typisch sind dagegen akrale subperiostale Osteolyse (Phalangen) und Resorption der Lamina dura der Alveolarfortsätze. Auch das Ekg mit der für Hyperkalzämie typischen verkürzten QT-Dauer kann auf die richtige Fährte führen (s. S. 645). Die schwer zu beeinflussende Tachykardie gibt Veranlassung zur elektrokardiographischen Untersuchung.

Die *Schwammniere* kann gelegentlich Steinabgänge verursachen, ist aber meistens nur ein radiologischer Zufallsbefund (Abb. 24.18, s. auch S. 612).

Hydronephrose

Der *hydronephrotisch bedingte Kolikanfall* pflegt einer Steinkolik sehr ähnlich zu sehen. Auch die oben erwähnten Miktionsstörungen begleiten das Bild. Dagegen fehlt eine stärkere Hämaturie in der Regel. Größere **Hydronephrosen** lassen sich häufig palpatorisch als deutliche, pralle, druckempfindliche Tumoren nachweisen. In solchen Fällen stellt sich die Differentialdiagnose in erster Linie gegenüber einem Neoplasma. *Schwankungen in der Größe* eines solchen Tumors erleichtern die Diagnose zugunsten einer Hydronephrose. Meist sind auch die empfundenen *Schmerzen* bei Neoplasma bedeutend geringer.

Bei gleichbleibendem Tumor kann die Differentialdiagnose Hydronephrose/Neoplasma durch das Pyelogramm geklärt werden. Bei Hydronephrose zeigt sich eine starke *Erweiterung* des Nierenbeckens oder seiner Kelche. Abb. 24.19 zeigt eine einseitige Hydronephrose rechts. Bei Tumor dagegen ist das Nierenbecken *deformiert*. Mitunter kommen massive Hydronephrosen im i. v. Pyelogramm erst auf Spätaufnahmen oder gar nicht zur Darstellung, so daß ein retrogrades Pyelogramm nötig wird (Abb. 24.20). Wegen Infektionsgefahr der Hydronephrose ist das intravenöse Pyelogramm der retrograden Pyelographie auf alle Fälle vorzuziehen.

Die Abgrenzung einer hydronephrotisch erweiterten Niere gegenüber außerhalb der Niere gelegenen Tumoren dürfte bei Beachtung der Harnveränderungen kaum je größere Schwierigkeiten bereiten. Nur in seltenen Fällen können bei geschlossener Hydronephrose wenigstens vorübergehend alle Harnveränderungen fehlen. Folgende, außerhalb der Niere gelegene Tumoren müssen stets abgegrenzt werden:
– eine prall gefüllte Gallenblase,
– Milz- oder Pankreastumoren, Pankreaszysten,
– große Ovarialzysten können palpatorisch von Hydronephrosen nicht zu unterscheiden sein.

Akute einseitige Pyelonephritis

Die chronische *Pyelonephritis* ist auf S. 609 beschrieben. Bei der *akuten Pyelitis* und *Pyelonephritis* (die sich nicht trennen lassen) überwiegen in jüngeren Jahren die Frauen; wenn durch Prostataerkrankungen Harnstauung als ursächliches Moment hinzutritt, ist der Geschlechtsunterschied gering. Liegen subjektive (Brennen beim Urinieren bzw. erhebliche Schmerzen in der Nierengegend) oder auch objektive (Pyurie mit Bakteriurie) Erscheinungen vor, macht die Diagnose im Verein mit den klassischen Symptomen – plötzlicher Krankheitsbeginn, Schüttelfröste mit hohen, remittierenden Temperaturen, Kopf- und Gliederschmerzen – in der Regel keine Schwierigkeiten. Ist dagegen der Sedimentsbefund nicht eindrücklich, was oft der Fall ist, wird die richtige Diagnose verpaßt.

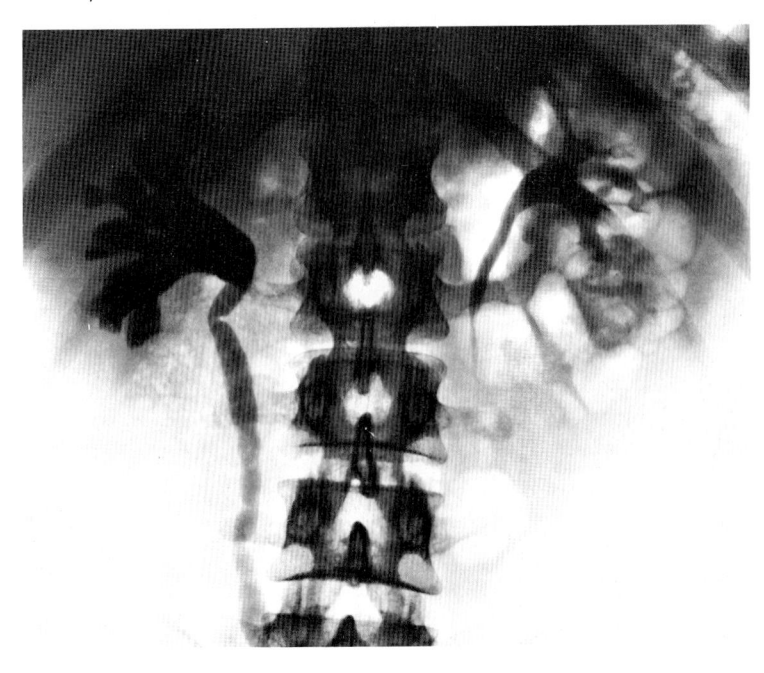

Abb. 24.19. Hydronephrose und Hydroureter rechts (Stein im Ureterostium)

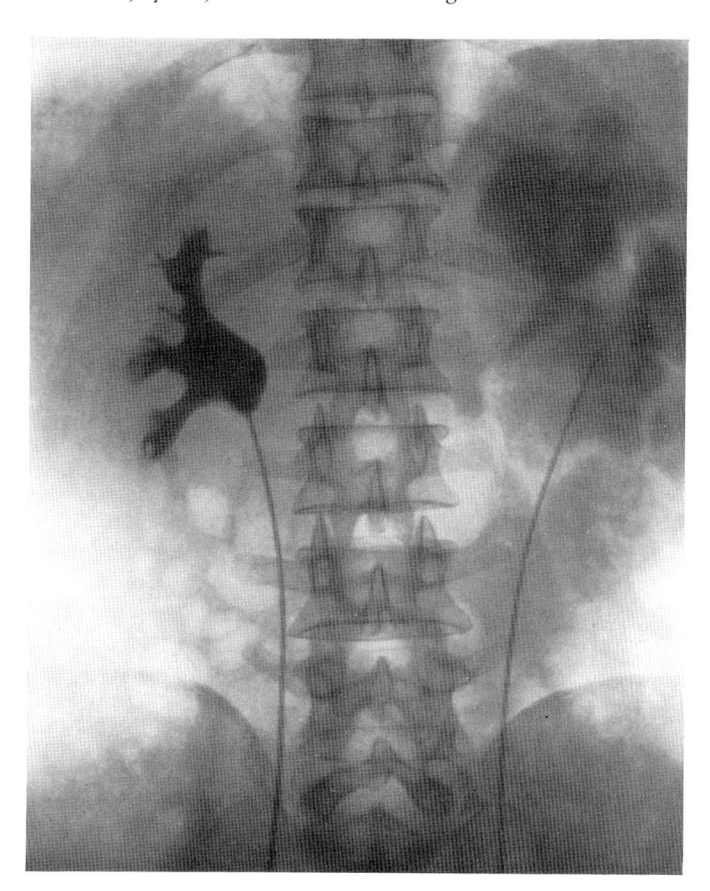

Abb. 24.20. Hydronephrose links; wegen fehlender Darstellung auf intravenösem Wege wurde das Nierenbeckenkelchsystem retrograd gefüllt

An Stelle einer Pyurie wird auffallend häufig eine Hämaturie beobachtet. Zylinder sind nur vereinzelt auffindbar. Bakteriologisch werden am häufigsten Koli, seltener Staphylokokken gefunden. Die Proteinurie ist gering, der Blutdruck in der Regel nicht erhöht. Der Harnstoff kann bei doppelseitigem Befallensein beträchtlich gesteigert sein, was die Erklärung gibt für die klinisch beobachteten suburämischen Zustände mit Kopfschmerzen, Apathie und Schläfrigkeit. Recht häufig stellen akute Pyelonephritiden lediglich akute Schübe im Rahmen einer chronischen resp. rezidivierenden Pyelonephritis dar. Nach diesem Zusammenhang ist in jedem Falle zu forschen, wobei anamnestische Angaben (Analgetika? frühere ähnliche Schübe), klinischer Befund (Zeichen beginnender chronischer Insuffizienz) und Verlauf (unvollständige Erholung der Funktion) weiterhelfen.

Bei rezidivierenden einseitigen Pyelonephritiden ist besonders sorgfältig nach urologischen Ursachen (Abflußbehinderung) zu suchen. Eine häufige Ursache (rezidivierender) aszendierender, einseitiger Harnwegsinfekte ist die *Schwangerschaft*.

Pyonephrosen

Bei der *Pyonephrose* treten zu den bei der Hydronephrose geschilderten Krankheitserscheinungen die Zeichen einer Infektion – Temperaturen, besonders heftige Druckschmerzhaftigkeit des Organs, eine ausgesprochene Pyurie, Leukozytose und Störung des Allgemeinbefindens – hinzu.

Einseitige Nierenarterienstenose s. Hypertonie S. 344.

Die Nierenfunktion: differentialdiagnostische Bedeutung

Die Urinbefunde

Urinkonzentration

Die *Konzentration des Urins* (gemessen als spezifisches Gewicht, refraktometrisch oder, am verläßlichsten, als Osmolarität) ist vor allem bei oligurischen Zuständen von differentialdiagnostischer Bedeutung. Nach Nonnenbruch lassen sich drei Diuresetypen unterscheiden:

Oligurie mit hohem spezifischem Gewicht: beobachtet bei prärenaler Insuffizienz, Herzinsuffizienz, nephrotischem Syndrom (vor allem während der Retentionsphase) sowie bei akuter diffuser Glomerulonephritis.

Oligurie mit niedrigem spezifischem Gewicht: beobachtet bei allen fortgeschrittenen chronischen Nephropathien und bei akuter Niereninsuffizienz, Harnwegsobstruktion.

Polyurie mit niedrigem spezifischem Gewicht: beobachtet im präterminalen Stadium chronischer Nephropathien, vor allem bei chronischer Pyelonephritis und chronisch-interstitieller Nephritis; bei Markzystenkrankheit; in der polyurischen Phase des akuten Nierenversagens; in der postobstruktiven Polyurie und mit sehr niedrigem spezifischem Gewicht beim Diabetes insipidus.

Abgesehen von offenkundigen Störungen der Diurese kommt dem spezifischen Gewicht *irgendeines* Spontanurins wenig differentialdiagnostische Bedeutung zu.

Proteinurie

Als pathologisch gelten Werte von über 150–200 mg Eiweißausscheidung pro Tag. Die höchsten Werte finden sich bei Lipoidnephrose (s. S. 601).

Unter den Proteinurien *glomerulären Ursprungs* sind vor allem zwei Typen zu erwähnen, die auch prognostisch eine Sonderstellung einnehmen:

a) Die sogenannte **orthostatische Proteinurie** findet sich vor allem bei Jugendlichen. Sie darf diagnostiziert werden, wenn

- keine pathologischen Urinsedimentbestandteile (Zylinder oder zelluläre Elemente) nachweisbar sind,
- die Nierenfunktionsprüfung keine Störung erkennen läßt,
- die Eiweißausscheidung nach längerem, konsequentem Liegen verschwindet, also strikte nur orthostatisch nachweisbar wird. Der Morgenurin soll eiweißfrei sein, wenn am Abend zwei Stunden nach dem Zubettgehen noch Urin gelassen wurde. Auch die Proteinurie bei eigentlichen Nephropathien kann orthostatisch verstärkt werden, verschwindet aber nie ganz im Liegen!

Die fixierte und reproduzierbare orthostatische Proteinurie zeigt im ganzen eine *günstige Prognose*, schließt allerdings in einzelnen Fällen die Entwicklung einer progredienten Nephropathie nicht aus. Dementsprechend erfordert der Befund einer orthostatischen Proteinurie zwar keine Therapie, jedoch gewissenhafte Kontrolle.

Hämaturie

Unter den Sedimentsbefunden ist die Mikrohämaturie ein derart verbreitetes Symptom, daß ihr allein keine große differentialdiagnostische Bedeutung zukommt. Erst die sorgfältige Suche und der Nachweis von *Erythrozytenzylindern* erlaubt die Zuordnung der Hämaturie zu glomerulären Schädigungen.

Leukozyturie

Eine Leukozyturie in einer sauber entnommenen Urinprobe weist im allgemeinen auf einen Infekt hin, der gesucht werden muß. „Abakterielle" Pyurien sind stets *tuberkuloseverdächtig*. Ausnahmsweise finden sich Leukozyturien bei Steinträgern, Hydronephrosen, Kelchdivertikeln, ohne daß ein Infekt nachweisbar würde. Auch hier identifizieren *Leukozytenzylinder* den renal-parenchymatösen Ursprung der Leukozyturie.

Der Ursprung einer Hämaturie und Leukozyturie läßt sich in erster Annäherung mit Hilfe der Dreigläserprobe feststellen, bei der der Harnstrahl nacheinander in drei Gläser aufgefangen wird. Stammt der pathologische Urinbefund von „oberhalb der Blase", so verteilt er sich gleichmäßig auf alle drei Gläser. Unter Berücksichtigung der Schwere des Befundes ergeben sich folgende differentialdiagnostischen Anhaltspunkte:

Tabelle 24.4. Hämaturie

Massive Hämaturie wird beobachtet bei	*Dreigläserprobe:*
Nierentumoren	alle drei Gläser gleich blutig
Zystennieren	alle drei Gläser gleich blutig
Nierentuberkulose	alle drei Gläser gleich blutig
Blasentumoren	drittes Glas am intensivsten blutig
Blasentuberkulose	drittes Glas am intensivsten blutig
Prostataleiden	drittes Glas am intensivsten blutig
Hämorrhagische Diathese und Antikoagulantienblutung	alle Gläser gleich blutig
Mittelstarke Hämaturie Alle Krankheiten mit massiver Hämaturie + Alle Formen von Nephritiden + Hydronephrosen	alle Gläser gleich
Hämorrhagische Zystitis	drittes Glas am intensivsten blutig
Blasensteine	drittes Glas am intensivsten blutig
Bilharziose	drittes Glas am intensivsten blutig
Mikroskopische Hämaturie Alle Krankheiten mit massiver und mittlerer Hämaturie + Glomeruläre Nephritiden	alle Gläser gleich
Nierenbecken- und Ureterstein	alle Gläser gleich
Niereninfarkte, Nierenvenenthrombose	alle Gläser gleich
Periarteriitis nodosa	alle Gläser gleich
Blasenstein	drittes Glas am intensivsten blutig

Vereinzelte Erythrozyten (3 bis 5 pro 40 × Gesichtsfeld) können als normaler Befund gelten. Bei Männern liegt in über 50% eine geringgradige Hämaturie als normaler Befund vor. Sie wird besonders durch intensive körperliche Bewegung verstärkt. Bei Fußballern ist die Hämaturie, die sich bis zur Verfärbung des Urins steigern kann, normal (Fußballer-Hämaturie).

Tabelle 24.5. Pyurie

Reichlich Leukozyten im Sediment, zum Teil makroskopisch erkennbare Eiterbeimengung:	
Pyonephrosen	alle Gläser gleich
Abszeßdurchbruch in die Harnwege	alle Gläser gleich
Pyelonephritis	alle Gläser gleich
Zystitis	drittes Glas am stärksten
Blasendivertikel	drittes Glas am stärksten
Mäßig bis wenig Leukozyten:	
Glomeruläre und interstitielle Nephritiden	alle Gläser gleich
Nierentuberkulose	alle Gläser gleich
Pyelonephritis	alle Gläser gleich
Infizierte Steinnieren	alle Gläser gleich
Zystitiden	drittes Glas am stärksten
Prostataleiden	drittes Glas am stärksten
Urethritis (gonorrhoisch oder unspezifisch)	erstes Glas am stärksten, eventuell eitriges Nachträufeln

Zylindrurie

Zylinder im Urin beweisen zunächst eine Beteiligung des *Nierenparenchyms*. Ihr Nachweis ist deshalb besonders in der Differentialdiagnose gegenüber Erkrankungen der Harnwege bedeutsam. In der Differentialdiagnose der Hämaturie und Leukozyturie sind vor allem die *Erythrozytenzylinder*, bzw. *Leukozytenzylinder* wichtig. *Wachs-* und *Lipoidzylinder* weisen im allgemeinen auf eine chronische glomeruläre Nephropathie hin.
Hyaline Zylinder finden sich am häufigsten. Sie weisen im allgemeinen auf eine Nierenkrankheit hin, ohne aber über deren Natur Wesentliches aussagen zu können. Vereinzelte hyaline Zylinder kommen als belangloser Befund bei fast jeder Allgemeinerkrankung vor, während eine Häufung von Zylindern mitunter nach Gabe von *Fursemid* beobachtet wird.
Ebensowenig aussagekräftig ist der Befund von *granulierten* Zylindern. Außer bei eigentlichen Nierenerkrankungen kommen sie bei allen schweren Allgemeinerkrankungen als Ausdruck der Nierenbeteiligung vor. Bekannt sind sehr reichliche gekörnte Zylinder bei bakterieller Pneumonie und das Auftreten von kurzen Formen (*Koma-Zylinder*) im Coma hepaticum.

Doppelbrechende Substanzen

Doppelbrechende Substanzen (*Fetttröpfchen, Malteserkreuze*) sind bei sorgfältiger Sedimentbetrachtung häufiger als erwartet, und nicht immer korrelieren sie mit irgendeiner Nephropathie. Reichliche und große Lipoidtröpfchen, zusammen mit Fettkörperchen und Lipoidzylindern finden sich beim nephrotischen Syndrom, vor allem bei der Lipoidnephrose.

Kristallurie

Die Identifikation von Kristallen (Oxalate, Zystinkristalle, Urate und Phosphate) spielt vor allem bei *Steinträgern* eine Rolle. Während ein immer wiederkehrender Befund reichlicher Oxalate bei unklarer Nephropathie die Frage nach einer Oxalose/Oxalurie aufwirft, kennzeichnet die reichliche Ausscheidung von Zystinkristallen („Benzol-Ringe") die *Zystinurie*.

Nierenfunktionstests

Verdünnungs- und Konzentrationsfähigkeit

Eine durchaus wertvolle und besonders einfache Methode ist die Beachtung der Verdünnungs- und Konzentrationsfähigkeit der Niere. Alle evolutiven Nephropathien führen früher oder später zu einer zunehmenden Einschränkung dieser Funktion. Der Urin wird schließlich *isosthenurisch:* Das spezifische Gewicht weicht kaum mehr von 1010, die Osmolarität des Urins von 300–330 mosm/l ab, und der „arme Mann" erkennt diese Leistungsunfähigkeit der Niere an der gleichbleibend *wässerighellen Farbe* des Urins. Dabei ist die Isosthenurie nicht Ausdruck irgendeines tubulären Defektes, sondern Folge einer *Reduktion der Nephronen* und einer Überlastung der verbleibenden funktionstüchtigen Einheiten (BRICKER 1972). Damit sagt die Isosthenurie auch nichts aus über die Art der ihr zugrunde liegenden Nephropathie.
Zunächst kann das Konzentrationsvermögen durch wiederholte Kontrolle eines *Morgenurins* grob beurteilt werden: Einzelwerte über 1028 spezifisches Gewicht stellen der Niere (in Abwesenheit von Proteinurie, Glukosurie, Plasmaexpandern und Röntgenkontrastmitteln, die das spezifische Gewicht falsch erhöhen) ein „gutes Zeugnis" aus. Werte darunter sind nicht sicher verwertbar.
Die Einschränkung der Verdünnungs- und Konzentrationsfähigkeit kann durch den sogenannten **Verdünnungs- und Konzentrationsversuch** nach Volhard noch deutlicher zum Ausdruck gebracht werden. In praxi hat sich allerdings als Nierenfunktionstest nur der *Konzentrationsversuch* behauptet. Bei Nephropathien ist aus dem Verdünnungsversuch keine zusätzliche Information, wohl aber unter Umständen eine zusätzliche Belastung des Patienten durch Flüssigkeits-

zufuhr zu erwarten. Zudem gilt, daß eine Niere, die konzentriert, auch zu verdünnen vermag. Wenn im Konzentrationsversuch (Einnahme einer speziellen Trockenkost über Nacht) das spezifische Gewicht nicht über 1025 gesteigert werden kann, so darf eine Nephropathie angenommen werden.

Bei der Beurteilung des *Verdünnungsversuches* ist zu beachten, daß eine Reihe von extrarenalen Faktoren das Verdünnungsvermögen beeinflußen: Herzinsuffizienz, Hypothyreose, Hypophysen- und Nebennierenrinden-Insuffizienz, Leberaffektionen.

Harnstoff-, Rest-N- und Kreatininwerte (Abb. 24.21)

Harnstoff-, Rest-Stickstoff- und Kreatininwerte im Blut steigen bei Nierenfunktionsstörungen an, wenn das Glomerulusfiltrat auf etwa 50% der Norm eingeschränkt ist. Sie sind also das Zeichen einer bereits ausgeprägten Störung der Nierenfunktion. Dabei ist das Serum-Kreatinin zur Erfassung einer (latenten) Nierenfunktionsstörung im allgemeinen etwas *empfindlicher* als die Harnstoffwerte. Zudem hat das Serum-Kreatinin den Vorteil geringerer Streuung der Normalwerte und der Unabhängigkeit von Diät und anderen extrarenalen Faktoren. Bei prärenaler Insuffizienz steigt der Harnstoff stärker und rascher, bei hepatischer Insuffizienz geringer als das Serum-Kreatinin. Die Durchführung von Clearance-Untersuchungen bei bereits erhöhtem Harnstoff/Kreatinin ist für diagnostische Zwecke sinnlos.

Farbstofftests

Die Urologen prüfen mit der Zeitbestimmung, welche nach intravenöser Verabreichung von *Methylenblau* bis zur Ausscheidung durch den Ureter verstreicht, eine *globale* Nierenfunktion. Diese Methode ist besonders für vergleichende Untersuchungen beider Nieren wertvoll.

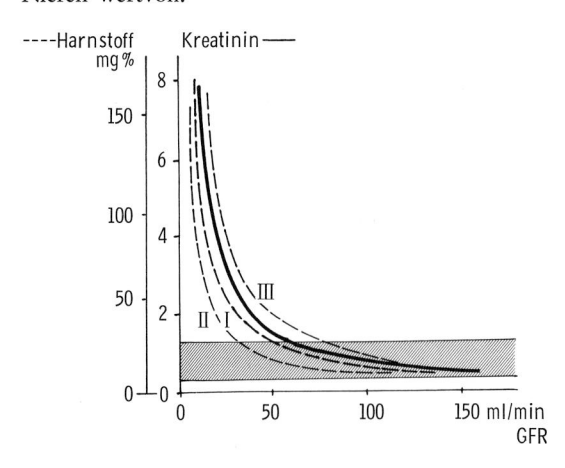

Abb. 24.21. Beziehungen zwischen glomerulärer Filtration (GFR) und Serumkreatinin, bzw. Serumharnstoff (I = normale, II = verminderte, III = erhöhte Eiweißzufuhr). Schraffiert ist der Normbereich

Ein weiterer Farbstofftest, der sich vielfach bewährt hat, ist der **Phenolsulfonphthaleintest** (Phenolrottest). Phenolsulfonphthalein wird fast ausschließlich durch die Nieren, und zwar durch die proximalen Tubuli ausgeschieden und kann leicht kolorimetrisch bestimmt werden.

Vereinfacht, aber mit genügend genauen Resultaten, wird die Nierenfunktionsprobe mit *Phenolrot* folgendermaßen durchgeführt:
Beginn: Der nüchterne Patient trinkt einen Liter Tee, nach 30' völlige spontane Blasenentleerung, Urin wegschütten.
Nach 35' i.v. Injektion von 1 ml einer 6 mg Phenolsulfonphthalein enthaltenden Lösung,
nach 1 h 10' völlige spontane Blasenentleerung
= erste Urinportion,
nach 2 h 40' völlige spontane Blasenentleerung
= zweite Urinportion.
Der ausgeschiedene Farbstoff wird kolorimetrisch bestimmt. Normalwerte: Nach 15' sollten 25–30%, nach 30' rund 40%, nach 1 h 55% und nach 2 h 70–80% des injizierten Farbstoffes eliminiert sein. Während der 15-Minuten-Wert an sich wertvoller wäre, scheitert der Versuch oft daran, daß nach 15' nicht wieder uriniert werden kann.

Der Phenolrottest, der sehr einfach durchzuführen ist, gibt ein rohes Maß für die *renale Durchblutung* und ist damit in seiner Aussage der (allerdings verläßlicheren) PAH-Clearance zu vergleichen. Er sollte indessen nicht als tubuläre Funktionsprüfung gewertet werden. Der Test wird von den Urologen gerne zur Beurteilung der Operationsfähigkeit der Prostatiker herangezogen.

Clearancemethode

Die Bestimmung der renalen Clearance geeigneter Stoffe („Klärwertbestimmung") gestattet einen Einblick in bestimmte Partialfunktionen der Niere. Unter der Clearance einer Substanz verstehen wir nach Van Slyke jene Plasmamenge, die in der Minute von der im Urin ausgeschiedenen Substanz gereinigt wird. Die Clearance dieser Substanz X berechnet sich nach der folgenden Formel:

$$C_x \text{ (in ml/min)} = \frac{\text{Urinkonzentration}_X \times \text{Urinvolumen/min.}}{\text{Plasmakonzentration}_X}$$

Wird nun diese Substanz allein durch *glomeruläre Filtration* ausgeschieden (Beispiel Inulin, Thiosulfat, EDTA, Vitamin B_{12}, Diatrizoat usw.) so ist ihre Clearance = dem Glomerulusfiltrat. Wird andererseits diese Substanz dem die Niere durchströmenden Blut vollständig entzogen, was für PAH, Hippuran in erster Annäherung zutrifft, so entspricht ihre Clearance der (effektiven) *Plasmadurchströmung*. – Aus dem Verhältnis von Glomerulusfiltrat/Plasmadurchströmung, der sogenannten *Filtrationsfraktion*, ergeben sich weitere Einblicke in die Nierenfunktion, die allerdings im Einzelfall nur beschränkt aussagekräftig sind.

Die Bedeutung der Clearancemethode

Die nach der Standardmethode bestimmten Clearance-Werte (Inulin, Thiosulfat oder Chrom-EDTA zur Bestimmung des Glomerulusfiltrates, PAH oder Hippuran für die Plasmadurchströmung) sind als *quantitative* Funktionsprüfungen allen anderen klinisch verwendbaren Tests überlegen. Sie sind indessen aufwendig, für den Patienten belastend und nicht völlig ungefährlich. Dementsprechend sollten sie nur mit genauer Indikation angewandt werden. Neuere Methoden der Clearance-Bestimmung (sogenannte single injection clearances) erreichen die Genauigkeit der Standardtechnik nicht, sind aber für den Patienten weniger belastend.

Normalerweise ergeben die Clearance-Untersuchungen folgende Werte: *Glomerulusfiltrat* 125 ml/min (93–159), *Plasmadurchströmung* 646 ml/min (478–814) (Reubi 1972).
Abb. 24.22 zeigt das Verhalten der glomerulären Filtration und der Plasmadurchströmung bei den wichtigsten Nierenerkrankungen.
In manchen Fällen vermag schon die Messung des *Glomerulusfiltrates* wichtige Hinweise zu geben. Herdnephritis, Lipoidnephrose, beginnende essentielle Hypertonie weisen *normale* Werte auf und lassen sich dadurch von einer chronischen Glomerulonephritis und anderen progredienten Nephropathien unterscheiden. Neben der Erfassung „latenter" Funktionseinbußen (bis zu 50% der normalen Funktion) liegt der Wert der Clearanceuntersuchungen klinisch vor allem in der Möglichkeit genauer Verlaufskontrollen einer Nephropathie. *Wir müssen uns aber klar sein, daß der wissenschaftliche Aussagewert der Clearancemethoden größer ist, als ihre praktische Bedeutung.* In der Regel kommt der Arzt mit einfacheren Funktionsprüfungen aus.
Die *endogene Kreatininclearance* gibt als Maß der glomerulären Filtration befriedigende Resultate – obwohl Kreatinin nicht nur glomerulär filtriert, sondern zu einem kleinen Teil auch tubulär ausgeschieden wird. Sie ist einfacher zu bestimmen und für praktische Bedürfnisse durchaus ausreichend. Als Clearancesubstanz wird dabei das vom Körper produzierte Kreatinin verwendet. Die wesentliche Schwierigkeit liegt in der verläßlichen Urinkollektion. Aus dem *Serum-Kreatinin* allein kann nur bedingt auf die Kreatininclearance geschlossen werden. Während bei einem Glomerulusfiltrat unter 50 ml/min eine gute Übereinstimmung zwischen Kreatininclearance und Serum-Kreatinin besteht, ist das Serum-Kreatinin bei Filtrationswerten über 50 ml/min „normal" und als Maß für die genaue Nierenfunktion *nicht brauchbar* (vgl. Abb. 24.21).

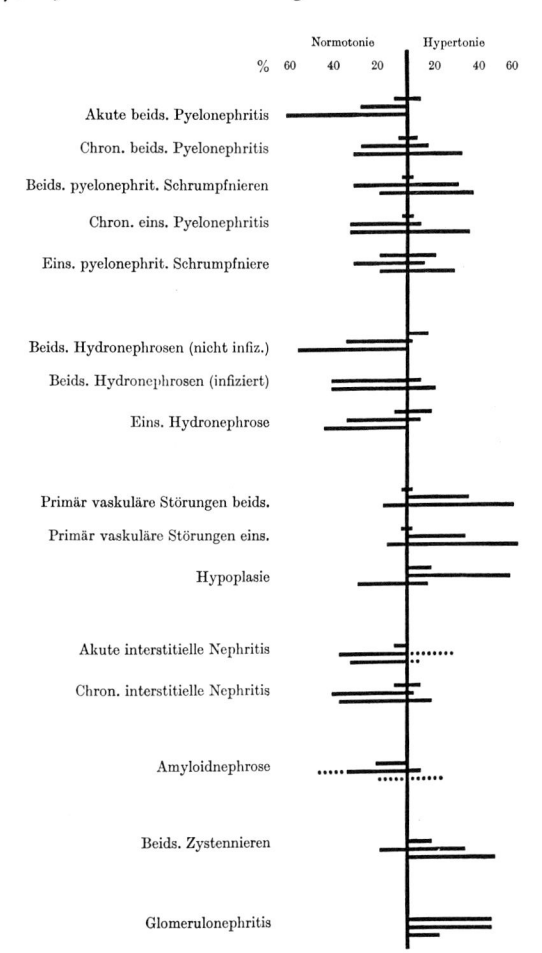

Abb. 24.23. Häufigkeit (akut und chron.) der Hypertonie bei Nierenerkrankungen (nach vergleichenden klinisch-pathologischen Untersuchungen von *Bretschger* u. *Zollinger*). Angabe in Prozenten. Jeder Krankheitstypus ist aufgeteilt in 3 Altersklassen (10–39 / 40–59 / 60–90)

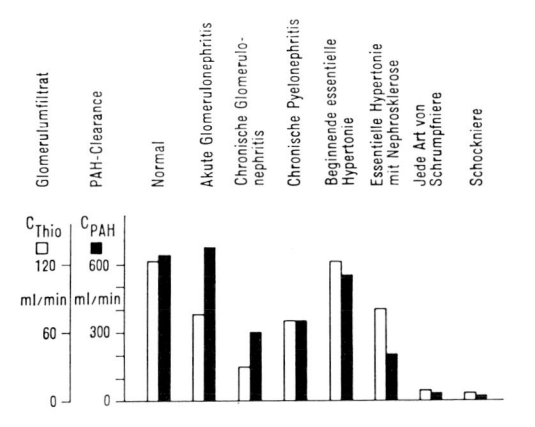

Abb. 24.22. Verhalten der glomerulären Filtration (Thiosulfatclearance) und der Plasmadurchströmung der Nieren (PAH-Clearance) bei einigen Typen von Nierenerkrankungen (nach *Reubi*)

Erkrankungen im Bereiche des Skrotums

Abschließend sollen auch die den Internisten interessierenden Krankheiten im *Skrotum* besprochen werden:
Die *akute unspezifische* **Epididymitis** ist durch eine

schmerzhafte Schwellung der Nebenhoden charakterisiert, wobei begleitende Allgemeinsymptome mit Temperaturen, Nausea, Erbrechen die Regel sind. Palpatorisch läßt sich der Nebenhoden vom Hoden manchmal schwer abgrenzen. Dabei wird man sich daran erinnern, daß eine primäre Entzündung des Hodens äußerst selten ohne begleitende Allgemeinerkrankung wie Parotitis epidemica, Syphilis und Varizellen vorkommt. Die tuberkulöse Nebenhodenentzündung ist selten sehr schmerzhaft und setzt allmählich ein. Eine allfällige *Hydrozele* ist leicht auszuschließen. Bei jungen Kranken, bei denen der Schmerz im Hoden plötzlich entsteht, ist eine *Torsion des Hodens*, der sofort retorquiert werden muß, am wahrscheinlichsten. Gelegentlich kommt es im Rahmen einer Periarteriitis nodosa zu schmerzhaften, eventuell rezidivierenden *Hodeninfarkten*. Die Diagnose ergibt sich in diesen Fällen meist aus dem begleitenden Krankheitsbild, bzw. aus der Biopsie.

Von großem internistischem Interesse sind die **Hodentumoren**. Man kann sie vereinfachend für die praktischen Bedürfnisse in *Seminome, maligne embryonale Teratome* und *Chorionepitheliome* einteilen. Die malignen Hodentumoren kommen in allen Lebensaltern vor (Seminome erst nach der Pubertät). Männer zwischen 25 und 35 Jahren sind aber vorwiegend betroffen. Da diese Tumoren subjektiv wenig Beschwerden machen und bei frühzeitiger Behandlung heilbar sind, gehört auch bei jungen Männern die Palpation des Hodens zu jeder Routineuntersuchung. Die Palpation deckt einen mehr oder weniger großen, äußerst derben Knoten in einem Hoden oder einen im gesamten vergrößerten harten Hoden auf. Begleitende entzündliche Veränderungen sind selten, daher wird die Palpation auch als wenig schmerzhaft empfunden. Da begleitende Hydrozelen und Varikozelen nicht selten sind und den Primärbefund verdecken können, bleibt auch jede Varikozele suspekt. Selten ist eine Varikozele erstes Zeichen eines Hypernephroms.

Die *Seminome* und *embryonalen Teratome* metastasieren *lymphogen*, die *Chorionepitheliome hämatogen*. Bei der ersteren Gruppe sind daher durch die Lymphographie die Lymphknotenmetastasen festzustellen (um sie behandeln zu können), beim Chorionepitheliom sind in erster Linie die oft schon frühzeitig und multipel auftretenden Lungenmetastasen auszuschließen.

Das *Chorionepitheliom* (s. S. 425) kann auch durch die *Aschheim-Zondek-Reaktion*, welche wegen des stark erhöhten Hormonspiegels hohe Titerwerte ergibt, erkannt werden. Auch bei den anderen Tumorarten kann der Aschheim-Zondek leicht positiv ausfallen, weil choriale Elemente mitbeteiligt sein können. Bei Chorionepitheliom ist die Ausscheidung von HCG (human choriogonatropin) gesteigert. Dieser (quantitative) Befund ist namentlich für die Beurteilung von Progression und Behandlungserfolg von Bedeutung.

Literaturauswahl

Bacani, R.A., F. Velasquez, A. Kanter, C.L. Pirani, V.E. Pollak: Rapidly progressive (nonstreptococcal) glomerulonephritis. Ann. int. Med. 69 (1968) 463–485

Baldwin, D.S., B.B. Levine, R.T. McCluskey, G.R. Gallo: Renal failure and interstitial nephritis due to penicillin and methicillin. New. Engl. J. Med. 279 (1968) 1245–1252

Barnes, R.W. u. Mitarb.: Classification of uremia and differentialdiagnosis of cases. J. Amer. med. Ass. 147 (1951) 1106

Birkenhäger, M.A., D.H. Schalekamp, C. Kolsters, C.H. Krauss: Interrelationship between arterial pressure, fluid volumes and plasma renin concentration in the course of acute glomerulonephritis. Lancet 1970/I, 1086–1087

Black, D.: Renal Disease, 3. Aufl. Blackwell, Oxford 1972

Blumberg, A.: Die renale Anämie. Huber, Bern 1972

Bohle, A., E. Buchborn, H.H. Edel, E. Renner, H. Wehner: Zur pathologischen Anatomie und Klinik der Glomerulonephritiden. I. Die akuten und perakuten Glomerulonephritiden. II. Die postakuten und chronischen Glomerulonephritiden. Klin. Wschr. 47 (1969) 733–742 und 743–752

Boylan J.W., P. Deetjen, K. Kramer: Niere und Wasserhaushalt. Band 7 der Reihe „Physiologie des Menschen" (O.H. Gauer, K. Kramer, R. Jung, ed.) Urban & Schwarzenberg, München-Berlin-Wien, 1970

Bretschger, E.: Die absolute und relative Häufigkeit der renalen Hypertonie und die ihr zugrunde liegenden Nierenerkrankungen. Cardiologia (Basel) 19 (1951) 182

Bricker, N.S., J. Bourgoignie, H. Weber, R.W. Schmidt, E. Slatopolsky: Pathogenesis of the uremic state: a new perspective. In: Advances in Nephrology, Bd. 2. Year Book Publ., Chicago 1972, S. 263–276

Brunner, F., B. Truniger: Salz- und Wasserhaushalt des Nierenkranken. Pathophysiologie, Klinik und Therapie. Urologia int. 22 (1967) 532–552

Dempsey, H. u. Mitarb.: Fabry's Disease (Angiokeratoma corporis diffusum). Ann. int. Med. 63 (1965) 1059

Efron, M.L.: Aminoaciduria. New Engl. J. Med. 272 (1965) 1058/1107

Elke, M., G. Rutishauser, I. Baumann: Vorschlag einer einfachen Stadieneinteilung der Nierentuberkulose auf Grund röntgenologischer und therapeutischer Gesichtspunkte. Urologe 6 (1967) 40

Fanconi, G., A. Wallgren: Lehrbuch der Pädiatrie. 8. Aufl. Schwabe, Basel 1967

Gill, J.R., N.H. Bell, F.C. Bartter: Impaired conservation of sodium and potassium in renal tubular acidosis and its correction by buffer anions. Clin. Sci. 33 (1967) 577–592

Gluck, M.C., G. Gallo, J. Lowenstein, D.S. Baldwin: Membranous glomerulonephritis. Ann. int. Med. 78 (1973) 1–12

Gsell, O., U.C. Dubach, U. Raillard-Peuckert: Phenacetinabusus und Nierenleiden. Dtsch. med. Wschr. 93 (1968) 101

Hinglais, N., J.P. Grunfeld, E. Bois: Characteristic ultrastructural lesion of the glomerular basement membrane in progressive hereditary nephritis (Alport's Syndrome). Lab. Invest. 27 (1972) 473–487

Hitzig, W.H., S. Auricchio, J.L. Benninger: Clearance spezifischer Plasmaproteinfraktionen bei Nierenleiden. Klin. Wschr. 43 (1965) 1154–1166

Hodson, C.J.: Coarse pyelonephritic scarring or „atrophic pyelonephritis". Proc. Roy. Soc. Med. 58 (1965) 785–788

Hollenberg, N.K., D.F. Adams, D.E. Oken, H.L. Abrams, J.P. Merrill: Acute renal failure due to Nephrotoxins. New. Engl. J. Med. 282 (1970) 1329–1334

Hollerman, Ch.E., Ph.L. Calcagno: Aminoaciduria – renal transport. Am. J. Dis. Child. 115 (1968) 169–178

Hopper, J., P. Ryan, W. Rosenau: Lipoid nephrosis in 31 adult patients. Medicine 49 (1970) 321–341

Humair, L.: Bases immunologiques des néphropathies glomérulaires. Helv. med. Acta. 1972, Suppl. 52

Kerkhoven, P., J. Briner, A. Blumberg: Nephrotisches Syndrom als Erstmanifestation maligner Lymphome. Schweiz. med. Wschr. 103 (1973) 1706–1709

Largiader, F., H. U. Zollinger: Oxalose. Virchows Arch. path. Anat. 333 (1960) 368–389

Lewy, J. E., L. Salinas-Madrigal, P. B. Herdson, C. L. Pirani, J. Metcoff: Clinico-pathologic correlations in acute poststreptococcal glomerulonephritis. Medicine 50 (1971) 453–501

Mandel, E. E.: Renal medullary necrosis. Amer. J. Med. 13 (1952) 322–327

McSherry, E., A. Sebastian, R. C. Morris: Renal tubular acidosis in infants: the several kinds, including bicarbonate wasting, classic renal tubular acidosis. J. clin. Invest. 51 (1972) 499–514

Milne, M. D.: Renal tubular dysfunction. In: Strauss u. Welt: Diseases of the kidney, Little Brown, Boston 1963

Owen, E. E., J. V. Vernier: Renal tubular disease with muscle paralysis and hypokalemia. Amer. J. Med. 28 (1960) 8

Pitts, R. F.: Physiologiy of the kidney and body fluids. Year Book Medical Publishers, Chicago 1963

Reiss, E., F. Alexander: The tubular reabsorption of phosphate in the differential diagnosis of metabolic bone disease. J. clin. Endocr. 19 (1959) 1212

Reubi, F.: Nierenkrankheiten. Huber, Bern 1970

Reubi, F.: Néphrite hématurique familiale. Schweiz. med. Wschr. 95 (1961) 716

River, G. L., D. S. Cushiner, S. H. Armstrong. A. Dubin, S. J. Slodki, H. O. Cutting: Renal tubular acidosis with hypokalemia and muscle paralysis. Metabolism 9 (1960) 1118

Rodriguez Soriano, J., Ch. M. Edelman: Renal tubular Acidosis, Ann. Rev. Med. 20 (1969) 363–382

Rodriguez Soriano, J., H. Boichis, H. Stark. Ch. M. Edelman: Proximal renal tubular acidosis. A defect in bicarbonate reabsorption with normal urinary acidification. Ped. Res. 1 (1967) 81–98

Samyi, A. H., R. A. Field, J. P. Merrill: Acute glomerulonephritis in elderly patients. Ann. intern. Med. 54 (1961) 606

Sarre, H.: Restzustände und Defektheilungen nach Nierenentzündung. Diagnose und Beurteilung. Dtsch. med. Wschr. 87 (1962) 833

Sarre, H., D. P. Mertz: Sekundäre Gicht bei Niereninsuffizienz. Klin. Wschr. 43 (1965) 1134

Sarre, H., H. Rother, Ch. Schmitt, H. H. Unger: Neue Befunde zur hereditären chronischen Nephritis (Alport-Syndrom). Dtsch. Arch. klin. Med. 212 (1966) 1

Schmutziger, P., R. Pfisterer, H. Bächtold, B. Truniger: Die renale tubuläre hypercholämische Acidose (Syndrom von Lightwood-Butler-Albright). Schweiz. med. Wschr. 91 (1961) 506

Schwartz, W. B., W. Bennet, S. Curelop, F. C. Bartter: Studies on the mechanism of a sodium losing syndrome in two patients with mediastinal tumors. J. clin. Invest 35 (1956) 734

Silverman, M. E., R. M. Goodman, F. E. Cuppage: The nail-patella syndrome. Arch. int. Med. 120 (1967) 68

Simenhoff, M. L., W. R. Guild, G. J. Dammin: Acute diffuse interstitial nephritis. Amer. J. Med. 44 (1968) 618–625

Simko, J.: Oxalosis. Ann. paediat. (Basel) 189 (1957) 1

Spühler, O., H. U. Zollinger: Die chronisch-interstitielle Nephritis. Z. klin. Med. 151 (1953) 1

Stickler, G. B., M. H. Shin, E. C. Burke, K. E. Holley, R. H. Miller, W. E. Segar: Diffuse glomerulonephritis associated with infected ventricular shunt. New Engl. J. Med. 279 (1968) 1077–1082

Stollerman, G. H.: Rheumatogenic and nephritogenic streptococci. Circulation 43 (1971) 915–921

Strauss, M. B., L. G. Welt: Diseases of the kidney. 2. Aufl. Little, Brown & Co., Boston 1971

Sutherland, J. C., M. R. Mardiney: Immune complex disease in the kidneys of lymphoma-leukemia patients: the presence of an oncornavirus-related antigen. J. Natl. Cancer Inst. 50 (1973) 633–644

Thayer, J. M., W. J. Gleckler, R. O. Holmes: The development of the nephrotic syndrome during the course of congestive heart failure: case report and review of the literature. Ann. int. Med. 54 (1961) 1013–1025

Thiel, G.: Polycythämie bei Nierengeschwülsten. Dtsch. Arch. klin. Med. 208 (1962) 111

Thiel, G., O. Spühler, E. Uehlinger: Destruierende und sklerosierende chronische interstitielle Nephritis und Phenacetinabusus. Dtsch. Arch. klin. Med. 209 (1964) 537

Thoenes, W.: Pathohistologische Systematik der Glomerulonephritis – unter Berücksichtigung klinischer Aspekte. Nieren- und Hochdruckkrankheiten 2 (1973) 199–209

Thompson, A. L., R. R. Durrett, R. R. Robinson: Fixed and reproducible orthostatic proteinuria. VI. Results of a 10-year follow-up evaluation. Ann. int. Med. 73 (1970) 235–244

Tobias, G. J., R. F. McLaughlin, J. Hopper: Endogenous creatinine clearance. New Engl. J. Med. 266 (1962) 317

Truniger, B.: Die Nephropathien bei Kollagenkrankheiten. Päd. Fortbildungskurse 27 (1970) 35–45

Vernier, R. L., H. A. Worthen, R. A. Good: The pathology of the nephrotic syndrome. J. Pediatrics 58 (1961) 620–639

Wahlqvist, L.: Cystic disorders of the kidney: review of pathogenesis and classification. J. Urol. 97 (1967) 1–6

Zollinger, H. U.: Die diffuse, chronische Glomerulonephritis mit Vorherrschen des nephrotischen Einschlags (interkapilläre Form). Schweiz. med. Wschr. 80 (1950) 300

Zollinger, H. U.: Morphologische Nosologie der Glomerulonephritiden. Beitr. Path. 143 (1971) 395–406

25 Ödeme

A. BOLLINGER und W. SIEGENTHALER

Unter Ödembildung versteht man eine Ansammlung von Flüssigkeit im Interstitium. Normalerweise besteht ein Gleichgewicht zwischen Filtration von Flüssigkeit im arteriolären Schenkel der Kapillaren und Rückresorption im venösen Schenkel. Dabei spielt die Konzentration der Plasmaeiweiße, die den onkotischen Druck bestimmen, eine wesentliche Rolle in der Reabsorption. Zum Ausgleich der Flüssigkeitsbilanz trägt die Förderleistung des Lymphgefäßsystems bei (vor allem Abtransport hochmolekularer Substanzen).

Bei der Bewertung eines Ödems an den unteren Extremitäten ist zu beachten, daß Schwellungen geringeren Ausmaßes physiologisch sein können. Nach längerem ruhigem Sitzen (z.B. Auto, Flugzeug) oder Stehen treten bei den meisten Personen diskrete bis mäßig ausgeprägte Ödeme auf. Bekannt ist auch die prämenstruelle Schwellungsneigung.

Als Symptom einer Krankheit sind die Ödeme außerordentlich vieldeutig. Es sind folgende *pathogenetische Möglichkeiten* zu erwägen:

1. *Anstieg des Venendrucks (erhöhter hydrostatischer Druck)*
   - Phlebödem
   - Herzinsuffizienz
2. *Verminderung des onkotischen Drucks (Hypoproteinämie)*
   - Nephrotisches Syndrom
   - Schwere Erkrankungen des Leberparenchyms
   - Exsudative Gastroenteropathie
   - Hungerödem
3. *Störungen der Elektrolyte und Hormone*
   - Nierenerkrankungen
   - Herzinsuffizienz (Natriumretention als Teilfaktor)
   - Hypokaliämische Ödeme
   - Hypertone und hypotone Hyperhydration
   - Überdosierung von Mineralokortikoiden oder von Substanzen mit mineralokortikoider Wirkung
   - Idiopathische Ödeme
4. *Kapillarwandschädigung*
   - Glomerulonephritis
   - Allergische Ödeme (Quincke)
   - Entzündliche Ödeme
   - Hereditäres Angioödem
   - Diabetes mellitus
   - Ischämisches und postischämisches Ödem
5. *Störungen des Lymphabflusses: Lymphödem*
   - Primäres Lymphödem (Aplasie oder Hypoplasie der Lymphgefäße)
   - Sekundäres Lymphödem (Tumoren, rezidivierende unspezifische Entzündungen, Filariose)
6. *Lipödem*
7. *Durch Medikamente ausgelöste Ödeme*
8. *Ödeme ungeklärter Genese*
   - Myxödem

Differentialdiagnostisch ergeben bereits *Inspektion und Palpation* des Ödems wichtige Hinweise. Das *entzündliche Ödem* läßt sich durch die drei Kardinalsymptome Rubor, Calor, Dolor leicht von den nichtentzündlichen Formen abgrenzen. Kardiale, renale und hypoproteinämische Ödeme sind meist weich und leicht eindrückbar, während sich das Lymphödem durch eine derbe Konsistenz auszeichnet. Eine livide Farbe der betroffenen Körperteile spricht für ein venöses Abflußhindernis.

Die *Lokalisation* des Ödems kann ebenfalls differentialdiagnostisch verwertet werden. Generalisierte Ödeme erwecken Verdacht auf das Vorliegen einer Herzinsuffizienz, einer Nierenerkrankung oder einer Hypoproteinämie. Lokalisierte Schwellungen, z.B. im Gesicht, sind hingegen für entzündliche oder allergische Formen typisch. Sind nur einzelne Extremitäten betroffen, so ist in erster Linie an eine Erkrankung der peripheren Venen oder Lymphgefäße zu denken.

Ödeme bei erhöhtem Venendruck (erhöhter hydrostatischer Druck)

Charakteristische Kennzeichen: Venenstauung (Halsvenen bei Rechtsinsuffizienz, Gliedmaßenvenen bei peripherer venöser Durchblutungsstörung), Ödeme von der Körperlage abhängig, normale Bluteiweiße.

Das Vollbild eines Ödems aufgrund eines erhöhten Venendrucks findet sich bei der akuten tiefen Venenthrombose und ihren Folgezuständen. Besonders im Stehen fallen an der betroffenen Gliedmaße gestaute, prall anzufühlende periphere Venen auf (Vergleich zur Gegenseite). Häufig werden oberflächliche Kollateralen (Leistengegend, Schulterbereich) sichtbar. Das Ödem ist von livider Farbe. Nach Ablauf der akuten Phase bildet sich im Verlauf von Monaten und Jahren

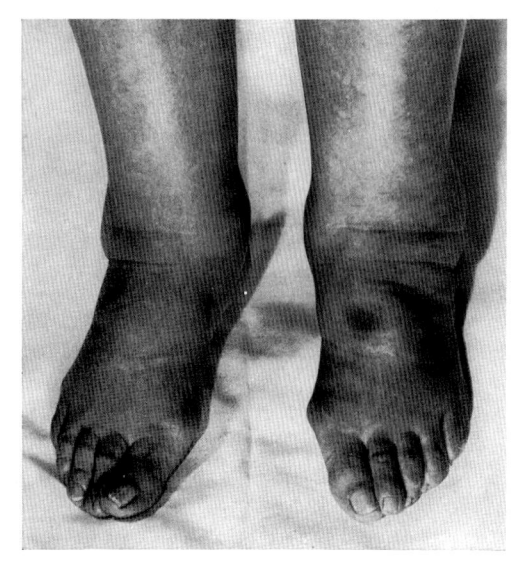

Abb. 25.1. Ödeme bei *Herzinsuffizienz* mit charakteristischer Dellenbildung nach Eindrücken eines Fingers in das ödematöse geschwollene Unterhautfettgewebe

eine mehr oder weniger ausgeprägte chronisch-venöse Insuffizienz aus, zu deren Vollbild durch Stehen und Sitzen begünstigte Ödeme gehören (s. Kap. Extremitätenschmerzen).
Die Insuffizienz des rechten Herzens führt zu einer generellen Erhöhung des Venendrucks, die sich in einer Halsvenenstauung äußert (Differentialdiagnose: Obere Einflußstauung) und objektiv an den Armvenen gemessen werden kann. Ödeme entwickeln sich bevorzugt an den abhängigen Körperpartien (vorwiegend Beinödeme bei ambulanten und sakrale Ödeme bei bettlägerigen Patienten), was auf die Bedeutung des hydrostatischen Faktors hinweist (Abb. 25.1).

Hinzu kommt aber bei Herzinsuffizienz die Verminderung der Kochsalzausscheidung durch die Nieren. Die Natriumretention trägt zur Ödembildung bei (Abb. 25.2). Als letzter Faktor ist bei fortgeschrittenen Fällen die Hypoproteinämie, die auf einer chronischen Leberstauung beruht, zu erwähnen. Der Nachweis einer schweren Herzkrankheit ist für die Diagnose kardialer Ödeme entscheidend (s. Kap. Dyspnoe).

Ödeme bei erniedrigtem onkotischem Druck

Charakteristische Kennzeichen: Abhängigkeit von der Körperlage wenig ausgeprägt, Mitbeteiligung des Gesichts und besonders der Augenlider, weiches, gut eindrückbares Ödem, niedrige Plasmaeiweiße.
Bei einer Reduktion des Gesamteiweißes auf 5 g/100 ml und darunter bzw. des Plasmaalbumingehaltes auf 1,5 bis 2,5 g/100 ml treten regelmäßig hypoproteinämische Ödeme auf.
An erster Stelle der Erkrankungen, die hypoproteinämische Ödeme verursachen, steht das *nephrotische Syndrom*. Diagnostisch ausschlaggebend sind die ausgeprägte Proteinurie und die Hypoproteinämie. Besonders stark herabgesetzt sind die Serumalbumine, während die großmolekularen Eiweiße (vor allem α_2- und β-Globuline) weniger stark abfallen. Neben der Hypoproteinämie werden in der Ödempathogenese noch andere Faktoren wie die Natriumretention und die Störung der kapillaren Permeabilität erwogen. Die möglichen Ursachen des nephrotischen Syndroms sowie dessen übrige Symptome werden im Kapitel Hämaturie und Proteinurie diskutiert.
Schwere *Lebererkrankungen* gehen in der Regel mit mäßiger bis ausgeprägter Ödembildung einher, die auf

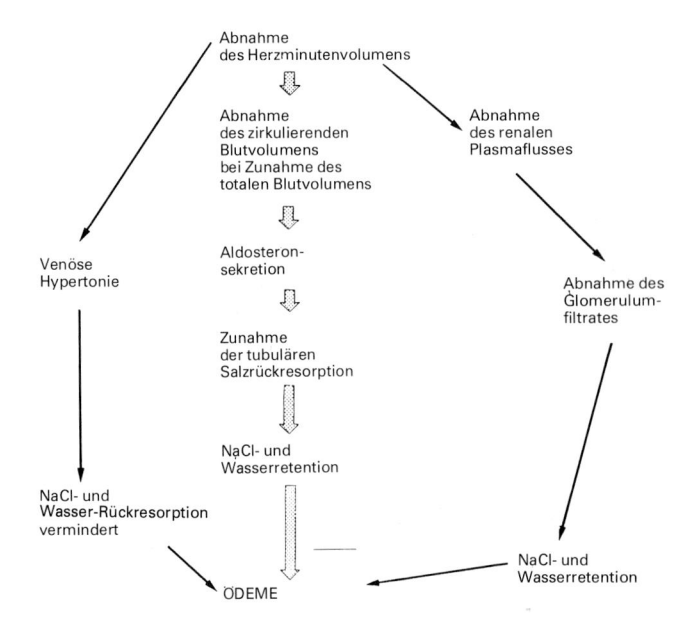

Abb. 25.2. Schematische Darstellung der verschiedenen in der *Ödempathogenese* bei Herzkranken beteiligten Faktoren

einer Hypoproteinämie durch mangelnde Eiweißsynthese, besonders der Albumine, beruht. Eine Zunahme des Venendrucks im Einzugsgebiet der V. cava inferior kann mit eine Rolle spielen (Druck auf die intrahepatischen Anteile der unteren Hohlvene, venöse Abflußbehinderung bei Aszites). Die übrigen Symptome der Leberinsuffizienz (s. Kap. Ikterus) führen zur richtigen Diagnose.

Hypoproteinämische Ödeme sind führendes klinisches Symptom bei der *exsudativen Gastroenteropathie*. Bei diesem Krankheitsbild, das verschiedene Ursachen haben kann, wird eine Exsudation von Plasmaproteinen in das Darmlumen beobachtet. Ist der enterale Eiweißverlust größer als die maximale Eiweißsynthesekapazität der Leber, kommt es zur Hypoproteinämie. Der intestinale Eiweißverlust betrifft im Gegensatz zur Nephrose alle Eiweißfraktionen, was im unterschiedlichen Serumelektrophoresebild erkennbar ist. Beweisend für die exsudative Gastroenteropathie ist die quantitative Bestimmung der fäkalen Ausscheidung von intravenös verabreichten, radioaktiv markierten Makromolekülen (z.B. ^{51}Cr-Albumin, Abb. 25.3).

In den meisten Fällen kann die richtige Diagnose ohne diese aufwendige Untersuchung gestellt werden. Bei Vorliegen einer Hypoproteinämie verbleibt nach Ausschluß der übrigen Ursachen nur das enterale Eiweißverlust-Syndrom.

Bei der exsudativen Enteropathie können zwei Hauptgruppen unterschieden werden:
1. *Morphologisch faßbare Magen-Darm-Leiden mit sekundärem Eiweißverlust:*
   a) Entzündliche Affektionen
      – Colitis ulcerosa
      – Enterocolitis regionalis (Morbus Crohn)
      – Infektiöse Gastroenteritis
   b) Neoplastische Prozesse
      – Polyposen des Magen-Darm-Trakts
      – Polyadenomatosen (z.B. Ménétrier-Syndrom)
      – Magen-Darm-Karzinome
      – Maligne Lymphome
   c) Diverse Leiden
      – Idiopathische Sprue
      – Morbus Whipple
      – Allergische Gastroenteritis
2. *Intestinale Lymphabflußstörungen:*
   a) Primäre (intestinale Lymphangiektasie)
   b) Sekundäre Chylusabflußstörungen
      – Tumoren
      – Entzündungen
      – Chylus-Darmfisteln
      – Massive Venendruckerhöhung bei Insuffizienz des rechten Herzens oder Pericarditis constrictiva

In dieser letzteren Gruppe muß der Beweis eines enteralen Eiweißverlust-Syndroms meistens durch den ^{51}Cr-Albumintest erbracht werden, da die Routineabklärung des Magen-Darm-Trakts im allgemeinen

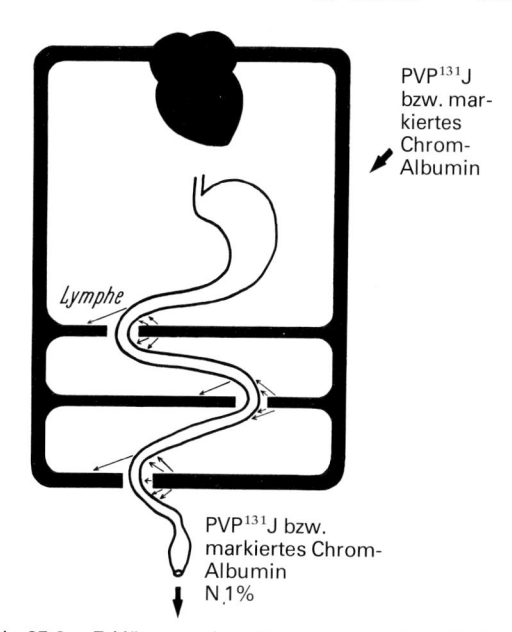

Abb. 25.3. Erklärung des Polyvinylpyrrolidin-(PVP- bzw. Markiertes-Chrom-Albumin-)Testes zum Nachweis von enteralem Eiweißverlust. Markiertes intravenös verabfolgtes PVP bzw. markiertes Chrom-Albumin gelangt wie Eiweiß in den Darm und wird im Stuhl ausgeschieden. Ausscheidung von über 1% ist pathologisch

normale Verhältnisse ergibt. Die Dünndarmschleimhaut-Biopsie zeigt bei der seltenen primären intestinalen Lymphangiektasie erweiterte intestinale Lymphgefäße.

Auch das *Hungerödem* sowie die Ödeme bei kachektischen Zuständen sind vorwiegend hypoproteinämisch bedingt. Außerhalb von allgemeinen Notzeiten ist diese Ödemform auf einseitige Ernährung zurückzuführen. Ein typisches Beispiel ist der chronische Alkoholiker, der seinen Kalorienbedarf weitgehend durch Kohlenhydrate deckt und wenig eiweißhaltige Nahrung zu sich nimmt. Eine gezielte Anamnese über die Ernährungsweise schafft in diesen Fällen Klarheit. Eine in Entwicklungsländern häufige Form des Eiweißmangels ist der sogenannte *Kwashiorkor*. Nach Absetzen der Ernährung durch Muttermilch erhalten Kleinkinder eine fast ausschließlich Zerealien enthaltende Kost. Kümmerentwicklung und Ödembildung sind die Folge.

Störungen der Elektrolyte und Hormone

Charakteristika: Wenig auffallende Abhängigkeit von der Körperlage, Serumelektrolytwerte nur fakultativ verändert (eventuell typische Zeichen im Elektrokardiogramm), bei Bilanzversuchen Ausscheidung der Elektrolyte im Urin (besonders NaCl) vermindert.

Elektrolytstörungen leisten sowohl bei der **Glomeru-**

lonephritis als auch bei der **Herzinsuffizienz** einen Beitrag zur Ödempathogenese. Bei der Nierenkrankheit steht aber meist die Kapillarwandschädigung im Vordergrund. Die kardialen Ödeme lassen sich nicht allein durch die venöse Hypertonie erklären. Die verminderte Natriumausscheidung durch Abnahme der Nierendurchblutung und damit des Glomerulusfiltrats wird dadurch verstärkt, daß zufolge vermehrter Aldosteronsekretion die tubuläre Salzrückresorption ansteigt (sekundärer Hyperaldosteronismus). **Hypokaliämische Ödeme** kommen besonders bei Laxantienabusus vor. Die Diagnose kann anhand der Anamnese, der allgemeinen Adynamie und der Elektrokardiogramm-Veränderungen gestellt werden.

Iatrogene Ödeme können durch **hypertone und hypotone Hyperhydration** hervorgerufen werden infolge Zufuhr großer Mengen von Infusionsflüssigkeit. Eine weitere Möglichkeit bildet die Überdosierung von Mineralokortikoiden oder von Substanzen mit mineralokortikoider Wirkung (Carbenoxolon, Lakritze).

Die sogenannten **idiopathischen Ödeme** betreffen fast ausschließlich Frauen mittleren Alters (Unterschenkel, eventuell auch Lider) und werden wegen ihres fluktuierenden Verhaltens auch als „zyklisch" bezeichnet. Bei diesen Patienten findet sich ein erniedrigtes Plasmavolumen, eine herabgesetzte Serumalbuminkonzentration, sowie eine gesteigerte Aldosteron- und Plasmareninaktivität, deren Rolle bisher ungeklärt blieb.

Ödeme als Folge einer Kapillarwandschädigung

Diese Ödemform zeichnet sich durch keine charakteristische klinische Symptomatologie aus. Die kapilläre Filtration wird heute mit Hilfe der Gewebsclearance radioaktiver Substanzen objektiv gemessen. Anhaltspunkte kann auch die Beobachtung geben, daß in die Gefäßbahn injiziertes Fluoreszein aus den Arterien des Augenfundus austritt, während es normalerweise intravasal bleibt.

In der Pathophysiologie der **nephritischen Ödeme** spielt die Schädigung der kapillären Permeabilität eine wesentliche Rolle. Nicht nur die Kapillarschlingen der Glomeruli werden vermehrt durchlässig, sondern auch die Kapillaren des subkutanen Gewebes. Die Störung der Permeabilität äußert sich im Bereich der Nieren als Proteinurie und Erythrozyturie, an den Geweben als weiches, blasses, besonders auch im Gesicht auftretendes Ödem. Veränderungen des Elektrolytstoffwechsels (verminderte Natriumausscheidung) können zur Ödembildung beitragen.

Das **allergische Ödem** (Quincke) ist durch seine Flüchtigkeit (Minuten bis Stunden), den plötzlichen Beginn an irgendeiner Körperstelle und den Juckreiz charakterisiert. Bevorzugt betroffen sind z.B. die Lippen, wobei differentialdiagnostisch an das ätiologisch unklare *Melkerson-Rosenthal-Syndrom* zu denken ist (rezidivierende Gesichtsschwellung, Fazialisparese, Lingua plicata). Eine Bluteosinophilie kann den Zustand begleiten oder nachträglich auftreten. In vielen Fällen ist das auslösende Agens bekannt (z.B. Phenylbutazon), in anderen läßt es sich nicht eruieren.

Beim **hereditären Angioödem** („angioneurotisches" Ödem) handelt es sich um eine kapilläre Permeabilitätsstörung aufgrund eines angeborenen, autosomaldominant vererbten Enzymmangels (C_1-Esterase-Inhibitor). Die Krankheit äußert sich in Ödemschüben, die sich vor allem an den Extremitäten, im Gesicht, im Larynxbereich (Tod durch Ersticken in ca. $1/4$ der Fälle) und im Gastrointestinal-Trakt abspielen. Neben der Familienanamnese ist für die Diagnose die Bestimmung des C_1-Esterase-Inhibitors entscheidend.

Bei *Diabetikern* werden auch ohne Vorliegen einer Hypoproteinämie (*Glomerulosklerose Kimmelstiel-Wilson*) nicht selten Ödeme beobachtet. Wahrscheinlich beruhen diese Schwellungen, die zuerst die unteren Extremitäten betreffen, auf einer gesteigerten Durchlässigkeit der Kapillaren für Ionen, wie mit Clearance-Untersuchungen radioaktiver Substanzen entdeckt wurde. Verdickungen der kapillären Basalmembran sind bei dieser Krankheit schon länger bekannt.

Das *ischämische* und das *postischämische Ödem*, z.B. nach chirurgischer Wiedereröffnung einer Extremitätenstammarterie, dürfte ebenfalls auf eine Kapillarwandschädigung zurückzuführen sein.

Lymphödeme

Charakteristika: Blasses, schmerzloses, relativ derbes, d.h. schwer eindrückbares Ödem der Extremitäten, verruköse Veränderungen (fakultativ, schwerere Formen).

Dem *primären Lymphödem* liegt eine angeborene Entwicklungsstörung zugrunde. Sehr selten werden die Kinder bereits mit einem ödematösen Bein geboren (familiär-kongenitaler Typ Nonne-Milroy). Bereits etwas häufiger ist die familiäre Form, die sich erst im späteren Leben manifestiert (Typus Meige). Die übliche Form des primären Lymphödems ist die sporadische. Die Familienanamnese ergibt in diesen Fällen keine Hinweise. Das Ödem beginnt meist einseitig in der postpubertären Zeit (Abb. 25.4). Im späteren Verlauf ist in 50% der Fälle auch das kontralaterale Bein mitbetroffen. Etwas mehr als 80% der Fälle treten vor dem 40. Lebensjahr auf. Das weibliche Geschlecht überwiegt mit 80–95%. Je nach dem Schweregrad der Erkrankung werden drei Stadien unterschieden:

I Reversibles Lymphödem (Rückbildung nachts)
II Irreversibles Lymphödem (fehlende Rückbildung nachts)
III Elephantiasis.

Das Vorliegen eines primären Lymphödems läßt sich durch die Lymphographie beweisen. Nach interdigitaler Injektion von Patentblau (Abb. 25.5), das die Lymphgefäße anfärbt, wird nach Hautinzision ein Ge-

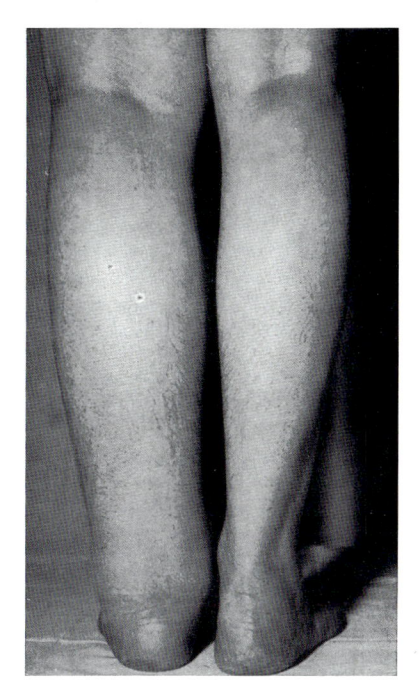

Abb. 25.4. Einseitiges primäres Lymphödem, seit Jahrzehnten bestehend. 45j. Frau

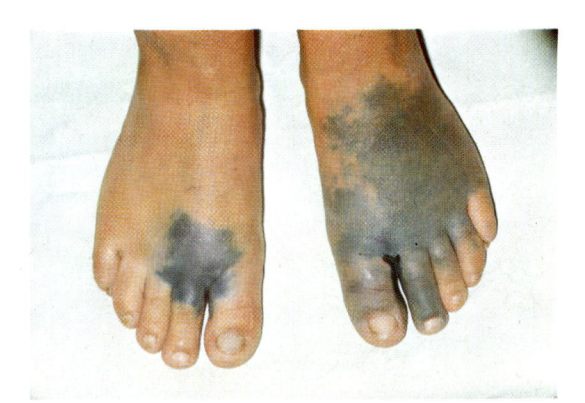

Abb. 25.5. Farbstofftest mit verdünnter Patent-Blau-Lösung (interdigitale Injektion) bei posttraumatischem sekundärem Lymphödem links. Rechts bleibt der Farbstoff in Form eines umschriebenen Depots liegen (Normalbefund), während er sich links flächenförmig in der Subkutis ausbreitet (typisches Verhalten bei Lymphödem)

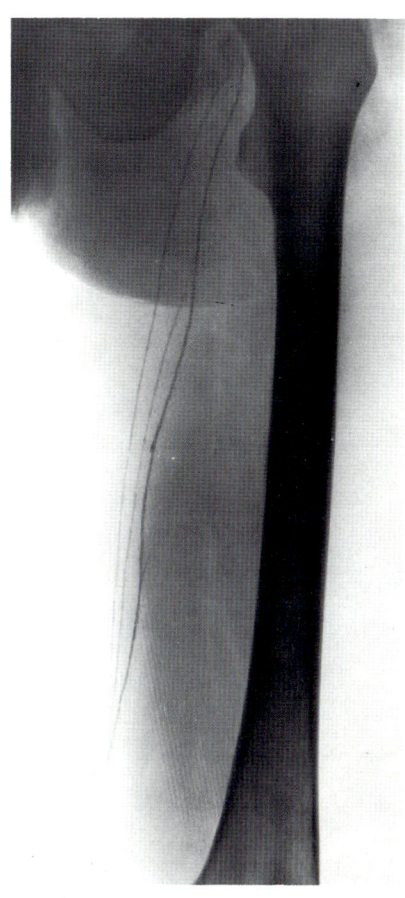

Abb. 25.6. Lymphogramm bei hypoplastisch angelegten Gefäßen im Oberschenkelgebiet (anstelle von 8 bis 12 Lymphgefäßen färben sich nur 3 an)

fäß punktiert und wasserlösliches Kontrastmittel (keine Gefahr der Ölpneumonie) gespritzt. Gelangen weniger als vier bis sechs Lymphgefäße am Unterschenkel bzw. weniger als acht bis zwölf Gefäße am Oberschenkel zur Darstellung, so spricht man von einer Hypoplasie (Abb. 25.6). Seltener ist die totale Aplasie (Fehlen punktierbarer Lymphgefäße) oder die Lymphgefäßerweiterung („variköse" Lymphgefäße).
Das chylöse Lymphödem stellt eine Sonderform dar.

Reicht die Klappeninsuffizienz der Lymphgefäße bis zur Cisterna chyli, so kann die chylushaltige Lymphe aus dem Darm retrograd abfließen. An Oberschenkel und Unterschenkel bilden sich eventuell Bläschen, aus denen sich sporadisch milchige Lymphe entleert. Selten sammelt sich sogar ein Chylaszites an. Beim sogenannten Syndrom der „gelben Nägel" finden sich neben einem Lymphödem der Extremitäten Pleuraergüsse.
Beginnt die Beinschwellung jenseits des 40. Altersjahres, muß stets ein *sekundäres Lymphödem* ausgeschlossen werden. Am häufigsten führen Tumoren des kleinen Beckens (gynäkologische Untersuchung! Blasen- und Rektumkarzinome), maligne Lymphknotenaffektionen, direkte Traumata des antero-medialen Lymphgefäßbündels (Engpässe: medialer Kniebereich, Leiste [Abb. 25.7], Bestrahlungen in der Leisten- und Beckengegend und die tropischen Filariainfektionen (Abb. 25.8) zu einem sekundären Lymphödem. Chronische rezidivierende unspezifische Infektionen, die z.B. von einer Fußmykose ausgehen, können zu einer eigentlichen obliterierenden Lymphangiopathie führen. Erst nach sorgfältigem Ausschluß all dieser Möglichkeiten darf ein primäres Lymphödem mit

später Erstmanifestation angenommen werden. Diagnostisch gibt, vor allem bei Erkrankung des kleinen Beckens und der paraaortalen Lymphknoten, die Lymphographie mit öligem Kontrastmittel wichtige Aufschlüsse.

Die häufigste Komplikation sowohl des primären als auch des sekundären Lymphödems ist das *Erysipel*, das durch den Lokalbefund (flächenhafte Rötung und Überwärmung) und durch die Allgemeinsymptome (Fieber und Schüttelfrost) leicht von der oberflächlichen Thrombophlebitis abzugrenzen ist. Offenbar begünstigt das besonders eiweißreiche Ödem die Ansiedlung pathogener Keime (vor allem Strepto- und Staphylokokken). Rezidivierende Erysipele können eine dauernde Abschirmung mit Antibiotika erfordern. Seltenere Komplikationen sind *Lymphfisteln* und das fast stets letal endende *angioplastische Sarkom* (Stewart-Treves-Syndrom).

Lipödem

Diese Erkrankung betrifft fast ausschließlich Frauen. Beide Beine sind durch symmetrisch ausgebildete Fettpolster aufgetrieben. Im Gegensatz zum Lymphödem bleibt der Fußrücken ausgespart. Die Ödeme sind nicht oder nur wenig eindrückbar und schmerzen bei der Palpation. Häufig, aber nicht immer, sind sie mit einer allgemeinen Adipositas vergesellschaftet.

Medikamentös bedingte Ödeme

Eine ganze Reihe von Medikamenten können das Auftreten von Ödemen begünstigen oder auslösen. Besonders erwähnt seien die Nebennierenrindenhormone, einzelne Antihypertensiva (Guanethidin, Hydralazine, Rauwolfia-Alkaloide, Alpha-Methyl-Dopa) und das Phenylbutazon.

Ödeme ungeklärter Genese

Myxödem. Verminderte Schilddrüsentätigkeit ist eine häufige Ursache für Ödembildung. Im Gegensatz zu den übrigen Ödemformen bleibt beim Myxödem nach

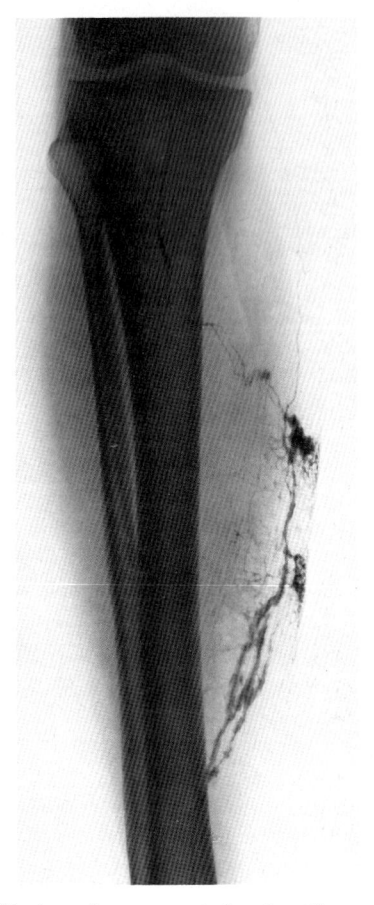

Abb. 25.7. Lymphogramm bei sekundärem Lymphödem (Status nach traumatischer Schädigung des ventromedialen Lymphgefäßbündels im Unterschenkelgebiet). Die distal gelegenen Lymphgefäße sind gestaut. Auf der Höhe der traumatischen Läsion tritt das Kontrastmittel ins Gewebe aus und bildet charakteristische Seen. Im selben Bereich ist ein feiner lymphatischer Kollateralkreislauf sichtbar

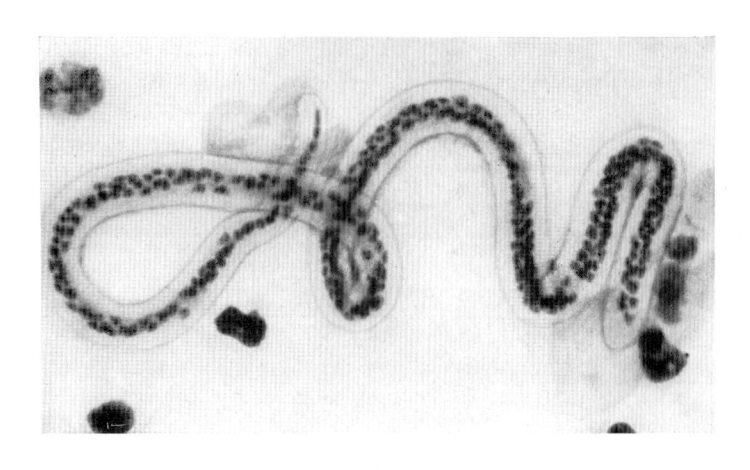

Abb. 25.8. Mikrofilaria einer Wuchereria bancrofti im Blut (Microfilaria nocturna). Im Gegensatz zur Loa-Loa ist bei der Erkrankung mit diesem Parasiten eine nächtliche Blutentnahme notwendig

Eindrücken mit dem Finger im allgemeinen keine Delle zurück. Dieses Symptom ist aber nicht konstant. Die abhängigen Körperstellen werden bevorzugt, doch kann das subkutane Gewebe im ganzen Körper betroffen sein. In ausgesprochenen Fällen, besonders wenn die Erscheinungen nach therapeutischen Eingriffen (Strumektomie, Radiojod-Behandlung) auftreten, wird die Diagnose selten verfehlt. In larvierten Fällen sind Fehldeutungen der Ödeme dagegen häufig.

Ungeklärte allgemeine Ermüdung, abnorme Gewichtszunahme, auffälliges Frieren, trockene Haut, low voltage im Elektrokardiogramm, manchmal kombiniert mit einer Verlängerung der QT-Dauer, sind auf Hypothyreose verdächtig. Durch den Nachweis eines verlängerten Achillessehnenreflexes (Photomotogramm) und durch das Radiojod-Studium wird die Diagnose bestätigt (s. Kap. Hals S. 187).

Literaturauswahl

Alpert, J.S., J.D. Coffmann, M.C. Balodimos, L. Koncz, J.S. Soeldner: Capillary permeability and blood flow in skeletal muscle of patients with diabetes mellitus and genetic prediabetes. New Engl. J. Med. 286 (1972) 454–460

Brunner, U.: Das Lymphödem der unteren Extremitäten. Akt. Probl. Angiol. Bd. 5. Huber, Bern 1969

Dilley, J.J., R.R. Kierland, R.V. Randall, R.M. Shick: Primary lymphedema associated with yellow nails and pleural effusions. J. Amer. Ass. 204 (1968) 670–673

Eby, C.S., M.J. Brennan, G. Fine: Lymphangiosarcoma: A lethal complication of lymphedema. Arch. Surg. 94 (1967) 223–230

Fabre, J.: Die Ödeme. Schwabe, Basel 1960

Fairbairn, J.F., J.L. Juergens, J.A. Spittell: Peripheral vascular disease. Saunders, Philadelphia 1972

Földi, M.: Die Lymphologie, bisher ein Stiefkind der Medizin. Folia Ang. 20 (1972) 127–132

Gill, J.R., T.A. Waldmann, F.C. Bartter: Idiopathic edema. Amer. J. Med. 52 (1972) 444–456

Lüthy, R., W. Siegenthaler: Hypokaliämie. Therapiewoche 23 (1973) 1335

Martini, G.A., W. Dölle, F. Petersen, W. Treske, G. Strohmeyer: Die exsudative Gastroenteropathie, ein polyätiologisches Syndrom. Internist 4 (1963) 197–209

Poser, H.: Lymphangiopathia obliterans der unteren und oberen Extremität. Fortschr. Röntgenstr. 115 (1971) 639–643

Siegenthaler, W.: Wasser- und Elektrolythaushalt. Klinische Pathophysiologie. Thieme, Stuttgart 1973 (S. 189–214)

Siperstein, M.D., P. Raskin, H. Burns: Electron microscopic quantification of diabetic microangiopathy. Diabetes 22 (1973) 514–527

Trap-Jensen, J., N.A. Lassen: Increased capillary diffusion capacity for small ions in skeletal muscle in long-term diabetics. Scand. J. Clin. Lab. Invest. 21 (1968) 117–122

Werning, C., K. Baumann, E. Gysling, D. Stiel, W. Vetter, P. Weidmann, W. Siegenthaler: Renin und Aldosteron bei idiopathischen Ödemen. Klin. Wschr. 47 (1969) 1256–1263

Wüthrich, B., P. Grob: Hereditäres Angioödem: Neuere Therapiemöglichkeiten. Schweiz. med. Wschr. 102 (1972) 349–353

26 Störungen des Wasser-, Elektrolyt- und des Säure-Basen-Haushalts

D. Würsten und W. Siegenthaler

Allgemeines

Wasser-, Elektrolyt- und Säure-Basen-Haushalt stehen in enger gegenseitiger Beziehung. Störungen in diesem Bereich sind deshalb meist komplexer Natur und nicht durch eine einheitliche klinische Symptomatologie gekennzeichnet. Die labormäßig objektivierbaren Befunde im Blut (d.h. im Intravasalraum) lassen auf Grund der physiologischen Wechselbeziehungen der Flüssigkeitsräume untereinander bestimmte, wenn auch beschränkte Rückschlüsse auf den interstitiellen und intrazellulären Raum zu. Neben der „Momentaufnahme" von klinischem Status und Laborbefunden gewinnt vor allem die *Anamnese* als Informationsquelle für die Beurteilung und Diagnose einer Störung des Flüssigkeitshaushaltes an Bedeutung; Angaben über präexistente renale, intestinale, pulmonale und endokrine Krankheiten, über den täglichen Flüssigkeitskonsum, besondere Flüssigkeitsverluste, Urinvolumina, Kreislauffunktion sind von großer Wichtigkeit für die Rekonstruktion von Ätiologie und Pathogenese eines vorliegenden Zustandes und mitbestimmend für ein zielgerichtetes diagnostisches und möglichst kausales therapeutisches Vorgehen.

Abb. 26.1 zeigt in schematischer Vereinfachung die Flüssigkeitsräume des Organismus, ihre Beziehungen untereinander und die physiologischen Wege, auf denen Stoffzufuhr und -abgabe erfolgen. Bei einer Störung des Wasser-, Elektrolyt- oder Säure-Basen-Haushaltes muß in erster Linie nach einer *primären Störung* oder einer *sekundär induzierten Fehlleistung* der die Zufuhr und Abgabe regelnden Organe gesucht werden.

Veränderungen im Wasser- und Natriumhaushalt

Die *Regulation der Körperflüssigkeiten* wird durch die in Abb. 26.2 dargestellten Faktoren gewährleistet; als Regulationsmechanismen für den Wasser- und Elektrolytbestand sind in erster Linie Aldosteron- (vorwiegend volumengesteuert) und Adiuretinmechanismus (vorwiegend natriumgesteuert) wichtig.

Die für die Dynamik der Körperflüssigkeiten entscheidenden Größen – *extrazelluläres Volumen* und *extrazelluläre Osmolarität* – sind besonders eng mit dem Wasser- und Natriumhaushalt verknüpft, weshalb für die klinischen Belange die gemeinsame Betrachtung von *Wasser-* und *Natriumstatus* vorteilhaft erscheint. Zuvor sei jedoch erneut auf die enge Beziehung dieser beiden Parameter mit den Veränderungen im Säure-Basenhaushalt und dem übrigen Elektrolytstoffwechsel hingewiesen, denn zahlreiche Störfaktoren beeinflussen gleichzeitig den Elektrolytstatus und das Säure-Basengleichgewicht.

Die *Störungen des Flüssigkeitshaushaltes* lassen sich in verschiedene Gruppen unterteilen, wobei sich die jeweilige Zuordnung mittels der beiden extrazellulären Parameter *Volumen* und *Osmolarität* (bzw. Serumnatrium) durchführen läßt. Neben der seit Jahren gebräuchlichen Einteilung in iso-, hypo- und hypertone Eu-, De- und Hyperhydration hat sich eine Unterteilung nach Natriumbestand und Osmolarität (bzw. Bestand an freiem Wasser) eingebürgert; hierbei bedeutet eine Störung des (Gesamt-) Natriumbestandes eine Veränderung des extrazellulären *Volumens* (Überschuß bzw. Defizit von Natrium in isotoner Lösung), eine Störung des Bestandes an freiem Wasser entspricht einer Osmolaritätsstörung (charakterisiert durch abnormes *Serumnatrium*). Als Faustregel für die Bestimmung der Serumosmolarität kann gelten: Osmolarität in mosm/l = (Serumnatrium in mval/l + 5) · 2 (Normwert 290–300 mosm/l). Die Urinosmolarität schwankt in weiten Grenzen (50–1300 mosm/l), im Mittel beträgt sie das Zwei- bis Dreifache der Serumosmolarität. Das Serumnatrium ist also der wichtigste Parameter der *Osmolarität* der Körperflüs-

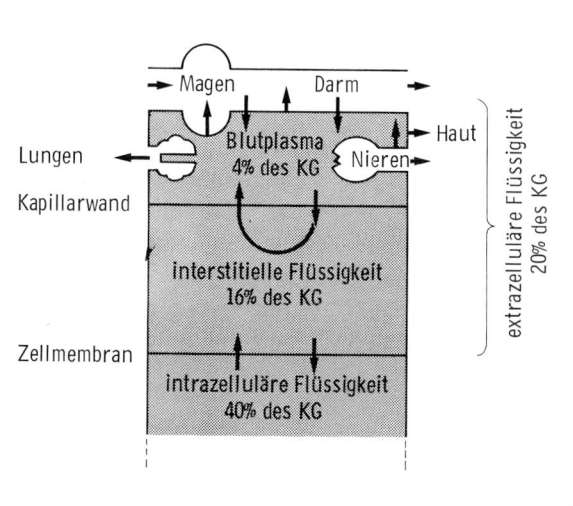

Abb. 26.1. Flüssigkeitsräume und Wasseraustausch im Organismus (nach *Gamble*) (aus *W. Siegenthaler*)

26 Störungen des Wasser-, Elektrolyt- und des Säure-Basen-Haushalts

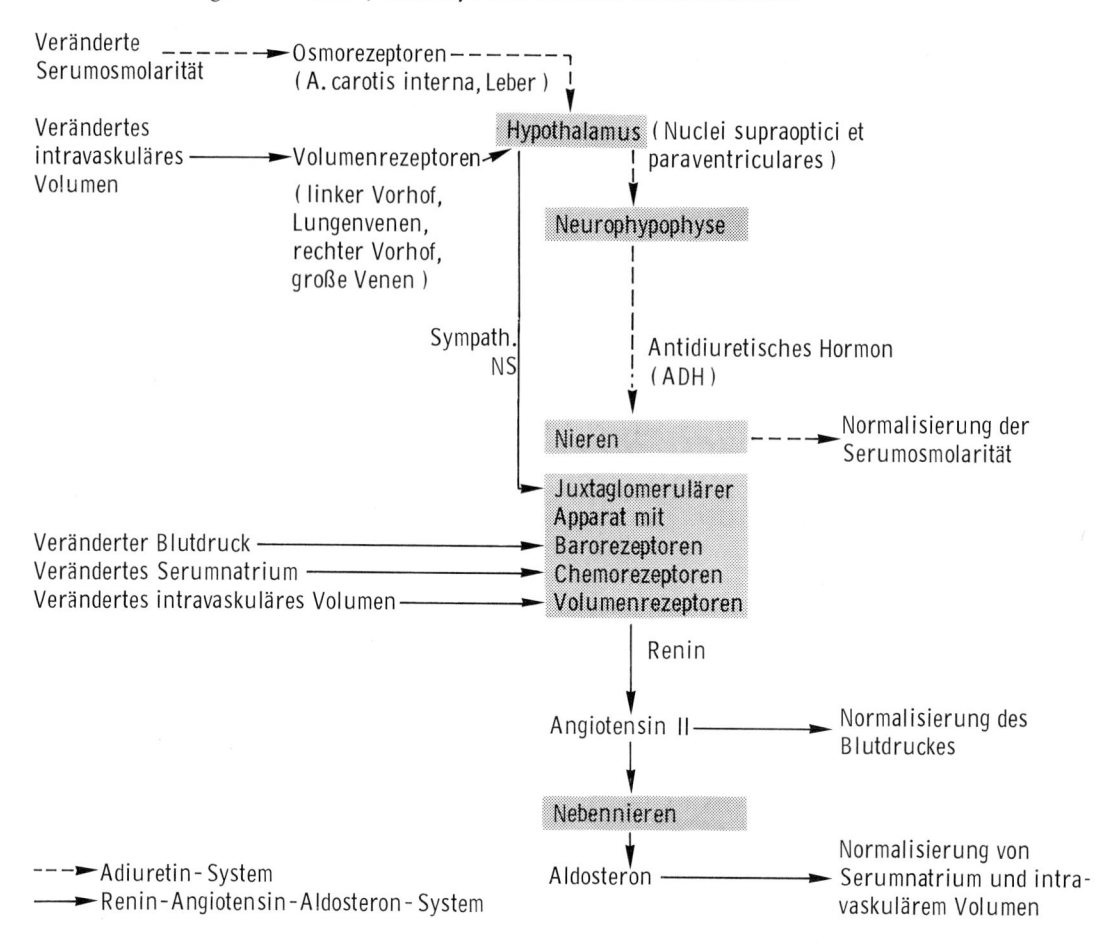

```
Veränderte          ----→ Osmorezeptoren --------┐
Serumosmolarität          (A. carotis interna, Leber)  │
                                           │
Verändertes                                ↓
intravaskuläres  ----→ Volumenrezeptoren → Hypothalamus (Nuclei supraoptici et
Volumen                (linker Vorhof,                   paraventriculares)
                        Lungenvenen,        │
                        rechter Vorhof,     ↓
                        große Venen)       Neurophypophyse
                                            │
                       Sympath.             │ Antidiuretisches Hormon
                       NS                   │ (ADH)
                                            ↓
                                           Nieren  ----→ Normalisierung der
                                            │            Serumosmolarität
                                            ↓
                                           Juxtaglomerulärer
                                           Apparat mit
Veränderter Blutdruck ─────────────────→   Barorezeptoren
Verändertes Serumnatrium ──────────────→   Chemorezeptoren
Verändertes intravaskuläres Volumen ───→   Volumenrezeptoren
                                            │
                                            │ Renin
                                            ↓
                          Angiotensin II ──────→ Normalisierung des
                                            │     Blutdruckes
                                            ↓
                                           Nebennieren
                                            │
                                            ↓
----→ Adiuretin-System    Aldosteron ──────→ Normalisierung von
───→ Renin-Angiotensin-Aldosteron-System               Serumnatrium und intra-
                                                       vaskulärem Volumen
```

Abb. 26.2. Regulation der Körperflüssigkeiten (aus *W. Siegenthaler*)

sigkeit und kein verwertbarer Parameter für den Natriumbestand des Organismus. Über Schwankungen des Natriumbestandes geben vielmehr *extrazelluläre Volumenschwankungen* diagnostische Aufschlüsse, vor allem bei isotonen Störungen.
Abb. 26.3 gibt schematisch die Einteilung der Störungen im Flüssigkeitshaushalt nach den beiden Einteilungsprinzipien wieder. In Tab. 26.1 sind die wichtigsten Laborwerte aufgeführt. Obwohl eine tabellarische Unterteilung medizinischer Krankheitsbilder oft problematisch ist, weil sie vereinfachend die individuellen Abweichungen vom charakteristischen „Vollbild" eines Syndroms vernachlässigt, berechtigt die Wichtigkeit der therapeutischen Konsequenzen, die sich bereits aus den beiden Parametern Natriumbestand und Osmolarität ergeben, zu einer gewissen Systematisierung.

Dehydrationszustände

Sie werden entsprechend der Osmolarität des Serums bzw. dem Wert des Serum-Natriums eingeteilt in iso-, hypo- und hypertone Dehydration.

Isotone Dehydration

(Natriummangel bzw. extrazelluläres Volumendefizit)

Natriumverluste (in Form einer isotonen Lösung) führen über die Verminderung des extrazellulären Volumens zu einer Hypovolämie. Neben uncharakteristischen klinischen Zeichen wie Müdigkeit, Schwäche, Nausea, Durst (sog. *„Volumendurst"*) sind vor allem die Parameter der intravaskulären Volumenverminderung diagnostisch wichtig: verminderte iuguläre Venenfüllung (bzw. tiefer zentraler Venendruck), orthostatischer Blutdruckabfall, Tachykardie. Labormäßig finden sich Erhöhung von Hämatokrit und Serumeiweiß, Oligurie mit hohem spezifischem Gewicht bei intakter Nierenfunktion. Trotz Natriummangel ist das Serum-Natrium normal (normale Osmolarität), das Intrazellulärvolumen bleibt unberührt. Bei schwerem Volumenmangel führt die Herabsetzung des Glomerulumfiltrats zur *prärenalen Azotämie* (urémie par manque de sel).
Die zur isotonen Dehydration führenden Natriumverluste erfolgen am häufigsten über den Gastrointesti-

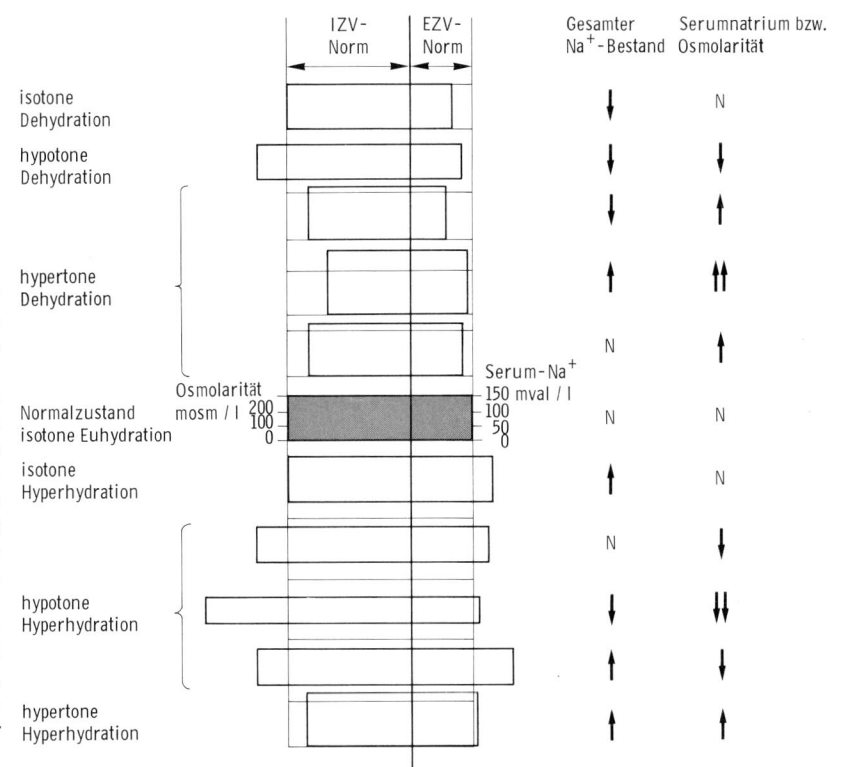

Abb. 26.3. Einteilung der Störungen im Flüssigkeitshaushalt nach zwei Prinzipien. Im Schema sind nach rechts von der Mittelsenkrechten das Extrazellulärvolumen (EZV), nach links das Intrazellulärvolumen (IZV) aufgetragen. Die Höhe der Rechtecke entspricht der Osmolarität (bzw. dem Serumnatrium), die Fläche über dem EZV (= EZV × Serumnatrium) dem extrazellulären Natriumbestand (N = normal, ↓ = um $1/3$ vermindert, ↑ = um $1/3$ erhöht). (nach *Siegenthaler* und *Truniger*)

naltrakt oder die Nieren, insbesondere bei folgenden Störungen:
- *Enterale* Verluste bei *Erbrechen* und *Durchfällen*, bei Drainage von Körpersekreten, bei Fisteln.
- *Primär renal* bedingte Verluste bei polyurischen Verlaufsformen akuter oder chronischer Nephropathien (chronische Pyelonephritis, polyurische Phase des akuten Nierenversagens, salt losing nephritis) infolge eingeschränkter Konzentrationsfähigkeit.
- *Sekundär-renale* Formen des Natriumverlustes. Häufigste Ursache dürfte hier die allzu ausgiebige Medikation von *Diuretika* sein (vor allem Ethacrynsäure und Furosemid). Ebenso führt die verminderte Mineralokortikoidwirkung bei der *Nebennierenrindeninsuffizienz* (Morbus Addison) über einen Rückgang der tubulären Natriumrückresorption zu vermehrter renaler Natriumausscheidung und damit zur Entwässerung. Eine seltene Form der vermehrten Natriumausscheidung durch den Urin stellt das sogenannte *zerebrale Salzverlustsyndrom* dar. Dieses pathogenetisch ungeklärte Syndrom tritt bei verschiedensten Gehirnerkrankungen auf, z.B. bei Hirntumoren, bei entzündlich oder gefäßbedingten zerebralen Affektionen.
- Klinisch selten bedeutsam sind *Kochsalzverluste durch die Haut* infolge profusen Schwitzens bei fieberhaften Erkrankungen.
- Die Sequestration extrazellulärer Flüssigkeit innerhalb des Organismus kann zu massiver intravaskulärer Volumenverminderung führen; bei diesen sogenannten „Third-space-Problemen" ergeben Bilanzmessung und Kontrolle des Körpergewichts keine Hinweise auf den Flüssigkeitsverlust, der gewissermassen nur funktionell ist. *Pankreatitis, Peritonitis, Ileus* und *Verbrennungen* führen oft zu derartigen Volumenverlusten.

Die isotone Dehydration geht bei extremem Natriumverlust (mit entsprechend massiver Einschränkung des extrazellulären Flüssigkeitsvolumens) und gleichzeitiger Zufuhr von freiem Wasser in eine kombinierte Störung über, in die

Hypotone Dehydration
(Natriummangel mit Überschuß an freiem Wasser)

Bei bedrohlicher Einschränkung des extrazellulären Flüssigkeitsvolumens retiniert der Organismus unter Preisgabe der Osmoregulation *freies Wasser* im Interesse der Volumenregulation, wodurch zusätzlich zum Natriumdefizit eine Hypoosmolarität auftritt, charakterisiert durch tiefes Serumnatrium. Dieser Osmolaritätsgradient zwischen Extra- und Intrazellulärraum führt zu einem Wassereinstrom ins Zellinnere und damit zu einer *intrazellulären Volumenvermehrung*, welche zusätzliche klinische Symptome zeitigt. Neben den klinischen Zeichen der *Hypovolämie* treten vermehrt Symptome zerebraler Beeinträchtigung

Tabelle 26.1. Meßgrößen bei Störungen des Wasser- und Natriumhaushaltes (nach SIEGENTHALER)

Meßgrößen		Extrazellulärraum				Intrazellulärraum	
		Erythrozytenzahl, Hb-Gehalt	Eiweißgehalt im Plasma	Hämatokrit	Natrium im Plasma	Mittleres Erythrozytenvolumen $\frac{Hk\,(\%)}{Ez\,(mm^3)} \times 10$	
Normwerte		♂ 4,2– 5,6 Mio/mm³ ♀ 4,0– 5,0 Mio/mm³ ♂ 14,0–17,0 g% ♀ 12,7–16,3 g%	6,5–7,9 g%	♂ 41–52% ♀ 40–52%	137–142 mval/l	$\frac{Hb\,(g\%)}{Hk} \times 100$ $DV_E\,84{-}95\,\mu m^3$ $HbK_E\,32{-}38\%$	
Hypotone Dehydration	Natriummangel	Erhöht	Erhöht	Stark erhöht	Erniedrigt	Erhöht	Erniedrigt
Hypertone Dehydration	Wassermangel	Erhöht	Erhöht	Mäßig erhöht	Mäßig erhöht	Erniedrigt	Erhöht
Isotone Dehydration	Flüssigkeitsmangel	Erhöht	Erhöht	Erhöht	Normal	Normal	Normal
	Blutmangel	Normal (–erniedrigt)	Erhöht	Normal (–erniedrigt)	Normal	Normal	Normal
	Plasmamangel	Erhöht	Normal (–erniedrigt)	Erhöht	Normal	Normal	Normal
Isotone Hyperhydration	Flüssigkeitsüberschuß	Erniedrigt	Erniedrigt	Erniedrigt	Normal	Normal	Normal
Hypotone Hyperhydration	Wasserüberschuß	Erniedrigt	Erniedrigt	Mäßig erniedrigt	Mäßig erniedrigt	Erhöht	Erniedrigt
Hypertone Hyperhydration	Natriumüberschuß	Erniedrigt	Erniedrigt	Stark erniedrigt	Erhöht	Erniedrigt	Erhöht

auf wie Verwirrtheit, deliröse Zustände, Erbrechen, zerebrale Krämpfe, Koma. Die Symptome sind um so schwerer, je akuter der Abfall der Serumosmolarität eintritt. An Laborbefunden ergeben sich Hämoglobin- und Plasmaeiweißerhöhung, der Hämatokrit ist infolge der Zunahme des Erythrozytenvolumens meist besonders stark erhöht, das Serumnatrium erniedrigt.

Als Endresultat jedes massiven Natriumverlustes kann die hypotone Dehydration bei allen im Rahmen der isotonen Dehydration beschriebenen klinischen Zustandsbildern auftreten, falls die Zufuhr freien Wassers gegeben ist. Als häufigste Ursachen sind besonders die verschiedenen Formen des enteralen und des renalen Natriumverlustes zu erwähnen.

Hypertone Dehydration
(extrazelluläre Volumenverminderung, Defizit an freiem Wasser)

Der Begriff „hypertone Dehydration" ist nur bezüglich Osmolarität eindeutig: es besteht *Hyperosmolarität* (bzw. erhöhtes Serumnatrium). Diese kommt durch vermehrten Verlust und/oder mangelnde Zufuhr an freiem Wasser zustande und führt zu einer Verschiebung von Zellwasser in den Extrazellulärraum. Es besteht demnach sowohl eine intra- als auch eine extrazelluläre Volumenverminderung. Der Gesamtnatriumbestand kann dabei normal (reiner Wasserverlust), erhöht (volumenregulatorischer Kompensationsversuch via Natriumretention) oder vermindert (Verlust von Wasser und Natrium als hypotone Lösung) sein.

Klinisch stehen meist die Zeichen der *intrazellulären Entwässerung* im Vordergrund: Durst, trockene Schleimhäute, verminderter Speichelfluß, Oligurie, Temperatursteigerung, deliröse Zustände, Koma. Bei massivem Wasserverlust finden sich gleichzeitig in zunehmendem Maße die Symptome der intravaskulären Volumenverminderung. Die Laborparameter zeigen erhöhte Werte für Hämoglobin und Serumeiweiß, der Hämatokrit ist infolge Schrumpfung der Erythrozyten kaum erhöht.

Die *Hypernaträmie* als Zeichen der Hyperosmolarität ist deutlich bis stark ausgeprägt.

Die hypertone Dehydration ist in erster Linie die Folge *mangelnder Zufuhr an freiem Wasser*. Diese Situation ist möglich bei

- Patienten, denen eine Äußerung oder adäquate Befriedigung ihres Durstgefühls unmöglich ist (Komatöse, invalidisierte Schwerkranke, Kleinkinder).
- Unmöglichkeit der Flüssigkeitsaufnahme bei Stenosen im Bereich der obersten Abschnitte des Magen-Darm-Traktes.
- Störungen der Durstempfindung (Läsionen im Bereich des dritten Ventrikels).

Häufige Ursache der hypertonen Dehydration sind des weiteren ungenügend oder gar nicht kompensierte *Verluste von freiem Wasser* bzw. von hypotonen Flüssigkeiten durch
- Haut (profuses Schwitzen)
- Lungen (Hyperventilation, Tachypnoe bei febrilen Zuständen)
- Nieren (Nephropathien mit Polyurie),
- Magen-Darm-Trakt (Erbrechen, Durchfälle, Sonden, Fisteln)

Schließlich können auch *endokrine Störungen* zu einer hypertonen Dehydration führen:
- Beim dekompensierten Diabetes mellitus gehen dem Organismus infolge der Hyperglykämie durch anhaltende osmotische Diurese (Glukosurie) große Mengen Natrium und relativ größere Mengen Wasser verloren. Es kommt zum Volumendefizit und zur Hyperosmolarität (bzw. Hypernatriämie, trotz Natriummangel!). Hier wird durch die erhöhten Glukosekonzentrationen die Osmolarität zusätzlich gesteigert, und zwar können für je 100 mg% Glukose 5,5 mosm/l gerechnet werden.
- Der Diabetes insipidus (mangelhafte Adiuretinproduktion) ist gekennzeichnet durch beträchtliche renale Wasserverluste infolge verminderter tubulärer Wasserrückresorption.

Hyperhydrationszustände

Auch hier erfolgt die Einteilung entsprechend dem Serumnatrium bzw. der Osmolarität in iso-, hypo- und hypertone Hyperhydration.

Isotone Hyperhydration
(*Natriumüberschuß* bzw. *extrazellulärer Volumenüberschuß*)

Die isotone Vermehrung des extrazellulären Volumens ist pathogenetisch als *Retention von Natrium* (in isotoner Lösung) definierbar, das Gesamt-Natrium ist also vermehrt (bei normalem Serumnatrium!). Wie bei allen isotonen Zuständen bleibt das Intrazellulärvolumen bei der isotonen Hyperhydration unverändert.

Eines der wichtigsten klinischen Zeichen ist die *ansteigende Gewichtskurve*, welche schon vor dem Auftreten weiterer Symptome (verstärkte Venenfüllung bzw. erhöhter zentraler Venendruck, Klein- und Großkreislaufödeme) auf eine Überwässerung hinweist. Im Blut sinken Hämoglobin-, Hämatokrit- und Serumeiweißwert in wechselndem Ausmaß, je nachdem, ob die extrazelluläre Volumenvermehrung besonders den intravasalen Raum (z.B. bei Herzinsuffizienz) oder mehr das Interstitium (z.B. bei nephrotischem Syndrom) betrifft. Das Serumnatrium ist normal.

Für das Zustandekommen einer isotonen Hyperhydration ist in der überwiegenden Zahl der Fälle eine *primär oder sekundär renale Natriumretention* (in isotoner Lösung) verantwortlich.

- Ein primär renal bedingter Natriumüberschuß als Zeichen des Unvermögens adäquater Natriumausscheidung findet sich bei *glomerulären Nephropathien* (verschiedene Formen der Glomerulonephritis, diabetische Glomerulosklerose, Formenkreis des nephrotischen Syndroms), wobei besonders beim nephrotischen Syndrom eine vorwiegend interstitielle Flüssigkeitsvermehrung charakteristisch ist (Ödembildung infolge Verminderung des kolloidosmotischen Drucks bei Hypoproteinämie). Auch die *chronische Urämie* geht mit einer Vermehrung des extrazellulären Flüssigkeitsvolumens einher, welche als Hypertoniefaktor maßgebend sein kann.
- Das klassische Beispiel einer sekundär renalen Natriumretention ist die *Herzinsuffizienz*. Die aktiv gesteigerte tubuläre Natriumrückresorption resultiert aus einer Aktivierung des Renin-Angiotensin-Aldosteron-Systems, welche als Antwort auf die hämodynamisch bedingte Verminderung des Glomerulusfiltrats erfolgt. Gleichzeitig begünstigt der erhöhte hydrostatische Druck im venösen Schenkel des Gefäßsystems den Flüssigkeitsübertritt ins Interstitium, es kommt zur Ödembildung. Bei der Herzinsuffizienz sind die Zeichen der intravaskulären Volumenvermehrung (auf der venösen Seite) besonders ausgeprägt.

Chronische Hepatopathien mit portaler Hypertension führen ebenfalls zu einer isotonen Hyperhydration mit interstitieller Flüssigkeitsvermehrung, wobei pathogenetisch mehrere Mechanismen zusammenwirken (Pfortaderhochdruck, Hypoproteinämie, sekundärer Hyperaldosteronismus).

Sekundär renale Natriumretention mit isotoner Hyperhydration findet sich auch bei vermehrter endogener (Cushing-, Conn-Syndrom) und exogener (Steroidmedikation) Mineralkortikoidwirkung sowie unter der Medikation von Pharmaka wie Phenylbutazon, Pyrazolonderivaten, Succus liquiritiae. Hier seien auch die seltenen Formen des hypokaliämischen Ödems genannt, welche aus einer renalen Natriumretention infolge chronischer Kaliumverluste (Laxantien!) resultieren.

- *Eiweißmangelsyndrome* (alimentär, eiweißverlierende Enteropathie) führen über einen verminderten kolloidosmotischen Druck zur interstitiellen Form der isotonen Hyperhydration, den Ödemen.

Hypotone Hyperhydration

(*extrazelluläre Volumenvermehrung und Überschuß an freiem Wasser*, sog. Wasservergiftung)

Definitionsgemäß besteht hier eine Hypoosmolarität, d. h. das Serumnatrium ist erniedrigt. Der Natrium*bestand* hingegen ist nicht eindeutig umschrieben, er kann normal, vermindert oder erhöht sein, meistens ist er erhöht. Die Hypoosmolarität kommt durch vermehrte Zufuhr und/oder mangelhafte Ausscheidung von freiem Wasser zustande und führt zu einem Wassereinstrom in den Intrazellulärraum. Der Extrazellulärraum ist mäßig (verminderter Gesamtnatriumbestand) bis stark (vermehrter Natriumbestand) vergrößert.

Die klinischen Symptome von Seiten der *zellulären Überwässerung* („*Wasserintoxikation*") stehen meist im Vordergrund, sie lassen sich als Zeichen erhöhten Hirndrucks werten: Kopfschmerzen, Übelkeit und Erbrechen, Bradykardie, Benommenheit, Verwirrungszustände, zerebrale Krampfanfälle, Koma. Ein gleichzeitiger ausgeprägter *extrazellulärer Volumenüberschuß* (erhöhter Natriumbestand) äußert sich zusätzlich in Klein- und Großkreislaufödemen. Die Laboruntersuchungen ergeben verminderte Hämoglobin- und Serumeiweißwerte, normalen Hämatokrit (Volumenzunahme der Erythrozyten) und vermindertes Serumnatrium.

Meistens liegt die Ursache einer hypotonen Hyperhydration in einer

– *übermäßigen Zufuhr von freiem Wasser bei gleichzeitig vermindertem Ausscheidungsvermögen*. Bei oligurischen Nephropathien, Nebennierenrindeninsuffizienz, Hypothyreose, postoperativen Zuständen führt eine Belastung mit freiem Wasser (peroral, Glukoseinfusionen) zum Bild der hypotonen Hyperhydration.
– Zustände mit *inadäquater ADH-Sekretion (Schwartz-Bartter-Syndrom)* führen über eine vermehrte Ausschüttung von Adiuretin oder Adiuretin-ähnlichen Substanzen zu einer Retention von freiem Wasser; die anhaltende Volumenzunahme wird volumenregulatorisch mit einer vermehrten Natriumausscheidung beantwortet, die den bei diesem Syndrom typischen Befund eines hypertonen Urins erklärt. Als *paraneoplastisches Syndrom* kann die inadäquate ADH-Sekretion bei Bronchus-, Duodenal-, Pankreaskarzinomen, Hypernephrom und Mediastinaltumoren (Thymom) auftreten; daneben werden auch zentralnervöse Prozesse (Verletzungen, Entzündungen, Tumoren, Porphyrie, Blutungen), verschiedene pulmonale Affektionen (Pneumonien, Tuberkulose, Aspergillose) und Medikamente (Chlorpropamid, Tolbutamid, Vincristin) als Ursache des Schwartz-Bartter-Syndroms diskutiert.
– Bei *schwerer Herzinsuffizienz* wird nach maximaler Natriumretention die Osmoregulation aufgegeben und zur Rettung der Kreislauffunktion freies Wasser retiniert. Es resultiert eine Verdünnungshyponaträmie, der gesamte Natriumbestand ist jedoch *vermehrt*. Diese Form des Wasserüberschusses wird ebenfalls bei schweren *chronischen Hepatopathien* beobachtet. Bei beiden Zuständen ist möglicherweise eine vermehrte Adiuretinaktivität im Spiel.

Hypertone Hyperhydration

(*Natriumüberschuß* und *Defizit an freiem Wasser*)

Bei dieser recht seltenen Störung besteht eine *Hypernaträmie*, entsprechend dem Osmolaritätsgefälle strömt Zellflüssigkeit in den Extrazellulärraum. Neben den klinischen Zeichen der „zellulären Exsikkose", oft besonders von Seiten des ZNS, treten die Symptome des vermehrten Extrazellulärvolumens meist in den Hintergrund. Im Blut sind Hämoglobin und Serumeiweiß vermindert, der Hämatokritwert sinkt stark ab (Volumenverminderung der Erythrozyten); das Serumnatrium ist erhöht. Die Ursache der hypertonen Hyperhydration ist eine

– *exzessive Natriumzufuhr* infolge ausgiebiger oder fälschlicher Infusion hypertoner Kochsalz- oder Natriumbikarbonatlösungen, Verwechslung von Zucker und Kochsalz (Kleinkind), falscher Zubereitung von Säuglingsnahrung, Trinken von Meerwasser (Schiffbrüchiger). Die Empfindlichkeit gegenüber hypertoner Natriumzufuhr ist besonders gesteigert bei gewissen Tubulopathien, bei Cushing- und Conn-Syndrom bzw. exogener Steroidzufuhr.

Hyper- und Hyponaträmie

Die Bedeutung eines von der Norm abweichenden Serumnatriumwertes sei noch einmal kurz umrissen: Das Serumnatrium ist der wichtigste Parameter für die Osmolarität der Körperflüssigkeit, die das Verhältnis von Wasser zu den gelösten Teilchen beschreibt. Normalerweise ist praktisch das ganze Körperwasser osmotisch gebunden. Normale Osmolarität bzw. normales Serumnatrium bedeuten demnach, daß kein freies Wasser vorhanden ist. Ein abnormes Serumnatrium hingegen deutet auf ein Zuwenig (Hypernaträmie) oder Zuviel (Hyponaträmie) an freiem Wasser hin. Die Korrektur dieser Störungen erfolgt somit durch Zufuhr (bei Hypernaträmie) oder Entzug bzw. Restriktion (bei Hyponaträmie) von freiem Wasser, d. h. von elektrolytfreien Lösungen. Der Gesamtbestand bzw. ein eventueller Bedarf des Organismus an Natrium soll und kann nicht am Serumnatrium abgelesen werden, vielmehr richten sich Zufuhr bzw. Restriktion oder Entzug von Natrium (normalerweise in isotoner Lösung) in erster Linie nach den klinischen Erscheinungen des extrazellulären Volumens, die bei normaler Osmolarität ein direktes Maß des Natriumbestandes darstellen.

Eine seltene Form von Hyponaträmie (sogenannte *Pseudohyponaträmie*) kann durch eine Verdrängung des Natriums als hauptsächlichem Kation der Extrazellulärflüssigkeit durch Mannit, Lipide und Paraproteine mit positiver Ladung entstehen, insbesondere bei Hyperlipämien verschiedenster Genese, bei Plasmozytom und Morbus Waldenström. Nennenswerte Störungen der Flüssigkeitsvolumina und der Osmolarität liegen bei diesen hyponaträmischen Zuständen jedoch nicht vor.

Bei schwersten Krankheitszuständen kann als ernsteres prognostisches Zeichen eine *Hyponaträmie* infolge Verlagerung von Natrium ins Zellinnere auftreten; eine entsprechende Hypoosmolarität wird meist vermißt. Diese extrazelluläre Hyponaträmie wird als Ausdruck einer tiefgreifenden Schädigung des Zellmetabolismus und der Ionenaustauschvorgänge an der Zellmembran gedeutet (sogenanntes *sick-cell syndrome*). Als direkte pathogenetische Faktoren kommen Hypoxie, Hypothermie, Hypothyreoidismus, metabolische Gifte in Frage.

Differentialdiagnostische Bedeutung der Kaliumstoffwechselstörungen

Kalium spielt als Hauptkation im intrazellulären Raum die gleiche Rolle wie Natrium im extrazellulären. Neben der intrazellulären Volumenregulation beeinflußt Kalium die neuromuskuläre Erregbarkeit, die Protein- und Glykogensynthese und die Aktivität zahlreicher Enzyme. Kalium-, Natrium- und Säure-Basenhaushalt sind im Bereiche der distal tubulären Regulationsmechanismen eng miteinander verknüpft, so daß Störungen des Kaliumstoffwechsels praktisch immer in Kombination mit weiteren Störungen des Flüssigkeitshaushaltes auftreten.

Die klinischen Zeichen eines gestörten Kaliumbestandes sind spärlich und vor allem uncharakteristisch. Diagnostische Hinweise ergeben sich in erster Linie aus anamnestischen und klinischen Befunden, die erfahrungsgemäß mit Hypo- oder Hyperkaliämie einhergehen. Die Bestätigung der Diagnose und die quantitative Definition sind jedoch nur mittels Messung des Serumkaliums möglich, welches trotz seiner anteilsmäßig geringen Bedeutung den verläßlichsten Parameter einer Störung des Kaliumhaushalts darstellt, sofern mögliche Fehlerquellen (falsch hohe Werte bei exzessiven Thrombozytosen, Leukosen, fehlerhafter Entnahmetechnik, Hämolyse der Blutprobe) und Verschiebungen im Säure-Basen-Gleichgewicht berücksichtigt werden.

Hypokaliämie

Das Ausmaß klinischer **Kaliummangelsymptome** geht dem Grad der im Serum gemessenen *Hypokaliämie* nicht streng parallel. Es finden sich alle Schweregrade vom klinischen Normalbefund bis zum komatösen Zustand. Je rascher ein Kaliumdefizit erfolgt, desto ausgeprägtere Symptome sind zu erwarten.

Neben Allgemeinsymptomen wie Müdigkeit, Adynamie, Apathie stehen vor allem Zeichen der *neuromuskulären Erregbarkeitsstörung* im Vordergrund, die sich an der Skelettmuskulatur durch Schwäche, Tonusverlust, in schweren Fällen durch schlaffe Lähmung äußert. Durch die Funktionsstörung der glatten Muskulatur kommt es zur intestinalen Atonie mit Obstipation, eventuell paralytischem Ileus und zu Störungen der Blasenmotilität. Die *Beeinträchtigung der Herzfunktion* durch Kaliummangel kann schon recht früh eintreten (aber auch hier besteht keine strenge Korrelation zum Serumkaliumspiegel): Ein besonders feines Zeichen ist die erhöhte Glykosidempfindlichkeit des Herzmuskels, typisch sind tachykarde Rhythmusstörungen (bis zum Kammerflimmern). Das Hypokaliämie-Ekg zeigt eine Abflachung der T-Welle, Senkung der ST-Strecke, zunehmende Ausbildung einer U-Welle, die mit dem T verschmelzen kann (Abb. 26.4). Eine deutliche Verlängerung der QT-Zeit und ein vorzeitiger Einfall des zweiten Herztones (Hegglin) sind bereits Zeichen einer ausgeprägten myokardialen Stoffwechselstörung, die auch bei anderen schweren Zuständen auftreten können (Abb. 26.5) Als Zeichen

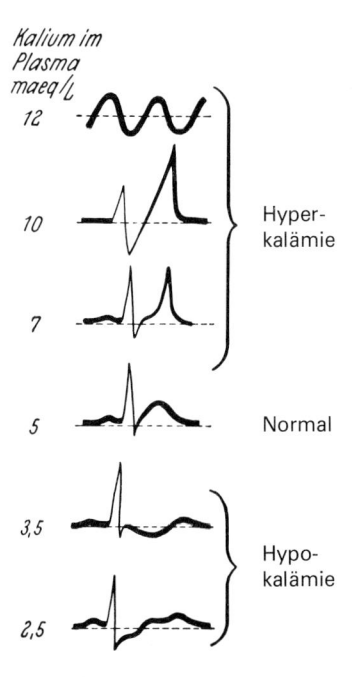

Abb. 26.4. Elektrokardiogrammveränderungen bei *verschiedenem Kaliumgehalt* des Plasmas. In der *hypokaliämischen* Phase sind Abflachung der T-Welle und ST-Senkung zu beachten. Die QT-Verlängerung ist schwer zu beurteilen wegen einer hervortretenden U-Welle, was zur TU-Verschmelzungswelle führt. In der *hyperkaliämischen* Phase ist das erste Zeichen die zeltförmige spitze T-Welle, später treten Verbreiterung von QRS, Verschwinden von P und Kammerflimmern auf

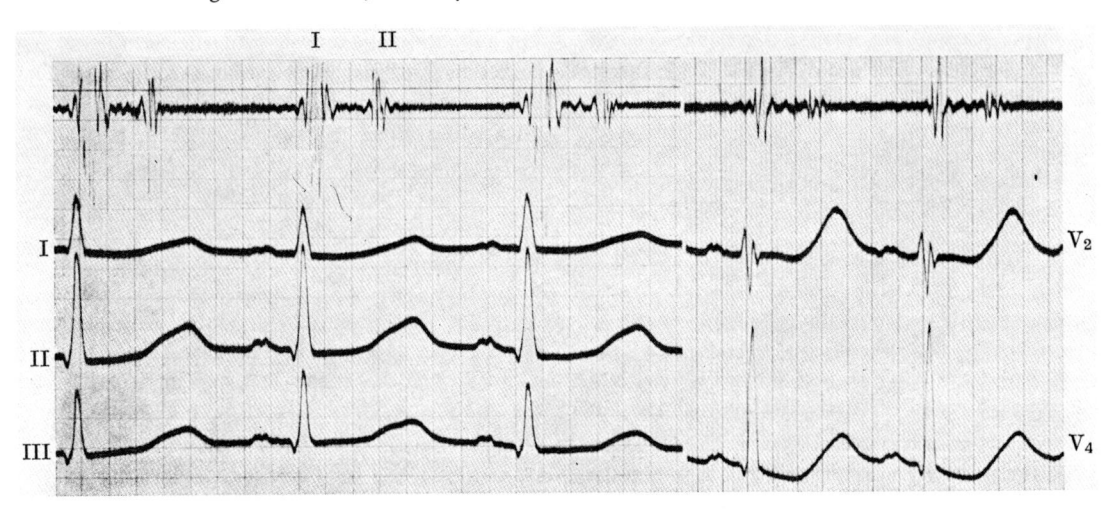

Abb. 26.5. Störung der Myokardfunktion bei Hypokaliämie (hypodyname Herzinsuffizienz Hegglin) mit QT-Verlängerung, T-Verbreiterung und frühzeitigem Einfall des 2. Herztones; letzterer setzt normalerweise am Ende der T-Welle ein

des Kaliummangels kann schließlich auch eine *Störung der Nierenfunktion* auftreten (kalipenische bzw. hypokaliämische Nephropathie). Sie äußert sich durch eine Beeinträchtigung des Konzentrationsvermögens mit Polyurie, eventuell Proteinurie und Zylindrurie. Sekundäre Pyelonephritiden können gehäuft auftreten.

Für das Zustandekommen einer Hypokaliämie kommt ein breites Spektrum ätiologischer Faktoren in Frage. Grundsätzliche pathogenetische Möglichkeiten sind *unzureichende Kaliumzufuhr, vermehrter Kaliumverlust* und *Verteilungsstörung* innerhalb des Organismus durch Übertritt von Kalium in den intrazellulären Raum (vgl. Tab. 26.2).

– **Unzureichende Kaliumzufuhr** führt als zusätzlicher Faktor häufig, allein hingegen nur selten zu einem be-

Tabelle 26.2. Ursachen der Hypokaliämie

	vermehrter Kaliumverlust				unzureichende Kaliumzufuhr	Verteilungsstörung (Verlagerung von extrazellulärem Kalium in die Zelle)		
	renale Verluste (hohes Urinkalium)	*enterale* Verluste (tiefes Urinkalium) Erbrechen, Durchfälle (Laxantien!) Drainagen, Sonden, Fisteln Third-space-Probleme				familiäre paroxysmale Lähmung	Alkalose	Glykogensynthese
	BD	Renin	Aldosteron	Cortisol				
primär renal								
chron. Pyelonephritis	n–↑	n–↑	n–↑	n				
chron. Glomerulonephr.	↑–↑↑	n–↑	n–↑	n				
maligne Nephroangiosklerosen	↑↑↑	↑↑	↑↑	n				
polyurische Phase nach Schockniere	~	~	~	~				
tub. Azidose Albright	n	n	n	n				
Aminoazidurie Fanconi	n	n	n	n				
Liddle-Syndrom	↑	↓	↓	n				
primär extrarenal								
Saluretika	~	↑	↑	n				
Conn-Syndrom	↑	↓–O	↑↑	n				
Bartter-Syndrom	↓	↑	↑	n				
Hyperkortizismus	(↑)	~	n–↓	↑↑				
Biglieri-Syndrom	↑	n	n	↓				
New-Peterson-Syndrom	↑	↓	↑	↓				
Lakritzenabusus	↑	↓	↓	n				

deutsamen Kaliummangel, wie etwa bei stenosierenden (entzündlichen oder neoplastischen) Prozessen des oberen Verdauungstraktes oder bei Anorexia mentalis, bei der zusätzliche Kaliumverlust-Faktoren wie rezidivierendes, willkürlich herbeigeführtes Erbrechen und bisweilen geradezu grotesker Laxantien- und/oder Diuretikaabusus meist verschwiegen werden. Langdauernde Infusionstherapie mit kaliumfreien Lösungen führt ebenfalls zu Kaliummangel, denn die renal-tubuläre Kaliumsekretion wird nur verzögert und unvollständig gedrosselt (anders als zum Beispiel die renale Natriumausscheidung, die ein wesentlich breiteres Adaptationsvermögen aufweist).

– **Vermehrte Kaliumverluste** erfolgen über die vorbestimmten Wege von Niere und Magen-Darm-Trakt, wobei die vermehrte renale Kaliumexkretion auf einer primär renalen Erkrankung oder auf extrarenalen Faktoren beruhen kann.

Primär renale Kaliumverluste werden bei verschiedensten Nierenkrankheiten beobachtet, so vor allem bei der sogenannten Kaliumverlustniere, die im Rahmen der chronischen Pyelo- und Glomerulonephritis und maligner Nephroangiosklerosen auftreten kann. Auch während der polyurischen Phase nach Schockniere und nach Ureterobstruktion können große Mengen Kalium (meist auch Natrium) verlorengehen. Schließlich seien seltene Tubulopathien als Ursache primär renaler Kaliumverluste erwähnt: Tubuläre Azidose (Albright-Syndrom), Aminoazidurie (Fanconi-Syndrom), Tyrosinose, Zystinose, Liddle-Syndrom.

Unter den **extrarenalen Faktoren**, die zu **sekundär renalen** Kaliumverlusten führen, sind an erster Stelle therapeutische Maßnahmen zu erwähnen, vor allem die Medikation von Saluretika, daneben auch die Langzeittherapie mit ACTH, Kortikosteroiden und Paraaminosalicylsäure. Zu hormonal bedingtem renalem Kaliumdefizit führen alle Zustände mit primär oder sekundär gesteigerter Mineralokortikoidwirkung: Cushing-Syndrom, Hyperaldosteronismus (primärer bei Conn-Syndrom, sekundärer bei Ödemkrankheiten wie Herzinsuffizienz, Leberzirrhose, nephrotischem Syndrom), Bartter- und Pseudo-Bartter-Syndrom, Biglieri- und New-Peterson-Syndrom (gestörte Kortikosteroid-Biosynthese mit Hypermineralokortikoidismus).

Im Gegensatz zu den eben erwähnten renalen Kaliumverlustsyndromen mit erhöhtem Urinkalium sind die Zustände mit **enteralem Kaliumverlust** durch erniedrigte Urinkaliumwerte charakterisiert. Alle krankhaften Prozesse im Bereich des Gastrointestinaltraktes, die mit vermehrten enteralen Sekretverlusten einhergehen (Erbrechen, Durchfälle, Drainagen und Sonden, Fisteln, Third-space-Probleme) führen zu Kaliumdefiziten.

– Eine **Verteilungsstörung** des Kaliums innerhalb des Organismus führt, wenn Kalium in den Intrazellulärraum eintritt, zu einer Hypokaliämie, die nicht einem absoluten Kaliummangel gleichgesetzt werden kann. Solche Verteilungshypokaliämien durch Übertritt von Kaliumionen in die Zellen treten auf bei kaliumbindender Glykogensynthese (Insulinwirkung bei der Behandlung des Coma diabeticum, bei Inselzelladenom). Auch eine Alkalose, bzw. alkalisierende Therapie (Behandlung des Coma diabeticum) führt zur Verteilungshypokaliämie. Schließlich sei hier die *hypokalämische periodische (familiäre paroxysmale) Lähmung* erwähnt, bei der ein anfallsweiser Kaliumeinstrom ins Zellinnere vorliegt, welcher oft nach reichlicher Kohlenhydratzufuhr (kaliumbindende Glykogensynthese) auftritt.

Hyperkaliämie

Noch weniger charakteristisch als beim Kaliummangel sind die klinischen Symptome bei der *Hyperkaliämie*. Die Störung der neuromuskulären Erregbarkeit kann sich auch bei erhöhtem Kalium unter Umständen in Parästhesien, Paresen, allgemeiner Schwäche äußern, doch stehen hier meist Symptome von Seiten der *Myokardstörung* im Vordergrund. Arrhythmien, Tendenz zu bradykarden Störungen, Herzstillstand, Kammerflimmern können Ausdruck der Hypokaliämie sein. Die wertvollsten Hinweise auf eine Hyperkaliämie liefert (neben der Bestimmung des Serumkalium) das Ekg: Eine überhöhte, zeltförmig veränderte T-Welle ist das erste Hyperkaliämiezeichen. Im weiteren Verlauf finden sich in zunehmendem Maße die Zeichen einer ubiquitären Hemmung der Erregungsausbreitung (P-Verbreiterung, av-Blockierung, QRS-Verbreiterung, Schenkelblockbilder), es besteht Neigung zu Kammerflattern/-flimmern (Abb. 26.4). Bei sehr hohen Kaliumwerten (10 mval/l und mehr) erfolgt Herzstillstand in Diastole. Grundsätzlich kommen auch bei der Hyperkaliämie drei pathogenetische Möglichkeiten als Ursache in Betracht: *Übermäßige Zufuhr, verminderte Ausscheidung* und *Verteilungsstörung* (Ausschwemmung von Kalium aus der Zelle).

– Eine **übermäßige Kaliumzufuhr** wird nur in den seltensten Fällen zu einer klinisch relevanten Hyperkaliämie führen, denn innerhalb vernünftiger Grenzen bewältigt die gesunde Niere selbst einen stark vermehrten Kaliumanfall ohne weiteres. Bei einem täglichen Urinvolumen von einem Liter oder mehr ist mit einer ausreichenden Ausscheidungskapazität für Kalium zu rechnen. Die übermäßige Zufuhr ist daher meist als Teilfaktor bei gleichzeitig verminderter Ausscheidung zu werten. Vermehrte Kaliumzufuhr als therapeutische Maßnahme führt bei verminderter renaler Elimination besonders leicht zur Hyperkaliämie, zum Beispiel Infusion kaliumhaltiger Lösungen, Transfusion gelagerter Blutkonserven, hochdosierte Kalium-Penicillintherapie (10 Millionen Einheiten enthalten 17,4 mval Kalium).

– Die **verminderte renale Kaliumausscheidung** ist weitaus die wichtigste Ursache einer Hyperkaliämie. Eine *primär renale* Ausscheidungsstörung für Kalium findet sich vor allem bei oligo- und anurischen Nephropathien verschiedenster Art. Durch die meist gleichzeitig bestehende metabolische Azidose wird die extrazelluläre Hyperkaliämie zusätzlich gefördert. Im Falle einer Anurie ist auch bei fehlender Kaliumzufuhr mit einem täglichen Anstieg des Serumkaliums um 1 mval/l zu rechnen, da durch den normalen Zellkatabolismus ständig Kalium in den Extrazellulärraum freigesetzt wird.

Sekundär renal bedingte Hyperkaliämien treten auf bei Einschränkung oder Wegfall der kaluretischen Wirkung der Nebennierenrindenkortikoide (Morbus Addison, Zustände mit Hypoaldosteronismus, Medikation von Aldosteronantagonisten) und bei der Verabreichung kaliumsparender Diuretika wie Triamteren und Amilorid. Abgesehen von der diagnostischen Bedeutung sind diese Zustände klinisch selten relevant.

– Die Hyperkaliämie als Ausdruck einer **Verteilungsstörung** tritt generell bei vermehrtem Austritt von Kaliumionen aus dem Zellinnern auf. Dies ist der Fall bei Zerstörung von Körpergewebe (ausgedehnte Weichteilverletzungen, Verbrennungen, Leberdystrophie, akute Pankreatitis, massive Hämolyse, große operative Eingriffe). Die gleiche Wirkung haben ein verstärkter Katabolismus bei mangelhafter Nahrungszufuhr (postoperative Phase) und die Azidose (bei der Wasserstoffionen anstelle der Kaliumionen in die Zelle eintreten). Kurzdauernde Kaliumverlagerungen („Kaliumshifts") mit akuter Hyperkaliämie sind möglicherweise die Ursache ungeklärter Todes- oder bedrohlicher Zwischenfälle unter Verabreichung endplattendepolarisierender Substanzen (z.B. Succinylcholin) bei der Narkoseeinleitung. Durch ähnliche anfallsweise Kaliumverschiebungen mit Anstieg der Serumkaliumkonzentration wird auch das seltene Syndrom der hyperkalämischen periodischen Lähmung (Gamstorp-Syndrom) erklärt. Die Attacken schlaffer Lähmung von Stamm- und Extremitätenmuskulatur können durch Hunger, Kälte, Kaliumbelastung und Muskelarbeit ausgelöst werden.

Störungen des Magnesiumhaushaltes

Da Routinebestimmungen des *Serummagnesium* selten durchgeführt werden, ist die praktisch-klinische Bedeutung dieses neben dem Kalium wichtigsten intrazellulären Kations noch ungenügend bekannt. Zudem sind die Verschiebungen im Magnesium- und Kaliumbestand bei zahlreichen Krankheitszuständen gleichsinnig, so daß die Zuordnung der jeweils vorliegenden Symptome zu einem isolierten Laborbefund (vor allem bei schweren Krankheitsbildern) problematisch erscheint.

Magnesium ist ein wichtiger Faktor der neuromuskulären Erregbarkeit und greift als Aktivator in zahlreiche Enzymsysteme ein. Verschiebungen im Magnesiumbestand äußern sich vor allem in Störungen der neuromuskulären Aktivität und der Herzfunktion.

Hypomagnesämie führt zu neuromuskulärer Übererregbarkeit mit Tremor, tetaniformen Zuständen, Muskelzuckungen, tonisch-klonischen Krämpfen. Die Beeinträchtigung der Herzfunktion äußert sich in tachykarden Rhythmusstörungen. Als Ursache eines Magnesiummangels kommen vor allem inadäquate renale (Nephropathien, Diuretikamedikation) und enterale (Erbrechen, Durchfallerkrankungen) Verluste in Frage. Hyperthyreose (besonders die Thyreotoxikose) und Hyperparathyreoidismus gehen oft mit negativer Magnesiumbilanz einher, ebenso primärer und sekundärer Hyperaldosteronismus. Auch beim chronischen Alkoholismus besteht ein Magnesiummangel, der beim Delirium tremens besonders ausgeprägt zu sein scheint.

Bei der **Hypermagnesämie** treten Muskelschwäche, Hypo- bis Areflexie, Obstipation und Blasenatonie auf. Die Beeinträchtigung der Reizleitung führt am Herzen zu eher bradykarden Störungen mit Blockerscheinungen.

Die häufigste Ursache bilden oligurisch-anurische Nephropathien mit Magnesiumretention. Auch bei Hypothyreose und bei Morbus Addison werden erhöhte Serummagnesiumwerte festgestellt. Vermehrte Magnesiumzufuhr ist selten alleinige Ursache einer massiven Hypermagnesämie. Bei eingeschränkter Nierenfunktion jedoch können magnesiumhaltige Antazida, Laxantien und Infusionen (auch die Hämodialyse mit magnesiumreichem Wasser) rasch zur Intoxikation führen.

Störungen des Kalziumstoffwechsels

Der Serumkalziumspiegel ist die Resultante der *Kalziumdynamik im Darm* (Aufnahme und Abgabe), in den *Nieren* (glomeruläre Filtration und tubuläre Rückresorption) und am *Knochen* (An- und Abbau). Obwohl der Kalziumgehalt der Extrazellulärflüssigkeit nur einen kleinen Teil des Gesamtkalzium ausmacht, wird er auch bei wechselnder Zufuhr und Ausscheidung durch empfindliche Regulationsmechanismen in engen Grenzen gehalten. Das biologisch aktive, freie (ionisierte) Kalzium macht im Normalfall ca. 55% des üblicherweise bestimmten Gesamtkalziums im Serum aus, der Rest ist an Eiweiß und zu einem kleinen Teil an organische Säuren gebunden.

Das Kalzium, Hauptbestandteil des Knochens, greift als wichtiger Faktor in zahlreiche bioelektrische und -chemische Prozesse ein (neuromuskuläre Reizleitung und Erregbarkeit, Muskelkontraktion, renale Konzentrationsvorgänge, Magensaftsekretion, Blutgerinnung). Störungen im Kalziumstoffwechsel äußern sich klinisch besonders in Form von Veränderungen der neuromuskulären Erregbarkeit, die zu entsprechenden Symptomen von seiten des Nervensystems, der Skelettmuskulatur und der Herzfunktion (Ekg) führen.

Hypokalzämie

Bei Abnahme des ionisierten Kalziums tritt eine *Steigerung der neuromuskulären Erregbarkeit* auf, die von einer Tonusvermehrung (Gefühl der Steifigkeit) bis zur spontanen *tetanischen Entladung* gehen kann. Hyperreflexie ist die Regel, das Chvostek-Phänomen ist oft positiv. Im Ekg findet sich eine Verlängerung der QT-Dauer durch Streckung des ST-Abschnittes, welche recht gut mit dem Serumkalzium korreliert. Bei chronischer Hypokalzämie können Verkalkungsherde im Bereich der Stammganglien und beidseitige Katarakte auftreten.

Differentialdiagnostisch sind beim Vorliegen einer *Hypokalzämie* folgende Störungen in Erwägung zu ziehen:
- Chronische *Niereninsuffizienz* geht meist mit Hypokalzämie einher, welche weniger durch renale Verluste als durch verminderte enterale Resorption und eine gewisse Vitamin-D-Resistenz zu erklären ist. Hyperphosphatämie, Azidose und Azotämie sind weitere charakteristische Laborbefunde.
- Die *D-Hypovitaminose* (alimentär bei mangelhafter Zufuhr, enteral bei Malabsorption) zeigt neben der Hypokalzämie mit Hypokalziurie oft eine Hypophosphatämie; typisch sind hier rachitisch-osteomalazische Knochenveränderungen, die mit erhöhter alkalischer Phosphatase einhergehen.
- Bei den verschiedenen Formen des *Hypoparathyreoidismus* ist die Hypokalzämie eines der Leitsymptome.
- Die akute Pankreatitis und gewisse Formen von Skelett-Metastasen bei Prostata-, Mamma-, Bronchialkarzinom, Myelom und Leukosen können zu Hypokalzämie führen. Bei Knochenmetastasen ist im allgemeinen jedoch die Hyperkalzämie typisch.

Hyperkalzämie

Eine Reihe an sich wenig charakteristischer klinischer Zeichen ergeben in ihrer Kombination einen relativ typischen Symptomenkomplex, das sogenannte **Hyperkalzämiesyndrom**, welches durch intestinale (Inappetenz mit Gewichtsverlust, Nausea, Erbrechen, Obstipation, Bauchschmerzen), renale (verminderte Konzentrationsfähigkeit, vasopressinresistente Polyurie-Polydipsie) und neurologisch-psychische (Muskelschwäche, Schläfrigkeit, Verwirrtheit, Apathie, Koma) Veränderungen gekennzeichnet ist. Bei chronischem Verlauf kann die Hyperkalzämie zudem zu Kalkniederschlägen verschiedenster Lokalisation führen, so vor allem im Bereich von Nieren und Augen (Kornea und Konjunktiva).

Typische Ekg-Veränderungen sind nicht häufig, die Raffung des QT-Intervalls fehlt oft, und nur bei sehr hohen Kalziumwerten treten bradykarde Rhythmusstörungen auf.

Zahlreiche Krankheitszustände kommen als Ursache einer Hyperkalzämie in Betracht, nicht selten liegen mehrere Hyperkalzämiefaktoren gleichzeitig vor.
- Die *primäre Überfunktion der Nebenschilddrüse* (**Hyperparathyreoidismus**) infolge primärer Hyperplasie, Adenom oder Karzinom führt regelmäßig zur Hyperkalzämie; *rezidivierende Nephrolithiasis* ist für dieses Krankheitsbild kennzeichnend, wenn auch nicht obligat.
- *Maligne Tumoren* gehören zu den häufigsten Ursachen einer Hyperkalzämie, welche meist die Folge einer Skelettmetastasierung darstellt (Mamma-, Schilddrüsen-, Nieren-, Bronchus-, Prostata-, Uteruskarzinom, Plasmozytom und Leukämien mit Knochendestruktion). Daneben kann bei gewissen Malignomen (besonders Bronchuskarzinom und Hypernephrom) auch ohne Knochenmetastasen eine Hyperkalzämie auftreten, die auf der Bildung parathormonähnlicher Substanzen durch das Tumorgewebe beruht.
- Absolute oder relative *D-Hypervitaminose* kann einer Hyperkalzämie zugrunde liegen. Dabei ist entweder eine unkontrollierte übermäßige Zufuhr in prophylaktischer oder therapeutischer Absicht oder aber eine erhöhte Empfindlichkeit gegenüber Vitamin D maßgebend. Durch hochgradige Empfindlichkeit gegenüber Vitamin D ist zum Beispiel der *Morbus Boeck* gekennzeichnet, bei dem die Sonnenbestrahlung allein bereits eine Hyperkalzämie auslösen kann.
- *Immobilisation* mit konsekutiver *Inaktivitätsosteoporose* führt allein nur selten zur Hyperkalzämie, sehr oft jedoch bei Vorliegen eines weiteren kalziummobilisierenden Faktors (z.B. Knochenfraktur, Morbus Paget, Vitamin-D-Aktivierung durch Sonnenbestrahlung).
- Das *Milch-Alkali-Syndrom* (Burnett) als Hyperkalzämieursache kann z.B. bei langdauernder Ulkustherapie mit Milch (Kalziumzufuhr) und alkalisierenden Substanzen (Natriumbi- und Kalziumkarbonat) als schweres Krankheitsbild auftreten. Differentialdiagnostisch wichtig ist hier die Hypokalziurie.
- Im Rahmen der *Hyperthyreose*, vor allem bei der Thyreotoxikose, ist gelegentlich eine Hyperkalzämie zu finden (Hyperkalziurie praktisch immer).
- Häufig ist der Kalziumspiegel bei akutem und bei chronischem *Hypokortizismus* erhöht (nach Adrenalektomie, nach plötzlichem Abbruch einer Kortikoid- oder ACTH-Medikation, bei Morbus Addison).

Diagnostische Probleme bei veränderter Wasserstoffionenkonzentration

Ein entscheidender Faktor aller vitalen Funktionen ist der *Wasserstoffionengehalt* der Körperflüssigkeiten. Er wird durch das Verhältnis der in diesen enthaltenen Säuren (Protonendonatoren) und Basen (Protonenakzeptoren) bestimmt. Die Wasserstoffionenkonzentration [H^+] wird in Form von pH-Werten angegeben (pH = negativer Logarithmus der Wasserstoffionenkonzentration).
Die normale Raktion der *extrazellulären* Flüssigkeit liegt im Bereich zwischen pH 7,35 und pH 7,45; die mit dem Leben noch vereinbaren Werte liegen zwischen pH 7 und pH 7,8. Der *intrazelluläre* pH-Wert von 6,9 wäre also im Extrazellulärraum bereits letal. Eine normale gemischte Kost führt im Organismus zu einer deutlich positiven Wasserstoffionenbilanz, die Säure-Basen-Regulation besteht also in der andauernden Verteidigung gegen eine drohende pH-Verschiebung nach der sauren Seite hin. Drei Mechanismen ermöglichen diesen erfolgreichen Kampf gegen eine Übersäuerung des Organismus:

– Die **Pufferungsvorgänge** in Zelle und Extrazellulärflüssigkeit verhindern bzw. dämpfen „an vorderster Front" Verschiebungen der H-Ionenkonzentration. Die wichtigsten Puffersubstanzen des Organismus sind extrazellulär Bikarbonat (HCO_3^-) und Plasmaproteine, intrazellulär Phosphat (HPO_4^-) und Hämoglobin. Bedeutsam als wichtigster Pfuffer der extrazellulären Flüssigkeit und als klinischer Parameter für die Untersuchung des Säure-Basen-Haushalts ist das *Kohlensäure-Bikarbonat-System* ($H^+ + HCO_3^- \rightleftharpoons H_2CO_3$). Die Umschreibung der Beziehung zwischen Kohlensäure-Bikarbonat-System und pH erfolgt durch die Gleichung

$$pH = 6,1 + \log \frac{[HCO_3^-]}{[H_2CO_3]} \text{ (Henderson-Hasselbalch)}$$

[H_2CO_3] ist eine Funktion des pCO_2, somit ist

$$pH = 6,1 + \log \frac{[HCO_3^-]}{\text{art. } pCO_2}$$

Nach dieser Gleichung kann der Säure-Basen-Haushalt bei Kenntnis von zwei der drei Größen pH, [HCO_3^-] und pCO_2 genau charakterisiert werden. Im Normalzustand mit pH 7,4 liegt ein H_2CO_3 : HCO_3^--Verhältnis von 1:20 vor (pH = 7,4 = 6,1 + 1,3 = 6,1 + log 20). Eine Abweichung von diesem Verhältnis von 1:20 drückt sich in einer pH-Änderung aus (vgl. Abb. 26.6).

– Die **respiratorische Regulation**, charakterisiert durch die Reaktionsgleichung

$CO_2 + H_2O \rightleftharpoons H_2CO_3 \rightleftharpoons H^+ + HCO_3^-$, erlaubt dem Organismus über das Atemzentrum eine Konstanthaltung des Quotienten HCO_3^-/H_2CO_3 auch bei größeren Schwankungen der Wasserstoffionenkonzentration.

– Die **renale Regulation** des Säure-Basen-Gleichgewichts (metabolische Regulation) reagiert langsamer und träger als die respiratorische. Die Niere verfügt über drei Mechanismen zur Beeinflussung des Säure-Basen-Gleichgewichts (Bikarbonatrückresorption, Bildung titrierbarer Säure oder Azidogenese und Bildung von Ammoniumionen oder Ammoniogenese), welche in zwei Richtungen ablaufen können (vgl. Tab. 26.3).

Störungen des Säure-Basen-Gleichgewichts

Sie beruhen auf einem Mißverhältnis zwischen Angebot und Elimination von Wasserstoffionen. Die Einteilung erfolgt primär nach dem zugrunde liegenden Pathomechanismus: **Respiratorische** Störungen beruhen auf einer gestörten CO_2-Abatmung, **metabolische** auf einer inadäquaten Produktion und/oder renalen Elimination nichtflüchtiger Säuren. Unter Berücksichtigung des pH-Wertes lassen sich vier mögliche Störungen unterscheiden (vgl. Abb. 26.7):

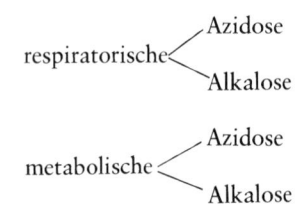

respiratorische ⟨ Azidose / Alkalose

metabolische ⟨ Azidose / Alkalose

Die *klinischen* Zeichen der Störungen im Säure-Basen-Haushalts sind äußerst spärlich und uncharakteri-

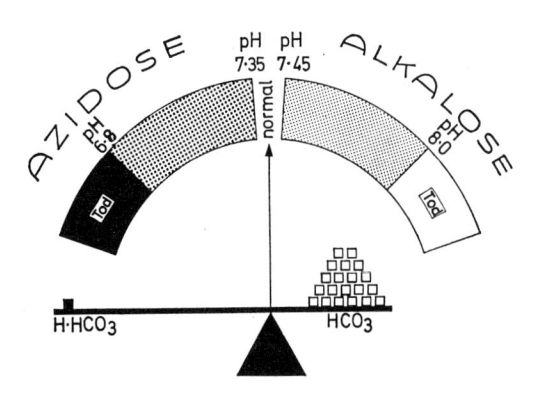

Abb. 26.6. Schematische Darstellung des für das pH entscheidenden Verhältnisses von Kohlensäure zu Bikarbonat von 1:20. Zunahme des „Säure"- bzw. Abnahme des „Bikarbonatgewichts" führt zu Azidose, Abnahme des „Säure-" bzw. Zunahme des „Bikarbonatgewichts" zu Alkalose

26 Störungen des Wasser-, Elektrolyt- und des Säure-Basen-Haushalts 651

Tabelle 26.3. Renale Regulation des Säure-Basen-Gleichgewichtes (nach BERLINER)

Grundprozeß	Ausgangsmaterial im Tubulus	Sezerniert	Reabsorbiert	im Tubulus verbleibend	Endreaktion
1. Bicarbonat-Rückresorption	$Na^+HCO_3^-$	H^+	Na^+	$H_2CO_3 \rightleftharpoons CO_2 + H_2O$	
2. Bildung titrierbarer Säure	Na^+A^-	H^+	Na^+	HA	
3. Bildung von Ammoniumionen	Na^+Cl^-	H^+	Na^+	H^+Cl^-	$H^+ + NH_3 \rightleftharpoons NH_4^+$

stisch, mit Ausnahme des *Atemtypus,* welcher oft zusammen mit Anamnese und übrigen klinischen Befunden die nötigen diagnostischen Hinweise auf die Natur der vorliegenden Störung gibt. Von grundlegender Bedeutung ist jedoch die Frage, ob ein vorliegender Atemtypus Ausdruck einer primären pulmonalen Störung ist oder ob er einen respiratorischen Kompensationsversuch darstellt.

Respiratorische Azidose

Bei *verminderter pulmonaler Elimination von H^+-Ionen* mit Kohlensäure verkleinert sich der Quotient HCO_3^-/H_2CO_3, es kommt zum Abfall des pH. Falls die renalen Kompensationsversuche (Steigerung von renaler Säureelimination und tubulärer Bikarbonatrückresorption) nicht ausreichen, was vor allem bei akuten respiratorischen Azidosen zu erwarten ist, kommt es zur **dekompensierten respiratorischen Azidose**, gekennzeichnet durch erhöhten pCO_2, erniedrigtes pH (unter 7,36) und meist normale oder reaktiv erhöhte Serumbikarbonatwerte. Eine gleichzeitig durch die Ventilationsstörung bewirkte Hypoxämie löst über eine Förderung des anaëroben Stoffwechsels eine zusätzliche Säurebelastung aus (Laktat).

Die angestrengte Atmung des pulmonal insuffizienten Patienten mit Dyspnoe, Zyanose, Tachykardie, Blutdruckschwankungen, Schweißausbrüchen und Benommenheit bestimmt das klinische Bild, welches meist die Diagnose einer primären Lungenfunktionsstörung zuläßt.

Als Ursache einer respiratorischen Azidose kommen in erster Linie
- *obstruktive bronchopulmonale Affektionen* (Asthma bronchiale, Bronchitis, Emphysem) und
- *restriktive pulmonale Erkrankungen* (Lungenödem, fibrotische Prozesse, Atelektase, Infiltrate) in Frage.
- Eine *Behinderung der Thoraxbeweglichkeit* durch Skelettveränderungen (Kyphoskoliose), Sklerodermie, Zwerchfellhochstand (Lähmung, Adipositas) oder bei neuromuskulären Prozessen (Myasthenie, Lähmung, Neuritis, Kaliummangel, Verletzungen) führt in wechselndem Ausmaß zu einer Hypoventilation.
- *Zentral bedingte* respiratorische Azidosen treten auf bei Depression des Atemzentrums durch mechanische Faktoren (Trauma, Tumor) und durch Medikamente (Opiate, Barbiturate, Narkotika, Sedativa). Zu einer Atemdepression führt auch die unkontrollierte O_2-Zufuhr bei chronischer alveolärer Hypoventilation, bei welcher die Hypoxämie der maßgebende Stimulus des Atemzentrums ist.

Respiratorische Alkalose

Diesem klinisch bedeutsamen Zustand liegt eine *gesteigerte alveoläre Belüftung* mit vermehrter CO_2-Abatmung zugrunde. Entsprechend vermindert sich die Kohlensäurekonzentration im Blut (Zunahme des HCO_3^-/H_2CO_3-Quotienten und damit des pH). Der

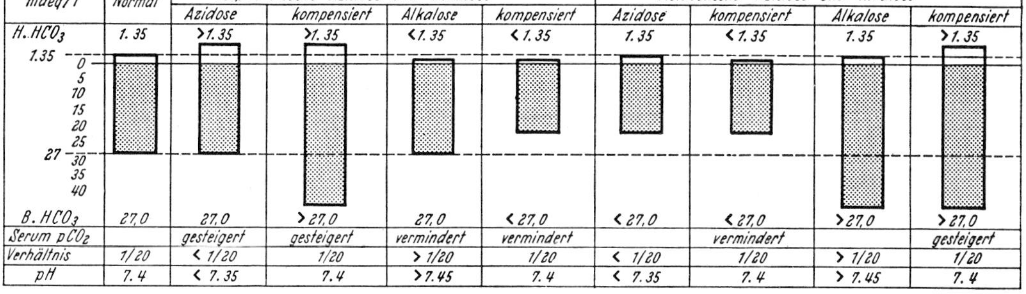

maeq/l	Normal	Respiratorische Azidose und Alkalose				Metabolische Azidose und Alkalose			
		Azidose	kompensiert	Alkalose	kompensiert	Azidose	kompensiert	Alkalose	kompensiert
H.HCO_3	1.35	>1.35	>1.35	<1.35	<1.35	1.35	<1.35	1.35	>1.35
B.HCO_3	27,0	27,0	>27,0	27,0	<27,0	<27,0	<27,0	>27,0	>27,0
Serum pCO_2		gesteigert	gesteigert	vermindert	vermindert		vermindert		gesteigert
Verhältnis	1/20	<1/20	1/20	>1/20	1/20	<1/20	1/20	>1/20	1/20
pH	7.4	<7.35	7.4	>7.45	7.4	<7.35	7.4	>7.45	7.4

Abb. 26.7. Schematische Darstellung der Störungen im Säure-Basen-Gleichgewicht unter Berücksichtigung des H_2CO_3/HCO_3^--Verhältnisses (*kompensierte* Störungen bei normalem, *dekompensierte* bei gestörtem Kohlensäure/Bikarbonat-Quotienten)

renale Kompensationsversuch besteht in verminderter Säureelimination bzw. erhöhter Bikarbonatausscheidung. Er ist bei akuten respiratorischen Alkalosen selten ausreichend, bei chronischen viel eher (tiefes Serumbikarbonat).

Die *akute alveoläre Hyperventilation* mit respiratorischer Alkalose bietet kaum je differentialdiagnostische Schwierigkeiten; meist tritt sie bei Patienten mit emotionalen Störungen aus voller Gesundheit auf, ist in der Regel nur von kurzer Dauer und spricht rasch auf beruhigende Einflüsse an (Gegenwart des Arztes). Neben den allgemeinen Symptomen wie Schwindel, Benommenheit, Angstzuständen, Verschwommensehen ist besonders die neuromuskuläre Symptomatik eindrücklich. Über den Rückgang der Kalziumionisierung führt die Alkalose zur *Hyperventilationstetanie* mit Parästhesien, Muskelzittern und Karpopedalspasmen.

In den meisten Fällen ist eine respiratorische Alkalose
- *funktionell* bedingt. Diese psychogene Hyperventilation kann auftreten bei vegetativer Übererregbarkeit, Angst, Schmerzzuständen. Frauen sind häufiger betroffen als Männer, prämenstruell und in der Schwangerschaft sind die Anfälle gehäuft.
- Eine *medikamentös* bedingte respiratorische Alkalose kann bei Salizylat- und Sulfonamidmedikation auftreten; als *toxisch* bedingt wird sie bei der gramnegativen Sepsis aufgefaßt.
- Auch Zustände mit absoluter oder relativer *Hypoxie* können eine Hyperventilation mit respiratorischer Alkalose auslösen (Anämie, Fieber, Höhenaufenthalt, Lungenaffektionen, Shuntvitien, Herzinsuffizienz).
- Eine *Irritation des Atemzentrums* durch zerebrale Prozesse (Entzündungen, Trauma, Tumoren) kann ebenfalls zur Hyperventilation führen.

Von großer Bedeutung ist die differentialdiagnostische Abgrenzung der *primären* Hyperventilation mit respiratorischer Alkalose gegenüber der *sekundären* Hyperventilation bei metabolischer Azidose.

Metabolische Azidose

Bei dieser häufigsten und klinisch bedeutsamsten Störung des Säure-Basen-Gleichgewichts tritt als Ausdruck des respiratorischen Kompensationsversuchs eine Hyperventilation mit vertieften Atemzügen (Kussmaul-Atmung) auf. Eine absolute oder relative Vermehrung der Wasserstoffionen führt zu einer Verminderung des Serumbikarbonats, es kommt zu einer Abnahme des HCO_3^-/H_2CO_3-Quotienten und damit des pH. Die damit verbundene Stimulierung des Atemzentrums löst eine Hyperventilation aus mit dem Ziel, die Kohlensäurekonzentration durch vermehrte CO_2-Abatmung zu senken. Die Unterscheidung zwischen primärer und sekundärer Hyperventilation wird meist schon auf Grund anamnestischer und klinischer Befunde möglich sein. Den wichtigsten Anhaltspunkt liefert die pH-Messung: Azidose deutet auf respiratorischen Kompensationsversuch, Alkalose auf primäre Hyperventilation.

Eine *metabolische Azidose* kann durch vermehrte Zufuhr bzw. Produktion oder verminderte Elimination von Wasserstoffionen und durch erhöhten Alkaliverlust entstehen.

- Durch ein *erhöhtes Säureangebot* ist die *diabetische Ketoazidose* gekennzeichnet, am ausgesprochensten beim Coma diabeticum, charakterisiert durch Anhäufung von ß-Oxybutter- und Acetessigsäure. Ketoazidosen können auch bei ungenügendem Angebot an energieliefernden Nährsubstraten (Hungerzustand, Steatorrhoe, Fieber, Hyperthyreose, renale Glukosurie) durch vermehrten Fettabbau auftreten, meist ist jedoch hier die Azidose klinisch wenig relevant.

Die **Laktatazidose** durch Anhäufung von Milchsäure wird bei Zuständen mit Beeinträchtigung des aëroben Stoffwechsels (Hypoxie, Schock, Herzstillstand, Krampfanfälle) regelmäßig beobachtet. Sie kann auch bei der Biguanidbehandlung des Diabetes mellitus auftreten.

Eine metabolische Azidose durch *exogene* Erhöhung des Säureangebotes wird in erster Linie bei *Vergiftungen* durch Salizylate, Methylalkohol und Glykole gesehen.

- Eine metabolische Azidose infolge *verminderter (renaler) Säureelimination* entsteht bei einer Reihe von *Nierenkrankheiten,* wobei verschiedene Pathomechanismen möglich sind.

Die *verminderte Ammoniogenese* ist vor allem bei der *chronischen Niereninsuffizienz* und im Verlauf des *akuten Nierenversagens* für die eingeschränkte Säureelimination verantwortlich. Die tubuläre Abgabe von H-Ionen als titrierbare Azidität ist hierbei meist noch erhalten, was sich in einem sauren Urin-pH äußert.

Die *Beeinträchtigung der tubulären H-Ionenausscheidung* liegt den verschiedenen Formen der renal tubulären Azidose zugrunde, welche alle mit einer *Hyperchlorämie* einhergehen. Bei der *proximalen* Form (Fanconi-Syndrom, Glykogenose, Zystinose) ist die HCO_3^--Rückresorption vermindert, was zu einer weitgehenden Neutralisation der sezernierten H-Ionen mit verminderter Urin-Azidifikation führt. Die *distale* Form (primär familiär, sekundär bei Hyperparathyreoidismus, Hyperthyreose, Phenacetinnephropathie, gelegentlich bei Hypergammaglobulinämie) ist charakterisiert durch die Unfähigkeit, H-Ionen gegen einen gewissen Konzentrationsgradienten zwischen Blut und Tubuluslumen auszuscheiden, wodurch die Azidität des Urins stark erniedrigt wird. Die Zeichen renaler Kalium- und Kalziumverluste (Hypokaliämie, Polyurie, Nephrolithiasis, Nephrokalzinose, Osteopathien) sind charakteristisch für diese Form der Störung. Nicht immer läßt sich die Unterteilung in primäre und sekundäre Form durchführen, Überschneidungen kommen vor.

Eine spezielle Form der metabolischen Azidose ist diejenige der *chronischen Nebennierenrindeninsuffizienz*. Hier sind tubuläres H^+-Ausscheidungsvermögen und Ammoniogenese vermindert, das Urin-pH liegt meist über 6,5. Diese Azidoseform ist durch Zufuhr von Mineralokortikoiden rasch behebbar.

– Schließlich kann eine metabolische Azidose auch durch *vermehrten Basenverlust* entstehen (sogenannte Subtraktionsazidose), welcher zu einem relativen Überwiegen der Wasserstoffionen führt. Zu echtem Basendefizit führt vor allem der *Verlust bikarbonatreicher Sekrete* aus dem Magen-Darm-Trakt bei Diarrhoe, enteralen Fisteln, Ureterosigmoidostomie (wo der ins Darmlumen gelangende Urin oft eine zusätzliche enterale Bikarbonatabgabe anregt). Bei stark erhöhtem Chloridangebot (Natrium-, Ammonium-, Kalziumchlorid) tritt ein Rückgang der tubulären Bikarbonatrückresorption ein, wenn die tubuläre Chloridkonzentration jene des Natriums übersteigt; die damit verbundene Verminderung des transtubulären Potentials führt zur Abnahme des H^+-Ausstromes ins Lumen und des Bikarbonatrückstromes aus dem Lumen. Eine medikamentös bedingte metabolische Azidose durch anhaltende Bikarbonatdiurese kann bei inadäquater Verabreichung von *Karboanhydrasehemmern* (Diamox) auftreten; hier besteht gleichzeitig eine erhöhte Kaliurese mit Tendenz zu Hypokaliämie sowie eine Hyperchlorämie (vgl. Abb. 26.8).

Metabolische Alkalose

Es liegt ein absoluter oder relativer Mangel an Wasserstoffionen vor und damit ein Überwiegen von HCO_3^-. Der zunächst einsetzende *respiratorische* Kompensationsversuch besteht in einer Verminderung der alveolären Ventilation (flache Atmung), wodurch über eine Bremsung der pulmonalen Kohlensäureabgabe das HCO_3^-/H_2CO_3-Verhältnis wieder auf 20:1 gesenkt werden soll. Der verspätet einsetzende *renale* Kompensationsmechanismus ist oft ungenügend; besonders bei gleichzeitigem Chloridmangel gehen durch die „paradoxe Azidurie" (saurer Urin bei gleichzeitiger Alkalose) zusätzliche saure Äquivalente auf renalen Wegen verloren.

Die häufigste Ursache einer metabolischen Alkalose ist ein *längerdauernder Säureverlust*, daneben kommen vermehrte Zufuhr, bzw. Produktion und/oder verminderte Abgabe von Bikarbonat als weitere Faktoren in Frage.

– Bei allen Zuständen mit anhaltendem Verlust von saurem Magensaft (chronisches Erbrechen, Magensonde, Drainage) führt das **Säuredefizit** zu einer metabolischen Alkalose (sogenannte Subtraktionsalkalose), welche durch die gleichzeitig erfolgenden Kaliumverluste noch verstärkt wird. Auch bei inadäquater diuretischer Therapie (Quecksilberdiuretika, Chlorothiazide, Furosemid, Ethacrynsäure) tritt im Gefolge einer Hypochlorämie ein renales Säuredefizit auf, welches mit den gleichzeitig erfolgenden Kaliumverlusten zur metabolischen Alkalose führt (vgl. Abb. 26.8).

– Eine spezielle Form der Subtraktionsalkalose liegt beim *intrazellulären Kaliummangel* vor, wo durch Übertritt von Wasserstoff- und Natriumionen in die Zelle extrazellulär ein H^+-Ionenverlust mit Anstieg des Bikarbonats entsteht.

– Als iatrogene Störung infolge *vermehrter Alkalizufuhr* kann eine metabolische Alkalose bei der Ulkusbehandlung (vgl. Milch-Alkali-Syndrom), bei überschießender Azidosetherapie (Bikarbonat, Natriumlaktat, Natriumzitrat) und bei großen Transfusionen von Zitratblut auftreten.

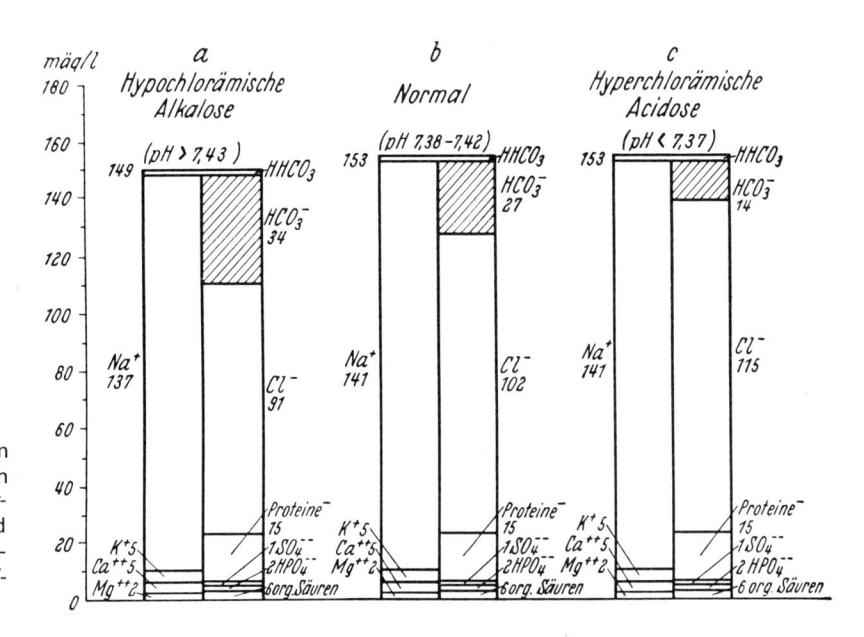

Abb. 26.8. Ionogramm nach Verabreichung von Diuretika mit *hypochlorämischer Alkalose* (a) und nach Karboanhydrasehemmern mit *hyperchlorämischer Azidose* (c)

Literaturauswahl

Bartter, F. C., W. B. Schwartz: The syndrome of inappropriate secretion of antidiuretic hormone. Amer. J. Med. 42 (1967) 790

Bell, N. R., J. R. Gill, F. C. Bartter: On the abnormal calcium absorption in sarcoidosis. Amer. J. Med. 36 (1964) 500

Bell, N. R., H. P. Schedl, F. C. Bartter: An explanation for abnormal water retention and hypoosmolality in congestive heart failure. Amer. J. Med. 42 (1967) 790

Berliner, R. W.: Outline of Physiology. In: Strauss – Welt, Diseases of the kidney. Little, Brown and Company, Boston 1963

Biglieri, E. G., M. A. Herron, N. Brust: 17-Hydroxylation-Deficiency in man. J. clin. Invest. 45 (1966) 1946

Burchell, H. B.: Dilemmas in potassium therapy. Circulation 6 (1973) 1144

Burnell, J. M., R. R. Paton, B. H. Scribner: The problem of sodium and water needs of patients. J. chron. Dis. 11 (1960) 189

Christensen, H. N.: Elektrolytstoffwechsel. Springer, Berlin 1969

Davenport, H. W.: Säure-Basen-Regulation. Thieme, Stuttgart 1973

David, N. J., J. V. Verner, F. L. Engel: The diagnosis spectrum of hypercalcemia. Case reports and discussion. Amer. J. Med. 33 (1962) 88

Flink, E. B., J. E. Jones: The pathogenesis and clinical significance of magnesium deficiency. Ann. N. Y. Acad. Sci. 162 (1969) 705

Frick, P. G., J. R. Schmid, H. J. Kistler, W. H. Hitzig: Hyponatremia associated with hyperproteinemia in multiple myeloma. Helv. med. Acta 33 (1966) 317

Gamble, J. L.: Chemical anatomy, physiology and pathology of extracellular fluid. Harvard University press, Cambridge/Mass. 1954

Ganzoni, A., W. Siegenthaler: Klinische und pathogenetische Aspekte der Hypercalcämie. Dtsch. Arch. klin. Med. 209 (1964) 219

Gauer, O. H., J. P. Henry, C. Behn: The regulation of extracellular fluid volume. Ann. Rev. Physiol. 32 (1970) 547

Goldberg, M. F., A. H. Tashjian, St. E. Order, G. J. Dammin: Renal adenocarcinoma containing a parathyroid-hormone-like substance and associated with marked hypercalcemia. Amer. J. Med. 36 (1964) 805

Gordon, E. E.: Etiology of lactic acidosis. Amer. J. med. Sci. 6 (1973) 463

Grandchamp, A., J. R. Scherrer, R. Veyrat, A. F. Muller: Importance diagnostique du sodium et du potassium de la sueur dans les états d'hyperminéralocorticisme. Schweiz. med. Wschr. 98 (1968) 725

Kassirer, J. P., P. M. Berkman, D. L. Lawrenz, W. B. Schwartz: The critical role of chloride in the correction of hypokalemic alkalosis in man. Amer. J. Med. 38 (1965) 172

Kassirer, J. P., W. B. Schwartz: The response of normal man to selective depletion of hydrochloric acid. Amer. J. Med. 40 (1966) 10

Kaufmann, W., K. Hayduk: Störungen des Kaliumhaushaltes. In: Innere Medizin in Praxis und Klinik, hrsg. von H. Hornbostel, W. Kaufmann, W. Siegenthaler. Thieme, Stuttgart 1973

Kleeman, Ch. R.: Hypo-osmolar syndromes secondary to impaired water excretion. Ann. Rev. Med. 21 (1970) 259

Krück, F.: Störungen des Säure-Basen-Haushaltes. In: Innere Medizin in Praxis und Klinik, hrsg. von H. Hornbostel, W. Kaufmann, W. Siegenthaler. Thieme, Stuttgart 1973

Liddle, G. W., T. Bledsoe, W. Coppage: A familial renal disorder simulating primary aldosteronism but with negligible aldosterone secretion. In: Aldosterone, an International Symposium. Blackwell, Oxford 1964, S. 353

Lowe, C. E., E. D. Bird, W. C. Thomas: Hypercalcemia in myxedema. J. clin. Endocr. 22 (1962) 261

Lüthy R., W. Siegenthaler: Hypokaliämie. Therapiewoche 23 (1973) 1335

Muller A. F., R. Veyrat, A. Grandchamp: Die Hypokaliämien. Klin. Wschr. 46 (1968) 1241

New, M., R. Peterson: A new form of congenital adrenal hyperplasia. J. clin. Endocrin. Metab. 27 (1967) 300

Randall, R. E., M. B. Strauss, W. F. McNeely: The milk-alkalisyndrome. Arch. intern. Med. 107 (1961) 165

Riecker, G.: Störungen des Wasserhaushaltes. In: Innere Medizin in Praxis und Klinik, hrsg. von H. Hornbostel, W. Kaufmann, W. Siegenthaler. Thieme, Stuttgart 1973

Schmuziger, P., R. Pfisterer, H. Bächtold, B. Truniger: Die renale tubuläre hyperchlorämische Acidose (Syndrom von Lightwood-Butler-Albright). Schweiz. med. Wschr. 91 (1961) 506

Schwartz, J. L., W. B. Schwartz: Symposium on antidiuretic hormones. Amer. J. Med. 42 (1967) 651

Siegenthaler, W.: Wasser- und Elektrolythaushalt. In: Klinische Pathophysiologie, hrsg. von W. Siegenthaler, 2. Aufl. Thieme, Stuttgart 1973

Siegenthaler, W., B. Truniger: Einteilung, Nomenklatur und Diagnose von Störungen des Flüssigkeitshaushaltes. In: Infusionstherapie I, der Elektrolyt-, Wasser- und Säure-Basen-Haushalt, hrsg. von F. W. Ahnefeld, C. Burri, W. Dick, M. Halmagyi, Lehmann, München 1973

Siegenthaler, W., D. Würsten: Pathophysiologische Grundlagen der Körperflüssigkeiten. In: Infusionstherapie I, der Elektrolyt-Wasser- und Säure-Basen-Haushalt, hrsg. von F. W. Ahnefeld, C. Burri, W. Dick, M. Halmagyi, Lehmann, München 1973

Truniger, B.: Pathophysiologie und Ursachen der Hypernaträmie. Dtsch. med. Wschr. 95 (1970) 521

Truniger, B.: Wasser- und Elektrolythaushalt. 3. Aufl., Thieme, Stuttgart 1971

Vanamee, P., E. Scheiner: Fluid and electrolyte management in adults. Curr. Ther. 25 (1973) 426

Werning, C., W. Siegenthaler: Das Renin-Angiotensin-Aldosteron-System in pathophysiologischer Sicht. Klin. Wschr. 47 (1969) 1247

Zumkley, H.: Behandlung der Störungen des Wasser- und Elektrolythaushalts bei chronischer Niereninsuffizienz. Therapiewoche 24 (1974) 135

27–31 Schmerzen im Bereich der Extremitäten und der Wirbelsäule

A. Bollinger, G. Siegenthaler, U. Binswanger und G. Baumgartner

Differentialdiagnostisch ist das Symptom der Schmerzen in den Extremitäten und der Wirbelsäule von besonderer Wichtigkeit. Es ist äußerst vieldeutig. Die Schmerzen können prinzipiell von allen Teilen der Extremitäten und der Wirbelsäule ausgehen. In manchen Fällen liegt aber die primäre Ursache der Extremitätenschmerzen in einer Erkrankung innerer Organe, wobei der Schmerz in Arme oder Beine ausstrahlt (z.B. Myokardinfarkt, Ureterstein).

Manche Krankheiten des Bewegungsapparats bevorzugen vorwiegend die oberen, andere die unteren Extremitäten. Bei einigen Erkrankungen läßt sich keine diesbezügliche Prädilektion erkennen. Es wurde daher auf eine getrennte Darstellung der Schmerzen in den Armen und Beinen verzichtet. Auch läßt sich eine Differenzierung des Schmerzes nach seinem Ausgangspunkt nicht immer streng durchführen, so daß sich in dieser Beziehung manche Überschneidungen ergeben.

Die nachfolgende Einteilung ist in vielen Punkten willkürlich. Um Wiederholungen zu vermeiden, ist bei den einzelnen Abschnitten auf die entsprechenden Kapitel, in denen die Symptomatologie besprochen wird, hingewiesen. Schmerzsensationen im Bereich der Extremitäten und der Wirbelsäule können beobachtet werden bei:

1. *Ausstrahlende Schmerzen bei Erkrankungen innerer Organe*
   Herz und große Gefäße (s. S. 313 ff.)
   Lungen (s. S. 404)
   Pleura (s. S. 328)
   Leber (s. S. 557 ff.)
   Milz (s. S. 459 ff.)
   Urogenitalapparat (s. S. 593 ff.)
   Verdauungstrakt (s. S. 488 ff.)
2. *Schmerzen bei Erkrankungen der Gefäße*
3. *Schmerzen bei Erkrankungen der Gelenke*
4. *Schmerzen bei Erkrankungen der gelenknahen Gewebe und des Unterhautfettgewebes*
5. *Schmerzen bei Erkrankungen der Knochen*
6. *Schmerzen bei Erkrankungen des Nervensystems* (Rückenmark und periphere Nerven)

27 Schmerzen bei Erkrankungen der Gefäße

A. BOLLINGER

Erkrankungen der Arterien

Arterielle Verschlußkrankheiten

Unter dem Begriff arterieller Verschlußkrankheiten werden verschiedene Prozesse zusammengefaßt, die zu einer organischen Stenose oder Obliteration einer Arterie führen. Die Diagnostik bei peripheren arteriellen Durchblutungsstörungen erfordert folgende Schritte:
– Verdacht aufgrund der Anamnese und/oder der klinischen Befunde (Inspektion, Palpation, Auskultation)
– Bestätigung der Diagnose und approximative Lokalisation des Strombahnhindernisses durch einfache apparative Untersuchungen (gezielte Indikation zur Arteriographie)
– Arteriographie zur präzisen Lokalisation arterieller Stenosen und Verschlüsse (unentbehrlich bei schweren Durchblutungsstörungen zwecks Einleitung einer differenzierten chirurgischen oder internmedizinischen Therapie, fakultativ bei leichteren Durchblutungsstörungen)
– Untersuchung auf Risikofaktoren, die das Auftreten arterieller Verschlüsse begünstigen (Grundlage der Prophylaxe)

Entgegen früherer Ansichten sind Verschlüsse und Stenosen der Gliedmaßenarterien weder selten noch auf das höhere Alter beschränkt. Die sog. Basler-Studie ergab für berufstätige Männer eine Häufigkeit von 2% zwischen dem 35. und 44. Altersjahr und von 11% zwischen dem 55. und 64. Altersjahr.

In rund der Hälfte der Fälle fehlen typische Symptome, sofern wie in der erwähnten Studie eine unausgewählte Bevölkerungsgruppe untersucht wird. Bei Patienten, die den Arzt aufsuchen, dominiert hingegen die **Claudicatio intermittens**. Es handelt sich um einen Schmerz in der Wade, der nach einer bestimmten freien Gehstrecke in Abhängigkeit von Gehtempo und Steigung auftritt. Ähnlich dem Schmerz bei Angina pectoris verschwindet er beim Stillstehen innerhalb von Minuten („Schaufensterkrankheit"). Die Lokalisation des Schmerzes in der Wade (Oberschenkelarterien befallen) ist zwar am häufigsten, doch kann die Claudicatio je nach Sitz des Verschlußprozesses auch Gesäß und Oberschenkel (Aorta und Beckenstammarterien, sogenanntes Leriche-Syndrom), Fuß (Unterschenkelarterien) oder Arm (A. subclavia) betreffen. Neben der myogenen Claudicatio, die in charakteristischer Ausprägung mit hoher Treffsicherheit auf ein arterielles Strombahnhindernis hinweist, gibt es eine neurogene Form. Letztere geht meist mit segmentalen, sensiblen Reizsymptomen einher und wird durch intermittierende Kompression der Cauda equina (Diskushernie) ausgelöst. Auch Hüft- und Kniegelenksaffektionen, die Meralgia paraesthetica (Hypästhesie an der Oberschenkelaußenseite) und das seltene McArdle-Syndrom (Störung des Muskelglykogen-Abbaus bei kongenitalem Phosphorylase-Mangel) müssen erwogen werden.

Während bei der Claudicatio intermittens nur eine Durchblutungsinsuffizienz unter Belastung auftritt, genügt beim **vaskulären Ruheschmerz** die Blutversorgung bereits in Ruhe nicht mehr zur Deckung der nutritiven Bedürfnisse. Der Ruheschmerz entsteht vor allem in Horizontallage und wird durch Herabhängenlassen der Beine gebessert (Großvater, der im Lehnstuhl schläft). Im Gegensatz zum Wadenkrampf betrifft er fast ausschließlich die Akren (Fuß und Zehen, seltener Finger). Als nächstes Stadium folgt die eigentliche Nekrose, der Gewebstod (Abb. 27.1). Je nach Fehlen oder Vorhandensein eines Infektes spricht man von trockener oder feuchter **Gangrän**. Anhand der erwähnten anamnestischen Angaben und des Inspektionsbefundes kann die arterielle Durchblutungsstörung in die *vier Stadien* nach Fontaine eingeteilt werden:

I Arterielle Durchblutungsstörung ohne charakteristische Symptome

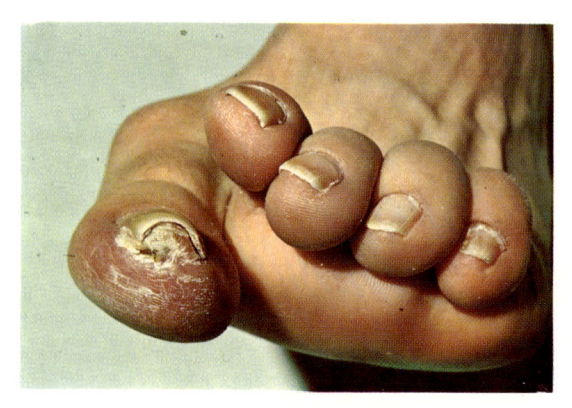

Abb. 27.1. Beginnende Gangrän an der linken Großzehe bei 32j. Patientin mit Thrombangiitis obliterans (multiple Verschlüsse der Unterschenkelarterien)

II Claudicatio intermittens
III Ruheschmerz
IV Gangrän

Die Ergebnisse von Anamnese und Inspektion werden durch gezielte Untersuchungen ergänzt. Die **Pulspalpation** erlaubt in vielen Fällen sowohl eine Bestätigung der Diagnose als auch eine approximative Lokalisation des Strombahnhindernisses. Es sei aber betont, daß palpable Pulse keineswegs eine arterielle Durchblutungsstörung ausschließen. Besonders bei Stenosen sind häufig alle peripheren Pulse tastbar. In diesen Fällen führt die **Auskultation** weiter. An arteriellen Stenosen entstehen Wirbel, die mit dem Stethoskop als systolische oder seltener systolisch-diastolische Strömungsgeräusche hörbar sind (Abb. 27.2). Auskultationsstellen sind die A. carotis am Hals, die A. subclavia (Supra- und Infraclavicular-Grube), die Intestinal- und Nierenarterien (Abdomen), die Beckenarterien (Leiste), die Oberschenkelarterien (Oberschenkelinnenseite) und die A. poplitea. Ein Geräusch, das bereits in Ruhe hörbar ist, entspricht fast immer einer arteriellen Stenose. Nach Belastung (ca. fünf tiefe Kniebeugen), welche die Geräusche verstärkt oder erst hörbar macht, ist ein kurzdauerndes Geräusch in der Leistengegend noch als physiologisch zu werten, während an den anderen Auskultationsstellen das Auftreten von Geräuschen als pathologisch zu bezeichnen ist. Differentialdiagnostisch müssen die spontanen Arterientöne bei hoher Blutdruckamplitude (Aorteninsuffizienz) abgegrenzt werden. Die systematische Arterienauskultation ist deshalb von großer Bedeutung, weil sie mit einfachsten Mitteln die Erfassung von Frühveränderungen erlaubt (oft vor den ersten klinischen Symptomen).

Der Schweregrad einer arteriellen Durchblutungsstörung, der neben der Lokalisation für die einzuschlagende Behandlung wegweisend ist, kann in der Klinik semiquantitativ durch die Lagerungsprobe nach Ratschow und die Gehprobe bestimmt werden.

Bei der **Ratschowschen Lagerungsprobe** rollt der Patient die hochgehaltenen Füße in den Sprunggelenken,

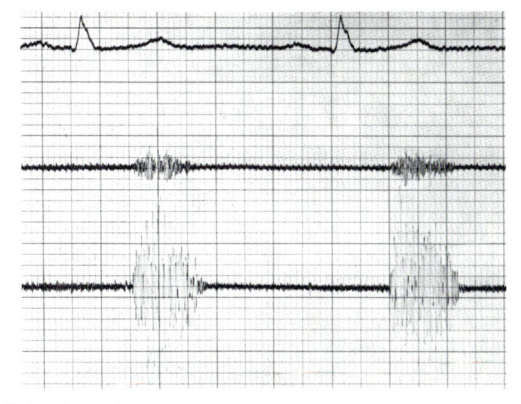

Abb. 27.2. Dieses Phonoangiogramm, aufgenommen über der rechten A. femoralis communis im Leistenbandbereich, soll daran erinnern, daß die Gefäßauskultation für die Entdeckung einer Arterienstenose von großem Wert ist (spindelförmiges Geräusch an der Stelle der Stenose)

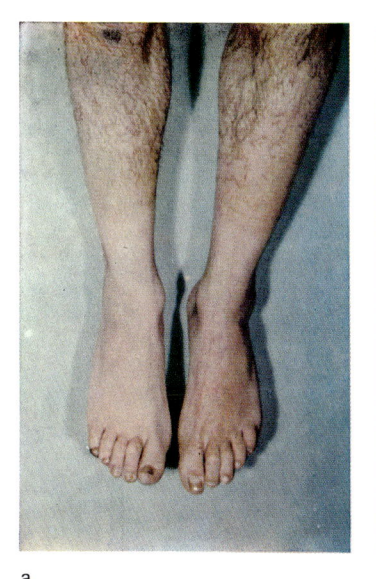

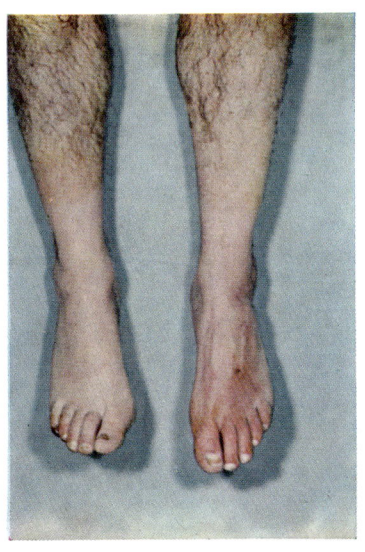

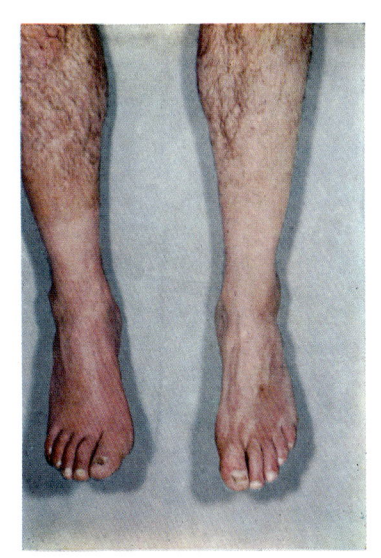

a b c

Abb. 27.3. Lagerungsprobe nach *Ratschow* bei vorwiegend rechts lokalisierter arterieller Verschlußkrankheit. a) Bereits wenige Sekunden nach Ende des Fußrollens und Hängenlassens der Beine hat sich der linke Fuß gerötet, während der rechte noch blaß ist. b) Auch nach 40 Sek. Hängelage ist der rechte Fuß blaß geblieben, der linke zeigt zusätzlich zur Rötung eine deutliche Venenfüllung. c) Nach $2^{1}/_{2}$ Min. Hängelage befindet sich auch der rechte Fuß im Stadium der reaktiven Hyperämie, die also stark verspätet einsetzte und in diesem Fall auf einen Verschluß der Unterschenkelgefäße hinwies

bis Ermüdungs- oder Claudicationserscheinungen auftreten. Dabei wird auf ein eventuelles Abblassen von Fußrücken oder -sohlen geachtet. Nachdem die Beine in Hängelage gebracht worden sind, verstreichen normalerweise nicht mehr als 5 bis 10 Sekunden bis zur reaktiven Rötung des Fußes bzw. bis zum Beginn der Venenfüllung. Eine schwere Durchblutungsstörung liegt vor, wenn die reaktive Rötung erst nach mehr als 30 Sekunden einsetzt, eine sehr schwere bei einer Verzögerung um mehr als 45 Sekunden (Abb. 27.3 a–c).

Die *Faustschlußprobe* wird an den oberen Extremitäten angewendet. Sie dient ebenfalls der Beurteilung des Schweregrades proximaler Verschlüsse. Bei ganz akralen Durchblutungsstörungen im Hand- und Fingerbereich (palpable Radialis- und Ulnarispulse) erlaubt sie zudem, in der Sprechstunde funktionelle von organischen Durchblutungsstörungen zu trennen. Unter Arbeit mit komprimierter A. radialis und ulnaris blassen Hand und Finger auch beim Gesunden ab. Wird die Zirkulation wieder freigegeben, so röten sich die Finger innerhalb weniger Sekunden. Bleiben Hand oder einzelne Finger zunächst blaß, erfolgt die verspätet einsetzende Rötung über Kollateralgefäße.

Bei der Messung der freien **Gehstrecke** wird geprüft, welchen Weg der Patient bei einer Geschwindigkeit von 2 Schritten/Sekunde zurücklegen kann, bis typische Klaudikationsbeschwerden auftreten bzw. zum Anhalten zwingen.

Mit *apparativen Untersuchungsmethoden* kann die Diagnose bestätigt und die Durchblutungsstörung annähernd lokalisiert werden. Anhand der Befunde ergibt sich eine gezielte Indikation zur Arteriographie. Die früher verwendeten mechanischen Oszillographen wurden weitgehend durch die einfachen und unbelastenden elektronischen Pulsschreibverfahren ersetzt. Am Ober- und am Unterschenkel sowie an beliebigen Zehen oder Fingern lassen sich Pulse in Ruhe und nach Belastung ableiten. Distal eines Strombahnhindernisses verläuft der Pulswellenanstieg und -abfall verzögert (Abb. 27.4). Wird das Elektrokardiogramm oder das Phonokardiogramm mitgeschrieben, so kann zusätzlich die Pulswellenlaufzeit bestimmt werden.

Neuere apparative Verfahren gestatten zudem, den Schweregrad einer Durchblutungsinsuffizienz quantitativ zu messen und objektive Therapiekontrollen durchzuführen.

Besonders bewährt hat sich die Bestimmung des *poststenotischen systolischen Knöchelarteriendrucks*, der einfach und unblutig mit Doppler-Ultraschall-Geräten auch in der Praxis ermittelt werden kann. Messungen an Fingern und Zehen erfordern den Einsatz von Quecksilberdehnungsstreifen. Normalerweise liegt der systolische Knöchelarteriendruck gleich hoch oder höher als der Druck der Armarterien. Ein niedrigerer Blutdruck am Knöchel weist auf eine Stenose oder einen Verschluß der Beinstammarterien hin. Systolische Knöchelblutdruckwerte von 50 mm Hg und darunter beweisen das Vorliegen einer schweren, die Extremität bedrohenden Durchblutungsstörung.

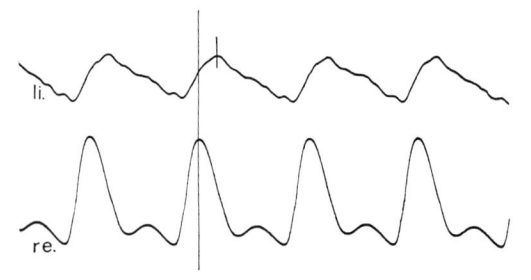

Abb. 27.4. *Akrales Oszillogramm.* 60j. Mann mit embolischem Verschluß der A. poplitea links bei Vorhofflattern. Die Registration der Pulskurven erfolgte simultan an beiden Großzehen. Links ist die Verzögerung des Pulswellengipfels um 0,10 Sek., welche den obliterierenden Prozeß links anzeigt, gut erkennbar. Weiterer Ausdruck der Durchblutungsstörung ist die veränderte Kurvenform links (verzögerter ansteigender und absteigender Pulsschenkel, fehlende dikrote Welle). Rechts normale Pulsform mit ausgeprägter dikroter Welle

Zur Messung der *Extremitätendurchblutung* in der Klinik werden vor allem die Venenverschluß-Plethysmographie und die Muskel-Clearance radioaktiver Substanzen (z.B. ^{133}Xenon) herangezogen. Die Durchblutungswerte werden im untersuchten Gewebs- oder Gliedmaßenabschnitt in ml/100 ml Gewebe/min angegeben. Während die Ruhedurchblutung nur bei sehr schwerer Ischämie vermindert ist, geht die reaktive Hyperämie nach arterieller Drosselung von drei bis fünf Minuten Dauer parallel zum Schweregrad der Durchblutungsstörung. Dasselbe gilt für Messungen während und nach standardisierter Arbeit.

Auch die *Laufbandergometrie* läßt sich als objektive Untersuchungsmethode einsetzen, wenn der Achillessehnenreflex vor und nach Arbeit bis zur Claudicatio intermittens registriert wird. In der Phase der Claudicatio intermittens verlängert sich vor allem die Erschlaffungsphase des Achillessehnenreflexes in charakteristischer Weise. Es läßt sich damit die Gehleistung messen, die zu einer definierten Verlängerung der Relaxationszeit führt.

Mit der *Arteriographie* werden die topographischen Verhältnisse arterieller Stenosen und Verschlüsse erfaßt (Abb. 27.5). Ihre Hauptleistung besteht in der präzisen Lokalisation eines Strombahnhindernisses. Für eine differenzierte chirurgische oder internmedizinische Therapie ist sie unerläßlich. Nur in Fällen, bei denen ein rein konservatives Vorgehen indiziert ist (z.B. ältere Patienten mit leichter Durchblutungsstörung), kann auf sie verzichtet werden. Unter günstigen Voraussetzungen ergibt die Angiographie zusätzlich Hinweise auf die zugrunde liegende Ätiologie (z.B. bogenförmige Begrenzung des Verschlusses bei Embolie). Je nach den klinischen und apparativen Untersuchungsbefunden wird eines der verschiedenen arteriographischen Verfahren gewählt (Aortenbogendarstellung, retrograde oder translumbale Aortographie, Femoralis- bzw. Brachialisarteriographie).

Vielfältig ist die *Ätiologie* arterieller Verschlußkrankheiten. Weitaus am häufigsten (ca. 90% der Fälle) führt die *obliterierende Arteriosklerose* zur arteriellen

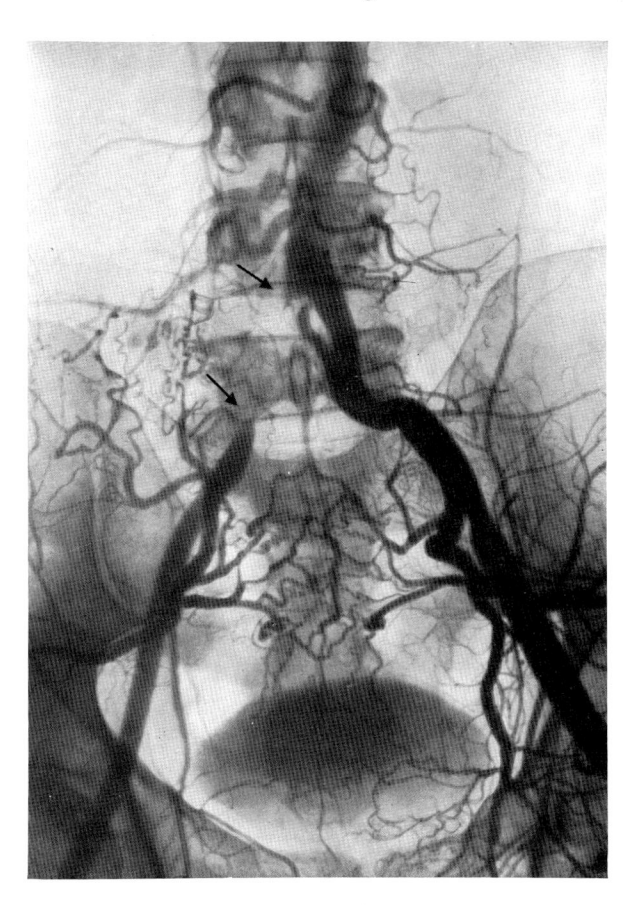

Abb. 27.5. Verschluß der rechten A. iliaca communis mit gut entwickeltem Kollateralkreislauf bei 44j. Frau (Aortographie)

Durchblutungsstörung. Meist entsteht der Verschluß einer Arterie in zwei Phasen. Auf die langsam progrediente Stenose (arteriosklerotische Plaque, auf dem Arteriogramm als unregelmäßige Begrenzung des Lumens erkennbar) folgt der thrombotische Totalverschluß. Bis klinische Symptome auftreten, müssen die Plaques mindestens 50% der Arterienlichtung einengen. Die eigentlichen Ursachen der degenerativen Gefäßerkrankung sind nicht bekannt. Die epidemiologischen Studien ergaben jedoch sogenannte *Risikofaktoren*, die das Auftreten degenerativer Gefäßläsionen begünstigen. Es handelt sich vor allem um den *Nikotinabusus*, die *Hypertonie*, die *Hyperlipämie* und den *Diabetes mellitus*, also dieselben Faktoren, die auch bei der koronaren Herzkrankheit eine Rolle spielen. Besonders gehäuft kommt es zu einer arteriellen Verschlußkrankheit, wenn zwei oder mehrere dieser Faktoren zusammentreffen. Zu jeder Abklärung einer arteriellen Durchblutungsstörung gehört deshalb die Suche nach Risikofaktoren, da nur durch deren Ausschaltung oder Behandlung die Progredienz der Erkrankung günstig beeinflußt werden kann. Neuerdings wird auch der Tendenz zur Thrombozytenaggregation, die bei arterieller und venöser Verschlußkrankheit gesteigert ist, eine pathogenetische Bedeutung zugemessen. Die Tatsache, daß Frauen im Mittel erst 10 Jahre nach den Männern erkranken, läßt eine

Tabelle 27.1. Ursachen arterieller Durchblutungsstörungen

Obliterierende Arteriosklerose
Thrombangiitis obliterans
„Kollagenkrankheiten"
  – Periarteriitis nodosa
  – Lupus erythematodes
  – Sklerodermie
  – primär-chronische Polyarthritis
Riesenzellenarteriitis (Arteriitis temporalis, Polymyalgia rheumatica)
Takayasu-Syndrom
Amyloidose
Thrombozytose (essentiell oder sekundär)
Kryoglobulinämie
Kälteagglutinations-Krankheit
Traumata (auch stumpfe)
Iatrogene
  – i.a. Injektion (Barbiturate, Dicloxacillin)
  – Angiitis nach Penicillintherapie
  – nach Arterienpunktionen
  – nach Tumorbestrahlung
Bei Drogenabusus
Fibromuskuläre Hyperplasie
Zystische Adventitiadegeneration
Kompressionssyndrom der A. poplitea
Kongenital (z.B. Subklaviastenose bei Aortenisthmusstenose)

protektive Wirkung der weiblichen Hormone vermuten.
Die nicht arteriosklerotisch bedingten arteriellen Verschlußkrankheiten umfassen ein buntes Spektrum ätiologischer Möglichkeiten (Tab. 27.1). Die **Thrombangiitis obliterans** führt immer zu neuen Diskussionen. Sie darf klinisch diagnostiziert werden, wenn die Erkrankung vor dem 40. Altersjahr beginnt, die distalen Arterien (Unterschenkel, Hand und Fuß) selektiv betroffen sind und eine Thrombophlebitis saltans (Histologie: Panphlebitis chronica) vorliegt. Fehlen einzelne dieser Charakteristika (Thrombophlebitis saltans nur in ca. 40% der Fälle vorhanden, Befall großer Arterien), so ist oft nur eine Vermutungsdiagnose zu stellen.
Durch Endangiitis und sekundäre Thrombosebildung entstandene Verschlüsse kommen auch bei den **Kollagenkrankheiten** vor, wobei die kleineren Gefäße ebenfalls bevorzugt erkranken. Weitere Panangiitiden sind die Riesenzellarteriitis (s. Kap. Kopfschmerzen), die neben den zerebralen auch die peripheren Muskelarterien befällt (Polymyalgia rheumatica) und die **Takayasu-Arteriitis** (Synonyma: pulslose Krankheit, Aortenbogensyndrom). Letztere betrifft vorwiegend jüngere Frauen und ist in Asien verbreiteter als in Mitteleuropa, wo das Aortenbogensyndrom auf arteriosklerotischer Grundlage dominiert. Durch Befall der supraaortischen Äste (Karotiden, Aa. subclaviae) kommt es zu einer intermittierenden zerebro-vaskulären Insuffizienz oder sogar zu irreversiblen neurologischen Ausfällen (Synkopen, Amaurosen, Halbseitensyndrome). Seltener bildet sich eine Claudicatio intermittens der Arme aus (z.B. Fensterputzen). Diagnostisch führend sind fehlende oder abgeschwächte Karotis- und Armpulse sowie Geräusche in der Halsregion und in der Fossa supraclavicularis. Im Gegensatz dazu sind die Pulse an den unteren Extremitäten kräftig. Der Blutdruck in der unteren Körperhälfte liegt meist über der Norm („umgekehrte Aortenisthmusstenose"). Die Blutsenkungsreaktion ist bei den Panangiitiden stark beschleunigt, besonders während der oft Monate dauernden Schübe, die mit Allgemeinsymptomen verbunden sind. Andere Fälle verlaufen ausgesprochen chronisch. In Einzelbeobachtungen konnten zirkulierende Gefäßautoantikörper nachgewiesen werden.
Bei Subklaviaverschlüssen denke man immer an die Möglichkeit eines „**Subclavian-steal-Syndroms**". Liegt die Obstruktion vor dem Abgang der A. vertebralis, so kann letztere als „Kollaterale" für den Arm funktionieren und dem zerebralen Kreislauf Blut entziehen (s. S. 756).
Zu **iatrogenen** arteriellen Durchblutungsstörungen können intraarterielle Injektionen von Barbituraten oder von Dicloxacillin führen. Nach Penicillintherapie entwickelt sich selten eine Angiitis mit Verschlüssen kleiner oder größerer Arterien. In neuerer Zeit mehren sich Berichte über das Auftreten einer Panangiitis bei jungen Drogensüchtigen, die in ihrem klinischem Bild der Periarteriitis nodosa ähnlich ist. Bei Arterienpunktionen mit oder ohne Einführung eines Katheters wird gelegentlich ein Intimalappen so abgelöst, daß sich in der entstandenen Tasche ein Thrombus bildet. In der Serie von KLOSTER und Mitarb. (1970) betraf diese Komplikation 1,3% aller von femoral aus katheterisierten Patienten. Als Folge einer Tumorbestrahlung werden, oft nach einer Latenzzeit von Monaten bis Jahren, ebenfalls arterielle Stenosen oder Verschlüsse beobachtet. Bei jüngeren Patienten, bei welchen sich ein isoliertes Strombahnhindernis in der A. poplitea findet, sind das **Kompressionssyndrom der A. poplitea** (Kompression der Arterie durch eine Sehne bei aberrierendem Verlauf) oder die **zystische Degeneration der Adventitia** zu erwägen. Das erstgenannte Syndrom kann sich während sportlicher Tätigkeit manifestieren. In einer eigenen Beobachtung trat bei einem Kletterer mitten in einer Bergwand ein akutes Ischämiesyndrom auf, als er längere Zeit auf einer schmalen Felsleiste stand. Die **fibromuskuläre Hyperplasie** kommt nicht nur an den Nierenarterien, sondern auch an den Karotiden und den Becken-

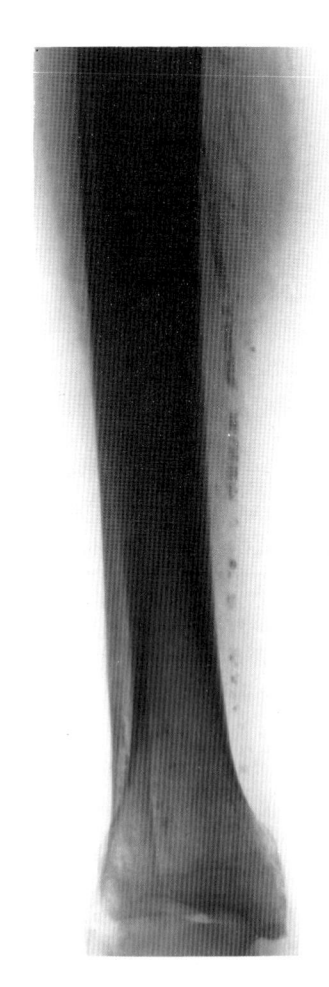

Abb. 27.6. Verkalkende Mediasklerose der Unterschenkelarterien bei 64j. Diabetiker

stammarterien vor. Die **Thrombozytose** (essentielle oder symptomatische, z.B. im Rahmen der Polycythaemia vera) begünstigt nicht nur die Entstehung von Verschlüssen in größeren, sondern vor allem auch in kleineren Arterien. Bei Vaskulopathien unklarer Genese bringt die Thrombozytenzählung oft eine überraschende Klärung.

Von der Arteriosklerose, die vorwiegend die Intima befällt, ist für die prognostische Beurteilung die **Mediasklerose** (von Mönckeberg) abzugrenzen. Radiologisch imponiert sie auf dem Leerbild als röhrenförmige Verkalkung (Abb. 27.6). Am häufigsten wird sie beim Diabetes mellitus beobachtet. In manchen Fällen ist die Intima der Gefäße nicht mitbeteiligt, so daß es zu keiner arteriellen Durchblutungsstörung kommt. Besonders bei Mitbeteiligung der Armarterien werden mit der Riva-Rocci-Methode artefiziell zu hohe Blutdruckwerte gemessen (Pseudohypertonie). Aufschluß über den echten Blutdruck kann in diesen Fällen nur die blutige Messung geben.

Embolische Verschlüsse

Bei der arteriellen Embolie (Abb. 27.7) wird das Lumen plötzlich durch einen Embolus verlegt. Der Patient verspürt einen heftigen Schmerz in der betroffenen Extremität und erinnert sich meist genau an die Stunde des Ereignisses. Unmittelbar darnach setzen die Ischämiesymptome ein (Blässe, Unterkühlung, eventuell Funktionsverlust). Steckt der Embolus in einem großen Gefäß wie z.B. in der A. femoralis communis, so kann ohne rasche chirurgische Therapie eine Gangrän der Extremität resultieren.

Der Embolus stammt am häufigsten aus dem Herz, seltener aus einer großen Arterie (arterio-arterielle Embolie) oder aus einer Vene (gekreuzte Embolie). Die Emboliequelle ist vor allem unter folgenden Umständen im Herz zu suchen:
1. Langdauerndes Vorhofflimmern mit und ohne Herzvitium (Bildung eines Vorhofthrombus)
2. Myokardinfarkt (Wandthrombus)
3. Bakterielle Endokarditis (meist kleinere, septische Emboli)
4. Vorhofmyxome (Myxomteile als Emboli)

Die arterio-arteriellen Emboli lösen sich entweder von Wandthromben in großen Schlagadern oder in Aneurysmen ab. Im Bereich der unteren Extremitäten kann die Palpation ein Bauchaorten- oder ein peripheres Aneurysma als Quelle aufdecken. Eine besondere Form stellen die sogenannten Cholesterinemboli dar, die durch Aufbrechen einer arteriosklerotischen Plaque in die Blutbahn gelangen. Sie führen zur Obliteration kleiner Arterien und gelegentlich zu Gangrän an den Akren.

Aneurysmen

Im Bereich der Extremitäten sind die **fusiformen *und* sackförmigen Aneurysmen** (Abb. 27.8) bevorzugt in

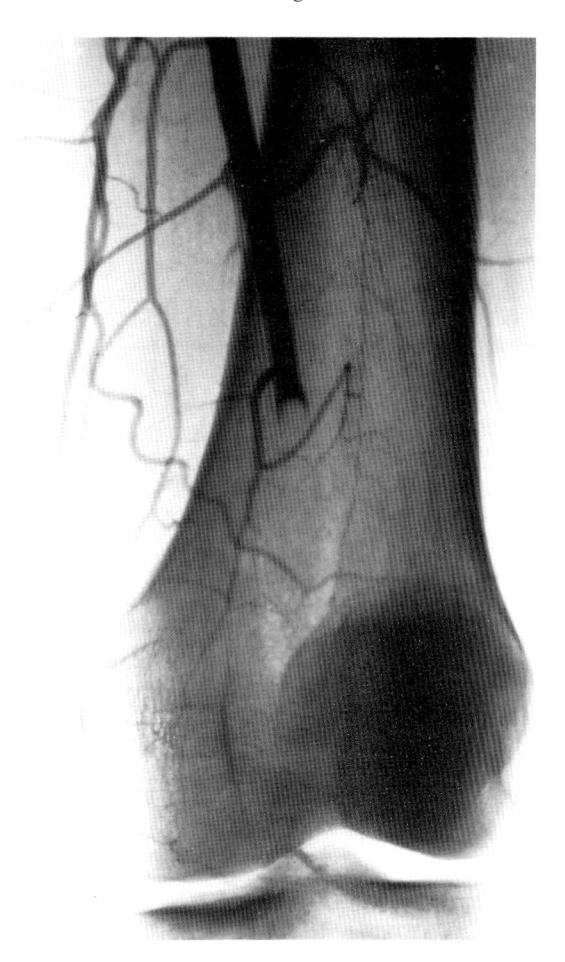

Abb. 27.7. Femoralisarteriographie nach Embolie in die distale A. femoralis superficialis. Man beachte die typisch bogenförmige, proximale Begrenzung des Verschlusses (Schwanzteil des Embolus)

der A. femoralis communis und in der A. poplitea lokalisiert. Oft kommen sie bilateral oder multizentrisch vor.

Führendes Symptom ist bei der Palpation der expansiv pulsierende Tumor. Häufig, aber nicht immer, läßt sich darüber ein systolisches Geräusch auskultieren. Manchmal führen erst die Komplikationen des Aneurysmas den Patienten zum Arzt. Im Gegensatz zu den Aortenaneurysmen ist die Ruptur in der Peripherie selten. Rezidivierende arterio-arterielle Embolien gefährden aber die Extremität. Durch Kompression der benachbarten Vene kann es zudem zu einer akuten venösen Stase kommen (Differentialdiagnose: akute, tiefe Venenthrombose). Aneurysmen mit thrombosiertem Sack und durchgängigem Restlumen können dem arteriographischen Nachweis entgehen. Zur Bestätigung der Palpationsdiagnose hat sich in diesen Fällen die diagnostische Verabreichung von markiertem Jod-Fibrinogen bewährt. Wird diese Substanz intravenös injiziert, so wird sie nicht nur in frische

Thromben, sondern auch in die Wandthromben arterieller Aneurysmen eingebaut und kann mit Hilfe eines Geigerzählers erfaßt werden (Aktivitätsanstieg über dem Aneurysma).

Die fusiformen und sackförmigen Aneurysmen sind weitaus am häufigsten arteriosklerotisch bedingt („weite" Form der Arteriosklerose). Daneben gibt es konnatale (basale Hirnarterien), traumatische, mykotische (bei bakterieller Endokarditis) und poststenotische Aneurysmen. Im Extremitätenbereich ist die Lues heute kaum mehr zu berücksichtigen.

Während die echten sackförmigen Aneurysmen aus Arterienwand bestehen, handelt es sich bei den falschen („spuria") um abgekapselte Hämatome, die mit der Arterienlichtung in Verbindung stehen. Ein Aneurysma spurium kann sich nach Arterienpunktionen entwickeln. Auch an den Ansatzstellen von Kunststoffprothesen oder von Venentransplantaten bilden sich gelegentlich falsche Aneurysmen (sogenannte „Graft-Aneurysmen"). Wie die echten erfordern sie meist eine chirurgische Behandlung.

Auch das **arterio-venöse Aneurysma** (Abb. 27.9) imponiert als pulsierender Tumor. Die Venen, die das Blut der pathologischen Kurzschlußverbindung mit

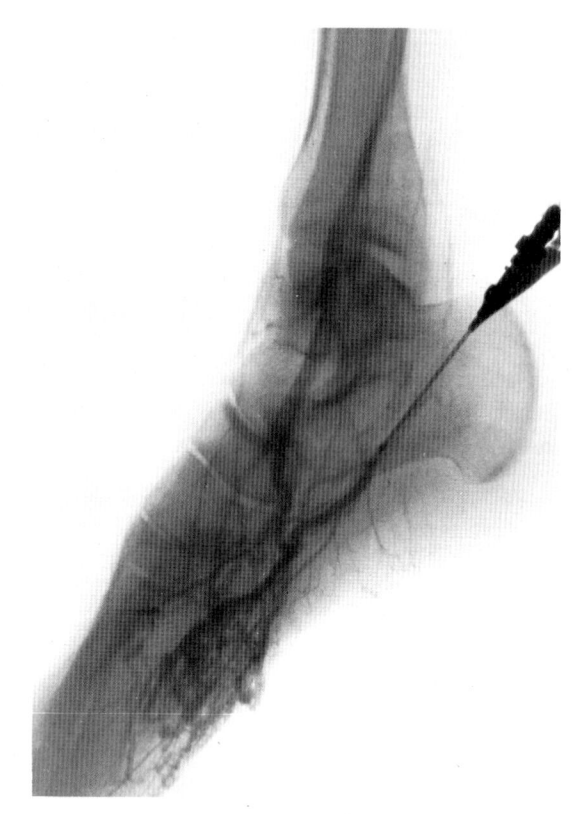

Abb. 27.9. Kongenitales, knäuelförmiges arterio-venöses Aneurysma der Fußsohle bei 24j. Patientin (ausgeprägte Schmerzen während des Gehens)

der Arterie drainieren, sind dilatiert und geschlängelt. Durch Anstieg des Drucks in den peripher der Fistel gelegenen Venen kann es sogar zum Vollbild einer chronisch venösen Insuffizienz kommen. Regelmäßig ist ein systolisch-diastolisches Schwirren auskultierbar. Großkalibrige Fisteln führen zu einer chronischen Volumenbelastung des linken Ventrikels und schließlich zu einer Herzinsuffizienz. Die arterio-venösen Aneurysmen sind entweder traumatisch bedingt (z.B. Messerstichverletzungen in der Leiste) oder kongenital. Multiple kleinkalibrige arterio-venöse Fisteln, die keine eigentlichen Aneurysmen bilden und auskultatorisch stumm sind, werden im Rahmen der kongenitalen Angiodysplasien (Klippel-Trénaunay-Weber-Syndrom) beobachtet. Ihr Nachweis gelingt mit der Injektion von makroaggregiertem Albumin oder durch vergleichende Messung der Durchblutung an symmetrischen Extremitätenabschnitten.

Erkrankungen der kleinen Arterien, Kapillaren und Venolen

Die Krankheiten, die sich bevorzugt an der Endstrombahn abspielen, sind noch wenig erforscht. Das gilt selbst für die **diabetische Mikroangiopathie**. Oft ist es auch anhand geeigneter apparativer Untersu-

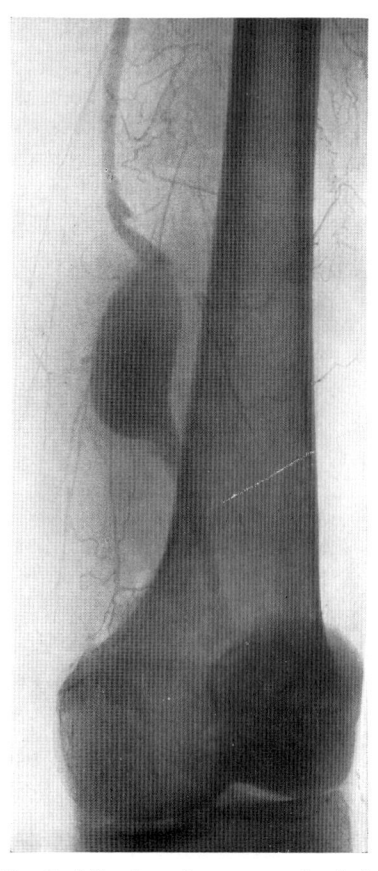

Abb. 27.8. Sackförmiges Aneurysma der A. femoralis superficialis im Adduktorenkanal bei 55j. Mann. Proximal des Aneurysmas sind degenerative Veränderungen erkennbar (Plaques)

chungsmethoden schwierig, die Folgen der Neuropathie von denjenigen der Vaskulopathie zu unterscheiden (Malum perforans: eher Neuropathie, akrale Läsionen: Angiopathie, Abb. 27.10). Pathologischanatomisch finden sich eine Verdickung der kapillären Basalmembran, Endothelproliferationen sowie Mikroaneurysmen, die sich im Augenfundus direkt beobachten lassen. Klinisch manifestiert sich die Mikroangiopathie am eindrücklichsten in Form entzündlicher akraler Läsionen, die oft rasch zu Gewebseinschmelzungen, Fistelbildungen und eventuell zur Mitbeteiligung der Zehen- und Mittelfußknochen (Röntgenbild) bzw. der Sehnen führen. Eine sofort einsetzende, gezielte Behandlung (intraarterielle Infusionen mit Antibiotika eventuell kombiniert mit kleinchirurgischen Maßnahmen) vermag in vielen Fällen größere Amputationen zu verhindern.

Läßt sich bei ganz peripherer Durchblutungsstörung kein Diabetes feststellen, so ist an eine Kollagenose oder an Thrombozytose zu denken. Bei Kollagenkrankheiten lassen sich durch Vitalmikroskopie oft sogenannte „avaskuläre Felder" nachweisen (Abb. 27.11). Weitere mögliche Ursachen sind die Kälteagglutinationskrankheit (s. Kap. Anämien) und das Auftreten von Kryoglobulinen (im Rahmen von Paraproteinämien oder selten essentiell).

Das **hypertensive Ulkus** beruht auf organischen Verschlüssen der Arteriolen. Es ist rund, meist am Unterschenkel lokalisiert, sehr schmerzhaft und zeigt eine schlechte Heilungstendenz. Auch bei der **Livedo reticularis**, einer ringförmig angeordneten Zyanose mit blassem Zentrum, kommen vereinzelt Ulzera vor, denen ebenfalls Arteriolenverschlüsse zugrunde liegen.

Bei der **Acrodermatitis atrophicans** (Pick-Herxheimer) entwickeln sich an den Akren rötlich-blaue Verfärbungen mit ödematöser Verdickung der Haut, die sich im Verlauf von Monaten bis Jahren in proximaler Richtung ausdehnen und von einer Hautatrophie gefolgt sind. Es handelt sich um eine Vaskulitis im subkutanen Gebiet (charakteristische Histologie). Das gute Ansprechen auf Penicillin läßt als Krankheitsursache ein bisher nicht identifiziertes infektöses Agens vermuten.

Glomustumor: Diese Krankheitseinheit ist 1924 von MASSON und BARRÉ beschrieben worden und wird diagnostisch häufig verkannt. Es handelt sich um gutartige, von Zellen der kleinen arteriovenösen Verbindungen ausgehende Geschwülste, welche vorwiegend bei Frauen vorkommen, subungual (Abb. 27.12), am Nagelfalz oder subkutan auftreten und oftmals äu-

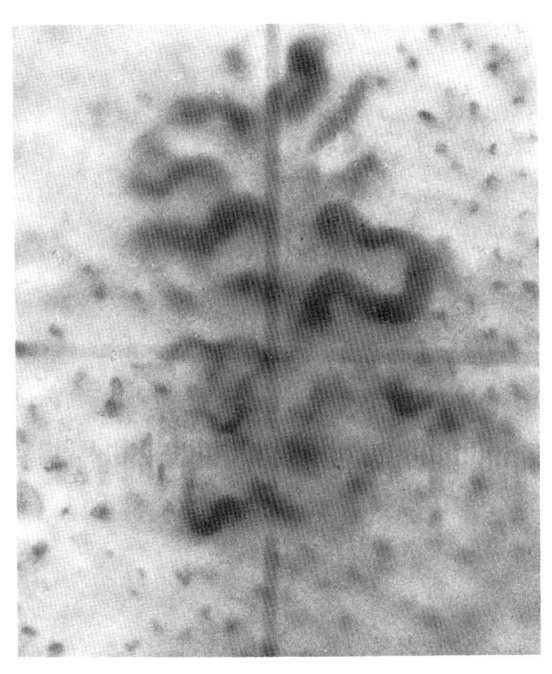

Abb. 27.11. Vitalmikroskopisches Bild (Dorsum der Großzehe) bei Patientin mit Sklerodermie. Im Zentrum des Bildes, in welchem die Kapillaren (dunkle Punkte) fehlen, werden die subkutanen geschlängelten Venolen sichtbar („avaskuläres" Feld als Ausdruck der Mikroangiopathie)

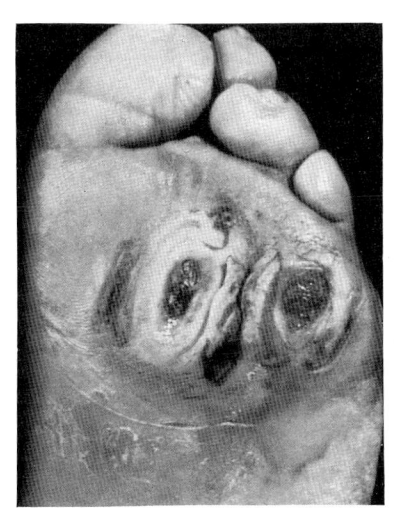

Abb. 27.10. Ulzerationen bei diabetischer Angio- und Neuropathie, z.T. in Form des Malum perforans. 60j. Frau

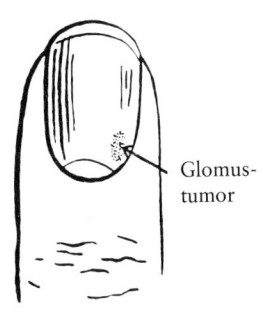

Abb. 27.12. Hauptsächlichste Lokalisation des *Glomustumors* (nach *Wright*)

ßerst schmerzhaft sind. Die Diagnose läßt sich aufgrund der Schmerzanamnese und des lokalen Befundes im Bereich der erwähnten Prädilektionsstellen in der Regel ohne Schwierigkeit stellen. Lokal läßt sich eine kleine, etwas gerötete oder bläuliche, nicht erhabene, sehr druckschmerzhafte Masse feststellen.

Harmlos, aber die Betroffenen meist sehr beunruhigend ist das paroxysmale **Finger- oder Handhämatom** („*Fingerapoplexie*") aufgrund einer lokalen Gefäßruptur (wahrscheinlich Venole) vorwiegend bei Frauen im mittleren Alter. Das Hämatom an einem Finger oder der Handinnenfläche entwickelt sich spontan oder infolge mechanischer Reizung (Tragen von Taschen usw.) nach einer sich durch plötzlichen stechenden Schmerz manifestierenden Gefäßruptur. Resorption nach 1 bis 2 Wochen, keine Beziehungen zu allgemeiner hämorrhagischer Diathese, Analogon zur bekannteren Konjunktivalblutung (Abb. 27.13).

Tritt nach akutem Verschluß der A. tibialis anterior eine ischämische Muskelnekrose im anterolateralen Unterschenkelgebiet auf (Rötung, Schwellung, Druckschmerz), so spricht man von einem **Tibialis-anterior-Syndrom**. Es kommt zu einer typischen Fußheberparese. Das Syndrom wird aber auch bei intaktem Kreislauf (kräftige Dorsalis-pedis-Pulse) beobachtet. Auslösend wirken vor allem bei jüngeren Männern körperliche Anstrengungen (längerer Fußmarsch, Fußball spielen usf.). In einem eigenen Fall entwickelte sich das Krankheitsbild bei einem japanischen Patienten, der während eines Nachmittags auf einem zugefrorenen See Schlittschuh lief. Wahrscheinlich steigt in diesen Fällen der interstitielle Gewebsdruck in der Tibialis-anterior-Loge so stark an, daß die Kapillaren kollabieren.

Funktionelle Gefäßerkrankungen

Nicht nur Durchblutungsstörungen auf organischer Grundlage, sondern auch Vasospasmen können zu erheblichen Symptomen führen. Weitaus am häufigsten ist die **Raynaud-Krankheit**. Betroffen sind in

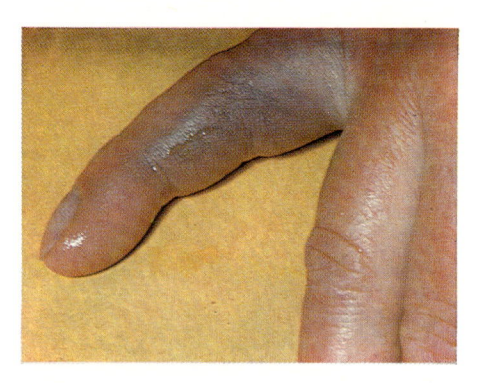

Abb. 27.13. Paroxysmales Fingerhämatom

erster Linie jüngere Frauen (gelegentlich Kombination mit Migräne). Auslösend wirken sowohl lokale (Kälte, Vibrationen eines Preßluftbohrers) als auch emotionale Faktoren. Anfallsweise blassen die Langfinger meist symmetrisch ab (Abb. 27.14, Aussparung des Daumens), sind schmerzhaft und kühl. Stenotypistinnen oder Klavierspielerinnen können erheblich behindert sein.

Ob eine Gangrän auf funktioneller Grundlage vorkommen kann, wie MAURICE RAYNAUD bei der Beschreibung der Symptomatologie 1881 angenommen hat, ist umstritten. Ulzerationen oder rattenbißähnliche Veränderungen an den Fingerkuppen sind aber stets auf organische Verschlüsse der Hand- und Fingerarterien verdächtig (Faustschlußprobe pathologisch, bei der akralen Oszillographie fehlende Ausschläge oder Stenosepulse, Verschlüsse arteriographisch darstellbar, Abb. 27.15). Die Ischämiesymptome bei organischen akralen Durchblutungsstörungen werden oft als sekundäre Raynaud-Erkrankung oder als Raynaud-Syndrom bezeichnet.

Wesentlich seltener als an den akralen Arterien spielen sich Tage bis viele Wochen andauernde vasospastische Vorgänge auch an den *muskulären Stammarterien* der Extremitäten ab. Wie die organischen Verschlüsse

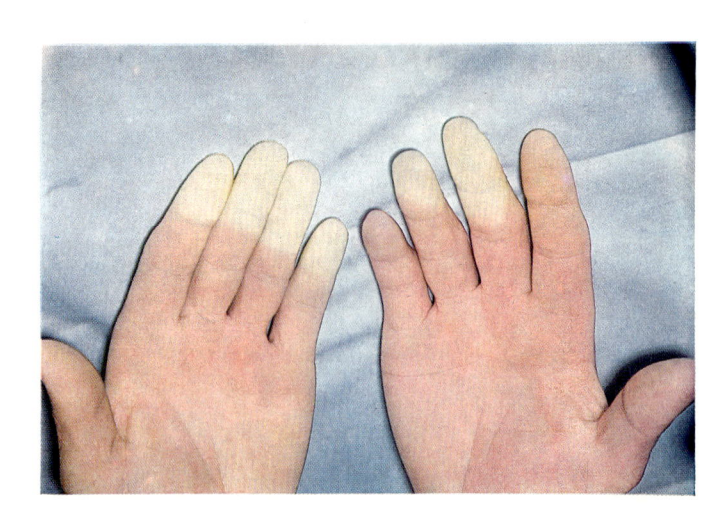

Abb. 27.14. Digiti mortui bei Morbus Raynaud

27 Schmerzen bei Erkrankungen der Gefäße 665

verursachen sie eine typische Claudicatio intermittens. Meist ist es die Anamnese, die auf die richtige Fährte führt: Es handelt sich um jüngere Patienten mit Migräne, die nicht hydrierte Mutterkornalkaloide, besonders Ergotamintartrat, einnehmen. Die Stenosen imponieren im Arteriogramm als segmentäre, filiforme, glattwandig begrenzte Stenosen, die bevorzugt die A. brachialis und den femoro-poplitealen Abschnitt betreffen. Nach frühzeitigem Absetzen der Ergotamintartrat-haltigen Medikamente bilden sich die Stenosen meist vollständig zurück. Irreversible Schäden unter fortgesetzter Medikation kommen aber vor (*Ergotismus gangraenosus* des Mittelalters [Antoniusfeuer] durch Verseuchung des Getreides mit Claviceps purpurea). In seltenen Fällen werden reversible spastische Stenosen auch ohne Einnahme nicht hydrierter Mutterkornalkaloide beobachtet (Abb. 27.16a und b).
Die **Akrozyanose** und die **Erythrozyanose** treten als funktionelle Erkrankungen der Mikrozirkulation vor allem bei jungen Frauen auf. Während erstere zu einer ausgeprägten lividen Verfärbung der Akren führt (Engstellung der Arteriolen und Erweiterung der Venolen), betrifft die Erythrozyanose vorwiegend die Unterschenkelregion. Meist bilden sich die Symptome, die wahrscheinlich mit hormonalen Faktoren zusammenhängen, in späteren Jahren spontan zurück.
Unter **Erythromelalgie** versteht man eine anfallsweise auftretende, meist symmetrische Rötung und Über-

Abb. 27.15. Armarteriographie eines 42j. Mannes mit trophischen Störungen an der Kleinfingerkuppe: Kurzer Verschluß sowohl der radialen als auch der ulnaren Kleinfingerarterie. Normale Blutversorgung des Ringfingers

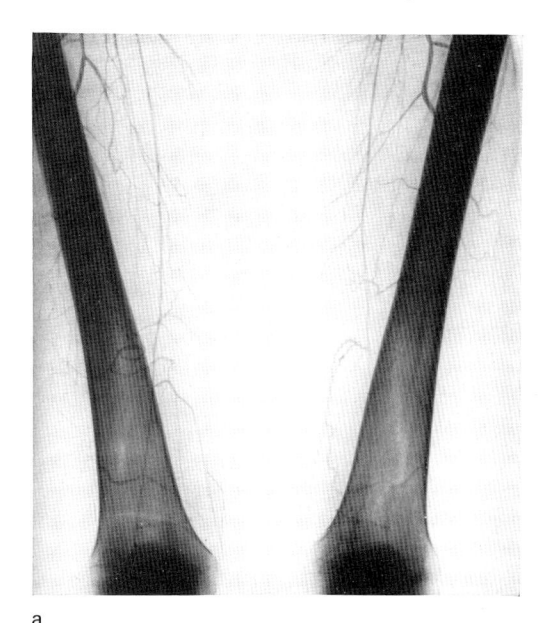

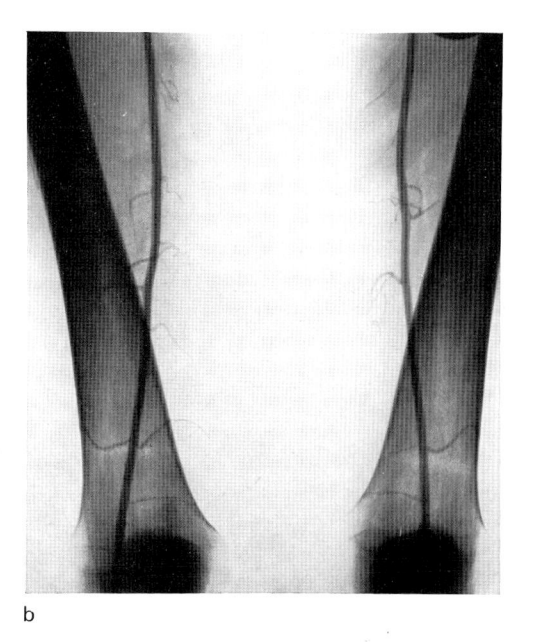

Abb. 27.16. a) Hochgradige spastische Stenosen der Oberschenkelarterien, die bei einer 29j. Patientin ein schweres Ischämiesyndrom an beiden unteren Extremitäten hervorriefen. b) Kontrollarteriographie 4 Wochen später: Die Spasmen der muskulären Stammarterien haben sich vollständig zurückgebildet

wärmung der Haut der Extremitäten, die mit brennenden Schmerzen einhergeht. Zu Schmerzen kommt es nur dann, wenn die Haut eine bestimmte, als „kritisch" bezeichnete Temperatur überschreitet (warmes Bad). Die Ätiologie der seltenen Krankheit ist unbekannt. Ähnliche, allerdings meist weniger charakteristische Erscheinungen werden bei organischen arteriellen Durchblutungsstörungen, bei Polyzythämie und bei Diabetes mellitus beobachtet.

Die sogenannten „ruhelosen Beine" (restless legs) sind eine häufige Erscheinung vorwiegend bei nervösen Personen. Sobald die Beine in eine ruhende Stellung kommen (Nachtruhe, Stillsitzen in Konzerten usw.), werden unangenehme Sensationen, manchmal auch eigentliche Schmerzen empfunden, welche bei Bewegung verschwinden. Die Ursache der Beschwerden ist nicht geklärt. Mit der Ausnahme, daß häufig eine Eisenmangelanämie vorliegt (gutes Ansprechen auf Therapie), können keine krankhaften Befunde erhoben werden. Das Phänomen spielt aber eine große praktische Rolle.

Das neurovaskuläre Schultergürtelsyndrom zeigt insofern ein Mischbild zwischen organischer und funktioneller Störung, als zwar im Schultergürtelbereich ein anatomischer Engpaß besteht, der aber nur in besonderer Armstellung funktionell wirksam wird (Kompression des Gefäßnervenbündels). Schmerzen, Parästhesien oder ein Gefühl von „eingeschlafen sein" in der befallenen oberen Extremität sind die wichtigsten Symptome. Die Beschwerden werden durch bestimmte Haltungen der Arme ausgelöst oder verstärkt (Schlafen mit abgewinkeltem Arm, Hochhalten der Arme beim Tragen eines Schirms usw.). Die Diagnose stützt sich auf die Reproduzierbarkeit der Erscheinungen, auf das Verschwinden der Pulse und auf das Auftreten von Geräuschen in der Supraklavikular-Grube (Stenosierung der Arterien) bei typischer Stellung. Durch die akrale Pulsschreibung kann das Verschwinden der Pulse objektiv registriert werden (Armhochhalten in Henkelstellung mit und ohne Kopfdrehen zur kontralateralen Seite). Man denke daran, daß Symptome, die ausschließlich in unphysiologischen Extremstellungen auftreten, nur eine beschränkte Aussagekraft besitzen. Sie können auch bei Normalpersonen ausgelöst werden.

Früher stand unter den diagnostischen Erwägungen das Skalenussyndrom im Vordergrund. Aus neueren Untersuchungen geht jedoch hervor, daß die Kompression der Gefäße und Nerven in der Mehrzahl der Fälle zwischen Klavikula und erster Rippe erfolgt (kostoklavikuläres Syndrom). Entsprechend können die Symptome durch Resektion der ersten Rippe beseitigt werden. Eine weitere Möglichkeit zur Kompression besteht zwischen der Sehne des Musculus pectoralis minor und dem Korakoid. Immer ist nach einer Halsrippe zu suchen, obwohl auch hier die Wertigkeit des Befundes fraglich sein kann, gibt es doch Zervikalrippenträger ohne Beschwerden. Differentialdiagnostisch sind die Erkrankungen der Halswirbelsäule wichtig. Durch Hartspann der paravertebralen Muskulatur kann es zu Störungen der Motilität des Schultergürtels kommen und damit zu sekundären Erscheinungen im Sinne eines neurovaskulären Syndroms.

In schweren Fällen können sowohl neurale als auch vaskuläre Komplikationen auftreten: Motorische und sensible Paresen, Verschlüsse der A. und V. subclavia, poststenotische Aneurysmen, die manchmal zu rezidivierenden Embolien in die Armarterien führen.

Erkrankungen der Venen

Oberflächliche Thrombophlebitis

Die oberflächliche Thrombophlebitis ist, sowohl was die Prognose als auch was die Therapie anbetrifft, von der tiefen Venenthrombose zu trennen. Bei der **Varikophlebitis** findet sich eine charakteristische Rötung, Schwellung und Druckschmerzhaftigkeit im Bereich einer vorbestehenden Venektasie. Häufig ist der Erkrankung ein Bagatelltrauma vorangegangen. Eine besondere Stellung nimmt die aszendierende Phlebitis der V. saphena magna ein, bei welcher Lungenembolien vorkommen oder der Prozeß auf die tiefen Venen übergreifen kann.

Die oberflächliche Thrombophlebitis befällt aber, besonders als **Thrombophlebitis migrans** oder **saltans**, auch primär nicht varikös erweiterte Venen. Im Gegensatz zur Varikophlebitis, die pathologisch-anatomisch ohne entzündliche Reaktion abläuft (trotz der klinischen Entzündungszeichen), findet sich bei der Saltans histologisch eine Panphlebitis chronica. Diese segmentäre entzündliche Phlebopathie wird am häufigsten im Rahmen der Thrombangiitis obliterans beobachtet, seltener bei Kollagenosen (z.B. Behçet-Syndrom s. S. 156). Die Thrombophlebitis saltans kommt auch isoliert vor. Karzinome finden sich entgegen früherer Auffassungen nur relativ selten (dagegen ist die tiefe Venenthrombose bei Karzinomen häufig!).

Tiefe Beinvenenthrombose

Die Klinik der tiefen Venenthrombose bewegt sich zwischen den Extremen der **Phlegmasia coerulea dolens**, bei welcher eine Massenthrombose des ganzen venösen Querschnitts zu einer akralen Gangrän durch Anstieg des Gewebsdrucks über den Kapillardruck führt, und der *inapperzept* verlaufenden Form. Dazwischen liegt die Phlebothrombose, die anhand des Ödems, der lividen Verfärbung, der Petechien (bis zu flächenhaften subkutanen Blutungen) und der Druckschmerzhaftigkeit der Waden relativ leicht erkannt wird. Allgemeinsymptome wie subfebrile Temperaturen und Tachykardie sind häufig. Die Senkungsreaktion steigt auf mäßig bis stark beschleunigte Werte an. Leukozytose wird beobachtet, kann aber auch fehlen.

27 Schmerzen bei Erkrankungen der Gefäße   667

Die Frühdiagnose ist oft schwierig. Nach größeren Statistiken werden nur ca. 50% bis 60% der Fälle aufgrund der klinischen Untersuchung richtig diagnostiziert. Als feinste Hinweise haben sich die vergleichende Palpation der Wadenmuskelloge (subfasziales Ödem), die Beobachtung im Stehen (einseitig livide Verfärbung des Fußes, prallere Fußrückenvenen) und der Nachweis subkutan gelegener Kollateralvenen (Inguinalgegend bei Beckenvenenthrombose, pralle V. saphena magna und Nebenäste bei Oberschenkellokalisation) erwiesen. Sicherheit verschafft nur die Phlebographie (Abb. 27.17). Sie sollte beim geringsten Verdacht durchgeführt werden, damit die Behandlung frühzeitig einsetzen kann (Gefahr der Lungenembolie). Die früher geäußerten Bedenken, die Phlebographie erhöhe die Gefahr der Lungenembolie, haben sich in großen Serien als unbegründet erwiesen.

Neben der Phlebographie können heute apparative Untersuchungsmethoden zur Erkennung der tiefen Venenthrombose eingesetzt werden. Es handelt sich vor allem um die Untersuchung mit Doppler-Ultraschall-Geräten und um die diagnostische Injektion von markiertem Jod-Fibrinogen. Letzteres wird in den Thrombus eingebaut und kann aufgrund seiner Radioaktivität mit Detektoren festgestellt werden.

Am häufigsten ist die Unterschenkelvenenthrombose, die klinisch besonders schwierig zu diagnostizieren ist, da sie oft blande verläuft. Werden die Oberschenkelvenen mitbetroffen (aszendierende Form), erhöht sich nicht nur die Gefahr der Lungenembolie, sondern es ist auch, sofern die Strombahn nicht durch Fibrinolyse oder Thrombektomie wiedereröffnet wird, später mit einer ausgeprägten chronisch venösen Insuffizienz zu rechnen. Beckenvenenthrombosen verursachen meist eindeutige Symptome, es sei denn, der Thrombus verlege das venöse Lumen nur partiell. Die Thrombose kann sich auch deszendierend von den Beckenvenen in distaler Richtung ausbreiten.

Tabelle 27.2. Ursächliche Faktoren bei tiefer Venen-Thrombose

1. Trauma
2. Durchblutungsverminderung
    Bettlägerigkeit
    Herzinsuffizienz
    arterielle Verschlüsse
3. Gerinnungsstörungen
4. Venenkompression
    Venensporn
    Kostoklavikular-Raum
    Tumor
    Aneurysma
    Hämatom (Muskelloge)
    retroperitoneale Fibrose
5. Medikamente
    hormonale Antikonzeptiva
    rasche Entwässerung durch Diuretika

Tab. 27.2 faßt die wichtigsten Faktoren zusammen, die das Auftreten einer tiefen Venenthrombose begünstigen. Die Kompressionswirkung, welche die rechte A. iliaca communis auf die linke V. iliaca communis ausübt, ist möglicherweise dafür verantwortlich, daß die tiefe Thrombose häufiger das linke als das rechte Bein befällt. Gelegentlich findet sich in derselben Gegend ein eigentliches fibröses Hindernis („Venensporn"). Auf die Häufigkeit der Venenthrombosen bei den verschiedensten internistischen Grundleiden, besonders bei der Herzinsuffizienz, beim Myokardinfarkt, bei Apoplexien und bei malignen Tumoren, kann nicht genug hingewiesen werden. Differentialdiagnostisch sind bei venöser Stase Stenosierungen der Venen von außen (Kompression durch Tumoren, Aneurysmen oder große, subfasziale Hämatome) und die Insuffizienz der Muskelpumpe bei Paresen (z.B. Status nach Poliomyelitis) zu erwägen.

Akute Armvenenthrombose (Thrombose par effort)

Entwickelt sich im Anschluß an Armarbeit (Tennis, Kegeln, lange Autofahrten usw.) ein schmerzhafter,

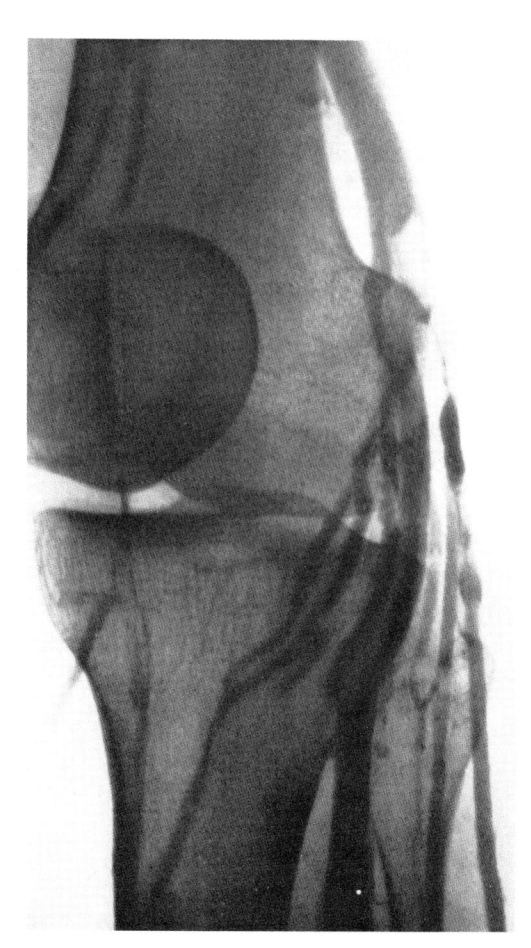

Abb. 27.17. Anterograde Phlebographie bei Patientin mit akuter Poplitealvenenthrombose. Der von Kontrastmittel umspülte, im Lumen flottierende Thrombus ist als Aussparung zu erkennen

livid verfärbter, ödematöser Arm, so liegt eine akute Armvenenthrombose vor. Meist sind bereits im Frühstadium Kollateralvenen im Schulterbereich sichtbar. Durch die Phlebographie läßt sich ein Verschluß der V. subclavia oder der V. axillaris nachweisen (Abb. 27.18). Diese Venen verlaufen in den Engpässen zwischen Klavikula und erster Rippe bzw. zwischen Sehne des Musculus pectoralis minor und dem Korakoid. Oft ist deshalb die Armvenenthrombose als Komplikation des neurovaskulären Schultergürtelsyndroms (s. S. 666) zu interpretieren (Paget-Schrötter-Syndrom). Vor allem bei phlebographisch atypischer Verschlußlokalisation sind Abflußbehinderungen durch Tumorkompression im Thoraxraum auszuschließen (radiologische Untersuchung des Mediastinums).

Chronisch venöse Insuffizienz

Das Krankheitsbild ist gekennzeichnet durch Schweregefühl und Schmerzen in den Beinen, besonders während des Stehens, und durch mehr oder weniger ausgeprägte Knöchel- und Unterschenkelödeme. Die Beschwerden vermindern sich in Beinhochhalte. Nächtliche Wadenkrämpfe sind häufig. Bei der Inspektion, die am besten im Stehen erfolgt, fallen die livide Verfärbung der Füße sowie die prominenten und prallen Venen auf. In typischen Fällen findet sich die sogenannte Corona phlebectatica paraplantaris, ein Kranz gestauter Venen, der sich vom medialen zum lateralen Fußrand erstreckt. Braune Pigmentationen, indurierte Stellen und im Extremfall Ulzera (Abb. 27.19), die bevorzugt in der medialen Knöchelgegend lokalisiert sind (sogenannte Cockettsche Vv. perforantes), ergänzen das Bild.

Einer oder mehrere der folgenden vier Faktoren liegen der chronisch venösen Insuffizienz zugrunde:
– mechanische Behinderung des venösen Rückstroms (Venenverschluß, partiell rekanalisiertes Lumen usw.),
– Insuffizienz der Klappen des tiefen Venensystems,
– Insuffizienz der Verbindungsvenenklappen,
– Insuffizienz der Klappen des oberflächlichen Venensystems.

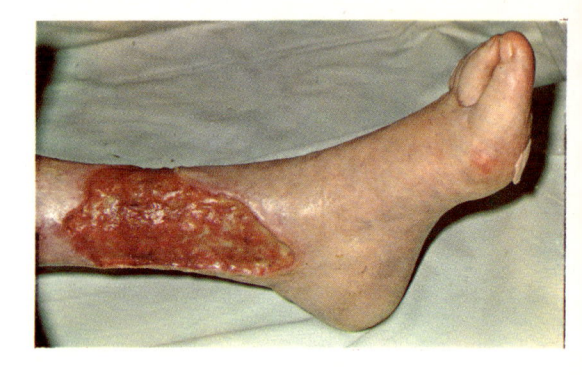

Abb. 27.19. Großes venöses Ulkus an typischer Lokalisation (mediale Knöchel- und Unterschenkelgegend)

Die Erkrankung des oberflächlichen Venensystems allein (Stammvarikose der V. saphena magna [Abb. 27.20] oder parva, retikuläre und Besenreiservarikose), ohne daß einige Verbindungsvenen insuffizient sind, führt in der Regel nicht zur Symptomatologie der chronisch venösen Insuffizienz. Die Störung des venösen Rückstroms ist um so ausgeprägter, je ausgedehnter die Veränderungen sind und je mehr von den erwähnten vier Faktoren mit im Spiel sind.

Die klinische Untersuchung eines venenkranken Patienten bezweckt, insuffiziente Vv. perforantes zu erfassen, die Venenklappen des oberflächlichen Systems zu prüfen und, soweit möglich, Anhaltspunkte über das tiefe Venensystem zu gewinnen. Die Verhältnisse im Bereich der oberflächlichen Gefäße und der Verbindungsvenen lassen sich durch Umlagerung des Patienten oder nach brüsker Erhöhung des intraabdominellen Drucks (Hustenstoß, Pressen) im Stehen beurteilen.

Die Umlagerung des Patienten wird in der klinischen Diagnostik z. B. mit dem Test nach Trendelenburg zur Erfassung der Strömungsverhältnisse in den oberflächlichen Venen benützt. Komprimiert man bei erhobenem Bein in Rückenlage die Mündungsstelle der V. saphena magna und läßt dann den Patienten unter fortgesetzter Kompression aufstehen, so füllen sich die varikös erweiterten oberflächlichen Venen des Saphe-

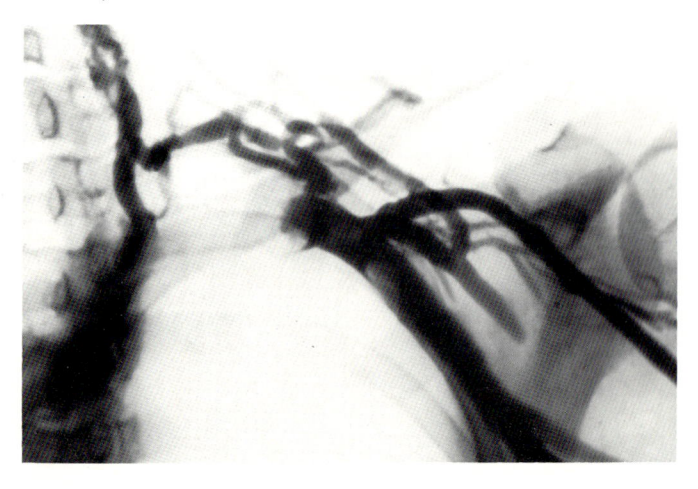

Abb. 27.18. Verschluß der linken V. subclavia bei 36j. Coiffeur mit neurovaskulärem Schultergürtelsyndrom. Der Verschluß beginnt in typischer Weise auf der Höhe der Clavicula (kostoklavikulärer Raum) und wird durch Kollateralen zur V. jugularis überbrückt)

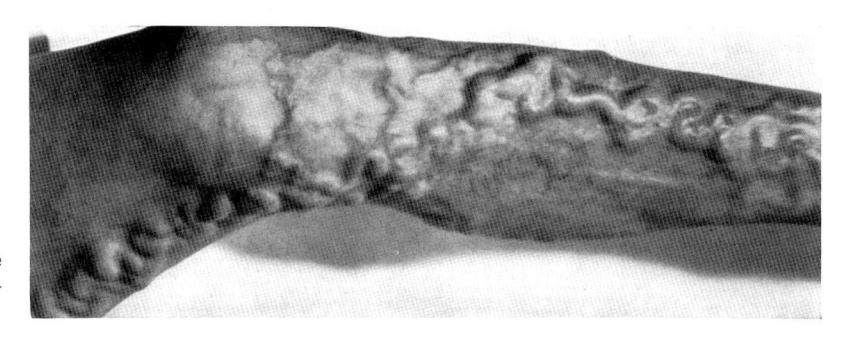

Abb. 27.20. Ausgeprägte Stammvarikose der V. saphena magna

nasystems nur sehr langsam von distal her. Sobald aber der Druck auf die Mündungsstelle des oberflächlichen Venenstammes aufgehoben wird, läßt sich der Reflux des Blutes entlang der erweiterten V. saphena mit insuffizienten Klappen direkt verfolgen. Die varikösen Konvolute füllen sich rasch von proximal nach distal zu.

Insuffiziente Vv. perforantes können ebenfalls durch einfache klinische Untersuchungen erkannt und lokalisiert werden. Füllen sich z.B. beim Test nach Trendelenburg die medialen Unterschenkelvarizen im Stehen relativ rasch, bevor die Kompression der Saphena-magna-Mündungsstelle beendet wird, so kann auf das Vorhandensein insuffizienter Vv. perforantes geschlossen werden. Oft ist die Füllungsquelle direkt sichtbar. In ihrem Bereich palpiert man eine Faszienlücke, die dem Durchtritt der erweiterten Verbindungsvene entspricht. Wird diese Lücke im Liegen durch Fingerdruck geschlossen, so füllt sich das Varizenkonvolut erst nach Beendigung der Kompression (bei mehreren insuffizienten Vv. perforantes müssen möglichst alle komprimiert und einzeln freigegeben werden).

Bei Personen mit gesunden Venen widerstehen die Klappen der Druckerhöhung, die durch einen Hustenstoß oder durch die Valsalva-Probe im Venensystem hervorgerufen wird. Sind die Venenklappen insuffizient, so kommt es zu einer Strömungsumkehr. Bei undichter Mündungsklappe der V. saphena magna läßt sich der Anprall des rückwärts fließenden Blutes in der Leistengegend direkt palpieren. Unter Umständen entsteht nach brüskem Pressen ein solcher „Jet", daß sich akustische Phänomene nicht nur auskultatorisch feststellen, sondern auch phonovarikographisch aufzeichnen lassen (Abb. 27.21).

Objektiv kann die Insuffizienz oberflächlicher als auch tiefer Beinvenenklappen durch die retrograde (Preß-)Phlebographie (Abb. 27.22) oder mit Doppler-Ultraschall (Abb. 27.21) nachgewiesen werden. Meist entsteht die chronisch venöse Insuffizienz aufgrund einer primären kongenitalen Venenwandschwäche (primäre Varikose) oder sekundär postthrombotisch. Beginnt die Erkrankung bereits im Schulalter oder in der Adoleszenz, ist auch an die seltene kongenitale Klappenagenesie zu denken (Abb. 27.22 b). Beim postthrombotischen Syndrom ist zu beachten, daß nach Ablauf der akuten Phase oft ein symptomarmes Intervall beobachtet wird und erst später die venöse Rückflußstörung progredient verläuft (Gutachten). Das venöse Lumen wird nach einem halben bis zwei Jahren in der Mehrzahl der Fälle spontan rekanalisiert. Da aber die Klappen irreversibel zerstört sind, beherrscht die Klappeninsuffizienz in der Regel das postthrombotische Zustandsbild (Abb. 27.22 c).

Erkrankungen der Lymphgefäße

Die *akute Lymphangitis* ist als Schmerzursache nicht zu verkennen, wenn charakteristische rote Streifen zwischen einer peripher gelegenen Hautwunde (die allerdings manchmal schwierig zu finden ist) und den

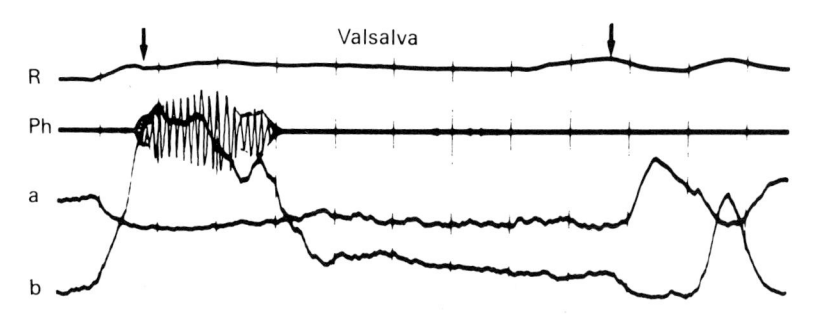

Abb. 27.21. Preßdruckprobe nach Valsalva bei massiver Insuffizienz der V. saphena magna. Die herzwärts (a) und die peripheriewärts (b) gerichtete Strömung wurde mit einem Doppler-Ultraschall-Detektor erfaßt. Während des Pressens (Pfeile) trat ein Reflux in die Peripherie auf, der zu einer solchen Wirbelbildung führte, daß phonographisch (Ph) ein Strömungsgeräusch registriert werden konnte

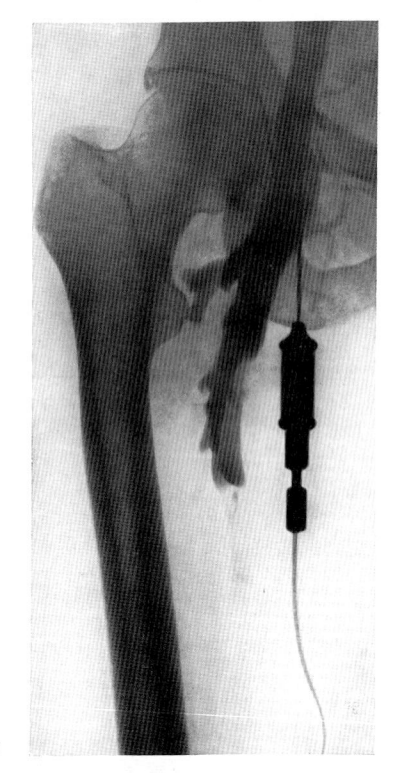

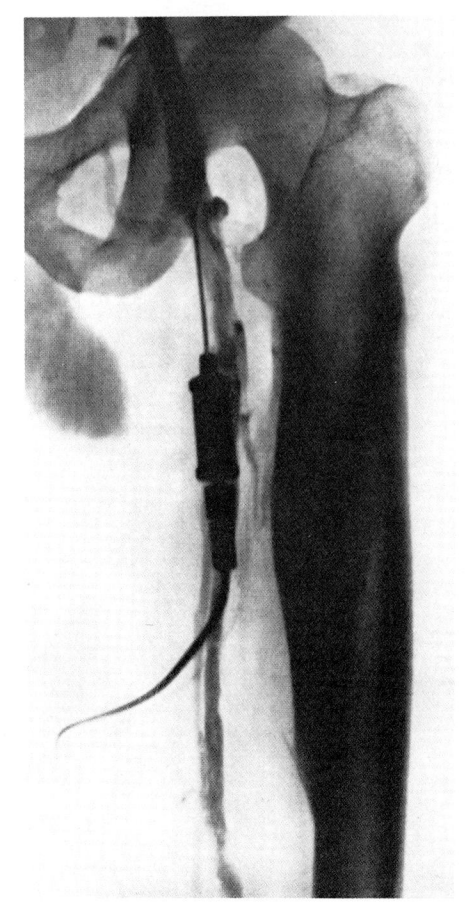

Abb. 27.22a. Normale Verhältnisse: Der Rückfluß in die Peripherie wird durch gut schließende Venenklappen verhindert

Abb. 27.22b. Kongenitale Klappenagenesie: Da die Klappen fehlen, fließt das Blut während des Pressens retrograd in die glattwandigen Oberschenkelvenen zurück

Abb. 27.22c. Status nach Oberschenkelvenenthrombose: Nach Injektion des Kontrastmittels in der Leistengegend wird durch die Bauchpresse ein Reflux in die rekanalisierte, klappeninsuffiziente V. femoralis erzeugt. Man beachte die Wandunregelmäßigkeiten, die auf die durchgemachte Thrombose hinweisen

schmerzhaften zentralwärts gelegenen Lymphknotenschwellungen (Lymphadenitis) verlaufen.
Bei den chronischen *Lymphgefäßerkrankungen* ist das Ödem das führende Symptom. Schmerzen treten nur bei den recht häufigen komplizierenden Erysipelschüben auf. Die Differentialdiagnose ist im Ödem-Kapitel besprochen.

Literaturauswahl

Bollinger, A., B. Vogt, U. Veragut, C. Spycher, R. Hegglin: Ischämisches Syndrom der unteren Extremitäten, hervorgerufen durch Spasmen der muskulären Verteilerarterien. Schweiz. med. Wschr. 97 (1967), 693–698

Bollinger, A., F. Mahler: Untersuchungen des venösen Kreislaufs mit Doppler-Strömungs-Detektoren. Zbl. Phlebol. 8 (1969), 212–241

Bollinger, A.: Durchblutungsmessungen in der klinischen Angiologie. H. Huber, Bern 1969

Bollinger, A., B. Preter: Spasmen der muskulären Stammarterien der Extremitäten nach Einnahme von ergotamintartrat-haltigen Medikamenten. Dtsch. med. Wschr. 98 (1973) 825–829

Breddin, K.: Klinische und experimentelle Untersuchungen über die Thrombozytenaggregation bei Gefäßerkrankungen. Dtsch. med. Wschr. 93 (1968) 1555–1565

Citron, B. P., M. Halpern, M. McCarron, G. D. Lundberg, R. McCormick, I. J. Pincus, D. Tatter, B. J. Haverback: Necrotizing angiitis associated with drug abuse. New. Engl. J. Med. 283 (1970) 1003–1011

Ehringer, H.: Die reaktive Hyperämie nach arterieller Sperre. In: Meßmethoden bei arteriellen Durchblutungsstörungen, Series Angiologica Bd. 13. H. Huber, Bern 1971 S. 20–33

Ekbom, K. A.: Das Phänomen der „unruhigen" Beine („restless legs"). Dtsch. med. Wschr. 92 (1967) 1279–1280

Gottstein, U. (Hrsg.): Koronarinsuffizienz, periphere Durchblutungsstörungen. H. Huber, Bern 1973

Grüntzig, A., A. Bollinger: Veränderungen des Achillessehnenreflexes nach Arbeit als Parameter der Muskelischämie bei Claudicatio intermittens. Z. Kreisl. Forsch. 60 (1971) 247–260

Heberer, G., G. Rau, W. Schoop (Hrsg.): Angiologie. G. Thieme, Stuttgart, 1974

Heidrich, H.: Subclavian-steal-Syndrom. Arch. Kreisl. Forsch. 57 (1968) 190–217

Jung, E. G.: Das paroxysmale Fingerhämatom. Schweiz. med. Wschr. 94 (1964) 458–460

Kakkar, V. V., A. J. Jouhar (Ed.): Thromboembolism. Diagnosis and treatment. Churchill Livingstone, Edinburgh/London 1972

Kannel, W. B., J. J. Skinner, M. J. Schwartz, D. Shurtleff: Intermittent claudication, incidence in the Framingham study. Circulation 41 (1970) 875–883

Kappert, A. (Hrsg.): Nicht degenerative Arteriopathien. Series Angiologica, Bd. 17. Huber, Bern 1972

Kappert, A.: Lehrbuch und Atlas der Angiologie. H. Huber, Bern 1972

Lassen, N. A.: Muscle blood flow in normal man and in patients with intermittent claudication evaluated by simultaneous Xe^{133} and Na^{24} clearances. J. Clin. Invest. 43 (1964) 1805–1812

Leu, H. J.: Zur Morphologie von Thrombose und Thrombophlebitis. In „Die Venenwand", S. 42–52, Series Angiologica, Bd. 12. Huber, Bern 1971

Mavor, G. E., J. M. D. Galloway: Ileofemoral venous thrombosis. Brit. J. Surg. 56 (1969) 45–59

May, R. (Hrsg.): Meßmethoden in der Venenchirurgie. Series Angiologica Bd. 15. Huber Bern 1971

Moore, J. M., I. D. O. Frew: Peripheral vascular lesion in diabetes mellitus. Brit. med. J. 2 (1965) 19–23

Norton, W. L., Nardo, J. M.: Vascular disease in progressive systemic sclerosis (Scleroderma). Ann. Int. Med. 73 (1970) 317–324

Paloheimo, J. A.: Obstructive arteritis of Takayasu's type. Acta med. scand. Suppl. 468 (1967)

Ratschow, M.: Angiologie. Thieme, Stuttgart 1959

Rau, H., E. Esslen: Die neurogene Claudicatio intermittens. Dtsch. med. Wschr. 98 (1973) 2057–2060

Straub, P. W.: Chronic intravascular coagulation. Acta med. scand. Suppl. 526 (1971)

Straner, B. E., H. Rastan: Das Hyperadduktionssyndrom (Costoclavicularkompression). Dtsch. med. Wschr. 97 (1972) 1335–1338

Vollmar, J.: Rekonstruktive Chirurgie der Arterien. 2. Aufl. Thieme, Stuttgart 1974

Widmer, L. K., M. Cikes, P. Kolb, H. Ludin, M. Elke, H. E. Schmitt: Zur Häufigkeit des Gliedmaßenarterienverschlusses bei 1864 berufstätigen Männern, Basler Studie II. Schweiz. med. Wschr. 97 (1967) 10–19

Zeitler, E. (Hrsg.): Diagnostik mit Isotopen bei arteriellen und venösen Durchblutungsstörungen der Extremitäten. H. Huber, Bern 1973

28 Schmerzen bei Erkrankungen der Gelenke

G. SIEGENTHALER

Die internmedizinisch bedeutsamen mit Schmerzen einhergehenden Gelenkaffektionen lassen sich folgendermaßen einteilen:

1. *Infektarthritiden*
   - mit Erregernachweis im Gelenk
   - ohne Erregernachweis im Gelenk, sog. Herdinfekte
2. *Arthralgien bei verschiedenen Infekten ohne Erregernachweis im Gelenk*
   Hepatitis epidemica (s. S. 568)
   Masern (s. S. 131)
   Scharlach (sog. Rheumatoid) (s. S. 118)
   Gonorrhoe (s. S. 154)
   Brucellosen, Salmonellen (s. S. 120, 123)
   Poncet-Arthralgie (Tbc-Rheumatoid) s. S. 154)
   Reitersche Krankheit (s. S. 155)
   Löfgren-Syndrom (akuter Morbus Boeck) (s. S. 440)
3. *Entzündlich-rheumatische Gelenkaffektionen*
   Rheumatisches Fieber (Polyarthritis rheumatica acuta) (s. S. 145)
   Sekundär chronische Arthritis
   Progressiv-chronische Polyarthritis (PCP)
   Kollagenkrankheiten (s. S. 148)
   Spondylitis ankylopoetica (Morbus Bechterew) (s. S. 699)
4. *Degenerativ-rheumatische Gelenkaffektionen*
   Arthrosis deformans
   Spondylosis deformans (s. S. 698)
5. *Arthropathien bei Stoffwechselkrankheiten*
   Arthritis urica
   Hyperlipidämien
   Alkaptonurie (Ochronose)
6. *Krankhafte Gelenkerscheinungen verschiedener Ätiologie*
   Arthropathie bei
   - Nervenkrankheiten
   - Hämophilie
   - Colitis ulcerosa
   - Whippelscher Krankheit
   - Hämochromatose
   - Psoriasis
   - Caplan-Syndrom
   - Avitaminosen
   - endokrinen Erkrankungen
   - Arthritis mutilans
   - familiärer Chondrokalzinose
   - Neoplasien (Paraneoplasie)
   - Tumoren der Gelenke
   - Erkrankungen des Knorpels
   - Osteochondrosis dissecans
   - Hydrops intermittens

Infektarthritiden

Infektarthritiden mit Erregernachweis im Gelenk sind direkte Folge eines spezifischen und in der Regel nachweisbaren Erregers wie z.B. Gonokokken, Pneumokokken, Meningokokken, Tuberkelbakterien, Salmonellen usw. (s. auch S. 154).

Die **Infektarthritis ohne Erregernachweis** als Folge eines oder mehrerer sogenannter *Herdinfekte* wird wahrscheinlich zu häufig diagnostiziert und besonders oft mit den degenerativen und tuberkulösen Gelenkerkrankungen verwechselt. Da bei diesen Affektionen die humoralpathologischen Blutveränderungen in der Regel fehlen und das Blutbild in der Mehrzahl der Fälle nicht verändert ist, wird eine Unterscheidung manchmal nur ex juvantibus möglich (Entfernung der angeschuldigten Herde). Bei der Infektarthritis können weder klinisch noch röntgenologisch auffallende Gelenkveränderungen beobachtet werden. Bei unklaren Gelenkschmerzen, manchmal mit leichten Schwellungen von intermittierendem Charakter, sind Herdinfekte (Tonsillen, Zähne, Prostata, Gallenblase) jedenfalls zu suchen.

Arthralgien bei verschiedenen Infekten ohne Erregernachweis im Gelenk

Bei Gelenkprozessen ist außer der häufigen rheumatischen und der seltenen tuberkulösen Arthritis sowie der sehr häufigen Arthrose stets auch die Möglichkeit von Gelenkerscheinungen bei Allgemeinerkrankungen (Arthralgien) in differentialdiagnostische Erwägung zu ziehen. In diesen Fällen sind die Gelenkerscheinungen, wie übrigens auch bei der rheumatischen und tuberkulösen Arthritis, nur eine besondere Lokalisation eines allgemeinen Leidens.
Polyarthralgische Erscheinungen bei Infektionskrankheiten sind besonders häufig bei Viruserkrankungen, so besonders bei Hepatitis und Masern, daneben aber auch bei Scharlach, Gonorrhoe, Tuberkulose als Poncet-Arthralgie oder Tbc-Rheumatoid,

674 28 Schmerzen bei Erkrankungen der Gelenke

ferner bei Brucellosen, Salmonellosen, Reiterscher Krankheit und Löfgren-Syndrom. Dem letzteren liegt ein akuter Morbus Boeck mit beidseitiger Hilusvergrößerung, Arthralgien und häufig auch ein Erythema nodosum zugrunde.

Entzündlich-rheumatische Gelenkaffektionen

Polyarthritis rheumatica acuta

Von den entzündlich-rheumatischen Gelenkerscheinungen bereitet die Polyarthritis rheumatica acuta, Maladie de Bouillaud oder *rheumatisches Fieber*, bei ausgeprägtem klinischem Bild die geringsten diagnostischen Schwierigkeiten (s. S. 145).

Beim Übergang eines rheumatischen Fiebers in ein chronisches Stadium wird auch von einer *sekundärchronischen Arthritis* gesprochen.

Progressiv-chronische Polyarthritis (PCP) (s. auch S. 146)

Die *progressiv-* (primär) *chronische Polyarthritis* (Frauen sind dreimal häufiger befallen als Männer) beginnt schleichend und nicht mit einem für den Rheumatismus verus charakteristischen hochfieberhaften Schub. In der Regel sind anfänglich nur die kleinen Gelenke betroffen, was sich in Schmerzhaftigkeit und Schwellung äußert. Diesen bereits manifesten Krankheitserscheinungen gehen oftmals wenig charakteristische Symptome, wie morgendliche Fingersteifigkeit und Parästhesien, voraus. Im Gegensatz zu den degenerativen Gelenkerkrankungen *dauert* dieses *Prodromalstadium* aber nicht Jahre, sondern Wochen bis Monate. Später werden auch die großen Gelenke befallen. Das Leiden schreitet in der Regel langsam fort. Zu Beginn der Erkrankung sind die Gelenke nur leicht geschwollen, Gelenkergüsse sind nicht ausgesprochen. Die Haut ist wenig überwärmt, nicht gerötet. Später tritt die Funktionshemmung der Gelenke

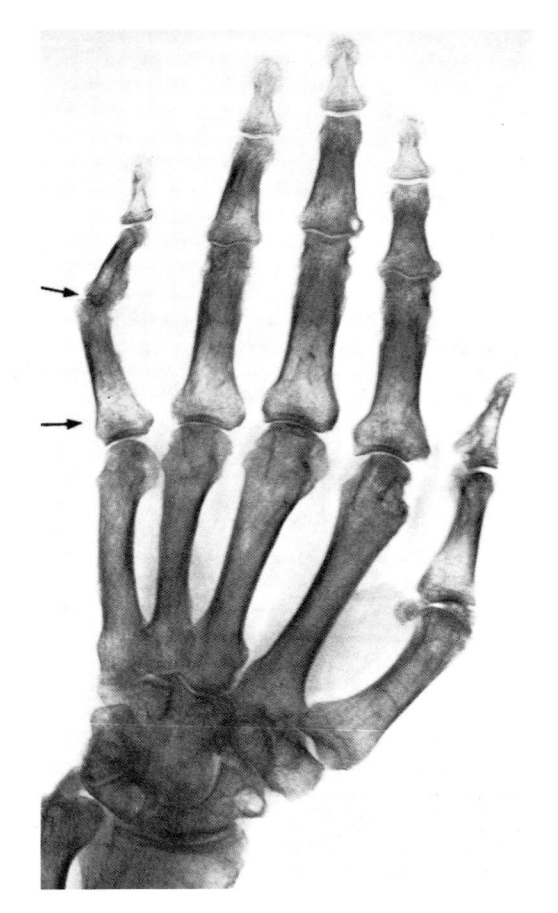

Abb. 28.2. *Progressiv-chronische Polyarthritis* mit ausgedehnten Usuren, Verödung des Gelenkspaltes und typischer *bandförmiger Osteoporose* im Bereich der Gelenke

stärker hervor, es kommt zuerst zu fibröser, später zu knöcherner Versteifung. Mutilationen, besonders in Form der ulnaren Devitation der Finger (Abb. 28.1), sind in dieser Phase typisch.

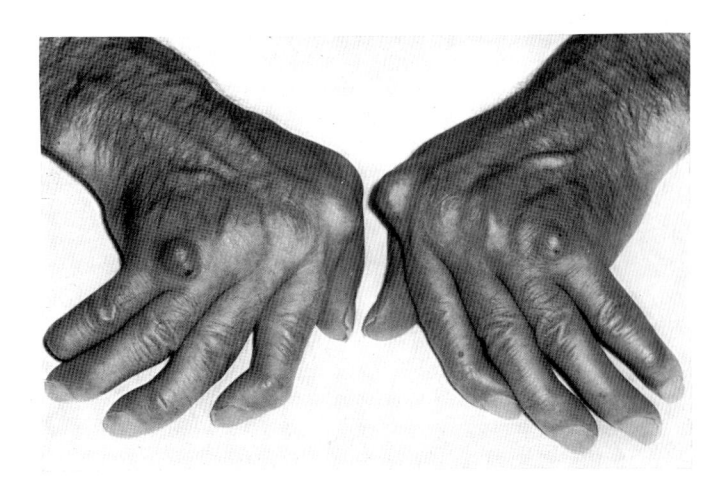

Abb. 28.1. Primär-chronische Polyarthritis mit typischer Deformierung und ulnarer Abduktion der Hände. 48j. Mann

Das *Röntgenbild* (meist am besten sichtbar in d.-v. Aufnahmen der Hand) gibt diese klinische Entwicklung wieder: anfänglich nur gelenknahe Osteoporose, in späteren Stadien diffuser Knorpelschwund mit randnahen Usuren, Subluxationen, dann Veröung des Gelenkspaltes und Zeichen der Knochenresorption mit reaktiven Randwucherungen. In extremen Fällen geht die Knochenstruktur benachbarter Gelenkskörper kontinuierlich ineinander über (Abb. 28.2).

Als besondere *diagnostische Kriterien* sind zu erwähnen: allgemeines Krankheitsgefühl, gelegentlich mit sekundärer Anämie, Muskelschwund, Sehnenscheidenschwellung, Granulomknoten im subkutanen Gewebe an hautnahen Knochenregionen (z.B. Ellbogen) von Erbs- bis Kirschgröße. Diese Knoten können auch kleinapfelgroß werden (sehr selten), sie sind wenig schmerzhaft und fisteln nie (Abb. 28.1). Schmerz bei Händedruck (GAENSSLEN). Die Senkungsreaktion ist mäßig bis stark beschleunigt. Die *Serologie* versucht den Rheumafaktor, der bei der primär-chronischen Polyarthritis im Serum enthalten ist, nachzuweisen. Es stehen dafür praktisch der Waaler-Rose-Test (sog. Hämagglutinationstest) oder der Latex-Test (sog. Trägerreaktion, indem Latex als serologisch inerte Flüssigkeit in unspezifischer Weise Gammaglobulin adsorptiv bindet, das mit dem Rheumafaktor im Serum eines an Polyarthritis chronica Erkrankten agglutiniert) zur Verfügung. Routinemäßig wird jetzt am häufigsten der *Latextest* ausgeführt.

Der positive Ausfall des Latex-Tests ist aber nicht spezifisch für progressiv-chronische Arthritis. Er wird auch bei anderen Kollagenosen beobachtet, ebenso bei Makroglobulinämie Waldenström (im Gegensatz zum Myelom) bei „myeloproliferative disorders" (im Gegensatz zu „lymphoproliferative disorders") und bei Leberparenchymerkrankungen (im Gegensatz zum Stauungsikterus). Andererseits fällt der Latex-Test in ungefähr 20% der Fälle mit progressiv-chronischer Polyarthritis negativ aus. Der Antistreptolysintiter ist bei dieser Krankheit nicht pathologisch.

Übergangsformen der Erkrankung zu den Kollagenosen, speziell zum Lupus erythematodes, bereiten oft diagnostische Schwierigkeiten. Schon bei der primär chronischen Polyarthritis kommen viszerale Symptome (z.B. Iritis, Perikarditis, Angitiden) vor.

Weitere Formen entzündlich-rheumatischer Gelenkaffektionen sind im Rahmen der Kollagenkrankheiten und der Spondylitis ankylopoetica abgehandelt.

Degenerativ-rheumatische Gelenkaffektionen

Arthrosis deformans

Die größte Schwierigkeit besteht gelegentlich in der Abgrenzung der progressiv-chronischen Polyarthritis von der Arthrosis deformans (Tab. 28.1).
Die Arthrose ist nicht entzündlicher, sondern degenerativer (primär regressive Veränderung an mesenchymalen Geweben) Natur. *In höherem Alter ist eine Arthrose mäßigen Grades physiologisch.* Zur Krankheit wird sie erst, wenn dieser Grad überschritten wird und sie Beschwerden verursacht. Sie ist eine sehr häufige Erscheinung. Mäßige Veränderungen lassen sich schon physiologischerweise vor dem 40. Altersjahr nachweisen.

Die Schmerzen wechseln je nach der Schmerzempfindlichkeit des Betroffenen und gehen dem objektiven Befund keineswegs parallel. Starke Veränderungen können verhältnismäßig schmerzfrei sein, geringe mit starken Schmerzen einhergehen. Die Schmerzen können im Bereich der Gelenke lokalisiert sein, in der Regel strahlen sie aber in die benachbarten Regionen neuralgiform (Oberarm, Oberschenkel) aus. Manchmal wird nur eine gewisse Steifigkeit empfunden. Typisch ist der *nächtliche* und der *Anlaufschmerz* („eingerostete Gelenke"). Häufig läßt sich aber doch eine deutliche Abhängigkeit der Beschwerden von der Belastung beobachten, d.h., die Schmerzen nehmen gegen Abend zu. Meist fühlen sich die Kranken am Morgen am besten, wodurch sie sich von den Patienten mit chronischem Rheumatismus unterscheiden. Typisch ist auch bei der Gonarthrose, daß die Beschwerden beim Abwärtsgehen am ausgeprägtesten sind. *Die Funktionsbeeinträchtigung ist* (mit Ausnahme des Hüftgelenkes) *in der Regel nur unbedeutend.*

Bei der *klinischen Untersuchung* der arthrotischen Gelenke ist der wichtigste Befund das fühlbare *Reiben* der Gelenkflächen bei passiven Bewegungen. Dieses Reiben (Krepitieren) ist an den kleinen und im Beginn der Erkrankung auch an den größeren Gelenken sehr fein, später grob-knarrend. Die *Schmerzhaftigkeit* bleibt bei passiver Bewegung gering; sie ist höchstens in den Endstellungen ausgesprochener. Die Gelenke selbst sind mäßig druckschmerzhaft (Gelenkspalt, Bandapparat). An den Fingerendgelenken lassen sich *Heberden-Knötchen* als erbsgroße nur wenig druckdolente, unverschiebliche Knötchen an den seitlichen Partien der distalen Interphalangealgelenke nachweisen (Abb. 28.3), an den Fingermittelgelenken zeigen sich die *Bouchardschen Knoten*, welche durch eine diffuse Gelenkauftreibung bedingt sind. Degenerative Veränderungen am Daumenwurzelgelenk werden als *Rhizarthrose* bezeichnet. Sie treten meist in Kombination mit einer Heberden- oder Bouchard-Arthrose auf. Gelenkergüsse sind in der Regel nicht vorhanden, stellen sich aber nicht selten nach Traumen und bei Exazerbationen ein (Kniegelenke). Sie nehmen in der Regel einen recht langwierigen Verlauf.

Das *Röntgenbild* zeigt Verschmälerung des Gelenkspaltes, Randwülste, Bildung von Detrituszysten und Verdichtung der knöchernen Gelenkenden. In fortgeschrittenen Fällen deformieren die Gelenke. Das Röntgenbild ist aber immer nur als Bestätigung der klinischen Diagnose heranzuziehen. Es läßt sich in der Regel keine Parallele zwischen klinischem Bild und dem Ausmaß der röntgenologischen Veränderungen

676   28 Schmerzen bei Erkrankungen der Gelenke

feststellen (Abb. 28.4). Die *Senkungsgeschwindigkeit* ist nicht oder nur unwesentlich erhöht.
Im Prinzip ist der Verlauf bei der Arthrose an allen Gelenken gleich. Immerhin zeigen einige Gelenke gewisse Besonderheiten, auf welche kurz hingewiesen sei.
Bei einer *Affektion des Kniegelenkes sprechen ausgeprägter Ruheschmerz* und rasch einsetzende Muskelatrophie des M. quadriceps *gegen* Arthrose und *für* Arthritis.
Gegenüber der Arthrose erlaubt das Röntgenbild mit diffusen Verkalkungen die Chondromatose (Abb. 28.5) abzugrenzen. Die **Koxarthrose** zeigt auffallend frühzeitig Bewegungseinschränkung, welche folgende Stadien aufweist: Einschränkung der Innen- und Außenrotation, Abduktion, Extension und Adduk-

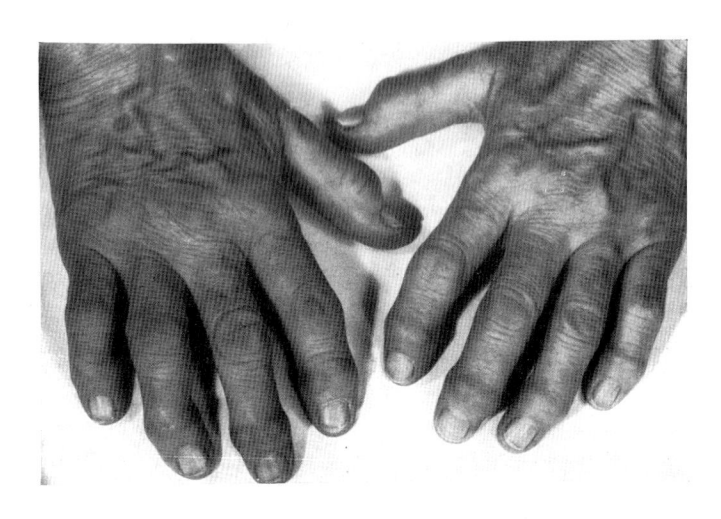

Abb. 28.3. Typische Heberden-Knötchen bei Arthronosis. Im Gegensatz zur primär-chronischen Polyarthritis kommt es nicht zu einer Deformierung der Hände

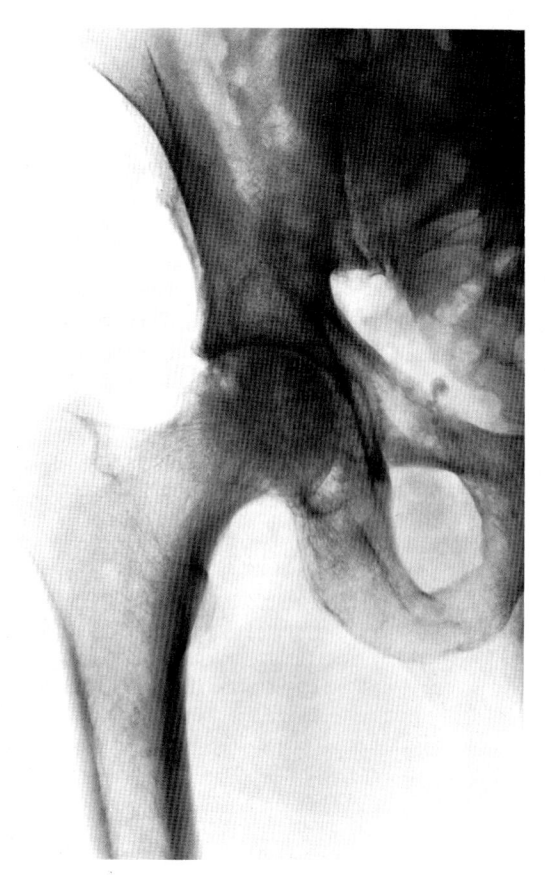

Abb. 28.4. Koxarthrose mit Detrituszyste

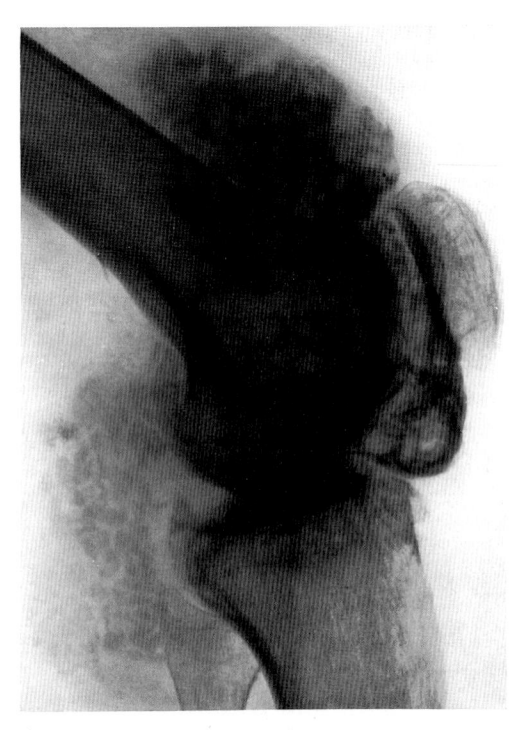

Abb. 28.5. *Chrondromatose* des re. Kniegelenkes. 75j. Frau

tion und zuletzt Flexion. In Spätstadien: Psoas- und Adduktorenkontrakturen mit Hohlkreuz, wodurch ein Beckenschiefstand zustande kommt. Frühzeitige Einschränkung der Flexion spricht gegen Koxarthrose und für Arthritis, ebenso Stauchungsschmerz. In Frühfällen ist der Röntgenbefund oftmals, trotz schon vorhandener erheblicher Schmerzen, auffallend gering, andererseits ist man oft über die geringen Beschwerden des Kranken bei sehr ausgesprochenen röntgenologischen Veränderungen erstaunt – besonders, wenn die Koxarthrose auf Grund einer *präarthrotischen* Deformierung (z.B. Subluxation, Epiphysenlösung, Morbus Perthes) entsteht. Nicht selten sind Kniebeschwerden Frühsymptom und lenken von der eigentlichen Krankheit ab.

Spondylosis deformans (s. S. 698)

Arthropathien bei Stoffwechselkrankheiten

Stoffwechselarthropathien werden in erster Linie bei der Arthritis urica (Gicht), bei den *Hyperlipidämien*, dann aber auch bei *Alkaptonurie* (Ochronose), bei der Lipoidgicht (Bürger), bei der Lipidkalkgicht (Lipidkalzinogranulomatose Teutschländer) und beim Morbus Gaucher (S. 464) gefunden.

Arthritis urica

Die Gicht befällt vor allem pyknische Männer (20mal häufiger als Frauen), Frauen werden erst in höherem Alter betroffen. Sie zeichnet sich charakteristischerweise durch nächtliche, heftige Schmerzen im Bereich des Großzehengrundgelenkes mit starker Rötung und Schwellung aus. Die Schwellung bleibt einige Tage bis zu einer Woche bestehen und kann auch noch länger schmerzempfindlich sein. Seltener werden auch andere Gelenke betroffen.

Es ist aber darauf hinzuweisen, daß manche Gichtfälle vorwiegend Schmerzen und Schwellungen der großen Gelenke aufweisen, ohne daß die Erscheinungen am Großzehengrundgelenk hervortreten. Diese Fälle werden diagnostisch besonders häufig verkannt und als Arthrosen gedeutet. Nach einem 1. Anfall tritt in über 60% der Fälle innerhalb eines Jahres ein 2. Anfall auf.

Tabelle 28.1. Differentialdiagnose zwischen progressiv-chronischer Polyarthritis und Arthrosis deformans (modifiziert nach BÖNI)

	p.c.P.	Arthrosis deformans
Alter	40–65 Jahre juvenile Form: 1–15 Jahre	50–65 Jahre juvenile Form fehlt
Geschlecht	♂:♀ = 1:3	♂:♀ = 1:10
Hereditäre Faktoren	+	+ +
Häufigkeit	1–3%	10–20%
Lokalisation	Hand-, Fingergrund- und Mittelgelenke (symmetrisch) seltener auch große Gelenke.	Fingerendgelenke (Heberden.) Daumengrundgelenk (Rhizarthrose) Fingermittelgelenke (Bouchard) große Gelenke Wirbelsäule
Deformierung	Typische Kapselschwellung, ulnare Deviation	Heberden: typische, symmetrische, derbe Knötchen seitlich an Fingerendgelenk. Bouchard: diffuse Auftreibung des Fingermittelgelenkes.
Röntgenbild	Bandförmige Osteoporose, Gelenkspaltverschmälerung, subchondrale Usuren	Keine Osteoporose. Gelenkspaltverschmälerung feine Exostosen am seitlichen Gelenksrand. Sklerosierung des Gelenkrandes. Bouchard: Gelenk oft stark zerstört aber scharf begrenzt.
Allgemeinsymptome	Abmagerung, Fieber	keine
Laborbefunde	Rheumafaktor meist positiv Senkung stark erhöht	keine abnormen Laborwerte.

Die Temperatur ist während der Attacken meist nur subfebril. Leukozytose ist die Regel, ebenso mäßige Senkungsbeschleunigung. Außer dem klassischen klinischen Bild ist für die Diagnose der erhöhte *Blutharnsäurespiegel* nach drei Tagen purinfreier Diät sehr wertvoll. Im Anfall können sehr stark erhöhte Werte, bis 10 mg% Harnsäure gefunden werden. Durch purinreiche Kost (Milken) läßt sich manchmal ein Anfall provozieren. Auch Wein (roter Burgunder), Tomaten und Gurken sind manchmal anfallauslösend.
Eine Parallele zwischen Hyperurikämie und klinischen Symptomen besteht charakteristischerweise nicht.
Etwa die Hälfte der Gichtkranken entwickeln im Verlauf der Jahre sichtbare Tophi.

Aus den Tophi der Ohren (Abb. 28.6) und in den durch Gelenkspunktion der befallenen Gelenke gewonnenen Massen läßt sich durch die *Murexidprobe* (Harnsäure [aus Tophi] + Salpetersäure + Ammoniak über Gasflamme erhitzen = Ammoniumsalz der Purpursäure (Murexid); die Rotfärbung ist gut sichtbar in einer feuerfesten weißen Schale) die Harnsäure auf einfache Weise nachweisen.

Andere Lokalisationen von Tophi sind: Basis der Großzehe, Fußrist, Achillessehnen, Bursa praepatellaris, Bursa olecrani. Zu stärkeren Gelenkdeformierungen führen diese Harnsäureablagerungen, im Gegensatz zur primär-chronischen Arthritis, nur in seltenen Fällen.

Röntgenologisch ist das Gichtgelenk charakterisiert durch scharf ausgestanzte Usuren an den Knochenrändern (s. Abb. 28.7). Als Ursache der Harnsäureüberschwemmung des Körpers, die klinisch durch erhöhten Harnsäurespiegel und die Harnsäureablagerung im Gewebe (Tophi, Nieren) nachgewiesen werden kann und für die Diagnose ausschlaggebend ist, wurde in den meisten Fällen, welche daraufhin untersucht wurden, eine *vermehrte Harnsäureproduktion* nachgewiesen. Wahrscheinlich können verschiedene Störungen (angeborene fermentative Defekte des Harnsäurestoffwechsels, vermehrter Anfall von N-haltigen Eiweißbausteinen für die Purinsynthese) zur Überproduktion von Harnsäure bei der primären Gicht führen. Die *vermehrte Urataussscheidung* durch die Nieren ist die unmittelbare Folge des erhöhten Harnsäurespiegels. Sie bedingt die wichtigste *Gichtkomplikation:* die **Gichtniere.** Die Gichtniere ist eine Kombination von vaskulären (Glomerulosklerose mit folglichen Glomeruliveränderungen), interstitiellen entzündlichen Infiltraten als Folge der abgelagerten Uratkristalle und Pyelonephritis im Zusammenhang mit der Uratsteinbildung. **Hypertonie, Nierenkoliken** (etwa 20% der Gichtiker) und in späteren Stadien *Niereninsuffizienzerscheinungen* sind die entsprechenden klinischen Symptome. Eine zu wenig beachtete Gichtkomplikation ist die **Koronarsklerose,** da die Gicht häufig mit einer *Hyperlipidämie* einhergeht.

Abb. 28.6. Gichtknoten am Ohr. 72j. Mann

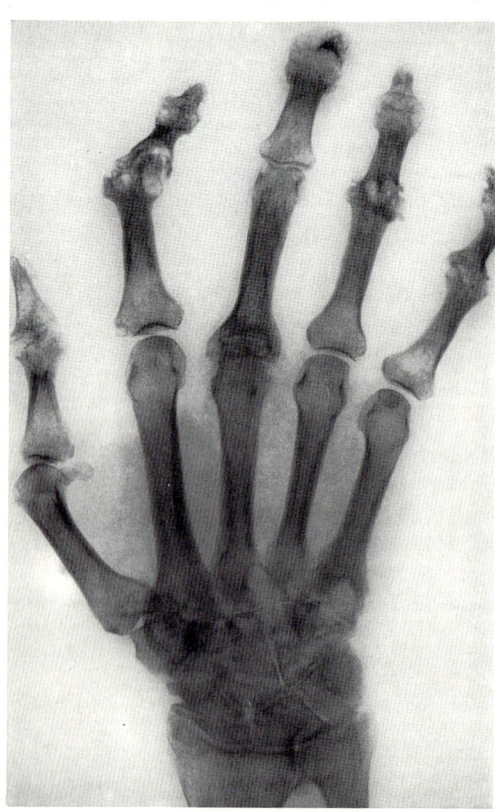

Abb. 28.7. Typisch zystisch ausgestanzte Knochendefekte bei Gicht. 40j. Frau

ERASMUS VON ROTTERDAM schrieb an THOMAS MORUS: „Du hast Nierensteine und ich habe Gicht. Wir haben zwei Schwestern geheiratet."
Gichtsymptome werden als **sekundäre Gicht** bei Polyzythämie und anderen „myeloproliferativen Störungen" beobachtet. Differentialdiagnostisch darf das prompte Ansprechen auf Colchicin bei der oft schwierigen Abgrenzung gegenüber einer rheumatischen Arthritis verwertet werden. Butazolidin wirkt dagegen in beiden Fällen.
Die Bewertung der Hyperurikämie hat zu berücksichtigen, daß nicht alle Gichtfälle jederzeit deutlich erhöhte Werte zeigen (wie auch bei der Porphyrie die Porphyrinurie nur anfallsweise beobachtet werden kann) und Hyperurikämie mäßigen Grades auch bei andern Affektionen z.B. Niereninsuffizienz, Bluterkrankungen vorkommt. Bei manchen Fällen mit Hyperurikämie liegt offenbar eine gichtische Stoffwechselstörung ohne klinische Manifestationen vor.

Hyperlipidämien (Hyperlipoproteinämien)

Es lassen sich unterscheiden:
1. *Primäre* Störungen des Lipidstoffwechsels,
2. *Sekundäre* Störungen des Lipidstoffwechsels.
Zu den *primären Hyperlipidämien* (s. Tab. 28.2) gehören:
a) Die familiäre, fettinduzierte Hypertriglyzeridämie oder Hyperchylomikronämie (Typ I nach Fredrickson).
b) Die familiäre Hypercholesterinämie (Typ IIa, wenn kombiniert mit leichter Hypertriglyzeridämie Typ IIb).

Tabelle 28.2. Einteilung der Hyperlipoproteinämien nach FREDRICKSON

Typ	I	IIa, IIb,	III	IV	V
Synonyma	Fettinduzierte Hypertriglyceridämie, Hyperchylomikronämie	Hypercholesterinämie	„broad-β-disease." (Kohlenhydratinduzierbar)	endogene Hypertriglyceridämie (Kohlenhydratinduzierbar)	endogen-exogene Hypertriglyceridämie (Kohlenhydrat- und fettinduzierbar)
Klinik:					
Vorkommen:	familiär, sehr selten	familiär, ca. 30%	nicht familiär, <5%	nicht familiär, ca. 70%	nicht familiär, <5%
Xanthome:	eruptiv	tendinös, tuberös	plan, tubero-eruptiv	tubero-eruptiv	tubero-eruptiv
Arteriosklerose	−	+++	+++	++	+?
Abdominale Krisen	++	−		±	±
Hepatosplenomegalie	+	−	±	±	±
Labor:					
Serum	milchig	klar	klar	klar bis trüb	klar bis milchig	trüb bis milchig
Triglyzeride	↑	normal	↑ (150–400 mg%)	↑	↑ (400–1000 mg%)	↑ (>1000 mg%)
Cholesterin	↑	↑	↑	↑	normal oder ↑	↑
Triglyzeride/Cholesterin	>8	<2	1	1–5	>5
Chylomikronen*)	↑	−	−	−	↑
Lipoproteinlipase	↓	normal	normal	normal	normal oder ↓
Glukosetoleranz	normal	normal	↓	↓	↓

* Chylomikronen können in der Praxis leicht nachgewiesen werden, indem man das Nüchternserum einige Stunden im Kühlschrank stehen läßt. Die Chylomikronen sind dann als rahmige Schicht über dem getrübten Serum erkennbar

c) Die nichtfamiliäre, kohlenhydrat- und kalorieninduzierte Hyperlipidämie (Typ III, Typ IV) und die kohlenhydrat- und fettinduzierte Hyperlipidämie (Typ V).
Die **familiäre Hypertriglyzeridämie** oder **Hyperchylomikronämie** wurde erstmals 1932 von BÜRGER und GRÜTZ bei einem Kind beobachtet. Sie ist durch einen angeborenen Lipoproteinlipasemangel bedingt, so daß bei Fettzufuhr die Chylomikronen nicht abgebaut werden können.
Die Krankheit ist selten. Knochenbeteiligungen kommen vereinzelt vor. Die rheumatischen Schmerzen sind häufig durch die Verdickung der Sehnenscheiden und Gelenkkapseln bedingt. Typisch sind eruptive (knöt-

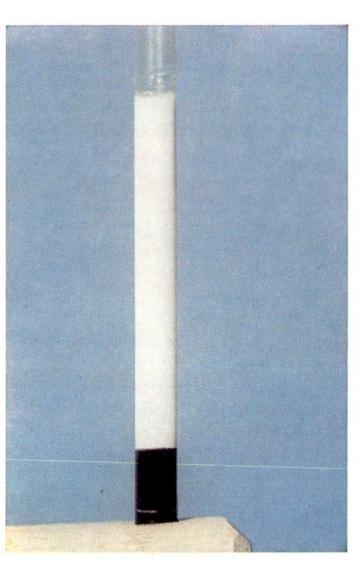

Abb. 28.8. *Lipämisches* Serum bei Hyperlipidämie Typ I

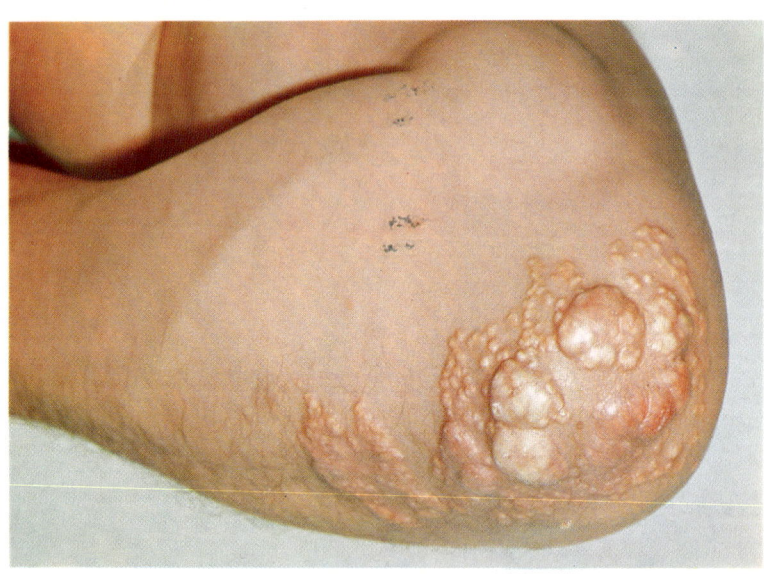

Abb. 28.9. Tuberöse Xanthome bei Hypercholesterinämie

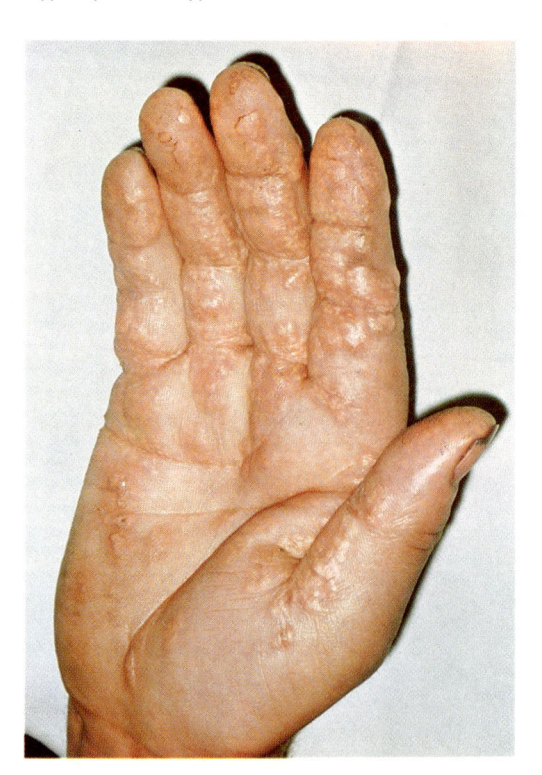

Abb. 28.10. *Xanthome* an den Händen bei Hypercholesterinämie

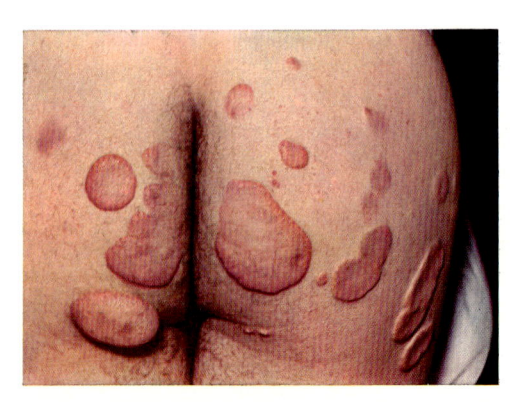

Abb. 28.11. Tuberöse Xanthome bei cholesterinämischer Xanthomatose

chenförmige) Xanthome (Lipidtophi) an Ohr, Zehen, Ellbogen, Fingergelenken.
Im lipämisch getrübten Serum (Abb. 28.8), sind sowohl das Cholesterin als auch die Triglyzeride stark erhöht, wobei die Triglyzeride das Cholesterin um mindestens das 8fache übersteigen.
Typisch ist das anfallsweise Auftreten von Oberbauchschmerzen, welchen in der Regel eine Pankreatitis, die sich auch in Erhöhung der Amylasewerte und einem pathologischen Pankreozymintest äußert, zugrunde liegt.
Durch Einnahme von Fett nehmen die Neutralfette (Triglyzeride) stark zu, bei streng fettarmer bis fettloser Diät oder Ersatz der Nahrungsfette durch mittellangkettige Triglyzeride sinkt der Triglyzeridwert im Serum.
Hepatosplenomegalie ist die Regel, Gefäßkomplikationen wurden dagegen nie beobachtet.
Die **familiäre Hypercholesterinämie** (sowie praktisch alle übrigen Formen der Hyperlipidämien) zeigt knötchenförmige, (tuberöse) Xanthome in Haut und Sehnen an Ellenbogen, Gesäß, Beinen, Vorderarmen und Händen (Abb. 28.9–28.11). Diese Xanthome sind gelegentlich auch in der Achillessehne lokalisiert und können erbsen- bis taubeneigroß sein. Die Knoten sind gelblich und oft von Hyperkeratose begleitet. Sie exulzerieren nie, können aber verkalken.
Xanthelasmen an den Augenlidern kommen in etwa 30% der familiären Hypercholesterinämien vor, werden jedoch häufiger ohne faßbare Stoffwechselstörung beobachtet (Abb. 28.12). Ein unter 45 Jahren auftretendes *Gerontoxon* muß jedoch den Verdacht auf eine familiäre Hypercholesterinämie erwecken. Das Gesamtcholesterin im Serum ist immer deutlich vermehrt, die Neutralfette normal (Typ IIa) oder nur mäßig vermehrt (Typ IIb). Das Serum ist klar. Die Koronargefäße und peripheren Arterien zeigen eine vorzeitige Arteriosklerose, die Hirngefäße dagegen sind nur selten befallen. Bei jungen Männern unter 25 Jahren sind Cholesterin-Serumwerte über 240 mg% auf diese Krankheit suspekt.
Die übrigen, **nichtfamiliären Hyperlipidämien** zeigen oftmals eine verminderte Glukosetoleranz. Alle können eruptive Xanthome aufweisen. Sie sind entweder kohlenhydrat- oder kohlenhydrat- und fettinduziert, vielfach auch einfach kalorieninduziert. Auch sie führen zu einer vorzeitigen Sklerose der Koronargefäße und peripheren Arterien.
Die Differentialdiagnose hat besonders die Aufgabe, von diesen sog. **primären** Erkrankungen des Lipidstoffwechsels die **sekundären Lipidvermehrungen,** zu denen auch die ernährungsbedingten gehören, abzugrenzen. Zu diesem Zweck sind in erster Linie diejenigen Krankheiten, welche anerkanntermaßen mit erhöhten Lipiden im Serum einhergehen, auszuschließen. Dazu gehören **Diabetes mellitus** (wobei allerdings die Mechanismen noch nicht geklärt sind und nicht entschieden ist, ob die Lipidstörungen die Folge des Diabetes mellitus oder beide Anlagen bei ihrer großen Häufigkeit in der Bevölkerung zufällig gekoppelt sind), **Nephrosen, Pankreatitis, Hypothyreoidismus, Hunger, Leberkrankheiten, Cholostase** (wobei Neutralfett nicht erhöht ist), **Alkoholiker.**
Als *Tangier-Krankheit* beschrieben FREDRICKSON u. Mitarb. 1961 erstmals eine bei 2 Bewohnern der Insel Tangier (USA) aufgetretene familiäre **Analphalipoproteinämie.**
Symptome: Fehlende α_1-Lipoproteine, Hypocholesterinämie, Schaumzellen in verschiedenen Geweben (Cholesterinnester) z.B. in den Tonsillen (gelbliche Färbung), Leber, Milz und Lymphknoten (Vergrößerung dieser Organe), Knochenmark, Haut und Rektalschleimhaut, Trübung der Hornhaut, Polyneuropathie; Vererbung rezessiv autosomal.
Die **Abetalipoproteinämie** (eine Erbkrankheit, bei welcher Fett nicht aus dem Darm aufgenommen werden kann) ist durch schlechten Ernährungszustand (Malabsorption), Schwäche, pigmentöse Retinadegeneration, Akanthose der Erythrozyten charakterisiert. Entdeckt wird die Krankheit in der Regel durch einen abnorm niedrigen Cholesteringehalt im Serum von unter 100 mg%.

Alkaptonurie (Ochronose)

Es handelt sich um eine angeborene Stoffwechselstörung, bei der infolge Mangel an *Homogentisinase* der *Phenylalaninabbau* unvollständig ist. Sie verläuft jahrelang symptomlos und ist nur durch die Ausscheidung von Homogentisinsäure im Urin erkennbar. Der Urin hat bei der Entleerung eine normale Farbe, wird er längere Zeit an der Luft stehen gelassen, nimmt er durch Oxydierung der Homogentisinsäure eine dunkelbraune Farbe an.
Der Kranke, resp. seine Familie, wird regelmäßig durch schwarze Flecken, die der Harn an der Wäsche hinterläßt, auf diese Anomalie aufmerksam.
Die Homogentisinsäure lagert sich vor allem in Knorpeln, Sehnen und Skleren ab und führt auch hier zu einer dunkelbraunen bis schwarzen Verfärbung, welche als *Ochronose* bezeichnet wird (Abb. 28.13).

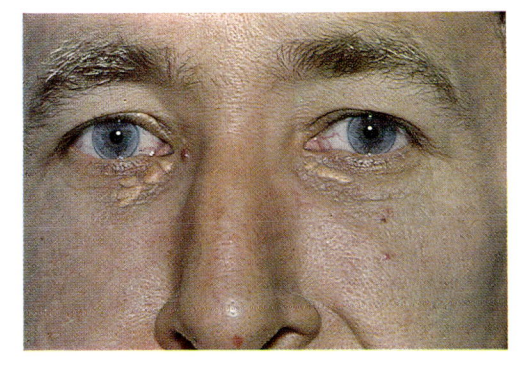

Abb. 28.12. *Xanthelasmen* im Bereich beider Unterlider bei *Hypercholesterinämie,* 43j. Mann

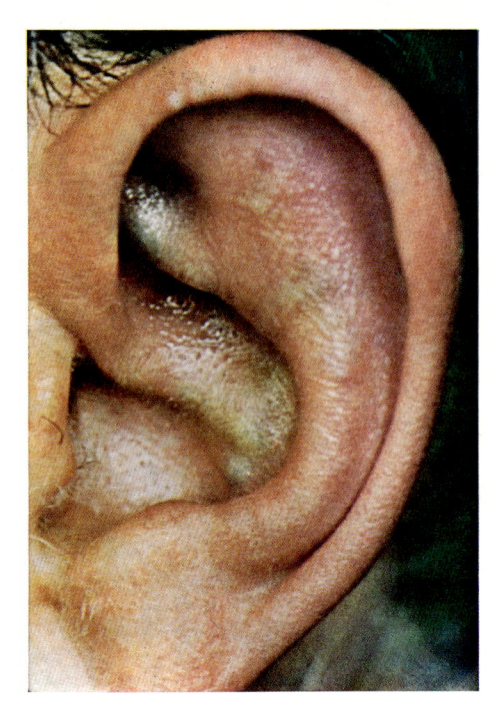

Abb. 28.13. Dunkelverfärbung der Ohrmuschel bei Ochronose

Zu einer Gelenkveränderung infolge Knorpelschädigung durch das Pigment kommt es meist erst Jahrzehnte nach der festgestellten Verfärbung. Es treten dabei in erster Linie Veränderungen der Wirbelsäule, Ossifikationen der Sehnenansätze an Becken und Hüftgelenken sowie Koxarthrose, Gonarthrose und Omarthrose auf.

Bei der Wirbelsäule wird von jeher auf die schwere Sklerose der Wirbeldeckplatten mit Randwucherungen an den Wirbelkanten bei hochgradiger Degeneration der Zwischenwirbelscheiben hingewiesen. Mehrschichtige horizontale Kalkeinlagerungen in den Bandscheiben werden als geradezu pathognomonisches Merkmal aufgefaßt (Abb. 28.14).

Krankhafte Gelenkerscheinungen verschiedener Ätiologie

Arthropathien bei *Nervenkrankheiten* werden bei der *Tabes* vor allem in den Knien, bei der *Syringomyelie* vor allem in den Schultern beobachtet.

Arthropathien bei der **Hämophilie** betreffen in erster Linie die Knie.

Arthropathien werden auch bei **Colitis ulcerosa**, Whippelscher Krankheit und Hämochromatose beobachtet.

Die Arthropathie als Arthritis bei **Psoriasis** betrifft in erster Linie die distalen Fingergelenke, wobei schwere Deformierungen vorkommen können (s. Abb. 28.15). Auch Hüftgelenke, Ileosacralgelenke und Wirbelsäule werden betroffen.

Arthropathien in Form von chronisch polyarthritischen Erscheinungen der kleinen Gelenke, kombiniert mit sklerodermieartigen Hautveränderungen, welche zu erheblichen Schmerzen und Bewegungseinschränkungen führen können, sind bei chronischen Lungenaffektionen, vorwiegend Silikosen, als **Caplan-Syndrom** beschrieben worden.

Arthropathien bei **endokrinen Erkrankungen** sind umstritten. BÜRGER betont die Periarthritis destruens

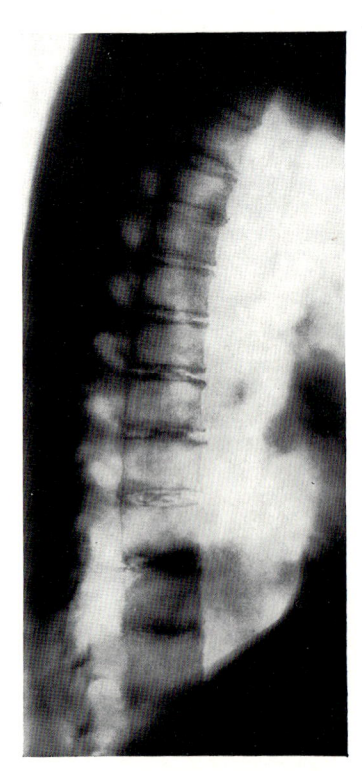

Abb. 28.14. Wirbelsäulenveränderungen bei Ochronose: typische bandförmige Verkalkungen der Zwischenwirbelscheiben von Brust- und Lendenwirbelsäule

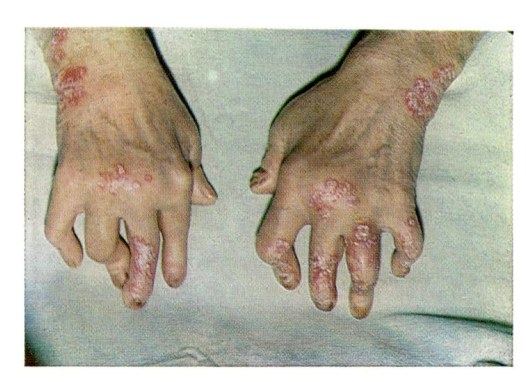

Abb. 28.15. *Psoriasis arthropathica,* 63j. Frau

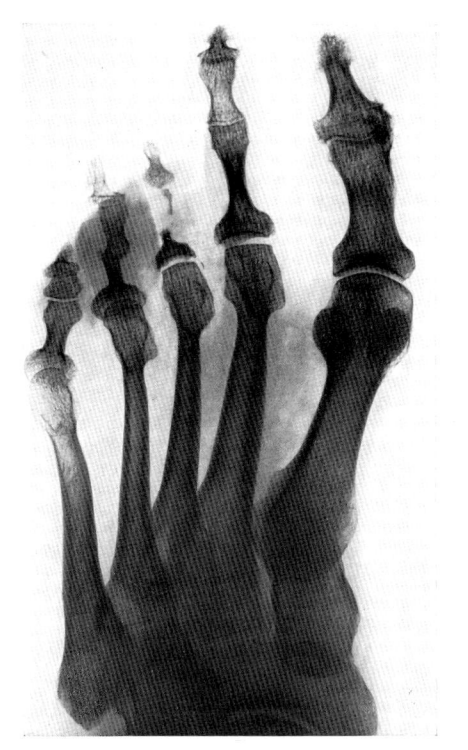

Abb. 28.16. Röntgenologische Veränderungen der Zehen bei *Arthritis mutilans.* Pied en lorgnette. 34j. Frau

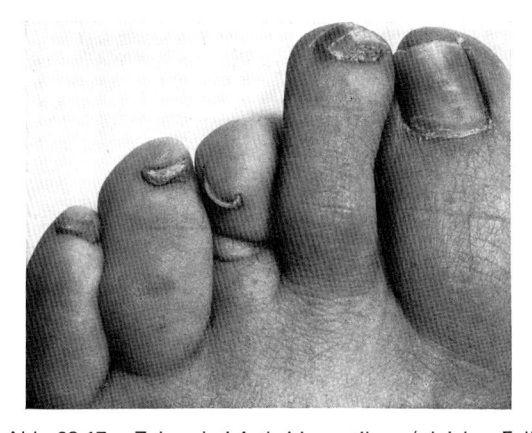

Abb. 28.17. Zehen bei Arthritis mutilans (gleicher Fall wie Abb. 28.16)

bei Unterfunktion der Ovarien, sogenannte Arthropathia ovaripriva.

Eine sehr seltene Ursache für Gelenkschmerzen in den kleinen Finger- und Zehengelenken ist die **Arthritis (Arthrosis) mutilans,** welche auch als „main en lorgnette" (Fernrohrfinger) oder Marie-Léri-Krankheit bezeichnet wird. Infolge Knorpelzerstörung und hochgradigen Knochenabbaues kann es zum Verlust ganzer Phalangen kommen (Abb. 28.16). Dadurch werden Haut und Weichteile im Verhältnis zum Knochengerüst zu lang und lassen sich wie Fernrohrgehäuse ineinander schieben (Abb. 28.17). Ätiologisch ist diese Form offenbar nicht einheitlich.

Eine seltene, besondere Form ist die **familiäre Chondrokalzinose,** welche sich röntgenologisch durch charakteristische Kalkablagerungen in den hyalinen und fibrösen Gelenkknorpeln auszeichnet und klinisch neben leichten, unbestimmten Arthralgien z.T. aber auch schub- und anfallsweise auftretende exsudativ-arthritische Bilder mit heftigen Schmerzen zeigt. Das Charakteristische ist die röntgenologisch nachweisbare Kalkablagerung in den verschiedensten Gelenken. Aber auch die Kalkablagerung ist nicht pathognomonisch, da sie auch bei anderen Erkrankungen z.B. bei Hyperparathyreoidismus gefunden wird. Die Differenzierung gegenüber der progressiv-chronischen Polyarthritis geschieht aufgrund der Serologie und des Röntgenbefundes. Klinisch kann das Bild sonst recht ähnlich sein.

Arthropathien als Ausdruck eines **paraneoplastischen Geschehens** werden bei den verschiedensten Neoplasien vor allem bei Bronchuskarzinomen beobachtet.

Arthropathien können auch Folgen von **Tumoren** der Gelenke sein. Obwohl Geschwülste selten sind, muß an die Möglichkeit gedacht werden, wenn monoartikuläre Gelenkschwellung ohne Trauma auftritt und entzündliche Zeichen fehlen. Schmerzen sind besonders bei bösartigen Geschwülsten oft sehr erheblich. Viele Formen gutartiger Geschwülste werden beobachtet, so Lipome, Hämangiome, Chondrome (mit charakteristischen Verkalkungen im Röntgenbild), Chondromyxome und Xanthome, Riesenzelltumoren mit großen Mengen Cholesterinkristallen im Gelenkerguß (mit überwiegendem Befall der Kniegelenke). Eine sehr bösartige Geschwulst ist das Synovialom oder synoviale Sarkom. Auch bösartige Knochengeschwülste in Gelenknähe lokalisieren die Beschwerden in das benachbarte Gelenk.

Arthropathien bei Erkrankungen des Knorpels werden ebenfalls beobachtet. Die **Panchondritis** führt an den Gelenken zu einer ulzerierenden Arthritis mit anschließender Ankylose. Das Knorpelgewebe des ganzen Körpers ist von der ursächlich noch nicht bekannten Veränderung betroffen, was zu knorpeliger Sattelnase, Chondritis auricularis mit lappenartiger erweichender Ohrmuschel, laryngo-tracheo-bronchialer Chondritis und Chondrolyse mit Heiserkeit, Stridor, Tracheobronchitis und Asthma bzw. Stenose der Luftwege führt. Schließlich ist eine Episkleritis und Iritis, die zur Erblindung führt, nicht selten.

Eine Arthropathie kann auch Ausdruck einer **Osteochondrosis dissecans** sein. Sie betrifft Jugendliche und Erwachsene, Männer häufiger als Frauen. Ursache ist eine mechanisch-traumatische Schädigung der Oberfläche des Gelenkkopfes. Das Kniegelenk erkrankt am häufigsten, dann folgt die Hüfte und seltener das rechte Ellenbogengelenk. Röntgenologisch ist das geschädigte, subchondral gelegene Knochenstück (Gelenkmaus) in der Regel erkennbar. Diese an sich chirurgische Erkrankung muß differentialdiagnostisch häufig gegenüber Arthritiden abgegrenzt werden, weil die Angabe eines Traumas in der Anamnese nicht regelmäßig ist.

Eine Arthropathie als Ausdruck eines **intermittierenden Hydrops** (Hydrops articulorum intermittens) ist eine selten beobachtete Krankheitseinheit. Es tritt in irgend einem Gelenk (am häufigsten im Knie) im Abstand von Tagen bis Wochen in einem meist konstanten Intervall rasch eine mäßig schmerzhafte Schwellung (Erguß) auf, die ebenso rasch wieder verschwindet. Alle entzündlichen Reaktionen fehlen. Wahrscheinlich beruht das Leiden, welches das Allgemeinbefinden des Trägers kaum beeinträchtigt, auf allergischer Grundlage.

An die Möglichkeit, daß Gelenkschmerzen durch ein **chirurgisches** bzw. traumatisches Gelenkleiden verursacht sein könnten, ist stets zu denken.

Literaturauswahl

Asshoff, H., P. Böhm, E. Schoen, K. Schürholz: Klinik der hereditären Chondrocalcinosis articularis. Dtsch. med. Wschr. 92 (1967) 349

Buerger, M.: Klinik der nichtentzündlichen Gelenkerkrankungen. In: Rheumatische Erkrankungen; Hrsg. M. Hochrein. Thieme, Stuttgart 1952

Caplan, H.: The use of Latex fixation tests in non-rheumatic states. Ann. int. Med. 59 (1963) 449

Fredrickson, D. S.: A system for phenotyping hyperlipoproteinemia. Circulation 31 (1965) 321

Fredrickson, D. S.: A physician's guide to hyperlipidemia. Mod. Conc. cardiovasc. Dis. 41 (1972) 31

Harders, H.: Panchondritis – ein neues Krankheitssyndrom. Verh. dtsch. Ges. inn. Med. 67 (1961) 144

Hartmann, G. in: Die Hyperlipidämien in Klinik und Praxis. (ed. G. Hartmann und F. Wyss). Huber Bern, 1970, S. 16

Hartmann, G.: Die Hyperlipidämien und ihre Behandlung. Schweiz. Apoth. Z. 110 (1972) 363

Heyden, S.: Erkrankung und Diät-Therapie der Hyperlipidämien. Dtsch. med. Wschr. 99 (1974) 141

Huth, K., J. Blumenthal, F. W. Schmahl: Diätetische und medikamentöse Therapie der Hyperlipidämien bzw. Hyperlipoproteinämien. Med. Klin. 68 (1973) 1089

Kummer, H., J. Laissue, H. Spiess, R. Pflugshaupt, U. Bucher: Familiäre Analphalipoproteinämie (Tangier-Krankheit). Schweiz. med. Wschr. 98 (1968) 406

Matthews, R. J.: Type II and IV familial Hyperlipoproteinemia. Evidence that these two syndromes are different phenotypic expressions of the same mutant gene(s). Amer. J. Med. 44 (1968) 188

Reiter, H.: Rheumatismus Reiter-Bechterew. Med. Welt 1963/II, 1972

Sanbar, S. S.: Risikofaktor Hyperlipidämie. Springer, Berlin 1972

Schoen, R., A. Böni, K. Miehlke: Klinik der rheumatischen Erkrankungen. Springer, Berlin 1970

Seidel, D.: Fortschritte in der Analytik des Fettstoffwechsels. Ärztl. Praxis 25 (1973) 3789

Teutschländer, O.: Die Lipoido-Calcinosis. Zieglers Beitr. 110 (1949), 402

Wright, V.: Rheumatism and psoriasis. Amer. J. Med. 27 (1959) 357

Zimmermann, K. G., P. Adolphsen, H. Lenz, W. Siegenthaler: Alkaptonurie und Ochronose. Dtsch. med. Wschr. 97 (1972) 242

Zöllner, N.: in: Thannhausers Lehrbuch des Stoffwechsels und der Stoffwechselkrankheiten. 2. Aufl. Hrsg. N. Zöllner. Thieme, Stuttgart 1959

29 Schmerzen bei Erkrankungen der gelenknahen Gewebe und des Unterhaut-Fettgewebes

A. BOLLINGER

An den oberen Extremitäten spielt die **Periarthrosis humero-scapularis** (Duplay-Krankheit) als Schmerzursache eine besonders wichtige Rolle. Diese Erkrankung ist sehr häufig. Sie beruht auf einer ausgedehnten Fibrositis oder Fibrose von Faszien, Sehnen, Bursae und Bindegewebe, welche das Schultergelenk umgeben. Eine Vielfalt auslösender Faktoren sind differentialdiagnostisch zu erwägen:
- Akute und chronische entzündliche Prozesse (z.B. Bursitis subacromialis, Arthritiden)
- Traumata (z.B. Kontusionen, Luxationen, Frakturen)
- Immobilisierung (z.B. nach Mamma-Amputation, Unterarmfrakturen)
- Ausstrahlender Schmerz in die Schultergegend („reflektorische Schultersteife", z.B. bei Myokardinfarkten oder radikulärem Syndrom)

Klinisches Hauptsymptom ist die schmerzhafte Bewegungseinschränkung der Schulter. Im Gegensatz zur Arthrose bessern die Schmerzen nach einer gewissen Betätigungsdauer nicht wesentlich. Sie sind auch in Ruhe vorhanden. Die Kapsel des Schultergelenks ist druckempfindlich (besonders der Ansatz der Supraspinatus-Sehnen, die Bursa subacromialis und das Akromion). In chronischen Fällen zeigt das Röntgenbild häufig eine Verkalkung im Schleimbeutel oder in der Supraspinatus-Sehne (Abb. 29.1).

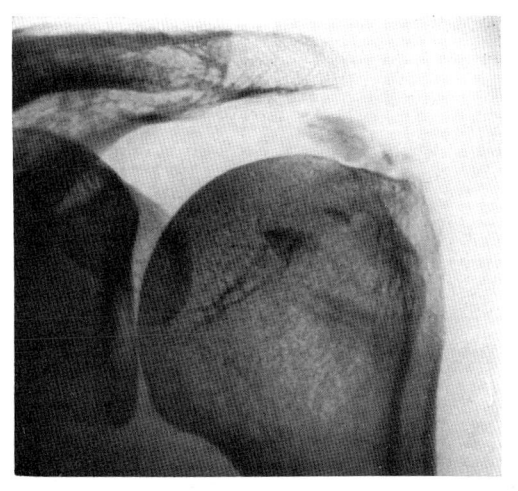

Abb. 29.1. *Periarthrosis humeroscapularis* mit Verkalkungen im subakromialen Raum

Die **Epicondylitis** radialis oder ulnaris humeri ist eine Sonderform der Tendoperiostose. Sie wird nach chronischer oder akuter Belastung der Unterarmmuskulatur beobachtet (z.B. Tennisspieler, Hausfrauen). Der Schmerz strahlt bei Belastungen vor allem in den Unterarm aus. Der betroffene Epicondylus ist druckempfindlich. Tendoperiostosen kommen auch an anderen Stellen vor (z.B. im Bereich von Calcaneus und Sprunggelenk).

Als **Pannikulose** („Cellulite" der Franzosen) werden druckdolente, in der Subkutis gelegene, zum Teil zu Platten konfluierende Knoten bezeichnet. Bevorzugt ist der Oberschenkel adipöser Patientinnen befallen (häufig nächtliche Schmerzen). Die Haut zeigt den typischen Aspekt der „Orangenhaut" (kleine Einziehungen über den mit der Haut adhärenten Knötchen, besonders gut im Stehen sichtbar). Als „Liparthrose sèche" bezeichnen französische Autoren die Kombination von Pannikulose, Gonarthrose und Varikose.

Die gutartigen, oft eine ansehnliche Größe erreichenden **Lipome** kommen vor allem an den Extremitäten und im Nacken-/Schulterbereich vor. Sie sind indolent und von weicher bis mäßig derber (Fibrolipome) Konsistenz. Bei raschem Wachstum ist stets daran zu denken, daß es sich nicht um ein Lipom, sondern um einen malignen Tumor handeln könnte.

Die *rezidivierende, febrile, nicht eitrige* **Panniculitis** (Weber-Christian-Krankheit) ist ausgesprochen selten. Zusammen mit Temperatursteigerungen treten einzelne oder mehrere, zum Teil bis zu 20 cm messende, ziemlich derbe, im allgemeinen wenig schmerzhafte Knötchen im Unterhautfettgewebe auf. Die Haut über diesen Knötchen bleibt verschieblich und ist wenig gerötet. Sie werden an den Extremitäten, aber auch am Stamm angetroffen und bleiben Tage bis Monate bestehen. Rückfälle mit gleicher Symptomatologie werden nach Tagen, Monaten oder auch erst Jahren beobachtet. Die Ursache der Krankheit ist nicht bekannt.

Ist die Panniculitis mit Polyarthritis und Bluteosinophilie kombiniert, ist an ein *metastasierendes exokrines* **Pankreasadenom** zu denken. Diese Trias ist für das exokrine Pankreasadenom, welches Pankreasfermente sezerniert und daher zu ausgedehnten Fettgewebsnekrosen, besonders im Subkutangewebe, Knochenmark und im periartikulären Fettgewebe, führt, typisch. Es werden nur Männer nach 50 Jahren befallen. Der Primärtumor entgeht in der Regel dem klinischen Nachweis, die häufigen Lebermetastasen sind leichter zu palpieren. Tödlicher Verlauf innerhalb Jahresfrist.

Bei Schmerzen in der Muskulatur sind neben dem muskulären Hartspann, der häufig Gelenksaffektionen begleitet, Allgemeinerkrankungen zu erwägen. Die **Polymyalgia rheumatica,** die eine klinische Sonderform der Riesenzellarteriitis (Arteriitis temporalis, s. S. 151) darstellt, zeichnet sich durch ausgeprägte Muskelschmerzen aus. Die Senkung ist meist stark erhöht. Die Beschwerden sprechen schlagartig auf Cortisontherapie an. Die **Dermatomyositis** ist durch ihre anderen typischen Erscheinungen zu erkennen (s. S. 152).

Nach Traumata bildet sich gelegentlich eine **Myositis ossificans** aus (typische Verkalkungen im Röntgenbild). Unter **Myogelosen** versteht man schmerzhafte Knötchen in der Muskulatur.

Literaturauswahl

Hollander J.L.: Arthritis. Lea und Febiger, Philadelphia 1966
Schoen, R., A. Böni, K. Miehlke: Klinik der rheumatischen Erkrankungen. Springer, Berlin 1970
Schmid, M.: Über das Syndrom des sekretorisch aktiven, metastasierenden exokrinen Pankreassyndroms, Z. klin. Med. 154, 439, 1957.

30 Schmerzen bei Erkrankungen der Knochen

U. Binswanger

Allgemeines

Knochenschmerzen. Schmerzen im Bereiche des Bewegungsapparates gehen oftmals von Gelenken oder Nerven, relativ selten vom Knochen aus. Knochenschmerzen werden daher häufig per exclusionem als solche diagnostiziert. Eingreifende Veränderungen der Feinstruktur des Knochens, etwa bei generalisierten metabolischen Knochenleiden, verursachen bemerkenswert geringe Symptome, solange die statische Funktion des Skelettes erhalten bleibt. Das Periost mit reichlicher sensibler Innervation nimmt bei der Schmerzauslösung eine Schlüsselstellung ein.

Alter des Patienten, Lokalisation und Ätiologie von Knochenschmerzen. Für Schmerzen bei lokalisierten Prozessen der Extremitätenknochen gilt, daß der Zeitpunkt der Manifestation zusammenfällt mit der Periode höchster biologischer Aktivität der Ausgangszelle. Maligne Geschwülste entwickeln sich beim Jugendlichen an Orten intensiven Wachstums, d.h. im Bereiche der Wachstumszonen. Beschleunigter Knochenumbau, etwa bei der Ostitis deformans Paget, bei chronischer Osteomyelitis oder bei fibrösen Dysplasien, prädestiniert zur Entwicklung von Knochensarkomen auch bei älteren Leuten.

Generalisierte metabolische Knochenleiden manifestieren sich mit Vorliebe im Bereich der Wirbelsäule, weil offenbar der spongiöse Knochen besonders aktiv an den homeostatischen Aufgaben des Skelettes beteiligt ist. Ebenso wird die Altersatrophie resp. die postmenopausische Involution des Skelettes bei der Frau häufig zuerst an der Wirbelsäule manifest.

Abklärung von Knochenschmerzen. In der täglichen Praxis kommt der Röntgenuntersuchung erstrangige Bedeutung zu. Die Stärke dieser Technik liegt in der Darstellung von Veränderungen der Knochenform, weniger in der Erfassung des Mineralgehaltes des abgebildeten Skeletteiles, welcher erst dann als vermehrt transparent erscheint, wenn circa 30% des Mineralanteiles ausgebaut worden ist. Aufgrund der radiologischen Befunde sind die Knochenveränderungen einzuteilen in lokalisierte und generalisierte Veränderungen. Ein röntgenologischer Lokalbefund kann so typisch sein, daß mit großer Wahrscheinlichkeit auf Vorliegen z.B. eines osteogenen Sarkomes geschlossen werden kann. Erwartet man indessen bei jedem osteogenen Sarkom das spezifische Röntgenbild, dann werden über 50% der Fälle verpaßt.

Die Interpretation radiologischer Befunde lokalisierter Knochenveränderungen kann erleichtert werden durch humorale Blutbefunde unspezifischer Art wie Beschleunigung der Senkungsreaktion oder Anaemie. Bei generalisierten Knochenleiden sind zusätzlich mehr knochenspezifische Parameter wie alkalische Phosphatase, Kalzium- und Phosphatkonzentration im Serum und die Kalziumausscheidung im Urin von Nutzen.

Bei spezieller Fragestellung, z.B. nach dem Bestehen einer Skelettkarzinose, scheint die Knochenszintigraphie bisweilen der Röntgenuntersuchung überlegen zu sein.

Lokalisierte und herdförmige Knochenveränderungen

Knochenmetastasen (Abb. 30.1 bis 30.3)

Knochenmetastasen sind die häufigste Tumorform des Knochens und stets in erste Differentialdiagnose zu stellen. Hauptlokalisation im Stammskelett, Vorkommen häufiger mit zunehmendem Alter. Praktisch kann jeder Primärtumor Skelettmetastasen verursachen; besonders häufig zu finden bei Karzinomen ausgehend von Bronchus, Magen, Nieren, Prostata, Thyreoidea, Mamma. Überwiegend osteolytische Formen; osteosklerotische bei Prostatakarzinom, Mammakarzinom und Blasenkarzinom. In der Regel schlechte Prognose bei Knochenmetastasen eines Bronchuskarzinoms. Bei Metastasen anderer Geschwülste ist längeres Überleben keine Seltenheit.

Knochentumoren

Von Knorpelzellen abstammende Geschwülste (Abb. 30.4 und 30.5)

Kartilaginäre Exostosen verursachen geringe Schmerzen, bedingt durch Größenzunahme, Druck auf einen Nerv oder bei Irritation z.B. durch das Schuhwerk. Vorkommen bei Jugendlichen meist an Metaphysen der Röhrenknochen. Röntgenologisch ist Auflösung der Kortikalis im Bereiche blasiger oder fleckiger Auswüchse zu sehen. Gute Prognose nach Abtragung. In seltenen Fällen wird erneut Wachstum beobachtet, wobei sich bei praktisch gleichem Röntgenbefund ein Chondrosarkom entwickeln kann. Sekundäre Chon-

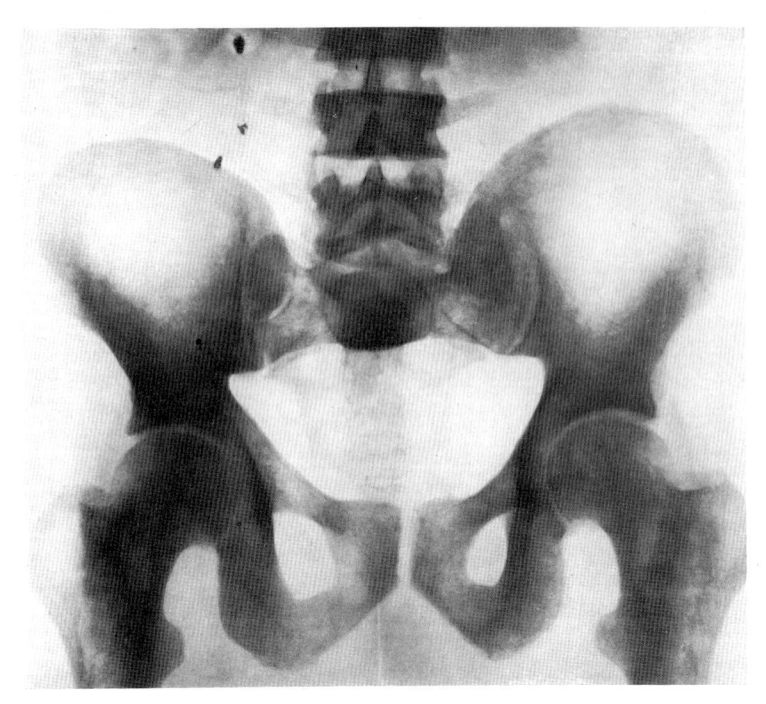

688   30 Schmerzen bei Erkrankungen der Knochen

Abb. 30.1. Diffuse osteoplastische *Knochenmarkskarzinose* bei metastasierendem Prostatakarzinom. Gleichzeitig normochrome Anämie. 58j. Mann

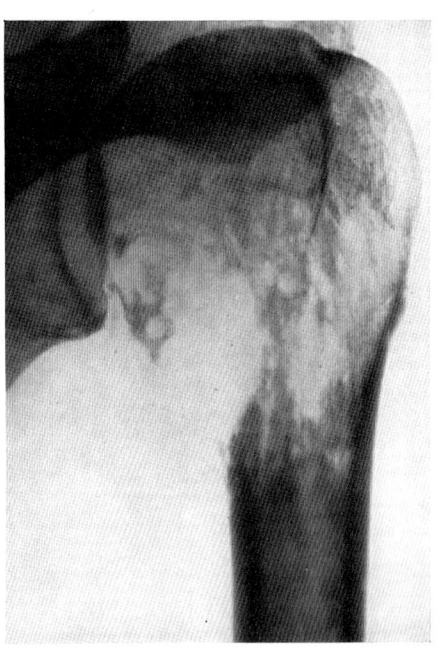

Abb. 30.2. Osteoklastische Metastase im Humerus bei *Hypernephrom*. 58j. Mann

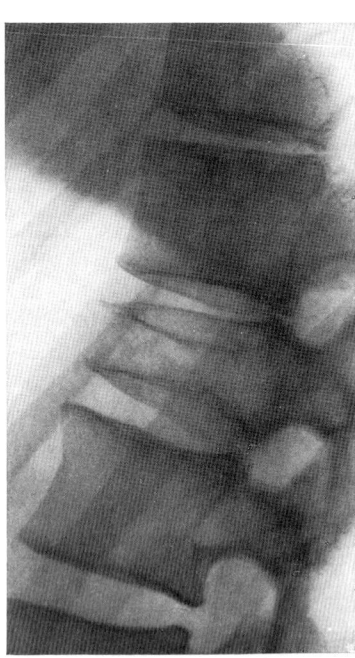

Abb. 30.3. Rückenschmerzen: Hypernephrommetastase im Wirbel mit keilförmiger Deformation und sekundärer Verbreiterung der Bandscheiben. 51j. Mann

drosarkome kommen besonders bei multiplen Exostosen vor.

Enchondrome sind meist erst nach langem Verlauf schmerzhaft: lokales Wachstum oder ein Trauma wirken auslösend. Lokalisation in distalen Röhrenknochen, Vorkommen zwischen 10. und 50. Lebensjahr. Enchondrome großer Knochen führen zu keiner Auftreibung der Kortikalis, im Gegensatz zu denjenigen der Hand- und Fußknochen. Radiologisch sind Verkalkungsherde innerhalb der Osteolysen fast pathognomonisch. Die Therapie besteht in der Kürettage und Füllung mit Knochenchips. Bei generalisierter Enchondromatose besteht eine erhöhte Neigung zu maligner Entartung.

Das **Chondroblastom** führt als Folge der Lokalisation in der Epiphyse bei Jugendlichen zu Gelenkbeschwerden im Bereiche der Schulter oder des Knies. Radiologisch zentrale Osteolyse mit Verkalkungsherden. Kürettage und Füllung führt in jedem Falle zur Heilung.

Das **Chondromyxoidfibrom** tritt mit Vorliebe in der Metaphyse kniegelenknaher Knochen sowie der Hand- oder Fußknochen auf. Vorkommen zwischen 10. und 30. Lebensjahr. Manifestation durch Schmerzen besonders bei Belastung sowie oftmals durch Entwicklung einer Geschwulst. Die radiologische Unterscheidung von Enchondromen oder zystischen Geschwülsten ist ohne Histologie oft unmöglich.

Chondrosarkome. Als inkonstantes Symptom werden dumpfe, bisweilen stechende Schmerzen in Femur, Tibia und Humerus, selten in der Wirbelsäule angegeben, welche seit einigen Monaten bis Jahren bestehen. Oft ist eine Geschwulst palpabel. Auftreten zwischen 30. und 60. Altersjahr. Im Röntgenbild Destruktion der Kortikalis und Ausdehnung der Geschwulst in die Umgebung; unregelmäßige fleckige Verkalkung. Chirurgische Entfernung eventuell mit Amputation ist häufig erfolgreich, da eine Metastasierung erst spät auftritt.

Von Knochenzellen ausgehende Geschwülste

Das **Osteoid-Osteom** wird nach Monaten bis 2 Jahren dauernden Schmerzen, welche auch nachts auftreten, und auf Aspirin ansprechen können, diagnostiziert, wobei oftmals eine hochgradige dolente Stelle über dem Osteom gefunden wird, ohne daß immer eine Schwellung besteht. Der Patient ist afebril. Vorkommen unter 30 Jahren, in allen Knochen zu treffen, am häufigsten in Femur und Tibia. Radiologisch sind in Kompakta oder Spongiosa rundliche, bisweilen röntgendichte oder röntgenhelle inhomogene Herde mit Randsklerose zu sehen. Rezidive fehlen nach gründlicher chirurgischer Ausschälung.

Das **Osteoblastom** kommt besonders bei Kindern und Jugendlichen vor; es finden sich zunehmende Schmerzen von geringer Intensität, meist bereits seit Monaten bestehend, wenn der Arzt aufgesucht wird. Bisweilen geringe Schwellung. Extremitätenknochen, Wirbelsäule und Schädel sind am häufigsten betroffen. Röntgenologisch sind Trabekulierung im Innern und scharfe Begrenzung charakteristisch, auch bei Ausbruch aus der Kompakta ist das Gewebe stets von einer feinen Knochenschale umgeben. Als Therapie werden Kürettage und Füllung empfohlen.

Osteogene Sarkome oder knochenbildende Sarkome (Abb. 30.6)

Knochenbildende Sarkome als häufigste bösartige Tumoren sind röntgenologisch bei arrodierter, sonst

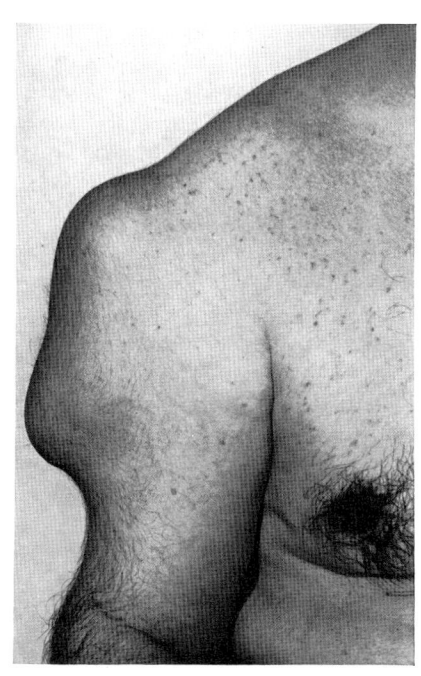

Abb. 30.4. Schwere *Chondromatose,* 45j. Mann. (Subluxation oder Lipomatose vortäuschend)

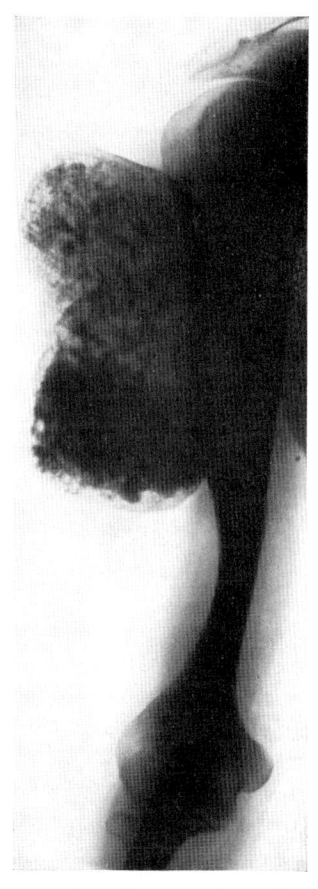

Abb. 30.5. Typisches Röntgenbild der Verkalkungen bei *Chondromatose* (gleicher Fall wie Abb. 30.4). Liegt das Chondrom im Bereich des Thorax, kann eine Lungenverschattung vorgetäuscht werden (Abb. 30.4)

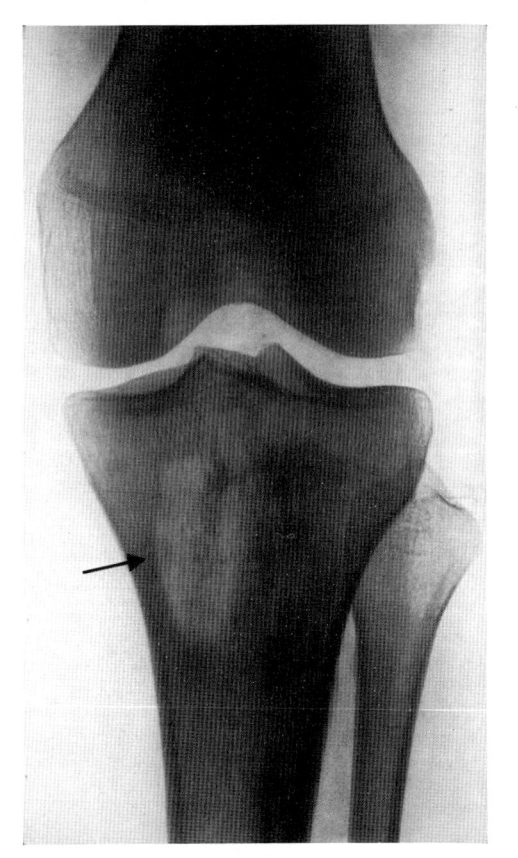

Abb. 30.6. *Osteogenes Sarkom.* Aufhellung im proximalen Tibiadrittel. Seit einigen Wochen heftige Schmerzen. 32j. Frau

intakter Kortikalis, im Markraum vor allem des distalen Femurendes oder der proximalen Tibia als osteolytisch-osteoplastische Läsion erkennbar. Eine andere Form tritt als strahlenartiger Spikulakranz des Periostes in Erscheinung, während bei Befall des Markes *und* des Periostes der ganze Knochen durchwachsen wird. Periostale Sarkome werden aufgrund frühzeitiger Schmerzen rasch erkannt und haben vermutlich deshalb eine bessere Prognose als die endostalen Formen. Parostale, vom Knochen abgesetzte Geschwülste finden sich fast ausschließlich in der Kniekehle. Vorkommen zwischen 15. und 25. Altersjahr. Metastasierung in die Lungen und in das Skelett. Sklerosierende Geschwulstformen unterscheiden sich prognostisch nicht von entdifferenzierten. Bei fehlender Metastasierung kommt nur die Amputationsbehandlung in Frage. Die Fünfjahresheilungen betragen 10% aller Patienten.

Vom Bindegewebe abstammende Geschwülste

Das **nicht ossifizierende Fibrom** wird in langen Röhrenknochen bei Jugendlichen gefunden. Die Patienten klagen über kurzfristig aufgetretene lokale Schmerzen, bisweilen werden Spontanfrakturen beobachtet. Radiologisch imponiert eine exzentrische, durch sklerotischen Rand scharf abgesetzte, bisweilen mehrkammerige Osteolyse mit Auftreibung der gegenüberliegenden Kortikalis. Resektion oder Kürettage führen zur Heilung.

Der **echte Riesenzelltumor** wird zwischen 15. und 40. Altersjahr, mit Vorliebe im Kniebereich und am distalen Radius beobachtet. Schmerz, leichte Schwellung und Störung der Gelenksfunktion führen zum Röntgenbefund multilokulärer Zystenbildungen mit Ausweitung der Kortikalis bei fehlender periostaler Knochenneubildung. Therapeutisch empfiehlt sich die Resektion, falls nicht möglich, ausgiebige Kürettage. Maligne Entartungen nach Röntgenbestrahlung sind beschrieben, aber auch Stillstand einiger der Geschwülste nach dieser Therapie. Rezidive kommen vor und sind bei Manifestierung später als 5 Jahre nach der Erstbehandlung verdächtig auf maligne Entartung.

Das **Ewingsarkom** besteht aus strahlenempfindlichen Rundzellen, welche sich in den Gefäßkanälen des Knochens ausbreiten und zur Aufsplitterung der Kompakta führen. Klinisch finden sich Schwellungen, intermittierende Schmerzen und Fieber. Vorzugslokalisationen sind die Diaphysen von Femur, Tibia, Humerus sowie die Beckenknochen. Radiologisch finden sich unregelmäßig begrenzte Osteolysen und zwiebelschalenartige periostale Knochenneubildung. Vorkommen bei Jugendlichen vor dem 25. Altersjahr. Die Frühmetastasierung erfolgt in das Skelett, die Spätmetastasierung in die Lungen. Differentialdiagnostisch besteht die Schwierigkeit der Abgrenzung von einer *Osteomyelitis*. Der Befund von Eiter schließt ein Sarkom aus. Die *Knochentuberkulose* ist durch langsameren Verlauf gekennzeichnet; im Gegensatz zum Ewing-Sarkom nehmen bei ihr die Schmerzen nach Immobilisierung ab.

Als zweiter, nicht ossifizierender Typ eines Knochensarkoms ist das **Retikulosarkom** bekannt, welches sich durch langsameren Verlauf und bessere Prognose als das Ewingsarkom auszeichnet. Während das Ewingsarkom röntgenologisch initial eine Osteolyse zeigt, findet man beim Retikulosarkom eine Osteosklerose. Das Ewingsarkom imitiert klinisch eine Osteomyelitis, während im Röntgenbild der Befund einer Geschwulst vorliegt. Das Retikulosarkom erweckt den klinischen Eindruck einer Geschwulst, während radiologisch eine sklerosierende chronische Osteomyelitis in Betracht zu ziehen ist. Das Retikulosarkom findet sich in Nähe des Kniegelenkes in Femur und Tibia. Der Tumor wächst endostal mit geringer Zerstörungstendenz. Eine periostale Reaktion fehlt meistens. Das Erkrankungsalter liegt zwischen 25 und 40 Jahren. Die späte Metastasierung erfolgt in die Lymphknoten, Lungen und das Skelett. Die Strahlenempfindlichkeit ist gut.

Geschwülste der Knochengefäße und des hämatopoetischen Gewebes

Hämangiome finden sich in der Schädelkalotte, der Wirbelsäule, allenfalls in langen Röhrenknochen. Die

30 Schmerzen bei Erkrankungen der Knochen

Mehrzahl ist klinisch stumm. Radiologisch imponiert eine grobsträhnige Spongiosazeichnung (Abb. 30.7). Bei Befall der Wirbelsäule können Kompressionssyndrome beobachtet werden. Therapeutisch wird Hoch-Volt-Therapie empfohlen. **Maligne Hämangioendotheliome** sind selten und entwickeln sich nicht aus Hämangiomen. Der klinische Verlauf ist unberechenbar. Eingreifende chirurgische Behandlung scheint der Röntgentherapie überlegen.

Das **multiple Myelom** manifestiert sich mit Rücken- und Thoraxschmerzen, pathologischen Frakturen (Abb. 30.8) und bisweilen palpablen Tumoren, welche flachen Knochen aufliegen. Auftreten zwischen 40. bis 60. Altersjahr. Die Diagnose mittels klassischem Schädel-Röntgenbild der ausgestanzten Defekte (Abb. 19.6) ist eher die Ausnahme als die Regel. Weit häufiger finden sich eine Rarefizierung der Knochenmasse (Abb. 30.9) oder auch ein unauffälliger radiologischer Knochenbefund. Bezüglich hämatologischer und biochemischer Befunde sowie zystostatischer Therapie sei auf Kapitel Splenomegalie hingewiesen. Die mittlere Überlebenszeit nach Diagnose liegt bei 2–3 Jahren. **Solitäre Myelome** sind selten und meist multiple Myelome mit besonders prominenter Entwicklung eines einzelnen Tumors. Bei **chronisch-myeloischer Leukämie** wird oftmals lokaler Schmerz über dem Sternum, besonders bei Druck, beobachtet. Röntgenologisch sind in der Regel keine Befunde zu erheben; selten werden lokalisierte Tumorknoten in Rippen, Wirbelkörper und Femur beobachtet.

Akute Leukämien, besonders bei Jugendlichen, sind oftmals begleitet von Knochenschmerzen und Störung

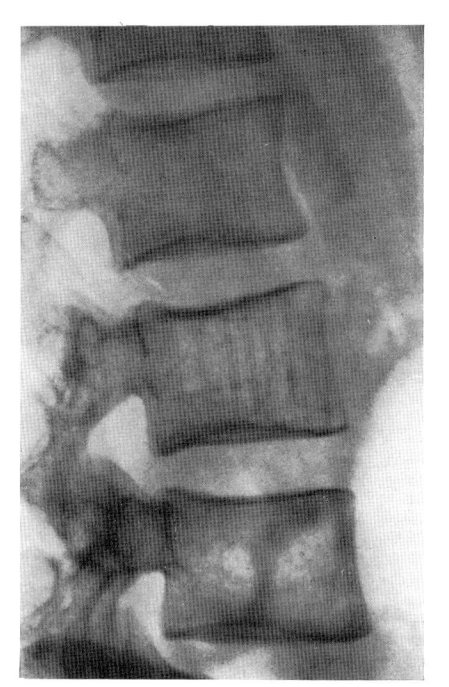

Abb. 30.7. Rückenschmerzen: *Hämangiom* des Wirbelkörpers mit strähniger Struktur, aber ohne Formveränderung des Wirbelkörpers. 48j. Mann

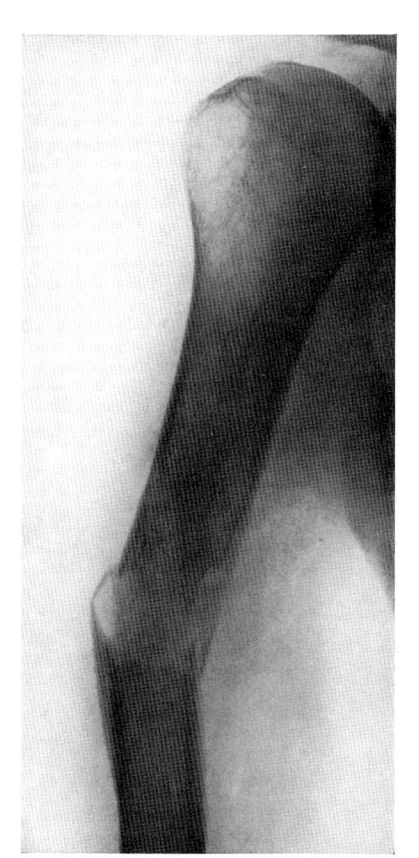

Abb. 30.8. Spontanfraktur des rechten Humerus bei Myelom mit mäßig intensiven Schmerzen. 66j. Mann

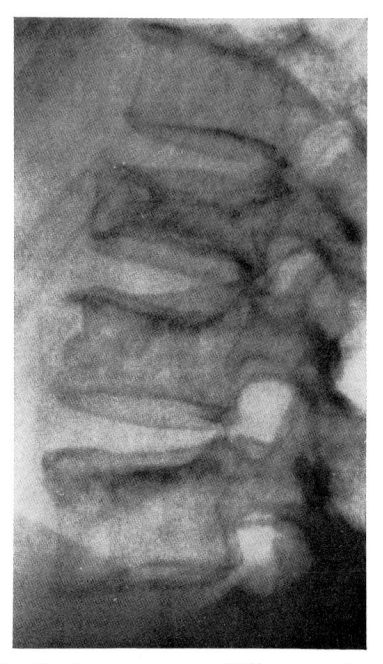

Abb. 30.9. Rückenschmerzen: Diffuses multiples Myelom mit Befall aller Wirbel. 62j. Mann

der Gelenkbewegungen infolge Infiltration des Periostes und paraartikulärer Strukturen. Röntgenologisch imponieren unscharf begrenzte bis ausgestanzte Osteolysen, z. B. des Schaftbereiches langer Röhrenknochen. Im Verein mit lytischen Herden können mehr sklerotische vorkommen. Periostale Knochenneubildung in Zwiebelschalenform sowie bandförmige epiphysennahe Aufhellungen gehören mit zur Reihe der Befunde.

Maligne Lymphome vom lymphoblastären oder reticulären Typ verursachen selten Osteolysen.

Osteolytische oder osteoplastische Knochenveränderungen bei **Morbus Hodgkin** werden in ca 15% der Fälle beobachtet.

Zystische Knochenveränderungen

Solitäre Knochenzysten werden im Adoleszentenalter diagnostiziert, meist aufgrund einer pathologischen Fraktur, seltener wegen Schmerz und Schwellung. Hauptlokalisation sind Metaphysen von Femur, Tibia und Humerus. Radiologisch findet sich Verdünnung der aufgetriebenen Kortikalis bei meist homogenem hellem Aspekt des Zentrums der Läsion.

Die **aneurysmatische Knochenzyste** tritt zwischen 10. und 25. Altersjahr auf und wird radiologisch aufgrund mehrkammeriger, seifenblasenartiger Auswüchse der Metaphyse von Femur, Tibia und auch der Wirbelbogen und -fortsätze diagnostiziert (Abb. 30.10). Aufbruch der begrenzenden Knochenschale ist bekannt.

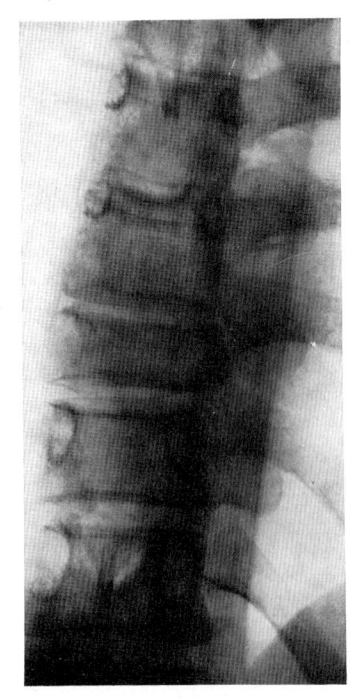

Abb. 30.10. Rückenschmerzen bei *aneurysmatischer Knochenzyste*. 26j. Mann. 3 Wirbelbögen fehlen (Pfeil). Befund nicht spezifisch für diese Erkrankung

Die Prognose ist nach Kürettage oder Resektion gut; im Gegensatz zur Riesenzellgeschwulst sind maligne Entartungen nicht bekannt.

Die **fibröse Dysplasie**, neben der *polyostischen* auch als *monostische* Form auftretend, kann bei Erwachsenen Schmerzen verursachen, evtl. zu pathologischen Frakturen führen. Radiologisch Auftreibung des Knochens durch mehrkammeriges, zu Blasen zusammengeschlossenes fibröses Gewebe. Fehldiagnose: Hyperparathyreoidismus bei polyostischen Formen und fibröser Tumor bei monostischer Form. Prognose günstig. Sarkomatöse Entartung in ca. 1% der Fälle. Synonym der polyostischen Form der Krankheit: **Osteofibrosis deformans juvenilis Uehlinger**. Im Verein mit Pigmentanomalien der Haut und Pubertas praecox als **Albright-Syndrom** bezeichnet.

Knochennekrosen

Bei Jugendlichen sind die **aseptischen Nekrosen**, welche an verschiedenen Teilen des Skelettes auftreten können, gelegentlich Ursache von Schmerzempfindungen. Je nach der Lokalisation unterscheiden wir:

Die **Perthes-Erkrankung** (Schenkelkopf): Der Knorpel bleibt erhalten, Gelenkspalt nicht verschmälert (wichtiges Unterscheidungssymptom gegenüber Tbc und Osteomyelitis); die **Köhler-Erkrankung** (Köhler I = Os naviculare, Köhler II = Metatarsalköpfchen II), vorwiegend Mädchen bis 19 Jahre; die **Kienböck-Erkrankung** (Lunatum), selten bei Kindern, am häufigsten zwischen 20 und 30 Jahren, besonders bei Handarbeitern, oft, aber nicht immer, nach Trauma; die **Osgood-Schlatter-Erkrankung** (Tibiaapophyse), Jugendliche bis höchstens zum 25. Lebensjahr; die **Scheuermann-Krankheit** der Wirbelsäule. Es handelt sich um primäre Veränderungen der Bandscheiben (Schmorl) mit sekundärer Beeinflussung des Wirbelwachstums (aseptische Nekrosen). Die Wirbel werden keilförmig. Der entsprechende Abschnitt der Wirbelsäule (mittlere und untere Brustwirbelsäule) versteift. Der Prozeß kommt nach dem 16. Altersjahr zum Stillstand, dagegen können beim Erwachsenen durch Residuen (Keilwirbel, versteifte Kyphose, vorzeitige Spondylosis deformans) Rückenbeschwerden entstehen. Die Diagnose wird röntgenologisch erhärtet. Bei allen unklaren Rückenschmerzen sind auch die sog. orthopädischen und chirurgischen Wirbelsäulenerkrankungen in Betracht zu ziehen.

Femurkopfnekrosen bei Erwachsenen werden in Zusammenhang mit Kortikoidmedikation beobachtet (z.B. Status nach Nierentransplantation, 10% der Fälle), ferner bei aethylischer Leberzirrhose. Bei Caissonarbeitern führen Luftembolien, nach Arbeit mit dem Preßlufthammer chronische Frakturen zu Knocheninfarkten. Bisweilen werden Knocheninfarkte zufällig radiologisch diagnostiziert (Abb. 30.11).

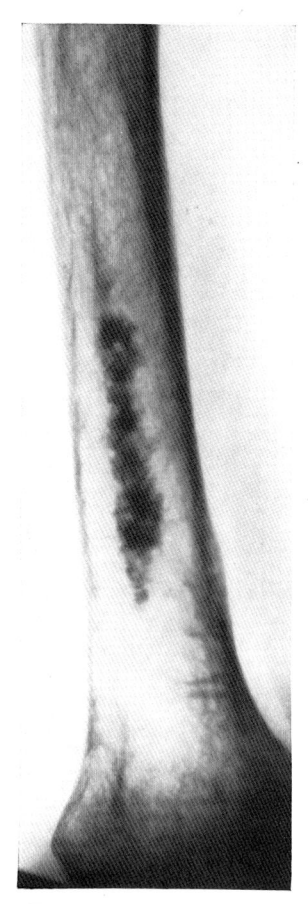

Abb. 30.11. Typisches Bild eines *Knocheninfarktes*. Darstellung krümeliger Massen

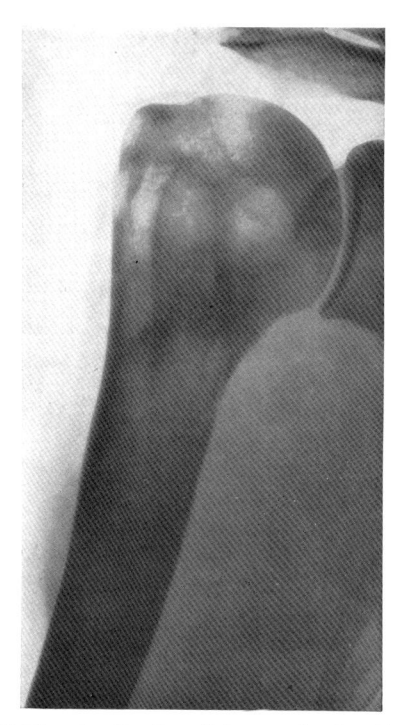

Abb. 30.12. *Brodie-Abszeß* im proximalen Humerusdrittel rechts. Beim Erwachsenen wird kaum eine periostale Reaktion beobachtet. 35j. Mann (operativ verifiziert). Klinisch im Vordergrund heftige Schmerzen

Entzündliche Knochenerkrankungen

Die **Osteomyelitis** betrifft zu 80% Kinder im Vorpubertätsalter, zu 20% Erwachsene. Haupterreger Staphylococcus aureus und albus, seltener Pneumokokken, Salmonella typhi, Brucella abortus Bang. Vorzugslokalisation ist die Metaphyse langer Röhrenknochen, wo Spontan- oder Druckschmerz auftritt. Geringe Temperaturen bei Senkungsbeschleunigung und Leukozytose. Radiologisch finden sich unscharf begrenzte Aufhellungen erst ca. 3 Wochen nach Auftreten von Beschwerden.

Der **Brodie-Abszeß** (Abb. 30.12) findet sich gehäuft bei Männern zwischen 15–25 Jahren, mit Vorliebe in Metaphysen von Tibia, Femur und Humerus. Geringe Schmerzen und leichte Schwellung führen zum Röntgenbefund einer Aufhellung bei Verdickung der Kortikalis.

Die **nichteitrige Ostitis Garré** beginnt stürmisch mit Fieber im Gegensatz zum Ewing-Sarkom, mit welchem es im übrigen bezüglich Alter der Betroffenen und Lokalisation übereinstimmt.

Die **Knochentuberkulose** (Abb. 30.13 und 30.14) nach hämatogener Streuung bei Lungen-, Nieren- oder

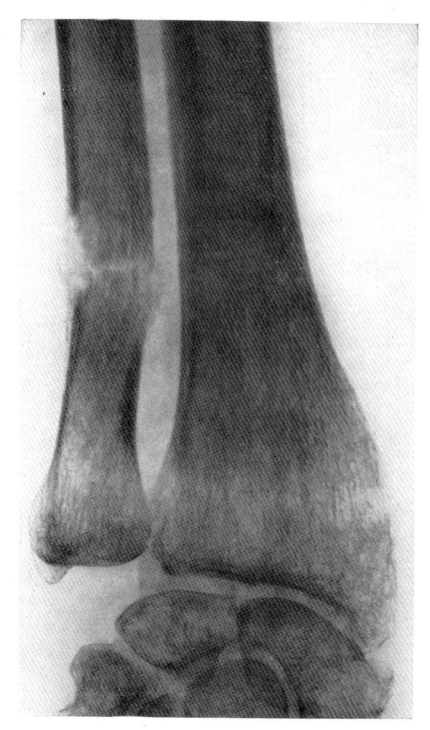

Abb. 30.13. Knochentuberkulose (Ulna) als Ursache von Schmerzen im Bereich des Vorderarms. 70j. Frau, bioptisch verifiziert

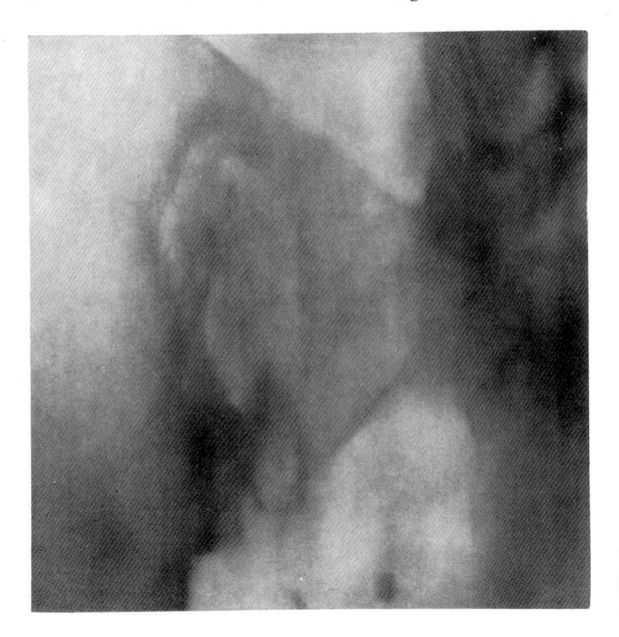

Abb. 30.14. Tuberkulose im Bereich des Ileosakralgelenks mit tomographisch nachgewiesener Kaverne. 72j. Frau

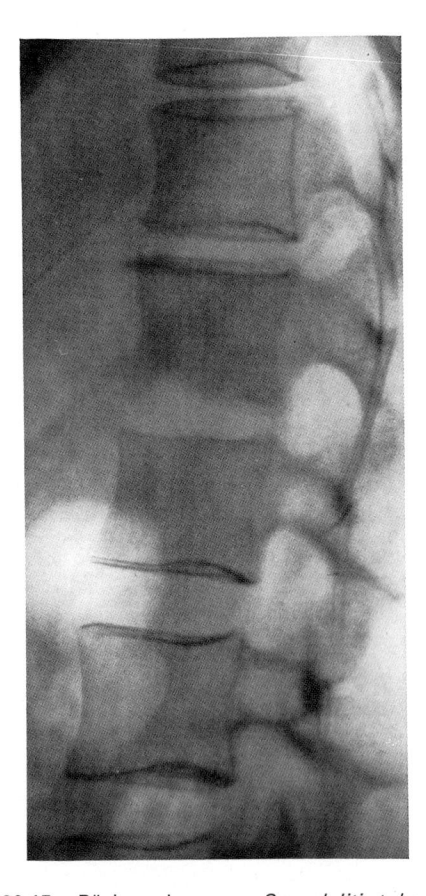

Abb. 30.15. Rückenschmerzen: *Spondylitis tuberculosa* mit typischen röntgenologischen Veränderungen: Bandscheibenverschmälerung, Usuren an der kaudalen Deckplatte, Fehlhaltung. – Ein Senkungsabszeß ließe sich nur auf einer a.p. Aufnahme nachweisen

Lymphknoten-Tbc wird bei Jugendlichen diagnostiziert; Spondylitiden werden auch in höheren Altersklassen gesehen. Befall mit Vorliebe der Metaphysen langer Röhrenknochen und der Wirbel (Abb. 30.15). Die Epiphysen werden oft mitbetroffen. Bei oberflächlichen Affektionen entstehen Usuren, bei zentralen Knochenkavernen. Durchbruch der Knochenkontur führt zum kalten Abszeß (Abb. 30.16) oder Senkungsabszeß. Klinisch bestehen lokaler Schmerz und nicht entzündliche Schwellung (Tumor albus). Fieber und Blutbildveränderungen können fehlen, die Senkungsreaktion ist beschleunigt. Röntgenveränderungen imponieren zunächst als Osteoporose, später als Osteolyse.

Die **Knochenlues** (Abb. 30.17) verursacht bereits Wochen nach der Infektion Schmerzen, besonders der Tibia. Der Befund des säbelförmigen Schienbeins mit radiologischer Zerstörung der Knochenstruktur und periostaler Knochenneubildung, wie sie im Tertiärstadium des Leidens gefunden wird, ist selten.

Aktinomykose und **Blastomykose** des Knochens können vermutet werden, falls entsprechende Haut- oder Lungenmanifestationen vorliegen. Beide Infektionen können sich per continuitatem destruierend ins Knochengewebe ausdehnen. Die Blastomykose gelangt auch hämatogen in den Knochen.

Die infektiösen Spondylitiden, ausgehend von der Zwischenwirbelscheibe, führen sekundär zu Knochenveränderungen. Die **Spondylitis tuberculosa** ist die häufigste Lokalisation der Skelettuberkulose beim Erwachsenen (vorwiegend 2. und 3. Lendenwirbel). Sie wird vorwiegend im 2. und 3. Lebensjahrzehnt, im übrigen aber in jedem Alter beobachtet. Nicht immer ist die klassische Trias: Buckel, Senkungsabszeß und Rückenmarksymptome, ausgebildet.

30 Schmerzen bei Erkrankungen der Knochen 695

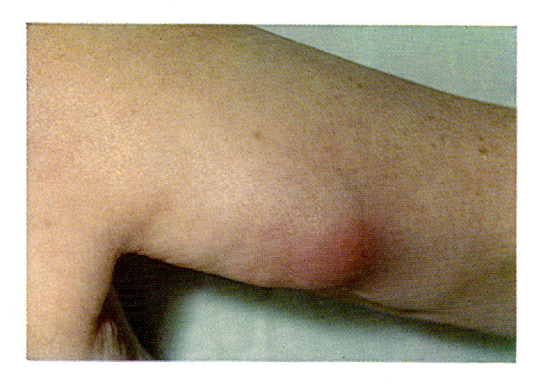

Abb. 30.16. Selten gewordener *kalter Abszeß* (Tbc) am Oberarm mit typischer Färbung (von 30 Jahre zurückliegender Knochentuberkulose ausgehend). Nach Punktion Eiter mit *Kochschen Bakterien*

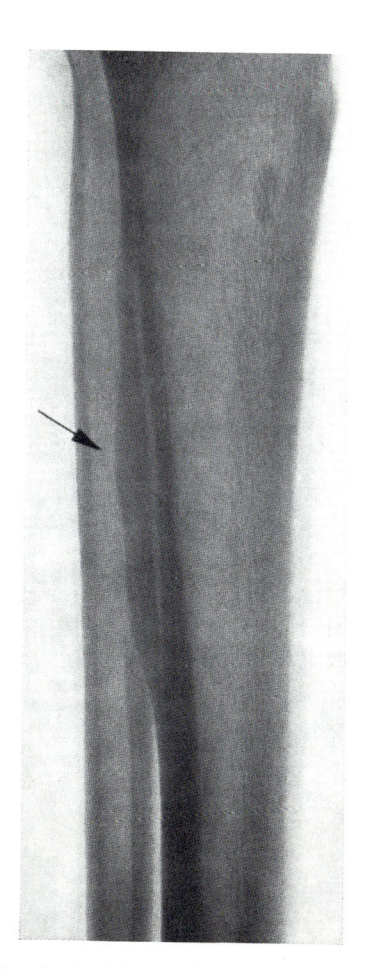

Abb. 30.17. *Periostitis luica* (verdicktes Periost ↘ mit unregelmäßigen Konturen)

Klinisch weist anfänglich in der Regel nur der Schmerz (manchmal intensiv in die Extremitäten ausstrahlend, seltener streng lokalisiert) auf eine tuberkulöse Spondylitis hin. Senkungsreaktion stets erheblich beschleunigt, Blutbild uncharakteristisch, Temperaturen wechselnd erhöht. Der *Senkungsabszeß* klärt gelegentlich schlagartig die Diagnose, wenn er über dem Poupartschen Band erscheint (oder auch im Röntgenbild sichtbar wird). Durch das Röntgenbild (dorsoventrale und seitliche Aufnahme) gelingt aber die Diagnose in der Regel vor Ausbildung der vollständigen klassischen klinischen Symptomatologie. Das wichtigste und auch frühzeitig röntgenologisch ausgebildete Symptom ist die obligate Verschmälerung der Bandscheiben, dann folgen die bandscheibennahe Osteoporose, der Nachweis eines Senkungsabszesses, Zusammenbruch der Wirbel und erst spät der Nachweis von Wirbelkavernen. In unklaren Fällen soll aber stets tomographiert werden, weil das Tomogramm des fraglichen Wirbelkörpers allfällige Kavernen besser zur Darstellung bringt.

Auch andere Infektionskrankheiten, hauptsächlich der Morbus Bang, seltener der Typhus, können spondylitische Herde verursachen. Die Ausführung der entsprechenden Komplementbindungsreaktionen ist daher zur diagnostischen Abklärung röntgenologisch festgestellter Spondylitiden und überhaupt längerdauernder ungeklärter Schmerzen im Bereich der Wirbelsäule unerläßlich.

Ostitis deformans Paget

Monostische Formen bereiten differentialdiagnostische Schwierigkeiten: Es finden sich radiologisch fleckig-strähnige Umwandlungen der Knochenstruktur, welche am Schädel anfänglich als Defekt imponieren (*Osteoporosis circumscripta cranii*), an Röhrenknochen zu mäßiger Auftreibung und Verdünnung der Kortikalis führen (z. B. Tibia, Humerus).

Allgemein kommt der *Morbus Paget* nach dem 40. Altersjahr vor. Die Patienten klagen über Zunahme des Kopfumfanges (Abb. 3.49 und 3.50, S. 63); gewichttragende Skeletteile sind verkrümmt und schmerzhaft. Bei Befall des Unterschenkels ist die Fibula regelmäßig ausgespart (Abb. 30.18). Bei mehr porotischen Formen kommt es zur Abnahme der Körpergröße infolge von Spontanfrakturen der Wirbel. Bei ausgedehntem Skelettbefall ist radiologisch Verdickung des betroffenen Knochens, porotisch strähnige Aufhellung gefolgt von sklerosierender Veränderung, immer mit Betonung der Rahmenstruktur, typisch (Abb. 30.19). Die Veränderung ist gegenüber dem gesunden Knochen scharf abgesetzt. Biochemisch ist starke Erhöhung der *alkalischen Phosphatase*, bisweilen auch des Kalziums im Serum und Urin zu beobachten. Als Ursache einer Herzinsuffizienz wird gesteigertes Herzminutenvolumen infolge starker Vaskularisation des Knochens diskutiert. Sarkomatöse

Entartung kommt bei ausgedehnter, langdauernder Krankheit bis in 10% der Fälle vor; sie ist erkennbar am Schmerz und am zusätzlichen Anstieg der alkalischen Phosphatase. Mit Erfolg können heute Mithramycin, Calcitonin und Phosphonate bei Morbus Paget eingesetzt werden.

Hypertrophische Ostearthropathie

Es handelt sich um ein Syndrom mit Trommelschlegelfinger, Schwellung und Schmerz im Bereiche der Extremitätenknochen im Verein mit periostaler Knochenneubildung, das bei pulmonalen, pleuralen oder mediastinalen entzündlichen oder neoplastischen Prozessen, bei zyanotischen Herzvitien (Abb. 3.34, S. 56 und 12.2, S. 291), biliärer Zirrhose, Ileitis regionalis und Colitis ulcerosa vorkommt. Eine hereditäre Form der Krankheit mit Hautverdickung des Gesichts und der Hände ist als *Pachydermoperiostose* bekannt. Besserung bei Therapie des Grundleidens.

Speicherkrankheiten mit Skelettmanifestation

Unter dem Begriff *Histozytose* werden subsummiert das *eosinophile Granulom*, das *Hand-Schüller-Christian-Syndrom* und das *Letterer-Siwe-Syndrom*, alle bedingt durch histozytäre Proliferation wechselnden Ausmaßes. Das **eosinophile Granulom** tritt vorwiegend bei Jugendlichen auf. Radiologisch sind Osteolysen im Markraum von Röhrenknochen oder flacher Knochen zu finden, in deren Bereich Schmerz und Schwellung auftreten. Gute Prognose nach Kürettage. Eosinophile Granulome können in der Mehrzahl im Knochen vorkommen und außerdem in Lunge, Pleura, Magendarmtrakt, Lymphknoten und Haut gefunden werden.

Das **Hand-Schüller-Christian-Syndrom** umfaßt multiple ausgestanzte Knochendefekte, besonders der Schädelkalotte (Abb. 19.6), ein- oder doppelseitigen Exophthalmus und Diabetes insipidus, evtl. im Verein mit weiteren Zeichen der Hypophyseninsuffizienz. Vorkommen bei Kindern und Jugendlichen.

Durch akuteren Verlauf und vorwiegend viszerale Komplikationen gekennzeichnet ist das **Letterer-Siwe-Syndrom**.

Der **Morbus Gaucher** ist gekennzeichnet durch Speicherung von Zerebrosiden im retikuloendothelialen System. Röhrenknochen, Wirbel und Becken werden herdförmig aufgetrieben, schmerzen und können

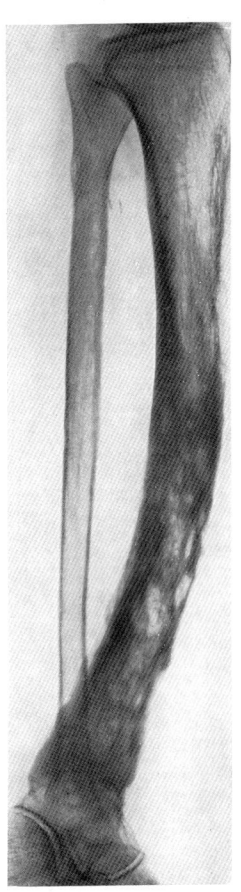

Abb. 30.18. Säbelscheidenförmige Deformierung der Tibia bei *Morbus Paget* mit mäßig starken Knochenschmerzen. 62j. Frau

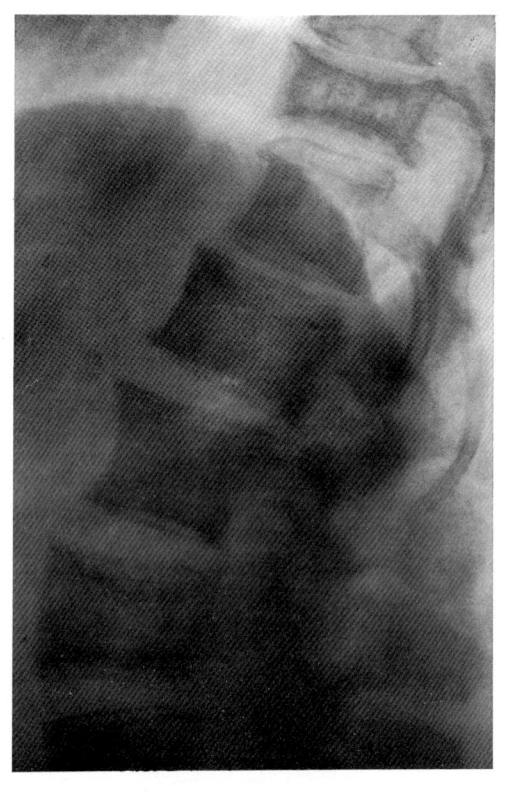

Abb. 30.19. Wirbelsäule bei *Morbus Paget* (typisch die Rahmenbildung der Wirbel). Klinisch heftige Rückenschmerzen. 79j. Frau

30 Schmerzen bei Erkrankungen der Knochen   697

frakturieren. Die Beschwerden können auf Kortikoide ansprechen.
Bei **Mastozytose**, welche den kutanen Befund einer Urtikaria pigmentosa verursacht, kann das Bild einer Osteoporose beobachtet werden (s. S. 44).

Wirbelveränderungen infolge primärer Erkrankung der Zwischenwirbelscheiben, der Gelenke und des Bandapparates

Osteochondrose der Halswirbelsäule
(Osteochondrosis et Spondylosis cervicalis) Abb. 30.20 bis 30.23

Die Abnützungserscheinungen der Zwischenwirbelscheibe im Bereich der Halswirbelsäule sind sehr häufig. Klinisch können sie sich durch folgende Erscheinungen manifestieren:
a) lokalisierte Schmerzen unterhalb des Hinterhauptes.
b) ausstrahlende Schmerzen in den Kopf (*Migraine cervicale*), Schultergürtel und in die oberen Extremitäten mit und ohne Muskelatrophie (Abb. 30.21). Häufig ist Kribbeln in den Händen und Fingern (*Zerviko-Brachial-Syndrom*).
c) Symptome, welche sich durch Mitbeteiligung der benachbarten Strukturen (Gefäße, Sympathikus) äußern. Sympathikusreizung führt zu vegetativem Syndrom mit Schwitzen und Pupillenstörungen (Mydriasis) der entsprechenden Seite. Zerebrale Durchblutungsstörungen können auftreten, wenn die A. vertebralis sklerotisch verändert ist.
Die Zuordnung solcher Symptome zu einer *Spondylosis cervicalis* kann deswegen besonders schwierig

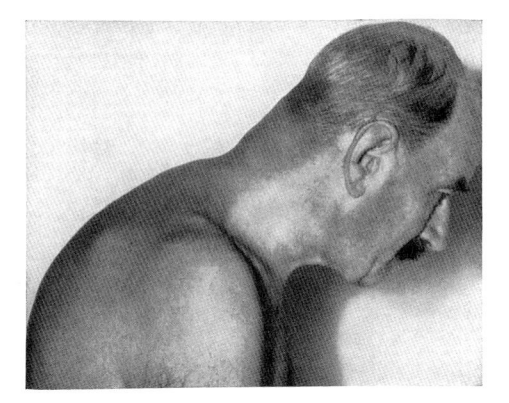

Abb. 30.20. Typische Haltung bei hochgradiger Spondylosis deformans. 74j. Mann (gleicher Fall wie Abb. 30.21 und 30.22)

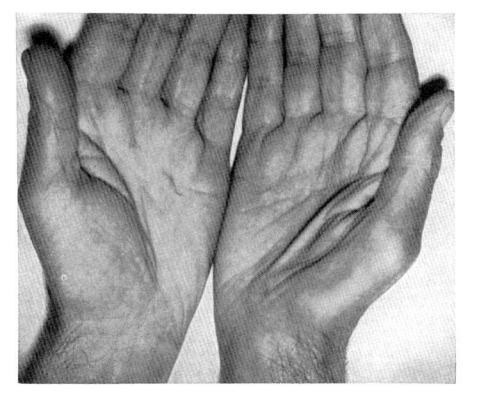

Abb. 30.21. Muskelatrophien bei hochgradiger Spondylosis deformans. 74j. Mann (gleicher Fall wie Abb. 30.20 und Abb. 30.22)

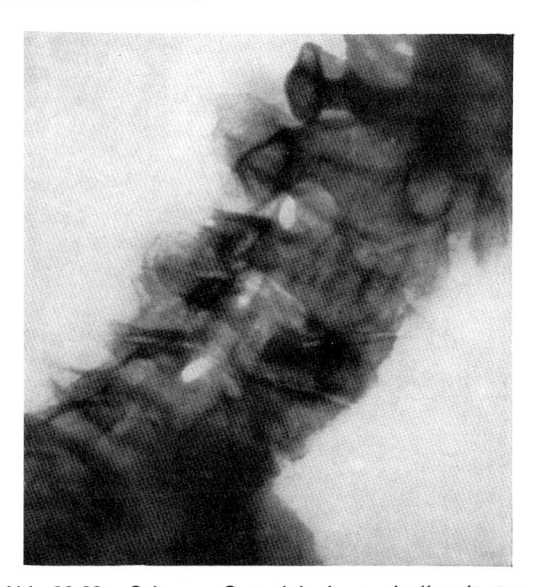

Abb. 30.22. Schwere *Spondylosis cervicalis* mit starker Einengung der Foramina intervertebralia (s. Abb. 30.23) (gleicher Fall wie Abb. 30.20). In der Regel sind, auch wenn klinische Erscheinungen vorliegen, die Veränderungen viel weniger auffällig

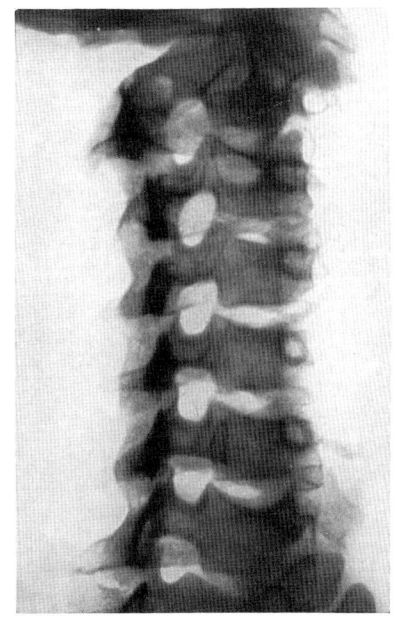

Abb. 30.23. Normale Halswirbelsäule (s. Abb. 30.22). Foramina intervertebralia nicht eingeengt

sein, weil der klinische Befund (gelegentlich hör- und fühlbares Knarren bei Bewegung) oft dürftig und röntgenologische Veränderungen im Sinne einer Spondylosis deformans cervicalis in der Durchschnittsbevölkerung im 5. Lebensjahrzehnt 55% aller Menschen aufweisen.

Objektiv ist eine Druckempfindlichkeit im Bereich der Dornfortsätze, aber auch der Okzipitalpunkte die Regel, Hyper- oder Hypoalgesie der Haut im Bereich der oberen zervikalen Segmente begleiten das Bild. Selten ist einseitiger Horner. Nicht jeder Druckschmerzpunkt am Okziput entspricht einer Okzipitalneuralgie! Röntgenologisch ist eine *Osteochondrosis dissecans* mit Deformierungen der unkonvertebralen Verbindungen zwischen den 3.–7. Halswirbeln nachweisbar (Abb. 30.22 und 30.23).

Pathogenetisch liegt dem Syndrom nach den heutigen Anschauungen ein mechanisch verursachter Reizzustand des mit der A. vertebralis verlaufenden hinteren zervikalen Sympathikus zugrunde. Ätiologisch kommen eine Spondylosis deformans oder traumatisch verursachte Schädigungen der Bandscheiben in Frage. Diese führen sekundär zu Veränderungen der lateral gelegenen sog. unkovertebralen Verbindung zwischen den Wirbelkörpern, die dann ihrerseits eine Reizwirkung auf die im Canalis vertebralis verlaufenden Nervenfasern, evtl. auch auf die A. vertebralis selbst, ausüben.

Die spastische Nackenmuskulatur verursacht Schmerzen, die ebenfalls vorwiegend im Nacken lokalisiert sind, jedoch über das Hinterhaupt in die Stirne und die Schultern ausstrahlen können (von Charcot als *casque neurasthénique* bezeichnet).

Diese vermehrte Steifigkeit der Muskulatur ist häufig eine sekundäre Erscheinung (z.B. bei Arthronosis usw.) und verstärkt dadurch die bereits vorhandenen Kopfschmerzen. Kann eine primäre Ursache nicht aufgefunden werden, sondern nur der Befund von Muskelsteifigkeit, Hautüberempfindlichkeit und schmerzhaften Muskelstellen, bestehen in der Regel enge Beziehungen zur Psychoneurose (Tension headache der amerikanischen Autoren).

Es muß jedenfalls betont werden, daß zwischen der Schwere der röntgenologischen Veränderungen und klinischen Erscheinungen keine Parallele besteht. Wenn auch die klinische Bedeutung der zervikalen Osteochondrose nicht verkannt werden soll, muß doch darauf hingewiesen werden, daß die Osteochondrose allzu häufig zur Erklärung schwer objektivierbarer allgemeiner Beschwerden (inkl. solcher psychosomatischen Ursprungs) herangezogen wird.

Die *zervikale Diskushernie* ist, im Gegensatz zur lumbalen, seltener als die zervikale Spondylose und besonders schwierig zu beweisen, weil Nackensymptome bei beiden Erkrankungen, oft mit den Zeichen einer *akuten Tortikollis* (Einschränkung der Bewegung) einhergehen können. Nicht einmal ein vorangegangenes Trauma ist beweisend, da dadurch auch bei Spondylose die Symptome aktiviert werden können.

Persistierende Schmerzen im Nacken bei älteren Menschen, welche vorher keine Beschwerden ähnlichen Charakters aufwiesen, sind auf Metastasen oder eine Knochen-Systemerkrankung (Myelom usw.), die sich nicht selten in der Halswirbelzone lokalisieren, verdächtig; sie müssen röntgenologisch und hämatologisch abgeklärt werden.

Von den angeborenen Halsdeformationen ist klinisch der *Morbus Klippel-Feil* die wichtigste. Beim Morbus Klippel-Feil finden sich Spaltwirbel, Block- und Bogenspalten, wodurch der Wirbelabschnitt verkürzt wird, was zu einem kurzen, bewegungsarmen Hals führt. Die wichtigste Fehldiagnose ist die Spondylitis tuberculosa.

Spondylosis deformans

Die weitaus häufigste Wirbelsäulenerkrankung ist die *Spondylosis* (Veränderungen im Bereich der Zwischenwirbelscheiben und Wirbelkörper) und die *Spondylarthrosis* (degenerative, nichtentzündliche Veränderungen im Bereich der kleinen Zwischenwirbelgelenke). Meist spielen sich die Prozesse an beiden Orten gleichzeitig ab. Die *Spondylosis deformans* ist nicht nur eine Erkrankung des höheren Alters, sondern verursacht bereits im mittleren Lebensabschnitt (um das 40. Lebensjahr) oftmals erhebliche Beschwerden. Besonders die *frühzeitig* beginnende Spondylosis wird häufig verkannt und mit entzündlichen Arthritiden verwechselt. Familiäre Disposition ist meist nachweisbar.

Die *Spondylarthrosis* gehört in den Arthritismus-Formenkreis; sie findet sich oft vergesellschaftet mit allgemeiner Arteriosklerose, Adipositas, Diabetes usw. Besonders hochgradige Spondylarthrosis bei Diabetikern = *Forestier-Syndrom*.

Die Schmerzen der *Spondylarthrose* sind in der Regel unbestimmt, sie sind am ausgesprochensten nach einer längeren Ruheperiode, also beim „Anlaufen", aber auch bei längerem Nichtbewegen der Gelenke (nachts, frühmorgens). Die Beschwerden werden verstärkt durch Traumen, Krankenlager (besonders typische Arthronose der Schultergelenke bei Herzinfarkt), Erkältungen, Infekten usw. Trotz nachweisbarem objektivem Befund sind monate- oder jahrelange Perioden verhältnismäßiger Beschwerdefreiheit nicht ungewöhnlich. Im Gegensatz zur entzündlichen Arthritis werden vollständige Versteifungen (ausgenommen am Hüftgelenk) und stärkere Bewegungseinschränkung nicht beobachtet.

Bei Schmerzen im Bereich der Arme denke man auch an diese degenerativen Veränderungen der Halswirbelsäule. Durch die sekundären produktiven Prozesse werden die Foramina intervertebralia eingeengt und können dadurch auf die Nerven an den Austrittstellen einen Druck ausüben. Die Einengung der Foramina ist röntgenologisch sichtbar vermittels halbschräger Aufnahmen.

Der klinisch objektive Befund ist dürftig. Bei Exazer-

30 Schmerzen bei Erkrankungen der Knochen 699

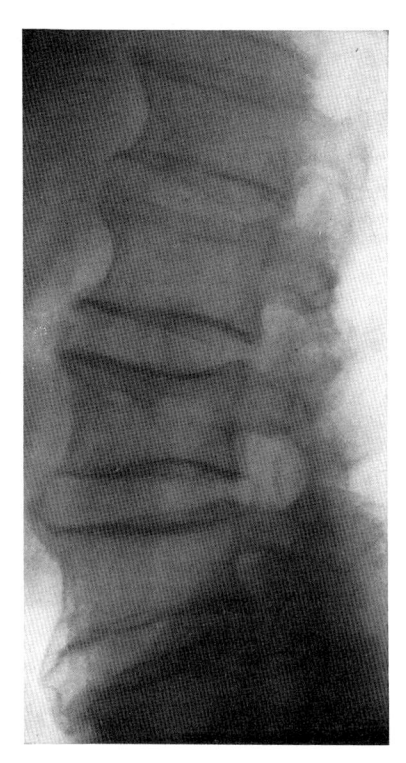

Abb. 30.24. Schwere *Spondylose* mit Spangenbildungen. Hauptsymptom: Rückenschmerzen. 66j. Mann

Spondylarthrose. Die Senkungsgeschwindigkeit ist normal oder nur geringgradig beschleunigt. Das Blutbild ist normal. Der Ausfall des Röntgenbildes ist diagnostisch wertvoll, obwohl man sich bewußt sein muß, daß die Beschwerden bei sehr geringgradigem Röntgenbefund erheblich sein können und andererseits sehr ausgesprochene röntgenologische Veränderungen oft als Zufallsbefund bei völliger Beschwerdefreiheit entdeckt werden.

Die Spondylarthrose zeigt röntgenologisch eine Verschmälerung des Spaltes der kleinen Wirbelgelenke mit Sklerose der Gelenkränder und arthrotischer Deformierung. Die Spondylose läßt eine Verschmälerung der Bandscheiben mit Sklerose der Wirbeldeckplatten (sog. Osteochondrose) und in fortgeschritteneren Fällen Randwülste an den Wirbelkörpern, welche bis zur Klammerbildung gehen können, erkennen (Abb. 30.24). Die Gelenkveränderungen sind oft nur in Schrägaufnahme erkennbar.

Die **Spondylarthritis ankylopoetica** (*Morbus Bechterew-Strümpell-Pierre-Marie*) kommt 10mal häufiger bei Männern als bei Frauen vor. Bevorzugt ist der leptosome Typus. Betroffen sind die Ileosakral-, Intervertebral- und Kostovertebralgelenke, selten sind auch die Hüft- und Schultergelenke mitbeteiligt.

Im Gegensatz zur Spondylarthrose ist das Allgemeinbefinden meist mehr oder weniger gestört. Völlig schmerzfreie Perioden bilden die Ausnahme; immerhin sind Tage bis Wochen dauernde Exazerbationen die Regel. Die Schmerzen sind ausgesprochener als bei der Spondylarthrosis deformans; sie treten ebenfalls nachts auf und sind besonders heftig nach kurzdauernder Inaktivität (schmerzhaftes Aufstehen). Der Schmerz wird vorwiegend im Bereich der Wirbelsäule empfunden, er strahlt aber meist auch diffus in die

bationen ist die Beweglichkeit eingeschränkt, die paravertebrale, gespannte Muskulatur druckempfindlich und die Achsendrehung der Wirbelsäule schmerzhaft. Das Lasègue-Zeichen ist häufig positiv. Sensibilitäts- und Reflexstörungen finden sich nur in sehr fortgeschrittenen Fällen und sprechen eher gegen eine

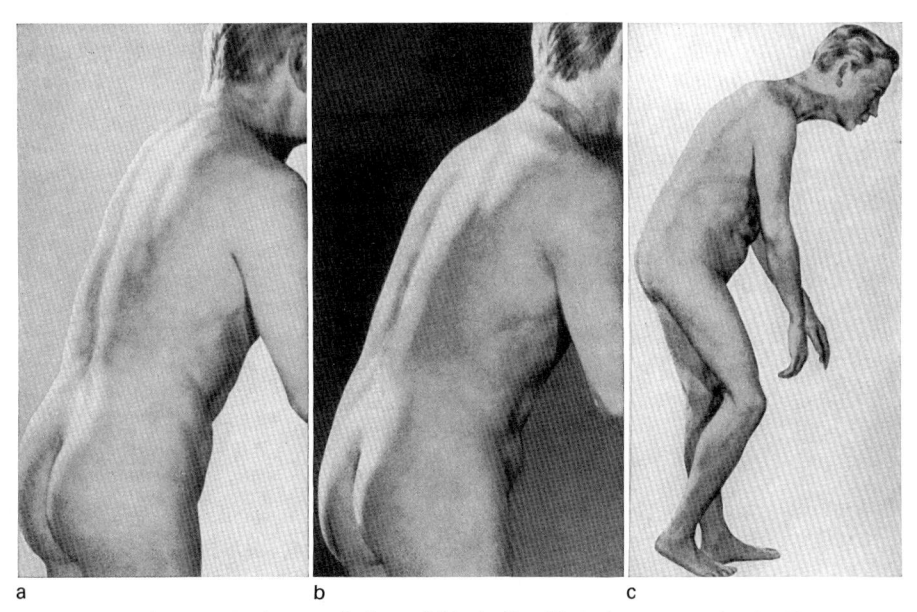

a   b   c

Abb. 30.25. Körperhaltung bei *Bechterew-Strümpell-Marie-Krankheit* (verschiedene Stadien), a) normale Haltung, b) beginnende Erkrankung, c) fortgeschrittenes Stadium

Kreuzgegend und in die Beine aus (zu Beginn häufige Fehldiagnose Ischiasneuralgie). Auch Husten- und Niesschmerz (Fehldiagnose Diskopathie). Charakteristisch ist die *frühzeitige Versteifung* der Lenden- und Halswirbelsäule, was klinisch leicht feststellbar ist und gegenüber der Spondylarthrosis deformans stark bewertet werden darf (Abb. 30.25). Die respiratorische Beweglichkeit ist ebenfalls eingeschränkt. Die Diagnose kann klinisch aus diesen Zeichen in der Regel leicht gestellt werden, besonders bei Beachtung der frühzeitigen Versteifung. Sie wird gesichert durch:
- Die stets vorhandene starke *Beschleunigung der Senkungsreaktion,* welche erst im Endstadium (nach 7- bis 10jährigem Krankheitsverlauf) wieder normale Werte erreicht;
- das Röntgenbild, welches schon im Frühstadium durch den Nachweis des Betroffenseins beider Ileosakralgelenke (Verschmälerung des Gelenkspaltes, unregelmäßige Usuren und fleckförmige Skleroseherde im gelenknahen Knochen) absolut entscheidend ist; später (oft erst nach Jahren) werden die Längsbänder der Wirbelsäule verkalkt ohne Abflachung der Bandscheiben. Eine sklerosierende Arthritis der kleinen Gelenke der Lenden- und Halswirbelsäule läßt sich durch die halbschrägen Aufnahmen nachweisen. Im Endstadium ist durch die vollständige Verknöcherung der Längsbänder das Bild des Bambusstabes charakteristisch (Abb. 30.26).

Noch völlig ungeklärt sind gewisse Zusammenhänge zwischen *Morbus Bechterew* und *Morbus Reiter,* welche gehäuft gleichzeitig beobachtet werden.

Generalisierte Knochenveränderungen

Definitionen

Der ständige lebenslängliche Knochenumbau ist in folgende Einzelschritte aufzuteilen:

Matrix Produktion ⎫
Matrix-Mineralisation ⎬ Knochenanbau
⎭

Knochen-Resorption.
Ein selektiver Mineralausbau ohne Matrix-Resorption = Halisterese, wird postuliert, ist aber nicht belegt.

Wegen großer physiologischer Variation und aus technischen Gründen ist die Erfassung von Störungen dieser Einzelschritte wie auch ihrer Bilanz außerordentlich schwierig. Die generalisierten Skeletterkrankungen lassen sich wie folgt definieren:

Osteoporose: Verminderte Knochenmasse bei normaler Knochenqualität. Resultat des Überwiegens von Knochenresorption über Knochenanbau.

Osteomalazie: Vermehrung des Volumens unverkalkter Knochen-Matrix (= Osteoid) über die Norm. Resultat des Überwiegens der Matrix-Anbaurate über die Mineralisationsrate.

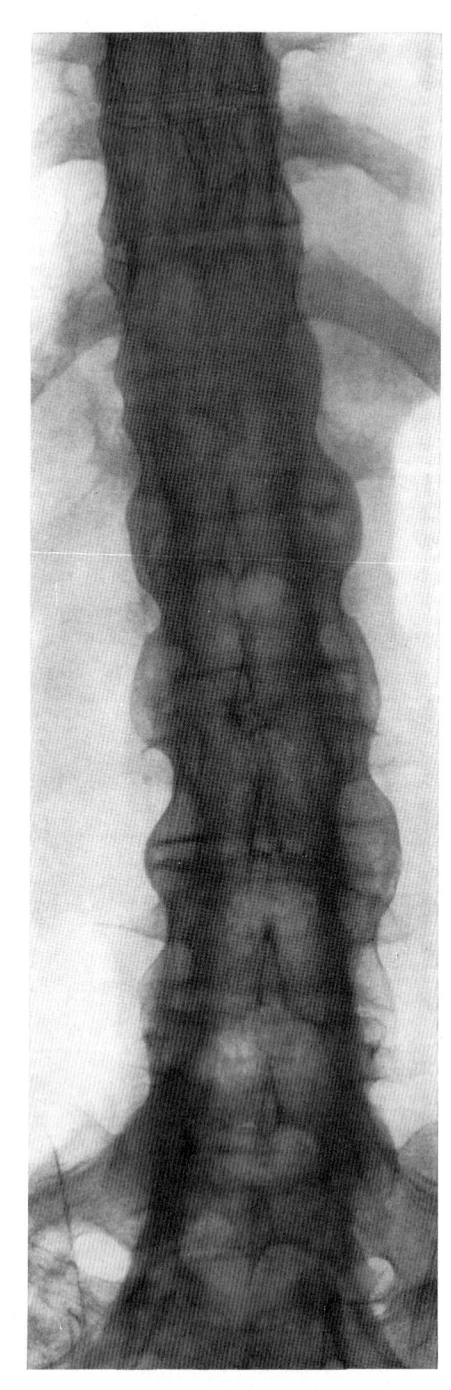

Abb. 30.26. Röntgenologischer Aspekt der Wirbelsäule bei fortgeschrittener Bechterew-Strümpell-Mariescher Krankheit (Bambusstruktur mit Ankylose der Zwischenwirbelgelenke und Verkalkung der Wirbelsäulenlängsbänder)

Osteodystrophie: Anbau abnormen Knochens, z.B. Faserknochen mit ungeordnetem Lamellenmuster bei raschem Knochenumbau (z.B. Hyperparathyreoidismus).

Hyperostose: Vermehrung des Volumens mineralisierten Knochens. Resultat aus Überwiegen des Knochenanbaues über die Knochenresorption.

Die Kombination von Osteoporose und Osteomalazie wird als Osteoporomalazie bezeichnet; eine Osteodystrophie kann mit Osteoporose vergesellschaftet sein, z.B. beim Hyperparathyreoidismus.

Befunde bei generalisierten Skeletterkrankungen

Der Osteoporose, Osteomalazie und Osteodystrophie gemeinsam sind Knochenschmerzen, bedingt durch Zug am Periost bei statischer Insuffizienz und Neigung zu Frakturen.

Die *röntgenologische Diagnose und Differentialdiagnose* ist schwierig wegen beträchtlicher Variation der Normalbefunde, extraossärer Störung des Knochenbildes, z.B. durch überlagerte Weichteile, sowie wegen unterschiedlicher Filmqualität, Aufnahme- und Entwicklungstechnik. Als sicher abnormer Röntgenbefund bei **Osteoporose** darf lediglich die Deformation gelten, d.h. Befunde von Fischwirbeln, Keilwirbeln und spontanen Kompressionsfrakturen der Wirbelsäule sowie Frakturen anderer Knochen nach inadäquatem Trauma. Der alleinige Befund sog. verminderter Dichte des Knochens ist vorsichtig zu bewerten.

Akzentuierte vertikale Trabekelzeichnung entspricht dem Befund einer hypertrophischen Atrophie, dem statisch oft erfolgreichen Kompensationszustand nach Ausbau einzelner Trägerelemente. Die sichere Röntgendiagnose der Osteoporose wird damit zur Spätdiagnose.

Die Abgrenzung einer *Osteomalazie* ist einfach, wenn Loosersche Umbauzonen festzustellen sind. Es handelt sich um chronische Mikrofrakturen mit kräftiger Kallusbildung an Spannungsspitzen im Skelett (Schambeinäste, Rippen, Femur, Tibia, Fibula und Mittelfußknochen, Abb. 30.27), außerdem Druckschmerzhaftigkeit und Verbiegung der Knochen. Als klassische Deformation ist das *Kartenherzbecken* bekannt (Abb. 30.28). Oft wird Muskelschwäche, besonders im Zusammenhang mit gestörtem Vitamin-D-Metabolismus gefunden.

Bei *Osteodystrophien*, z.B. bei Hyperparathyreoidismus sind in erster Linie Veränderungen der Knochenkontur (subperiostale Resorption, Aufblätterung der Kortikalis, unscharfe Begrenzung der Endphalangen) zu beachten.

Die *histologische Untersuchung* des Knochens, z.B. anhand einer Beckenkammbiopsie, ist prädestiniert, qualitative Veränderungen der Knochensubstanz (Osteomalazie, Osteodystrophie) aufzudecken. Eine Aussage über die Knochenmasse (Osteoporose) ist wegen lokaler Variation der Befunde mit Unsicherheit behaftet.

Biochemische Hinweise mit Einbezug der Skelettkarzinomatose finden sich in Tab. 30.1.

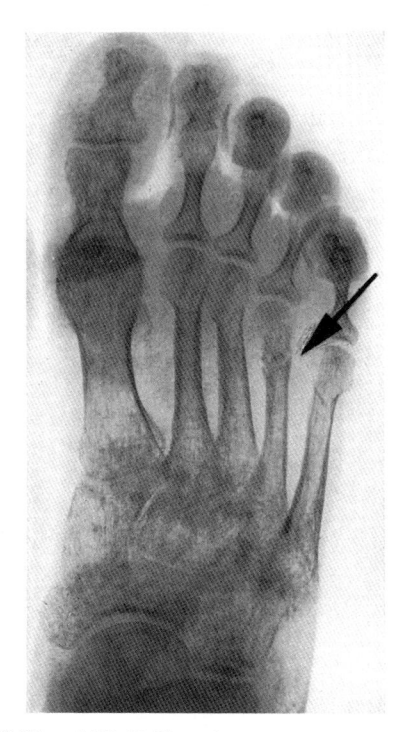

Abb. 30.27a. Mittelfußknochen   Abb. 30.27b. Tibia
Looser-Umbauzonen (Milkmann-Syndrom) bei Osteomalazie. 55j. Mann

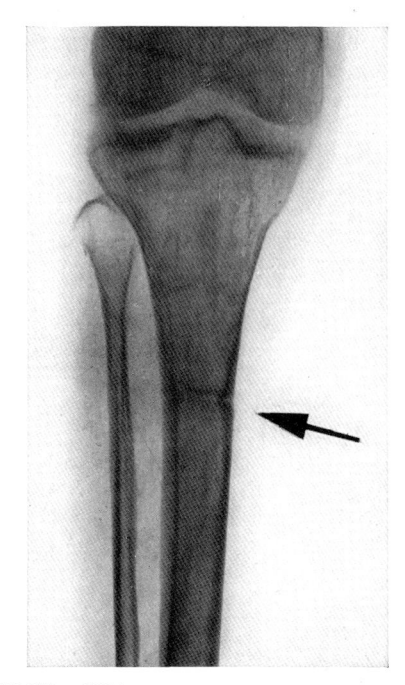

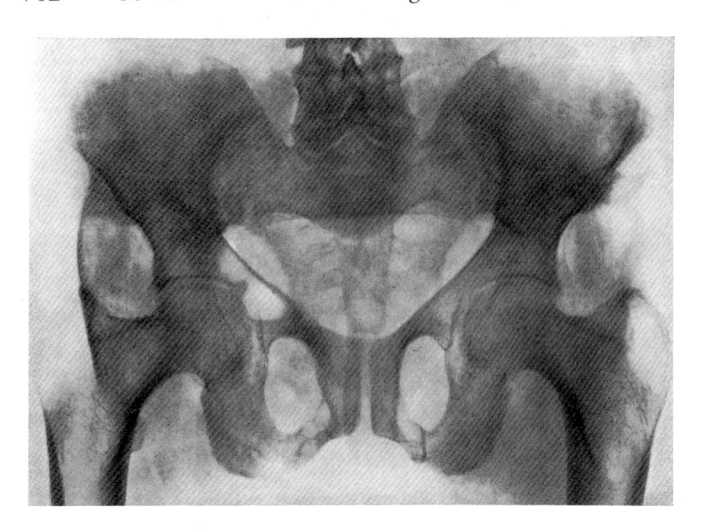

Abb. 30.28. *Osteomalazie.* Typisches Kartenherzbecken. Im linken Os pubis Residuen nach Milkman-Looser-Fraktur

Einteilung der Osteoporosen

Altersosteoporose

Normalerweise nimmt die Knochenmasse mit dem Alter ab. Die Häufigkeit des Auftretens einer Osteoporosekrankheit um das 60. Altersjahr wird mit 20% für Frauen und 4% für Männer angegeben. Sie äußert sich durch anhaltend dumpfe Schmerzen, deren Ursache unklar ist, oder durch heftige lokale Schmerzattacken von ca. dreiwöchiger Dauer, denen eine Wirbelkompressionsfraktur, in der Regel ohne neurologische Komplikationen, zugrunde liegt. Es ist indessen wichtig zu wissen, daß 70% aller diagnostizierten Wirbelkompressionsfrakturen keine Symptome verursachen. Bei der Begründung von Schmerzzuständen mit dem genannten Befund sei deshalb besondere Vorsicht empfohlen. Das Auftreten einer statischen Insuffizienz ist abhängig von der Ausgangsmasse des Skeletts, dem Grad der negativen Skelettbilanz, allfälligen Kompensationsmöglichkeiten bei Auftreten statischer Schwäche, sowie von der Belastung. Die Ursache der negativen Bilanz aus Knochenanbau und -abbau ist nicht geklärt: bei entsprechender Disposition wird eine multifaktorielle Genese angenommen.
Als spezielle Form der Altersosteoporose ist die postmenopausische der Frau zu nennen. Wegfall der Oestrogene scheint höchstens ein Teilfaktor zu sein, da unabhängig vom Zeitpunkt der Menopause eine Osteoporose beobachtet wird und bei therapeutischer Kastration in jüngerem Lebensalter keine Skelettveränderungen erfolgen.

Osteogenesis imperfecta (Abb. 3.13 und 3.14, S. 40 und 41)

Es handelt sich um ein autosomal dominantes Erbleiden des Stützgewebes mit Befall des Auges (blaue Skleren), des Skelettes (multiple Frakturen), der Gelenke (lose Gelenke) und der Haut (dünne Haut). Ursächlich wird eine Kollagenreifungsstörung vermutet.

Idiopathische jugendliche Osteoporose

Es liegen zahlreiche Einzelbeobachtungen bei endokrin, gastroenterologisch und metabolisch normalen Patienten vor.

Transitorische Osteoporose im Pubertätsalter

Ungeklärter Knochenschwund zur Zeit der Pubertät mit spontaner Remission.

Tabelle 30.1. Differentialdiagnose der generalisierten Skeletterkrankungen anhand der Laboratoriumsbefunde (nach LABHART)

	Serum Kalzium	Serum Phosphor	alkalische Phosphatase	saure Phosphatase	Kalziurie
Osteoporose	normal	normal	normal		normal bis niedrig
Osteomalazie (Rachitis)	normal bis tief	tief	hoch bis normal		niedrig, selten hoch
Osteodystrophie (Hyperparathyr.)	hoch	tief	hoch		hoch
Skelett-Karzinomatose	normal bis hoch	normal bis hoch	normal bis hoch	hoch (Prostata)	hoch bis normal

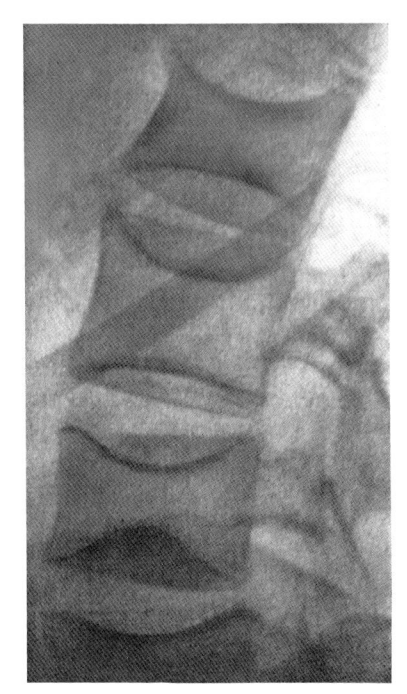

30 Schmerzen bei Erkrankungen der Knochen

mit Hyperparathyreoidismus wird vereinzelt beschrieben und bei Persistieren von Hyperkalzämie nach Behebung der Hyperthyreose vermutet.

Weitere sekundäre Osteoporosen

- Mangelernährung, besonders Eiweißmangel.
- Malabsorption. Mangelzustand für Eiweiß, Kalzium und Vitamin D.
- Enteraler Laktasemangel mit Unverträglichkeit für Milch und Milchprodukte, daher Kalziummangel.
- Leberzirrhose. Gestörter Protein-, evtl. Vitamin-D-Metabolismus.
- Mangel an Vitamin C. Es ist für die Kollagensynthese wichtig.
- Heparin-Therapie. Direkte Stimulierung des Knochenabbaus.

Osteoporose bei Malignomen

- Skelett-Karzinose ⎫
- Myelom   ⎬ lokale Wirkung der Tumorzellen im Knochenmark.
- Leukämie   ⎭

Abb. 30.29. Rückenschmerzen: Hochgradige *Osteoporose* der Lendenwirbelsäule bei Morbus Cushing. Man beachte die Deformationen der Wirbelkörper (Fischwirbelbildung), sowie die dichten Deckplatten, die wie mit einem Bleistift nachgezeichnet sind. 28j. Frau

Einteilung der Osteomalazien

Osteomalazie bei Störung des Vitamin-D-Metabolismus

Vitamin-D-Metabolismus

[Diagramm: Haut: 7-Dehydrocholesterol → Cholecalciferol ← Diät; Blut; Leber: 25-Hydroxycholecalciferol; Niere: 1,25-Dihydroxycholecalciferol → Darm, Knochen, Skelettmuskel]

Sekundäre Osteoporosen

Inaktivität bei Lähmung oder therapeutischer Ruhigstellung

Durch Wegfall piezoelektrischer Ströme, die bei Belastung im Knochen erzeugt werden und die Knochenzellen direkt stimulieren, kommt es zur Osteoporose. Die gleiche Pathogenese wird bei der akuten Porose der Weltraumfahrer als Folge des Wegfalls der Schwerkraft angenommen.

Endokrinopathien

Akromegalie. Osteoporose ist ein häufiges Symptom, die Ätiologie ist nicht geklärt.
Morbus Cushing. Oft Befund einer Osteoporose, für deren Entwicklung die Glukokoritkoide verantwortlich sind. (Abb. 30.29). *Cortison-Therapie.* Besonders bei primär chronischer Polyarthritis bildet die Osteoporose eine unerwünschte Nebenwirkung.
Eunuchoidismus. In seltenen Fällen von Osteoporose begleitet.
Diabetes?
Hyperthyreose. Die Skelettsymptomatik ist oft stumm. Eine Hyperkalziurie wird oftmals, eine Hyperkalzämie selten beobachtet. Das Zusammentreffen

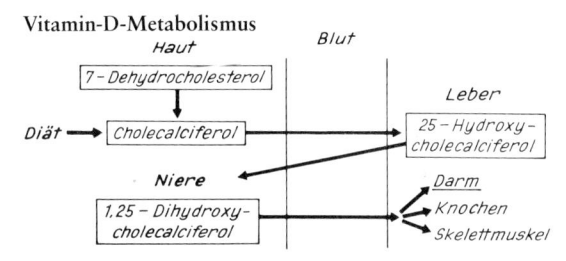

Niereninsuffizienz. Gewisse Fälle zeigen histologisch das Knochenbild einer Osteomalazie, welches sich nicht unterscheidet vom Befund bei intestinaler Malabsorption. Man nimmt an, daß ungenügende Konversion von 25-Hydroxycholecalciferol in 1,25-Dihydroxycholecalciferol von pathogenetischer Bedeutung sein könnte. Zusätzliche Faktoren scheinen indessen im Spiel zu sein. Bei der **Pseudovitamin-D-Mangelrachitis** ist Störung dieser Umwandlung infolge Fehlens der Hydroxylase in der Niere nachgewiesen worden.
In physiologischer Dosierung wirkt Vitamin D auf die Absorption von Kalzium aus dem Darm; der direkte Angriffspunkt am Knochen ist nicht sicher bewiesen, die Bedeutung für die Mineraleinlagerung jedoch wahrscheinlich.

Vitamin-D-Mangel

Er ist heute im Bereich westlicher Zivilisation selten; vereinzelte Beobachtungen bei der armen Bevölkerung der Städte Englands und bei Nonnen mit fehlender Sonnenlichtexposition (Synthese von Vitamin D in der Haut) liegen vor. Oftmals ist der Vitamin-D-Mangel ein Teilfaktor allgemeiner Unterernährung, bisweilen wird er durch Schwangerschaft manifest.

Malabsorptions-Syndrome

Hepatische oder pankreatische Steatorrhöen gehen mit Vitamin-D-Malabsorption einher; die gleiche Situation findet sich nach Magenresektion nach Billroth II, wobei am Knochen oft eine Osteoporomalazie gefunden wird. Gleiche Befunde bei Dünndarmerkrankungen wie Sprue oder Enteritis regionalis.

Osteomalazie bei Hypophosphatämie

Primäre Hypophosphatämie: Sie tritt familiär oder sporadisch auf, ist geschlechtsgebunden dominant vererbt mit variabler Penetranz. Aetiologisch wird entweder ein primärer Tubulusdefekt mit Störung der Phosphatrückresorption oder eine Vitamin-D-Resistenz angenommen, welche über mangelhafte Kalziumabsorption aus dem Darm zu sekundärem Hyperparathyreoidismus und damit hormonbedingter Verminderung der Phosphatrückresorption am Nierentubulus führt. Der erniedrigte Serum-Phosphatspiegel verzögert das Einsetzen der Knochenmineralisation.
Multiple renal tubuläre Defekte: Gestörte Phosphatrückresorption im Tubulus im Verein mit Aminoazidurie und Glukosurie (Fanconi-Syndrom).
Sekundäre Hypophosphatämie: Sie wird bei Einnahme großer Mengen Aluminiumhydroxyd als Ulkustherapie mit Bindung von Phosphat im Darm und verminderter Absorption beobachtet.

Osteomalazie bei Azidose

Bei renal tubulärer Azidose und leichter Niereninsuffizienz wird oftmals eine Skelettbeteiligung beobachtet. Es findet sich eine negative Körperbilanz für Kalzium zufolge gestörter Absorption aus dem Darm und vermehrtem Verlust im Urin. Hypophosphatämie und Azidose sind vermutlich für die Mineralisationsstörung verantwortlich.
Die Ureterosigmoidostomie geht mit einer hyperchlorämischen Azidose und Osteomalazie einher.

Osteomalazie bei Hypophosphatasie

Es handelt sich um ein autosomal rezessives Erbleiden, gekennzeichnet durch tiefe alkalische Phosphatase im Serum sowie Ausscheidung von Phosphoetanolamin im Urin. Der klinische Verlauf führt entweder in den ersten 6 Monaten unter dem Bild schwerer Rachitis, Kraniosteose und symptomatischer Hyperkalzämie zum Tode oder es findet sich bei älteren Kindern Rachitis, vorzeitiger Zahnverlust, bisweilen auch erst bei Erwachsenen vermehrte Brüchigkeit der Knochen. Es herrscht allgemeiner Phosphatasemangel in den Geweben; die Ursache der Mineralisationsstörung im Knochen ist nicht bekannt.

Fibrogenesis imperfecta ossium (Baker). Es handelt sich um ein seltenes Leiden, das durch Knochenfrakturen im mittleren Alter gekennzeichnet ist. Es besteht Mangel an kollagenen Fibrillen im Knochen und eine Störung der Mineralisation.

Verschiedene Knochenleiden, bei welchen als Nebenbefund eine vermehrte Osteoidmasse gefunden wird: Hyperparathyreoidismus, Hyperthyreose, Hypoparathyreoidismus, Morbus Paget, Fluoreinnahme.

Einteilung der Osteodystrophien

Hyperparathyreoidismus = Osteodystrophia fibrosa generalisata

Die Erkrankung wird durch vermehrte Parathormonproduktion verursacht, entweder durch ein Adenom (benigne oder maligne Geschwulst am Hals oder im Mediastinum) oder durch primäre Hyperplasie aller Epithelkörperchen in 5% der Fälle. Frauen werden

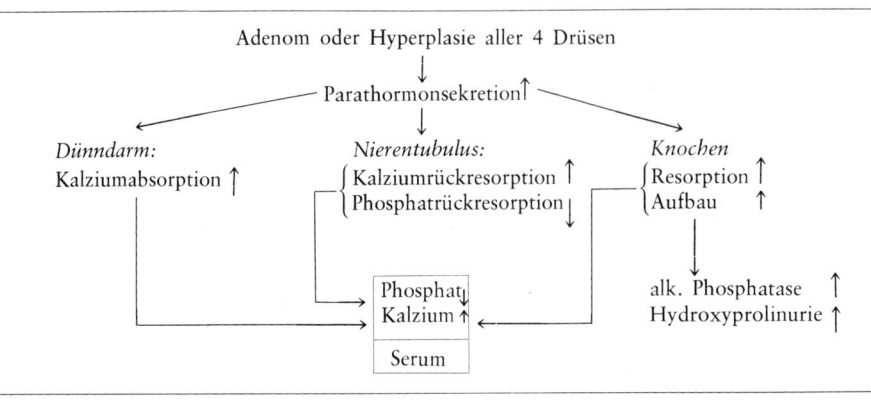

Tabelle 30.2. Pathogenese der Kalziumstoffwechselstörung bei primärem Hyperparathyreoidismus

dreimal häufiger befallen als Männer. Eine familiäre Häufigkeit wird beobachtet, auch im Rahmen einer endokrinen Polyadenomatose, zusammen mit Adenomen der Hypophyse, des Pankreas und der Schilddrüse. Bezüglich Pathogenese und Symptomatik s. Tab. 30.2.

Klinische Symptome bei primärem Hyperparathyreoidismus

Hyperkalzämiesyndrom	*Knochenveränderungen*
Polyurie, Polydipsie	Osteoporose
Hyposthenurie	subperiostale Resorption
Anorexie, Verstopfung	Kortikalisaufsplitterung
Nausea, Erbrechen	Osteoklastome, Zysten
Muskelschwäche und -hypotonie	*Nierenleiden*
Depression, Apathie	Hyperkalziurie (Überwiegen der glomerulär filtrierten über die tubulär reabsorbierte Menge Kalzium)
psychoorganisches Syndrom	
Verwirrtheit, Delir, Koma	
QT-Verkürzung im Ekg	Nephrolithiasis (Ca-Oxalat + Ca-Phosphat)
arterielle Hypertonie	
metastatische Verkalkungen in Kornea, Konjunktiva, Media der Arterien	Nephrokalzinose
	Niereninsuffizienz mit Anstieg der anorg. Phosphate im Serum

Die *radiologischen Skelettbefunde* umfassen: Bürstenbesatz an der medialen Mittelphalangenkortikalis (subperiostale Resorption, Abb. 30.30), sowie pinselartige Stummel an den Phalangenenden. Die Lamina dura intakter Zähne ist verschwunden. Im Gegensatz zur Altersostcoporose zeigt das Schädeldach mottenfraßartige Auflockerungen (Abb. 30.31). Bei fortgeschrittenen Krankheitsbildern sind multiple Kortikaliszysten der Röhrenknochen sichtbar. *Histologisch* finden sich bei der Hälfte der Fälle die Zeichen hoch-

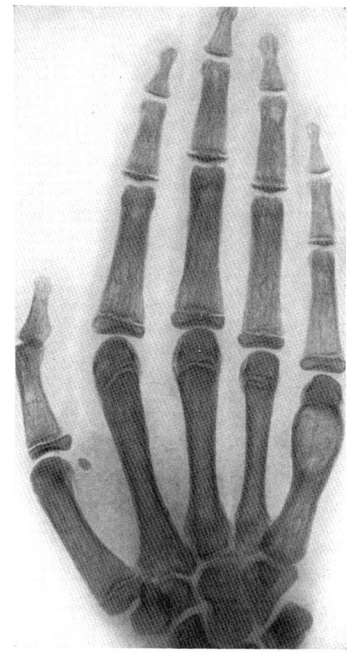

Abb. 30.30. Typische Röntgenbefunde an der Hand bei *Hyperparathyreoidismus* (hier sekundär bei kindlicher Schrumpfniere, gleiche Veränderungen aber auch beim Parathyreoideaadenom). Subperiostale Resorption an den Mittelphalangen mit Eindellung und Spiculabesatz auf der Radialseite. Aufblätterung der Kortikalis und brauner Tumor (Metacarpalia)

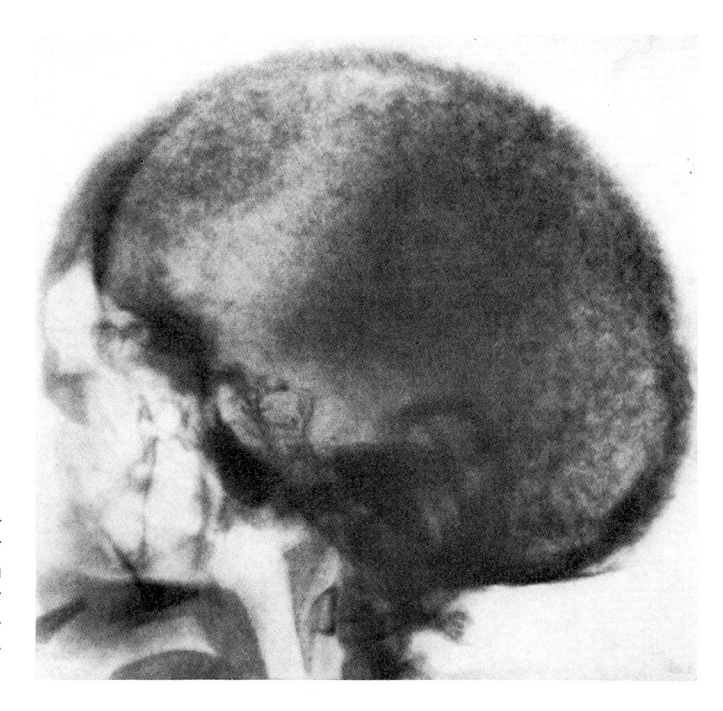

Abb. 30.31. Schädelbild (Hyperparathyreoidismus) bei hochgradiger granulärer Resorption mit verschwindender Tabula externa und interna. Das Bild zeigt zwar typische, aber ungewöhnlich starke Veränderungen. Manche Fälle zeigen überhaupt keine faßbaren Abweichungen

aktiver Knochenresorption mit Howshipschen Lakunen und Osteoklasten. Der Markraum ist fibrosiert, an zahlreichen Stellen wird Faserknochen angebaut. Oftmals findet sich vermehrte Osteoidmasse.

Begleitsymptome eines primären Hyperparathyreoidismus umfassen ein Ulcus pepticum, vorwiegend im Duodenum, in 10% der Fälle, doppelt so häufig bei Männern wie bei Frauen; Pankreatitis, deren Pathogenese unsicher ist; Niereninsuffizienz als Folge hyperkalzämischer Nephropathie.

Für die *Diagnose* des primären Hyperparathyreoidismus ist der Nachweis einer Hyperkalzämie bei gleichzeitig normalem oder erhöhtem immunoreaktivem Parathormon im Serum beweisend. Es wird damit inadäquate Regulation der Hormonsekretion bezüglich der herrschenden Serumkalziumkonzentration belegt. Die Hormonsekretion ist nicht autonom, sie wird vielmehr auf einem patholgoisch hohen Niveau reguliert. In praxi wird ein primärer Hyperparathyreoidismus häufig per exclusionem durch Ausschluß anderer Ursachen von Hyperkalzämie angenommen. Dabei werden zur Stützung der Diagnose gerne tubuläre Phosphatrückresorptionsparameter beigezogen. Sie sind ebenfalls positiv bei paraneoplastischem Hyperparathyreoidismus und ergeben falsch negative Befunde, falls die Parathormonkonzentration nur gering erhöht ist. Ein deutlich abnormer Befund stützt nach Ausschluß eines Tumors die Diagnose, ein normaler schließt sie nicht aus. Häufig angewendete Parameter:

Tubuläre Phosphatrückresorption

$$TRP = \left(1 - \frac{Phosphatclearance}{Kreatininclearance}\right) \cdot 100\%$$
Norm: 85–95%

Phosphatexkretionsindex

$$PEI = \left(\frac{Phosphatclearance}{Kreatininclearance} - 0{,}055\right) \times Plasmaphosphat$$
Norm: −0,09 bis +0,09.

Die Kalziumausscheidung im Urin ist diagnostisch wenig nützlich, da gerade bei unsicheren Fällen mit geringer Erhöhung des Serumcalciumspiegels normale Kalziummengen ausgeschieden werden können. Der Cortisontest (persistierende Hyperkalzämie unter 60 mg Prednison per os pro die) hat nur geringe differentialdiagnostische Bedeutung erlangt.

Dem **sekundären Hyperparathyreoidismus** liegt eine reaktive, durch Hypokalzämie in Gang gebrachte Überfunktion der Nebenschilddrüsen mit Hyperplasie zugrunde. Grundkrankheit ist eine chronisch verlaufende Nephropathie oder ein Malabsorptions-Syndrom. Bei Niereninsuffizienz ist die Hypokalzämie von Hyperphosphatämie begleitet, bei der Malabsorption findet sich Hypokalzämie im Verein mit Hypophosphatämie. Die radiologischen Befunde gleichen denen des primären Hyperparathyreoidismus, histologisch ist die Fibroosteoklasie mit Vermehrung osteoiden Gewebes gepaart. Die **renale Osteodystrophie** geht oft mit normaler, selten mit vermehrter Knochenmasse einher. Die ätiologischen Faktoren umfassen neben dem Hyperparathyreoidismus eine Störung des Vitamin-D-Metabolismus, Hyperphosphatämie, Azidose und evtl. toxische Schädigung der Knochenzellen.

Einteilung der Hyperostosen

Marmorknochenkrankheit Albers-Schönberg. Das Krankheitsbild wird rezessiv vererbt und ist durch hohe Brüchigkeit der Knochen infolge mangelnder Elastizität gekennzeichnet, sowie durch Anämie. Röntgenologisch fällt große Schattendichte der strukturlosen kompakten Knochen mit keulenförmig aufgetriebener Metaphyse auf.

Die **Osteomyelosklerose** zeigt eine idiopathische Fibrosierung des Knochenmarks mit reichlichem Anbau von Faserknochen. Klinisch steht die Verdrängung der Hämatopoese und extramedulläre Blutbildung im Vordergrund (s. Kap. Splenomegalie).

Toxische Osteosklerosen, durch Fluor verursacht (endemisch in Indien oder Inhalationsnoxe in Unternehmen der Aluminiumindustrie), Blei-, Phosphor- und Strontium-Intoxikation.

Osteosklerosen kommen auch als fakultatives Begleitsymptom anderer Knochenerkrankungen vor: Hyperparathyreoidismus, renale Osteodystrophie.

Differentialdiagnose humoraler Befunde bei generalisierten Knochenerkrankungen

a) **Hyperkalzämie.** Nach Ausschluß eines Sammlungsfehlers (Blutentnahme aus gestauter Vene oder Verwendung von Korkzapfen, welche Kalzium enthalten) kommen in Betracht:
– *Knochenmetastasen, Myelom:* ältere Leute, anorg. Phosphate meist normal oder hoch.
– *Primärer Hyperparathyreoidismus:* anorganische Phosphate oft tief, falls Nierenfunktion intakt.
– *Milch-Alkali-Syndrom:* Anamnese beachten.
– *Sarkoidose:* Lungenröntgenbild, Handaufnahmen zur Erfassung einer Ostitis cystoides Jüngling.
– *Hyperthyreose:* klinisches Bild, Tastbefund der Thyreoidea.
– *Nebenniereninsuffizienz:* klinisches Bild, evtl. Tbc-Anamnese.
– *Vitamin-D-Intoxikation:* Anamnese.
– *Morbus Paget:* Röntgenbilder.

b) **Hypokalzämie.** Scheinbare Hypokalzämie bei Hypalbuminämie infolge verminderter gebundener Kalziumfraktion: Das ionisierte Kalzium ist normal. „Echte" Hypokalzämien können *Tetanie* hervrorufen, charakterisiert durch tonische Muskelkontraktionen und Parästhesien. Klassische Zeichen sind Pfötchenstellung der Hände, evtl. Flexionskrampf mit Faustschluß, Schnauzkrampf mit Karpfenmaul; schwieriger zu diagnostizieren sind vaskuläre Formen mit Stenokardie, Herzklopfen, Kollaps. Auch viszerale Formen mit Spasmen im Gastrointestinaltrakt und der Blase kommen vor. Neurale Symptome wie Depression oder epileptiforme Anfälle können vorherrschen.

Außerhalb der Anfälle, die gelegentlich überhaupt fehlen können, lassen sich häufig die Zeichen der latenten Tetanie (neuromuskuläre Übererregbarkeit) feststellen:

- Das *Chvostek-Fazialisphänomen* (Beklopfen des Fazialisstammes vor der Gehörgangsöffnung). Chvostek I = Zuckungen im Gebiet aller Fazialisäste, Chvostek II = Zuckungen von Nasenflügel und Mundwinkel, Chvostek III = Zuckungen des Mundwinkels allein.
- Das *Trousseau-Phänomen:* Kompression des Oberarms mit der wenig über den systolischen Druck gebrachten Blutdruckmanschette während 3 Minuten führt zu tetanischem Handkrampf.
- Das *Lust-Zeichen:* Hebung des äußeren Fußrandes beim Beklopfen des N. fibularis superficialis am Fibulaköpfchen.
- Der *Hyperventilationsversuch:* tetanische Krämpfe nach max. Durchatmen während 5 Minuten. Dieser Versuch fällt noch häufiger positiv aus, wenn gleichzeitig die Kompression nach Trousseau durchgeführt wird.

Der positive Ausfall des Chvostek- oder Lust-Zeichens ist keineswegs für Tetanie beweisend. Er findet sich häufig auch bei *vegetativ Stigmatisierten*. Signifikanter sind das Trousseau-Phänomen und der Hyperventilationsversuch. Es gibt aber keinen einzelnen eine Tetanie beweisenden Test, entscheidend ist die Gesamtheit der Symptome. Ursächlich können der tetanischen Übererregbarkeit, wie sie durch die erwähnten Tests festgestellt wird oder zum spontanen tetanischen Anfall führt, verschiedene chemische Faktoren zugrunde liegen, welche die Menge der zirkulierenden ionisierten Kalziumfraktion beeinflussen, die für den tetanischen Effekt verantwortlich ist.

Die Abhängigkeit der Ionisierung des Kalziums kann am einfachsten durch den *Györgyi-Quotienten* ausgedrückt werden:

$$\frac{K, P, HCO_3}{Ca, Mg, H+}$$

Ein Überwiegen der im Zähler stehenden Werte steigert die Erregbarkeit, die im Nenner stehenden Ionen vermindern sie. Durch die Betrachtung des Györgyi-Quotienten läßt sich das Auftreten tetanischer Anfälle bei manchen Krankheitszuständen erklären, aber auch verstehen, daß sie bei einer Niereninsuffizienz trotz Hyperkalämie und Hypokalzämie wegen der begleitenden Azidose verhältnismäßig selten sind.

Aus dem Györgyischen Quotienten geht hervor, daß auch Hyperkalämie zu Tetanie führen kann. Praktisch in der Klinik ist die hyperkalämische Tetanie zu beobachten, wenn massive Dosen von Kalium gegeben werden, gelegentlich auch schon nach geringerer Kaliumzufuhr. Wichtig ist es zu wissen, daß Tetanie bei rascher Korrektur einer Hypokaliämie irgendwelcher Genese auftreten kann. Auch bei der *familiären periodischen Lähmung* geht eine Tetanie der Lähmung gelegentlich voraus, wobei sie allerdings nicht durch eine Hyperkalämie, sondern eine Alkalose, welche die Hypokalämie dieser Fälle begleitet, erklärt ist.

Es sei erwähnt, daß auch Magnesiummangel zu tetanischen Zuständen (*hypomagnesämische Tetanie*) führen kann. Man wird an diese Möglichkeit denken, wenn eine Tetanie bei normalem Kalziumspiegel und ohne Zeichen von Hyperventilation besteht, und einer der folgenden Krankheitszustände, die erfahrungsgemäß häufig mit Hypomagnesämien einhergehen, vorliegt: Unterernährung, Leberzirrhose, Alkoholismus, Pankreatitis, Nierentubulusschädigung.

Praktisch weitaus am bedeutungsvollsten für die Auslösung tetanischer Symptome sind:
Hypokalzämie
Alkalose.

Ursachen einer **Hypokalzämie** sind:
- *Malabsorptionssyndrome:* Vitamin-D-Mangel führt zu Störung der Kalziumabsorption und fehlender Wirkung von Parathormon am Knochen. Die anorganischen Phosphate sind tief infolge von Malabsorption und vermehrter renaler Ausscheidung von Phosphat bei normaler Ansprechbarkeit der Tubuli auf die erhöhte Parathormonkonzentration. Weitere Zeichen des Malabsorptionssyndromes umfassen: Glossitis, Zeichen der Osteomalazie, Hemeralopie, Hypoprothrombinämie und megaloblastäre oder hypochrome Anämie.
- *Niereninsuffizienz:* Komplexe Genese. Teilfaktoren: Renale Osteodystrophie, Kalziummalabsorption, *relativ* hohe Kalziumausscheidung im Urin verglichen mit der filtrierten Kalziummenge. Die anorganischen Phosphate im Serum sind hoch.
- *Hypoparathyreoidismus:* Thyreopriv oder primär. Mangelhafte Kalziummobilisierung aus dem Knochen; relative Hyperkalziurie. Die anorganischen Phosphate im Serum sind hoch.

Bei längerem Bestehen und schweren Graden von Hypokalzämie, kann es zu Skelettveränderungen und zu trophischen Störungen kommen, die vorwiegend Gewebe extodermaler Herkunft betreffen. Am Skelett (Schädel, Röhrenknochen) findet man manchmal eine Hyperostose, die hauptsächlich auf periostaler Knochenapposition beruht. Bekannt sind die Katarakte mit typischem Spaltlampenbefund, die rissige, spröde und trockene Haut und Neigung zu Dermatitis exfoliativa, Impetigo herpetiformis, Ekzem, Psoriasis, die quergerillten oder -gestreiften brüchigen Nägel und – bei Krankheitsbeginn in der Kindheit – Störungen des Zahndurchbruchs, punktförmige und furchenartige Schmelzdefekte.

Gelegentlich treten im Gebiet der Stammganglien und auch im Kleinhirn (Nucleus dentatus) symmetrische Verkalkungen auf, die auf dem Röntgenbild sichtbar werden.

Die *parathyreoprive Tetanie* nach Strumektomie, ausnahmsweise auch nach Radiojodbehandlung einer Hyperthyreose, ist die häufigste Form der Nebenschilddrüseninsuffizienz. Sie tritt in den ersten Stunden bis Tagen, selten erst im Laufe von 3 Wochen nach der Operation auf, kann aber jahrelang latent bleiben und verkannt werden. Gelegentlich sind selbst schwere Fälle von postoperativer Tetanie spontan reversibel: Sie werden auf eine vorübergehende Zirkulationsstörung in den Epithelkörperchen zurückgeführt. Frauen sind häufiger befallen als Männer. Verkalkung der Basalganglien ist sehr selten. Das Rezidiv einer Hyperthyreose kann infolge des hyperkalzurischen und manchmal hyperkalzämischen Effektes von Thyroxin die parathyreoprive Nebenschilddrüseninsuffizienz verschleiern.

Bei den Neugeborenen von Müttern mit primärem Hyperparathyreoidismus kann es zu konnataler Nebenschilddrüseninsuffizienz kommen. Im Anschluß an die Exstirpation eines Parathyreoidea-Adenoms tritt die *Rekalzifizierungstetanie* auf. Die überstürzte Knochenneubildung führt zu massivem Kalziumentzug aus dem Blut und zu Hypokalzämie.

Beim *idiopathischen Hypoparathyreoidismus* handelt es sich um eine sehr seltene, ätiologisch meist unklare Erkrankung (gelegentlich A- oder Hypoplasie), die sich bei zwei Dritteln der Fälle vor dem 16. Altersjahr manifestiert. Das Besondere dieser meist hereditären Tetanieform ist die oft extreme Hypokalzämie bis 3 mg% mit in der Regel tiefer tetanischer Schwelle und beträchtlicher Häufigkeit der epileptischen Konvulsionen (50%), der Katarakte (50%) und der Verkalkung der Stammganglien (30%). Sehr häufig lassen sich radiologisch auch Verkalkungen in der Subkutis und in den Weichteilen nachweisen. Gelegentlich besteht gleichzeitig ein Morbus Addison.

– *Pseudohypoparathyreoidismus:* Störung der Parathormonwirkung am Nierentubulus. Klinische Stigmata: untersetzte Statur, rundes Gesicht, Tatzenhände mit verkürzten Metakarpalia ulnarseits, verminderte Intelligenz.
– Akute Pankreatitis: vermutliche Genese durch Hyperglukagonämie und Hyperkalzitoninismus.
– Hypomagnesiämie: bei Alkoholismus, Leberzirrhose. Gestörte Parathormonsekretion, gestörte Hormonwirkung am Knochen.

Normokalzämische Tetanien

– *Hyperventilation:* Die *Hyperventilationstetanie* steht hinsichtlich Häufigkeit an erster Stelle aller Tetanieformen. Jeder Arzt trifft sie an, häufig bei ängstlichen Individuen weiblichen Geschlechts. Fast ausnahmslos handelt es sich um eine Atemneurose mit überwiegend sexuellem Hintergrund. Sehr selten liegt ein organischer Hirnstammprozeß zugrunde. Im Laufe der Zeit erfährt die neurotische Hyperpnoe eine Bahnung: Wenige tiefe Atemzüge oder einfach eine angstvolle (z.B. Operation) oder komplexgeladene Situation bringen den Hyperventilationsautomatismus in Gang. Bei jeder Tetanie ist nicht nur nach der Narbe einer Kropfoperation zu fahnden, sondern auch nach schwerer Atmung, Beklemmung, Lufthunger zu fragen. Im Anfall ergibt sich die Diagnose aus der Situation, der Hyperpnoe und den tetanischen Zeichen mit stets stark positivem Chvostek. Rudimentäre Anfälle äußern sich in Parästhesien, Ziehen in den Gliedern, Herzklopfen, Angstgefühl.

Direkte Ursache der Tetanie ist hier die respiratorische Alkalose. Die Hyperventilation führt zu einem Ansteigen des pH bei zunächst normaler, später herabgesetzter Alkalireserve. Längerdauerndes Wiedereinatmen der Exspirationsluft (Vorhalten eines Plastik- oder Papiersacks vor Mund und Nase) behebt Alkalose und Tetanie.

– Tetanie bedingt durch metabolische Alkalose: Häufiges, heftiges Erbrechen führt besonders bei stark saurem Magensaft zu erheblichen Chloridverlusten und gelegentlich zu *Magentetanie* (chloriprive Tetanie). Man findet Hypochlorämie, Azotämie, Hyperphosphatämie und erhöhte Alkalireserve. Bei langanhaltendem Erbrechen verschwindet die Tetanie, weil Hungerzustand und sekundäre Nierenfunktionsstörung einen Umschlag zu Azidose bewirken. Nach langdauernder Anwendung von Quecksilberdiuretika und Saluretika kann sich eine hypochlorämische Alkalose mit tetanischen Symptomen entwickeln. Tetanie bei Normokalzämie ohne ersichtliche äußere Ursache erweckt immer Verdacht auf primären Aldosteronismus.

Durch Muskelkrämpfe bedingt sind die Schmerzen in den Extremitäten auch bei Tetanus und Strychninvergiftung.

Muskelkrämpfe können auch die Folge von Überanstrengung sein (z.B. Wadenkrämpfe bei Gehern usw.). Internmedizinisch spielen die Muskelkrampferscheinungen als Folge beruflicher Betätigung eine größere Rolle. Erinnert sei an die Krämpfe bei Stenotypistinnen, Melkern, Schreibern, Musikern usw. Die Ursache ist nicht klar. Es spielen vermutlich auch psychische Faktoren eine wesentliche Rolle.

– *Idiopathische Tetanie:* Unter bestimmten Umständen kommt es bei emotional gestörten, wiederum überwiegend weiblichen Individuen auch ohne effektive Hyperpnoe zu vorübergehender Tetanie: idiopathische Tetanie nach Jesserer. Der Übergang zur Hyperventilationstetanie ist fließend. In anfallsfreien Perioden ist der Hyperventilationsversuch, gelegentlich auch das Chvosteksche und weniger deutlich das Trousseausche Zeichen positiv, bei normalen Serumkalzium- und -phosphatwerten.

c) **Kalziurie.** Sie wird beeinflußt durch die intestinale Absorption und die Summe aus Kalziumausbau aus dem Knochen minus Kalziumeinbau in den Knochen. Der Kalziumgehalt des Morgenurins reflektiert die Knochenbilanz. Er wird erfaßt durch Bildung des Quotienten:

$$\frac{\text{Kalziumkonzentration im Urin}}{\text{Kreatininkonzentration im Urin}} \quad \text{normal} < 0{,}15.$$

Bei menopausierten Frauen liegt dieser Wert oft höher. Bei normalem Quotienten, welcher gegen eine ossärresorptive Störung spricht, muß eine intestinal-absorptive gesucht werden. Sie wird erfaßt durch Messung der 24-Stunden-Calciumausscheidung im Urin bei gewohnter Diät. Normwerte für Männer: <400 mg/24 Std., für Frauen: <300 mg/24 Std. Ohne Einnahme von Milch und Milchprodukten sind für Männer <200 mg und Frauen <150 mg im 24-Stunden-Urin zu erwarten. Im Einzelfall stehen letztgenannte Werte in enger Beziehung zum oben genannten Quotienten Kalziumkonzentration/Kreatininkonzentration im Urin.

Als primäre Form einer absorptiven Störung ist die *idiopathische Hyperkalziurie* bekannt.

Sekundäre Hyperkalziurien umfassen als resorptive Formen den Hyperparathyreoidismus, Knochenmetastasen, multiples Myelom, Morbus Paget; als absorptive Varianten den Morbus Boeck und die Vitamin-D-Überdosierung (resorptive Komponente wahrscheinlich).

Eine relative Hypokalziurie (z.B. bei Hyperparathyreoidismus) oder eine relative Hyperkalziurie (z.B. bei Hypoparathyreoidismus) in Berücksichtigung eines hohen oder tiefen Serumkalziumspiegels wird erkannt durch Berechnung der Kalziumausscheidung in mg pro 100 ml Glomerulumfiltrat (CaE) nach Nordin:

$$Ca_E = \frac{(Ca)_{Urin} \times (Cr)_{Plasma}}{(Cr)_{Urin}}$$

(Ca) Kalziumkonzentration, mg%
(Cr) Kreatininkonzentration, mg%

Normale oder abnormale Werte werden aus einem Nomogramm von Nordin abgelesen.

d) Die alkalische Serumphosphatase ist bei Erhöhung als Hinweis auf beschleunigten Knochenumsatz zu deuten. Normale Werte schließen den letzteren nicht aus.

e) Die Hydroxyprolinausscheidung im Urin gibt einen Hinweis auf die Aktivität des Knochenumbaues. Die diagnostische und differentialdiagnostische Bedeutung ist nicht sehr groß.

Literaturauswahl

Arnaud C.D., H.J. Tsao, T. Littledike: Radioimmunoassay of human parathyroid hormone in serum. J. Clin. Invest. 50 (1971) 21

Arnstein, A.R., B. Frame, H.M. Frost: Recent progress in osteomalacia and rickets. Ann. Int. Med. 67 (1967) 1296

Deuxchaines, C.N., S.M. Krane: Paget's diesease of bone: Clinical and metabolic observations. Medicine 43 (1964) 233

Fraser, D., Sang Whay Kooh, H.P. Kind, M.F. Holick, Y. Tanaka, H.F. De Luca: Pathogenesis of hereditary Vitamin D dependet rickets. New Engl. J. Med. 289 (1973) 817

Goldsmith, R.S.: Hyperparathyreoidism. New. Engl. J. Med. 281, 367 (1969) 19 (Diagnostik).

Harris, W.H., R.P. Heaney: Skeletal renewal and metabolic bone disease. New Engl. J. Med. 280 (1969) 193

Hermann M.A., D. Massaro, S. Katz, M. Sachs: Pachydermoperiostitis – clinical spectrum. Arch. Int. Med. 116 (1965) 918

Labhart, A.: Klinik der Inneren Sekretion, 2. Aufl. Springer, Berlin 1971

Löffler, W.D., L. Moroni: Die bruccellären Ostitiden als Differentialdiagnose der sog. aseptischen Knochennekrose unter Berücksichtigung der antibiotischen Kombinationstherapie. Schweiz. med. Wschr. 81 (1951) 128

Lichtenstein, L.: Bone tumors. 3. Aufl. Mosby, St. Louis (1965)

Liebermann, P.H., C.R. Jones, H.W.K. Dargeon, C.F. Begg: A repraisal of eosinophilic granuloma of bone, Hand-Schüller-Christian Syndrome, and Letterer Siewe Syndrome, Medicine 48 (1969) 375

Lotz, M., E. Zisman, F.C. Bartter: Evidence for a phosphorusdepletion syndrome in man. New Engl. J. Med. 278 (1968) 8409

Nordin, B.E.C.: Metabolic bone and stone disease. Chruchill Livingstone, Edinburgh and London, 1973

Nordin B.E.C., M. Peacock, R. Wilkinson: Hypercalciuria and calcium stone disease. Clin. Endocr. Metab. 1 (1972) 169

Ohmdal J.I., H.F. De Luca: Regulation of Vitamin D Metabolism and Function. Physiol. Rev. 53 (1973) 327

Omenn, G.S., S.I. Roth, W.H. Baker: Hyperparathyreoidism associated with malignant tumors of non-parathyroid origin. Cancer 24 (1969) 1004

Rich C.: Osteoporosis. In: T.R. Harrison: Principles of Internal Medicine 5. Aufl. Mc Graw-Hill, New York 1966

Schinz, H.R. u. Mitarb.: Lehrbuch der Röntgendiagnostik, Band III, Kapitel Wirbelsäule. Thieme, Stuttgart 1967

Schoen, R., A. Böni, K. Miehlke: Klinik der rheumatischen Erkrankungen. Springer, Berlin 1970

Stanbury, S.W.: Azotaemic renal osteodystrophy. Clin. Endocr. Metab. 1 (1972) 267

Uehlinger E.: Die primären Geschwülste der Wirbelsäule. Fortbildk. Rheumatol. 2 (1973) 128

Zinn W.M.: Idiopathic ischemic necrosis of the femoral head in adults. Thieme, Stuttgart 1971

31 Schmerzen bei Erkrankungen des Nervensystems

G. Baumgartner

Werden Nozizeptoren in der Peripherie gereizt, so ist dies die Folge einer lokalen mechanischen oder chemischen Veränderung, die eine Gewebsschädigung anzeigt. Im Gegensatz dazu sind Schmerzsyndrome, die im Nervensystem selbst entstehen, häufig funktionslos. Sie können wie die echten Neuralgien das einzige Krankheitssymptom bleiben oder als Begleitsymptom progressiver Erkrankungen auftreten.

Schmerzen bei Erkrankungen der peripheren Nerven und ihrer Wurzeln

Mono- und Polyneuropathien verschiedener Ursache (s. S. 740f.) gehen häufig mit schmerzhaften Dysästhesien einher, deren Ausprägung von leichten bis zu scharfen, brennenden Schmerzen im Ausbreitungsgebiet der betreffenden Nerven reicht. Sie sind bei akuten Neuritiden (z.B. Guillain-Barré-Syndrom, neuralgische Schulteramyotrophie, s. S. 743) meist intensiver als bei chronisch-progressiven Polyradikuloneuropathien, können aber auch bei den letzteren gelegentlich sehr ausgeprägt sein (z.B. primäre Amyloidosen).
Die meisten peripheren Nerven- und Wurzelschmerzen sind jedoch nicht Folge einer primären Nerven- oder Wurzelerkrankung, sondern zeigen eine Irritation durch Prozesse in der Nachbarschaft der Nerven an. Hier kommen vor allem die *Einklemmungssyndrome* in Betracht, von denen das häufigste den N. medianus im *Karpaltunnel* der Handwurzel betrifft. Es verursacht zunächst Schmerzen, vorwiegend in den Fingern 1–3, kann aber auch zu vor allem nächtlichen Schmerzen im ganzen Arm und schließlich zur Atrophie des Daumenballens führen. Die distale motorische und sensible Leitungsgeschwindigkeit ist im Karpaltunnelbereich herabgesetzt. Das entsprechende Syndrom am Fußgelenk betrifft den N. tibialis posterior im *Tarsaltunnel* und geht mit Schmerzen und Parästhesien in der Fußsohle und einer Atrophie der kurzen Zehenstrecker einher. Das Tarsaltunnel-Syndrom kommt wesentlich seltener vor, was auch für das Pronator-Syndrom gilt, d.h. eine Einklemmung des N. medianus beim Durchtritt durch die beiden Köpfe des M. pronator teres. Ebenfalls selten ist das Einklemmungssyndrom des N. ulnaris am Handgelenk. Häufiger wird der N. ulnaris im Sulcus olecrani am Ellbogen geschädigt.

Bei der *Meralgia paraesthetica* handelt es sich um eine mechanische Läsion des N. cutaneus femoris lateralis bei Durchtritt durch das Lig. inguinale bzw. beim Verlassen der Fasciae latae mediokaudal der Spina iliaca anterior. Sie ist durch schmerzhafte Mißempfindungen an der Außenseite des Oberschenkels charakterisiert.
Bei Verschmälerung des Raumes zwischen Klavikula und erster Rippe oder bei Vorliegen von Halsrippen kann es zu einem *kostoklavikulären* oder *Halsrippensyndrom* mit Armschmerzen beim Tragen von Lasten und Zeichen einer unteren Plexusschädigung kommen. Chronische Druckschädigungen des Plexus und der A. subclavia durch eine zu enge Anlage der Skalenuslücke verursachen ein ähnliches Beschwerdesyndrom mit Brachialgie und unterer Plexussymptomatik. Der Schmerz wird bei Drehung des Kopfes zur Gegenseite verstärkt, der Radialispuls zum Verschwinden gebracht.
Grundsätzlich können alle *Einklemmungssyndrome* spontan als Folge von Anlagevarianten auftreten. Als Begleitsymptome kommen sie bei sekundärer Einengung der Nervenkanäle bei Akromegalie, rheumatischer Arthritis, Myxödem und anderen Erkrankungen mit Bindegewebsschwellungen vor. Selbstverständlich können auch gutartige Fibrome, Neurofibrome, Lipome und Zysten sowie maligne Tumoren durch Reizung vorüberziehender Nerven zu Schmerzen in deren Ausbreitungsgebiet führen. Tumoren im Bereich der Lungenspitze (*Pancoast-Tumoren*) treten durch Infiltration des Armplexus oft mit schweren Schulter-Arm-Schmerzen in Erscheinung. Ischiasbeschwerden können besonders bei Frauen durch Plexusinfiltrationen durch Malignome des kleinen Beckens vorgetäuscht werden. Röntgenfibrosen und Lymphstauungen nach Röntgenbestrahlungen, vor allem nach Mammaamputationen, verursachen gelegentlich schwer kontrollierbare Schmerzen im Armbereich. Die echte karzinomatöse Neuropathie durch Einwachsen eines Malignoms in die Nerven selbst ist neben den Ausfallsymptomen durch besonders schwere Schmerzsyndrome charakterisiert. Auch perineurale Infiltrate bei Leukämien, Lymphogranulomatosen und Boeckscher Erkrankung können mit Schmerzen einhergehen. Die gutartigen *Glomustumoren*, die von kleinen neuro-myo-arteriellen Glomera ausgehend häufig im Nagelbett von Fingern und Zehen, gelegentlich aber auch in anderen Hautgebieten vorkommen,

sind auf leichte mechanische Reize ausgesprochen schmerzhaft und führen im Verlauf auch zu Dauerschmerzen. Bei oberflächlicher Lage sind sie durch blaurötliche Verfärbung gut zu erkennen. Liegen sie tiefer, so wird ihre Diagnose lediglich durch eine umschriebene Schmerzauslösung wahrscheinlich.

Schmerzen nach mechanisch bedingten, peripheren Nervenschädigungen (z.B. Schuß- und Stichverletzungen, Amputationen) sind ätiologisch nicht einheitlich zu interpretieren. Stumpf- und Extremitätenschmerzen nach Amputationen, die bei Beklopfen des Stumpfes oder Manipulation an der Restextremität akzentuiert werden, sind wie Schmerzen nach Nervendurchtrennungen mit stark positivem Hoffmann-Tinelschem Klopfzeichen meist Folge lokaler *Neurombildungen*. Dagegen ist der eigentliche Phantomschmerz zentral verursacht. Die *Kausalgie,* die am Bein bevorzugt nach partieller Schädigung des N. Tibialis, am Arm besonders bei partieller Läsion des N. medianus, gelegentlich aber auch bei anderen Nervenläsionen gesehen wird, ist ein brennender Dauerschmerz unterschiedlicher Intensität. Am betroffenen Glied besteht eine Hyperpathie, weshalb es ängstlich geschont wird. Jede Berührung wird vermieden, da sie zu einer akuten Schmerzexazerbation führt. Kalte, feuchte Tücher bringen Erleichterung. In der Regel bestehen vasomotorische Störungen mit starker Vasodilatation. Die Kausalgie kann unmittelbar, häufig aber erst mit einem Intervall von Tagen bis mehreren Wochen nach der Verletzung auftreten. In leichten Fällen bildet sie sich nach Wochen bis Monaten spontan zurück. Der Schmerz entspricht oft dem Ausbreitungsgebiet des betroffenen Nerven. Ein Übergreifen in Nachbarbezirke und seltener auch auf die Gegenseite kommt aber vor. Auffallend ist, daß Kausalgien vor allem in Nerven mit starkem Anteil vegetativer Fasern und bei inkompletten Nervenläsionen auftreten. Dies hat zu verschiedenen Interpretationsversuchen geführt, die aber bisher alle nicht voll befriedigend sind (z.B. gate-control-theory von MELZACK und WALL, 1965).

Das häufigste *radikuläre Schmerzsyndrom* ist die **Lumbago** bzw. bei verstärkter mechanischer Wurzelreizung infolge Bandscheibenprotrusionen im unteren Lumbosakralbereich die *Ischialgie*. Die Schmerzen können plötzlich im Zusammenhang mit einer körperlichen Belastung, oft aber auch langsam progressiv, ohne erkennbare äußere Ursache auftreten. Bei der Lumbago bleiben die oft sehr heftigen Schmerzen bei Bewegung in der Lendengegend lokalisiert und gehen mit einer Fixierung des betreffenden Wirbelabschnittes und Schonhaltung sowie paravertebralem Hartspann einher. Häufig besteht ein Husten- und Preß-Schmerz. Da Lumbalgie-Anamnesen bei echten Ischialgien infolge einer Bandscheibenprotrusion häufig sind, ist anzunehmen, daß einfache Lumbalgien durch leichte Bandscheibenvorfälle verursacht werden, die nur bei Bewegung zu einer Wurzelreizung führen. Bei der eigentlichen Ischialgie handelt es sich dagegen fast immer um einen massiveren Vorfall der Bandscheibe nach Ruptur des Anulus fibrosus, der je nach Lokalisation und Größe bei lateraler Lage zu einem isolierten einseitigen Wurzelsyndrom, bei medialer Lage zu einem doppelseitigen Syndrom mit Kaudaschädigung führen kann. Auch laterale Bandscheibenvorfälle mit Läsion von 2 Wurzeln sind nicht selten. Am meisten betroffen sind bei der *Diskopathie* die Wurzel S1, dann folgen L5- bzw. L5- und S1-Syndrome. Schädigungen der 4. und 3. Lumbalwurzel kommen seltener vor. Die Schmerzausbreitung erfolgt segmental (Abb. 31.1). Bei S1-Syndromen ist der Lasègue positiv, der ASR abgeschwächt bis fehlend. Bei L5- und höheren Wurzelsyndromen kann der Lasègue negativ sein. Beim L5-Syndrom besteht eine Schwäche der Großzehenhebung, bei L4-Syndrom eine Schwäche des M. quadriceps mit vermindertem PSR. Die

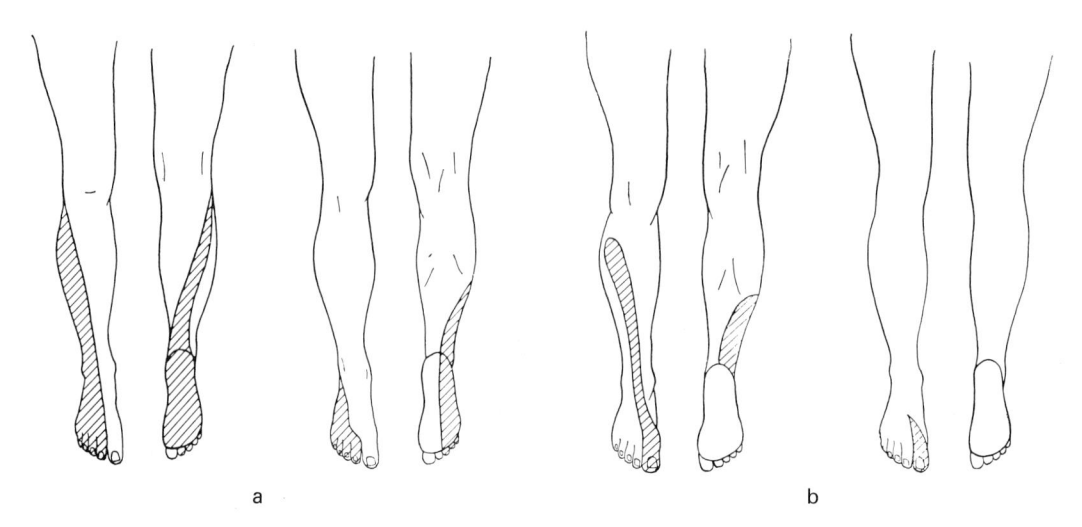

Abb. 31.1. Sensibilitätsausfälle bei Diskopathie. a) Läsion der 5. Lendenwirbelscheibe mit Sensibilitätsausfall S 1; b) Läsion der 4. Lendenbandscheibe mit Sensibilitätsausfall L 5 (nach *Bärtschi*)

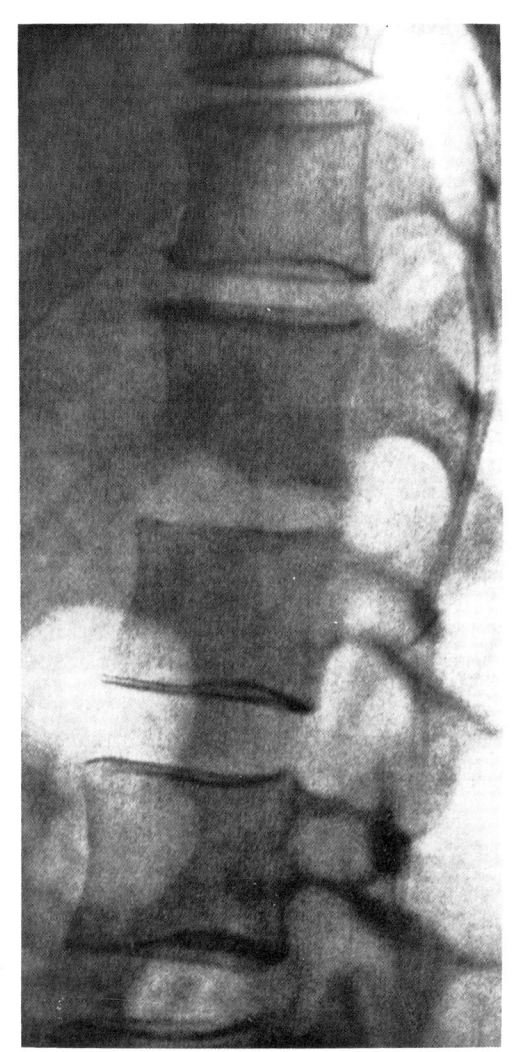

Abb. 31.2. Rückenschmerzen: Spondylitis tuberculosa mit typischen röntgenologischen Veränderungen: Bandscheibenverschmälerung, Usuren an der kaudalen Deckplatte, Fehlhaltung. – Ein Senkungsabszeß ließe sich nur auf einer a.-p. Aufnahme nachweisen

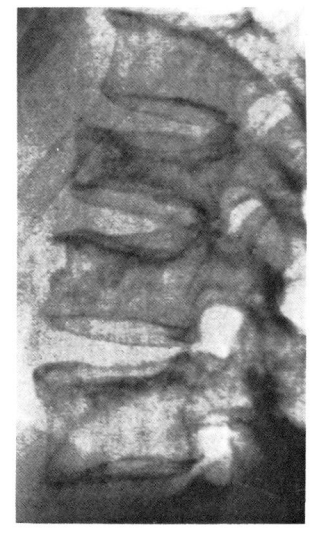

Abb. 31.3. Rückenschmerzen: Diffuses multiples Myelom mit Befall aller Wirbel. 62j. Mann

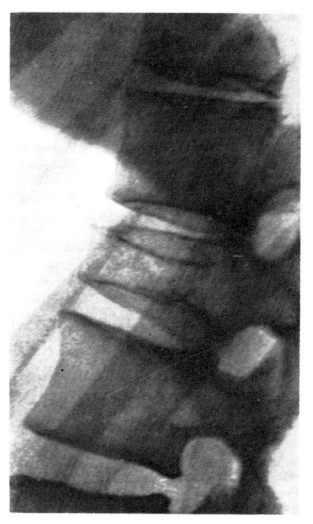

Abb. 31.4. Rückenschmerzen: Hypernephrommetastase im Wirbel mit keilförmiger Deformation und sekundärer Verbreiterung der Bandscheiben

Schmerzen sind in der Regel positionsabhängig, ohne daß sich eine konstante Entlastungsposition angeben läßt. Die meisten Patienten sind im Liegen, manche aber auch im Stehen schmerzfrei. Ischialgiesyndrome ohne jeglichen sensiblen oder motorischen Ausfall kommen vor. Röntgenologisch ist ein akuter Diskusprolaps im Leerbild nur durch eine Streckhaltung erkennbar. Osteochondrotisch veränderte Bandscheiben mit Deckplattensklerosierungen und Verschmälerung des Bandscheibenraumes sind Zeichen eines älteren Prozesses und häufig nicht mit der akuten Erkrankung in Verbindung zu bringen. Bei trotz konservativer Therapie anhaltenden Beschwerden sind *Wirbelkörperprozesse* (Myelome, Metastasen, *entzündliche Affektionen, Cauda-Tumoren*, Tumoren des kleinen Beckens) und seltener auch eine atypische einseitige entzündliche Radikulitis auszuschließen. Die Indikation zur Liquorkontrolle und Kontrastmyelographie wird durch den Verlauf bestimmt. Liquoreiweißvermehrungen bis 75 mg% sind bei Diskushernien häufig. Höhere Werte stellen die Diagnose in Frage und kommen nur bei medialen Diskusprolapsen mit Blockade der Liquorzirkulation vor. Sie gehen meist mit Blasenstörungen einher und sind damit eine absolute Indikation zur sofortigen operativen Entlastung.

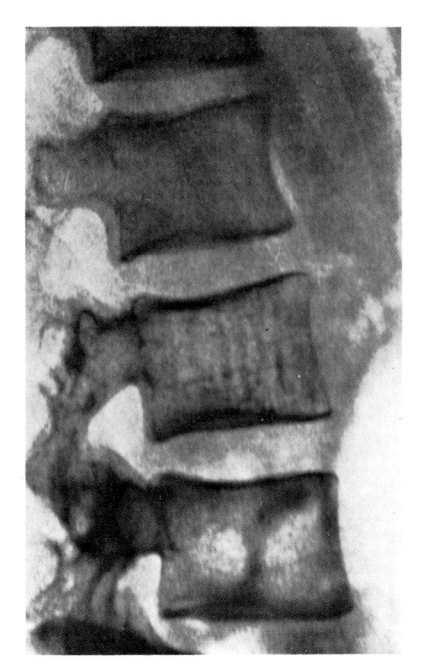

Abb. 31.5. Rückenschmerzen: *Hämangiom* des Wirbelkörpers mit strähniger Struktur, aber ohne Formveränderung des Wirbelkörpers. 48j. Mann

Die *neurogene Claudicatio intermittens* ist durch eine positionsabhängige, schmerzhafte Mißempfindung in beiden Beinen und meist einer zusätzlichen Schwäche gekennzeichnet und entsteht durch lageabhängige Einklemmungen der Cauda equina.
Radikuläre Schmerzen im thorakalen Bereich sind seltener durch eine Diskushernie und häufiger durch *extramedulläre Tumoren* (Neurinome, Meningeome s. S. 734) oder durch Wirbelkörperprozesse verursacht, die ganz allgemein bei Rückenschmerzen berücksichtigt werden müssen (Metastasen, Wirbelhämangiome, Morbus Paget, Spondylitis tuberculosa, Osteoporosen, s. Abb. 31.2 bis 31.5. Dagegen kommen im Zervikalbereich vor allem in Höhe C5/C6 und C6/C7 Diskusprotrusionen wieder häufiger vor. Meist bestehen eine Einschränkung der Kopfbeweglichkeit und radikuläre Schmerzen in Schulter und Arm. Bei C6-Läsionen werden Parästhesien auf dem Handrücken angegeben und man findet eine leichte Schwäche des Bizeps und eine Abschwächung des BSR. Bei Beteiligung der Wurzel C7 sind die Trizepsfunktion und der TSR vermindert. Häufig kommt es zu sensiblen Störungen im Bereich des Zeige- und Mittelfingers. Mediale Diskusprolaps können zu einer zervikalen Myelopathie mit Paraparese führen. Differentialdiagnostisch sind auch hier wiederum Wirbelprozesse aller Art inkl. Wirbelhämangiome und extramedulläre Tumoren auszuschließen.

Schmerzen bei Erkrankungen des Rückenmarkes

Auf die Schmerzen bei rückenmarksnahen Erkrankungen wurde bei der Besprechung von radikulären Schmerzen schon hingewiesen. Zu ergänzen sind hier noch Schmerzen bei umschriebenen entzündlichen Erkrankungen der Rückenmarkshäute (epidurale Abszesse, Arachnitiden), die oft von einer lokalen Druck- und Klopfschmerzhaftigkeit begleitet sind. Im weiteren werden hier nur die Schmerzen bei primärer Erkrankung des Rückenmarks berücksichtigt.
Die häufigste Ursache zentraler Schmerzen des Rückenmarks sind *intramedulläre* Tumoren (s. S. 734). Auch sie können gelegentlich wie extramedulläre Tumoren zu radikulären Schmerzen führen, gehen aber meist mit Parästhesien oder schmerzhaften Dysästhesien einher, die nicht segmental, sondern oft diffus ausgebreitet distal in den Extremitäten auftreten.
Spinale Gefäßdysplasien (Angiome und spinale Varikosen) verursachen oft über Jahre lediglich Schmerzen, vorwiegend der Beine, die sich ebenfalls nicht segmental interpretieren lassen. Sie bessern sich oft bei Bewegung und treten nachts verstärkt auf. Ihre Zuordnung bleibt in diesem Stadium ohne zusätzliche Ausfälle stets problematisch und die Fehldiagnose eines psychogenen Schmerzsyndroms ist nicht selten.
Spinale Gefäßinfarkte kündigen sich meist durch plötzliche Schmerzen an, die im Beginn segmental sein können, sich aber rasch in die unterhalb des Infarktes gelegenen Körper- und Extremitätenbereiche ausbreiten. Ihre Ursache wird durch die Begleitsymptomatik meist differenzierbar (s. A.-spinalis-anterior-Syndrom, S. 729). Spinale Schmerzen können auch bei Tauchern durch Gasembolien nach zu raschem Auftauchen auftreten, sind aber oft zunächst von gleichzeitigen Beschwerden infolge Muskel- und Gelenkschmerzen schwer zu differenzieren.
Bei *entzündlichen Myelitiden* stehen Schmerzen gegenüber der Ausfallssymptomatik meist im Hintergrund. Dagegen bestimmen die lanzinierenden Schmerzen der *Tabes dorsalis* oft das subjektive Krankheitserlebnis. Sie treten bei über 90% der Tabiker auf und erlauben wegen ihres charakteristischen, blitzartigen Auftretens oft schon die Diagnose. Charakteristisch ist ein plötzlicher, scharfer Schmerz, der am häufigsten in den Beinen, gelegentlich aber auch in den Armen, im Rücken und im Gesicht vorkommt und sich repetierend in unterschiedlichen Intervallen wiederholt. Die Schmerzen sind sehr viel häufiger als viszerale Krisen, die in der Regel im Oberbauch ebenfalls plötzlich auftreten und mit Nausea und Erbrechen einhergehend für Stunden bis Tage anhalten können. Häufig sind auch gürtelförmige Dauerschmerzen mit krisenhafter Verstärkung. Bei der *Lues spinalis* treten die Schmerzen in den Hintergrund, kommen aber gelegentlich in Form radikulärer Beschwerden vor.

Die *multiple Sklerose* (s. S. 739) geht häufiger mit Parästhesien, gelegentlich aber auch mit Schmerzen einher, die beliebig lokalisiert und sowohl als Dauerschmerz wie in Form von Schmerzattacken auftreten.

Bei der *Syringomyelie* (s. S. 736) werden oft heftige, schlecht lokalisierbare Schmerzen im Schulter-Arm- und im oberen Thorakalbereich angegeben. Sie können subjektiv vorübergehend im Vordergrund stehen und sich im Verlauf der Erkrankung zurückbilden.

Schmerzen bei Erkrankungen des Hirnstammes

Bei *Tumoren* der Medulla oblongata, des Mittelhirns und des Thalamus stehen Schmerzen meist im Hintergrund oder sind auf allgemeinen Hirndruck zurückzuführen (s. S. 730). *Ischämische und entzündliche Läsionen* dieses Bereiches können dagegen ähnlich wie im Rückenmark zu heftigen Schmerzen führen. So verursacht der Verschluß der A. cerebelli inferior posterior (*Wallenberg-Syndrom*) häufig heftige Gesichtsschmerzen und Schmerzen auf der kontralateralen Körperseite. Bei Erweichungen im Thalamus durch Ausfall der thalamogenikulären Zweige der A. cerebri postcrior oder der A. choroidea posterior, seltener bei Tumoren, kann es zum Auftreten eines *Déjérine-Syndromes* mit heftigen Dauerschmerzen unterschiedlicher Intensität in der kontralateralen Körperseite bei gleichzeitiger Hypästhesie und Hypalgesie in diesem Bereich sowie meist einer kontralateralen Hemianopsie kommen. Die Schmerzen können lokalisiert nur im Gesicht, Arm oder Bein oder auf der ganzen Körperseite gleichzeitig auftreten. In der Regel besteht eine ausgesprochene Hyperpathie der betreffenden Areale und gleichzeitig ein Summationsschmerz mit Schmerzausbreitung bei repetierender Reizung mit einer Nadelspitze. Auch die Anaesthesia dolorosa, das heißt heftiger Spontanschmerz in einem deafferentierten Hautbereich (z.B. im Trigeminusbereich nach retroganglionärer Durchschneidung wegen Trigeminusneuralgie) ist zentral verursacht. Das gleiche gilt für die *postherpetische Neuralgie,* die nach einem Herpes zoster, mit bleibenden Sensibilitätsstörungen in dem schmerzhaften Segmentbereich besonders bei älteren Leuten auftritt.

Entmarkungsherde bei multipler Sklerose im Bereich des Tractus und Nucleus spinalis trigemini der Medulla oblongata verursachen gelegentlich klinisch charakteristische Trigeminusneuralgien und lassen bei Auftreten einer Trigeminusneuralgie im frühen Alter stets an eine beginnende multiple Sklerose denken.

Der *Phantomschmerz* nach Amputation wird in den amputierten Extremitäten empfunden und reicht vom leichten Mißbehagen und dem Gefühl krampfartiger Verspannungen in den amputierten Gliedabschnitten bis zu einem unerträglichen kontinuierlichen Dauerschmerz. Ein Phantomgefühl ohne eigentlichen Schmerz wird von den meisten Amputierten unmittelbar nach der Amputation eines Armes oder Beines, gelegentlich auch nach Mammaamputationen, registriert. In etwa 5–10% kommt es zu heftigen Schmerzen, die meist kurz nach der Amputation kontinuierlich oder in unterschiedlichen Intervallen auftreten und krampfartig brennend oder wie ein Gefühl des Eingeschnürtseins beschrieben werden. Sie können für Jahre und länger andauern und werden gelegentlich durch Triggerzonen am übrigen Körper ausgelöst. Der Phantomschmerz tritt besonders häufig bei Patienten auf, die nach einer längeren Schmerzvorgeschichte amputiert werden. Da periphere Therapieversuche (z. B. Nachamputation, Versuch der Entfernung von Neuromen) völlig erfolglos sind, ist auch für ihn eine zentrale Genese wahrscheinlich. Ähnlich wie bei der Kausalgie sind alle Erklärungsversuche noch hypothetisch.

Literaturauswahl

Bärtschi, W.: Neurologische Diagnostik. Reinhardt, Basel 1952
Bodechtel, G.: Differentialdiagnose neurologischer Erkrankungen. Thieme, Stuttgart 1974
Bonica, J. J.: Advances in Neurology. Vol. 4. Int. Symp. on Pain. Raven Press, New York 1974
Cassinari, V., C. A. Pagni: Central pain: A neurosurgical survey. Harvard Univ. Press, Cambridge/Mass. 1969
Hassler, R.: Die zentralen Systeme des Schmerzes. Acta neurochir. 8 (1960) 353–423
Janzen, R., W. D. Keidel, A. Herz, C. Steichele: Schmerz. Grundlagen – Pharmakologie – Therapie. Thieme, Stuttgart 1972
Melzack, R., P. D. Wall: Pain Mechanisms: a new theory. Science 150 (1965) 971
Mumenthaler, M., H. Schliack: Läsionen peripherer Nerven. Diagnostik und Therapie, 2. Aufl. Thieme, Stuttgart 1973
Staal, A.: The entrapment neuropathies. In: Handbook of Clinical Neurology, hrsg. von P. J. *Vinken,* G. W. *Bruyn.* Bd. 7/1: Diseases of Nerves, S. 285–325. North-Holland-Publ., Amsterdam 1970
Wartenberg, R.: Neuritis, sensible Neuritis, Neuralgie. Thieme, Stuttgart 1959

32 Sensorische und motorische Störungen

G. BAUMGARTNER

Bei der Beurteilung von Erkrankungen des Nervensystems stellt sich stets die Frage nach Ort und Art der Schädigung, da sowohl sensibel-sensorische wie motorische Läsionen verschiedener Lokalisation und Genese identische Ausfälle verursachen können und die Lokalisation und Ätiologie einer Funktionsstörung die Gesamtbewertung bestimmen. Die neurologische Diagnostik erfolgt deshalb stets in zwei Schritten. Zunächst wird auf Grund von Symptomkombinationen die *topische*, danach auf Grund der klinischen Entwicklung die *ätiologische* Zuordnung versucht. Für die topische Beurteilung besitzen motorisch-koordinative Ausfälle, insbesondere Lähmungen, wegen ihrer besseren Objektivierbarkeit größeres Gewicht. Man unterscheidet zwischen vollständiger (Paralyse) und unvollständiger (Parese) Lähmung und bezeichnet damit eine Beeinträchtigung der muskulären Willkürbewegung. Apraktische Störungen mit Behinderung komplexer Bewegungsabläufe bei intaktem efferentem System und entsprechend voll erhaltener Muskelkraft und extrapyramidale Hypokinesen sind damit nicht zu verwechseln. Das gleiche gilt für schmerzgehemmte Bewegungsstörungen.

Lähmungen entstehen durch Unterbrechung des Signalflusses von den motorischen Nervenzellen der Präzentralregion zu den bulbären und spinalen motorischen Kernen und von dort zum Muskel oder durch primäre Muskelschwäche bei Myopathien. Die erste Entscheidung ist also stets die zwischen supranukleärer (zentraler) und infranukleärer (peripherer) Lähmung. Bei einer peripheren Lähmung ist zu differenzieren, ob sie nukleär, radikulär, peripher im eigentlichen Sinne, d.h. durch eine Nervenläsion, oder muskulär bedingt ist (s. Abb. 32.1).

Lähmungstypen und Bewegungsstörungen

Bei **supranukleären Lähmungen** ist der segmentale Apparat des Rückenmarks partiell oder total von deszendierenden Signalen entkoppelt. Die Eigenreflexe sind erhalten und meistens gesteigert, der Muskeltonus ist dadurch erhöht (Spastik). Zusätzlich kommt es zu pathologischen Reflexen (Babinski, Gordon, Oppenheim), und normalerweise nur schwach oder

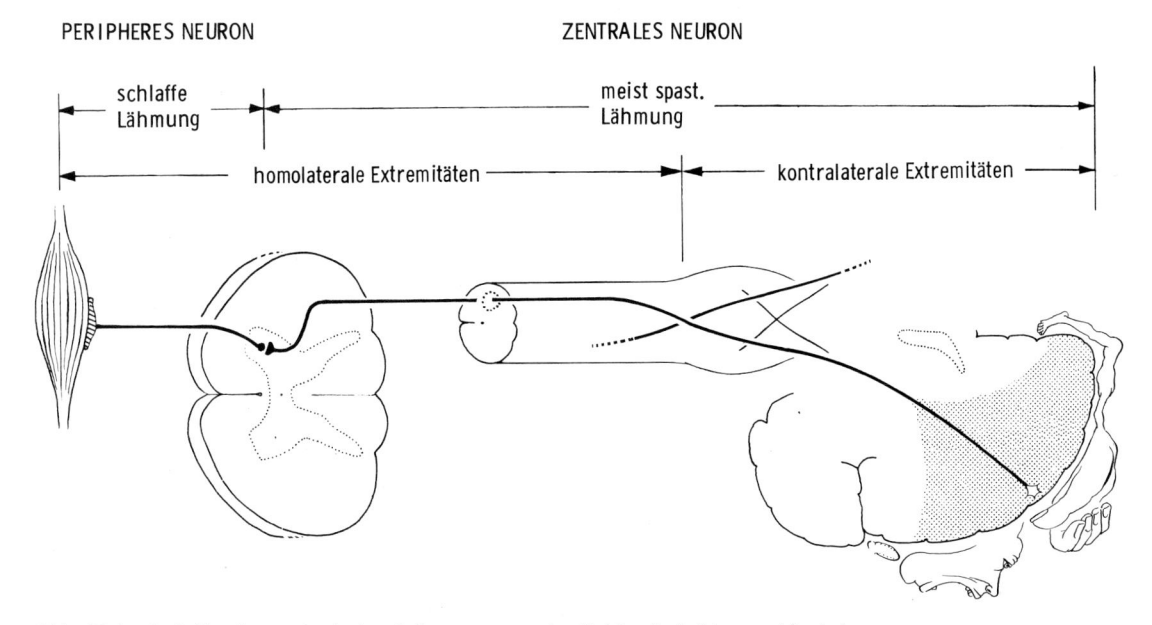

Abb. 32.1. Lokalisation motorischer Störungen von der Gehirnrinde bis zum Muskel

nicht auslösbare Eigenreflexe werden überschwellig (Trömner, Rossolimo u.a.). Schnelle und tonische Fremdreflexe (Bauchhautreflexe, Cremaster- und Mayerscher Grundgelenksreflex) sind abgeschwächt oder aufgehoben. Echte Muskelatrophien fehlen, d.h. elektrisch lassen sich keine Entartungsreaktion und im Elektromyogramm keine Denervationszeichen nachweisen. Die Enthemmung des spinalen Eigenapparates kann zu Reflexsynergien mit Auftreten pathologischer Mitbewegungen in den gelähmten Extremitäten bei Innervation der gesunden Seite führen.

Eine isolierte Durchtrennung der Pyramidenbahn ohne zusätzliche Läsion extrapyramidaler Fasern verursacht lediglich eine Lähmung mit Babinski, aber keine Reflexsteigerung mit Spastik. Die Symptomatik des „Pyramidenbahnsyndroms" entsteht nur bei gleichzeitiger Schädigung pyramidaler und extrapyramidaler deszendierender Fasern. Obwohl die Mehrzahl der supranukleären (zentralen) Paresen dem alten „Pyramidenbahnsyndrom" entspricht, ist der Terminus supranukleär vorzuziehen, da zentrale Lähmungen ohne Reflexbetonung vorkommen. Sie sind bei rasch einsetzenden supranukleären Läsionen (traumatische Querschnittsschädigung, vaskulär bedingte Läsionen) zunächst die Regel.

Nukleäre, infranukleäre (periphere) und **muskuläre** Lähmungen sind schlaff. Die Reflexe sind herabgesetzt oder erloschen. Liegt nur eine sogenannte axonale Blockierung, d.h. ein Ausfall der Signalübertragung, aber keine Störung der trophischen Versorgung des distalen Nerven vor (z.B. kurzdauernde Druckparese), ist eine rasche Rückbildung ohne echte Muskelatrophie zu erwarten. Wird nicht nur der Signalfluß, sondern auch die trophische Versorgung des peripheren Nerven unterbrochen, so kommt es zu einer axonalen Degeneration mit Untergang der Endplatte und transsynaptischer Degeneration der Muskelfasern. Klinisch wird eine Atrophie sichtbar.

Schon vorher findet man elektrisch eine Entartungsreaktion und elektromyographisch Denervationszeichen. Chronische Vorderhornzellerkrankungen zeigen sich häufig durch Faszikulieren an. Benignes Faszikulieren ohne Erkrankung der Vorderhornzellen und damit ohne Muskelatrophien ist jedoch nicht selten.

Bewegungsstörungen ohne Lähmungen treten auf, wenn die neuronale Grundlage zur Disposition einer Bewegung geschädigt ist (Apraxien, Aphasien), wenn

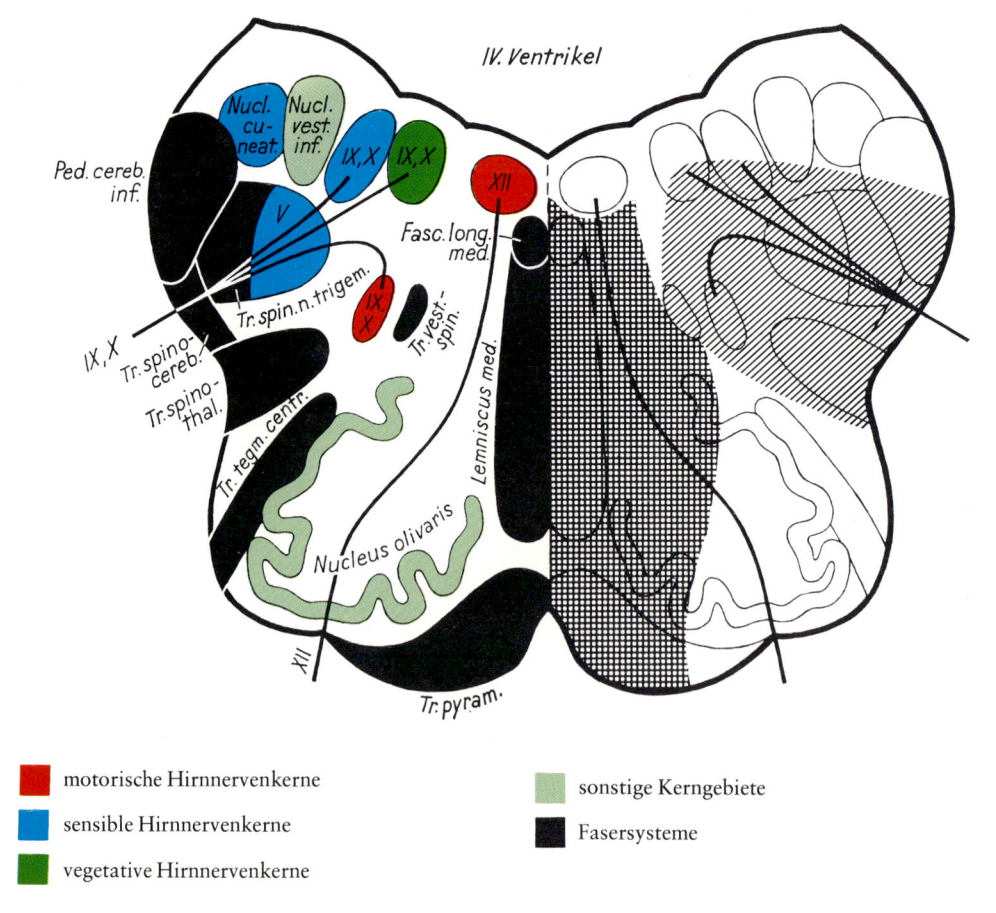

Abb. 32.2. Schema eines Querschnitts durch die Medulla oblongata in Höhe der Olive (modifiziert nach *R. Hassler*). Ausfallsgebiete bei einigen ausgeprägten Syndromen. Paramedianes Oblongatasyndrom (Jackson-Syndrom): kariert; laterales Oblongatasyndrom (Wallenberg-Syndrom): schraffiert (nach *Scheid*)

durch Läsionen der extrapyramidalen Regulation die Spontanaktivität des motorischen Systems verändert ist (Hypo- und Hyperkinesen), oder wenn bei Ausfällen des Cerebellums oder seiner afferenten Bahnen die Kontrolle der aktiven Motorik versagt (Dyssynergie, Rumpf- und/oder Extremitätenataxie).

Topische Diagnostik

Sensomotorische Syndrome bei Hemisphären- und Hirnstammschädigungen

Supranukleäre Monoparesen sprechen bei fehlenden Hinweisen auf eine spinale Schädigung für eine kontralaterale kortexnahe Läsion, da dort die Repräsentationsgebiete ein relativ großes Feld einnehmen. Betrifft die Schädigung nur die Area 4 des Gyrus praecentralis, so besteht keine Spastik. Treten aphasische Störungen oder fokale Anfälle (s. S. 757) hinzu, wird die kortexnahe Lokalisation eindeutig. Durchgehende **Hemiparesen mit Fazialisbeteiligung** sind stets oberhalb der Pons und meist in die kontralaterale Capsula interna zu lokalisieren, in der die efferenten Fasern zusammengedrängt verlaufen. Werden auch die hinteren Kapselanteile geschädigt, so kommt es zusätzlich zu einer Hemihypästhesie und bei weiterer Ausbreitung der Läsion nach hinten auch zu einer Hemianopsie.

Gekreuzte Paresen und Sensibilitätsstörungen mit Hirnnervenausfällen auf der einen und Extremitätenparesen und Gefühlsstörungen auf der Gegenseite sprechen für eine zum Hirnnervenausfall homolaterale **Hirnstammläsion**. Infolge der Versorgung des Hirnstammes über paramediane Äste sowie kurze und lange Zirkumferenz-Arterien der Art. basilaris zeigen die hier häufig vaskulären Schädigungen charakteristische Symptomkombinationen (paramediane, laterale Oblongata- und in Brücke und Mittelhirn zusätzlich Brückenhauben- und Mittelhirnhaubensyndrome) (s. Abb. 32.2 und 32.3). Für die Höhendiagnostik ist der Hirnnervenausfall entscheidend (Abb. 32.4a und b). Blickparese nach oben mit Konvergenzstörungen spricht für eine aquäduktnahe Läsion der oberen Mittelhirnhaube und des Praetectums, Okulomotoriusbeteiligung für eine Mittelhirnschädigung, Abduzensläsion für einen Herd in der oralen, Fazialisausfall für eine Läsion der kaudalen Brücke. Die Beteiligung

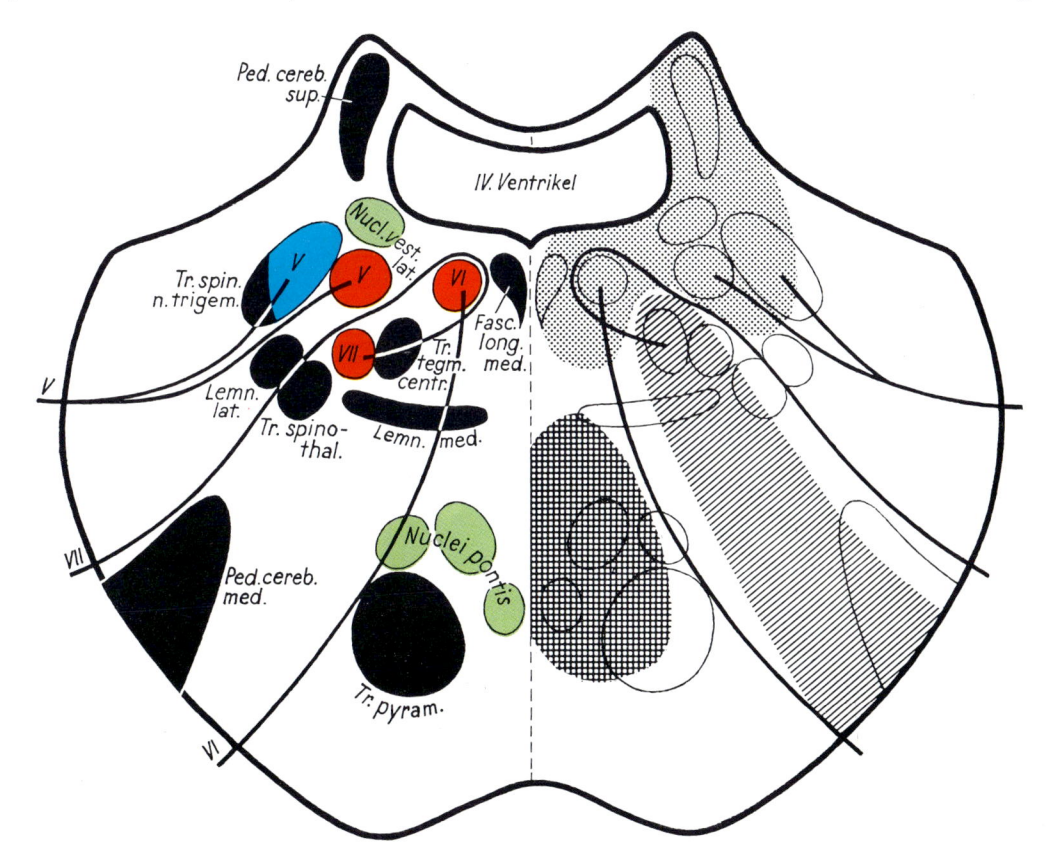

Abb. 32.3. Schema eines Querschnitts durch die Brücke (modifiziert nach *R. Hassler*). Ausfallsgebiete bei einigen ausgeprägten Syndromen. Paramedianes Ponssyndrom: kariert; laterales Ponssyndrom: schraffiert; Syndrom der Brückenhaube (Gasperini-Syndrom): punktiert. – Erklärung der Farben s. Abb. 32.2 (nach *Scheid*)

kaudaler Hirnnerven zeigt eine Schädigung der Medulla oblongata an.

Die Kombination von Hirnnervenausfällen mit Symptomen der afferenten und efferenten langen Bahnen erlaubt die Lokalisation im Querschnitt. Da manche Hirnnervenkerne, z. B. Nucleus spinalis trigemini, eine beträchtliche Längsausdehnung besitzen, ist die Querschnittsdiagnostik oft auch für die Höhenlokalisation von Bedeutung (z. B. **laterales Oblongata-Syndrom** (Wallenberg). Durch Unterbrechung: des Tractus spino-cerebellaris (= homolaterale Ataxie), des Tractus spino-thalamicus (= kontralaterale dissoziierte Empfindungsstörung an Rumpf und Extremitäten mit Hypalgesie und Thermhypästhesie bei intakter taktiler, Lage- und Vibrationsempfindung), des Nucleus und Tractus spinalis trigemini (= homolaterale Hypalgesie im Gesicht), der deszendierenden vegetativen Fasern (= homolaterales Hornersyndrom) und je nach Ausdehnung nach cranial durch Läsion der Vestibulariskerne zusätzlich Nystagmus) (Abb. 32.2).

Extrapyramidale Bewegungsstörungen

Das extrapyramidale System umfaßt die Kerne der Basalganglien (Corpus striatum, Pallidum, Thalamus, Nucleus subthalamicus, Nucleus ruber und Nucleus niger) und projiziert über die ventro-lateralen Thalamuskerne in die motorische Rinde. Es ist dem kortiko-spinalen System also vorgeschaltet. Dies erklärt, weshalb ein extrapyramidaler Tremor durch eine Läsion der Capsula interna oder stereotaktische Interventionen in den ventro-lateralen Thalamuskernen gebessert wird. Anatomie und Physiologie der extrapyramidalen Zentren sind erst unbefriedigend bekannt. Die klinischen Symptome nach Stammganglienschädigungen sprechen aber dafür, daß das extrapyramidale System für die interne Organisation der Motorik entscheidend und von Umwelteinflüssen relativ unabhängig ist, was die auch in Ruhe auftretenden Hyper- und Hypokinesen verständlich macht. Hyperkinetisch-extrapyramidale Symptome sind cho-

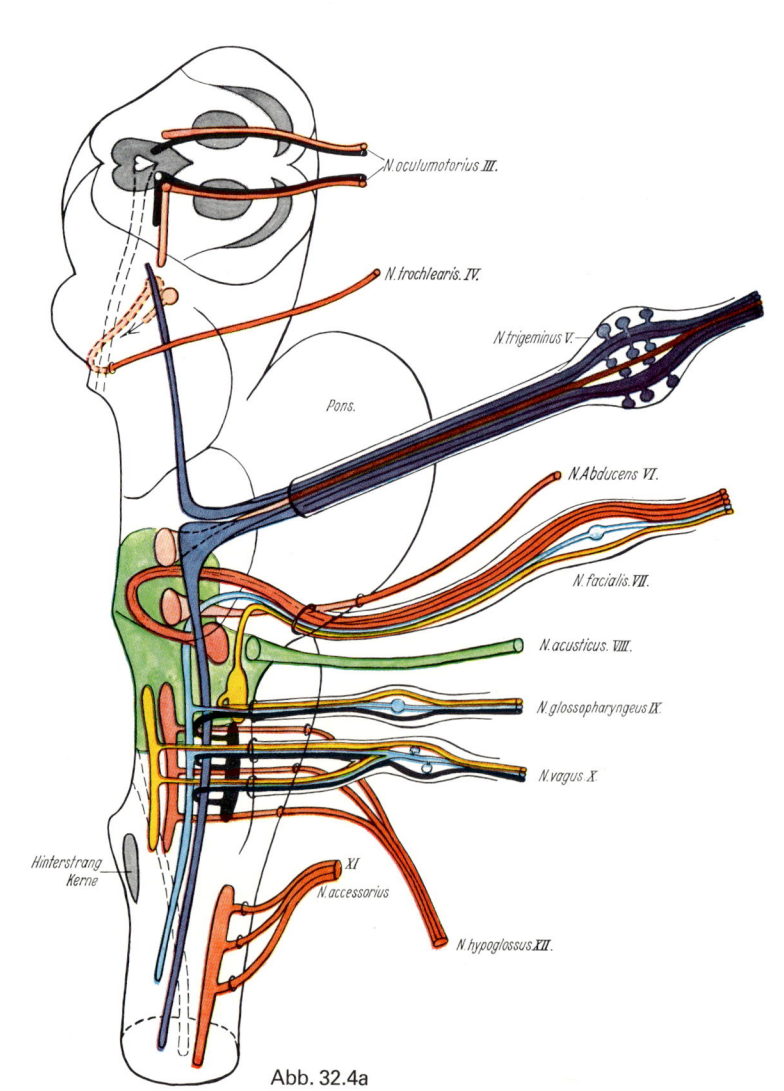

Abb. 32.4a

Abb. 32.4. Hirnnervenkerne im Hirnstamm. Dunkelblau: sensible Kerne und Wurzeln. Rot: die motorischen Kerne und Wurzeln. Gelb: die salivatorischen Kerne und Wurzeln. Grün: die Fasern des Akustikus und Vestibularis. Schwarz: die Fasern des cranial autonomen Systems: Hellblau: Geschmacksfasern (nach *Schaltenbrand*)

reatische Zuckungen, manche Myokloni, ballistische oder athetoid-dystone Bewegungsabläufe, Ruhetremor oder eine allgemeine plastische Tonuserhöhung (Rigor). Hypokinesen sind durch eine Bewegungsverarmung ohne eigentliche Lähmung charakterisiert. Hyper- und die meisten hypokinetischen Bewegungsstörungen zeigen eine Läsion im Basalganglienbereich an.

Zerebelläre Bewegungsstörungen

Das Kleinhirn erhält im Gegensatz zu den Stammganglien Informationen aus dem kortiko-spinalen motorischen System und korrigiert die Motorik auf Grund von Rückmeldungen aus der Peripherie über die spino-zerebellären Bahnen. Efferent ist es ebenfalls über die ventro-lateralen Thalamuskerne dem kortiko-spinalen System vorgeschaltet. Läsionen des Cerebellums zeigen sich nicht in Ruhe, sondern bei Bewegungs- oder Halteinnervation durch Störung der Bewegungssynergien (Intentions-, Haltetremor, Gang- und Standataxie, Verlangsamung der Diadochokinese, Lage- oder auch Blickrichtungsnystagmus).

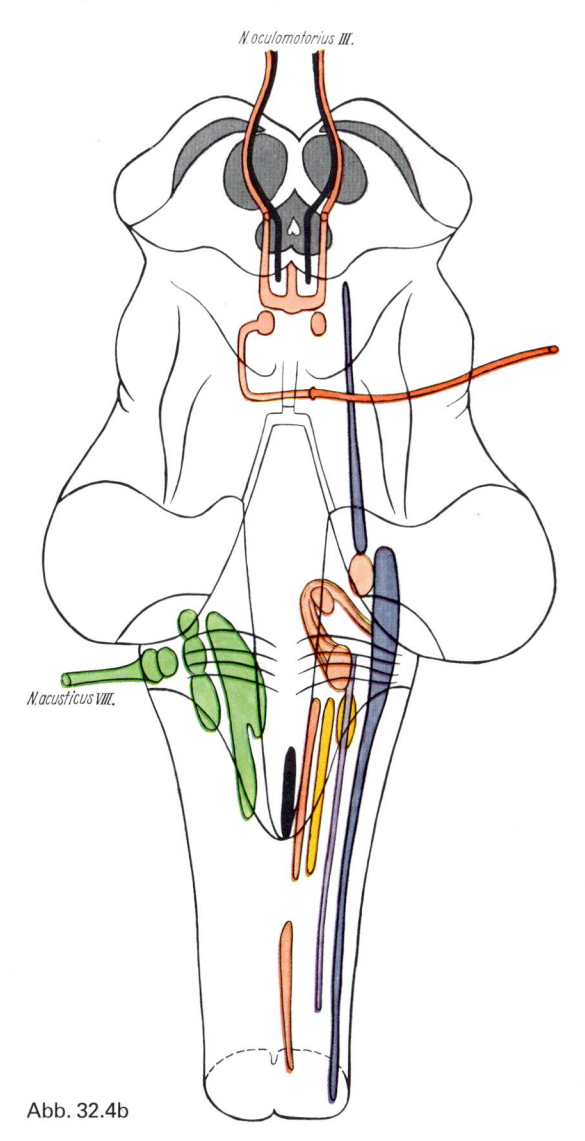

Supranukleäre, nukleäre und periphere Hirnnervenläsionen

I. (N. olfactorius): Einseitige Geruchsstörungen sind nach Ausschluß rhinogener Ursachen auf einen gleichseitigen Prozeß der vorderen Schädelgrube mit Läsion der Fila olfactoria, des Bulbus oder Tractus olfactorius zurückzuführen.

II. (N. opticus): Einseitige Sehstörungen sind stets prächiasmal durch Sehnerven- oder Augenerkrankungen verursacht.

III., IV., VI. (Nn. oculomotorius, trochlearis, abducens) Augenmotorik: Wie alle motorischen Nervenzellen werden auch die Motoneurone der Augenmuskeln von der Rinde gesteuert. Automatische Folgebewegungen werden über okzipito-tektale Bahnen, Willkürbewegungen über Verbindungen von der prämotorischen Region ausgelöst. Dabei übermitteln die kortiko-mesenzephalen und kortikopontinen Blickbahnen stets Impulse für beide Augen. Die binokularen Blicksynergien werden aber erst nach Umschaltung der kortikalen Signale auf prämotorische Interneurone in der Mittelhirn- und Brückenhaube organisiert. Bei Unterbrechung der supranukleären Blickbahnen kommt es daher nicht zur Lähmung eines Augenmuskels, sondern zur Lähmung einer Blicksynergie, d.h. zur **Blickparese** mit Beeinträchtigung binokularer Augenbewegungen nach rechts, links, oben oder unten. Herde in der Brückenhaube verursachen horizontale, solche der oberen Mittelhirnhaubenregion vertikale Blickparesen meist nach oben. Liegt der Ausfall der supranukleären Blickbahn für die horizontalen Bewegungen vor deren Kreuzung im oberen Mittelhirn, so kommt es zu einer Blickparese zur Gegenseite. Bei tiefer liegenden Herden wird die Blickbewegung zur Seite des Herdes erschwert. Entsprechend führen Reizerscheinungen im Kortex zu einer Blickdeviation zur Gegenseite. In der Regel sind kortikale Blickparesen passager.

Isolierte vertikale Blickparesen entstehen nur bei Läsionen der Prätektalregion oder durch aquäduktnahe Herde im oralen Mittelhirnhaubenbereich. Blickparesen gehen stets mit einer Verminderung des optokinetischen Nystagmus in Richtung der Blickerschwerung einher. Von einer peripheren Augenmuskellähmung sind Blickparesen durch passive horizontale und vertikale Kopfbewegungen zu differenzieren. Bei supranukleären Blicklähmungen ist die Blickstabilisierung durch vestibuläre und propriozeptive Signale ungestört, weshalb die Augen dabei entgegen der Bewegungsrichtung abweichen.

Abb. 32.4b

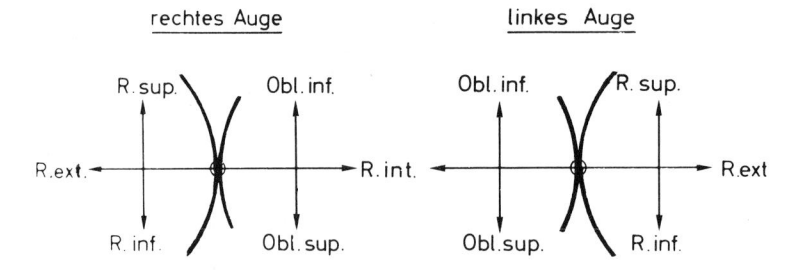

Abb. 32.5. Zugrichtung der Augenmuskeln. In Mittelstellung wirken bei der Hebung die Mm. rectus superior und obliquus inferior, bei der Senkung die Mm. rectus inferior und obliquus superior zusammen

Blickparesen verursachen keine Doppelbilder. Isolierte Augenmuskellähmungen sind dagegen von Doppelbildern begleitet, sofern nicht ein alter Strabismus oder eine einseitige Amblyopie schon vor Auftreten der Parese zur Okklusion eines Auges geführt hat. Leicht erkennbar ist die **Abduzenslähmung** durch Ausfall der Abduktion und nebeneinander stehende Doppelbilder mit Zunahme des Doppelbildabstandes bei Blick in Richtung des ausgefallenen Muskels. Komplette **Okulomotoriusschädigungen** mit Ptose, Außen- und leichtem Tiefstand durch Überwiegen der Mm. abductor und trochlearis und bei Beteiligung der inneren Augenmuskeln weiten Pupillen sind ebenfalls problemlos. Im Beginn sind **Okulomotorius-** und **Trochlearisläsionen** jedoch häufig nur durch exakte Doppelbildbestimmung an der Hess-Gardine vom Ophthalmologen zuzuordnen. Dabei ist wichtig zu wissen, daß die Hebung und Senkung des Auges in Abduktionsstellung ausschließlich durch die Mm. rectus superior und inferior, in Adduktionsstellung durch die M. obliquus inferior und obliquus superior erfolgt (Abb. 32.5). Beim Blick nach innen und unten sind daher Doppelbilder bei einer **Trochlearisparese** am ausgeprägtesten. Kernnahe Läsionen des N. oculomotorius machen sich einmal wegen der räumlichen Nähe beider Okulomotoriuskerne, zum andern aber auch durch Kreuzung postnukleärer Fasern zur Gegenseite auf beiden Augen bemerkbar.

Eines der wichtigsten Hirnstammsymptome bei Läsion des prämotorischen Augenmuskelsystems in der Formatio reticularis der Brücken- und Mittelhirnhaube ist der **Nystagmus.** Der *optokinetische* und der *vestibuläre* Nystagmus sind physiologische Mechanismen zur Blickstabilisierung beim Verfolgen bewegter Objekte oder zur Vermeidung von Netzhautbildverschiebungen bei Kopf- oder Körperbewegungen. Er ist durch eine langsame Folgephase und eine rasche Rückführung der Augen charakterisiert. Während der langsamen Phase wird das Sehobjekt wahrgenommen. Die schnelle Rückführung bleibt perzeptorisch unterschwellig. Die Richtung des Nystagmus wird durch die Schlagrichtung der schnellen Phase angegeben. Eine willkürliche Blickbewegung erfolgt stets durch rasche Blicksakkaden nach Art der raschen Nystagmusphase. Langsame Augenbewegungen sind nur bei Verfolgen eines bewegten Objektes oder bei vestibulärer Stimulation möglich.

Spontannystagmus bei offenen Augen, d. h. Nystagmus ohne optokinetischen oder vestibulären Reiz, ist immer pathologisch. Lediglich ein symmetrischer Endstellnystagmus, der nach Rückführung der Augen um 10–20 Grad verschwindet, ist physiologisch noch erlaubt. Symmetrischer Blickrichtungsnystagmus kommt bei Intoxikationen verschiedenster Art (Sedativa, Antikonvulsiva, Alkohol) vor. Blick in die Richtung der raschen Phase aktiviert einen latenten vestibulären Nystagmus und verursacht asymmetrischen Blickrichtungsnystagmus. Ob eine periphere oder zentrale Vestibularisschädigung vorliegt, ist nur durch kalorische Prüfung zu entscheiden.

Dissoziierter Nystagmus, d. h. Nystagmus mit Amplitudendifferenzen auf beiden Augen, ist stets zentral. Vertikale und rotatorische Nystagmen werden ebenfalls meist durch zentrale Läsionen ausgelöst. **Kongenitale Nystagmen** sind häufig an den abnormen Schlagformen (Pendelnystagmus, Girlandennystagmus usf.) und Fehlen von Oszillopsien erkennbar. Sie nehmen bei Blickfixation zu und verschwinden umgekehrt wie der vestibuläre Nystagmus bei geschlossenen Augen oder ändern auch bei Augenschluß die Richtung. Latenter Fixationsnystagmus kommt nur bei Abdecken eines Auges zum Ausdruck. Die Schlagrichtung wechselt von Auge zu Auge und geht in der Regel zur Seite des fixierenden Auges.

Isolierter Ausfall des horizontalen **optokinetischen** Nystagmus nach einer Richtung spricht für eine Läsion im Bereich der kontralateralen kortiko-tektalen Bahnen. Ähnlich wie horizontale und vertikale Blickparesen auf die Brücken- und Mittelhirnhaube zu beziehen sind, tritt bei Läsionen der Brückenhaube ein Horizontal-, bei oralen Mittelhirnhaubenläsionen ein Vertikalnystagmus auf.

Läsionen des V.–XII. Hirnnerven

Einseitige supranukleäre Ausfälle der efferenten kortikalen Verbindungen für die Hirnnerven V, IX, X, XI und XII zeigen wegen der überwiegend bilateralen Versorgung der motorischen Kerne keine oder nur geringe, funktionell vernachlässigbare Ausfälle. **Einseitige Paresen** der Kaumuskulatur sind daher durch Läsion des motorischen Trigeminusnerven stets peripher bedingt. Entsprechend gehen sie mit Atrophie der

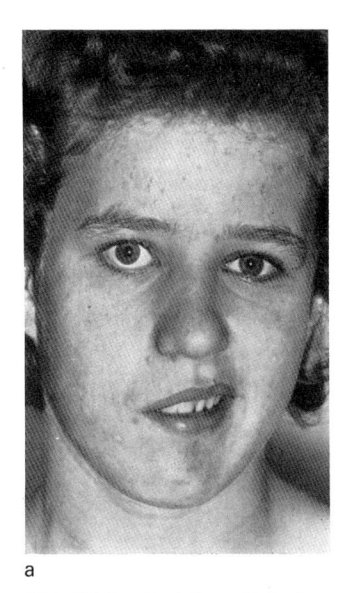

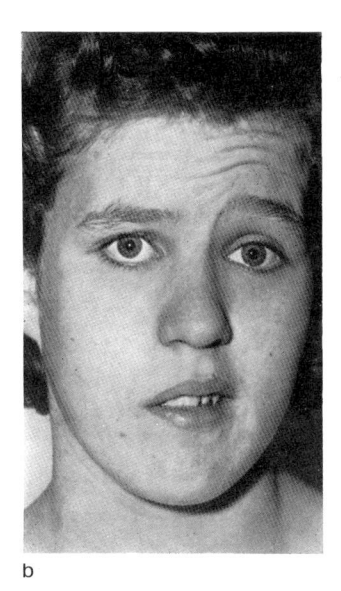

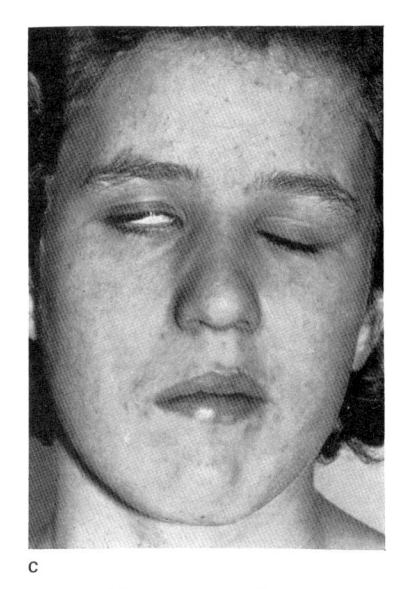

Abb. 32.6. *Periphere Fazialisparese rechts.* a) In Ruhe. Mundwinkel re. hängt, der Mund ist nach der gesunden Seite verzogen. b) Stirnrunzeln re. nicht möglich. c) Auf der gelähmten Seite kein vollständiger Lidschluß (Bell-Phänomen)

Kaumuskulatur einher, die im Bereich der Mm. masseter und temporalis sichtbar oder palpierbar ist. Infolge des einseitigen Zuges des gesunden M. pterygoideus weicht der Unterkiefer beim Kauen nach der kranken Seite ab. Sie sind stets mit sensiblen Ausfällen zumindest im Bereich des 3. Trigeminusastes kombiniert, an den sich die motorischen Fasern anschließen.

Fazialisparesen: Supranukleäre, d. h. *zentrale Fazialisparesen,* betreffen vorwiegend den 2. und 3. Ast. Augenschluß und Stirnrunzeln sind möglich, wenn auch etwas geschwächt. Die automatisierte Mimik bei emotionalen Ausdrucksbewegungen ist erhalten, oft sogar betont. In Ruhe kann das Gesicht symmetrisch sein. Die Parese kommt daher vor allem bei willkürlicher Innervation, z. B. bei Aufforderung zum Zähnezeigen, zum Ausdruck. Eine Lähmung des motorischen Neurons *(periphere Fazialisparese)* betrifft, sofern der N. facialis, was meist der Fall ist, nach Austritt aus der Medulla oblangata und vor Austritt aus dem Foramen stylomastoideum geschädigt ist, die gesamte Fazialisinnervation. Lidschluß ist unmöglich, der Mund ist zumindest anfänglich nach der gesunden Seite verzogen. Bei versuchtem Augenschluß wird das Auge nach oben und außen bewegt (Bellsches Phänomen) s. Abb. 32.6. Liegt die Läsionsstelle vor Abgang der Chorda tympani, so sind auch die über den N. intermedius geleiteten Geschmacksfasern für das vordere Zungendrittel unterbrochen. Es besteht dort eine Ageusie. Alte periphere Fazialisparesen sind häufig noch durch pathologische Mitbewegungen (Mundwinkelverziehen bei Augenschluß, Augenschluß bei Aufforderung zum Zähnezeigen) infolge fehlerhafter Reinnervation zu diagnostizieren.

Infolge der mehrfachen Kreuzungen der zentralen Hörbahnen in verschiedenen Höhen sind einseitige Hörstörungen stets durch Läsionen distal der **Akustikuskerne** verursacht.

Einseitige Paresen der **Nn. glossopharyngicus** und **vagus** sind ebenfalls stets peripher bedingt und führen zu einer Lähmung der Gaumensegel- und oberen Schlundmuskulatur sowie zu einer Stimmbandlähmung. Das gleiche gilt für den einseitigen Ausfall des M. sternocleidomastoideus und des M. trapezius infolge Schädigung des **N. accessorius**. Bei supranukleären einseitigen Läsionen des **N. hypoglossus** kann es zu einer leichten Schwäche mit Abweichen der Zunge zur kranken Seite kommen. Funktionell bedeutet aber eine einseitige Hypoglossusparese sowohl supranukleärer wie peripherer Genese keine wesentliche Einbuße, da die gesunde Seite durch die enge Verflechtung des Muskels auch periphere Ausfälle gut kompensiert. Eine periphere Schädigung des N. hypoglossus ist durch die Atrophie der Zunge leicht erkennbar. Doppelseitige Zungenatrophien mit Fibrillieren als Zeichen der Denervation und Faszikulieren als Zeichen einer Erkrankung des motorischen Neurons sprechen für eine Erkrankung im Kernbereich. Das gleiche gilt für doppelseitige, rein motorische Ausfälle der Hirnnerven V, IX, X und XI.

Sprech- und Sprachstörungen

Eine doppelseitige Zungenatrophie geht stets mit einer dysarthrischen Veränderung der Sprache (**bulbäre Sprache**) bis zur Unverständlichkeit einher. Die akustische Differenzierung gegenüber **pseudobulbären** Sprechstörungen ist gelegentlich schwierig. Bei der rein pseudobulbären, quasi spastischen Sprechstörung ohne Zungenatrophie ist das Sprechen verlangsamt,

32 Sensorische und motorische Störungen

unmoduliert und ebenfalls schlecht artikuliert. Dysarthrien dieser Art sind von **extrapyramidalen** und **zerebellären** Störungen des Sprechens zu unterscheiden. Extrapyramidal bedingt kommen hypokinetische Verlangsamungen des Sprechens bis zur Aphonie (Parkinson) und hyperkinetische Störungen durch falsch gesteuerte Innervation der Sprech- und Atemmuskulatur bis zu explosiven Sprachzerreißungen vor. Bei der zerebellären Sprache ist vor allem der Rhythmus durch Behinderung der für den physiologischen Sprachablauf wichtigen muskulären Synergien gestört. Bei diesen Sprachbehinderungen handelt es sich nicht um Sprach-, sondern Sprechstörungen. Die Sprache ist, was die rezeptive und expressive Symbolisationsfunktion angeht, im Gegensatz zu den echten Sprachstörungen, den **Aphasien**, völlig intakt. Eine expressive oder motorische Aphasie tritt nur auf, wenn die Fähigkeit zur Wortbildung durch Ausfall der kortikalen motorischen Sprachregionen gestört und damit auf die kortifugalen Neurone für die Sprachmuskulatur kein Sprachprogramm mehr übertragen werden kann.

Rückenmarksläsionen

Bei Erkrankungen des Rückenmarks sind Höhe und Ausdehnung der Läsion im Querschnitt festzulegen. Bei einem totalen Querschnitt mit völligem Ausfall der Motilität und Sensibilität ist die Höhenlokalisation anhand eines Segmentschemas einfach (s. Abb. 32.7). Bei partiellen Querschnitten kann eine genaue Lokalisa-

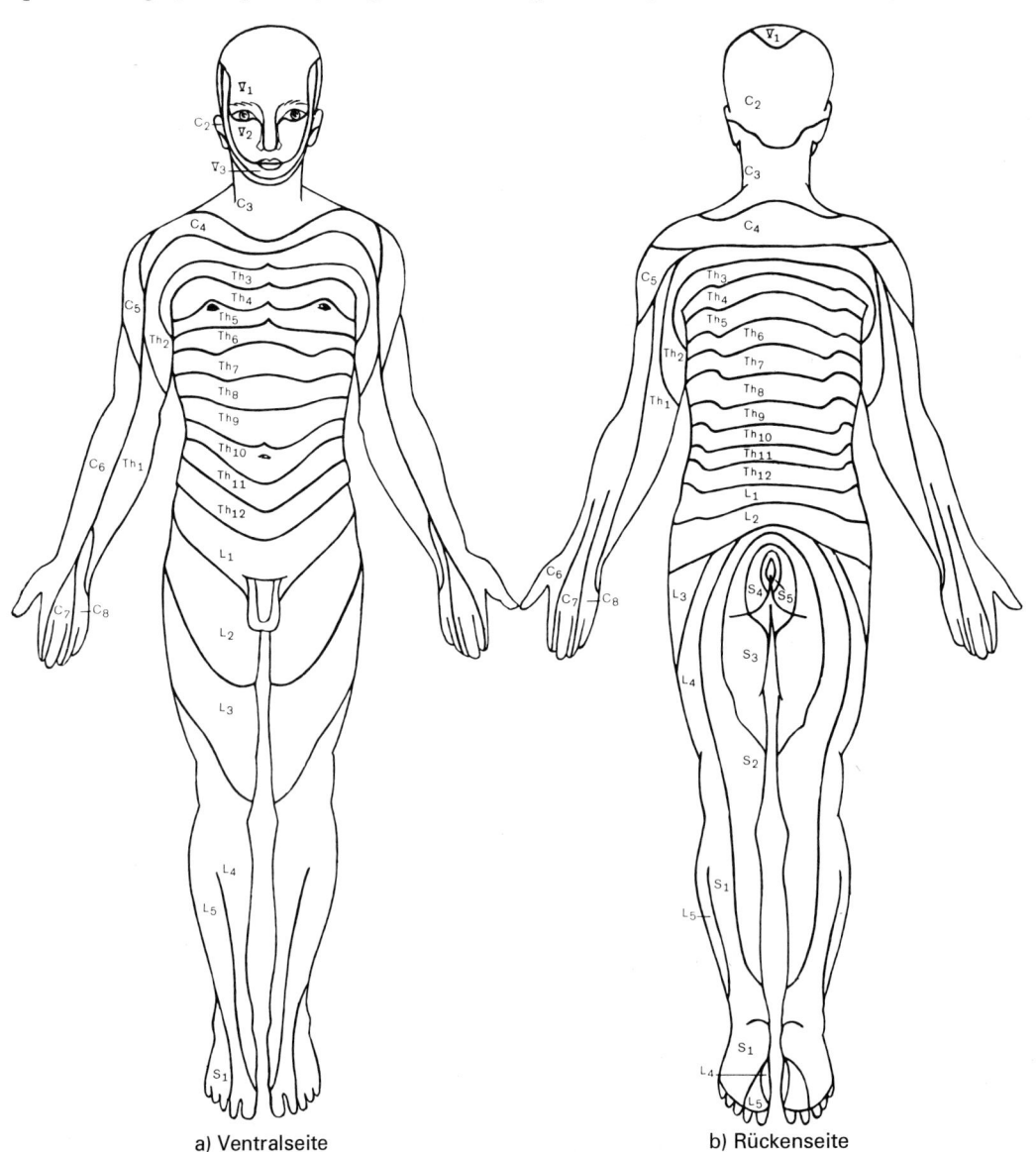

a) Ventralseite b) Rückenseite

Abb. 32.7. Segmentale Versorgung der Haut (nach *Hansen* und *Schliack*)

Gyrus postcentralis

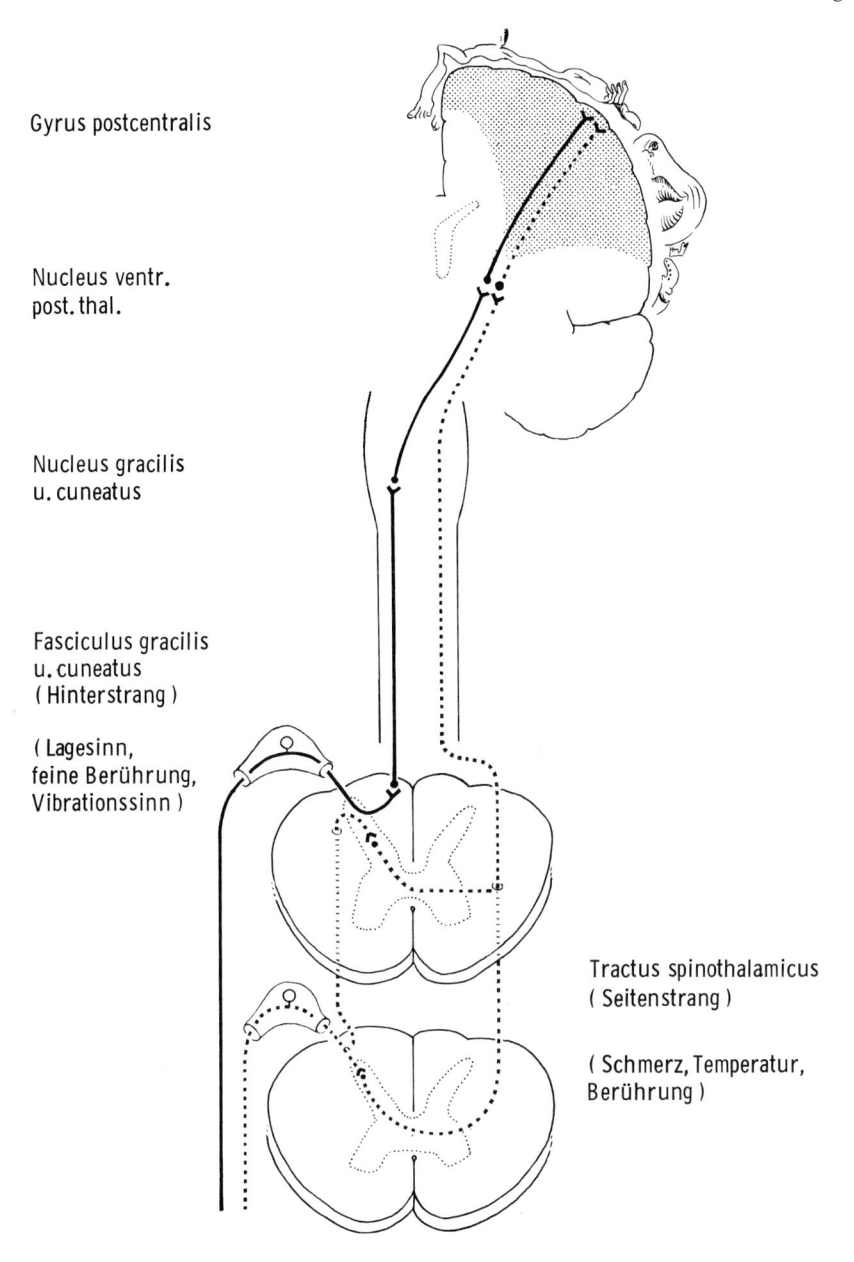

Nucleus ventr. post. thal.

Nucleus gracilis u. cuneatus

Fasciculus gracilis u. cuneatus (Hinterstrang)

(Lagesinn, feine Berührung, Vibrationssinn)

Tractus spinothalamicus (Seitenstrang)

(Schmerz, Temperatur, Berührung)

Abb. 32.8. Schema der sensiblen Afferenz in Hinter- und Seitenstrang über Thalamus zum Gyrus postcentralis

tion dagegen schwierig sein. Sie hat sich dann auf Reflexanomalien und segmentale Muskelatrophien durch radikuläre und nukleäre Läsionen zu stützen. Reflexsteigerung beweist, daß die Läsion oberhalb, Reflexausfall, daß sie in Höhe des entsprechenden Reflexbogens zu lokalisieren ist. Ein Babinski tritt nur bei Läsionen oberhalb des 4. Lumbalmarksegmentes auf.

Der Großteil der kortiko-spinalen Bahnen verläuft nach Kreuzung in der unteren Medulla oblongata im dorsalen Seitenstrang. Schmerz- und Temperaturempfindung sowie ein Teil der Berührungsempfindung werden in den Vorderseitensträngen geleitet (Abb. 32.1, 8, 9). Die Fasern für Schmerz und Temperatur kreuzen wenige Segmente oberhalb des Eintritts zur Gegenseite. Lagesinn- und Vibrationsempfindung sowie zusätzliche taktile Signale werden in den Hintersträngen übertragen und kreuzen erst nach Umschaltung in den Hinterstrangkernen in der Medulla oblongata. Bei halbseitigen Rückenmarksläsionen kommt es daher zu einem charakteristischen Syndrom (Brown-Séquard) mit gleichseitiger Parese und Stö-

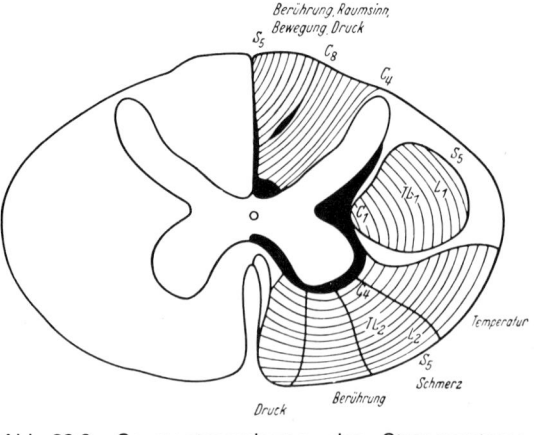

Abb. 32.9. Segmentanordnung der Strangsysteme des Rückenmarks (nach *Foerster* aus *Schaltenbrand*)

phere schlaffe Lähmungen mit Reflexausfällen an den Armen und supranukleäre Paresen der Beine. **Obere Halsmarksschädigungen** gehen mit supranukleären spastischen Paresen an Armen und Beinen einher. Neben Reflexbefund (s. Tab. 32.1) und Nachweis segmentaler Muskelatrophien oder Paresen (s. Tab. 32.2) sind für die Höhendiagnostik sensible Ausfälle wichtig (Abb. 32.7). Sofern es sich nicht um einen leicht lokalisierbaren totalen Querschnitt handelt, ist der sensible Befund aber mit Vorsicht zu bewerten. Durch die Anordnung der aszendierenden sensiblen Fasern (s. Abb. 32.9) werden bei Kompression von außen zunächst die kaudalen Segmente gestört, weshalb die sensible Höhenlokalisation unbrauchbar wird. Bei akuten Querschnitten sind Zuordnungsfehler durch Distanzeffekte mit vorübergehenden Störungen der Motorik und Sensibilität über mehrere Segmente auch oberhalb der Läsion möglich. Bei doppelseitigen Rückenmarksläsionen oberhalb des Sakralmarkes treten ferner **Blasen- und Darmstörungen** auf. Die Kontrolle ist dabei sowohl inhibitorisch wie exzitatorisch vermindert. Bei Harndrang kann die Blase nicht lange kontrolliert, sondern sie muß rasch entleert werden. Andererseits ist die Einleitung der Miktion erschwert. Da meist die afferenten Blasenbahnen mitgeschädigt sind, sind auch die Meldungen über Blasenfüllung vermindert, was den imperativen Harndrang zusätzlich verstärkt. Blasenstörungen gleicher Art kommen auch bei parasagittalen Tumoren der Präzentralregion mit Schädigung der corticalen Blasenkontrolle vor. Bei einem totalen Querschnitt oberhalb der Sakralregion kommt es zur automatischen oder Reflexblase, d. h. ein afferenter Impulszustrom zum Sakralmark setzt von Zeit zu Zeit automatisch die Detrusorfunktion in Gang. Sind **Conus** oder **Cauda equina** geschädigt, so werden Blase und Darm autonom. Dabei erfolgt die Blasenentleerung durch Aktivierung der Blasenmuskulatur über die intramuralen Ganglien infolge eines herabgesetzten Wandtonus erst bei höheren Füllungsgraden und inkomplett, so daß größere Restharnmengen zurückbleiben. Conus- und Caudaschädigungen gehen außerdem mit Erektionsstörungen einher.

Bei der reinen **Conusläsion** findet sich zusätzlich eine relativ symmetrische Reithosenanästhesie, funktionell wesentliche motorische Ausfälle fehlen. Der ASR kann aufgehoben sein. Bei *Schädigungen der* **Cauda** ist die

rung des Lagesinns und der Vibrationsempfindung und gegenseitiger Hypalgesie und Thermhypästesie. Lediglich in Höhe der lädierten Segmente ist auch die Schmerzempfindung gleichseitig gestört (Abb. 32.10). Abgesehen von den stets schlaffen Lähmungen bei **lumbo-sakralen** *Läsionen* des Conus-Cauda-Bereiches sind spinale Lähmungen durch eine Mischung von nukleären oder radikulären und supranukleären Paresen charakterisiert. **Thorakale** *Läsionen* führen zu einer spastischen Para- oder im Beginn auch Monoparese der Beine mit segmentalen peripheren Lähmungen, die klinisch am Rumpf oft schwer erkennbar sind. Prozesse der unteren **Zervikalregion** verursachen peri-

Tabelle 32.1. Segmentale Zuordnung der Eigen- und Fremdreflexe

Bizepsreflex	C_5-C_6
Trizepsreflex	C_6-C_8
Brachioradialisreflex	C_7-C_8
Oberer Abdominalreflex	D_8-D_9
Mittlerer Abdominalreflex	
Unterer	$D_{10}-D_{12}$
Kremasterreflex	L_1-L_2
Patellarreflex	L_2-L_4
Tibialis-posterior-Reflex	L_5
Achillesreflex	S_1-S_2
Plantarreflex	S_1-S_2

Tabelle 32.2. Höhendiagnostik durch Funktionsprüfung von Muskelgruppen (nach HAYMAKER und BING)

Oberes	Zervikalmark mittleres	unteres	Thorakalmark	Lumbalmark oberes	unteres	Sakralmark
Bewegung von Kopf u. Hals, Heben der Schultern	Zwerchfellatmung, Bewegungen des Oberarmes, Bewegungen des Unterarmes	Bewegungen der Hände und Finger	Interkostalmuskulatur, Bauchmuskulatur	Bewegung im Hüftgelenk, Adduktion des Oberschenkels	Bewegungen der Oberschenkel (ausgenommen Adduktor.), Bewegungen der Unterschenkel	Bewegungen der Füße und Zehen, Sphinkteren, Dammmuskeln

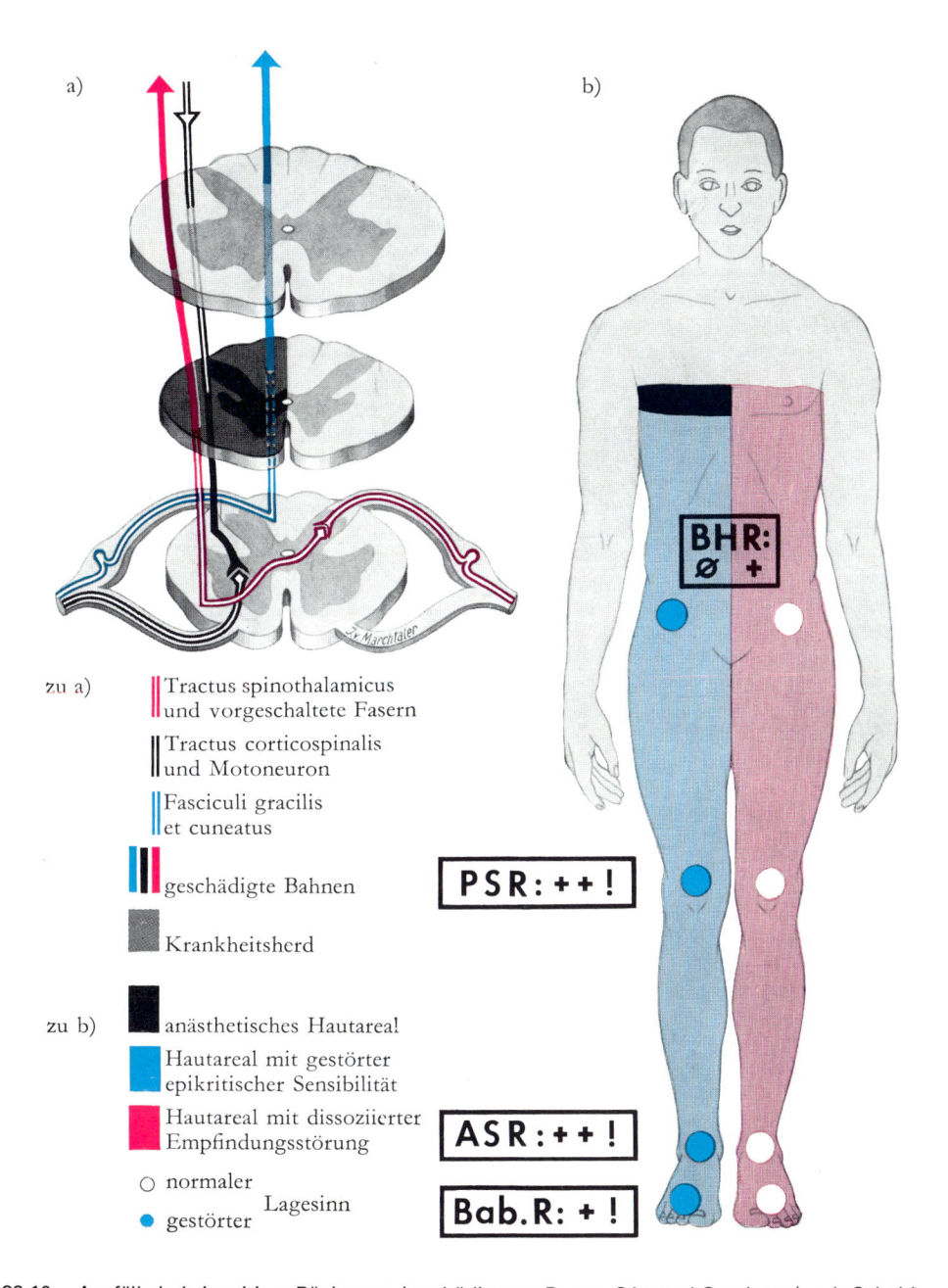

zu a)
- Tractus spinothalamicus und vorgeschaltete Fasern
- Tractus corticospinalis und Motoneuron
- Fasciculi gracilis et cuneatus
- geschädigte Bahnen
- Krankheitsherd

zu b)
- anästhetisches Hautareal
- Hautareal mit gestörter epikritischer Sensibilität
- Hautareal mit dissoziierter Empfindungsstörung
- ○ normaler Lagesinn
- ● gestörter Lagesinn

BHR: ø +
PSR: ++!
ASR: ++!
Bab.R: +!

Abb. 32.10. Ausfälle bei einseitiger Rückenmarksschädigung: Brown-Séquard-Syndrom (nach *Scheid*)

Reithosenanästhesie meist asymmetrisch. Zusätzlich bestehen motorische Ausfälle unterschiedlicher Ausdehnung an den Beinen. Die Eigenreflexe sind vermindert oder aufgehoben.

Periphere und muskuläre Lähmungen

Isolierte **motorische** *Lähmungen* sind charakteristisch für Vorderhornzell- oder seltene Vorderwurzelerkrankungen. Nur ausnahmsweise sieht man sie bei einer isoliert-motorischen Polyneuropathie. **Infranukleäre** *Lähmungen* infolge Schädigung des peripheren Nerven gehen meist mit sensiblen Ausfällen aller Qualitäten und Reflexabschwächung oder -aufhebung einher. Die **Übertragungsstörungen an der Endplatte** (Myasthenie) sind belastungsabhängig. **Myopathiebedingte** *Lähmungen* sind in der Regel **bilateral** und durch relativ charakteristische Verteilungsmuster zu erkennen.

Ätiologische Diagnose

Für die ätiologische Stellungnahme ist die klinische Entwicklung entscheidend. Akutes Auftreten spricht für eine traumatische oder vaskuläre Erkrankung und ist charakteristisch für ein Anfallsleiden (s. S. 757). Subakutes Auftreten spricht für eine entzündliche oder toxische Genese. Subchronisch-chronische Entwicklungen zeigen Tumoren und degenerative Erkrankungen sowie manche Defizienzsyndrome. Kongenitale Anlageanomalien oder Geburtsschädigungen können stationär, durch vorzeitige Dekompensation (z.B. kranio-zervikale Übergangsanomalien) aber auch langsam progredient verlaufen. Überschneidungen kommen vor. Ein Tumor kann durch eine Blutung akut manifest werden, und auch bei anlagebedingten Erkrankungen sind plötzliche Verschlechterungen möglich (z.B. Zystenblutungen bei zerebellären Angioblastomen der Hippel-Lindauschen Erkrankung).

Traumata

Traumatische Schädigungen sind in der Regel durch die Begleitumstände erkennbar (Commotio, Contusio cerebri, s. S. 774). Hemisphärenkontusionen können zu corticalen Lähmungen führen und bei scheitelnahen Verletzungen von oben (Steinschlag) ebenso wie bei spinalen Contusionen oder traumatischen Spinalmarkkompressionen mit Paraplegien einhergehen. Akinetischer Mutismus (Coma vigile) kann nach Mittelhirnläsionen auftreten. Bei totalem Querschnitt bis zur Medulla oblongata besteht anfänglich eine Areflexie mit totaler Blasen- und Darmlähmung. Die Spastik und Reflexbetonung entwickelt sich erst verzögert (s. S. 757 und 774 über traumatische Spätfolgen).

Vaskuläre Läsionen

Plötzlich auftretende Lähmungen ohne Trauma sind fast stets auf **Gefäßverschlüsse** oder **Blutungen** zurückzuführen. Für einen **zerebralen Gefäßinfarkt** sprechen vorausgehende transitorisch-ischämische Attacken, stufenweise Entwicklung über Stunden bis Tage, Fehlen einer Hypertonievorgeschichte und relativ geringe Beeinträchtigung des Allgemeinzustandes. Besonders Karotisverschlüsse kündigen sich häufig durch transitorische ischämische Attacken mit flüchtigen kontralateralen Paresen, Sprachstörungen, gelegentlich kombiniert mit einer homolateralen Amaurosis fugax, an. Akuter Beginn schließt aber einen Infarkt, z.B. bei kardiogener Embolie, nicht aus. Hyperakuter Beginn, rasch tiefes Koma, Streckspasmen, Nackensteife, bilateraler Ausfall des Kornealreflexes und starke Blickdeviation machen eine Blutung wahrscheinlich. Leicht xanthochromer Liquor läßt keine Differentialdiagnose zu, stark blutiger Liquor wird nur bei Blutungen gefunden (s. S. 771).

Spinale Gefäßläsionen kommen bei schweren Aortensklerosen, Aneurysma dissecans der Aorta und als Operationskomplikation nach Thorakoplastik, Aortenoperationen, bei lokalen Gefäßanomalien, luetischen Gefäßerkrankungen und lokalen arteriosklerotischen Veränderungen (z.B. im mittleren Zervikalbereich bei Arteriosklerose der Art. vertebralis) vor.

Vaskuläre Syndrome

Die zerebrale Gefäßversorgung erfolgt über die beiden Aa. carotides und die sich zur Art. basilaris vereinigenden Aa. vertebrales. Aus dem Karotiskreislauf werden die gleichseitigen Art. cerebri anterior und media sowie je nach Ausbildung des Circulus Willisi über die Arteria communicans posterior auch die Arteria cerebri posterior und damit die ganze Hemisphäre versorgt. Variationen des basalen Verteilerringes (Circulus Willisi) führen häufig zu Veränderungen dieses Versorgungssystems, die die lokalisatorische Zuordnung eines Gefäßverschlusses erschweren. (Abb. 32.11).

Ein Verschluß der **Arteria carotis interna** kann bei Anlageanomalien des Circulus Willisi mit einem ausgedehnten tödlichen Hemisphäreninfarkt einhergehen, bei guter Funktion des basalen Verteilerringes aber auch symptomlos bleiben. Zwischen diesen beiden Extremen gibt es alle Übergänge. Ein eindeutiger Karotisverschluß liegt vor bei Auftreten einer homolateralen Erblindung und kontralateraler Hemiplegie mit sensibler Beteiligung und bei Verschluß der linken Arteria carotis sensomotorischer Aphasie. Bei langsam zunehmenden Stenosen bleibt die Symptomatik durch Eröffnung von Kollateralen oft diskret.

Isolierte Verschlüsse der **Arteria cerebri anterior** sind relativ selten. Bei Okklusionen im distalen Anteil kommt es zu einer Parese des kontralateralen Beines, gelegentlich auch zu Spinkterstörungen und sensiblen Ausfällen. Liegt der Verschluß vor Abgang der Heubnerschen Arterie, so sind gleichzeitig auch das gegenseitige Gesicht und der Arm betroffen. Dabei besteht oft eine Dissoziation der Tonuserhöhung an Armen und Beinen mit Betonung der Spastik im Arm.

Die häufigsten intrazerebralen Versorgungsstörungen betreffen die **Arteria cerebri media**. Bei totalem Ausfall kommt es zur kontralateralen Hemiplegie, zu Hemianästhesie und zusätzlich Hemianopsie sowie bei links-hemisphärischer Läsion bei Rechtshändern zu totaler Aphasie. Das Vollbild eines Mediainfarktes mit keilförmiger Infarzierung der Kapsel bis in die Rinde tritt an Häufigkeit gegenüber isolierten Infarkten kleiner thalmo-striärer Endäste zurück. In der Regel entstehen dadurch isoliert motorische oder auch sensomotorische Hemiparesen oder Hemiplegien, die bei fehlender Rindenbeteiligung auch bei Läsionen in der meist dominanten linken Hemisphäre ohne Aphasie einhergehen (Abb. 32.12).

32 Sensorische und motorische Störungen

Crista Galli

A. communicans anterior

A. communicans posterior
A. choricoidea anterior
Ramus ad pontem
A. basilaris

A. spinalis anterior

A. vertebralis
A. spinalis posterior

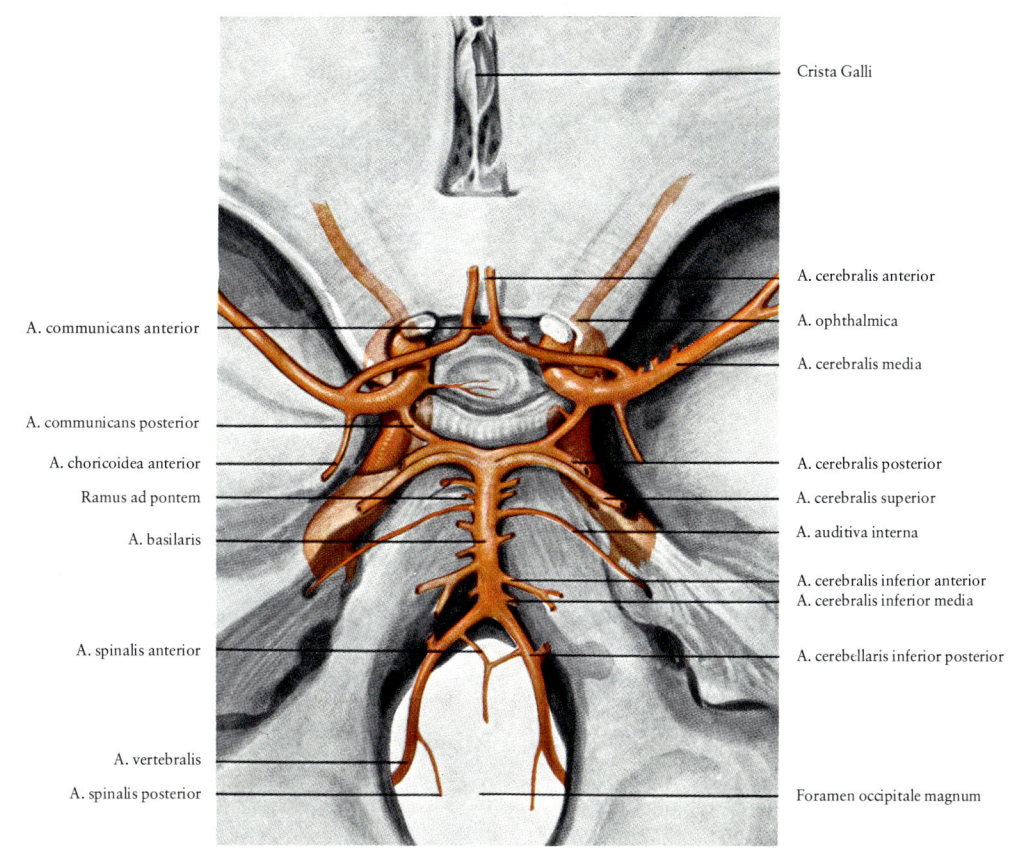

A. cerebralis anterior
A. ophthalmica
A. cerebralis media

A. cerebralis posterior
A. cerebralis superior
A. auditiva interna

A. cerebralis inferior anterior
A. cerebralis inferior media

A. cerebellaris inferior posterior

Foramen occipitale magnum

Abb. 32.11. Arteria carotis interna, Arteria basilaris und Circulus Willisi (modifiziert nach *Clara*, aus *Krayenbühl* und *Yasargil*)

Versorgungsstörungen im Bereich der **Arteria cerebri posterior** zeigen als Leitsymptom eine Hemianopsie bzw. im Beginn auch vorübergehend eine totale kortikale Blindheit. Bei Ausfall kleiner proximaler Äste für die hintere Thalamusregion kann sich ein Thalamus-Syndrom mit leichter Hemiparese, Hemianästhesie und Lagesinnstörung, Thermanästhesie und Spontanschmerzen wechselnder Lokalisation entwickeln. Hemianopsien bzw. komplette Amaurosen können auch als Folge einer hohen **Basilaristhrombose** auftreten. Dabei kann es durch Unterbrechung der retikulo-thalamischen Verbindungen zu akinetischem Mutismus und infolge Läsion der spranukleären Blickbahnen zu Blickparesen kommen. Im übrigen sind die **vaskulären Hirnstammsyndrome** nur selten einem spezifischen, größeren Gefäß zuzuordnen, da die Versorgung sehr variabel ist. Die Symptomatik wird daher besser auf paramediane, kurze oder lange Zirkumferenzarterien verschiedener Höhe bezogen (s. Abb. 32.2 u. 32.3 u. S. 719 zur Differentialdiagnose zerebraler Infarkte).
Der Verschluß der **Arteria spinalis anterior** führt zu einer Erweichung der vorderen $^2/_3$ des Rückenmarkes. Er tritt bevorzugt im zerviko-thorakalen und thorako-lumbalen Übergangsbereich auf. Die Beschwerden setzen akut bis subakut im Laufe von ein bis mehreren Stunden, oft mit heftigen segmentalen und

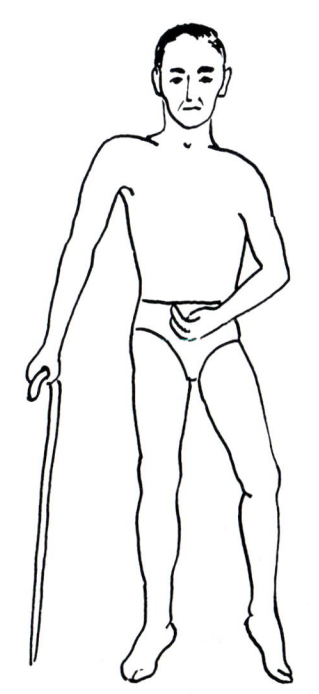

Abb. 32.12. Linksseitige Hemiplegie mit Zirkumduktion des Beines

projizierten Schmerzen ein. Das klinische Bild ist bei lumbaler Lokalisation durch eine schlaffe, bei thorakaler durch eine spastische Paraparese mit Störung der Schmerz- und Temperaturempfindung bei gleichzeitig erhaltener Tiefensensibilität charakterisiert. Zervikale Infarkte führen zu nukleären Atrophien im Bereich der Arme und einer spastischen Paraparese, die nicht streng symmetrisch sein muß. Die Blasenfunktion ist häufig mitbetroffen.

Entzündliche intrakranielle Erkrankungen

Über **virusbedingte lymphozytäre** und **bakteriell** verursachte, vorwiegend **leukozytäre Meningitiden** und **Enzephalitiden** sowie **Abszesse** s. S. 138f. u. 774. Lymphozytäre Meningitiden gehen in der Regel lediglich mit Kopfschmerzen und nur geringer Nackensteifigkeit einher. Bakterielle Meningitiden führen zu starker Nackensteifigkeit und je nach Beteiligung der grauen Substanz zu Eintrübung bis Bewußtlosigkeit, Anfällen und zentralen Paresen. Auch **Kollagenosen** (insbesondere Periarteriitis nodosa und LE) können zerebrale Symptome oft vaskulärer Charakteristik, gelegentlich aber auch Anfälle, verursachen. Bei protrahiertem Verlauf ist an karzinomatöse Meningosen und seltenere Granulomatosen zu denken (s. S. 774). Diagnostisch entscheidend ist stets der Liquorbefund inkl. bakteriologischer und bei chronischem Verlauf auch mykologischer Untersuchung.

Entzündliche spinale Erkrankungen (Querschnittsmyelitis) kommen post- und parainfektiös bei Mumps, Herpes zoster, Lues u. a. vor und sind durch ihre rasche Entwicklung und den Liquorbefund zu differenzieren. Epidurale Abszesse nach Tb-Spondylitis verlaufen subchronisch und sind in der Regel röntgenologisch erfaßbar. Akute epidurale Abszesse zeigen häufig eine starke Druckschmerzhaftigkeit der Dornfortsätze und lokale Schwellungen.

Intrakranielle Tumoren

Langsam progressive neurologische Ausfälle sind stets auf einen *raumfordernden Prozeß* verdächtig. Hirndruck kann bei langsam wachsenden *intrakraniellen Tumoren* jahrelang fehlen, und auch negative radiologische Kontrastmethoden schließen eine infiltrierende Neubildung nicht aus. Gelegentlich sind lang anhaltende und zunehmende Kopfschmerzen (s. S. 175) zunächst das einzige Symptom, so daß auch ohne neurologische Ausfälle eine eingehende Untersuchung erforderlich werden kann. Unter etwa 10 000 Personen erkrankt jährlich einer an einem intrakraniellen Neoplasma, und durchschnittlich 4‰ der Todesfälle sind durch einen Hirntumor bedingt. Verlauf und klinisches Bild werden durch Lokalisation und Wachstumsgeschwindigkeit bestimmt.

Die wichtigsten extrazerebralen intrakraniellen Tumoren sind die mesodermalen Meningeome und die neuroepithelialen Neurinome. Sie zeigen wie manche intrazerebralen Gliome (Oligodendrogliome, Astrozytome) und andere Paragliome (Ependymome, Pinealome, Plexuspapillome), Hypophysenadenome und dysgenetische Tumoren (Kraniopharyngeome, Epi- und Dermoide, Teratome) sowie die seltenen Chondrome, Chordome und Lipome einen in der Regel protrahierten Verlauf mit Vorgeschichten bis zu 10–15 Jahren und mehr. Unter den Metastasen findet man das Bronchialkarzinom als mit Abstand häufigsten Primärtumor. Daneben metastasieren das Mammakarzinom und das Hypernephrom relativ häufig ins Gehirn. Seltener kommen Metastasen beliebiger Primärkarzinome vor (Tab. 32.3 und 32.4).

Hirndrucksymptome (Stauungspapille [s. Abb. 32.13], psychische Verlangsamung, Erbrechen) treten vor allem bei frontalen Tumoren, Tumoren der Mittellinie und der hinteren Schädelgrube frühzeitig auf und sind bei letzteren oft von einer Kopfzwangshaltung begleitet. Auch bei spinalen Tumoren, besonders bei Ependymomen, und Polyneuroradikulomyelitiden (Guillain-Barré) mit exzessiv hohen Eiweißwerten kann es aber gelegentlich zu Hirndrucksymptomen kommen. Der sogenannte Pseudotumor cerebri verschiedener Ursache geht ebenfalls mit Stauungspapillen einher.

Hemisphärentumoren führen früher oder später meist zu kontralateralen Hemiparesen und Gefühlsstörungen. Das Auftreten einer Parese im Gesamtverlauf hängt jedoch von der Lokalisation ab. Extrazerebrale Tumoren mit Druck auf die motorische Rinde verur-

Tabelle 32.3. Verteilung der verschiedenen intrakraniellen Tumoren (N = 4349) (nach Merritt)

Tumorart	in %
Gliome	43
Meningeome	15
Hypophysenadenome	13
Akustikusneurinome	6,5
Metastasen	6,5
Kongenitale Tumoren	4
Angiome	3
verschiedene Tumoren	9

Tabelle 32.4. Häufigkeit und Malignität der verschiedenen Gliome nach Cushing (862 operierte Patienten)

Glioblastoma multiforme	26%	
Medulloblastom	11%	Wachstumsgeschwindigkeit
Astroblastom	4%	
Ependymom	3%	
Oligodendrogliom	3%	
Astrozytom	31%	
Nicht klassifizierbare Mischformen	22%	
	100%	

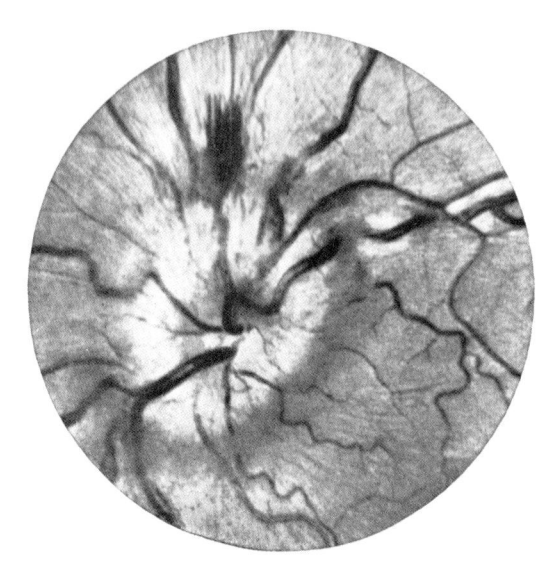

Abb. 32.13. Stauungspapille bei Hirndrucksteigerung (Tumor cerebri)

sachen zunächst Monoparesen. Bei Schädelbasistumoren kommt es zu mehr oder weniger ausgedehnten Hirnnervenausfällen. Bei **frontalen Tumoren** treten zunächst keine Paresen, sondern bei hochfrontaler Lage lediglich eine psychomotorische Verlangsamung, evtl. Gangunsicherheit und Adversivanfälle auf. Frontobasale Tumoren können als einziges Symptom längere Zeit eine Anosmie (Olfaktoriusmeningeom) und später Optikussymptome zeigen. Bei ausgedehnter intrazerebraler Ausbreitung kann es zu Halte- und Greifreflexen kommen. **Parietaltumoren** führen zu kontralateralen Lagesinnstörungen, Stereoagnosie, gelegentlich Autotopagnosie und bei Beteiligung des Thalamus zu Empfindungsstörungen inkl. Pallanästhesie. Häufig bestehen ein Neglect der kranken Seite für simultane Reize und Dyspraxie. Bei Übergreifen in die parieto-temporale Übergangsregion der dominanten Hemisphäre kommt es zu Rechen-, Schreib-, Rechts/Links- und bilateralen Fingerbenennungsstörungen (Fingeragnosie) und bei Ausbreitung nach ok-

zipital zu Hemianopsien. **Rechts-parietale Tumoren** verursachen oft Störungen des Raumsinnes. **Temporale Tumoren** kündigen sich häufig mit Dämmerattacken und einer Quadrantenanopsie nach oben an. Außerdem kommt es zu psychischen Veränderungen, die mit demonstrativen Verhaltensstörungen einhergehen können und daher leicht als funktionell verkannt werden. Bei Ausbreitung in die Tiefe treten kontralaterale Hemiparesen auf. **Okzipitale Tumoren** gehen mit totaler oder Quadrantenanopsie und bei Übergreifen auf die peristriären und parietalen Areale, vor allem der dominanten Hemisphäre, auch mit visuellen Agnosien einher.

Neubildungen der Hypophysenregion (Adenome und Kraniopharyngeome) führen früh zu bitemporalen Gesichtsfeldausfällen und hormonellen Dysregulationen (Diabetes insipidus, Amenorrhoe), solche der **Epiphysenregion** (Pinealome, Teratome) zu vertikalen Blickparesen, meist nach oben, mit Pupillen- und Konvergenzstörungen. In der Regel schwer zu lokalisieren sind Tumoren des 3. Ventrikels (Plexuspapillome, Lipome), die sich oft zunächst lediglich durch intermittierende Hirndruckkrisen manifestieren.

Tumoren der hinteren Schädelgrube im Zerebellum (Angioblastome, Astrozytome und Metastasen) verursachen frühzeitig Rumpf- und Extremitätenataxien, Nystagmus und Hirndruck. Tumoren des Hirnstammes gehen mit Hirnnervenausfällen und Läsionen der langen Bahnen und bei Infiltration der Substantia reticularis mit zunehmender Schläfrigkeit einher. Neubildungen im Kleinhirnbrückenwinkel führen zu einem charakteristischen Syndrom mit Ausfällen der Nn. vestibularis (kalorische Unter- oder Unerregbarkeit), acusticus, intermedius (Geschmacksstörung an Zungenspitze), facialis, trigeminus und abducens. Bei Druck auf die Brücke kommt es zusätzlich zu Nystagmus, durch Läsion der spino-zerebellären Bahnen zur homolateralen Ataxie.

Bei Tumoren im Bereich des Foramen occipitale magnum kommt es zu Tetraparesen.

Die klinische Tumordiagnose ist durch zusätzliche

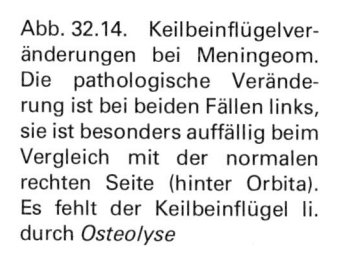

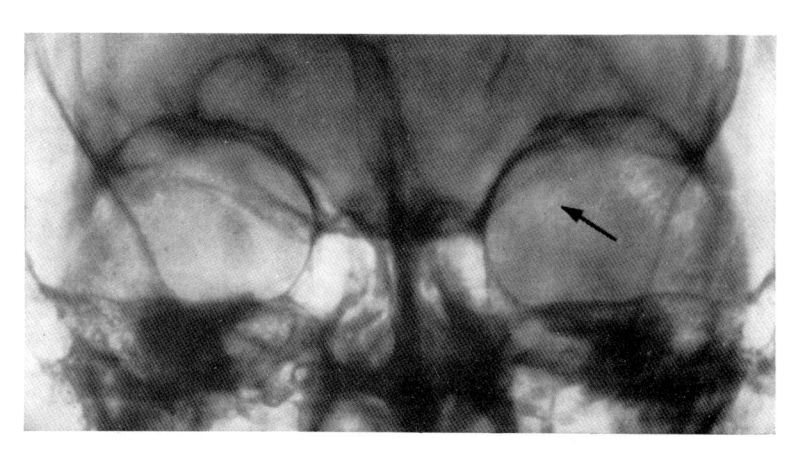

Abb. 32.14. Keilbeinflügelveränderungen bei Meningeom. Die pathologische Veränderung ist bei beiden Fällen links, sie ist besonders auffällig beim Vergleich mit der normalen rechten Seite (hinter Orbita). Es fehlt der Keilbeinflügel li. durch *Osteolyse*

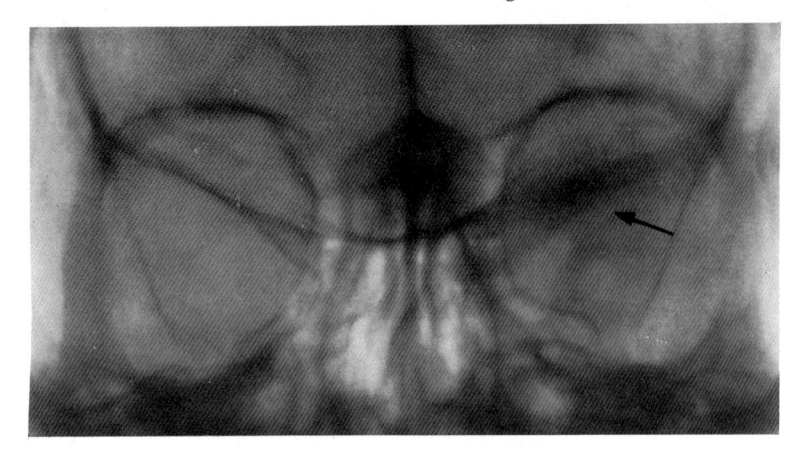

Abb. 32.15. Keilbeinflügelveränderungen bei Meningeom. In diesem Fall ist der linke Keilbeinflügel verdickt durch *Osteosklerose*

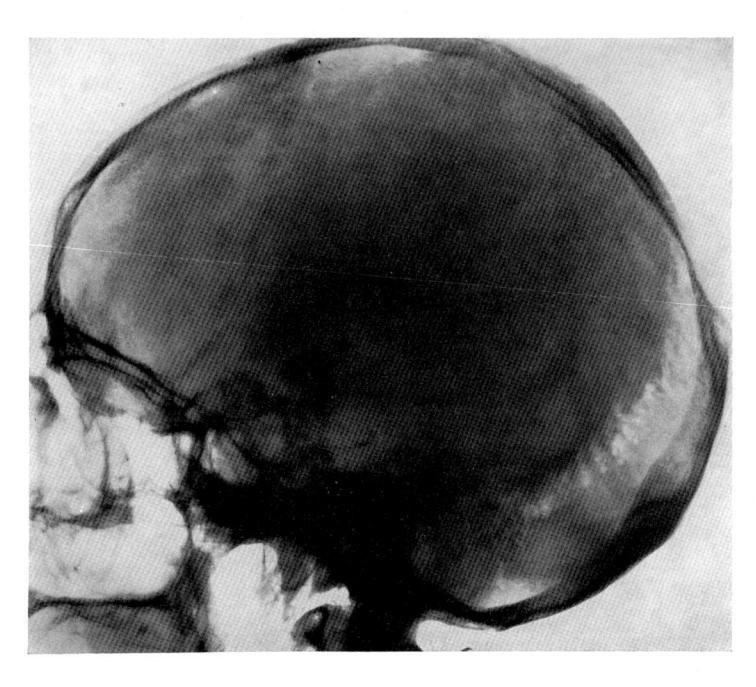

Abb. 32.16. Verkalkendes *Chondromyxom* (histologisch verifiziert)

Untersuchungen zu sichern, deren Indikation situationsabhängig ist. Ist der klinische Befund eindeutig, zeigt schon die Schädelleeraufnahme lokale Skelettveränderungen (Arrosionen der Kalotte, der Keilbeinflügel oder lokale Osteosklerosen) (s. Abb. 32.14, 32.15) oder finden sich bei entsprechender Symptomatik Tumorverkalkungen (Oligodendrogliom u.a. s. Abb. 32.16), so ist je nach Lokalisation eine Karotis- oder Vertebralisangiographie (s. Abb. 32.17) bzw. bei Tumoren der Sellaregion und Mittellinie eine Luft- oder Ventrikulographie (Abb. 32.18) indiziert. Bei klinisch nicht eindeutigen Befunden und lediglich allgemeinen Hirndruckzeichen in der Leeraufnahme (Drucksella mit Entkalkung der Clinoidfortsätze und des Dorsum sellae, Wolkenschädel) werden zunächst eingreifendere Untersuchungen vermieden und die Verdachtsdiagnose durch EEG, Ultraschall-Echographie, Hirnszintigramm oder EMI-Scan abgesichert (s. Abb. 32.19, 32.20). Eine röntgenologische Kontrolle des Lungenfilters durch Thoraxaufnahme ist stets indiziert. Liquorkontrollen sind nicht grundsätzlich, aber häufig zur Differenzierung entzündlicher Prozesse und zur Sicherung der Diagnose eines Neurinoms, das meist mit deutlicher Eiweißerhöhung einhergeht, erforderlich. Besteht deutlicher Hirndruck und Verdacht auf einen Tumor der Mittellinie oder der hinteren Schädelgrube, so ist vor der weiteren Diagnostik durch Ventrikulographie eine Druckentlastung durch Anlegen eines atrio-ventrikulären Shunts angezeigt.

Differentialdiagnostisch sind intrakranielle Tumoren gegen intrazerebrale Hämatome, chronisch-subdurale Hämatome und Abszesse abzugrenzen (s. S.774). **Hirnabszeß**verdacht besteht bei Bronchiektasen, vorausgehenden Nebenhöhlen- und Ohraffektionen oder offenen Schädelhirnverletzungen. Entzündliche Granulome (Tuberkulome, Gummata, Lymphogra-

32 Sensorische und motorische Störungen 733

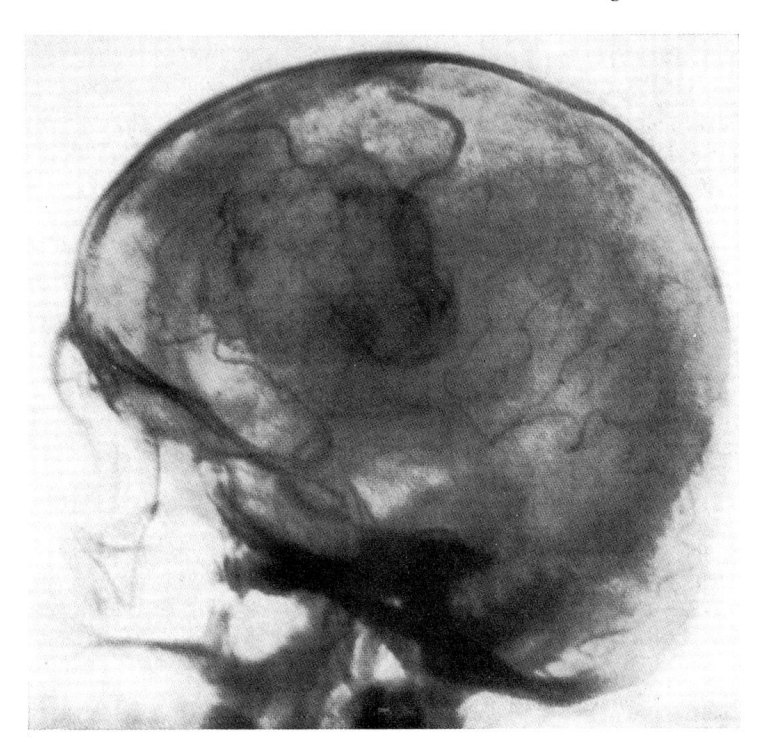

Abb. 32.17. *Karotisangiogramm:* Darstellung pathologischer Gefäße in einem malignen Astrocytom rechts präzentral (sog. Tumoranfärbung)

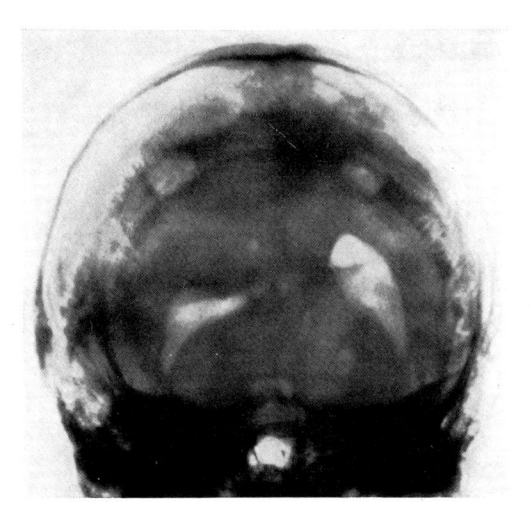

Abb. 32.18. *Ventrikulogramm* (p.a.-Aufnahme): Astrozytom okzipital links mit Deformierung und Verdrängung der hinteren Anteile des Seitenventrikels

nulomatosen, Boecksche Sarkoidose u.a.) können mit einer Tumorsymptomatik einhergehen. Außerdem zeigen manche extrakranielle Karotisstenosen und häufig arteriovenöse Angiome der Hemisphären einen langsam progredienten Verlauf. Halbseitensyndrome bei Enzephalitiden (s. S. 774) und Meningoenzephalitiden, die mit Hirndruck einhergehen können, sind meist rasch progredient und durch Liquorbefund und doppelseitige EEG-Veränderung abgrenzbar. *Tumoren der hinteren Schädelgrube* sind bei Erwachsenen häufig im Kleinhirnbrückenwinkel lokalisiert. Ätiologisch handelt es sich meist um Neurinome, seltener um Meningeome und Metastasen. Bei einem Kleinhirnbrückenwinkelsyndrom (s. S. 731) mit hohem Ei-

weißwert im Liquor und röntgenologischer Ausweitung des Meatus acusticus internus oder Arrosion der Felsenbeinspitze wird die Neurinomdiagnose wahrscheinlich. Die zerebellären Tumoren der Erwachsenen sind häufig Metastasen, seltener Gliome und Angioblastome. Sie sind bei langsam progredienter, beinbetonter Ataxie, Nystagmus und zerebellärer Sprachstörung mit und ohne Reflexbetonung an den Beinen von zerebellären Heredoataxien abzugrenzen. Bei Patienten unter 55 Jahren kommt auch eine multiple Sklerose differentialdiagnostisch in Betracht, zumal wenn bei Hirnstammgliomen Hirndruckzeichen fehlen. Kleinhirnblutungen sind durch akuten Beginn mit Schwindel, Brechreiz, Gang- und Artikulations-

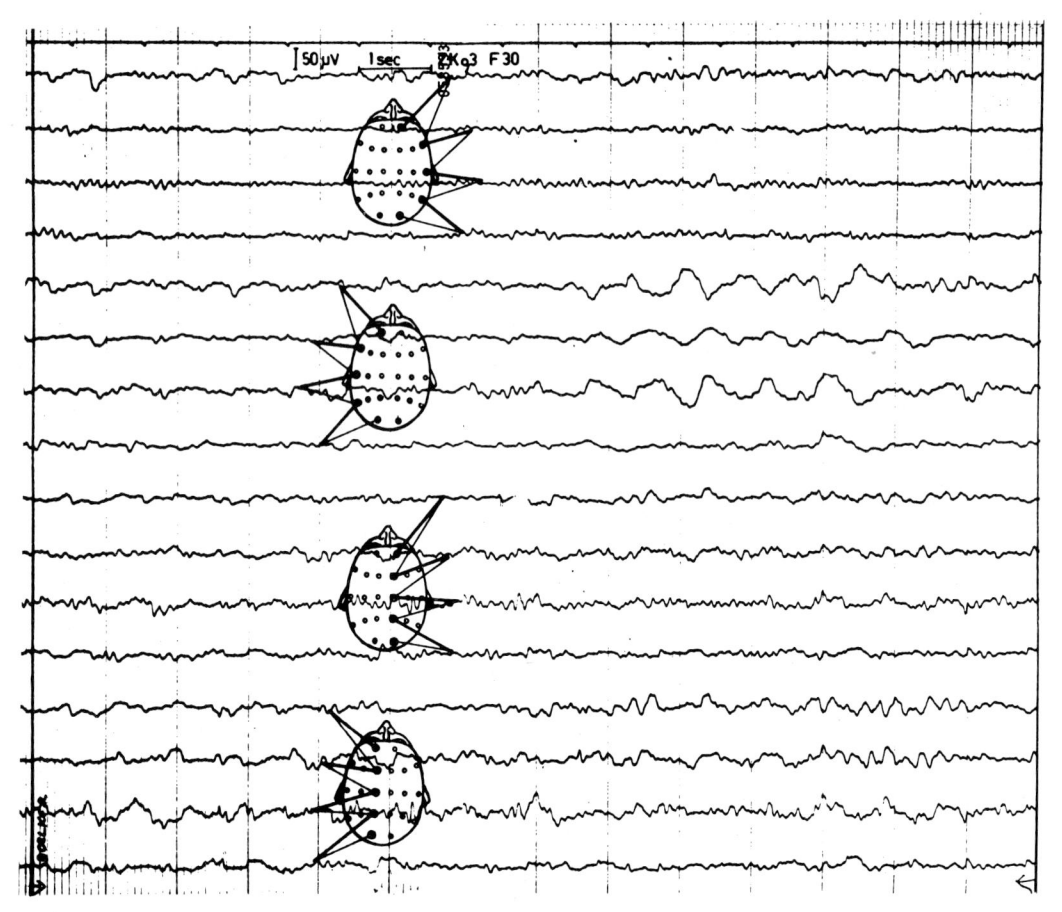

Abb. 32.19. Links temporaler Herd langsamer Wellen (Delta-Fokus) bei temporo-parietalem Gliom

störungen charakterisiert und treten als Komplikationen bei Angiomen, selten spontan, auf.

Spinale Tumoren

Das Verhältnis zwischen intrakraniellen und spinalen Tumoren ist etwa 4 : 1, und unter den spinalen Tumoren sind extramedullär gelegene Neubildungen (Meningeome, Neurinome, selten Lipome) häufiger als intramedulläre Gliome und Metastasen.
Langsam progressive Mono- oder Paraparesen der Beine mit Störung der Vibrationsempfindung oder radikulären Sensibilitätsstörungen sind stets auf eine spinale Neoplasie verdächtig, wobei zwischen intra- und extramedullären Prozessen zu differenzieren ist. Kommt es nach einer monate- oder jahrelangen Periode von radikulären Schmerzen zum Auftreten einer Mono- oder Paraparese, so ist ein extramedullärer Tumor (Neurinom, Meningeom, selten auch ein Lipom oder Wirbelhämangiom) wahrscheinlich. Häufig besteht eine umschriebene Druck- und Klopfempfindlichkeit der Wirbelsäule und bei nicht durchgängigem Queckenstedt-Symptom eine Eiweißvermehrung im Liquor. **Intramedulläre Tumoren** (Gliome, Ependymome, Metastasen) beginnen oft mit Dysästhesien und Parästhesien. Ihre sensiblen Ausfälle liegen von Anfang an selten mehr als 4–5 Segmente tiefer, während sie bei extramedullären Tumoren zunächst die kaudalen Segmente betreffen. Bei intramedullären Prozessen breiten sich die Sensibilitätsstörungen entsprechend der anatomischen Anordnung der aszendierenden Fasern durch Schädigung des Tractus spino-thalamicus von innen nach kaudal und durch Wachstum des Tumors in Längsrichtung auch nach kranial aus s. Abb. 32.9). Dissoziierte Empfindungsstörungen und Störungen der Blasenkontrolle treten bei extra- und intramedullären Tumoren auf; sie sind nur im Beginn bei segmental dissoziierten Ausfällen differentialdiagnostisch für eine intramedulläre Lokalisation verwertbar.

Bei *Verdacht* auf einen **spinalen Tumor** sind Leeraufnahmen der Wirbelsäule im entsprechenden Bereich und gelegentlich Tomogramme erforderlich. Arrosionen der Bogenwurzeln, Vergrößerung des Bogenabstandes, Osteolysen oder Erweiterung der Foramina intervertebralia erlauben oft schon die Diagnose. Bei jedem spinalen Tumorverdacht ist eine lumbale Liquorkontrolle indiziert, die bei Verdacht mit einer Liquorszintigraphie oder Luftmyelographie, bei klinisch

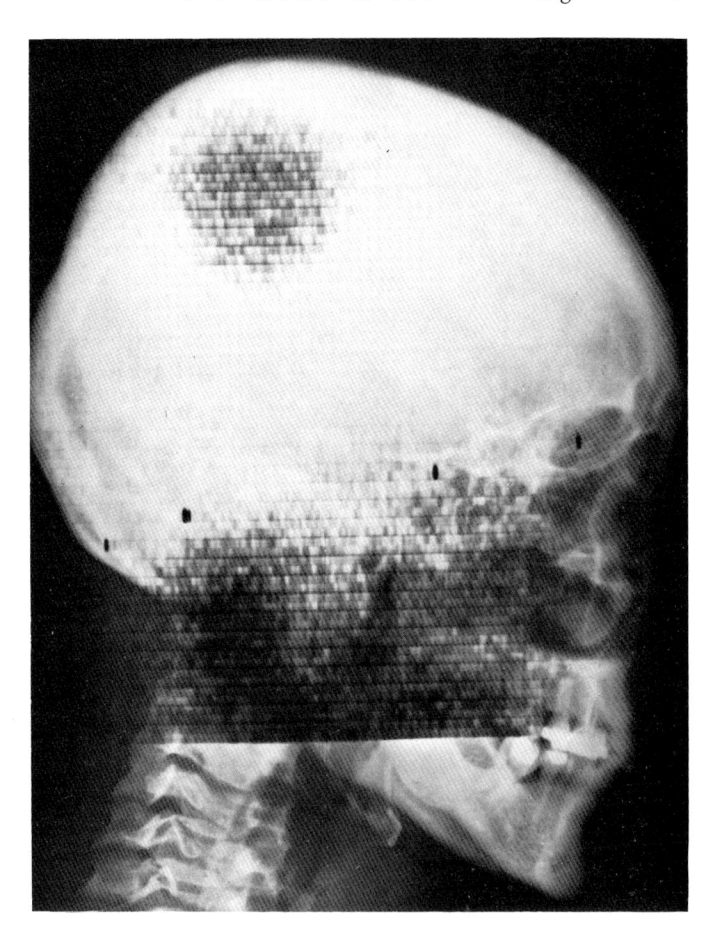

Abb. 32.20. Szintigramm eines parietalen Meningeoms mit deutlicher umschriebener Speicherung (Technetium 99 m DTPA mit Röntgenüberprojektion)

eindeutigem Befund mit einer Positiv-Kontrastmyelographie (Abb. 32.21) kombiniert werden kann. Dabei ist stets durch den Queckenstedtschen Versuch die Durchgängigkeit der Liquorpassage zu prüfen. Durchgängiger Queckenstedt und normaler Liquor schließen einen Tumor nicht aus. Bei extramedullären Tumoren früher als bei intramedullären kommt es jedoch meist zu einer Beeinträchtigung der Liquorpassage mit Eiweißvermehrungen bis zum spontan gerinnenden Sperrliquor.
Differentialdiagnostisch ist neben Neurinomen, Meningeomen, intraspinalen Lipomen an Wirbelmetastasen (Prostata-, Bronchial-, Mammakarzinom, Hypernephrom, Uterus- und Ovarialkarzinom), Sarkome, Abszesse, sowie an Wirbelhämangiome und Granulomatosen zu denken. Die **Symptomatik** spinaler Tumoren kann ferner von primär-chronischen spinalen multiplen Sklerosen, funikulären Myelosen, zervikalen Myelopathien (s. S. 714) bei spondylotischer Einengung des Spinalkanals oder zervikalen Diskushernien, durch seltenere thorakale Diskusprotrusionen und häufiger durch Diskusvorfälle der Lumbosakralregion imitiert werden. Letztere sind klinisch oft nicht gegen ein Wurzelneurinom abzugrenzen. Akut auftretende Kaudasyndrome mit Blasenstörungen sind stets auf eine mediane Bandscheibenhernie verdächtig und erfordern eine sofortige neurochirurgische Entlastung (s. S. 713). Auch kranio-zervikale Übergangsanomalien, gelegentlich kombiniert mit Syringomyelien, und spinale Gefäßanomalien, sind differentialdiagnostisch einzubeziehen. Degenerative Erkrankungen, wie die amyotrophe Lateralsklerose, können ebenfalls, vor allem wenn sie durch Ausfälle des ersten Neurons paraspastisch beginnen, differentialdiagnostische Schwierigkeiten machen. Parasagittale Tumoren, die ebenso wie der Hydrocephalus communicans malresorptivus mit einer Paraparese und Blasenstörungen einhergehen, sind meist durch fehlende segmentale Sensibilitätsstörungen oder psychische Veränderungen auszuschließen.

Phakomatosen und andere anlagebedingte und degenerative Erkrankungen

Phakomatosen sind durch multiple Fehlbildungen im Bereich des Nervensystems, häufig auch der Haut und innerer Organe, charakterisiert. Die **Sturge-Webersche Erkrankung** geht mit einem Gesichtsnävus, meist des 1. und 2. Trigeminusastes und einer gleichseitigen Angiomatose der okzipitalen Leptomeninx mit kortikalen Zirkulationsstörungen und Nekrosen sowie se-

32 Sensorische und motorische Störungen

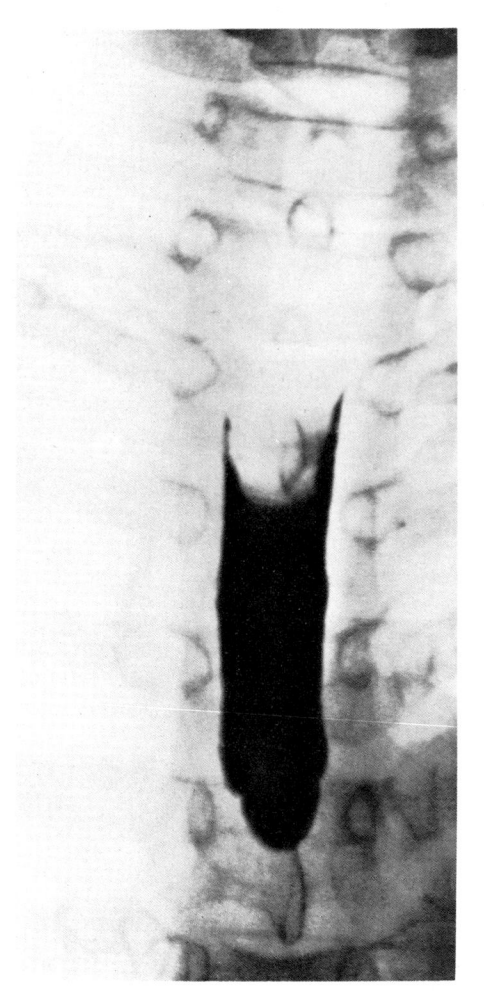

Abb. 32.21. Thorakales Pantopaque-Myelogramm. Totalstopp bei Th 2. Lateral fließt das Kontrastmittel etwas weiter und zeigt eine erhebliche Auftreibung des Markes durch ein intramedulläres Astrocytom an

kundären, röntgenologisch nachweisbaren Kalkablagerungen in der Rinde einher (s. auch S. 51). Daneben kommt es häufig zu fokalen und generalisierten Anfällen und einem geistigen Entwicklungsrückstand. Die **tuberöse Sklerose** führt ebenfalls zu epileptischen Anfällen und Schwachsinn. Im Gesicht entwickeln sich ein Adenoma sebaceum Pringle, an der Haut fibromatöse Knötchen, bevorzugt in den Nagelbetten. Nicht selten finden sich zusätzlich gliomatöse Retinatumoren, Anlageanomalien der Nieren, zystische Knochenveränderungen, Rhabdomyome des Herzens u.a. Bevorzugt in Ventrikelnähe und in der Hirnrinde kommt es zu knotigen Verdickungen, die auf eine fehlerhafte Histogenese mit abnormer Astrozytenentwicklung zurückzuführen sind und zu Tumorsymptomen führen können. Bei der **Hippel-Lindauschen Angioblastomatose** entwickeln sich Gefäßtumoren in der Retina, dem Kleinhirn und gelegentlich auch im oberen Zervi-

kalmark (s. auch S. 728). Zerebelläre Angioblastome mit progressiver Zystenbildung sind differentialdiagnostisch bei Verdacht auf einen zerebellären Tumor stets zu diskutieren.

Die **v. Recklinghausensche Neurofibromatose** kann isoliert zentral mit wurzelnahen „Neurinomen" der Schwannschen Scheide manifest werden und bei Auftreten im Spinalbereich zu Querschnittssymptomen, bei Entwicklung am N. statoacusticus zu einem Kleinhirnbrückenwinkelsyndrom führen. Oft finden sich auch Neurofibrome der peripheren Nerven der Haut und gehäufte Café-au-lait-Flecken.

Bei der **teleangiektatischen Ataxie** kommt es zu Teleangiektasien im Kleinhirn, in den Konjunktiven und an den Ohren. Neben einer Ataxie besteht bei diesen Kindern eine Gamma-Globulinverminderung mit gesteigerter Infektanfälligkeit.

Syringomyelien werden klinisch in der Regel in der 3. Dekade manifest und sind charakterisiert durch nukleäre Atrophien, meist im Bereich der oberen Extremitäten und dissoziierte Empfindungsstörungen mit Ausfall der Schmerz- und Temperaturwahrnehmung bei noch guter Berührungsempfindung. Die Syringomyelie ist überwiegend eine Erkrankung des Zervikalmarkes und häufig auf Liquorzirkulationsstörungen infolge Anlageanomalien im kranio-zervikalen Übergangsbereich (Arnold-Chiari-Syndrom verschiedener Ausprägung) zurückzuführen. Bei Ausbreitung in die Medulla oblongata treten dissoziierte Empfindungsstörungen im Gesicht, ein Horner-Syndrom und Nystagmus, häufig mit rotatorischer Komponente, auf. Charakteristisch sind auch vasomotorisch-trophische Veränderungen, vor allem der Hände (mains succulents). Bei Ausbreitung des Prozesses in die Seitenstränge kann es zu spastischen Paresen der Beine kommen. Häufig sind bei allgemein dysplastischem Habitus (Status dysrhaphicus) zusätzliche Skeletanomalien (Skoliosen, fehlender Bogenschluß lumbal und zervikal) nachweisbar. *Differentialdiagnostisch* sind intramedulläre Tumoren und Hämatomyelien nach traumatischer Rückenmarksschädigung auszuschließen.

Extrapyramidale Erkrankungen

Das häufigste extrapyramidale Syndrom ist der **Morbus Parkinson,** der durch Ruhetremor, zunehmende Hypokinese und Rigor gekennzeichnet ist und selten binnen Monate, meist über Jahre, zu völliger Immobilisation führt. Die Trias Tremor-Hypokinese-Rigor ist nicht obligat. Der Tremor kann fehlen, und die Hypokinese kann auch ohne Rigor einhergehen. Die Hypokinese zeigt sich in einer Erstarrung der Mimik bis zum Fehlen jeglicher emotionaler Ausdrucksbewegung, zunehmend kleinschrittigem-schlürfendem Gang ohne Mitbewegungen und verminderter bis völlig aufgehobener Diadochokinese. Der Ausfall von Kompensationsbewegungen bei Richtungsänderungen führt zu Pulsionen. Die Sprache wird leise, unmoduliert und schließlich unverständlich. Zusätzlich kann es zu vegetativen Symptomen mit vermehrter Talgsekretion und Hypersalivation kommen.

Die Erkrankung wird auf einen Ausfall vorwiegend dopaminerger Zellen des Nucleus niger zurückgeführt. Ihre Ätiologie ist nicht einheitlich. Man unterscheidet primär degenerative Formen, postenzephalitische sowie vaskulär und toxisch verursachte Parkinsonsyndrome. Vereinzelt kann ein akutes Parkinsonsyndrom im Rahmen einer Enzephalitis vorkommen. Vaskulär bedingte Erkrankungen beginnen häufig einseitig. Toxisch bedingter Parkinson ist als Spätfolge nach CO-Vergiftung, nach Mangan-Intoxikationen oder als akute Intoxikation unter Neuroleptica bekannt. Differentialdiagnostisch ist im Beginn ein Morbus Bechterew abzugrenzen. Das Vollbild des Parkinsonismus ist unverkennbar.

Die **Huntingtonsche progressive Chorea** ist eine dominant vererbbare Erkrankung infolge vorzeitiger Degeneration der kleinen Zellen des Corpus striatum und einer ausgedehnten Hirnatrophie. Sie beginnt in der Regel mit einem Persönlichkeitsabbau und wird oft erst nach Auftreten der charakteristischen hyperkinetischen Bewegungsstörungen in Form generalisierter choreo-athetotischer Hyperkinesen erkannt. Zunehmende Demenz und choreatische Störungen auch der Sprache führen schließlich zu völliger Kommunikationsunfähigkeit.

Die **hepato-lentikuläre Degeneration** (Wilson) ist ebenfalls genetisch bedingt, wird rezessiv vererbt und auf eine ausgedehnte Stammganglienschädigung durch eine endogene Kupferintoxikation zurückgeführt. Infolge einer Störung der Coeruloplasminsynthese ist die Kupfer-Bindung im Serum vermindert, was zur vermehrten Ablagerung in den Geweben mit toxischer Zellschädigung führt. Die Erkrankung kündet sich gelegentlich ebenfalls durch psychische Veränderungen an, bevor sich zunehmende extrapyramidale und pyramidale hypokinetisch-rigide Bewegungsstörungen mit häufig schweren Sprachstörungen entwickeln. Hyperkinesen kommen vor, sind aber seltener. Der Kayser-Fleischersche-Kornealring durch Kupferablagerung ist pathognomonisch. Die Frühdiagnose (Coeruloplasminbestimmung, Kupferbestimmung in Serum und Urin, evtl. Leberbiopsie) ist wichtig, da die Entwicklung der Erkrankung kontrollierbar ist (s. S. 580).

Eine Reihe weiterer extrapyramidaler Syndrome ist vorwiegend durch hyperkinetische Symptome (Torticollis spasticus, Chorea minor, Dystonia musculorum progressiva u.a.) charakterisiert. Ihre differentialdiagnostische Zuordnung bleibt dem Neurologen überlassen.

Spinozerebelläre Heredoataxien

Hiermit wird eine Krankheitsgruppe zusammengefaßt, deren gemeinsame Charakteristika eine beinbetonte Ataxie, und im weiteren Verlauf meist Nystagmus und zerebelläre Sprachstörungen sind. Sensible Ausfälle können fehlen oder bei spinalen Formen (Morbus Friedreich) durch Beteiligung der Hinterstränge Lagesinn- und Vibrationsempfindungsstörungen zeigen. Manche Heredoataxien zeigen eine Beteiligung koriko-spinaler Bahnen mit Reflexsteigerung und Babinski-Reflex, andere führen zu einer Reflexabschwächung. Der Morbus Friedreich ist neben der Gangataxie und sensiblen Hinterstrangssymptomatik infolge einer Degeneration auch der Hinterwurzeln und des Tractus cortico-spinalis für die Beine durch einen Ausfall der Achillessehnenreflexe bei gleichzeitig positivem Babinski-Reflex charakterisiert.

Systemdegenerationen

Isolierte Degeneration des ersten motorischen Neurons mit laminärem Ganglienzellschwund im Gyrus praezentralis ist die Ursache der **spastischen Spinalparalyse,** einer rezessiv und dominant vererbbaren Erkrankung, die mit einer spastischen Gangstörung häufig schon im Kindesalter beginnt (Abb. 32.22). Nur ausnahmsweise breitet sie sich im wesentlichen Ausmaße auf die supranukleären Bahnen für die Arme aus. Gelegentlich sporadische Fälle sollen vorkommen. Ohne familiäre Vorgeschichte ist die Diagnose einer spastischen Spinalparalyse aber stets fraglich. Das Syndrom selbst, eine supranukleäre spastische Paraparese mit gesteigerten Reflexen, positivem Babinski-Reflex bei nicht selten erhaltenen Bauchhautreflexen ohne sensible Ausfälle und ohne Zeichen einer Vorderhornbeteiligung, ist häufig. Differentialdia-

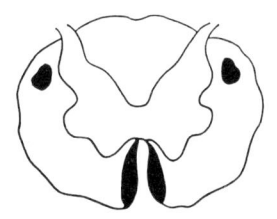

Abb. 32.22. Spastische Spinalparalyse. Erkrankt sind die deszendierenden Vorder- und Seitenstrangbahnen. Die ausgefüllten Felder bedeuten erkrankte Nervenstränge

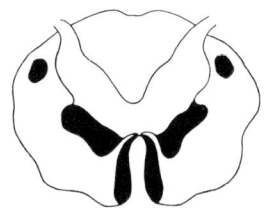

Abb. 32.23. Kombination der spastischen Spinalparalyse und der progressiven spinalen Muskelatrophie = amyotrophe Lateralsklerose

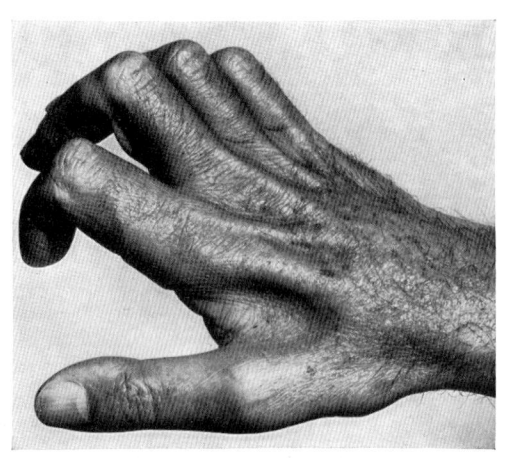

Abb. 32.24. Typische Krallenhand bei Atrophie der Mm. interossei. Diese Fingerstellung wird besonders deutlich bei Dorsalflexion der Hand (amyotrophe Lateralsklerose, 56j. Mann)

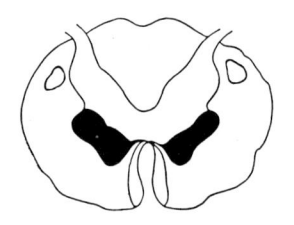

Abb. 32.25. Progressive spinale Muskelatrophie. Erkrankt sind die Vorderhornzellen

gnostisch sind multiple Sklerosen, spastisch beginnende amyotrophe Lateralsklerosen, Spinaltumoren, spinale Varikosis, kranio-zervikale Übergangsanomalien, zervikale Myelopathien, spastisch beginnende Heredoataxien, parasagittale Tumoren und eine beginnende funikuläre Myelose abzugrenzen.

Treten zur Degeneration des ersten Neurons auch Ausfälle der Vorderhornzellen, so handelt es sich um eine **amyotrophe Lateralsklerose.** Charakteristisch für die amyotrophe Lateralsklerose ist die Existenz supranukleärer und nukleärer Symptome. Lebhafte Reflexe bei gleichzeitig atrophischen Muskeln und faszikuläre Zuckungen mit bis auf gelegentlich leichte Verminderung der Vibrationsempfindung intakter Sensibilität sichern die Diagnose. Ausgeprägte Syndrome mit Atrophien an Armen und Beinen sind leicht zu diagnostizieren (Abb. 32.23 und 32.24). Bei isoliertem Beginn im ersten Neuron kann die Diagnose vorübergehend Schwierigkeiten machen. Ihre Differentialdiagnose betrifft alle unter der spastischen Spinalparalyse genannten Erkrankungen und zusätzlich die Syringomyelie, die mit Atrophien an den Händen und spastischen Symptomen an den Beinen einhergehen kann. Der Nachweis dissoziierter Empfindungsstörungen ist hier entscheidend. Gelegentlich kann eine Lues cerebro-spinalis mit einer ähnlichen Symptomatik manifest werden, weshalb eine Liquorkontrolle bei diagnostischer Unsicherheit indiziert ist. Die Ursache der ALS ist ungeklärt, eine genetische Anlage nur selten wahrscheinlich zu machen.

Die nukleären Atrophien können in jedem Muskel und einseitig beginnen, werden aber im weiteren Verlauf weitgehend symmetrisch. Sie führen aszendierend oder auch schon im Beginn durch Beteiligung der motorischen Kerne der Medulla zu echten Bulbärparalysen mit Zungenatrophie, Atrophie des Gaumensegels und der Schlundmuskulatur mit entsprechenden Sprach- und Schluckstörungen. Durch die Zungenatrophie ist die Bulbärparalyse leicht von der *Pseudobulbärparalyse* zu differenzieren, die im Beginn vorübergehend bei der ALS vorkommen kann, in der Regel aber Folge multipler Insulte im Bereich der kortiko-bulbären Bahnen auf arteriosklerotischer Grundlage ist und mit schubartigen Verschlimmerungen einhergeht. Mit der Unterbrechung der kortiko-bulbären Bahnen verkoppelt ist ein Verlust der Kontrolle der motorischen Schablonen für affektive Äußerungen, was die sowohl bei der Pseudobulbärparalyse wie bei der ALS bestehende Affektlabilität mit gelegentlichem Zwangsweinen erklärt.

Isolierter Ausfall der Vorderhornzellen verursacht die verschiedenen Formen der **spinalen progressiven Muskelatrophie** (Abb. 32.25), die bei der Aran-Duchenneschen Form im Erwachsenenalter meist in den kleinen Handmuskeln beginnt und relativ langsam progressiv ist. Sie ist stets von einem Karpaltunnelsyndrom oder radikulären Muskelatrophien bei zervikalen Spondylosen zu differenzieren. Bei der frühkindlichen Form (Werdnig-Hoffmann) wird rasch progressiv die gesamte Muskulatur befallen, was meist in den ersten 2 Jahren zum Tode führt. Bei der Vulpian-Bernhardtschen adulten Form ist primär die Schultergürtelmuskulatur, bei der Atrophia musculorum spinalis pseudomyopathica (Kugelberg-Welander) des Jugendalters die Oberschenkelmuskulatur betroffen. Wie der Name sagt, hat letztere ein myopathisches, d.h. proximal betontes Verteilungsmuster der Atrophien. Als infranukleäre Systemerkrankung kann man die **neurale Muskelatrophie** hier einordnen, die mit langsam progredienten Atrophien der Unterschenkel-, Fuß- und Handmuskeln (Storchenbeine), leichten distalen Sensibilitätsstörungen und in der Regel starker Verminderung der motorischen Leitungsgeschwindigkeit einhergeht. Eine genetische Ursache ist bei den spinalen Muskelatrophien anzunehmen, der Erbmodus ist zum Teil noch kontrovers.

Akut auftretende schlaffe Lähmungen ohne oder mit nur flüchtigen Sensibilitätsstörungen sprechen bei rascher Ausbreitung stets für eine **Poliomyelitis.** Im allgemeinen ist diese Diagnose wegen der begleitenden Allgemeinerscheinungen (s. S. 141) einfach. Fehlen diese und beherrscht das Lähmungsereignis isoliert das Bild, so ist in den ersten Tagen der Lumbalpunktionsbefund mit lymphozytärer Pleozytose diagnostisch entscheidend (s. S. 142).

Entmarkungserkrankungen

Die verschiedenen Formen der Leukodystrophien, die Neuromyelitis optica (Devic), die konzentrische Sklerose (Balo) und die mit Entmarkungen einhergehenden post- und parainfektiösen Enzephalopathien treten an Häufigkeit in Mitteleuropa gegenüber der multiplen Sklerose in den Hintergrund. Die **multiple Sklerose** tritt vor allem im frühen Erwachsenenalter, gelegentlich auch schon früher und selten nach dem 50. Lebensjahr auf. Es handelt sich um eine im Beginn meist schubförmige, seltener primär-chronische Erkrankung, deren Symptomatik durch multiple kleine Entmarkungsherde in der weißen Substanz des gesamten ZNS bestimmt wird. Je ausgedehnter das System, desto größer seine Chance, von einer Entmarkung betroffen zu werden, was die Häufigkeit der Symptome der langen Bahnen (Tractus cortico-spinalis, Tractus spino-thalamicus und Hinterstränge) sowie der cerebellären Symptome erklärt. Für eine multiple Sklerose sprechen neurologische Symptome, die binnen Tagen auftreten und sich ebenfalls wieder über Tage bis Wochen ganz oder teilweise zurückbilden und nicht auf einen Herd zurückzuführen sind (z.B. monokulare Sehstörung infolge eines Optikusherdes, Nystagmus infolge einer Brückenhaubenläsion, spastische Parese infolge Schädigung des Tractus cortico-spinalis usf.). Werden in der Vorgeschichte über Tage bis Wochen anhaltende Parästhesien, Doppelbilder, Blasenstörungen bzw. Paresen angegeben, so wird die Diagnose schon durch die Anamnese wahrscheinlich. Schwierigkeiten bieten primär-chronische Verläufe mit isoliert spinaler Symptomatik, z.B. spastische Paraparesen. Je nach Lokalisation der Entmarkungen kann die Gangstörung spastisch, spastisch-ataktisch oder auch nur ataktisch sein. Der Nystagmus ist häufig dissoziiert, d.h. die Nystagmusamplitude auf beiden Augen ist unterschiedlich, was den Beginn einer internukleären Blicklähmung (Zurückbleiben des adduzierten Auges beim Blick zur Seite trotz guter Konvergenzreaktion) infolge eines Entmarkungsherdes im hinteren Längsbündel anzeigen kann. Fortgeschrittene multiple Sklerosen führen häufig zu organischen Wesensveränderungen mit reduzierter Eigenkritik und inadäquater Euphorie, was auf ausgedehnte Entmarkungen im Hemisphärenmark zurückgeführt wird. Perifokale, in die Rinde reichende Ödeme bei frischen subkortikalen Entmarkungen können gelegentlich im akuten Schub zerebrale Anfälle verursachen. Diagnostisch verwertbar sind Liquorveränderungen mit einer Pleozytose von selten über 100/3 Zellen und einer eiweißkolloidalen Dissoziation, d.h. normalem Gesamteiweiß und infolge relativer Globulinvermehrung Linksausfällung der Goldsol- und Mastixkurven. Liquorpathologische Befunde sind aber nicht obligat und fehlen bei etwa 30% der Erkrankten (Tab. 32.5).

Die Reichhaltigkeit ihrer Symptomkombinationen infolge der unsystematischen Verteilung der Entmarkungsherde macht die multiple Sklerose zu einer häufigen Differentialdiagnose. Sie ist vor allem bei paraspastischen Lähmungen gegen Rückenmarkstumoren, parasagittale Hirntumoren, zervikale Myelopathien, basiläre Übergangsanomalien und Syringomyelien, funikuläre Myelosen, spinozerebelläre Heredoataxien und spinale Gefäßanomalien (spinale Varikosis) und spastische Spinalparalysen abzugrenzen. Auch Tumoren im Bereich der hinteren Schädelgrube können differentialdiagnostisch Schwierigkeiten bereiten, besonders dann, wenn es vorübergehend unter oder ohne Kortikosteroide bzw. ACTH zu Remissionen kommt. Das Behçet-Syndrom kann mit Hirnstammsyndromen und zerebellären Koordinations-Störungen und Optikusödemen einhergehen und verläuft oft ebenfalls schubartig, ist aber durch eine

Tabelle 32.5. Häufigkeit der wichtigsten Symptome bei multipler Sklerose

Symptom	Häufigkeit
Erkrankungen des N. opticus einschließlich Folgezustände	33,3%
Augenmuskelparesen	26,0%
Fazialisparesen	31,3%
Schwindel	15,0%
Nystagmus	31,5%
Zerebrale Ataxie und Intentionstremor	58,0%
Sprachstörungen	29,0%
Spastische Störungen	86,5%
Hypästhesien	43,3%
Parästhesien	33,0%
Lagesinnsstörungen	12,0%
Querschnittsmäßig begrenzte Sensibilitätsstörungen	6,5%
Blasenstörungen	20,5%

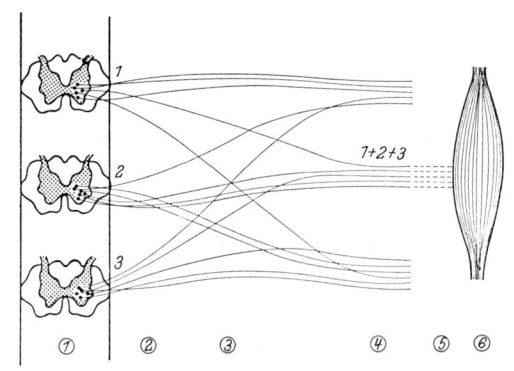

Abb. 32.26. Die verschiedenen motorischen schlaffen Lähmungstypen: ① Vorderhorn, ② Radix, ③ Plexus, ④ Nerven, ⑤ Endplatte, ⑥ Muskel. Man beachte, daß der Nerv Fasern aus 3 benachbarten Segmenten 1, 2 und 3 führt

zusätzliche Iritis und Aphthen der Mund- und Rachenschleimhaut sowie Ulzerationen an den Genitalien zu differenzieren. Außerdem zeigt es häufig Temperaturschübe, Leukozytose und eine Vermehrung der Gamma-2-Globuline im Serum. Der Liquor ergibt meist neben einer Pleozytose auch eine mäßige Eiweißvermehrung.

Periphere Lähmungen

Bei den peripheren Lähmungen sind verschiedene Typen zu unterscheiden.

Radikuläre Lähmung

Wie aus Abb. 32.26 hervorgeht, werden im Plexus Fasern verschiedener Wurzeln gemischt, so daß die Muskeln von verschiedenen Segmenten gleichzeitig innerviert werden und der Ausfall *eines* Segmentes nicht zu einer Lähmung führen muß. Nur bei überwiegender Versorgung aus einem Segment lassen Paresen bestimmter Kennmuskeln auf eine radikuläre Läsion schließen.

Radikuläre Lähmungen werden oft von heftigen Schmerzen in den entsprechenden Segmenten begleitet. Wird die Schmerzausbreitung gut geschildert, so ist sie lokalisatorisch verwertbar. Ursache der radikulären Lähmungen sind überwiegend Druckerscheinungen auf die Nervenwurzeln, wie sie bei spinalen Tumoren und am häufigsten durch Bandscheibenläsionen (Osteochondrose, Diskusprolaps) vorkommen. Entzündliche Erkrankungen einzelner Wurzeln sind dagegen Seltenheiten. Bei radikulären Lähmungen ist daher ebenso wie bei den Plexus- und den eigentlichen Nervenlähmungen nach der **mechanischen** Ursache zu suchen. Man darf sich nicht mit den unklaren „rheumatischen und Erkältungs"-Faktoren begnügen.

Plexuslähmung

Plexusschädigungen führen besonders an den **oberen Extremitäten** zu klassischen Krankheitsbildern. Da sich im Plexus die verschiedenen Wurzeln aufteilen, liegt bei einer Plexuslähmung kein mit einem Ausfall einer Wurzel oder eines Nerven erklärbarer Lähmungstypus vor.

Bei der sog. **oberen Plexuslähmung** (Duchenne-Erb), meist Folge traumatischer Gewalteinwirkung im Skalenusdreieck, kann der Arm nicht mehr gehoben und im Ellbogen nicht mehr gebeugt werden. Er hängt infolge Schädigung des oberen Primärstranges des Plexus brachialis, welcher dem 5. und 6. Zervikalsegment entspringt (Lähmung der Mm. biceps, deltoideus, brachialis internus und supinator longus) schlaff nach innen rotiert herunter. Sensibel können Empfindungsstörungen über der Schulter, an der Außenseite des Oberarmes und an der Vorderseite des Unterarmes auftreten.

Bei der selteneren **unteren Plexuslähmung** (Déjérine-Klumpke) durch Schädigung der unteren, aus C8 und Th1 entspringenden Wurzeln werden die kleinen Handmuskeln sowie die Hand- und Fingerbeuger betroffen. Dabei besteht häufig eine wurzelnahe Schädigung von Th1 vor Abgang des Ramus communicans albus, was zu einem Horner-Syndrom und einer Lähmung der Schweiß-Sekretion nebst Erhöhung der Hauttemperatur im Gesicht und dem betreffenden Arm führt. Die Sensibilitätsausfälle betreffen die Ulnarseite von Vorderarm und Hand. Bei der Déjérine-Klumpke-Lähmung muß, falls eine traumatische Ursache nicht vorliegt, an eine Halsrippe, an das Skalenussyndrom und an Pancoast-Tumoren gedacht werden.

Lähmungen peripherer Nerven

Bei den eigentlichen Nervenlähmungen sind alle von den entsprechenden Nerven versorgten Muskeln betroffen.

Axillarislähmung: Durch Ausfall der Innervation des M. deltoideus ist die Armhebung nach seitwärts, vorne und hinten geschwächt, und es kommt zu einer Atrophie des Muskels.

Tabelle 32.6. Segmentale Kennmuskeln

	Parese
C5	Mm. deltoideus und biceps
C6	M. biceps
C7	M. triceps
C8	Hypothenarmuskeln
L3	M. quadriceps
L4	Mm. quadriceps und tibialis anterior
L5	M. extensor hallucis longus
S1	Mm. peronaeus und triceps surae

Muskulokutaneuslähmung: Infolge Ausfall der Mm. biceps und brachialis Schwäche der Beugung im Ellenbogen, vor allem bei supiniertem Vorderarm.

Medianuslähmung: Die Beugung im Handgelenk ist abgeschwächt, die Hand weicht ulnarwärts ab. Der Daumen kann weder gebeugt noch opponiert werden. Der Zeigefinger kann nur noch mühsam im Metakarpophalangealgelenk flexiert werden (Schwurhand).

Ulnarislähmung: Beugung und Ulnarflexion der Hand sind abgeschwächt, Bewegung des Kleinfingers aufgehoben, oft dauernde Abduktionsstellung des Kleinfingers. Der 2., 3. und 4. Finger können in den Grundphalangen nicht gebeugt, in den Endphalangen nicht gestreckt und nicht gespreizt werden. Krallenhandstellung durch Antagonistenwirkung. Daumen abduziert, Ergreifen von Gegenständen zwischen Daumen und Zeigefinger erschwert (Fromentsches Zeichen).

Radialislähmung: Fallhand (Abb. 32.27). Die Hand kann nicht gehoben werden, Kraft des Faustschlusses deutlich herabgesetzt, Kraft der Fingerstrecker (Grundphalangen) aufgehoben, Daumen opponiert. Vorderarm in Pronationsstellung, der Ellenbogen kann nur ungenügend gebeugt werden.

Ischiadikuslähmung: Beugung im Kniegelenk aufgehoben. Fuß hängt schlaff herunter, Zehenbewegungen sind unmöglich.

Tibialislähmung: Zehen- und Fußbeugung unmöglich.

Als **Tibialis-anterior-Syndrom** wird der Ausfall des M. tibialis anterior und M. extensor hallucis longus infolge Ischämie in der Tibialisloge (Schwellung) bezeichnet. Eine ischämische Schädigung des N. peronaeus kommt häufig hinzu. Übermäßige Beanspruchung von Fußheber, Traumen und arteriovenöses Aneurysma sind die häufigsten Ursachen. Lokale Schmerzhaftigkeit, Schwellung und Rötung der Prätibialgegend lenken bei Fußheberparese auf dieses Syndrom s. S. 664.

Peronaeuslähmung: Spitzfuß-Stellung, Supination. Dauernde Beugung der Zehen in den Grundphalangen. Steppergang (der Kranke vermeidet durch abnormes Heben der Füße mit den Zehen auf dem Boden zu schleifen).

Femoralislähmung: Ausfall der Mm. quadriceps, sartorius und pectineus. Klinisch fällt nur die Lähmung des Kniestreckers ins Gewicht. Das Knie kann im Sitzen nicht mehr gestreckt werden. Sensible Hypästhesie an der Vorderseite des Oberschenkels und Vorderinnenseite des Unterschenkels.

Bei allen peripheren Lähmungen ist die **Sensibilität** mehr oder weniger stark mitbeteiligt. In manchen Fällen ist sie allerdings auffallend wenig betroffen. Tritt distal der Nervenläsion eine axonale Degeneration mit Zerfall der Endplatte auf (s. S. 718), so kommt es zu Muskelatrophien.

Die **Ursache** einer **isolierten Schädigung** einzelner Nerven ist überwiegend mechanischer Natur. Sie kann auf unterschiedliche, für verschiedene Nerven aber typische Weise zustande kommen. Für partielle Lähmungen des N. ischiadicus ist die häufigste Ursache ein direkter Druck durch einen Bandscheibenprolaps oder andere mechanische Einwirkungen im Bereich der Wirbelsäule. Die früher als Regel angenommene sog. „rheumatische Neuritis ischiadica" existiert wahrscheinlich überhaupt nicht, und nur selten vermag eine entzündliche Radikulitis ein Ischias-Syndrom zu imitieren. Für andere Nerven sind Kompressionsmöglichkeiten im Schlaf oder während einer Narkose gegeben (sog. Schlaf- oder Narkoselähmung). Abnorm tiefer Schlaf nach Einnahme von Schlafmitteln, Morphium oder Alkohol wird am häufigsten bei Lähmungen des Radialis und Ulnaris in der Vorgeschichte aufgedeckt. Periphere Medianusparesen mit Atrophien des Daumenballens sind charakteristisch für das *Karpaltunnelsyndrom*. Fehlen diese Möglichkeiten, suche man stets nach einer Kompression im Bereich der Wirbelsäule, da Osteochondrosen, Exostosen, spezifische und karzinomatös-metastatische Prozesse Drucklähmungen bedingen können. An den Armen kommen bei Plexuslähmungen alle Ursachen der Schultergürtelsyndrome (s. S. 711) in Betracht. Hier ist ferner auch an die neuralgische Schulteramyotrophie zu denken, die meist mit akuten heftigen Schmerzen ohne erkennbare Ursache in Schulter und Oberarm einer Seite manifest wird und nach Stunden bis seltener auch wenigen Tagen zu einer Schwäche der Schulter- und Oberarmmuskulatur führt. Der M. serratus ist besonders häufig betroffen (Abb. 32.28). Die Schmerzen klingen in der Regel binnen Tagen bis Wochen ab, und auch die Paresen bilden sich meist gut, oft aber erst prolongiert über 1–2 Jahre, zurück. Selbstverständlich ist auch stets nach direkten

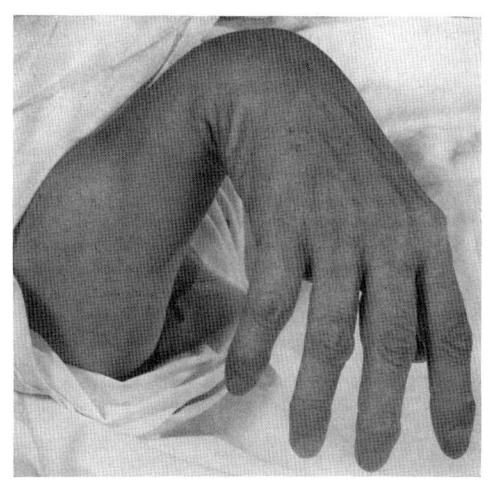

Abb. 32.27. *Radialislähmung* bei Periarteriitis nodosa. 65j. Frau

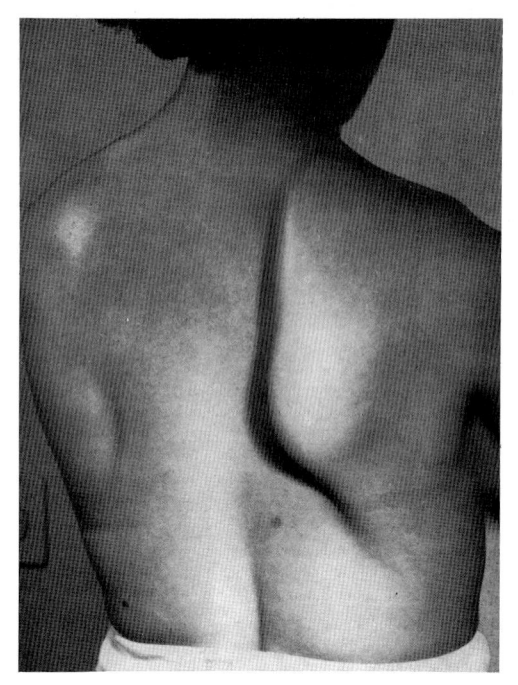

Abb. 32.28. *Serratuslähmung* mit typisch abstehendem Schulterblatt. 27j. Frau

traumatischen Einwirkungen, vorausgehenden Röntgenbestrahlungen (Abschnürung des Plexus durch Röntgenfibrosen) zu fahnden und an professionelle Paresen zu denken. Manche Berufsarten prädisponieren durch die stets gleichbleibende Bewegung zu solchen Nervenschädigungen, deren Ursache wahrscheinlich eine chronische Druckhypoxie der Nerven ist (Zahnärzte: Lähmungen im Bereich der Arme; Glasbläser: Wangenmuskelatrophie; Lastträger, Sackträger: Plexuslähmungen; Tornisterträger, Soldaten: Druck auf N. thoracicus longus (verläuft unterhalb Klavikula mit Serratus-anterior-Lähmung); Berufe, bei welchen mit aufgestütztem Ellenbogen gearbeitet wird, prädisponieren zu Ulnarislähmung, vor allem, wenn durch geringe Ausbildung des Sulcus olecrani der Nerv exponiert liegt; Peronaeuslähmungen kommen als Berufsschädigung nach stundenlangem Verharren in Hockstellung vor (Landarbeiter und Pflasterer).

Neben den traumatischen Schädigungen ist bei isolierten Nervenlähmungen auch an Einwachsen von **Tumoren** zu denken.

Lähmungen bei Polyneuropathien

Polyneuropathien sind nicht-mechanisch bedingte Erkrankungen mehrerer Nerven. Infektiöse und postinfektiös-toxische Polyneuropathien werden als *entzündliche Polyneuritiden* von *exo-* und *endotoxischen Polyneuropathien* unterschieden, zu denen auch die durch Mangelernährung oder Malabsorption bedingten Formen gerechnet werden. Vaskulär-ischämische Polyneuropathien können, wie z.B. die *diabetische Polyneuropathie,* ebenfalls indirekt durch eine metabolische Störung verursacht sein, gelegentlich aber auch (z.B. Periarteriitis nodosa) unabhängig davon auftreten. Nur selten sind Polyneuropathien Ausdruck eines neurodegenerativen, hereditären Leidens. Bis auf wenige Defizienzsyndrome (B1-Avitaminose = Beri-Beri, B-Komplex-Defizienz = Pellagra) und einige exotoxische Polyneuropathien, die in den Stoffwechsel der Nervenzellen direkt eingreifen (z.B. Isoniazid durch Störung des Pyridoxinmetabolismus) sind die pathogenetischen Mechanismen der meisten Polyneuropathien noch unklar.

Die ätiologische Vielfalt läßt kein definiertes pathologisches Syndrom erwarten. Man unterscheidet formal zwischen parenchymatösen und interstitiellen Neuropathien. Bei parenchymatösen Polyneuropathien soll der Metabolismus der Nervenzelle gestört sein und primär eine axonale Degeneration auftreten. Interstitielle Polyneuropathien, zu denen die entzündlichen Polyneuritiden gehören, sollen über eine Erkrankung der Schwannschen Zellen primär zu einer Zerstörung der Markscheiden mit segmentaler Demyelinisierung und erst sekundär zu einer Axonschädigung führen. Oft ist eine derartige Differenzierung aber auch histologisch nicht mehr durchführbar.

Polyneuropathien beginnen häufig mit distal und an den Füßen betonten Parästhesien, die zunehmend schmerzhaft werden, nachts akzentuiert auftreten und in bleibende Gefühlsstörungen übergehen können. Gleichzeitig entwickeln sich motorische Muskelschwächen, die bei der häufig ebenfalls distalen Lokalisation an den kleinen Fußmuskeln zunächst nicht realisiert werden. Gefühlsstörungen und Lähmungen können sich nach oben über den Rumpf in die Beine und bis in die Gesichtsmuskulatur ausbreiten und zu einer völligen Tetraplegie, bilateralen Gesichtslähmungen und Atemlähmungen führen. In seltenen Fällen können auch die Augenmuskeln betroffen sein. Diese „aszendierende" Entwicklung ist nicht obligat. Primär proximale Muskelschwächen und Sensibilitätsstörungen kommen ebenso wie primärer Befall der Augenmuskel- und Hirnnerven (Fisher-Syndrom) gelegentlich vor. Die Entwicklung der Erkrankung ist unterschiedlich, bei infektiösen und postinfektiösen Polyneuritiden meist subakut, bei toxischen Polyneuropathien subchronisch.

Die **Diagnose** einer **Polyneuropathie** ist klinisch durch ausgedehnte bilaterale Eigenreflexverminderungen bzw. Ausfall, unsystematische Muskelschwächen und sensible Störungen sowie bei mehrwöchiger Vorgeschichte auch Muskelatrophien einfach. Zusätzlich können durch eine Beteiligung vegetativer Fasern trophische Hautveränderungen und Blasenstörungen auftreten. Liquorveränderungen sind bei infektiösen Polyneuritiden die Regel, bei anderen Polyneuropathien oft nicht nachweisbar. Die Nervenleitgeschwindigkeit ist häufig verlangsamt. Das Elektromyogramm ist neurogen verändert (fibrilläre Potentiale, verlän-

Tabelle 32.7. Untersuchungsschema bei Polyneuropathien (H. KAESER, 1969)

Blutbild	(Periarteriitis nodosa, Infektion, Lupus erythematodes, Perniziosa)
Blutsenkung	(Kollagenosen, Dys- und Paraproteinämie, multiple Myelome, Malignome)
Urin	(Diabetes mellitus, chronische Nephritis, Kollagenosen, multiples Myelom)
Serumelektrophorese	(multiples Myelom, Paraproteinämie)
Blutzucker	nüchtern, Glukosebelastung
Porphyrine	im Urin, eventuell im Stuhl
Rheumaserologie	(primär-chronische Polyarthritis, Lupus erythematodes)
Malignome	(besonders Bronchus-, Mamma-, Ovarial-, Prostatakarzinom; Magenkarzinom, multiples Myelom, Leukämien)
Leberfunktion	(Alkoholismus, posthepatitische Zirrhose)
Resorption	B_{12} im Serum (Vitamine B_1, B_6, E)
Liquor	Zellen, Gesamteiweiß, eventuell Elektrophorese
EMG und Elektroneurographie	
Biopsie	Muskeln (Periarteriitis nodosa), N. suralis, Rektumschleimhaut (Amyloidose)

gerte und aufgesplitterte Aktionspotentiale, verminderte Interferenz) (Tab. 32.7).

Infektiöse und infektiös-toxische Polyneuritiden

Hier steht das *Guillain-Barré-Syndrom* mit rasch aufsteigenden schlaffen Lähmungen nach kurz vorausgehenden Parästhesien in den Händen und Füßen im Vordergrund (s. auch S. 711). Objektivierbare sensible Ausfälle sind im Vergleich zu dem motorischen Befund gering oder können überhaupt fehlen. In der Regel kommt es zur kompletten Areflexie. Die Erkrankung hat früher infolge aszendierender Lähmungen mit Beteiligung der Atem- und Schluckmuskulatur (Landry-Paralyse) häufig zum Tode geführt. Die akuten Formen benötigen zur maximalen Entwicklung meist etwa 6–12 Tage, bleiben dann vorübergehend stationär und zeigen nach 2–4 Wochen die ersten Rückbildungszeichen. Protrahierte Formen mit Entwicklung der Gesamtsymptomatik erst in 1–2 Monaten und Zeichen einer Rückenmarks- und Hirnbeteiligung kommen vor. Anamnestisch lassen sich bei $2/3$ der Patienten vorausgehende Bronchial- und Gastrointestinal-Infekte erfragen. Der Liquor zeigt eine Eiweißvermehrung mit gelegentlich Werten bis 1000 mg%, meist aber Werten bis 200 mg% bei nicht oder nur gering erhöhter Zellzahl. Bei früher Punktion kann die Eiweißvermehrung fehlen und der Liquor noch normal bzw. nur eine leichte Pleozytose nachweisbar sein.

Infektiös-toxische Polyneuritis

Die häufigste Erkrankung dieser Art ist die *postdiphtherische Polyneuritis*. Sie geht in ihrer Ausprägung der Schwere der Infektion parallel, wird auf eine Toxinschädigung der Nerven zurückgeführt und ist durch einen zeitlich versetzten Befall der Hirnnerven (Akkommodations- und Schlucklähmung) und der peripheren Extremitätennerven charakterisiert. Das Hirnnervensyndrom, das häufig schon in der 2. Woche beginnt, zeigt ein Maximum um den 45. Erkrankungstag und ist bis zum 90. in der Regel wieder abgeschlossen. Es kann isoliert bleiben oder in ein Tetraplegiesyndrom übergehen, das sein Maximum in der Regel erst nach 3 Monaten erreicht und sich entsprechend verzögert zurückbildet.

Polyneuritiden sind auf wahrscheinlich toxischer Basis bei prinzipiell jedem langdauernden infektiösen Prozeß möglich und beschrieben. Sie kommen auch im Zusammenhang mit Virusinfektionen und lymphozytären Meningitiden vor (z.B. Arboviren, Q-Fieber, Mumps, Mononukleose u.a.).

Die **serogenetische Polyneuritis** ist häufig auf eine einseitige Armplexusschädigung beschränkt, die mit einer Latenz von 4 Tagen bis zu 2 Wochen nach einer Seruminjektion eintritt und von einer allgemeinen Serumkrankheit begleitet ist.

Endotoxisch-metabolische Polyneuropathien

Mit Abstand im Vordergrund steht hier die *diabetische Neuropathie*, welche nicht mehr auf eine direkte Stoffwechselstörung, sondern auf eine vaskulär-ischämische Nervenschädigung durch diabetogene arteriosklerotische Veränderungen der Vasa nervorum zurückgeführt wird. Sie kann subklinisch bleiben und lediglich eine leichte Verminderung der Vibrationsempfindung und Abschwächung bis Aufhebung des Achillessehnenreflexes zeigen. Oft kommt es aber zu Parästhesien mit Ameisenlaufen und Kribbeln, häufig auch heftigen Schmerzen, vor allem in den Beinen und Oberschenkeln, gelegentlich zu einem schweren radikulären Schmerzsyndrom am Rumpf, kombiniert mit asymmetrischen Atrophien der Muskulatur am Stamm und Atrophien im Bereich des Becken- und Schultergürtels. Bei Ausfällen im Bereich der Tiefensensibilität können ataktische Störungen (Pseudotabes diabetica) auftreten. Sind die vegetativen Fasern befallen, so entsteht durch die Lähmung der peripheren Vasomotoren eine Rubeosis diabetica und Störung der Schweißsekretion, vor allem der unteren Extremitäten. Außerdem können sich Blasenstörungen und gastrointestinale Symptome (krampfartige Schmerzen, nächtliche Diarrhöen) entwickeln.

Außer bei Diabetes mellitus kommt es zu endotoxischen Nervenschädigungen bei Porphyrie, Urämie, Paraproteinämie, Myxödem, Hyperthyreose, schweren Hepatopathien, Hypoglykämie, Akromegalie, Amyloidose und metachromatischen Leukodystrophien. Schließlich lassen sich auch die paraneoplastischen Polyneuropathien und die Vitamindefizienz- und Malabsorption-Syndrome (Beri-Beri, Pellagra, Sprue, Pyridoxin-reagierende Anämie (besondere Form der sideroachrestischen Anämie)) hier einordnen.

Exotoxische Neuropathien

Die häufigste exotoxische Polyneuropathie ist *alkoholisch* bedingt und durch Parästhesien, Schmerzen (Druckschmerz der Waden) sowie bei fortgeschritteneren Fällen Paresen der Fuß- und Unterschenkelmuskulatur mit fehlendem ASR, gelegentlich auch des Patellarsehnenreflexes charakterisiert. Es ist bis heute unklar, ob es sich bei der alkoholischen Polyneuropathie um ein sekundäres Defizienz-Syndrom bei verminderter B_1-Resorption oder eine primär-toxische Schädigung handelt. Vermutlich sind beide Faktoren von Bedeutung.

Die Liste der Polyneuropathien auf exotoxischer Grundlage erweitert sich ständig. Klinisch im Vordergrund stehen Schlafmittel, Zytostatika, Antibiotika, Schwermetalle (As, Pb, Th, Hg, Au) und organische Lösungsmittel (Schwefelkohlenstoff, Triarylphosphat, Tetrachlokohlenstoff).

Vaskulär bedingte Neuropathien

Obliterierende Gefäßerkrankungen führen zu einer hypoxischen Schädigung der peripheren Nerven, und die Polyneuropathien bei Kollagenosen (Periarteriitis nodosa, LE) sind wahrscheinlich dadurch zu erklären. Vor allem die *Periarteriitis nodosa* ist eine wichtige Differentialdiagnose bei ungeklärten Polyneuropathien. Auch bei primär chronischer Polyarthritis und der Wegenerschen Granulomatose sind Begleitpolyneuropathien beschrieben.

Hereditäre Polyneuropathien

Auf hereditär-degenerativer Grundlage kommen Polyneuropathien bei der neuralen Muskelatrophie (s. S. 738), bei der hypertrophischen interstitiellen Neuropathie (Déjérine-Sotas), bei der hereditären sensorischen Neuropathie und beim Refsum-Syndrom (hereditäre ataktische Polyneuropathie) vor. Das Refsum-Syndrom ist Folge einer Lipidstoffwechselstörung mit Phytansäurespeicherung in der Leber, Niere, den Muskeln und anderen Organen. Außerdem können angeborene Lipidstoffwechselstörungen (Morbus Gaucher, metachromatische Leukodystrophie) mit einer peripheren Nervenbeteiligung einhergehen, welche hier allerdings stets im Hintergrund des Gesamtsyndroms steht (Tab. 32.7, Tab. 32.8).

Tabelle 32.8. Differentialdiagnostische Hinweise bei den wichtigsten *Polyneuropathien*

Ätiologie	charakteristische Symptomatik	entscheidende Befunde
Diabetes mellitus	langsam progredient, auch proximale Muskelgruppe (Becken, Oberschenkel) befallend	Urin- und Blutzucker, Belastungsprobe
Alkoholismus	langsam progredient, vorwiegend Männer. Wadenschmerzen, oft spontan nicht empfunden, Tetraplegie nur in den schwersten Fällen	andere alkoholisch bedingte Organschädigungen (Leber usw.)
Arsen	starke Schmerzen, distale Paresen, innerhalb Wochen zunehmend, initial Brechdurchfall	weiße Mees-Nagelstreifen, Nachweis im Urin
Thallium	innerhalb Wochen zunehmend heftige Beinschmerzen, initial Abdominalkoliken	Haarausfall, Nachweis in Haaren und Nägeln
Blei	allmählicher Beginn, vorwiegend als Radialislähmung, oft ausschließlich motorisch	Bleisaum, basophile Punktierung der Erythrozyten, Bleiausscheidung
medikamentös	uncharakteristische Polyneuropathie in zeitlichem Zusammenhang mit Medikamenteneinnahme	Anamnese
Triorthokresylphosphat	rasche Entwicklung nach 2–3wöchiger Latenz, anfänglich schlaffe Lähmung, nach Monaten oft spastisch. Beginn mit Brechdurchfall	Schmierölvergiftung, Abortivum
Periarteriitis nodosa	oft Beginn als Mononeuritis (Peronäus) febril	Muskelbiopsie
Malignom	uncharakteristische Lähmungserscheinungen bei sich verschlechterndem Allgemeinzustand	

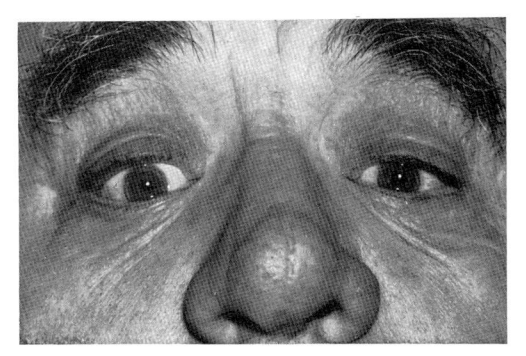

Abb. 32.29. *Okuläre Myasthenie* in Ruhe

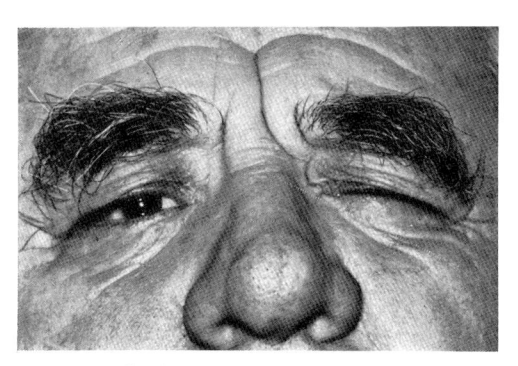

Abb. 32.30. Okuläre Myasthenie. Nach mehrmaligem Augenzwinkern kann das linke Auge *nicht* mehr *geöffnet* werden. 71j. Mann

Muskuläre Lähmungen

Differentialdiagnose muskulärer Lähmungen

Muskelschwächen bei intakter Funktion der motorischen Nerven treten als Folge primärer Muskelerkrankungen oder einer defizienten Übertragung der Nervenerregung an der Endplatte auf.

Myasthenia gravis

Bei dieser Erkrankung ist die Transmitterbildung präsynaptisch in der Endplatte gestört, weshalb zu wenig Überträgerstoff (Acetylcholin) frei gesetzt und die postsynaptische Muskelfasermembran nur ungenügend depolarisiert wird. Durch Hemmung der Cholinesterase und damit des Acetylcholinabbaues ist dies partiell zu kompensieren, wodurch die Übertragungswahrscheinlichkeit unter Prostigmin erhöht und die Schwäche klinisch gebessert werden kann.
Charakteristisch für die *Myasthenie* ist eine bei Belastung infolge der ungenügenden Transmittersynthese rasch zunehmende Schwäche mit Zunahme während des Tages und Besserung über Nacht und nach Ruhe. Die Störung kann isoliert an einzelnen Muskeln, bevorzugt an Augen (Abb. 32.29, 32.30), Gesichts- und Schlundmuskeln, aber auch generalisiert, auftreten. Unsystematische Augenmuskelparesen wechselnden Ausmaßes sind stets myasthenieverdächtig. Ein positiver Tensilontest (2 mg rasch i.v., anschließend weitere 8 mg i.v. binnen 30 Sek.) mit rascher, aber flüchtiger Besserung über 3–4 Minuten sichert die Diagnose, schließt bei negativem Ausfall eine Myasthenie aber nicht aus. Elektromyographisch ist die Myasthenie durch eine Amplitudenverminderung bei repetierender Reizung und durch spontane Amplitudenvariationen der Aktionspotentiale erkennbar.
Myasthenien kommen in Verbindung mit Hyper- und Hypothyreoidismus, Lupus erythematodes und in atypischer Form als paraneoplastisches Syndrom (Lambert-Eaton), vor allem bei Bronchial-Karzinomen, vor. Die Diagnostik hat sich also mit der Feststellung einer Myasthenie allein nie zu begnügen.

Botulismus

12–48 Std. nach Genuß schlecht konservierter Fleischwaren, Fischen, evtl. auch Gemüse, mit Aufnahme des Toxins des Clostridium botulinum treten mit und ohne Nausea Erbrechen und Diarrhöe, meist zunächst Konvergenzstörungen und Mundtrockenheit auf. In der Folge kann es rasch zu einer kompletten Ophthalmoplegie und Übergreifen der Lähmung auch auf die motorischen Hirnnerven, bzw. bei schweren Vergiftungen zu einer Tetraplegie wie bei einer schweren isoliert motorischen Polyneuropathie kommen. Elektrophysiologisch ist eine Hemmung der Transmitterfreisetzung an der Muskelendplatte durch das Toxin als Ursache der Lähmungen wahrscheinlich.

Myopathien

Primäre Muskelerkrankungen sind durch bilaterale Schwächen meist der proximalen Becken- und/oder Schultermuskulatur bei völlig intakter Sensibilität und meist schwachen bis aufgehobenen Reflexen gekennzeichnet. Distal beginnende Muskelerkrankungen kommen vor, sind aber seltener. Die Serumfermente (insbesondere CPK) sind bei akuten Schüben oft stark, bei chronischem Verlauf nur gering oder nicht erhöht. Im Urin ist Kreatin vermehrt, Kreatinin vermindert. Elektromyographisch findet sich eine Verkleinerung und Verkürzung der Aktionspotentiale und eine dichte Interferenz schon bei geringer Willkürinnervation. Für die genaue Zuordnung ist eine Muskelbiopsie mit histochemischer Untersuchung erforderlich.
Ätiologisch sind die hereditären Muskeldystrophien, Myopathien bei Glykogenspeicherkrankheiten und kongenitale benigne Myopathien von den symptomatischen Formen zu differenzieren.
Hereditäre Myopathien werden nach Verlauf und Lokalisation, Manifestationsalter und Erbmodus unterschieden. Die rezessiv **X-chromosomale progressive Muskeldystrophie** *(Typ Duchenne)* geht mit einer rasch progredienten Beckengürtel- und anschließender Schultergürtelschwäche mit stark verminderter Lebenserwartung einher und betrifft nur Knaben. Die

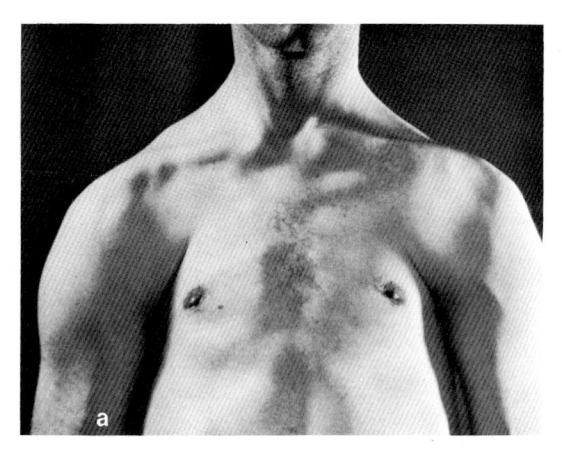

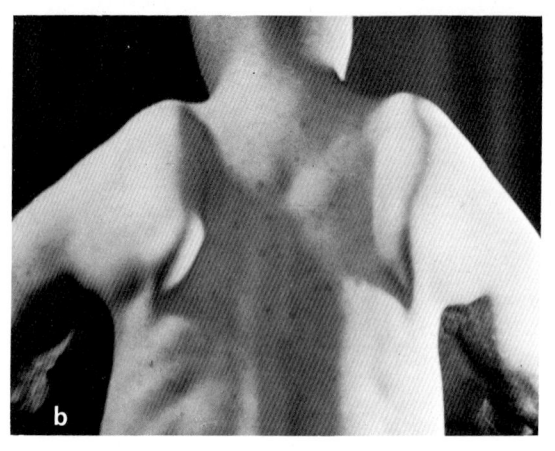

Abb. 32.31a und b. Progressive Muskeldystrophie (skapulo-humorale Form)

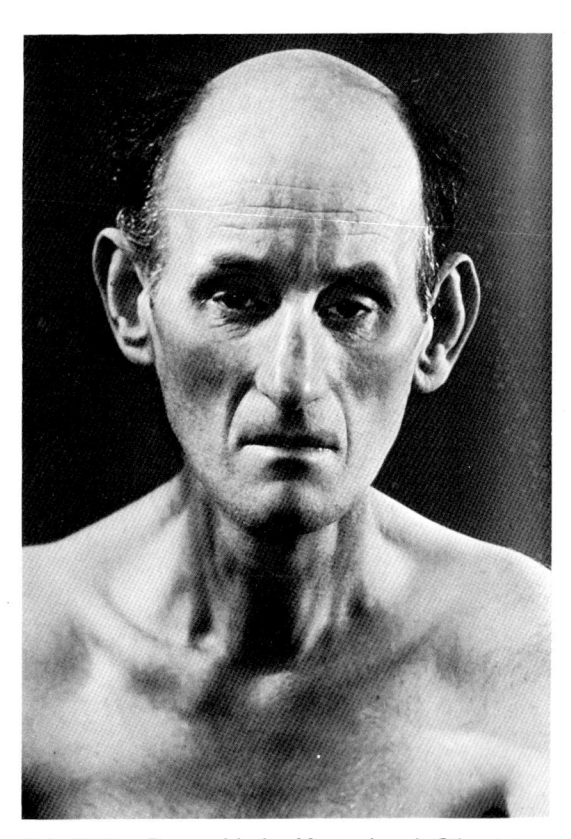

Abb. 32.32. Dystrophische Myotonie mit Stirnglatze, Facies myopathica und Atrophie der Mm. sternocleidomastoidei

Erkrankung manifestiert sich in der Regel schon in den ersten Lebensjahren. Bei der gutartigen **rezessiv X-chromosomalen Muskeldystrophie** vom Typ Bekker-Kiener findet sich eine ähnliche Verteilung der Muskelschwächen. Der Erkrankungsbeginn ist jedoch selten vor dem 12. und selten nach dem 25. Lebensjahr, die progredienz ist gering. Bei der **rezessiv autosomalen Becken-Schultergürtelform** werden beide Geschlechter betroffen. Das Manifestationsalter streut stark und reicht vom Kindesalter bis ins 5. Jahrzehnt. Bei der dominant vererblichen **fazio-skapulo-humoralen Muskeldystrophie** (Abb. 32.31) erkranken beide Geschlechter zwischen dem 5. und 25. Lebensjahr und später. Die Erkrankung ist nur langsam progredient. **Okuläre** und **okulo-pharyngeale Muskeldystrophien** sind meist ebenfalls dominant vererbbar, beginnen im Kindes- und Erwachsenenalter und bleiben nicht selten auf die äußeren Augenmuskeln und die Gesichts- und Schlundmuskulatur lokalisiert. Ebenfalls dominant werden die **Myopathia distalis tarda** und die **Myopathia distalis juvenilis** vererbt. Bei der Myopathia distalis tarda erkranken Männer häufiger als Frauen um das 40. bis 60. Lebensjahr mit einer Schwäche vor allem der Unterarme und Hände sowie der distalen Beinmuskeln. Die Myopathia distalis juvenilis betrifft Knaben und Mädchen im Alter von 5–15 Jahren in gleicher Weise. Bei der relativ häufigen **dystrophischen Myotonie** (Curschmann-Steinert), die auch dominant vererbt wird, zeigt sich der Erkrankungsbeginn in der Regel im frühen Erwachsenen- und nur selten im Kindesalter. Sie führt zu einer Atrophie und Schwäche von Unterarm- und Unterschenkelmuskulatur, später auch der proximalen Muskelgruppen, zeigt eine charakteristische Facies myopathica und eine oft hochgradige Atrophie des M. sternocleidomastoideus sowie häufig eine Stirnglatze (Abb. 32.32), Katarakt und Hodenatrophie bzw. Menses-Störungen. Neben den dystrophischen Muskelsymptomen finden sich bei ihr ein myotones Überdauern der Muskelerregung, die bei Beklopfen der Zunge oder des Handballens oder bei der Aufforderung zu raschem Handöffnen nach kräftigem Faustschluß deutlich wird.

Die **Myotonia congenita** (Thomson) ist eine auch dominant autosomal vererbbare Erkrankung, deren Symptomatik allein durch anhaltende myotone Nacherregung bestimmt wird. Es kommt zu keinen Paresen. Die Patienten sind lediglich dadurch gestört, daß sie vor allem bei Beginn eines Bewegungsablaufes, z. B. nach dem Aufstehen, die Kontraktion, in diesem Falle

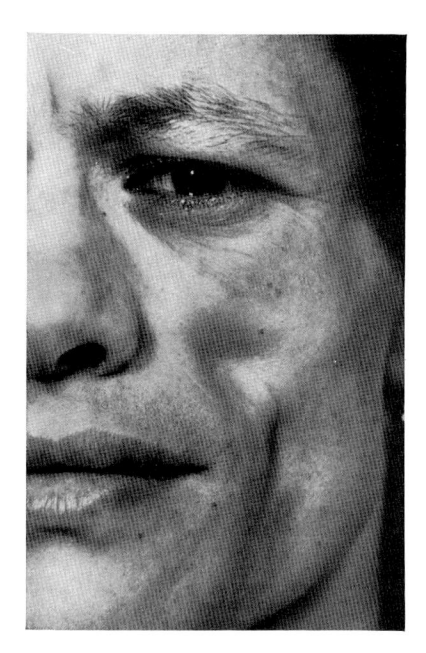

Abb. 32.33. Totenkopfgesicht bei progressiver Lipodystrophie

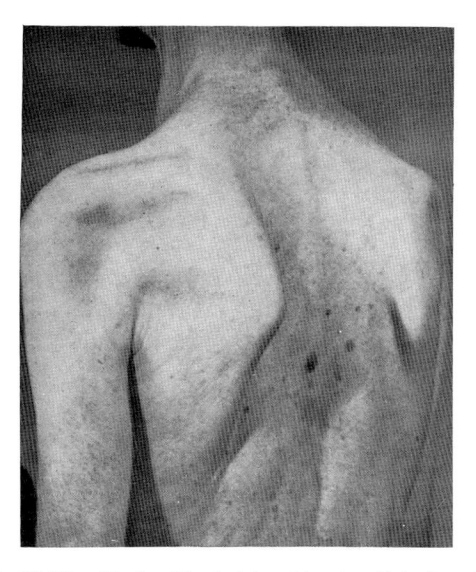

Abb. 32.34. Starke Muskelatrophie des Schultergürtels bei *hyperthyreotischer Myopathie*. 67j. Mann

der Oberschenkelstrecker, nicht willkürlich lösen und damit nicht anlaufen können. Die myotone Nacherregung klingt nach Sekunden ab und verliert sich bei wiederholter Muskelbetätigung.
Die **Paramyotonia** (*Eulenburg*) ist eine nur bei Kälteeinwirkung auftretende Myotonie, die z.T. mit der hypo- oder hyperkaliämischen periodischen Lähmung kombiniert vorkommt.
Die **progressive Lipodystrophie** mit symmetrischem Fettschwund in der oberen Körperhälfte und im Gesicht und vermehrtem Fettanbau in den unteren Extremitäten kann aspektmäßig an eine Muskeldystrophie mit Pseudohypertrophie erinnern. Der lebhafte Reflexbefund und das Fehlen echter Muskelschwächen sollten eine Verwechslung aber ausschließen (Abb. 32.33).

Familiäre periodische Lähmung

Es ist dies eine meist dominant vererbbare Erkrankung, die mit rezidivierenden schlaffen Lähmungen der Körpermuskulatur und Areflexie einhergeht, die sich binnen Stunden in der Regel von den unteren Extremitäten ausgehend entwickeln. Die Gesichts- und Schluckmuskulatur bleibt frei. Die Lähmungsattacken beginnen oft nach einer Ruheperiode oder in der Nacht, ihre Dauer kann Stunden bis zu einem Tag betragen. Man unterscheidet je nach dem Kaliumgehalt im Serum während der Lähmungen hypokaliämische, hyperkaliämische und normokaliämische Formen. Die Paramyotonia Eulenburg ist wahrscheinlich mit der hyperkaliämischen Form verwandt.

Kongenitale benigne Myopathien

Vor allem durch die elektronenmikroskopischen Untersuchungen in den letzten 20 Jahren wurde eine Reihe von Myopathien mit nichtprogressiven Muskelschwächen, aber seit Jugend bestehender motorischer Behinderung beschrieben. Die wichtigsten sind die „**central core**"-**Myopathie**, bei der im Zentrum der Muskelfasern Mitochondrien und sarkoplasmatisches Retikulum fehlen und ein Mangel an oxydativen Enzymen und myofibrillärer ATPase vorliegt. Bei der sogenannten **nemalinen Myopathie** finden sich abnorme Z-bandähnliche Strukturen in den Muskelfasern und die myotubuläre oder **zentronukleäre Myopathie** ist durch zentrale Kerne, wie Muskelschläuche, charakterisiert.

Myopathie bei Glykogenspeicherkrankheiten

Es handelt sich hier um Enzymmangelsyndrome des Glykogen- und Glukoseabbaues mit z.T. nur belastungsabhängiger und in Ruhe rasch reversibler Schwäche, Myalgien und Muskelsteifigkeit, z.T. mit lediglich proximal betonten Muskelschwächen. Beim **McArdle-Syndrom**, bei dem es nach Muskelbelastung zur Schwäche, krampfartigen Schmerzen und anhaltender Steifigkeit kommt, besteht ein Phosphorylase-Mangel mit fehlender Glykogenumwandlung und Fehlen eines Lactatanstieges nach Belastung. Zur Diagnose dieser Myopathien sind Muskelbiopsie, Ischämie- und Belastungstest (fehlender Milchsäureanstieg), Enzymmangelnachweis im Muskelgewebe oder in Fibroblasten oder Leukozyten erforderlich.

Symptomatische Myopathien: Dermatomyositis und Polymyositis

Während die *Dermatomyositis* durch die gleichzeitigen Hautveränderungen, meist starken Schmerzen und hohem Fieber mit Leukozytose und Eosinophilie, sowie gelegentlich mit Milztumor, Myokard- und Nierenbeteiligung verlaufend, meist leicht diagnostizierbar ist, kann eine isolierte *Polymyositis* ohne Schmerzen, nur mit isolierter Muskelschwäche ohne Allgemeinerscheinungen einhergehen. Bei protrahiertem Verlauf ist die Differentialdiagnose zur Muskeldystrophie nur durch eine Biopsie möglich. Isolierte Polymyositiden können chronisch-progredient und teilweise schubförmig verlaufen. Auffallend häufig werden Schluckstörungen angegeben. Myalgien werden nur in etwa 40% berichtet. Dermato- und Polymyositis kommen oft zusammen mit malignen Tumoren vor. Bei nahezu 70% der Polymyositispatienten über 50 Jahren (late onset myopathy) wird ein Karzinom nachweisbar. Die Ätiologie der Erkrankung ist weiter ungeklärt. Meist wird sie als eine Autoimmunerkrankung aufgefaßt, was bei der engen Beziehung zur ausgesprochenen Dermatomyositis, zur Sklerodermie, zum Sjögren-Syndrom und zur primär-chronischen Polyarthritis naheliegt. Neben der Muskelbiopsie sind die Serumenzyme und hier in erster Linie wieder die Kreatinkinase (CPK) sowie auch die Transaminasen (GOT, GPT, Aldolase und Lactatdehydrogenase) von Bedeutung. – Die sarkoide Myopathie (**Polymyositis granulomatosa Boeck**) ist auf eine Ausbreitung von Sarkoidgranulomen in die Muskulatur zurückzuführen und kann zu ausgeprägten, meist proximalen Muskelschwächen führen. Der Verlauf ist chronisch, Schmerzen treten in den Hintergrund, und die Schwäche kann den Atrophien Jahre vorausgehen. Die Diagnose wird bioptisch gestellt.

Differentialdiagnostisch kann bei Myositiden im Beginn wegen der akuten Eosinophilie und den starken Schmerzen eine Verwechslung mit Trichinose möglich sein (s. S. 138). Sehr selten sind bakterielle Myositiden bei Tuberkulose, Lues und Toxoplasmosen. Zystizerkeninfektionen führen häufiger zum Muskelbefall, bleiben klinisch aber latent und sind durch charakteristische multiple Verkalkungen in weichen Oberschenkelaufnahmen leicht erkennbar.

Endokrine Myopathien

Bei der Hyperthyreose (Abb. 32.34) wie auch beim Myxödem können neben Myasthenien und periodischen Lähmungen auch Myopathien mit allgemeiner Muskelschwäche vorkommen. Das Cushing-Syndrom geht gelegentlich mit einer ACTH-Myopathie einher und auch die Adynamie beim Addison ist teilweise durch eine myopathische Muskelveränderung bedingt. Außerdem kommt es im Rahmen von Diabetes mellitus und bei Hyperparathyreoidismus zu myopathischen Veränderungen mit entsprechenden Muskelschwächen.

Symptomatische Myopathien verschiedener Ursache

Chronischer Alkoholabusus kann neben einer Alkohol-Polyneuropathie auch zu proximal bedingten Muskelschwächen führen, wobei noch offen ist, ob eine echte Alkoholmyopathie oder eine neurogene Muskelparese vorliegt. Ferner kommen wiederum proximal betonte Schwächen vor allem der Oberschenkelmuskulatur als Folge einer paraneoplastischen Myopathie vor.

Als **Myositis ossificans** wird ein Krankheitsbild bezeichnet, das mit Verkalkungen in der Muskulatur einhergeht. Am häufigsten treten solche Kalkablagerungen nach Blutergüssen in die Muskulatur auf. Beim *Reiter-Knochen* sind chronische mechanische Insulte die Ursache für die Blutung. Die Myositis ossificans kann aber offenbar auch unabhängig von traumatischen Einflüssen als selbständige Erkrankung mit rezidivierenden, sehr schmerzhaften Attacken von Myositiden, vorkommen.

Paroxysmale Myoglobinurien können symptomatisch nach einem Crush-Syndrom, ischämischen Muskelnekrosen, bei akuten Polymyositiden und Alkoholmyopathien sowie auch idiopathisch nach körperlicher Belastung und schweren Infektionskrankheiten auftreten. Sie zeigen stets einen akuten Zerfall von Muskelgewebe an.

Wahrscheinlich ist auch das sogenannte „stiff man"-Syndrom myopathisch verursacht. Es ist durch eine Kontraktur und Verhärtung des Muskulatur des Nakkens, Rückens, der Schulter und des Beckengürtels mit erheblicher Bewegungseinschränkung und Versteifung charakterisiert. Trotz anhaltender Kontraktur zeigt das EMG bei fehlender Aktivinnervation keinerlei Aktivität. Bei Willkürinnervation kommt es zu schmerzhaften Muskelspasmen. Dagegen abzugrenzen ist die **Neuromyotonie,** bei der eine dauernde Anspannung der Skelettmuskulatur vor allem im Bereich der Hände, aber auch des Gesichts mit maskenhaft starrer Mimik besteht. Die Willkürbewegung erfolgt verlangsamt und zäh, da die Antagonistenspannung nur mühsam überwunden werden kann. Im ruhiggestellten Muskel ist elektromyographisch eine Daueraktivität erkennbar.

Differentialdiagnostische Überlegungen bei erstmaliger Manifestation einer Myopathie im späteren Lebensalter

Kollagenkrankheiten: Dermatomyositis, Sklerodermie, Erythematodes, Rheumatismus, Polymyositis, Sarkoidose.

Endokrine Störungen: Hyperthyreotische Myopathie, klimakterische Myopathie (identisch mit diffuser Polymyositis?), an Augenmuskeln lokalisiert: maligner Exophthalmus. Addison, Akromegalie, Cushing, Aldosteronismus.

Myopathie bei malignen Tumoren: (vorwiegend bei Bronchuskarzinom im Bereich der proximalen Extremitätenmuskulatur). Die Karzinommyopathie kommt auch bei andern Tumorlokalisationen vor und ist, von der Metastasierung unabhängig, in der Regel mit der karzinomatösen Neuropathie kombiniert. Die karzinomatöse Neuropathie kann ausschließlich sensibel oder motorisch sein, ist aber häufig gemischt. Kombination mit anderen tumorbedingten Nervenschädigungen, und der parenchymatösen zerebellären Degeneration (Kleinhirnsymptomatologie!) kommen vor.

Myasthenia gravis s. S. 745.

Myotonien (s. S. 746). Symptome beginnen meist in der Jugend, werden aber gelegentlich erst im mittleren Alter stärker empfunden.

Die **familiären** Muskelerkrankungen werden selten auch erst im Erwachsenenalter manifest.

Kryptogenetische Myopathien unbekannter Ätiologie.

Selten kommen vor:

– Paroxysmale idiopathische Myoglobinurie (s. S. 87).
– McArdlesche-Krankheit und andere Glykogenspeicherkrankheiten.

Literaturauswahl

Barnett, H. J. M., J. B. Foster, P. Hudgson: Syringomyelia. Saunders, London 1973
Beaupre, E. M., P. M. Growney: Pyridoxineresponsive Anemia with Neuropathy. Ann. Int. Med. 59 (1963) 724
Bischoff, A.: Diabetische Neuropathie. Pathologische Anatomie, Pathophysiologie und Pathogenese auf Grund elektronenmikroskopischer Untersuchungen. Dtsch. med. Wschr. 93 (1968) 237
Bodechtel, G., A. Schrader: Die Krankheiten des Rückenmarks. In: Hdb. der inneren Medizin. Hrsg. G. von Bergmann, W. Frey, H. Schwiegk. Springer, Berlin, 1953
Bodechtel, G.: Differentialdiagnose neurologischer Krankheitsbilder. Thieme, Stuttgart 1974
Brain, R.: The myopathies of late onset. Schweiz. med. Wschr. 90 (1960) 904
Chamberlain, E. N.: Symptoms and signs in clinical medicine. Bristol 1957
Dieckmann, H.: Chronische zervikale Myelopathie. Dtsch. med. Wschr. 92 (1967) 1821
Dyck, P. J., E. H. Lambert: Polyneuropathy associated with hypothyroidism. J. Neuropath. exp. Neurol. 29 (1970) 631
Dyck, P. J., D. L. Conn, H. Okazaki: Necrotizing Angiopathic Neuropathy. Three-Dimensional Morphology of Fiber Degeneration Related to Sites of Occluded Vessels. Mayo Clinic Proc. 47 (1972) 461
Erbslöh, F.: Peripheres Nervensystem: Polytope Erkrankungen (Polyneuritiden). Almanach f. Neurol. Psychiat. 1967, 13
Freund, H.-J., K. Kendel: Zur Klinik und Pathophysiologie der Vincristinwirkungen am Nervensystem. Dtsch. Z. Nervenheilk. 196 (1969) 319
Gänshirt, H. (Hrsg.): Der Hirnkreislauf. Physiologie, Pathologie, Klinik. Thieme, Stuttgart 1972
Haberland, C.: Primary systematic amyloidosis. J. Neuropath. exp. Neurol. 23 (1964) 135
Hansen, K., H. Schliack: Segmentale Innervation, 2. Aufl. Thieme, Stuttgart 1962
Harders, H., H. Dieckmann: Heredopathia atactica polyneuritiformis. Dtsch. med. Wschr. 89 (1964) 248
Haymaker, W.: Bing's local diagnosis in neurological diseases. 5. Aufl. Mosby, Saint Louis 1969
Huber, A.: Eye symptoms in brain tumors. Mosby, Saint Louis 1971
Jerusalem, F.: Paraneoplastische Syndrome und Krankheitsbilder. Nervenarzt 43 (1972) 169
Jerusalem, F., P. Imbach: Granulomatöse Myositis und Muskelsarkoidose. Klinische und bioptisch-histologische Diagnose. Dtsch. med. Wschr. 95 (1970) 2184

Kaeser, H. E.: Polyneuropathien. Schweiz. med. Wschr. 99 (1969) 1478
Krayenbühl, H., M. G. Yasargil: Die zerebrale Angiographie. Lehrbuch für Klinik und Praxis. Thieme, Stuttgart 1965
Lüthy, F.: Allgemeine Anatomie, Physiologie, Pathologie und Symptomatologie der peripheren Nerven. In: Hdb. der inneren Medizin, Hrsg. G. von Bergmann, W. Frey, H. Schwiegk, Springer, Berlin 1953
Lynch, P. G. and D. V. Bansal: Granulomatous Polymyositis. J. neurol. Sci. 18 (1973) 1
McAlpine, D., Ch. E. Lumsden, E. D. Acheson: Multiple Sclerosis. Livingstone, Edinburgh/London 1965
Meienberg, O., F. Regli, K. Wurster: Spontane Kleinhirnblutungen. Klinische und pathologisch-anatomische Studie. Schweiz. med. Wschr. 102 (1972) 166
Merritt, H. H., Ed.: A Textbook of Neurology. 5. Aufl. Lea & Febiger, Philadelphia 1973
Mertens, H. G.: Die symptomatischen metabolischen Muskelkrankheiten unter besonderer Berücksichtigung des Mineralhaushalts und der endokrinen Störungen. Verhandl. dtsch. Ges. inn. Med. 71 (1965)
Mertens, H.-G., St. Zschocke: Neuromyotonie. Klin. Wschr. 43 (1965) 917
Meyer, H. J., F. Regli: Über die Beziehungen der Polymyositis granulomatosa Boeck zur „late onset myopathy". Dtsch. Z. Nervenheilk. 186 (1965) 547
Mumenthaler, M., H. Schliak, Ed.: Läsionen peripherer Nerven. Diagnostik und Therapie, 2. Aufl. Thieme, Stuttgart 1973
Norris, F. H., L. T. Kurland (Hrsg.): Motor Neuron Disease, Research on Amyotrophiic Lateral Sclerosis and Related Disorders. Grune & Stratton, New. York 1969
Olafson, R. A., D. N. Mulder, F. M. Howard: „Stiff-man" Syndrome. Proc. Mayo Clin. 39 (1964) 131
Olivecrona, H., W. Tönnis: Handbuch der Neurochirurgie, Bd. IV. Springer, Berlin 1966
Osserman, K. E.: Über die Myasthenia gravis. Klin. Wschr. 37 (1959) 7
Pearce, J., H. Aziz: The Neuromyopathy of Hypothyroidism. Some New Observations. J. Neurol. Sci. 9 (1969) 243
Prineas, J.: The pathogenesis of dying-back polyneuropathies. Part I: An ultrastructural study of experimental triortho-cresyl phosphate intoxication in the cat. Part II: An ultrastructural study of experimental acrylamide intoxication in the cat. J. neuropath. exp. neurol 28 (1969) 571–621
Schaltenbrand, G.: Allgemeine Neurologie. Thieme, Stuttgart 1969
Scheid, W.: Lehrbuch der Neurologie. G. Thieme, Stuttgart 1968

Schoene, W. C., A. K. Asbury, K. E. Aström, R. Masters: Hereditary sensory neuropathy. A clinical and ultrastructural study. J. neurol. Sci. 11 (1970) 463

Vinken, P. J., G. W. Bruyn (Hrsg.): Handbook of clinical neurology. Vol. 6: Diseases of the basal ganglia. Vol. 7: Diseases of nerves, Part I. Vol. 8: Diseases of nerves, Part II. North-Holland Publ. Co., Amsterdam 1968/1970

Vogel, P.: Zur Pathophysiologie und Klinik des Lambert-Eaton-Syndroms. Z. Neurol. 204 (1973) 209

Walton, J. N., Ed.: Diseases of voluntary muscles. Churchill, London, 1969

Weber, G.: Der Hirnabszeß, Thieme, Stuttgart 1957

Wellauer, J.: Die Myelographie mit positiven Kontrastmitteln. Thieme, Stuttgart 1961

Wilkinson, M., P. B. Croft, H. Urich: The remote effects of cancer on the nervous system. Proc. roy. Soc. Med. 60 (1967) 683

Williams, H. M., H. D. Diamond, L. F. Craver: The pathogenesis and management of neurological complications with lymphomas and leukemia. Cancer (Philad.) 11 (1958) 67

33–36 Bewußtseinsverlust

W. Siegenthaler, G. Baumgartner und G. Siegenthaler

Der Verlust des Bewußtseins kann kurzdauernd (**Synkope**), d.h. während Sekunden bis Minuten, oder langdauernd (**Koma**), d.h., während Stunden bis Tagen, sein. Synkopen beginnen akut, aber auch ein Koma kann akut einsetzen (z.B. Gehirnembolie). Entscheidend ist der vorübergehende Charakter der Synkope. Die Grenzen lassen sich nicht in jedem Fall scharf ziehen.

Somnolenz und *Sopor* bezeichnen Zustände, in denen das Bewußtsein eingeschränkt, aber nicht völlig erloschen ist. Sie unterscheiden sich vom Koma nur graduell und haben daher im wesentlichen auch die gleichen Ursachen.

Von *Stupor* spricht man bei Reaktionslosigkeit aus psychischen und somatischen Gründen bei erhaltenem Wachbewußtsein. Ein Stupor kann präkomatöse Zustände begleiten. Er wird auch bei andern physischen Erkrankungen (Myxödem, Hirntumor) beobachtet, kommt aber vorwiegend bei Geisteskrankheiten (vor allem Schizophrenie) vor. Stupor kann gelegentlich zur Verwechslung mit einem Präkoma Veranlassung geben.

33 Kurzdauernde (synkopale) kardiovaskulär bedingte Bewußtseinsverluste

W. Siegenthaler

Ein kurzdauernder Bewußtseinsverlust (Synkope) kann entweder kardiovaskulär oder zerebral bedingt sein (Tab. 33.1).
Der kardiovaskulär bedingte kurzdauernde Bewußtseinsverlust kann pathophysiologisch entweder durch primäre Störungen der Herzfunktion oder der Gefäße verursacht werden. Eine strenge Trennung dieser beiden Faktoren läßt sich klinisch aber oftmals nicht durchführen, weil das Kreislaufsystem durch viele Reflexmechanismen als einheitliches System reagiert und nicht in einen zentralen und peripheren Anteil zerfällt.
Wir werden bei den einzelnen Formen immer wieder erkennen, daß verschiedene Störungen im Kreislauf für das Zustandekommen der zerebralen Blutleere, welche den Bewußtseinsverlust unmittelbar bedingt, maßgebend sind.
Im Prinzip lassen sich drei *Möglichkeiten kurzdauernder kardiovaskulär bedingter Bewußtseinsverluste* unterscheiden:
a) Primär kardial bedingte Verminderung des Herzminutenvolumens.
b) Verminderung des venösen Rückflusses zum Herzen.
c) Erkrankungen der zum Gehirn führenden Arterien.

Tabelle 33.1. Bewußtseinsverlust

Synkopale Zustände (s. Kap. 33 und 34)
Kurzdauernde kardiovaskulär bedingte Bewußtseinsverluste
a) *Primär kardial bedingte Verminderung des Herzminutenvolumens*
   Rhythmusstörungen ⎫
   Herzinsuffizienz ⎪
   Herzinfarkt ⎬ Verminderung des Herzminutenvolumens ohne Ventrikelstillstand
   Vitien ⎪
     – Aortenstenose, Mitralstenose ⎪
     – Fallot-Tetralogie, Transposition ⎭
   Vorhoftumoren
   Adams-Stokes-Anfall ⎫ Verminderung des Herzminutenvolumens infolge Ventrikelstillstands
   Karotissinussyndrom ⎭
b) *Verminderung des venösen Rückflusses zum Herzen*
   Periphere Gefäßdilatation (Vasomotorenkollaps)
   Vago-vasaler Kollaps
     – psychischer Kollaps
     – reflektorischer Kollaps
     – posttraumatischer Kollaps
     – Kollaps aus anderer Ursache
     – orthostatischer Kollaps
   Verminderung des Blutvolumens
     – innere Blutung
   Gestörter Rückfluß des Blutes bei respiratorischer Insuffizienz
     – Husten – oder Lachschlag
c) *Erkrankungen der zum Gehirn führenden Arterien*
     – intermittierende zerebrovaskuläre Insuffizienz
     – Subclavian-steal-Syndrom
Kurzdauernde zerebral bedingte Bewußtseinsverluste
   Epilepsien
   Narkolepsie
   Hysterie
   Eklampsie (EPH-Syndrom)
Komatöse Zustände (s. Kap. 35 und 36)

a) Primär kardial bedingte Verminderung des Herzminutenvolumens

Verminderung des Herzminutenvolumens ohne Ventrikelstillstand

Rhythmusstörungen. Plötzlich einsetzende, hochgradige Tachykardie, besonders bei Anfällen von paroxysmaler Tachykardie und paroxysmalem Vorhofflimmern, wird gelegentlich von kurzdauernden Ohnmachtsanfällen begleitet. Seltener können auch gehäufte Extrasystolen („Extrasystoles en salves") den gleichen Effekt hervorrufen. Werden diese Patienten im anfallsfreien Intervall untersucht, ergibt die Untersuchung in der Regel völlig normale Kreislaufverhältnisse. Einzig eine genau erhobene Anamnese hilft für die Klärung dieser Fälle.

Bei einzelnen Fällen *hämodynamischer* und vor allem *hypodynamer bzw. energetisch-dynamischer Herzinsuffizienz* kommen Ohnmachtsanfälle vor, besonders, wenn körperliche Belastung eine plötzliche Zunahme des Herzminutenvolumens verlangt, welche das geschädigte Herz nicht mehr zu leisten vermag. Für die Diagnose sind die auf S. 224ff. und 256 beschriebenen Symptome der beiden Herzinsuffizienzformen maßgebend.

Bei schweren Fällen von *Herzinfarkt* ist eine initiale Ohnmacht nicht selten. Sie kann durch das Einsetzen des Bezold-Jarisch-Schonreflexes erklärt werden. Durch vom Herzen direkt ausgehende vagale Impulse treten eine Bradykardie und ein erheblicher Blutdruckabfall auf, so daß die Hirndurchblutung gestört ist. Da bei diesen Fällen auch der präkordiale Schmerz fehlen kann, wird die Diagnose oft erst durch den Ekg-Befund gestellt.

Von den *Herzklappenfehlern* führt besonders die *Aortenstenose* bei stärkerer körperlicher Belastung zu Ohnmachtsanfällen. Die Verengung der Aortenklappe läßt keine entsprechende Steigerung des Herzminutenvolumens zu. Seltener finden sich Bewußtseinstrübungen bei der *Mitralstenose*.

Von *kongenitalen Herzfehlern* führen hauptsächlich die Fallot-Tetralogie und die Transposition zu Ohnmachten, wenn während Arbeitsbelastung der bei diesen Vitien stark erniedrigte Sauerstoffgehalt im peripheren Blut durch die körperliche Tätigkeit so stark gesenkt wird, daß eine Hirnhypoxämie die Folge ist.

Bei den gleichen Vitien kann, wie bei allen anderen Herzfehlern mit Rechts-Links-Shunt, durch einen gewollten oder ungewollten Valsalva-Versuch (starkes Pressen) der Rechts-Links-Kurzschluß stark gesteigert werden. Der vermehrte Zufluß von nicht mit Sauerstoff beladenem Blut zum Gehirn kann eine Bewußtlosigkeit nach sich ziehen.

Bei *Vorhoftumoren* können Bewußtseinsstörungen in aufrechter Körperhaltung durch Verlegung der Mitralklappen beobachtet werden.

Verminderung des Herzminutenvolumens infolge Ventrikelstillstands

Die klassische Form ist der **Adams-Stokes-Anfall**, bei welchem vor allem durch periodische Überleitungsstörung vom Vorhof auf den Ventrikel die Ventrikeltätigkeit während längerer Zeit, d. h. bis zum Einsetzen des ventrikulären Ersatzrhythmus, aussetzt. Dauert das Aussetzen des Herzschlags mehr als sieben Sekunden, tritt Bewußtlosigkeit ein. Diese Anfälle finden sich besonders häufig beim Übergang von unvollständiger Blockierung zum totalen atrioventrikulären Block. In seltenen Fällen führt auch *Kammerflimmern,* das aber eine äußerst schlechte Prognose hat und nur elektrokardiographisch festgestellt werden kann, zu solchen Anfällen.

Klinisch werden während der *Adams-Stokes-Anfälle* Bewußtlosigkeit, oft Verschwinden der Kornealreflexe, Auftreten einer langsam zunehmenden Zyanose, in späteren Stadien auch Muskelkrämpfe beobachtet. Vorübergehende Apnoe mit nachfolgender Hyperventilation begleiten das Bild. Im Gegensatz zur Epilepsie wachen die Kranken nach den Anfällen meist plötzlich auf und zeigen keine abnorme Schläfrigkeit.

Die Diagnose kann beim Beobachten des Anfalles klinisch durch Feststellung des primären Aussetzens der Ventrikeltätigkeit (Pulslosigkeit, Verschwinden der Herztöne) während mehrerer Sekunden bis zu einer Minute ohne vorausgehende Aura in der Regel ohne Schwierigkeiten gestellt werden. Die elektrokardiographische Registrierung wird während der Anfälle meist nicht möglich sein. Das Ekg ist aber auch im Intervall eine wertvolle diagnostische Hilfe, weil häufig auch in der Zwischenzeit Überleitungsstörungen nachzuweisen sind (AV-Block 1., 2. und 3. Grades).

Die Adams-Stokes-Anfälle kommen am häufigsten bei rheumatischen und arteriosklerotischen Herzmuskelveränderungen vor.

Beim Zustandekommen des **Karotissinussyndroms** sind kardiale, vasomotorische und zerebrale Faktoren beteiligt. Schon normalerweise führt der Sinusdruckversuch (mechanische Reizung der im Bereich des Sinus caroticus angehäuften Nervenendigungen) zu Senkung des Blutdruckes, Bradykardie, peripherer Vasodilatation und auch zu einer Änderung der chemischen Zusammensetzung des Blutes (besonders Verschiebung der CO_2-Spannung). Unter krankhaften Bedingungen werden diese Reflexe so hochgradig gesteigert, daß schon nach leichter Reizung des Sinus caroticus ein mehrere Sekunden dauernder Ventrikelstillstand und Blutdruckabfall bis 50 mm Hg beobachtet werden kann. *Ventrikelstillstand* und *Blutdruckabfall* führen zum synkopalen Anfall.

Es gibt vorwiegend zwei Arten von *Karotissinus-Synkopen*. Die eine geht mit vagaler Verlangsamung der Herzaktion *(herzbremsender oder vagalkardialer Typ)* und konsekutivem Blutdruckabfall einher (Abb. 33.1).

Beim selteneren 2. Typ sinkt der Blutdruck ohne Ver-

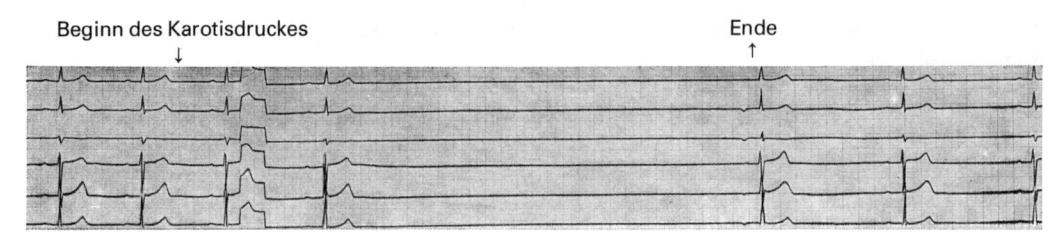

Abb. 33.1. Ventrikelstillstand nach Karotisdruckversuch bei Karotissinussyndrom

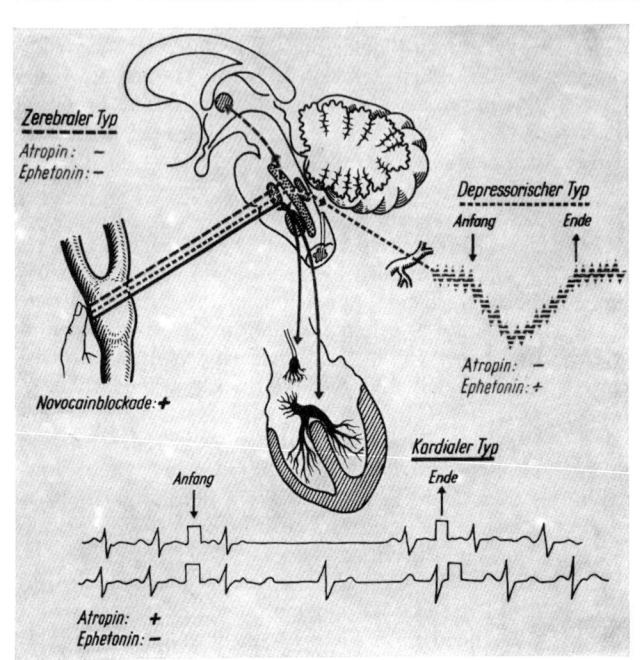

Abb. 33.2. Reflexweg der verschiedenen Formen des *Karotissinussyndroms* und des hyperaktiven Karotissinusreflexes, sowie deren Beeinflußbarkeit durch Medikamente (nach *Franke*)

langsamung der Frequenz (*depressorischer oder vasomotorischer Typ*). Von diesem selteneren zweiten Typ sind hauptsächlich die höheren Altersgruppen betroffen. Nach Sinus-caroticus-Reizung sind aber auch Synkopen ohne gleichzeitige Änderung der Pulsfrequenz oder des Blutdruckes beobachtet worden, so daß auch ein 3. seltener *zerebraler Typ* angenommen werden muß (Abb. 33.2).
Je nachdem, ob die Verlangsamung der Herztätigkeit, der Blutdruckabfall oder die schwerer faßbare Wirkung auf zerebrale Zentren im Vordergrund steht, unterscheidet man also einen vagalkardialen, einen vasodepressorischen und einen zerebralen Typ.
Kranke, welche unter diesem sog. *Karotissinussyndrom* leiden, zeigen bei verschiedenen Bewegungen, welche eine Reizung des Karotissinus bewirken können – Drehen des Kopfes, Rückwärtsneigen des Kopfes, zu enge Kragen –, in ausgesprochenen Fällen Zustände von Bewußtlosigkeit, welche selten auch von Krämpfen begleitet sein können, so daß die Anfälle nicht nur gegenüber kardiovaskulären Synkopen, sondern auch gegenüber der Epilepsie abgegrenzt werden müssen. In leichteren Fällen steigern sich die Zustände nicht bis zur Bewußtlosigkeit. Sie können sich in mehr oder weniger heftigem Schwindel, Schweregefühl der Extremitäten, allgemeinem Unwohlsein und Erbrechen erschöpfen. Unwillkürlicher Stuhlabgang kommt nur selten vor.
Die Diagnose stützt sich vor allem auf den Ausgang des *Karotissinus-Druckversuchs*. Kann durch leichte Kompression des Sinus caroticus, welcher in der Regel auf der Höhe des Angulus mandibulae gelegen ist, eine beträchtliche Bradykardie oder sogar ein Herzstillstand während mehrerer Sekunden hervorgerufen werden, ist die Diagnose des Karotissinussyndroms gesichert. Man wird dann auch leicht den bei den Kranken oft in stereotyper Weise unmittelbar auslösenden Mechanismus, der manchmal mit der Berufstätigkeit zusammenhängt (z.B. Vornüberbeugen des Kopfes bei bestimmten Verrichtungen), eruieren können. Mitunter führt die Reizung des rechten Karotissinus zu einem größeren Effekt auf den Sinusknoten mit Sinusbradycardie und sinu-auriculärem Block, während die Stimulation des linken Karotissinus bei demselben Kranken mehr auf den AV-Knoten im Sinne eines partiellen bis vollständigen AV-Blocks einwirkt.
Beim Karotissinus-Druckversuch soll der Kopf nicht zu stark gedreht sein, weil sonst die Möglichkeit besteht, daß bei zervikaler Spondylarthrose die Vertebralarterie in ihrem Kanal innerhalb der Halswirbelsäule an Osteophyten der Arthrose stößt und den

Blutzufluß zum Gehirn hemmt und auf diese Weise ebenfalls eine Ohnmacht auslöst.

Als *Ursache* der abnormen Steigerung der Reflexerregbarkeit sind fast immer *arteriosklerotische Veränderungen*, selten pathologische Prozesse in der Umgebung des Sinus (Lymphome, Tumoren) oder Psychoneurosen anzunehmen. Negativ dromotrope Einflüsse der Digitaliskörper und die vegetative Tonuslage spielen eine Rolle.

b) Verminderung des venösen Rückflusses zum Herzen

Kurzdauernde kardiovaskulär bedingte Bewußtseinsverluste auf dem Boden einer Verminderung des venösen Rückflusses zum Herzen findet man unter folgenden Umständen:
– Periphere Gefäßdilatation (Vasomotorenkollaps)
– Verminderung des Blutvolumens
– Gestörter Rückfluß des Blutes bei respiratorischer Insuffizienz

Klinisch ist der *Kollaps* durch folgende Erscheinungen gekennzeichnet: Blässe der Haut, Absinken des Arterien- und Venendruckes, Bewußtseinstrübung bis Bewußtseinsverlust, Tachykardie, aber auch hochgradige Bradykardie, träge, weite Pupillen, flache und beschleunigte Atmung, Neigung zu Erbrechen und Schweißausbruch. Subjektiv empfinden die Kranken Kältegefühl an Händen und Füßen, hochgradiges Schwächegefühl und oft ein eigenartiges Druckempfinden im Abdomen.

Periphere Gefäßdilatation (Vasomotorenkollaps)

Der *Vasomotorenkollaps* als Folge einer *peripheren Gefäßdilatation* erfolgt meist auf dem Boden eines vagovasalen Reflexes (Vasopressorreflex). Man versteht unter Kollaps einen Zustand, der sich vom Schock durch die Kurzfristigkeit abgrenzt.

Es sind in erster Linie *psychische Faktoren*, durch welche entsprechende Reflexe in Gang gesetzt werden (Unfallsituationen, Venenpunktion, unangenehme Mitteilungen usw.). Jedermann kennt diesen situationsbedingten Kollaps sensibler Menschen. Im Gegensatz zum hysterischen Anfall liegt echte Blutdruckerniedrigung vor, was für die Diagnose entscheidend ist.

Als reflektorische Folge ist der Kollapszustand nach schweren Bauchtraumen besonders bekannt. Auch der seltene *reflektorische Kollaps* bei Pleurapunktionen und der Lungenentlastungsreflex infolge plötzlicher Drucksteigerung im kleinen Kreislauf bei Lungenembolie gehören in diese Gruppe. Massiver Schlag auf die Karotissinusnerven führt zum reflektorischen „Knockout"-Kollaps.

Der *posttraumatische Kollaps* kann durch Traumen irgendwelcher Art ausgelöst werden.

Der Vasopressorreflex spielt aber offenbar neben andern Faktoren auch eine wichtige Rolle bei *Kollapszuständen infolge Infektionen, Schmerzzuständen,* *Schwangerschaft, O_2-Mangel (Bergkrankheit), Hyperthermie, Hypothermie, Verbrennungen, Exsikkose* und als Begleiterscheinung bei *anaphylaktischen Zuständen*. Die in der Regel harmlose Kälte-Urtikaria kann bei fortdauernder Kälteeinwirkung (vor allem Baden in kaltem Wasser) mit Kollapserscheinungen einhergehen. Diagnostisch sind diese Fälle kaum zu verkennen.

Der *orthostatische Kollaps* tritt nur in aufrechter Körperhaltung ein und verschwindet fast augenblicklich, wenn sich die Kollabierenden niederlegen. Vorwiegend betroffen sind hochaufgeschossene Jugendliche, wenn sie lange Zeit an Ort stehen müssen (Fähnrich, militärische Parade, Spalier). Gefährdet sind vor allem Personen mit allen möglichen Ursachen von Hypotonie. Sehr bekannt sind bei Hypotonikern kollapsartige Erscheinungen, welche sich bis zur Bewußtlosigkeit steigern können, wenn sie sich morgens rasch vom Liegen erheben. Durch nur kurze Zeit dauernde Haltung in sitzender Stellung kann das Auftreten des Kollapses vermieden werden. Orthostatischer Kollaps ist häufig die Folge von *Antihypertensiva*, von oft kritiklos aus verschiedensten Gründen (Abmagerungskuren, leichte Anschwellung der Extremitäten) eingenommenen *Abführmitteln* und *Saluretika*. An diese Möglichkeiten, welche zu einer die orthostatische Hypotonie fördernden Hypokaliämie und Hypovolämie führen, ist heute bei orthostatischem Kollaps ebenfalls zu denken.

Verminderung des Blutvolumens

Bei jedem Kollaps mit oder ohne Bewußtseinsverlust muß man, besonders wenn der Zustand nach wenigen Minuten nicht abklingt, an die Möglichkeit einer *inneren Blutung* (Ruptur eines Gefäßes, Blutung aus Ösophagusvarizen oder Ulzera des Magen-Darm-Traktes, Milzruptur nach Trauma oder ganz besonders an Blutung in die Bauchhöhle bei Extrauteringravidität) denken. Innere Blutungen sind eine häufige unerkannte Ursache eines längerdauernden Schocks.

Gestörter Rückfluß des Blutes bei respiratorischer Insuffizienz

Der *Husten- oder Lachschlag* (pressorisch-postpressorische Synkope) tritt vorwiegend bei asthenischen Männern in allen Altersgruppen nach pressorischen Anstrengungen (Husten, Lachen, Niesen, Gewichtsheben, Defäkation) auf. Er führt zu kurzdauerndem Bewußtseinsverlust. Besonders gefährdet sind auch pyknische und athletische Emphysematiker. Es konnte gezeigt werden, daß bei Leuten, welche zu solchen Anfällen neigen, die Blutzufuhr aus dem Abdomen beim Pressen vermindert ist (mechanische Abklemmung der V. cava durch das tiefstehende Zwerchfell).

Bei Prädisponierten verschwindet der periphere Puls während eines Valsalva-Preßdruckversuches weitgehend.

Auf einem ähnlichen Mechanismus beruht die Synkope hochschwangerer Frauen in aufrechter Körperhaltung (Druck des Uterus auf die V. cava).

c) Erkrankungen der zum Gehirn führenden Arterien

Zu Synkopen kann es im Rahmen der *intermittierenden zerebrovaskulären Insuffizienz* kommen. Es handelt sich um flüchtige ischämische Attacken mit neurologischen Ausfällen, die wenige Minuten bis einige Stunden andauern. Transitorische motorische und sensible Ausfallserscheinungen, Dysphasien, Doppelbilder und Amaurose sind häufig. Bei Befall des Einzugsgebietes der Aa. vertebrales und der A. basilaris stehen Schwindelerscheinungen, Ataxie und Visusstörungen im Vordergrund. Bei Befall mehrerer cephaler Arterienstämme sind aber fast alle Kombinationen neurologischer Symptome möglich.

Der intermittierenden zerebrovaskulären Insuffizienz liegen Stenosen oder Verschlüsse der extra- oder intrakraniellen Zerebralgefäße zugrunde. Therapeutisch wichtig sind die extrakraniell gelegenen Veränderungen (Auskultation der Halsgefäße), da sie für eine gefäßchirurgische Behandlung besser zugänglich sind. Typische Lokalisationen von Stenosen sind die Abgänge am Aortenbogen und die Aufteilung in Carotis interna und externa. Damit eine transitorische ischämische Attacke auftritt, ist ein auslösender Zusatzfaktor notwendig (z.B. Absinken des Blutdrucks, Gefäßeinengung bei hypertonen Krisen). In manchen Fällen verursachen auch arterio-arterielle Mikroembolien (thrombotische Auflagerungen auf arteriosklerotische Plaques) vorübergehende neurologische Ausfallserscheinungen.

Eine besondere Situation besteht beim sogenannten **„Subclavian-steal-Syndrom"**. Bildet sich ein Verschluß der proximalen A. subclavia vor dem Abgang der A. vertebralis aus, so fließt das Blut über die Karotiden, den Circulus arteriosus und retrograd über die A. vertebralis zum Arm (s. Abb. 33.3). Es kommt zu einem Blutentzug aus dem zerebralen Kreislauf zugunsten des Armes („Diebstahl"-, Anzapf- oder „steal"-Syndrom). Schwindel, Sehstörungen, Synkopen oder andere zerebrale Ausfallserscheinungen sind die Folge. Besonders typisch ist das Auftreten der Symptome unter Armarbeit.

Zu erwähnen sind in diesem Zusammenhang auch die sackförmigen *Aneurysmen der A. carotis*, die am Hals als pulsierender Tumor nachzuweisen sind. Sie können Ursprung arterio-arterieller Embolien sein. Differentialdiagnostisch ist an die seltenen *Tumoren des Glomus caroticum* zu denken.

Das sogenannte *Wallenberg-Syndrom* beruht auf einem Verschluß der A. cerebelli inferior posterior oder seltener der A. vertebralis. Es ist durch Drehschwindel, Nystagmus, gleichseitigen Horner-Symptomenkomplex, homolaterale Trigeminusparese und Gaumensegelparese, homolaterale Extremitätenataxie und gekreuzte dissoziierte Sensibilitätsstörung der Extremitäten (Ausfall des Temperatur- und Schmerzsinnes) gekennzeichnet. Zu eigentlichen Synkopen kommt es dabei nicht.

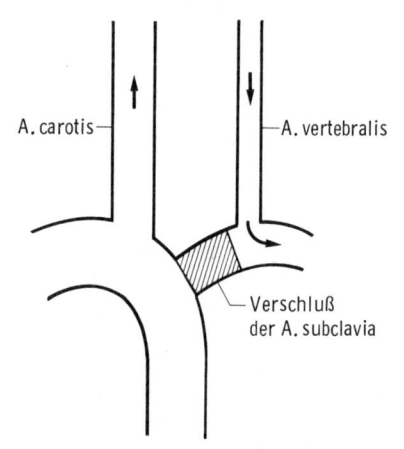

Abb. 33.3. „Subclavian-steal-Syndrom" (Subclavia-Anzapf-Syndrom). Das Blut fließt über die A. carotis, den Circulus arteriosus und retrograd über die A. vertebralis zum Arm

Literaturauswahl

Bodechtel, G.: Differentialdiagnose neurologischer Krankheitsbilder. 3. Aufl. Thieme, Stuttgart 1974
Franke, H.: Über das Karotissinus-Syndrom und den sogenannten hyperaktiven Karotissinus-Reflex. Schattauer, Stuttgart 1963
Mumenthaler, M.: Neurologie 3. Aufl. Thieme, Stuttgart 1970
Plum, F., J.B. Posner: Diagnosis of stupor and coma. 2. Aufl. F.A. Davis, Philadelphia 1972
Rossier, P.H.: Das Carotissyndrom, seine klinische Bedeutung und seine Therapie. Schweiz. med. Wschr. 69 (1939) 531
Scheid, W. (Hrsg.): Lehrbuch der Neurologie. Thieme, Stuttgart 1968
Siegenthaler W., U. Veragut, C. Werning: Blutdruck. In: Klinische Pathophysiologie (Hgb. W. Siegenthaler) 2. Aufl. Thieme, Stuttgart 1973

34 Kurzdauernde (synkopale) zerebral bedingte Bewußtseinsverluste

G. BAUMGARTNER

Epilepsien

Zerebrale Anfälle sind Ausdruck einer Störung der neuronalen Erregungsverarbeitung mit Zusammenbruch der normalerweise ausgewogenen Balance zwischen Erregung und Hemmung. Sie entstehen folglich immer an Orten der neuronalen Interaktion, d. h. im somanahen Bereich der Nervenzellen in der Hirnrinde oder tiefer gelegener grauer Kerne und nicht in der nur signalübertragenden weißen Substanz. Ihre Ätiologie ist nicht per se primär zerebral (intrakranielle Tumoren, Hirntraumata oder perinatale Hirnschädigungen, Meningo-Enzephalitiden, kongenitale Dysplasien, zerebrale Lipidosen, degenerative Hirnerkrankungen). Auch exogene Intoxikationen (Alkohol, exzitierende Medikamente, aber auch Neuroleptika), der Entzug von Sedativa bei chronischem Abusus, Hypoxie, metabolische und endokrine Störungen (Urämie, Porphyrie, Hypoglykämie, schwere Hepatosen, Wasserintoxikation, Hypokalzämie u.a.) können zu Anfällen führen. Die Diagnose einer *idiopathischen,* d.h. einer **Epilepsie** unbekannter Ursache, ist erst nach Ausschluß dieser Faktoren und damit einer *symptomatischen* Epilepsie erlaubt. Da die Therapie nicht nur ätiologiegebunden ist, sondern die antikonvulsive Medikation durch die Anfallsform bestimmt wird, erfordert jede Anfallserkrankung eine neurologische und interne Untersuchung mit EEG und Röntgenleeraufnahmen des Schädels. Eine eingehende Familien- und Eigenanamnese unter besonderer Berücksichtigung der Geburtsgeschichte und möglicher späterer Hirnschädigungen ist erforderlich. Wenn irgend möglich, soll die Anfallsanamnese durch Befragung von Drittpersonen ergänzt werden.
Die *Einteilung der Epilepsien* und ihre Nomenklatur sind bis heute noch ziemlich willkürlich. Erstere kann unter verschiedenen Gesichtspunkten (Ätiologie, EEG-Befund, Art und Alter der Primärmanifestation usw.) erfolgen. Da man es praktisch zunächst stets mit einer bestimmten Anfallstypologie zu tun hat, wird hier eine vorwiegend phänomenologische Klassifikation gegeben.
Primär generalisierte Anfälle sind solche, bei denen entweder klinisch (großer Anfall) oder hirnelektrisch (z.B. Absenz, s. Abb. 34.1) eine diffus über beide Hemisphären ausgebreitete, schlagartig auftretende Erregungsstörung anzunehmen ist. Sie gehen stets mit einem plötzlichen Bewußtseinsverlust einher. Von *fo-*

Tabelle 34.1. Anfallsformen bei Epilepsie

Primär generalisierte Anfälle
1. Große Anfälle (grand mal) ohne Aura oder objektivierbaren fokalen Beginn.
2. Absenzen (petit mal).
3. Astatisch-akinetische Anfälle.
4. Myoklonische Anfälle.
5. BNS-(Blitz-Nick-Salaam-)Krämpfe der Kleinkinder.

Fokale bzw. fokal beginnende und erst sekundär generalisierte Anfälle
1. Motorische Anfälle vom Jackson- oder Adversiv-Typ.
2. Sensible oder sensorische Anfälle.
3. Dämmerattacken oder psychomotorische Anfälle.
4. Viszerale Anfälle, Anfälle mit vorwiegend vegetativer Symptomatik.

kalen Anfällen spricht man, wenn sich die Anfallssymptomatik lediglich umschrieben äußert (z.B. motorischer Jackson-Anfall mit Zuckungen der Finger einer Hand und eventuell Übergreifen auf den Arm) oder hirnelektrisch ein umschriebener Fokus besteht. Ein fokaler Anfall kann mit (Dämmerattacke) oder ohne (Jackson-Anfall) Bewußtseinsverlust einhergehen und ist stets symptomatisch. Der oft benutzte Terminus „kleiner Anfall" (nicht identisch mit petit mal = Absenz) bezeichnet diagnostisch unspezifisch sowohl hirnelektrisch generalisierte wie fokale Anfälle ohne generalisierten Krampf (grand mal) (s. Tab. 34.1).
Ein *fokaler Anfall* wird klinisch manifest, wenn es dem Fokus gelingt, die neuronale Aktivität seiner Umgebung zu synchronisieren. Seine Symptomatik wird durch die Funktion des Hirnareals bestimmt, in dem die Erregungsstörung abläuft. Sie umfaßt damit das ganze Spektrum der motorischen, sensiblen, sensorischen und z.T. auch der integrativen Leistungen des Gehirns. Ein Fokus in der motorischen Präzentralregion äußert sich entsprechend als motorischer Jackson-, einer des sensiblen Postzentralbereiches als sensibler kontralateraler Anfall. Erregungsstörungen in Hirnregionen mit primär sensorischer Funktion (visuell, akustisch, vestibulär, olfaktorisch und gustatorisch) führen zum Auftreten von Photopsien, Geräuschen, plötzlichem Drehschwindel, Geruchs- und Geschmackswahrnehmungen. Ein Fokus in Hirnregionen mit höherer integrativer Leistung, wie z.B. im Temporallappen, verursacht Dämmerattacken mit motorischen Automatismen, szenischen Erlebnissen

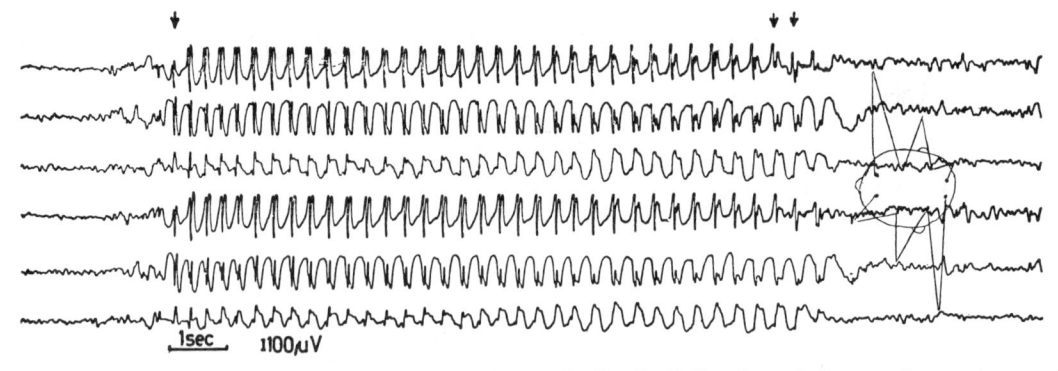

Abb. 34.1. Epileptische Absenz im EEG. Bei → beginnen die für die Epilepsie typischen „spikes und waves". Sie enden bei ⇒. Die Kurve vor dem ersten Pfeil entspricht einem normalen Eeg. Im letzten Kurventeil sind die den Kurven zugehörigen Ableitungsstellen am Schädel eingetragen. Die Kurve verdanke ich Prof. Dr. R. Hess, Leiter der enzephalographischen Abteilung der Universitäts-Klinik Zürich

(dreamy states, déjà vécu) meist negativer, gelegentlich aber auch positiver emotionaler Färbung. Bei Beteiligung der vorderen medialen Temporallappenanteile oder der Insel kommt es zusätzlich zu vegetativen Symptomen sowie olfaktorischen und gustatorischen Halluzinationen.

Der *fokale Anfall* kann lokalisiert bleibend als kleiner Anfall ablaufen oder sich sekundär generalisieren. Beim gleichen Patienten können beide Anfallsverläufe nebeneinander vorkommen. Erfolgt die Generalisation der Krampferregung nicht zu rasch, so daß eine Erinnerungsspeicherung möglich ist, bleibt der fokale Beginn als Aura erhalten. Bei schneller Ausbreitung wird die Erinnerung an einleitende fokale Mechanismen gelöscht. Ein fokaler Beginn ist dann nur bei fokal beginnenden motorischen Anfällen durch Drittpersonen zu erfahren oder, wenn isolierte sensible Auren vorkommen, aus der Schilderung dieser Äquivalente zu erschließen. Eine *Aura* oder der fokale Beginn eines sekundär großen Anfalles weist also in der Regel auf einen Fokus infolge einer umschriebenen Hirnschädigung in einem definierten Hirnareal, d.h. auf eine *symptomatische Epilepsie*, hin. Gelegentlich kann eine sonst klinisch stumme Hirnläsion auch im Rahmen eines unspezifischen Auslösemechanismus überschwellig werden und einen primär zerebralen, fokalen Anfall vortäuschen (z.B. Dämmerattacken infolge einer zerebralen Hypoxie bei Adams-Stokes-Anfällen). Wegen ihrer lokalisatorischen Signifikanz ist die Aura für die Diagnostik entscheidend und wichtiger als der anschließend klinisch eindrucksvollere große Anfall.

Der *große Krampfanfall* beginnt plötzlich mit einem allgemeinen tonischen Muskelkrampf, der etwa eine halbe Minute dauert und dann in das klonische Stadium mit heftigen Zuckungen des ganzen Körpers übergeht. Infolge der tonischen Innervation des Diaphragma und der Stimmritze wird er oft von einem inspiratorischen Schrei eingeleitet. Zungenbiß ist häufig. Die forcierte Atmung und das Speichelschlagen mit der Zunge im klonischen Stadium führt dann zu blutig gefärbtem Schaum vor dem Munde. Häufig kommt es zu Urin- und Stuhlabgang. Zungenbiß und Urinabgang sprechen im Zweifelsfalle für einen zerebralen Krampfanfall. Beides kommt bei hysterischen Anfällen oder kardiovaskulären Synkopen nur selten vor. Folgt ein großer Anfall ohne Wiedererlangen des Bewußtseins dem andern, so liegt ein *Status epilepticus*, ein stets lebensbedrohlicher Zustand, vor. Status-artiges Auftreten von Absenzen über Tage und Wochen tritt gelegentlich als Petit-Mal-Status auf. In diesen Zuständen gehen die meist jungen Patienten herum, reagieren verzögert und wirken lediglich allgemein verlangsamt.

Große Anfälle können einmalig im Rahmen einer Schlafentzugsperiode, einer Intoxikation, gelegentlich auch ohne erkennbare äußere Ursache auftreten. Man spricht dann von sogenannten „Gelegenheitsanfällen".

Während ein beobachteter oder gut geschilderter großer Anfall diagnostisch keine Schwierigkeiten bereiten sollte, ist die Differentialdiagnose der kleinen Anfälle häufig nur mit Hilfe des EEG möglich. Eine einfache Absenz ist durch eine sekundendauernde Abwesenheit, Blickstarre, oft auch durch eine tonische Blickdeviation nach oben mit Blinzeln charakterisiert. Sie kann gelegentlich aber auch mit Stereotypien einhergehen, die den motorischen Automatismen der Dämmerattacken (oral-alimentär, gestisch) ähneln und die hier wichtige Unterscheidung zwischen einer generalisierten idiopathischen Anfallsform (Absenz) und einer fokalen symptomatischen Temporallappenepilepsie (Dämmerattacke) ohne EEG nicht mehr zulassen.

Beim *akinetisch-astatischen Anfall* kommt es zu einem plötzlichen Hinstürzen mit sofortigem Wiederaufstehen, gelegentlich auch nur zur Andeutung eines Sturzes. *Myoklonische Attacken* zeigen plötzliche, unkontrollierte Schleuderbewegungen der Arme und Beine, blitzartige Beugebewegungen des Rumpfes u.a., besonders morgens nach dem Aufstehen. Im Verlauf treten in der Regel große Anfälle hinzu. *Blitz-Nick-Sa-*

laam-Krämpfe sind ebenso durch ihre Erscheinungsweise klassifizierbar.

Die große Variabilität der fokalen kleinen Anfälle wurde schon erwähnt. Ein fokaler Anfall kann sich aber nicht nur exzitatorisch durch Verkrampfungen einer Extremität beispielsweise äußern, sondern auch inhibitorisch durch eine flüchtige Blockierung eines Bewegungsablaufes manifestieren. Entsprechend können neben ungeordneten Vokalisationen auch kurze transitorische Aphasien als Anfallsäquivalente auftreten.

Für die Diagnose der Anfallsform ist das *Elektroenzephalogramm* (EEG) entscheidend. Die verschiedenen kleinen Anfälle zeigen charakteristische EEG-Veränderungen. Die eindrucksvollste ist dabei das Spike-and-Wave-Bild der Absenz (Abb.34.1, S.758). Ein normaler EEG-Befund im anfallsfreien Intervall schließt eine Epilepsie jedoch nicht aus. Insbesonders zeigen häufig posttraumatische Epilepsien nur geringe EEG-Veränderungen.

Narkolepsie

Die **Narkolepsie**, bei der offenbar die zur normalen Schlafsteuerung erforderlichen synergistischen Mechanismen im Zwischenhirn und der Formatio reticularis gestört sind, führt zu zwangshaftem Einschlafen. Diese Schlafzustände können sich täglich mehrfach und bevorzugt in Situationen, die das Einschlafen begünstigen, gelegentlich aber selbst während des Gehens, wiederholen. Der Schlaf kann Sekunden bis mehrere Minuten und länger dauern. Durch Außenreize sind die Patienten jederzeit weckbar. Daneben bestehen in der Regel Zustände von allgemeinem Tonusverlust (Kataplexie), bei denen der Kranke in sich zusammenstürzen und bei vollem Bewußtsein bis zu einer Minute bewegungsunfähig sein kann. Sie treten besonders unter emotioneller Erregung positiver oder negativer Art auf, weshalb man auch vom affektiven Tonusverlust spricht. Die ebenfalls häufig assoziierte Schlaflähmung ähnelt dem affektiven Tonusverlust, ist aber durch eine plötzliche Bewegungsunfähigkeit beim Erwachen oder Einschlafen charakterisiert. Narkoleptiker berichten ferner häufig über meist visuelle Halluzinationen beim Einschlafen oder auch während kurzer Wachphasen in der Nacht. Die Narkolepsie kommt idiopathisch und symptomatisch nach Schädelhirntraumen, bei zerebraler Arteriosklerose, nach Enzephalitiden und bei Tumoren im hinteren Hypothalamus vor. Idiopathische Narkolepsien sind bei Männern häufiger und manifestieren sich meist vor dem 30. Lebensjahr. Eine Verbindung zur Epilepsie ist, wenn überhaupt, sehr selten. Das EEG zeigt während der Attacke ein Schlafmuster.

Hysterie

Die *hysterischen Anfälle* mit Bewußtlosigkeit können sich unter vielfachen klinischen Erscheinungen äußern. Der klassische, von Charcot beschriebene und durch seine Demonstrationen in der Salpêtrière in Paris auch induzierte „*große hysterische Anfall*" mit dem „*arc de cercle*" wird heute kaum mehr beobachtet; dagegen sind die „*kleinen hysterischen Anfälle*" um so häufiger. Sie sind sowohl von der Epilepsie wie von den kardiovaskulären Synkopen abzugrenzen.

Der hysterische Anfall ist durch folgende Erscheinungen charakterisiert: Sehr häufig läßt sich ein Zusammenhang mit irgendeiner äußeren Veranlassung (Ärger, Enttäuschung, Erlebnisse auf affektivem Gebiet im weitesten Sinne) eruieren; der initiale Schrei fehlt, die Hysteriker fallen nicht plötzlich um, sondern finden noch Zeit *hinzusinken*, so daß sie sich kaum je Verletzungen zuziehen (auch der Zungenbiß ist äußerst selten); eine demonstrative Note ist nicht zu verkennen; die Gesichtsfarbe ist nicht verändert; spontaner Urinabgang kommt kaum vor; die Pupillen reagieren gut auf Licht. Die klonischen Krämpfe machen den Eindruck von koordinierten Bewegungen, die, wenn man sie mit den Augen des Phänomenologen betrachtet, gewisse Situationen darstellen können (erotische Verzückung, Trauer, Schreck, religiöse Ekstase usw.). Für diese Diagnose ist das Einfühlungsvermögen des Arztes und seine Fähigkeit, Echtes von Unechtem zu unterscheiden und die Situation intuitiv zu erfassen, sehr viel wesentlicher als alle Laboratoriumsmethoden.

Der *Grad des Bewußtseinsverlustes* ist nicht immer einfach zu beurteilen. Unruhige Augenlider können den Erfahrenen schon darauf hinweisen, daß die Reaktionsbereitschaft nicht völlig erloschen ist; der Kornealreflex läßt sich stets auslösen, und in der Regel reagieren diese Patienten auch schon deutlich durch Abwehrbewegungen auf geringe Reize, wie Kitzeln der Nasenschleimhaut, Anspritzen mit kaltem Wasser, oft auch auf energischen oder suggestiven Anruf. Der für die Epilepsie typische terminale Schlaf im postparoxysmalen Stadium kommt kaum vor.

Eklampsie (EPH-Syndrom)

Die heute auch als *Nephropathia gravidarum*, Schwangerschaftstoxikose, Spätgestose und insbesondere **EPH**-(*e*dema-*p*roteinuria-*h*ypertension-)Syndrom bezeichnete Eklampsie tritt überwiegend im letzten Drittel der Schwangerschaft auf. Sie ist typischerweise gekennzeichnet durch die Trias Ödeme, Proteinurie und Hypertonie. Als zerebrale Erscheinungen werden Kopfschmerzen, Ohrensausen, Sehstörungen und Amaurose, aber auch tonisch-klonische Krämpfe und Bewußtlosigkeit beobachtet. Differentialdiagnostisch muß eine Epilepsie, deren Anfälle sich von jenen bei Eklampsie nicht unterscheiden, in Betracht gezogen werden.

Zusammenfassung der differentialdiagnostischen Überlegungen bei kurzdauerndem Bewußtseinsverlust

Bei der Differenzierung der verschiedenen Möglichkeiten ist die Unterscheidung zwischen epileptischen und anderen Formen kurzdauernder Bewußtseinsverluste für das praktische Vorgehen am wichtigsten.
Die Phase unmittelbar vor dem Bewußtseinsverlust ist für die verschiedenen Anfallsformen relativ charakteristisch. Eine epileptische Aura wird oft nicht erinnert, und die Bewußtlosigkeit kann schlagartig ohne Vorwarnung einsetzen. Kommt es zur Aura und besteht keine Amnesie dafür, so werden motorische, sensible, sensorische oder auch vegetative Empfindungen berichtet, die aus der normalen Wahrnehmung herausgerissen verspürt werden und abnormen Charakter haben. Patienten mit kardiovaskulären Synkopen berichten dagegen in der Regel gut über die Zeit vor der Attacke und schildern eine rasch einsetzende Übelkeit, Schwitzen, Schwäche in den Beinen und „Schwarzwerden vor den Augen". Sogar bei plötzlich einsetzenden kardiovaskulär bedingten Synkopen sind solche subjektiven Symptome oft zu erfragen. Zweifellos gibt es aber auch schlagartig auftretende kardiovaskuläre Synkopen, so daß diese Differenzierung nicht absolut ist. Ein besonders wichtiges Merkmal der Synkope ist die Beeinflußbarkeit durch die Körperstellung. In der Regel fühlen sich Kranke mit nicht epileptischen Anfällen im Liegen sofort besser, während epileptische Krampfanfälle positionsunabhängig auftreten und ablaufen. Anfälle, welche nie beim Liegen oder im Schlaf auftreten, sind daher eher nicht epilepsieverdächtig. Kurzdauernde Bewußtseinseinschränkungen ohne Sturz sind in der Regel epileptischer Natur.
Zungenbiß und *Inkontinenz* von Urin und Stuhl sind starke Argumente für Epilepsie, kommen aber auch bei schweren Synkopen gelegentlich vor.
Typische tonisch-klonische Krämpfe zeigen immer einen zerebralen Anfall an, der meist auf eine Epilepsie zurückzuführen ist. Zuckungen und große Krampfanfälle können aber auch über eine zerebrale Hypoxie durch kardiovaskuläre Synkopen ausgelöst werden, so daß allein aufgrund des Vorkommens eines großen Krampfanfalles die Diagnose Epilepsie unzulässig ist.

Der Kranke mit Synkopen ist blaß, oft mit kaltem Schweiß bedeckt, der Epileptiker meist zyanotisch und gerötet mit warmen Schweißausbrüchen. Epileptische Anfälle (ohne Zuckungen) mit blassem Aussehen der Betroffenen bilden die Ausnahme.
Die *Erholungsphase* ist charakteristisch. Der Epileptiker kommt allmählich zu sich, klagt oft über Kopfschmerzen und kann herumgehen, bevor er psychisch vollständig geordnet ist. Der Kranke, welcher aus einer synkopal bedingten Bewußtlosigkeit erwacht, ist sofort orientiert, klagt selten über Kopfschmerzen, hat keine Amnesie, seine Orientierung ist immer vollständig, bevor er sich erhebt: das körperliche Schwächegefühl überdauert die psychische Desorientierung.
Drop attacks bei Basilarisinsuffizienz (s. S.729) können von Drehschwindel und Nausea eingeleitet werden. Die Kranken stürzen in sich zusammen, vor und oft ohne Bewußtseinsverlust.
Die *hysterischen Anfälle* von Bewußtlosigkeit zeichnen sich in der nachträglichen Beschreibung durch ein auffallendes „Unbeteiligtsein" der Betroffenen aus. Sie sind über das Ereignis selten beunruhigt, die Angaben sind unpräzis – die Anfälle erfolgen in Gegenwart anderer Personen oder dauern jedenfalls so lange an, bis andere Menschen den Betroffenen in einer mehr oder weniger auffallenden Stellung am Boden liegend auffinden (unter der Türe, das Telefon noch in der Hand usw.), dabei schwitzen sie nicht und sind auch nicht blaß.
Bei im Elektroenzephalogramm nicht eindeutigen Befunden kommt in der Differentialdiagnose diesen anamnestischen Angaben die entscheidende Bedeutung zu.

Literaturauswahl

Gänshirt, H. (Hrsg.): Der Hirnkreislauf. Thieme, Stuttgart 1972
Hess, R., E. Ketz: Epilepsie und andere Erkrankungen mit anfallsartigen neurologischen Symptomen. In: Innere Medizin in Praxis und Klinik, Bd. II, Hrsg. v. H. Hornbostel, W. Kaufmann, W. Siegenthaler, Thieme, Stuttgart 1973
Janz, D.: Die Epilepsien; spezielle Pathologie und Therapie. Thieme, Stuttgart 1969
Schmidt, R. P., B. J. Wilder: Epilepsy. Blackwell, Oxford 1968

35 Koma bei Stoffwechselstörungen und exogenen Intoxikationen

G. SIEGENTHALER

Von *Koma* sprechen wir, wenn während *längerer Zeit* völlige Bewußtlosigkeit besteht. Ist dieser Zustand nicht voll ausgebildet, wird er als *Präkoma* oder auch *Sopor* bezeichnet.
Die *komatösen Zustände* können bedingt sein durch:

– Koma bei Stoffwechselstörungen, s. Kap. 35
– Koma bei exogenen Intoxikationen, s. Kap. 35
– Koma bei zerebralen Affektionen, s. Kap. 36

Zahlenmäßig verteilen sich die Ursachen, welche zu einem Koma führen, folgendermaßen (Abb. 35.1).

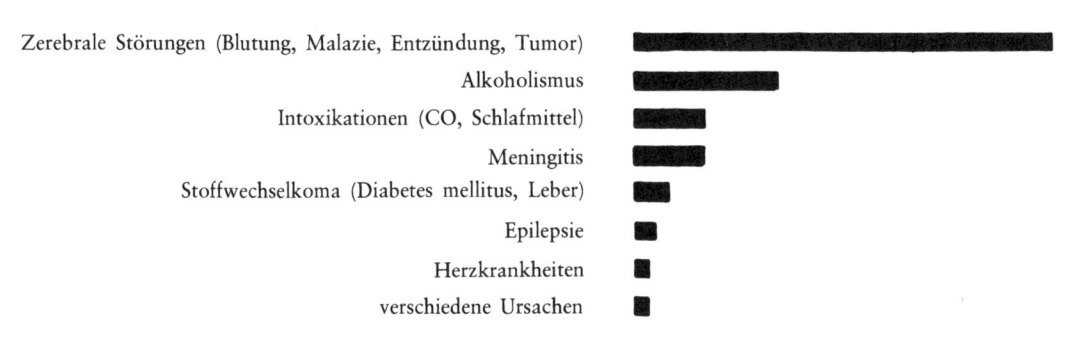

Zerebrale Störungen (Blutung, Malazie, Entzündung, Tumor)
Alkoholismus
Intoxikationen (CO, Schlafmittel)
Meningitis
Stoffwechselkoma (Diabetes mellitus, Leber)
Epilepsie
Herzkrankheiten
verschiedene Ursachen

Abb. 35.1. Häufigkeit der Ursachen bei komatösen Zuständen

Koma bei Stoffwechselstörungen

Bei den Stoffwechselstörungen mit *endogenen Intoxikationen* kommen in Frage:

Tabelle 35.1. Komatöse Zustände (inkl. Somnolenz und Sopor) bei Stoffwechselstörungen und exogenen Intoxikationen

Koma bei Stoffwechselstörungen
– Coma hypoglycaemicum
– Insulom
– Coma diabeticum
– Hyperosmolares, nicht-azidotisches Koma
– Coma uraemicum
– Coma hepaticum
– Nebennierenkoma (Addison-Krise)
– Hypoglykämie
– Hyponaträmie: Elektrolytkoma
– Hypophysäres Koma
– Coma basedowicum
– Myxödemkoma
– Coma hypercalcaemicum
– Coma hypocalcaemicum
– Coma paraproteinaemicum (Hyperviskositätssyndrom)
– Koma bei Störungen des Wasser-, Elektrolyt- und Säure-Basen-Haushalts (s. dort)
– Koma bei schweren Allgemeinerkrankungen (Septikämien, Tumoren usw.)

Tabelle 35.1. (Fortsetzung)

Koma bei exogenen Intoxikationen
– Schlafmittelintoxikation
– Kohlenmonoxidvergiftung
– Zyanvergiftung
– Opium-, Morphiumvergiftung
– Belladonnavergiftung
– Alkoholintoxikation
– Lösungsmittelintoxikation
– Schwefelwasserstoffvergiftung

Coma hypoglycaemicum

Der Zellstoffwechsel des Zentralnervensystems weist eine hohe Empfindlichkeit gegen Hypoglykämie auf. Die Symptome sind *neurologischer* und *psychischer* Natur, mit dem Extremzustand des Koma. Senkung des Blutzuckerspiegels bewirkt aber auch, besonders wenn sie rasch erfolgt, durch *Sympathikusreiz* vermehrte Adrenalinausschüttung, die in Blässe, Schwitzen, Zittern, Herzklopfen, Reizbarkeit zum Ausdruck kommt.
Die vegetativ-sympathischen Symptome stehen bei der sog. **Spontanhypoglykämie** (reaktive Hypoglykämie) ganz im Vordergrund; Bewußtseinstrübungen und ausgeprägtere Reizerscheinungen des ZNS werden nicht beobachtet (Tab. 35.2). Betroffen sind einerseits psychisch und vegetativ labile, hauptsächlich asthe-

Tabelle 35.2. Hypoglykämieformen beim Erwachsenen

reaktive Hypoglykämie (Spontanhypoglykämie, funktioneller Hyperinsulinismus)
- vegetative Dystonie
- Tachyalimentation, Dumping-Syndrom

hyperinsulinämische Hypoglykämie
- exogenes Insulin
- perorale Antidiabetika
- B-Zellüberfunktion (Insulom)

hypoglykämisierende Tumoren
- mesodermale: Sarkome, Fibrome
- epitheliale: Leberzellkarzinom u.a.

Nebenniereninsuffizienz
- primär (M. Addison)
- sekundär: Hypophyseninsuffizienz und posttherapeutisch (Kortikoide).

nisch-vagotone Personen, andererseits Kranke mit Sturzentleerung des Magens nach Magenresektion oder Gastroenterostomie (sog. *Spät-Dumping*). Die Spontanhypoglykämie tritt 1–3 Stunden nach kohlenhydratreicher Mahlzeit auf und ist nach einfacher Glukosebelastung reproduzierbar (ausgeprägte reaktive hypoglykämische Phase unter 60 mg% Blutzuckerwert 2 Stunden nach Belastung), während im Fastentest kein signifikantes Absinken des Blutzuckers erfolgt (Abb. 35.2).

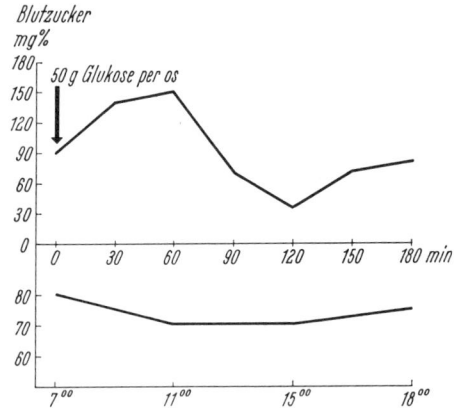

Abb. 35.2. Funktionelle Hypoglykämie bei Vagotoniker. Oben: einfache perorale Glukosebelastung, starke reaktive Hypoglykämie nach 2 Std. Unten: im Fastentest über 11 Std. kein signifikantes Absinken des Blutzuckers

Das **Coma hypoglycaemicum** wird vorwiegend bei *Diabetikern* beobachtet, die mit rasch oder langsam wirkenden *Insulinen* behandelt werden. Dem Koma gehen oft Kopfschmerzen, Schweiße, Angstgefühl, Sprachstörungen, Doppelsehen, psychische Verwirrung, Hyperkinesien, Zuckungen und Krämpfe voraus, doch kann der Bewußtseinsverlust auch ziemlich unvermittelt auftreten. Nahrungskarenz, Brechdurchfall, ungewöhnliche körperliche Anstrengung wirken begünstigend. Auch *orale Antidiabetika* können beim Zuckerkranken oder Gesunden hypoglykämische Reaktionen bis zum Koma bewirken. Hypoglykämisches und diabetisches Koma haben nur den Bewußtseinsverlust und evtl. die Glukosurie gemeinsam; sie sind auf Grund einfacher Beobachtungen leicht voneinander zu unterscheiden. *Gegen* Coma diabeticum sind zu verwerten: das Fehlen der ketoazidotischen Hyperpnoe und des Azetongeruchs, die Abwesenheit exsikkotischer Erscheinungen (Haut, Zunge, Bulbi), die feuchte, kühle und blasse Haut, Zittern und Muskelrigidität, der reizbare psychische Zustand, der gut gefüllte Puls, das häufig feststellbare ein- oder beidseitig positive Babinski-Zeichen. Nach 20–40 ml einer 40% Glukoselösung tritt beim Vorliegen eines hypoglykämischen Komas meist rasche, manchmal allerdings nur vorübergehende Besserung ein, während das diabetische Koma nicht beeinflußt wird.

Vor allem im Nüchternzustand und damit vorwiegend in den frühen Morgenstunden und bei verspäteter Einnahme einer Mahlzeit sich einstellend sind die *organisch bedingten Formen der Hypoglykämie*, die aber auch postprandial auftreten können (Tab. 35.2). Pathogenetisch spielt beim *B-Zelladenom des Pankreas* der endogene Insulinüberschuß, bei *extrapankreatischen Tumoren* die insulinähnliche Aktivität beim *Hypokortizismus* die gestörte Glukoseneubildung, bei *destruktiven Leberkrankheiten* die Beeinträchtigung der Glykogenstapelung, bei *Enzymdefekten* die Blockierung der Glukoneogenese oder Glykogenolyse eine Rolle.

Dem organischen Hyperinsulinismus liegt ein meist benignes Adenom der insulinbildenden B-Zellen = **Insulom** zugrunde, selten eine Adenomatose *des Pankreas*. Die hypoglykämischen Anfälle haben die Neigung, im Verlauf der Krankheit sowohl an Schwere wie an Häufigkeit zuzunehmen. Im Intervall ist der klinische Befund negativ, gelegentlich besteht eine Vorliebe für Süßigkeiten und gezuckertes Wasser. In $1/4$ der Fälle ist Adipositas feststellbar, bei deren Behandlung mit Reduktionskost hypoglykämische Symptome aufzutreten pflegen. Das Adenom ist fast ausnahmslos so klein, daß es bei der Kontrastdarstellung des Duodenums nicht erkennbar ist (Durchmesser in 75% 1–3 cm) und oft auch bei der Operation nur mühsam aufzufinden ist. Die röntgenologische Darstellung der Pankreasgefäße gibt die besten Resultate. Bauchschmerzen sind selten vorhanden. Der Blutzucker liegt im Nüchternzustand in der Regel unter 50 mg%, die hypoglykämischen Erscheinungen lassen sich durch genügend bemessene Glukosezufuhr beheben. Folgende Tests sind diagnostisch wertvoll:

– *Fastentest:* bei auf Hypoglykämie verdächtigen anamnestischen Symptomen läßt sich das Absinken des Blutzuckers durch totales Fasten provozieren. Der Versuch ist unter dauernder Überwachung und erst nach Ausschluß einer Nebenniereninsuffizienz durchzuführen und u.U. über 36 Stunden auszudehnen. Blutzuckerbestimmung alle 4–6 Std. Beim Auftreten hypoglykämischer Zeichen sofort Glukose geben.

- Bei Erwachsenen sind die Belastungsteste mit *Leucin* und *Tolbutamid* weitgehend pathognomonisch für organischen Hyperinsulinismus. Die beiden Substanzen lassen bei Insulom den Plasmainsulinspiegel wesentlich stärker ansteigen als beim Normalen und führen zu ausgeprägter Hypoglykämie.
- *Leucintest*: nach 3 Tagen KH-reicher Ernährung 150 mg L-Leucin pro kg Körpergewicht in 500 ml Wasser per os. Blutzuckerbestimmung alle 10 Min. während $1^1/_2$ Std. Es kommt in fast allen Fällen zu einem deutlichen Abfall des Blutzuckers um mindestens 25 mg% maximal nach 20–80 Min., mit oder ohne klinische Hypoglykämie (Abb. 35.3). Gleiche Resultate bei einem Teil der Kinder mit idiopathischer Hypoglykämie.
- *Tolbutamidtest*: nach 3 Tagen KH-reicher Kost 1g Tolbutamidnatrium in 20 ml Aqua dest. innerhalb 2 Min. intravenös, Blutzuckerbestimmung $^1/_2$stdl. über 3 Std. Insulom: starker Blutzuckerabfall und protrahierte Hypoglykämie (3 Std.). Dieser Versuch sollte erst *nach* dem Leucintest durchgeführt werden. Er ist zudem nicht ungefährlich (bedrohliche Hypoglykämie), daher nur zum Ausschluß eines Insuloms, nicht zu dessen Bestätigung zu verwenden. Genaue Kontrolle des Patienten und sofortige Glukosegabe und evtl. Glukagon bei den ersten hypoglykämischen Zeichen.
- *Bestimmung des Plasmainsulins:* Die Nüchternwerte für die freie, d. h. mit Insulinantikörpern nicht hemmbare, Insulinaktivität sind häufig, aber keineswegs regelmäßig erhöht, von Tag zu Tag aber starken Schwankungen unterworfen, so daß ein einmaliger Normalwert nicht gegen Insulom spricht. Im hypoglykämischen Anfall ist der absolute Wert oft normal, in Relation zum Blutzuckerspiegel aber meist vermehrt. Kombination von Leucin- oder Tolbutamidtest mit Messung des Plasmainsulins erhöht die Aussagekraft des Einzeltests (Abb. 35.3).

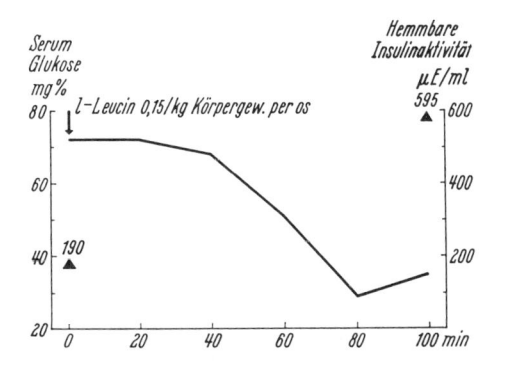

Abb. 35.3. Leucinbelastung bei *B-Inselzelladenom.* Rückgang der Serumglukose um mehr als 50% nach 80 Min. Anstieg des „freien Insulins" (hemmbare Insulinaktivität) von einem bereits erhöhten Ausgangswert auf das 3fache. ▲ hemmbare Insulinaktivität, Norm: weniger als 100 μE pro ml

Mit Diazoxide und Wuchshormon können die hypoglykämischen Anfälle verhindert werden, was auch diagnostisch verwertet werden darf.

Eine seltene, bei fraglichem Insulom aber stets in Betracht zu ziehende Ursache von Hypoglykämie sind **Tumoren außerhalb des Pankreas,** die Glukose in großer Menge metabolisieren oder ein insulinähnliches, blutzuckersenkendes Peptid in das Blut abgeben. Die Geschwülste sind meistens leicht aufzufinden, weil sie sich durch ungewöhnliche Größe (Gewicht 1–9 kg) und ihren überwiegend abdominellen, speziell retroperitonäalen Sitz auszeichnen. Es handelt sich um langsam wachsende Tumoren mäßiger Malignität, hauptsächlich Sarkome (selten *Fibrome*) und *Leberzellkarzinome (Hepatome),* die in allen Lebensaltern vorkommen.

Die auf dem Cortisolmangel beruhende Hypoglykämie der primären und hypophyseogenen *Nebenniereninsuffizienz* ist in der Regel am Aussehen der Kranken mit Leichtigkeit von den anderen Formen der Hypoglykämie abzugrenzen: *Morbus Addison* mit typischer pathologischer Pigmentierung (s. S. 368), *Hypopituitarismus* mit blasser Haut (s. S. 374) und *Hypotrichose* (s. S. 53). Hypoglykämische Symptome treten hier oft schon bei geringfügiger Verminderung des Blutzuckers auf.

Der sekundäre Hypokortizismus *nach* monate- oder jahrelanger *Behandlung mit suppressiven Kortikoiddosen* wegen rheumatoider Arthritis, Asthma usw. bewirkt häufig eine latente Nebenniereninsuffizienz, die bei Extrastreß in akutes Versagen mit Hypoglykämie übergehen kann. Melanose fehlt hier, wie auch bei Adrenalektomierten unter Basistherapie.

Einige sehr seltene Affektionen wie *destruktive Leberkrankheiten* (toxische Hepatose, Zirrhose, Metastasenleber), die *idiopathische Hypoglykämie* der Kinder die *renale Glukosurie,* der jugendliche Diabetes mellitus im latenten Stadium und *hereditäre,* meist schon in der Kindheit sich manifestierende *Enzymdefekte* (Glykogenosen, Galaktosämie usw.), Äthylalkoholvergiftung oder Tetrachlorkohlenstoffintoxikation sind bei unklaren Fällen in Erwägung zu ziehen.

Hypoglykämie ist auch ein Hauptsymptom bei der familiären, autosomal rezessiv vererbten *Fruktose-Intoleranz.* Erbrechen, Hepatomegalie, Bewußtlosigkeit sind Begleitsymptome. Die Erwachsenen meiden in der Regel alle fruktosehaltigen Speisen instinktiv. Kariesfreies Gebiß ist daher typisch. Zur Hypoglykämie kommt es wegen Blockierung der Leberglukose.

Coma diabeticum

Das klassische **azidotische Coma diabeticum** wird eingeleitet durch rasch zunehmende Schlappheit und Müdigkeit, Rückgang des vorher u. U. gesteigerten Appetits, Gewichtssturz, Ansteigen der Harnmenge und des Durstes. Gelegentlich wird ein heftiger *Schmerz im Oberbauch* empfunden, der zusammen

mit dem häufigen Erbrechen zu Verwechslung mit einer chirurgischen Oberbauchaffektion, besonders einem perforierten Ulkus, Veranlassung geben kann.
Für das Koma ist kennzeichnend die *Ketoazidose* und der *Wasser- und Elektrolytverlust*. Die Kranken befinden sich in einem Zustand der *Exsikkose*. Die Haut ist trocken, schlaff, die Bulbi sind hypotonisch, die Zunge ledrig. Es besteht auch ohne Begleitinfekt eine ausgeprägte *Leukozytose* und als Folge der *Hämokonzentration* Anstieg des Hämoglobins und Hämatokrits, Polyglobulie. Die *Atmung* ist vom Kussmaul-Typ, tief, regelmäßig, manchmal von einer Pause in der In- und Exspiration unterbrochen ($^4/_4$-Takt-Atmung nach Kussmaul). Die ausgeatmete Luft ist *azetonhaltig* (Apfelkellergeruch). In der Regel besteht Untertemperatur. Der Blutdruck ist erniedrigt, z.T. als Folge der Hypovolämie, zum andern Teil als Ausdruck einer hypodynamen Herzinsuffizienz mit verlängerter QT-Dauer im Ekg und vorfallendem 2. Herzton (s. S. 256). Im diabetischen Koma wird fast regelmäßig eine *Hypokaliämie*, die im Verlauf der Insulinbehandlung vorübergehend noch zunimmt, oder bei massiver Exsikkose und Nierenfunktionsstörung auch eine Hyperkaliämie beobachtet.
Im hochgestellten *Urin* werden *Zucker* und *Azeton* stets positiv gefunden. Im Urinsediment sind die kurzen Komazylinder, welche in großen Mengen auftreten, typisch. Der Blutzucker erreicht Werte bis über 1000 mg%, und die Alkalireserve ist in Parallelität zur Schwere des Komas erniedrigt. Dagegen können schwer komatöse Zustände auch bei verhältnismäßig niedrigem Blutzucker beobachtet werden.
Die Differentialdiagnose (Tab. 35.3) kann gegenüber *zerebralen Affektionen mit Glukosurie und Hungerazidose* gewisse Schwierigkeiten machen. Glukosurie und Hyperglykämie erreichen hier aber keine sehr hohen Werte (höchstens 200–300 mg%), und die Alkalireserve ist nicht herabgesetzt. Gesteigerte Reflexe erlauben meist auch schon klinisch eindeutig die Differenzierung, weil beim diabetischen Koma die Sehnenreflexe in der Regel erloschen sind. Leichte Rest-N-Steigerung darf nie zu Verwechslung mit *urämischem Koma* verleiten, das auch mit Hyperpnoe verbunden sein kann. Rest-N-Werte bis 70–80 mg% sind beim diabetischen Koma ein durchaus gewöhnlicher Befund. Andererseits ist bei schwerer Urämie mit Rest-N über 200 mg% oft eine leichte echte Hyperglykämie (enzymatische Methoden), bei Verwendung reduktiometrischer Bestimmungsmethoden (Hagedorn und besonders Crecelius) eine beträchtliche, bis über 250 mg% gehende Pseudohyperglykämie durch Miteinbezug des reduzierenden Kreatinins zu beobachten.

Beim *insulinbehandelten Coma diabeticum* kann das Auftreten eines Babinski-Zeichens auf einen Umschlag in ein hypoglykämisches Koma hinweisen. Es ist aber auch an die im Ablauf des Coma diabeticum selten beobachtete Enzephalomalazie zu denken.

Differentialdiagnostisch sind in erster Linie azidotische Zustände bei *Laktatazidose* z.B. im Rahmen der Phenformin- und Buforminbehandlung des Diabetikers sowie sekundäre hyperglykämische Zustände bei bekannten Störungen des Pankreas bei endokrinen Überfunktionszuständen, so bei Überproduktion von Glukagon in den A-Zellen des Pankreas (Glukagonom) oder bei Überproduktion anderer diabetogener Hormone sowie bei zentralnervösen Störungen und medikamentöser Therapie in Betracht zu ziehen (s. Tab. 35.3).

Tabelle 35.3. Differentialdiagnose der Hyperglykämie

1. *Primäre Hyperglykämie*
   „echter" Diabetes mellitus
2. *Sekundäre Hyperglykämie*
   a) *bei bekannten Störungen des Pankreas*
   – Pankreatektomie
   – Akute oder chronische Pankreatitis
   – Pankreaskarzinom
   – Hämochromatose
   – Zystische Pankreasfibrose
   b) *bei endokrinen Überfunktionszuständen*
   – Akromegalie
   – Hyperthyreose
   – Cushing-Syndrom
   – Phäochromocytom
   – A-Zellen-Tumor des Pankreas (Glukagonom)
   c) *bei zentralnervösen Störungen*
   – traumatisch, infektiös, vaskulär
   d) *bei medikamentöser Therapie*
   – Diuretika
   – Kortikosteroide
   – Hyperalimentation

Hyperosmolares, nicht-azidotisches Koma

Eine seltene, anscheinend aber im Zunehmen begriffene und therapeutisch wichtige Sonderform der Bewußtseinsstörung im Rahmen der Zuckerkrankheit stellt das *hyperosmolare, nicht-azidotische Koma* dar. Es ist vorwiegend bei über 50jährigen mit eher leichtem, erst kurzdauerndem und meist rasch kompensierbarem Diabetes mellitus und komafreier Vorgeschichte anzutreffen. Auslösende Ursachen sind diätetische Exzesse, z.B. gezuckerte Getränke, um den diabetesbedingten Durst zu löschen, Diuretika, Verbrennungen, Dialysebehandlung usw. Die Kussmaul-Atmung fehlt, Azetonurie ist nicht nachzuweisen, die Alkalireserve ist nicht erniedrigt. Polyurie, Dehydratation, Hyperosmolalität des Plasmas, mäßige Azotämie und meist erhebliche Hyperglykämie zwischen 500–2000 mg% hat das nicht-azidotische mit dem azidotischen Koma der Diabetiker gemeinsam. Hypernatriämie ist die Regel, Kalium normal oder erhöht. Die Störung des Bewußtseins, die nicht immer zum Koma fortschreitet, ist Folge des raschen intrazellulären Wasserverlustes, der nicht durch ausreichende Flüssigkeitszufuhr ausgeglichen wird.

Hyperosmolares Koma kann auch bei Diabetes insipidus beobachtet werden, wenn die Flüssigkeitszufuhr ungenügend ist.

Coma uraemicum

Das *Coma uraemicum* tritt allmählich auf. Das wichtigste Symptom ist die *Azotämie,* also der erhöhte Reststickstoff im Blut. Der Rest-N übersteigt in der Regel 100 mg%. Die *Atmung* kann vom Typus Kussmaul sein, ist aber häufiger vom Cheyne-Stokes-Typus. Die *Pupillen* weisen eine Miosis auf (im Gegensatz zur Mydriasis des Coma diabeticum). Auf der *Haut* sind gelegentlich Harnstoffkristalle sichtbar (Abb. 35.4). Die *Exspirationsluft* riecht urinös. Der *Blutdruck* ist in der Regel als Folge der Grundkrankheit erhöht. Die Hypertonie ist aber nicht obligat, weil auch nicht mit Blutdruckerhöhung einhergehende Nierenleiden (z.B. interstitielle Nephritis, kongenital-hypoplastische Nieren, Nierentuberkulose) in die Urämie übergehen können.

Die *Reflexe* sind meist gesteigert, *fibrilläre Muskelzuckungen* und leichte, allgemeine *Ödeme* werden häufig beobachtet. Wegen der urämischen *Anämie* (s. S. 83) sind die Kranken blaß. Trockene *Perikarditis* (Symptome s. S. 325) und *Kolitis* mit heftigen Durchfällen begleiten in späteren Stadien das Bild. Gelegentlich gehen auch echte Urämien wie die Pseudo- oder Krampfurämie mit *Krämpfen* einher, wenn auch der von Volhard vertretene Grundsatz, daß die sogenannte Krampfurämie (Pseudourämie) keine Retention von Schlackenstoffen aufweist, im allgemeinen zutrifft.

Im *Augenhintergrund* sind je nach der Ursache der Urämie die auf S. 342 beschriebenen angiospastischen Veränderungen nachzuweisen.

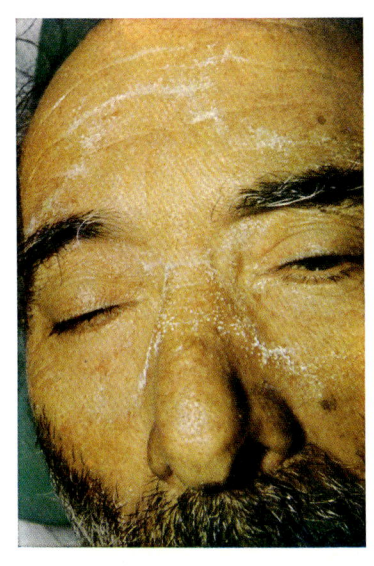

Abb. 35.4. Harnstoffkristalle auf der Haut bei Urämie

Der Urin enthält in der Regel Eiweiß, und das spezifische Gewicht schwankt um 1010 (bei Glomerulonephritis oft hoch!). Der Sedimentsbefund kann verschiedene Zylinderformen zeigen. Pathologische Elemente können aber auch fehlen.

Im *Blut* ist außer der Azotämie Kalzium vermindert und Kalium erhöht, was die eigenartigen, aber recht charakteristischen Ekg-Veränderungen mit langem Zwischenstück (Hypokalzämie) und schmaler T-Welle (Hyperkalämie) bedingt (Abb. 35.5). Die Alkalireserve ist vermindert, der Phosphatspiegel erhöht.

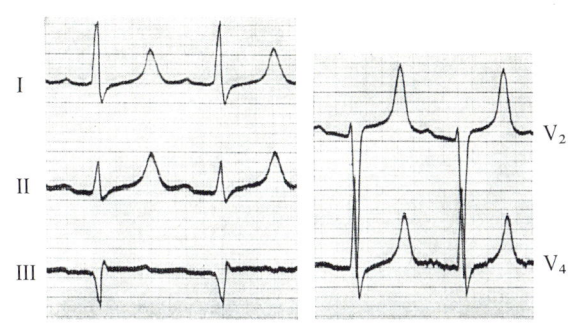

Abb. 35.5. Ekg bei urämischem Koma (QT verlängert, hohe zeltförmige T. 62j. Frau, interstitielle Nephritis)

Als besondere komatöse Urämieform läßt sich das *hypochlorämisch-urämische Koma* abgrenzen. Anamnestisch ist fast immer massiver Wasserverlust (Erbrechen, langdauernde, starke Diarrhöen) nachzuweisen. Man denke auch an *Quecksilberintoxikation.* Die Blutdrucksteigerung fehlt. Eine Anämie besteht nicht; vielfach liegt eine Polyglobulie vor, und der Hämoglobingehalt ist erhöht.

Im Blut ist der *Rest-N* erheblich erhöht, die Chloride sind vermindert (die Verminderung der Chloride kommt aber manchmal bei der Bluteindickung zahlenmäßig nicht deutlich zum Ausdruck).

Das Coma uraemicum ist von der *Pseudo-* oder *Krampfurämie* bzw. *eklamptischen Urämie* abzugrenzen.

Hier ist die Nierenfunktion intakt. Die Pseudourämie ist Folge eines Hirnödems und wird bei schweren Hypertonien als hypertensive Enzephalopathie oder bei ausgeprägtem nephrotischem Syndrom mit hochgradiger Ödemneigung gesehen. Klinisch finden sich Zeichen des erhöhten Hirndrucks wie Kopfschmerzen, Bradykardie, unscharfe Papillen, erhöhter Liquordruck, Reflexsteigerungen und positiver Babinski. Die epilepsieähnlichen Anfälle dauern nur wenige Minuten, können sich aber öfter wiederholen.

Coma hepaticum

Das *Coma hepaticum* ist diagnostisch in der Regel wegen der *ikterischen Hautfärbung* leicht zu erkennen. Der Ikterus ist aber nicht in allen Fällen sehr ausgesprochen, so daß besonders beginnende Fälle im Stadium der psychischen und motorischen Unruhe, solange die Bewußtlosigkeit nicht vollständig ist (Präcoma hepaticum), erhebliche Schwierigkeiten bieten können.

Es lassen sich 2 Formen unterscheiden:
- das *endogene Koma bei Leberzerfall*,
- das *exogene Koma bei Leberausfall*.

Die Symptomatologie des **endogenen Komas** mit Leberzerfall entspricht derjenigen einer schwersten Hepatitis: Ikterus meist vorhanden (weil Bewußtseinstrübungen nur selten vor Ikterus auftreten), Leber vergrößert oder nicht mehr palpabel (bei Leberdystrophie), Transaminasen stark erhöht, Milz meist palpabel (wichtiges Unterscheidungszeichen gegenüber andern Komata), Prothrombingehalt stark vermindert, cholämische Blutungen, hypodyname Herzinsuffizienz, Leukozytose mit basophilen Schlieren und Vakuolen in den Neutrophilen.

Das endogene Koma findet sich fast ausschließlich bei *Hepatitis epidemica* und deren Folgezuständen (Leberdystrophie) sowie bei Intoxikationen mit hepatotoxischen Giften.

Das **exogene Koma** durch Leberausfall ist dagegen bei chronischen Leberkrankheiten *(Leberzirrhose* verschiedener Ätiologie, *primärem Leberneoplasma* oder *Lebermetastasen)* zu erwarten. Dementsprechend finden sich die klinischen Befunde einer chronischen Hepatopathie (Leber vergrößert, hart, eventuell mit Knoten, dünne Haut, Sternnävi, Aszites oft vorhanden). Die Transaminasen sind nur wenig oder überhaupt nicht erhöht, und die Prothrombinzeit ist nur leicht verlängert oder normal.

Die das *exogene Koma* auslösenden extrahepatischen Faktoren lassen sich zum Teil über eine Hyperammoniämie und zum Teil über verschiedene unspezifische Ursachen erklären. Die häufigste Ursache für eine Erhöhung der Ammoniaktoxizität ist die gastrointestinale Blutung, die mit einer bakteriellen Bildung toxischer Proteinabbauprodukte einhergeht. Eine sehr proteinreiche Mahlzeit, eine Niereninsuffizienz mit Harnstoffretention oder eine schwere Obstipation können zum gleichen Bild führen. Schließlich kann eine Reihe unspezifischer Noxen ein exogenes Koma auslösen. Opiate, Barbiturate, Hypoxämie, Hyperkapnie, Hypoglykämie, Operationen, Narkosen, Schockzustände, Alkoholexzeß und schwere Infekte gehören zu den häufigsten Ursachen.

Gegenüber dem eigentlichen Leberkoma ist das *Elektrolytkoma* abzugrenzen. Es tritt nach Behandlung mit Diuretika, nach größeren Aszitespunktionen und intensiven Durchfällen auf. Es wird eine ausgesprochene Hypokaliämie mit entsprechender Symptomatologie beobachtet.

Nebennierenkoma

Bei der chronischen Nebenniereninsuffizienz treten komatöse Zustände als *episodische Hypoglykämie*, häufiger aber im Zusammenhang mit der Addison-Krise auf. Hier stehen die Zeichen des Hypoaldosteronismus im Vordergrund, meist ausgelöst durch akute Überforderung der Nebennieren, evtl. in Verbindung mit Natrium- und Wasserverlust (febrile Infekte, Brechdurchfall, Überanstrengung, Operation, Hitzeexposition). Ausgeprägte Dehydrierung mit hypovolämischem Kreislaufkollaps und gelegentlich intensiven Ober- oder Mittelbauchschmerzen, Oligurie und Azotämie, häufig Erbrechen, hochfebrile oder aber unternormale Temperatur, manchmal ein Delir und schließlich tiefes Koma (Elektrolytkoma) beherrschen das Bild. Die Hyponatriämie wird oft durch die Hämokonzentration verschleiert. Der Na/K-Quotient zeigt die schwere Elektrolytstörung eher an: Er liegt um 20 (statt um 30), wenn der Ionengehalt in mÄq/L angegeben wird (s. S. 371). Der Cortisolmangel kommt in der Hypoglykämie, fehlender oder nur mäßiger Verminderung der Eosinophilen im Blut (Zahl über 50/mm^3) zum Ausdruck. Diagnostisch wegleitend sind die tiefbraune oder blaubraune Hautfärbung und die Pigmentflecken im Mund (s. S. 369).

Hypophysäres Koma

Die *Lethargia pituitaria* ist durch einen kombinierten TSH-Thyroxin- und ACTH-Cortisolmangel bedingt. Sie vereinigt die Symptome des Myxödemkomas und der Hypoglykämie. Führend sind die wächserne Blässe, der weitgehende Verlust der Behaarung im Genitalbereich und in den Achselhöhlen und die myxödematöse Hautveränderung. Ursache ist in der Regel eine Hypophysenvorderlappenatrophie nach Nekrose, seltener ein Hypophysentumor. In der Vorgeschichte hört man von einem schweren postpartualen Blutungsschock mit nachfolgendem Ausbleiben der Menses und Wesensveränderung (Sheehan-Syndrom). Hypopituitäre Krisen und Koma treten meist erst Jahre bis Jahrzehnte nach der kausalen Geburt auf. Sie werden eingeleitet durch Nausea, Erbrechen, Anorexie, Verwirrtheit, evtl. begleitet von Zuckungen oder allgemeinen Krämpfen. Der Puls ist kaum fühlbar, meist bradykard, der Blutdruck tief oder normal, die Temperatur in der Regel vermindert (30–35 °C), gelegentlich auch febril, die Atmung verlangsamt und oberflächlich. Der Blutzucker ist sehr oft mäßig bis stark herabgesetzt (s. S. 762).

Coma basedowicum

Das *Basedow-Koma* ist heute selten. Dem eigentlichen Koma geht die *thyreotoxische Krise* mit agitiertem oder ruhigem Delir voraus. Kennzeichnend sind die Dekompensation der Thermostase infolge überschießender Wärmeproduktion, mit Fieber von 39–42 Grad und Schweißen (Coma hyperpyreticum), die hochgradige Tachykardie oder Tachyarrhythmie mit Pulsfrequenzen von 140 bis 200 (Sinustachykardie, Vorhofflattern oder -flimmern) und Vorfall des 2. Herztones vor T-Ende (s. S. 191). Durchfälle sind häufig. Krise und Koma treten spontan oder nach plötzlichem Absetzen einer thyreostatischen Behandlung bei Struma Basedow oder toxischem Adenom auf oder postoperativ nach Resektion ungenügend vorbehandelter hyperthyreoter Strumen. Tremor, Glanzaugen, meistens auch Struma und Exophthalmus lenken die Aufmerksamkeit in die richtige Richtung. Hohes Hormonjod bestätigt die Diagnose.

Myxödemkoma

Das klinische Bild des *Myxödemkomas* entspricht einer (endogenen) Hibernation und kann als Scheintod imponieren: herabgesetzte Atemtiefe und -frequenz, oft Hypotonie, bei Abwesenheit infektiöser Komplikationen (Pneumonie häufig) auch tiefe Körpertemperatur und Bradykardie. Betroffen sind meist Frauen F:M = 6:1) in mittlerem bis hohem Alter. Der pyknische Habitus ist vorherrschend. Die komatöse Dekompensation tritt mit Vorliebe in den kalten Wintermonaten ein. Die Rektaltemperatur ist in der Regel so tief, daß sie mit dem normalen Thermometer nicht gemessen werden kann, zwischen 23–35 °C (Verwendung eines bakteriologischen Thermometers). Der stets ausgeprägt myxödematöse Aspekt von Haut und Zunge, die nackte Trachea (Schilddrüsenatrophie, Status nach Resektion oder u. U. viele Jahre zurückliegender Radiojodtherapie), das typische Ekg, das große Herz, die verlangsamten oder fehlenden Sehnenreflexe, das deutlich erniedrigte Hormonjod geben diagnostisch den Ausschlag. Das Cholesterin ist erhöht oder normal, Natrium und Chloride sind häufig vermindert, bei Hypoventilation tritt evtl. Hyperkapnie und Hypoxie auf (s. S. 188).

Beim Myxödemkoma können das *primäre* Koma (Folge des Fehlens des Thyroxins im Zerebrum mit den entsprechenden Folgeerscheinungen auf den Stoffwechsel) und das *sekundäre* Koma (CO_2-Retention als Folge der Atmungsinsuffizienz) unterschieden werden. Dem sekundären Koma, das durch künstliche Beatmung prompt überwunden werden kann, wird oft zu wenig Beachtung geschenkt.

Coma hypercalcaemicum

Starker Anstieg des Serumkalziums kann zu Kalziumvergiftung mit kombinierten zerebralen und renalen Symptomen führen. Klinisch besteht das Bild einer Urämie mit Polyurie, später Oligurie, Exsikkose, Erbrechen, Leibschmerzen, Obstipation. Der Rest-N ist fast immer erhöht, die Hyperkalzämie liegt zwischen 15–25 mg%, im Ekg Verkürzung der QT-Dauer, anorganische Phosphate im Serum inkonstant vermehrt. Dem *Hyperkalzämie-Koma* liegt am häufigsten eine osteolytische Skelettkarzinose, ein multiples Myelom, eine Vitamin-D-Vergiftung oder aber ein primärer Hyperparathyreoidismus zugrunde (s. Hyperkalzämie S. 649). Im letzteren Fall ist ein Nebenschilddrüsenadenom häufig tastbar. In der Anamnese stellt man rezidivierende Nierensteine, Spontanfrakturen, Ulcus pepticum fest und findet in der Regel eine erhöhte alkalische Phosphatase.

Coma hypocalcaemicum

Das Tetaniekoma ist eine ausgesprochene Seltenheit. Gleichzeitig bestehende tonische Krämpfe der Beine mit Adduktion und der Hände in Pfötchenstellung weisen auf die Tetanie hin, die, sobald nur an diese Diagnose gedacht wird, leicht durch den erniedrigten Serumkalziumspiegel diagnostiziert werden kann. Das Elektrokardiogramm ist manchmal ein wertvoller Indikator (Zwischenstückverlängerung für Hypokalzämie fast beweisend).

Coma paraproteinaemicum (Hyperviskositätssyndrom)

Diese Komaform wird bei Patienten mit Myelom und Makroglobulinämie beobachtet, wobei eine hochgradige Hyperproteinämie besteht. Sie entwickelt sich meist wenige Tage bis ca. 3 Wochen vor dem Tod und geht einher mit psychischen Störungen, Benommenheit, Torpor und Sopor. Es wird angenommen, daß es durch die schwere Eiweißstoffwechselstörung zu einer endogenen Enzephalose kommt, die für das Koma verantwortlich ist.

Koma bei Störungen des Wasser-, Elektrolyt- und Säure-Basen-Haushalts (s. S. 639ff.)

Koma bei schweren Allgemeinerkrankungen

Bei vielen *schweren Allgemeinerkrankungen* wird terminal ein Koma beobachtet (Infektionskrankheiten, Septikämien, Tumoren usw.). Häufig werden deshalb gerade bei diesen Fällen hinzutretende Komplikationen (Meningitis, Coma diabeticum) übersehen. Bei schwerer Malaria sind komatöse Zustände nicht selten. Sie werden heute (Flugverkehr) auch in Europa beobachtet und sind durch einen Blutausstrich leicht zu diagnostizieren.

Koma bei exogenen Intoxikationen

Von den *exogenen Intoxikationen* sind die *Schlafmittel-* und *Kohlenmonoxydvergiftung* die wichtigsten (Abb. 35.6).

Schlafmittelintoxikationen mit *Barbitursäurepräparaten* zeigen einen komatösen Zustand ohne motorische Unruhe. Meist weist bereits die äußere Situation, in welcher die Komatösen aufgefunden werden, auf die richtige Diagnose hin. In schweren Zuständen sind alle Reflexe (inklusive Kornealreflex) erloschen; in leichteren können die Reflexe noch ausgelöst werden. Auf sensorielle Reize (Kneifen, Nadelstich) sprechen diese Kranken nicht an.

In späteren Stadien sind Tachykardie (häufig hypody-

35 Koma bei Stoffwechselstörungen und exogenen Intoxikationen

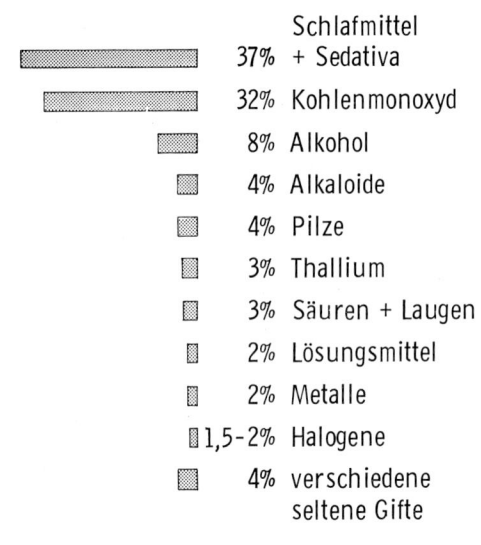

- 37% Schlafmittel + Sedativa
- 32% Kohlenmonoxyd
- 8% Alkohol
- 4% Alkaloide
- 4% Pilze
- 3% Thallium
- 3% Säuren + Laugen
- 2% Lösungsmittel
- 2% Metalle
- 1,5-2% Halogene
- 4% verschiedene seltene Gifte

Abb. 35.6. Häufigkeit der *exogenen* Vergiftungen im Beobachtungsgut eines großen Krankenhauses

name *Herzinsuffizienz*, s. S. 256), ausgedehnte *bronchopneumonische Herde*, zu beobachten.

Die Diagnose wird durch den *chemischen Nachweis* der Schlafmittel im ausgehoberten Magensaft, Erbrochenen oder Urin gesichert.

Kohlenmonoxydvergiftung (gewerblich und nach Suizidversuch) ist durch das rosige *Aussehen* der Patienten gekennzeichnet, das aber in späteren Stadien tief *zyanotisch* werden kann. In der Regel bestehen *Muskelkrämpfe* aller vier Extremitäten (erinnert an das Verhalten bei Ventrikeldurchbruch). Die Pupillen sind erweitert, meist bestehen Tachykardie und erhöhte Temperaturen.

Die *Diagnose* ist eindeutig beim *Nachweis von Kohlenmonoxyd im Blut*, welcher *spektroskopisch* und *chemisch* durchgeführt werden kann. *Spektroskopisch* zeigt CO-Hämoglobin zwei charakteristische Absorptionsstreifen, welche durch Zusatz von Schwefelammonium nicht zum Verschwinden gebracht werden können. *Chemisch* gibt CO-haltiges Blut mit 1% Tanninlösung einen roten, CO-freies einen grauen Farbton.

Bei der seltenen *Salizylsäurevergiftung* ist die tiefe Atmung (Reizung des Atemzentrums) führendes Symptom. Sie muß daher vor allem gegenüber azidotischen Zuständen (Coma diabeticum und uraemicum) abgegrenzt werden. Das Gesicht ist gerötet, infolge der Hyperventilation steigt das pH im Blut an, die Alkalireserve sinkt später wegen kompensatorisch-alkalischen Urins ab (Pseudoazidose). Exsikkose und Kollaps stellen sich ein. Im Urin ist die Gerhardt-Probe mit Eisenchlorid positiv, aber die Farbe ist nicht bordeauxrot, sondern violett.

Zyanvergiftungen (Blausäure, Zyankali) haben in den letzten Jahren durch vermehrte Verwendung zyanhaltiger chemischer Mittel in der Industrie eher zugenommen. In suizidaler Absicht wird es heute gegenüber dem CO viel weniger verwendet. Schwere Fälle führen rasch zu Bewußtlosigkeit, Tachykardie, Krämpfen mit maximaler Pupillenerweiterung und zum Tod.

Opium- und **Morphiumvergiftungen** sind heute wieder häufigere exogene Intoxikationen, wobei die *äußerst engen Pupillen* führendes Symptom sind. Einstichstellen müssen am ganzen Körper gesucht werden. Es besteht Areflexie, gelegentlich bei positivem Babinski. Der Puls ist langsam, die Respiration oft vom Cheyne-Stokes-Typus. Die Temperatur ist anfänglich nicht erhöht. Nachweis im Urin!

Bei der **Belladonnaintoxikation** führen die Leitsymptome Rötung des Gesichts, Trockenheit der Schleimhäute, Tachykardie und Mydriasis rasch zur richtigen Diagnose. Das Delirium mit starker motorischer Unruhe geht bei tödlich verlaufenden Vergiftungen in ein tiefes Koma über.

Die **Alkoholintoxikation** führt nur selten zu einem tief komatösen Zustand. Die Differentialdiagnose stellt sich besonders gegenüber apoplektischen Insulten, welche nach reichlichem Alkoholgenuß auftreten können und traumatischen Hirnverletzungen. Die Beachtung der neurologischen Symptome (hauptsächlich das Babinski-Zeichen) schützt vor Verwechslung.

Von den gewerblichen Giften führen besonders *organische* **Lösungsmittelintoxikationen** zu Bewußtlosigkeit.

Benzin, Benzol und seine *Homologen* lassen sich durch den intensiven Benzingeruch, die *Chlorkohlenwasserstoffe* durch den Chloroformgeruch erkennen. Bei *Schwefelkohlenstoffvergiftungen* gibt der Urin mit der Fehlingschen Lösung eine Fällung von schwarzem Kupferoxyd. Bei *Trichloräthylen-* und anderen *Chlorkohlenwasserstoffintoxikationen* fällt die Fujiwara-Reaktion im Urin positiv aus.

Schwefelwasserstoffvergiftungen, die sich in der Landwirtschaft (Sturz in die Jauchegrube), in der chemischen Industrie und in Abwasserkanälen ereignen, führen zuerst zu einer starken Reizung der Luftwege und Augen, erst nach längerer Exposition zur Bewußtlosigkeit.

Literaturauswahl

Berger, W.: 88 schwere Hypoglykämiezwischenfälle unter der Behandlung mit Sulfonylharnstoffen. Schweiz. med. Wschr. 101, (1971) 1013

Borbély, F.: Erkennung und Behandlung der organischen Lösungsmittelvergiftungen. Huber, Bern 1947

Bürgi, H., E. B. Ramseier, E. R. Froesch, P. Bally, A. Labhart: „Freies" und „gebundenes" Insulin im Serum von Patienten mit B-Inselzell-Adenom. Helv. med. Acta 29 (1962) 527

Caughey, J.E., O. Garrod: Coma and allied disturbances of consciousness in hypopituitarism. Brit. med. J. 2 (1954) 554

Forester, C.: Coma in Myxedema. Review. Arch. int. Med. 111 (1963) 734

Frerichs, H., W. Creutzfeldt: Hyperosmolares Koma und Laktatazidose in: Biochemie und Klinik des Insulinmangels (Hrsg. O. Wieland, H. Mehnert). Thieme, Stuttgart 1971, S. 118

Froesch, E. R., H. Bürgi, W. Ziegler, P. Bally, A. Labhart: Zur Pathogenese der tumorbedingten Hypoglykämie ohne Hyperinsulinismus. Schweiz. med. Wschr. 93 (1963) 1250

Froesch, E. R., H. P. Wolf, L. Baitsch, A. Prader, A. Labhart: Hereditary fructose intolerance. Amer. J. Med. 34 (1963) 151

Leman, J., A. A.: Donatelli. Calcium intoxication due to primary hyperparathyroidism. Ann. int. Med. 60, (1964) 447

Lovel, T. W. I.: Myxoedema coma. Lancet 1962/I 823

Lüthy, R., P. Berchtold, G. Siegenthaler: Pathophysiologie, Klinik, Differentialdiagnose und Therapie des Coma hepaticum. Schweiz. Rundschau Med. (Praxis) 60 (1971) 1351

Mach, R. S., R. C. de Sousa: Coma avec hyperosmolalité et déhydration chez des malades hyperglycémiques sans acidocétose. Schweiz. med. Wschr. 93 (1963) 1256

Moeschlin, S.: Klinik und Therapie der Vergiftungen, 5. Aufl. Thieme, Stuttgart 1971

Nielsen, P. E., P. Ranlov: Myxoedema coma. Acta endocr. 45 (1964) 353

Perlmutter, M., H. Cohn: Myxoedema crisis of pituitary and thyroid origin. Amer. J. Med. 36 (1964) 883

Rogers, J. C., J. H. Houseworth: Large fibrogenic tumors and hypoglycemia. J. Amer. med. Ass. 178 (1961) 1132

Rossier, P. H., F. Reutter, P. Frick: Das hyperosmolare nichtazidotische Koma bei Diabetes mellitus. Dtsch. med. Wschr. 86 (1961) 2145

Schulz, E.: Schwere hypoglykämische Reaktionen nach den Sulfonylharnstoffen Tolbutamid, Carbutamid und Chlorpropamid. Arch. klin. Med. 214 (1968) 135

Siegenthaler, W.: Die paroxysmalen und akuten Syndrome bei endokrinen Erkrankungen. Dtsch. med. Wschr. 83 (1958) 377, 410, 463, 493

Siegenthaler, W., P. Berchtold, R. Lüthy, G. Siegenthaler: Pathophysiologie, Klinik, Differentialdiagnose und Therapie des Coma diabeticum und Coma hypoglycaemicum M'kurse ärztl. Fortb. 22 (1972) 183

Silverstein, M. N., K. G. Wakins, R. C. Bahn: Hypoglycemia associated with neoplasia. Amer. J. Med. 36 (1964) 415

Teuscher, A.: Beurteilung der Blutzuckerwerte und der Glukosetoleranz bei Urämie. Schweiz. med. Wschr. 94 (1964) 69

Wuhrmann, F., H. Märki: Dysproteinämien und Paraproteinämien. Schwabe, Basel 1963

36 Koma bei zerebralen Affektionen

G. Baumgartner

Das *primär zerebrale Koma* läßt sich in akut einsetzende, meist gefäß- oder traumatisch bedingte komatöse Zustände (zerebrale Gefäßinsulte, Enzephalorrhagien, Trauma) und protrahiert sich entwickelnde Bewußtseinseinschränkungen bei verschiedenen Hirnprozessen (Tumoren, Meningo-Enzephalitiden) differenzieren (s. Tab. 36.1).

Akut einsetzende Bewußtseinsverluste längerer Dauer treten bei den verschiedenen Formen zerebraler *Gefäßkomplikationen* auf. Läßt sich im akuten Zustand eine durchgehende Hemiplegie und eine Blickdeviation nach der Gegenseite der Lähmung nachweisen, so ist eine Läsion im Bereich der Arteria carotis interna der Gegenseite wahrscheinlich. „Der Kranke sieht den zerebralen Herd an." Der Mund ist nach der gesunden Seite verzogen, er „raucht die Pfeife" auf der kranken Seite. Ist die Symptomatik an Hirnnerven und Extremitäten gekreuzt, so spricht dies für eine Schädigung im Versorgungsbereich der Arteria vertebralis bzw. basilaris. Hierbei kann eine Augendeviation zur gesunden Seite bestehen. Da Blickdeviationen nicht regelmäßig auftreten und eine Halbseitensymptomatik im Koma häufig schwer und oft nur zweifelhaft nachweisbar ist, – der Babinski kann allein durch eine komabedingte spinale Entkoppelung doppelseitig positiv sein – sind im Zweifelsfalle stets eine akute Hypoglykämie und Elektrolytentgleisungen auszuschließen. Bei Annahme eines primär zerebralen Komas ist zwischen einer *intrakraniellen Blutung* und einer *Enzephalomalazie* zu differenzieren.

Intrakranielle Blutungen

Bei den *intrakraniellen Blutungen* stehen die *Enzephalorrhagie* bei Hypertonikern (häufig im Alter zwischen 45 und 60 Jahren) und die *Subarachnoidalblutung* durch Ruptur arterieller Aneurysmen mit Auftreten in jedem Alter differentialdiagnostisch im Vordergrund. Die Symptome nach Gefäßrupturen infolge länger anhaltender Hypertonie setzen in der Regel plötzlich ein. Das Koma ist tief, die Temperatur oft erhöht. Größere Blutungen gehen bevorzugt von strio-pallidären Ästen der Arteria cerebri media aus, verursachen daher eine Läsion im Bereich der inneren Kapsel und der Stammganglien, was die dabei häufig durchgehende Hemiplegie erklärt. Wesentlich seltener sind Blutungen ins Cerebellum und in die Brücke. Protrahiertes Auftreten mit Tumorsymptomatik ist aber auch bei kleineren intracerebralen Blutungen durch Entwicklung eines perifokalen Ödems möglich. Ebenso können sich ischämische Insulte schlagartig manifestieren, so daß eine Differenzierung von Blutung und Infarkt ohne Zusatzinformation (Fundus hypertonicus, längere Hypertonieanamnese mit vorausgehendem Schwindel, Nachlassen des Gedächtnisses und Kopfschmerzen als Ausdruck einer hypertonen Enzephalopathie) nicht möglich ist. Der Liquorbefund hängt davon ab, ob die Blutung Anschluß an den Liquorraum gefunden hat. Er kann wie auch bei einem ischämischen Infarkt normal sein oder eine leichte Pleocytose und Eiweißvermehrung zeigen. Bei Durchbruch in die Ventrikel oder in die Subarachnoidalräume wird der Liquor blutig.

Ventrikeldurchbruch führt zu einer Verstärkung der klinischen Erscheinungen. Das Koma wird tiefer, die Atmung wird unregelmäßig, die Temperatur kann ansteigen. Manche Patienten zeigen eine Areflexie, andere tonische Streckkrämpfe.

Blutiger Liquor sichert immer die Diagnose einer *Subarachnoidalblutung*. Bei der primären Subarachnoidalblutung infolge Ruptur eines *kongenitalen*, *arteriellen* (Abb. 36.1) oder eines *mykotischen* Aneurysmas, bei Leukämien, allgemeiner hämorrhagischer Diathese oder unter Antikoagulation wird in der Regel

Tabelle 36.1. Koma bei zerebralen Affektionen

a) *Gefäßbedingt*
   Enzephalorrhagie
   Enzephalomalazie (Thrombose, Embolie inkl. Luft- und Fettembolie)
   Subarachnoideale Blutung
   Subdurales und epidurales Hämatom
   Hirnsinusthrombose
b) *Andere Ursachen*
   Hirntumoren
   Hirnabszeß
   Meningitiden (s. auch Status febrilis)
   Enzephalitiden (s. auch Status febrilis)
   Trauma
   – Commotio cerebri
   – Contusio cerebri
   – Subdurales und epidurales Hämatom
c) *Abnorme Schlafzustände*
   – Kleine-Levin-Syndrom
   – Basilarisinsuffizienz

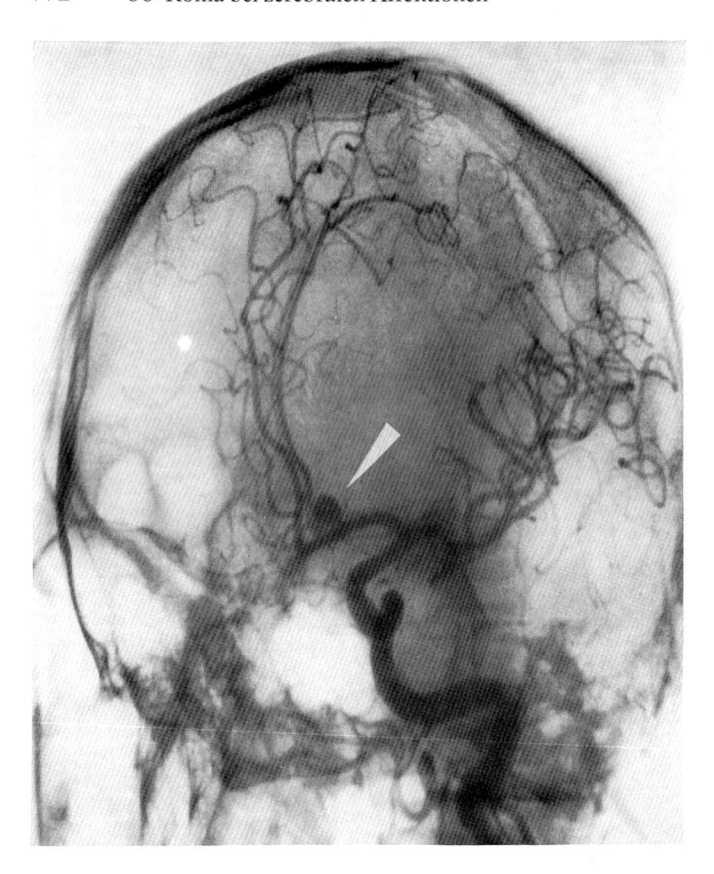

Abb. 36.1. Sackförmiges Aneurysma im Winkel A. cerebri anterior und A. communicans anterior (linksseitiges Karotisangiogramm). 36j. Mann mit plötzlich auftretender Bewußtlosigkeit, anschließend heftigste Kopfschmerzen und Somnolenz; frisch blutiger Liquor. Nach intrakranieller Abklippung beschwerdefrei

über plötzlich auftretende heftige Kopfschmerzen, häufig ausstrahlend in den Hinterkopf und Nacken, geklagt. Es kommt zu einem sich schnell entwickelnden Meningismus. Koma und hemiplegische Symptome durch Einwühlung der Blutung in die Hirnsubstanz sind möglich, aber nicht die Regel. Dabei ist wichtig zu wissen, daß der Meningismus mit zunehmender Komatiefe nachläßt.

Frisch blutiger Liquor ist vom xanthochromen Liquor zu unterscheiden, wie er bei Pachymeningosis hämorrhagica, subduralen Hämatomen, nach Hirnkontusionen, Sinusthrombosen, Liquorraum-nahen hämorrhagischen Infarkten und auch nach Subarachnoidalblutungen, die erst Tage nach der Blutung punktiert werden, gefunden wird. Frisch blutiger Liquor ist stets von einer artefiziellen Blutung zu differenzieren. Wird sofort zentrifugiert und ist der Liquor xanthochrom, ist eine alte Blutung sicher. Bei Punktion unmittelbar nach der vermuteten Blutung ist diese Differenzierung jedoch nicht zuverlässig (s. Tab. 36.2).

Enzephalomalazie

Die Enzephalomalazie verläuft öfter weniger stürmisch als die Enzephalorrhagie. Das Koma ist weniger tief, die Kranken sind oft nur soporös. Häufig setzen die Erscheinungen nicht schlagartig ein, sondern entwickeln sich allmählich bzw. stufenförmig. Betroffen werden vorwiegend Kranke über 60 Jahre mit starker allgemeiner Arteriosklerose, bei denen aber oft der Blutdruck nur wenig erhöht ist, aber auch normal oder erniedrigt sein kann. Die Lähmungserscheinungen weisen oft auf einen ausgedehnten zerebralen Herd hin, z.B. Paralyse der ganzen rechten Seite und gleichzeitige Aphasie, was für einen keilförmigen zerebralen Infarkt infolge Ausfall eines größeren Astes der Arteria cerebri media mit Rindenbeteiligung spricht. Besteht bei solchen massiven Lähmungen kein tiefes Koma, handelt es sich fast immer um eine Enzephalomalazie und nicht um eine Blutung. Beiden Zuständen liegt in der Regel eine Arteriosklerose zugrunde (s. Tab. 36.2).

Die *Insulte* im Bereich der *Medulla oblongata, Pons* und des *Mittelhirns* gehen mit gekreuzter Symptomatik und in der Regel ohne Bewußtseinsverlust einher. Nur bei *Basilaristhrombosen* mit doppelseitiger Unterbrechung der Formatio reticularis kommt es zum Koma, oft in Form eines *Coma vigile*, d. h. eines akinetischen Mutismus, eines Zustandes, bei dem die Patienten abgesehen von den offenen und häufig umherblickenden Augen bei relaxierter Muskulatur keine weitere Reaktion zeigen und auch durch afferente Reize nicht weiter erweckbar sind.

Die Symptomatik eines zerebralen Insultes zeigt lediglich den Ort der Auswirkung der Durchblutungsstörung, nicht aber die Lokalisation des Gefäßverschlus-

Tabelle 36.2. Differentialdiagnose der häufigsten Ursachen der Apoplexie

	Hirnblutung	Thrombose-Malazie	Embolie
Anamnese	Hypertonie +	bei unter 60j. oft schwere Raucher Hypertonie (+)	Vitium
Alter	45–60j.	oft über 60j.	nicht altersabhängig
Auftreten	Plötzlich, oft nach Anstrengung	allmählich, oft vorausgehende Prodrome	plötzlich
komatös	+	− (+)	unbestimmt
Halbseitensyndrom	+	+	+
Hirndruckerscheinungen	+	−	−
Augenfundus	Fundus hypertonicus	normal oder allgemeine Sklerose	normal
Liquor	blutig (nicht obligat)	nicht blutig, gelegentlich xantho-chrom	normal

ses an. Eine typische Kapselhemiparese kann durch einen Verschluß eines strio-pallidären Astes der Arteria cerebri media, der Arteria cerebri media selbst oder aber auch der Arteria carotis interna bzw. communis bedingt sein. Da *extrakranielle Karotisstenosen* chirurgisch beseitigt werden können, ist bei transitorischen Insulten und kurzdauernder Bewußtlosigkeit ohne wesentlichen bleibenden neurologischen Ausfall stets eine sorgfältige Gefäßdiagnostik mit Ultraschalldopplersonographie mit Untersuchung der Orbitadurchblutung und je nach Situation auch eine Karotisangiographie mit Darstellung der Bifurkation erforderlich.

Ätiologisch sind die meisten zerebralen Infarkte bei älteren Leuten Folge einer *zerebralen Arteriosklerose*. Bei jüngeren Patienten sind Durchblutungsstörungen bei *spezifischer Arteriitis* (Lues), bei *Kollagenosen* (Periarteriitis nodosa, Erythematodes), bei entsprechenden peripheren Hinweisen eine Thrombangitis obliterans und bei jüngeren Frauen eine *Takayasu-Arteriitis*, eine *fibromuskuläre Hyperplasie* der Karotis und neuerdings auch Gefäßkomplikationen durch Antikonzeptiva zu differenzieren. Außerdem ist bei Vorliegen von Herzfehlern an *kardiogene Embolien*, bei entsprechender Vorgeschichte an *Gas- und Fettembolien* zu denken. Gasembolien entstehen bei zu rascher Dekompression aus Überdrucksystemen, vor allem bei Unterwasserbaustellen durch Blasenbildung des absorbierten Stickstoffes. Fettembolien sind die Folge ausgedehnter Frakturen. Sie werden in der Regel durch vorausgehende Dyspnoe, Tachykardie, Zyanose eingeleitet. Die Diagnose ist gesichert, wenn am 3. Tag gelbliche Petechien am oberen Stamm sowie in den Konjunktiven und am Augenhintergrund auftreten.

Komatöse Zustände bei raumfordernden und entzündlichen intrakraniellen Prozessen sowie bei venösen Abfluß-Störungen

Blutungen in *Tumoren* können gelegentlich durch eine akut einsetzende Symptomatik einen vaskulären Insult bzw. eine intrazerebrale Blutung vortäuschen und auch das Koma infolge eines epiduralen Hämatoms oder nach akuten subduralen Hämatomen kann sich subakut entwickeln. In der Regel kommt es aber bei intrakraniellen Raumforderungen über eine *langsam zunehmende Bewußtseinstrübung* nach vorausgehenden Hirndrucksymptomen (Stauungspapillen, Erbrechen, einleitende Kopfschmerzen, später allgemeine psychische Verlangsamung und affektive Nivellierung) und progressiv neurologischen Ausfällen bzw. auch fokalen oder generalisierten Krampfanfällen zum Koma. Der eigentliche Übergang ins Koma kann bei plötzlichen Mittelhirneinklemmungen relativ akut erfolgen. Röntgenologisch können sich bei längerer Vorgeschichte eine Drucksella mit Entkalkung des Dorsum sellae und der Clinoidfortsätze, ein Wolkenschädel, Arrosionen oder Ausbeulungen der Ka-

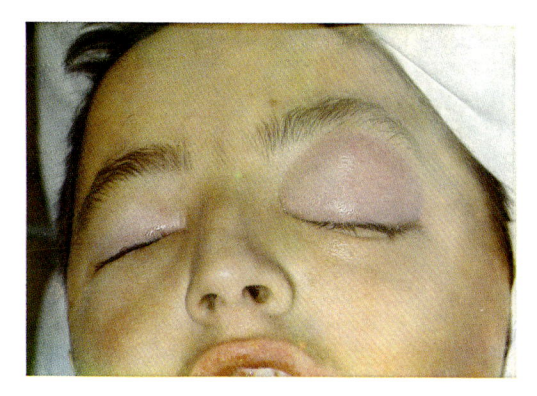

Abb. 36.2. Beidseitiges Lidödem bei Sinus-cavernosus-Thrombose. 18j. Mann

lotte durch den Tumor selbst (Meningeom) oder Tumorverkalkungen (Oligodendrogliom) finden.

Hirnabszesse können mit einer ähnlichen Symptomatik einhergehen und sind differentialdiagnostisch, wenn kein subakuter Verlauf vorliegt und Begleitbefunde fehlen, oft klinisch kaum abzugrenzen. Hämatogene Abszesse bei Bronchiektasen, Lungenabszessen, Endokarditis, Aktinomykosen sind oft multipel. Fortgeleitete Prozesse bei Stirnhöhlen- und Mittelohrinfektionen bzw. auch Schädelbasisfrakturen sind ebenso wie die Abszesse nach offenen Schädelhirnverletzungen in der Regel solitär. Sie können vor allem nach Schädelhirnverletzungen auch mit langer Latenz von Monaten und Jahren manifest werden. Eine Leukozytose ist nicht obligat und bei abgekapselten Abszessen kann auch eine Pleozytose im Liquor fehlen.

Sinusthrombosen kommen nach schweren Allgemeinerkrankungen, postpartal, bei Furunkulosen im Bereich der Oberlippe und bei Mittelohraffektionen vor. Ist der Sinus cavernosus betroffen, so ist die Diagnose durch die lokale Stauung im Orbitabereich mit Schwellung der Augenlider naheliegend (Abb. 36.2). Bei Thrombose des Sinus longitudinalis sagittalis kann es durch Rückstau in die Hemisphäre mit Ausfall vor allem im parasagittalen Hemisphärenbereich zu Paraparesen und bei weiterer Ausdehnung mit Ödembildung zu zunehmender Bewußtseinseinschränkung kommen. Gelegentlich treten Anfälle auf. Der Liquor ist häufig xanthochrom.

Enzephalitiden und *Meningo-Enzephalitiden* gehen ebenfalls häufig mit zunehmender Bewußtseinseintrübung bis zum Koma, letztere im Beginn gleichzeitig mit Meningismus einher. Dabei kann sich vor allem bei bakteriellen Meningo-Enzephalitiden (Meningokokken, Pneumokokken) die Bewußtseinsstörung ungewöhnlich rasch entwickeln, so daß differentialdiagnostisch eine Subarachnoidalblutung erst durch den Liquor auszuschließen ist. Granulomatöse Enzephalitiden unbekannter Ursache (Behçet-Syndrom, retikulo-histiozytäre Enzephalitis, Sarkoidose) führen gelegentlich zu langsam progressiven Bewußtseinseinschränkungen. Bei Bewußtseinsstörungen mit unklaren entzündlichen Liquorbefunden ist also eine möglichst breit angelegte neurologische und bakterielle Untersuchung inkl. Komplement- und Agglutinationsteste erforderlich.

Die sogenannte *Pseudoencephalitis hämorrhagica superior (Wernicke)* der chronischen Alkoholiker infolge perivaskulärer Blutungen und Hyperplasien des Gefäßbindegewebes vor allem im Mittelhirn, Hypothalamus und in den Corpora mamillaria geht mit Augenmuskelparesen, Ataxie und Somnolenz sowie häufig auch mit einer Korsakow-Psychose einher. Sofern ein Koma auftritt, ist die Prognose stets zweifelhaft. Die Erkrankung ist nicht nur alkoholbedingt, sondern tritt auch bei chronisch konsumierenden Erkrankungen verschiedenster Genese auf.

Die *akute hämorrhagische Enzephalitis des Erwachsenen* (Strümpell) tritt im Gefolge akuter Infektionskrankheiten (Scharlach, Meningitis, Pneumonie, Typhus, Parotitis epidemica, Herpes zoster, Influenza usw.) selten autochthon auf. Sie kommt auch als Schwangerschaftsenzephalitis vor. Hohe Temperaturen, starke Kopfschmerzen, hemiplegische Störungen, Bewußtlosigkeit und äußerst schlechte Prognose charakterisieren das Bild.

Traumatisch bedingte Hirnschädigungen mit Bewußtlosigkeit sind in der Regel durch die Begleitumstände leicht zu erkennen. Schwierigkeiten treten auf, wenn über ein Trauma nichts bekannt ist oder das Trauma durch einen apoplektischen Insult verursacht wurde.

Eine einfache *Commotio cerebri* ist durch eine sofortige Bewußtlosigkeit mit meist kurzer retrograder Amnesie charakterisiert. Die Bewußtlosigkeit kann Sekunden bis mehrere Stunden andauern. Häufig kommt es anschließend zu Erbrechen. Eine Commotio cerebri hinterläßt keine neurologischen Befunde und nach Abklingen der Allgemeinveränderungen im akuten Stadium keine EEG-Veränderungen.

Treten neurologische Herdzeichen nach einem Kopftrauma auf oder lassen sich nach Abklingen der Bewußtlosigkeit Herdveränderungen im EEG nachweisen, so liegt eine *Contusio cerebri* vor. Die Contusio cerebri kann aber auch ohne Bewußtlosigkeit einhergehen und das Fehlen neurologischer Symptome schließt eine Contusio in einer neurologisch stummen Hirnregion nicht aus. Da sich fokale EEG-Veränderungen wieder zurückbilden können und für die akute Phase häufig kein EEG vorliegt, wird die Diagnose einer Contusio cerebri oft problematisch. Wir nehmen daher bei mehr als 6stündiger Bewußtlosigkeit an, daß eine Contusio cerebri vorgelegen hat. Diese Annahme trifft nicht immer zu, ist aber pragmatisch bewährt. Treten protrahiert amnestische Intervalle über Tage und anhaltende Bewußtseinsveränderungen auf, so ist eine Contusio cerebri gesichert. Vertieft sich das Koma nach einem Hirntrauma in den ersten Stunden oder tritt nach Erwachen aus der Bewußtlosigkeit mit Latenz von Stunden bis wenigen Tagen eine erneute progressive Bewußtseinseinschränkung ein, so besteht Verdacht auf ein *epidurales Hämatom* infolge Blutung aus eingerissenen Meningica-Ästen (Fraktur) oder auf ein *perakutes subdurales Hämatom* infolge arterieller Blutungen aus Gefäßen der Hirnoberfläche bei ausgedehnten Gewebszertrümmerungen und gleichzeitiger Schädigung der Subarachnoidea. Eine kontinuierliche Kontrolle frisch Bewußtloser (Blutdruck, Atmung, Pupillen) ist daher unerläßlich, da beide Hämatome chirurgisch kontrollierbar sind und die Diagnose durch Echo-Enzephalogramm und Angiographie vor Entwicklung einer lichtstarren Pupille und Streckkrämpfen infolge einer Mittelhirneinklemmung erfolgen muß.

Subdurale Hämatome, die durch Abriß von Brückenvenen entstehen, zeigen in der Regel eine etwas protrahierte bis chronische Symptomatik. Das akute subdurale Hämatom folgt der Hirnkontusion mit einer

Latenz von Tagen, und die Bewußtseinsveränderung kann bei einer postkontusionellen Psychose schwer differenzierbar sein. Chronische subdurale Hämatome können mit Latenzen von Wochen bis Monaten nach einem Trauma manifest werden. Nicht selten wird das Trauma von dem oft schon psychisch alterierten Patienten nicht mehr erinnert. *Chronische Subduralhämatome* können nach Bagatelltraumen bei älteren Patienten und insbesondere bei Alkoholikern oder unter Antikoagulation auftreten.

Ebenso wie beim epiduralen Hämatom kann auch beim akuten subduralen Hämatom ein sogenanntes freies Intervall fehlen. Hier wie dort ist die zunehmende Bewußtseinseintrübung das führende Symptom. Chronische subdurale Hämatome sind fast regelmäßig durch meist einseitige, zunehmende Kopfschmerzen, häufig fluktuierende Bewußtseinsveränderungen mit leichter Somnolenz und zwischenzeitlichen Wachphasen charakterisiert. Der Patient wirkt in diesen oft eigentümlich gleichgültig gegenüber seiner Erkrankung und mürrisch gegen die Umgebung. In dieser Phase findet sich bei einer Liquorpunktion nicht selten ein Unterdrucksyndrom und Xanthochromie. Klarer Liquor schließt aber ein subdurales Hämatom nicht aus, und xanthochromer Liquor ist auch bei einer Contusio cerebri ohne Hämatom die Regel. Auch ohne zusätzliche Halbseitensymptomatik ist bei einer derartigen Vorgeschichte die Carotisangiographie stets indiziert. Die Seite wird dabei von der Lokalisation der Kopfschmerzen oder einer evtl. EEG-Veränderung (Alpha-Abflachung) bzw. echoenzephalographisch durch Nachweis einer Mittellinienverschiebung bestimmt. Die meisten subduralen Hämatome liegen über der Konvexität. Frontal und okzipital gelegene Hämatome kommen jedoch vor, was bei der Angiographie zu berücksichtigen ist. Ebenso gibt es selten subdurale Hämatome über dem Cerebellum, die unter der Symptomatik eines Tumors der hinteren Schädelgrube manifest werden. Im weiteren Verlauf führt das subdurale Hämatom zu Hemiparesen, selten auch zu aphasischen Störungen. Beim chronischen subduralen Hämatom kommt es häufiger als beim akuten zu Stauungspapillen und Anfällen. Subdurale Hämatome sind nicht selten doppelseitig. Bei einem größeren subduralen Hämatom ohne Mittellinienverschiebung ist daher immer auch die Gegenseite angiographisch zu kontrollieren.

Abnorme Schlafzustände

Episodisch gesteigertes Eßbedürfnis mit bis zu mehrtägigen Schlafphasen, während der die meist jungen Männer nur kurz erwachen, um ungezügelt große Mengen zu essen und zu trinken, sind als *Kleine-Levin-Syndrom* bekannt. Ebenso kommen protrahierte Schlafphasen bei der Basilarismigräne junger Mädchen und bei *Basilarisinsuffizienzen* älterer Leute vor.

Literaturauswahl

Bischoff, A., L. Zöbeli-Vassalli: Der bluthaltige Liquor. Schweiz. med. Wschr. 96 (1966) 105
Bodechtel, G.: Differentialdiagnose neurologischer Krankheitsbilder. 3. Aufl. Thieme, Stuttgart 1974
Kessel, F.K.: Neuro-Traumatologie. Bd. I: Die frischen Schädel-Hirn-Verletzungen. Urban & Schwarzenberg, München 1969
Mumenthaler, M.: Neurologie 3. Aufl. Thieme, Stuttgart 1970
Scheid W. (Hrsg.): Lehrbuch der Neurologie. Thieme, Stuttgart 1968

37 Differentialdiagnose anfallsweise auftretender Erkrankungen

G. Baumgartner und G. Siegenthaler

Als *Anfallskrankheiten* wird eine Krankheitsgruppe zusammengefaßt, deren *Symptomatologie* innerhalb kurzer Zeit (Sekunden, Minuten bis längstens Stunden) einsetzt und wieder abklingt und eine ausgesprochene Wiederholungstendenz mit gleichförmiger Verlaufscharakteristik zeigt. Nach Abklingen des Anfalles ist subjektiv in der Regel der Vorzustand wieder hergestellt. Vorbestehende, als Anfallsursache in Frage kommende oder danach bleibende organische Veränderungen fallen nicht unter den Anfallsbegriff. Der Anfall ist also lediglich eine *Episode* im ganzen Krankheitsgeschehen. Im Vergleich zu den *Schubkrankheiten* ist das Geschehen bei Anfallskrankheiten akuter und flüchtiger. Auch Schubkrankheiten sind Ausdruck eines phasenweise latenten Grundleidens (chronisch-progressive Polyarthritis, Tuberkulose, multiple Sklerose usw.). Bei der Schubkrankheit wird aber meist der Vorzustand nach dem akuten Krankheitsgeschehen nicht wieder ganz erreicht oder bleibt die Immunitätslage verändert.

Anfallskrankheiten können pathophysiologisch unterschiedlich bedingt sein. Die Berechtigung, sie dennoch in einem Kapitel zusammenzufassen, ergibt sich aus der praktischen Bedeutung am Krankenbett. Das vorliegende Kapitel ist als synoptische Darstellung zur raschen Orientierung gedacht. Einzelheiten sind in den entsprechenden Kapiteln nachzulesen.

Einteilung nach pathophysiologischen Mechanismen

Pathophysiologisch sind folgende Mechanismen am häufigsten:

1. Änderung der Reizschwelle
a) *Herabsetzung* für physiologische oder übersteuerte Beantwortung pathologischer Reize (z.B. Epilepsie, Narkolepsie, manche kardiovaskulär bedingte Bewußtseinsverluste, Karotissinussyndrom, peripherer Vasomotorenkollaps, Husten- oder Lachschlag, Neuralgien).
b) *Heraufsetzung* der Reizschwelle (z.B. Überleitungsstörung, Adams-Stokes-Anfälle).

2. Intermittierende Durchblutungsstörungen. Mikroembolien bei Karotisstenosen, Subclavia-Steal-Syndrom (Subclavia und Analogon der Mesenterica inferior s. S. 500), Durchblutungsstörungen im Basilarisbereich bei Kopfdrehung.

3. Allergien: Bronchialasthma, Urtikaria.

4. Stoffwechselkrankheiten mit Ausschüttung oder Ablagerung von Stoffwechselprodukten sowie Änderungen des biochemischen Milieus (Gicht, Phäochromozytom (Adrenalin-Noradrenalin)), Insulom (Hypoglykämie), Karzinoid (Serotonin), Mastozytose = Urticaria pigmentosa (Histamin), Porphyrie, Tetanie, paroxysmale Lähmung (Hypo- und Hyperkaliämie).

5. Intermittierend auftretende **mechanische Einflüsse** (Diskushernie, Speichelstein, Spontanpneumothorax, Vorhoftumoren, Gallensteine, Nierensteine, Blutgerinnsel in Harnleiter, Pankreassteine, intermittierender Darmverschluß (z.B. bei Neurofibromatose (Morbus Recklinghausen), Briden).

6. Intermittierende **Entzündungen** mit Fieberanfällen, z.B. Kolondivertikulitis, Meckelsches Divertikel, Glaukom, peribronchiektatische Pneumonie, Malaria, Bilharziose, Febris periodica.

7. Plötzliche Änderungen der **Gemütsstimmung:** Wutanfall, depressive Verstimmung und abnorme Reaktionen (hysterische Anfälle).

8. Plötzliche Änderung der **vegetativen Regulation:** Koronarspasmen, intestinale Spasmen (z.B. Kardiospasmus), Paalsche Gefäßkrisen mit Blutdruckschwankungen, Migräne, Menière.

Ausgangspunkt bzw. symptombestimmend für Anfallserkrankungen können daher folgende *Organe* sein:

Zentrales Nervensystem: Epilepsien, intermittierende ischämische Attacken bei Karotisstenose, Subclavia-Steal-, Karotissinussyndrom, Neuralgien, tabische Krisen.

Peripheres Nervensystem: Radikuläre Schmerzattacken bei Diskushernien, Schmerzattacken bei peripheren Nervenerkrankungen und Verletzungen.

Labyrinth: Menière-Attacken.

Muskeln: Hypo- und hyperkaliämische Lähmung.

Respirationstrakt: Laryngospasmus, Bronchialasthma, rezidivierender Spontanpneumothorax, Hustenanfälle (auf Grund verschiedener Ursachen), Lungenembolie.

Herz: Rhythmusstörungen: Tachykardie, Extrasystolie en salves, paroxysmales Vorhofflimmern, paroxysmale Tachykardie, Angina pectoris (funktionell und auf Grund einer Koronarsklerose), rezidivierende akute Herzdekompensation (Lungenödem), Vorhoftumoren.

Verdauungstrakt: Speichelsteine, Gallensteine ver-

schiedener Lokalisation, rezidivierende Pankreatitis, intermittierender Darmverschluß (Briden, Meckelsches Divertikel, Morbus Recklinghausen bei Lokalisation der Fibroneurinome im Darm). Intermittierende Kolondivertikulitis, Karzinoid, Insulom. *Endokrines System:* Nebenniere (Phäochromozytom).
Haut: Urtikaria. Urticaria pigmentosa.

Einteilung nach den führenden klinischen Symptomen

Es gibt bei den Anfallskrankheiten *führende Symptome*, von denen im Einzelfall die Differentialdiagnose ausgehen wird:
1. *Kurzdauernde Bewußtlosigkeit,*
2. *Krämpfe* (Konvulsionen) mit und ohne Bewußtlosigkeit,
3. *Temperatursteigerungen,*
4. *Lähmungen,*
5. *Dyspnoe,*
6. *Schmerz,*
7. Allgemeines *Unwohlsein* (anfallsartiges schlechtes Befinden).

Anfälle mit kurzdauernder Bewußtseinseinschränkung

Hier handelt es sich meist um epileptische Aequivalentanfälle (s. S. 759), amnestische Perioden bei Basilarisinsuffizienz, Karotissinussynkopen, orthostatische Synkopen, narkoleptische Episoden und flüchtige Bewußtseinsstörungen bei metabolischen Erkrankungen (z.B. Hypoglykämie). Häufig wird eine derartige Attacke lediglich als ein kurzes Unwohlsein empfunden, eine Bewußtseinseinschränkung gar nicht realisiert und entsprechend auch nicht geklagt.

Anfälle mit Krämpfen (Konvulsionen)

Bei generalisierten Anfällen mit *Krämpfen*, die in der Regel mit Bewußtlosigkeit einhergehen, ist in erster Linie an eine *zerebrale* Erkrankung zu denken. Im Vordergrund der differentialdiagnostischen Überlegungen stehen die verschiedenen Formen der *Epilepsie* (s. S. 758), wobei die *essentiellen* von den *symptomatischen* Epilepsien abzugrenzen sind. Bei den symptomatischen Formen ist zwischen den *angeborenen* bzw. *früh erworbenen* und durch eine *Neuerkrankung* bedingten epileptischen Anfällen zu unterscheiden. Für kongenitale Formen sprechen Veränderungen des Habitus (Mikrozephalie), Bournevillesche Krankheit, bei welcher die Epilepsie mit Debilität, spastischer Paralyse und seborrhoischen Adenomen an den Wangen, evtl. noch mit anderen Abnormitäten an der Haut und dem Knochensystem kombiniert ist, Sturge-Webersche Krankheit (s. S. 735). Residualepilepsien nach zerebralen Geburtsschäden gehen gelegentlich auch mit Körperasymmetrien oder zerebralen Lähmungen einher.

Bei den nicht *kongenitalen zerebralen Erkrankungen* mit symptomatischen epileptischen Anfällen kommen intrakranielle *Tumoren* und zwar sowohl *primäre* Gehirntumoren wie *Metastasen* (Bronchialkarzinom, Mammakarzinom, Hypernephrom, Genitalkarzinome der Frau, Schilddrüsen- und Prostatakarzinome u.a.) sowie *entzündliche intrakranielle Erkrankungen* in Frage (Meningitis, Enzephalitis, Abszeß, Lues, Malaria, Zystizerkus, Echinokokkus, Tuberkulose). Bei vorausgegangenen Schädelhirntraumen ist eine *traumatische Epilepsie* zu erwägen. Gelegentlich kommt es auch zu Anfällen im Rahmen von *Kollagenosen* (Periarteriitis nodosa, Erythematodes).

Sekundär zerebrale Krampfanfälle treten auf kardiovaskulärer Grundlage bei Thrombosen, Blutungen, Embolie, hypertensiver Enzephalopathie und Durchblutungsstörungen bei gefäßbedingten und primären Herzkrankheiten (Adams-Stokes-Syndrom, paroxysmale Tachykardie, Vorhofflimmern mit Embolien) auf. Ebenso werden *Synkopen* mit längerdauerndem Blutdruckabfall (z.B. orthostatische Synkope, Karotissinus-Syndrom und Husten-Lachschlag) gelegentlich von zerebralen Krämpfen begleitet. Zerebrale Anfälle kommen ferner bei *endo- und exogenen Intoxikationen* und endokrinen Dysregulationen vor:

Pseudourämie bei akuter Nephritis (s. S. 614) oder *echte Urämie* mit Azotämie.
Hypoglykämie (s. S. 761).
Cholämie bei akuter Leberatrophie (s. S. 589).
Vergiftungen mit *Schwermetallen* (Arsen, Gold) sowie *Alkoholintoxikation* und *Schlangengifte.*
Hitzschlag.

Hysterische Anfälle sind in der Regel von großen zerebralen Krampfanfällen zu unterscheiden. Differentialdiagnostisch schwierig ist hier oft die Abgrenzung von temporalen Äquivalentanfällen oder der primären Hyperventilationstetanie (s. S. 708).

Anfälle mit Temperatursteigerungen

Die Anfälle mit Temperatursteigerungen lassen sich nicht scharf gegenüber den Fieberschüben abgrenzen, obwohl man unter Fieberschub im allgemeinen länger dauernde Fieberverläufe versteht als unter einem Fieberanfall. Die Übergänge sind hier besonders fließend. In diese Gruppe gehören alle Krankheiten mit rezidivierenden Temperatursteigerungen, die auf S. 157f. beschrieben sind. Ferner machen alle Infektionen mit Schüttelfrösten anfallsartige Fieberschübe (s. S. 162). Besonders zu erwähnen sind das urogenital bedingte Fieber (vor allem auch das Katheterfieber), die Kolondivertikulitis, die peribronchiektatischen Pneumonien, Malaria, Bilharziose sowie alle Formen von Febris periodica (s. S. 158). Auch Tumorfieber kann anfallsartig auftreten.

Anfälle mit Lähmungen

Die anfallsartigen Lähmungen sind immer kurzdauernd (Sekunden bis wenige Stunden). Prototyp ist die familiäre, paroxysmale, hypo- bzw. hyperkalämische Lähmung. Diese Krankheitsbilder sind selten und auf S. 747 beschrieben.
Kurzdauernde Lähmungen von anfallsartigem, rezidivierendem Charakter kann man bei Erkrankungen der Gehirngefäße (transitorisch-ischämische Attacken) beobachten. Früher dachte man bei jüngeren Individuen in erster Linie an Arteriitis luica, heute an arterielle Verschlußerkrankungen mit Karotisstenosen. Auch die Encephalomalacia hypertensiva und die Polyglobulie können ähnliche Bilder machen. Tritt die Lähmung während Arbeit mit dem linken oder auch (seltener) rechten Arm auf, denke man an das Subclavia-Steal-Syndrom (s. S. 756). Weil Gefäßerkrankungen, sofern ein anderer Mechanismus nicht offensichtlich ist, die häufigste Ursache sind, gehört zur Abklärung rezidivierender Lähmungen in jedem Fall eine intensive Gefäßdiagnostik.

Anfälle mit Dyspnoe

Tritt plötzlich oder innerhalb kurzer Zeit Dyspnoe auf, kann es sich um a) eine Erkrankung des *Respirationstraktes*, b) des *kardiovaskulären Systems* oder c) um eine *Störung des emotionalen Gleichgewichtes* handeln.
a) Beim **Respirationstrakt** ist heute eine Verlegung der oberen Luftwege durch diphtherische Membranen (*Erstickungsanfall bei Croup*) äußerst selten. Bei Entzündung der oberen Luftwege ist, allerdings nur bei Kindern, der *Pseudocroup* häufiger. Beim Erwachsenen muß beim plötzlichen Auftreten von Dyspnoe mit heftigen Hustenanfällen an das merkwürdige Krankheitsbild des *Bronchialkollapses* (s. S. 212) gedacht werden. Die Abklärung mit dem Tiffeneau-Test ist meist entscheidend. Dieses Krankheitsbild muß besonders beachtet werden, wenn über den Lungen wenig trockene Rasselgeräusche zu hören sind. In der Regel sind bei einem Dyspnoe-Anfall über beiden Lungen reichlich trockene und wenig feuchte Rasselgeräusche hörbar, was auf die häufigste Ursache solcher Anfälle, das *Asthma bronchiale* (s. S. 205), hinweist.
Ein anfallsartiges Bild wird auch durch einen *Pneumothorax* ausgelöst, sei er nun idiopathisch oder symptomatisch (s. S. 332). Die Dyspnoe ist, wenigstens unmittelbar nach Krankheitsbeginn, oft sehr ausgesprochen, die Schmerzen treten zurück. In der Regel handelt es sich um jüngere Menschen. Auch Greise können allerdings betroffen sein. *Bronchialverschlüsse* durch Fremdkörper oder Schleim mit sekundärer *Atelektase* können ein ähnliches Bild zeigen. Im ersten Fall zeigen die Lungen perkutorisch einen hohen Schachtelton, vor dem Röntgenschirm sind sie hell, im zweiten gedämpft und verschattet.

Lungenembolie. Plötzlich auftretende Dyspnoe, oft vergesellschaftet mit atemsynchronen Schmerzen, kommt bei *kleinen, peripheren Lungenembolien* vor. Differentialdiagnostisch muß dabei auch an die Bornholmsche Krankheit gedacht werden. *Große, zentrale Lungenembolien* können sich – sofern sie nicht zum sofortigen Tode führen – allein in schwerer Dyspnoe äußern. Die rasch auftretende Halsvenenstauung als Zeichen der Rechtsinsuffizienz und der Blutdruckabfall weisen auf die Schwere des Zustandes hin.
b) Nicht alle anfallsartig auftretenden *kardiovaskulären Störungen* führen zu Dyspnoe, in vielen Fällen ist sie aber wichtigstes Symptom und die anderen subjektiven Empfindungen wie Herzklopfen, Mißempfindungen über der Brust, Beängstigung über den empfundenen Wechsel des Rhythmus des Herzschlages sind dagegen weniger ausgesprochen. Da sich die Symptome überschneiden, seien sie an dieser Stelle gemeinsam aufgeführt.
Bei den **Herzerkrankungen** können vor allem 3 Formen anfallsartig auftreten:
1. die *Stauungsinsuffizienz*,
2. die *Rhythmusstörungen*,
3. die *Angina pectoris*, bei welcher jedoch die *Schmerzen* im Vordergrund stehen, weshalb sie auf S. 313 ausführlicher besprochen ist.

Stauungsinsuffizienz. Bei der Stauungsinsuffizienz tritt die anfallsartig einsetzende Dyspnoe besonders nachts auf, wenn der vermehrte Rückstrom des Blutes von der Peripherie den geschwächten *linken Ventrikel* überlastet. Dyspnoe ist erstes Zeichen eines sich ausbildenden Lungenödems und spricht für *Linksinsuffizienz*, findet sich also vorwiegend bei hypertensiver Myokardiopathie und Aortenvitien. Rezidivierende Anfälle von Lungenödem müssen auch an *Mitralstenose* denken lassen. Besonders stark ist dieser Verdacht auf Grund der Anamnese, wenn noch Zeichen von *rezidivierenden Embolien* im großen Kreislauf angegeben werden.
Auch die *Rechtsinsuffizienz* kann von anfallsartigem Charakter sein.
Das chronische *Cor pulmonale* geht in etwa 40% mit *paroxysmaler nächtlicher Dyspnoe* einher, wobei als Ursache der Dyspnoe weniger die Herzinsuffizienz als Bronchospasmen mit Retention von Bronchialsekret angenommen werden.
Die Unterscheidung der beiden Formen kann bei der ersten Untersuchung Schwierigkeiten bereiten, da die pulmonalen Symptome bei der paroxysmalen Rechts- und Linksinsuffizienz das Bild beherrschen können. Allerdings ist die Art des Sputums eindeutig verschieden und die auskultatorischen Befunde lassen die Unterscheidung bereits am Krankenbett zu (s. S. 219f.).
Linksinsuffizienz: Sputum schaumig-rötlich (hämorrhagisch). Rechtsinsuffizienz: wäßrig-eitrig, weiß.
Rhythmusstörungen. Anfallsartigen Charakter bei Herzkrankheiten oder vegetativen Herzstörungen haben besonders die Rhythmusstörungen. Eigentlich können sozusagen alle Formen paroxysmal auftreten

und damit unter dem Bild einer Herzattacke, d.h. anfallsartig, in Erscheinung treten. Besonders typisch sind *Vorhoftachykardien*. Es bestehen enge Beziehungen zu den sympathikotonen Anfällen. Letztere sind aber gekennzeichnet durch ein paroxysmales *hyperkinetisches Herzsyndrom* (s. S. 262). Wahrscheinlich handelt es sich pathophysiologisch um das gleiche Geschehen, dem aber im Einzelfall verschiedene auslösende Faktoren zu Grunde liegen. Die Tachykardie setzt allmählich, also nicht abrupt, ein, erreicht meist eine Frequenz um 120, die selten unter 100 und nicht über 140 geht. Sie ist regelmäßig. Auskultatorisch ist oft während des Anfalles keine Änderung gegenüber dem Befund zwischen den Anfällen zu beobachten. Bei starken Anfällen tritt oft ein recht lauter 3. Ton (sog. vegetativer Wachtelschlag) auf. Der Blutdruck kann normal bleiben, zeigt aber doch in der Regel Tendenz zu Hypertonie, die recht beträchtlich, vor allem systolisch, aber auch mäßigen Grades diastolisch sein kann. Diese Anfälle werden von bewußter oder unbewußter *Angst* ausgelöst. Es finden sich oft auch andere Zeichen vegetativer Dystonie: gerötete Gesichtshaut, Schweißausbrüche, tiefe Atmung (im Sinne des Effort-Syndroms). Subjektiv empfinden die Patienten vor allem das *Herzklopfen*, aber auch die Tachykardie. Die Anfälle können sowohl im Wachzustand, als auch während des Schlafzustandes auftreten. Nicht immer erinnert sich der Patient an einen vorausgegangenen Angsttraum.

Nach den Anfällen, welche Minuten bis 1 Stunde dauern können, setzt als Folge der hyperkinetischen Herzaktion eine Harnflut niedrig konzentrierten hellen Urins ein. Die Patienten zeigen während der Anfälle starke Anklammerungstendenz an die Angehörigen. Diese Art der sinustachykarden Anfälle ist differentialdiagnostisch vor allem gegenüber einem *Phäochromozytom* abzugrenzen, was sowohl durch die Durchführung des für Phäochromozytom typischen Tests wie auch durch die Suche nach allfälligen psychologischen Hintergründen für die Angstzustände geschieht.

Die eigentliche *paroxysmale Tachykardie* setzt abrupt ein und hört ebenso plötzlich wieder auf. Nur das Elektrokardiogramm erlaubt die Diagnose, von welcher Stelle die Tachykardie ihren Ausgang nimmt (s. S. 263).

Das *Vorhofflimmern* kann während Jahren bis Jahrzehnten paroxysmalen Charakter haben, wobei die Anfälle Sekunden bis Stunden, seltener Tage dauern können. Die Unregelmäßigkeit wird von den Patienten meistens selbst empfunden, wenn auch wie bei regelmäßiger Tachykardie das Herzklopfen als Empfindung im Vordergrund stehen kann (s. S. 270).

Paroxysmales Vorhofflattern kann ohne Elektrokardiogramm vom Flimmern kaum unterschieden werden, wenn auch die Unregelmäßigkeit weniger ausgesprochen ist und fast stets, wenigstens während kurzer Phasen, als Folge einer regelmäßigen Aktion (2:1, 3:1 oder 4:1 Blockierung) beobachtet werden kann.

Die *Extrasystolen* treten zeitweise aus bisher nicht geklärten Ursachen so gehäuft auf, daß sie den Charakter eines kardialen Anfalls annehmen. GALLAVARDIN sprach von „extrasystolie en salves". Nur die Ekg-Diagnose (s. S. 269) erlaubt die Lokalisation und die klinische Bedeutung der Extrasystolen, welche das Bild hervorrufen und sowohl durchaus harmlos, wie auch schwerwiegend sein können, zu bestimmen. Extrasystolen en salves können ganz regelmäßig sein, aber auch, wenn sie polytop und polymorph sind, eine ganz unregelmäßige Herzaktion bedingen, welche klinisch nicht von Vorhofflimmern unterschieden werden kann.

Anfallsweise auftretende Tachykardien, welche ihren Ausgangspunkt von weiter unten gelegenen Zentren nehmen (AV-Knoten, Kammer) sind ebenfalls durch das Ekg diagnostisch zu klären.

Als Herzanfall empfindet ein Patient eine Rhythmusstörung auch, wenn plötzlich infolge einer Überleitungsstörung eine *Bradykardie* einsetzt. Es kommen die verschiedensten *Lokalisationen* der Überleitungsstörung wie auch die unterschiedlichsten Grade der Blockierung (vom harmlosen sinuaurikulären Block bis zum totalen AV-Block mit Adams-Stokesschen Anfällen paroxysmal vor (s. S. 753). Die eingehendere Beschreibung erfolgt im Ekg-Kapitel (s. S. 278ff.).

c) Können weder pulmonal noch kardial irgendwelche Änderungen festgestellt werden, ist das Vorliegen eines *Effort-Syndroms* (s. S. 327), das anfallsweise auftreten kann und eine Dyspnoe verursacht, am wahrscheinlichsten. Der anfallsartige Charakter ist aber nicht obligat.

Schmerzanfälle

Bei den Schmerzanfällen spielt neben dem *Schmerzcharakter* für die Diagnose die *Lokalisation* der Schmerzen die größte Rolle.

Bei **anfallsartigen Kopfschmerzen** steht die Differentialdiagnose zwischen einem *Migräne*anfall (s. S. 172), hohen zervikalen Wurzeleinklemmungen, Störungen der Liquorzirkulation und leichten Subarachnoidalblutungen zur Diskussion. Anfallsartiger Kopfschmerz bei *zervikaler Diskushernie* ist nicht häufig, betrifft vor allem das Hinterhaupt und den Nacken und strahlt in der Regel auch in die Schultern und oft in den oberen Rücken aus. Er ist ausgesprochen von der Bewegung der oberen Halswirbelsäule abhängig. Auch bei der *Arteriitis temporalis* kann der Schmerz, besonders in seiner Intensität, zeitweise anfallsartigen Charakter haben. Bei der *Trigeminusneuralgie* werden die Anfälle durch Berührung von Triggerzonen ausgelöst und dauern Sekunden bis Minuten (s. S. 173). Attacken von Kopfschmerzen kommen auch bei *Hirntumor* vor. Zuerst dauern diese tumorbedingten Kopfschmerzen meist nur einige Sekunden bis einige Stunden. Sie können bewegungsabhängig sein und in Ruhe verschwinden. In späteren Stadien haben diese Kopfschmerzen nicht mehr einen anfallsartigen Charakter, sondern sind kontinuierlich. Der **Glaukom**schmerz ist einseitig und wird vom Kranken selbst meist in die Augen lokalisiert. Der *Angina pectoris-Schmerz* ist eingehend auf S. 313 beschrieben.

Prototyp einer schmerzhaften Anfallskrankheit ist der **Gallenstein-Anfall** mit Schmerz im rechten Oberbauch, der aber oft in die Magengegend lokalisiert wird und in den Rücken und in die rechte Schulter ausstrahlt. Der Gallenstein kann sowohl am Blasenhals, im Ductus cysticus und im Ductus choledochus lokalisiert sein (s. S. 523). Die häufigste Fehldiagnose ist eine Magenerkrankung, obwohl die Magenerkrankungen mit ihrer Periodik kaum je mit einem so plötzlichen Schmerz mit der beschriebenen Ausstrahlung beginnen und wieder nach kurzer Zeit abklingen. Immerhin ist auch an eine gedeckte **Ulkusperforation** zu denken (s. S. 491). Bei Schmerzen im Oberbauch sollte man sich daher niemals mit einer Magenuntersuchung begnügen, sondern immer die radiologische Gallenblasen- und -ganguntersuchung anschließen.

Schwieriger ist die rezidivierende **chronische Pankreatitis** zu beweisen, weil der Linksschmerz keineswegs obligat ist und radiologisch die charakteristischen Verkalkungen fehlen können, so daß eine gerichtete Pankreasfunktionsdiagnostik (s. S. 522) notwendig wird. Selten ist der **Pankreasgangstein** (s. S. 529). Die **akute Pankreatitis** ist, wenn auf Grund der klinischen Symptome (s. S. 527) die Amylasebestimmung durchgeführt wird, meist eindeutig zu diagnostizieren.

Das **Magen-** oder **Zwölffingerdarmulkus** macht weit weniger Schmerzen von anfallsartigem Charakter. Sie sind mehr periodisch an- und abschwellend mit einem Kulminationspunkt und dauern längere Zeit. Es handelt sich also um eine typische Schubkrankheit. Ulkusperforation und auch das in das Pankreas penetrierende Ulkus sind wie erwähnt Ausnahmen, die bei anfallsartigem akutem Schmerz nicht vergessen werden dürfen.

Abdominalschmerzen bei *intermittierender Porphyrie* treten meist anfallsartig auf (s. S. 86).

Der **Nierensteinanfall** ist bei allen akut einsetzenden Schmerzen im Abdomen zu erwägen. Der Schmerzcharakter ist je nach der Lokalisation des Steines verschieden. Gemeinsam ist der Flankenschmerz bei Rückstauung, austrahlend in die seitliche Rückenpartie, bei Blasennähe ausstrahlend in die Ureteren (s. S. 619). Verwechslungen sind möglich mit einer *Kolitis, Kolon-Divertikulitis* (s. S. 544), *Zökumveränderungen* (s. S. 496) und *Diskushernie* (s. S. 712). Selten kann auch ein *Morbus Bechterew* eine ähnliche Symptomatologie vortäuschen, da die Spondylitisschmerzen recht akut exazerbieren können. **Rezidivierender Bridenileus** zeigt je nach der Lokalisation eine verschiedene Symptomatologie.

Einen plötzlichen Beginn zeigen häufig die Krankheitserscheinungen der **Diskushernie** (s. S. 712). Führen sie zum üblichen Bild eines Ischias, sind Fehldiagnosen selten. Liegt dagegen die Diskushernie im Bereich der unteren Brustwirbelsäule, strahlen die Schmerzen in die Abdominalgegend aus, was häufiger zu Fehldiagnosen führt.

Das **aorto-iliakale Steal-Syndrom** (s. S. 500) ist in Erwägung zu ziehen, wenn Abdominalbeschwerden (besonders nach Sympathektomie) beim Gehen auftreten und beim Stehen spontan wieder abklingen, das **Ortner-Syndrom** (s. S. 501) ist wahrscheinlich, wenn sich unbestimmte Schmerzen nach Mahlzeiten einstellen, in der Abdominalgegend ein systolisches Geräusch vorliegt und eine faßbare Schmerzursache nicht gefunden werden kann (Klärung durch Arteriogramm).

Schmerzanfälle in den Extremitäten: Es ist eine Ermessensfrage, ob man die **Claudicatio intermittens** (s. S. 656) als Anfallskrankheit bezeichnen will, da die Schmerzen zwar rasch sich einstellen und ebenfalls wieder verschwinden, aber (außer dem kontinuierlichen Ruheschmerz) nicht spontan, sondern bei äußeren Einflüssen (vermehrter Blutbedarf in den Extremitäten bei Bewegung) auftreten. Einen eher anfallsartigen Eindruck macht das **Raynaud-Phänomen**, obwohl die Kälte, also ebenfalls ein äußerer Faktor, auslösend wirkt. Die Schmerzen können sehr heftig sein, allerdings oft auch bei geringer Kälte, und der rezidivierende Charakter ist pathognomonisch.

Fehlt ein äußerer Anlaß und stellen sich Schmerzen an den Händen mit Steifigkeit ein, ist ein *tetanischer Anfall* mit Hypokalzämie wahrscheinlich (s. S. 706). Tritt ein solcher Anfall, gepaart mit Angst und verstärkter Atmung (welche dem Kranken oft nicht bewußt ist) auf, so liegt in der Regel ein *Hyperventilationssyndrom* mit normalem Serum-Kalzium vor (s. S. 708).

Paradigma einer Anfallskrankheit ist die akute Exazerbation der *Gicht* (s. S. 677) mit Schmerzlokalisation an einem oder mehreren Gelenken. Die Diagnose ist leicht, wenn typischerweise ein Großzehengrundgelenk („Zipperlein"!) betroffen ist, wird aber häufig nicht erkannt, wenn andere Gelenke Ausdruck der Harnsäurediathese sind.

Anfälle mit plötzlicher Beeinträchtigung des Wohlbefindens

Je nachdem, welches die Ursache ist, geht die Verschlechterung des subjektiven Wohlbefindens noch mit andern Symptomen einher. In erster Linie sind **endokrine** und **Stoffwechselkrankheiten** mit Ausschüttung großer Hormonmengen oder anderer Substanzen ins Blut, auszuschließen:

a) das **Phäochromozytom** mit Veränderung des Allgemeinbefindens und Blutdrucksteigerung (s. S. 356). Eine ähnliche Symptomatologie können die **sympathikotonen Anfälle** bei **vegetativer Dystonie** oder **Angstneurose** zeigen. Die Symptomatologie, welche nicht nur die Blutdrucksteigerung, sondern auch eine hyperkinetische Herzaktion, Tachykardie und mäßige Erhöhung des Blutdrucks mit massiver überschießender Harnflut und Blaßwerden des Gesichts betrifft, kann derjenigen des Phäochromozytoms so ähnlich sein, daß nur die Durchführung des Tests (s. S. 358) die Differenzierung erlaubt. Manchmal allerdings sind die psychogenen Ursachen so offensichtlich, daß für den Arzt, welcher noch die Kunst der Anamneseerhebung beherrscht, eine klare Situation vorliegt.

b) Beim **Karzinoid-Syndrom** geht die Beeinträchtigung des Wohlbefindens mit der Ausbildung eines *Flush* (Rötung des Gesichts) einher (Serotoninwirkung) (s. S. 551). Lokalisation: Dünndarmkarzinom mit Lebermetastasen sowie selten bei Bronchialkarzinom und Hodentumoren.

c) Eine Rötung des Gesichts wird auch während des Anfalls bei der **Mastozytose** (Histaminausschüttung) beobachtet. Die Unterscheidung gegenüber dem Karzinoid gelingt aber durch die auffallenden Hautveränderungen (Urticaria pigmentosa) leicht (s. S. 44).

d) Die **Hypoglykämie-Anfälle**, denen verschiedene Ursachen (s. S. 762) zugrunde liegen können, sind oft sehr schwierig zu erkennen, weil sie kein pathognomonisches Syndrom zeigen und obwohl die Symptomatologie recht charakteristisch ist, doch nicht leicht von psychisch bedingten oder sog. vegetativen Anfällen unterschieden werden können. Besonders die *leichten* Hypoglykämien sind oft schwer zu identifizieren, weil außer dem niedrigen Blutzuckerspiegel während des Anfalles andere charakteristische Symptome fehlen und beweisende Tests (wie bei der durch ein Insulom hervorgerufenen Hypoglykämie) nicht bekannt sind. Das allgemeine, recht plötzlich einsetzende Unwohlsein, das Zittern, Sensationen in den Gliedern, besonders Knien, Ängstlichkeit, Tendenz zu Schweißausbrüchen, Herzklopfen können auch bei der **Angstneurose** beobachtet werden. Das Verschwinden der Symptome nach Nahrungsaufnahme und Alkohol spricht zwar eher für Hypoglykämie, kommt aber auch bei den neurotisch bedingten Anfällen vor. Die gleichen Erscheinungen werden selbstverständlich nicht nur bei der *Hypoglycaemia vegetativa* oder bei **Pankreasinsulom**, sondern auch beim **paraneoplastischen Syndrom** (s. S. 12), also Fibrosarkom, Spindelsarkom und Hepatom beobachtet (s. S. 763). Ähnliche Anfälle können auch beim **Prädiabetes** (solange er mit den üblichen Tests noch nicht erfaßt werden kann) beobachtet werden. Diese Prädiabetiker sind meist erheblich übergewichtig, da sie sich nach Nahrungsaufnahme wohler fühlen. Beweisend sind diese Hinweise natürlich nicht. Daher müssen diese Fälle kontrolliert werden; ein latenter oder manifester Diabetes mellitus stellt sich erst nach Jahren ein.

e) Ähnliche Zustände, die besonders ängstlich gefärbt sein können, sind auch typisch für **depressive Verstimmungen**.

f) Selbstverständlich kann das Allgemeinbefinden auch bei allen **kardialen Störungen** erheblich gestört sein.

g) In die Gruppe der plötzlichen Störungen des Allgemeinbefindens gehören auch alle **Zustände mit raschem Blutdruckabfall**. Alle zu Bewußtlosigkeit führenden Zustände können auch nur Störungen des Allgemeinbefindens machen. Sie sind auf S. 752 ff. abgehandelt.

Als Anfallskrankheit ist der **orthostatische Präkollaps** zu bezeichnen. Die Symptomatologie ist folgende: Gefühl von Todesangst, allgemeines Unwohlsein, Tachykardie, Extrasystolen, Herzklopfen, Kribbeln in Händen und Armen, Schwindel, kalter Schweiß, Spasmen, Druckgefühl über der Brust im Sinne der pektanginösen Schmerzen oder besser Dysästhesien, Erstickungsgefühl (gelegentlich). Der Blutdruck fällt in der Regel ab. Durch körperliche Bewegung oder, falls diese den Umständen entsprechend nicht möglich ist (Versammlung, Fahnenträger usw.), durch psychische Beeinflussung, kann der eigentliche Kollaps mit Bewußtseinsstörung oft aufgehalten werden.

Die **konstitutionelle orthostatische Hypotonie** wird vorzüglich, aber nicht ausschließlich, bei Leptosomen von früher Jugend an beobachtet. Eine faßbare Erkrankung liegt nicht vor. Treten diese Anfälle erst in späteren Jahren ein, muß eine symptomatische Hypotonie mit orthostatischer Auslösung ausgeschlossen werden. Wahrscheinlicher sind dann endokrine Erkrankungen (Morbus Addison (s. S. 368), Hypopituitarismus (s. S. 374), Hypothyreose (s. S. 188), Anorexie (s. S. 375), kardiale Affektionen, Karotissinussyndrom (s. S. 753), postinfektiöser Zustand, Rekonvaleszenz, Einfluß von Medikamenten (Antihypertensiva, Diuretika, Barbiturate und andere Schlafmittel, Morphiate), erworbene anaphylaktische Reaktionen (z. B. Kälteurtikaria).

h) Handelt es sich um über 40jährige Männer, welche früher nie an ähnlichen Erscheinungen gelitten haben, ist die **posturale Hypotension** (als eigenes Krankheitsbild s. S. 378) auszuschließen.

i) Liegen keine dieser Störungen vor, handelt es sich in der Regel um **emotionale Dysregulationen**, welche hauptsächlich im Rahmen des **depressiven Symptomenkomplexes** (oft als einziges manifestes Symptom), manchmal als sehr lästige und langdauernde Krankheitsmanifestationen beobachtet werden.

k) Anfallsartiges Unbehagen kann auch nach Einnahme von Käse bei Patienten, welche unter Monoaminooxydasehemmern stehen, infolge übermäßiger Noradrenalin-Freisetzung (**cheese-disease**) auftreten. Selbstverständlich muß ganz prinzipiell stets abgeklärt werden ob eine **Überempfindlichkeitsreaktion** auf irgendeine Speise (Erdbeeren, Krebse, Milch usw.) oder Kälte (Kälteurtikaria) vorliegt oder ob eine **Unverträglichkeitsreaktion** zweier Substanzen im Sinne der Antabuswirkung (Antabus und Alkohol) oder Tranquillizer und Alkohol beim subjektiven Unbehagen mitspielt. Die praktische Lösung dieser sich stellenden Fragen gelingt meist besser durch eine sorgfältige Anamnese als durch allergische Hautreaktionen, welche bei diesen Formen in der Regel versagen.

Literaturauswahl

Bräutigam, W.: Typus, Psychodynamik und Psychotherapie. Herzphobische Zustände. Z. psycho-som. Med. 10 (1964), 276

Janz, D.: Die Epilepsien: spezielle Pathologie und Therapie. Thieme, Stuttgart 1969

Kulenkampff, H. C., A. Bauer: Über das Syndrom der Herzphobie. Nervenarzt 31 (1960) 443, 469

Sepulveda Ganzalo, R. E., J. Leon, Al Illanes, V. Acosta, J. Ahumada, R. Raggio: Clinico-pathologic correlation in chronic cor pulmonale. Dis. Chest 52 (1967) 205

38 Differentialdiagnostische Bedeutung biochemischer Serum- und Urinwerte

U. Kuhlmann

Biochemische Befunde haben in den letzten Jahrzehnten durch die rasche Entwicklung der Labordiagnostik stark an Bedeutung gewonnen, und es konnten in diesem Rahmen aus der Vielzahl der möglichen Untersuchungen nur die wesentlichsten berücksichtigt werden. Differentialdiagnostische Überlegungen ausgehend von abnormen Laborbefunden wurden, falls möglich, nach pathophysiologischen Gesichtspunkten vorgenommen. Wenn auch bei zahlreichen Erkrankungen allein der abnorme Laborbefund richtungsweisend für unsere differentialdiagnostischen Erwägungen ist, so sollte doch normalerweise der gezielt erhobene biochemische Befund lediglich zur Bestätigung der zuvor gestellten Diagnose dienen. Zahlreich sind die Fehldiagnosen, welche durch einseitige Heranziehung biochemischer Werte für die Differentialdiagnose gestellt werden. Ein abnormer Laborbefund hat in der Klinik nur Gültigkeit, wenn er mit dem klinischen Befund korrelierbar ist.

Differentialdiagnostische Bedeutung biochemischer Serumwerte

Albumine (s. S. 790 unter Eiweiß)

Aldolasen

Reich an Aldolasen sind Skelett- und Herzmuskulatur und die Leber.

a) *Fruktose-1,6-Diphosphat-Aldolase (DFA)*
   Normalwert: 0,5–3 U/l

   erhöht bei:
   Muskelaffektionen (v. a. progr. Muskeldystrophie)
   Herzinfarkt
   Lebererkrankungen
   Hämolyse
   Prostatacarcinom

b) *I-Phosphofruktaldolase (PFA)*
   Leberspezifisches Enzym, das bei Zellschädigung ins Blut übertritt
   Normalwert: bis 1 U/l

   erhöht bei:
   Lebererkrankungen

Aldosteron

Aldosteron ist ein Hormon der Nebennierenrinde und wird in der Zona glomerulosa gebildet. Bestimmung der Plasmakonzentration und Urinexkretion (Exkretionsrate) mittels radioimmunologischer Bestimmungsmethoden.

Normalwerte: (bei 6–8 g NaCl-Aufnahme/Tag)
Plasmakonzentration:
– Ruhewert (liegend): 20–120 pg/ml
– Stimulationswert (2 Std. Orthostase): bis 500 pg/ml
Exkretionsrate: 2–14 µg/24 Std. für das säurelabile
   Aldosteron-18-Glucuronid

erniedrigt:
Nebennierenrindeninsuffizienz
negative Kaliumbilanz
positive Natriumbilanz

erhöht:
primärer Hyperaldosteronismus (Conn-Syndrom)
sekundärer Hyperaldosteronismus
– renovaskuläre, maligne und renale Hypertonie

kongenitale Defekte der Steroidbiosynthese
der Nebenniere

– Ödeme jeglicher Genese
– Bartter-Syndrom
– negative Natriumbilanz
– positive Kaliumbilanz
– Schwangerschaft + Ovulationshemmermedikation
– Phäochromozytom
– Hyperthyreose
– reninproduzierender Tumor der Niere
– ACTH-Überproduktion
– Diuretika- und Laxantienabusus

Alkalireserve s. *Standardbicarbonat*

Ammoniak

Der *Serumspiegel ist abhängig von der Resorption* des im Darm unter Bakterieneinwirkung aus Eiweißen (Nahrungseiweiß, Blut) gebildeten Ammoniaks und dessen *Abbau* in der Leber. Die Erhöhung des Ammoniakspiegels durch verminderten Abbau in der Leber oder Umgehung der Leber bei Bestehen portocavaler Shunts ist Teilursache des Lebercomas. Die Bestimmung des Ammoniaks erübrigt sich in der Regel, wenn die für ein Coma oder Präcoma hepaticum typischen Befunde nachweisbar sind. In der Verlaufskontrolle des Coma hepaticum hat es eine gewisse Bedeutung.

Normalwert: 50–100 μg %

erhöht:

akute Leberdystrophie
terminale Leberzirrhose
bei Bestehen portokavaler Anastomosen
nach reichlicher Eiweißzufuhr
nach Ammoniumchlorid

α-Amylase (Diastase)

Die Amylase wird vorwiegend im Pankreas und in den Speicheldrüsen *produziert* und durch die Nieren, in geringerem Ausmaß auch durch den Darm *ausgeschieden*. Das Gleichgewicht zwischen Produktion und Ausscheidung bestimmt im wesentlichen den Serumspiegel.
Eine Amylaseerniedrigung hat keine diagnostische Bedeutung.

Normalwert: 70–200 Somogyi-E.

erhöht:

Pankreaserkrankungen
 – akute Pankreatitis
 – akute Schübe einer chronischen Pankreatitis
 – Pankreasgangverschluß (Stein, Karzinom, Striktur)
 – penetrierendes Ulkus
andere abdominelle Erkrankungen
 – Ulkus- und Gallenblasenperforation
 – hoher Ileus
 – Peritonitis
 – Salpingitis
 – Extrauteringravidität
 – Mesenterialinfarkt
Speicheldrüsenerkrankungen
Niereninsuffizienz
nach Opiatmedikation
paraneoplastisch (Bronchuskarzinom)
Makroamylasämie

Bilirubin

Der *Serumspiegel* wird bestimmt durch die *Bildung* des Bilirubins vorwiegend aus Hämoglobin, durch die Leistungsfähigkeit der Leber, Bilirubin zu *konjugieren* und durch die *Ausscheidung* in ein freies Gallenwegssystem.

Normalwerte: direktes konjugiertes Bilirubin: bis 0,3 mg/100 ml
indirektes unkonjugiertes Bilirubin: bis 1,0 mg/100 ml

erhöhtes „direktes" Bilirubin
= konjugiertes Bilirubin
(= hepatozellulärer und cholestatischer Ikterus)

hepatozellulärer Ikterus
– Hepatitis A und B
– Leberzirrhose
– toxische Leberschädigung (Phosphor, org. Lösungsmittel, Pilzvergiftungen, Sepsis, schwere Infektionskrankheiten)
– Rechtsherzinsuffizienz
– Sekretionsstörungen des
 konjugierten Bilirubins
  Dubin-Johnson-Syndrom
  Rotor-Syndrom

cholestatischer Ikterus
– intrahepatische Cholestase (= medizinischer Ikterus)
 Drogenikterus
 Fettlebercholestase
 Schwangerschaft
 Metastasenleber
 Leberzellkarzinom
 idiopathische rezidivierende Cholestase
– extrahepatische Cholestase (= chirurgischer Ikterus)
 Verschlußikterus unterschiedlicher Genese

erhöhtes „indirektes" Bilirubin
= unkonjugiertes Bilirubin
(= vorwiegend hämolytischer Ikterus, z.T. auch hepatozellulär und cholestatisch bedingt)

hämolytischer Ikterus (prähepatisch)
– hämolytische Anämie und toxische Hämolyse
– vermehrter Blutzerfall bei Lungeninfarkt, intestinaler Blutung und Hämatomresorption.
– Polyzythämie
– Shunt- Hyperbilirubinämie (= Zerfall von Erythrozytenvorstufen im Knochenmark)

hepatozellulärer Ikterus
– parenchymatöse Lebererkrankungen (s. unter „direktem" Bilirubin)
– gestörte Bilirubinaufnahme in die Leberzelle oder Bilirubinkonjugationsstörung
 Morbus Meulengracht (= Gilbert-Syndrom = Ikterus juvenilis intermittens)
 posthepatitische Hyperbilirubinämie
 Hyperthyreose
 Crigler-Najjar-Syndrom
 medikamentös
  Rifomycin
  Steroide
 nach Applikation von Röntgenkontrastmitteln
 nach Anlegen eines portokavalen shunt

cholestatischer Ikterus (s. unter „direktem" Bilirubin)

Blutzucker s. Glykämie S. 792

Blutkörperchensenkungsgeschwindigkeit

Normalwert:
abhängig von der Methode. Bei weiten Röhrchen (Alder-Löffler) sind die Maximalwerte niedriger als bei *engen* Röhrchen (Westergren) (bis 10/20 mm)

Sehr stark beschleunigt ist die Senkungsreaktion bei:
 Plasmozytom
 Makroglobulinämie
 rheumatischem Fieber
 Kollagenkrankheiten
 Polyarthritis
 nephrotischem Syndrom
 Sepsis
 metastasierenden Malignomen

Stark beschleunigt ist die Senkungsreaktion bei akuten und chronischen – vorwiegend bakteriellen – *Infektionen* und *nekrotischen Prozessen*.
Bei akuten Infektionen hinkt die Senkungsbeschleunigung der Leukozytose 1–2 Tage nach.
Es können grundsätzlich *alle Organe* betroffen sein. Besonders erwähnt seien lediglich der Herzinfarkt, chronische Lebererkrankungen und die Pyelonephritis. Weitaus am wenigsten wirken sich *zerebrale* Prozesse auf die Senkungsbeschleunigung aus.

Mäßig beschleunigt: bei allen oben erwähnten Krankheitszuständen in gewissen Krankheits*stadien*
 Schwangerschaft (nach 2. Monat)
 Varizen (mit klinisch schwierig feststellbaren thrombophlebitischen Prozessen)
 klinisch stumme Cholezystitis
 aktive Lues
 aktive Tuberkulose

postoperative Zustände
Schockzustände
Anämien
Leukämie

Im Greisenalter ist die Blutsenkung oft leicht beschleunigt, ohne daß eine befriedigende Ursache gefunden wird. (Arteriosklerose mit nekrotischen Prozessen? Durchblutungsstörungen mit Gewebsnekrosen?)

Verlangsamt ist die Blutsenkung bei
Polyzythämie
Herzinsuffizienz
Kryoglobulinämie
allergischen Zuständen
vegetativer Dystonie bei Jugendlichen

Eine beschleunigte Blutkörperchensenkung zeigt immer eine krankhaftes Geschehen (klinisch manchmal ohne Bedeutung) an, *eine normale Blutsenkung dagegen schließt eine Krankheit nicht aus.*
So kann die „Blutsenkung" trotz Vorliegen einer schweren Erkrankung *normal* sein:
  im Frühstadium der Krankheit (bakterielle Infektionen, Herzinfarkt)
  bei Virusaffektionen ohne Superinfektion (bes. des Zentralnervensystems)
  durch Zweitkrankheiten, welche die BSG verlangsamen
  bei krankhaften Prozessen ohne Entzündung
  bei Nekrosen und malignem Wachstum (auch bei malignen Tumoren gibt es normale Blutsenkungen!).

Chloride

Der *Serumspiegel* wird bestimmt durch die Chloridbilanz und die Serumosmolarität. Die Chloridwerte verhalten sich meistens parallel zu Veränderungen des Natriumspiegels und unterliegen somit indirekt der Steuerung durch das Renin-Aldosteron-System.
Weiterhin führen Störungen im Säure-Basen-Haushalt durch gegensinniges Verhalten der Anionen Chlorid und Bicarbonat zu Veränderungen des Chloridspiegels.

Normalwert: 95–105 mval/l

erniedrigt:

bei Hyponatriämiezuständen (s. S. 800)
isoliert ohne Natriumabfall
  – metabolische Alkalose (v. a. nach Erbrechen oder Absaugen von Magensaft)
  – respiratorische Azidose

erhöht:

bei Hypernatriämiezuständen (s. S. 800)
isoliert ohne Hypernatriämie
  – metabolische Azidose (v. a. nach Zufuhr von Calciumchlorid und Ammoniumchlorid)
  – metabolische Azidose bei gestörter Nierenfunktion
  – primäre und sekundäre renale tubuläre Azidose
  – hyperchlorämische Azidose durch Diuretikamedikation (Carboanhydrasehemmer)
  – Niereninsuffizienz unterschiedlicher Genese
Ureterosigmoidostomie
respiratorische Alkalose

Cholesterin s. Lipide

Cholinesterase

Die sog. Pseudocholinesterase wird in der Leber *synthetisiert*. Synthesestörungen treten v.a. bei fortgeschrittenen chron. Lebererkrankungen auf. In diesen Fällen ist häufig eine gleichzeitige Verminderung der Albumin- und Faktor-V-Synthese zu beobachten.

Normalwert: 1900–3800 U/l

erhöht:

Fettleber
funktionelle Hyperbilirubinämie
gesteigerte Albuminsynthese (nephrot. Syndrom, exsudative Enteropathie)

erniedrigt:

Lebererkrankungen
  – fortgeschrittene chronische Hepatitis
  – Leberzirrhose
  – schwer verlaufende akute Hepatis
  – ev. bei kardialer Stauungsleber
medikamentös und toxisch
  – Ovulationshemmer

- Zytostatika
- Cholinesterasehemmervergiftungen (Insektizide)
chronische Infekte und Tumoren
Schwangerschaft
Muskelerkrankungen
- progressive Muskeldystrophie (Erb)
- Myotonia congenita Thomsen

Creatinphosphokinase (CPK) siehe Kreatinphosphokinase S. 797

Eisen

Der *Serumeisenspiegel* ist abhängig von der Eisen*aufnahme* mit der Nahrung, der Eisen*resorption*, dem Eisen*verlust-* und *-verbrauch* und von der Eisen*verteilung* im Organismus. Ein erniedrigter Serumeisenspiegel läßt nicht den Schluß auf das Vorliegen eines manifesten Eisenmangels zu, da auch eine Eisenverlagerung ins RES eine Verminderung des Serumeisenspiegels nach sich ziehen kann. Differentialdiagnostisch helfen hier die Bestimmung der Eisenbindungskapazität (s.u.) und des interstitiellen Markeisens (Berliner-Blau-Färbung des Sternalmarkausstriches) weiter.

Normalwert: 70–150 µg/100 ml

erniedrigt:

ungenügende Eisenzufuhr
- Fehlernährung
- langdauernde parenterale Ernährung
- Anorexia mentalis

ungenügende Eisenresorption
- Malabsorptions- und Maldigestionssyndrom
- ev. nach Magenresektion
- chronisch atrophische Gastritis und Achlorhydrie

vermehrter Eisenverlust und -verbrauch
- physiologisch:
  Gravidität, Laktation, Menstruation
- pathologisch:
  akute und chron. Blutungen (v. a. Meno- und Metrorrhagien, gastrointestinale Blutungen)
- schwere intravasale Hämolyse mit Hämoglobinurie und Hämosiderinurie
  Hämodialyse
  Darmparasiten
  Perniziosa in der Remissionsphase

Eisenverteilungsstörung
- akute und chronische Entzündungen
- Tumorerkrankungen

erhöht:

Hämochromatose
Lebererkrankungen, v. a.
- akute und chronische Hepatitis
- Leberzirrhose

vermehrte Eisenzufuhr
- Eiseninjektionen
- Bluttransfusionen

erhöhte Eisenresorption
- bei chronisch gesteigerter Erythropoese (schwere Thalassämie, hämolyt. Anämie)

gestörte Eisenverwertung
- sideroachrestische Anämie
- Porphyrie
- Perniziosa
- aplastische Anämie
- Bleivergiftung

gesteigerte Eisenfreisetzung
- Hämolyse

Eisenbindungskapazität

Der Eisentransport im Serum erfolgt durch das Transferrin, einem β_1-Globulin. Normalerweise ist das Transferrin, welches pro Molekül 2 Eisenatome zu binden vermag, nur zu $1/3$ mit Eisen abgesättigt (= *gesättigte* Eisenbindungskapazität). Die *totale* Eisenbindungskapazität ist ein Maß für den Transferrinspiegel bzw. die maximale Eisentransportfähigkeit des Transferrins. *Ungesättigte* Eisenbindungskapazität = totale Eisenbindungskapazität minus Plasmaeisenspiegel.

Normalwerte: 280–400 µg/100 ml
(totale Eisenbindungskapazität)

Totale Eisenbindungskapazität

erniedrigt:
- akute und chronische Infekte
- Tumorerkrankungen
  (Serumeisen erniedrigt, totale Eisenbindungska-

erhöht:
- bei echtem latenten oder manifesten Eisenmangel (Serumeisen niedrig, interstitielles Markeisen vermindert)

pazität tiefnormal oder erniedrigt, interstitielles Markeisen vorhanden)
- Eisenüberladung des Organismus (u. a. Hämochromatose, Transfusionssiderose, sideroachrestische, aplastische und hämolyt. Anämien, Perniziosa, Polyzythämie)

- Schwangerschaft

Eiweiß

Der *Serumproteinspiegel* ist abhängig von der Eiweiß*zufuhr* mit der Nahrung, der *Bildung* normaler oder pathologischer Eiweiße in Leber und RES und dem Eiweiß*verlust* (v. a. renal und enteral).
Bedeutung hat die Bestimmung des Gesamteiweißes und die elektrophoretische Auftrennung der Proteine in Albumine und Globuline zur Feststellung von *Dysproteinämien*. *Paraproteinämien* (Plasmozytom, Morbus Waldenström) und *Defektdysproteinämien* (Analbuminämie, α_1-Antitrypsin, Caeruloplasmin-, Haptoglobin-, Antikörper- und Transferrinmangel) können z. T. vermutet werden.
Ihr Nachweis wird letztlich durch die weitere Aufschlüsselung der Proteine durch die Immunelektrophorese möglich.

Normalwerte:
Gesamteiweiß: 6,5–7,9 g/100 ml
Albumine: 55–65 rel %
α_1-*Globuline:* 2,5–4,0 rel %

α_2-*Globuline:* 7,0–10,0 rel %
β-*Globuline:* 8,0–12,5 rel %
γ-*Globuline:* 14,0–20,0 rel %

Gesamteiweiß

erniedrigt:

absolut:
ungenügende Eiweißzufuhr
- chron. Unterernährung
- Anorexia mentalis
- langdauernde aminosäurenfreie parenterale Ernährung
ungenügende Eiweißresorption und -bildung
- Malabsorptionssyndrom
- Maldigestionssyndrom
- fortgeschrittene Leberzirrhose
erhöhter Eiweißverlust
- renal: nephrotisches Syndrom
- enteral: exsudative Enteropathie, Colitis ulcerosa
- ausgedehnte Hauterkrankungen (Dermatitis, Ekzem, Verbrennungen)
- chronischer Blutverlust
erhöhter Eiweißverbrauch
- Tumorerkrankungen
- langdauernde infektiöse Prozesse
- schwere Thyreotoxikose

relativ (Eiweißverdünnung)
- Hydrämie

erhöht:

absolut:
v. a. bei Paraproteinbildung
- Plasmocytom (multiples Myelom)
- Morbus Waldenström
möglich bei
- Retikulosen
- chronisch entzündlichen Prozessen
- Kollagenosen und progressiv chronischer Polyarthritis
- Leberzirrhose
- Purpura hyperglobulinämica

relativ
Exsikkose

Albumine (Spiegel abhängig von Syntheserate in der Leber und Proteinverlust)

erniedrigt:

absolut:
verminderte Synthese
- schwere Leberparenchymerkrankungen (v. a. Leberzirrhose)
- Analbuminämie
vermehrter Proteinverlust oder -verbrauch
- renal: nephrotisches Syndrom

erhöht:

relativ bei:
- Exsikkose
- Hypoglobulinämien

- enteral: exsudative Enteropathie,
  Colitis ulcerosa, Morbus Crohn
- chronische Eiterungen
- konsumierende Erkrankungen (Tumoren)

relativ vermindert bei Hyperglobulinämien

α_1- und α_2-Globuline (in der α_1- und α_2-Globulinfraktion wandern u. a. α_1- u. α_2-Lipoprotein, α_1-Antitrypsin, α_1-Seromucoid, α_2-Makroglobulin, Haptoglobin, Caeruloplasmin, thyroxinbindendes Globulin. Sie erfüllen somit Transportfunktion für Lipide, Kupfer, Hämoglobin, Thyroxin, Vit B_{12}).

erniedrigt:
chronische Lebererkrankungen
Hypoproteinämie
einzelne Fraktionen bei Defektdysproteinämien (s. o.), z. B.
- α_1-Antitrypsinmangel (Folgen: Bronchitis, Bronchiektasen, Lungenemphysem)
- Caeruloplasminmangel (Morbus Wilson)
- Haptoglobinmangel (DD Hämolyse)

erhöht:
v. a. bei akut entzündlichen und nektrotischen Prozessen
(u. a. Arteritis temporalis, Hepatitis, akutes rheumatisches Fieber, Kollagenosen, Herzinfarkt, Neoplasien)
nephrotisches Syndrom (α_2-Globuline)

β-**Globuline** (in der β-Globulinfraktion vorwiegender Transport der Lipide und des Eisens durch β-protein und Transferrin, weiterhin finden sich hier z. T. IgM und IgA-Globuline)

erniedrigt:
chronische Lebererkrankungen
ev. Antikörpermangelsyndrom
einzelne Fraktionen bei
Defektdysproteinämien
- Hypotransferrinämie
- A-β-Lipoproteinämie

erhöht:
Paraproteinämien
- Morbus Waldenström
- multiples Myelom
- symptomatische und idiopathische Paraproteinämie (s. S. 801).
Hyperlipidämie unterschiedlicher Genese
nephrotisches Syndrom
Eisenmangelanämie
Lebererkrankungen
Amyloidose
Schwangerschaft
Tumorerkrankungen

γ-**Globuline** (enthalten die Immunglobuline. Spiegel abhängig von der *Bildung* normaler oder pathologischer Immunglobuline im lymphoplasmaretikulären System und vom enteralen oder renalen *Verlust*)

erniedrigt:
verminderte Immunglobulinbildung
primäres Antikörpermangelsyndrom
= kongenitale Hypo- oder A-γ Globulinämie
sekundäres Antikörpermangelsyndrom
- Erkrankung des lymphoplasmaretikulären Systems
    chronische Lymphadenose
    Retikulosarkom
    Lymphosarkom
    Morbus Hodgkin
    ausgedehnte Knochenmetastasen
- Morbus Cushing
- langdauernde Steroidtherapie
- immunsuppressive Therapie

vermehrter Immunglobulinverlust
- nephrotisches Syndrom
- exsudative Enteropathie

erhöht:
vermehrte Bildung normaler Immunglobuline (breitbasige γ-Zacke, abgerundete Spitze)
chron. (entzündl.) Erkrankungen
- rheumat. Erkrankungen und Kollagenosen
  progressiv chronische Polyarthritis
  Lupus erythematodes
  Dermatomyositis
  Morbus Bechterew
  Sjögren- u. Felty-Syndrom
- chron. Infektionskrankheiten (TBC, Lues, Malaria, Leishmaniose, Bilharziose)
weitere chron. Erkrankungen (maligne Tumoren, Morbus Boeck, Osteomyelitis, Bronchiektasen)
Purpura hyperglobulinämica
Lebererkrankungen mit mesenchymaler Reaktion
- Leberzirrhose
- chronisch aggressive Hepatitis

38 Differentialdiagnostische Bedeutung biochemischer Serum- und Urinwerte

vermehrte Bildung pathologischer Immunglobuline
(normale Immunglobuline häufig vermindert)
(schmalbasige spitze γ-Zacke)
− Morbus Waldenström
− multiples Myelom
− symptomatische und idiopathische Paraproteinämie (s. S. 801)

α,- β- und γ-Globuline und Albumine
sind häufig gleichzeitig bei den aufgeführten Erkrankungen verändert, z. B.
− akute Entzündungen: α-Globuline vermehrt, Albumine leicht vermindert
− chronische Entzündungen: α-Globuline vermehrt, γ-Globuline vermehrt, Albumine vermindert

Enzyme s. unter den einzelnen Fermenten.

Fettsäuren, freie, s. unter Lipide S. 798.

Fibrinogen

Der *Fibrinogenspiegel* wird bestimmt durch die *Bildung* in der Leber und den Fibrinogen*verbrauch*.

Normalwert: 250–350 mg%
erniedrigt:

verminderte Bildung:
− kongenitale Afibrinogenämie
− schwere Lebererkrankungen
− Kachexie

vermehrter Verbrauch:
− durch vorwiegende *intravasale Gerinnung*
   Schock
   geburtshilfliche Blutungen
   Sepsis
   dekompensierte Leberzirrhose
   metastasierende Malignome
   Transfusionszwischenfälle
   Hämolyse
   Purpura Moschcowicz
   Kasabach-Merrit-Syndrom
   hämolytisch urämisches Syndrom
− durch vorwiegende *Hyperfibrinolyse*
   metastasierendes Prostatakarzinom
   schwere Operationen
   Leukosen
   fibrinolytische Therapie

erhöht:
entzündliche Erkrankungen
Malignome
v. a. − Morbus Hodgkin
      − Bronchuskarzinom
      − Leukämien
nephrotisches Syndrom
Hepatitis (ohne schwere Parenchymzerstörung)
Zystinspeicherkrankheit
Kollagenkrankheiten
Schwangerschaft

Fructose − 1,6-Diphosphataldolose s. unter Aldolasen

Glykämie (Serumblutzucker)

Der *Serumspiegel* ist abhängig von Zucker*aufnahme* mit der Nahrung, dem Glucose*verbrauch* im Stoffwechsel, der *Regulation* durch Insulin und insulinantagonistische Hormone und von der *Zuckerfreisetzung* aus den Depots.

Normalwert: 70–110 mg%
erniedrigt:
ungenügende Zufuhr, übermäßiger Verlust oder Verbrauch von Glucose
− verminderte Zufuhr:
   Fasten

erhöht:
Primäre Hyperglykämie = Diabetes mellitus

Sekundäre Hyperglykämie
− Pankreaserkrankungen

Anorexia mentalis
- vermehrter Verlust:
  renale Glucosurie
  Malabsorptionssyndrom
- gesteigerter Verbrauch:
  körperliche Anstrengung
  Fieber
  Neoplasmen

mangelnde Glucosebereitstellung
- akute Leberdystrophie
- terminale Leberzirrhose
- Glykogenspeicherkrankheit (v. a. Typ I)
- Galactosämie
- hereditäre Fructoseintoleranz
- Alkoholhypoglykämie (?)

verminderte Aktivität insulinantagonistischer Hormone
- Hypophyseninsuffizienz
- akute und chronische Nebennierenrindeninsuffizienz
- Hypothyreose (?)
- McQuarrie-Zetterström-Syndrom

endogener Hyperinsulinismus
- insulinproduzierende Tumoren
  Inselzelladenome
  Inselzellcarcinome
  paraneoplastisch bei extrapankreatischen Tumoren (auch ohne Hyperinsulinismus)
- diffuse Inselzellhyperplasie
- reaktiv
  vegetative Dystonie
  Dumping-Spätsyndrom
  Prädiabetes
  leuzininduzierte Hypoglykämie
- medikamentös
  exogene Insulinzufuhr
  Sulfonylharnstoffüberdosierung
  Sulfonylharnstoffmedikation und gleichzeitige Verabreichung wirkungspotenzierender Medikamente

akute und chronische Pankreatitis
Pankreaskarzinom
zystische Pankreasfibrose
Hämochromatose
nach Pankreatektomie
- endokrin
  Morbus Cushing
  Hyperthyreose
  Akromegalie
  Phäochromocytom
  A-Zelltumoren des Pankreas
- medikamentös
  Diuretika
  Kortikosteroide
  Diphenylhydantoin
  Nikotinsäure
  orale Kontrazeptiva
  Phenothiazine
- zentralnervös
  Insulte
  Tumoren
  Enzephalitis
- alimentär
- Niereninsuffizienz
- Herzinfarkt
- Fieber
- CO-Intoxikation
- Schock

Harnsäure

Der *Serumspiegel* ist bestimmt durch die Nucleinsäure*aufnahme* mit der Nahrung (geringer Einfluß), durch *Bildung* der Harnsäure im Purinstoffwechsel und durch die renale und gastrointestinale *Ausscheidung*.

Normalwert:

erniedrigt:
nach urikosurisch wirkenden Medikamenten (Probenecid, Phenylbutazon, Salicylate, Steroide)
Morbus Wilson
Fanconi-Syndrom
Schwangerschaft

erhöht:
primäre Hyperurikämie = Gicht und Prägicht

sekundäre Hyperurikämie
- vermehrter Harnsäureanfall
  hämatologische Erkrankungen (v. a. Polycythämie, myeloische Leukämie)
  zytostat. Therapie
  Radiotherapie
- verminderte renale Harnsäureausscheidung
  Niereninsuffizienz

- medikamentös
    - Diuretika (v. a. Thiazide und verwandte Sulfonamiddiuretika)
- Stoffwechselerkrankungen
    - Diabetes mellitus
    - Hyperlipidämie (v. a. Typ IV)
    - Lactatazidose und Ketose
    - Glykogenspeicherkrankheiten
    - Adipositas
- endokrin
    - Akromegalie
    - Myxödem
- Intoxikationen (CO, Blei)
- essentielle Hypertonie

Harnstoff

Der Harnstoff ist Hauptendprodukt des Stickstoff-Stoffwechsels. Die Serumkonzentration ist deshalb abhängig von der *Eiweißzufuhr,* dem *Katabolismus* und der renalen *Ausscheidung.*
Ähnlich wie für den Kreatininspiegel gilt, daß erst eine Verminderung der glomerulären Filtration um ca. 50% und mehr von einem Anstieg des Harnstoffs im Serum gefolgt ist.
Paralleles Verhalten zum Kreatinin (s. S. 796), wobei jedoch im Gegensatz zum Kreatinin die zusätzliche Beeinflussung des Harnstoffspiegels durch die Eiweißzufuhr und den Eiweißkatabolismus berücksichtigt werden muß.

Normalwert: 15–45 mg%

Jod (eiweißgebundenes = PBI)

Der *Serumspiegel* wird bestimmt durch das zirkulierende, nahezu vollständige proteingebundene Trijodthyronin und Thyroxin. Da die Schilddrüsenhormone normalerweise die einzigen jodhaltigen organischen Verbindungen des Organismus sind, ist die Konzentration des eiweißgebundenen Jods im Plasma dem Schilddrüsenhormonspiegel direkt proportional (ausgenommen bei T_3-Hyperthyreosen). In seltenen Fällen ist die Bestimmung des *BEI* (= *butanolextrahierbares Jod*) notwendig, wenn die Messung des PBI durch nicht hormonwirksame Jodeiweißverbindungen verfälscht wird (z. B. bei angeborenen Jodfehlverwertungen).

Normalwert: 3.5–6.5 µg %

erniedrigt:
- Athyreose
- alle Formen der primären und sekundären Hypothyreose (ausgenommen Hypothyreose mit Jodfehlverwertung)
- nach Strumektomie und Radiojodresektion
- chronische Thyreoiditis

Fehlermöglichkeiten:
verminderte Eiweißbindungskapazität für Schilddrüsenhormone
- kongenitaler Mangel an thyroxinbindendem Globulin
- Hypoproteinämie
    - v. a. Lebererkrankungen
    - nephrot. Syndrom
    - Malignome

medikamentös
- Hg-Diuretica, Goldsalze, Salicylate, Sulfonamide, Dicumarol, Diphenylhydantoin, Phenylbutazon, Tolbutamid, Testosteron

erhöht:
- Hyperthyreose
- ev. akute Thyreoiditis
- unmittelbar nach Strumektomie

Fehlermöglichkeiten:
erhöhte Eiweißbindungskapazität für Schilddrüsenhormone
- Hyperproteinämie
- Schwangerschaft

medikamentös
- Östrogene und östrogenhaltige Kontrazeptiva
- Thyroxin

exogene Jodzufuhr
- Röntgenkontrastmittel
- jodhaltige Medikamente

ev. Jodfehlverwertung

Kalium

Der *Serumkaliumspiegel* wird bestimmt durch die Kalium*aufnahme* und *-resorption*, Kalium*verluste* (renal und enteral) und durch Kalium*verschiebungen* zwischen intra- und extrazellulärem Raum.

Normalwert: 3,9–5,0 mval/l

erniedrigt:

ungenügende Zufuhr
- Anorexia mentalis
- Unterernährung
- kaliumfreie parenterale Ernährung

Kaliumverluste
renal
- chronische Pyelonephritis
- chronische interstitielle Nephritis
- Tubulopathien
- Kaliumverlustniere
- Polyurie nach akutem Nierenversagen
- medikamentös (Diuretika, Steroide)
- endokrin
    Conn-Syndrom (= primärer Hyperaldosteronismus)
    sekundärer Hyperaldosteronismus
    (v. a. Nierenarterienstenose, hydropische Herzinsuffizienz, dekompensierte Leberzirrhose, nephrotisches Syndrom, Bartter-Syndrom)
    Cushing-Syndrom
    Steroidmedikation
    Pseudo-Conn-Syndrom

enteral
- chronische Diarrhöen
- chronisches Erbrechen oder Absaugen von Magensaft
- Sekretverluste durch enterale Fisteln
- Laxantienabusus
- unter Therapie mit Kationenaustauschern

Kaliumverschiebungen in die Zelle
(= Verteilungsstörungen)
- metabolische Alkalose
- familiäre hypokaliämische paroxysmale Lähmung
- anbehandeltes Coma diabeticum

erhöht:

übermäßige intravenöse Zufuhr
(Kalium, Blut, kaliumhaltige Medikamente, z.B. K-Penicillin)

verminderte renale Ausscheidung
- akutes Nierenversagen mit Oligurie-Anurie
- terminale chron. Niereninsuffizienz
- Nebennierenrindeninsuffizienz
- Hypoaldosteronismus
- medikamentös (kaliumsparende Diuretika)
    Spironolacton
    Triamteren
    Amilorid

Verteilungsstörungen
- Azidose
- schwere Hämolyse
- Crush-Syndrom
- postoperativ
- Adynamia episodica hereditaria

Pseudohyperkaliämie
- Hämolyse der Blutprobe
- Thrombozytose
- chronische Myelose

Kalzium

Der *Serumkalziumspiegel* ist abhängig von der Nahrungs*aufnahme* (Kalzium, Vit. D), der Kalzium*resorption* im Darm (wird gesteigert durch Parathormon und Vit. D), der *Mobilisation aus dem Knochen*reservoir (gesteigerte Freisetzung durch Parathormoneinfluß, Hemmung durch Calcitonin) bzw. dem *Kalziumeinbau in die Knochenmatrix* (Vit. D) und letztlich von der Kalzium*ausscheidung und -rückresorption* (gesteigert unter Parathormoneinfluß) durch die Nieren.

Normalwert: 4,5–5,0 mval/l

erniedrigt:

endokrin
- idiopathischer Hypoparathyreoidismus
- sekundärer Hypoparathyreoidismus
- sekundärer Hyperparathyreoidismus

verminderte intestinale Resorption:
- Malabsorptions- und Maldigestionssyndrome
    (v. a. Sprue, Coeliakie, chron. Pankreasinsuffizienz)

erhöht:

endokrin
- primärer Hyperparathyreoidismus
- tertiärer Hyperparathyreoidismus
- Hyperthyreose
- Hypothyreose (?)
- Akromegalie
- Nebennierenrindeninsuffizienz

– chronische Niereninsuffizienz
– Vitamin-D-Mangel
  Osteomalazie
  Rachitis

akute Pankreatitis mit Pankreasnekrose

Hyperphosphatämie

osteoplastische Skelettmetastasierung

medikamentös
– Citratbluttransfusionen
– EDTA-Infusionen
– antiepileptische Therapie

tubuläre idiopathische Hyperkalziurie

Malignome
– mit Knochenmetastasen, v. a. Bronchus-, Mamma-, Prostata- und Schilddrüsenkarzinom, Hypernephrom
– ohne Knochenmetastasen (Mamma- und Bronchuskarzinom, Sarkome, Retikulosen) (Pseudohyperparathyreoidismus)
– Hämoblastosen und multiples Myelom
– primäre Knochentumoren

exogen
– Vit.-D-Intoxikation
– AT-IO-Überdosierung
– Milch-Alkali-Syndrom
– Östrogen- und Androgentherapie maligner Tumoren
– Therapie mit Thiaziden

Immobilisation

Morbus Boeck

Morbus Paget (?)

idiopathische Hyperkalzämie

Kreatin

Kreatin wird in der Leber *gebildet* und in der Muskulatur als Kreatinphosphat *gespeichert*. Abbauprodukt ist das Kreatinin, welches im Urin ausgeschieden wird, während Kreatin normalerweise nicht im Urin erscheint. Bei gestörter Funktion der Muskelzelle ist wahrscheinlich die Aufnahme des Kreatins in die Muskulatur gestört und somit von einem Anstieg des Serumkreatins und einer Kreatinurie gefolgt.

Normalwert: 0,2–0,6 mg%

erhöht:

Muskelerkrankungen, v. a.
– Muskeldystrophien
– Polymyositis
– Dermatomyositis
– Myotonien
– Myasthenie

Fieber

Kachexie

Cushing-Syndrom

Hyperthyreose (Myopathie ?)

Kreatinin

Kreatinin entsteht im *Muskelstoffwechsel* und wird durch die *Niere ausgeschieden*. Ein Kreatininanstieg wird erst bei Einschränkung des Glomerulusfiltrates auf 30–50% der Norm (= 40–50 ml/Min) beobachtet. Mäßiggradige Einschränkungen der Nierenfunktion können somit nur durch die Bestimmung der Kreatininclearance (oder Inulinclearance) erfaßt werden.

Normalwert: 0,6–1,3 mg%

erhöht:

akute und chronische Niereninsuffizienz bei verschiedenen Nierenerkrankungen

funktionelle Niereninsuffizienz = „prärenale Azotämie" infolge verminderter Nierendurchblutung (spez. Gewicht hoch)
u. a. – Hypovolämie
  – Schock
  – Herzinsuffizienz

- Erbrechen und Diarrhöe
- Salzmangel
- Coma diabeticum
- Leberkoma
- Morbus Addison
- Diuretikatherapie

Kreatinphosphokinase (CPK)

Weitgehend spezifisches *Muskelenzym*, weiterhin in relativ hoher Konzentration im Gehirn nachweisbar. Anstieg des Serumspiegels v. a. bei Untergang von Skelett- und Herzmuskulatur.

Normalwert: bis 50 U/l

erhöht:
Erkrankungen der Skelettmuskulatur (v. a. progressive Muskeldystrophie und Dermatomyositis)
Schädigung der quergestreiften Muskulatur (Injektionen, Trauma, ischämische Muskelnekrosen, Intoxikationen, nach Operationen)
Herzmuskelerkrankungen
- Herzinfarkt
- entzündliche und toxische Myokarderkrankungen
- nach Kardioversion
ZNS-Erkrankungen (v. a. Apoplexie)

Kryoglobuline

Kryoglobuline sind thermolabile IgG- und IgM-Paraproteine, die in der Kälte (ca. 20° C) zur Gelifizierung des Blutes führen. Sie wandern in der Elektrophorese mit den γ-Globulinen, seltener mit den α- oder β-Globulinen. Geringste Mengen von Kryoglobulinen werden bei vielen Krankheiten nachgewiesen, so daß ihnen wenig differentialdiagnostische Bedeutung zukommt.

multiples Myelom
Makroglobulinämie
lymphatische Leukämie
Lymphosarkom
Kollagenosen
Leberzirrhose
Polycythämia vera
Raynaud-Syndrom
essentielle Kryoglobulinämie

Kupfer

Der *Serumspiegel* ist abhängig von der Kupfer*aufnahme* mit der Nahrung, der *Resorption*, dem Caeruloplasminspiegel und der *Ausscheidung* über Leber und Gallenwege. Über 90% des Serumkupfers sind an Caeruloplasmin gebunden.

Normalwert: 80–130 µg%

erniedrigt:
Morbus Wilson (Caeruloplasminspiegel und Caeruloplasminkupfer extrem niedrig, nicht gebundenes freies Kupfer erhöht)
nephrotisches Syndrom
Morbus Bechterew

erhöht:
Leberzirrhose
Verschlußikterus
Infektionskrankheiten, akute und chronische infektiöse Prozesse
Hämochromatose
Leukämie
Anämie
Kollagenkrankheiten
Malignome
Gravidität

Lactat-Dehydrogenase (LDH)

Ubiquitäres Hauptkettenenzym des Zellstoffwechsels, das durch normale Zellmauserung und vermehrt bei abnormem Zellzerfall ins Blut übertritt. Es ist aus *5 Isoenzymen* zusammengesetzt. Von diesen hat die isolierte Bestimmung des LDH_1-Isoenzyms (= α-HBDH) und die Ermittlung des α-HBDH/LDH-Quotienten bei der Infarktdiagnostik eine gewisse Bedeutung.

Normalwert: bis 195 U/l

erhöht:
Blutkrankheiten (LDH_1 und LDH_2)
– unbehandelte Perniziosa, Abfall unter Therapie
– hämolytische Anämien
– akute Leukosen
– chronisch myeloische Leukämie
– Mononukleose
Lungenerkrankungen (LDH_3)
– Lungenembolie mit Infarkt
– Bronchuscarcinom
Herzerkrankungen (LDH_1)
– Herzinfarkt
– Leberstauung infolge Herzerkrankungen (LDH_5)
– Myokarditis
Leber- und Gallenwegserkrankungen (v. a. LDH_5)
– Hepatitis
– Zirrhose (akute Schübe)
– Leberzellkarzinom
– toxische Leberschädigungen
maligne Tumoren
Myopathien

Leucin- Aminopeptidase (LAP)

Die v. a. in Pankreas, Gallengangsepithelien, Dünndarmschleimhaut, Leberzellen, Nieren und Leukozyten lokalisierte LAP gehört zu den Aminopeptidasen und wird zum größten Teil über die Gallenwege *ausgeschieden*. Ein Anstieg der Enzymaktivität im Serum wird v. a. bei intra- und extrahepatischen cholestatischen Prozessen beobachtet, im Gegensatz zur alkalischen Phosphatase steigt die LAP bei Knochenerkrankungen nicht an.

Normalwert: 8–22 U/l

erhöht:
alle zur intra- und extrahepatischen Cholestase führenden Prozesse
biliäre Zirrhose
akute Hepatitis (Cholestase?)
Schwangerschaft (letztes Trimenon)

Lipase

Die Lipase findet sich praktisch ausschließlich im Pankreas. Im Gegensatz zur Amylase wird sie nicht in den Speicheldrüsen gebildet.
Aktivitätsverhalten im Serum parallel zur Amylase (s. S. 786).
Ausnahme: kein Anstieg bei isolierten Speicheldrüsenerkrankungen.

Normalwert: 20–160 mU/ml

Lipide

Die *Gesamtlipide* (400–700 mg%) setzen sich zusammen aus
Neutralfetten (Triglyceriden): 50–150 mg%
Fettsäuren: 100–500 mg%
Phosphatiden: 150–250 mg%
Cholesterin: 150–250 mg%

Die Bestimmung der Triglyceride (nüchtern), des Cholesterins und ev. der Gesamtlipide führt zur Verdachtsdiagnose einer Fettstoffwechselstörung. Pathologische Befunde müssen zu weiteren Untersuchungen veranlassen (Diätteste, Lipidelektrophorese, Ultrazentrifugenuntersuchung, Suche nach einer Grundkrankheit). Wichtig ist die Unterscheidung zwischen *primären und sekundären Hyperlipoproteinämien.*

erhöht:

Primäre Hyperlipoproteinämien
(nach Fredrickson und Lees)
Typ I: fettindizierbare Hyperlipoproteinämie
  (Cholesterin normal oder leicht erhöht, Triglyceride stark erhöht)
  Elektrophorese: Hyperchylomikronämie
Typ IIa: Hypercholesterinämie (Triglyceride normal)
  Elektrophorese: Hyper-β-Lipoproteinämie
Typ IIb: Hypercholesterinämie mit Erhöhung der Triglyceride
  Elektrophorese: Hyper-β-Lipoproteinämie
        Hyper-prä-β-Lipoproteinämie
Typ III: Hypercholesterinämie und Hypertriglyceridämie
  Elektrophorese: breite Beta-Bande
  Ultrazentrifuge: flotierendes β-Lipoprotein
Typ IV: kohlenhydratinduzierbare Hyperlipoproteinämie (Triglyceride erhöht, Cholesterin normal oder geringgradig erhöht)
  Elektrophorese: Hyper-prä-β-Lipoproteinämie
Typ V: kalorisch induzierbare Hyperlipoproteinämie
  (Cholesterin und Triglyceride erhöht)
  Elektrophorese: Hyperchylomikronämie + Hyper-prä-β-Lipoproteinämie

Sekundäre, symptomatische Hyperlipoproteinämien
vorwiegende Cholesterinerhöhung:
  Hypothyreose
  intra- und extrahepatische Cholestase
  biliäre Zirrhose
  nephrotisches Syndrom
  (Gicht, Diabetes mellitus, Alkoholismus)
vorwiegende Triglyceriderhöhung:
  Diabetes mellitus
  Pankreatitis
  Alkoholismus (inkl. Zieve-Syndrom)
  Schwangerschaft + Einnahme von Ovulationshemmern
  (Hypothyreose, Gicht, multiples Myelom, nephrotisches Syndrom, Morbus Waldenström)
vorwiegende Phosphatiderhöhung:
  biliäre Zirrhose
  intra- und extrahepatische Cholestase
  (Hypothyreose, nephrotisches Syndrom)
freie Fettsäuren
  Diabetes mellitus
  Adipositas
  Hyperthyreose
  Phäochromozytom
  frischer Herzinfarkt
  Glykogenspeicherkrankheit
  Akromegalie
  Cushing-Syndrom

erniedrigt:

A-β-Lipoproteinämie
(Akanthozytose)
An-α-Lipoproteinämie (Tangier-disease)
Hyperthyreose
Gallensäurenverlust-Syndrom
schwere Leberparenchymerkrankungen
Steatorrhoe
Kachexie
Mangelernährung
Malabsorptions- und Maldigestions-Syndrom

Magnesium

Der *Serumspiegel* ist abhängig von der Magnesium*aufnahme* mit der Nahrung, der *Resorption* im Dünndarm, der Magnesium*verteilung* im Organismus (reichhaltig sind Skelett, Leber und Muskulatur) und schließlich von den *Verlusten* durch Niere und Darm.

Normalwert: 1,6–2,0 mval/l

erniedrigt:

ungenügende Zufuhr
- parenterale, langdauernde Mg-freie Ernährung
- chronischer Alkoholismus (?)

gastrointestinale Verluste
- Erbrechen und langdauerndes Absaugen von Magensaft
- chronische Diarrhöe unterschiedlicher Genese
- akute Pankreatitis mit Nekrose (Seifenbildung)

renale Verluste
- chronische Nierenerkrankungen
- polyurische Phase des akuten Nierenversagens
- Diuretikatherapie

endokrin
- Hyperthyreose
- primärer und sekundärer Hyperparathyreoidismus
- primärer und sekundärer Hyperaldosteronismus
- Diabetes mellitus (v. a. im diabetischen Koma nach Therapiebeginn)

Knochenerkrankungen
- multiples Myelom
- Knochenmetastasen

erhöht:

vermehrte Zufuhr
- Mg-haltige Infusionen
- Mg-haltige Antazida
- Mg-haltige Laxantien

verminderte renale Ausscheidung
- Oligurie – Anurie
- terminale chronische Niereninsuffizienz

endokrin
- Hypothyreose
- Hypoaldosteronismus (bei NNR-Insuffizienz)

Milchsäuredehydrogenase s. Lactatdehydrogenase

Natrium

Der *Serumspiegel* wird bestimmt durch die Nahrungs*aufnahme* mit der Nahrung, durch renale und extrarenale *Verluste* und durch den *Hydrationszustand* des Organismus.

Normalwert: 137–142 mval/l

erniedrigt:

Verdünnungshyponatriämie bei Wasserüberschuß
(= hypotone Hydration)
- übermäßige Wasserzufuhr
- vermindertes renales Ausscheidungsvermögen
  akute und chronische oligurische Niereninsuffizienz
  Leberzirrhose
  schwere Herzinsuffizienz
- vermehrte Sekretion des antidiuretischen Hormons (ADH)
  (= Schwartz-Bartter-Syndrom)
  cerebrale Erkrankungen
  paraneoplastisch (Bronchus- und Pankreaskarzinom, Thymom, Morbus Hodgkin, Duodenaltumoren)
  Lungentuberkulose, Aspergillose
  Hypothyreose
  medikamentös
  (Tolbutamid, Chlorpropamid, Vincristin)
  idiopathisch

erhöht:

Konzentrationshypernatriämie bei Wassermangel
(= *hypertone Dehydration*)
- ungenügende Wasserzufuhr
- vermehrte Wasserverluste

renal
Diabetes insipidus
polyurisches Stadium nach akutem Nierenversagen
Tubulopathien mit Störungen der Harnkonzentrierung (chron. Pyelonephritis, chron. interst. Nephritis, kaliopenische Nephropathie)
osmotische Diurese
(Diabetes mellitus, Hyperkalzämie, nach Mannitolinfusion)

enteral
Verlust von hypotonen Sekreten

Osmoregulationsstörungen = zentrale Hypernatriämie

Natriummangel
- renale Verluste
  Salzverlustniere
  polyurische Phase des akuten Nierenversagens
  Nebennierenrindeninsuffizienz
  Diuretikamedikation
  zerebrales Natriumverlustsyndrom
- gastrointestinale Verluste
  chronische Diarrhöen
  Erbrechen, Absaugen von Magensaft
  Fisteln, Ileus
- sonstige Verluste
  Schweiß
  Verbrennungen
  häufige Ascites- und Pleurapunktionen

Natriumüberschuß
- vermehrte Natriumzufuhr
  Natriumbicarbonatinfusionen
  hypertone Natriumchloridinfusionen
  Penicillinnatrium
- vermehrte renale Natriumrückresorption
  Conn-Syndrom
  ev. Cushing-Syndrom

Paraproteine

Paraproteine (= monoklonale Immunglobuline) sind qualitativ abnorme Anteile des Immunglobulinsystems. Sie werden in Zellen des lymphoplasma-retikulären Systems gebildet. Die Einteilung der Paraproteine erfolgt immunelektrophoretisch in IgG-, IgA-, IgM-, IgD- und IgE-Paraproteine. Da der Paraproteinnachweis v. a. bei älteren Personen häufig auch ohne bestehende Grundkrankheit gelingt, sind zur Diagnose einer Krankheit mit symptomatischer oder obligatorischer Paraproteinämie weiterführende Untersuchungen notwendig (BSG, Blutbild, quantitative Bestimmung des Paraproteinspiegels und Verlaufsbeobachtung, Sternalmarksbefund).

Paraproteine nachweisbar:

obligatorisch bei:
Morbus Waldenström
multiplem Myelom
Schwerkettenkrankheit
(= Heavy-chain-disease =
Franklin-Erkrankung)

symptomatisch bei:
lymphatischer Leukämie
Karzinomen
Sarkomen
Hepatopathien
Infektionen

idiopathisch bei:
gesunden, v. a. älteren Personen
(= benigne, rudimentäre Paraproteinämie)

pH

pH wird bestimmt durch Säure-Basenzufuhr und -verlust, Bildung im Stoffwechsel, Puffervermögen und Säure-Basenelimination.

Normalwert: 7,38–7,42

erniedrigt:
dekompensierte, respiratorische und metabolische Azidosen

erhöht:
dekompensierte, respiratorische und metabolische Alkalosen

Ursachen s. unter Standardbicarbonat S. 803

Phosphat, anorganisches

Der *Serumspiegel* ist abhängig von der *Nahrungszufuhr* und der intestinalen *Resorption,* dem *Parathormoneinfluß* (Parathormon hemmt die tubuläre Phosphatrückresorption), der *Nierenfunktion* und dem *ossären*

Stoffwechsel. Die Errechnung der Phosphatclearance, des Phosphatexkretionsindex und der tubulären Phosphatrückresorption ist durch die gleichzeitige Messung der Phosphatausscheidung im Urin bei der Diagnostik des primären Hyperparathyreoidismus von Bedeutung. Durch Hemmung der Phosphatrückresorption ist hier die Phosphatclearance erhöht und wird aufgrund der fehlenden Supprimierbarkeit der Parathormonsekretion durch Calciuminfusion nicht vermindert.

Normalwert: 2,1–3,8 mg%

erniedrigt:
primärer Hyperparathyreoidismus
sekundärer (v. a. enteraler) Hyperparathyreoidismus
– Kalziumresorptionsstörung im Darm (Malabsorptions- und Maldigestionssyndrome, Vitamin-D-Mangel: Rachitis, Osteomalazie)
– idiopathische Hyperkalzurie
tertiärer (enteraler) Hyperparathyreoidismus
renale Phosphatverluste
– Fanconi-Syndrom
– renal-tubuläre Azidose
Hypophosphatasie (verminderte Bildung der alkalischen Phosphatase in den Osteoblasten)
Cushing-Syndrom
Sepsis (v. a. gramnegative Sepsis)

erhöht:
Hypoparathyreoidismus
Pseudohypoparathyreoidismus
sekundärer und tertiärer renal bedingter Hyperparathyreoidismus (bei Niereninsuffizienz)
Akromegalie
exzessive Phosphatzufuhr
Coma diabeticum

Phosphatase, alkalische

Serumspiegel wird bestimmt durch die *Enzymproduktion* (v. a. in den Osteoblasten) und die *Enzymausscheidung* über die Leber-Gallen-Wege.

Die Auftrennung der Phosphataseaktivität durch Isoenzymbestimmung führte zur Untergliederung in einen ossären (ca. 70%), intestinalen (ca. 20%) und hepatobiliären (ca. 10%) Anteil.

Die Abgrenzung zwischen einer ossär und hepatobiliär bedingten Phosphataseerhöhung ist durch die Bestimmung weiterer leberspezifischer „Obstruktionsenzyme" (LAP, 5 – Nucleotidase) oder durch die noch wenig gebräuchliche Isoenzymbestimmung der alk. Phosphatase möglich.

Normalwert: 60–200 U/l

erniedrigt:
familiäre Hypophosphatasie
Hypothyreose
C-Hypovitaminose
hypophysärer Zwergwuchs

erhöht:
ossär bedingt:
Hyperparathyreoidismus
Rachitis
Osteomalazie
Morbus Paget
osteoplastische Knochentumoren
osteoplastische Knochenmetastasen
(v. a. Prostata- und Mammakarzinom)
Osteomyelosklerose
Morbus Boeck
medikamentös
(antiepileptische Therapie)

hepatobiliär bedingt:
intra- und posthepatische Cholestase

Tumoren, v. a.
hypernephroides Karzinom
(nach Operation des Tumors reversible Erhöhung ohne nachweisbare Knochen- oder Lebermetastasen)

Phosphatide s. unter Lipide S. 798

Phosphatase, saure

Der *Serumspiegel* wird bestimmt durch die saure Phosphatase aus Thrombozyten, Erythrozyten, Prostata und Knochen.

Die alleinige Bestimmung der Prostataphosphatase ist durch selektive Hemmung mit L (+) – Tartrat möglich.

Normalwert: bis 13,5 U/l

(Tartrathemmung bis 3,5 U/l)

erhöht:
Prostatakarzinom
Knochenerkrankungen
– Metastasen (v. a. metast. Mammakarzinom)
– Hyperparathyreoidismus
– Morbus Paget
– Osteopetrose (Albers- Schönbergsche Krankheit)
Morbus Gaucher
Thrombopenien bei gesteigertem Zerfall oder Abbau der Thrombozyten
evtl. bei thrombembolischen Krankheiten
fälschlich hoch nach Prostatamassage

Renin

Renin ist ein Enzym, welches im juxtaglomerulären Apparat der Niere gebildet wird. Es spaltet aus seinem Substrat (Angiotensinogen) das Dekapeptid Angiotensin I ab, welches dann durch das sogenannte „converting enzyme" in das vasopressorisch aktive Angiotensin II umgewandelt wird. Die heute meist verbreitete Meßmethode ist die Bestimmung der Plasmareninaktivität mittels Radioimmunossay für Angiotensin I.

Normalwerte: (bei 6–8 g NaCl-Aufnahme/die):
Ruhewert (liegend) 0–3 ng Angiotensin I/ml/3 Std. Stimulationswert (2 Std. Orthostase) bis 10 ng Angiotensin I/ml/3 Std.

erniedrigt:
primärer Hyperaldosteronismus (Conn-Syndrom)
essentielle Hypertonie (20–30%)

erhöht:
Ödemerkrankungen (renale, kardiale, hepatische, hypalbuminämisch, idiopathisch)
renovaskuläre Hypertonie
maligne Hypertonie
Phäochromozytom
natrium- und kaliumverlierende Pyelonephritis
Diabetes insipidus
Bartter-Syndrom
Diuretika- und Laxantienabusus
reninsezernierender Tumor
Schwangerschaft und unter Einnahme von Ovulationshemmern

Rest-Stickstoff (Rest-N)

gehört zu den harnpflichtigen Substanzen. Veränderungen wie bei Harnstoff (s. S. 794) und Kreatinin (s. S. 796).

Normalwert: 20–35 mg%

Standardbicarbonat

Das Standardbicarbonat (und ebenso die früher häufiger bestimmte und in der Beurteilung praktisch identische „Alkalireserve") ist eine der Meßgrößen im Säure-Basen-Haushalt. Die Differentialdiagnose zwischen respiratorisch und metabolisch bedingten Veränderungen des Säure-Basen-Haushaltes ist häufig nur unter Mitberücksichtigung des klinischen Bildes und gleichzeitiger pH- und pCO_2-Bestimmung möglich.

Normalwert: 21–27 mval/l

erniedrigt:
metabolische Azidose (pH ↓ oder normal, pCO_2 normal oder ↓)
– dekompensierter Diabetes mellitus
– Präkoma oder Coma diabeticum (Ketoazidose)

erhöht:
metabolische Alkalose
(pH normal oder ↑, pCO_2 normal oder ↑)
– extrarenaler Säureverlust

– Lactatazidose
   (Herzinsuffizienz, Schock, Leberinsuffizienz, Diabetes mellitus unter Biguanidtherapie, Glykogenspeicherkrankheit, gramnegative Sepsis)
– renale Azidose
   primäre renale hyperchlorämische tubuläre Azidose
   sekundär renal-tubuläre Azidose
   (Pyelonephritis, interstitielle Nephritis, Hydronephrose, Hyperparathyreoidismus, Lowe-Syndrom)
   akute und chronische Niereninsuffizienz
   chronische Nebenniereninsuffizienz
– nach zellulärer Hypoxie
   Herzinsuffizienz
   Schock
   nach Kreislaufstillstand
– medikamentös
   Ammoniumchlorid, Diamox, Salicylate
– Alkaliverlust
   Diarrhöe, Dünndarm-, Gallen- und Pankreasfisteln
– Ureterosigmoidostomie (hyperchlorämische Azidose)

   chronisches Erbrechen
   Absaugen von Magensaft
– renaler Säureverlust
   Diuretikatherapie
– bei Hypokaliämie (Ursachen siehe dort)
– übermäßige Basenzufuhr
   Bicarbonatinfusionen
   Antacida
   Milch-Alkali-Syndrom

respiratorische Azidose
(pH normal oder ↓, pCO_2 ↑)
– alveoläre Hypoventilation
   chron. obstruktive bronchopulmonale und restriktive pulmonale Erkrankungen
   mechanische Atembehinderung (neuromuskulär, ossär, Zwerchfellhochstand, Pleuraergüsse, Hämato- und Pneumothorax)
   zentrale Atemlähmung

respiratorische Alkalose (pH normal oder ↑, pCO_2 ↓)

– alveoläre Hyperventilation
   psychogen
   unter mechanischer Beatmung
   Fieber
   Hyperthyreose
   Salicylatvergiftung (frühe Phase)
   gramnegative Sepsis

Steroide

Cortisol und Corticosteron werden in der zona fasciculata der Nebennierenrinde gebildet und vorwiegend in der Leber metabolisiert.
Bestimmung des Gesamtcortisols fluorometrisch und mittels der Proteinbindungsmethode möglich.

Normalwert: Gesamtcortisol 2–25 µg/100 ml

erniedrigt:
Nebennierenrindeninsuffizienz
– primäre bei Erkrankungen der Nebenniere
– sekundäre bei verminderter ACTH-Sekretion infolge hypophysärer oder hypothalamischer Erkrankungen

erhöht:
Cushing-Syndrom
– primär adrenal
– sekundär hypophysär-hypothalamisch
– paraneoplastisch (v.a. bei Bronchuskarzinom, Leberzellkarzinom)
– Ovarial- und Testestumoren
   (Nebennierenresttumoren)
– medikamentös
Adipositas
Leberzirrhose
Streß
Schwangerschaft und unter Einnahme von Ovulationshemmern

Transaminasen

Die Transaminasen gehören zu den Zellenzymen, wobei die Serum-Glutamat-Pyruvat-Transaminase (SGPT) nur extramitochondrial im Plasma und die Serum-Glutamat-Oxalazetat-Transaminase (SGOT) im Plasma und in den Mitochondrien lokalisiert ist. Bei Zellzerfall treten sie ins Serum über. Die SGOT ist v.a. in der Leber, der Herz- und Skelettmuskulatur, in Niere, Gehirn und Erythrocyten nachweisbar, während die SGPT in höheren Aktivitäten vorwiegend in der Leberzelle zu finden ist.

Normalwerte: SGOT 5–13 U/l
SGPT 4–11 U/l

erniedrigt:
fortgeschrittenes Leberkoma

erhöht:
Herzinfarkt (SGOT)
Lebererkrankungen, v.a.
– akute Hepatitis A und B
– chron. aggressive und persistierende Hepatitis
– perakut nekrotisierende Hepatitis (auch nach Einnahme oxyphenisatinhaltiger Laxantien)
– Begleithepatitis (z.B. Mononucleose)
– Leberzirrhose
– intra- und extrahepatische Cholestase
– toxische Leberschädigung
– Leberstauung
– Leberabszeß
– Lebertumor und Lebermetastasen
Muskelerkrankungen (SGOT), v.a.
– Dermatomyositis
– progressive Muskeldystrophie
Lungeninfarkt
hämolytische Anämie (SGOT)
Hyperthyreose (Myopathie?)

Triglyceride (s. Lipide S. 798)

Trijodthyronintest
(T_3-in-vitro-Test)

Der Trijodthyronintest dient zur Messung der freien Valenzen des thyroxinbindenden Globulins (TGB) im Serum, indem ^{131}Jod-markierte Trijodthyroninmoleküle zusammen mit einem Ionenaustauscher (z.B. Resin) zum Serum zugesetzt werden. Bei geringer Bindungskapazität des TGB für das hinzugesetzte ^{131}J-T_3 (z.B. bei Hyperthyreose) wird ein großer Teil des ^{131}J-T_3 an den Ionenaustauscher gebunden (T_3-Resinaufnahme erhöht), die umgekehrten Verhältnisse finden sich bei der Hypothyreose.
Der T_3-in-vitro-Test ist unabhängig von exogen zugeführtem Jod. Zur Erfassung der allerdings seltenen T_3-Hyperthyreose ist er ungeeignet, da Trijodthyronin weniger als Thyroxin an das TGB gebunden wird und sich somit normale Werte im T_3-Test trotz erhöhter Trijodthyroninspiegel im Blut messen lassen.

Normalwert:

T_3-Resinaufnahme vermindert:
Hypothyreose und Athyreose

Fehlermöglichkeiten:
– vermehrte Bindungskapazität der Schilddrüsenhormonträgerproteine
  Hyperproteinämie
  Schwangerschaft
  medikamentös
  Östrogene
  Kontrazeptiva
  Thyreostatika

T_3-Resinaufnahme erhöht:
Hyperthyreose (ausgenommen T_3-Hyperthyreose)

Fehlermöglichkeiten:
– verminderte Bindungskapazität der Schilddrüsenhormonträgerproteine
  kongenitaler TGB-Mangel
  Azidose
  Hypoproteinämie
  (v.a. Lebererkrankungen, nephrotisches Syndrom, Malignome)
– hämolytische Anämie
– medikamentös
  (Phenylbutazon, Steroide, Salicylate, Anabolika, Androgene, Antikoagulantien, Tolbutamid, Penicillin, Sulfonamide, Schilddrüsenhormone, Diphenylhydantoin)

Differentialdiagnostische Bedeutung biochemischer Urinwerte

α-Amylase (Diastase)

Die vorwiegend in Pankreas und Speicheldrüsen gebildete α-Amylase wird durch die Nieren ausgeschieden.

Normalwert: bis 64 Wohlgemuth-E.

Ausscheidung erhöht:
bei allen Prozessen mit erhöhter Serumamylase (s. S. 786)
ausgenommen: – Niereninsuffizienz
– Makroamylasämie

Bence-Jones-Proteine

Bei den Bence-Jones-Proteinen handelt es sich um niedermolekulare L-Ketten-Paraproteine, die v.a. im Urin von Patienten mit multiplem Myelom nachgewiesen werden können. Sie haben die Eigenschaft, beim Erhitzen des Urins auf etwa 60°C auszufallen und sich bei noch höherer Temperatur (ca. 80°C) wieder aufzulösen.

nachweisbar bei:
multiplem Myelom
selten: Leukämien
Polycythämia vera
Bronchuskarzinom
Knochenmetastasen
Osteomalazie

Bilirubin

Normalerweise ist kein Bilirubin im Urin nachweisbar, da das beim Hämoglobinabbau entstehende „indirekte Bilirubin" zunächst wasserunlöslich an Plasmaalbumin gebunden transportiert wird (= unkonjugiertes Bilirubin). Erst durch die in der Leber stattfindende Kopplung an Glucuronsäure wird das Bilirubin harnfähig (= gekoppeltes direktes Bilirubin). Bilirubin ist im Urin somit bei allen Erkrankungen nachweisbar, die zu einer Erhöhung des direkten gekoppelten Bilirubins im Serum führen (s. S. 786).

Cortisol, freies

Bestimmung durch Proteinbindungsmethode möglich. Paralleles Verhalten zu 17-Hydroxycorticosteroiden (s. S. 807)

Normalwert: 20–120 µg/24 Std.

Glucose

Normalerweise ist im Urin kein Zucker nachweisbar. Eine Glucosurie wird beobachtet, wenn infolge einer Hyperglykämie vermehrt Glucose filtriert und die Rückresorptionskapazität des Tubulusapparates (ca. 300 mg/Min) überschritten wird.
Eine Glucosurie bei normalen Blutzuckerspiegeln deutet auf eine renale Genese hin.
Berücksichtigt werden muß ferner, daß die bei der qualitativen und semiquantitativen Harnzuckerbestimmung zur Anwendung kommenden Reduktionsmethoden (Benedict, Fehling, Nylander) nicht glucosespezifisch sind und somit positive Ergebnisse auch bei Lactos-, Fructos-, Galactos- und Pentosurien auftreten können; auch Medikamente können hier zu falsch positivem Testresultat führen (Vit. C, Salicylate, Aminophenazon, Chloralhydrat, Tetracycline). Die qualitativen Meßmethoden mittels Clinitest, Urostix, Combur-Test, Glucotest usw. sind zwar glucosespezifisch, werden jedoch gestört durch Medikamente (Ascorbinsäure, Dipyron – falsch negatives Ergebnis) oder durch Reste von Reinigungsmitteln in den Gefäßen (Hypochlorit, Perchlorat – falsch positives Ergebnis).

Glucosurie bei Hyperglykämie:
Diabetes mellitus und alle Formen der symptomatischen Hyperglykämie (s. S. 792)

Glucosurie ohne Hyperglykämie:
renal
kongenitale familiäre Glucosurie
erworbene sekundäre renale Glucosurie
- Fanconi-de-Toni-Debré-Syndrom
- organische Nephropathien, v.a. bei Tubulusschädigung
  (Pyelonephritis, chron. interstitielle Nephritis, toxische Nephropathie, Schockniere)
medikamentös (tubuläre Glucoserückresorptionshemmung)
- PAS
- Bacitracin
ev. Schwangerschaft

5-Hydroxyindolessigsäure

Die Bestimmung der 5-Hydroxyindolessigsäureausscheidung im Urin dient zum Nachweis serotoninbildender Karzinoide.
Da die inkretorische Aktivität des Primärtumors sehr gering ist, schließen jedoch Normalwerte das Vorliegen eines Karzinoids nicht aus.
Häufig läßt sich erst nach stattgefundener Metastasierung eine erhöhte Urinexkretion messen. Bei normaler Urinausscheidung ist als Provokationstest die Verabreichung von Serpasil (1–2 mg iv oder 3–4 mg peroral) möglich, welche bei Karzinoidträgern die 5-Hydroxyindolessigsäureausscheidung deutlich ansteigen läßt.

Normalwerte: bis 14 mg/24 Std.

erhöht
- Karzinoid unterschiedlicher Lokalisation (Magen, Dünndarm, Kolon, Bronchialsystem), v.a. nach Metastasierung.
- Sprue

Fehlermöglichkeit: 5-Hydroxytryptaminhaltige Nahrungsmittel (Bananen, Ananas, Pflaumen, Walnüsse, Tomaten)

Hydroxyprolin

Hydroxyprolin wird beim Abbau des Kollagens vorwiegend im Knochen freigesetzt und unverändert ausgeschieden.

Normalwert: 15–40 mg/24 Std.

erhöht
Wachstumsalter
Knochenerkrankungen
- primärer Hyperparathyreoidismus
- Morbus Paget
- Osteomalazie
- Plasmozytom
- osteolytische Knochenmetastasen
- Involutionsosteoporose
endokrin
- Hyperthyreose
- Akromegalie
- Cushing-Syndrom und Steroidtherapie
ausgedehnte Hauterkrankungen

17-Hydroxycorticosteroide (17-OH-CS)

Die 17-Hydroxycorticosteroide sind vorwiegend Metaboliten des Cortisols, welches etwa zu 40% in diese Substanzen abgebaut wird. Die im 24-Stunden-Urin gemessene Ausscheidung ist ein Maß für die während eines Tages sezernierte Cortisolmenge. Nach Stimulation der NNR mit ACTH steigt beim Gesunden die Ausscheidung um das 2–5-fache an.

Normalwert: 4–14 mg/24 Std.

erniedrigt:

primäre und sekundäre Nebennierenrindeninsuffizienz
Panhypopituitarismus
Leberzirrhose
Hypothyreose
hohes Alter
Kachexie

erhöht:

Cushing-Syndrom unterschiedlicher Genese
Hyperthyreose
Adipositas
Fieber
nach ACTH-Gabe

Fehlermöglichkeiten:
falsch hohe Werte durch Störung der Farbreaktion:
– bei Ketoazidose
– medikamentös
  Psychopharmaka
  Antiepileptika
  Chinin

Katecholamine

Die *Bildung* des Adrenalins und Noradrenalins erfolgt im Nebennierenmark, im Gehirn, im chromaffinen Gewebe und den Nervenendigungen des Sympathicus. Der *Abbau* erfolgt in Leber und Niere zu Vanillinmandelsäure (ca. 40%), Metanephrin und Normetanephrin (ca. 40%).

Üblich ist zunächst die Bestimmung dieser Abbauprodukte im Urin, bei Vorliegen pathologischer Werte ist die zusätzliche Messung des Adrenalins, Noradrenalins und des Dopamins (Vorstufe des Adrenalins und Noradrenalins) möglich.

Berücksichtigt werden müssen diätetische (Tee, Bohnenkaffee, Mandeln, Nüsse, Bananen, Vanille) und medikamentöse (Breitbandantibiotika, v. a. Tetracycline, Sedativa, Antidepressiva, Antihypertensiva, Sympathikomimetika) Einflüsse.

Normalwerte:

Vanillinmandelsäure : 2– 7 mg/24 Std.
Noradrenalin   : 20– 60 µg/24 Std.
Adrenalin   : 5– 20 µg/24 Std.
Metanephrin   : 20–120 µg/24 Std.
Normetanephrin   : 80–320 µg/24 Std.

erniedrigt:

schwere Schockzustände
familiäre Dysautonomie (Riley-Day-Syndrom)
Phenylketonurie
Melanom

erhöht:

Phäochromozytom
Tumoren des sympathischen Nervensystems

weniger:
Polyneuritis
Polyradikulitis Guillain-Barré
akut intermittierende Porphyrie
Akrodynie Feer
Nikotinabusus
Karzinoidsyndrom
Herzinfarkt, Herzinsuffizienz
Hyperthyreose
Lebererkrankungen
Asthma bronchiale

17-Ketosteroide (17-KS)

Die 17-Ketosteroide sind vorwiegend Metaboliten der in Nebenniere und Gonaden gebildeten Androgene, weiterhin wird eine sehr geringe Menge Cortisol ebenfalls zu 17-Ketosteroiden abgebaut. Wesentliche Bedeutung hat die Bestimmung der 17-Ketosteroidausscheidung in der Diagnostik des adrenogenitalen Syndroms und des Nebennierenrindenkarzinoms. Rückschlüsse auf die endokrine Hodenfunktion sind nur mit Vorbehalt möglich, da bei schweren Störungen der Hodenfunktion, ja selbst nach Orchektomie die 17-Ketosteroidausscheidung normal sein kann.

Normalwerte:
♂: 10–25 mg/24 Std.
♀: 5–15 mg/24 Std.

erniedrigt:
Erkrankungen der Nebennierenrinde
– primäre Nebennierenrindeninsuffizienz
Erkrankungen der Gonaden
– primärer Hypogonadismus
– nach Kastration
Erkrankungen der Hypophyse
– mit sekundärer Nebennierrinsuffizienz
– mit sekundärem Hypogonadismus
Leberzirrhose
Kachexie
Hypothyreose
Anorexia mentalis
Sprue

erhöht:
Erkrankungen der Nebennierenrinde
– Nebennierenkarzinom
– virilisierende Nebennierenrindenadenome
– Cushing-Syndrom
 (hohe Werte beim Cushing-Syndrom deuten auf das Vorliegen eines Nebennierenrindenkarzinoms hin!)
– adrenogenitales Syndrom
Erkrankungen der Gonaden
– endokrin aktive Hodentumoren
 (Leydigzelltumoren)
– Stein-Leventhal-Syndrom
– Pubertas praecox
Erkrankungen der Hypophyse und/oder des Hypothalamus
– sekundäres Cushing-Syndrom
Gravidität

Kreatin

Kreatin wird in der Leber *gebildet,* in der Muskulatur *gespeichert* und zu Kreatinin *abgebaut* und als solches ausgeschieden.
Kreatin ist normalerweise im Urin des Erwachsenen (ausgenommen in der Schwangerschaft) nicht nachweisbar. Ausscheidung bei allen Prozessen mit erhöhtem Serumkreatin (s. S. 796)

Porphyrine

Porphyrine sind Zwischenprodukte der Hämsynthese v. a. in Leber und Knochenmark, wobei das in der Leber gebildete Häm zur Enzymsynthese (Katalase, Peroxydase, Cytochrome) und das im Knochenmark entstehende Häm zur Hämoglobinbildung herangezogen wird.
Normalerweise werden im Urin nur geringe Mengen von Kopro- und Spuren von Uroporphyrinen ausgeschieden.

Normalwerte:

δ-Aminolävulinsäure: bis 2,5 mg/24 Std.
Porphobilinogen: bis 1,7 mg/24 Std.
Uroporphyrine: bis 30 µg/24 Std.
Koproporphyrine: bis 180 µg/24 Std.

erhöht:

Erythropoetische Porphyrie:
(Porphyria erythropoetica)

Uroporphyrin I
Koproporphyrin

Hepatische Porphyrien:
– akut intermittierende Porphyrie:

Porphobilinogen (positiver Schwarz-Watson-Test)
δ-Aminolävulinsäure
(Uroporphyrin, Koproporphyrin)
Uroporphyrin I und III
ev. Koproporphyrin I und III

– Porphyria cutanea tarda:

Symptomatische sekundäre Porphyrien:

– Intoxikationen (Blei, Quecksilber, Zink, Arsen, Tetrachlorkohlenstoff, Barbiturate)
Leberzirrhose und Hepatitis
aplastische, sideroachrestische, hämolytische und perniciöse Anämien
Leukämie
Verschlußikterus

vorwiegende *Koproporphyrinausscheidung*
Bei chronischer Bleivergiftung zusätzlich δ-Aminolävulinsäure und Porphobilinogen-Ausscheidung

Protein

Die normale Eiweißausscheidung im Urin überschreitet nicht 100 mg/die. Diese geringe Menge wird mit den üblichen Nachweismethoden nicht erfaßt, lediglich bei der Sulfosalicylsäureprobe ist das Auftreten einer Opaleszenz als normal zu bewerten.

extrarenal
orthostatische und lordotische Proteinurie
Arbeitsproteinurie
Stauungsproteinurie
– Rechtsherzdekompensation
– Nierenvenenthrombose
Fieber
Paraproteinurie

renal
geringgradige (bis 0,5 g/24 Std.)
oder mäßiggradige (0,5–5 g/24 Std.)
– chronische Glomerulonephritis
– Pyelonephritis
– interstitielle Nephritis
– Glomerulosklerose
– Gichtniere
– tubuläre Syndrome
– Zystenniere
– Nierenmitbeteiligung bei verschiedenen Erkrankungen (z. B. Kollagenosen)
schwere Proteinurie (mehr als 5 g/24 Std.)
– nephrot. Syndrom unterschiedlicher Genese

Urobilin, Urobilinogen

Das über die Gallenwege in den Darm gelangende Bilirubin wird im Kolon zu Urobilinogen (und Stercobilinogen, Mesobilirubinogen) abgebaut. Urobilinogen wird zu einem kleinen Teil rückresorbiert und erneut über die Pfortader der Leber zugeführt, um wiederum mit der Galle ausgeschieden zu werden (enterohepatischer Kreislauf). Die geringen Mengen Urobilinogen, die in den großen Kreislauf gelangen, können durch die Nieren ausgeschieden werden.

Normalwert: 0,5–4 mg/24 Std.

fehlende Ausscheidung

kompletter Verschlußikterus
schwere intrahepatische Cholestase

vermehrte Ausscheidung:

erhöhtes Urobilinogenangebot bei normaler Leberfunktion
– hämolytischer Ikterus
normales Urobilinogenangebot bei Leberfunktionsstörungen
– parenchymatöse Lebererkrankungen
– inkompletter Verschlußikterus
– Dubin-Johnson-Syndrom

Literaturauswahl

Ammann, R. W., E. Berk, L. Fridhandler, M. Ueda, W. Wegmann: Hyperamylasemia with carcinoma of the lung. Ann. int. Med. 78 (1973) 521

Bartelheimer, H.: Klinische Funktionsdiagnostik. 4. Aufl. Thieme, Stuttgart 1973

Beckerhoff, R., W. Siegenthaler: Ovulationshemmer und Hypertonie. Schweiz. med. Wschr. 103 (1973) 743

Begemann, H.: Klinische Hämatologie. Thieme, Stuttgart 1970

Berg, G., D. Bergner, W. Grabner, F. Matzkies: Praktische Hinweise zur Diagnostik von Hyperlipidämien. Fortschr. Med. 83 (1970) 938

Brühl, W.: Leber- und Gallenwegserkrankungen. 4. Aufl. Thieme, Stuttgart 1970

Deutsch, E., G. Geyer: Laboratoriumsdiagnostik. Steinkopf, Berlin 1969

Eisenburg, J.: Die klinische Bedeutung der Lactatdehydrogenase. Dtsch. med. Wschr. 94 (1969) 1882

Fiedler, G. F.: Thrombocytenzahl, weißes Blutbild und anorganisches Phosphat: drei wertvolle Kriterien zur Diagnose der Sepsis. Schweiz. med. Wschr. 102 (1972) 497

Fillippini, L., G. Strohmeyer: Zur Diagnose der Porphyria cutanea tarda. Dtsch. med. Wschr. 94 (1969) 1577

Fintelmann, V., H. Lindner: Diagnostische Bedeutung der Serum-Cholinesterase bei Lebererkrankungen in: Aktuelle Diagnostik, aktuelle Therapie. (Hrsg.: Hornbostel, H., W. Kaufmann, W. Siegenthaler) Thieme, Stuttgart 1970, S. 160

Frederickson, D. S., R. S. Lees: A system for phenotyping hyperlipoproteinemia. Circulation 31 (1965) 321

Frehner, H. U.: Diabetes Fibel. 3. Aufl. Thieme, Stuttgart 1972

Gitter, A., L. Heilmeyer: Taschenbuch klinischer Funktionsprüfungen. 9. Aufl. Fischer, Stuttgart 1969

Hafter, E.: Praktische Gastroenterologie. 5. Aufl. Thieme, Stuttgart 1973

Harrison, T. R.: Principles of internal medicine. 6. Aufl. McGraw-Hill, New York 1970

Hartmann, G.: Die Hyperlipidämien und ihre Behandlung. Schweiz. Apoth. Ztg. 110 (1972) 363

Heesen, H.: Laborbefunde in der Differentialdiagnostik. Thieme, Stuttgart 1970

Heintz, R.: Nieren-Fibel für Klinik und Praxis. 2. Aufl. Thieme, Stuttgart 1968

Hesch, R. D., H. V. Henning, W. Gerlach, F. Scheler: Früherkennung von Störungen der intestinalen Calciumabsorption bei Niereninsuffizienz. Klin. Wschr. 19 (1971) 115

Hornbostel, H., W. Kaufmann, W. Siegenthaler: Innere Medizin in Praxis und Klinik. Thieme, Stuttgart 1973

Käser, K., K. Türler, P. H. Burri: Zum Katecholaminstoffwechsel im Gewebe maligner und benigner Tumoren des sympathischen Nervensystems. Schweiz. med. Wschr. 101 (1971) 484

Klein, E., J. Kracht, H. L. Krüskemper, D. Reinwein, P. C. Scriba: Praxis der Schilddrüsendiagnostik. Dtsch. med. Wschr. 98 (1973) 2362

Küntzel, W., H. J. Mitzkat: Zur Diagnostik der renalen Glucosurie. Dtsch. med. Wschr. 96 (1971) 1130

Labhart, A.: Klinik der inneren Sekretion. 2. Aufl. Springer, Berlin 1971

Lehmann, F. G., K. W. Schneider, G. Schering, V. Koch: LDH-Enzymelektrophorese in der Differentialdiagnose interner Erkrankungen. Ges. inn. Med. 72 (1966) 707

Losse, H., E. Wetzels: Rationelle Diagnostik in der inneren Medizin. Thieme, Stuttgart 1973

Lüthy, R.: Klinisch bedeutsame Formen von Hyperlipidämien. Schweiz. Rundschau Med. (Praxis) 59 (1970) 762

Lüthy, R., W. Siegenthaler: Hypokaliämie. Therapiewoche 23 (1973) 1335

Mertz, D. P.: Gicht. 2. Aufl. Thieme, Stuttgart 1973

Mischol, H. R.: Prostatacarcinom und saure Phosphatase. Schweiz. med. Wschr. 99 (1969) 1357

Paganoni, O.: Die Serumlipase in der Pankreasdiagnostik. Schweiz. med. Wschr. 96 (1966) 50

Prellwitz, W.: Klinisch-chemische Diagnostik. Thieme, Stuttgart 1972

Reubi, F.: Nierenkrankheiten. 2. Aufl. Huber, Bern 1970

Ritz, E., H. G. Siebert, B. Krempien: Ca-Stoffwechselstörungen bei chronischer Niereninsuffizienz. Klin. Wschr. 49 (1971) 1305

Schettler, G.: Fettstoffwechselstörungen. Thieme, Stuttgart 1971

Schlierf, G., W. Kahlke: Fettstoffwechsel in: Klinische Pathophysiologie. (Hgb. W. Siegenthaler). Thieme, Stuttgart 1973, S. 128

Schmidt, F. W.: Praktische Enzymologie. Huber, Bern, Stuttgart 1968

Schmidt, F. W., E. Schmidt: Enzymdiagnostik der Lebererkrankungen. Schweiz. med. Wschr. 95 (1969) 514

Schmidt, E., F. W. Schmidt: Enzym-Fibel. Boehringer, Mannheim 1969

Schoen, R., H. Südhof: Biochemische Befunde in der Differentialdiagnose innerer Krankheiten. 2. Aufl. Thieme, Stuttgart 1965

Schultz, F.: Interpretationsfehler bei der Diagnose Kohlenhydrattoleranzstörung in: Aktuelle Diagnostik, akutelle Therapie. (Hgb.: Hornbostel, H., W. Kaufmann, W. Siegenthaler). Thieme, Stuttgart, 1972, S. 145

Siegenthaler, W., P. Berchtold, R. Lüthy, G. Siegenthaler: Pathophysiologie, Klinik, Differentialdiagnose und Therapie des Coma diabeticum und Coma hypoglycaemicum. M. kurse ärztl. Fortb. 22 (1972) 183

Siegenthaler, W.: Klinische Pathophysiologie. 2. Aufl. Thieme, Stuttgart 1973

Sotaniemi, E. A., H. K. Hakkarainen, J. P. Puranen, R. O. Lahti: Radiologic bone changes and hypocalcemia with anticonvulsant therapy in epilepsy. Ann. int. Med. 77 (1972) 389

Stolbach, L. L., J. J. Kraut, W. H. Fishman: Ectopic production of an alkaline phosphatase isoenzym in patients with cancer. New Engl. J. Med. 281 (1969) 757

von Studnitz, W., J. Waldenström: Pharmakologische und therapeutische (p-Chlorphenylalanin) Studien über das Carcinoidsyndrom. Klin. Wschr. 49 (1971) 748

Sturm, jr. A., H. W. Scheja, F. Puentes: Differentialdiagnose der erhöhten Katecholaminausscheidung bei arteriellen Hypertonien. Dtsch. med. Wschr. 95 (1970) 886

Thürmer, J., P. Lübcke: Aktivierte Serum-Kreatinkinase. Dtsch. med. Wschr. 98 (1973) 1568

Truniger, B.: Wasser- und Elektrolythaushalt. 3. Aufl. Thieme, Stuttgart 1973

Truniger, B.: Pathophysiologie und Ursachen der Hypernatriämie. Dtsch. med. Wschr. 95 (1970) 521

Utz, D. C., M. M. Warren, J. A. Gregg, J. Ludwig, P. P. Kelalis: Reversible hepatic dysfunction associated with hypernephroma. Mayo Clin. Proc. 45 (1970) 161

Vetter, W., W. Siegenthaler: Diagnose und Seitenlokalisation bei primärem Hyperaldosteronismus. Dtsch. med. Wschr. 98 (1973) 506

Vorburger, Chr., B. Fässler, P. Köhl: Serum-Kreatininphosphokinase und intramuskuläre Injektion. Schweiz. med. Wschr. 103 (1973) 927

Werning, C.: Das Renin-Angiotensin-Aldosteron-System. Thieme, Stuttgart 1972

Williams, R. H.: Textbook of Endocrinology. Saunders, Philadelphia, 1968

Winckelmann, G., J. Wollenweber: Reversible biochemische Serumveränderungen bei Patienten mit hypernephroidem Karzinom. Dtsch. med. Wschr. 98 (1973) 1656

Wintrobe, M. M.: Clinical hematology. 6. Aufl. Lea and Febiger, Philadelphia 1967

Ziegler, R., H. Minne, S. Bellwinkel, D. Fröhlich: Hypercalcämiesyndrom und hypercalcämische Krise. Dtsch. med. Wschr. 98 (1973) 276

39 Chemischer Nachweis exogener Gifte im Körper

H. BRANDENBERGER

Exogener Giftstoff	Verbindungstyp bzw. chemische Struktur	MLD*	Metabolite bzw. Metabolismus	Untersuchungs- materialien	Bemerkungen
Acetaldehyd	Äthanal		Essigsäure	Blut, Urin, Atem	Zwischenmetabolit von Äthanol
Acetanilid (Antifebrin)	N-Phenyl-acetamid	5–20 g	p-Hydroxy-acetanilid und p-Amino-phenol, vorwiegend gekoppelt	Blut, Urin für Metabolite	Analgetikum, Antipyretikum
Aceton	Dimethylketon, 2-Propanon	50 g	langsame Oxidation zu CO_2	Blut, Urin	Metabolit von Isopropanol, industrielles Lösungsmittel
Adrenalin (Epinephrin)	Catecholamin	4 mg cut.	oxidative Deaminierung und O-Methylierung	Blut, Urin	Sympathomimetikum
Äther	Diäthyläther	30 g	beständig	Blut, Urin, Atem	Anästhetikum
Acetylcarbromal (Abasin)	bromiertes Harnstoff-Derivat	10 g	unbeständig, spaltet Bromid ab	Blut, Urin bei Überdosierung	Sedativum, schwaches Hypnotikum
Äthylalkohol, Alkohol	Äthanol	200 g	Oxidation zu Acetaldehyd und Essigsäure	Blut, Urin, Atem	Trinkalkohol, Lösungsmittel
Äthylenglykol (Glykol)	Äthan-1, 2-diol	100 ml	Oxalsäure	Blut, Urin	Frostschutz-Zusatz
Aldrin	hochchlorierter Kohlenwasserstoff	5 g	Dieldrin = Aldrin-epoxid	Fettgewebe, Blut, Urin	Pestizid mit chronischer Toxizität, Akkumulation im Fettgewebe
Allobarbital (Dial)	5,5-Diallyl-barbitursäure	2,5 g	langsame Seitenkette-Oxidation	Blut, Urin	mittellang wirkendes Barbiturat

* geschätzte minimale Letaldosis für einen gesunden Erwachsenen (bei gleichzeitiger Einwirkung anderer Faktoren können diese Werte auch unterschritten werden).

Exogener Giftstoff	Verbindungstyp bzw. chemische Struktur	MLD*	Metabolite bzw. Metabolismus	Untersuchungsmaterialien	Bemerkungen
Alphaprodin (Nisentil)	1,3-Dimethyl-4-phenyl-4-propionyloxy-piperidin	100 mg cut.	unbeständig	Blut, ev. Urin	Narkotikum, Analgetikum
Aminobenzoesäure (PAB)	p-Amino-benzoesäure	> 50 g	verschiedene Acetylierungs- und Konjugationsprodukte	Blut, Urin	Metabolit von Lokalanästhetika mit Procain-Struktur
Aminopyrin (Amidopyrin, Aminophenazon, Pyramidon)	Pyrazolon, Dimethylaminoantipyrin	5–20 g	4-Amino-phenazon, 4-Acetamido-phenazon, Rubazonsäuren (rot)	Blut, Urin	Analgetikum, Antipyretikum
Aminosalicylsäure (PAS)	p-Amino-salicylsäure	> 50 g	p-Acetamido-salicylsäure und Koppelungsprodukte	Blut, Urin	Tuberkulostatikum
Amitryptylin (Laroxyl, Tryptizol)	Dibenzocyclohepten-Derivat	2 g	Entmethylierung, Hydroxylierung und Konjugation	Blut, Urin	Psychopharmakon
Amobarbital (Amytal)	5-Äthyl-5-isopentyl-barbitursäure	1,5 g	Seitenkette-Oxidation	Blut, Urin	mittellang wirkendes Barbiturat
Amphetamin (Benzedrin)	Phenyl-isopropylamin	200 mg	wenig p-Hydroxy-amphetamin, Benzylmethylketon und Benzoesäure, teils konjugiert	Blut, Urin	zentrales Stimulans, Metabolit von Methamphetamin
Amylalkohol	Pentanol (meist Isomeren-Gemisch)	30 g	Oxidation	Blut, Urin, Atem	industrielles Lösungsmittel
Anilin	Phenylamin	ab 1 g	p-Amino-phenol und p-Acetamido-phenol, beide konjugiert	Blut, Urin für Metabolite	industrielles Zwischenprodukt, Metabolit von Acetanilid und Nitrobenzol
Antimon	Halbmetall	100 mg Salz	–	Blut, Urin	–
Apomorphin	Phenanthren-Derivat, Isochinolin-Derivat	100 mg	Konjugationsprodukte	Urin für Metabolite	Emetikum Expectorans
Aprobarbital (Allonal, Numal)	5-Allyl-5-isopropyl-barbitursäure	2 g	langsame Seitenkette-Oxidation	Blut, Urin	mittellang wirkendes Barbiturat

Exogener Giftstoff	Verbindungstyp bzw. chemische Struktur	MLD*	Metabolite bzw. Metabolismus	Untersuchungsmaterialien	Bemerkungen
Apronal (Apronalid, Sedormid)	Allyl-isopropyl-acetyl-harnstoff	12 g	unbeständig	Blut	Hypnotikum
Arsen	Halbmetall	100 mg	–	Blut, Urin, Haar, Nägel	–
Aspirin	Acetyl-salicyl-säure	5–15 g	Salicylsäure, Salicylursäure, Gentisinsäure	Blut, Urin für Metabolite	Analgetikum, Antipyretikum
Atropin	Belladonna-Alkaloid	20 mg	nicht aufgeklärt	Blut, Urin	Parasympatholytikum
Barbital (Barbiton, Veronal)	5,5-Diäthyl-barbitursäure	2 g	beständig	Blut, Urin	langwirkendes Barbiturat
Barium	Erdalkali-Metall	600 mg	–	Urin	–
Benzaldehyd	einfachster aromatischer Aldehyd	50 g	Benzoesäure, Hippursäure	Blut, Urin für Metabolite	Aromazusatz
Benzin (Petroläther)	Gemisch vorwiegend aliphatischer Kohlenwasserstoffe		beständig	Blut, Urin, Atem	Brennstoff
Benzocain (Anästhesin, Norcain)	p-Amino-benzoe-säureäthylester	10 g	p-Amino-benzoesäure und Umwandlungsprodukte	Blut, Urin für Metabolite	Lokalanästhetikum
Benzol	einfachster aromatischer Kohlenwasserstoff	30 g	Hydroxylierung und Koppelung (Phenol, Catechole)	Blut, Urin, Atem	industrielles Lösungsmittel
Blei	Schwermetall		–	Blut, Urin	–
Bor	Halbmetall	10–20 g	–	Blut, Urin	–
Bromid	Halogenid		–	Urin	–
Bromadal (Carbromal, Adalin)	Bromo-diäthyl-acetylharnstoff	10 g	unbeständig, spaltet Bromid ab	Blut, Urin bei Überdosierung und für Metabolite	Hypnotikum
Bromisoval (Bromural, Bromvaleton)	Bromo-isovaleryl-harnstoff	10 g	unbeständig, spaltet Bromid ab	Blut, Urin bei Überdosierung und für Metabolite	Hypnotikum

39 Chemischer Nachweis exogener Gifte im Körper

Exogener Giftstoff	Verbindungstyp bzw. chemische Struktur	MLD*	Metabolite bzw. Metabolismus	Untersuchungs-materialien	Bemerkungen
Bupivacain (Carbostesin, Marcain)	Piperidin-Derivat		schneller Abbau	ev. Blut, ev. Urin	Lokalanästhetikum
Butalbital (Talbutal)	5-Allyl-5-butyl-barbitursäure	2 g	langsame Seitenkette-Oxidation	Blut, Urin	mittellang wirkendes Barbiturat
Butalbital (Itobarbital, Sandoptal)	5-Allyl-5-isobutyl-barbitursäure	2 g	langsame Seitenkette-Oxidation	Blut, Urin	mittellang wirkendes Barbiturat
Cadmium	Leichtmetall	1 g	–	Blut, Urin	–
Caffeine (Coffein, Thein)	1,3,7-Trimethyl-xanthin	10 g	Entmethylierung und Oxidation zu Harnsäure-Derivaten	Blut, Urin	zentrales Stimulans
Campher (Camphor)	2-Bornanon	10 g	3- und 5-Hydroxycampher, als Glucuronide	Blut, Urin für Metabolite	Mottenmittel
Carbamazepin (Tegretol)	Dibenzoazepin-Derivat	5 g	10,11-Diol, ev. Acridine	Blut, Urin für Metabolite	Antikonvulsivum
Chinin	China-Alkaloid	6 g	Hydroxylierung	Blut, Urin	Antimalaria-Mittel
Chloralhydrat (Chloral)	2,2,2-Trichloro-äthan-1,1-diol	10 g	Trichloräthanol und Trichloressigsäure, teils gekoppelt, wenig Chloroform	Blut, Urin	Hypnotikum
Chlordan (Octachlor)	hochchlorierter Kohlenwasserstoff	3 g	beständig	Fettgewebe, Blut, Urin	Pestizid mit chronischer Toxizität, Akkumulation im Fettgewebe
Chlordiazepoxid (Librium)	chloriertes Benzodiazepin-Derivat	3–5 g	Oxidation und Spaltung des Diazepin-Ringes sowie Konjugation	Blut, Urin für Metabolite	Psychopharmakon
Chloroform	Trichloromethan	10 ml	beständig	Blut, Urin, Atem	Anästhetikum
Chloroquine (Resochin)	Chinolin-Derivat	3 g	Seitenkette-Oxidation, beginnend mit N-Entäthylierung	Blut, Urin	Antimalaria-Mittel

Exogener Giftstoff	Verbindungstyp bzw. chemische Struktur	MLD*	Metabolite bzw. Metabolismus	Untersuchungsmaterialien	Bemerkungen
Chlorpromazin (Largactil, Megaphen, Thorazin)	chloriertes Phenothiazin-Derivat	1–5 g	Oxidation zum Sulfoxid und Sulfon, Entmethylierung, Hydroxylierung und Konjugation	Blut, Urin für Metabolite	Psychopharmakon
Chlorprothixan (Taractan, Truxal)	chloriertes Thiaxanthen-Derivat	5–20 g	Sulfoxid, Sulfon, Entmethylierungs- und Hydroxylierungs-Produkte	Blut, Urin	Psychopharmakon
Chlorzoxazon (Paraflex)	5-Chloro-dihydro-2-oxo-benzoxazol	5–20 g	6-Hydroxy-chlorzoxazon und Glucuronid	Blut, Urin	Muskel-Relaxans
Cocain (Neurocain)	Methyl-benzoyl-ecgonin	1 g	wird zum Teil metabolisiert	Blut, Urin	Lokalanästhetikum, zentrales Stimulans
Codein	Morphin-methyl-äther	600 mg	O- und N-Entmethylierung und Konjugation	Blut, Urin	Analgetikum, Antitussivum
Cresol (Cresolsäure, Lysol)	Mischung von isomeren Hydroxytoluolen	2 g	Konjugation, teilweise Weiteroxidation	Blut, Urin für Metabolite	Antiseptikum
Cyanid	Anion der Blausäure	200 mg Salz	Rhodanid	Blut, Urin, Atem (als Blausäure)	–
Cyclizin (Marzine)	1-Diphenylmethyl-4-methyl-piperazin	1–5 g	Entmethylierung zu Norcyclizin	Blut, Urin	Antihistaminikum, Antiemetikum
Cyclobarbital (Phanodorm)	5-Äthyl-5-cyclohexenyl-barbitursäure	2 g	Oxidation des Cyclohexenyl-Ringes	Blut, Urin	kurz wirkendes Barbiturat
Dextromethorphan (Romilar)	3-Methoxy-N-methyl-morphinan	500 mg	O- und N-Entmethylierung und Konjugation	Urin	Antitussivum
Diamorphin (Heroin)	Diacetyl-morphin	100 mg	schnelle Hydrolyse zu Morphin, Entmethylierung und Konjugation	Urin für Metabolite	Narkotikum, Analgetikum
Diazepam (Valium)	chloriertes Benzodiazepin-Derivat	5 g	N-Entmethylierung, Hydroxylierung (zu Oxazepam), Konjugation mit Glucuronsäure	Blut, Urin	Psychopharmakon

61 Hegglin, Differentialdiagnose, 13. Aufl.

Exogener Giftstoff	Verbindungstyp bzw. chemische Struktur	MLD*	Metabolite bzw. Metabolismus	Untersuchungsmaterialien	Bemerkungen
Diazinon	Thiophosphorsäureester mit Pyrimidinkern	20 g	wird abgebaut	Blut, ev. Urin	Pestizid
Dibenzepin (Noveril)	Dibenzodiazepin-Derivat	2 g	Entmethylierung, Hydroxylierung und Konjugation	Blut, Urin	Psychopharmakon
Dichlorodiphenyltrichloroäthan (DDT)	1,1,1-Trichloro-2,2-di(p-chloro-phenyl)-äthan	20 g (in Öl 4 g)	langsamer Abbau zu DDE und DDA	Milch, Fettgewebe, für Metabolite Urin	Pestizid mit chronischer Toxizität, Akkumulation im Fettgewebe
Dichlorophenoxyessigsäure (2,4-D)	2,4-Dichlorophenoxyessigsäure	6 g	beständig	Urin	Herbizid
Dieldrin	hochchlorierter Kohlenwasserstoff, Aldrin-epoxid	5 g	beständig	Körperfett, Blut, Urin	Pestizid mit chronischer Toxizität, Akkumulation im Fett, Metabolit von Aldrin
Dimethoat (Perfektion)	aliphatischer Dithiophosphorsäureester	6 g	wird abgebaut	Blut	Pestizid
Dinitroorthokresol (DNOC)	2-Methyl-4,6-dinitro-phenol	200 mg	langsame Reduktion einer Aminogruppe und Oxidation der Methylgruppe, Acetylierung und Konjugation	Blut, Urin	Insektizid und Herbizid
Diphenhydramin (Benzhydramin, Benadryl)	1-Diphenylmethoxy-2-dimethylaminoäthan	1–4 g	unbeständig	Blut, Urin	Antihistaminikum
Dipyron (Novalgin)	Pyrazolon-sulfonsäure	5–20 g	Abbau wie Aminopyrin	Blut, Urin	Analgetikum
Dopamin	3,4-Dihydroxyphenyläthylamin		Noradrenalin	Urin	Metabolit von 3,4-Dihydroxyphenylalanin
Endrin	hochchlorierter Kohlenwasserstoff, Epoxid	4 g	beständig	Milch, Fettgewebe, Blut, Urin	Pestizid mit chronischer Toxizität, Akkumulation im Fettgewebe

Exogener Giftstoff	Verbindungstyp bzw. chemische Struktur	MLD*	Metabolite bzw. Metabolismus	Untersuchungs-materialien	Bemerkungen
Ephedrin	Alkaloid, 1-Phenyl-1-hydroxy-2-methylamino-propan	2 g	relativ beständig, etwas N-Entmethylierung	Blut, Urin	Sympathomimetikum
Ethchlorvynol (Placidyl)	1-Chloro-3-hydroxy-3-äthyl-penten-1-in-4	10 g	wird teilweise abgebaut	Blut, Urin	Hypnotikum, gefährlich mit Alkohol
Ethinamat (Valamin, Valmid)	1-Äthinyl-1-carbamyl-cyclohexan	20 g	Hydroxylierung	Blut, Urin	Hypnotikum
Ethoheptazin (Heptacyclazin)	Aza-cycloheptan-Derivat	1 g	N-Entmethylierung, Hydrolyse und Oxidation	Blut, Urin	Analgetikum
Ethopropazin (Phenpropazin, Dibutil, Parsidol)	Phenothiazin	1–5 g	Oxidation zum Sulfoxid und Sulfon	Blut, Urin	Psychopharmakon
Fluopromazin (Triflupromazin)	Phenothiazin mit Trifluoromethyl-Substituent	1–5 g	Oxidation zum Sulfoxid und Sulfon, N-Entmethylierung	Blut, Urin	Psychopharmakon
Fluorid	Halogenid	2–4 g Salz	–	Blut, Urin	–
Glutethimid (Doriden)	α-Äthyl-α-phenyl-glutarimid	5 g	α-Phenyl-glutarimid, freie und konjugierte Hydroxylierungsprodukte	Blut, Urin	Hypnotikum
Halothan (Fluothan)	1,1,1-Trifluoro-2-chloro-2-bromo-äthan	10 ml	beständig	Blut, Urin, Atem	Anästhetikum
Heptabarbital (Heptabarbitone, Medomin)	5-Äthyl-5-cycloheptenyl-barbitursäure	2 g	Seitenkette-Oxidation	Blut, Urin	kurz wirkendes Barbiturat
Heptobarbital (Rutonal)	5-Methyl-5-phenyl-barbitursäure	2 g	Hydroxylierung in p-Stellung und Konjugation	Blut, Urin	lang wirkendes Barbiturat
Hexobarbital (Hexobarbitone, Cyclonal, Evipal, Evipan)	1,5-Dimethyl-5-cyclohexenyl-barbitursäure	2 g	Seitenkette-Oxidation	Blut, Urin	kurz wirkendes Barbiturat

Exogener Giftstoff	Verbindungstyp bzw. chemische Struktur	MLD*	Metabolite bzw. Metabolismus	Untersuchungsmaterialien	Bemerkungen
Hydrochinon (Chinol)	Benzol-1,4-diol	2 g	Oxidation zu Chinon	Urin	Antioxidans
Hydrocodone (Dicodid)	Dihydro-codeinon, Morphinan-Derivat	100 mg	wird abgebaut	Blut, Urin	Narkotikum, Analgetikum, Antitussivum
Hydromorphone (Dilaudid)	Dihydro-morphinan	100 mg	wird abgebaut	Blut, Urin	Narkotikum, Analgetikum
Hydroxyzine (Atarax)	trisubstituiertes Methan mit Phenyl-, Chlorophenyl- und N-subst. Piperazin-Substituenten	1–5 g	nicht aufgeklärt	Urin	Psychopharmakon
Hyoscin (Scopolamin)	Belladonna-Alkaloid	10 mg	nicht aufgeklärt	Blut, Urin	Parasympatholytikum
Hyoscyamin	Belladonna-Alkaloid, optisch aktive Form von Atropin	10 mg	nicht aufgeklärt	Blut, Urin	Parasympatholytikum
Imipramin (Tofranil)	Dibenzoazepin-Derivat	700 mg	N-Entmethylierung zu Desipramin, Hydroxylierung und Konjugation	Blut, Urin	Psychopharmakon
Isopropanol (Isopropylalkohol)	Propan-2-ol	200 g	Aceton	Blut, Urin, Atem (als Aceton)	industrielles Lösungsmittel
Ketobemidone (Cliradon)	Phenyl-piperidin-Derivat		N-Entmethylierung, Koppelung	Blut, Urin	Narkotikum, Analgetikum
Kohlenmonoxid	Kohlenstoffmonoxid	ab 40% Carboxyhämoglobin	Bindung an Hämoglobin, nur langsame Abgabe	Blut	Produkt unvollständiger Verbrennung
Levallorphan (Lorfan)	N-Allyl-3-hydroxy-morphinan	100 mg	N-Entalkylierung, Konjugation	Blut, Urin	Narkotikum, Analgetikum
Levorphan (Levorphanol, Dromoran)	N-Methyl-3-hydroxy-morphinan	60 mg	N-Entmethylierung, Konjugation	Blut, Urin	Narkotikum, Analgetikum

Exogener Giftstoff	Verbindungstyp bzw. chemische Struktur	MLD*	Metabolite bzw. Metabolismus	Untersuchungs-materialien	Bemerkungen
Lindan (γ-BHC, γ-HCH)	Hexachloro-cyclo-hexan (γ-Isomer)	10 g	beständig	Milch, Fettgewebe, Blut, Urin	Pestizid mit chronischer Toxizität, Akkumulation im Fettgewebe
Malathion	Dithiophosphor-säureester	30 g	unbeständig	Blut, Urin	Pestizid
Menthol	p-Menthan-3-ol	2 g	Konjugation mit Glucuronsäure	Blut, Urin	ätherisches Öl
Mephobarbital (Methylphenobarbiton, Mebaral, Prominal)	1-Methyl-5-äthyl-5-phenyl-barbitursäure	2 g	N-Entmethylierung, p-Hydroxylierung	Blut, Urin	lang wirkendes Barbiturat
Mepivacain (Scandicain)	Trimethyl-pipecol-anilid		N-Entmethylierung, p-Hydroxylierung und Konjugation	Blut, Urin	Lokalanästhetikum
Meprobamat (Equanil, Miltown)	2,2-Di(carbamoyl-oxymethyl)-pentan	15 g	langsamer Abbau	Blut, Urin	Psychopharmakon
Metaldehyd (Meta)	Acetaldehyd-Polymerisat	4 g	Depolymerisation zu Acetaldehyd	Blut, Urin (als Acetaldehyd)	Schneckenmittel, fester Brennstoff
Methadon (Amidon, Polamidon)	3-Oxo-4,4-diphenyl-6-dimethylamino-heptan	60 mg	unbeständig	Blut, Urin	Narkotikum, Analgetikum
Methaqualon (Revonal, Toquilone)	Chinazolin-Derivat	10 g	relativ beständig	Blut, Urin	Hypnotikum
Methoin (Mephentoin, Mesantoin)	3-Methyl-5-äthyl-5-phenyl-hydantoin	5 g	Phenyl-äthyl-hydantoin	Blut, Urin	Antikonvulsivum
Methotrimeprazin (Levomepromazin, Nozinan)	Phenothiazin	1–5 g	Oxidation zum Sulfoxid und Sulfon	Blut, Urin	Psychopharmakon
Methylalkohol (Holzgeist)	Methanol	100 g	langsame Oxidation zu Formaldehyd und Ameisensäure	Blut, Urin, Atem	industrielles Lösungsmittel

Exogener Giftstoff	Verbindungstyp bzw. chemische Struktur	MLD*	Metabolite bzw. Metabolismus	Untersuchungsmaterialien	Bemerkungen
Methylamphetamin (Methamphetamin, Pervitin)	N-Methyl-phenyl-isopropyl-amin	1 g	langsame N-Entmethylierung	Blut, Urin	zentrales Stimulans
Methylpentynol (Dormison, Oblivon)	3-Methyl-3-hydroxy-pentynol	5 g	unbeständig	Blut	Hypnotikum
Methylphenidat (Ritalin)	Piperidin-Derivat		nicht aufgeklärt	Blut, Urin	zentrales Stimulans
Methyprylon (Noludar)	3,3-Diäthyl-5-methyl-2,4-dioxo-piperidin	5 g	Dehydrierung zum Tetrahydropyridin, Oxidation der Methylgruppe (Alkohol, Carbonsäure)	Blut, Urin	Hypnotikum
Morphin	Alkaloid, Morphinan-Derivat	200 mg	Konjugation, N-Entmethylierung	Blut, Urin	Narkotikum, Analgetikum
Nalorphin	N-Allyl-normorphin	200 mg	N-Entalkylierung, Konjugation	Blut, Urin	Narkotikum, Analgetikum
Naphthalin	aromatischer Kohlenwasserstoff	2 g	Hydroxylierung und Konjugation	Blut, Urin	Mottenmittel
Nicotin	Tabak-Alkaloid, 1-Methyl-2-pyridyl-pyrrolidin	40 mg	Cotinin, N-Entmethylierung, Hydroxylierung und Ringspaltung	Blut, Urin	Pestizid
Nitrit	komplexes Anion	3 g	Nitrat	Blut, Urin	Konservierungszusatz, Methämoglobin-Bildner
Nitrazepam (Mogadon)	nitriertes Benzodiazepin-Derivat	> 1 g	Reduktion zum Amin und Acetylierung, ev. Hydroxylierung und Konjugation	Blut, Urin	Hypnotikum
Nitrobenzol (Mirbanöl)	einfachste aromatische Nitroverbindung	1 g	Nitrophenole, Anilin, p-Aminophenol, frei und konjugiert	Blut, Urin	Anilin-Fabrikation, Parfümerie-Zusatz
Noradrenalin (Norepinephrin)	2-Hydroxy-2-dihydroxyphenyl-äthyl-amin	10 mg cut.	unbeständig	Blut, Urin	Sympathomimetikum

Exogener Giftstoff	Verbindungstyp bzw. chemische Struktur	MLD*	Metabolite bzw. Metabolismus	Untersuchungsmaterialien	Bemerkungen
Norpseudoephedrin (Cathine, Katine)	1-Phenyl-1-hydroxy-isopropylamin		Hydroxylierung	Blut, Urin	Sympathomimetikum
Noscapine (Narcotine)	Opium-Alkaloid	5 g	N- und O-Entmethylierungen und Konjugation	Blut, Urin	Antitussivum
Opipramol (Insidon)	Dibenzo-azepin-Derivat	3 g	nicht aufgeklärt, evtl. Diol, Acridine	Blut, Urin für Metabolite	Psychopharmakon
Oxalsäure	einfachste Dicarbonsäure	5 g	Ablagerung als Calcium-oxalat	Blut, Urin	Pflanzensäure
Oxazepam (Adumbran)	chloriertes Benzodiazepin-Derivat	5 g	Koppelung zum Glucuronid	Blut, Urin	Psychopharmakon
Oxycodon (Eucodal)	Dihydro-hydroxy-codeinon, Morphinan-Derivat	500 mg	Entmethylierung, Koppelung	Blut, Urin	Narkotikum, Analgetikum
Oxyphenbutazon (Tanderil)	Pyrazolon, p-Hydroxyphenyl-butazon	5–20 g	langsamer Abbau	Blut, Urin	Analgetikum, Antipyretikum, Metabolit von Phenylbutazon
Papaverin	Opium-Alkaloid	5 g	Entmethylierung und Konjugation	Blut, Urin	Muskel-Relaxans, Antispasmolytikum
Paracetamol (Acetaminophen)	p-Hydroxy-acetanilid	5–20 g	Entacetylierung zu p-Aminophenol und Konjugation	Blut, Urin	Analgetikum, Antipyretikum, Metabolit von Phenacetin und Acetanilid
Paradichlorbenzol (PDB, Dichlorbenzol)	p-Dichloro-benzol	20 g	langsame Hydroxylierung und Koppelung	Blut, Urin	Mottenmittel
Paraquat	N,N′-Dimethyl-4,4′-bipyridyl-dichlorid, quaternäres Ammoniumsalz	1–5 g	beständig	Blut, Urin	Herbizid
Parathion (E-605, Paraphos, Thiophos)	p-Nitrophenyl-diäthyl-thiophosphorsäure	20–100 mg	Paraoxon, p-Nitrophenol	Blut, Urin	Pestizid

Exogener Giftstoff	Verbindungstyp bzw. chemische Struktur	MLD*	Metabolite bzw. Metabolismus	Untersuchungs-materialien	Bemerkungen
Persedon (Presidon, Benedorm)	3,3-Diäthyl-pyrithyldion-2,4	10 g	beständig	Blut, Urin	Hypnotikum
Phenol (Carbolsäure)	Hydroxy-benzol	8 g	Konjugation, langsame Weiteroxidation	Blut, Urin	Antiseptikum
Phenprobamat (Gamaquil)	3-Phenyl-propyl-carbamat		unbeständig	Blut, Urin	Psychopharmakon
Phenylbutazon (Butazolidin)	1,2-Diphenyl-4-butyl-pyrazolidion-3,5	5–20 g	Hydroxylierung des Benzolringes zu p-Hydroxyphenyl-butazon und der Butylkette	Blut, Urin	Analgetikum
Phenytoin (Diphenylhydantoin, Dilantin)	5,5-Diphenyl-hydantoin	5 g	Hydroxylierung in p-Stellung und Konjugation, Ringöffnung	Blut, Urin	Antikonvulsivum
Pentachlorphenol (PCP, Penta)	2,3,4,5,6-Pentachlorphenol	2 g	beständig	Blut, Urin	Preservativ
Pentazocine (Fortral)	Benzazocin-Derivat		etwas Abbau und Konjugation	Blut, Urin	Analgetikum
Pentobarbital (Pentobarbitone, Nembutal)	5-Methyl-5-methylbutyl-barbitursäure	1 g	Seitenkette-Oxidation	Blut, Urin	kurz wirkendes Barbiturat
Pethidin (Meperidin)	1-Methyl-4-phenyl-piperidin-4-carbonsäure-äthylester	1 g	N-Entmethylierung, Hydrolyse und Koppelung	Blut, Urin	Narkotikum, Analgetikum
Phenacetin (Acetophenetidin, Paracetophenetidin)	p-Äthoxy-phenyl-acetamid	5–20 g	Acetaldehyd, Paracetamol und p-Aminophenol, frei und konjugiert	Blut, Urin	Analgetikum, Antipyretikum
Phenazocine (Narphen)	Benzazocin-Derivat	100 mg	unbeständig	Blut, Urin	Narkotikum, Analgetikum
Phenazon (Antipyrin)	1-Phenyl-2,3-dimethyl-pyrazolon-5	5–20 g	langsame Hydroxylierung und Konjugation	Blut, Urin	Analgetikum, Antipyretikum

Exogener Giftstoff	Verbindungstyp bzw. chemische Struktur	MLD*	Metabolite bzw. Metabolismus	Untersuchungsmaterialien	Bemerkungen
Phencyclidin (Sernyl)	1-Piperidyl-1-phenyl-cyclohexan		nicht aufgeklärt	Blut, Urin	Analgetikum, Anästhetikum
Phenobarbital (Luminal)	5-Äthyl-5-phenyl-barbitursäure	1,5 g	Hydroxylierung in p-Stellung und Konjugation	Blut, Urin	lang wirkendes Barbiturat
Primidon (Mysoline)	5-Äthyl-5-phenyl-4,6-dioxo-hexahydropyrimidin	5 g	Phenobarbital, p-Hydroxylierung und Konjugation	Blut, Urin	Antikonvulsivum
Probarbital (Ipral)	5-Äthyl-5-isopropyl-barbitursäure	2 g	relativ beständig	Blut, Urin	lang wirkendes Barbiturat
Procain (Novocain)	p-Aminobenzoesäure-diäthylaminoäthylester	1 g	p-Aminobenzoesäure, frei und konjugiert Diäthylaminoäthanol	Blut, Urin	Lokalanästhetikum
Promazin (Prazine)	Phenothiazin-Derivat	1–5 g	Oxidation zum Sulfoxid und Sulfon	Blut, Urin	Psychopharmakon
Promethazin (Phenergan)	Phenothiazin-Derivat	2–5 g	Oxidation zum Sulfoxid und Sulfon	Blut, Urin	Psychopharmakon
Propyphenazon (Isopropylphenazon, Isopropylantipyrin)	1,5-Dimethyl-2-phenyl-4-isopropyl-pyrazolon-3	5–20 g	wird langsam abgebaut	Blut, Urin	Analgetikum
Quecksilber	Schwermetall	0,2–1 g Salz	–	Blut, Urin	Industrie-Abfallprodukt, in Fungiziden
Salicylamid	o-Hydroxybenzamid	> 30 g	Konjugation, etwas konjugiertes Gentisamid	Blut, Urin	Analgetikum, Antipyretikum
Salicylsäure	o-Hydroxy-benzoesäure	5–10 g	Konjugation mit Glyzin zu Salicylursäure und mit Glucuronsäure, wenig Hydroxylierung	Blut, Urin	Analgetikum, Antipyretikum
Secobarbital (Seconal)	5-Allyl-5-methyl-butyl-barbitursäure	2 g	Seitenkette-Oxidation	Blut, Urin	kurz wirkendes Barbiturat

Exogener Giftstoff	Verbindungstyp bzw. chemische Struktur	MLD*	Metabolite bzw. Metabolismus	Untersuchungs-materialien	Bemerkungen
Strychnin	Strychnos-Alkaloid	60 mg	Oxidation	Blut, Urin	zentrales Stimulans
Tetrachloräthan	1,1,2,2-Tetrachloro-äthan	3 ml	relativ beständig	Blut, Urin, Atem	industrielles Lösungsmittel
Tetrachloräthylen (Perchloräthylen)	1,1,2,2-Tetrachloro-äthylen	10 ml	relativ beständig	Blut, Urin, Atem	industrielles Lösungsmittel, Wurmmittel
Thallium	Halbmetall	0,8–1 g Salz	–	Blut, Urin, Haar, Nägel	Mäusegift (als Sulfat)
Thiopental (Thiopentone, Thiopentobarbital, Pentothal)	5-Äthyl-5-methyl-butyl-2-thiobarbitursäure	2 g i.v.	Seitenkette-Oxidation und Entschwefelung	Blut, Urin	ultrakurz wirkendes Barbiturat
Thioridazin (Melleril)	Phenothiazin-Derivat	1–5 g	Oxidation zum Sulfoxid und Sulfon, Entalkylierung, Hydroxylierung und Konjugation	Blut, Urin	Psychopharmakon
Trichloräthan (Methylchloroform)	1,1,1-Trichloro-äthan	2 ml	Trichloräthanol und Glucuronid, Abbau langsam	Blut, Urin, Atem	industrielles Lösungsmittel
Trichloräthylen (Tri)	1,1,2-Trichloro-äthylen	5 ml	Chloral, Trichloräthanol und Trichloressigsäure, frei und gekoppelt	Blut, Urin	industrielles Lösungsmittel, Anästhetikum
Trimeprazin (Alimemazine, Temaril, Vallergan)	Phenothiazin-Derivat	1–5 g	Oxidation zum Sulfoxid und Sulfon	Blut, Urin	Antihistaminikum
Trinitroglycerin (Nitroglycerin)	Glycerin-trinitrat	2 g	Abspaltung von Nitrit und Nitrat	Blut	Herz-Vasodilator

Literaturauswahl

Brandenberger, H.: Toxicology, in: Clinical Biochemistry (Hgb.: Curtius und Roth), Walter de Gruyter, Berlin und New York, 1974, S. 1425

Brandenberger, H.: Heavy- and Semi-metals of Clinical or Toxicological Importance, in: Clinical Biochemistry (Hgb.: Curtius und Roth), Walter de Gruyter, Berlin und New York, 1974, S. 1584

Clarke, E. G. C.: Isolation and Identification of Drugs. The Pharmaceutical Press, London, 1969

Clarke, E. G. C. and M. L. Clarke: Garner's Veterinary Toxicology. Baillière, Tindall & Cassell, London, 1967 (3. Aufl.)

Curry, A. S.: Poison Detection in Human Organs. Charles C. Thomas, Springfield, 1969 (2. Aufl.)

Dreisbach, R. H.: Handbook of Poisoning. Blackwell Scientific Publications, Oxford and Edinburgh, 1974 (8. Aufl.)

Frejaville, J.-P., et al: Toxicologie Clinique et Analytique. Flammarion, Paris, 1971

Gleason, M. N., et al: Clinical Toxicology of Commercial Products. Williams & Wilkins, Baltimore, 1969 (3. Aufl.)

Handbook of Analytical Toxicology (Hgb.: I. Sunshine). Chemical Rubber Co., Cleveland, 1969

Hirtz, J. L.: Analytical Metabolic Chemistry of Drugs. Marcel Dekker, New York, 1971

LaDu, B. N., H. G. Mandel und E. L. Way: Fundamentals of Drug Metabolism and Drug Disposition. Williams & Wilkins, Baltimore, 1972

Merck Index (Hgb.: P. G. Stecher). Merck & Co., Inc., Rahway, 1968 (8. Aufl.)

Moeschlin, S.: Klinik und Therapie der Vergiftungen. Georg Thieme, Stuttgart, 1972 (5. Aufl.)

Perkow, W.: Wirksubstanzen der Pflanzenschutz- und Schädlingsbekämpfungsmittel. Paul Parey, Berlin und Hamburg, 1971, Nachtrag 1974

Thienes, C. H. und T. J. Haley: Clinical Toxicology. Lea & Febiger, Philadelphia, 1972 (5. Aufl.)

Wirth, W., G. Hecht, Chr. Gloxhuber: Toxikologie-Fibel. Georg Thieme, Stuttgart, 1971 (2. Aufl.)

Sachverzeichnis

Die kursiv gedruckten Seitenzahlen verweisen auf ausführlichere Textstellen

A

Abdomen, akutes 490
- Schmerzen im Bereich des 489 ff.
Abdominalkoliken 490
Abdominalkrämpfe 497
Abdominalschmerzen 489 ff.
- Allgemeinerkrankungen 498
- chronische 503
- chronisch-rezidivierende 503
- gefäßbedingte 500
- postprandiale 541
Abduzenslähmung 722
Abetalipoproteinämie 681
- kongenitale Serumabetalipoproteinämie 84
Abszeß, paraaortaler 502
Abt-Letterer-Siwe-Krankheit 416
Acanthosis nigricans 44
Achalasie, Ösophagus 337
Achse, elektrische, Ekg 278
Acrodermatitis atrophicans 663
ACTH-Stimulations-Test, Morbus Addison 371
Adams-Stokes-Anfall 753
- Aortenstenose 240
- Dämmerattacken 758
Addison s. Morbus Addison
Addison-Krise 766
Adenokarzinom, Bronchus 443
Adenom, autonomes toxisches 193
- Bronchusadenom 445
- dekompensiertes toxisches 190, 193
- kompensiertes toxisches 193
Adenoma sebaceum 42
Adenom-Syndrom, multiples endokrines 519
Adenoviren 128
- Krankheitsbilder 131
Adenovirus-Infektionen 131
- Pneumonie 395
Adhäsionsileus, chronischer 494
Adiesches Syndrom 41
Adipositas 63
- hyperinsuläre 64
- simplex 64
Adventitia, zystische Degeneration 660
Aerophagie 507
Agammaglobulinämie 157
Agastrisches Syndrom 521

Akanthozyten 84
Akanthozytose 84
Åkerlund-Zeichen 523
Akromegalie 360
- Aussehen 58, 64
- Herzvergrößerung 254
- Laborbefunde 361
- Osteoporose 703
- Röntgenbefunde 361
Akrozyanose 311, 665
Aktinomykose 126, 694
- Darm 545
Alastrim 133
Albers-Schönbergsche Marmorknochenkrankheit 40
Albright-Syndrom 44, 692
- Kaliumverlust 647
Albumine 785, 790
Aldolasen 785
Aldosteron 346, 785
Alkalireserve 786
Alkalose, metabolische 653
- respiratorische 651
- - Tetanie 708
Alkaptonurie 88, 681
Alkoholabusus, Durchfälle 538
Alkoholintoxikation 768
Alkoholismus, megaloblastäre Anämie 90
Allergisch-anaphylaktische Krankheitsbilder 13
Alpha-Thalassämie 78
Alport-Syndrom 611
Altersdisposition 4
Alterskrankheiten 4
Aluminiumlunge 424
Alveolarzellkarzinom 420
Alveolitis, allergische exogene 401
Amenorrhoe 32
Aminazidurie 605
- Kaliumverlust 647
Ammoniak 786
Amöbenabszeß, Leber 585
Amöbendysenterie 537
- akute 537
- chronische 537
α-Amylase (Diastase) 786
- Urin 806
Amyloidnephrose 604
Amyloidniere, Urämie 615
Amyloidose, nephrotisches Syndrom 603
Analgetika-Abusus, chronischinterstitielle Nephritis 608

Analphalipoproteinämie 681
Anämie 69 ff.
- aplastische 92, 94, 463
- autoimmunhämolytische 80, 83
- Blutungsanämie 73
- chronische, allgemeine Symptomatologie 73
- bei „chronischen Krankheiten" 93
- dyserythropoietische 92
- Eisenmangel 96
- bei Endokrinopathien 93
- Fanconi 94
- hämolytische 71, 73
- - durch chemische Erythrozytenschädigung 82
- - Einteilung 74
- - bei Infekten 83
- - Isoantikörper 81
- - durch mechanische Erythrozytenschädigung 83
- - metabolische Störungen 83
- - mikroangiopathische 83
- hepatische 84
- hypochrome 70
- immunhämolytische 82
- - Hapten-Typ 82
- - Innocent-Bystander Typ 82
- - durch Medikamente 81 f.
- - α-Methyldopa-Typ 82
- makrozytäre 70
- megaloblastäre 88
- - seltene 90
- mikrozytäre 70
- normochrome 70
- normozytäre 70
- perniziöse 90
- refraktäre 91
- - mit hyperplastischem Mark 91
- renale 83, 92
- sideroachrestische 91
- sideroblastische 91
- mit verminderter Zellbildung 92
- mit gestörter Zellreifung 88
Anamnese 19 ff.
- persönliche 19
Aneurysma, Aorta 501
- - ascendens 325
- arteriovenöses 233, 662
- - Lungenverschattung 409
- dissecans 326
- - abdominelle Symptome 501
- Extremitäten 661

Aneurysma, mykotisches 117, 327
- primäres mykotisches 502
Anfall, akinetisch-astatischer 758
- epileptischer 757
- fokaler 757
- hysterischer 759
- Jackson 757
Anfallskrankheiten 777
Anfallsweise auftretende Erkrankungen, Differentialdiagnose 777 ff.
Angina abdominalis 500
- decubitus 314
- pectoris 313 f., 777
- - inversa 314
- Plaut-Vincent 132
Angine de Bouveret-Duguet 121
Angiokeratoma corporis diffusum universale 47
Angiomatosis retinae 112
Angiomyolipomatose 618
Angioödem, hereditäres 634
Angstneurose 782
Ankylostoma 537
Anorexia mentalis 375
Anstrengungsdyspnoe 202
Antesystolie 284
Antidiuretin 25
Antikörper, antimitochondriale 579
- thyreoideale 195
Antistreptolysin-O-Titer 146
Anurie 597
- akutes Nierenversagen 606
Aortalgie 327
Aortenaneurysma 325, 447
- abdominales 501
- Marfan-Syndrom 326
Aortenbogen-Syndrom 241, 660
Aorteninsuffizienz 236
- Aortenaneurysma 447
- Hypertonie 364
Aortenisthmusstenose 309, 362
- postduktale 362
- präduktale 362
- Röntgenbefunde 364
Aortenklappeninsuffizienz 236
Aortenklappenstenose 237
Aortensklerose 362
Aortenstenose, Karotispuls 238
- supravalvuläre 241
Aortitis luica 327
Aorto-iliakales Steal-Syndrom 500, 781
Aorto-pulmonale Fenster 306
Aorto-pulmonaler Septumdefekt 306
Appendizitis, akute 495
- linksseitige 545
Appetit, Allgemeines 28
Appetitmangel 28
Arbovirusinfektionen 134
Arc de cercle 759
Argyll Robertsonsches Phänomen 41
Argyrosis 289

Arm-Ohr-Zeit 221
Armvenenthrombose 667
Arrhythmie 268, 276
- absolute 270
- durch Extrasystolie 268
- bei inkonstanten Blockformen 272
- respiratorische 268
Arsenmelanose 44, 289
Arsenvergiftungen 538
Arteria carotis, Aneurysmen 756
- - interna, Verschluß 728
- cerebri anterior, Verschlüsse 728
- - media, Versorgungsstörungen 728
- spinalis anterior, Verschluß 729
Arteria-mesenterica-superior-Syndrom 494
Arteria-mesenterica-Steal-Syndrom 500
Arteria-spinalis-Syndrom 714
Arterien, Erkrankungen 656
Arteriitis temporalis Horton 151, 780
- - Kopfschmerzen 178
- - Symptomatologie 151
Arteriographie, Gefäßverschluß 656
Arteriosklerose, obliterierende 658
- zerebrale 773
Arthralgien 675
Arthritiden, bakterielle 154
- Pilz 155
- virale 155
Arthritis, akute eitrige 154
- akuter Morbus Boeck 155
- bei Colitis ulcerosa 156
- gonorrhoica 154
- Infekt 675
- luica 154
- mutilans 682
- Poncet 154
- psoriatica 155
- rheumatica 332
- tuberculosa 154
- urica 677
Arthropathien, Stoffwechselkrankheiten 677
Arthrosis deformans 675
- - Schultergelenk 333
Asbestose 422, 424
Askariden 537
Askarisinfektion, Lungeninfiltrat 400
Aspergillose 135
Aspirationspneumonie 408
Asthma bronchiale 206
- - Allergene 206
- - chronisches allergisches 206
- - endogenes (intrinsic) 206
- - exogenes, allergisches 206
- - Lungeninfiltrat 401
- - Typeneinteilung 206
- cardiale 202
Asympathikotones Syndrom 377

Aszites 586
- chylöser 586
- Exsudat 586
- Leberzirrhose 578
- Pfortaderhochdruck 463
- Transsudat 586
Ataxie, teleangiektatische 736
Atelektasen 412
- Bronchuskarzinom 442
Atemgrenzwert 204
Ateminsuffizienz, obstruktive 204
- restriktive 204
- infolge Zwerchfellähmung 212
Atemnot 199 ff.
- s. auch Dyspnoe
Äthylabusus, chronische Leberzellschädigung 567
Ätiocholanolonfieber 159
Atmung Cheyne-Stokes 202
- dyspnoische 199
Augen und Krankheit 39
Augenhintergrund, Hypertonie 342
Augenmotorik, Lähmung 721
Aura, Epilepsie 758
Auskultationsbefund, pathologischer 215
Auslöschphänomen, Schultzsches 119
Außenschichtschaden, Myokard 286
- Koronarinsuffizienz 314
Austin-Flint-Geräusch 237, 247
Australia-Antigen, Virushepatitis 566
Autoimmunerkrankungen, Allgemeines 16
Autoimmunhämolytische Anämie 80 f.
Autoimmunthyreoiditis 195
AV-Block 262, 278
- - Adams-Stokes-Anfall 753
- - inkompletter 267
- - totaler 267, 278
Axillarislähmung 740
Azetongeruch 42
Azidose, Dyspnoe 200
- metabolische 652
- renal-tubuläre 605
- respiratorische 651
Azotämie, Coma uraemicum 765
- extrazelluläres Volumendefizit 616
- (urémie par manque de sel), prärenale 640

B

Bacteroides, Infektionen 122
Bagassose 425
Bakteriämie 116
Bakterielle Erkrankungen 115
Bakteriurie 609
Balantidienruhr 537
Bandscheibenprotrusion 712

Bang s. Brucellose 123
- Milzvergrößerung 460
- Thyreoiditis 195
Banti-Syndrom 463
Barbitursäurepräparate, Intoxikation 767
Barrett-Syndrom 336
Bartter-Syndrom 377
- - Hypokaliämie 647
Basedow s. Hyperthyreose
- Koma 766
Basilarisinsuffizienz 775
- Drop attacks 760
Basilarismigräne 775
Basilaristhrombose 729, 772
Bauchschmerzen, diffuse 493
Bazillendysenterie 536
BCG-Impfung 383
Bechterew, Spondylarthritis ankylopoetica 333, 699
Beeturie 85
Begleitmeningitiden 144
Behçet-Syndrom 156
Beine, ruhelose (restless legs) 666
Beinvenenthrombose, tiefe 666
Belastungsdyspnoe 224
Belastungsinsuffizienz 221
Belastungstest, submaximaler 315
Belladonnaintoxikation 768
Bence-Jones-Protein 472
- nephrotisches Syndrom 602
- Urin 806
Benzinintoxikation 768
Benzidinreaktion im Stuhl 509
Benzolintoxikation 768
Beri-Beri-Herz 254
Bernheim-Syndrom 229
Beruf und Krankheiten 8
Berufskrankheiten 7
Berylliose 424
Beta-Thalassämie 78
Bewegungsstörungen 717
- extrapyramidale 720
- zerebelläre 721
Bewußtseinseinschränkung, kurzdauernde 778
Bewußtseinsverlust 751 ff.
- kardiovaskulär bedingter 752
- kurzdauernder 752 ff.
- - differentialdiagnostische Überlegungen 760
- zerebral bedingter 757 ff.
Bichromatvergiftung 607
Bilharziose 460
- Diarrhöe 537
- (hepatoliename Form), Milzvergrößerung 460
Bilirubin, Serum 786
- konjugiertes harnfähiges 558
- unkonjugiertes, wasserunlösliches 558
- Urin 806
Bilirubinstoffwechsel 558
Bilirubinurie 561
Biotsche Atmung 203
Blackfan-Diamond-Syndrom 94

Blasenstörungen, Rückenmarksläsionen 726
Blastomykose 694
- Pneumonie 398
Bleianämie 82
Bleiintoxikation 87
- Abdominalkrämpfe 497
Blickparese 721
- multiple Sklerose 739
Blitz-Nick-Salaam-Krämpfe 758
Block, atrioventrikulärer 266
- bifaszikulärer 284
- extrahepatischer postsinusoidaler 462
- - präsinusoidaler 461
- intrahepatischer präsinusoidaler 462
- sin-aurikulärer 266
Blue Bloater 207
Blutbild, Bedeutung 163
Blutdruck, arterieller, Werte 339
Blutdruckabfall, Myokardinfarkt 317
Blutgase, Bestimmung 205
Blutkörperchensenkungsgeschwindigkeit 162, 787
Blutkrankheiten, Hautveränderungen 48
Blutkultur 116
Blutnachweis im Stuhl 509
Blutungen, intrakranielle 176, 771
- zerebrale 728
Blutungsanämien 73
Blutverlust, akuter 71
Blutzucker 26, 792
Boeck, Krankheit s. Morbus Boeck
Bornholmsche Krankheit 129, 334
- - Abdominalbeschwerden 499
Botulismus 745
Bouchardsche Knoten 675
Bradykardien 266
Briden, Ileus 494
- - rezidivierender 781
Brillsche Krankheit 125
Brodie-Abszeß 693
Bromsulphaleinprobe 565
- intraduodenale 565
- Stauungsleber 581
Bronchialkollaps 212
Bronchialobstruktion 206, 210
- Lungenabszeß 389
Bronchiektasen 405
- angeborene 407
- Pneumonie 405
Bronchien, Fremdkörper 413
Bronchiolitis 211
- Grippe 131
- obliterans 211
Bronchitis 209
- akute 209
- Begleitkrankheit 211
- chronische 209
- - Bronchiektasen 407
- deformierende 212
- Exazerbationen 210
- plastische 211

Bronchopneumonie, Bronchuskarzinom 442
- Grippe 131
Bronchus, gutartige Tumoren 445
Bronchusadenom 430, 445
Bronchuskarzinom 420, 441
- Metastasen 442
- paraneoplastische Syndrome 443
- Tumorzelldiagnose 442
Bronzediabetes 579
Brucellosen 123
- Lymphknotenschwellungen 456
Brucellosenpneumonien 394
Brudzinisches Zeichen 138
Brustmilch-Ikterus 567
Bubonenpest 123
Budd-Chiari-Syndrom 587
Bulbus, Deformierung 516
Byssinose 211, 425

C

Caplan-Syndrom 147, 424, 682
Caput Medusae, Leberzirrhose 578
Carcinosis peritonei 587
Carter-Robbins-Test 24
Casque neurasthénique, Spondylose 698
Cassidy-Scholte-Syndrom 551
Cauda-equina-Schädigung 726
Cauda-Tumoren 713
C-Avitaminose 111
Cellulite 685
„Central core"-Myopathie 747
Chagas-Krankheit 258
Charcot-Trias 561, 581
Charlinsche Neuralgie 174
Cheese-disease, Noradrenalin-Freisetzung 782
Cheyne-Stokes, Atmung 202
Chilaiditi-Syndrom 525
Chlorkohlenwasserstoffintoxikation 768
Chloride, Serum 788
Chlorpromazin-Ikterus 572
Cholangitis 581
- bakterielle, Leberabszeß 584
- sklerosierende 581
Choledocholithiasis 524
Choledochussteine 523, 526
Cholelithiasis 521
- akute Pankreatitis 528
Cholera 536
- asiatica 121
Cholesterin, Serum 788
Cholesterin-Perikarditis 325
Cholesterinpleuritis 330
Cholesterinpneumonie 403
Cholezystitis 524
Cholezystogramm 523
Cholinesterase 788
Cholostase 570
- extrahepatische 559
- intrahepatische 559, 571
- - Infektionskrankheiten 572

Chondroblastom 689
Chondrodystrophie 62
Chondrokalzinose, familiäre 683
Chondrom 446
- Lunge 430
Chondromyxoidfibrom 689
Chondrosarkom 689
Chordae tendineae, Rupturierung 248
Chorea, Huntingtonsche progressive 737
- major 145
- minor 145
Choriomeningitis, lymphozytäre 142
Chorionepitheliom 425, 628
Chromoproteinniere 606
Chrysiasis 44
Chvostek-Fazialisphänomen, Tetanie 707
Chylaszites 586
Chylothorax 330
Chylusabflußstörung, sekundäre 633
Cirrhose pigmentaire simple 579
Claudicatio intermittens 656, 665, 781
- - neurogene 714
Clearancemethoden, Nierenfunktion 626
Clostridium perfringens-Infektion 536
Cluster-Kopfschmerz 173
Coarctatio aortae 362
Coca, Pulskontrolle 13
Colica mucosa 496, 505
Colitis ulcerosa 539
- - Arthropathie 681
Collagénose disséminée éosinophilique 467
Colon irritabile 504
Coma s. auch Koma
Coma basedowicum 766
- diabeticum 763
- - azidotisches 763
- - Azotämie 617
- - Bauchkrämpfe 497
- - nicht-azidotisches 764
- hepaticum 589, 765
- hypercalcaemicum 767
- hypocalcaemicum 767
- hypoglycaemicum 761
- paraproteinaemicum 767
- uraemicum 765
Commotio cerebri, Koma 774
Concretio pericardii 325
Conn-Syndrom 346
Contusio cerebri, Koma 774
- cordis 234
Conusläsion 726
Coombs-Test, Immunglobuline 74
Cordon iliaque 497, 505
Cor pulmonale 229
- - klinische Zeichen 230
Cortisol, freies, Urin 806
Costen-Syndrom 178

Courvoisier-Zeichen 560, 583
- Pankreaskarzinom 531
Coxsackie-Viren, Krankheitsbilder 129
- Meningitis 141
Creatinphosphokinase 789
Crohnsche Krankheit, Dünndarm 545
Cronkhite-Canada-Syndrom 544
Crushniere 606
Crush-Syndrom 87
Cushing-Syndrom 349
- Akromegalie 361
- ätiologische Differenzierung 354
- Differentialdiagnose 353
- exogenes 351
- infolge gesteigerter ACTH-Sekretion 349
- hypokaliämische Alkalose 348
- Laborbefunde 353
- paraneoplastisches 349
- primär-adrenales 349
Cyanose tardive 296

D

Da-Costa-Syndrom 327
Darmfistel, Crohnsche Krankheit 541
Darmkarzinome 542
Darmkolik 493
Darmlähmung, reflektorische 495
Darmparasiten, Diarrhöe 537
Darmperforation 496
- Peritonitis 497
Darmstenose, Karzinom 543
Darmstörungen, Rückenmarksläsionen 726
Darmtuberkulose 542
Dehydration, hypertone 642
- hypotone 641
- isotone 640
Dehydrationszustände 640
Déjérine-Syndrom, Dauerschmerzen 715
Depression 30
Dermatomyositis 152
- Muskelschmerzen 686
- Myopathie 748
Dermatophyten 135
Dexamethason-Suppressionstest, Cushing-Syndrom 354
Diabetes insipidus 25
- - hyperosmolares Koma 764
- - hypertone Dehydration 643
- - idiopathischer 25
- - renaler 25
Diabetes mellitus 25 ff.
- - arterielle Durchblutungsstörungen 658
- - Belastungsproben 27
- - hypertone Dehydration 643
- - latenter 25
- - manifester 25
- - Ödeme 634

Diabetes mellitus, Pankreatitis 529
- - Polydipsie 24
- - Probefrühstück 27
Diarrhöe 535 ff.
- akute 535
- chronische 535, 539
- chronisch-rezidivierende 535
- falsche 535
- ohne nachweisbare Erreger 537
- Ursachen 535
- virale 537
Diastase, Urin 806
Diastasewerte, akute Pankreatitis 528
Diathese, hämorrhagische 99 ff., 103, 106
- - durch Antikoagulantien 106
- - Hepatopathie 108
- - Störung der Thrombozyten 106
- - Veränderung der Gefäßwand 109
Dickdarmpolypen 544
D-Hypervitaminose, Hyperkalzämie 649
D-Hypovitaminose, Hypokalzämie 649
Diffusionsstörungen, Lunge 205
Digitalis, paroxysmale Tachykardien 265
Digitalisintoxikation, Rhythmusstörungen 265
Di-Guglielmo-Syndrom 92
Diphtherie 121
Diskopathie 712
Diskushernie 781
- zervikale 179, 698
Dissociation albuminocytologique 142
- cytoalbuminique 142
Diurese, Störungen der 593 ff.
Diuretika, Natriumverlust 641
Divertikulitis 544
DNS-haltige Viren 128
Drogenikterus 561, 572
- allergischer 575
- Hepatitis-Typ 575
Druckerhöhung, intrakranielle 175
Drüsenfieber, Pfeiffersches 132
Dubin-Johnson-Syndrom 567
Ductus arteriosus Botalli, offener 305, 309
Dumping-Syndrom 521, 762
- frühes 521
- spätes 521
Dünndarmkarzinom 542
Dünndarmtumoren 510, 542
Duodenaldivertikel 520
Duodenalulkus s. Ulcus
Duodenum, Abklemmung 494
Duplay-Krankheit 685
Durchblutungsstörungen, arterielle 656
- - Ursachen 659
- iatrogene 660

Sachverzeichnis

Durchblutungsstörungen, intermittierende 777
Durchfall s. auch Diarrhöe
Durchfälle, anaphylaktische 539
– endokrin bedingte 551
– enzymal bedingte 546
– nervös bedingte 546
– toxisch bedingte 538
Duroziezsches Doppelgeräusch 236
Durst 24
Dysästhesie, parakardiale 327
Dysgenesie, gonadale 52
Dysostose, subchondrale, Typus Morquio 62
Dysostosis mandibulofacialis 39
Dysphagie, sideropenische 335
Dysphonie, hysterische 36
Dysplasie, fibröse 692
Dyspnoe 199 ff.
– allgemeine Differentialdiagnose 199 f.
– anfallsweise 779
– Erkrankungen der Atemwege 204 ff.
– infolge Erkrankungen des Herzens 214 ff.
– extrathorakal bedingte 200
– kardiale 214 ff.
– paroxysmale nächtliche 779
– pulmonale 201
– Stenose der großen Atemwege 204
– Ursachen 199
– zerebral bedingte 201
Dyspragia intermittens angiosclerotica intestinalis 500
– abdominalis 541
Dystonie, vegetative 15, 159
– – Hyperthyreose 192
Dystrophia adiposogenitalis (Fröhlich) 64

E

Early cancer 514
Ebsteinsche Anomalie 304
Echinokokkus, Leber 584
– Lunge 416
Echoviren, Infektion 130, 141
– Krankheitsbilder 129
Ectodermose érosive pluriorificielle 156
Effort-Syndrom 201, 327, 780
Ehlers-Danlos-Syndrom 111
Einflußstauung, obere 181
– Mediastinaltumoren 449
Einklemmungssyndrome, neurale 711
Eisen, Serum 789
Eisenbedarf, Anämie 97
Eisenbilanz 95
Eisenbindungskapazität 789
Eisenfärbung 72
Eisenmangel 71, 95

Eisenmangelanämie 96
Eisenmenger-Komplex 301, 308
Eisenresorption, Anämie 97
Eisenspeicherung, Hämochromatose 580
Eisenstoffwechsel 95
Eisenverluste, Anämie 97
Eiterungen, lokalisierte 115
Eiweiß, Plasma 790
Eiweißmangelanämien 93
Eiweißstoffwechsel, Leberkrankheiten 562
Eiweißverlust, intestinaler 633
Eklampsie 759
– Urämie 615
Elektroenzephalogramm 759
Elektrokardiogramm 275
– Ableitungen 275
– Analyse 275
– Arbeitsversuch 314
– Befund, pathologischer, Herzinsuffizienz 219
– Differentialdiagnose des Initialvektors 280
– – 2. Vektors 281
– Nachschwankung Veränderungen 287
– Überleitungszeit 277
– Vorhofwellen 278
Elektrokardiogrammveränderungen 275 ff.
– Myokardinfarkt 318
Elektrolythaushalt, Störungen 639 ff.
Elektrolytkoma 766
Elliptozytose, kongenitale 76
Embden-Meyerhof-Weg, Enzymopathien 76
Embolie, arterielle 661
Emphysem 206
– bullöses 209, 389
– klinische Einteilung 207
– panlobuläres 207
– paraseptales 207
– zentrilobuläres 207
Emphysemformen 207
Endocarditis lenta (s. auch Endokarditis) 117
– – Milzvergrößerung 460
Enchondrome 688
Endokarditis 117
– arterielle Embolie 661
– Hippie 117
– infektiöse 117
– postoperative 117
– subakute bakterielle 117
Endokardläsionen, parietale, Lupus erythematodes 148
Endometriose 494
Endomyokardfibrose 251
Endophlebitis portae 462
Endoplastitis 117
Endoskopie, Oberbauchschmerzen 511
Engefeldt-Zetterström-Syndrom 467

Enteritis necroticans 536
– regionalis 545
– – Cholelithiasis 524
– spezifische 536
Enterobacteriaceae, Infektionen 120
Enteropathie, gluteninduzierte 548
Entero-Virus-Gruppe, Infektionen 141
Entmarkungserkrankungen 739
Entwässerung, intrazelluläre 642
Enzephalitis 144, 730
– Koma 774
– Meningoenzephalitis, Koma 774
Enzephalomalazie 772
Enzephalopathie, Leberzirrhose 579
– portosystemische 589
Enzephalorrhagie 771
Enzymdiagnostik, Leberkrankheiten 564
– Myokardinfarkt 318
Enzyme 792
– cholostatische 559
Enzymopathien 14
– hereditäre 76
– Hexosemonophosphatshunt 77
Eosinophile, Verhalten 164
Eosinophile Retikulose, Eosinophilie 467
Eosinophilie, Echinokokkus 416
– persistierende 467
EPH-(edema-proteinuria-hypertension-)Syndrom 759
Epicondylitis 685
Epidermolysis bullosa 67
Epididymitis, akute 627
– tuberkulöse 617
Epigastrium, Schmerzen 491
Epilepsie 757
– abdominale 499
– Anfallsformen 757
– idiopathische 757
– Kopfschmerzen 177
– symptomatische 757
Epituberkulose 384
Erbkrankheiten 20
Erbrechen 32
Erdbeerzunge 119
Erguß, perikardialer 324
Erysipel, sekundäres Lymphödem 636
Erythema exsudativum multiforme 46, 156
– – – Pneumonie 396
– nodosum 46, 125, 384
– – Morbus Boeck 435, 440
Erythematodes (s. auch Lupus erythematodes) 148
– Perikarderguß 325
Erythrämie 470
Erythroblastopenie 94
Erythroplastophthise, reine 94
Erythroleukämie 92, 470
– Di-Guglielmo-Syndrom 90
Erythromelalgie 665

Erythropoiese, ineffektive 71
Erythropoietinmangel 71
Erythrozyanose 665
Erythrozyten, extrakorpuskuläre Störungen 74
- Membranschädigung 73
- mittleres korpuskuläres Volumen 69
- Überlebenszeit 73
Erythrozytendefekte, korpuskuläre 74
Erythrozytenzahl 69
Erythrozytose, anoxämische 470
Escherichia-coli-Infektion 536
Euglobulin-Lysezeit 102
Evans-Syndrom 80
Ewing-Sarkom 481, 690
Exkretionsenzyme 564
Exophthalmus, doppelseitiger 39
- einseitiger 39
- maligner 195
Exophthalmus-producing-factor EPF 194
Exostosen, kartilaginäre 687
Extrapyramidale Erkrankungen 736
Extrasystolen 268, 285
- anfallsweise auftretende 780
- atrioventrikuläre 269
- monomorphe 269
- polymorphe 269
- supraventrikuläre 285
- Umkehr 274
- ventrikuläre 285
Extrasystolie en salves 269
- - - anfallsweises Auftreten 777
- - - Synkopen 753
Extremitäten, Schmerzen im Bereich der 655 ff.
Extrinsic allergic alveolitis 401
Extrinsic factor 89

F

Fabrysche Krankheit 47, 611
- - Kardiomegalie 254
Facies abdominalis 38
- hippocratica 38
- rubra 37
Fallotsche Pentalogie 300
- Tetralogie 299
- Trilogie 300
Familienanamnese 19
Fanconi-Anämie 94
Fanconi-Debré-Syndrom 26
Fanconi-Syndrom 605
- Kaliumverlust 647
Färbeindex 69
Farbstoffdiagnostik, Leberkrankheiten 565
- Nierenfunktion 626
Farbstoffverdünnungskurven 297
Fastentest, Hypoglykämie 762
Favismus, Hämolyse 77
Fazialisparese 723

Febrile Zustände 115 ff.
- - Gelenkschmerzen 145
- - rezidivierende 157
Febris undulans 123
Febris uveoparotidea 154, 439
Fehldiagnosen 2
Felty-Syndrom 147
Feminisierung, testikuläre 53
Femoralislähmung 741
Femurkopfnekrose 692
Fettleber, äthylische 576
- diabetische 576
Fettsäuren, Serum 792
Fibrinogen, Plasma 792
Fibrinogenkonzentration 102
Fibroelastosis endocardica (Löffler) 251
Fibrogenesis imperfecta ossium 704
Fibrose, endomyokardiale 251
- idiopathische retroperitoneale 451
- retroperitoneale 503, 612
Fibrosing alveolitis 410
Fieber s. Status febrilis
- periodisches 158
- vorgetäuschtes 161
Fieberanfälle 777
Fieberhafte Zustände mit meningitischen Symptomen 138
Fiebertypus 162
- intermittierender 162
- remittierender 162
Fieberverlauf, diphasischer Viruserkrankungen 127
Fièvre boutonneuse 125
Fingerhämatom 664
Fistel, gastro-jejuno-kolische 551
Flapping tremor 589
Flatterwellen, Ekg 271
Fleckfieber 124
- endemisches 124
- epidemisches 124
- murines 124
Flimmerwellen, Ekg 270
Fluor-Intoxikation 476
Flush 45
- Karzinoidsyndrom 551
Flüssigkeitshaushalt, Störungen 639
Foetor ex ore 42
Fokalinfektionen 159
Folsäure, Mangel 88
Folsäuremangelzustände 90
Forestier-Syndrom 698
Fossa iliaca, Schmerzen 492
Franklin-Krankheit 474
Freischer Intrakutantest 454
Frémissement mitral 241
Friedländer-Pneumonie 393
Friedreichsche Ataxie, Großzehe 57
Fructose-1,6-Diphosphataldolase, Serum 792
Frühinfiltrat 384
Frühzyanose 297
Fruktose-Intoleranz, Hypoglykämie 763

Füllungsdefekt, Magenkarzinom 514
Funktionskreise 9
Funktionsstörung, renale, diffuse Glomerulonephritis 598
- endokrines System 14
- vegetatives System 14

G

Galaktosämie 26
Gallenblase, Formanomalien 525
- Motilitätsstörungen 525
Gallenblasenentzündung 524
Gallengänge 582
- Steinverschluß 582
- Strikturen 583
- Tumorverschluß 583
- Verschluß durch Parasiten 583
Gallengangskarzinom 584
Gallensäureverlustsyndrom 549
Gallensteinanfall 781
Gallensteine 523
- Sphärozytose 75
Gallensteinileus 494
Gallensteinkolik 521
Gallensteinverschluß 582
Gallenwege, Karzinom 583
Gallenwegsbeschwerden ohne Steine und Entzündung 525
Gallenwegsdyskinesien 526
Gallertbauch 587
Galopp, präsystolischer 218
- protodiastolischer 217
- Summationsgalopp 219
Gamma-Globulin-Typen 474
Gamstorp-Syndrom 648
Gang und Krankheit 35
Gangrän 656
Gardner-Syndrom 544
Gasbrand 122
Gastritis 506
- akute 506
- chronische 507
- Röntgenbefunde 512
- sekundäre Formen 506
Gastroenteropathie, exsudative 633
Gefäßdysplasien, spinale 714
Gefäßerkrankungen, funktionelle 664
Gefäßgirlande 43
Gefäßinfarkt, spinaler 714
- zerebraler 728
Gefäßstörungen 99, 656 ff.
Gefäßverschluß, akuter arterieller, Abdominalschmerzen 500
- embolischer 661
- zerebraler 728
Gehstrecke, Klaudikationsbeschwerden 658
Gelenkaffektionen, degenerativ-rheumatische 675
- entzündlich-rheumatische 674
Gelenke, Erkrankungen 675 ff.

Gelenknahe Gewebe, Erkrankungen 685
Gelenktuberkulose, eigentliche 154
Geographische Verteilung, Krankheiten 5
Gerinnungsfaktoren 102
– Koagulopathien 104
– Leberkrankheiten 563
Gerinnungsstörungen 99, 102
Germinoblastom 482
Gerontoxon 40, 681
Geruch und Krankheit 42
Gesamteiweiß 790
Geschlecht, Einfluß auf Diagnose 5
– und Krankheiten 6
Geschlechtsdiagnose 16
Gesicht und Krankheit 36
Gesichtspunkte, allgemeine, zur Diagnose 1
Gewichtsverlust, abnormer 29
Gicht 677, 781
– sekundäre 679
Gichtkomplikation 679
Gichtniere 679
von-Gierke-Krankheit, Herzvergrößerung 254
Gießersilikose 424
Gifte, exogene, chemischer Nachweis im Körper 813 ff.
Gilbert-Syndrom 567
Globalinsuffizienz 199, 205
Globuline, Plasma 791
Globus hystericus 335
Glomerulonephritiden 598
Glomerulonephritis, akute diffuse 598
– – – anhypertone Form 599, 603
– – – klassische Form 599
– – – periphere Form 599
– – – renale Form 599
– – chronische 600
– – fortschreitende 600
– – nicht-fortschreitende 600
– – sklerosierende 599
– – diffuse, Urämie 615
– – latente 599
– – membranöse 603
– – mit nephrotischem Einschlag 600
– – primär subakute 600
– – proliferative 603
– – subakute 599
Glomerulosklerose Kimmelstiel-Wilson 597
– – – diabetische 597
– – nephrotisches Syndrom 603
Glomustumor 182, 663
– Schmerzcharakter 711
Glossopharyngikusneuralgie 174
Glukagonom 764
Glukose, Urin 806
Glukosebelastungsprobe, intravenöse 28
Glukosenachweis, Urin 26
Glukose-Oxydasemethode 26
Glukose-6-Phosphatdehydrogenase 77

Glukosetoleranztest 27
Glukosurie 26
– extrainsuläre 26
– renale 604
Glykämie 792
Glykogenspeicherkrankheiten, Myopathie 747
Glykurien 26
Gonokokkenperitonitis 497
Goodpasture-Syndrom 415, *444*, 601
Graham-Steell-Geräusch 236
– Mitralstenose 242
Granulom, eosinophiles 416, 482, 696
Granulomatose, allergische 402
– Wegenersche 409
Grippe-Infektionen 130
Grippevirus-(Influenzavirus-)Infektionen 130
– Pneumonien 395
Grönblad-Strandberg-Syndrom 48
Gruber-Widal-Reaktion 121
Grundumsatz, Hypothyreose 190
Guillain-Barré-Syndrom 142, 743
Gürtelrose 134
Györgyi-Quotient 707

H

Haarausfall 53
Haare und Krankheit 53
Habitus 35 ff.
– leptosomer 9
– pyknischer 9
Haemophilus influenzae, Infektionen 119
Haffkrankheit 87
Halsdeformationen, angeborene 182
Halslymphknoten, Schwellungen 182
Halslymphom, tuberkulöses 183, 454
Halsmarksschädigung, obere 726
Halsregion, Erkrankungen der 181 ff.
Halsrippen 184
Halsrippensyndrom 711
Halsvenen, Veränderungen 181
Halswirbelsäule, Erkrankungen 182
– Kopfschmerzen bei Erkrankungen 178
Hämangiom, Knochenhämangiom 690
Hämangioendotheliom 691
Hämatemesis 510
Hämatokrit 69
Hämatom, epidurales 176
– – Koma 774
– perakutes subdurales, Koma 774
– subdurales 176
Hämatopoetisches System, lokalisierte Neoplasien 480

Hämatopoetisches System, Neoplasien 466
Hämaturie 593 *ff.*, 624
– Differentialdiagnose 84
– diffuse Glomerulonephritis 598
Hämiglobinzyanose 289
Hamman-Rich-Syndrom 410
Hämoblastosen 466
– Charakteristika 477
– lymphatische 478
– medulläre 467
– retikuläre 476
Hämochromatose 91, 579
– Herzmuskelfasern 254
– primäre 580
– sekundäre 580
Hämoglobin, totales 222
Hämoglobinämie, hämolytische Anämie 73
Hämoglobinelektrophorese 77
Hämoglobinkonzentration 69
Hämoglobin-Lepore-Syndrom 78
Hämoglobinopathien 77
Hämoglobinurie 84
– Chininbehandlung 83
– kälteinduzierte 81
– paroxysmale nächtliche 79
Hämoglobinzyanosen 291
Hämolyse, intravasale 73
Hämolytisch-urämisches Syndrom 83
Hämoperikard 325
Hämophilie 103
– Arthropathie 682
Hämoptö 443
– Abklärung 444
– Bronchusadenom 445
– Bronchuskarzinom 442
Hämoptyse 443
Hämorrhagische Diathese 99 ff.
Hämosiderinurie 79
Hämosiderose 580
Hand und Krankheit 57
Hand-Fuß-Mund-Exanthem 129
Handhämatom 664
Hand-Schüller-Christian-Krankheit 416, 696
Harnstoff, Serum 794
Harnsäure, Serum 793
Hashimoto-Thyreoiditis 195
Hautblutungen 100
Hauterythem 46
Hautpilze 135
Hautsymptome, objektive 43
– subjektive 42
Hautturgor 46
Heavy-Chain-Disease 474
Heavy chains, Paraproteine 475
Heberden-Knötchen 675
Hedinger-Syndrom 552
Heerfordt-Syndrom 154, 439
Hefepilze, Erkrankungen 135
Heinzsche Innenkörper 77, 82, 289
Heiserkeit 36
Heißhunger 29
Hemiblock, linksseitiger 283

Hemiblockbilder 283
Hemiparesen mit Fazialisbeteiligung 719
Hemisphärentumoren 730
Hemmkörperhämophilie 105
Hepatitis 570
- akute äthylische 576
- anikterische 568
- mit cholostatischem Einschlag 570
- chronische 573
- chronisch-persistierende 574
- epidemica 568
- - Milzschwellung 460
- - Pneumonie 396
- fulminante 570
- granulomatöse 574
- infektiöse 568
- lupoide 574
- Milzvergrößerung 460
- rezidivierende 570
- subakut-nekrotisierende 570
Hepato-jugulärer Reflux 230
Hepatolienale Affektionen 461
Hepatom 584
- Hypoglykämie 763
Hepatomegalie 589
Hepatopathie, cholostatische, medikamentöse 572
Hepatopathien, toxische 574
Hepato-lentikuläre Degeneration 737
Hepatorenales Syndrom 617
Herdinfekt, Infektarthritis 675
Herdnephritis 118, 597, 601
- akute parainfektiöse 601
- sog. Löhlein-Nephritis 118, 601
Heredoataxien, spinozerebelläre 737
Hernie, parasternale 420
- Hiatushernie 336
Herpangina 129
Herpes 46
- labialis 162
- simplex 46, 134
- zoster 46, 134
- - Bauchschmerzen 499
- - Sensibilitätsstörungen 715
Herpes-Gruppe 134
Herz, arterielle Hypertonie 340
- Schwangerschaft 234
- vergrößertes 214
Herzachse, elektrische 278
- Rotation 279
Herzanfälle, vegetative 327
Herz-Boeck 254
Herzfehler, kongenitale 299 f.
- - Synkopen 753
Herzfunktionsleistungsprüfung 221
Herzgeräusche, akzidentelle 248
- diastolische 236
- systolische 236
- systolisch-diastolische 236
Herzgröße 225
Herzinfarkt s. Myokardinfarkt

Herzinsuffizienz, biochemisch bedingte 224, 252
- Definition 214
- Dyspnoe 201
- durch Elektrolytstörungen bedingte 256
- energetisch-dynamische, Hegglin 256
- hämodynamische, Synkopen 753
- Hypertonie 364
- hypodyname 256
- - Synkopen 753
- mechanisch bedingte 224
- pharmakologisch bedingte 255
- primär biochemisch bedingte 252
- infolge ungenügender Bewegungsfreiheit des Myokards 251
- Ursachen 224 ff.
Herzklappen, künstliche, Hämolyse 83
Herzklappenfehler 235 ff.
- Geräusche 235
Herzklopfen 31
Herzkonfiguration 226
- Aorteninsuffizienz 236
- Hypertonie 341
- Mitralvitien 346
Herzmuskelerkrankungen, chronisch entzündliche 235
Herzrhythmusstörungen 261 ff.
- Einteilung 262
- Synkopen 752
Herzsyndrom, hyperkinetisches 262, 780
Herztöne 215
- Austreibungsklick 217
- Extratöne 217
- Galopp 217
- Mitralöffnungston 217
- Spaltung 216
Herzvitien, Angina pectoris 316
Herzwandaneurysma 228
Herzzwerchfellwinkel, Verschattungen 420
Hiatus leucaemicus 469
Hiatushernie 336
Hickey-Hare-Test 25
High output failure 233
- phosphatidylcholine hemolytic anemia 76
Hilus, Neoplasien 440
- Verschattung 433 ff.
Hiluslymphknotentuberkulose 433
Hiluslymphknotenvergrößerung, Leukämie 440
Hilusvergrößerung 433 ff.
- doppelseitige 433
- - Differentialdiagnose 441
- einseitige 441
- Erweiterung der Pulmonalarterien 433
Himbeerzunge 119
Hinterwandinfarkt 318
- Ekg 320

von-Hippel-Lindau-Krankheit 112, 736
Hippie-Hepatitis 568
Hirnabszeß 175, 732, 774
Hirnaneurysma, Enzephalorrhagie 771
Hirndrucksymptome 730
Hirnembolie 773
Hirnnerven, Läsionen 721
Hirnödem 176
Hirnstamm, Schmerzen bei Erkrankungen 715
Hirnstammsyndrome, vaskuläre 729
Hirntrauma, Koma 774
Hirntumor 730
- frontaler 731
- komatöse Zustände 773
- Kopfschmerzen 175
- okzipitaler 731
- parietaler 731
Hirschsprung-Krankheit 556
Hirsutismus 55
Histiocytosis X 416
Histoplasmose 136
- Pneumonie 398
Histozytose 696
Hitzschlag 115
H-Ketten, Paraproteine 475
Hochdruckenzephalopathie 342
Hodentumoren 628
Hodgkin, Lymphogranulom 482
Höhlenbildung, Lunge, Differentialdiagnose 385
Holzknecht-Symptom 413
Homogentisinsäure 88
- Ochronose 681
Homozystinurie 66
Honigwabenlunge 211
Hungerödem 633
Huntersche Glossitis 59
Huntingtonsche progressive Chorea 737
Hustenschlag 755
Hutchinson-Zähne 59
Hydronephrose 610, 622
Hydrophobia 133
Hydrops, intermittierender 683
5-Hydroxyindolessigsäure 807
17-Hydroxycorticosteroide (17-OH-CS) 807
- Cushing-Syndrom 353
- Morbus Addison 371
Hydroxyprolin 807
Hydroxyprolinausscheidung, Knochenumbau 709
Hydrozele, Hoden 628
Hyperaldosteronismus 346
- medikamentös ausgelöster sekundärer 348
- primärer 346
- sekundärer 346
Hyperbilirubinämie 566
- direkte konjugierte 567
- hämolytische Anämie 73
- idiopathische nicht-hämolytische 566

Hyperbilirubinämie, indirekte unkonjugierte 567
Hypercholesterinämie, familiäre 681
Hyperchylomikronämie 681
Hypercortisolämie 349
Hypercortisolismus 349
Hypereosinophiles Syndrom 467
Hyperergisches Fieber 158
Hypergammaglobulinämie, chronisch-aggressive Hepatopathien 574
– Morbus Boeck 439
Hyperglykämie, Differentialdiagnose 764
Hyperhydration, hypertone 644
– hypotone 644
– isotone 643
Hyperhydrationszustände 643
Hyperkaliämie 647
– Ekg-Veränderungen 645
Hyperkalzämie 649
– Differentialdiagnose 706
– Ekg 288
– Hyperparathyreoidismus 706
– Koma 767
– Syndrom 649
Hyperkalziurie 709
Hyperkinetisches Syndrom 233
Hyperlipämie, arterielle Durchblutungsstörungen 658
– essentielle, Abdominalschmerzen 497
Hyperlipidämie 680
– hepatosplenomegale 680
– nichtfamiliäre 681
Hyperlipoproteinämien, Einteilung 678
Hypermagnesämie 648
Hypernatriämie 642, *644*
Hypernephrom 619
Hyperosmolarität 642
Hyperostosis frontalis interna 177
– generalisata 56
Hyperparathyreoidismus 704
– Cholelithiasis 524
– Hyperkalzämie 649
– Hypotonie 376
– klinische Symptome 705
– Polydipsie 24
– primärer 24, 706
– Nierensteine 621
– sekundärer 706
Hyperplasie, fibromuskuläre 660
Hyperproteinämie, chronische Hepatitis 574
Hypersplenismus 463
– hämolytische Anämie 84
Hypertension, portale, extrahepatische 461
– – intrahepatische 462
– pulmonale 231
Hyperthyreose 190
– Augenzeichen 192
– Durchfälle 551
– – eiweißgebundenes Serumjod (PBI) 193

Hyperthyreose, Myasthenie 745
– Myopathie 748
– Radiojodaufnahme 193
– theoretische Vorstellungen zur Entstehung 193
– vegetative Dystonie 192
Hyperthyreoseherz 253
Hypertonie 339 ff.
– akzelerierte 342
– arterielle Durchblutungsstörungen 658
– Cushing-Syndrom 352
– Definition 339
– diffuse Glomerulonephritis 598
– Einteilung 339
– endokrine 346
– essentielle, Stadien 343
– Gicht 679
– hypokaliämische 346
– – mit normaler Aldosteronsekretion 348
– – mit sekundärem Hyperaldosteronismus 348
– kardiovaskuläre 362
– maligne 342
– – hämolytische Anämie 83
– durch Medikamente 365
– neurogene 364
– paroxysmale, Phäochromozytom 357
– primäre essentielle 343 f.
– – pulmonale 295
– pulmonale 228
– – Lungeninfarkt 405
– – mit Rechts-Links-Shunt 301
– renale *343*, 597
– Schwangerschafts- 364
– sekundäre 343
Hypertonieanfälle, Phäochromozytom 356
Hypertonieherz 225
– Angina pectoris 316
Hypertrichose 55
Hypertriglyzeridämie, familiäre 680
Hyperurikämie, Angina pectoris 316
Hyperventilation 327
– akute alveoläre 652
– alveoläre 199
Hyperventilationssyndrom 201, 327
Hyperventilationstetanie 327, 652
Hyperventilationsversuch, Tetanie 707
Hyperviskositätssyndrom 767
– Makroglobulinämie 108
Hypochondrium, Schmerzen 492
Hypoglykämie 761, 778
– Anfälle 782
Hypoglykämieformen 762
Hypogonadismus, hypergonadotroper 54
– hypogonadotroper 54
– sekundärer 55
– – hypogonadotroper 374
Hypokaliämie 645
– diabetisches Koma 764

Hypokaliämie, Ekg-Veränderungen 645
– Herzinsuffizienz 256
– Ursachen 646
Hypokaliämiesyndrom, Leberkoma 589
Hypokalzämie 649
– Differentialdiagnose 706
– Ekg 288
– nephrotisches Syndrom 603
– Ursachen 707
Hypomagnesiämie 648
Hyponatriämie 644
– Morbus Addison 371
Hypoparathyreoidismus, Hypokalzämie 707
– idiopathischer 708
Hypophosphatämie, akute hämolytische Anämie 79
– primäre 704
Hypophysäres Koma 766
Hypophysenadenom 360
Hypophysentumoren 731
Hypophysenvorderlappeninsuffizienz 374
– Anämie 93
Hypoproteinämie, nephrotisches Syndrom 602
– Ödeme 632
Hypothyreose 188 f.
– Anämie 93
– Angina pectoris 316
– Hypotonie 376
– Myasthenie 745
– primär-thyreogene 190
– sekundäre 190
– ohne Kropf 189
Hypothyreoseherz 254
Hypotonie 367 ff.
– akute kardiovaskuläre 377
– chronische kardiovaskuläre 377
– Einteilung 367
– endokrine 368
– essentielle 367
– hypovolämische 379
– infektiös-toxische 379
– kardiovaskuläre 377
– konstitutionelle orthostatische 782
– neurogene 377
– primäre 367
– sekundäre symptomatische 368
– therapeutisch bedingte 379
Hypotrichose 53
Hypoventilation, alveoläre 205
Hypovolämie 641
– Azotämie 617
Hypoxämie 205
Hysterie 759
Hysterische Anfälle 778

I

Icterus juvenilis intermittens Meulengracht 567

IgM-Globuline, Kälteagglutinationskrankheit 81
Ikterus 557 ff.
- Allgemeines 48, 558 ff.
- - cholostatischer 559
- - Pathophysiologie 559
- Drogenikterus 561
- echter 558
- falscher 558
- hämolytischer 559
- - Pathophysiologie 558
- hepatozellulärer 559, 567
- Laboratoriumsbefunde 561
- parenchymatöser, Pathophysiologie 559
- postoperativer 572
- Schwangerschaftsikterus 571
- Ursachen 560
- Verschlußikterus 561
Ikterusformen, Differentialdiagnose 569
- Einteilung 559
Ileokolitis 541
Ileus 493 f.
- mechanischer 493
- - Lokalisationsdiagnostik 493
- Obturationsileus 493
- paralytischer 494
Ileusformen, Differentialdiagnose 495
Immundefekte 157
Immunglobuline 474
- Morbus Boeck 435
Immunpathogenese, Erkrankungen 17
Immunthyreoiditis 195
Impfung, Poliomyelitis 142
Impotentia coeundi 32
- generandi 32
Impotenz 32
Indikatorenzyme 564
Infarkt s. auch Myokardinfarkt
- anteroposteriorer, Ekg 321
- posterolateraler, Ekg 321
- posteroseptaler, Ekg 321
- subendokardialer, Ekg 321
- zerebraler 773
Infarktkaverne 389
Infektarthritiden 675
Infektionen, Allgemeines 11
- Enterobacteriaceae 120
- Haemophilus influenzae 119
- Pneumokokken 119
- Pseudomonas 119
- Salmonellen und Shigellen 120
- Staphylokokken 118
- Streptokokken 118
Infektionskrankheiten 118 ff.
- Altersdisposition 4
- Hautveränderungen 49
- Pneumonien 408
Infiltrat, Lungeninfiltrat 383 ff.
- - eosinophiles 399
- pneumonisches 390
- tuberkulöses 383
Influenza 130

Influenzavirus-Pneumonie 395
Inkubationshämolyse 74
Innenkörperanämie, Differentialdiagnose 82
Innenkörperbildung 289
Innenschichtinfarkt 321
Innenschichtschaden 286
- Koronarinsuffizienz 314
Insuffizienz, chronisch-venöse 632
- intermittierende zerebrovaskuläre 756
- Myokardinsuffizienz 214
- obstruktive Lungeninsuffizienz 201
- prärenale 596, 616
- respiratorische 201
- - Differentialdiagnose 204
- restriktive 201
Insulom 762
Insult, zerebraler 772
Interferenzdissoziation, Mobitzsche 272
Interkostalneuralgie 334
Intermediusneuralgie 174
Intoxikation s. Gifte, exogene, Nachweis 813
- Abdominalkrämpfe 497
- Alkohol 768
- Arsen, Diarrhöe 538
- Belladonna 768
- Benzin 768
- Benzol 768
- Bichromat 607
- Blei 87
- - Abdominalkrämpfe 497
- - Anämie 82
- Chlorkohlenwasserstoff 768
- Fluor 476
- Hautveränderungen 49
- intestinale 495
- Kohlenmonoxyd 768
- Lösungsmittel 768
- Morphium 768
- Nitrite 290
- Nitrobenzol 290
- Nitrose-Gase 290
- Opium 768
- Phosphor 476
- Thallium 53
- Retrosternalschmerzen 338
- Quecksilber, Diarrhö 538
- Salizylsäure 768
- Schlafmittel 767
- Schwefelkohlenstoff 768
- Sublimat 605, 607
- Tetrachlorkohlenstoff 575
- Trichloräthylen 768
- Vitamin B_2 476
- Zyan 768
Intrinsic factor, IF 89
Intuitive Einfühlung 19 ff.
Invagination 494
Ionogramm 653
Ischiadikuslähmung 741
Ischialgie 712
Isosthenurie 597, 625

J

Jackson-Epilepsie 757
Jarisch-Bezold-Schonreflex, Synkopen 753
Jod = PBI, eiweißgebundenes Jod 794
Jodmangelkropf 187
Jodstoffwechsel 187
Jodstudium, Hypothyreose 190
Juckreiz 31, 42
- Lymphogranulom 483
- Verschlußikterus 561

K

Kala-Azar 137
- Milzvergrößerung 460
Kalium 795
- und Ekg 288
- Verteilungsstörung 648
Kaliumausscheidung, verminderte renale 647
Kaliummangel, Herzfunktion 645
Kaliummangelsymptome 645
Kaliumstoffwechselstörungen 645
Kaliumverlust 647
- enteraler 647
- extrarenaler 647
Kaliumzufuhr, übermäßige 647
- unzureichende 646
Kälteagglutinationskrankheit 80
- IgM-Globuline 81
Kältehämoglobinurie, Donath-Landsteiner-Typ 81
- paroxysmale 80 f.
Kalzium 795
- und Ekg 288
Kalziumstoffwechsel, Störungen 648
Kalziurie 708
Kammererregung, Ablauf 280
Kammerflimmern, Adams-Stokes-Anfälle 753
Kammerhypertrophie 283
Kammerseptumdefekt 301, 309
Kandidiasis 135
- Pneumonie 398
Karboanhydrasehemmer, metabolische Azidose 653
Kardiomegalie, familiäre 255
Kardiomyopathie 224, 252
- alkoholische 255
- endokrine 253
- familiäre 255
- idiopathische 252
- infiltrative 254
- neurogene 255
- nutritive 254
- obstruktive 240
- peripartale 255
- toxische 255
Karotis-Glomustumoren 184
Karotispuls, Hahnenkammbildung 238

Sachverzeichnis 839

Karotissinus-Druckversuch 754
Karotissinussyndrom 753
Karotissinus-Synkopen 753
Karotisstenose, extrakranielle 773
Karpaltunnel-Syndrom 711, 741
Karzinoid, des Magendarmkanals 552
Karzinoidsyndrom 551
– Flush 782
– Herzvergrößerung 254
Karzinom, anaplastisches Bronchuskarzinom 443
– bronchioalveoläres 420
– Bronchuskarzinom 441
– Darmkarzinom 542
– Dünndarmkarzinom 542
– Kolonkarzinom 542
– Mammakarzinom 333
– metastasierendes, Erythrozytenschädigung 83
– Ösophaguskarzinom 335
– Pankreaskarzinom 531
– Prostatakarzinom 614
– Rektumkarzinom 542
– Thyreoideakarzinom 196
Karzinommetastasen, Tumoranämie 95
Kasabach-Merritt-Syndrom 105
Katarakt 42
Katayamas-Krankheit 461
Katecholamine, Urin 358, 808
Katecholaminmetaboliten, Bestimmung 358
Katheterfieber 778
Katzenkratzkrankheit 455
Kausalgie 712
Kaverne 385
– bronchiektatische 389
– tuberkulöse 385
Kavernensymptome 388
Kayser-Fleischerscher Hornhautring 40, 580, 737
Kerley-Linien 232
Kerngeschlecht, Bestimmung 16
Kernigsches Zeichen 138
Ketoazidose, diabetische 652
17-Ketosteroide Bestimmung, Morbus Addison 371
– Cushing-Syndrom 353
– (17-KS), Urin 808
Keuchhusten 123
Kiefergelenkschmerz 178
Kiemengang-Zyste, branchiogene 184
Kienböck-Erkrankung 692
Kimmelstiel-Wilson-Glomerulosklerose 597, 603, 615
Klebsiellen-Infektionen 120
Klebsiellen-Pneumonie 393
Kleine-Levin-Syndrom 775
Kleinhirnbrückenwinkelsyndrom 733
Kleinhirntumoren 731
Klick, mesosystolischer 219
Klinefelter-Syndrom 16, 54
Klinischer Blick 23

Klippel-Trénauney-Syndrom 60, 662
Knochenerkrankungen 687 ff.
– entzündliche 693
Knochenlues 694
Knochenmetastasen 687
Knochenretikulosarkom 481
Knochenschmerzen 687 ff.
Knochentuberkulose 693
Knochentumoren 687 ff.
Knochenveränderungen, generalisierte 700
– zystische 692
Knochenzyste, aneurysmatische 692
– solitäre 692
Koagulopathien 102
Kochsalzverlust 641
Kohlenhydratstoffwechsel, Leberkrankheiten 564
Kohlenmonoxydvergiftung 768
Köhler-Erkrankung 692
Köhlmeier-Degos-Krankheit 499
Kokzidien, Darmerkrankung 537
Kokzidioidomykose 135
– Pneumonie 398
Kolitis 781
– s. auch Colitis
– granulomatöse segmentäre 541
– ischämische 541
Kollagenkrankheiten, Allgemeines 11, 145
– Gefäßverschlüsse 660
– Hautveränderungen 48
– Lungenmanifestation 408
Kollagenosen 145 f.
– Differenzierung 153
– Herdnephritis 601
– Kombinationsfälle 153
– nephrotisches Syndrom 603
Kollaps 755
– „Knockout" 755
– orthostatischer 755
Kollateralkreislauf, venöser, Leberzirrhose 578
Koller-Test 103, 563
Kolon-Divertikulitis 781
Kolonkarzinom 542
– Ileus 494
– linksseitiges 543
– Lokalisation 542
– rechtsseitiges 543
Kolonpolypose, disseminierte 544
Koma 751, 761
– s. auch Coma
– bei Allgemeinerkrankungen 767
– Basedow 766
– diabetisches 763
– endogenes, bei Leberzerfall 766
– bei exogenen Intoxikationen 761 ff.
– exogenes, bei Leberzerfall 766
– hepatisches 589, 765
– Hyperkalzämiekoma 767
– hyperosmolares, nicht-azidotisches 764
– hypochlorämisch-urämisches 765

Koma, hypoglykämisches 761
– hypophysäres 766
– Myxödem 767
– Nebennierenkoma 766
– primär zerebrales 771
– bei Stoffwechselstörungen 761 ff.
– urämisches 765
– bei zerebralen Affektionen 771 ff.
Kompressionsatelektase 413
Kompressionssyndrom der A. poplitea 660
Konfiguration, mitrale 245
– myopathische 226
Konstitution, Bedeutung 9
Konvulsionen 778
Konzentrationsfähigkeit, Niere 625
Kopfschmerzen 169 ff.
– allgemeine Differentialdiagnose 170
– bei Allgemeinerkrankungen 179
– anfallsartige 780
– bei Augenleiden 178
– als Begleitsymptom 180
– Begleitsymptomatik 171
– chronisch-posttraumatische 177
– Cluster-Kopfschmerz 173
– entzündliche intrakranielle Prozesse 177
– bei Erkrankungen der Halswirbelsäule 178
– extrakraniell bedingte 177
– hypoglykämische 179
– bei Intoxikationen 180
– intrakraniell bedingte 175
– intrazerebrale Gefäßanomalien 176
– kardiovaskuläre Erkrankungen 179
– Liquorunterdruck 176
– Lower-Half 173
– bei Ohren- und Nasenleiden 178
– primäre 169, 171
– Schmerzcharakteristik 170
– Spannungskopfschmerz 173
– spezielle Differentialdiagnose 171
– symptomatische 169, 175
– nicht tumorbedingte Liquordruckveränderungen 176
– vaskuläre 171
– bei Zahn- und Kiefererkrankungen 178
– Zeitfaktoren 170
– zerebrale Insulte 177
Kopfschmerzformen 169
Koproporphyrie, hereditäre 86
Kornealring, Kayser-Fleischer 581
Koronarangiographie 316
Koronariitis, Angina pectoris 316
Koronarinsuffizienz 314
Koronarsklerose, Angina pectoris 316
– Gicht 679
– Herzvergrößerung 234
Körperflüssigkeiten, Regulation 640
Körperliche Ausdrucksformen 35 ff.

Koterbrechen 494
Koxarthrose 676
Krampfanfall 758, 778
– sekundär zerebraler 778
Kraniopharyngeom 731
– hypophysärer Zwergwuchs 61
– Kopfschmerzen 175
Krankheit, s. auch Morbus
– pulslose 660
Krankheiten, chromosomale 16
– konstitutionelle 16
Krankheitsbereitschaft 1
Krankheitseinheit 1
Krankheitsgestaltung, persönliche 1
Krankheitsgruppen 10
– Einteilungsversuch 18
Kreatin, Serum 796
– Urin 809
Kreatinin, Serum 796
Kreatinphosphokinase (CPK), Serum 797
Kreislaufzeiten 220
Kretinismus, endemischer 189
Krise, hämolytische 77
– tabische 499
– thyreotoxische 766
Kristallurie 625
Kropf s. Struma
Kryoglobuline, Serum 797
Kryptokokkose 135
Kugelzellenanämie, kongenitale 75
Kupfer, Serum 797
Kupferintoxikation, Hämolyse 82
Kupferstoffwechselstörung 580
Kurzschluß, vaskulärer 205
Kußmaulsches Zeichen 220
Kutanreaktionen, Tuberkulin 383
Kwashiorkor 576
– Ödembildung 633

L

Lachschlag 755
Lactat-Dehydrogenase (LDH) 798
Laënnec-Leberzirrhose (Cirrhose pigmentaire simple) 579
Lage und Krankheit 35
Lagerungsprobe, Ratschowsche 657
Lagetypen, elektrische im Ekg 278
Laktasemangel, Dünndarmmukosa 545
Laktatazidose 652, 764
Lähmung 717
– anfallsweise 779
– familiäre periodische 747
– – Hypokaliämie 647
– infranukleäre 718, 727
– muskuläre 718, 726, 745
– Myopathie-bedingte 727
– nukleäre 718
– periphere 727, 740
– bei Polyneuropathien 742
– radikuläre 740
– supranukleäre 717
Lähmungstypen 717

Lamblien 537
Landrysche Paralyse, Poliomyelitis 142
Lanz-Punkt 496
Laparoskopie 565
Lassa-Fieber 142
Lateralsklerose, amyotrophe 738
Latex-Fixations-Test 146, 675
LATS – long acting thyroid stimulator 193
Lebenserwartung 5
Lebensgewohnheiten 5
Leber, Karzinom, Metastasen 584
– – primäres 584
– Tumormetastasen 584
Leberabszeß 584
Leberausfall, Koma 589
Leberdystrophie, akute 588
Leberechinokokkus 584
Leberfibrose, kongenitale 462
Leberfunktionsprüfungen 562
Leberinsuffizienz 588
Leberkoma 589
– endogenes 589, 766
– exogenes 589, 766
Leberkrankheiten, Hauterscheinungen 561
– immunologische Reaktionen 562
– Laborbefunde 564
Leberpunktion 565
Leberschwellung, Oberbauchschmerzen 526
Leberzellkarzinom, primäres 584
Leberzerfall, Koma 589
Leberzirrhose 575
– Aszites 586
– Enzephalopathie 579
– Hautveränderungen 48
– wichtigste Ursachen 575
Leishmaniose 137
Leistungsfähigkeit, maximale, Kreislauf 222
Lepra 126
Leptomeningosis haemorrhagica interna (Catel) 112
Leptospirosen 124
– interstitielle Nephritis 607
– Milzvergrößerung 460
Leptospirosis icterohaemorrhagica 569
Lesch-Nyhan-Syndrom 90
Lethargia pituitaria 766
Letterer-Siwe-Syndrom 696
Leucin-Aminopeptidase 798
– Stauungsikterus 584
Leucintest 763
Leukämie, akute lymphatische 480
– chronische lymphatische 478
– chronische myeloische 467
– Knochenschmerzen 691
Leukopenie, Bedeutung 164
Leukose, eosinophile 467
– unreifzellige 468
Leukozyten, Verhalten 163
Leukozytose, Bedeutung 163
Leukozyturie 624

Light chains, Paraproteine 475
Lightwood-Butler-Albright-Syndrom 609
Lignac-Fanconi-Syndrom 605
Linkshypertrophie 228, 278, 281
Links-Rechts-Shunt, allgemeine Differentialdiagnose 298
– Vitien mit 296
Linksschenkelblock 284
Linksverschiebung, Granulozyten, Bedeutung 164
Lipämie, nephrotisches Syndrom 603
Lipase, Serum 798
Lipide, Serum 798
Lipidstoffwechsel, Leberkrankheiten 564
Lipodystrophie, intestinale 550
– progressive 747
Lipoidnephrose, nephrotisches Syndrom 603
Lipoidose 464
Lipoidpneumonie 408
Lipomatosis dolorosa 63
Liquor, blutiger 772
– xanthochromer 772
Liquorbefund, verschiedene Meningitisformen 139
Listeriose 122
Littlesche Krankheit 36
Liquorblockade 713
L-Ketten, Paraproteine 475
Lobsteinsche Krankheit 40
Löfflersches flüchtiges eosinophiles Infiltrat 399
Löfgren-Syndrom 435, 440
Loosersche Umbauzonen 701
Lösungsmittelintoxikation 768
Lowe-Syndrom 605
Lown-Ganong-Levine-Syndrom 265
Lucey-Driscoll-Syndrom 567
Lues 124
– Knochenlues 694
– I, inguinale Lymphknoten 454
– II/III, Lymphknotenschwellungen 455
– spinalis 714
Lumbago 712
Lunge, Tumoren 417
Lungenabszeß 386
– bronchogener 389
– metastatischer 389
Lungenadenomatose 420
Lungen-Boeck 435
Lungenembolie 405, 779
– Ekg 320
– rezidivierende 229
– Sinustachykardie 261
Lungenemphysem 206
Lungenerkrankungen, Cor pulmonale 229
Lungenfibrose, allgemeine Differentialdiagnose 410
– diffuse, idiopathische, interstitielle 411

Lungenfibrose, nach exogener
   Schädigung 411
– interstitielle 410
– als Teilerscheinung bei Allge-
   meinerkrankungen 411
– verschiedener Ätiologie 411
Lungenfunktionsprüfungen 204
Lungengeschwülste, gutartige 417
Lungengefäße, Erkrankungen, cor
   pulmonale 229
Lungenhämosiderose, idiopathische
   415
– sekundäre 415
Lungen-Herz-Quotient 225
Lungeninfarkt 404
Lungeninfiltrat 383
– eosinophiles, Löffler 399
– – tropisches 401
Lungenlues 394
Lungenmanifestationen, verschie-
   dener Allgemeinkrankheiten 408
Lungenmetastasen 418
Lungenödem 202
Lungen-Ohr-Zeit 221
Lungenproteinose, alveoläre 415
Lungenstauung 433
Lungenstrombahn, Obstruktion
   295
Lungentuberkulose, chronische
   Form 385
Lungentumoren, metastasierende
   418
– primär bösartige 418
Lungenvenen, aberrierende 310
Lungenvenentransposition 310
Lungenverschattungen 383 ff.
– nichtpneumonische 408
– nichttuberkulöse 408
– seltene 415
– durch Spirochäten 394
Lungenzysten 389
Lupus erythematodes, Abdominal-
   schmerzen 498
– – Laborbefunde 149
– – Lungenherde 408
– – Lymphknotenschwellung 456
– – medikamentös induzierter 149
– – Myasthenie 745
– – nephrotisches Syndrom 603
– – visceralis 148
Lust-Zeichen, Tetanie 707
Lutembacher-Syndrom 304
Lymphadenitis, regionäre, Hals 183
– toxoplasmotica 183, 455, 496
Lymphadenopathia mesenterialis
   496
Lymphadenopathie, generalisierte
   medikamentöse 456
Lymphangitis 453
– akute 669
Lymphgefäße, Erkrankungen 669
Lymphabflußstörung, intestinale
   633
Lymphadenose, akute 480
– chronische 478
Lymphfistel 636

Lymphknoten, Delphischer 186
– inguinale 454
– vergrößerte 453 ff.
Lymphknotenaktinomykose 183
Lymphknotenhyperplasie,
   plasmazelluläre (Castleman)
   456
Lymphknotenmetastasen, regionäre
   456
Lymphknotenschwellung, generali-
   sierte 456
– entzündliche 453
– Halsgebiet 182
– lokalisierte 453
– bei Viruserkrankungen 183
Lymphknotentuberkulose 454
– abszedierende 450
Lymphoblastenleukämie 480
Lymphoblastom, großfollikuläres
   482
Lymphödem 634
– familiär-kongenitaler Typ
   Nonne-Milroy 634
– sekundäres 635
– Typus Meige 624
Lymphogranulom Hodgkin 482
– – Eosinophilie 467
– – Lungenverschattungen 409
– malignes 440
Lymphogranuloma inguinale 127,
   454, 541
– venereum s. L. inguinale
Lymphogranulomatose, pulmonale
   Form 484
Lymphographie, Lymphödem 634
Lymphome 453 ff.
– maligne 456
– – Einteilung 480
– – lymphozytärer Typ 482
Lymphosarkom 480
– pulmonales 418
Lymphozytose, Bedeutung 165
– konstitutionelle 479
– postinfektiöse 478
Lyssa 133

M

McArdle-Syndrom 88
McBurney-Punkt 496
MacLeod-Syndrom 211
Maffucci-Syndrom 52
Magen, Entleerungsstörungen 507
– Leiomyome 519
– operierter, Beschwerden 521
– Sarkom 519
Magendarmblutung, Ursachen 511
Magenerkrankungen 506
Magenkarzinom 506, 508
– perniziöse Anämie 90
– Röntgenbefunde 514
Magenleiden, funktionelle 506
Magensaft, Hypersekretion 519
– Untersuchung, fraktionierte 509
Magentetanie 708
Magenulkus 781

Magenvolvulus 521
Magersucht 65, 375
Magnesium, Serum 800
Magnesiumhaushalt, Störungen
   648
Makroglobulinämie 472
– Waldenström 474
– – hämorrhagische Diathese 108
– – Koma 767
Makroglossie 59
Makrothrombozytopathie 611
Malabsorption 547, 704
Malabsorptionssyndrom, Hypo-
   kalzämie 707
Maladie des griffe de chat 455
Maladie du chapeau trop petit 62
Malaria 137
– hämolytische Anämie 83
– Milzvergrößerung 460
– quartana 137
– tertiana 137
– tropica 137
Malassimilationssyndrom 547
Maldigestion 547, 549
Mallory-Weiß-Syndrom 511
Malteserkreuze 625
– nephrotisches Syndrom 602
Mammakarzinom 333
Managerkrankheit 8
Mantoux-Reaktion 383, 438
– Hiluslymphknotentuberkulose
   435
– Morbus Boeck 435
Marchiafava, Hämoglobinurie
   464
Marfansche Krankheit 65
Marfan-Syndrom 65
– dissezierendes Aortenaneurysma
   326
Markzystenkrankheit 612
Marmorknochenkrankheit
   Albers-Schönberg 706
– – Splenomegalie 464
Marsch-Hämoglobinurie 84
Masern 131
Maskengesicht 36
Master-2-Stufen-Test 315
Mastozytose 44
– Durchfälle 553
– Histaminausschüttung 782
– Osteoporose 697
Maturationsstörungen, Erythro-
   zyten 71, 88
Mauriac-Syndrom 61
Mechanographie 221
Meckel-Divertikel 494
Medianuslähmung 741
Mediasklerose (Mönckeberg) 661
Mediastinalphlegmone 450
Mediastinaltumoren 449
Mediastinum, Verbreiterung 446
Meesschen Linien 56
Megakaryozytenleukämie 470
Megakaryozytensplenomegalie 470
Megakolon 556
– toxisches 540

Megaösophagus 337, *451*
Meigs-Syndrom 331
Melaena 510
Melancholie 30
Melaninpigmentierung 369
Melanodermien 44
Melanosarkom 44
Melkerson-Rosenthal-Syndrom 634
Ménétriersche Krankheit 519
Menière-Attacken 777
Meningeom 730
Meningismus 138
Meningitis *138* f., 141, 730
– bakterielle 140
– Begleitmeningitis 144
– Haemophilus influenzae 140
– bei Leptospirosen 143
– luica 143
– Meningokokken 140
– bei Parotitis epidemica 142
– Pilze 144
– Pneumokokken 140
– tuberculosa 143
Meningo-Enzephalitis, Koma 774
Meralgia paraesthetica 711
Mesaortitis luica 236, 447
Mesenterialinfarkt 500
– nichtthrombotischer 500
Mesenteriallymphknoten, Schwellung 496
Mesenterialvenenthrombose 502
Metastasen, regionäre 184
– umschriebene Lungen- 418
Metatuberkulose 385
Meteorismus, Leberzirrhose 578
Methämoglobinämie 77, *289*
– erworbene 78
– Hämoglobinopathie 77
– hereditäre 78
– idiopathische, paroxysmale 291
– kongenitale, familiäre 290
Meulengracht, Icterus juvenilis intermittens 567
Migraine accompagnée 172
– cervicale 697
Migräne 172
– abdominale 499
– Äquivalente 172
– Basilarismigräne 172
– einfache 172
– ophthalmische 172
– ophthalmoplegische 172
– zervikale 179
Mikroangiopathie, diabetische 662
Mikrozytose, Differentialdiagnose 97
Mikulicz-Syndrom 154
Milch-Alkali-Syndrom 606
– Hyperkalzämie 649
– metabolische Alkalose 653
Milchsäuredehydrogenase 800
Miliartuberkulose 125
Milzabszeß 461
Milzbrand 122
Milzcrenae 460

Milzgeschwülste, lokalisierte 486
Milzgröße 460
Milzinfarkt 460, 502
Milztuberkulose 461
Milztumor s. Splenomegalie
– Sphärozytose 75
Milzvenenthrombose 463
Milzvergrößerung (s. auch Splenomegalie) 459
– Einteilung 460
– entzündliche 460
Milzzysten 486
Miosis 41
Mischblutzyanose 292
– kardiale 295
Mischstaubsilikose 424
Miserere 494
Mitralindex 246
Mitralinsuffizienz 247
– akute 248
– endokarditische 247
– bei idiopathischer hypertropher Subaortenstenose 250
– relative 247
– telesystolische 250
Mitralklappenfehler 241 f.
Mitralöffnungston 242
Mitralstenose 241
– Aorteninsuffizienz 247
– auskultatorische Charakteristika 242
– Herztumoren 247
– nichtendokarditische 247
– radiologische Veränderungen 244
– Schweregrade 246
– Synkopen 753
Mittellappen-Syndrom 414
Mittelmeerfieber, familiäres *158*, 497
Mitteltyp, Ekg 278
Mobitzsche Interferenzdissoziation 272
Mondorsche Krankheit 333
Mongolismus 16
Moniliasis, Pneumonie 398
Mononucleosis infectiosa 132
– – Hepatitis 568
– – Lymphknotenschwellungen 132, 183, 455
– – Lymphozytose 478
– – Milzschwellung 460
– – Pneumonien 396
Monoparesen, supranukleäre 719
Monozytenangina 122
Monozytenleukämie 468, 469
– leukämische Retikulose 478
– Typ Schilling 469
Monozytose, Bedeutung 165
Morbidität 3
Morbus Addison 368
– – Hypoglykämie 763
– – Laborbefunde 370
– Baastrup 182
– Basedow 190
– Bechterew-Strümpell-Pierre Marie 333, 699, 781

Morbus Besnier-Boeck-Schaumann, s. Morbus Boeck 435
– Boeck 435
– – akuter 440
– – – Arthritis 155
– – Einteilung 437
– – Gelenkbeteiligung 440
– – Lymphknoten 455
– – Manifestationen, extrapulmonale 439
– – Myopathie 748
– Cushing 349
– – Osteoporose 703
– Felty 147
– – Lymphknotenschwellung 456
– Gaucher 464, *696*
– Hand-Schüller-Christian 464
– Hodgkin 440
– – Knochenveränderungen 692
– Klippel-Feil 332, 698
– Libmann-Sacks 148
– maculosus Werlhof 107
– Osler 111
– – Zyanose 294
– Paget 62, *695*
– Parkinson 736
– Roger 301
– Simmonds 374
– Still 147
– – Lymphknotenschwellung 456
– Weil 124, 569
– Whipple 550
– Wilson 580
Morgagni-Syndrom 64
Moroprobe 383
Morphiumvergiftung 768
Mortalität 3
Mucoid Impaction 211
Müdigkeit, Allgemeines 29
Mukoviszidose 407
Multiple Sklerose 739
Multiples endokrines Adenom-Syndrom 519
Mumps 132
Münchhausen-Syndrom 24
Muskelatrophie, neurale 738
– spinale progressive 738
Muskeldystrophie, fazio-skapulo-humorale 746
– okulo-pharyngeale 746
– X-chromosomale progressive (Typ Duchenne) 745
Muskelkrämpfe 708
Muskulokutaneuslähmung 741
Myasthenia gravis 745
Myasthenie, Thymom 449
Mydriasis 42
Myelitiden, entzündliche 714
Myeloblastenleukämie 468
Myelom, isoliertes 473
– Koma 767
– multiples 471, 691
– – Proteinurie 604
– nephrotisches Syndrom 603
– solitäres 691

Myelomniere, Urämie 615
Myelose, akute unreifzellige 468
- aleukämische 468
- chronische 467
- funikuläre 89
Mykobakteriosen 125 f.
Mykoplasmen-Erkrankungen 127
Mykoplasmenpneumonie 397
Myogelosen 686
Myoglobinurie 87
- paroxysmale 87
- - Crush-Syndrom 748
Myokard, Amyloid 254
- chronische Volumenüberlastung 233, 251
- degenerativ-entzündliche Erkrankungen 234
- Drucküberlastung im großen Kreislauf 225
- - im kleinen Kreislauf 228
Myokardamyloidose 254
Myokarderkrankung 214 f.
Myokardinfarkt 317
- arterielle Embolie 661
- Ekg 282
- Spätsyndrom 321
- Synkope 753
- Ursachen 323
Myokarditis 257
- akute, nichtrheumatische 257
- chronische 234 f., 258
- Coxsackie B 130
- isolierte interstitielle 257
- rheumatische 257
Myokardsklerose 234
Myokardüberlastung, plötzliche 257
Myopathia distalis juvenilis 746
- - tarda 746
Myopathie, „central core" 747
- bei Glykogenspeicherkrankheiten 747
- bei malignen Tumoren 749
- nemaline 747
Myopathien 745
- endokrine 748
- hereditäre 745
- kongenitale benigne 747
Myositis myoglobinurica 87
- ossificans 686, 748
Myotonia congenita (Thomson) 746
Myotonie, dystrophische, (Curschmann-Steinert) 746
Myxödem 188, 638
- lokalisiertes prätibiales 195
- seröse Perikarditis 325
Myxödemkoma 767
Myxo-Viren 128

N

Nabelgegend, Schmerzen 491
Nackensteifigkeit 138
Naevus flammeus 51

Nägel und Krankheit 55
Nagel-Patella-(Nail-Patella-)-Syndrom 57, 611
Na/K-Quotient, Morbus Addison 371
Narkolepsie 759
Nasoziliarneuralgie 174
Natrium, Serum 800
Natriumhaushalt, Veränderungen 639
Natriummangel 640
Natriumüberschuß 643
Natriumverlust 640
Nebenniere, primär idiopathische Atrophie 373
Nebenniereninsuffizienz, Durchfälle 551
- partielle 372
Nebennierenkoma 766
Nebennierenrinde, Überfunktionssyndrome 350
Nebennierenrindenhormone, physiologische Wirkungen 368
Nebennierenrindeninsuffizienz 368
- Hypoglykämie 763
- sekundäre 375
Nebennierenrindentuberkulose 373
Nebenschilddrüseninsuffizienz, Durchfälle 551
- s. auch Hypoparathyreoidismus
Necrobiosis lipoidica diabeticorum 47
Nephritis, akute interstitielle 607, 616
Nephritis, chronisch-interstitielle 607
- chronische hereditäre 611
Nephroblastom 619
Nephrokalzinose 606
Nephrolithiasis 619, 781
- Hyperparathyreoidismus 705
Nephron 593
Nephronophthise Fanconi, juvenile 611
Nephropathie, glomuläre, Natriumüberschuß 643
- interstitielle 607
- Kalium-verlierende 606
- nicht-entzündliche glomeruläre 597
Nephrose Fahr 604
Nephrosklerose, benigne arterioläre 596
- maligne 344, 596
- - Urämie 615
Nephrotisches Syndrom 601
- - reines 601
- - Urämie 615
- - Ursachen 603
Nerven, periphere, Erkrankungen 711
Nervenschädigungen, Schmerzen 712
Nervensystem, Schmerzen bei Erkrankungen 711 ff.

Nervus ischiadicus, partielle Lähmung 741
- olfactorius, Lähmung 721
- opticus, Lähmung 721
Neuralgie des Ganglion sphenopalatinum 174
- des Nervus vidianus 174
- postherpetische 715
Neuralgien 173
Neurofibromatosis Recklinghausen 66
Neurologische Affektionen, Hautveränderungen 48
Neuromyotonie 748
Neuropathie, diabetische 743
- exotoxische 744
- vaskulär bedingte 744
Neutrophile, toxische, Bedeutung 164
Nickerson-Kveim-Reaktion, Morbus Boeck 439
Nicolas-Favre s. Lymphogranuloma inguinale 127, 454, 541
Niemann-Pick-Erkrankung 464
Niere, arterielle Hypertonie 341
- hypoplastische, kongenitale 610
Nierenarterienstenose 344
Nierenbeckenkarzinom 619
Nierenerkrankungen 593 ff.
- doppelseitige 594
- einseitige 617
- Einteilung 595
- Hypertonie 343
Nierenfunktion, differentialdiagnostische Bedeutung 623
- Konzentrationsfähigkeit 625
- präglomeruläre Funktionsstörung 596
Nierenfunktionstests 625
Nierengeschwülste, bösartige 618
Niereninsuffizienz 614
- behinderter Harnabfluß 612
- chronische, Hypokalzämie 649
- Hypokalzämie 707
Nierenkolik 621
- Gicht 679
Nierenphysiologie 593
Nierenptose 619
Nierensteinanfall 781
Nierensyndrom, extrarenales 614
Nierentuberkulose 617
- Stadieneinteilung 618
Nierenverkalkung 616
Nierenvenen, Thrombose der 604
- - nephrotisches Syndrom 603
Nierenversagen, akutes 606
Nikotinabusus, arterielle Durchblutungsstörungen 659
Nitritvergiftung 290
Nitritzyanose 290
Nitrobenzol, Intoxikation 290
Nocardiose 126
Nykturie, Herzinsuffizienz 220
Nystagmus 41, 722

Nystagmus, dissoziierter 722
- kongenitaler 722
- multiple Sklerose 739
- optokinetischer 722

O

Oberbauchschmerzen, Herzinfarkt 498
- längerdauernde 503
Oberflächenkarzinom, Magen 514
Oblongata-Syndrom, laterales 720
Obstipation 555 ff.
- akute 555
- chronische (habituelle) 555
- getarnte 555
- mechanisches Hindernis 555
- vorübergehende 556
Obturationsileus 493
Ochronose 44
- Arthritis 681
Ockerstaublunge 424
Ödem 631 ff.
- allergisches 634
- angioneurotisches 634
- diffuse Glomerulonephritis 598
- entzündliches 631
- erhöhter Venendruck 631
- erniedrigter onkotischer Druck 632
- hypokalämisches 624
- iatrogenes 624
- idiopathisches 634
- ischämisches 634
- Kapillarwandschädigung 634
- Lebererkrankungen 632
- medikamentös bedingtes 636
- nephritisches 634
- nephrotisches Syndrom 632
- Pathogenese 631
Okulomotoriusschädigung 722
Okzipitalneuralgie 174
Oligurie 597, 623
Oliver-Cardarelli-Symptom 447
Ophthalmopathie, endokrine 195
Opiumvergiftung 768
Ormond-Krankheit 451, 503
Ornithose 127, 397
Orotazidurie, kongenitale 90
Orthopnoe 202
Orthostasesyndrom, konstitutionelles 367
Ortner-Syndrom 500, 781
Osgood-Schlatter-Erkrankung 692
Osmolaritätsstörungen 639
Ösophagitis 335
Ösophagus, Achalasie 337
Ösophagusdivertikel 335
Ösophaguserkrankungen 334
Ösophaguskarzinom 335
Ösophagusvarizen, Leberzirrhose 578
Ostéoarthropathie hypertrophiante pneumique 56, 696
Osteoblastom 689

Osteochondrose, Halswirbelsäule 697
Osteochondrosis dissecans 683
Osteodystrophia fibrosa generalisata 704
Osteodystrophie 701
- Einteilung 704
Osteofibrosis deformans juvenilis Uehlinger 692
Osteogenesis imperfecta 40, 702
Osteoid-Osteom 689
Osteomalazie 703
- bei Azidose 704
- Hypophosphatämie 704
- bei Hypophosphatasie 704
- Einteilung 703
Osteomyelitis 693
Osteomyelosklerose 475, 706
Osteoporose 701
- Einteilung 702
- idiopathische jugendliche 702
- bei Malignomen 703
- sekundäre 703
- transitorische 702
Osteopsathyrosis 40
Osteosklerose 701
- Einteilung 706
- Osteomyelosklerose 475
- Splenomegalie 464
- toxische 706
Ostitis deformans Paget 62, 695
- fibrosa Recklinghausen, Nierensteine 621
- Garré, nichteitrige 693
- multiplex cystoides 439
Ostium-primum-Defekt 304
Ostium-secundum-Defekt 304
Ovalozytose 76
Ovar, polyzystisches 354
Ovarialtumoren, androgenproduzierende 354
Oxalose 606
Oxyphenisatinhepatitis 575

P

Pachydermoperiostose 696
Paget-Schrötter-Syndrom 668
Palmarerythem 58
- Leberzirrhose 576
Panarteriitis 149
Panchondritis 683
Pancoast-Tumor 418
- Schulter-Arm-Schmerz 711
Panhypopituitarismus 374
Pankreasadenom, metastasierendes exokrines, Panniculitis 685
Pankreasaffektionen 527
Pankreasfibrose, Bronchiektasen 407
Pankreasgangstein 781
Pankreasgeschwülste 530
Pankreasinseltumor, Nicht-Betazell 519
Pankreasinsulom, Hypoglykämie 782

Pankreaskarzinom 531
Pankreasinsuffizienz, exokrine 529
Pankreassteine 529
Pankreastests, funktionelle 532
Pankreaszysten 530
Pankreatitis, akute 527, 781
- - Hypokalzämie 649
- chronische 528
- chronisch-rezidivierende 529, 781
- Einteilung 527
- Ursachen 528
Pankreatopathien, Laboratoriumsbefunde 532
Pankreozymin-Sekretintest 533
Panniculitis 685
Pannikulose 685
Panzytopenie 94, 463
- Differentialdiagnose 463
- periphere 463
- toxische 94
Papilla Vateri, Karzinom 583
- - Stenose 526
Papillennekrose 606
Papillenstenose, Gallenwegserkrankungen 526
Papillitis necroticans 610
Paraendokrines Syndrom 12
Paramyeloblastenleukämie 468
Paramyotonie (Eulenburg) 747
Paraneoplastisches Syndrom 12
- - Arthropathie 683
- - Myasthenie 745
Paraprotein 801
- Bedeutung 474
- Papierelektrophorese 474
Paraproteinämien 471
Parasiten, Lungeninfiltrat 401
Parasystolie 274
Parathormon, Serum 706
Parathyreoidea, Adenom der, Nierensteine 621
Paratyphus 121
- Milzvergrößerung 460
Parenchyminsuffizienz-Syndrom 566
Parkes-Weber-Syndrom 60
Parkinsonismus, Haltung 35
Parkinson-Syndrom 737
Parotishypertrophie 132
Parotismischtumoren 132
Parotitis, eitrige 132
- epidemica 132
- - Meningitis 142
Partialinsuffizienz, Lunge 199
Pasteurella pseudotuberculosis, Infektion 496
Paul-Bunnell-Test 132, 568
PBI, eiweißgebundenes Jod 794
PcP s. progressiv-chronische Polyarthritis
Pentalogie, Fallotsche 300, 308
Pentosurie 26
Periarteriitis (Panarteriitis) nodosa 149
- - Abdominalschmerzen 498
- - Eosinophilie 467

Periarteriitis (Panarteriitis) nodosa, Laborbefunde 151
– – Lungenherde 408
– – Lungenveränderungen 401
– – Polyneuropathie 744
– – Urämie 615
Periarthrosis humero-scapularis 333, 685
Perikarddivertikel 446
Perikarderguß 324
– Kriterien 377
Perikarditis 323
– akute gutartige 325
– Cholesterin 325
– Coxsackie B 130
– Ekg 323
– konstriktive 251
– rheumatische 325
– tuberkulöse 325
Perikardpunktion 324
Perikardzölom 450
Periodisches Fieber 158
Peritonealkarzinose 587
Peritonitis 497
– Aszites 586
– chemische 497
– diffuse 497
– Gonokokkenperitonitis 497
– Pneumokokkenperitonitis 497
– tuberculosa 587
Peroneuslähmung 741
Perthes-Erkrankung 692
Pertussis 123
Pest 123
Petit-Mal-Status 758
Peutz-Jeghers-Syndrom 44, 544
Pfaundler-Hurler-Krankheit 62
Pfeiffersches Drüsenfieber 132
– – Lymphknotenschwellungen 455
Pfortaderhochdruck 461
– Aszites 586
– primärer idiopathischer 463
Pfortaderthrombose, akute 502
Phakomatose 735
– Hochdruck 356
Phantomschmerz 715
Phäochromozytom 356, 781
– mit Dauerhypertonie 357
– Differentialdiagnose 359
– Katecholaminexkretion 359
– Laborbefunde 358
– metabolisches Syndrom 358
– Myokardschädigung 254
– paroxysmale Hypertonie 357
– Pathophysiologie 357
– Tumorlokalisation 359
Phenacetin, chronisch-interstitielle Nephritis 608
– Hämolyse 82, 84
Phenacetinzyanose 290
Phenolsulfonphthaleintest 626
Phlebographie 667
Phlegmasia coerulea dolens 666
Phosphat, anorganisches, Serum 801

Phosphatase, alkalische, Blut 802
– saure 614
– – Blut 802
Phosphatide, Serum 802
Phosphatid-Speicherkrankheit 47
Phosphor-Intoxikation 476
Pickwick-Syndrom 203, 233
– Zyanose 294
Picorna-Viren 128
Pigmentation 44
– Morbus Addison 369
Pigmentlarve 46
Pigmentverschiebungen 45
Pilzarthritiden 155
Pilzerkrankungen 134 f.
Pilzmeningitiden 144
Pilzpneumonie 398
Pilzvergiftungen, Brechdurchfall 538
Pink Puffer 207
Plasma-ACTH-Bestimmung, Cushing-Syndrom 354
Plasmacortisolkonzentration, Morbus Addison 371
Plasmacortisolspiegel, Cushing-Syndrom 353
Plasmainsulin 763
Plasmareninaktivität, Hyperaldosteronismus 347
Plasmazellenleukämie 471
Plasmodien, Malaria 137
– Nachweis 137
Plasmozytom 471
Plattenepithelkarzinom, Bronchus 443
Platypnoe 201
Pleura, gutartige Tumoren 331
Pleurabiopsie 330
Pleuraempyem 331
Pleuraendotheliom 331
Pleuraerguß, Differentialdiagnose 329
– postpneumonischer 329
– rechtsseitiger 433
Pleurapunktion 329
Pleurasarkom 331
Pleuraschmerzen 328
Pleuraschwarte 328
Pleurazölom 450
Pleuritis 328
– carcinomatosa, sekundäre 331
– eosinophile 330
– exsudativa 328
– sicca 328
Plexuslähmung 740
– obere (Duchenne-Erb) 740
– untere (Déjérine-Klumpke) 740
PLT-Gruppe, Erkrankungen 127
Plummer-Vinson-Syndrom 335
Pneumatosis cystoides intestinalis 506
Pneumaturie 545
Pneumocystis carinii, Pneumonie 399
Pneumokokken, Infektionen 119
Pneumokokkenperitonitis 497

Pneumokokkenpneumonie 391
Pneumokoniosen 421
Pneumometerwert 201
Pneumometrie 204
Pneumonie 390 f.
– Aspirationspneumonie 408
– atypische 395
– bakterielle 391
– durch bakterielle Superinfektion 408
– Cholesterin 403
– chronische 402
– desquamative interstitielle 412
– Einteilung 390
– eosinophile 399
– – chronische 400
– käsige 384
– parasitäre 399
– peribronchiektatische 405
– nicht pneumotrope Viren 396
– primär atypische 397
– primäre 391
– rheumatische 409
– Schluckpneumonien 408
– sekundäre 403
– toxische 408
Pneumothorax 779
– Spontan- 332
Pocken 133
Poliomyelitis 141
Polyarthritis, progressiv chronische 146, 674
– – – extraartikuläre Manifestationen 147
– rheumatica 145
– – acuta 674
– – Erythem 145
– – kardiale Beteiligung 145
– – Karditis 146
– – Lungenherde 408
– – rheumatische Knötchen 145
Polychromasie 72
Polycythaemia vera 470
– – Hypertonie 364
– – Kopfschmerzen 179
– – Osteomyelosklerose 476
Polydipsie, primäre 24
Polyglobulie, kompensatorische 291
Polymyalgia rheumatica 151
– – Muskelschmerzen 686
– – Symptomatologie 151
Polymyositis 152
– granulomatosa Boeck 748
– Myopathie 748
Polyneuritis, infektiös-toxische 742
– postdiphtherische 743
– serogenetische 743
Polyneuropathie, alkoholische 744
– diabetische 742
– endotoxisch-metabolische 743
– hereditäre 744
– Lähmung bei 742
Polyphyle Reifungsstörung (Hegglin) 108
Polyposis coli, familiäre 544
– ventriculi 519

Polyradikulitis Guillain-Barré 142, 743
– – Kopfschmerzen 176
Polyurie 24, 624
Porphyria cutanea tarda 86
Porphyrie 85 ff.
– Abdominalkoliken 497
– akute intermittierende 86
– Erbmodus 85
– erworbene hepatische 86
– erythropoietische 85
– gemischte (variegata) 86
– hepatische 85
Porphyrin, Urin 809
Porphyrinurie 87
Positionshypotonie 377
Postcholezystektomie-Syndrom 526
Postinfektiöse Zustände, Tachykardie 262
Postkardiotomie-Syndrom 235, 325
Posttachykardisches Ekg 264
Postural hypotension 377
Prader-Labhart-Willi-Syndrom 64
Prädiabetes 25
Präkollaps, orthostatischer 782
Präkordialer Impuls 214
Primär chronische Polyarthritis 146
Primärharn 593
Primärherdphthise 384
Primärkomplex, tuberkulöser, oraler 454
Primärtuberkulose 384
– Alter 4
Primary sarcoidosis 435
Proctalgia fugax 505
Progressiv-chronische Polyarthritis 146
Proktitis, gonorrhoische 541
Proktosigmoiditis 541
Proliferationsstörung 71, 92
– Markinfiltration 94
Promyelozytenleukämie 469
Prostata-Karzinom 614
Prostataphosphatase, saure 614, 802
Protein, Urin 810
Proteinurie 593 ff., 624
– diffuse Glomerulonephritis 598
Proteus, Infektionen 120
Prothrombinkonzentration, Leberkrankheiten 563
Prothrombinmangel 103
Prothrombinzeit 102
Protoporphyrie, erythropoietische 86
Protozoen-Erkrankungen 136
Pruritus 31, 42
– biliäre Leberzirrhose 579
Pseudoangina pectoris 327
Pseudoaszites 587
Pseudobulbärparalyse 738
Pseudo-Conn-Syndrom 348
Pseudoencephalitis haemorrhagica superior (Wernicke) 774
Pseudoexophthalmus 40

Pseudohyponaträmie 644
Pseudohypoparathyreoidismus 708
Pseudokaverne 385
Pseudomonas, Infektionen 119
Pseudoobstruktion, idiopathische, intestinale 494
Pseudotabes diabetica 743
Pseudo-Tuberkulose 123
Pseudourämie 614, 765, 778
Pseudoxanthoma elasticum 48
Pseudozyanose 289
Psittakose 397
Psoriasis, Arthropathie 682
Psychosyndrom, endokrines 375
– vegetatives 15
Pterygium 52
Ptose der Augenlider 40
Pubertas tarda 54
Pubertäts-Magersucht 375
Pufferungsvorgänge, Organismus 650
Pulmonalarterie, Erweiterung 231
Pulmonalklappeninsuffizienz 242
– relative 237
Pulmonalsklerose, primäre 229
Pulmonalstenose 232, 307
– isolierte 308
– mit Vorhofseptumdefekt 300
Pulmonary eosinophilosis 401
Puls, Herzinsuffizienz 220
Pulskontrolle nach Coca 13
Pulslose Krankheit 241
Pulsus celer 236
– tardus 238
Pure red cell aplasia 94
Purpura, allergische 109
– anularis teleangiectodes Majocchi 110
– Glanzmann, anaphylaktoide 109
– hyperglobulinaemica 108
– idiopathische thrombozytopenische 107
– Schönlein-Henoch 109
– thrombotisch thrombozytopenische 83
– vaskuläre 109
Pyelonephritis 607
– akute einseitige 622
– chronische 616
– – bakterielle 609
– – Symptomatologie 608
– – Ursachen 607
Pylorusstenose 518
Pyonephrose 623
Pyramidenbahnsyndrom 718
Pyruvatkinasemangel 76
Pyurie 593 ff., 625

Q

Q-Fever 393
– s. auch Rickettsiose
Quadrantenanopsie, Hirntumor 731
Quecksilberintoxikation 538
Quecksilbernephrose 538

Quecksilberstomatitis 538
Querschnittsläsion 728
Querschnittsmyelitis 730
Quick, Prothrombinzeit 102
– Spontan 106
Quincke, Ödem 634

R

Rabies 133
Radialislähmung 741
Radiojoduntersuchung 187
Rasse, Einfluß auf Diagnose 5
Ratschow, Lagerungsprobe 657
Raynaud-Anfälle, Sklerodermie 50
Raynaud-Phänomen 781
Raynaud-Syndrom 664
– – Kälteagglutinationskrankheit 81
Reaktion, lymphozytäre Viruserkrankungen 127
– allergische 160
Rechtsdekompensation, Trikuspidalinsuffizienz 250
Rechtshypertrophie 278, 280
Rechtsinsuffizienz 230
Rechts-Links-Shunt, allgemeine Differentialdiagnose 296
– Vitien mit 296
Rechtsschenkelblock 284
Rechtstyp, Ekg 278
v. Recklinghausensche Neurofibromatose 736
Reflex, alveolovaskulärer 229
– Babinski 717
– Bauchhautreflex 718
– Cremasterreflex 718
– Gordon 717
– Mayer 718
– Oppenheim 717
– Rossolimo 718
– Trömner 718
Reflux, hepatojugularer 230, 581
Reflux-Ösophagitis 507
Reibegeräusch, perikarditisches 324
Reisfeldfieber 124
Reiter-Syndrom 155
Reizkolon 504
Reizleitung, Blockierung 266
Reizleitungsstörungen 278
– intraventrikuläre 283
Reizmagen 507
Rekalzifizierungstetanie 708
Relaxatio diaphragmatica 336
Renin, Plasma 803
Resistenz, osmotische 74
– – Sphärozytose 75
Resorptionsatelektase 412
Restless legs 666
Restproteinurie 600
Rest-Stickstoff (Rest-N) 803
Reticulosis Waldenström 474
Retikuloendotheliales System, Neoplasien 466
– – – lokalisierte 480

Sachverzeichnis

Retikulosarkom *480,* 690
Retikulosarkomatose 480
Retikulosen 476
– neoplastische 477
– reaktive 476
Retikulozyten 72
Retikulozytenzahl 72
Retikulozytose, hämolytische Anämie 73
Retroperitoneum, Schmerzen 502
Rheumatisches Fieber 145
Rheumatismus verus 145
Rheumatoide Arthritis 146
Rh-Inkompatibilität, Hämolyse 81
Rhinophym 37, 42
Rhinovirus-Infektionen 129
Rhizarthrose 675
Rhythmusstörungen, Ekg *261,* 277, 779
– Herzinfarkt 317
Rickettsienpneumonien 393
Rickettsiose 124 f.
– Milzvergrößerung 460
Riesenwuchs 59
– akromegaler 59
– dysproportionierter 60
– proportionierter 59
Riesenzellarteriitis 151
Riesenzellentumor, echter 690
Riesenzellthyreoiditis (de Quervain), subakute 196
Ringsideroblasten 91
Ringwallkarzinome 508
Rippenusuren, Isthmusstenose 363
Risus sardonicus 37
RNS-haltige Viren 128
Rocky Mountain spotted fever 125
Roemheld-Syndrom 313
Roseolen, Typhus 121
Röteln 132
Rotorsyndrom 567
Rubeola 132
– Lymphknotenschwellung, retroaurikuläre 455
– Milzvergrößerung 460
Rubeolenembryopathie 132
Rückenmark, Schmerzen bei Erkrankungen 714
Rückenmarkskompression, Lymphogranulom 484
Rückenmarksläsionen 724
Ruheinsuffizienz 221
Ruheschmerz, vaskulärer 656
Ruhr, rote 536
– weiße 536
Rumpel-Leedesches Phänomen 100
– – Scharlach 119
Rundherde, Lunge 425
– solitäre 427

S

Salbengesicht 37
Salizylsäurevergiftung 768
Salmonelleninfektion *120,* 535
Salt-losing nephritis 605
Salzmangel-Urämie 616
Salzverlustniere 605
Salzverlustsyndrom, zerebrales 641
Sandkühler-Ringprobe 472
Sanduhrmagen 513
Sarkoid-Arthritis 440
Sarkoidose 435
– Herzinsuffizienz 254
Sarkom, angioplastisches 636
– osteogenes 689
– Thyreoidea 196
Sattelnase 42
Sauerstoffaufnahme, maximale 222
Säure-Basen-Gleichgewicht, Atmung 200
– Störungen 650
Säure-Basen-Haushalt, renale Regulation 650
– respiratorische Regulation 650
– Störungen 639 ff.
Säuredefizit, metabolische Alkalose 653
Säureresistenztest, Hämoglobinurie 79
Säureverlust, metabolische Alkalose 653
Scharlach 118
– Frühnephritis 607
– Rheumatoid 674
Schenkelblock, supraventrikuläre Tachykardien 264
Scheuermann-Krankheit 333, *692*
Schilddrüse (s. auch Thyreoidea) 186
– Vergrößerung 186
Schilddrüsenschwellungen, entzündliche 195
Schilddrüsentumoren, maligne 196
Schilling-Test 90
Schimmelpilze, Erkrankungen 135
Schistosomiasis 460
– Diarrhöe 537
Schlafkrankheit 138
Schlaflosigkeit 30
Schlafmittelintoxikationen 767
Schlafsucht 31
Schlafzustände, abnorme 775
Schlamm-Feldfieber 124
Schleiersenkung nach Gripwal 75
Schluckpneumonie 408
Schmerzanfälle 780
Schmerzattacken, radikuläre 777
Schmerzen im Bereich des Thorax 313 ff.
– epigastrische 521
– somatische 489
– viszerale 489
Schmerzsyndrome, radikuläre 711
Schock 755
– kardiogener 377
Schockniere 606
– chronische 616
Schrittmacherimplantation, Indikationen 251
Schrittmacher-Parasystolien 274

Schrumpfniere, hydronephrotische 610
Schubkrankheiten 777
Schultergürtelsyndrom, neurovaskuläres 666
Schüttelfrost 162
Schutzblockierung, Parasystolie 274
Schützengrabenfieber 125
Schwangerschaftsanämie, megaloblastäre 90
Schwangerschaftshypertonie 364
Schwangerschaftsikterus 571
Schwangerschaftstoxikose, Urämie 615
Schwartz-Bartter-Syndrom, hypotone Hyperhydration 644
Schwarzwasserfieber 83
Schwefelkohlenstoffvergiftung 768
Schweinehüterkrankheit 124
Scimitarsyndrom 310
Scleroedema adultorum 51
Scrub typhus 125
Sekretionsenzyme 564
Sekundenkapazität 201
Seminom 628
Senkungsabszeß 450
Sensomotorische Syndrome 719
Septikämie 116
Septumdefekt, intraaurikulärer 302
– intraventrikulärer 301
Septuminfarkt, Ekg 321
Sequestration, intralobäre 415
Serosazyste *420,* 450
Serumeisen, Leberparenchymschaden 565
Serumelektrophorese 562
Serumhepatitis 568
Serumnatrium 639, 800
Serumosmolarität 639
Serumphosphatase, alkalische *565,* 802
– – Knochenumsatz 709
– saure *614,* 802
Serumproteinspiegel 789
Serumwerte, differentialdiagnostische Bedeutung 785 ff.
Sheehan-Syndrom 376
– Koma 766
Shigellose 120
– Darm 536
Shunt, intrakardialer, Zyanose 293
– portokavaler 589
Shunt-Hyperbilirubinämie, primäre 567
Shunt-Umkehr, Ductus Botalli 305
Shy-Drager-Krankheit 377
Sichelzellanämie, Pigmentgallensteine 524
Sichelzellkrankheit 78
Sick-cell syndrome 645
Sick-Sinus Syndrome 251, 266
Sideroblasten 91
Siderose 424
Signe d'Espine 433
Silikatosen 424
Silikose 421

Silikosegrade 422
Silofüllerkrankheit 209
Singultus 32
Sinopulmonales Syndrom 211
Sinus cavernosus, Thrombose 176
Sinusbradykardie 266
Sinusextrasystolen 268
Sinustachykardie 261
Sinusthrombose 774
Sipplesche Krankheit 356
Sjögren-Syndrom 132, *153*
– Schirmer-Test 153
Sklerodaktylie 49
Sklerodermie 49
– Lungenfibrose 411
– Urämie 615
Sklerose, multiple 739
– – Trigeminusneuralgie 715
– tuberöse 618, *736*
Skorbut 111
Skrotum, Erkrankungen 627
Sluders-Neuralgie 174
Small airway disease 211
Sokolow-Regel 281
Soldiers heart 327
Sommer-Grippe 129
Somnolenz 751
Somogyi-Nelsen-Methode 26
Sopor 751
Spannungskopfschmerzen 173
Speicheldrüsen, Schwellungen 184
Speicherkrankheiten, Milzvergrößerung 464
– Skelettmanifestation 696
Sphärozytose 75
– kongenitale, Pigmentgallensteine 524
Spider naevi, Leberzirrhose 576
Spinalparalyse, spastische 737
Spinnenbißkrankheit 496
Spironolactontest, Hyperaldosteronismus 347
Spitzenstoß 214
Splenomegalie 459 ff.
– Abdominalschmerzen 502
Spondylarthritis ankylopoetica 333, 699
Spondylarthrosis 698
Spondylitis, Bangsche 123
– infektiöse 694
– tuberculosa 333, *694*
Spondylosis cervicalis 697
– deformans 698
Spontanhypoglykämie 761
Spontannystagmus 722
Spontanpneumothorax 332
– idiopathischer 332
– symptomatischer 332
Spontan-Quick 106
Sprache und Krankheit 36
Sprachstörungen 723
Sprechstörungen 723
Springwater cyst 420
Sproßpilze, Erkrankungen 135
Sprue, nicht-tropische 548
Spruesyndrom 547

Spruesyndrom, primäres 548
– sekundäres 549
– Ursachen 551
Sputum, Bronchitis 210
„Squatting" 299
Stammfettsucht, Cushing-Syndrom 351
Stammzelleukämie 468
Standardbicarbonat, Plasma *803*
Staphylokokkenenterokolitis, pseudomembranöse 536
Staphylokokkeninfektion 118
– Diarrhöe 536
Staphylokokkenpneumonien 393
Status epilepticus 758
– febrilis *115 ff.*
Stauungserguß 329
Stauungsgastritis 506
Stauungshilus 433
Stauungsinsuffizienz 219, 779
– Tachykardie 261
Stauungsleber 581
– akute 581
Stauungspapille *175*, 730
Stauungspneumonie 403
Steatopygie 63
Steatorrhöe 533, *547*
– Gallensäureverlustsyndrom 550
– idiopathische 548
– sekundäres Spruesyndrom 549
Stechapfelzellen 84
Steiltyp, Ekg 278
Steinblase, Cholelithiasis 523
Stein-Leventhal-Syndrom 354
Steinverschluß 582
– Gallengänge 582
Steppergang 36
Steroide, Serum 804
Stewart-Treves-Syndrom 636
STH-Basalsekretion, Akromegalie 361
STH-Suppressionstest, Akromegalie 361
„Stiff man"-Syndrom 748
Still-Chauffard-Krankheit 147
Stirnhöhlen, abnorme, Bronchiektasen 407
Stoffwechselarthropathien 677
Stoffwechselkrankheiten, Allgemeines 13
– Hautveränderungen 49
Stoffwechselstörungen, Abdominalkrämpfe 497
Stomatozytose 76
Störungen, motorische 717 ff.
– psychische 33
– sensorische 717 ff.
Strangulationsileus 494
Streifenatelektasen 413
Streptokokken, Infektionen 118
– Pharyngitis 145
– Pneumonien 393
Streptolysin-O-Titer 146
Streß-Erythrozytose 470
Streßulkus 510
Stridor 204

Strongyloides 537
Struma 186 f.
– Basedow 190
– intrathoracica 446
– Langhans 196
– lymphomatosa Hashimoto 195
– Riedels eisenharte 196
– simplex 187
Strumaknoten, aberrierende 184
Stuhlenzymmethode 533
Stupor 751
Sturge-Webersche Erkrankung 51, 735
Subaortenstenose, idiopathische hypertrophe 240
Subarachnoidalblutung 176, 771
Subclavian-steal-Syndrom 660, 756
Subduralhämatom, chronisches 775
Sublimatvergiftung *605*, 607
Subsepsis allergica 158
Subtraktionsalkalose 653
Sulfhämoglobinämie 291
Sulfonamidzyanose 290
Summationsgalopp 219
Sympathikotone Anfälle 781
Sympathikusneurinome 446
Syndrom, adrenogenitales 354
– agastrisches 521
– Albright 44, 692
– Alport 611
– Aortenbogen 660
– aorto-iliakales Steal 500
– Arteria-mesenteria-superior 494
– Arteria spinalis anterior 714, 729
– asympathikotones 377
– Banti 463
– Barrett 336
– Bartter 377
– – Hypokaliämie 647
– Behçet 156
– Bernheim 229
– Blackfan-Diamond 94
– Budd-Chiari 587
– Caplan 147, 424, 682
– Cassidy-Scholte 551
– Chilaiditi 525
– Conn 346
– Costen 178
– Crush 87
– Cushing 349
– Di Guglielmo 92
– Dubin-Johnson 567
– Dumping 521, 762
– Effort 201
– Ehlers-Danlos 111
– EPH (edema-proteinuria-hypertension) 759
– Evans 80
– Fanconi 605
– Fanconi-Debré 26
– Felty 147
– Forestier 698
– der funktionellen kardiovaskulären Störungen 327

Syndrom, Gardner 544
- Gilbert 567
- glomeruläres 596
- Goodpasture 415, 444
- Grönblad-Strandberg 48
- hämolytisch-urämisches 83
- Hand-Schüller-Christian 696
- Hedinger 552
- Heerfordt 154, 439
- hepatorenales 617
- Hyperkalzämiesyndrom 649
- hyperkinetisches 233
- Kasabach-Merritt 105
- Klinefelter 16, 54
- Klippel-Trénauney 60
- Lesch-Nyhan 90
- Letterer-Siwe 696
- Lignac-Fanconi 605
- Löfgren 435, 440
- Lowe 605
- Lown-Ganong-Levine 265
- Lucey-Driscoll 567
- Lutembacher 304
- McArdle 88
- MacLeod 211
- Maffucci 52
- Mallory-Weiß 511
- Marfan 65
- Mastozytose 44
- Mauriac 61
- Meigs 331
- Melkerson-Rosenthal 634
- Mikulicz 154
- Morgagni 64
- Münchhausen 24
- Nail-Patella 57, 611
- nephrotisches 601
- obere Einflußstauung 181
- Oblongata-Syndrom, laterales 720
- orthostatisches 367
- Paget-Schrötter 668
- paraendokrines 12, 782
- paraneoplastisches 12
- Parkes-Weber 60
- Peutz-Jeghers 44
- Pickwick 203, 233
- Plummer-Vinson 335
- Postcholezystektomie 526
- Prader-Labhart-Willi 64
- psychovegetatives 15
- Pyramidenbahnsyndrom 718
- Raynaud 664
- Reiter 155
- Roemheld 313
- Rotor 567
- Saint 337
- Scimitar 310
- Sheehan 376
- Sick-Sinus 266
- sinopulmonales 211
- Sjögren 132, 153
- Sprue 547
- Stein-Leventhal 354
- Stewart-Treves 636
- „stiff man" 748

Syndrom, Sturge-Weber 51
- Thibierge-Weissenbach 51
- Tibialis anterior 664, 741
- Tietze 334
- tubuläres 604
- Turner 52
- Uehlinger 56
- vagovasales 377
- Vena cava superior 449
- Waterhouse-Friderichsen 140
- Wermer 361, 519
- Wolff-Parkinson-White 264
- Zieve 84, 576
- Zollinger-Ellison 519
- der zuführenden Schlinge 521
Synkope 751
- pressorisch-postpressorische 755
Symptomenkomplex, Hornerscher 40
Syphilis s. auch Lues
- Primäraffekt 454
Syringomyelie 736

T

Tabes dorsalis 714
Tachykardie 261, 777
- medikamentös bedingte 263
- paroxysmale 261, 263, 777, 780
- - supraventrikuläre 263
- - ventrikuläre 263
Taenien 537
5-Tage-Fieber 125
Takayasu-Arteriitis 241, 660
Talkumlunge 424
Tangier-Krankheit 681
Targetzellen 84
Tarsaltunnel-Syndrom 711
Taubheit, angeborene, Nephritis 611
Teerstühle 510
Teilvektoren 280
Teleangiektasie, familiäre hereditäre hämorrhagische 410
- - - Lungenaneurysma 410
Temperaturkurve, Verlauf 161
Temperatursteigerungen, anfallsweise 778
Teratom, embryonales 628
- Mediastinum 446
Tetanie 706
- Anfall 781
- chloriprive 708
- hypokalzämische 706
- hypomagnesämische 707
- idiopathische 708
- Koma 767
- normokalzämische 708
Tetrachlorkohlenstoffvergiftung 575
Tetralogie, Fallotsche 299, 308
Thalassämie 78 f.
- major 78
- minor 79
Thalliumvergiftung 87

Thalliumvergiftung, Abdominalkrämpfe 497
- Retrosternalschmerz 338
Thibierge-Weissenbach-Syndrom 51
Third-space-Probleme 641
- Azotämie 617
Thoma-Kienböck-Regel 447
Thorax, Schmerzen 313 ff.
Thoraxtrauma, Herzschädigung 234
Thrombangiitis obliterans 660
Thrombasthenie Glanzmann 108
Thrombinzeit 102
Thrombocythaemia haemorrhagica 108
Thrombopathie 107
- konstitutionelle 106
Thrombopenie 107
Thrombophlebitis migrans 666
- oberflächliche 666
Thromboplastinzeit 102
Thrombose, Armvenen 667
- Beinvenen 666
- par effort 667
Thrombotisch thrombozytopenische Purpura 83
Thrombozyten, Störungen der 99
Thrombozythämie, hämorrhagische 470
- idiopathische 108
Thrombozytopathie 107
Thymom 446
- Myasthenie 449
Thymus, Hypoplasie 157
Thymustumor, Panzytopenie 464
Thyreoidea, Arbeitshypertrophie 187
- Karzinom 197
- Malignom 195
- Überfunktion 190
- Vergrößerung 186
- Vergrößerung des Isthmus 185
Thyreoiditis 195
- eitrige 195
- Immunthyreoiditis 195
- Riesenzellthyreoiditis 196
Thyreotoxikose, Hyperkalzämie 649
- Sinustachykardie 261
Thyroxin 187
Tibialis-anterior-Syndrom 664, 741
Tibialislähmung 741
Tietze-Syndrom 334
Tiffeneau-Test 201, 205
Tine-Test 383
Tolbutamidtest 763
- intravenöser 28
Tollwut 133
Tortikollis 182
- akuter 698
Toxocara-canis-Erkrankung 138
Toxocara-cati-Erkrankung 138
Toxoplasmose, Lymphknotenschwellungen 455

Trachea, Erkrankungen 204
Transaminase, Leberkrankheiten 564
Transaminase, Serum 804
Transaminaseaktivität, Myokardinfarkt 318
Transfusionszwischenfall, Hämolyse 81
Transposition der Aorta 296
Transposition der Gefäße, korrigierte 296, 297
– – vollständige 297
– der Lungenvenen 310
Traubescher Doppelton 236
Trauma, zerebrales 728
Trendelenburg, Test 668
Trichinose 138, 537
Trichiuris trichiura 537
Trichloräthylenintoxikation 768
Trichocephalus-Infektion 537
Trigeminusneuralgie 137, 780
Triglyceride, Serum 805
Trijodthyronintest 805
Trikuspidalatresie 296
Trikuspidalinsuffizienz 243, 250
– relative 250
Trikuspidalstenose 250
Trilogie, Fallotsche 300, 308
Trochlearisläsion 722
Trommelschlegelfinger 56, 292
– Bronchiektasen 406
Tropical eosinophilia 401
Trousseau-Phänomen, Tetanie 707
Truncus arteriosus communis 296
TSH (thyreotropes Hormon des Hypophysenvorderlappens) 187
Tuberkulom 385, 427
Tuberkulose 125
– Aktivitätszeichen 385
– Darmtuberkulose 542
– Knochentuberkulose 693
– postprimäre 384
– primäre 384
– bei Silikose 424
Tuberkulosepsis Landouzy 125
Tubuläre Funktionsstörungen 604
Tubulusfunktion, distale, Störung 605
– proximale, Störungen 604
Tularämie 122
Tumoren, Allgemeines 11
– extramedulläre 714
– febrile Zustände 160
– intrakranielle 730
– intramedulläre 714, 734
– maligne, Indikationssymptome 11
– spinale 734
– Erythrozytose 470
Turmschädel, Sphärozytose 75
Turner-Syndrom 52
Typhus abdominalis 120
– – Milzvergrößerung 460
– exanthematicus 124
Typhusstadien 121

U

Überwässerung, zelluläre 644
Uehlinger-Syndrom 56
Uhrglasnägel 56, 292
Ulcus s. auch Ulkus
– duodeni 509, 516
– pepticum jejuni 521
– ventriculi 509
– – Röntgenbefunde 513
Ulkus, Allgemeines 506
– Begleiterscheinungen 518
– Folgeerkrankung 519
– Geschwürsnische 513
– hypertensives 663
– Indikatorkrankheit 519
– Komplikationen 508
– Magenkarzinom, Differentialdiagnose 516
– Streßulkus 510
Ulkuskrankheit 508
Ulkusperforation 781
Ulkusschmerz 503, 507
Ulnarislähmung 741
Unterbauchschmerzen 496
– rechtsseitige 495
Unterernährung, Allgemeines 29
Unterhaut-Fettgewebe, Erkrankungen 685
Urämie 614
– chronische, Natriumüberschuß 643
– echte 778
– eklamptische 765
– Symptome 615
– Ursachen 615
Ureterenkompression 612
Urethrastrikturen 612
Urinbefund, pathologischer 593
Urinwerte, differentialdiagnostische Bedeutung 785 ff.
Urobilin 561
– Urin 810
Urobilinogen 561
– Urin 810
Urosepsis 609
Urticaria pigmentosa 44, 778
Urtikaria 43

V

Vagovasales Syndrom 377
Van-den-Bergh-Reaktion 558
Vanishing lung 209
Varikophlebitis 666
Variola 133
– minor 133
Variolois 133
Varizellen 134
Vaskuläre Purpura 109
– Syndrome, zerebrale 728
Vaskulitis, rheumatische 147
Vasomotorenkollaps 755
Vasopressin 25

Vegetative Dystonie, Sinustachykardie 262
Vena-cava-superior-Syndrom 449
Venendruck, Herzinsuffizienz 219
Venenerkrankungen 666
Venöse Insuffizienz, chronische 668
Ventrikeldurchbruch, Enzephalorrhagie 771
Verbrauchskoagulopathie 104
– Differentialdiagnose 105
Verbrennungen, Myoglobinurie 87
Verdinikterus 582
Verdünnungsversuch 625
Verschlußikterus 561
– extrahepatischer 570
– – (cholostatischer) 581
Verschlußkrankheiten, arterielle 656
Verschlußsyndrom, extrahepatisches 582
Verteilungsstörung, Lunge 199, 205
Vicia fava, Hämolyse 77
Virchow-Lymphknoten 456
Viruserkrankungen 127
– Leberbeteiligung 569
– Lymphknotenschwellungen 455
– Lymphozytose 479
– Organlokalisation 128
– Serumreaktionen 128
– spezielle Krankheitsbilder 131
Virushepatitis 568
Virusmeningitis, parainfektiöse 143
Viruspneumonien 395
Vitalkapazität 204
Vitamin-B_1-Avitaminose, Herzinsuffizienz 255
Vitamin-B_2-Intoxikation 476
Vitamin B_{12}, Mangel 88
– Mangelzustände 89
Vitamin-D-Mangel 703
Vitamin-K-Avitaminose 103
Vitaminmangelzustände, Hautveränderungen 49
Vitien, kongenitale, Differentialdiagnose 295 ff.
– – klinische Einteilung 296
Vitiligo 46
Volumendefizit, extrazelluläres 640
Volumenschwankung, extrazelluläre 640
Volumenüberschuß, extrazellulärer 643
Volumenvermehrung, extrazelluläre 644
Volumenverminderung, extrazelluläre 642
Volvulus 494
Vorderwandinfarkt 318
– anterolateraler, Ekg 321
– anteroseptaler, Ekg 321
– rudimentärer, Ekg 321
– supraapikaler, Ekg 321
Vorderwandspitzeninfarkt 318
Vorhofflattern 265

Vorhofflattern, mit inkonstanter Überleitung 271
- paroxysmales 780
Vorhofflimmern 270
- anfallsweises 780
- arterielle Embolie 661
- etabliertes 270
- paroxysmales *270*, 777
Vorhofmyxom, arterielle Embolie 661
Vorhofseptumdefekt *302*, 308
- mit Mitralstenose 304
Vorhoftachykardien 780
Vorhoftumor 247
- Lungenembolien 405
- Synkopen 753
Vrolicsche Krankheit 40

W

Wabenlunge 408, *412*
Waldenström, Morbus 472
Wallenberg-Syndrom 756
- Gesichtsschmerzen 715
Wanderniere 619
Wandstarre, Magenkarzinom 514
Wärmeantikörper 80
Wärmeresistenztest, Hämoglobinurie 79
Wasserhaushalt, Störungen *639 ff.*
Wasserintoxikationen 644
Wassermann-positive pseudoluetische Bronchopneumonie (Fanconi-Hegglin) 397
Wasserstoffionenkonzentration, veränderte 650
Wasserverlust, extrarenaler 24
- renaler 24

Waterhouse-Friderichsen-Syndrom 140
- Verbrauchskoagulopathie 104
Weber-Christian-Krankheit 685
Wegenersche Granulomatose 409
Weil-Felix-Agglutinationsreaktion 124
Weilsche Erkrankung 569
Wenckebachsche Periodik 272
Werlhof, thrombozytopenische Purpura 107
Wermer-Syndrom *361*, 519
von Willebrandsche Krankheit 106
Wilms-Tumoren 619
Wilson, hepato-lentikuläre Degeneration 737
Windpocken 134
Wirbelkörperprozesse 713
Wirbelsäule, Schmerzen im Bereich der *655 ff.*
Wolff-Parkinson-White-Syndrom 264
Wolhynisches Fieber 125
Wurmerkrankungen 138
- Abdominalschmerzen 499
- Eosinophilie 467

X

Xanthelasma 47, *681*
Xanthome, tuberöse 47
Xerostomie, Sjögren-Syndrom 153

Z

Zähne und Krankheit 58
Zellbildung, gestörte 71

Zellreifung, gestörte 71
Zentralnervensystem, Hypertonie 342
Zerebrale Affektionen, Koma 771
Zerviko-Brachial-Syndrom 697
Zieve-Syndrom *84*, 576
- Schmerzen im Epigastrium 498
Zirrhose, biliäre 579
- inaktive 574
Zöliakie 548
Zollinger-Ellison-Syndrom 519
Zoster ophthalmicus 134
Zucker-Test, Hämoglobinurie 79
Zunge und Krankheit 59
Zwerchfellhernie 521
Zwerchfellparese 212
Zwergwuchs 60
- hypophysärer 60
- konstitutioneller 60
- proportionierter 375
Zwölffingerdarmerkrankungen 506
Zwölffingerdarmulkus 781
Zyanose *289 ff.*
- Frühzyanose 296
- kardiale, Mischblut 295
- - ohne Mischblut 307
- periphere 311
- pulmonal bedingte 293
- Spätzyanose 296
Zyanoseformen, Differenzierung 292
Zyanvergiftung 768
Zylindrurie 625
Zyste, thyreoglossale 185
Zystenlunge 412
Zystenniere, doppelseitige 611
- chronische 616
Zystinurie 605
Zytomegalie 133